Dr. med. Christiane Northrup

Frauenkörper, Frauenweisheit

Komplett überarbeitetet Neuausgabe
1. Auflage 2023

Kaiserstraße 14b
D-80801 München

ISBN 978-3-96584-196-3

Titel der amerikanischen Originalausgabe:
Women's Bodies, Women's Wisdom
Bantam Books, New York
Revised edition 2020

Ergänzende Übersetzung und redaktionelle Bearbeitung seit der Neuausgabe 2017:
Christina Knüllig
Übersetzung der Originalausgabe: Irmgard Hölscher und Sabine Schulte
Lektorat: Edelgard Prinz-Korte
Umschlag- und grafische Gestaltung: Network! Werbeagentur München
Titelfoto: Image Bank
Porträtfoto Umschlagklappe: Barbara Peacock
Illustrationen: Scott Leighton, © 2010 by Christiane Northrup, Inc.
Satz: Kerstin Duben, Christopher Hammond
Herstellung: Frank Jansen
Producing: Jan Russok
Druck und Bindung: GGP Media GmbH, Pößneck

ZS – ein Verlag der Edel Verlagsgruppe
www.zsverlag.de | www.facebook.com/zsverlag

Dr. med. Christiane Northrup

Frauenkörper
Frauenweisheit

Wie Frauen ihre ursprüngliche Fähigkeit zur Selbstheilung wiederentdecken können

Dieses Buch ist für all die bestimmt,
die an die Möglichkeit eines vollen Lebens glauben,
unabhängig von gegenwärtigen oder vergangenen Umständen.

Für alle, die wissen, dass Geheimnis,
Unsicherheit und Hoffnung zum Alltag gehören.

Für alle, die sich nach Gesundheit sehnen und wissen,
dass Heilung mehr ist als ein Medikament und Techniken.

Dieses Buch ist für alle Ärztinnen, Krankenschwestern,
Heilpraktikerinnen, Heilerinnen und Patientinnen bestimmt,
die sich offen eingestehen können, wie groß
unser Unwissen ist.

Für alle, die wissen, dass es keine
vollständige Heilung geben kann, solange das Heilige nicht
wieder Eingang in den Alltag findet.

Es ist mit Dankbarkeit den Wissenschaftlerinnen und
Heilerinnen aus Vergangenheit, Gegenwart und Zukunft
gewidmet, die den Mut zum Glauben nicht verloren
haben und ihn sich trotz der abstumpfenden Wirkungen
konventionellen Denkens weiterhin bewahren.

Inhalt

Erster Teil

Von der äußeren Kontrolle zur inneren Stimme

I

Der patriarchalische Mythos: Ursprung der Trennung von Körper, Geist und Gefühl

»Die Welt, die wir geschaffen haben, ist das Ergebnis unseres Denkens. Sie lässt sich nicht ohne unser Denken verändern.« *Albert Einstein*

»Glaube wird Biologie.« *Norman Cousins*

Das Bewusstsein erschafft den Körper, so einfach ist das. Doch das Bewusstsein beschränkt sich nicht auf den Kopf. Es ist größer als Gehirn und Körper und existiert jenseits von Zeit und Raum. Durch bewusste Anstrengung können wir Zugang zu ihm, das so viel größer ist als unser Intellekt, erlangen. In ihm liegt unsere wahre Macht. Im Alltag jedoch dirigiert es unser Denken und Tun. Gedanken, die uns erheben und nach vorne bringen, liebende Gedanken schaffen eine gute Biochemie und gesunde Zellen, doch negative oder selbstzerstörerische Gedanken schaffen das Gegenteil. Auf die Welt kommen wir mit einer angeborenen Wertschätzung unseres Körpers. Doch mit der Zeit werden unser Körper und unsere Gesundheit von den Gedanken und Einstellungen geformt, die normalerweise in der Kindheit gelegt werden und die unseren Alltag bestimmen.

Um wirklich zu gedeihen, müssen wir erkennen, dass es einen nahtlosen Übergang gibt zwischen unseren Gedanken, dem Verhalten und dem Körper. Deshalb müssen wir kritisch alles prüfen, was wir von unseren Eltern und unserer Kultur aufgenommen haben und was unsere Gesundheit unterminiert, um es zu ändern. Wir müssen uns bereit machen, das, was Dr. Gay Hendricks, Psychologe und Autor vieler Bücher, unsere Obergrenze nennt, zu durchbrechen.

Unser kulturelles Erbe

In den meisten modernen Kulturen geht man davon aus, dass der Intellekt mehr zählt als Gefühle und dass Bewusstsein und Geist über dem Körper stehen, völlig von ihm getrennt sind. Männlichkeit sei Weiblichkeit überlegen, die Natur etwas, das auszubeuten sei.

Doch die Arbeiten von Kulturanthropologen wie Dr. Riane Eisler oder der Archäologin Dr. Marija Gimbutas haben gezeigt, dass unser Weltbild erst 5000 Jahre alt ist. Davor haben friedliche Gesellschaften jahrtausendelang regiert. In diesen Gesellschaften nahmen Frauen hohe Positionen ein, die Kunst florierte und die Religion sah die Anbetung einer weiblichen Gottheit vor.[1]

Mit der Zeit jedoch haben sich diese Gesellschaften und ihre Götter verändert. Dominante Stämme, bei denen die Autorität allein den Männern und Vätern oblag, betraten die Bühne. Bei ihnen herrschte Gewalt, Krieg und die Unterwerfung der Massen durch wenige »Auserwählte«. Der amerikanische Schriftsteller und Anthropologe Jamake Highwater meint, dass »sämtliche menschlichen Überzeugungen und Aktivitäten eine mythologische Basis haben«. Doch dann muss in einer Kultur, die wie die unsere »vom Vater regiert« wird, auch die Einstellung zum weiblichen Körper, ja das gesamte medizinische System männlich dominierten Regeln unterworfen sein.[2] Doch das Patriarchat ist nur eine von vielen möglichen sozialen Organisationsformen.

Ich habe im Kreißsaal immer wieder erlebt, wie Frauen nach der Geburt einer Tochter zu ihrem Mann sagten: »Es tut mir ja so leid, Schatz.« Sie entschuldigen sich dafür, dass sie keinen Sohn geboren haben. Diese Selbstentwertung einer Frau, die sich für das Produkt von neun Monaten Schwangerschaft, Wehen und Geburt entschuldigt, ist erschütternd. Aber auch mir sind diese Entschuldigungen, die ihren Ursprung im kollektiven Unbewussten haben, nach der Geburt meiner zweiten Tochter spontan in den Kopf gekommen. Auch wenn ich sie nicht ausgesprochen habe, waren sie doch unaufgefordert da. Damals habe ich erkannt, wie alt und wie tief verwurzelt die Ablehnung des Weiblichen bei Männern und Frauen gleichermaßen ist. Allerdings hat sich in den letzten vier Jahrzehnten unser Weltbild stark verändert, vor allem durch die Frauen-, die Bürgerrechts- und die Schwulenbewegung. Hinzu kommt, dass das Internet die Kommunikation dezentralisiert und globalisiert hat. Wir erkennen immer stärker, wie die Dominanzkultur uns beeinflusst und wie wir sie fortschreiben. Und endlich handeln wir, um die Dinge zu ändern.

In der Zeit, da ich dies schreibe, verliert gerade eine Reihe einflussreicher Männer aus den Mainstreammedien in bis dato unbekanntem Umfang ihre Jobs und ihre Reputation aufgrund der Anschuldigung sexuellen Missbrauchs, der im Verborgenen über Jahrzehnte ablief. Es fing mit dem Filmproduzenten Harvey Weinstein an, der nicht nur das Schweigen seiner Opfer erkaufen wollte, sondern auch noch frühere Geheimdienstleute engagierte, um sie einzuschüchtern. Dass die Opfer endlich Gehör fanden, ist ein Meilenstein.

Die Zeiten ändern sich, so viel steht fest. Damit diese Heilung funktionieren kann, sollten wir uns alle selbst fragen, wie die Menschen an der Macht uns ausgebeutet haben, auf welche Weise wir als Individuen an einer Kultur teilhatten, die unser Bedürfnis nach Nahrung unterminiert hat, nach gesunder Nahrung, sicherer und guter Medizin, nach Verbindung, Berührung, Wohlsein, Freude und Spaß – all die Werte, die wir mit Mütterlichkeit in Verbindung bringen, mit Frauen und Weiblichkeit. In diesem Kapitel will ich deshalb über die Vorstellungen sprechen, die uns jahrhundertelang zugetragen worden sind und darüber, was das mit uns gemacht hat.

In unserer Kultur wird Mädchen immer noch allzu oft vermittelt, dass sie sich ständig für ihre Existenz, ihren Körper und ihre Weiblichkeit entschuldigen müssen. Wie meine Freundin Danielle Hendricksen kürzlich auf Instagram schrieb: »Mädchen kommen ja nicht einfach so darauf, ihren Körper zu hassen. Wir bringen ihnen das bei.« Mehr als die Hälfte aller Mädchen zwischen sechs und acht Jahren denkt, dass ihr Idealgewicht unter ihrem jetzigen liegt. Das erbrachte eine Befragung der Kinderrechtsgruppe Common Sense Media.[3] Sie zeigte auch, dass eines von vier Kindern bereits mit sieben an eine Diät dachte. Deshalb überrascht es auch nicht, dass die Hälfte der Mädchen zwischen 13 und 17 angeben, sie orientierten sich in Sachen Körperbild an Modemagazinen und würden gerne genauso dünn sein wie die Modells darin.

Wie auffallend häufig Frauen sich entschuldigen, kann man täglich beobachten. Neulich sah ich, wie ein Mann auf dem Bürgersteig versehentlich mit einer Frau so zusammenstieß, dass ihr die Einkaufstüte aus der Hand fiel. Schuld an dem kleinen Zusammenstoß war er, aber entschuldigt hat sie sich. Die meisten Frauen sind im tiefsten Inneren davon überzeugt, sie müssten ihr Dasein rechtfertigen, denn, wie Anne Wilson Schaef schreibt, »die Tatsache, als Frau geboren zu sein, ist die Erbsünde, die sich mit guten Werken nicht abbüßen lässt«.[4] Kein akademischer Titel und keine noch so ausgezeichnete Leistung kann daran etwas ändern. Eine Gesellschaft, in der sich Frauen von der Stunde ihrer Geburt an für ihre bloße Existenz entschuldigen müssen, wird kaum ein medizinisches System hervorbringen, das die Weisheit des »zweitklassigen« weiblichen Körpers anerkennt. Und so verkündet das Patriarchat lautstark die Botschaft von der Minderwertigkeit des weiblichen Körpers und der Notwendigkeit seiner Beherrschung. Dann verinnerlichen wir Frauen diese Botschaft und werden uns selbst zum schlimmsten Feind. Und das liegt ganz allein an uns.

Das kann sogar die Form des »Stockholm-Syndroms« annehmen, in dem sich die Opfer mit ihren Tätern solidarisierten – denjenigen an der Macht – und andere Frauen sabotieren. Das ist eine Art verinnerlichtes Patriarchat. Die berühme Romanautorin Alice Walker schrieb einst, dass Sklavenbesitzer genau wussten, wie sie ihre Sklaven davon abhielten, sich zu organisieren und zu rebellieren. Teile und herrsche. Doch auch das ändert sich nun. Überall zeigt sich die Schwesternschaft.

In unserer Kultur wird verleugnet, dass das Geschlechterverhältnis alle Bereiche des Lebens durchdringt. Erst in meiner medizinischen Praxis habe ich erlebt, wie verbreitet Missbrauch und Misshandlung von Frauen ist, ob offen oder verdeckt. Und ich habe auch festgestellt, dass dies die Voraussetzungen für die Erkrankungen des weiblichen Körpers schafft. Damals in den Achtzigern erntete ich noch Kopfschütteln, als ich vorschlug, dass chronische Unterleibsschmerzen zum Beispiel Ausdruck erfahrener Misshandlungen sein können. Einer sagte sogar: »Vielleicht ist das bei Ihren Patientinnen so, ich habe nur normale Frauen.« Doch bald schon merkte ich, dass die Frauen in meiner Praxis auch nicht anders waren als Frauen anderswo – und vor allem vollkommen »normal«.

Die Kultur, das Opfer für die Tat verantwortlich zu machen, ist durch die #MeToo- und #NeverAgain-Bewegung kürzlich ins grelle Scheinwerferlicht der Aufmerksamkeit geraten. Frauen, die aufstanden und sich zur Wehr gesetzt haben, wurden früher nicht nur abgewiesen, sondern auch lächerlich gemacht und entehrt – manchmal sogar durch die eigene Familie, sofern der Missbrauch im Haus passierte.

»Doch der Hauptgrund für diese Beschämung ist Ignoranz«, sagt Margaret Bayston, CEO und Executive Director von Laura's House, einer Non-Profit-Organisation, die sich in Orange County, Kalifornien, gegen häusliche Gewalt richtet.[5] Früher waren noch weit mehr Frauen betroffen, schwiegen aber, weil sie befürchteten, dass man ihnen nicht glaube, fügt Bayston hinzu. Auch wenn sich die Zeiten nun ändern, werden immer noch viele Frauen Tag für Tag zu Opfern.

Machen Sie sich nur einmal das Folgende klar: Eine von fünf Frauen wird in ihrem Leben vergewaltigt.[6] Fast 79 Prozent der Opfer wurden vor dem 25. Lebenjahr vergewaltigt, mehr als 40 Prozent vor dem 18. Lebensjahr und mehr als 12 Prozent zwischen 11 und 17 Jahren.[7] (Glauben Sie es oder nicht, aber in mindestens sechs Staaten können die Vergewaltiger elterliche Rechte geltend machen.) Hinzu kommt, dass nicht nur eine von drei Frauen von einem Intimpartner körperlich misshandelt wurde,[8] sondern zwischen 40 und 45 Prozent dieser Frauen auch noch sexuell missbraucht werden.[9] Ungefähr 300 000 Schwangere erfahren Gewalt.[10] Doch auch Frauen, die nicht missbraucht werden, erfahren Bedrohung – eine von sechs Frauen berichtet in ihrer Lebenszeit von Stalking.[11] Obwohl Gewalt gegen Frauen weitverbreitet ist, bekommen nur 34 Prozent der von häuslicher Gewalt betroffenen medizinische Hilfe.[12] Weniger als 10 Prozent der praktischen Ärztinnen und Ärzte untersuchen auf Anzeichen häuslicher Gewalt.[13] Und selbst wenn sie es täten, fehlte doch die Zeit, um dem Ganzen gründlich nachzugehen.

Doch wenn das Gewaltproblem nicht angegangen wird, dann wird es sehr wahrscheinlich eskalieren, was dazu führt, dass die Opfer womöglich Selbstmord begehen, ermordet werden oder andere ernsthafte Verletzungen (wie Gehirnschäden) davontragen oder chronisch erkranken. Zu nennen sind auch sexuell übertragbare Krankheiten wie HIV/AIDS oder Alkohol- und Drogenmissbrauch.[14] Missbrauch von Mädchen steht nicht nur mit einer früheren Sterblichkeit oder einer späteren Behinderung in Verbindung, sondern auch mit Krankheiten wie Krebs, Diabetes oder Herzleiden, so eine Studie der südkalifornischen Kaiser Permanente Medical Group und des Centers for Disease Control and Prevention (CDC, die amerikanische Seuchenschutzbehörde, A.d.Ü.).[15] Dabei gilt, dass sich die Risiken addieren, so die Forscher.

Die Vereinten Nationen berichten, dass fast zwei Drittel der weltweit 781 Millionen Analphabeten weltweit Frauen sind und dass dort, wo es wenig zu verteilen gibt, es Frauen mehr als Männer am Nötigsten mangelt, einschließlich Nahrung oder medizinischer Versorgung. Dies aber führt zu körperlichen und geistigen Beeinträchtigungen.[16]

Doch der Missbrauch von Frauen weltweit ist nicht darauf beschränkt. Hier einige Beispiele:

- Menschenhandel für den Zweck der sexuellen Ausbeutung von Frauen und Kindern ist der größte kommerzielle Wachstumsmarkt der Welt. Mindestens 20,9 Millionen Erwachsene und Kinder werden weltweit pro Jahr für sexuelle Dienste und verschiedene Formen der Zwangsarbeit angekauft und verkauft.[17] Darunter auch ungefähr 2 Millionen Kinder, die pro Jahr im globalen Sexgeschäft ausgebeutet werden.[18]
- Die WHO schätzt, dass mehr als 200 Millionen Frauen aktuell von weiblicher Genitalverstümmelung betroffen sind und jedes Jahr weitere drei Millionen Mädchen vor allem in Afrika Opfer dieser Praxis zu werden drohen.[19]

- Schlimmerweise gibt es diese Praxis mittlerweile sogar in den Vereinigten Staaten. Seit 1990 liegt die geschätzte Zahl für Frauen, die Opfer dieser Praxis werden können, hierzulande bei 500 000, ein Wert, der sich verdreifacht hat.[20] Grund dafür ist die Einwanderung aus Ländern, wo Genitalverstümmelung üblich ist. 2017 wurde erstmals ein US-amerikanischer Arzt festgenommen, der ein sieben Jahre altes Mädchen verstümmelt hat. Das erste Mal, dass ein Gesetz aus dem Jahre 1996 in dieser Sache zur Anwendung kam.[21] Daraufhin schlugen zwei US-Gynäkologen einen Kompromiss vor, der lediglich eine symbolische Minientfernung vorsehe, ähnlich wie in der Beschneidung für Jungen. Ein Argument, dass völlig an der Sache vorbeigeht, soll doch durch die Beschneidung nicht die männliche Sexualität kontrolliert werden.[22]
- In Indien ist die Praxis der geschlechtsbezogenen Abtreibungen zugunsten männlicher Babys mittlerweile so verbreitet, dass sich das Geschlechterverhältnis stark verändert hat. (Daran ändert auch der Umstand nichts, dass Abtreibungen aufgrund des Geschlechts seit 1994 verboten sind.) Laut Schätzungen von Invisible Girl Project, einer Non-Profit-Organisation aus den USA, werden in Indien jedes Jahr 700 000 Mädchen abgetrieben. Im indischen Zensus von 2001 lag das Verhältnis von Mädchen zu Jungen bei 93 zu 100. 2006 lag es laut dem World Economic Forum bereits bei 89 zu 100. Die Gefahr ist dabei in den urbanen Gebieten am größten, wo der Zugang zu einer vorgeburtlichen Geschlechtsbestimmung höher ist. Doch Ultraschallgeräte auf Laptopbasis tauchen mittlerweile auch in entlegenen Orten auf, wo es keinen Strom und kein fließend Wasser gibt.[23] Auch wenn es eigentlich in Indien illegal ist, werdende Eltern über das Geschlecht zu informieren, ist es eine doch übliche Praxis.[24]
- Die Vereinten Nationen gehen von 5000 Ehrenmorden wegen vermuteten Ehebruchs vor allem in muslimischen Ländern aus (ungeachtet der Tatsache, dass solche Tötungen vom islamischen Recht gar nicht abgedeckt werden). Solche »Ehrenmorde« werden auch von Inzesttätern begangen, um eine Schwangerschaft ihres Opfers zu vertuschen. Auch kommen sie bei Erbstreitigkeiten zur Anwendung. Manchmal werden Opfer von Vergewaltigung und Missbrauch zum Selbstmord gezwungen.[25]
- In China sterben jedes Jahr 39 000 Mädchen unter einem Jahr, weil ihre Eltern ihnen nicht die gleiche Versorgung angedeihen lassen wie den Jungen. Aus diesem Grund liegt auch bei indischen Mädchen zwischen einem und fünf Jahren das Sterblichkeitsrisiko um 50 Prozent höher als bei Jungen des gleichen Alters.[26]

- Weltweit laufen ungefähr 100 Millionen Mädchen Gefahr, vor dem Alter von 18 Jahren verheiratet zu werden, weil die Gesetze ihrer Länder dies mit Einwilligung der Eltern oder aus sonstigen rechtlichen Erwägungen zulassen. Doch selbst dann werden immer noch jedes Jahr 7,5 Millionen Mädchen illegal verheiratet (20 000 am Tag weltweit).[27]
- Etwa 37 Länder kennen keine Strafverfolgung für Vergewaltigung in der Ehe bzw. sehen von einer solchen ab, wenn der Täter das Opfer heiratet.[28]
- Weltweit gesehen haben junge Frauen ein zweifach erhöhtes Risiko, an HIV zu erkranken wie ihre männlichen Counterparts. 2015 steckten sich 7500 junge Frauen weltweit neu mit HIV an.[29] In Ost- und Südafrika stecken sich junge Frauen im Schnitt fünf bis sieben Jahre früher an als junge Männer im gleichen Alter.[30]
- 225 Millionen Frauen haben keinen Zugang zu Verhütungsmitteln. Jeden Tag sterben 800 Frauen aufgrund von vermeidbaren Problemen während Schwangerschaft und Geburt, so der Global Fund for Women.

Riane Eisler, Autorin des Bestsellers *Kelch & Schwert* (Arbor 2005), schreibt dazu: »Endlich wacht die Welt auf und nimmt die Opfer häuslicher Gewalt zur Kenntnis, erkennt den Zusammenhang von häuslicher Gewalt und internationaler Gewalt, einschließlich des Terrorismus.« Nach ihren Recherchen hat Eisler zusammen mit ihrem Mann das Zentrum für Partnerschaftsstudien gegründet.

Ihr und anderen ist es zu verdanken, dass sich das Blatt allmählich wendet. 2009 hat Präsident Obama im Weißen Haus einen Rat für Frauen und Mädchen gegründet, das State Department schuf eine Abteilung für Global Women's Issues und das Foreign Relations Committee des Senats bildete einen neuen Unterausschuss für Frauenfragen. Auch wenn es immer wieder Rückschläge zu geben scheint, sind wir doch letztlich an einem wahren Wendepunkt, wenn es um die Partnerschaft zwischen Mann und Frau geht und den männlichen und weiblichen Energien in uns. Die Zeit ist reif, das Patriarchat stirbt ab, auch wenn es immer noch versucht, die Kontrolle zu erlangen.

Eine besonders inspirierende Botschaft stammt von den Pulitzerpreisträgern und dem Ehe- und Arbeitsgespann Nicholas D. Kristof und Sheryl WuDunn, Autoren von *Die Hälfte des Himmels: Wie Frauen weltweit für eine bessere Zukunft kämpfen* (C.H. Beck 2010). In einer Sondernummer des *New York Times Magazine* zum Thema Frauen und Mädchen in Entwicklungsländern schreiben sie: »Organisationen wie CARE zu unterstützen, die Erkenntnis, dass es ohne Frauen und Mädchen keinen Weg aus der Armut und dem Extremismus gibt, dieses wichtige Thema bekommt zunehmend

Aufmerksamkeit, ob von der Weltbank oder dem militärischen Oberkommando der USA. Deshalb richtet sich Entwicklungshilfe zunehmend an Frauen. Weltweit gewinnt eine neue Wahrheit an Bedeutung: Frauen und Mädchen sind nicht das Problem, sondern die Lösung.«[31]

Suchtverhalten als Konsequenz des patriarchalischen Systems

Die patriarchalische Gesellschaftsstruktur fordert von Frauen, den zweitklassigen Mitgliedern der Gesellschaft, ihre Hoffnungen und Träume zu ignorieren oder zugunsten von Mann und Familie aufzugeben. Statt auf Intuition und innere Stimme zu hören, meinen wir, wir taugen nichts, seien nicht klug genug oder sähen nicht gut genug aus, um ein Leben in Freiheit, Freude und Erfüllung zu führen. Weil es keine Sprache des Mitgefühls gibt, die unsere Bedürfnisse zum Ausdruck bringt, geraten viele Frauen (und Männer) in eine Spirale der Sucht, bestehend aus Überarbeitung, Überfürsorge, Rauchen, Drogen, Alkohol oder Essen, um den Schmerz zu betäuben. Missbrauch anderer oder sich selbst ist die Folge. Und mit Missbrauch meine ich auch die Schuldgefühle, wenn man ausreichend Schlaf haben möchte! Durch Missbrauch werden wir krank und wenden uns an eine Medizin, die uns Medikamente als Sofortmaßnahme anbieten soll für Probleme, die so lange nicht gelöst werden, bis wir bereit sind, unsere ureigensten Einstellungen und Gedankenmuster zu ändern.

Anne Wilson Schaef schreibt: »Alles kann süchtig machen, Substanzen (zum Beispiel Alkohol) genauso wie Aktivitäten (zum Beispiel Arbeit), weil es bei der Sucht darum geht, einen Puffer zwischen sich und die Wahrnehmung der eigenen Gefühle zu schieben. Mit der Betäubung durch die Sucht wird der Kontakt zum eigenen Wissen und Fühlen verhindert.«[32] Schaef hat das Patriarchat als »Suchtsystem« bezeichnet und Gesellschaften beschrieben, die die Gefühle und das innere Wissen von Menschen abwerten, und so in Muster der Abhängigkeit treiben. (Vergleiche die Liste zu den Elementen des Suchtsystems weiter unten, S. 34 f.)

Diese ungesunde Tendenz zeigt sich auch im Anstieg des selbstverletzenden Verhaltens – das Ritzen oder Verbrennen der Haut – unter jungen Mädchen, das Züge einer Sucht annehmen kann. Nicht als Suizidversuch intendiert, hat es die Aufgabe, emotionalen Schmerz, Frustration und Wut zu überdecken. Doch bald schon stellen sich Schuldgefühle ein und auch die alten schmerzlichen Gefühle. In den USA werden jährlich zwei Millionen Fälle registriert, aber die Dunkelziffer ist noch höher. Eine kürzlich im Vereinigten Königreich veröffentliche Studie zeigte die Zunahme der Inzidenz unter Mädchen zwischen 13 und 16 um krasse 68 Prozent zwischen 2011 und 2014.[33]

Doch ob man es nun Patriarchat, Suchtsystem, Dominanzgesellschaft oder die Trennung von Körper und Geist nennt: Fest steht, dass beide Geschlechter davon betroffen sind (Männer sterben im Schnitt fünf Jahre früher als Frauen und weisen viermal so hohe Selbstmordraten auf wie Frauen[34]) und beide daran mitwirken. Doch das Gute ist, dass wir unsere innere Stimme wieder vernehmen, sobald wir uns unserer Bedürfnisse im Klaren sind und den alten Schmerz loslassen, der aus dem Leugnen der Gefühle resultiert. Ab dann können Verstand und Vernunft auch wieder die Rolle einnehmen, die ihnen gebührt: unserem Herzen und unserem wahren Wissen zu dienen. Auf diese Weise kommen wir wieder in Kontakt mit unseren wahren Bedürfnissen. Und das ist der erste Schritt.

Grundlegende Überzeugungen im Dominanzsystem

Dr. Marshall Rosenberg, der Begründer des Zentrums für gewaltlose Kommunikation (www.cnvc.org), sagt, dass alles menschliche Verhalten der Versuch sei, ein Grundbedürfnis zu befriedigen. Dem kann ich nur zustimmen. Alles fängt damit an, seine Bedürfnisse und die von anderen zu erkennen – und auch, dass es in Ordnung ist, solche zu haben! Damit wir gedeihen können, müssen wir lernen, wie wir in einen Dialog der Anteilnahme mit uns selbst kommen. Der erste Schritt auf diesem Weg liegt in der Erkenntnis, wie wir selbst an den Werten und Verhaltensmustern der Dominanzkultur teilhaben. Je bewusster Sie sich Ihrer Rolle in diesem Kreislauf werden, desto mehr wird diese Erkenntnis sowohl Ihre individuelle Gesundheit als auch die unserer Gesellschaft positiv beeinflussen. Die kulturellen Vorstellungen von Gesundheit und vom weiblichen Körper, die ich im Folgenden beschreibe, sollen Sie anregen, sich Ihres Körpers und Ihrer Gesundheit bewusst zu werden.

Erste Überzeugung: Die Krankheit ist der Feind

Dominanzkulturen werden oft als Gesellschaftssysteme beschrieben, die sich entweder auf den Krieg vorbereiten oder vom Krieg erholen. Zerstörung und Gewalt gelten mehr als Zuwendung und Frieden. Da Geld in unserer Kultur als Gradmesser für den gesellschaftlichen Wert gilt, genügt ein Blick auf die Rüstungsausgaben, um die Werte unserer Gesellschaft zu erkennen:

Von dem Geld, das in einer Minute für Waffen ausgegeben wird, könnten zweitausend unterernährte Kinder ein Jahr lang leben, und für den Preis eines einzigen Panzers könnte man für dreißigtausend Schülerinnen und Schüler Schulen bauen.[35]

Es ist daher kein Zufall, dass die etablierte Medizin den Körper nicht als ein natürliches System betrachtet, das homöostatisch zur Gesundheit tendiert, sondern als Kriegsschauplatz. In der medizinischen Fachsprache wimmelt es von militärischen Metaphern. Eine Krankheit oder ein Tumor gilt als »Feind«, der unter allen Umständen »besiegt« werden muss. Wenn überhaupt, dann erkennen nur sehr wenige Medizinerinnen und Mediziner in der Krankheit einen Boten, dessen Nachrichten entziffert werden müssen. Die militaristische Sprache wird selbst auf das Immunsystem angewandt, das für das Gleichgewicht unseres Körpers zuständig ist, was sich an Begriffen wie »Killer«-T-Zellen ablesen lässt. Vor Kurzem sagte ein Röntgenologe bei einer Tumorkonferenz in unserem Zentrum: »Die Waffen, mit denen wir diesen Bereich (in diesem Fall das Becken) bis jetzt bekämpft haben, haben die Krankheit nicht daraus vertreiben können.«

Die Vorliebe für Medikamente und chirurgische Eingriffe in der Medizin ist Ausdruck dieser Kultur. Was natürlich ist und nicht giftig, wie etwa der Einsatz von hoch dosiertem Vitamin C bei Infektionen, der gut dokumentiert ist, gilt als minderwertig und ineffektiv im Vergleich zu den »schweren Geschützen«. Natürliche Behandlungsmethoden, die wie etwa das Handauflegen ohne Medikamente auskommen, werden trotz aller nachgewiesenen Erfolge ignoriert.

Ergänzende Behandlungsmethoden werden lächerlich gemacht; Untersuchungen, die ihren Wert nachweisen, nicht zur Kenntnis genommen.[36] Ein klassischer Fall aus dem Gebiet der Frauenheilkunde und Geburtshilfe ist die mustergültige Forschung der Ärzte Marshall Klaus und John Kennell über die Wirkung einer Unterstützung einer Geburt durch Doulas, das sind Begleiterinnen, die vor allem emotionale Unterstützung leisten. In sechs Studien hat Dr. Kennell nachgewiesen, dass die bloße Anwesenheit so einer Begleiterin bei Erstgebärenden die Zeit der Wehen um durchschnittlich zwei Stunden und die Notwendigkeit eines Kaiserschnitts um 50 Prozent verringert hat. Auch die Schmerzmittelgabe wurde verringert und das Stillen erleichtert.[37] Wäre der Begleitungseffekt ein Medikament, so Kennell, würde es als unethisch gelten, es nicht zu verabreichen. Doch die Wirkung eines fürsorglichen Menschen, die vielleicht 800 Euro kostet, fällt aus dem standardmedizinischen Rahmen. Innerhalb dessen hat der Kaiserschnitt mit 32 Prozent ein Allzeithoch erreicht.

Die medizinische Literatur ist voll von solchen Beispielen. In Anbetracht der positiven Wirkungen und dem Fehlen jeglicher Nebenwirkungen würde ein wahrer Forscher oder eine wahre Forscherin dem Ganzen nachgehen und es weiter untersuchen. Doch als der berühmte Pädiater Dr. Bernie Siegel einmal einen derartigen Aufsatz ans Schwarze Brett im Ärzteaufenthaltsraum seines Krankenhauses heftete, schrieb gleich jemand »Blödsinn« quer über die Titelseite.

Man sollte sich klarmachen, dass unsere westliche Medizin erst etwas mehr als 100 Jahre existiert. Die traditionelle Medizin, einschließlich dem indischen Ayurveda und der Traditionellen Chinesischen Medizin, ist seit mehreren tausend Jahren in Gebrauch. Die alten Ägypter schrieben schon 1500 v. Chr. ein Handbuch mit 850 Kräuteranwendungen (von denen viele noch heute genutzt werden), und vor mehr als 5000 Jahren waren es die Sumerer, die schriftliche Zeugnise medizinischer Pflanzen auf Tontafeln hinterließen.[38]

Unsere Kultur geht davon aus, dass der Körper dem Intellekt und dem von ihm diktierten Geboten der Vernunft untergeordnet ist. Sie lehrt uns, Phänomene wie Müdigkeit, Hunger, Unbehagen zu ignorieren, genau wie den Wunsch, andere zu versorgen und ihnen Zuwendung zu geben. Sie erzieht uns, den Körper als Gegner zu sehen, vor allem dann, wenn er uns etwas mitteilt, was wir nicht hören wollen. In unserer Kultur wird oft versucht, den Boten (den Körper) für die Botschaft zu verurteilen. Aber der Körper ist das beste Gesundheitssystem, das es gibt – falls wir lernen, ihn zu verstehen.

Zweite Überzeugung: Die Medizin ist allmächtig

Die Medizin, so haben wir gelernt, erhält die Gesundheit. Wenn wir uns Sorgen um den Körper und die Gesundheit machen, gehen wir zum Arzt. Man hat uns den Mythos vom Halbgott in Weiß beigebracht: Ärzte wissen mehr über unseren Körper als wir, sie kennen das Mittel zur Heilung. Wenn ich meine Patientinnen frage, was in ihrem Körper geschieht, höre ich denn auch oft: »Das müssen Sie doch wissen – Sie sind doch Ärztin!« Für viele Frauen sind Ärztinnen und Ärzte Autoritätsfiguren, die auf der gleichen Stufe stehen wie Ehemänner und Priester. Aber trotzdem weiß jede Frau mehr über sich als irgendein anderer Mensch. Das ambivalente Verhältnis von Frauen zu ihrem Körper und ihrem eigenen Urteil fordert einen hohen psychischen Preis.

Neulich sagte eine Patientin: »Ich habe kein Vertrauen zu Ärzten. Die ganze Medizin ist mir nicht geheuer. Aber ich bin trotzdem davon besessen und muss immer unbedingt wissen, was mit mir los ist. Ich gehe oft zum Arzt, weil ich etwas wissen will, und dann bin ich wütend, weil ich mit Medikamenten oder Operationen abgespeist werde.« Andere Frauen klammern sich an die Überzeugung, dass nur Medikamente oder Operationen wirklich helfen können, und lehnen alle alternativen Behandlungsmethoden ab. Immer aber gilt, dass die meisten Frauen in der einen oder anderen Form gelernt haben, die Antwort auf ihre gesundheitlichen Fragen außerhalb der eigenen Person zu suchen. Wir leben in einer Gesellschaft, in der sogenannte Experten unser eigenes Urteil infrage stellen und abwerten, in der die Fähigkeit zur Selbstheilung und Gesundheitsvorsorge ohne ständige Hilfe von außen weder respektiert noch ermutigt, sondern fast immer geleugnet wird. In meiner Ausbildung als Ärztin habe ich gelernt, mich als allwissende, paternalistische Expertin darzustellen. Umgekehrt wird die Öffentlichkeit im Glauben gehalten, Ärztinnen und Ärzte seien Vorbilder für ein gesundes Verhalten. Meine Patientinnen erwarten zum Beispiel ständig Vorwürfe von mir, wenn sie den jährlichen Abstrich zur Krebsdiagnostik versäumen, dabei passiert mir das gelegentlich selbst.

Außerdem konzentriert sich die Medizin extrem stark auf die Pathologie. Gesunde Menschen werden von der Forschung so gut wie nie untersucht, und wenn Patienten mit chronischen oder tödlichen Krankheiten sich wieder völlig erholen und die statistische medizinische Prognose widerlegen, wird meist auf eine falsche Diagnose geschlossen und nicht wirklich untersucht, warum diese Patienten wieder gesund geworden sind.[39] Im Studium habe ich an Leichen und Kranken geübt und gelernt, alles zu berücksichtigen und vorwegzunehmen, was es an negativen Krankheitsfolgen nur geben kann. In der Geburtshilfeausbildung hat man uns beigebracht, man könne immer nur rückblickend von einer »normalen« Geburt sprechen, da während einer Geburt in jedem Augenblick und ohne Vorwarnung ständig Katastrophen auftreten könnten. Akzeptiert man diese Art der Ausbildung, ohne sie kritisch zu hinterfragen, dann entstehen sich selbst erfüllende Prophezeiungen, die schließlich zu einer hohen Zahl von Zangengeburten und Kaiserschnitten führen.

Unsere Gesellschaft hat uns beigebracht, dass medizinische Technologie, medizinische Untersuchungen und immer noch mehr Studien unsere Rettung sind und dass es möglich ist, jede Variable zu kontrollieren und zu quantifizieren. Wenn wir nur noch mehr Daten aus noch mehr wissenschaftlichen Untersuchungen hätten, dann könnten wir die Gesundheit optimieren, Krankheiten heilen und (wenn wir nicht gestorben sind) immer weiterleben. Wir setzen ein Mehr an Aktivitäten häufig mit einem Mehr an Versorgung gleich. Und wir glauben, die Lösung sämtlicher Probleme mit dem nötigen Geld »kaufen« zu können. Auch hier wieder ignorieren wir das innere Orientierungssystem und die Fähigkeit zur Selbstheilung.

Medizinerinnen und Mediziner lassen einen Labortest nach dem anderen machen, weil sie Unsicherheit fürchten. Umgekehrt können die »Verbraucher« im Bereich der medizinischen Versorgung Unsicherheit genauso schlecht ertragen wie Ärztinnen und Ärzte und wollen alles »genau« wissen. Aber bei Herpes genitalis zum Beispiel gibt es auf Fragen wie: »Wie habe ich das bekommen? Woher weiß ich, ob ich andere nicht damit anstecke?« keine absolut gültigen Antworten.

Von den 15 Millionen radionuklearen Untersuchungen, ganze hundert Millionen CTs und MRTs und die fast 10 Milliarden Labortestes, die hierzulande pro Jahr durchgeführt werden, gleichen viele »Fischzügen«, die das Ergebnis nicht verbessern, aber durchaus schädlich sein können, schreibt der Chirurg, Public-Health-Experte und Harvardprofessor Atul Gawande 2015 in einem Artikel für den *New Yorker*.[40] »Denn zum einen sind manche diagnostischen Untersuchungen selbst schädlich – wir machen so viele CTs und andere Bildgebung mit Strahlung, das sie womöglich zum Anstieg der Krebsraten führen, wir aber dafür nicht verantwortlich sind«, schreibt er. Zu viele Untersuchungen aber führen zu Überdiagnosen. Zum Beispiel, so Gawande, hat es, trotz der Zunahme von Krebsdiagnosen der Brust, Schilddrüse und Prostata in den letzten 25 Jahren »nur eine minimale Senkung der Sterblichkeit, wenn überhaupt gegeben.« Das Institute of Medicine berichtet, dass die Überbehandlung das US-Gesundheitswesen pro Jahr mindestens 210 Milliarden kostet.[41]

Wenn es um sie selbst geht, wissen Ärzte das sehr wohl. Alles läuft auf die »Tun Sie, was ich sage, nicht was ich tue«Strategie hinaus. Laut einem sehr aufschlussreichen Bericht der University of California tasten sich die Hälfte der weiblichen Ärzte nicht monatlich selbst die Brust ab, obwohl sie ihren Patientinnen dazu raten (siehe dazu Kapitel 10). Das Gleiche gilt für Impfungen: Viele Ärzte impfen ihre Kinder nicht in dem Maße, wie sie es allen anderen empfehlen. Meine Erfahrung in Bezug auf mich und die Kollegen kann dies nur bestätigen. 2014 zeigte eine Studie aus Stanford, dass die meisten Ärzte tendenziell bei ihren todkranken Patienten noch eine aggressive, lebensverlängernde Behandlung vornehmen, obwohl sie das für sich selbst in der gleichen Situation nicht wollten.[42]

Ich glaube, es hat mit Insiderwissen zu tun. Anders als unsere Patienten sind wir uns viel mehr der Grenzen der medizinischen Wissenschaft bewusst. Aber wir trauen uns dass nicht zuzugeben, weil wir um den Placeboeffekt fürchten, den es gibt, weil die Patienten an uns glauben! Ein Weg aus diesem Dilemma ist, dass beide Seiten – Ärzte und Patienten – das Unbekannte anerkennen und gleichfalls die Botschaft hinter dem Symptom. Das lässt auf die innere Stimme hören und passt zu allen Behandlungsoptionen.

Unglücklicherweise stimmt auch, dass bei der medizinischen Forschung immer öfter Interessenkonflikte auftauchen. (Mehr dazu in Kapitel 15). Auch Gesundheitspolitiker sind dagegen nicht immun. 2012 erschien in den renommierten *Archives of Internal Medicine* eine Übersicht, aus der hervorging, dass bei 71 aller Lehrstühle und bei 91 Prozent aller Co-Chairs in den leitlinienverfassenden Gremien finanzielle Interessen vorlagen.[43]

Dritte Überzeugung: Der weibliche Körper ist nicht normal

Weil der männliche Körper in unserer Kultur als Norm gilt, haben die meisten Frauen die Vorstellung verinnerlicht, dass mit ihrem Körper grundlegend etwas »nicht stimmt«, und glauben, sie müssten ihren Körper auf allen möglichen Ebenen bewusst kontrollieren, da sein natürlicher Geruch und seine natürliche Form schlicht unakzeptabel seien. Der weibliche Körper gilt als von Grund auf »schmutzig« und muss ständig »frisch gemacht« werden, um keinen »Anstoß« zu erregen. Obwohl Frauen mehr Körperfett haben als Männer und dazu dank der qualitativ besseren Ernährung in den letzten Jahrzehnten heute größer und schwerer sind als ihre Mütter und Großmütter, wiegen Mannequins, die das gesellschaftliche Schönheitsideal verkörpern, im Durchschnitt 17 Prozent weniger als etwa die durchschnittliche Amerikanerin. Auch wenn zunehmend Männer an Anorexia nervosa oder Bulimie erkranken, sind doch unter den 30 Millionen Menschen, die in den USA an einer Form der Essstörung erkrankt sind, 20 Millionen Frauen.[44]

Die Entwertung des weiblichen Körpers hat dazu geführt, dass viele Frauen Angst vor ihrem Körper und den natürlichen Körperprozessen haben oder sich sogar davor ekeln. Manche wagen es zum Beispiel selten oder gar nicht, ihre Brüste anzufassen. Da die weibliche Brust für Männer so erotisch ist, setzen sie die Berührung der eigenen Brust fast schon mit Masturbation gleich – ein weiteres Zeichen dafür, in welchem Ausmaß wir den Männern die Herrschaft über unsere Körper zugestehen.

Nicht nur für die Frauen selbst, auch für die Medizin sind normale weibliche Körperfunktionen wie Menstruation, Klimakterium und Geburt krankhafte Zustände, die behandelt werden müssen. Anscheinend verinnerlichen wir die Vorstellung von unserem Körper als Gefahrenquelle schon früh und bereiten damit den Boden für unsere zukünftige Beziehung zu unserem Körper. Der Körper wird in unserer Gesellschaft schon vor der Geburt zum Objekt der Medizin, und da ist es kein Wunder, dass die meisten kein Vertrauen zu ihrem Körper haben. Diese Tendenz geht auch mit der US-Praxis der »well baby«-Check-ups einher, die eine gute Gelegenheit für Mehrfachimpfungen darstelen – die in ihrer Kombination nicht gründlich genug untersucht gegen Placebo worden sind. Wir sind mittlerweile an einem Punkt, wo 43 Prozent aller US-Kinder eine chronische Erkrankung haben, die von Asthma über Allergien bis zu Diabetes reicht.[45]

Unsere Kultur fürchtet sämtliche natürlichen Prozesse: Gebären, Sterben, Heilen, Leben. Diese Furcht wird täglich neu bekräftigt. So kam etwa meine siebenjährige Tochter, die mit ihrem Vater im Garten Holz zerkleinert hatte, plötzlich schreiend ins Haus gelaufen und hielt mir ihren blutenden Finger hin. Sie hatte sich an einem scharfen Grashalm geschnitten. Als ich den Finger unter kaltes Wasser hielt und sagte, es sei nur ein unbedeutender kleiner Schnitt, meinte sie: »Es hat erst wehgetan, als ich Angst bekommen habe.«

Viele der routinemäßig durchgeführten Untersuchungs- und Behandlungsmethoden des weiblichen Körpers basieren keineswegs auf wissenschaftlichen Ergebnissen, sondern auf Vorurteilen über die angeborene Fähigkeit zur Selbstheilung oder entspringen alten, emotional gefärbten Frauenbildern. Ein Beispiel dafür ist der routinemäßige Dammschnitt bei der Entbindung (bei dem in das Gewebe zwischen Vagina und Rektum ein Schnitt gemacht wird, angeblich, um mehr Raum für den Kopf des Säuglings zu schaffen). Neuere Untersuchungen haben gezeigt, dass dieser Eingriff zu hohem Blutverlust und starken Schmerzen führt und das Risiko chronischer Verletzungen des Beckenbodens erhöht. Genau darauf haben Hebammen seit Jahren immer wieder hingewiesen.

Erst als im Jahr 2005 im *Journal of the American Medical Association* eine Studie zu den Ergebnissen des Routine-Dammschnitts erschien, kamen die Frauen und ihre Ärztinnen und Ärzte ins Grübeln.[46] Im Jahr darauf wurden die Leitlinien des zuständigen American College of Obstetricians and Gynecologists verändert und sprachen sich nunmehr gegen einen routinemäßigen Dammschnitt aus. Seitdem ging die Zahl der Eingriffe zwar zurück, manche Krankenhäuser weisen aber immer noch hohe Raten auf.[47]

Der Grund, warum sich dieser Brauch trotz der wissenschaftlichen Beweislage so lange hielt, war, dass Frauenärzte annahmen, dass der Eingriff den Beckenboden schütze und nach der Geburt für eine ausreichend

»enge« Vagina sorge. Eines der ersten Dinge, die ich als Ärztin im Praktikum lernte, war der korrekte »Stich des Ehemanns« beim Dammschnitt.

Dieses einseitige Denken wird sicherlich in dem Maße zurückgehen, wie mehr Frauen Ärztinnen werden (ganz zu schweigen von Uniprofessorinnen). Doch es dauert. 1970 waren nur 7 Prozent aller Gynäkologen Frauen, heute sind es fast 57 Prozent – insgesamt sind jedoch nur 35 Prozent aller Ärzte Frauen.[48] Von 44 medizinischen Fakultäten haben nur sechs mehr Frauen als Männer (der höchste Prozentsatz ist dabei in der Kinderheilkunde). Dennoch gibt es auch gute Nachrichten: Unter den Ärzten im Praktikum sind mittlerweile 45 Prozent Frauen. Da ändert sich also gewaltig etwas.

Die Autorität über die eigenen Gefühle wiedergewinnen

Letztlich bin ich zu der Erkenntnis gelangt, dass keine wissenschaftliche Untersuchung wirklich exakt erklären kann, wie und warum sich mein Körper so verhält, wie er es tut. Das hat mich im Grunde sehr gestärkt, weil sie bedeutet, dass man sich letztlich auf die innere Stimme und die eigenen Gefühle verlassen muss. Schließlich gibt es in jedem Menschen eine Vielzahl von Prozessen, die ausschließlich individuell sind und die es vor ihm so noch nie gegeben hat und nach ihm nicht mehr geben wird. Die Wissenschaft muss endlich eingestehen, wie viel sie noch nicht weiß, und Platz für das Geheimnis, für das Wunder und die Weisheit der Natur lassen.

Mein Vater sagte immer: »Gefühle sind Tatsachen und müssen berücksichtigt werden.« Aber in meinem Studium habe ich schnell erkannt, dass Gefühle, Intuition, Spiritualität und alle Lebenserfahrungen, die sich logischen und rationalen Erklärungen entziehen, nicht zählen und ignoriert werden.

Unsere Kultur fürchtet emotionale Reaktionen und verlangt, dass wir unsere Gefühle beherrschen, weil sie den Kontakt zu ihnen verloren hat. Besonders Frauen gelten als emotional und von daher besonders beherrschungsbedürftig. Mich selbst hat es Jahre gekostet, um aus meinem Muster der Angst vor emotionalen Reaktionen auszuscheren! Unsere Gesellschaft funktioniert auf eine Weise, die uns daran hindert, den Kontakt zu unserem intuitiven Wissen und zu unseren Gefühlen aufzunehmen.

Körper und Geist zahlen einen hohen Preis, wenn wir uns diese kulturell erworbenen Gewohnheiten nicht bewusst machen. Sie verhindern den Kontakt zur inneren Stimme und den Gefühlen und halten uns so in einem schmerzhaften Zustand, der sich mit zunehmender Verleugnung nur verstärkt. Da diese Verleugnung aber ein hohes Maß an Energie erfordert, greifen wir dann schnell auf kulturell bedingte Gewohnheiten zurück und nehmen etwa Zuflucht zu Suchtmitteln, um die Konfrontation mit dem eigenen Unglück und Leid zu vermeiden.

Jeder weiß, dass Alkohol- und Drogenmissbrauch zur physischen Zerstörung führen kann. In der orthopädischen Ambulanz gibt es in fünfzig Prozent aller Fälle einen Zusammenhang mit Alkohol. Wie einer unserer Anästhesisten bemerkte: »Wenn es keinen Alkohol und keine Zigaretten gäbe, wäre ich arbeitslos.« Die meisten Menschen allerdings haben noch nicht begriffen, dass auch andere zwanghafte Verhaltensformen, mit denen Gefühle vermieden oder verdrängt werden – zum Beispiel zu viel Arbeit und übermäßiges Essen – tödlich sein können.

Suchtverhalten im Bereich der Sexualität und der Beziehungen spielt in der Gynäkologie eine Rolle, vor allem angesichts der epidemischen Ausmaße sexuell übertragbarer Krankheiten. Dazu zählen Warzen an den Geschlechtsorganen, Herpes und Gebärmutterhalskrebs. Eine meiner Patientinnen etwa, die mit einem trockenen Alkoholiker verheiratet war, litt an chronischer Vaginitis, die ich mir nicht erklären konnte. Schließlich erkannte sie selbst die Ursache: »Der tägliche Geschlechtsverkehr ist schon seit Langem für meinen Mann so etwas wie Medizin. Ich habe begriffen, dass mein Körper für ihn zum Ersatz für den Alkohol geworden ist – er benutzt meinen Körper genauso wie vorher die Flasche. Ich habe geglaubt, es sei meine Pflicht als Ehefrau, dabei mitzumachen.«

Aus der Erfahrung in meiner Praxis weiß ich, dass Gesundheitsprogramme und Gesundheitserziehung die Kosten der medizinischen Versorgung nicht verringern können, solange die Gesellschaft als Ganzes das ungeheure Ausmaß von Suchtverhalten und individuellem Leiden, das sich dahinter verbirgt, nicht bewusst zur Kenntnis nimmt. Das ist die Voraussetzung für eine aktive Beteiligung der Patientinnen an ihrer Genesung.

Ich kenne keine übergewichtige Frau, die nicht ganz genau weiß, was sie essen »sollte«. Es geht nämlich nicht um zusätzliche Informationen über die richtige Ernährung. Es geht für sie zuerst einmal darum, den Schmerz zu fühlen, der mit der überschüssigen Nahrung verdrängt wird. Aber dazu ist es erst einmal erforderlich, die Verantwortung für die Gesundheit selbst in die Hand zu nehmen und der inneren Stimme zu folgen und ihr Geltung zu verschaffen, mit anderen Worten: der Weisheit des Körpers zu vertrauen.

Der Erfahrung einen Namen geben

Ein erster Schritt auf dem Weg zur positiven Veränderung von Leben und Gesundheit besteht darin, die Erfahrung, die man gegenwärtig macht, zu benennen und sie psychisch, geistig und körperlich wahrzunehmen. Damals in den Achtzigern war es für mich entscheidend, meine Beziehungssucht als solche zu benennen. Bis zu diesem Moment, in dem ich den Kontakt zu meiner inneren Stimme aufnahm, brauchte ich die Bestätigung anderer, um mich meiner selbst zu vergewissern.

Andere Menschen gaben die Stichworte, nach denen ich mein Handeln, meine Gefühle und mein Aussehen ausrichtete; ich sah mich nur durch ihre Augen. Meine Weigerung, die Bedürfnisse anderer zu erfüllen, so glaubte ich, müsste zum Verlust von Liebe und Achtung führen. Rückblickend sehe ich nicht nur, wie hartnäckig dieses Muster war, sondern auch wie es sich durch Einsicht und eine Änderung des Verhaltens wandelte. Mein Leben und meine Gesundheit haben sich sehr stark dadurch geändert, dass ich das alte Verhalten benannte und änderte. Auch wurde mir irgendwann klar, dass ich wie viele andere hochsensibel war. So einfach. So schwer.

Allmählich begriff ich aber, dass meine Neigung, anderen Menschen immer und in jedem Fall zu helfen und sich ihren Wünschen zu unterwerfen, mir die Möglichkeit zur Kontrolle gab: Wenn ich ihre Bedürfnisse erfüllte, erwarb ich mir ihre Liebe und ihren Zuspruch. Das tat beiden Seiten nicht gut. Wenn ich mich zur Retterin anderer und damit zur Stellvertreterin ihrer inneren Stimme aufschwang, verhinderte ich, dass sie den Kontakt zur eigenen inneren Kraft fanden. Ich machte sie zu Opfern, die auf mich angewiesen waren. Heute weiß ich, dass dieses Verhalten Bestandteil der Beziehungssucht ist.

Allerdings stellt es auch eine Anpassung dar zu dem, was unsere Kultur Frauen vermittelt. Wer einen niedrigeren Sozialstatus hat, lernt früh, dass es aus Gründen des Selbstschutzes vor allem wichtig ist, die Bedürfnisse und Erwartungen der Übergeordneten zu beachten. Völlig normal und dennoch muss man das erst einmal überwinden.

Wenn heute jemand zu mir kommt und sagt, er brauche mich, dann warte ich zunächst ab, prüfe die Situation und höre auf meine innere Stimme, bevor ich reagiere. Mir ist klar geworden, dass sobald meine Antwort kein freudiges Ja war, sie eigentlich Nein lauten sollte.

Abhängigkeit ist eins der am weitesten verbreiteten Merkmale im Suchtsystem. Schaef sagt: »Abhängigkeit ist ein Zustand, in dem man davon aus geht, dass jemand oder etwas von außen die Verantwortung für die eigene

Person übernimmt, weil man sie selbst nicht übernehmen kann. Abhängige Menschen verlassen sich darauf, dass andere ihre psychischen, intellektuellen und geistigen Bedürfnisse befriedigen.«[49] Frauen haben die Befriedigung ihrer materiellen Bedürfnisse jahrhundertelang von Männern abhängig gemacht (wobei sie kaum eine Wahl hatten, da sie selbst zum Besitz der Männer gehörten), und die Männer waren zur Befriedigung ihrer psychischen Bedürfnisse auf Frauen angewiesen. Eine meiner Patientinnen sagte über ihre gescheiterte Ehe: »Wir hatten ein Abkommen: Er war für das Geld zuständig, ich für die Gefühle.« Und Clarissa Pinkola Estés meint, dass Frauen auch deshalb zu wenig Kontakt zu ihren kreativen Instinkten haben, weil sie zu beschäftigt sind, die »Krieger« zu versorgen, die aus der Schlacht – oder aus dem Büro – heimkehren.[50]

Diese Form der Beziehung verhindert echte Nähe, denn Nähe oder Intimität ist nur in einer Beziehung möglich, die auf Gleichberechtigung statt auf wechselseitiger Abhängigkeit basiert. Meine Eltern haben mich einmal gewarnt: »Wenn ein Mann sagt: ›Ich brauche dich‹, dann lauf weg, so schnell du kannst!« Das ist ein guter Rat.

In unserer Gesellschaft gilt eine Frau noch allzu oft nur dann als »gute« Frau, wenn sie die Bedürfnisse aller befriedigt, nur die eigenen nicht. Auch wenn uns diese Selbstaufopferung kurzfristig Liebe und Akzeptanz beschert, birgt sie doch langfristig Nachteile, weil unser Körper darauf ausgelegt ist, dass wir auf unser Herz hören und nicht immer nur den Bedürfnissen anderer folgen.

Wenn man einer Erfahrung auf der intellektuellen Ebene einen Namen gibt, muss man sich immer bewusst machen, wie sich diese Erfahrung auf der Körperebene anfühlt. Wenn man sie nicht körperlich spürt, wird es einem nicht gelingen, das entsprechende Verhalten – und damit den Gesundheitszustand – zu verändern. Sobald eine Erfahrung bewusst benannt und körperlich und psychisch verinnerlicht worden ist, verliert sie ihren unbewussten Einfluss. Die Benennung einer Erfahrung, die einen negativen Einfluss hat, ist Bestandteil des Befreiungsprozesses.

Die Heilung kann oft erst dann beginnen, wenn wir wahrnehmen können, wie schlimm die Situation tatsächlich ist (oder war). Diese Wahrnehmung setzt eine emotionale und physische Energie frei, die oft seit Jahren unterdrückt, verleugnet oder ignoriert worden ist. Sobald wir ohne Wertung zulassen, was wir wirklich fühlen, hören wir auf, unsere Energie zu blockieren. Erst dann wird der Weg zu unseren eigenen Zielen frei. Eine Tabelle (siehe S. 34) soll Ihnen helfen, die eigenen Suchtmerkmale zu benennen.

Eine Patientin mit chronischem und schmerzhaftem Herpes genitalis, die weder auf Medikamente noch auf alternative Behandlungsmethoden wie Diät ansprach, meinte nach drei Jahren: »Vielleicht muss ich einfach immer wieder laut verkünden, dass mir die Scheide wehtut. Als ich klein war, konnte ich das meiner Mutter nie sagen.« Mit der laut ausgesprochenen Formulierung dieser Erkenntnis begann ihre Heilung. Sie erzählte mir, dass sie jahrelang von ihrem Vater sexuell missbraucht worden war. Die Mutter hatte ihr nicht geglaubt. Schicht für Schicht begann sie, die Verletzungen freizulegen, sie zu benennen und zu heilen. Mit viel Mitgefühl für sich selbst gab sie den Schmerz der Vergangenheit zu und ließ Werturteile über sich wie über die Eltern hinter sich. In diesem Prozess ließ der Schmerz mehr und mehr nach; gleichzeitig entfaltete sich ihre schriftstellerische Kreativität. Die Herpes-Symptome kamen nicht wieder.

Mit der Zeit habe ich begriffen, dass das, was man eine »gute Frau«, eine »gute Ärztin« oder eine »gute Mutter« nennt, bei mir fast zu einer Selbstaufgabe im Dienst an anderen geführt hatte. Wie tief diese Botschaft geht, habe ich kürzlich bei einer Todesanzeige einer Frau Anfang fünfzig gemerkt, bei der es unter anderem hieß: »Sie war unermüdlich im Kampf um die Rechte der Frau«. Wann immer sie das Wort unermüdlich lesen, sollten Sie Märtyrer dafür einsetzen. Wir alle ermüden und sollten uns dann ausruhen. Zu glauben, unermüdlich sei das Gleiche wie gut, ist der erste Schritt auf dem Weg zu Groll, Wut und Erkrankung. Ich habe gelernt, dass Freundschaft und Dienst meinerseits nur möglich sind, wenn ich auch auf meine Bedürfnisse höre. Seit ich für mich selbst sorge und auf meine innere Stimme höre, kann ich anderen in einer Weise helfen, die ich so nicht für möglich gehalten hätte.

Es gehört zum Genesungsprozess, anderen den Raum für ihre eigenen Lernprozesse zu lassen. Niemand kann einen anderen Menschen gesund machen. Ich weiß heute, dass ich die Probleme anderer nicht lösen kann; das kann niemand. Man kann den Zugang zur inneren Stimme nur selbst finden und nur dann, wenn man dazu bereit ist. Nach jahrelangen Bemühungen, die Probleme anderer auf eigene Kosten zu lösen, versuche ich heute (meistens) nicht mehr, irgend jemanden zu überzeugen.

Viele Frauen finden am Arbeitsplatz oder in der Familie diese gesundheitsfördernde Unterstützung nicht. Aber Arbeitsplätze und andere Lebensumstände können sich verändern, wenn genügend Frauen lernen, wie sie ihre Selbstachtung vertiefen, Suchtverhalten benennen und ihr Leben befriedigend und mit Freude leben können. Mithilfe der Tabelle weiter unten können Sie herausfinden, ob etwas davon auf Sie zutrifft.

Benennung und Heilung psychischen Leids und die physischen Konsequenzen

Gefühle und Gedanken sind über das Immunsystem, das endokrine System und das zentrale Nervensystem mit dem Körper verbunden. Neuere Forschung hat gezeigt, dass das Bindegewebe, die Faszien, wie eine kristalline Matrix fungiert, bei der eine Veränderung in einem Gebiet sofort überallhin rückgemeldet wird, weil Kristalle für ihre energieübermittelnden Eigenschaften bekannt sind. Das bedeutet, dass mit den nach vorne gezogenen Schultern, Zeichen für Traurigkeit und Kummer, die Biochemie der »Traurigkeit« sofort dem ganzen Körper übermittelt werden. Auf der anderen Seite vermittelt ein Lachen die entgegengesetzte Botschaft. Die Arme in Siegerinnenpose v-förmig hochzurecken, ist mit einem Anstieg des Testosterons verbunden, weshalb diese Geste von Sportlern und Sportlerinnen nach dem Sieg im Wettkampf gemacht wird.[51] Alle, auch die verdrängten und nicht ausgesprochenen Gefühle haben physische Auswirkungen. Unausgedrückte Gefühle bleiben wie kleine Zeitbomben im Körper »stecken« – sie sind Krankheiten im Inkubationsstadium.

Eine Gesellschaft, in der Frauen nicht gefördert werden, legt schon früh die Grundlagen für gesundheitliche Probleme, denn der Lebenskontext trägt wesentlich zum Gesundheitszustand bei. Als ich meine erste Periode bekam, bekam ich eine Hornhautverkrümmung und wurde kurzsichtig. Es ist sehr häufig, dass Mädchen in der Pubertät eine Brille brauchen. Die Augen gehören in der Traditionellen Chinesischen Medizin dem Lebermeridian an, und die ihm zugehörige Emotion ist die Wut. Weil viele junge Frauen in ihren Bedürfnissen keine Unterstützung erfahren, stachelt das die Wut noch an. Weil sie ihre Wut nicht in angemessener Weise ausdrücken können, ist es kein Wunder, dass ihre Sehkraft darunter leidet. Mir zum Beispiel war es überhaupt nicht recht, eine Brille zu bekommen. Niemand in der Familie hatte eine. Ich weiß, dass ich etwas nicht sehen wollte. Ganz ohne Zweifel war ich ein Mädchen in einer Familie und einer Gesellschaft, in der männliches Streben als überlegen galt. Darüber war ich wütend, war mir aber dessen nicht bewusst.

MERKMALE DES SUCHTSYSTEMS

MERKMAL	DEFINITION	BEISPIELE
Schuldzuweisung	Die Überzeugung, dass jemand oder etwas außerhalb der eigenen Person die Ursache für alles ist, was einem zustößt	»Ich kann nichts machen, meine Mutter war eben Alkoholikerin.« »Ich bin mit einem Mann verheiratet, der zu einer wirklich intimen Beziehung absolut nicht in der Lage ist.«
Verleugnung	Verlust des Kontakts zu Gefühlen, Bedürfnissen und anderen Informationen	»Meine Eltern waren keine Alkoholiker, sondern soziale Trinker.« »Nicht jeder, der zu viel trinkt, ist ein Alkoholiker.« »Ich weiß nicht, wieso ich 10 Kilo zugenommen habe. Ich esse nichts Ungesundes.«
Verwirrung	Mangelnde Klarheit über eine Situation oder Gefühle	»Mir sagt ja niemand etwas.« »Ich weiß nie, was los ist.«
Vergesslichkeit	Etwas aus dem Gedächtnis streichen, nicht mehr bemerken	Vergessen von Verabredungen, Autoschlüsseln, persönlichen Gegenständen, körperlichen Bedürfnissen
Das Mangelmodell (Nullsummenmodell)	Die Überzeugung, dass alles Positive begrenzt ist: Liebe, Geld, Männer, Glück	»Mein Erfolg geht immer auf Kosten von jemand anderem.« »Man darf keine Zeit oder Geld für sich selbst verschwenden.«
Perfektionismus	Das extreme Bedürfnis nach äußerer Ordnung verdeckt das innere Chaos.	Unermüdlicher Kampf um den perfekten Körper, das perfekte Heim, den perfekten Partner und den perfekten Beruf
Negativismus	Das Leben wird aus einer Perspektive betrachtet, die sich auf seine Mängel konzentriert.	»Ich kriege jede Krankheit, die gerade umgeht.« »Jetzt, wo ich vierzig bin, fällt alles auseinander.« »Das geht nicht, das ist zu teuer.«

MERKMAL	DEFINITION	BEISPIELE
Illusion von Kontrolle oder Objektivität	Aus Angst vor den eigenen Bedürfnissen und Gefühlen entsteht die Illusion, dass man sich selbst auf irgendeine Art völlig kontrollieren kann; man trennt sich von den eigenen Gefühlen und hält völlige Objektivität für möglich, ungetrübt von Gefühlen.	»Wenn ich das richtige Medikament fände, dann wäre ich meine Angstanfälle los.« »Vor der Menstruation werde ich ein anderer Mensch. Ich bin einfach nicht mehr ich selbst.« »Die Ozonwerte sind heute sehr hoch. Gehen Sie nicht nach draußen.« (Als ob die Innenraumluft von der Umwelt gänzlich abgekoppelt wäre!)
Abhängigkeit	Überzeugung, ein anderer Mensch oder eine Institution müsse die Verantwortung für die eigene Person übernehmen, weil man selbst dazu nicht fähig ist.	»Ich kann meinen Mann nicht verlassen. Dann wäre ich ja ganz allein.« »Ohne ihn kann ich nicht leben.«
Krisenorientierung	Nutzung oder Herbeiführung einer äußeren Krise als sozial akzeptierte Möglichkeit, von den eigenen Gefühlen abzulenken	»Natürlich warten wir auf den nächsten Polytrauma-Fall. Das bringt so richtig in Schwung.« (Krankenschwester in der Notaufnahme)
Abwehr	Unfähigkeit, ein Feedback zu akzeptieren und das Verhalten entsprechend zu ändern	»Was soll das heißen, PMS hängt mit meiner Familie zusammen! Ich hatte eine glückliche Kindheit.«
Unehrlichkeit	Nicht die Wahrheit sagen	»Ob ich eine Pause brauche? Nein, alles okay.« »Ich komme schon klar.«
Dualistisches Denken	Überzeugung, dass es nur eine von zwei Alternativen gibt, eine gute und eine schlechte	»Vitamine und Kräuter sind gut. Medikamente und Operationen sind schlecht.«

Quelle: Anne Wilson Schaef, *When Society Becomes an Addict* (Harper & Row 1987), S. 72; Anne Wilson Schaef und Diane Fassel, *The Addictive Organization* (Harper & Row 1988)

Millionen von Frauen leiden unter chronischen Beckenschmerzen, Vaginitis (Entzündung der Scheide), Eierstockzysten, Warzen im Genitalbereich, Endometriose (Versprengungen der Gebärmutterschleimhaut) und Dysplasie des Gebärmutterhalses (anomale Zellen beim Krebsabstrich), das heißt an Erkrankungen der Organe, die nur Frauen besitzen. Solche Erkrankungen sind Äußerungsformen des Körpers; sie sind die Sprache, mit denen der Körper eine tiefere, oft unbewusste Verletzung signalisiert, die der Heilung bedarf: die Überzeugung, nie gut genug zu sein, immer ein Stigma zu tragen. Eine 41-jährige leitende Angestellte kam zum Beispiel wegen starker Hitzewallungen in die Praxis, die auch auf eine um das Vierfache erhöhte Östrogengabe nicht angesprochen hatten. Hitzewallungen hängen nicht nur mit einem zu niedrigen Östrogenspiegel, sondern auch mit dem neuroendokrinen System zusammen und werden bei Stress stärker. Bei Frauen, die unter starkem Stress stehen, werden Hitzewallungen objektiv und subjektiv häufiger und schwerer. Der Patientin waren wegen einer schmerzhaften, schweren Endometriose zwei Jahre zuvor bereits Gebärmutter und Eierstöcke entfernt worden. Jetzt schien ihr Fall hoffnungslos. Nach zwei Jahren schließlich schaffte sie es, mir zu erzählen, dass sie als Sechsjährige im Keller eines Süßwarenladens von dem Besitzer sexuell belästigt worden war. Sie sagte, sie wäre damals völlig erstarrt und unfähig gewesen, zu sprechen: »Ich war wie betäubt. Er sagte mir, ich solle es niemandem erzählen, denn sonst könnte mich keiner mehr leiden. Ich habe mich unglaublich geschämt.« Selbst an dem Tag, an dem sie mir die Geschichte erzählte, wurde sie das Gefühl nicht los, etwas Falsches und Böses getan zu haben. Auf dem Rückweg, sagte sie später, wäre sie fest überzeugt gewesen, ich würde sie jetzt, wo ich die Wahrheit wusste, ablehnen.

Die Patientin hatte versucht, »die Erbsünde der Weiblichkeit« und den daraus resultierenden psychischen Schmerz durch Leistung abzubüßen: Sie hatte nach der Schulzeit ständig an zwei Arbeitsstellen gearbeitet, ihr Diplom in Betriebswirtschaft gemacht und beruflich großen Erfolg gehabt. Ihre Arbeit und die ständige Weiterbildung dienten ihr als Mittel, sich »zu beweisen« und die frühe psychische Verletzung zu verdrängen, die ihr das Gefühl vermittelt hatte, wertlos und schlecht zu sein. Sie kann immer noch nicht über ihre Erfahrung weinen; ist sie erst einmal dazu fähig, wird ihr diese emotionale Erleichterung sehr helfen.

Wie die Patientin selbst glaube auch ich, dass der Ursprung ihrer körperlichen Beschwerden in dem emotionalen Trauma der Kindheit liegt. Das soll nicht heißen, dass der Missbrauch die Endometriose und die Schmerzen »verursacht« hat. Ich meine, dass ihre frühe Missbrauchserfahrung bei ihr zu den selbstzerstörerischen Vorstellungen ihren Selbstwert betreffend geführt hat, die bis weit in ihr Erwachsenendasein hin fortbestanden, und schließlich zu ihren körperlichen und psychischen Symptomen führte. Ob wir nun Missbrauch erfahren haben oder nicht: Wir alle werden im Mutterleib und in der Kindheit von den Ansichten und Vorstellungen unserer Eltern beeinflusst, so wie auch ihre Eltern sie beeinflusst haben. Das ist unvermeidlich. Wir werden mit Vorstellungen zur Obergrenze dessen versehen, was wir im Leben verdienen. Das umfasst auch die Vorstellungen davon, wie gesund, wohlhabend oder geliebt wir zu sein glauben. Diese Vorstellungen spielen sich im Unbewussten ab und ziehen unweigerlich Erfahrungen an, die uns in unserer Vorstellung bestätigen.

Die gefühlte Obergrenze zu überwinden gehört zu den ersten Schritten der Heilung, bei der wir uns unseres Wertes und unserer Liebenswürdigkeit bewusst werden und uns gleichzeitig das Spüren des alten Schmerzes zugestehen. Das menschliche Herz ist immer wieder dazu fähig, psychischen Schmerz durch Zulassen, Vergeben und Loslassen zu überwinden. Doch das ist keine Sache des Intellekts. Es geschieht auf der körperlichen Ebene. Wie die Jungianerin Dr. Marion Woodman meint, kommt die Seele durch den Körper zu uns. Als eine meiner Freundinnen eine schwierige Scheidung durchmachte, fing sie mit einer Meditation an. Eines Tages wurde ihr dabei klar, dass ihre innere Schönheit anzuzweifeln, Gott anzuzweifeln bedeutete. Das war ein Wendepunkt in ihrer Gesundheit und Heilung.

Um der inneren Stimme vertrauen zu können, müssen wir uns auf den Körper einstimmen. Aber stattdessen lassen wir uns von der Schule vorschreiben, was wir zu lernen haben, von der Regierung erklären, wie unser Gemeinwesen strukturiert werden soll und von den Ärzten Impfungen gegen die neuesten Bakterien geben. Wir glauben, wenn wir uns an die Regeln halten, dann ist alles in Ordnung. Eine meiner Patientinnen, bei der ein Vulvakarzinom festgestellt wurde, meinte: »Ich verstehe nicht, wie das passieren konnte. Ich habe mich jedes Jahr untersuchen lassen, alle Abstriche waren normal, und trotzdem habe ich Krebs bekommen.« Diese Patientin ist bei Weitem nicht die einzige, die glaubt, Untersuchungen seien ein garantierter Schutz vor Krankheit.

Am ersten Schultag meiner jüngeren Tochter erklärte die Lehrerin den Kindern, sie dürften nur zu bestimmten Zeiten zur Toilette gehen. Daraufhin ging ich in die Schule und erklärte ihr, dass viele meiner Patientinnen an Verstopfung und Problemen beim Wasserlassen litten und in öffentlichen Toiletten keine Verdauung hätten, weil sie durch solche häuslichen und schulischen »Regeln« früh das Gefühl für ihre normalen körperlichen

Bedürfnisse verloren hätten. Vor solchen Beschwerden würde ich meine Tochter schützen. Ich führte dieses Gespräch ausdrücklich in Hörweite meiner Tochter, um ihr deutlich zu zeigen, dass ich ihr Recht unterstützte, dann zur Toilette zu gehen, wenn sie es für nötig hielt.

Heilen heißt, Verletzungen hinter sich zu lassen

Wir können uns keine neue Welt erschaffen, solange wir das Suchtsystem verinnerlicht haben. Wenn wir die Formen der alltäglichen Kollaboration mit einem System, das uns zerstört, nicht wahrnehmen, riskieren wir, uns immer wieder zu Opfern zu machen, an deren Problemen andere schuld sind. Geschlagene Ehefrauen sind in dem Augenblick imstande, ihre Männer endgültig zu verlassen, in dem sie erkennen, dass sie andernfalls umgebracht werden. Entsprechend muss auch jede einzelne Frau für sich erkennen, wann und wo sie zur Komplizin der eigenen Unterdrückung wird.

Eine Freundin, die in den Fünfzigerjahren in einer katholischen Familie aufwuchs, hat die körperlichen Auswirkungen der Beichte treffend beschrieben: »Seit meinem siebten Lebensjahr musste ich zur Beichte gehen. Ich weiß noch, wie ich mein Gewissen nach Sünden und Missetaten durchforschte und jedes Mal wieder das Unaussprechliche – sexuelle Gedanken, Masturbation – nicht aussprechen konnte. Es gab keine Sprache dafür. Konnten Mädchen das überhaupt? Ging es anderen auch so oder war das allein mein Problem? Im Beichtspiegel, in dem die Richtlinien für die Beichte aufgeführt waren, fielen solche Sünden unter die Kategorie ›unkeusche Gedanken und Handlungen‹. Aber auch diese bereinigte Fassung hat sich für mich nicht dazu geeignet, einem Mann, der halb verborgen hinter dem Gitter des Beichtstuhls saß und nach Zigaretten und Alkohol roch, die sinnlichen Dimensionen meiner Person zu offenbaren. Andererseits durfte man ohne eine ehrliche Beichte nicht zur Kommunion gehen; tat man es doch, hatte man eine Todsünde begangen und kam in die Hölle (damit hielten sie einen bei der Stange). Damals bin ich zum ersten Mal mit einem moralischen Dilemma konfrontiert worden.

Den Ausweg habe ich unbewusst gefunden: Mit elf Jahren, kurz vor der Pubertät, fiel ich regelmäßig vor der Kommunion in Ohnmacht und musste aus der Kirche getragen werden. Ich erinnere mich noch gut daran, wie ich auf den Kirchenstufen wieder zu mir kam, wieder atmen konnte, die Vögel hörte und die Sonne spürte. Das hielt über ein Jahr lang an. Ich konnte diese Ohnmachtsanfälle nicht kontrollieren. Sie waren mir peinlich. Ich fand es verwirrend, was mein Körper da tat – Schweißausbrüche, Dröhnen in den Ohren, und dann die unaufhaltsame Schwärze, die über mir zusammenschlug. (Seit damals fühle ich mich in Kirchen immer bedrückt und eingesperrt.) Die unerträglichen und widersprüchlichen Forderungen haben mich einfach bewusstlos gemacht.«[52]

Die widersprüchlichen Anforderungen unserer Gesellschaft haben vielen Frauen das Bewusstsein geraubt, und das wird allmählich vielen immer deutlicher. Die Heilung von Beschwerden wie Beckenschmerzen, prämenstruellem Syndrom (PMS) und chronischer Müdigkeit, die durch ständige Sorge für zu viele andere Menschen entsteht, wird durch die Erkenntnis gefördert, dass sie kein individuelles Problem sind, sondern in einem ungesunden gesellschaftlichen Kontext stehen. Wenn wir wieder gesund werden und diese Gesundheit täglich neu erschaffen wollen, müssen wir unsere Erfahrungen als das bezeichnen, was sie sind – und dann lernen, dass wir unabhängig von der Vergangenheit den Motor unseres Lebens in uns tragen. Nur dann können wir bewusst gedeihen trotz der unzuträglichen Gewissheiten, die wir von unserer Kultur und unseren Eltern übernommen haben. Ärztinnen und andere Fachleute auf dem gesundheitlichen Sektor, die von der Verbindung zwischen Körper und Geist überzeugt sind, können diesen Prozess unterstützen. Wichtiger noch ist es aber, den Körper und seine Symptome als Teil der inneren Stimme zu verstehen. Sie sind immer Botschaft. Wir können die übertriebene Abhängigkeit vom medizinischen System durchbrechen, wenn wir begreifen, wieweit die eigenen Überzeugungen und Verhaltensweisen dazu beitragen, die Aspekte des Systems aufrechtzuerhalten, die der Gesundheit eben nicht förderlich sind. Wer glaubt, dass Krankheiten und Symptome wie Endometriose, Fibrome und PMS »rein medizinisch« und nicht mit den anderen Aspekten des eigenen Lebens verbunden sind, unterwirft sich dem Suchtsystem in der Medizin und trägt damit zu seiner Aufrechterhaltung bei.

Wenn wir jedoch lernen, in die Sprache des eigenen Körpers einzustimmen und diese zu verstehen, dann sind wir eher in der Lage, über medizinische Untersuchungen und Techniken kompetent zu entscheiden und damit auch ein besseres Verhältnis zu Ärztinnen und Ärzten zu bekommen. Wir müssen lernen, uns und unserer Erfahrung genauso zu vertrauen wie den Ergebnissen von Laboruntersuchungen. Eine Patientin, die sehr unregelmäßige Perioden hatte, stellte fest, dass sie ihre Periode immer dann bekam, wenn sie »verliebt« war. Sie lernte, ihrem Körper zu vertrauen, und wurde sich immer sicherer, dass Hormontests überflüssig waren, wenn ihre Periode mal wieder ein paar Monate ausblieb. Stattdessen interessierte sie sich immer mehr für die Bedeutung, die ihre Periode für sie hatte, und auch für die Gefühle, die damit verbunden waren.

Die partnerschaftliche Arbeit mit solchen Patientinnen ist für mich und andere Ärztinnen die reine Freude. Beide Teile akzeptieren die Bereiche, in denen die eine oder andere Expertin bzw. Laie ist, und können in unbekannte Gebiete vorstoßen.

Wenn Sie dieses Buch lesen, dann denken Sie daran, dass Sie immer die Wahl haben – und dass auch Sie eine innere Stimme haben und spirituelle Hilfen besitzen, die den Weg zu Gesundheit, Freude und Erfüllung weisen. Die Heilung der Erkrankungen, die die Teilung von Körper und Geist erzeugt, bedeutet, von innen heraus in einer Gesellschaft leben zu lernen, die diese Daseinsform oft negiert. Die besten Bündnispartner bei diesem Bemühen sind der Körper und seine Symptome, weil sie nachhaltiger als alles andere die Aufmerksamkeit erregen. Der Körper zeigt als unfehlbares Barometer, wie gesund wir leben und wie gut wir für uns sorgen.

Um heil und gesund zu werden, braucht es Mut, sich mit dem Wissen des weiblichen Körpers zu verbinden und den Sehnsüchten des Herzens zu folgen. Nichts ist spannender als das Wissen, dass Körper und Psyche uns den Weg weisen.

DER KÖRPER ALS GANZHEITLICHES SYSTEM VERSUS DIE MEDIZINISCHE PERSPEKTIVE

DER KÖRPER ALS GANZHEITLICHES SYSTEM	MEDIZINISCHE PERSPEKTIVE
Der weibliche Körper reflektiert die Natur und die Erde.	Der weibliche Körper und seine Prozesse sind unkontrollierbar und unzuverlässig. Sie müssen von außen gesteuert werden.
Gedanken und Gefühle sind biochemische Prozesse, die über das Immun-, das endokrine System und zentrale Nervensystem vermittelt werden.	Gedanken und Gefühle haben nichts mit dem Körper zu tun.
Die physischen, emotionalen, spirituellen und psychischen Aspekte eines Menschen sind eng verbunden und lassen sich nicht trennen.	Man kann einzelne Aspekte des Menschen unabhängig und zusammenhanglos betrachten.
Krankheit ist ein Bestandteil der inneren Stimme.	Krankheit ist ein zufälliges Ereignis. Frauen können wenig tun, um Krankheiten vorzubeugen.
Der Körper sorgt jeden Tag aufs Neue für Gesundheit. Er hat die Fähigkeit zur Selbstheilung.	Der Körper ist immer anfällig für Bakterien, Krankheiten und Verfall.
Krankheit lässt sich am besten durch ein ganzheitliches Leben verhindern, das sich an der inneren Stimme orientiert und täglich Gesundheit schafft.	Krankheitsvorbeugung ist in diesem System unmöglich. Sogenannte Vorsorge ist in Wirklichkeit nichts anderes als die Überprüfung auf Krankheiten.
Wichtig ist ein ganzheitliches Leben, das sich auf das Positive konzentriert, ohne den Tod zu leugnen.	Im Leben geht es nur darum, den Tod um jeden Preis zu verhindern, indem man sich auf das fokussiert, was falsch laufen kann.
Das wahre Selbst stirbt nicht.	Tod ist gleichbedeutend mit Scheitern. Der Tod ist endgültig.

II

Weibliche Intelligenz und neue Methoden der Heilung

»Gehirn und Körper lassen sich im Grunde nicht trennen. Das Bewusstsein sitzt nicht ausschließlich im Kopf, und genauso wenig ist der Geist dem Körper überlegen. Berücksichtigt man die DNA, die den Tanz der Peptide dirigiert, ist der Körper die äußere Manifestation des Geistes.«

Dr. Candace Pert, ehemalige leitende Biochemikerin der Abteilung für Hirnforschung, National Institute of Mental Health

Körper und Geist sind über das endokrine System, das Zentralnervensystem und das Immunsystem auf das Engste miteinander verbunden. Die moderne Forschung bestätigt heute, was die alten Traditionen der Heilkunst seit jeher wussten: Körper und Geist sind eine Einheit. Es gibt keine physische Krankheit, die nicht auch eine geistige und psychische ist.

Energiefelder und Energiesysteme

Der Mensch besteht aus Energie und wird durch Energie am Leben erhalten. Der Körper ist keine statische physische Struktur, sondern ein dynamisches, sich ständig veränderndes Energiefeld, ein Hologramm, dessen einzelne Bestandteile immer Informationen über das Ganze enthalten. Der Zellbiologe Dr. Bruce Lipton, Autor von *Intelligente Zellen* (Koha 2016) schreibt, dass, wenn wir die Wirkung verstünden, die Gedanken, Gefühle und Energie auf den Körper hätten, »wir nicht mehr fein säuberlich die Rolle der Natur oder der Erziehung auseinanderzuhalten versuchten, weil wir erkennen würden, dass das voll entfaltete Bewussstsein sowohl die Natur als auch die

Erziehung bestimmt. Das ist so, als ob die Realität der Weltkugel plötzlich in die Realität der Welt als Scheibe einbricht«. Dem kann ich nur zustimmen.

Tatsächlich sind unsere Körper Hologramme, in denen jeder Teil Information über das Ganze enthält. Dies erleben wir etwa bei den Faszien, die jeden Muskel, jeden Nerv und jedes Organ des Körpers umhüllen. Das Bindegewebe (die Faszien) ist eine kristalline Matrix. So ist etwa die Plantarfaszie der Fußsohle mechanisch, aber auch elektromagnetisch (Kristalle sind Energieübermittler) mit der Faszie verbunden, die das Gehirn und alles dazwischen einhüllt. Die kristalline Struktur des Bindegewebes (sowie der Knochen und Zähne) ist es, die die Information und Energie unmittelbar über den gesamten Körper verteilt. (Das könnte wohl auch der Mechanismus sein, den das Meridiansystem in der chinesischen Akupunktur verwendet.[1]) (Helene Langevin von der Vermont School of Medicine hat dazu spannende Forschung über eine Gruppe von Zellen, die sogenannten Integrine veröffentlicht, die Verbindung zwischen Zellen und die sie umgebenden Gewebe. Ein weiterer Beleg dieser faszinierenden Verbindung. Mehr dazu in Kapitel 18.)

Neuere Forschung hat gezeigt, dass das Gas Stickstoffmonoxid (nicht mit Lachgas, Distickstoffmonoxid, zu verwechseln) beim Sport, beim Sex und der Meditation – und beim Denken freudvoller oder hoffnugsfroher Gedanken in den Gefäßwänden gebildet wird. Es erhöht nicht nur die Durchblutung, sondern ist auch ein Superneurotransmitter, der all die anderen stimmungsaufhellenden Neurotransmitter, wie Serotonin oder Dopamin reguliert.[2] Mittlerweile halte ich Stickstoffmonoxid für die Lebenskraft selbst, für Qi oder Prana.

Wir wissen aus der Quantenphysik, dass Materie und Energie (die man auch als Geist bezeichnen kann) auf der subatomaren Ebene austauschbar sind, man könnte auch sagen: Materie ist die dichteste Form des Geistes und Geist die leichteste Form der Materie. Damit lässt sich der Körper als Manifestation spiritueller Energie verstehen. Unsere Psyche und unser alltägliches Denken sind Teil dieser Energie. Es gibt sehr viele Belege dafür, dass sie sich auf die Materie und damit auf den Körper auswirken. Unsere Gedanken und Gefühle, die von vielfältigen biochemischen Veränderungen in unserem Körper begleitet werden, bilden ein magnetisches Feld um uns herum (und um alle Zellen im Körper), das eine passende Vibration anzieht. Dieser Umstand ist auch als das Gesetz der Anziehung bekannt. Weil wir uns einschwingen, ziehen wir auch etwas an. Oder um es etwas einfacher zu sagen: Gleich und gleich gesellt sich gern.

Psychische oder emotionale Faktoren haben deshalb so großen Einfluss auf die Gesundheit, weil sie immer von biochemischen Reaktionen begleitet werden. Diese werden von den Zellmembranen gesteuert, den eigentlichen

»Gehirnen« der Zellen. Voraussetzung für ein angemessenes Verständnis des Geist-Körper-Kontinuums ist die Einsicht, dass jeder Mensch ein sich ständig veränderndes Energiesystem ist, das von der Umwelt beeinflusst wird und umgekehrt die Umwelt beeinflusst. Der Mensch hört also nicht an der Hautgrenze auf. Dieses Faktum wird sehr schön von der Pionierarbeit des Japaners Dr. Masaru Emoto illustriert, der zu dem Effekt von Gefühlen auf die Kristalle im Wasser geschrieben hat. In seinem Buch *Die Antwort des Wassers* (Koha 2010) und in einem Film dokumentiert er die Wirkung verschiedener Emotionen auf gefrorene Wasserkristalle. Zweifellos kann er zeigen, dass liebende Aufmerksamkeit die schönsten Muster hervorbringt. Wenn man bedenkt, dass wir zu 70 Prozent aus Wasser bestehen, dann hat Emotos Forschung eine tiefgreifende Wirkung auf die Gesundheit. Wie wir über uns denken, über uns sprechen und uns fühlen schafft einen Abdruck in unseren Zellen, der nicht nur uns beeinflusst, sondern ebenso alle um uns herum.

Diese Energie, aus der wir bestehen und die uns am Leben erhält, ist zwar für uns nicht sichtbar, macht aber doch einen wesentlichen und vitalen Teil des Individuums aus. Sie ist die Lebenskraft, die Herzschlag und Atmung selbst im Schlaf aufrechterhält. Wer einmal am Sterbebett eines Menschen gesessen hat, weiß, dass sich etwas verändert, sobald der Tod eingetreten ist. Die Person, die man gekannt hat, ist nicht mehr da, obwohl der physische Körper noch anwesend ist.

Es gibt viele Belege für die Energiefelder und ihre Interaktionen im einzelnen Menschen, zwischen Menschen und zwischen Mensch und Umwelt. Sie sind für eine gesunde Entwicklung und lebenslanges Wachstum wichtig. Eine Untersuchung der Universität von Miami mit Frühgeborenen hat zum Beispiel gezeigt, dass die Gewichtszunahme von Säuglingen, die regelmäßig gestreichelt wurden, um 49 Prozent über der Gewichtszunahme der Kontrollgruppe lag, in der die Kinder nicht gestreichelt wurden, wobei beide Gruppen anfänglich dasselbe Gewicht hatten und dieselbe Nahrungsmenge erhielten. Zudem waren die Säuglinge, die gestreichelt wurden, mit acht Monaten größer und hatten größere Köpfe; neurologische Probleme traten seltener auf.[3] Und das Risiko, an einem sehr vage als »Gedeihstörung« umschriebenen Syndrom zu sterben, erhöht sich trotz ansonsten guter physischer Versorgung deutlich, wenn Babys keinen oder nur wenig Hautkontakt haben und nicht mit ihnen geschmust wird.[4]

Auch bei allgemein als »Zufall« geltenden Unfällen wurde in zahlreichen Studien eine Beziehung zum emotionalen oder psychischen Zustand (oder Energiefeld) der »Opfer« nachgewiesen. Menschen, die zu Unfällen neigen, sind demnach oft impulsiv, wütend, aggressiv, haben unbefriedigte Abhängigkeitsbedürfnisse, fühlen sich depressiv, traurig und einsam. Sie neigen dazu, sich selbst zu bestrafen, wenn sie Wut auf andere empfinden.

Menschliche Interaktionen haben mit Sicherheit tiefgreifende Auswirkungen auf die Gesundheit. Ob diese Auswirkungen positiv oder negativ sind, hängt vom psychischen Zustand der Beteiligten ab. Sobald wir begreifen, dass wir ein Energiefeld sind und deshalb die Qualität der eigenen Erfahrungen beeinflussen können, kommen wir mit der inneren Kraft zur Selbstheilung in Kontakt – und erst dann kann es uns gelingen, an jedem Tag unseres Lebens Gesundheit hervorzubringen.

Unsere individuellen Einstellungen und Meinungen beeinflussen und strukturieren unseren Körper. Diese Einstellungen übernehmen wir oft von den Eltern und von den Verhältnissen, unter denen wir aufgewachsen sind. So haben etwa die Untersuchungen des Epidemiologen Dr. Leonard Sagan gezeigt, dass für die Lebenserwartung vor allem Erziehung und Bildung, aber auch Schichtzugehörigkeit, Fertigkeiten und Zusammenhalt in Familie und Gemeinwesen ausschlaggebend sind. Überprüft man sämtliche relevanten epidemiologischen Gesundheitsdaten, wird deutlich, dass die wichtigsten Kriterien für die Gesundheit eben nicht Impfungen, Ernährung, Wasserversorgung oder Antibiotika sind. Die Zahl der Todesfälle durch Infektionskrankheiten zu Beginn dieses Jahrhunderts zum Beispiel ist lange vor der routinemäßigen Verwendung von Penicillin und anderen Antibiotika drastisch zurückgegangen.

Hoffnung, Selbstachtung und Bildung sind die wichtigsten Faktoren für die Gesundheit, unabhängig vom individuellen Hintergrund und vom bisherigen individuellen Gesundheitszustand.[5] Selbst Krankheiten werden vom psychischen Zustand eines Menschen beeinflusst. Dr. Jeanne Achterberg hat zum Beispiel gezeigt, dass sich der Verlauf einer Krebserkrankung anhand psychischer Faktoren, etwa dem Faktor Hoffnung, besser voraussagen lässt als anhand medizinischer Tests.[6] Jeder Mensch hat im Innern die Kraft, zu lernen, was seine Heilung fördert und Gesundheit schafft.

Ein Studie aus dem *New England Journal of Medicine* von 2012, die damals Furore machte, untersuchte die Gesundheitsdaten von sechs Millionen Schweden und fand heraus, dass Menschen in der ersten Woche nach einer Krebsdiagnose 5,6-mal häufiger an einer Herzkreislaufproblematik starben als Menschen, die keine solche Diagnose erhalten hatten.[7] Der Stress einer Krebsdiagnose zog eine unmittelbare Krise nach sich.

1998 wurde die große (und berühmte) Studie zu frühkindlichen Stresserfahrungen (Adverse Childhood Experiences, ACE) veröffentlicht, bei der untersucht wurde, auf welche Weise frühkindliches Stresserleben und zerrüttete Familienverhältnisse die Gesundheit Erwachsener beeinflussen. Dabei konnte zweifelsfrei belegt werden, dass wir Vorstellungen unseres Selbstwerts und unserer Liebeswürdigkeit ererben.[8] Angeregt wurde die Studie ursprünglich durch Beobachtungen aus dem Programm für Übergewichtige, das die Versicherungsgruppe Kaiser Permanente in ihrer Abteilung für Präventivmedizin aufgelegt hatte. Damals wurde eine hohe Abbrecherquote beobachtet. Überraschenderweise hatten die Abbrecher durchaus erfolgreich abgenommen. Tiefeninterviews mit fast 200 der Abbrecher ergaben, dass Missbrauch in der Kindheit sehr verbreitet war und dem Dickwerden vorausgegangen war. Viele Patienten sprachen ganz offen. Die Fettleibigkeit war nicht ihr Problem, im Gegenteil: Sie war ein Schutz vor Problemen, die sie noch nie mit jemandem besprochen hatten. Zum Beispiel sagte eine Frau, die im Jahr nach ihrer Vergewaltigung 52 kg zugenommen hatte:

»Übergewicht wird übersehen. Und das ist genau das, was ich werden will.« Die ACE-Studie ergab, dass frühkindliche Stresserfahrungen viel öfter vorkommen als angenommen. Gut die Hälfte aller 17 000 erwachsenen mittelalten Teilnehmer mit Mittelschichtshintergrund der Studie waren in kaputten Alkoholikerfamilien aufgewachsen. Familien, in der ein Mitglied depressiv oder psychisch krank war, oder Familien, in denen es sexuellen, körperlichen oder psychischen Missbrauch gab. All diese Vorgänge korrelierten in hohem Maße mit Medikamentenkosten, Arztbesuchen, Notaufnahmebesuchen, Krankenhausaufenthalten oder frühzeitigem Tod.

In einer vor nicht allzu langer Zeit in den Niederlanden erschienenen Langzeitstudie konnte gezeigt werden, dass Stress in der frühen Kindheit (bis zum Alter von fünf) eine schnellere Reifung des Gehirns in der Jugend nach sich zieht.[9] Eine schnellere Reifung ist womöglich eine wichtiger Überlebensmechanismus, führt aber auch dazu, dass das Gehirn nicht lernt, sich auf gesunde Weise anzupassen. Die Studie zeigte auch, dass die Gehirne von Kindern, die erst später Stress erfuhren, also zwischen 14 und 17, langsamer reiften. Auch zeigten sich antisoziale Persönlichkeitszüge. Auch wenn die Stresswirkungen auf das Gehirn vom zeitlichen Rahmen abhängen, sind sie doch immer ungesund und geben Anlass zur Sorge.

Eingedenk dieser krassen Ergebnisse, schrieb der ACE-Forscher Vincent Felitti: »Die Therapienotwendigkeiten angesichts unserer Studienergebnisse sind schon weitreichend, doch die Präventionsmaßnahmen sind wahrhaft erschreckend. Die Implikationen der Befunde können einen schon besorgt machen. Warum soll man den relativ harmlosen Bereich der traditionellen organischen Erkrankungen verlassen wollen und dieses unsichere Feld begehen, für das wir alle nicht ausgebildet sind?«

Ich weiß sehr genau, wovon Dr. Felitti spricht. Für Arzt und Patient ist es so viel einfacher, all das zu ignorieren, doch andererseits ist es weitaus befriedigender zum Kern des Ganzen vorzustoßen. Am Ende lügt der Körper nicht, sondern will uns immer auf die Wahrheit stoßen. Deshalb schlage ich einen Kompromiss vor: Es ist nur recht und billig, medizinische Behandlungen, die am Symptom orientiert sind, als Brücke über den Fluß wirklicher Heilung zu nutzen. Doch um wirklich in der Tiefe zu genesen und unseren Zellen die »lebendige« Botschaft zu vermitteln, müssen wir uns ändern und unser Verhalten, unsere Einstellungen auf den neuesten Stand bringen. Das bedeutet, schwierige Gefühle, die wir verborgen halten, loszulassen. Die Vergangenheit ist kein Schicksal. Wir können uns augenblicklich ändern. Die Kraft dazu erlangen wir, wenn wir uns vor Augen führen, dass wir liebenswert sind, wenn wir unsere wahren Gefühle und Vorstellungen überholen und Gedanken denken, die erhebend sind und heilsam.

So sagte eine meiner Patientinnen einmal: »Heute hatte ich auf dem Weg in Ihre Praxis eine blitzartige Erkenntnis. Als Kind hat mich meine Mutter nur beachtet, wenn ich krank war. Also brach ich mir immer wieder die Knochen, dann bekam ich Krebs, und jetzt ist der Abstrich nicht in Ordnung. Aber heute ist mir ganz plötzlich aufgefallen, dass das ja ganz überflüssig ist. Ich muss heute doch gar nicht mehr krank werden, damit meine Mutter mich beachtet!« Sie fügte hinzu, dass genau in dem Moment, als sie diese Einsicht hatte, wie zur Bestärkung die Wolken aufrissen und das helle Sonnenlicht durchließen.

Den »Körpergeist« verstehen

Die Psychoneuroimmunologie (PNI), das heißt, die Wissenschaft, die sich mit der Verbindung zwischen Körper und Geist beschäftigt, versucht den Einfluss der Lebensumstände auf den Körper zu erklären. Subtile elektromagnetische Felder im und um den Körper sind das wichtigste Bindeglied zwischen »psychischen« kulturellen Verletzungen und »physischen« gynäkologischen oder anderen Krankheiten von Frauen.

Bei sexuell missbrauchten Frauen zum Beispiel kommt es oft zu einer Abspaltung des Körpers; manche nehmen ihren Körper nur vom Hals aufwärts wahr. Eine meiner Patientinnen, die an ständigen leichten Blutungen litt, meinte etwa: »Ich will gar nicht daran denken, was sich unterhalb der Taille abspielt. Ich hasse diesen Teil meines Körpers. Ich wünschte, er würde einfach verschwinden.« Das war für sie eine wichtige Erkenntnis, denn sie zeigte, in welche Richtung der Weg zur Heilung führen musste. Die ständigen Blutungen machten sie immer wieder auf den abgespaltenen Teil ihres

Körpers aufmerksam, der der Heilung bedurfte. Eine meiner Kolleginnen, lässt ihre Patientinnen gelegentlich ein Selbstbild malen. Dabei stellte sie fest, dass sich eine der Frauen nur als Brustbild darstellen konnte. Da diese Patientin an chronischen Unterleibsschmerzen litt, fragte sie sie, ob ihr Unterleib sie vielleicht durch die Schmerzen auf sich aufmerksam machen wolle, weil sie seine Existenz leugnete.

Wenn die Psychoneuroimmunologie und verwandte Wissenschaften erklären können, wie aus emotionalen und psychischen Verletzungen körperliche Krankheiten werden, dann fördern sie damit auch unsere Fähigkeit, von diesen Verletzungen zu genesen. Krankheit und Leiden sind wie Heilung und Gesundheit immer gleichzeitig auf der physischen, psychischen, emotionalen und spirituellen Ebene angesiedelt.

Bis vor Kurzem ging die Medizin davon aus, dass die Informationen im Nervensystem linear weitergegeben werden, von einem Nerv zum anderen, etwa wie bei elektrischen Leitungen. Aber mittlerweile wissen wir, dass die Organe über Neuropeptide, das sind chemische Botenstoffe, direkt mit dem Gehirn kommunizieren und umgekehrt. Sie tragen Botschaften zwischen den Nervenzellen hin und her; Rezeptormoleküle für Neuropeptide nehmen dann die Botschaften auf, die von Emotionen und Gedanken ausgelöst und freigesetzt werden. Bis vor Kurzem nahm man an, dass es nur im Gehirn und im Nervengewebe Zellrezeptoren für Neuropeptide gibt, aber mittlerweile steht fest, dass sie im ganzen Körper vorhanden sind. Man weiß, dass diese chemischen Stoffe des Gehirns und des Nervensystems nicht nur in den Nerven Rezeptoren ansteuern und aktivieren, sondern auch im endokrinen System und im Immunsystem. Sogar Organe wie Nieren und Darm besitzen Rezeptoren für diese chemischen Stoffe, die das Gehirn produziert und die zu dem System gehören, über das Gedanken und Gefühle den physischen Körper direkt beeinflussen.

Aber die Organe und das Immunsystem des Körpers besitzen nicht nur Rezeptoren für die neurochemischen Prozesse des Denkens und Fühlens, sie können diese chemischen Stoffe auch selbst produzieren. Das bedeutet also, dass der gesamte Körper Gefühle wahrnimmt und ausdrückt, mit anderen Worten, sämtliche Körperteile können »denken« und »fühlen«. Es ist mittlerweile gut dokumentiert, dass der Darm mehr Neurotransmitter aufweist als das Gehirn.[10] Die weißen Blutzellen können etwa morphinähnliche, schmerzlindernde Stoffe produzieren, die wiederum Rezeptoren für diese Stoffe enthalten. Dadurch sind wir beispielsweise in der Lage, unseren Schmerz ohne Medikamente selbst zu regulieren.

Dr. Herbert Benson vom Benson-Henry Institut für Mind Body Medicine am Massachusetts General Hospital in Boston ist der Ansicht, dass das Stickstoffmonoxid der Schlüssel beim Placeboeffekt ist. Die guten und hoffnungsvollen Gefühle, die eine Patientin beim Einnehmen eines Medikaments verspürt, von dem sie annimmt, es wirke, lösen einen Anstieg des Stickstoffmonoxids im Körper aus. Das wiederum habe einen positiven Effekt auf ihre Gesundheit – selbst wenn das Mittel keinen aktiven Wirkstoff enthält. Die Wirkung des Stickstoffmonoxids wird sofort im ganzen Körper erfahren. Es wird auch mit einem verringerten Blutdruck in Verbindung gebracht. Benson meint auch, dass höhere Stickstoffmonoxidspiegel im Gehirn Gefühle auslösen können, die mit tiefen spirituellen Erfahrungen verknüpft sind.

Auch werden die Gebärmutter, die Eierstöcke und die Brüste stark von Stickstoffmonoxid sowie anderen aus Gedanken und Gefühlen abgeleiteten Neurochemikalien sowie den Hormonen beeinflusst. Eierstöcke und Nebennieren sind Hormonproduktionsstätten erster Ordnung. Zusammen mit der Gebärmutter, der Vagina und den Brüsten enthalten sie hormonelle Bindungsstellen, die sie Botschaften des Gehirns, des Immunsystems und anderer Organe empfangen lassen. Deshalb liegt es auf der Hand, dass, wenn wir uns traurig fühlen, unsere weiblichen Organe ebenfalls »traurig« sind und in ihrer Funktion eingeschränkt sind. Umgekehrt gilt, dass, wenn wir glücklich sind, sie in gleicher Weise reagieren.

Unsere Gedanken, Gefühle und unser Gehirn kommunizieren direkt mit dem Immunsystem, dem Nervensystem und dem endokrinen System und den Körperorganen. Darüber hinaus sind aber all diese Körpersysteme, die normalerweise getrennt untersucht und behandelt werden, tatsächlich Aspekte desselben Systems. Da Gebärmutter, Eierstöcke, weiße Blutkörperchen und Herz genau die Chemikalien produzieren, die das Gehirn zum Denken braucht, stellt sich die Frage, wo der Geist im Körper angesiedelt ist. Die Antwort lautet: im ganzen Körper und noch darüber hinaus.[11] In der Tat hat eine intensive Forschung zu Gebeten gezeigt, dass unser Bewusstsein nicht auf einen Ort beschränkt ist, sondern eine starke Wirkung außerhalb unseres Körpers aufweist.[12]

Das Konzept des »Geistes« muss also beträchtlich erweitert werden. Man kann den Geist begrifflich nicht mehr länger auf das Gehirn oder den Intellekt beschränken; er existiert in jeder Zelle des Körpers. Jeder Gedanke, jedes Gefühl hat ein biochemisches Äquivalent. Man könnte mit einer meiner Kolleginnen sagen: »Der Geist ist der Raum zwischen den Zellen.« Wenn also der Teil des Geistes, den wir als Gebärmutter bezeichnen, uns durch Schmerzen oder Blutungen etwas mitteilt, sollten wir auf ihn hören.

Ich habe einmal eine verheiratete, 35-jährige Rechtsanwältin, die wegen heftiger Zwischenblutungen zu mir gekommen war, nach ihren gegenwärtigen Lebensumständen gefragt. Zunächst wehrte sie die Frage schroff ab, mit der Bemerkung, sie hielte das für ein rein medizinisches Problem. Sie meinte damit, ihr Symptom sei ein ausschließlich physisches und hätte keine Verbindung zu anderen Lebensbereichen. Als ich ihr freundlich erklärte, dass ich sie das auch gefragt hätte, wenn sie wegen eines Beinbruchs zu mir gekommen wäre, da Symptome immer »physisch« wären, wurde sie offener und sagte schließlich die Wahrheit: Sie hatte Schuldgefühle wegen einer außerehelichen Affäre und außerdem schreckliche Angst, sich dabei eine Geschlechtskrankheit geholt zu haben. Kurz nach dem Beginn dieser Affäre hätten die Zwischenblutungen begonnen. Diese Zusatzinformation half mir, sie medizinisch wirksam und angemessen zu behandeln. Sie selbst hat dadurch gelernt, dass sie sich nicht in unzusammenhängende Einzelteile aufspalten muss.

Eine andere Patientin begann eine Biofeedback-Therapie, in der sie lernte, ihre durch chronische Muskelverspannungen schmerzende Schulter zu entspannen. Im Verlauf der Behandlung fiel ihr auf, dass sich die Muskelspannung verstärkte, wenn sie über bestimmte Themen nachdachte, etwa über die Schläge, mit denen sie als Kind von den Eltern bestraft worden war, oder über die Krankheit ihres Mannes und deren mögliche Konsequenzen. Dagegen verringerte sich die Muskelspannung, sobald sie an positive Aspekte ihres Lebens dachte. Ihre Ängste und Einstellungen waren in ihrem Körper codiert. Die Biofeedback-Therapie machte ihr klar, dass ihr Muskelgewebe Gefühle, Gedanken und Erinnerungen besaß, die Bestandteil ihres Körperwissens waren.

Geist und Seele durchdringen den ganzen Körper in einem Maße, das weit jenseits dessen liegt, was der Verstand erfassen kann. Die innere Stimme spricht nicht zuerst durch den Verstand, sondern durch die Gefühle und das Körperwissen zu uns. Sobald wir die innere Stimme nur mit dem Verstand aufspüren wollen, quasi als etwas, was außerhalb der eigenen Person und dem tiefsten eigenen Wissen liegt, bringen wir sie effektiv zum Schweigen. Der Verstand funktioniert am besten im Dienste der geistigen Energie, die das Leben beseelt, ob wir sie Intuition, innere Führung, Seele, Gott oder höhere Macht nennen. Die Einsicht, dass wir mehr sind als unser Verstand und dass es einen universellen Geist gibt, der uns leiten kann, öffnet den Zugang zur inneren Heilungsfähigkeit. William James hat einmal gesagt: »Im unbewussten Geist liegt die Kraft, welche die Welt bewegen kann.«

Wir sind Mitverfasser der Biologie anderer

Mario Martinez, Autor des Buches *The Mind Body Code* (Sounds True, 2014) und Gründer des Biocognitive Science Institute, führt die Verbindung zwischen Geist und Körper noch weiter. Er weist darauf hin, dass jeder von uns einen tiefgreifenden Einfluss auf die Biologie anderer hat. Wir sind buchstäblich Mitverfasser der Biologie des anderen. Wenn Sie zum Beispiel mit Respekt und Bewunderung behandelt werden, wirkt sich das positiv auf Ihre Biologie aus. Wenn hingegen Ihr Alter, Ihre Rasse oder Ihre sexuellen Vorlieben für Ihren Stamm nicht akzeptabel sind, werden Sie vielleicht verspottet und bekommen sogar Gewalt zu spüren – und das Gefühl, dass mit Ihnen etwas nicht stimmt.

Wir Menschen sind Herdentiere. Wir brauchen soziale Unterstützung, um ein gesundes Immunsystem zu bewahren (mehr dazu später). Und diese soziale Unterstützung findet sich in unseren Familien, unseren Arbeitskollegen und in unserem Beruf. Damit wir in unseren Stamm passen, müssen wir bestimmte Verhaltensnormen einhalten, die erwartet und durchgesetzt werden und die wir verinnerlicht haben.

Im 14. Jahrhundert umgaben sich manche Gruppen mit Pfählen. Man war durch die Stammesgruppe geschützt, solange man sich innerhalb des Zauns aufhielt. Sobald sich jemand aus diesem Gebiet hinauswagte, hatte er sich »jenseits des Pfahls« bewegt – und sein Stamm beschützte ihn nicht mehr. Auch wenn wir keine Stämme mehr haben, so hat doch jeder Stamm verinnerlichte, oft unausgesprochene Verhaltens- und Glaubensnormen, die seine Mitglieder befolgen müssen, wenn sie sicher, einbezogen und geschützt bleiben wollen. Ein Beispiel dafür ist der Stamm der konventionellen Medizin, der von seinen Mitgliedern erwartet, dass sie sich an die Richtlinien ihrer verschiedenen Dachverbände wie der American Heart Association oder dem American College of Obstetricians and Gynecologists halten. Wenn ein Arzt diesen Ansatz in Frage stellt oder vorschlägt, dass es Alternativen zu Medikamenten oder Operationen gibt, muss er oder sie sehr oft einen Preis dafür zahlen. Dasselbe gilt für die Millionen von Frauen, die jahrzehntelang am Arbeitsplatz sexuell missbraucht wurden, sich aber nicht trauten, etwas zu sagen, um nicht von den Mächtigen bestraft zu werden.

Martinez weist darauf hin, dass Stämme auf der ganzen Welt drei archetypische Formen der Verwundung verwenden, um ihre Mitglieder bei der Stange zu halten: Scham, Verlassenheit und Verrat. Und jede dieser drei Wunden wird von der Produktion entzündungsfördernder Botenstoffe im Körper begleitet, wie z.B. einer Substanz, die als Interleukin 6 oder IL-6 bekannt ist (die mit der Zeit eine zelluläre Entzündung hervorruft – die Grundursache aller chronischen degenerativen Krankheiten).

In Anbetracht der Tatsache, dass wir alle ein Gefühl der Sicherheit und Zugehörigkeit brauchen, um unsere Gesundheit und unser Wohlbefinden zu erhalten, ist es nicht verwunderlich, dass diese Wunden so viele Menschen in suboptimalen Bedingungen festhalten. Wir fühlen uns verdammt, wenn wir es tun, und verdammt, wenn wir es nicht tun.

Die gemeinsamen Glaubenssysteme, die uns in unseren Familien und Kulturen überliefert wurden, übertrumpfen oft unsere eigene innere Weisheit, wenn sie mit dem kollidieren, was uns gesagt wurde, wie z.B., dass alle Frauen Kinder bekommen müssen, um sich glücklich und ganz zu fühlen, oder dass große Jungs nicht weinen, also schluck es runter. So tritt das Diktat unserer Seele und unserer inneren Weisheit – unsere angeborene Kraft, gesund zu werden und zu bleiben – gegenüber den kulturellen Konventionen oft in den Hintergrund, bis eine Krankheit, eine Verletzung oder eine Entwicklungsphase wie die Wechseljahre uns aus unserer kulturellen oder familiären Trance aufwecken.

Kulturelle und familiäre Vorstellungen und Verhaltensmuster werden in den Familien ebenso direkt weitergegeben wie Augenfarbe und Hautton. Und alle Stämme – ob es sich nun um den Stamm des Berufs, der Familie, der Religion oder des sozialen Status handelt – beeinflussen diese zutiefst. Wer diese Normen und Verhaltensweisen in Frage stellt, muss damit rechnen, dass er oder sie sich mindestens eine von drei archetypischen Wunden zuzieht, die sich negativ auf seine Immunität auswirken, bis er oder sie lernt, woanders Unterstützung zu finden. Betrachten Sie dieses Buch als einen dieser Orte.

Weibliche Intelligenz: Denken mit dem Körper

Frauen sind in der Lage, das, was sie wissen, gleichzeitig im Kopf und im Körper zu spüren – zum Teil, weil die Struktur des weiblichen Gehirns ihnen bei der Kommunikation einen optimalen Zugang zu Informationen aus beiden Hirnhälften und aus dem Körper ermöglicht. Das ist einer der Gründe, warum Frauen ihr Wissen gleichzeitig im Kopf und im Körper spüren.

In der Schule habe ich gelernt, meinen Denkprozessen zu misstrauen, weil sie immer in Konflikt mit der dualistischen Form der Schulbildung gerieten. Wenn wir zum Beispiel aus einer Reihe von möglichen Antworten die richtige ankreuzen sollten, fand ich immer Begründungen dafür, weshalb fast jede Antwort richtig sein konnte. Ich sah immer »das ganze Bild« und fand Zusammenhänge, die alles miteinander in Beziehung bringen konnten. Wenn die Lehrerinnen und Lehrer dann meine falschen Antworten sahen, sagten sie mir immer wieder: »Du liest da zu viel hinein. Die richtige Antwort ist die offensichtliche.«

Aber für mich war sie eben nicht so offensichtlich. Seitdem ich die enge Verbindung von Denken, Fühlen und physischem Körper akzeptiert habe, kann ich wieder alle Ebenen meiner Intelligenz nutzen. Ich finde es erschütternd, wie viele hochintelligente Frauen sich nur deshalb für dumm halten, weil große Teile ihrer Intelligenz missachtet worden sind. Oder, wie Dr. Linda Metcalf sagt: »Frauen glauben, ihr Intellekt sei ein männliches Gebilde, das sich in ihrem Kopf eingenistet hat.«

Mein Denken und Sprechen ist wie bei vielen anderen Frauen multimodal, das heißt, es bezieht mehr als nur eine Ebene ein und umkreist ein Thema unter Einbeziehung beider Hirnhälften und der Körperintelligenz. Jean Houston hat die Evolution dieses multimodalen Denkens so beschrieben: Die Frauen der Urzeit standen über viele Jahrhunderte in ihren Höhlen, wo sie mit der einen Hand die Suppe rührten, mit der anderen das Baby festhielten, das sie auf der Hüfte wiegten, und gelegentlich mit einem Fußtritt das Mammut vertrieben. Frauen mussten, verfolgt man die weibliche Entwicklungsgeschichte, immer mehreren Aufgaben gleichzeitig gerecht werden, und dadurch entstand ein tief eingewurzeltes Verständnis für die Konsequenzen des eigenen Handelns – Konsequenzen nicht nur für das Individuum, sondern für die ganze Familie oder den ganzen Stamm.

Die Notwendigkeit, sich auf mehrere Dinge gleichzeitig zu konzentrieren, hat im Verlauf der Menschheitsgeschichte zu einer spezifisch weiblichen Hirnstruktur und einem spezifisch weiblichen Denkstil geführt, der sich wesentlich vom männlichen unterscheidet.[13] Das Corpus callosum, das die rechte und die linke Hirnhälfte verbindet, ist bei Frauen in der Regel dicker als bei Männern, das heißt, männliche und weibliche Gehirne sind unterschiedlich »verdrahtet«.

Wenn Männer denken und über ihre Gedanken sprechen, benutzen sie in der Regel überwiegend die linke Hirnhälfte; ihre Argumente sind meist linear und problemlösungsorientiert, das heißt, sie kommen »auf den Punkt«. Frauen dagegen aktivieren bei der Kommunikation die linke und die rechte Hirnhälfte und damit einen größeren Bereich des Hirns. Da die rechte Hirnhälfte auf vielfältigere Weise mit dem Körper verbunden ist als die linke, können Frauen beim Sprechen und Denken umfassender auf ihr Körperwissen zurückgreifen als Männer.

Diese Einschränkung des männlichen Hirns ist nicht »angeboren«; sie entstand, weil die Entwicklung dieser Fähigkeiten über Jahrhunderte bei Männern nicht gefördert wurde. Die westliche Kultur sieht in dem linearen Kommunikationsstil der linken Hirnhälfte einen Entwicklungsfortschritt gegenüber dem stärker körpergebundenen weiblichen Stil des Denkens und Sprechens. Anne Moir und David Jessel, die Autoren von *Brainsex* (Econ 1996), sagen dazu: »Insgesamt gesehen sprechen Männer das aus, was ihnen als Erstes in den Kopf kommt, während Frauen sich bei der Kommunikation auf ein sehr viel breiteres Repertoire stützen können. Fasst man alle Daten zusammen, ist der Informationsaustausch im weiblichen Gehirn umfangreicher und breiter.«[14] Es ist schade, dass dieses körpergebundene Denken in der Erziehung nicht entwickelt, sondern abgelehnt und entwertet wird.

Robert Bly hat in einem Gespräch mit der Soziolinguistin Deborah Tannen gesagt: »Die Worte sitzen in der einen und die Gefühle in der anderen Hirnhälfte.« Und Bly fährt fort: »Das bedeutet, dass Frauen Worte und Gefühle viel schneller verbinden können als Männer. Frauen haben da oben eine vielspurige Autobahn, Männer dagegen, wie Michael Meade sagt, lediglich ein kleines, kurvenreiches Landsträßchen, auf dem sie nur mit viel Glück ein Wort heil rüberbringen können.«[15]

Wenn ich meinem Ex-Mann etwas ausführlich erklärte, stöhnte er oft: »Kannst du dich nicht kürzer fassen? Komm doch mal auf den Punkt!« Damit kennzeichnet er einen typisch männlichen Kommunikationsstil. Ich versuche beim Denken und Sprechen, mithilfe der Sprache alles auszudrücken, was während des Gesprächs in meinem Gehirn und meinem Körper vorgeht. Für mich ist das weitschweifige und weitausholende Sprechen etwas Schönes. Ich muss oft lange über meine Gefühle sprechen, bis sie mir wirklich klar sind; die Gedanken bilden sich im ganzen Körper und im ganzen Gehirn, bevor ich sie ausspreche. Durch die verbale oder schriftliche Auseinandersetzung mit meinen Gedanken lerne ich mich besser kennen.

Mein Ex-Mann dagegen ist so wortkarg wie nur möglich. Wie die meisten Männer will er auf den Punkt kommen, auf das Ergebnis, die Lösung. Wenn sich ein Gespräch für ihn lohnen soll, müssen alle Beteiligten ein Ergebnis oder eine Lösung haben. Männer betrachten und erleben den Prozess, der zur »Lösung« führt, häufig als lästig und wertlos. (Sie arbeiten bei Vorträgen auch gern mit Zeigestöcken oder entsprechenden elektronischen Hilfsmitteln und kommen oft in Schwierigkeiten, wenn solche Mittel nicht zur Verfügung stehen. Frauen dagegen benutzen sie selten, es sei denn, sie hätten ausschließlich ihre linke Hirnhälfte systematisch geschult.) Dr. George Keller, ein ganzheitlich orientierter Mediziner, hat festgestellt, dass Männer beim Sprechen eher die Verben und Frauen eher die Substantive weglassen. Und in Anspielung auf die Quantenphysik, für die Teilchen und Wellen einfach nur andere Aspekte von Materie sind, meint er: »Männer sprechen eine Teilchen- und Frauen eine Wellensprache.«

Dieses multimodale, im ganzen Körper angesiedelte Denken ermöglicht es so vielen Frauen, ohne Einkaufsliste in den Supermarkt zu gehen und trotzdem nicht nur nichts zu vergessen, sondern zusätzlich auch noch spontan zu erkennen, was sie neben den vorher eingeplanten Waren noch brauchen. Selbst wenn ich gerade operiere, weiß ich gleichzeitig, wo meine Kinder gerade sind, dass ich noch Taschentücher brauche und auf dem Rückweg Brot mitnehmen muss; in meinen Gehirn läuft das alles gleichzeitig ab. Ein solches Denken wird als relationales Denken bezeichnet. Mein Mann dagegen kann immer nur ein oder zwei Gedanken und Aufgaben auf einmal im Kopf haben. Er vergisst beim Einkaufen immer wieder etwas und muss oft dreimal in den Laden zurück, während ich in aller Regel alles auf einmal erledige.

Den komplexen Charakter ihrer Intelligenz und die wichtige Rolle der inneren Stimme, der Intuition und der Gefühle zu verstehen, ist für Frauen sehr heilsam. Wenn wir das verinnerlichen, verändert sich auch unsere Perspektive. Dann können wir auch die Unterschiede zwischen männlicher und weiblicher Intelligenz würdigen, ohne die Männer oder uns selbst schlechtzumachen.

Einstellungen und Körperwissen

Gedanken sind nur ein Bestandteil des Körperwissens. Wenn man von Ideen lange genug überzeugt ist und sie oft genug wiederholt, werden sie zu Einstellungen, die sich auch biologisch manifestieren. Einstellungen sind energetische Kräfte und bilden die körperliche Basis des individuellen Lebens und der individuellen Gesundheit.

Unaufgearbeitetes psychisches Leid legt den Grundstein für physische Beschwerden, weil verdrängte Gefühle das endokrine System und das Immunsystem biochemisch beeinflussen. Eine der Ursachen von Autoimmunkrankheiten wie rheumatische Arthritis, Multiple Sklerose, bestimmte Schilddrüsenerkrankungen und Lupus erythematodes ist die Autoimmunisierung, das heißt, das Immunsystem greift den Körper an. Aber muss nicht das Immunsystem, das die Zellen des Körpers angreift, in dem es wohnt, aus der Tiefe eben dieses Körpers destruktive Botschaften erhalten haben? Bei geistiger und psychischer Depression wurde entsprechend nicht nur ein Zusammenhang mit selbstzerstörerischem Verhalten festgestellt, sondern auch mit einer Depression der Funktionen des Immunsystems.[16]

Und viele Frauen mit Autoimmunkrankheiten leiden gleichzeitig unter Depressionen. Weitere Untersuchungsergebnisse belegen darüber hinaus, dass Stress und Einsamkeit einen latenten (inaktiven) Herpesvirus aktivieren können.[17] Dasselbe gilt für den Epstein-Barr-Virus, der zu chronischer Müdigkeit führt. Das könnte eine mögliche Erklärung dafür sein, warum nur sehr wenige Menschen am Epstein-Barr-Syndrom erkranken, obwohl mehr als 90 Prozent der Bevölkerung mit diesem Virus in Kontakt gekommen sind und Antikörper dagegen entwickelt haben. Ähnliches gilt für Magengeschwüre durch das Bakterium Helicobacter pylori oder für Erkrankungen durch Hefen. Diese Erkenntnisse sind besonders für Frauen wichtig, weil Autoimmunerkrankungen bei Frauen besonders häufig auftreten; etwa 80 Prozent aller Erkrankten sind weiblich.[18] Und auch bei Endometriose, Epilepsie, Krebs, Diabetes und verfrühtem Klimakterium, Unfruchtbarkeit und chronischer Vaginitis spielt zelluläre Entzündung eine Rolle.

Die individuellen Einstellungen sind maßgeblich von der Kultur bestimmt und tragen umgekehrt zum Fortbestand der kulturellen Struktur bei. Das erklärt, warum Frauen in unserer Gesellschaft so stark unter Stress leiden. Viele Untersuchungen haben gezeigt, dass es eine Beziehung zwischen »unabänderlichem« Stress und einer bestimmten Form der Immunschwäche (herabgesetzte Reaktion des Immunsystems) gibt. Bei psychischen Schocks werden körpereigene Opiate (morphinähnliche Substanzen) und Kortikosteroide (Hormone aus der Nebennierenrinde) freigesetzt, die die Abwehrfunktion der weißen Blutkörperchen gegen Krebs und Infektion unterbinden.

Eine kürzlich erschienene Studie an 54 000 Zivilistinnen zeigte, dass nach einer traumatischen Belastungsstörung die Wahrscheinlichkeit, an Lupus zu erkranken dreimal so hoch war und zweimal so hoch bei einzelnen traumatischen Ereignissen.[19] Hoffnungslose oder verzweifelte Menschen, die keine Möglichkeit sehen, eine sehr belastende Situation zu verändern, haben erhöhte Kortikosteroidwerte und geringere Abwehrkräfte als Menschen, die versuchen, den Stress aktiv zu bewältigen. [20]

Bei Menschen, die sich in »unabänderlichen« Stresssituationen befinden, werden darüber hinaus körpereigene Opiate (Enkephaline) freigesetzt, welche die Körperzellen buchstäblich betäuben (bei stressinduzierter Analgesie)[21] und sie in chronischen Fällen sogar unfähig machen, Krebszellen und Bakterien zu zerstören.[22]

Eine mir bekannte junge Frau verbrachte den Sommer für Freiwilligenarbeit im Ausland, in einem Land, das sich von einer Naturkatastrophe er holen musste, die zu schweren wirtschaftlichen Problemen, ernsten Gesundheitsproblemen und einer hohen Kriminalitätsrate geführt hatte. Aufgrund der gefährlichen Bedingungen wurde die junge Frau in einem ummauerten und bewachten Gebäude untergebracht, das sie nur in Begleitung verlassen durfte. Schon bald nach ihrer Ankunft stellte sie fest, dass sie aufgrund der ineffizienten Infrastruktur nicht annähernd so viel mit ihrer Hilfe erreichen konnte, wie sie gehofft hatte. Sie fühlte sich gefangen, isoliert, extrem enttäuscht und war machtlos, an ihrer Situation etwas zu ändern.

In den ersten Wochen litt sie unter schwerem Durchfall, von dem sich ihr Verdauungssystem nie ganz erholte. Nach ihrer Rückkehr nach Hause hielten diese Schwierigkeiten an. Ein weiterer schwerer Durchfallanfall hielt sie eine Woche lang im Bett. Zu dieser Zeit hatte sie auch eine üble Harnwegsinfektion und litt unter lästigen neurologischen Symptomen. Eine MRT-Untersuchung ergab, dass sie an transversaler Myelitis litt, einer entzündlichen Erkrankung, bei der die Isolierschicht, die die Nervenzellfasern (Myelin) in einem Teil des Rückenmarks schützt, beschädigt ist. Diese Erkrankung kann verschiedene Ursachen haben, darunter Infektionen und Störungen des Immunsystems. Nachdem auf den nachfolgenden MRT-Aufnahmen keine weiteren Flecken zu sehen waren, erklärte der Neurologe der Frau, es sei wahrscheinlich, dass ihr Zustand auf die Infektion zurückzuführen sei, die sie sich im Ausland zugezogen hatte. Aus irgendeinem Grund, so der Arzt, hatte ihr Immunsystem auf eine Infektion überreagiert, die ihr Körper normalerweise problemlos hätte bewältigen können, und das Myelin angegriffen. Für mich lag der Grund auf der Hand: ihr plötzliches, überwältigendes Gefühl, gefangen, isoliert und machtlos zu sein, und das weit weg von zu Hause und ihrem üblichen Unterstützungsnetz.

Es ist also nicht der Stress an sich, der für die Probleme des Immunsystems verantwortlich ist, sondern die Wahrnehmung, dass er unabänderlich ist, dass man ihn nicht verhindern kann. Doch Bewertungen können immer auch geändert werden. Und das ist der Schlüssel zum Wohlbefinden.

Einstellungen betreffen nicht nur das Denken, sondern gehen sehr viel tiefer und lassen sich nicht einfach per Willensentscheidung beseitigen. Sie sind häufig unbewusst und dem Verstand deshalb nur schwer zugänglich. Ich weiß aus meiner Praxis (und aus eigener Erfahrung), wie oft wir uns der destruktiven Einstellungen gar nicht bewusst sind, die unsere Gesundheit untergraben. Sie sind in der Vergangenheit in das Zellgewebe eingeschrieben worden und haben sich darin festgesetzt.

Die gut aussehende 45-jährige Grafikerin Karin kam zu mir, weil sich ihr Zyklus von 28 Tagen auf 25 bis 34 Tage verschoben hatte. Sie hatte aber weder Zwischenblutungen noch andere Symptome. Für mich hörte sich das alles völlig normal an, aber ein anderer Arzt hatte ihr gesagt, solche Zyklusveränderungen könnten ein Anzeichen für Krebs sein, und zu einer Gebärmutterbiopsie geraten. Die Öffnung des Gebärmutterhalses war bei Karin aber zu klein, um ein Biopsieinstrument durchzulassen, und deshalb wurde eine Ausschabung und Kürettage unter Vollnarkose empfohlen. Sie war zu mir gekommen, um eine weitere Meinung einzuholen. Die Ergebnisse der

Untersuchungen waren normal, aber wie sich herausstellte, war der Gebärmutterhals tatsächlich für eine ambulante Biopsie zu klein.

Ich sagte ihr, ich hielte Gebärmutterkrebs bei ihr für sehr unwahrscheinlich und würde ihr deshalb nicht zu einer Operation raten. Falls sie sich aber sehr große Sorgen mache und es wünsche, solle sie die Operation ruhig machen lassen, um eine Krebserkrankung mit Sicherheit ausschließen zu können. Um ihr eine Entscheidungshilfe zu geben, fragte ich sie nach ihren Erfahrungen mit Krankheiten in der Kindheit, weil diese oft einen großen Einfluss auf die Einstellungen von Frauen zu Gesundheit und Krankheit haben. Karin antwortete: »Ich war ein Einzelkind. Meine Mutter war ständig krank, sie hatte Probleme mit dem Darm. Ich musste sie pflegen. Das hat dazu geführt, dass für mich heute alles, was in meinem Körper vorgeht, sofort wie eine Katastrophe wirkt, genau wie bei meiner Mutter.«

Ich fragte: »Glauben Sie, Sie würden sich beruhigen und nicht mehr zwanghaft über Krebs nachdenken, wenn Sie sich für den Eingriff entscheiden und dabei kein Krebs festgestellt wird?« Sie glaubte das nicht und sagte, sie hätte in jedem Fall Angst um ihre Gesundheit. Wir waren uns einig, dass sie ihre so früh erworbenen Einstellungen zum Körper und seiner Anfälligkeit verändern musste.

Für Karin bedeutete das die Erkenntnis, dass viele ihrer Ängste dem Verstand nicht wirklich zugänglich waren. Sie waren überwiegend in ihrem Körper und ihrem Unterbewusstsein verankert. Es ist vom medizinischen Standpunkt aus falsch, Karin und anderen Frauen mit ähnlichen Problemen zu sagen: »Entspannen Sie sich und machen Sie sich keine Sorgen, Sie sind völlig gesund und bilden sich das alles nur ein.« Karins Einstellungen sind zwar psychisch, aber Psyche und Geist wohnen im ganzen Körper und in sämtlichen Organen.

Um ihre Zwangsvorstellunen über Krebs (oder andere Krankheiten) loszuwerden, musste sie sich auf einen Prozess einlassen, ohne den Heilung nicht möglich ist. Ich erkläre meinen Patientinnen diesen Prozess meist anhand der ersten drei Punkte des Zwölf-Schritte-Programms, das von den Anonymen Alkoholikern entwickelt wurde. Da diese zwölf Schritte auf allgemeinen spirituellen Erkenntnissen beruhen, lassen sie sich meiner Erfahrung nach auf fast alle Lebensbereiche übertragen, in denen meine Patientinnen Probleme haben, die sie lösen wollen. Der erste Punkt heißt: »Wir geben zu, dass wir dem Alkohol gegenüber machtlos sind und unser Leben nicht mehr meistern können.« Das Wort »Alkohol« lässt sich durch alles ersetzen, mit dem man sich gegenwärtig zwanghaft beschäftigt und in dem man sich hilflos fühlt. Karin müsste dann also eingestehen, dass sie ihre zwanghafte

Angst vor Krebs mit dem Verstand allein nicht ändern kann, dass diese Einstellung ungesund ist und Teile ihres Lebens ihrer Kontrolle entzieht. Durch Vorwürfe oder den Versuch, sich über den Verstand zu einer Veränderung zu zwingen, wird ihre Einstellung nicht verschwinden.

Der zweite Punkt lautet: »Wir sind zu dem Glauben gekommen, dass eine Macht, größer als wir selbst, uns unsere geistige Gesundheit wiedergeben kann.« Diese Macht, die »größer ist als wir selbst«, ist Teil der inneren Stimme und des Körperwissens. Das Wort »geistige Gesundheit« bedeutet dasselbe wie innerer Frieden oder Gelassenheit. Das Eingeständnis, dass wir Zugang zu einer Macht haben, die größer ist als der eigene Verstand, ist ein erster, sehr wichtiger Schritt auf dem Weg, der uns tatsächlich zu diesem Zugang führt.

Der dritte Schritt sagt: »Wir haben uns entschieden, unseren Willen und unser Leben der Sorge Gottes – so wie wir ihn verstehen – anzuvertrauen.« (Sie können das Wort »Gott« auch durch »innere Stimme« oder »göttliche Weisheit« ersetzen.) Dieser Schritt umgeht den Verstand völlig. Er ist ein Glaubenssprung, der die Tatsache akzeptiert, dass jeder Mensch eine innere Stimme besitzt, mit deren Hilfe sich schädliche Einstellungen beseitigen lassen. Auch die Formulierung: »Wir haben uns entschieden«, ist sehr wichtig. Gesundheit herzustellen erfordert zunächst eine Entscheidung und dann die Bereitschaft, den Prozess durchzuhalten. Zwölf-Schritte-Gruppen sind eine gute und heilsame Möglichkeit, Schritt für Schritt mit den Ängsten, Einstellungen und Krankheiten fertigzuwerden, denen der Verstand hilflos gegenübersteht.

Es ist für Karin und für sehr viele andere Frauen schon eine große Hilfe, wenn sie erfahren, dass sie mit ihren Ängsten und Zwangsvorstellungen nicht alleine sind. Mir ist noch niemand begegnet, der nicht zumindest einige gesundheitsabträgliche Einstellungen aus der Familie oder der Kultur allgemein übernommen hätte.

Viele Frauen konnten diese tiefreichende Programmierung des Körpers aufdecken, sobald sie begriffen hatten, dass ihre realen physischen Krankheiten von unbewussten Einstellungen begleitet und verstärkt wurden. Dieses Aufdecken und Heilen negativer Einstellungen gehört zur Heilung. Es ist ein kontinuierlicher, spannender und machtvoller Prozess, der Geduld und Mitgefühl verlangt.

Einstellungen und Erinnerungen sind tatsächlich biologische Gebilde, die sich körperlich niederschlagen. Wenn man den Geist mit einem Eisberg vergleicht, dann wäre über der Wasseroberfläche nur die Spitze, also das Bewusstsein, sichtbar, das angeblich den ganzen Eisberg steuert. Aber dabei handelt es sich nur um etwa 5 Prozent des Eisbergs. Der sogenannte »unbewusste« Teil des Geistes ist mit 95 Prozent weit größer. Die individuelle Geschichte wird im ganzen Körper aufbewahrt, in den Muskeln, den Organen und im Gewebe. Wie der Teil des Eisbergs, der unter der Oberfläche liegt, werden diese Informationen vom bewussten Verstand, der Spitze des Eisbergs, im Allgemeinen nicht erkannt. Aber die individuellen Erinnerungen sind in den Körperzellen gespeichert, auch wenn Bewusstsein und Verstand das nicht zur Kenntnis nehmen oder leugnen wollen.

Als einmal ein Hotelpage mein Gepäck holte und im Zimmer eine Flasche mit chinesischem Hustensaft sah, verzog er sofort das Gesicht, hielt sich den Bauch und fragte: »Ist das Rizinusöl? Meine Mutter hat mir das als Kind oft gegeben. Ich habe jedesmal Magenschmerzen davon bekommen. Heute kriege ich Magenschmerzen, wenn ich so eine Flasche nur sehe!« Dieser Mann war selbst als Erwachsener nicht in der Lage, seine schmerzhaften Körpererinnerungen aus der Kindheit bewusst zu kontrollieren: Sein Körper reagierte automatisch auf den Anblick einer vertrauten Flasche, unabhängig von ihrem Inhalt.

Bei einer Wanderung erzählte kürzlich eine Freundin, sie hätte sich vor zwei Wochen versehentlich Sonnenschutzcreme ins Auge gerieben. Das Auge hatte daraufhin den ganzen Tag getränt. Ein paar Tage später roch sie dieses Sonnenschutzmittel bei jemand anderem, und sofort fing das Auge wieder zu tränen an. So schnell hatte sich ihr biologisches Gedächtnis in ihrem Auge festgeschrieben – unter völliger Umgehung des Verstands!

Wie Einstellungen verkörpert werden

Unser Gesundheitszustand spiegelt immer die Summe unserer individuellen Einstellungen wider, die wir seit der Geburt erworben haben. Unsere Gesellschaft funktioniert auf der Basis zahlreicher allgemein akzeptierter und manchmal schädlicher Einstellungen. (Eine, die ich in meiner Praxis immer wieder zu hören bekomme, lautet beispielsweise: »Ich bin ja jetzt dreißig – oder vierzig oder fünfzig –, und da muss ich wohl mit gewissen Schmerzen rechnen.«) Alle Lebewesen reagieren physisch auf das, was sie für Realität halten. Dr. Deepak Chopra, der sich seit Langem mit dem Verhältnis von Bewusstsein und Medizin befasst, macht das am Beispiel von Fliegen deutlich: Wenn man sie in einem geschlossenen Glas hält, verlassen sie mit Ausnahme einiger mutiger Pioniere das Glas auch dann nicht, wenn man den Deckel entfernt. Sie haben sich »in Körper und Geist darauf eingestellt«, dass sie gefangen sind. Dasselbe gilt auch für Fische: Wenn man zwei Fischschwärme im Aquarium durch eine Glasscheibe eine Zeit lang trennt, so schwimmen die Fische des einen Schwarms selbst nach Entfernung der Scheibe nicht in das Gebiet des anderen.

Diese Untersuchungsergebnisse lassen darauf schließen, dass Kindheitsereignisse den Grundstein für die Einstellungen zur eigenen Person und damit zur individuellen Erfahrung legen, einschließlich der Gesundheit. Wenn eine Frau ihre Realität und ihren Gesundheitszustand verändern oder verbessern möchte, muss sie zunächst ihre Einstellung über das verändern, was möglich ist. Das ist zunächst einfach, erfordert aber Disziplin und Ausdauer.

Dass jede Frau das nötige Potenzial besitzt, mit dem sich unbewusste destruktive Muster überwinden lassen, erlebe ich immer wieder. Aber neben meiner alltäglichen Erfahrung wird das auch durch experimentelle Untersuchungen bestätigt. Bei einer Studie über den Alterungsprozess hat Dr. Ellen Langer eine Gruppe von Männern über siebzig in einem Seniorenzentrum untersucht, die sich bereit erklärt hatten, fünf Tage lang genauso zu leben wie im Jahr 1959. Dr. Langer hatte ihnen erklärt: »Wir wollen nicht, dass Sie sich so verhalten, ›als ob‹ es 1959 wäre, vielmehr sollen Sie so sein, wie Sie im Jahre 1959 waren.« Die Männer sollten sich entsprechend kleiden, Fernsehsendungen von 1959 sehen, Zeitungen und Illustrierte aus diesem Jahr lesen und so reden, wie sie damals geredet hatten. Sie brachten eigene Fotos aus diesem Jahr mit und hängten sie im Zentrum auf.

Dr. Langer führte dann Messungen in den Bereichen durch, die sich häufig (aber nicht zwangsläufig) mit zunehmendem Alter verschlechtern und von Geriatrikern oft als »biologische Marker« zitiert werden: physische Kraft, Wahrnehmung, Kognition, Geschmack und Gehör. Sie stellte fest, dass es in den fünf Tagen tatsächlich Verbesserungen der Messwerte gab. Anhand von Fotoserien konnte man auch sehen, dass die Männer fünf Jahre jünger wirkten; Gehör und Gedächtnis verbesserten sich ebenfalls. Das heißt, dass sich mit der Veränderung ihrer geistigen Einstellung zum Alter auch ihr Körper verändert hatte.

In einer anderen Studie von Dr. Langer wurden Zimmermädchen sieben verschiedener Hotels in zwei Gruppen eingeteilt. Der einen Gruppe wurde gesagt, dass ihre Arbeit den nationalen Empfehlungen des Gesundheitsamtes zur optimalen täglichen Bewegung entspreche, die andere Gruppe bekam diese Information nicht. Alle Teilnehmerinnen wussten auch, dass sie an einer Studie zu mehr Arbeitszufriedenheit bei Frauen im Hotelgewerbe teilnahmen. Sie wurden gewogen, ihr Körperfett wurde bestimmt und der Blutdruck gemessen. Nach vier Wochen wurde per Fragebogen ermittelt, dass sich bei der informierten Gruppe die Wahrnehmung der täglichen Bewegung verstärkt hatte, während sie bei der Kontrollgruppe gleich geblieben war.

Die Wahrnehmung der informierten Gruppe hatte sich verändert, und das hatte bemerkenswert positive gesundheitliche Auswirkungen nach sich gezogen. Nach nur einem Monat hatten diejenigen, denen man gesagt hatte, dass sie sich während der Arbeit optimal bewegten, 1 kg abgenommen und signifikant an Körperfett verloren. Die Kontrollgruppe hatte hingegen in der gleichen Zeit an Gewicht und Körperfett zugelegt. In der Gruppe der Informierten war außerdem der Blutdruck signifikant niedriger.[23] Dies ist ein eindrücklicher Beleg dafür, wie sich eine veränderte Einstellung körperlich auswirken kann.

Die Yale-Forscherin Dr. Becca Levy, eine ehemalige Studentin von Ellen Langer, hat ebenfalls den starken Effekt untersucht, den die Vorstellung über das Älterwerden mit sich bringt. Sie fand heraus, dass ältere Leute mit einer positiven Selbstwahrnehmung im Hinblick auf das Altern im Schnitt sieben Jahre länger lebten. Das galt auch dann noch, wenn man bestimmte Faktoren wie Alter, Geschlecht, wirtschaftliche Lage, Einsamkeit und allgemeiner Gesundheitszustand herausgerechnet hatte. Levys Daten entstammten im Übrigen dem Datenpool der Ohio-Langzeitstudie zum Altern und Rentnerdasein. Darin mussten 660 Teilnehmer (50 plus) einer Kleinstadt in Ohio u. a. beantworten, ob sie der Aussage »Wenn man älter ist, ist man weniger nützlich« zustimmten oder nicht.

In einem Kommentar wiesen die Autoren der Studie darauf hin, dass der Effekt einer positiven Selbstwahrnehmung in puncto Altern auf die Überlebenszeit größer sei als der physiologische Einzelfaktor niedriger Blutdruck oder Cholesterin, die beide jeweils mit einer verlängerten Lebenszeit von vier Jahren veranschlagt werden. Er ist auch größer als die Effekte eines niedrigen BMI oder dem Umstand, niemals geraucht zu haben oder regelmäßig Sport zu treiben, Faktoren, die wiederum jeweils für eine verlängerte Lebenszeit von ein bis drei Jahren stehen.[24] Daher gibt es kein Medikament, Bewegungsprogramm oder Vitamin, dass es mit dem Potenzial der Einstellung aufnehmen kann. 7,5 Jahre zusätzliche Lebenszeit! Und deshalb ist es wichtig, dass wir unsere Einstellungen kritisch unter die Lupe nehmen, damit wir gesund werden und bleiben.[25]

Wenn wir also in der Lage sind, die Auswirkungen des Alters rückgängig zu machen, welche Möglichkeiten haben wir dann erst auf dem Feld der Gesundheit? Die Ergebnisse lassen wirklich hoffen! Wir müssen nicht in kollektiven Vorstellungen verharren. Doch um sie zu überwinden, müssen wir erst einmal wissen, mit »wem oder was« wir es zu tun haben. Haben wir die schädlichen Muster erkannt, können wir auch nach Alternativen suchen.

Heilung contra Symptombeseitigung

»Aus der Umarmung von Freiheit und Schicksal entsteht Sinn; sinnerfüllt wird das Schicksal – die bisher ernsten Augen plötzlich voller Licht – zur Anmut selber.«

Martin Buber

Heilung ist nicht dasselbe wie die Beseitigung von Symptomen. Heilung ist ein natürlicher Prozess, zu dem jeder Mensch selbst fähig ist. Symptombeseitigung ist Aufgabe der Ärzte und kommt von außen; sie behandelt oder beseitigt Symptome durch Medikamente und Operationen. Diese äußere Behandlung zielt nicht notwendig auf die Faktoren, die zu dem Symptom beigetragen haben. Heilung geht tiefer als Symptombeseitigung und muss immer von innen kommen. Sie richtet sich auf das Ungleichgewicht, das den Symptomen zugrunde liegt, und stellt eine Verbindung zwischen den häufig verborgenen Aspekten des individuellen Lebens her, die eine Beziehung zu der Krankheit haben.

Natürlich können auch Symptombeseitigung und die Wiederherstellung beeinträchtigter körperlicher Funktionen ein Bestandteil der Heilung sein, aber es bleibt ein wesentlicher Unterschied: Ein Mensch kann völlig geheilt sein und dann doch an seiner Krankheit sterben. In der ganzheitlichen Medizin wird häufig vernachlässigt, dass sich Heilung und Tod keineswegs ausschließen. In meiner Ausbildung als Ärztin habe ich gelernt, Leben zu bewahren und zu schützen. Aber in manchen Situationen muss man den Tod als natürlichen Teil eines Prozesses akzeptieren, der viel gewaltiger und geheimnisvoller ist, als wir begreifen können. Für meine Kollegin Patricia Reis bedeutet Heilung »im weiteren Sinne ›ganz machen‹, die fehlenden Teile im Leben eines Menschen zu ergänzen. Das kann gelegentlich sogar bedeuten, sich klarer und realistischer mit dem Tod zu konfrontieren. Auf jeden Fall bietet sie Gelegenheit, das Leben tiefer zu leben.«

Obwohl das Denken und Fühlen den gesamten Körper beeinflusst und seine verschiedenen Teile miteinander kommunizieren, ist die Sprache des Körpers bei jedem Menschen anders. Jede Frau hat ganz unabhängig von den individuellen Ereignissen ihres Lebens die Kraft, die Bedeutung ihrer Erfahrungen und damit die Erfahrungen selbst zu verändern, und zwar sowohl psychisch als auch physisch. In dieser Veränderung liegt ihre Heilung. Die Botschaften, die einem Symptom zugrunde liegen, lassen sich nicht anhand irgendwelcher Formeln entschlüsseln. Letztlich kann nur die jeweils Betroffene entscheiden, um welche Botschaft es sich handelt. Durch chronische

Vaginitis kann der Körper darauf hinweisen, dass eine Beziehung beendet werden sollte, und prämenstruelle Kopfschmerzen können ein Anzeichen dafür sein, dass ein Verzicht auf Koffein nötig ist. In anderen Fällen ist die Botschaft dieser Symptome wieder eine völlig andere. Jede Frau, die sich um ein Verständnis der ganz eigenen Sprache ihres Körpers bemüht, muss deshalb ihren Symptomen genau »zuhören« und sich für sie öffnen, ohne sie zu bewerten.

Es gibt bis heute keine eindeutigen Erklärungen dafür, warum etwa eine Frau, die von ihrem Mann verlassen wurde, geistig, psychisch und physisch völlig verfällt und diesem speziellen Trauma Schuld an allem Jammer ihres Lebens gibt, während eine andere Frau mit demselben Trauma sich völlig davon erholt und ein produktives Leben führt. Manche Menschen sagen, dass ein ursprünglich schmerzhaftes und traumatisches Ereignis ihre Entwicklung gefördert hat. Es ist nicht so, dass traumatische Erfahrungen wie etwa Kindesmisshandlung, Inzest, Verlust von Vater oder Mutter in einem direkten Verhältnis von Ursache und Wirkung zwangsläufig zu Störungen im Erwachsenenalter führen. Die Auswirkungen traumatischer Ereignisse auf den physischen, geistigen und psychischen Körper hängen überwiegend von der Interpretation der Erfahrung ab und von der Bedeutung, die ihr zugeschrieben wird.

Bei den üblichen gynäkologischen Beschwerden spielen neben ernährungs- und anlagebedingten Faktoren, häufig wechselndem Geschlechtsverkehr oder schlichtem Pech immer auch psychische Faktoren eine Rolle. Patientinnen mit hartnäckigen Warzen im Genitalbereich, Herpes oder Eierstockzysten waren oder sind nach meiner Erfahrung in einer Phase psychischer Belastung. In solchen Fällen kann man fast immer Erfahrungen wie sexueller Missbrauch, eine psychisch nicht verarbeitete Abtreibung oder Konflikte mit Beziehungen und Kreativität feststellen. Solche Konflikte bleiben im Energiefeld des Körpers, bis sie gelöst werden; sie warten nur darauf, dass ihr »Angebot zur Heilung« endlich wahrgenommen wird.

Die Gynäkologin Dr. Maude Guerin hat das am Beispiel einer Patientin namens Hanna deutlich gemacht. Hanna litt an schwerer Endometriose (Versprengungen der Gebärmutterschleimhaut) und Beckenschmerzen. Bei dieser Krankheit wird normalerweise eine Totaloperation der Gebärmutter, Eierstöcke und Eileiter angeraten, und entsprechend »behandelte« Dr. Guerin auch Hanna. Das Problem war nun, dass bei der Patientin nach der Operation schwere Rückenschmerzen, Depressionen und Hitzewallungen einsetzten, die ungewöhnlich hohe Hormongaben erforderlich machten. Obwohl ihre Beckenschmerzen »erfolgreich behandelt« worden waren, ging es ihr in vieler Hinsicht schlechter als zuvor. Da die operative Entfernung von Gebärmutter und Eierstöcken die emotionalen Konflikte im Energiefeld ihres Körpers nicht hatte lösen können, die ihren Problemen zugrunde lagen, konnte die Behandlung sie nicht »heilen«, sondern das behandelte Symptom nur durch ein anderes ersetzen.

Dr. Guerin bemühte sich nun, die Geschichte ihrer Patientin zu erfahren, und stellte fest, dass Hanna mit sechs Jahren sexuell missbraucht worden war, mit sechzehn erlebt hatte, wie ihre Schwester starb, und sich seitdem zwanghaft in ihre Arbeit gestürzt hatte, um den Kontakt mit ihren Gefühlen zu vermeiden. Sie hatte in ihrem ganzen Leben nie weinen können, trotz ihrer schrecklichen Erfahrungen. Maude Guerin schreibt: »Ich habe von dieser Patientin sehr viel gelernt. Während ich vorher der Meinung war, ein Einfluss von Gedanken und Gefühlen auf die körperliche Gesundheit sei zwar vorhanden, aber doch relativ, hat mir diese Patientin gezeigt, dass die Verbindung von Körper und Psyche bei allen Patientinnen unbedingt und immer berücksichtigt werden muss. Das gilt auch für die unbedeutendsten Routinefälle.

Ich hatte die Patientin nach meiner Einschätzung mit Erfolg behandelt und war auch sechs Wochen später bei der Nachuntersuchung noch stolz auf meine Leistungen. Es hat Jahre gedauert, bis wir beide begriffen haben, dass die Operation sie bei allem ›Erfolg‹ nicht geheilt hatte.

Wenn ich heute an die erste Begegnung mit dieser Patientin und den anschließenden Krankheitsverlauf zurückdenke, dann sehe ich die zahlreichen Anzeichen, die auf das umfassendere Bild hingewiesen haben, aber damals habe ich sie nicht erkannt. Als sie sich bei der ersten Untersuchung auf den Untersuchungstisch setzte, behielt sie ihre Strumpfhose an. Aber sie fand es nicht nur schwer, sich für die Untersuchung auszuziehen, sondern fand auch nicht die richtige Position für die Untersuchung. Und danach war es fast unmöglich, das Spekulum einzuführen, weil sich ihre Muskeln durch ihre extreme Angst so verkrampft hatten. Seitdem habe ich mich mit Unterstützung der Patientinnen immer wieder darum bemüht, das Gesamtbild jedes einzelnen Falles zu erkennen. Ich weiß, dass man bei vielen Patientinnen die Symptome beseitigen kann, ohne die Verbindung von Geist und Körper zu berücksichtigen, aber ich weiß auch, dass sich dadurch nur sehr wenige ›heilen‹ lassen.«[26]

Eine meiner Patientinnen, deren Abstrich zur Krebsdiagnose anomal war, war sich darüber im Klaren, dass die Entfernung der anomalen Zellen aus dem Gebärmutterhals (»Behandlung«) allein die Energiestörung nicht beheben konnte, die dem Befund zugrunde lag. Sie begann, ein Tagebuch zu führen, um herauszufinden, was für ihre Heilung wichtig war, und dachte lange und gründlich über ihr Symptom und seine Botschaft nach. Diese innere Arbeit an der Heilung führte dazu, dass sie nach einigen Wochen eine für sie sehr wichtige Einstellung aufdeckte: Sie erkannte in den veränderten Zellen die Bestrafung für ihre Sexualität.

Erst als sie diese Einstellung erkannt und benannt hatte, machte sie die Termine für die übliche Behandlung ihrer Erkrankung, um ihren Körper bei der Heilung zu unterstützen. Auf dem Weg zu der Praxis, in der die Laserbehandlung durchgeführt werden sollte, überfiel sie plötzlich ein überwältigendes Gefühl der Versöhnung mit ihrer Sexualität, das ihr die Tränen in die Augen trieb; sie konnte spüren, dass sich in ihrem Körper etwas veränderte. Bei der anschließenden Untersuchung wurden keinerlei Anzeichen für eine Zellanomalie mehr festgestellt; die Operation wurde abgesagt. Sie war sehr dankbar für ihre physische Behandlung, vor allem aber für die psychische und emotionale Heilung.

In unserer Kultur wird es oft als Schuldzuweisung verstanden, wenn Ärztinnen und Ärzte von der angeborenen Selbstheilungsfähigkeit jedes Menschen sprechen. Für viele Patientinnen klingt das so, als hätten sie ihre Krankheit selbst verursacht. Aber bei Krankheiten gibt es kein schlichtes Ursache-Wirkung-Verhältnis. Die Einstellung, Krankheiten oder andere schmerzliche Lebensumstände würden bewusst und absichtlich herbeigeführt, ist eine unzulässige und potenziell schädliche Verallgemeinerung. Krankheiten wollen uns oft auf etwas aufmerksam machen und auf die richtige Spur bringen. Mit dem Glauben, man sei selbst »schuld« an seiner Krankheit, wiederholt man nur die Verletzungen der Kindheit und erreicht damit das genaue Gegenteil der Heilung. Für eine Krankheit »verantwortlich« ist nicht der Körperteil, in dem sich die Schmerzen manifestieren; sie entstehen im Unbewussten. Aber sobald der Heilungsprozess begonnen hat, kann er vom Bewusstsein beeinflusst werden.

Viele Ärztinnen und Ärzte setzen die Übernahme der Verantwortung für die eigene Krankheit häufig mit dem Eingeständnis einer Schuld gleich; Verantwortung und Schuld haben im Suchtsystem dieselbe Bedeutung. Andere gehen den umgekehrten Weg und ziehen aus der Tatsache, dass die Patientinnen und Patienten für ihre Krankheiten nicht verantwortlich sind, den Schluss, sie sollten sich auch nicht mehr als medizinisch nötig an der Behandlung beteiligen. Es ist sehr wichtig, sich Ärztinnen und Ärzte zu suchen, die mit ihrer Einstellung die Heilung verstärken. Neueren Untersuchungen zufolge wird die Heilung von der unbewusst wahrgenommenen medizinischen Beurteilung des Heilungspotenzials beeinflusst.

Die wirkliche Heilung beginnt, wenn wir den Körper und seine Botschaften ernst nehmen und aufhören, uns als ihre Opfer zu begreifen. Aber in einer

Gesellschaft, die die innige Verbindung von Körper und Geist nicht akzeptiert, ist das Vertrauen in das Körperwissen ein Glaubenssprung. Körperwissen oder Körperweisheit bedeutet für mich, dass sich in den Symptomen des Körpers die Seele ausdrückt, die oft keine andere Möglichkeit findet, auf sich aufmerksam zu machen. In diesem Sinne müssen wir auf den Körper vertrauen. Die äußere »Behandlung« oder Beseitigung der Symptome verhindert nur die »Heilung« der Lebensbereiche, auf die wir achten und die wir verändern müssen.

Es ist für die Heilung wichtiger, sich vor den eigenen Krankheiten zu verantworten als sich dafür verantwortlich zu erklären. Alle wirklich gesunden Menschen in meinem Bekanntenkreis nehmen ihre Krankheiten und auch ihr Leben nicht allzu ernst, quälen sich nicht allzu viel mit Selbstvorwürfen, sei es wegen ihrer Krankheiten oder ihrer Lebensumstände, sondern nehmen das Leben jeden Tag aufs Neue so, wie es eben kommt. Eine junge Frau hat diese Einstellung sehr schön formuliert: »Ich fühle mich voll und ganz verantwortlich, allerdings nicht dafür, dass ich Krebs bekommen habe oder ihn überlebe, sondern dafür, wie ich auf dieses Chaos reagiere, das mein Leben so durcheinandergewirbelt hat.«

Das Rätsel der Heilung

Die Geschichte von Martha, einer engen Freundin der Familie, liefert ein besonders einprägsames Beispiel für das Rätsel von Erkrankung und körperlichen Symptomen. Auch wenn ihre Geschichte in mehrfacher Hinsicht ungewöhnlich ist, ist sie doch beispielhaft für die Fülle an Erfahrungen, die wir machen können, wenn wir für eine Heilung, welcher Natur auch immer, offen sind.

Ungefähr mit Ende fünfzig kamen bei Martha plötzlich eine Reihe schmerzlicher Kindheitserinnerungen an die Oberfläche. Sie ließ sich darauf ein und wurde gewahr, wie misslich ihre Kindheit gewesen war. Eine Woche lang weinte sie beinahe unablässig. Dabei kamen die Erinnerungen hoch, wie ihr alkoholkranker Vater sie genötigt hatte, mit ihm in abgetakelte Spelunken zu gehen. Dort musste sie oft mit ansehen, wie ihr Vater wildfremde Frauen küsste. Auch fiel ihr ein, wie sie bei einer Tante bleiben musste, während die Mutter den Vater aus dem Gefängnis auslöste. Die Tante hielt sie und ihre jüngere Schwester in einem von Kakerlaken verseuchten Zimmer, in dem nur eine nackte Birne von der Decke hing. Zu essen gab es Kräcker. Martha weinte lange, während diese Erinnerungen hochkamen. Eine gute Freundin war bei ihr. Diese Reinigung zog sich mit Auf und Abs mehrere Tage hin, und am Ende stand eine Erkenntnis: »Mir wurde klar, dass es einfach nichts Schönes in meiner Kindheit gab. Dass es so schlimm war, habe ich mir niemals einzugestehen gewagt.« Doch als sie erst einmal in der Lage war, diesen Abschnitt ihres Lebens als das zu sehen, was er war, und darüber zu trauern, gingen die chronischen Nacken- und Schulterschmerzen, die sie über Jahre gehabt und die man als Verschleißerscheinungen gedeutet hatte, ganz weg, und zwar für immer.

Eines Tages rief mich Martha an, weil sie, wie sie sagte, Todesangst habe, und zwar so schlimm, wie sie es nicht für möglich gehalten habe. Weil sie schon einmal erfahren hatte, dass es richtig war, ihren Symptomen zu trauen, entschied sie sich, ihnen nicht auszuweichen bzw. sie medikamentös »zu behandeln«.

Der Tod ist für Martha nichts Neues, hat sie doch den Verlust von zweien ihrer Kinder und ihres Mannes – zwei davon innerhalb eines Jahres – durchgestanden. Doch die Angst vor ihrem eigenen Tod folgte ihr nun in den Schlaf und erwartete sie schon morgens. Begleitet war sie von undefinierbaren Bauchschmerzen links, die sie zunächst mit einem Antibiotikum, das sie wegen Zahnschmerzen eingenommen hatte, in Verbindung brachte. Ihre Angst war so groß, dass sie zunächst mit niemandem darüber sprach.

Doch als die Angst und die Schmerzen schlimmer wurden, fühlte sie instinktiv, dass sie von New England nach Taos in New Mexico fahren musste, wo ihre jüngere Tochter lebte. Sie wollte allein sein, und eine lange Strecke zu fahren wäre genau das Richtige.

Auch wenn ich sie noch nie so erregt erlebt hatte, vertraute ich doch darauf, dass sie wusste, was sie tat, und sich beizeiten wieder bei mir melden würde, um mit mir zu sprechen. Tage später rief sie mich an, immer noch ganz aufgewühlt: »In der Prärie hat es angefangen. Ich fuhr und fuhr und da war dieser Schmerz, psychisch und körperlich. Ich fuhr an den Stockyards, den Schlachthöfen vorbei.

Da waren all diese Rinder, bis zum Bauch in Exkrementen. Plötzlich habe ich verstanden, dass wir in dieser Scheiße leben und alles mit unserem duftenden Toilettenpapier überdecken. Plötzlich wurde ich so traurig – die Welt, all diese Umweltprobleme. Ich dachte an die Angst, die wir immer haben. Ich war wie eine Pionierfrau, die durch die Prärie wankt. Ich ›sah‹ Tausende Frauen aller Rassen, aller Altersgruppen, wie sie durch die Prärie wanken und die Welt durch ihre Arbeit erschaffen. Ich spürte ihre Angst und den Schmerz, die nicht endende Arbeit.« All diese Bilder haben sie, wie sie sagte, überflutet, und ihre Schmerzen wurden noch schlimmer. Schließlich musste sie anhalten und die Knie an die Brust ziehen. Sie fühlte Blut im Mund, doch als sie es ausspucken wollte, war da nichts.

»Dann kam der Blitz. Ich war ein Wikinger mit einem großen Schwert. Ich habe eine Frau getötet, weil sie ein Kind bekam. Ich tötete beide mit dem Schwert. Es war schrecklich, nur daran zu denken. Ich fuhr immer weiter, in Agonie und unter Tränen. Daran zu denken, dass ich so etwas tun könnte.

Mir taten Männer leid, die erzogen wurden, so etwas zu tun. Die Bauchschmerzen, die Tränen, die Agonie – das ging stundenlang so weiter. Als ich die Rockies über einen Pass überquerte und die Sonne aufging, dachte ich, der Schmerz würde vergehen. Aber der Horror war noch da. Es war wie ein schrecklicher Traum, der wahr geworden war – doch das war er nicht.

Ich wusste, dass ich all das allein und weg von ›Zuhause‹ tun musste. Die ganze Zeit über war der Schmerz links gewesen und schien nun besser zu werden. Doch am folgenden Tag fuhr ich weiter und spürte wieder diese Wellen der Angst in meiner Linken, genau dort, wo er [der Wikinger] das Schwert platziert hatte. In Taos hatte ich eine Sitzung mit Mary, einem begabten Medium. Sie machte eine Kartenlesung und meinte, ich brauche nicht mehr weiterzugehen. Durch die Vision der Pionierin und ich selbst als Wikinger, der eine Schwangere ersticht, konnte ich meine Angst vor dem Tod loslassen.

Ich muss dem Ganzen eine Ende bereiten, alles annehmen und dann loslassen. Vielleicht war es nötig, dass die Frau stirbt. Es war das Schlimmste, was ich jemals getan habe, etwas, was ich vor Gott und mir selbst zu verbergen trachtete. Doch ich habe auch erkannt, dass die Menschheit das Gleiche tut, wir haben alle schon getötet und gemordet. Ich habe das Gefühl, gerade erst in einem alten Leben zu sterben. Erst jetzt gebäre ich mich. Nie kann ich zu dem zurückkehren, was ich war, denn mir ist zu viel passiert.

In der letzten Zeit war ich richtig kraftlos, und das, obwohl ich normalerweise körperlich immer sehr stark bin. Durch diese Erfahrung habe ich meine eigene Sterblichkeit besser verstanden. Die Umwelt, die Erde und was wir ihr angetan haben, berührt mich sehr stark. Ich glaube, dass ich nun auch die Bindung an meine Kinder gelöst habe in dem Sinne, dass ich sie aus Angst zu fest gehalten habe.«

Martha ist klar geworden, dass sie, um geheilt zu werden, nicht alles intellektuell verstehen muss. Sie musste die Vision, dass »sie ein Wikinger« war, nicht als Ereignis aus einem anderen Leben oder was auch immer interpretieren, um gesund zu werden. Was wichtig war, war, dass sie alles zuließ, was aus den Tiefen in ihr hochstieg. Nachdem sie den Mord eingestanden hatte, fühlte sie sich erleichtert und befreit. Auch wurde ihr klar, dass sie ihre Lebensweise ändern musste. Sie würde sich nicht mehr mit Freunden abgeben, die ihr Leben nicht bereicherten, keine Freundschaften mehr, die bloße Gewohnheit waren.

Als Martha schließlich nach Hause kam, hatte sie immer noch ein bisschen Angst und wollte den Schrecken ihrer Reise abschütteln. Deshalb schrieb sie alles nieder, ging in einer sternenklaren Nacht in den Hof, grub ein Loch und verbrannte alles. Sie bedeckte die Asche, stand auf und fühlte sich erstmals nach den Wochen des Schreckens befreit.

Drei Wochen darauf besuchte sie ihren Onkel und die Tante in Ohio. Der Onkel nahm sie zur Seite und sagte ihr, dass er ihr, weil er das Gefühl habe, nicht mehr lange zu leben, etwas geben wolle. Er nahm sie mit in einen Abstellraum, griff nach oben auf ein Regal und gab ihr eine kleine Bronzestatur. Es war ein Wikinger mit einem Schwert.

Wir waren beide über diese Übereinstimmung erstaunt. (»Synchronität ist Gottes Art, unerkannt zu bleiben«, so Bernie Siegel.) Und Martha sagt: »Mir macht es nichts aus, diese Statue bei mir zu Hause zu haben. Sie ist für mich ein Symbol der Heilung. Ich weiß, dass, wenn ich dieser Erfahrung oder Vision oder was auch immer es war, nicht nachgegangen wäre, ich ein Magenleiden mit tödlichem Ausgang bekommen hätte. Da bin ich mir sehr sicher.«

Diese Geschichte zeigt, dass die Vorstellung, ein Mensch sei an seiner Krankheit im konventionellen Sinne »schuld«, begrenzt ist und falsch. Wir wissen nicht warum und wie, aber Krankheiten entziehen sich der Kontrolle des Bewusstseins oder des Verstands und werden von einem anderen Teil der Person gesteuert, ob man ihn nun Seele, innere Stimme oder höhere Macht nennt. Wir müssen den Begriff des »Selbst« erweitern. Es gibt Untersuchungen, die zeigen, dass Gebete augenblicklich heilen können, auch über große Entfernungen hinweg. Zeit und Raum sind nicht absolut. Äußere Kräfte, die sich unserer Kontrolle entziehen, wirken »an« uns. Wenn wir uns öffnen, können wir aus dem ganzen Leben, aus dem inneren Selbst und aus all dem lernen, womit wir verbunden sind.

Der individuelle Körper ist, wie er ist, weil der Einzelne diesen individuellen Körper braucht, um genau das tun zu können, wozu er auf dieser Welt ist. Stevie Wonder hat einmal gesagt, weil er blind ist, könnte er die Liebe um ihn herum besser erkennen, als das sehenden Auges möglich wäre. Es mag sein, dass er mit einem »normalen« Körper seine Musik nicht hätte machen können. Wie Elisabeth Kübler-Ross sagt, können sich die spirituellen und geistigen Koordinaten eines Menschen, dessen physische geschädigt sind oder schlecht funktionieren, weit über das normale Maß hinaus erweitern.

Das lässt sich etwa bei leukämiekranken Kindern erkennen, deren Weisheit oft sehr viel größer ist, als ihr Alter annehmen lässt.[27] Meiner Meinung nach muss man an diese Wahrheit glauben. Wir können kaum hoffen, alles rational zu erfassen. Es gibt tatsächlich wesentlich mehr Dinge zwischen Himmel und Erde, als sich die Philosophen träumen lassen.

Öffnen Sie sich für die Botschaften und Geheimnisse des Körpers und seiner Symptome. Hören Sie gut zu, was die innere Stimme sagt, ohne sie zu bewerten. Was Sie dabei lernen, kann lebensrettend sein.

III

Die innere Stimme

»Seine eigenen Vorlieben zu kennen, statt Amen zu allem zu sagen, was andere uns an Vorlieben vorschreiben wollen, bedeutet, die Seele am Leben zu erhalten.«

Robert Louis Stevenson: Das Licht der Flüsse. Eine Sommererzählung

»Ich nenne die hohen und lichten Aspekte meines Seins Geist und die dunklen und schweren Aspekte Seele. Die Seele wohnt in den tiefen, schattigen Tälern, wo schwere dunkle Blüten wachsen und träge Flüsse wie warmer Sirup fließen. Der Geist dagegen ist das Land der hohen weißen Gipfel, wo Seen und Blumen aufblitzen wie Edelsteine. Hier ist das Leben karg und Geräusche sind von weither zu vernehmen.«

Der Dalai Lama, zitiert nach James Hillman, A Blue Fire

Als Mary Lu erfuhr, dass sie Brustkrebs hatte, kam sie zu mir, um die Behandlungsmöglichkeiten zu besprechen. Ich sagte ihr, sie müsse sich zuerst bei verschiedenen Fachleuten informieren, die Entscheidung über die Behandlung aber letztlich selbst treffen. Es sei ein wichtiger Bestandteil ihrer Heilung, sich und ihren Entscheidungen vertrauen zu lernen. Später schrieb sie mir: »Als Sie mir sagten, ich würde in der Genesungsphase schon wissen, wie ich mit dem Krebs umgehen müsste, hat mich das zunächst erschreckt. Schließlich ging es dabei um eine Entscheidung über Leben und Tod und nicht um die Frage, wo man ein Wochenende verbringt. Aber dann fiel mir ein, dass es ja schon seit Jahren um meine Seele gegangen war. Anne Wilson Schaef, meine damalige spirituelle Lehrerin, hat mich darauf aufmerksam gemacht, wie sehr ich in meiner ersten Gruppensitzung bei ihr um meine Gesundheit besorgt war. Ich hatte damals gerade erfahren, dass ich eine schwere Colitis ulcerosa (geschwürige Dickdarmentzündung) hatte, und fürchtete, ich wäre dabei, mich umzubringen. Ich glaube an die Verbindung von Körper und Psyche. Und als ich dann vor der Entscheidung über meine Krebsbehandlung stand, sah ich plötzlich, dass hier die echte Chance lag, meiner inneren Stimme zu vertrauen. Die Vorstellung, sich auf einer so tiefen Ebene selbst zu vertrauen, machte mir Angst, aber jetzt, Monate später, kann ich dankbar sagen, dass das ›Zeug‹ tatsächlich wirkt und dass ich sehr viel Vertrauen zu meinem Heilungsprozess bekommen habe. Und mit jedem Schritt, den ich zu meiner Heilung tue, bekomme ich wieder neu den Mut, mir auch weiter zu vertrauen.«

Die innere Stimme ist ein Wegweiser, der die Richtung zur größtmöglichen Erfüllung des individuellen Lebens vorgibt. Auf sie zu hören, kann bei einer Erkrankung lebensrettend und beglückend im Alltag sein, selbst bei so harmlosen Fragen, wie der, was man anziehen soll. Mary Lu hat festgestellt, dass sie selbst angesichts des Brustkrebses imstande war, sich die für sie richtige Chirurgin und eine für sie optimale Behandlung zu suchen und dazu noch zu lernen, dass sie sich auch jetzt noch ihres Lebens freuen konnte. Der Grund lag darin, dass sie sich jeden Augenblick des Tages von ihren Gefühlen leiten ließ. Ihr Weg führte sie Schritt für Schritt zu der Entscheidung, die sie als die beste empfand. Sobald man das ansteuert, was das Leben wirklich erfüllt und fördert, setzt Heilung ein.

Die innere Stimme äußert sich über Gedanken, Emotionen, Träume und Körpergefühle. Der Körper besitzt die Fähigkeit, Energie und Information zu empfangen und auszustrahlen. Kontakt zur inneren Stimme bedeutet, mit dem ganzen Wesen zu leben: mit Verstand, Körper, Psyche und Geist. Wenn ich mich im Verlauf dieses Buches auf diesen Prozess beziehe, sind immer die verschiedenen Formen gemeint, in denen sich die innere Stimme äußert und für bewusste Veränderungen im Leben und Verhalten, in Beziehungen und im Bereich der Gesundheit nutzbar wird.

Die Sprache des Körpers verstehen

Im Allgemeinen sind die »instinktiven« Gefühle gegenüber Menschen oder Dingen zuverlässig. Das liegt daran, dass der Solarplexus oder das Sonnengeflecht, in dem wir diese Gefühle normalerweise spüren, eine Art primitives Gehirn ist. Der Solarplexus ist daneben auch ein wichtiges Zentrum der Intuition, das uns mitteilt, ob wir jemandem vertrauen können oder belogen werden. Der Forscher Dr. Michael Gershon nimmt eine Vorreiterstellung im Gebiet der Neurogastroenterologie ein. In seinem Buch *Der kluge Bauch. Die Entdeckung des zweiten Gehirns* (Goldmann 2001) beschreibt er im Detail die Entdeckung und allmähliche wissenschaftliche Akzeptanz des Nervensystems im Verdauungstrakt, das unabhängig vom Gehirn operiert. 95 Prozent des körpereigenen Serotonins werden, so Gershon, im Darm gebildet.

Es gibt viele Möglichkeiten, sich auf die Bedürfnisse des Körpers einzustellen. Das fängt schon mit ganz einfachen Dingen an: Ruhen Sie sich aus, wenn Sie müde sind. Gehen Sie zur Toilette, wenn Sie müssen. Lassen Sie die Tränen kommen, wenn Sie bei bestimmten Passagen dieses Buches weinen möchten. Achten Sie darauf, ob Sie bei bestimmten Passagen das Gefühl haben, nicht weiterlesen zu können; vielleicht geht es dabei um Bereiche, die für Sie schmerzlich sind. Notieren Sie einfach Ihre Reaktion. Achten Sie beim Lesen auf Ihre Atmung: Atmen Sie bei manchen Stellen schneller oder langsamer? Schlägt Ihr Herz schneller oder langsamer? Kommen Erinnerungen oder Körpergefühle hoch, wenn Sie die Kapitel über die Gebärmutter oder den Menstruationszyklus lesen?

Machen Sie sich klar: Nur ungefähr fünf Prozent unserer Vorstellungen sind bewusst und dem Intellekt zugänglich. Das bedeutet, dass sich 95 Prozent unserer Vorstellungen, Verhaltensweisen samt körperlichem Einfluss im Unterbewusstsein abspielen. Was wir zu meinen glauben, ist nur die Spitze des Eisbergs. Der Rest vollzieht sich unter dem Radar.

Ich sage meinen Patientinnen oft, sie sollten darauf achten, was sie im Augenblick in ihrem Körper wahrnehmen. Um den Körper zu heilen, müssen wir ihn wieder bewohnen und erfahren. (Gerade jetzt, wo ich das schreibe, fällt mir auf, dass meine Beine taub werden. Ich habe zu lange gesessen und mein Bedürfnis nach Bewegung ignoriert. Zehn Minuten Barfußlaufen auf der Wiese und tiefes Atmen sorgen dafür, dass ich körperlich sehr viel wacher und zufriedener bin.)

Wir müssen dem angeborenen Wissen des Körpers Glauben schenken. Wir müssen nicht unbedingt genau wissen, warum etwas im Körper geschieht, um darauf reagieren zu können. Sie brauchen nicht zu wissen, warum Ihr Herz rast oder warum Sie weinen müssen. Die Einsicht in die Ursachen wird möglich, nachdem Sie das Gefühl wahrgenommen und zugelassen haben. Heilung ist ein organischer Prozess, der sowohl im Körper als auch im Verstand abläuft. Wenn Sie also das Gefühl haben, »nicht auf der Höhe« oder »aus dem Gleichgewicht geraten« zu sein, bleiben Sie bei dem Gefühl, spüren Sie es. Nehmen Sie sich danach einen Moment Zeit und überlegen Sie, was in den letzten Stunden oder Tagen passiert ist. Wenn Sie sich krank fühlen oder Symptome haben, können Sie so einen Hinweis auf das finden, was den Symptomen vorangegangen ist.

Ein persönliches Beispiel soll das verdeutlichen. Als ich dieses Buch schrieb, spürte ich beim Aufwachen die Taubheit in Gesicht und Händen und die Sehstörungen, die eine Migräne ankündigen. Meine ersten Migräneanfälle hatte ich mit 12 Jahren; sie kamen von da an ein- bis zweimal pro Monat bis zu meinem zweiten Studienjahr. Danach waren sie 20 Jahre lang verschwunden. Als Jugendliche hatte ich definitiv das Persönlichkeitsbild, das Migräne-Patientinnen kennzeichnet: Ich zwang mich in der Schule und bei allen anderen Aktivitäten zu Höchstleistungen. Diese Belastung sorgte regelmäßig für »Kurzschlüsse« im elektromagnetischen Feld des Körpers.

QUELLEN DER FÜHRUNG

ÄUSSERE ORIENTIERUNG: DIE HERRSCHENDE GESELLSCHAFTLICHE PERSPEKTIVE	INNERE STIMME
Die körperliche Welt ist der geistigen unterlegen.	Der Geist durchdringt alles.
Die Natur ist Gott untergeordnet und muss beherrscht werden.	Die Natur ist ein Spiegel des göttlichen Geistes.
Der Mensch steht über der Natur.	Geist, Natur und Mensch sind gleichermaßen Schöpfer.
Die Grundlage des Verhaltens sind Furcht und Wertung.	Die Grundlage des Verhaltens ist Selbstachtung. Selbstachtung führt zur Achtung anderer.
Jeder Unterschied ist verdächtig und muss kontrolliert werden.	Unterschiede werden als Reflektion der schöpferischen Kraft des Geistes gewürdigt.
Es gibt nur eine richtige Lebens- und Daseinsform.	Es gibt viele Wege zu Erfüllung und Freude. Alle sind gleich wertvoll.
Befriedigungsaufschub; Freude und Erfüllung müssen verdient werden.	Lebe im Augenblick und freue dich am Schöpfungsprozess.
Der Wert eines Menschen wird anhand einer hierarchischen Skala von sehr hoch bis sehr niedrig festgelegt.	Das Leben ist ein wechselseitiges, kooperatives Abenteuer, in dem alle Wesen holografisch miteinander verbunden sind.

QUELLEN DER FÜHRUNG	
ÄUSSERE ORIENTIERUNG: DIE HERRSCHENDE GESELLSCHAFTLICHE PERSPEKTIVE	**INNERE STIMME**
Das Verhalten wird von außen durch Gesetze und Institutionen bestimmt.	Das Verhalten wird durch die Verbindung mit der inneren Stimme gesteuert.
Es gibt eine objektive Realität, die unabhängig vom Bewusstsein ist.	Das gesamte Universum ist eine Projektion des Bewusstseins.
Der einzige Weg, etwas zu erreichen, besteht im Handeln und im Kampf gegen das, was wir *nicht* wollen.	Das Bewusstsein schafft alles, was ist. Gedanken und Gefühle schaffen die Wirklichkeit.
Man muss sich Unterstützung und Fürsorge durch andere Menschen und Institutionen verdienen.	Durch die Verbindung zum inneren Selbst und zur inneren Stimme nährt und stützt sich das Individuum selbst.
Der Beifall anderer ist der Schlüssel zum Glück.	Selbstachtung und Selbstakzeptanz sind die Schlüssel zum Glück.
Der Mensch ist von Natur aus ein Sünder. Er muss seinen Wert erst beweisen.	Wir sind, und deshalb sind wir wertvoll und ganz. Wir brauchen nichts zu beweisen.
Geistige Orientierung kann nur von Priestern, Pfarrern und Kirchen kommen.	Der Geist und die innere Stimme sind liebevoll und heilsam.
Das letzte Urteil über Wert und Unwert liegt bei Gott und dem Geist.	Das Universum ist in ständiger Entfaltung begriffen. Gott befindet sich in unserem Innern und spricht durch die innere Stimme zu uns.
Man kann alles und jeden verstehen und beherrschen.	Es lässt sich nicht alles von einer rein physikalischen Perspektive verstehen. Das Geheimnis ist ein Teil der wunderbaren Welt.

Als ich dieses altvertraute Übelkeitsgefühl wieder spürte, erkannte ich plötzlich, dass ich etwas daraus lernen konnte. Ich legte mich mit einem Eisbeutel im Nacken in ein ruhiges Zimmer und konzentrierte mich darauf, warme Hände zu bekommen. (Ein Biofeedback-Therapeut hatte mir gesagt, dass totale Entspannung und warme Hände Migräneanfälle im Anfangsstadium unterdrücken können.) Damit konnte ich die Kopfschmerzen und die Übelkeit vermeiden, die mich früher einen ganzen Tag gequält und geschwächt hatten. Nach einer Stunde war ich wieder auf den Beinen, wenn auch noch sehr angeschlagen, und dachte über die vorangegangenen Tage nach. Ich hatte das ganze Haus auf den Kopf gestellt, um in zwei Tagen alles zu ordnen und zu säubern, was sich jahrelang an Unordnung und Schmutz angesammelt hatte. Ich hatte mir kaum die Zeit genommen, zu essen oder zur Toilette zu gehen, und mich bei dem stundenlangen Bücken und Putzen kaum einmal ausgeruht. Dann war ich mit schmerzendem Kopf ins Bett gegangen und am nächsten Morgen mit den Migränesymptomen aufgewacht.

Meine Fähigkeit, das körperliche Bedürfnis nach Ruhe, Erholung und Nahrung lange Zeit zurückzustellen, war anscheinend noch völlig intakt, aber im Gegensatz zu früher ließ mir mein Körper lange nicht mehr so viel durchgehen. Die Folge war die Migräne, und ich erkannte sie als Warnung. Seit damals habe ich keine mehr gehabt, denn irgendwann – es hat allerdings auch Jahrzehnte gedauert – habe ich gelernt, mich auszuruhen und einfach nur zu genießen.

Aus dieser Erfahrung lässt sich ein Prinzip der Heilung formulieren: Wenn man die Botschaft beim ersten Mal nicht beachtet, wird sie mit mehr Nachdruck wiederholt.

Unabhängig von ihrem Inhalt sind Gefühle dazu da, uns zu helfen, das eigene Leben voll zu spüren und voll daran teilzuhaben. Wir fühlen uns gut sobald unsere Bedürfnisse nach Ruhe, Akzeptanz und Annahme erfühlt sind (um nur einige zu nennen). Dann gedeihen wir. Wenn wir uns hingegen übergangen fühlen, geängstigt oder wütend, dann verspüren wir einen Mangel oder wissen nicht, wie wir unsere Bedürfnisse befriedigen sollen. (Eine umfängliche Liste aller möglichen Gefühle und der dahinterstehenden Bedürfnisse findet sich bei Marshall Rosenberg, *Gewaltfreie Kommunikation*, (Junfermann 2016) oder cnvc.org.

Um sich der inneren Stimme bewusst zu werden, muss man den Gefühlen vertrauen. Das ist nicht immer leicht, denn viele Menschen haben gelernt, so zu leben, als ob sie sich in einer permanenten Krisensituation befänden. Denken Sie daran, patriarchalische Gesellschaften haben immer entweder gerade einen Krieg hinter sich oder ziehen in denselben. Eine Pause einlegen und sich regenerien ist an sich schon suspekt. »Dinge erledigen« lautet das Motto. Wir denken vielleicht: »Mit diesem unangenehmen Gefühl kann ich mich jetzt nicht befassen. Ich habe keine Zeit, weil ich den Bericht noch fertig machen oder das Essen kochen muss.« Ein solcher Aufschub oder eine solche Verleugnung zwingt den Körper, sich immer lauter und deutlicher Gehör zu verschaffen.

Wenn Sie das nächste Mal Lust bekommen, zu lachen oder zu weinen, sollten Sie sich gestatten, diese Gefühle zu spüren. Es erleichtert ungemein!

Viele Frauen »glauben« (im Gegensatz zu fühlen), sie müssten ständig positiv und glücklich sein, weil sie es so gelernt haben. Aber auch Trauer und Schmerz gehören untrennbar zum Leben und können uns vieles lehren. Obwohl Trauer und Schmerz niemandem erspart bleiben, lehrt unsere Kultur, Schmerz sei nicht normal und müsste durch Medikamente, Verleugnung oder sonst wie um jeden Preis vermieden werden – und der ist sehr hoch.

Was man uns nicht beibringt, ist die Tatsache, dass jeder Mensch die angeborene Fähigkeit besitzt, mit Schmerz umzugehen. Der Körper weiß genau, was dazu nötig ist. Bewegung, Laute und Tränen. Nach der Niederkunft zittern manche Frauen unkontrolliert – auf diese Weise regeneriert sich der Körper. Auch eine Antilope, die gerade noch dem Löwen entkommen ist, zittert am ganzen Körper.

Tränen sind eine Form des Körpers, Giftstoffe auszuscheiden. Weinen ermöglicht es, die Energie im Körper fließen zu lassen, sie neu zu kanalisieren und anders zu verstehen. Wenn wir uns verbieten, die eigenen Gefühle wahrzunehmen, und uns stattdessen mit Suchtmechanismen wie Jogging oder Beruhigungsmitteln ein »Stimmungshoch« verschaffen, werden Hormone (Endorphine) ausgeschüttet, die Tränen (und damit den vollen Ausdruck von Gefühlen) unterdrücken.[1] Wenn die Gefühle voll ausgedrückt und freigesetzt werden, werden Körper, Geist und Psyche gereinigt und befreit. Die Erkenntnis, welches Handeln in einer bestimmten Situation erforderlich ist, ist oft erst möglich, nachdem die Gefühle wirklich wahrgenommen und, wenn nötig, auch Tränen vergossen wurden. Tränen werden von Hormonen beeinflusst und interessanterweise unterscheiden sich Freudentränen physiologisch und chemisch von Tränen des Schmerzes. Obwohl Freude und Trauer sehr eng miteinander verwandt sind, dienen sie unterschiedlichen Zwecken.[2] Wer die tiefe Trauer nicht kennt, kann auch den Gipfel der Freude nicht erleben. Freude und Trauer drücken zwar unterschiedliche Gefühle aus, gehören aber untrennbar zu den Methoden, mit denen der Körper Gefühle verarbeitet und »verdaut«. Auch Töne, etwa Stöhnen, Schreien oder Singen gehören dazu. Sie helfen in schmerzlichen Situationen schnell und gut. (Siehe dazu auch den entsprechenden Abschnitt über Atmung in Kapitel 19.)

Viele Krankheiten sind nichts anderes als das Ergebnis jahrelang unterdrückter Gefühle, die nicht erkannt und nicht erlebt wurden. Eine Patientin, die seit Langem an Migräne litt, sagte vor Kurzem: »Als mein Neurologe mir Lithium verschreiben wollte, wusste ich, dass es mit den Kopfschmerzen so nicht weitergehen konnte. Dieses Medikament mit seinen Nebenwirkungen wollte ich meinem Körper nicht zumuten. Ich begann eine Biofeedback-Therapie, in der ich lernte, mich zu entspannen. Ich hatte eine so schreckliche Kindheit, dass ich keinen anderen Ausweg sah, als mich in die Schmerzen zu flüchten. Jetzt weiß ich, dass die Schmerzen nicht mehr unumgänglich sind. Ich habe bemerkt, dass ich die Kopfschmerzen immer dann bekomme, wenn ich mich nicht genug um mich kümmere. Sobald ich zu wenig Ruhe habe, nicht genug schlafe oder in der Familie nicht für meine Interessen eintrete, fangen die Kopfschmerzen an. Ich kann jetzt erkennen, dass sie mich schon immer auf etwas aufmerksam machen wollten.«

Die Befreiung der Gefühle: Heilung vergangener Verletzungen

Die Heilung in der Gegenwart ist nur möglich, wenn wir die verdrängten oder vergessenen Gefühle der Vergangenheit wahrnehmen, ausdrücken und freisetzen. Es ist wie bei einem Abszess, der geöffnet werden muss, damit der Eiter abfließen kann. Sobald das geschehen ist, verschwindet der Schmerz praktisch sofort, und an der Stelle, an der der Abszess saß, kann sich neues, gesundes Gewebe bilden. Dasselbe gilt für die Gefühle: Wenn wir sie nicht erleben und freisetzen, bilden sie ebenfalls eine Art Kapsel, die dann Schmerzen verursacht und Energien bindet.

Jeder Mensch besitzt von Geburt an die Fähigkeit, Gefühle unmittelbar auszudrücken, und bei Kindern kann man das auch noch gut beobachten. Unglücklicherweise haben Psychologen jahrzehntelang Eltern geraten, sich »ausschreien« zu lassen, damit sie nicht »abhängig« werden. Als ob ein Baby von dem menschlichen Körper, in dem es gerade geformt worden ist und zu dem es in engen Kontakt stehen muss, um seine Atmung, Herzschlag und Körpertemperatur zu regulieren, zu abhängig werden könnte. Allein gelassen zu werden, um sich müde zu weinen, ist das Gegenteil dessen, was der Mensch braucht, und hier gerade die Kinder. Um emotional sicher zu sein, brauchen wir alle (auch die Erwachsenen) Bindungen zu anderen Menschen, auf die wir uns verlassen können. Da aber in unserer Kultur die Beherrschung der Gefühle oberste Priorität hat, lernen wir alle schon früh, Gefühle zu verdrängen und uns von den dahinterstehenden Gefühlen zu distanzieren. Wenn Patientinnen wegen Panikanfällen oder Weinkrämpfen in meine Sprechstunde kommen, dann weiß ich, dass emotionales Material ins Bewusstsein drängt und verarbeitet werden muss. Für Außenstehende, die diesen tiefen Prozess nicht kennen, mag es so wirken, als ob sie »die Beherrschung verlieren«, »sich nicht mehr in der Hand haben« oder »es nicht mehr auf die Reihe kriegen«. Aber diese Frauen haben keineswegs »die Kontrolle verloren«, sondern lassen nur einen Heilungsprozess des Körpers zu. Das Einzige, was außer Kontrolle geraten ist, ist ihr Verstand; er lässt dem angeborenen Wissen des Körpers den Vortritt. Viele Ärzte verschreiben in solchen Fällen Medikamente, die den Heilungsprozess für Monate oder gar Jahre zum Erliegen bringen. Und selbst wenn keine Medikamente verschrieben werden, können die meisten Menschen in unserer Kultur nur schwer mit den Gefühlen umgehen, die beim Anblick eines Menschen auftauchen, der seine Gefühle wirklich spürt. Deshalb beeilen sie sich, jemanden zu trösten, der zu weinen anfängt oder »sich gehen lässt«. Damit schützen sie sich vor den eigenen Gefühlen und unterbrechen so nicht nur den Heilungsprozess des »Getrösteten«, sondern auch ihren eigenen.

Sobald eine Frau ermutigt wird, bei ihren Gefühlen zu bleiben und sie zu spüren, so lange zu weinen oder zu schreien, wie sie will, und den Kontakt mit ihrem inneren Selbst ungestört aufrechtzuerhalten, wird sie meist feststellen, dass ihr Körper die angeborene Fähigkeit besitzt, selbst sehr schmerzliche Erinnerungen und Ereignisse aus der Vergangenheit zu heilen. Die Bereitschaft, sich mit dem zu konfrontieren, »was ist«, statt davor zu fliehen, ermöglicht die Durcharbeitung schmerzlicher Erfahrungen, die seit Jahren im Unbewussten geschlummert und Energie absorbiert haben. Stephen Levine, der Autor von *Sich öffnen ins Leben. Schwerkranke, Sterbende und Trauernde begleiten* (Herder 2000), bezeichnet diese Erfahrung als »Schmerz, der den Schmerz beendet«.

Wenn wir die Gefühle zulassen und wirklich ausleben, kommt es zu einer Reinigung und Befreiung von Körper, Geist und Seele, die Einsichten und den erneuten Zugang zu einem lange verdrängten Verständnis des Selbst ermöglicht. Ich habe oft beobachten können, wie Frauen nach solchen tiefen Prozessen endlich ihren Frieden mit schmerzlichen Ereignissen der Vergangenheit machten und sich und anderen vergeben konnten, und das nach oft jahrelanger Rationalisierung, die keine wirkliche Heilung erlaubte. Am Ende wurden sie fröhlicher und konnten irgendwann sogar über sich selbst und die Vergangenheit lachen.

Ein gutes Beispiel dafür ist die Gynäkologin Karola. Sie hatte sich auf die Behandlung unfruchtbarer Frauen spezialisiert und litt immer sehr darunter, wenn sie einer Patientin trotz Einsatzes aller Mittel der modernen Medizintechnik nicht zu einer Schwangerschaft verhelfen konnte. Sie empfand es als persönliches Versagen, wenn es bei ihren Patientinnen mit der Empfängnis nicht klappte, obwohl sie wusste, wie viele unbekannte Faktoren es in diesem Bereich der Medizin gibt. Dadurch war ihre emotionale Einstellung zu ihrem Beruf von einer gewissen Traurigkeit überschattet.

Bei einem meiner Workshops kam das Thema »Mütter« zur Sprache, was bei vielen Teilnehmerinnen hochemotionales Material freisetzte, auch bei Karola, die schluchzend und schreiend auf einer Matte lag und immer wieder sagte: »Ich muss keine neuen Mamas machen.« Danach erkannte sie, dass sie selbst auf der Gefühlsebene nie eine Mutter gehabt hatte. Ihre Mutter hatte sie als Kind oft geschlagen. Die Entscheidung für die Arbeit mit unfruchtbaren Frauen ging zum Teil auf diesen unaufgelösten Schmerz der Kindheit zurück: Auf der unbewussten Ebene versuchte sie, »Mamas zu machen«, um sich die Mutter zu schaffen, die sie emotional brauchte. Nach dieser tiefen Erkenntnis konnte sie frei und unbelastet weiterarbeiten und war endlich von der Last der Verantwortung für die Empfängnis ihrer Patientinnen erlöst.

Träume – das Tor zum Unbewussten

Auch die Träume sind ein Bestandteil der inneren Stimme. Wissenschaftliche Untersuchungen haben nachgewiesen, dass die Aktivität im Gehirn beim Träumen genauso groß ist wie im Wachzustand. Beim Träumen arbeitet das System der inneren Stimme mit dem Gehirn zusammen und entwirft einen Plan der Aktivitäten oder Ziele, die für eine gesunde, ausgeglichene Zukunft nötig oder erwünscht sind. Träume zeigen auch, ob die Richtung, in die wir unsere Energie konzentrieren, günstig oder ungünstig ist und wo sie korrigiert werden muss.

Eine Patientin mit chronischen Beckenschmerzen erzählte, dass sie während des Heilungsprozesses oft träumte, wie sie kompetenter und stärker wurde. Sie freute sich richtig darauf, ins Bett zu gehen und zu erfahren, was sie noch alles konnte.

Eine andere Patientin, die eine Inzesterfahrung durcharbeitete, meinte: »Vor Kurzem habe ich von einem kleinen vierjährigen Mädchen geträumt, das mir zu sagen versuchte, wer ihm wehgetan hatte. Ich weiß, dass ich dieses Mädchen bin – und dass ich ihr in meinen Träumen zuhören muss.«

Eine weitere Patientin mit chronischer Vaginitis hielt sich an ihre Träume, als alle medizinischen Behandlungsversuche gescheitert waren. Eine Woche später kam sie in meine Praxis und sagte: »Ich habe das Richtige geträumt.

In dem Traum war alles schwarz, und dann sagte eine Stimme: ›Wenn du Hans loswirst, wirst du auch die Krankheit los.‹« Das half ihr, sich endlich ihren Beziehungsproblemen zuzuwenden, und dadurch besserte sich auch ihre Vaginitis.

Achten Sie auf Ihre Träume und schreiben Sie sie gleich nach dem Aufwachen auf. Nehmen Sie sich beim Schlafengehen vor, sich an sie zu erinnern, und legen Sie sich einen Block und einen Stift ans Bett. Oder diktieren Sie sie in ihr Smartphone und schreiben Sie sie später nieder.

SCHRITT-FÜR-SCHRITT-ANLEITUNG, WIE SICH DIE WEISHEIT DER TRÄUME INS BEWUSSTSEIN HEBEN LÄSST

Es folgt der genaue Ablauf, den ich über die Jahre verwendet habe, um aus meinen Träumen das Entscheidende zu gewinnen. Die Methode habe ich von Doris E. Cohen gelernt, mit der ich fast zehn Jahre lang zusammen Traumarbeit gemacht habe.

1. Schritt: Erinnern Sie sich an den Traum und schreiben Sie ihn nieder – das kann sofort nach dem Erwachen sein oder selbst mitten in der Nacht. (Machen Sie nicht den Fehler, ihn sich merken zu wollen. Das wird höchstwahrscheinlich nichts.)
2. Geben Sie dem Traum einen Titel – wie bei einer Zeitungsüberschrift. Das hilft Ihrem Unterbewussten dabei, die Bedeutung besser zu erfassen.
3. Schritt: Lesen Sie Ihren Traum laut vor. Seine eigene Stimme zu hören lässt die Botschaft klarer werden.
4. Überlegen Sie, was für Sie im Moment das Wichtigste im Leben ist.
5. Beschreiben Sie die Gegenstände oder Eigenschaften, die in Ihrem Traum vorkommen, so, als sprächen Sie zu jemandem von einem anderen Planeten. Zum Beispiel: Sie haben von einem Hotelzimmer geträumt. Was bedeutet ein Hotelzimmer? Es hat mit einer vorübergehenden Unterkunft zu tun. Träumen Sie vom Haus Ihrer Kindheit, können Sie sicher sein, dass damit etwas über die Kindheit vermittelt werden soll.
6. Fassen Sie die Botschaft Ihres Unterbewussten zusammen.
7. Überlegen Sie, welche diese für Ihr Leben im Wachzustand haben könnte.

Weitere Aspekte: Träumen Sie von einer Filmszene oder -figur, die Sie kürzlich im Kino oder Fernsehen gesehen haben, hat der Traum eher *nichts* mit dem Gesehenen konkret zu tun. Sie träumen davon nicht, weil Sie es gesehen haben. Sehen Sie es eher so: Das Unterbewusstsein arbeitet sehr effizient. Es verwendet die Filmfigur oder -szene, um Sie auf ein bestimmtes Thema aufmerksam zu machen. Auch das Folgende sollten Sie im Blick behalten: Das eigene Haar repräsentiert die eigenen Gedanken. Schuhe und Kleidung stehen für die verschiedenen Rollen, die wir im Leben einnehmen. Flugzeuge, Züge und Autos stehen für die Fahrzeuge, die uns durch das Leben führen. Mehr dazu erfahren Sie in dem [nur auf Englisch verfügbaren] Buch von Doris Cohen: *Dreaming on Both Sides of the Brain: Discover the Secret Language of the Night*. (Hampton Roads 2017).

Intuition und die innere Stimme

Intuition ist die »unmittelbare Erkenntnis einer Wahrheit oder einer Tatsache unabhängig von Denkprozessen«. Es ist die Fähigkeit, die richtige Entscheidung ohne ausreichende Information zu fällen. Im Übrigen ist es der erste Sinn und nicht der sechste. Er ist angeboren und wird uns dann früh von einer Kultur ausgeredet, die der linken Gehirnhälfte und ihrem Denken anhängt.

Wenn Sie zum Beispiel in einen dunklen Raum kommen, wissen Sie intuitiv, wenn jemand anders anwesend ist, auch wenn Sie nichts sehen können und Ihnen niemand gesagt hat, ob jemand da ist. Oder wenn Sie schon wissen, wer anrufen wird, noch bevor das Telefon klingelt. Diese Fähigkeit ist angeboren, und als Kinder waren wir alle hochintuitiv. Aber die Erziehung hat fast immer dafür gesorgt, dass wir diese Art des Wissens spätestens mit sieben Jahren verloren haben. In unserer Kultur führt Bildung im Allgemeinen zu einem Verlust an Vertrauen in die natürliche Intuition. Da die Gesellschaft nur das logische, rationale Denken der linken Hirnhälfte akzeptiert, lernen wir, andere Wissensformen als primitiv oder ignorant abzutun.

Die Fähigkeit zur Intuition ist deshalb suspekt und wird viel zu wenig benutzt. Da sie aber eine ganz natürliche Art des Wissens ist, kann sie jederzeit wieder neu erworben werden. Obwohl das Suchtsystem den Kontakt zum eigenen Wissen und zu den eigenen Gefühlen und meist auch zur Intuition unterbricht, ermöglicht eine zunehmende Orientierung nach innen und der wachsende Kontakt zur inneren Stimme automatisch auch wieder den Zugang zur Intuition. Unsere Gesellschaft gibt zu, dass selbst ein Genie nur 25 Prozent seiner Hirnkapazität nutzt. Der Zugang zur Intuition bedeutet also nichts anderes als die Nutzung von mehr Bereichen des Verstandes als gewohnt.

Intuitive Diagnose ist die Fähigkeit, das eigene Energiefeld (oder das Energiefeld anderer) zu lesen. Sie wird seit Jahrhunderten angewandt und war Bestandteil vieler traditioneller Heilmethoden. Die Schamanen und die Heiler der Wicca-Tradition haben damit gearbeitet.[3] Die intuitive Diagnose kann Energieblockaden aufspüren, bevor sie sich physisch manifestieren. Wenn wir uns nach diesen Informationen richten, bleiben wir gesund.

Die Mechanismen der inneren Stimme

Eine Freundin aus der Studienzeit, die einen »schlimmen Rücken« hat, hat bemerkt, dass die Rückenschmerzen immer dann auftauchen, wenn sie etwas tun muss, was sie nicht tun will (obwohl ihre Symptome sogenannte

»physische« Ursachen hatten). Momentan arbeitet sie gerade an einer medizinischen Veröffentlichung. Aber schon bei dem bloßen Gedanken an den Aufsatz und an die Kollegen, mit denen sie bei dem Projekt zusammenarbeiten muss, setzen Schmerzen im Nacken und Übelkeit ein. In ihrer Ausbildung hat sie gelernt, dass Veröffentlichungen Bestandteil der beruflichen Karriere sind; sie weiß, dass sie ihre Forschungsergebnisse veröffentlichen sollte. Aber ihre innere Stimme, die sich in den Gefühlen des Körpers ausdrückt, sagt ihr etwas ganz anderes. Ihr ist klar, dass sie um ihrer Gesundheit willen den entscheidenden Schritt tun und entscheiden muss, wem sie vertrauen will, der inneren Stimme oder den Ratschlägen der Gesellschaft. Diese Freundin gelangte am Ende zu einer sehr zufriedenstellenden Karriere, die ganz anders war, als das, was sie immer gedacht hatte, tun zu müssen. Sie arbeitet immer noch im Krankenhaus – aber für ein Labor. Ihr Körper hat sie dorthin geführt. Meine ganze Karriere in der Frauengesundheit fußt im Grunde auf dem Erlebnis einer Geburt während des Medizinstudiums. Fast wäre ich zu Boden gegangen und hätte angesichts dieses Wunders geweint. Das nenne ich mal eine intuitive Botschaft meines Körpers!

Der Körper funktioniert dann am besten, wenn Arbeit und Gefühl übereinstimmen, das heißt, wenn die Arbeit, die wir tun, dem eigenen Gefühl entspricht. Wer wissen will, was Gott mit ihm vorhat, muss nur auf seine Fähigkeiten und Begabungen achten, denn darin äußert sich der göttliche Wille. Wenn eine Frau ihre Arbeit als befriedigend empfindet, ist sie gesünder. Um festzustellen, welche Fähigkeiten und Begabungen man hat, ist es sinnvoll, sich an die Wünsche zurückzuerinnern, die man zwischen neun und elf Jahren hatte, als der kulturelle Einfluss noch nicht so vollständig greifen konnte. Was haben Sie damals gerne getan? Was wollten Sie werden? Für wen haben Sie sich gehalten?

Der Kontakt zu den eigenen Fähigkeiten und Begabungen entsteht auch, wenn man sich fragt, was man tun würde, wenn man nur noch sechs Monate zu leben hätte. Würde man in seinem Beruf weiterarbeiten oder weiter mit dem Partner leben wollen?

Jeder Mensch ist dazu bestimmt, nach dem zu streben, was Erfüllung, persönliches Wachstum und Freiheit ermöglicht. Jeder Mensch weiß von Geburt an, welche Aktivitäten, Gegenstände, Gedanken und Gefühle zu diesem Ziel führen. Deshalb müssen wir wieder darauf vertrauen lernen, dass wir selbst wissen, wo wir Heilung und Erfüllung finden.

Die meisten Menschen werden in dem Glauben erzogen, eigene Wünsche wären unerfüllbar und ein Leben voller Mühe mehr wert als ein Leben voller Freude. Entsprechend sollen wir auch allem misstrauen, was zu viel Erfüllung und zu viel Spaß verspricht. Diese Überzeugung spiegelt sich im Körper. Eine bekannte Hypnoseforscherin hat festgestellt, dass negative Wirkungen, etwa Wundblasen, doppelt so leicht hervorgerufen werden können wie positive.[4] Trotzdem bringt uns die klare Formulierung der eigenen Wünsche und ihre Begründung augenblicklich mit der inneren Stimme in Kontakt, weil sich der Körper gut fühlt, wenn wir darüber nachdenken, was wir wollen und warum wir es wollen. Solche Gedanken und Gefühle sind immer spannend und anregend, und dadurch wird der Kontakt zum inneren Wissen und zur spirituellen Energie aufrechterhalten. Das Ergebnis ist Enthusiasmus und Freude – das Gefühl des Himmels auf Erden.

In unserer Gesellschaft gilt es nur zu oft als egoistisch, wenn eine Frau eigene Wünsche und Träume hat und es sich gut gehen lässt. Wenn Mädchen Kontakt zu ihrer inneren Stärke finden, hören sie oft Bemerkungen wie: »Was glaubst du, wer du bist! Die Königin von Saba?« Und wenn wir auf eine Leistung stolz sind oder etwas nur aus Spaß und nur für uns gemacht haben, hören wir nur allzu oft: »Nun komm mal wieder auf den Teppich und bilde dir nicht so viel ein.« Solche Bemerkungen haben uns ein Leben lang blockiert. Wenn eine Frau ihren Interessen und ihrem Leben den Vorrang gibt, sieht sie sich sofort mit dem Vorwurf des Egoismus konfrontiert. Egoismus aber, so hat man uns immer beigebracht, müssen wir um jeden Preis vermeiden.

Verstehen Sie mich richtig. Ich plädiere hier nicht für Selbstgenügsamkeit und Egoismus. Es gibt einen Riesenunterschied zwischen der Verfolgung von Aufgaben, die einem entsprechen und der Erwartung, dass sich die Welt um einen zu drehen habe. Tatsächlich hat schätzungsweise einer von fünf Leuten eine Charakter- oder Persönlichkeitsstörung, wozu narzisstische Störungen, Borderline-Störungen und antisoziale Persönlichkeitsstörungen gehören. Eine/r von 25 Personen ist ein ausgesprochener Psychopath ohne den Hauch eines Gewissens.[5] Diese Menschen ruinieren ihre persönliche Umgebung und stellen ein Riesenproblem für das Gesundheitswesen dar. Zu diesem Thema habe ich ein ganzes Buch verfasst, es heißt *Vom Schatten zum Licht, Wie sie Energieräuber erkennen und sich von ihnen befreien,* (München 2018). Kennen Sie solche Menschen aus eigener Erfahrung, dann sind Sie wahrscheinlich schwerstens damit beschäftigt, den Schaden, den diese Leute anrichten, irgendwie durch Übervorsicht und übermäßige Verantwortlichkeit auszugleichen – natürlich auf Ihre Kosten. Ich schneide das deshalb an, weil zu viele Frauen (und Männer) ein Leben lang damit beschäftigt sind, solchen Individuen zu gefallen, mit erheblichen gesundheitlichen Konsequenzen.

Frauen haben es in unserer Gesellschaft schwer, ihre persönlichen Wünsche und Bedürfnisse zu erfüllen, weil es als selbstverständlich gilt, dass sie die Verantwortung für den gesamten Bereich alltäglicher Fürsorge übernehmen, wie etwa die Versorgung der Kinder, die Zubereitung der Mahlzeiten, das Erfüllen von Haushaltspflichten. Aber selbst wenn eine Frau ihre persönliche Erfüllung tatsächlich in Kindererziehung und Haushaltsführung sieht, muss sie oft feststellen, dass diese Tätigkeiten unterbewertet und unterbezahlt werden. In jedem Fall wird sich an den äußeren Lebensumständen von Frauen nichts ändern, solange wir nicht lernen, dem eigenen Leben und den eigenen Fähigkeiten dasselbe Maß an Wert und Zuwendung zuzumessen wie dem Leben und den Fähigkeiten anderer. In den Worten einer Freundin: »Wer zu den Auserwählten gehören will, muss nichts weiter tun, als sich selbst zu erwählen.«

Fast jede Frau, die ich kenne, ist in dem Glauben erzogen worden, sie müsse alle anderen Menschen höher achten als sich selbst. Aber diese Vorstellung lässt sich umkehren; wir können uns auch selbst achten. Mir gefällt in diesem Zusammenhang, was die Unternehmerin Danielle LaPorte auf ihrer Webseite White Hot Truth (die »glühend heiße« – auf deutsch »schillernde« Wahrheit, A.d.Ü.) schreibt:

»Ich bemerke es an mir selbst, das verhaltene Glück. Wir fühlen tatsächlich den Funken. Wir fühlen uns beschenkt in Dankbarkeit, merken genau das leise Lächeln in unseren Zellen. Wir wollen Leichtigkeit, doch wir trauen uns nicht, sie auszudrücken. Wie eine neue Freundin meint: ›Wir drängen die Freude zurück, weil Glücklichsein eine Form der Macht ist.‹

Doch sollten wir so mit Freude umgehen? Glücklichsein ist Macht. Glück ist prickelndes Bewusstsein. Es will überlaufen, leuchten und herauskommen. Doch jedes Mal wenn wir unsere Freude herunterspielen, verwirren wir unsere Synapsen. Unser Gehirn feuert Smileys ab, doch unser Mund hält sie zurück. Auf die Dauer stumpft das unsere Sinne ab. Doch wenn man die Freude zu lange herunterspielt, bleibt sie weg, dann steht das Licht unter dem Scheffel.

Tun wir uns deshalb einen Gefallen: Ganz gleich wie das Wetter ist, der Gegenwind, die Umstände, die Gesellschaft: Wenn man glücklich ist, wirklich glücklich, dann sollte man es sagen!«

Dem kann ich nur voll und ganz zustimmen. Als Ärztin kann ich sagen, dass Glücklichsein auch Heilsein ist. Dazu ein Beispiel.

Dana Johnson, eine befreundete Forscherin und Krankenschwester, konnte von einer fortschreitenden Muskellähmung (ALS) genesen, weil sie ihren Körper ganz und gar zu akzeptieren lernte. Als sie nach jahrelanger Krankheit schließlich nicht einmal mehr ihre Atemmuskeln kontrollieren konnte, glaubte sie schon, sterben zu müssen. Aber dann beschloss sie, zumindest einmal vor ihrem Tod noch die Erfahrung bedingungsloser Selbstliebe zu machen. Jeden Tag setzte sie sich »wie eine Portion Wackelpudding im Rollstuhl« eine Viertelstunde vor den Spiegel und suchte sich einen Körperteil aus, den sie liebhaben wollte. Dabei begann sie mit den Händen, weil sie zunächst die einzigen Körperteile waren, gegen die sie keine Einwände hatte. Jeden Tag wechselte sie zu einem anderen Körperteil. Mit jedem Tag, den sie ihren Körper mehr schätzen lernte, ging es ihr besser. Sie führte ein Tagebuch über die Einsichten, die sie durch diesen Prozess bekam. Darüber erkannte sie, dass sie von Kindesbeinen an geglaubt hatte, nur wenn sie ihre eigenen Bedürfnisse aufgebe, sei sie für andere nützlich, akzeptabel und wertvoll. Die Einsicht, dass Dienen durch Selbstaufgabe eine Sackgasse darstellt, wurde ihr erst durch die lebensgefährliche Erkrankung möglich. In der Tat gibt es einen starken Zusammenhang zwischen Psyche und Überlebensrate bei ALS. Wenn man bedenkt, dass nicht bekannt ist, wie ALS entsteht und auch nicht, wie es geheilt werden kann, sind diese Faktoren nicht zu unterschätzen.[6] Auch wenn es der Gesundheit förderlich ist, wenn man sich am eigenen Nutzen für andere selbstlos freuen kann, backen doch zu viele Frauen Plätzchen, kochen Kaffee und putzen, weil es so erwartet wird und weil sie sich andernfalls schuldig fühlen würden. Doch Dienst aus einem Gefühl der Verpflichtung führt nur zu Erschöpfung, Burn-out und Groll.

Erkennen, was wir nicht wollen

Wir wissen nicht nur, was wir wollen, sondern auch, was wir nicht wollen. Dieses Wissen ist angeboren. Säuglinge wissen genau, was sie mögen und was sie nicht mögen. Kinder gehen bis um das sechste Lebensjahr automatisch auf alles zu, was sie mögen, und vermeiden, was sie nicht mögen. Am deutlichsten ist das bei Zweijährigen zu erkennen, die gerade gelernt haben, Nein zu sagen. Ich muss immer herzhaft lachen, wenn meine zweijährige Enkeltochter »Lass das, Lulu« zu mir sagt. Sie lernt gerade das Grenzen setzen. Aber sie lernt auch gute soziale Fähigkeiten wie Danke und Bitte sagen. Nebenbei bemerkt: Die einzigen angeborenen Ängste, mit denen ein Baby auf die Welt kommt, ist die Angst zu fallen und die Angst vor lauten Geräuschen. Alle anderen sind erlernt. Die Fähigkeit, Nein zu allem zu sagen, was uns nicht guttut, ist ein wesentlicher Bestandteil unserer inneren Stimme. Es ist nie zu spät, zu dem Nein zu sagen, was zur Erschöpfung führt, und Ja zu dem, was aufbauend ist.

- Wenn eine Freundin anruft und Sie um Ihre Hilfe bittet, halten Sie einen Augenblick inne. Fragen Sie sich: »Will ich ihr jetzt wirklich helfen oder würde ich lieber etwas anderes tun?« Wenn Ihre Antwort darauf kein spontanes Ja ist, ist es sehr wahrscheinlich ein Nein. Ist Ihre Antwort Nein und ihre Freundin reagiert ungehalten, sollten Sie den Wert dieser Freundschaft einmal überdenken.
- Prüfen Sie Ihre körperliche Reaktion, wenn Sie um einen Gefallen gebeten werden. Gibt es Bereiche, wo Sie sich verspannen? Gibt es irgendwelche »instinktiven Reaktionen«? Vermittelt Ihnen der Körper: »Ja, das macht Spaß«, oder sagt er: »Nein, das würde mich erschöpfen«?
- Wenn Sie feststellen, dass Sie am Ende eines Tages müde oder gereizt sind, fragen Sie sich, welche Gedanken, Aktivitäten oder Menschen Ihre Energie während des Tages erschöpft haben.
- Fragen Sie sich an den Tagen, an denen es Ihnen ausgesprochen gut geht, welche Gedanken, Aktivitäten oder Menschen Ihren Energiefluss beflügelt haben.
- Führen Sie ein Tagebuch, in dem Sie alles notieren, was zu einem positiven Energiefluss beiträgt, aus dem Sie neue Kraft schöpfen. Auf diese Weise werden Sie mehr davon erfahren.
- Versuchen Sie achtsam und dankbar zu sein. Schreiben Sie all das Gute in Ihrem Leben auf.
- Versuchen Sie, achtsam zu sein. Lenken Sie Ihre Aufmerksamkeit bewusst auf Gedanken, Emotionen und Umstände, die sich gut anfühlen und erhebend sind. Das wirkt wie eine Medizin. Sich bewusst zu vergegenwärtigen, was gut im Leben läuft, ändert die persönliche Schwingung. Auf diese Weise werden Sie mehr Gutes anziehen.

Im Gespräch mit einer Sozialarbeiterin, die wegen PMS und leichter Angstanfälle zu mir kam, fiel mir auf, dass sie überhaupt keine Zeit für sich hatte; sie war völlig davon in Anspruch genommen, die Bedürfnisse anderer zu befriedigen, und ignorierte ihre eigenen. Ich empfahl ihr, einmal darauf zu achten, aus welchen Aktivitäten sie Energie beziehen konnte und welche sie erschöpften. Um ihre Symptome loszuwerden, müsse sie mindestens eine Stunde täglich ihre Energievorräte aufladen und sich entweder ausruhen oder etwas tun, was ihr Freude machte. Sie folgte meinem Rat, und nach einem Monat waren ihre

Symptome verschwunden. Sie erkannte allmählich, wie sehr sie ihre Energien im Alltag überstrapaziert hatte: »Wenn ich mich hinlege oder Tagebuch schreibe, kann ich buchstäblich spüren, wie die Energie in den Körper zurückfließt. Die Erkenntnis, dass das für mein psychisches und physisches Wohlbefinden ungeheuer wichtig ist, ist eine echte Offenbarung.«

Natürlich werden Sie sich, sobald Sie Ja zu sich und Nein zu dem gesagt haben, was Sie angeblich tun müssen, um ein guter Mensch zu sein, schuldig fühlen. Diese Art von Schuldgefühl ist übrigens erblich. Eine meine Freundinnen rief mich aus den Ferien an, musste das Gespräch aber abbrechen, weil sie mit ihren Eltern Obst für die Mitglieder der Gemeinde ihrer Eltern ernten sollte. Ich fragte sie, warum sie das machen müsse, wo doch ihre Ferien so kurz seien. »Weil wir das immer gemacht haben«, war ihre kurz und bündige Antwort.

»Gefällt dir die Arbeit?«, fragte ich.

»Nein«, war die Antwort.

»Warum machst du das dann immer noch mit? Du bist kein Kind mehr und lebst in einer anderen Stadt, gehst nicht einmal in die Kirche deiner Eltern.«

»Man erwartet es«, war ihre Antwort. »Wir haben das immer gemacht.«

»Bringt es dir denn ein wenig Freude oder Befriedigung?«, hakte ich nach. Aber da war nichts. Sie folgte einfach nur blind der Familientrance. Das war dann das letzte Mal, dass sie in den Ferien Obst erntete. Stattdessen machte sie nun einen Yogakurs und erholte sich.

Wir alle empfangen regelmäßig die Botschaften des Körpers, die uns mitteilen, was unserer Gesundheit und unserem Wohlbefinden dient und was nicht. Der Körper weiß sofort, wenn wir etwas tun oder auch nur denken, das uns nicht voll fördert. Eine Freundin, die in ihrer Kindheit und bis ins Erwachsenenalter physisch und psychisch misshandelt worden ist, bekommt schon bei dem bloßen Gedanken an einen Besuch bei den Eltern Durchfall und Magenschmerzen. Ihr Körper weiß, dass ein solcher Besuch ihr nicht guttut, und fordert sie durch die Symptome auf, ihn zu unterlassen. Wenn sie den Besuch absagt, verschwinden die Magen-Darm-Probleme sofort. (Auch muss sie ihre angestammten Ängste, keine »gute« Tochter zu sein, mäßigen lernen, die hochkommen, wenn sie ihre Eltern nicht besucht oder nicht tut, was ihre Mutter sagt. Mit der Zeit wird sie dann die Eltern besuchen können, ohne dass es sie etwas »kostet«. Doch das ist Heilungsarbeit für Fortgeschrittene.) Leuten, die meinen, sie seien »stark« genug, um es dauerhaft mit missbrauchenden Menschen aufzunehmen, sage ich immer, dass es nicht darum geht, wie viel man zu vergeben bereit ist und wie viel innere Stärke man entwickeln kann, sondern dass der Verzehr geriebenen Glases immer noch verletzend und gefährlich ist.

Um im Alltag gesund zu bleiben, müssen wir lange vor dem Ausbruch von Krankheiten die subtilen Hinweise des Körpers beachten, die uns mitteilen, was uns guttut und was nicht. Benommenheit, Schwindel, Herzklopfen, Akne, Kopf-, Rücken-, Magen- und Beckenschmerzen zählen zu den verbreiteten Symptomen, die darauf hinweisen, dass es an der Zeit ist, alles sein zu lassen, was wir nicht wollen. Ein Beispiel aus meinem Leben soll das deutlich machen.

In den Achtzigerjahren hatte ich zwei kleine Kinder und arbeitete viel zu viel. Dazu kam der Eindruck, dass meine Kollegen bestimmte Aspekte meiner Arbeit nicht wirklich ernst nahmen. Damals bekam ich auffallende Hautunreinheiten, zystische Akne tatsächlich, wie ich sie vorher nie gekannt hatte, auch als Jugendliche nicht. Ich nahm Vitamine, machte Diäten und probierte zahlreiche Cremes aus, aber nichts half – bis ich den Arbeitsplatz wechselte. Innerhalb von sechs Monaten war das Problem verschwunden und ist nie wieder aufgetaucht.

In diesen Jahren war also mein Gesicht das Barometer für mein Wohlbefinden. Durch die Pickel hatte mir mein Körper mitgeteilt, dass meine Arbeitsbedingungen nicht optimal für mich waren. Mein Teint hatte meine »dünnhäutige« Sensibilität und meinen Ärger über die ungenügende Akzeptanz durch die Kollegen registriert. (Zu diesem Zeitpunkt konnte ich mich allerdings auch noch nicht wirklich selbst akzeptieren. Und dann gab es damals in der Medizin auch noch längst keine Akzeptanz ganzheitlicher Methoden.) Auch wenn ich das damals nicht wusste, lagen all diese Gefühle direkt unter der Oberfläche. Sobald ich mich mit meinen innersten Bedürfnissen »von Angesicht zu Angesicht« konfrontierte und den Arbeitsplatz wechselte, verbesserte sich mein Teint automatisch. In dem Maße, in dem mein Leben klarer wurde, wurde auch die Haut wieder klar.

Negative Gefühle sind dazu da, uns darauf aufmerksam zu machen, dass wir nicht den besten Weg zu unserem Ziel gewählt haben. Wenn wir erkennen, dass der Körper und seine Symptome – mit anderen Worten: die Gefühle – Bündnispartner sind und uns darauf hinweisen, was gut für uns ist und was nicht, werden wir frei. Sie sollten jeden Ärger und jede Aufregung, jeden Kopfschmerz und jedes andere Symptom dazu nutzen, innezuhalten und darüber nachzudenken, was das Symptom Ihnen sagen will. Wenn ich also feststelle, dass meine Stimmung immer stärker bergab geht und ich nur noch negative Gefühle bekomme, weiß ich sofort, dass ich den Kontakt zur inneren Stimme verloren habe und zu sehr von etwas in Anspruch genommen bin, was ich nicht will. Ich habe gelernt, auf solche Gefühle zu achten und einen Moment lang innezuhalten. Wenn ich die ersten Anzeichen der schlechten Stimmung bemerke, kann ich meine Energien mithilfe der folgenden Schritte oft wieder zum Fließen bringen:

1. Ich gebe meine Gefühle ohne irgendeine Bewertung zu. Ich vermeide es, mich in die negativen Gefühle hineinzusteigern und sie so zu verlängern, aber ich spüre sie definitiv. Ich »bleibe bei dem Gefühl«.

2. Ich gebe zu, dass diese Gefühle einen Grund haben. Dahinter versteckt sich fast immer ein unbefriedigtes Bedürfnis, das mit dem inneren Kind zu tun hat.

3. Ich verbringe etwa 20 Sekunden damit, den Grund herauszufinden. Erst gestern habe ich mich zum Beispiel geärgert, weil mir ein Mitarbeiter eine wichtige Nachricht erst so spät gegeben hat, dass ich nicht mehr zurückrufen konnte.

4. Wenn ich die Ursache des negativen Gefühls festgestellt habe, frage ich mich, was ich tatsächlich will. Manchmal ist das Bedürfnis nicht so ohne Weiteres ersichtlich, besonders wenn man sich in einer emotionalen Abwärtsspirale befindet, bei der die Dinge aus der Perspektive geraten. Der Grund dafür ist, dass irgendetwas Erinnerungen wachruft (selbst auf der unterbewussten Ebene), bei der ein ähnliches Bedürfnis schon einmal unbefriedigt blieb. Geschieht das, sollte eine gute Freundin, der man vertrauen kann, dabei helfen, sich auf das momentane Bedürfnis zu konzentrieren, statt sich in den diffusen Gefühlen zu verlieren.

5. Dann benenne ich den Wunsch. Die klare Formulierung der eigenen Wünsche ist deshalb so wirksam, weil sie dadurch eindeutig definiert werden, sodass die kreative Energie in die entsprechende Richtung gehen kann. Bei dem unter Punkt 3 erwähnten Beispiel würde ich etwa sagen: »Ich will über Anrufe rechtzeitig informiert werden, damit ich angemessen reagieren kann.« Diese Aussage gibt der positiven Energie ihre Richtung. Da sie ausschließlich positiv ist, bewirkt sie, dass meine Wünsche in meine Erfahrung einfließen. Sobald ich über negative Gefühle nachdenke oder darüber spreche, was ich möchte, verschwinden sie meist von selbst.

6. Schließlich bekräftige ich, dass ich durch die innere Stimme und die Kraft meines Willens die Macht besitze, meine Wünsche Wirklichkeit werden zu lassen.

Denken Sie an das Gesetz der Anziehung: Die Menschen und Umstände, die wir anziehen, sind immer Ausdruck unserer eigenen Vorstellungen. Als ich meine Praxis noch nicht lange hatte, fühlte ich mich oft bei der Arbeit und zu Hause nicht unterstützt. Ich hatte die Vorstellung »Wenn du willst, dass es richtig gemacht wird, musst du es selbst machen.« Mit der Zeit änderte ich allmählich meine Einstellung im Hinblick auf das Unterstütztwerden. Dabei wurde mir klar, dass ich sie wirklich brauchte – und auch verdiente. Ich lernte mich dessen nicht mehr zu schämen, lernte, dass man um Unterstützung bitten kann und sie auch bekommt. Weil sich meine innere Einstellung dadurch geändert hat, habe ich heute ein ganzes Netzwerk sowohl zu Hause als auch bei der Arbeit. Ich nenne es »betreutes Leben«.

Durch so eine Bewusstwerdung werden meine Gefühle weder verleugnet noch verdrängt. Ich habe mir angewöhnt aufzuschreiben, was ich in einer gegebenen Situation wirklich möchte. Damit stelle ich eine Verbindung zwischen meinem Denken und der inneren Stimme her. Normalerweise weiß ich danach, was ich tun muss. Diese Reihenfolge ist wichtig: Ich denke erst darüber nach, was in einer bestimmten Situation zu tun ist, wenn ich den gesamten Prozess bereits durchlaufen habe, der mir die Richtung meiner Wünsche zeigt. Der Grund liegt darin, dass gerichtetes Denken Schwingungen erzeugt, die dann zur Inspiration führen. Wenn ich darauf reagiere, was ich nicht will, steigere ich es damit und fixiere mein ganzes Handeln darauf, statt die Ergebnisse herbeiführen, die ich mir wünsche. Deshalb schlage ich auch vor, die Vorstellung des »Bekämpfens«, etwa von Krebs oder anderen Erkrankungen aus Ihrem Vokabular zu streichen.

Früher war mein Ex-Mann zum Beispiel abends oft sehr lange im Krankenhaus und kam nicht rechtzeitig zum Essen nach Hause. Ich bin dann immer wieder zum Fenster gelaufen, um zu sehen, ob er nicht kommt, habe das Essen warm zu halten versucht, und habe Wut auf ihn und Mitleid mit mir selbst gehabt. Je nachdrücklicher ich forderte, er solle pünktlich zum Essen kommen, desto problematischer wurde es in unserer Beziehung. Eines Tages beschloss ich einfach, allein mit dem Essen anzufangen und mir einen schönen Abend zu machen. Seitdem tat ich das jedes Mal, wenn er später nach Hause kam als vereinbart. Nach einiger Zeit kam er von selbst pünktlich nach Hause oder rief an, dass er später käme. Da begriff ich, dass meine Aufmerksamkeit seine fortdauernde Abwesenheit betreffend, das schmerzliche Muster verfestigt hatte. Mir wurde auch klar, dass ich der veralteten Idee angehangen hatte, dass es mein Job sei, ihm ein warmes Abendessen zu bereiten, obwohl wir beide als Chirurgen im gleichen Krankenhaus arbeiteten.

Wenn man der Ansicht ist, dass man seine Erfahrung schwingungsmäßig anzieht, dann muss man auch auf den Fahrersitz seines eigenen Lebens und sich von der Vorstellung verabschieden, jemand anderes sei für die eigenen Bedürfnisse zuständig. Das ist dann der eigene Job. Auch sollte man das eigene Unglück nicht mit dem Verhalten anderer entschuldigen. In den meisten Fällen tun geliebte Menschen gerne etwas für einen, wenn man lernt, Bedürfnisse zu formulieren, statt Forderungen zu stellen. (Nebenbei bemerkt, gilt das nicht, wenn Sie es mit einem Energieräuber zu tun haben.)

Leider werden wir nicht dazu erzogen, uns von den Gefühlen leiten zu lassen, sondern negative Gefühle als schlecht anzusehen und entsprechend zu fürchten, zu verleugnen oder zu bewerten. Obwohl es tatsächlich bewundernswert sein kann, wenn jemand angesichts großer Belastungen ruhig und gesammelt bleibt, wird diese Beherrschung doch nur allzu oft zu einer so tiefen Gewohnheit, dass Frauen den Kontakt zu ihren Gefühlen selbst in den Situationen nicht mehr finden können, in denen es gesund und ungefährlich wäre, sie sich einzugestehen und auszudrücken. Das Risiko, den Kontakt zu den Gefühlen zu verlieren, ist bei Männern noch größer, da sie meist früh gelernt haben, dass »große Jungen nicht weinen«. Die Eltern einer Freundin hatten sie dazu erzogen, beim Weinen den Kopf im Kissen zu vergraben, damit der Rest der Familie es nicht hören musste. Aber Weinen, auch lautes, gehört zum emotionalen »Verdauungssystem« und ist ein Mittel, den Energiefluss im Körper im Gleichgewicht zu halten.

Kürzlich sah ich wieder einmal den Film *Sinn und Sinnlichkeit*, der auf dem gleichnamigen Roman von Jane Austen basiert. Elinor, die Hauptfigur ist ihr ganzes Leben lang »vernünftig« in dem Versuch gewesen, den Deckel auf ihren Bedürfnissen und Sehnsüchten zu halten. Unter anderem den Wunsch, den Mann, den sie liebt, zu heiraten. Doch sie lässt sich nichts anmerken und wartet darauf, dass er den ersten Vorstoß macht. Als ihr der Begehrte nach vielen Irrungen und Wirrungen endlich seine Aufwartung macht, bricht in ihr der Damm und sie weint hemmungslos. Diese Szene kann man kaum mit ansehen, wenn man bedenkt, dass Elinors Verhalten gar nicht so selten ist. Unter der ruhigen Oberfläche schwelt die Lebensenergie mit Macht und wartet nur darauf, befreit zu werden. Zum Glück brauchen wir nicht mehr zu warten, bis Mr. Right auftaucht, um unsere innere Stimme zu erhören.

Jahrtausendelang haben wir in einer »unlebendigen« Orientierung gelebt, wurden angehalten, »nicht überzukochen« und »keine Gefühlsregung zu zeigen«. Die frühe Erziehung zu der Auffassung, dass Gefühle schlecht sind und man sich ihrer schämen muss, ist gleichzeitig eine Erziehung zum Misstrauen gegen die innere Stimme und den eigenen Körper. Damit hat man uns auch systematisch abgewöhnt, die Erfüllung der innersten Wünsche anzusteuern und Nein zu sagen, wenn wir etwas nicht wollen. Selbst unsere Religion lehrt uns, jede angeborene Freude und Kreativität zu unterdrücken; sie erklärt es für Sünde, wenn wir uns wohlfühlen. Matthew Fox weist darauf hin, dass »unsere Zivilisation mit der Energie nicht gut umgehen kann, die wir als Vergnügen und Freude bezeichnen«.[7] Der Anthropologe Dr. Richard Grossinger drückt es so aus: »Wissen Sie was? Gott hat uns nicht erschaffen, damit wir in einem Lehrstück auftreten, sondern die Erfahrung des Unergründlichen machen, ausloten, was sein könnte, in den dunklen Abgrund der Schöpfung steigen und ihr Geheimnis entreißen, das Wunderbare und Mögliche zu beklagen und zu preisen. Das Universum ist ein tanzender Derwisch und kein unerbittlicher Richter in einer Robe.«[8]

Jeder lächelnde, glucksende drei Monate alte Säugling spiegelt die echte, frohe Natur, mit der jeder Mensch geboren wird. Der verstorbene Anthropologe und Sozialbiologe Ashley Montagu hat einmal gesagt, die meisten Erwachsenen seien nichts anderes als »verstörte Kinder«. Glücklicherweise steht uns die innere Stimme stets zur Verfügung und erinnert uns daran, dass wir in die Richtung gehen müssen, in der Erfüllung wartet. Die erneute Verbindung mit der inneren Stimme und die Abkehr von der Überzeugung, Körper und Gefühle seien immer dann schlecht, wenn sie uns Informationen liefern, bringt uns zurück auf den Weg zu einem Leben voller Entwicklungsmöglichkeiten und Freude.

IV

Das weibliche Energiesystem

»Schau hinter die Oberfläche der Dinge — deine Kleider, Toaster, Philosophien, deine Haut – und du wirst ein ganzes Universum schwirrender zarter Energien ausmachen. Obwohl wir nicht genau wissen, was diese Energien bewirken oder wie sie es machen, wissen wir doch, dass sie ›da‹ sind, hinter allem Greifbaren stehen. Sie schaffen dich.«

Cyndi Dale, »The Subtle Body: An Encyclopedia of Your Energetic Anatomy«

Sobald wir begreifen, wie Energie im weiblichen Körper wirkt, können wir die Sprache des Körpers entziffern. Es ist von psychischer und emotionaler Bedeutung, wo eine Krankheit im Körper lokalisiert ist. Spezifische geistige und emotionale Muster sind mit spezifischen Stellen des Körpers verbunden. Gedanken, Gefühle und Verhalten bilden sich gleichzeitig im Gehirn, im Rückenmark, in den verschiedenen Organen, im Blut und im Lymph- oder Immunsystem sowie im elektromagnetischen Feld ab, das all diese Gebiete umgibt und durchdringt. Wenn wir die unterschiedlichen dynamischen Energiemuster verstehen, die der Körper erzeugt und in deren Rahmen er funktioniert, können wir auch erkennen, wie sich die positiven und negativen Energien im Körper individuell manifestieren.

Kontinuum von Materie und Energie

Das Energiesystem des Körpers verändert sich ständig, und das Heilungs- wie Erkrankungspotenzial ist jederzeit vorhanden. Präkanzeröse Zellen zum Beispiel, also Zellen, die das Entstehen einer bösartigen Geschwulst begünstigen, werden im Körper regelmäßig gebildet, entwickeln sich aber nur dann zu einer bösartigen Geschwulst, wenn die inneren Steuerungsmechanismen versagen.[1] Auch erfasst die heute übliche massenhafte Diagnostik – das sine qua non der sogenannten »Vorsorge« – viel zu viele Leiden, »an« denen man nicht stirbt, sondern »mit« denen die Menschen sterben. Wenn Sie also im heutigen Medizinsystem gesund bleiben wollen, sollten Sie das im Hinterkopf behalten.

Mentale und psychische Energie manifestiert und entmanifestiert sich regelmäßig in physischen Formen und springt auf dem Kontinuum von Energie und Materie, Teilchen und Welle hin und her. Mentale und psychische Energie kann sich also in unserem Körper physisch manifestieren.

Unverarbeiteter chronischer psychischer Stress in einem bestimmten Lebensbereich macht sich im Energiefeld als Störung bemerkbar, die sich dann in physischer Krankheit manifestieren kann. Das geschieht etwa so: Wenn wir uns zwanghaft mit einer Sache oder einer Person beschäftigen, entsteht eine Art Leck im Energiesystem, durch das die Lebensenergie unseres Körpers entweicht. Zwangsverhalten bindet die Energie (Chi, Ki, Prana oder Qi) in einem negativen Prozess, der sie von den Zellen ablenkt. Dadurch verringern sich vitale zelluläre Prozesse. Zu solchen Energieverlusten kommt es in allen Situationen, in denen Ärger oder Furcht die Fähigkeit einschränkt, sich im Leben vorwärtszubewegen. Auch wenn die Medizin den Beginn einer Krankheit selten unter dem Aspekt des Energieverlusts betrachtet, gibt es durchaus Forschungen, die diese Beobachtung erhärten. In einer Untersuchung zum Beispiel wurde gezeigt, dass karzinogene Zellen die Energie aus dem umgebenden normalen Gewebe sozusagen »stehlen«, und zwar in Form des ATP-ähnlichen Molekühls Nicotinamidadenindinukleotid (NAD) aus dem angrenzenden normalen Gewebe.[2]

Mira Kirshenbaum schreibt ihn ihrem Buch *The Emotional Energy Factor* (Delacorte Press, 2003), dass auf die Frage nach dem Ursprung unserer Kraft Fachleute aus Endokrinologie, Ernährungswissenschaft und Sportmedizin im Schnitt angaben, der Anteil aus physischen Quellen im Gegensatz zu emotionalen bei gerade 30 Prozent läge. »Selbst wenn Sie sich bester Gesundheit erfreuten, sich vorbildlich ernährten und ausreichend Sport trieben« schreibt sie, »würde all das nur 30 Prozent der Energie ausmachen, die Sie benötigen. Die restlichen 70 Prozent entstammen der emotionalen Energie.«[3]

In jedem Fall bietet die Vorstellung von Energiefeldern und Energieverlust eine Hilfe zum Verständnis und zur Einleitung des Heilungsprozesses. Wenn wir uns ständig über einen Menschen ärgern, der uns verletzt hat, dann ist ein Teil unseres Geistes damit gebunden und steht für die Heilung nicht zur Verfügung. Die Schamanen glauben zum Beispiel, dass in manchen Fällen der Geist eines schwer misshandelten Menschen flieht, um sich der Misshandlung zu entziehen, und haben entsprechend eine Heilmethode entwickelt, die als »Rückführung der Seele« bezeichnet wird und in einer

Zeremonie den geflohenen Geist zurückruft. Ähnliche Erfahrungen kennen auch viele Frauen, die in der Kindheit sexuell missbraucht wurden. Sie berichten oft, dass sie während des Missbrauchs »ihren Körper verlassen« hätten, und manche erinnern sich sogar daran, wie sich ein Teil ihrer Person tatsächlich von ihnen gelöst und von der Decke aus den Vorgang »beobachtet« hat. Dieser abgespaltene Teil des Geistes steht ihnen dann auch in der Gegenwart für die Heilung nicht zur Verfügung.

Energieverluste sind oft unbewusst, können aber, wenn sie anhalten, zu physischen Beschwerden führen. Physische Symptome lenken die Aufmerksamkeit auf den entsprechenden Bereich, damit die Heilung beginnen kann. Eine Patientin im Klimakterium, die unter Schlaflosigkeit und Depression litt, erzählte mir von dem sexuellen Missbrauch, den sie als Kind erlebt hatte und dessen sie sich bis vor einer Woche nicht bewusst gewesen war. Sie hatte zwischen vierzig und fünfzig eine harte Scheidung durchgemacht und sich vor Kurzem von einem Liebhaber getrennt, mit dem sie seit sieben Jahren zusammen war. Sie sagte: »Ich weiß jetzt, dass ich mein Leben lang versucht habe, mich an den sexuellen Missbrauch nicht zu erinnern. Jetzt, wo ich weiß, dass es geschehen ist, weiß ich auch, warum ich nie eine befriedigende Beziehung hatte. Ich habe die Leute immer weggestoßen. Ich wusste einfach nicht, wie man in einer Beziehung wirklich ganz präsent ist. Aber ich konnte es auch nicht wissen. Ich trauere um mein früheres Leben, ich trauere, dass es so lange gedauert hat, bis ich mich an die Vergangenheit erinnern und mich davon befreien konnte. Aber der chronische Knoten in meinem Magen ist endlich verschwunden. Ich fühle mich frei. Ich bin unglaublich erleichtert.« Schlaflosigkeit und Depression besserten sich spontan, als die Erinnerungen an den Missbrauch wieder auftauchten und aus dem Energiefeld freigesetzt wurden.

Die Heilung des Energieverlusts

Um gesund zu werden und zu bleiben, ist es sinnvoll, darauf zu achten, an welchen Stellen wir Energie verlieren. Das geht oft am besten abends beim Zubettgehen. Achten Sie zunächst einfach darauf, woran Sie denken, worüber Sie sich Sorgen machen und wo Sie sich zwanghaft verhalten. Welche Gedanken, Gefühle, Ereignisse oder Menschen gehen Ihnen nicht aus dem Kopf? Gibt es zwanghafte Gefühle oder Gedanken? Gegen wen oder was hegen Sie einen Groll? Wenn Sie auf solche Bereiche stoßen, müssen Sie Ihren Geist, etwa durch Ihren Willen und die Kraft Ihrer Absicht, aus der Bindung an vergangene oder gegenwärtige Situationen zurückrufen, die nicht zu Ihrem Besten sind. Es hilft, wenn Sie das laut tun. Sagen Sie einfach: »Geist, komm zurück zu mir. Wo immer du dich auch befindest. Ich fordere jetzt meine natürliche Autorität ein.« (In diesem Zusammenhang hilft auch eine Affirmation, etwa die folgende: »Ich werde immer zum höchsten Guten geführt. Göttliche Liebe löst alles auf, was nicht meinem göttlichen Pfad entspricht.«) Die abgespaltenen Teile müssen sich an diese Aufforderung erst gewöhnen, aber allmählich werden sie auf Ihre Bemühungen reagieren, und Sie bekommen Ihre Energie zurück.

Die meisten Blockierungen im Energiesystem sind emotionaler Natur. Und deshalb reicht es nicht, etwas einfach nur intellektuell zu verstehen. Um gesund zu werden, bedarf es wirklichem Fühlen. Wenn die Emotionen aufsteigen, werden Sie überrascht sein, wie stark sie sind. Letztens hatte ich eine Sitzung mit meiner Energieheiler-Freundin und Kollegin Melanie Ericksen. Dabei sagte sie »Ich gehe in die Rückseite deines Herzens«, wobei sie mir – ich lag – die Hand auf den Rücken legte. Unmittelbar darauf kam mir meine Schwester Bonnie in den Sinn, die, als ich fünf war, im Alter von 6 Monaten starb. Ich kann mich nicht daran erinnern, groß um sie getrauert zu haben, weil ich noch so jung war und sie die meiste Zeit im Krankenhaus lag, da sie schlecht aß. Meine Mutte hatte wegen einer viralen Lungenentzündung während der gesamten Schwangerschaft hochdosiertes Antibiotikum bekommen. Vermutlich ist das Streptomycin dem Baby nicht bekommen. Jedenfalls fühlte ich plötzlich, während ich so dalag, eine heftige Trauer über den Verlust meiner Schwester und schluchzte auf. Ich war überrascht, wie die Tränen flossen. Mir wurde klar, dass ich all die Jahre die ungeweinten Tränen in mir festgehalten hatte. Danach habe ich mich im Herzen und der Brust ganz leicht gefühlt. Es hat mich Jahre gekostet, meiner Intuition und meinen Gefühlen zu trauen und mich in meinem Handeln nach ihnen zu richten. Wenn also während einer Behandlung oder auch sonst, Gefühle aufsteigen, weiß ich, dass ich ihnen trauen kann und lasse sie sich entfalten. Deshalb möchte ich, dass auch andere ihren Gefühlen in dieser Weise trauen lernen, denn das ist die wahre medizinische Prävention.

Man kann sich das Energiesystem wie einen Fluss vorstellen. So lange dieser Energiefluss gesund ist und Sie sich wohlfühlen, sinkt das Krankheitsrisiko. Umweltgifte, Transfette, zu viel Zucker oder Alkohol schlagen sich in der Regel erst dann als Krankheit nieder, wenn andere Faktoren bereits ein entsprechendes Muster oder eine Blockade im Energiesystem des Körpers »angelegt« haben.[4] Das ist auch der Grund, warum manche Leute trotz Rauchen, Trinken und keinem Sport 100 Jahre alt werden. Umwelt- oder ernährungsbedingte Risikofaktoren lassen sich mit »Abfall« vergleichen, der im Energiefluss des Körpers mitgetragen wird. Der Abfall schwimmt so lange mit dem Fluss, bis er auf ein Hindernis, etwa einen umgestürzten

Baum oder Ähnliches trifft und sich darin sammelt. Mit der Zeit können solche Sammelstellen im Energiefluss des Körpers zu physischen Krankheiten führen. Die Forschung hat einen Zusammenhang mit der Unterbrechung des Informationsaustausches zwischen den Zellen und der Auslösung von Krebs in diesen Zellen nachgewiesen. Jede physische Barriere, die die Kommunikation zwischen den Zellen unterbricht, ist ein karzinogener Einflussfaktor.[5] Fett und Gewebe bilden zum Beispiel nur dann ein Myom (gutartige Geschwulst), wenn der Energiefluss, der die Gebärmutter umgibt und durch sie hindurchfließt, bereits gestört ist.

Gefühle bleiben oft kindlich, wenn sie nicht voll ausgedrückt werden durften. Die klinische Psychologin Doris E. Cohen erklärt, dass der kindliche Teil in uns das Nervensystem übernimmt und die alten unerlösten Ängste wieder wachruft, die wir als Kind nicht zu verarbeiten in der Lage waren. Das Ziel ist hier, die unerlösten Bereiche zu heilen. Als Beispiel kann eine Frau dienen, die im Alter von drei von ihrem Vater verlassen wurde. Wann immer sie nun eine neue Beziehung eingeht, erfüllt sie die Sorge kommenden Unheils – die Sicht ihrer inneren Dreijährigen. Am Ende wird sie die Beziehung sabotieren und ihr Verlassenwerden wiederholen. Das ändert sich so lange nicht, wie sie nicht ihre eigenen Anteile an dieser Situation erkennt und lernt, das innere dreijährige Kind zu beruhigen, das im Unterbewussten das Ganze angezettelt hat.

In unserer Kultur, die die Abspaltung des erwachsenen rationalen Wissens von der emotionalen Wirklichkeit und den emotionalen Bedürfnissen lehrt, ist es durchaus möglich, dass man einen Doktortitel hat und gleichzeitig emotional auf der Ebene eines Zweijährigen stehengeblieben ist. Die Gefühle, die nicht ausgedrückt und nicht zugegeben werden, bleiben im Energiesystem »hängen«, während Gefühle, die wahrgenommen und ausgedrückt werden, durch das Energiesystem hindurchfließen und keinen »unerledigten« Rest hinterlassen. Wenn blockierte Gefühle zum Ausdruck kommen und befreit werden, müssen wir jedoch auch anerkennen, dass wir keine Kinder mehr sind. Es wird dann Zeit, dass das erwachsene Selbst die Führung übernimmt.

DIE RETTUNG DES INNEREN KINDES: WIE SIE IHRE ZELLEN IM HIER UND JETZT AUF DEN NEUESTEN STAND BRINGEN

Wenn negative Emotionen und Situationen andauern, steckt oft ein »inneres Kind« in einem bestimmten Alter und Stadium fest – und das steuert dann das zentrale Nervensystem, das Immunsystem und das endokrine System. Es braucht Anerkennung und muss »erwachsen« werden. Andernfalls wird es Sie immer wieder an den »Tatort« zurückbringen, bis seine unerfüllten Bedürfnisse anerkannt und befriedigt werden. Führen Sie dazu die folgenden Schritte aus:

1. Schritt eins: Schließen Sie Ihre Augen und stellen Sie sich ein Stoppschild vor. Sagen Sie: »Stopp! Du machst das schon wieder.« Fragen Sie nach einer Zahl zwischen 1 und 10. Die erste Zahl, die Ihnen in den Sinn kommt, ist das Alter des Kindes, mit dem Sie es zu tun haben.
2. Zweiter Schritt: Atmen Sie tief ein. Halten Sie den Atem an und zählen Sie bis drei. Dieses längere Einatmen aktiviert das »Ruhe- und Wiederherstellungs«-Nervensystem.
3. Schritt drei: Stellen Sie sich vor, Sie betreten einen Zaubergarten mit Blumen, einem See und heilenden Engeln. Dort treffen Sie Ihr inneres Kind. (Glauben Sie mir, Sie werden es wirklich sehen.) Beobachten Sie, was es gerade tut.

Schreiben Sie es auf. Was trägt es? Bitten Sie es, zu Ihnen zu kommen. Lässt es sich von Ihnen umarmen und trösten? Sagen Sie ihm auf jeden Fall, dass Sie es lieb haben und es nie wieder im Stich lassen wollen. Sagen Sie ihm, dass Sie weggehen, aber wiederkommen werden. Dieser Teil ist sehr wichtig.

4. Schritt vier: Atmen Sie noch einmal tief ein. Atmen Sie langsam aus.
5. Fünfter Schritt: Kommen Sie zurück in die Gegenwart und öffnen Sie die Augen. Nennen Sie Ihren Namen, das Datum und Ihren Aufenthaltsort. Dadurch werden Sie wieder im Jetzt als Erwachsener verankert, der nicht mehr unter dem negativen Einfluss des ungeheilten Kindes steht.

Wiederholen Sie diesen Ablauf 40 Tage lang. Wenn Sie einen Tag auslassen, beginnen Sie von vorne. Nach dem ersten Besuch des Gartens können Sie während der Folgebesuche weniger Zeit aufwenden. Die ganze Übung dauert etwa zwei Minuten, sodass jede Zeit hat, sie zu machen. Sie besitzt sehr viel Kraft. Ich habe sie viele, viele Male in verschiedenen Situationen und für verschiedene Altersgruppen durchgeführt – auch für mich selbst als Erwachsene. (Fünf Jahre nach meiner Scheidung habe ich die 40 Tage mit meinem frisch geschiedenen Ich noch einmal gemacht, weil die Wunden immer noch da waren.)

Hinweis: Diese Rettung des inneren Kindes basiert auf der Arbeit von Dr. Cohen und ist sehr ausführlich als »Die 7 Schritte der Wiedergeburt« auf ihrer Website www.drdorisecohen.com verfügbar.

Wir müssen aber nicht warten, bis wir Krebs oder andere Krankheiten entwickelt haben, um die Botschaft zu verstehen, dass wir das Energiesystem verändern und heilen müssen. Niemand ist völlig frei von Ängsten, Ärger und Stress; sie gehören zum Leben, kommen und gehen. Wenn diese Gefühle aber so intensiv werden, dass sie regelmäßig das psychische Wohlbefinden beeinträchtigen, steuern wir auf eine physische Krankheit zu, es sei denn, wir könnten sie auf gesunde Art auflösen. Wenn unverarbeiteter Schmerz, Ärger oder Frustration dem Körper täglich vitale, gesundheitsfördernde Energie entziehen, dann müssen wir unbedingt die alltäglichen Gefühle, Gedanken und Handlungen mit Heilung und Verständnis erfüllen. Und hier ist der entscheidende Punkt: Eine Frau kann, und das ist wichtig, trotz

Misshandlung, Missbrauch oder Vernachlässigung in der Kindheit ihr Leben lang frei von physischer Krankheit sein. Probleme aus der frühen Kindheit müssen nicht notwendig zu Energiestörungen und körperlichen Erkrankungen führen. Dazu kommt es oft erst, nachdem sie begonnen hat, sich zu einem Individuum mit einer eigenen Identität und eigener Meinung unabhängig von ihrer Familie und ihrem familiären Hintergrund zu entwickeln. Das ist der Punkt, an dem sie erkennen kann, dass ihre Erfahrungen in der Kindheit nicht erträglich waren. Aber sie erkennt das aus der Perspektive eines reifen Menschen, nicht aus der des Kindes, das sie war.

Verletzungen und Wunden aus der Vergangenheit werden erst dann zu einer physischen oder psychischen Gefahr, wenn eine Frau begreift, dass die Erfahrungen der Vergangenheit schlecht waren, dass sie nicht hätten geschehen dürfen, dass die Mitglieder ihrer Familie sie absichtlich und bewusst misshandelt und missbraucht haben. Niemand sollte auf irgendeine Weise missbraucht werden. Allerdings hatten die wenigsten von uns idyllische, schmerzlose Kindheiten. Missbrauch ist tatsächlich weit verbreitet, weil die Menschheit noch nicht viel Erfahrung im Zulassen positiver Energie und Freude hat. Wir haben ein Zentralnervensystem, das seit Jahrhunderten darauf ausgelegt ist, Konflikte zu antizipieren oder mit ihnen umzugehen. Auch sind wir Meister darin, sie heraufzubeschwören, bis wir das Muster erkennen und es wandeln können. Darin liegt unsere Macht. Immer.

Unsere Familien und diejenigen, mit denen wir in der Kindheit in Kontakt waren, haben meistens das ihnen Mögliche getan. Sie haben ihre unguten Muster eher unbewusst als aus bösem Willen an uns weitergegeben. Wenn wir alle wahrhaft mit unserer inneren Stimme und der Seele verbunden wären und wüssten, wie wir für uns einstehen können, würde der Missbrauch über Nacht aufhören. Doch was immer uns in der Kindheit widerfuhr: Es ist unsere Aufgabe, unsere Verletzungen zu erspüren, verwandeln und zu heilen. Um wirklich zu gedeihen, müssen wir selbst zur Quelle des Wohlergehens und der Heilung werden. So schütteln wir die Ketten des Schmerzes ab, die unsere Familien gefangen halten. Ein Teil der Genesung besteht darin, keinen Groll zu hegen, aber auch, uns dem energetischen Dauerstress im Umfeld unangenehmer Menschen zu entziehen. Energetische Störungen und damit verbundene Erkrankungen als Folge eines Missbrauchs entwickeln sich nur dann, wenn es nicht gelingt, den Schmerz vergebend zu verarbeiten und schließlich Verständnis für sich und andere aufzubringen – selbst diejenigen, die einem Leid zugefügt haben. Dennoch kommt es darauf an, nicht zu viel Zeit in das Verständnis für den Täter oder die Täterin zu investieren. Vergebung ist kein Überholmanöver, um sich dem Schmerz und der Wut über den Missbrauch zu entziehen. Denken Sie auch daran, dass Vergebung keine nachträgliche Billigung des Verhaltens eines Menschen bedeutet, die oder der Sie verletzt hat. Vergebung bedeutet, sich von der Vergangenheit zu befreien.

Der Arzt Dr. Howard Brody, Direktor des Instituts für Medizinische Sozialwissenschaft an der Universität Texas, drückt es so aus: »Leiden entsteht vor allem durch die Bedeutung, die man einer bestimmten Erfahrung zumisst.« Doch Vergebung schließt Wut nicht aus. Sie zu spüren, ist der erste Schritt zur Heilung. Zorn mobilisiert und aktiviert uns, damit wir längst überfällige Veränderungen vornehmen können, die unser Leben zum Besseren wenden. Der Schlüssel liegt darin, die Wut zu fühlen, es aber nicht dabei zu belassen. Das ist ein Prozess, kein einmaliger Vorgang. Wut und Schuldzuweisung sind notwendige Zwischenstopps auf dem Weg, aber sie sind ein schlechtes Reiseziel. Je länger man darin befangen ist und nach Tätern sucht, ob Mutter, Regierung oder Ärzte, denen man die Schuld für die Ereignisse zuweisen kann, desto mehr Energie entzieht man dem Körper. Ich habe die vergiftenden Wirkungen des »gerechten Zorns« an meinem eigenen Körper beobachten können. Wenn man langfristig in dieser Energie gefangen bleibt, wird sie selbstzerstörerisch. Allerdings kann gerechter Zorn, wie der Psychologe Mario Martinez es darstellt, dann »gut« für die Gesundheit sein, wenn man sich für andere einsetzt, die schlecht behandelt werden, etwa eine Kellnerin im Restaurant. Hier etwas Unterstützendes zu sagen, ist gut für das Immunsystem.

Unsere Kindheit in der Familie hat eindeutig großen Einfluss auf Charakter und Gesundheit. Eine Beobachtungsstudie von Dr. Caroline Thomas zum Beispiel zeigt, dass fehlende Nähe zu den Eltern oder ein physisch und psychisch wenig engagierter Vater bei Männern ein Prognosefaktor für Selbstmord, Bluthochdruck, Herzkranzgefäßerkrankungen und Tumoren ist.[6] Das bestätigt auch die in Kapitel zwei bereits erwähnte Studie zu traumatischen Kindheitserlebnissen und ihre Folgen. Dennoch gilt, dass sich unsere Körper und unser Bewusstsein immer wieder erneuern. Ein neues Skript ändert durchaus unsere Biologie. Es liegt an uns, uns selbst zu heilen und weiterzugehen.

Die Energie der Erde

Die traditionelle östliche Philosophie beschreibt die tief reichende Interaktion zwischen der Energie der Erde und der des physischen menschlichen Körpers im Allgemeinen und die starke Beziehung von weiblicher Energie und Erdanziehungskraft im Besonderen. Das Verständnis der weiblichen Natur mit ihrem natürlichen Rhythmus von Ebbe und Flut bietet die Chance zur Heilung und zu einem gesunden, ausgeglichenen Leben.

In manchen östlichen Philosophieschulen geht man davon aus, dass sich der weibliche Körper vom männlichen darin unterscheidet, dass die Energie der Erde von unten nach oben und nach innen durch den weiblichen Körper fließt. Ich spreche hier über die Mehrheit der Männer und Frauen, wobei der Energiefluss bei Transgenderpersonen und nichtbinären Menschen anders ausfallen kann. Diese weibliche Energie ist eine »hineinziehende« oder zentripetale Kraft, der nichts widerstehen kann.

In Familien zum Beispiel sammeln sich die Mitglieder meist um die Person mit der stärksten Zentripetalenergie, in der Regel die Mutter, und wissen sofort, wenn sie nicht da ist. Wenn die Mutter tagsüber nicht da ist, heben sich Kinder ihre Klagen und Beschwerden auf, um sie ihr abends vorzutragen. Meine Kinder müssen immer wissen, wo ich mich im Haus gerade aufhalte. Wenn ich das Zimmer verlasse, rufen sie schon nach einer Minute: »Mama, wo bist du?« Als sie kleiner waren, wollten sie immer unbedingt mit mir in einem Raum sein. Bis die älteste neun Jahre alt war, konnte ich nicht einmal allein baden.

Wenn mein Ex-Mann dagegen nicht da war, dauerte es viel länger, bis den Kindern seine Abwesenheit auffiel. Diese weibliche, nach innen ziehende Energie ist im Spiel, wenn eine Frau einen Säugling an die Brust legt oder einen Penis in die Vagina aufnimmt (falls sie heterosexuell ist), aber sie wirkt auch in den chemischen Signalen, mit denen das Ei das Sperma anzieht. Sie erkennen es daran, dass ihr Hund grundsätzlich im Weg liegt, wenn sie in der Küche Abendessen machen wollen.

Die starke Energie der Anziehung findet sich nicht nur in unserer Physis, sondern auch in Herz und Hirn, etwa in Form besonderer Träume oder Wünsche. Ist eine Frau couragiert genug, die Sehnsüchte ihres Herzens anderen zu offenbaren, wird sie feststellen, dass etwas Unwiderstehliches von ihr ausgeht. Zum Teil liegt das daran, dass das elektromagnetische Feld des Herzens fünftausendmal stärker ist das des Gehirns.[7]

Michio Kushi, eine Kapazität auf dem Gebiet der Makrobiotik und der Energiemuster, hat darauf hingewiesen, dass die Zentripetalkraft der Erde, die durch die Füße aufwärts steigt, bei Männern genauso vorhanden ist wie bei Frauen, so wie umgekehrt auch die Energie des Himmels, die von oben durch den Körper fließt (die Zentrifugalkraft) bei Frauen ebenfalls vorhanden ist. Aber sie unterscheiden sich in ihrem Ausmaß. Frauen haben im Allgemeinen mehr »aufwärtsgerichtete Erdenergie« oder Zentripetalkraft. Wie ich gehört habe, tragen die Frauen der Navajos angeblich deshalb Röcke, weil der Kreis, den der Rock auf der Erde bildet, dem Körper einen besseren Zugang zur Erdenergie bietet (siehe Abbildung 1, S. 104)

Gemäß der Lakota-Tradition weist die Energie während der »Mondzeit« genannten Menstruation spiralförmig nach unten in die Erde. (Deshalb nehmen Frauen auch nicht am Schwitzhüttenritual teil, weil ihre Energie sich mit der dort nach oben gerichteten beißt.)[8]

Die zentripetale Energie ist eine erdende Kraft, die sich auf die gesamte Umgebung auswirkt, weil Frauen meist das Zentrum des Haushalts sind und die psychologische Verantwortung für das Wohlergehen der anderen Familienmitglieder übernehmen. Wenn eine Frau ihr Leben positiv verändert, profitiert entsprechend meist die ganze Familie davon (unabhängig von der Tatsache, ob sie Kinder hat oder nicht). Die Frau bestimmt die Atmosphäre. Das Wohlergehen der Familie, ja der gesamten Gesellschaft hängt davon ab, dass die weiblichen Mitglieder gesund werden und bleiben. Es gehört zur Heilung, die Kraft weiblicher Energie mit all ihren Implikationen zu verstehen. Die Gesundheit der Menschen, mit denen eine Frau zusammenlebt, ist direkt mit ihrer eigenen Gesundheit verbunden. Deshalb sind wir es uns schuldig, uns vor allem anderen die Zeit zu nehmen, die wir zur Heilung brauchen. Man kann nicht den Durst anderer stillen, wenn der eigene Krug leer ist. Oder wie Abraham, der von Esther Hicks gechannelt wird, meint: »Man muss weder richtig arm sein, um anderen zu Wohlstand zu verhelfen, noch krank, um andere zu heilen. Andere aufrichten kann man nur aus einer Position der Stärke, Klarheit und Ausrichtung heraus.« Wie war!

Die Chakren

Man kann die weibliche Energie nicht nur als zentripetale oder »einziehende« Kraft beschreiben, sondern auch anhand der sieben Energiezentren des Körpers, der Chakren. Sie sind die Organe des feinstofflichen Energiesystems, die mit bestimmten Körperteilen in Verbindung stehen. Das Wort Chakra kommt aus dem Sanskrit und bedeutet »Rad des Lichts«. Jeder Mensch, ob Mann oder Frau, hat dieselben Chakren, die jeweils bestimmten psychischen Bereichen zugeordnet sind. Diese Energiezentren verbinden Nerven, Hormone und Gefühle. Sie sind parallel zum neuroendokrinen Immunsystem des Körpers angeordnet und dienen als Bindeglied zwischen der energetischen und der physischen Anatomie.

Das Energiesystem des menschlichen Körpers ist ein holografisches Feld, das Informationen über Wachstum, Entwicklung und Reproduktion des Körpers enthält. Es steuert die Entfaltung der genetischen Prozesse, mit deren Hilfe die Moleküle des Körpers in funktionstüchtige Organe und Gewebe verwandelt werden. Im Unterschied zur östlichen Medizin hat die traditio-

Abbildung 1: Die Erdenergie zielt aufwärts

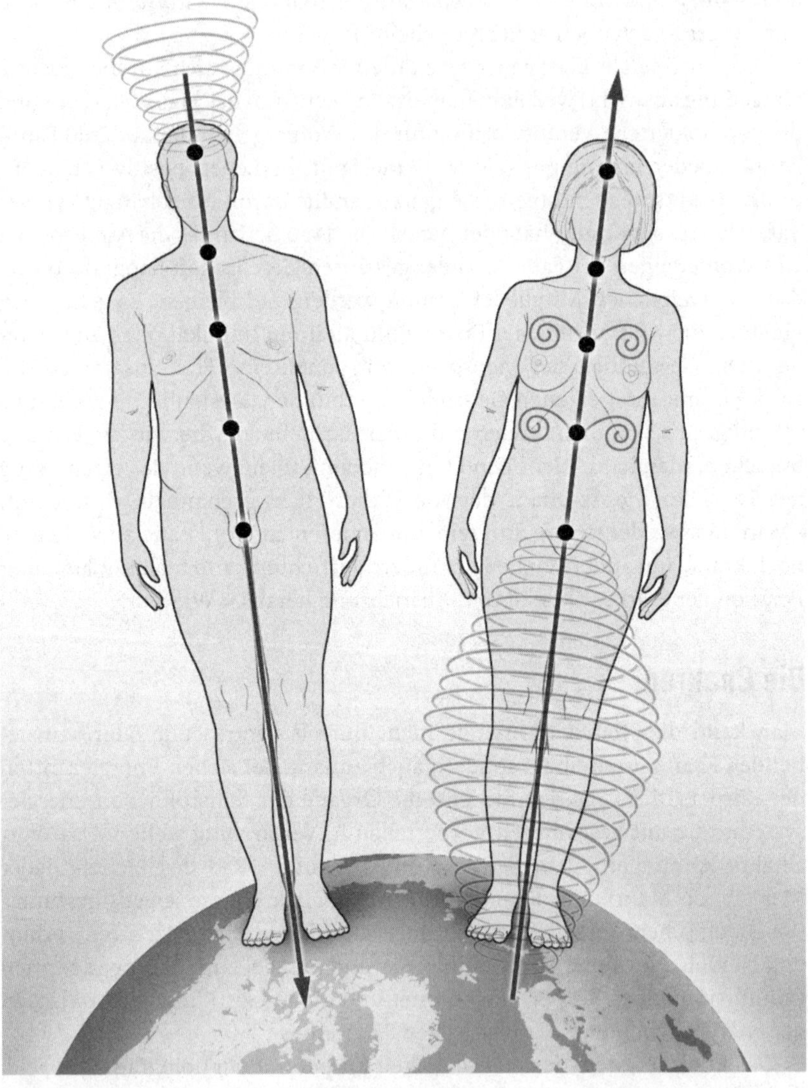

Die weibliche Energie ist zentripetal oder »einziehend«. Die Erdenergie steigt durch die Füße nach oben und bildet Spiralen um die Gebärmutter, die Brüste und die Rachenmandeln.

Quelle: nach Michio Kushi

nelle westliche Medizin die Chakren bis jetzt noch nicht anerkannt. Ein Verständnis der Chakren als Ort einer Energietransformation vom psychischen zum physischen Körper zeigt, dass kulturelle Verletzungen psychische und emotionale Folgen haben, aus denen dann gynäkologische und andere gesundheitliche Beschwerden entstehen können. Man kann die Lehre von den Chakren im metaphorischen oder im wörtlichen Sinne verstehen. In beiden Fällen kann sie dazu beitragen, die Beziehung zwischen Geist und Körper für die Heilung zu aktivieren.

Jedes der sieben Chakren des menschlichen Körpers ist mit einem spezifischen Organ und einem emotionalen Zustand, aber auch mit einer bestimmten Art von Furcht und emotionaler Unsicherheit verbunden. Mit anderen Worten: Spezifische Ängste und Gefühle zielen auf spezifische Körperbereiche (siehe Abbildung 2, S. 110). In den verschiedenen Texten und Traditionen gibt es leichte Unterschiede hinsichtlich des Orts und des Namens der einzelnen Chakren.

Ich stütze mich im Folgenden auf ein Chakrensystem, das auf meiner klinischen Praxis basiert sowie auf der Arbeit von Arthur Avalon, einer westlichen Kapazität im tantrischen und Kundalini-Yoga, sowie dem Neurochirurgen Dr. Norman Shealy und dem Medizinmedium Caroline Myss.[9] Geht es nach Sanskritforschern, waren die ursprünglichen Beschreibungen der Chakren hochgradig unterschiedlich und nicht immer in Einklang mit dem mehr westlichen Verständnis, auf das ich mich hier beziehe. Dass das Chakrensystem vielschichtiger ist als normalerweise angenommen, erscheint mir sinnvoll. Hier ist also nichts »in Stein gemeißelt«. Nutzen Sie das, was Ihnen sinnvoll erscheint, und lassen den Rest außer Acht.[10]

Bei der folgenden Lektüre sollten Sie auf Ihren Körper hören und Ihrer Intuition, Ihren Organen und Systemen vertrauen. Stellen Sie sich jedes einzelne Energiefeld der Chakren bildlich vor, damit Sie sehen können, ob es Ihrem Gefühl nach gesund und ganz ist oder Aufmerksamkeit und Zuwendung braucht.

Alle sieben Chakren sind miteinander verbunden, aber ich werde mich überwiegend auf die konzentrieren, die sich direkt auf Gynäkologie, Geburtshilfe und Brust beziehen. Manche spirituelle Traditionen betrachten die oberen Chakren als »wichtiger« oder »heiliger« als die »niedrigen« oder »geringeren« Chakren. Ich halte das für ein typisch patriarchalisches Missverständnis. Weder können wir unsere Gesundheit noch unsere Lebensumstände positiv verändern, wenn wir die unteren Zentren als »geringer« oder »unter unserer Würde« bewerten.

Hätte sich die Menschheit kollektiv stärker um die Bedürfnisse der unteren Chakren gekümmert und sie als vitalen Bestandteil des Ganzen betrachtet, statt sie den »höheren« spirituellen Dingen unterzuordnen, würde unser Planet und das individuelle Leben heute blühen und gedeihen. Der Gedanke, dass spirituelle Bedürfnisse höher rangieren als physische, führt zu einer »spirituellen Vermeidung«. Auf der anderen Seite ist es entscheidend, die Verbundenheit von Seele, Verstand und Gefühl zu verstehen. Nutzen Sie dieses Verständnis und leiten Sie die notwendigen Veränderungen ein. Wenn Sie die Chakren durcharbeiten, achten Sie darauf, ob Sie über manche schnell hinweggehen, und prüfen Sie, woran das liegen kann. Vielleicht müssen Sie sie noch einmal lesen, um sich damit vertraut zu machen.

In jedem Chakrabereich gibt es zwei grundlegende Polaritäten oder Extreme, die mit Krankheit assoziiert sind. Um gesund zu bleiben oder in einem bestimmten Bereich wieder gesund zu werden, müssen wir lernen, ein gesundes Gleichgewicht zwischen den beiden Extremen des emotionalen Ausdrucks zu finden, die sich in allen Bereichen repräsentieren. In jedem der emotionalen Zentren führt uns die innere Weisheit des Körpers stets zu Gesundheit und Gleichgewicht, denn sie fordert die Entwicklung eines kompletten Repertoires von Fertigkeiten, die die gesamte Bandbreite des emotionalen Ausdrucks umfassen.

Und noch eins: Auch wenn andere Autoren die mit Vorwürfen, Schuld, Wut und Verlust verbundenen Energien nur mit bestimmten körperlichen Bereichen in Verbindung gebracht haben, hat eine gründliche Durchforstung der psychosomatischen Literatur ergeben, dass es sich dabei um eine unvollständige Sichtweise handelt. Solche Energien beeinflussen alle Bereiche des Körpers gleichzeitig, auch wenn sie sich als Krankheit im verletzlichsten Bereich des Körpers manifestieren. Dasselbe gilt für gesundheitsfördernde Energien, die mit Liebe, Hoffnung und Vergebung verbunden sind.

Die unteren Energiezentren der Frau: Die Chakren eins bis drei

Die drei unteren Chakren beziehen sich auf das physische Leben, auf Menschen, Ereignisse, Erinnerungen, Erfahrungen und physische Objekte aus Vergangenheit und Gegenwart. Diese sind besonders von unseren Eltern und der Familie bestimmt. Diese drei Zentren sind untrennbar miteinander verbunden und in ständiger Interaktion. Auch wenn ich sie hier einzeln behandle, darf diese Wechselwirkung nicht außer Acht gelassen werden. Letztlich gilt der wechselseitige Einfluss und die Interaktion natürlich für alle sieben Chakren.

Das erste Chakra wird davon beeinflusst, wie sicher und geborgen wir uns in der Welt fühlen und wie gut wir Vertrauen und Misstrauen, Unabhängigkeit und Abhängigkeit, Alleinsein und Leben in der Gruppe in Einklang bringen können. In diesem Zusammenhang ist wichtig, dass alle Menschen von Natur aus dann am besten gedeihen, wenn sie sichere Bindungen zu anderen eingehen, auf die sie sich verlassen könne. Viel zu lange hat sich die westliche Kultur (und besonders die Vereinigten Staaten) auf den Wert der Unabhängigkeit kapriziert, darauf, dass man auf eigenen Füßen stehen soll und weniger auf die Notwendigkeit enger Bindungen. Dies hat sich in dem Ratschlag für junge Eltern niedergeschlagen, Mutter und Kind früh zu trennen und Kleinkinder sich »ausweinen« zu lassen, um sie nicht zu sehr zu verwöhnen. Dass man uns unser Bedürfnis nach sicheren Bindungen ausredet, fängt also schon früh an. Das aber kann zu chronischen Erkrankungen führen.

Das erste Chakra betrifft auch das Gleichgewicht zwischen Furchtlosigkeit und Zulassen der eigenen Ängste. Der Bereich des ersten Chakras wird buchstäblich davon bestimmt, wie sehr wir uns der Erde und irdischen Prozessen verbunden fühlen. Auf der Körperebene gehören Kreuzbein, Rektum und Hüftgelenke, das Blut und das Immunsystem zum ersten Chakra. Da das Fundament für das Gefühl der Geborgenheit in der Regel in der Kindheit gelegt wird, in der wir lernen, ob die Welt ein sicherer Ort für uns ist oder nicht, verkörpern sich im ersten Chakra unverarbeitete Probleme, die mit der Familie und mit dem physischen Überleben, also z.B. mit Haus, Familie, Geschlechtsidentität und Rasse, verbunden sind. Probleme im Bereich des ersten Chakras äußern sich in regelmäßigen Bemerkungen wie: »Niemand ist für mich da«, »Ich bin ganz allein«, »Niemand kümmert sich um mich«, »Ich werde verhungern«.

Beim zweiten Chakra geht es um zwei Themenkomplexe. Der erste betrifft die äußeren Ziele: Was wollen wir, und wie gehen wir vor, um es zu erreichen? Aktiv oder passiv, gehemmt oder ungehemmt, direkt oder indirekt? Gelten wir als »Draufgänger« oder als Menschen, denen »alles in den Schoß fällt«? Und setzen wir unsere Ziele »schamlos« durch oder schämen wir uns und glauben, es stünde uns nicht zu, zu bekommen, was wir wollen? Das andere Thema im Bereich des zweiten Chakras ist die Frage der Beziehungen. Sind wir abhängig oder unabhängig? Werden wir von anderen gebraucht oder brauchen wir andere? Sind wir in Beziehungen der gebende oder nehmende Teil?

Bindungsstile als Themen des ersten und zweiten Chakras

In ihrem bahnbrechenden Buch *Wer bist du, wenn du liebst* (Kailash 2010) haben die Autoren Amir Levine und Rachel S. F. Heller herausgefunden, dass unser Bindungsstil in der Kindheit anfängt und uns bis ins Erwachsenenalter hinein beeinflusst. Drei allgemeine Bindungsstile gibt es, von dem bei jedem in hohem Maße vorhersagbar ist, wie erfolgreich unsere intimsten

Bindungen sein werden. Die drei Stile sind: ängstlich (25% der Bevölkerung – diese Menschen sehnen sich nach Nähe und Intimität und sind oft unsicher, ob sie liebenswert sind), 25% vermeidend (25% der Bevölkerung – diese Menschen neigen dazu, Intimität zu verdrängen, obwohl sie sie genauso brauchen wie alle anderen), und schließlich diejenigen, die sicher sind (50% der Bevölkerung – die Mehrheit). Leider landen die ängstlichen Typen allzu oft bei den vermeidenden. Und das ließe sich verhindern, wenn die ängstlichen Bindungstypen wüssten, dass sie ihr Bedürfnis nach Sicherheit und Intimität gleich zu Beginn einer Beziehung äußern müssen. Außerdem sollte man wissen, dass diese Bindungstypen uns nicht bestimmen müssen. Wenn Sie entweder ein ängstlicher oder ein vermeidender Typ sind, können Sie viel tun, um sich zu ändern – aber zuerst müssen Sie sich Ihrer Verhaltensmuster bewusst werden.

Wie steht es um die Ausgeglichenheit zwischen einem Sich-auf-andere-Verlassen im Gegensatz zu einem Sich-auf-sich-selbst-Verlassen, wenn es um die Erfüllung der eigenen Wünsche geht? Knüpfen wir Bedingungen an unsere Gaben? Oder wollen wir im Gegenzug etwas bekommen, etwa Liebe, Anerkennung, Berührung, Sex oder Geld? Können wir annehmen und Unterstützung akzeptieren? Können wir uns gut abgrenzen oder nur schlecht? Sind wir selbstbewusst oder unterwürfig? Setzen wir uns durch oder unterwerfen wir uns? Schützen wir andere oder lassen wir uns beschützen? Neigen wir dazu, gegen andere zu opponieren, oder übernehmen wir deren Meinungen und Verhaltensweisen?

Unterleib und Geschlechtsorgane (Vulva, Scheide, Gebärmutter, Gebärmutterhals, Eierstöcke) werden wie auch die Blase und der Blinddarm mit dem zweiten Chakra in Verbindung gebracht. Die Gesundheit dieses Körperbereichs hängt davon ab, ob unsere Beziehungen von einem Gefühl des Vertrauens bzw. von Kontrolle, Schuldzuweisung und Schuldgefühlen beherrscht werden. Setzen wir Sex, Geld oder Schuldzuweisungen ein, um unsere Beziehungen zu kontrollieren, dann können die Organe des zweiten Chakras Schaden nehmen.

Probleme im Bereich des zweiten Chakras äußern sich oft in Bemerkungen wie: »Du hörst mir nicht zu« oder »Du kommst mich nie besuchen«, »Er schreibt nicht, er ruft nicht an« oder »Ich werde nie jemanden finden, der mich liebt«, »Nie bist du für mich da«. Wie Sie sehen, leiden Menschen mit einem ängstlichen Bindungsstil eher an Erkrankungen, die mit dem zweiten Chakra in Verbindung stehen, zumindest so lange, bis sie lernen, ihr Bedürfnis nach Sicherheit und Intimität auf gesunde Weise einzufordern.

Das dritte Chakra betrifft Selbstwertgefühl, Selbstvertrauen und Selbstachtung sowie einen Sinn für Verantwortung oder, anders ausgedrückt, die

Frage nach dem Verhältnis von Minderwertigkeitsgefühlen und Selbstbewusstsein im Bereich Arbeit und Leistung. Sind wir allzu verantwortungsbewusst oder verantwortungslos? Aggressiv oder defensiv? Lassen wir uns von den Drohungen anderer einschüchtern? Verteidigen wir unser Terrain oder fühlen wir uns in einer Falle, aus der wir fliehen wollen? Machen wir uns bei der Arbeit zu sehr von Grenzen abhängig oder haben wir andere Probleme mit Grenzen? Und schließlich: Können wir unser Konkurrenzstreben in Grenzen halten? Mit Anstand gewinnen und verlieren? Wie gehen wir mit Gewinnen und Verlusten um? All diese Fragen beeinflussen die Gesundheit des dritten Chakras. Süchte sind im Allgemeinen mit dem dritten Chakra verbunden. Zum Beispiel haben Menschen mit Alkoholsucht oder Essstörungen oftmals ein Selbstwertproblem. Hier kommt auch das Delegieren von Verantwortung an andere hinzu. Es wundert nicht, dass Ess- und Alkoholsucht oftmals die Speiseröhre, die Leber, den Magen, die Bauchspeicheldrüse oder den Darm in Mitleidenschaft ziehen, allesamt Organe des dritten Chakras.

Das Fundament für das weibliche Selbstwertgefühl sind die Gefühle, Erinnerungen und Einsichten, die im Energiefeld des ersten und zweiten Chakras gespeichert sind. Ein hohes Selbstwertgefühl ist abhängig vom Gefühl der Geborgenheit (erstes Chakra) und von Beziehungen, die von wechselseitiger Achtung und Unterstützung geprägt sind (zweites Chakra), Gallenblase, Leber, Bauchspeicheldrüse, Magen und Dünndarm liegen im Bereich des dritten Chakras. Hier lauten die üblichen gesundheitsschädlichen Bemerkungen: »Wenn ich das nicht erledige, macht es ja keiner«, »Ich werde es nie kapieren« oder »Ist schon gut, ich mach's selbst«. Alle unverarbeiteten Belastungen des frühen physischen Lebens in Bezug auf Menschen, Ereignisse, Erinnerungen und Erfahrungen ziehen hauptsächlich die Energie aus den drei unteren Kraftzentren ab, den drei ersten Chakren. Da die unteren Chakren miteinander interagieren, können all diese Bereiche die Organe »unterhalb der Gürtellinie« beeinflussen.

Im Folgenden werden die einzelnen Chakren noch einmal ausführlich vorgestellt.

Belastungen für die unteren weiblichen Chakren

- Sämtliche feindseligen Gefühle
- Groll und das Gefühl, abgelehnt zu werden
- Das Bedürfnis nach Rache
- Angst vor den finanziellen Konsequenzen der Beendigung einer Beziehung, in der man nicht glücklich ist
- Sich des eigenen Körpers schämen

- Sich des familiären Hintergrunds oder der sozialen Stellung des Ehemanns schämen
- Kindesmisshandlung aufgrund eigener Misshandlungserfahrungen
- Erfahrungen von Inzest oder Vergewaltigung
- Schuldgefühle wegen einer Abtreibung
- Empfängnisunfähigkeit
- Unfähigkeit, eigene Werke und Leistungen selbstbewusst darzustellen

Abbildung 2: Chakra-Diagramm einer Frau

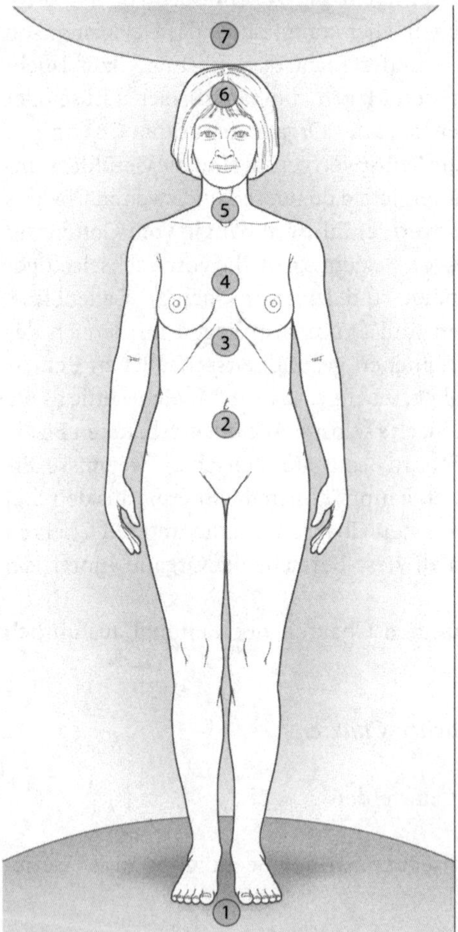

FORMEN DER ENERGIE: MENTALE UND PSYCHISCHE MUSTER, CHAKREN UND KÖRPER

CHAKRA	ORGANE	MENTALE UND PSYCHISCHE BEREICHE	KÖRPERLICHE BESCHWERDEN
7	alle Organsysteme können betroffen sein	Vertrauen auf den Sinn des Lebens vs. fehlendes Vertrauen zum Leben Verbindung zu Gott oder einer sonstigen Quelle der Lebensenergie Das Paradox verstehen, dass der Einzelne sein Leben beeinflussen und gleichzeitig darauf vertrauen kann, dass alles geschieht, wie es sein muss und nicht alles der eigenen Kontrolle unterliegt	• Entwicklungsstörungen • Zerebralparese • Genetische Störungen • Knochenkrebs • Multiple Sklerose • Amyotrophische Lateralsklerose (ALS)
6	Gehirn Augen Ohren Nase Zirbeldrüse	Wahrnehmung: Eindeutigkeit vs. Ambivalenz (mit paradoxen Situationen umgehen können) Gedanken: linke vs. rechte Gehirnhälfte – rational vs. irrational, linear vs. chaotisch, rigide vs. flexibel Moral: konservativ vs. liberal, den Regeln folgen vs. begreifen, dass es Ausnahmen von der Regel gibt Unterdrückung vs. Hemmungslosigkeit	• Hirntumor/Hirnblutung/Hirnschlag • Neurologische Störungen • Blindheit/Taubheit • Drehschwindel • Schwindel • Tinnitus • Parkinson • Lernschwierigkeiten • Krampfanfälle

FORMEN DER ENERGIE: MENTALE UND PSYCHISCHE MUSTER, CHAKREN UND KÖRPER

CHAKRA	ORGANE	MENTALE UND PSYCHISCHE BEREICHE	KÖRPERLICHE BESCHWERDEN
5	Schilddrüse Speiseröhre Nackenwirbel Hals Mund Zähne und Gaumen	Kommunikation: Ausdruck vs. Verständnis (Sprechen vs. Zuhören) Timing: vorwärtsdrängen vs. abwarten; ständige Zeitnot vs. genug Zeit haben Willenskraft: willensstark vs. gefügig	• Bronchitis/Heiserkeit • Chronische Halsschmerzen • Mundgeschwüre • Gaumenprobleme • Erkrankungen des Kiefergelenks • Bandscheibenprobleme • Chronische Nackenschmerzen • Kehlkopfentzündung • Geschwollene Drüsen im Nackenbereich • Schilddrüsenprobleme
4	Herz/Lunge Blutgefäße Schultern Rippen/Brüste Zwerchfell Obere Speiseröhre	Leidenschaft und Mitgefühl Emotionaler Ausdruck einschließlich der Fähigkeit, Groll, Feindseligkeit, Freude, Liebe, Vergebung zum Ausdruck zu bringen bzw. zu lösen Fähigkeit, Beziehungen einzugehen, die auf Gegenseitigkeit beruhen; Selbstsorge vs. Sorge um andere, Intimität vs. die Fähigkeit, allein zu sein	• Stauungsinsuffizienz • Myokardinfarkt (Herzattacke) • Bluthochdruck • Herzrhythmusstörungen • Brustschmerzen • Mitralklappenprolaps • Herzinsuffizienz • Herzvergrößerung • Asthma/Allergie • Lungenkrebs • Bronchopneumonie • Probleme im oberen Rücken oder der Schulter • Probleme im Brustbereich, einschließlich Brustkrebs

FORMEN DER ENERGIE: MENTALE UND PSYCHISCHE MUSTER, CHAKREN UND KÖRPER

CHAKRA	ORGANE	MENTALE UND PSYCHISCHE BEREICHE	KÖRPERLICHE BESCHWERDEN
3	Bauchregion Oberer Darmbereich Leber, Gallenblase Untere Speiseröhre Magen Nieren Bauchspeicheldrüse Nebenniere Milz Mittlere Wirbelsäule	Selbstwertgefühl, Selbstvertrauen, Selbstachtung Eignung vs. Minderwertigkeitsgefühl hinsichtlich Leistungsfähigkeit und Kompetenz Drogenmissbrauch Verantwortung vs. Verantwortungslosigkeit Wettbewerbsorientierung vs. Kooperation, Gewinnen vs. Verlieren Raumbewusstsein/zu viele Grenzen Sich übermäßig verantwortlich fühlen vs. Verantwortung ablehnen oder auf andere schieben	• Magen- und Zwölffingerdarmgeschwüre • Probleme mit Dickdarm/Darm • Sodbrennen, Magenprobleme • Entzündung der Bauchspeicheldrüse, Diabetes • Chronische oder akute Verdauungsstörungen • Mager- und Ess-/Brechsucht • Leberfunktionsstörungen • Hepatitis • Störungen der Nebenniere
2	Gebärmutter, Eierstöcke Vagina, Gebärmutterhals Dickdarm Unterleib	Schuldzuweisung und Schuldgefühl Ein ausgewogenes Verhältnis zu Geld, Sexualität und Kontrolle in Beziehungen Macht/Steuerung in der physischen Welt Fähigkeit, mit anderen konstruktiv zusammenzuarbeiten	• Gynäkologische Probleme • Schwangerschaftsbeschwerden • Schmerzen in Unterleib und unterem Rücken • Kreativität • Sexuelle Potenz • Harnwegsprobleme • Blinddarmentzündung

FORMEN DER ENERGIE: MENTALE UND PSYCHISCHE MUSTER, CHAKREN UND KÖRPER			
CHAKRA	**ORGANE**	**MENTALE UND PSYCHISCHE BEREICHE**	**KÖRPERLICHE BESCHWERDEN**
2	Blinddarm Harnblase	Fruchtbarkeit und Fortpflanzung Beziehungsdynamik: Abhängigkeit vs. Unabhängigkeit, Geben und Nehmen, definierte Grenzen vs. unklare Grenzen Selbstbewusstsein vs. Passivität	
1	Physische Stützen des Körpers Hüftgelenke Kreuzbein	Sicherheit und Geborgenheit in der Welt; Wissen, wann man Vertrauen haben sollte und wann nicht Zugehörigkeitsgefühl Wissen, wann man Angst haben sollte und wann nicht Ausgeglichenheit zwischen Unabhängigkeit und Abhängigkeit	• Chronische Schmerzen im unteren Rücken • Ischias • Skoliose • Analkrebs (Tumore im Mastdarm) • Chronische Müdigkeit (Fatigue) • Fibromyalgie • Autoimmunerkrankungen • Arthritis • Hautprobleme

Quellen: C. Dale, *The Subtle Body: An Encyclopedia of Your Energetic Anatomy (Boulder, CO: Sounds True, 2009)*; C. N. Shealy and C. M. Myss, *The Creation of Health: Merging Traditional Medicine with Intuitive Diagnosis* (Walpole, NH: Stillpoint, 1988). Scientific documentation of the human energy system and updated information from Mona Lisa Schulz, M.D., Ph.D., *Awakening Intuition: Using Your Mind-Body Network for Insight and Healing* (New York: Harmony, 1998).

Nachdem Sie sich auf der Tabelle einen Überblick über körperliche Probleme und ihren Chakrenbezug verschaffen konnten, werde ich die verschiedenen Chakren nun im Einzelnen beschreiben.

Das erste Chakra: Speicherung familiärer Verletzungen im Körper

Das erste Chakra wird von der Erziehung und den ersten Lebensjahren bestimmt, also unter anderem von Familie (Kern- und erweiterte Familie), Rasse, sozialem Status, Bildungsniveau und familiären Vermächtnissen und Erwartungen, die von Generation zu Generation weitergegeben werden. Um die gesamte Breite des ersten Chakras verständlich zu machen, verwendet Caroline Myss den Begriff »Sippe«. Wir alle lernen schon sehr früh, was es bedeutet, Mitglied eines Clans zu sein: Müller, Meier, Schmied, ein Katholik oder ein Jude. Andere Beispiele für das im ersten Chakra angesiedelte »Sippenerbe« finden sich in der ersten und zweiten Generation von Immigrantenfamilien, in der oft die Überzeugung weitergegeben wird, dass echte Leistung Leiden und persönliche Opfer erfordert. Weiter gehören auch die familiären Verletzungen und Informationen über Gesellschaft und Familie, die das Wirklichkeitsbild eines Menschen prägen, zum ersten Chakra.

Das Sippenbewusstsein ist kein individuelles, sondern konzentriert sich auf die Bewahrung und das Überleben des Kollektivs. An erster Stelle steht nicht Liebe, Freundlichkeit und Zärtlichkeit, sondern Loyalität. Ein aktuelles Beispiel dafür ist der Ruf nach Anwendung »rechtsstaatlicher Prinzipien« (due process im Orig., A.d.Ü.) unter denjenigen, die aufgrund von sexuellem Missbrauch entlassen oder deren Verträge nicht verlängert wurden. »Due Process, das ordentliche Verfahren« stammt aus der angelsächsischen Rechtstradition und verlangt nach gleicher Behandlung vor dem Gesetz. Doch im Falle der sexuellen Raubtiere, die jahrhundertelang gedeckt wurden, sollte der Ruf nach Gleichheit in Rechnung stellen, dass er auch für die zahlreichen Missbrauchsopfer gilt.

Die jahrhundertealten Konflikte im Mittleren Osten sind ein Beispiel tief verankerter Vorstellungen dessen, wer dazugehört und wer nicht, des ersten Chakras. Wenn die Sippe von »Liebe« spricht, meint sie in Wirklichkeit die verpflichtende Sippenbindung, die sich in Äußerungen zeigt wie: »Wenn du mich lieben würdest, würdest du am Sonntag mit mir zur Kirche gehen.« Obwohl das Sippenbewusstsein demnach relativ primitiv ist, haben wir alle in gewissem Maße daran teil. Viele Frauen geben zu, dass sie mit den Jahren ein solches Sippenbewusstsein bei sich feststellen. Viele Patientinnen sagen, dass sie in ihren Worten und ihrem Tonfall zu ihrer großen Überraschung ihre Mutter wiedererkennen. Vor allem will das Sippen- oder Stammesgedächtnis, dass alles beim Alten bleibt. Ob das Familienurlaube sind oder die Geburtstage, die oft nur noch reine Pflichterfüllung sind und nicht schöne gemeinsam verbrachte Zeit. Denken Sie daran, was ich weiter oben über die drei Sanktionsmechanismen gesagt habe, um die Mitglieder bei der Stange zu halten: Verrat, Verlassen und Beschämung. Darauf beziehe ich mich hier.

Man kann das Sippenbewusstsein mit einem Eimer voller Krebse vergleichen: Sobald ein Krebs versucht, über den Eimerrand zu kriechen und zu fliehen, ziehen die anderen den Flüchtling immer wieder zurück. Dasselbe passiert in Familien, wenn sich die Frauen von den zu engen Mustern befreien wollen, denn auch hier versuchen die Familienmitglieder, zumindest anfänglich, in der Regel, ihre Bemühungen zu sabotieren. Auf diese Weise wird gesellschaftlicher Druck ausgeübt und die Mitglieder werden bei der Stange gehalten.

Zahllose Frauen, die ihre Eltern mit ihren Erinnerungen an Misshandlung oder Inzest konfrontiert haben, haben erlebt, wie sämtliche Beschuldigungen kategorisch zurückgewiesen wurden. Eltern leugnen deshalb so oft, ein Mitglied der Sippe verletzt zu haben, weil sie unbewusst die Sippe zusammenhalten wollen. Das Sippengedächtnis bewahrt Erinnerungen über bestimmte Ereignisse völlig anders auf als das individuelle Gedächtnis ihrer Mitglieder. Und wer immer sich aus der Sippenhaft löst, gilt als »Verräter« der Familie, der Kirche oder der sozialen Gruppe.

Themen des ersten Chakras, die ein Fundament für Erkrankungen legen können

- Unbearbeitete Probleme mit den Eltern, die Verletzungen in der Kindheit betreffen
- Inzest (gleichzeitig auch ein Thema im zweiten Chakra)
- Misshandlung und Vernachlässigung in der Kindheit
- Einengende psychische Lernerfahrungen der Kindheit wie:
  - »Du bist dumm.«
  - »Du bist zu nichts nütze.«
  - »Du bist ein böses Mädchen.«
  - »Nur Katholiken kommen in den Himmel.«
  - »Du musst dich für deinen Körper schämen und ihn verstecken.«
  - »Sex ist etwas Schmutziges – spar ihn dir für deinen Ehemann auf.«
  - »Mädchen sind dazu da, die Männer zu bedienen.«
  - »Männer stehen immer an erster Stelle.« (So bekommen in manchen Familien Männer das beste Stück Fleisch, und die Frauen essen die Reste auf.)
  - »Mädchen dürfen nicht ehrgeizig oder intelligent sein.«
  - »Frauen können kein Geld verdienen. Sie müssen Geld heiraten.«

Die meisten Sippen oder Familien haben nicht die Absicht, ihre Mitglieder bewusst zu verletzen, sondern geben nur die Erkenntnisse weiter, aus denen sich das Wissen der Sippe zusammensetzt, auch wenn es sich dabei um einengende und schmerzhafte Vorstellungen handelt. Insofern ist die »Sippe« von gestern die gestörte Familie von heute.

Meine Freundin Carla zum Beispiel hat jetzt begriffen, dass der Keim ihrer vielen Krankheiten, von denen sie sich inzwischen befreit hat, in ihrer Kindheit gelegt wurde. Sie war von ihrer Mutter immer wieder geschlagen worden, und zwar nicht aus Bösartigkeit oder mangelnder Liebe, sondern gemäß den Vorschriften, mit denen ihre Sippe die Liebe zu einer Tochter und ihre Vorbereitung auf das Leben regelte. Ihre Mutter pflegte Carla zu sagen, die Liebe zu einem Kind zeige sich in Schlägen. Immer wenn sie sah, wie eine Mutter ihr Kind im Supermarkt oder sonstwo schlug, bemerkte sie Carla gegenüber, dass diese Mutter ihr Kind sicher sehr liebe. Carlas Mutter, eine Migrantin der ersten Generation aus Südeuropa war der Ansicht, dass das Leben schwer und schmerzlich ist und man, um überhaupt etwas zu erlangen, leiden müsse. Als Erwachsene wurde Carla regelmäßig schwer krank, wenn sie ein angestrebtes Ziel erreicht hatte. Erst jetzt erkennt sie, dass sie sich über eine Leistung, die sie mithilfe ihrer angeborenen Gaben und Talente (und ihrer inneren Stimme) erzielt, auch freuen kann und dass Krankheit und Leiden nicht notwendig zur Leistung gehören müssen. Carlas Beispiel ist sicherlich extrem, doch auch wenn andere Verletzungen der Kindheit subtiler sind, sind sie doch nicht weniger folgenreich.

Das zweite Chakra: Symbolisch-kreativer Raum

Das zweite Chakra hat mit den alltäglichen physischen Aspekten des Lebens zu tun, mit den Menschen, mit denen wir in Beziehung stehen, und mit der Qualität dieser Beziehungen, aber auch mit dem, was uns gehört: Geld, Beziehungen und Gegenstände. Die frühe Erziehung im Dienste der Sippe bringt es mit sich, dass die meisten Männer und Frauen die Funktionen des zweiten Chakras automatisch und unbewusst erfüllen und zum Beispiel Partner wählen, die die Bedürfnisse aus diesem Energiefeld befriedigen. Deshalb ist der Wunsch nach materieller Sicherheit, Geld, Kindern und sozialem Status sowie Verlassenheitsängste bei der Heirat vieler Frauen ausschlaggebend und bestimmt die Rolle, die sie künftig spielen werden. Frauen werden dazu erzogen, die Bedürfnisse ihrer Sippe zu befriedigen, und werden oft ausschließlich von den Ängsten des zweiten Chakras gesteuert.

Themen des zweiten Chakras: Wie Verletzungen aus dem Bereich der Beziehungen im Körper gespeichert werden

- Verlassenheitsängste
- Das Gefühl, nicht begehrenswert oder liebenswert zu sein

- Finanzielle Sicherheit
- Die Angst, sich finanziell nicht über Wasser halten zu können
- Sozialer Status
- Kinder
- Empfängnisprobleme
- Kreativität

Gebärmutter und Eierstöcke sind die wichtigsten Organe im zweiten Chakra. Dieser Bereich ist im wörtlichen wie im übertragenen Sinne ein »kreativer Raum«, aus dem Frauen Kinder, Beziehungen, Karrieren, Einsichten, Romane und andere kreative oder künstlerische Werke schaffen können. Wenn die Energie in diesem Körperbereich nicht ungestört fließt, kann es zu gynäkologischen Beschwerden wie Myomen kommen.

Wenn ich die Gebärmutter als »Möglichkeitsraum« bezeichne, denke ich auch an das, was wir dort angeblich »aufbewahren«. In der amerikanischen Umgangssprache wird die Gebärmutter auch als »Tasche« bezeichnet. Als Menschen, die eine Gebärmutter haben oder hatten, sind wir Frauen auch diejenigen, die all das tragen müssen, was andere nicht tragen wollen. Verheiratete Frauen mit Kindern stellen oft fest, dass ihre Kinder Essensreste, Kaugummipapierchen und was sie sonst noch nicht selbst tragen wollen, nicht den Männern, sondern ihnen zum Aufbewahren geben. Einer der Slangausdrücke für alte Frauen ist der Begriff der »alten Schachtel«. Ich weiß noch, dass ich mich in der Schwangerschaft und später beim Stillen und der Versorgung meiner kleinen Kinder oft wie die »Frau der tausend Schachteln« gefühlt habe.

Den Frauen werden aber nicht nur die körperlichen Überschüsse aufgeladen, sondern auch die »emotionalen«, überwiegend die der Männer, aber nicht immer. Eine sechzigjährige Patientin mit drei erwachsenen Kindern, die jetzt allein mit ihrem Mann lebt, konnte es kaum erwarten, endlich Zeit für all das zu haben, was sie sich schon seit Langem wünscht, Reisen und Schreiben zum Beispiel. Ihr Mann allerdings, der vor Kurzem in Rente gegangen ist, war davon überhaupt nicht begeistert und wusste nicht, was er mit seiner neu erworbenen Freiheit anfangen sollte. Die Patientin meinte: »Mein Mann will immer noch, dass ich seine Anima verkörpere – seine Stimmungen, seine Begeisterung, seinen Spaß. Und wenn ich damit aufhöre und meine wahren Gefühle durchblicken lasse, die keineswegs nur aus Begeisterung bestehen, wird er deprimiert.« Unter dem Begriff Anima, der von dem berühmten Psychologen C. G. Jung geprägt wurde, versteht man die weiblichen Aspekte der männlichen Psyche, die viele Männer, die ihre Gefühle nicht selbst erleben und verarbeiten können, in die realen Frauen in ihrem Leben projizieren. Wir müssen uns nach dem unbewussten Material fragen, das wir in unseren Körperzentren mit uns herumtragen und das weder wir selbst noch andere brauchen können. Unverarbeitete Probleme im zweiten Chakra, die mit Beziehungen, Kreativität und/oder Geborgenheitsgefühlen zu tun haben, können den Unterleib und den unteren Rückenbereich krankheitsanfällig machen.

Im zweiten Chakra gibt es viele Problembereiche, die das Fundament für Erkrankungen legen können. Die Untersuchungen von Dr. Gloria Bachmann haben einen Zusammenhang zwischen sexuellem Missbrauch in der Kindheit und Essstörungen, Fettsucht, somatischen Beschwerden im urogenitalen Bereich sowie Suchtmittelmissbrauch und anderem selbstzerstörerischem Verhalten ergeben.[11] Und die Untersuchungen von Robert Reiter, Astrid Lampe, Pallavi Latthe und anderen zeigen, dass sexueller Missbrauch ein signifikanter Prädispositionsfaktor für chronische Unterleibsschmerzen ist.[12]

Patientinnen mit Erkrankungen der Gebärmutter, vor allem mit Myomen (gutartige Geschwulste, unter denen in den USA etwa 40 Prozent aller Frauen leiden) rate ich immer dazu, über ihre Beziehungen, ihre Kreativität und ihr Geborgenheitsgefühl zu meditieren. Erschöpft sich die Energie in einem aussichtslosen Job oder einer Beziehung? Was könnte ein Myom darüber sagen? Myome, Endometriose, Erkrankungen der Eierstöcke und andere Störungen im Unterleib sind Manifestationen einer »blockierten Energie«. Die Ursache dafür ist in unserer frauenfeindlichen Gesellschaft, in der mindestens 18 Prozent der Frauen Erfahrungen mit sexuellem Missbrauch haben und jede fünfte Frau vergewaltigt wird, nicht schwer zu finden.

Bei der 38-jährigen Gina stellte ich bei der jährlichen Vorsorgeuntersuchung ein kleines Myom fest. Ich forderte sie auf, über die »blockierte Energie« im Unterleib nachzudenken. Schließlich sagte sie: »Nach einiger Zeit erinnerte ich mich daran, dass ich, als mein Bruder durch einen Unfall ums Leben gekommen war, unglaublich wütend war, weil er mich verlassen hatte. Aber ich war damals 25 Jahre alt und konnte es mir wirklich nicht zugestehen, diese Wut zu empfinden. Also habe ich sie in meinen Unterleib gestopft. Ich habe schon seit Jahren nicht mehr daran gedacht.« Bei der Nachuntersuchung drei Monate später war das Myom nicht mehr feststellbar. Nach meiner Ansicht veränderten sich durch die Tatsache, dass sie zum ersten Mal das ganze Ausmaß ihrer Wut ausgedrückt und erlebt hat, die Energiemuster im Unterleib und sie konnte das Myom tatsächlich entmaterialisieren, das heißt, es von Materie in Energie verwandeln. Sie selbst sagte: »Ich habe es irgendwie gespürt, dass Sie heute nichts mehr finden würden. Ich habe wirklich gemerkt, wie es losgelassen hat.« Ich habe auch bei anderen Frauen festgestellt, dass sich Myome durch die Erinnerung und Durcharbeitung alter Erfahrungen verkleinern oder eliminieren lassen.

Das dritte Chakra: Selbstwertgefühl und persönliche Macht

Die Sicherheit und Geborgenheit in der Welt (erstes Chakra) und die Qualität der Beziehungen, besonders im Bereich von Geld, Sex und Macht (zweites Chakra) bilden das Fundament für das Selbst- und Selbstwertgefühl (drittes Chakra). Das Gefühl von Sicherheit und Geborgenheit sowie stützende Beziehungen sind eine gute Ausgangsbasis dafür, die Ziele in der Außenwelt zu erreichen und Aufgaben zu vollenden, die es ermöglichen, Selbstachtung und Selbstwertgefühl zu entwickeln. Die Stärke oder Schwäche des dritten Chakras ist mit Leistungsfähigkeit und Kompetenz bzw. Minderwertigkeit in der Außenwelt verbunden, aber auch mit der Fähigkeit, Verantwortung für das eigene Leben und die eigenen Entscheidungen zu übernehmen bzw. an andere zu delegieren. Selbstwert und die Gesundheit des Körperbereichs, der vom dritten Chakra repräsentiert wird, wird immer dann gefördert, wenn wir etwas tun, was von der Gesellschaft honoriert wird, nicht nur von unserer Familie. Auf der anderen Seite erschöpft Arbeitssucht das dritte Chakra und führt oft zu übermäßigem Essen und anderen Süchten.

Gesundheit in diesem Bereich hängt von der Fähigkeit ab, aus Erfolg und Misserfolg zu lernen. Übertriebene Konkurrenz und das Bedürfnis, stets Siegerin zu sein, können das dritte Chakra indessen schwächen. Auch das Verhältnis zwischen aggressiver und defensiver Haltung wirkt sich in diesem Bereich aus.

Als Ergebnis ihrer kollektiven und individuellen Geschichte haben die meisten Frauen ein niedriges Selbstwertgefühl. Seit Jahrhunderten war der einzige Maßstab zur Beurteilung von Frauen ihre Fähigkeit, anderen zu dienen und zu gefallen. Unser natürlicher Drang, etwas in der äußeren Welt zu schaffen und zu erreichen, wird oftmals schon sehr früh beschnitten. Daher wurden Frauen zumindest bis in die jüngste Zeit nicht wirklich darin unterstützt, ihre Fähigkeiten umzusetzen. (Denken Sie auch daran, dass Frauen noch immer nur 85 Cent pro Dollar, den Männer im gleichen Job verdienen, einnehmen. Das betrifft farbige Frauen, wie das Pew Research Center feststellte, in noch stärkerem Maße.

Das liegt daran, dass Familien meist an der unbewussten Angst der »Sippe« festhalten, die weiblichen Mitglieder könnten sie um ihrer eigenen Ziele willen verlassen und ihre persönlichen Träume ohne die Familie verwirklichen. Diese unbewusste Angst ist meiner Meinung nach auch der Grund dafür, warum das Thema Schwangerschaftsabbruch so polarisiert und warum nur so wenige Frauen öffentlich kundtun, dass sie abgetrieben haben. Sein Leben bewusst und freiwillig über die durch die Versorgung anderer notwendigen Opfer zu stellen, berührt die patriarchalische Doktrin bis ins Mark. Zum heutigen Vermächtnis aller Frauen gehört die Überzeugung, eine volle Selbstverwirklichung sei nur möglich, wenn die Fähigkeit zur Versorgung der Familie aufgegeben wird. Ihnen wird auch schon aufgefallen sein, dass Männer im Bewerbungsgespräch kaum jemals gefragt werden, wie sie Familie und Beruf unter einen Hut zu bekommen gedenken. Dennoch stellen wir dies bei Frauen infrage. Allerdings gibt es auch nur wenige Frauen, die sich diese Frage nicht selbst stellen. Das liegt immer noch daran, dass wir die Familie als den Beruf einer Frau betrachten. Und weil wir so sozialisiert sind, dass wir die Familie als unseren eigentlichen Job sehen, haben wir Schwierigkeiten damit, die nötige Unterstützung einzufordern und anzunehmen.

Neben dem klassischen Kampf um den Ausgleich von persönlichen Interessen und persönlicher Verantwortung verbinden viele Frauen ihr Selbstwertgefühl mit dem Lebenszyklus ihrer Partner bzw. Partnerinnen. So werden manche Frauen mit sehr erfolgreichen Partnern depressiv, weil sie mit ihnen (oder ihr) nicht Schritt halten können, oder entziehen ihrem Aufbruch in neue Bereiche des Denkens oder der Kreativität die Unterstützung, weil sie Angst haben, verlassen zu werden. Umgekehrt hat es aber auch Auswirkungen auf den Bereich des dritten (und des ersten und zweiten) Chakras, wenn die Partner keinen Erfolg in der Außenwelt haben und depressiv werden oder ihre Frauen misshandeln. Solche Konflikte sind die Ursachen für Energiestörungen im dritten Chakra und können zu physischen Erkrankungen des Magens (Geschwüre, Mager- oder Ess-/Brechsucht), der Gallenblase, des Dünndarms, der Leber und der Bauchspeicheldrüse (Diabetes) führen.

Die Archetypen und die ersten drei Chakren

Wenn Frauen gezwungen werden, an bestimmten Aktivitäten teilzunehmen, dann sind Körper, Geist und Psyche gefährdet.[13] Frauen, die unwissentlich in ein Muster von Selbst- und Fremdmissbrauch verwickelt werden, stehen unter dem Einfluss des »Vergewaltigungs«-Archetyps.

Archetypen sind psychische und emotionale Muster, die uns so lange unbewusst beeinflussen, bis wir uns ihrer Macht bewusst werden. Als Archetypen werden universelle Vorstellungen, Bilder und Denkmuster bezeichnet, die im Unterbewusstsein aller Menschen vorhanden sind. Auch wenn das Konzept der Archetypen zunächst unklar erscheint, haben diese unbewussten Denk- und Verhaltensmuster doch sehr reale Auswirkungen auf Körper und Psyche.

Ich möchte das am Beispiel des »Mutter«-Archetyps verdeutlichen. Eine Frau, die sich unbewusst an diesem Bild (wie es momentan in unserer Gesellschaft existiert) orientiert, ist zwanghaft mit den Bedürfnissen ihrer Kinder beschäftigt und stellt ihre eigenen zurück. Selbst wenn ihre Kinder alt genug sind, um sich um ihre physischen Bedürfnisse selbst zu kümmern, fragt sie sich besorgt, ob sie genug essen, ob es ihnen gut geht, ob sie warm genug angezogen sind usw., während sie ihre eigenen Bedürfnisse ignoriert oder unterdrückt. Ich kenne das selbst nur allzu gut. Bis vor Kurzem fühlte ich mich schlecht, wenn mich meine Tochter um ein Taschentuch bat und ich keins hatte! Dieses gesellschaftlich geförderte Klischee der ewigen Besorgtheit hat oft sehr negative Folgen. Ein anderer Archetyp ist der des »Helden«. Das Wort Held beschwört augenblicklich das Bild eines starken, mutigen und kühnen Menschen herauf, der furchtlos die eigene Sicherheit und die eigenen Bedürfnisse aufgibt, um andere zu retten, möglicherweise aus dem zwanghaften Wunsch heraus, die Mitmenschen zu »erlösen«. Auch dieses Verhalten kann, solange es unbewusst bleibt, negative Konsequenzen für die Gesundheit haben.

Die unbewusste Orientierung an archetypischen Verhaltensmustern führt zum Verlust des Kontakts mit dem tiefsten Selbst und den inneren Bedürfnissen. Frauen, die ihre Wünsche nicht berücksichtigen und die Bedürfnisse anderer befriedigen, stehen eventuell unter dem Einfluss des »Vergewaltigungs«-, »Prostituierten«- oder »Mutter«-Archetyps.

Der »Vergewaltigungs«-Archetyp ist eng mit dem der »Prostituierten« verwandt. Eine Frau, die sich an sexuellen Aktivitäten beteiligt, die sie im Grunde nicht will, aber auch nicht verhindern zu können glaubt, steht unter dem Einfluss des »Vergewaltigungs«-Archetyps, genauso wie eine Frau, die sich sexuelle Lust versagt, weil sie meint, ihr Partner wolle das so – und sie könne daran nichts ändern. Der »Vergewaltigungs«-Archetyp ist auch im Spiel, wenn Frauen zulassen, dass sie verletzt werden, etwa bei einer Abtreibung, die ausschließlich auf den Wunsch des Partners zurückgeht. Frauen, die ihren Partner ablehnen, aber ihn aus finanziellen oder anderen Gründen nicht verlassen wollen, handeln nicht aus eigenem Antrieb, sondern unter dem Einfluss des Archetyps der »Prostituierten«. Frauen verdrängen diesen Archetyp oft, indem sie sich selbst die Schuld an ihrem Verhalten geben und Wut oder Ärger wegstecken, weil sie Angst haben, sie könnten verlassen werden, wenn sie diese Gefühle offen ausdrücken.

Gefahr für die weiblichen Organe des zweiten Chakras besteht auch dann, wenn eine Frau selbst zum Aggressor wird und andere quält. Frauen wirken am »Vergewaltigungs«-Archetyp mit, wenn sie zum Beispiel die physischen und psychischen Grenzen ihrer Kinder verletzen. Ein verbreitetes Beispiel für weibliche Aggression sind tägliche Einläufe oder brutales Waschen der Genitalien. Die Aggression von Frauen bedient sich meist des emotionalen Waffenarsenals, während Männer zusätzlich noch die Fäuste gebrauchen. Wenn Frauen andere schikanieren, geht das meist nicht nur auf Kosten der Energie der weiblichen Geschlechtsorgane im zweiten Chakra, sondern auch auf Kosten der Organe im ersten und dritten Chakra. Caroline Myss zufolge kann es eine Verbindung zwischen aggressivem Verhalten und Krebs der Organe aus den Bereichen der ersten drei Chakren geben.

Frauen können auch potenziell aggressiv sein, denn die Weigerung, ein Problem zu erkennen und zu akzeptieren, verlängert es nur. Bei der Heilung patriarchalischer Einflüsse geht es nicht darum, alle Schuld den Männern zuzuweisen; in unserer Kultur sind beide Geschlechter potenzielle Opfer und Täter. So sagte mir Caroline Myss bei meiner ersten diagnostischen Sitzung, mein Körper hätte irgendwann zwischen dem 21. und dem 29. Lebensjahr eine Vergewaltigung registriert. Damals studierte ich Medizin und absolvierte meine Assistenzzeit. Ich hatte zwar keine Vergewaltigung im physischen Sinne erlebt, wohl aber war das Energiesystem meines Körpers durch die medizinische Ausbildung psychisch und emotional »vergewaltigt« worden, auch wenn mir das damals nicht bewusst war. Myss sagt, dass fast jeder Mensch in unserer Kultur mindestens einmal psychisch oder emotional in seinem innersten Selbst vergewaltigt wurde. Das ist einer der Gründe, warum so viele Frauen an chronischen Unterleibsschmerzen und anderen Problemen im Bereich des zweiten Chakras leiden, obwohl sie nie offen sexuell missbraucht worden sind. Viele Frauen fühlen sich in Berufen gefangen, in denen der Archetyp der »Vergewaltigung« oder der »Prostitution« alltägliche Realität ist.

Wenn wir Frauen nur als Opfer sehen, erkennen wir nicht, wie viel Schaden Frauen sich und anderen täglich zufügen. Wer je weiblicher Misshandlung ausgesetzt war oder selbst zur Misshandelnden geworden ist, weiß, wie wichtig dieser Blickwinkel ist.

Scham und die ersten drei Chakren

Ein anderes Problem vieler Frauen ist die Scham. Scham wirkt direkt auf die unteren weiblichen Energiezentren und die inneren Organe, einschließlich Gebärmutter und Eierstöcken. Sie ist oft Ergebnis einer sozialen Programmierung, die Frauen für minderwertig erklärt. Diese Ansicht ist tief in unserer Kultur verankert: Der Hauptnerv der Vulva heißt Nervus pudendus, dessen Bezeichnung sich vom lateinischen Scham ableitet. Scham wegen einer physischen, emotionalen oder psychischen Vergewaltigung wirkt sich auf den Bereich der Vagina aus. Scham über die eigene Sexualität kann die Ursache sein für Vaginitis, Unterleibsschmerzen und anderes. Sie kann aber auch Folge familiärer Beziehungen sein, etwa ungesunde Beziehungen zu den Kindern oder ein in ihren Augen zu niedriger sozialer Status des Partners.

Scham steht mit der Bildung entzündlicher Botenstoffe in Zusammenhang, etwa dem Interleukin 6 (IL-6). Machen Sie sich dabei klar, dass fast alle chronisch degenerativen Erkrankungen, wie Krebs, Arthritis und Herzerkrankungen mit entzündlichen Vorgängen im Gewebe beginnen. [14]

Die Forschung belegt diese Energiestörungen. Henry Dreher weist auf Forschungsliteratur hin, die belegt, dass Frauen, die Missbrauch erlitten haben, signifikant häufiger Magen- und Darmbeschwerden bekommen, einschließlich des Reizdarmsyndroms.[15]

Andere Forschung belegt, dass sich die Persönlichkeit von Frauen, die an Krebs der inneren Organe erkranken, von der von Patientinnen mit äußeren Krebserkrankungen unterscheidet.[16] Die Wahrnehmung des eigenen Körpers als durchlässig für äußere Einflüsse, ob physische oder psychische, steht in Beziehung zur Krebsanfälligkeit. Frauen, die ihren Körper als durchlässig empfinden, neigen zu Krebs an tief liegenden inneren Organen, etwa an den Eierstöcken oder der Gebärmutter, während Frauen, die ihren Körper als stark und gegen äußere Einflüsse gewappnet empfinden, stärker zu Krebs im äußeren Genitalbereich neigen.

Die Forscherin Dr. Lydia Temoshok hat herausgefunden, dass Frauen mit aggressiveren und tödlicheren Krebsarten (einschließlich Brust- und Gebärmutterhalskrebs) im Allgemeinen aufopferungsbereiter sind und weniger auf ihre Bedürfnisse und Gefühle, einschließlich der körperlichen Empfindungen, achten als andere Frauen.

Das vierte Chakra

Mit dem vierten Chakra sind Herz, Brust, Lunge, Rippen, der obere Rücken- und Schulterbereich verbunden. Es hängt mit der Fähigkeit zu emotionalem Ausdruck und wahrer Partnerschaft zusammen, in der beide Teile gleich stark und gleich verletzlich sind. Geben und Nehmen, frei und ohne Hintergedanken stärkt alle Organe des vierten Chakras. Dabei gibt es in unserer Kultur eine Menge Anspielungen, was die Funktion dieses Chakras angeht: »Mir tat das Herz weh, als ich diese Musik hörte«, »Ich weinte vor Freude« oder »Das kleine Kind weinen zu sehen, brach mir das Herz«.

Emotionaler Ausdruck braucht ein ausgewogenes Verhältnis von Wut und Liebe, Freude und Ernst. Können wir in der einen Situation gelassen sein und in einer anderen unsere Gefühle »rauslassen«? Können wir es uns leisten, das ganze Ausmaß von Trauer und Verlust zu empfinden? Schaffen wir es, in der Partnerschaft Nähe und Alleinsein ins Gleichgewicht zu bringen? Können wir andere umsorgen und uns von anderen umsorgen lassen? Die emotionalen und psychischen Themen, die mit Gesundheitsstörungen im vierten Chakra assoziiert sind, sind die Unfähigkeit, sich und andere zu lieben und die eigene oder fremde Liebe (Zuwendung) anzunehmen, mangelnde Vergebung, Trauer, unbearbeitete Wut, Feindseligkeit und Kritik.

Die Beziehung zwischen dem zweiten und vierten Chakra ist eine ganz besondere. Die Gebärmutter wird manchmal als »unteres Herz« und das Herz in der Brust als »oberes Herz« bezeichnet. Eine Frau, deren unteres Herz etwa durch Vergewaltigung, Inzest oder Missbrauch verschlossen ist, kann auch ihr oberes Herz nicht wirklich öffnen. Viele Frauen unserer Kultur neigen auch dazu, ihr unteres Herz, das heißt ihre Sexualität und ihre erotischen Bedürfnisse, zu verschließen, weil sie gelernt haben, dass »brave« Mädchen asexuell sind. Da wir gleichzeitig aber auch gelernt haben, Kontakt zu den eigenen Gefühlen zu halten, geraten das zweite und das vierte Chakra zwangsläufig in Konflikt.

Aber auch das Gegenteil wird gelehrt, das stimmt. Die jüngere Generation von Mädchen ist jetzt Teil der »Aufriss«-Kultur, in der es als vollkommen akzeptabel gilt, mit Jungen Sex zu haben – oder ihnen Oralsex zu gewähren –, auch wenn beide keine Zuneigung oder Liebe füreinander empfinden. In solchen Fällen wird das obere Herz oft stillgelegt. Und genau aus diesem Grund werden Mädchen, die in der Kindheit oder Jugend sexuell missbraucht wurden, häufig sexuell promiskuitiv. Ob Sie nun glauben, dass es für Sie in Ordnung ist, mit Ihren Emotionen und Gefühlen in Kontakt zu sein, aber nicht mit Ihrer Sexualität, oder ob Sie das Gegenteil glauben, dass sexuelle Aktivität ohne jegliche emotionale Verbindung vollkommen akzeptabel ist – so oder so sind wir für Konflikte zwischen dem zweiten und vierten Chakra vorpropgrammiert.

Außerdem bringt man gerade Frauen bei, dass finanzieller Erfolg und Macht zu Isolation führen und Intimität verhindern. Hinzu kommt, dass wir als Frauen aufgrund der Erziehung meinen, dass, wenn wir durch unsere Karriere zu Ansehen und Einfluss gekommen sind, wir nicht mehr geliebt werden und weniger Intimität erfahren (viertes Chakra).

Infolgedessen enden viele Frauen in unausgewogenen Beziehungen, in denen sie nicht nur für die Finanzen, sondern auch für die emotionale Unterstützung, die Hausarbeit, den Sex und alles andere sorgen. Viele erfolgreiche Frauen haben das, was die Forscherin und Psychologin Sandra L. Brown, Autorin von *Women Who Love Psychopaths* (Mask Publishing, 2009), als »Supereigenschaften« bezeichnet. Dazu zählen ungewöhnlich starker Einfallsreichtum, Selbstvertrauen, Loyalität, Selbststeuerung, Optimismus und eine niedrige Schadensvermeidung (sie halten sich für unverletztlich). Diese Frauen werden oft Ärztinnen, Anwältinnen, Geschäftsführerinnen, Richterinnen und Übermütter. Mit anderen Worten: Sie haben das Zeug dazu, in der Außenwelt sehr erfolgreich zu agieren. Dieselben Eigenschaften machen sie jedoch zur Zielscheibe für Energievampire, auch bekannt als Narzissten oder ausgewachsene Psychopathen. Dies ist ein großes, unerkanntes Problem für die öffentliche Gesundheit, da bei 1 von 5 Personen eine Persönlichkeitsstörung diagnostiziert wird, die in der Psychologie als Cluster B bekannt ist (charakterisiert durch Dramatisierung und Unberechenbarkeit, und bei antisozialen, Borderline-, histrionischen und narzisstischen Persönlichkeitsstörungen verbreitet). Circa 4 Prozent der Menschen fallen darunter.[17] Angesichts unserer kulturellen Programmierung ist diese Anfälligkeit naheliegend. Seit Jahrhunderten wird Frauen erzählt, dass Männer nicht wollen, dass eine Frau »zu erfolgreich« ist oder zu viel Geld verdient, damit sie ihren männlichen Partner nicht in den Schatten stellt. Anstatt das Risiko einzugehen, allein zu sein, werden dieselben Frauen oft zur Zielscheibe derer, die sich von der Energie anderer ernähren und nur wenig zu einer Beziehung beitragen. Das erklärt, warum so viele erfolgreiche Frauen im Bereich der Intimität versagen.

Männer dagegen meinen aufgrund ihrer Sozialisation, dass ihre Männlichkeit nur dann gegeben sei, wenn sie die Familie ernähren und die wichtigsten finanziellen Entscheidungen treffen. Doch befinden wir uns heute an einer Wegscheide, an der viele Frauen das Bedürfnis haben, ihre Partnerschaft zu modifizieren. Die Energiedynamik zu verstehen ist der Schlüssel für die Gesundheit.

Oberes Herz und unteres Herz – die Balance von Yin und Yang

Dr. Saida Désilets, Qigong-Expertin und Autorin, sieht den energetischen Unterschied zwischen Männern und Frauen so: Die Genitalien der Männer liegen außen, sie haben im Falle der Erregung eine sichtbare Erektion. Ihre Geschlechtsorgane sind somit dominant, aktiv, yang. Deshalb haben Männer kein Problem damit, in die Welt hinauszugehen und das einzufordern, was sie wollen. Ihre Herzen hingegen sind verborgen, yin, und lassen sich nicht so einfach erobern. Bei Frauen ist es umgekehrt. Frauen führen mit dem Herzen, das sehr yang ist. Für sie ist es, anders als für Männer, viel einfacher, ihre Gefühle auszudrücken. Frauen weinen oder umarmen in der Öffentlichkeit, sind emotionaler. Beleg für den Yang-Charakter des vierten Chakras ist das Vorstehen der weiblichen Brüste. Ihre Geschlechtsorgane liegen innen und sind verborgen und yin. Damit ein Mann eine Frau dazu bewegt, sich ihm sexuell zu öffnen, muss er den leisen Yin-Weg gehen, bei dem es um Zärtlichkeit geht, um das Erlangen von Vertrauen und Wertschätzung. Auf dem gleichen Weg gelangt eine Frau zum Herzen eines Mannes.

Obwohl es offensichtlich ist, dass Männer Frauen mit ihren Genitalien vergewaltigen, stimmt es doch auch, dass Frauen Männer (oder Jungen) mit ihrem yanghaften Herzen missbrauchen – in dem sie zum Beispiel kalt sind oder abweisend, kritisch oder nicht zufriedenzustellen. Jungen und Männer sind jedoch sehr, sehr empfindsam, auch wenn sie nicht so gern darüber sprechen. Die Wunden, die Frauen ihnen zufügen, können ein Leben lang bestehen bleiben. Ist sich eine Frau ihrer Macht in einer Beziehung bewusst und arbeitet zugleich an ihren Verletzungen, profitieren im Ergebnis auch die Männer in ihrem Leben davon, sofern sie keine Narzissten sind. Ist das der Fall, ist es am besten, die Verluste abzuschreiben und sich zu verabschieden, denn keine noch so große Unterstützung und Heilung wird sie jemals ändern. Sie werden alles tun, um Ihre Energie anzuzapfen, was auch unter »narzisstische Zufuhr« bekannt ist.

Störungen der Chakraenergie entstehen häufig dann, wenn eine Frau nicht genau weiß, wie sie die Energien der Liebe (viertes Chakra) und der Kreativität (zweites Chakra) optimal nutzen kann. Der größte Konflikt entsteht aber immer noch aus dem Glauben, Liebe nur dann bekommen und annehmen zu können und nur dann die Garantie zu haben, gebraucht zu werden, wenn sie die äußeren physischen Bedürfnisse geliebter Menschen befriedigen. Sobald sich eine Frau aber individuiert und sich ihrer inneren Muster bewusst wird, erkennt sie diese Form der Liebesbeziehung, die von familiären Verpflichtungen und der Tradition der Sippe abhängig ist, schnell als Beziehungssucht. Energiestörungen, die im zweiten und vierten Chakra gleichzeitig entstehen, sind sehr verbreitet. Sie sind oft Ergebnis einer unbewussten Orientierung sowohl am »Vergewaltigungs«- als auch am »Mutter«-Archetyp. Und allzu oft hat die Dysfunktion des zweiten oder vierten Chakras mit einer narzisstischen Persönlichkeit zu tun, oftmals mit einem Elternteil beginnend, das den Boden bereitet.

Die 26-jährige Kellnerin Sally litt an Gebärmutterhalskrebs im Frühstadium (zweites Chakra) und zahlreichen Zysten in der Brust (viertes Chakra). Sie war mit einem emotional und physisch distanzierten Vater groß geworden. Dadurch war eine Leere entstanden, die sie als Jugendliche durch zahlreiche Sexualpartner zu füllen versuchte, überwiegend männliche Jugendliche, die sie weder liebte noch respektierte. Dieses suchtbildende Verhaltensmuster (die »Vergewaltigungs«- und »Mutter«-Archetypen) störte die energetischen Muster im Bereich des zweiten Chakras, was zum häufigen Auftreten sehr schmerzhafter akuter vaginaler Herpesinfektionen führte. Daneben hatte sie Warzen im Genitalbereich.

Wie Sallys distanzierter Vater kümmerte sich auch die Mutter weder um die eigenen emotionalen Bedürfnisse noch um die der Tochter. Sally hat nie gelernt, ihre psychischen Bedürfnisse zu befriedigen, weil sie nie ein Vorbild für dieses Verhalten hatte. Bei beiden, bei Sally und ihrer Mutter, gab es Energiestörungen im Bereich des vierten Chakras, das mit mangelnder Selbstachtung und Selbstversorgung verbunden ist. Sallys Mutter hatte Brustkrebs, und auch Sally selbst hat schon zwei Biopsien wegen gutartiger Knoten hinter sich.

Sally und ihre Mutter sind in unserer Gesellschaft keineswegs die Ausnahme. Frauen wie sie kommen täglich in meine Praxis. Wenn eine Frau ihre inneren Bedürfnisse vernachlässigt, wenn das Kochen, Putzen und Waschen für die Familie zur Sucht wird, wenn sie zwanghaft in ihrem Beruf arbeitet und Sex auf Anforderung liefert, weil sie sich dazu verpflichtet fühlt oder Schuldgefühle hat, wird sie anfällig für Erkrankungen im zweiten und im vierten Chakra. Sie braucht ihre ganze emotionale Energie, um ihre Angst zu ersticken, verlassen zu werden, unzulänglich zu sein, keine Selbstachtung zu verdienen.

Die Forschungsergebnisse belegen diese Energiestörungen. Sie haben ergeben, dass Frauen, deren Erkrankungen im Bereich des zweiten Chakras liegen, andere Persönlichkeitsmuster haben als Frauen, deren Krankheiten den Bereich des vierten Chakras betreffen. Leider konnte ich in der vorhandenen Literatur keine Untersuchungen finden, die sich mit den Persönlichkeitsmustern der Frauen befassen, deren Krankheiten mit beiden Chakren, dem zweiten und dem vierten, zusammenhängen.

Patientinnen mit bösartigen Brusttumoren (Bereich des oberen Herzens) haben ein anderes Persönlichkeitsmuster als die mit Gebärmutterhalskrebs (Bereich des unteren Herzens). Eine Untersuchung hat ergeben, dass 50 Prozent der Patientinnen mit Gebärmutterhalskrebs (zweites Chakra) in den frühen Lebensjahren ihren Vater durch Tod oder Scheidung verloren haben (Verluste im zweiten Chakra). Dagegen war bei den Brustkrebspatientinnen (viertes Chakra) der Vater emotional distanziert (Beeinträchtigung des vierten Chakras).[18] Andere Untersuchungen haben bei signifikant mehr Patientinnen mit Gebärmutterhalskrebs Verhaltensmuster festgestellt, die auf ein Energieungleichgewicht im zweiten Chakra hindeuten: Mehrfache Eheschließungen, häufige sexuelle Aktivitäten mit Partnern, die sie weder liebten noch respektierten, Sorgen über Körperform und -größe. Außerdem seien sie als Kinder vernachlässigt worden. Untersuchungen mit Brustkrebspatientinnen dagegen ergaben Verhaltensmuster, die auf eine Fehlfunktion im Bereich des vierten Chakras deuten: Bei ihnen war die Tendenz stärker, die Ehe mit einem ungeliebten Partner nicht zu beenden, sie hatten mit relativ hoher Wahrscheinlichkeit in der Kindheit viel Verantwortung für jüngere Geschwister und verzichteten häufiger auf medizinische Betreuung und körperliche Zuwendung.[19]

Meine eigenen Beobachtungen zielen in eine ähnliche Richtung, genauso wie die von den Alternativ-Medizinerinnen Caroline Myss und Belinda Womack. Ihrer Meinung nach wirken sich Wut und Ärger und damit verwandte Gefühle auf den Bereich unter der Gürtellinie aus, während verdrängte Trauer eher zu Krankheiten im Bereich über der Gürtellinie führt. Im 5. bis 10. Kapitel werde ich darauf näher eingehen.

Die Heilung von Verletzungen der unteren Chakren

Verletzungen der unteren Chakren können nur heilen, wenn es Zeugen dafür gibt. Es muss jemanden geben, der sagt: »Ja, es ist dir wirklich geschehen.« Derzeit befindet sich unsere Kultur inmitten eines Großereignisses der Beglaubigung: Die #MeToo-Bewegung und die sexuell belästigten und missbrauchten Frauen, die ihr Schweigen über Sexualstraftäter wie Harvey Weinstein gebrochen haben, wurden 2017 kollektiv vom *Time Magazine* zur Person des Jahres gewählt. Nun brechen Tausende von Frauen auf der ganzen Welt ihr Schweigen und erzählen ihre Geschichte. Unsere Kultur als Ganzes befindet sich in der Phase einer massiven Zeugenschaft, da sowohl die Presse als auch andere Frauen selbst endlich zu den Opfern stehen.

Eine der Hauptfunktionen dieses Buches ist denn auch seit seiner ersten Auflage (1994) genau dies: Zeugenschaft und Beglaubigung. Die Zeugenrolle ist auch ein sehr wichtiger Bestandteil meiner Arbeit mit Patientinnen. Als Ärztin bin ich eine Autoritätsperson.

Wenn ich oder eine andere Autoritätsperson die Verletzung einer Frau bestätige, kann das zum Katalysator für ihre Heilung werden. Wichtiger noch ist aber, dass die Frau selbst ihre Verletzung und die Notwendigkeit ihrer Heilung anerkennt. So lange die Patientin ihre Verletzung anderen gegenüber leugnet (»Es war eigentlich gar nicht so schlimm, er hat mich nie geschlagen«, »Meine Eltern haben mich sehr geliebt – mein Vater hätte das nie getan«), kann sie die Wahrheit auch sich selbst nicht eingestehen. Das Geheimnis bleibt in den Zellen eingeschlossen, unerreichbar für Zeugenaussagen und Heilung.

Nach der Bestätigung der Verletzungen muss untersucht werden, welchen Einfluss sie auf das Leben hatten. Das ist die Phase des Benennens, die Phase, in der die Verleugnung ein für allemal aufgegeben wird und eine Frau erkennt, dass es tatsächlich negative Einflüsse auf ihr Leben gegeben hat.

Jetzt gibt es kein Verdrängen mehr. Die Zeit der Aufarbeitung emotionaler Wunden in den 70ern und 80ern war der Anfang dieser Wende.

In der folgenden und abschließenden Phase, die für die Heilung und die optimale Funktionsfähigkeit des weiblichen Energiesystems nötig ist, geht es darum, sich und anderen zu vergeben und damit den Einfluss der alten Wunden auf das Leben zu durchbrechen. Dies ist die Phase, in der sich viele von uns heute befinden oder bald befinden werden, wenn wir uns von *#MeToo* zu *#NowWhat* bewegen? Nun ist Vergebung und Loslassen der Vergangenheit notwendig, für uns und für andere. Wenn man die Vergangenheit durchdrungen hat, kann man weitergehen und selbst die Oberhoheit über das eigene Leben und die zukünftigen Entscheidungen erlangen. Die Zeit der Verletzungen ist vorbei, das Wachsen hat begonnen.

Die drei weiteren Chakren

Das fünfte Chakra hängt mit Kommunikation, Timing und Willen zusammen. Wenn es darum geht, der Außenwelt Ihre Gedanken mitzuteilen, reden Sie dann nur oder hören Sie auch zu? Ist Ihr Verständnis für andere stärker ausgeprägt als die Fähigkeit, sich auszudrücken? Und was das Timing angeht: Drängen Sie oder können Sie warten? Das epidemische Ausmaß von Schilddrüsenerkrankungen heutzutage hat meiner Meinung nach energetisch damit zu tun, dass wir das Gefühl haben, zu viel zu tun zu haben und nicht zu wissen, wie wir es schaffen sollen. Ständig sind wir in Eile. Doch in dieser Wahrnehmung könnte das Problem liegen. Mein Kollege Gay Hendricks hat mit der »Einstein-Zeit« eine Lösung gefunden. Diese werde ich im Kapitel 15 in den »Zwölf Schritten zur Heilung« vorstellen.

Letztlich hat die Schilddrüse mit dem Eigenwillen zu tun. Sind Sie eigensinnig oder neigen Sie zu vorschnellem Gehorsam? Ferner steht das Chakra mit der Kehle, dem Mund, den Zähnen, dem Gaumen, der Schilddrüse, Speiseröhre und den Nackenwirbeln in Zusammenhang. Zu den Störungen zählen hier chronische Halsschmerzen, Kehlkopf- und Mundkrebs, Gaumenprobleme, Erkrankungen des Kiefergelenks, Skoliose, Schilddrüsenkrankheiten, Nackenwirbelprobleme, geschwollene Drüsen und Kehlkopfentzündungen. Frauen mit Problemen im fünften Chakra, etwa Überfunktion der Schilddrüse, haben oft Schwierigkeiten, für sich einzustehen und ihren Standpunkt zu vertreten. Oft sprechen sie sehr leise, sodass sie sich nur schwer Gehör verschaffen können. Das fünfte Chakra steht in Zusammenhang mit dem »Aussprechen der Wahrheit« oder auch nicht. Eine Freundin von mir, die seit Jahren an einer Schilddrüsenunterfunktion leidet, brach sich kürzlich einen Zahn ab, nachdem sie sich endlich von einem Mann getrennt hatte, der sie zunächst sehr zu unterstützen schien – er sagte ihr, wie sehr er ihre überschäumende Energie genoss –, um dann langsam und unerbittlich eben diese Energie zu kritisieren. Schließlich brachte sie den Mut auf, ihm die Wahrheit über sein Verhalten und was das mit ihr machte zu sagen – etwas, wozu sie in ihrer vorherigen Ehe nie den Mut gehabt hatte. Kurz darauf brach ihr Zahn ab – eine Erinnerung daran, dass sie mit dem abgebrochenen Zahn auch ihr Muster des Schweigens durchbrochen hatte! Ein kürzlich durchgeführter Schilddrüsentest ergab, dass sich auch ihre Schilddrüsenfunktion wieder normalisiert hat.

Umgekehrt gibt es jene Frauen, die einen »überstarken« Willen haben, der nicht in Einklang mit ihrer inneren Stimme steht. Ein allzu starker Wille kann eine Schilddrüsenüberfunktion zur Folge haben und dazu führen, dass man seinen intellektuellen Willen durchsetzt, ohne einen »höheren Willen« oder eine »höhere Macht« anzuerkennen, zum Beispiel: »Es ist mir egal, was mein Körper mir sagt, ich mache, was ich will« oder »Ich werde das in jedem Fall durchziehen«.

Das sechste Chakra, das auch als drittes Auge bekannt ist, steht in Beziehung zu Wahrnehmung, Denken und Moral. Können wir bei der Wahrnehmung der Außenwelt einen klaren Blick bewahren, aber gleichzeitig Mehrdeutigkeiten aushalten? Gestatten wir uns in bestimmten Momenten eine messerscharfe Konzentration und in anderen Entspannung und Unklarheiten? Wissen wir, wann wir für die Ideen anderer empfänglich sein müssen und wann nicht? Können wir Wissen ansammeln und trotzdem offen für all das bleiben, was wir noch lernen müssen? Können wir uns zugestehen, dass es Gebiete gibt, von denen wir keine Ahnung haben? Können wir das rationale, logische Denken der linken Gehirnhälfte genauso würdigen wie das nichtrationale und nichtlineare der rechten? Sind unsere Denkprozesse starr, zwanghaft und grüblerisch oder denken wir flexibel? Und wie wenden wir unsere moralischen Überzeugungen auf uns und andere an? Entsprechen wir dem Bild des repressiven und allzu gewissenhaften Bürgers, der sich und andere nach starren Maßstäben beurteilt, oder gestatten wir uns in bestimmten Situationen mehr Liberalität, Risiken und Hemmungslosigkeit? Das sechste Chakra liegt zwischen den Augen und damit auch nahe den Ohren, der Nase, dem Gehirn und der Zirbeldrüse. Zu den Störungen im Bereich dieses Chakras gehören unter anderem Sehstörungen, Hirntumore, Blutgerinnsel (deren Bildung in Zusammenhang mit einer Störung im intuitiven Informationsfluss steht), neurologische Störungen, Blindheit, Taubheit, Wirbelsäulenprobleme, Krampfanfälle und Lernstörungen. Gesundheitsschädliche Äußerungen, die zu Energieverlust in diesem Chakra führen, sind zum Beispiel: »Es ist mir egal, was du fühlst. Ich will wissen, was du denkst.« »Ich habe nicht genug Informationen, um mich zu entscheiden.«

»Siehst du nicht, dass ich weiß, wovon ich rede? Warum streitest du dann mit mir?« »Ich bin überrascht, dass du den ganzen Quatsch von Geist und Körper glaubst, schließlich bist du doch ein intellektueller, gebildeter Mensch.« Das siebte Chakra hängt mit dem Erkennen des umfassenderen Lebenssinns sowie mit Einstellungen, Überzeugungen, Werten, Moral, Mut und humanitären Fragen zusammen. Haben wir eine klare Vorstellung von unseren Zielen? Geben wir zu, dass wir als Individuen die Macht haben, unser Leben selbst zu bestimmen, ohne deswegen die größeren Kräfte im Universum zu leugnen? Können wir mit dem paradoxen Wissen leben, dass wir einerseits gewisse Ereignisse beeinflussen können, dass aber andererseits Dinge geschehen, die wir nicht kontrollieren können, die wir möglicherweise ablehnen, die aber letztlich einen Sinn haben, den wir im Moment noch nicht begreifen? Das siebte Chakra liegt im Bereich der oberen Schädeldecke. Es ist das metaphysische Gerüst, auf dem Moral und Gewissen aufbauen.

Alle lebensbedrohlichen Ereignisse oder schweren Erkrankungen können potenziell die Weisheit in diesem Bereich wecken, denn sie bringen Sie mit einer umfassenderen Perspektive des Universums und der Bedeutung, die Sie darin haben, in Verbindung. Menschen, die dem Tode nahe waren, sagen oft, durch diese Erfahrung hätte sich ihr Leben auf allen Ebenen verändert und sie wüssten seitdem auf tiefer Ebene, wie sie ihr Leben weiterführen sollten. Jede lebensbedrohende Erkrankung kann eine Bedeutung für das siebte Chakra haben und seine Weisheit wecken; ganz besonders aber gilt das für Lähmungen und Erkrankungen des Muskel- und Nervensystems, zum Beispiel Multiple Sklerose und Muskelatrophie (ALS). Auch angeborene Krankheiten und genetische Störungen sind eine Herausforderung für das siebte Chakra, genauso wie schwere Unfälle. Genetische Störungen oder Geburtsdefekte weisen auf ein vorgeburtliches Einverständnis des Individuums hin. Mit anderen Worten, das geht weit über das hinaus, was wir verstehen und beeinflussen können. (Dieses Seelenwissen bedeutet nicht, dass es nicht auch körperliche Ursachen geben kann, warum solche Dinge passieren, etwa die Berührung durch Gifte oder Drogen im Mutterleib.)

Im Verständnis der Energieanatomie liegt der Schlüssel zur wahren Heilung, die sich von der bloßen Symptombeseitigung unterscheidet, weil sie einen umfassenden und ganzheitlichen Blick auf den eigenen Beitrag zu Gesundheit und Krankheit bietet. Der Körper heilt am besten, wenn wir in der Gegenwart leben. Solange wir wirklich gegenwärtig sind, können wir fast alles heilen. Aber bei den meisten Menschen ist der Großteil der Energie in den Verletzungen der Vergangenheit gebunden, und der Rest wird von den Sorgen über die Zukunft aufgezehrt. Man kann nicht gesund werden, wenn der überwiegende Teil der Energie und des Geistes im gegenwärtigen Augenblick nicht zur Verfügung steht.

Dr. Lewis Thomas, der frühere Direktor des Memorial Sloan-Kettering Cancer Centers in New York, eine sehr renommierte Krebsklinik (A.d.Ü.), hat einmal gesagt, er sehe Krebs mittlerweile als physische Metapher für ein extremes Bedürfnis nach Wachstum. Für ein gesundes Wachstum müssen möglichst viele Teile der eigenen Person in der Gegenwart verfügbar sein – im Jetzt, dem einzigen Moment, in dem Heilung möglich ist. Aber Menschen leben selten immer im *Jetzt*, im Heute. Es ist eine Fähigkeit, die sich durch Introspektion, Meditation und kleine vertrauensvolle Schritte Richtung Freiheit und Freude erzielen lässt.

Zweiter Teil

Die Anatomie weiblichen Wissens

V

Der Menstruationszyklus

Wäre alles anders gekommen, wenn du am ersten Tag der ersten Menstruation von deiner Mutter einen Blumenstrauß bekommen hättest und sie mit dir essen gegangen wäre und dich danach zum Ohrlochstechen mit zum Juwelier genommen hätte, wo dir dein Vater deine ersten Ohrringe geschenkt hätte, und ihr dann mit deinen Freundinnen und den Freundinnen deiner Mutter deinen ersten Lippenstift gekauft hättet und danach zum ersten Mal ins Frauenhaus gegangen wärt, um vom Wissen der Frauen zu erfahren?

Wäre alles anders gekommen?

Judith Duerk, »Circle of Stones«

Das Wissen des Menstruationszyklus wieder zugänglich machen – genau das können wir, sobald wir uns wieder auf den zyklischen Charakter unserer weiblichen Natur besinnen und ihn als Quelle weiblicher Energie würdigen und zelebrieren.

Die Astrologin und Autorin Sioux Rose schreibt dazu Folgendes: »Weil wir Frauen biologisch nach dem Mond gehen, sind wir dazu bestimmt, seinen immerwährenden Wechsel mit unserem Zyklus nachzufühlen. Dieses rhythmische Gleichmaß ist der unkartierte weibliche Raum der Zeit, unser göttliches Erbe.« Ebbe und Flut von Träumen, Kreativität und hormonellen Veränderungen, die mit den unterschiedlichen Zyklusphasen assoziiert sind, eröffnen uns ungeahnte Möglichkeiten, die Verbindung zu unserem verborgenen Wissen zu vertiefen. Das ist für die meisten Frauen ein längerer Prozess, der bedeutet, dass wir Licht in das Dunkel unserer eigenen Geschichte bringen und so allmählich zu einer veränderten Sichtweise unserer Zyklen und unserer Kreativät als Teil unseres Lebens kommen. Es berührt mich, dass seit der ersten Auflage dieses Buches Frauen auf der ganzen Welt diese Verbindung herstellen. Und auch meine Tochter Kate Northrup Watts ist mit ihrer Online-Plattform Origin Collective mit dabei, auf der sich Unternehmerinnen um die Vereinbarkeit von Mutterschaft und Kreativarbeit kümmern. Auch sie verwenden die Mondphasen, um Arbeitszeit und Pausenzeit gut abzustimmen. Ihr Netzwerk ist nur eines von vielen Beispielen für den bewussten Umgang mit dem Monatszyklus, seinem Geheimnis und intuitiven Wissen.

DIE ANATOMIE WEIBLICHEN WISSENS

KÖRPERORGAN ODER KÖRPERLICHER PROZESS	VERSCHLÜSSELTES WISSEN	STÖRUNGEN DES ENERGIEFLUSSES	KÖRPERLICHE MANIFESTIERUNG
Menstruationszyklus	Zyklen der Kreativität und der emotionalen Einstimmung	Weigerung, sich auf die Zyklen von hell und dunkel einzustellen; Weigerung, den Schatten zu erkennen und durchzuarbeiten Vorstellung, dass die Periode etwas Schlechtes oder Unreines sei	Keine Periode Überstarke Periode Unregelmäßige Periode PMS
Gebärmutter	Zentrum der mit dem Selbst verbundenen Kreativität	Übermäßige Bindung an die Gefühle anderer Unfähigkeit, das kreative Potenzial zum Ausdruck zu bringen Kreative Energie wird in aussichtslosen Projekten oder Beziehungen vergeudet	Myome Adenomyosis

DIE ANATOMIE WEIBLICHEN WISSENS

KÖRPERORGAN ODER KÖRPERLICHER PROZESS	VERSCHLÜSSELTES WISSEN	STÖRUNGEN DES ENERGIEFLUSSES	KÖRPERLICHE MANIFESTIERUNG
Eierstöcke	Zentrum der nach außen gerichteten Kreativität Sich in der Welt behaupten Übertriebenes, unzureichendes oder unausgewogenes Streben nach finanzieller Sicherheit, kreativem Ausdruck oder Beziehungen	Abhängigkeit von äußeren Autoritätsfiguren oder der Zustimmung anderer Mangelndes Vertrauen in die eigene Kreativität Finanziell nicht für sich sorgen können Sich nur schwer vom Urteil anderer lösen können Sexueller oder emotionaler Missbrauch	Unregelmäßigkeiten des Eisprungs Eierstockzysten Eierstockkrebs
Brust	Emotionaler Ausdruck und Partnerschaft	Unfähigkeit, Gefühle allgemein, aber vor allem Ärger, Wut, Traurigkeit oder Einsamkeit auszudrücken, sie zu benennen oder mit ihnen umzugehen Gefühl, nicht liebenswert zu sein; Schwierigkeit, um Zuneigung und Unterstützung zu bitten und diese anzunehmen Unfähigkeit, eine ausgeglichene Partnerschaft zu führen Unausgewogenheit zwischen Zeiten des Alleinseins und in Gesellschaft	Brustzysten, Schmerzen Brustkrebs Lungenkrebs Schulterprobleme

DIE ANATOMIE WEIBLICHEN WISSENS			
KÖRPER-ORGAN ODER KÖRPERLICHER PROZESS	VERSCHLÜSSEL-TES WISSEN	STÖRUNGEN DES ENERGIEFLUSSES	KÖRPERLICHE MANIFES-TIERUNG
Schwanger-schaft	Fähigkeit, eine Idee oder ein Leben mit jemand zusammen zu empfangen, es zu halten, zu nähren, es zu gebären und ihm dann zu gewähren, unabhängig zu leben	Zu wenig Energie, um neues Leben zu schaffen und zu erhalten Mangelndes Vertrauen in den Geburtsprozess Ambivalenz im Hinblick auf die Folgen einer Schwangerschaft und Kinderaufzucht auf das Arbeitsleben, das Aussehen und die persönlichen Bedürfnisse Nicht endender Kummer und Verlust Ererbte Angst, im Kindbett zu sterben oder das Kind zu verlieren	Unfruchtbarkeit Fehlgeburt Schwierige Geburt
Zervix/Vagina, Vulva	Umsichtige Intimität Gute Abgrenzungsfähigkeit	Mangelhafte Abgrenzungsfähigkeit in Beziehungen Sexuelle oder Beziehungen überhaupt (auch Arbeit) beeinträchtigen das Wohlergehen Scham oder Schuldgefühle angesichts des eigenen sexuellen Verlangens	Herpes Warzen Chronischer Schmerz in der Vulva (Vulvodynie) Abnormale Abstriche Gebärmutterhalskrebs

DIE ANATOMIE WEIBLICHEN WISSENS			
KÖRPER-ORGAN ODER KÖRPERLICHER PROZESS	VERSCHLÜSSEL-TES WISSEN	STÖRUNGEN DES ENERGIEFLUSSES	KÖRPERLICHE MANIFES-TIERUNG
Harnsystem, Blase	Fähigkeit, Emotionen voll zu erleben und ihnen restlos Ausdruck zu geben	Allgemeine Wut auf das Leben Stagnierender Gefühlsfluss in Beziehungen Abhängigkeit in Beziehungen Unfähigkeit, überkommene Vorstellungen aufzugeben Unfähigkeit, sich »einzuschwingen«	Chronische Infektionen der Harnwege Interstitielle Zystitis
Menopause	Übergang in die Jahre der Weisheit Offenheit gegenüber intuitivem Wissen Befruchtung des Umfelds	Nicht bearbeitete psychische Altlasten Angst vor dem Alterungsprozess Angst, die eigene Macht zum Ausdruck zu bringen Sich nach gesellschaftlichen Vorstellungen richten, statt auf die innere Stimme zu hören	Schwere Hitzewallungen Melancholie Depression Herzklopfen Ängstlichkeit Vergesslichkeit Herzerkrankung Libidoverlust

Die weibliche Natur ist zyklisch

Der Zyklus der Menstruation, Inbegriff des archetypisch Weiblichen – mit dem wir durch unser Blut verbunden sind – spiegelt im Kleinen die makrokosmischen Zyklen der Natur, die Zu- und Abnahme des Mondes oder den rhythmischen Wechsel der Gezeiten oder der Jahreszeiten. Gleichzeitig ist die zyklische Abfolge von Reifung und Abstoßung des Eis bzw. Schwangerschaft aber auch ein Spiegel des Schöpfungsprozesses, sowohl des Schöpfungsprozesses der Natur als auch des kreativen Prozesses beim Menschen. Wegen dieser Verbindungen zu dem grundlegenden Kreislauf der Natur galt der Menstruationszyklus in vielen alten Kulturen als heilig. (Damit lagen sie gar nicht so falsch. Vielleicht kann Menstruationsblut in nicht allzu ferner Zukunft sogar Leben retten. Neuere Forschung weist es als Quelle von Stammzellen aus, die in der Behandlung zahlreicher Krankheiten vorkommen, darunter Krebs). Auch ein prima Dünger für Zimmerpflanzen.[1]

Der Ovulationszyklus, also der Zyklus des Eisprungs, wird vom Mond beeinflusst. Statistische Untersuchungen zeigen einen deutlichen Anstieg der Empfängnis- und vermutlich auch der Ovulationsraten einen Tag vor und bei Vollmond sowie eine deutliche Abnahme bei Neumond, wo die Zahl der Frauen höher liegt, bei denen die Blutung einsetzt. Es ist wissenschaftlich erwiesen, dass der Mond das Verhalten von Flüssigkeiten (von den Gezeiten des Meeres bis zu individuellen Körperflüssigkeiten) reguliert und sich auch auf das Unbewusste und die Träume auswirkt.[2] Menstruation, Fruchtbarkeit und Geburten stehen darüber hinaus auch mit den vom Mond beeinflussten Gezeiten des Meeres in Verbindung. Umweltreize wie Licht, Mond und Gezeiten spielen nachgewiesenermaßen bei der Regulierung von Menstruationszyklus und Fruchtbarkeit eine Rolle. Bei einer Forschungsreihe, an der fast 2000 Frauen mit unregelmäßigem Zyklus teilnahmen, sollten die Teilnehmerinnen während der drei Tage um den Eisprung nachts eine Nachttischlampe brennen lassen. Bei über der Hälfte stellte sich danach wieder ein regelmäßiger Zyklus von 28 Tagen ein.[3]

Der Menstruationszyklus reguliert aber auch die Aufnahme und Verarbeitung von Informationen und die Kreativität. In der Phase vom Beginn der Blutung bis zum Eisprung reift ein Ei heran; es ist die Phase, in der sich der Körper – zumindest symbolisch – auf die Geburt eines neuen Wesens vorbereitet. In unserer Gesellschaft hat das einen hohen Stellenwert. Viele Frauen sind in dieser Phase in »Höchstform«: Sie erleben einen Energieanstieg, der nach außen gerichtet ist, sind voller Enthusiasmus und Pläne. In der Mitte des Zyklus steigt die Sensibilität für andere und für neue Ideen – es ist die Phase der »Fruchtbarkeit«.

Bei vielen Frauen erreicht jetzt auch das sexuelle Begehren den Höhepunkt; die ausgeschütteten Hormone erhöhen die sexuelle Attraktivität. Die Hormone, die jetzt freigesetzt werden, werden buchstäblich in die Luft gejagt und können die eigene Attraktivität für Männer erhöhen.[4] (Da das in unserer männerorientierten Gesellschaft ebenfalls einen hohen Stellenwert hat, haben viele Frauen diese Zyklusphase als »gute« internalisiert.)

Eine meiner Patientinnen arbeitet als Kellnerin in einer Raststätte, in der viele Lastwagenfahrer verkehren. Sie hat festgestellt, dass sie in der Mitte ihres Zyklus, also um die Zeit des Eisprungs, mehr Trinkgelder bekommt. Und ein Mann beschrieb seine Frau in dieser Phase des Zyklus als »ungeheuer vital und elektrisierend«. Auch erleben Frauen, dass sie im Vorbeigehen eher von Bauarbeitern angesprochen werden – selbst wenn sie weite Kleidung tragen und nicht geschminkt sind. Die Biologie ist einfach mächtig und erinnert uns daran, dass wir in gewisser Weise immer noch Säugetiere sind.

Die Follikelreifungs- und Lutealphasen

Am Menstruationszyklus kann man erkennen, wie aus Bewusstsein Materie und aus Denken Realität wird. Rein physisch betrachtet, wächst in dem Zeitraum zwischen Menses und Eisprung (der als Follikelreifungsphase bezeichnet wird) ein Ei heran, während sich tief in der Gebärmutterschleimhaut Immunzellen kreisförmig zu Lymphgewebe anordnen.[5] Dem entspricht auf der psychischen Ebene die Entwicklung neuer Projekte und Pläne. Eine befreundete Naturwissenschaftlerin hat festgestellt, dass sie in dieser Zyklusphase die besten Ideen für neue Experimente und auch die meisten Energien für deren Umsetzung hat. Das ist im Übrigen der Zeitpunkt, wenn das Frauennetzwerk meiner Tochter ihre Brainstorming-Sessions anberaumen, weil sie dann am effektivsten sind.

Bei der Ovulation in der Mitte des Zyklus kommt es zu einem abrupten Anstieg der Neuropeptide FSH (follikelstimulierendes Hormon) und LH (luteinisierendes Hormon). Der damit einhergehende Anstieg des Östrogens führt zu einer verstärkten Aktivierung der linken Gehirnhälfte (verbale Fähigkeit) und einem Aktivitätsrückgang der rechten (visuell-räumliche Fähigkeit etwa beim Zeichnen oder Kartenlesen).[6] Vielleicht wird dieser Effekt aber auch durch den gleichzeitigen Anstieg von Testosteron konterkariert, weil der sowohl das räumliche Denken verbessert und als auch die Libido erhöht.

Der Eisprung symbolisiert den Höhepunkt der Kreativität. Danach folgt eine Phase der Bewertung und des Nachdenkens; eine Art Rückblick auf das Geschaffene (die Phase von der Ovulation bis zur Menses). Der Anstieg von FSH und LH beim Eisprung ist wahrscheinlich die biologische Ursache für die geistige und psychische kreative Aufnahmefähigkeit um den Eisprung herum, von der so viele Frauen berichten. Die erwähnte Naturwissenschaftlerin zieht in dieser Phase des Zyklus Routinearbeiten vor, die weder besondere Informationen von anderen noch viel Nachdenken erfordern – zum Beispiel in aller Seelenruhe den Schrank aufräumen.

Abbildung 3: Der Menstruationszyklus

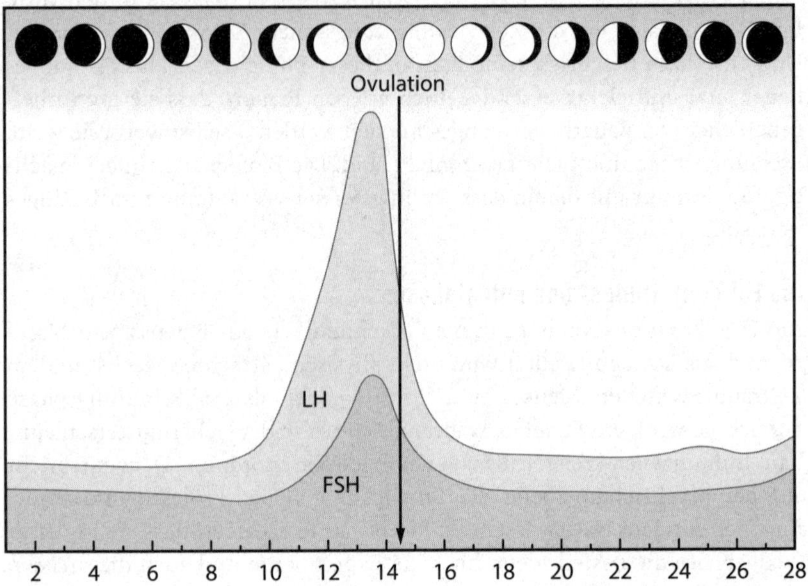

Der biologische und psychologische Kreativitätszyklus verläuft parallel zu den Mondphasen; neuere Forschungen haben ergeben, dass auch das Immunsystem der Reproduktionsorgane zyklisch ist und den Höhepunkt seiner Aktivität bei der Ovulation erreicht, bevor diese allmählich wieder sinkt. In manchen alten Kulturen wurde von menstruierenden Frauen gesagt, sie seien »in ihrem Mond«. Wenn Frauen in einer natürlichen Umgebung zusammenleben, setzt der Eisprung meist bei Vollmond und die Menstruation bei Neumond ein. Wissenschaftliche Untersuchungsergebnisse lassen einen Zusammenhang zwischen biologischen Zyklen und den Rhythmen der Träume und Gefühle mit dem Mond, den Gezeiten und den Planeten vermuten, wobei vor allem der Mond und seine Gezeiten mit dem elektromagnetischen Feld des Körpers interagieren und dadurch die inneren physiologischen Prozesse beeinflussen.

Jeden Monat verdunkelt sich der Mond, bevor er nach dem Neumond wieder sichtbar wird und zunimmt. Auch Frauen erleben Monat für Monat in der prämenstruellen und menstruellen Phase eine solche »Verdunkelung«, in der die Lebenskraft zu schwinden scheint (prämenstruelle Phase und Menstruation).[7] Das ist ganz natürlich. Es gibt keinen Grund, sich zu ängstigen oder sich zu fragen, ob man krank wird, wenn Energien und Stimmung ein paar Tage im Monat auf den Tiefpunkt sinken.

In weiten Teilen Indiens ist es absolut normal, dass eine Frau während ihrer Periode langsamer macht und öfter ruht. Mir ist auch aufgefallen, dass sich viele stressbezogene Symptome, ob PMS oder Osteoporose, lindern ließen, wenn wir einmal im Monat auf unseren Körper hören würden. Demetra George sieht im Neumond einen »evolutionären Läuterungs-, Revitalisierungs- und Transformationsprozess des Lebens, einen Weg zur Harmonie mit seiner eigentlichen Natur«[8]. Bei den meisten Frauen beginnt die Menstruation bei Neumond etwa zwischen vier und sechs Uhr morgens, der dunkelsten Zeit des Tages.[9]

Vielen Frauen ist aufgefallen, dass sie an den ersten ein, zwei Tagen ihrer Periode den Drang verspüren, aufzuräumen. Das gilt auch im übertragenen Sinn. Unsere natürliche Reinigung wird von einer psychischen begleitet. Bevor ich in die Wechseljahre kam, habe ich das selbst erlebt.

Wird das Ei beim Eisprung nicht befruchtet, beginnt die zweite Hälfte des Zyklus, die Lutealphase, die mit dem Einsetzen der Menstruation endet. In dieser Phase ziehen wir uns von äußeren Aktivitäten zugunsten einer eher reflektiven Haltung zurück. Die Lutealphase ist durch eine stärkere Orientierung nach innen gekennzeichnet: Die Vorbereitung auf eine Entwicklung oder Geburt aus dem tiefsten Inneren des Selbst. Da diese Phase in unserer Kultur einen sehr viel geringeren Stellenwert hat als die Follikularphase, neigen wir dazu, prämenstruelle Energien und Gefühle sowie die introspektive Stimmung als »negativ und unproduktiv« zu bewerten (vgl. Abbildung 4, S. 146).

Die westliche Kultur akzeptiert im Allgemeinen nur das, was sich rational begreifen lässt. Entsprechend neigen viele Frauen dazu, den Fluss der unbewussten »lunaren« Einsichten in der prämenstruellen und menstruellen Phase nach Möglichkeit zu blockieren. Lunare Einsichten sind reflektiv und intuitiv und entstehen im Schutz der Dunkelheit durch Träume, Gefühle und Sehnsüchte. Werden sie gewohnheitsmäßig blockiert, äußern sie sich in Form von PMS (prämenstruellem Syndrom) oder Menopausensyndromen, so wie auch andere Gefühle oder Symptome oft zu Krankheiten führen, wenn sie ignoriert werden.[10]

Oder wie meine Arztfreundin Paulanne Balch es formuliert: »Die längste Beziehung im Leben haben wir mit dem eigenen Körper. Es wird Zeit, Telefonnummern auszutauschen und ans Telefon zu gehen. Tumore, Erkrankungen und Verletzungen sind alles Anzeichen dafür, dass der Anrufbeantworter voll ist.«

Abbildung 4: Die Mondkarte des Menstruationszyklus

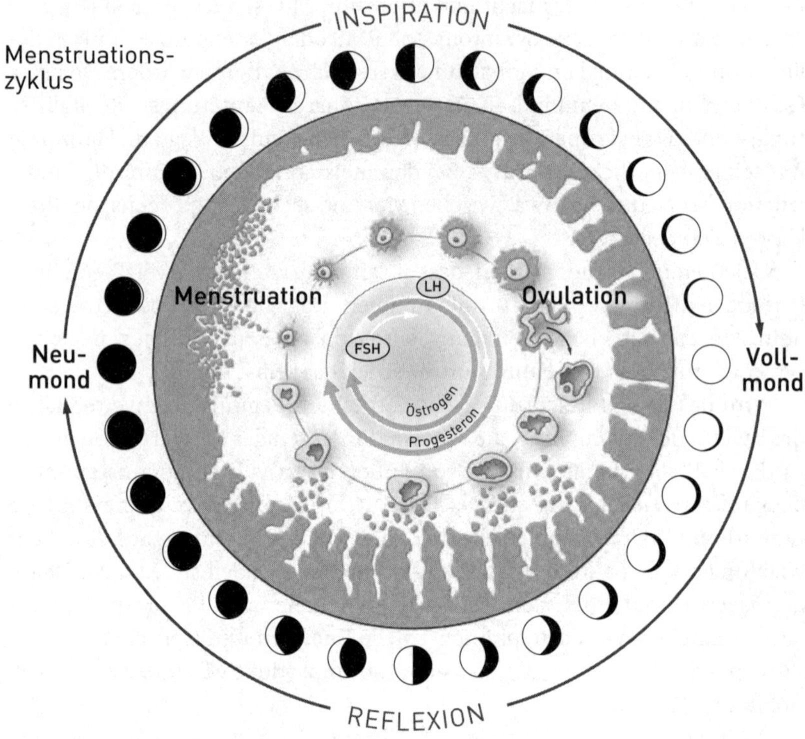

In der Lutealphase zwischen dem Eisprung und dem Beginn der Menstruation sind Frauen am stärksten mit ihrer inneren Stimme in Kontakt und spüren am deutlichsten, was in ihrem Leben falsch läuft. Neurologische Untersuchungen haben gezeigt, dass Frauen in der prämenstruellen und menstruellen Phase häufiger und lebhafter träumen.[11] In der prämenstruellen Phase ist die »Grenze zwischen den Welten« des Sichtbaren und des Unsichtbaren, des Bewussten und des Unbewussten viel durchlässiger als zu anderen Zeiten des Zyklus; die »magische Kraft«, das heißt die Fähigkeit, etwas zum Besseren zu wenden, ist leichter zugänglich.[12] Es entsteht ein stärkeres Bewusstsein von dem, was im Leben wirklich wichtig ist. In dieser Phase brechen Frauen sehr schnell in Tränen aus – aber nie grundlos.

Diese Tränen offenbaren immer ihre Beziehung zu wichtigen Lebensfragen. Wie die zahlreichen Untersuchungen der verstorbenen Dr. Katharina Dalton belegt haben, sind Frauen in der prämenstruellen Phase emotionaler, agieren Wut und Ärger eher aus und leiden häufiger unter Kopfschmerzen und Müdigkeit. Gelegentlich können sich auch bestehende Krankheiten wie zum Beispiel Arthritis in dieser Zeit verschlimmern. Die Beschwerden der prämenstruellen Phase hängen wesentlich davon ab, ob und inwieweit der Kontakt zu den eigenen unbewussten Anteilen unterbrochen wurde. Aus meiner eigenen Erfahrung, aber auch aus meiner langjährigen medizinischen Praxis, weiß ich, dass die schmerzhaften und unangenehmen Probleme, die in der prämenstruellen Phase auftauchen, nie »eingebildet« sind und immer Aufmerksamkeit verdienen. Nur dann werden sie sich wirklich lösen lassen.

Es ist wichtig, die Themen ernst zu nehmen, die in dieser Phase ans Licht kommen, auch wenn sie sich physisch und psychisch jetzt anders ausdrücken als im ersten Teil des Zyklus, in den sogenannten »guten Tagen«. So erzählte etwa eine Frau, dass ihr jedes Mal vor ihrer Menstruation voller Angst und Schrecken einfiel, dass Haus, Auto und Investitionen allein auf den Namen ihres Mannes eingetragen waren. Wenn sie mit ihrem Mann darüber sprechen wollte, fragte der nur: »Ja und? Hast du kein Vertrauen zu mir?« Meiner Meinung nach war das eine intuitive prämenstruelle Realitätsprüfung, die sie unbedingt berücksichtigen sollte! Und ein Mann berichtete, in der Follikularphase sei seine Frau fantastisch: immer fröhlich, eine gute Hausfrau und Köchin. Aber nach dem Eisprung »ließe sie sich gehen« und spreche davon, wieder studieren zu wollen und mehr aus dem Haus zu gehen. Ich riet ihm, ihr Verhalten vor der Menstruation ernst zu nehmen und als Anzeichen für das zu betrachten, was seine Frau für die volle Entwicklung ihrer Persönlichkeit brauchte.

Die weibliche Psyche ist eng an die zyklische Funktion der Eierstöcke gebunden: Vor dem Eisprung sind wir extrovertiert und auf der Höhe, beim Eisprung sehr aufnahmebereit für andere und nach dem Eisprung (in der prämenstruellen Phase) introvertiert und nachdenklich. Diese Beobachtung wird durch eine verblüffende Untersuchung von 1939 gestützt: Die Psychoanalytikerin Dr. Therese Benedek beschäftigte sich mit den Protokollen einer Gruppe von Frauen, die in psychotherapeutischer Behandlung waren und deren hormoneller Zyklus von Dr. Boris Rubenstein untersucht wurde. Anhand des psychotherapeutischen Materials konnte Benedek erstaunlich exakt voraussagen, an welchem Punkt des Menstruationszyklus die Frauen sich gerade befanden: »Wir konnten erfreut und überrascht feststellen, dass die Ovulationsdaten, die durch die beiden eigenständigen Methoden erhoben wurden, exakt übereinstimmten.« Benedek und Rubenstein haben festgestellt, dass Gefühle und Verhalten der Frauen vor der Ovulation, wenn der Östrogenspiegel am höchsten ist, auf die Außenwelt gerichtet waren. Während der Ovulation waren die Frauen dagegen entspannter, zufriedener und empfänglicher für Zuwendung und Liebe. Nach der Ovulation und in der prämenstruellen Phase, wenn der Progesteronspiegel am höchsten ist, waren die Frauen tendenziell introvertierter und konzentrierten sich stärker auf sich selbst. Besonders interessant war, dass derselbe Zyklus von Emotionen und Verhalten auch bei den Frauen festgestellt wurde, die ihre Periode ohne Ovulation bekamen, allerdings mit einem Unterschied: Bei diesen Frauen fehlten die für die Ovulationsphase typischen Gefühle, also Entspannung, Zufriedenheit und Empfänglichkeit für äußere Zuwendung.[13]

Vor dem Hintergrund unserer Kultur mit ihrer spezifischen Einstellung zu Krankheit im Allgemeinen und zur Menstruation im Besonderen, lässt sich leicht nachvollziehen, wieso Frauen die prämenstruelle Phase nicht mehr mit Reflexion und Regeneration, sondern mit Krankheit oder Fluch gleichsetzen. Experimentelle Untersuchungen haben gezeigt, dass schon rein verbale Faktoren Auswirkungen auf den Menstruationszyklus haben können. Frauen, denen in der Hypnose positive Begriffe zum Menstruationszyklus vermittelt wurden, litten seltener unter Menstruationsbeschwerden.[14]

Doch eine Studie belegt auch den umgekehrten Fall: Eine Gruppe von Frauen, denen gesagt wurde, sie seien in der prämenstruellen Phase – obwohl das nicht stimmte –, klagte häufiger über negative Symptome wie zum Beispiel Harnverhalt, Krämpfe und Reizbarkeit als die Kontrollgruppe, die man im Glauben ließ, sie seien nicht in der prämenstruellen Phase.[15] Diese Untersuchungen zeigen, wie sich Denken und Überzeugungen auf den Hormonhaushalt und die biochemischen Prozesse mitsamt der damit verbundenen Erfahrung auswirken.

Zyklisch heilen

Die hormonelle und emotionale Heilung von Frauen beginnt, wenn sie den Menstruationszyklus als Bestandteil der inneren Stimme akzeptieren. Viele Frauen sind in der prämenstruellen Phase introvertierter und spüren ihr eigenes Leid und das der anderen stärker. Eckhart Tolle schreibt in seinem berühmten Buch *Jetzt! Die Kraft der Gegenwart* (Kamphausen 2010), dass der »Schmerzkörper« einer Frau vor der Menstruation erwache. Das Beste sei, ihn zu tragen, statt ihn auf andere zu projizieren (der Grund, warum das

PMS so einen schlechten Ruf hat). Viele von Natur aus sensible Frauen nehmen die Gefühle anderer auf und beladen sich mit dem Schmerz der Welt. Wie ich in meinem Buch *Vom Schatten ins Licht. Wie Sie Energieräuber erkennen und sich von ihnen befreien* (München 2018) erkläre, sind sie die geborenen Lichtarbeiterinnen, die mithilfe ihres Körpers die Gruppe von Dunkelheit befreien. Das ist alles. Und das bedeutet es letztlich, den Schmerzkörper zu befreien – ganz gleich, ob das der eigene ist oder einer, den frau unbewusst trägt. Sich diese Zeit zu nehmen ist auf jeden Fall für viele Frauen sehr lohnend.

Wenn dieses zyklische Auf und Ab verkannt wird, kommt es zu PMS (prämenstruelles Syndrom). Unsere Gesellschaft fordert ständige Aktivität, und deshalb wird das Bedürfnis nach Ruhe und Erholung oft nicht berücksichtigt. Wir sollten uns klarmachen, dass all unsere körperlichen Aktivitäten eine aktive Yang-Phase und eine aufnehmende Yin-Phase haben. Zum Beispiel zieht sich das Herz aktiv zusammen, um das Blut in die Gefäße zu pumpen – das ist die obere Zahl bei der Blutdruckmessung (systolischer Blutdruck). Der Zeitraum zwischen zwei Herzschlägen ist der diastolische Blutdruck (die zweite kleinere Zahl bei der Messung) und nicht weniger wichtig. Ohne ausreichende Entspannung in dieser Phase steht der Kreislauf unter zu hoher Belastung. Das Gleiche gilt in unserem Leben und eben in unserem Monatszyklus. Über den Menstruationszyklus können wir lernen, dass im Leben das Ausatmen genauso wichtig ist wie das Einatmen. Viele fühlen sich da erst einmal schuldig, aber das gehört dazu.

In der prämenstruellen Phase sind wir anfälliger und schwächer und müssen uns gegebenenfalls ein oder zwei Tage ausruhen. In der Kultur der nordamerikanischen Indianer kamen die Frauen während der Menstruation in der Mondhütte zusammen, ruhten sich aus, stimmten sich ein auf Träume und Visionen und kehrten dann wieder voller Kraft in die Gemeinschaft zurück. Wahrscheinlich würde bei der Mehrzahl der Frauen PMS verschwinden, wenn sie sich drei oder vier Tage im Monat zurückziehen und von anderen versorgen lassen könnten.

Ich habe bei mir festgestellt, dass es schon reicht, wenn ich meinem Mann ganz direkt und ohne Entschuldigung sage, dass ich das Bedürfnis nach einer monatlichen Ruhepause habe. Wenn klar wird, dass ich mich und die Prozesse meines Körpers respektiere, dann tut er das auch, und mein Körper reagiert getröstet und dankbar. Von dem Moment an, als mir auffiel, dass die Einsichten über mich selbst, mein Leben und meine Arbeit ein oder zwei Tage vor Beginn der Periode am fruchtbarsten sind, hat sich meine Einstellung zum Menstruationszyklus verändert. Mit Mitte dreißig fing ich plötzlich an, mich auf meine Periode zu freuen, weil ich sie, auch wenn sie unsere Kultur nicht würdigt, als wichtige Phase erkannte. Die Traurigkeit, die in dieser Phase häufig auftritt, hat immer mit wichtigen Lebensbereichen zu tun, und ich empfinde diese erhöhte Sensibilität wie ein Geschenk. Ich neige dann mehr zu Tränen als zur Wut, aber selbst wenn ich böse würde, würde ich es nicht auf »die blöden Hormone« zurückführen. Mittlerweile überprüfe ich die Mondphasen in meinem Taschenkalender, um zu sehen, ob der Eisprung bei Vollmond, Neumond oder Halbmond kommt. Setzt der Eisprung bei Vollmond und die Menstruation bei Neumond ein, ist meine Reflexionsphase in Übereinstimmung mit der Verdunkelung des Mondes. Setzt die Menstruation dagegen bei Vollmond ein, bin ich emotionaler und habe eine stärkere Blutung. Wie ich festgestellt habe, reicht gelegentlich, allerdings nicht immer, schon allein der Wunsch aus, dass die Periode mit dem Neumond zusammenfällt, um den Zyklus entsprechend zu verschieben. (Ich »bemühe« mich allerdings dabei nicht um Steuerung.) Meine Töchter haben das Gleiche beobachtet.

Den eigenen Monatszyklus auf den Mondzyklus einzustellen, verbindet einen mit der Erde und stellt eine Verbindung her zwischen den Frauen aller Zeiten. Ein so positiv betrachteter Zyklus macht auch den Übergang in die Menopause leichter. Wer sich schon während der zyklischen Jahre auf die innere Weisheit einstellt, für den wird der Übergang in die Weisheitsjahre umso leichter. Die vielen hundert Monatszyklen boten eine prima Gelegenheit, die ein oder andere Anpassung vorzunehmen.

Unser kulturelles Erbe

Bis zur Zerstörung der friedlichen matrilinearen europäischen Kulturen vor etwa 5000 Jahren galten der weibliche Körper und der Menstruationszyklus als heilig oder als »tabu«.[16] (Das Wort »tabu« bedeutete ursprünglich ebenfalls »heilig«.) Häufig ließen sich die Stämme von den Träumen und Visionen menstruierender Frauen leiten. Die Yurok aus dem nördlichen Kalifornien beispielsweise glauben, dass sich eine menstruierende Frau ihrer weltlichen Pflichten enthalten solle, weil ihre spirituelle Kraft dann am stärksten ist. Anstatt diese kostbaren Tage zu verschwenden, solle sie sich, um ihre Lebensziele zu bestimmen und Energie zu sammeln, lieber der Meditation, der Reinigung und der Innenschau zuwenden.[17]

In indigenen Kulturen auf der ganzen Welt wurde die erste Menstruation junger Frauen mit einem Initiationsritual gefeiert, bei dem sie von Müttern, Tanten und anderen Frauen in die »weiblichen Aufgaben« eingeführt wurden.[18] Kinaalda, der traditionelle Übergangsritus zur Pubertät bei den Navajo gilt als höchst bedeutsam, weil die jungen Mädchen nun ein Alter erreicht haben, in dem sie den Stamm mit neuem Leben versehen. In dem Monat, in dem ein Mädchen zum ersten Mal menstruiert, kommt ihre ganze erweiterte Großfamilie in einer viertägigen Zeremonie zusammen. Während dieser Zeit trägt das Mädchen das traditionelle Hirschbocksgewand und ihre Haare werden besonders geflochten. Jeden Morgen ist sie angehalten, der aufgehenden Sonne entgegenzulaufen, und zwar jedes Mal noch schneller und weiter. Bei ihrer Rückkehr wird sie von einer älteren Verwandten über das Frausein unterrichtet. Auch bekommt sie eine traditionelle Massage. Der ganze Stamm nimmt dann an einer Zeremonie teil. Während dieser Zeit soll das Mädchen allmählich immer mehr Verantwortung übernehmen. In der letzten Nacht bleibt der Stamm die ganze Nacht auf und betet, angeführt von einem Schamanen, für das Mädchen und ihre Familie, wobei körperliche Kraft und ein starker Charakter eine besondere Würdigung erfahren.[19]

Aus über 6000 Jahre alten archäologischen Funden lässt sich ableiten, dass Knochen mit kleinen Einritzungen, mit deren Hilfe Frauen ihrem Zyklus auf der Spur blieben, die Ursprünge des Kalenders waren.[20] Aber in den schriftlichen Zeugnissen unserer Kultur und auch in den religiösen Überlieferungen wird der Menstruationszyklus meist mit Scham und Erniedrigung und mit der dunklen, unkontrollierbaren Seite der weiblichen Natur in Verbindung gebracht. Im Jahre 65 nach Christus schrieb Plinius der Ältere:

»Aber es lässt sich nicht leicht etwas finden, was bemerkenswerter ist (man beachte die ambivalente Wortwahl!) als der Blutfluss der Frauen. Jede Berührung damit verdirbt die Ernten, verheert die Gärten, tötet die Keime ab, lässt die Früchte vom Baum fallen, tötet die Bienen; berührt sie den Wein, so wird er zu Essig; die Milch wird sauer. Der Glanz von Spiegeln und Elfenbein trübt sich, stählerne Schneiden werden stumpf und sogar Bronze und Eisen werden augenblicklich rostig und erfüllen die Luft mit entsetzlichem Gestank. Hunde, die daran lecken, werden toll, und ihr Biss ist unheilbar giftig.«[21]

Tabus, die mit dem Menstruationszyklus verbunden sind, gibt es bis heute. Generationen von Frauen wurde beigebracht, sie seien während ihrer Periode körperlich anfälliger; Schwimmen, Baden und Haarewaschen waren verboten. Diese Regeln gehen auf die viktorianische Auffassung zurück, dass Baden, Schwimmen oder Haarewaschen den Blutfluss »umkehren« und damit zu Schlaganfällen, Wahnsinn oder Tuberkulose führen könnten.[22] Obwohl diese Vorstellungen dazu geführt haben, dass Frauen Angst vor ihren körperlichen Vorgängen haben, ist doch ein Körnchen Wahrheit enthalten. Die alten Ideen können durchaus, werden sie nur in die richtige Perspektive gebracht, eine Quelle der Weisheit und Stärke sein. Ich habe Sandra Chiu, eine Akupunkteurin und TCM-Praktikerin gebeten, einmal den Standpunkt der Traditionellen Chinesischen Medizin darzulegen (siehe Kasten). Hier werden alle Menstruationsmythen abgerundet, doch all jene Frauen bestätigt, die während ihrer Periode ein heißes Bad und einen Tee dem Gang in die Kälte vorziehen.

TRADITIONELLE CHINESISCHE MEDIZIN UND IHRE SICHT DER MENSTRUATION

Von Sandra Lanshin Chiu, L. Ac.

Vereinfacht ausgedrückt besteht das ultimative Ziel in der Traditionellen Chinesischen Medizin (TCM) in der Wiederherstellung des Wohlbefindens durch die Beseitigung all dessen, was eine gesunde und ordnungsgemäße Bewegung (oder den Fluss) in allen Körpersystemen stören könnte. Dies bezieht sich in der Regel auf die Zirkulation des Qi (oder Chi), ein Begriff, der Lebenskraft oder Lebensenergie bedeutet, sowie auf die Zirkulation von Blut und lebenswichtigen Flüssigkeiten. Es umfasst aber auch die Bewegung innerhalb der Organe, deren gesunde Funktion vom richtigen Fluss und der Bewegung ihrer Systeme abhängt. Eine Blockade ist gleichbedeutend mit einer gestörten Funktion, die der Kern aller Krankheiten und Schmerzen ist. Aus westlicher Sicht ist dies dem Konzept der Entzündung nicht unähnlich. Nach dem Verständnis der TCM gibt es viele Faktoren, die eine Blockade im Körper verursachen, und einer davon ist die Energie der Kälte.

Kälte hat die Eigenschaft, zusammenzuziehen und zu verlangsamen. Stellen Sie sich vor, dass die kalte Temperatur, die auf Wasser angewendet wird, dessen Bewegung verlangsamt. Wenn man die Temperatur so weit senkt, dass die Flüssigkeitsbewegung völlig zum Stillstand kommt, bildet sich eine feste Masse aus Eis. Das gleiche Naturprinzip findet in Ihrem Körper genauso statt wie in der äußeren Umgebung. (Denken Sie daran, wie Hoden in den Körper schrumpfen, wenn sie der Kälte ausgesetzt sind.)

Warum ist dieses Konzept für eine menstruierende Frau wichtig? Während der Menstruation ist der Körper einer Frau darauf ausgerichtet, das Menstruationsblut auszuscheiden, das in der TCM als »himmlisches Wasser« bezeichnet wird. Wenn dieser Prozess gesund ist, hat sie einen reibungslosen, schmerzfreien und ungehinderten Blutfluss ohne schmerzhafte Krämpfe, Stimmungsschwankungen, Müdigkeit, Akne oder andere Beschwerden.

Die TCM legt großen Wert darauf, die starke und gesunde Bewegung des Blutes während dieses monatlichen Ausflusses zu unterstützen. Deshalb ist es für eine menstruierende Frau fast ein Sakrileg, Eis zu essen oder eisgekühlte Getränke zu sich zu nehmen, schwimmen zu gehen oder Kleidung wie z. B. ein bauchfreies Top zu tragen, das ihren Unterleib der Umgebung aussetzen könnte. All diese

Dinge bewirken eine Abkühlung des Körpers und verlangsamen so die Kreislaufbewegung.

Bei einer menstruierenden Frau kann eine behinderte Durchblutung neben anderen belastenden Symptomen auch die Schmerzen verschlimmern. Wenn TCM-Praktiker Dysmenorrhö (oder schmerzhafte Perioden) behandeln, verwenden sie oft wärmende Moxibustion oder pflanzliche Arzneimittel, die von Natur aus heiß sind, um die Kälte in der Gebärmutter zu vertreiben. Viele menstruierende Frauen tun intuitiv etwas Ähnliches, wenn sie ein Heizkissen oder eine Wärmflasche auf den krampfenden Unterleib legen.

Im Gegensatz zu Kälte sorgt die Wärme für Bewegung und beschleunigt den Fluss. Denken Sie an Wärme, die auf Eis aufgebracht wird, das zunächst auftaut und schließlich bei ausreichend hohen Temperaturen zu einem schnell kochenden Wasser wird. Die Unterstützung der gesunden Wärme des Körpers ist daher eine wichtige Praxis für die reproduktive Gesundheit der Frau.

Im modernen Leben bedeutet dies, dass man kalte oder eisgekühlte Speisen und Getränke (einschließlich Smoothies) vermeidet, darauf achtet, dass der Bauch immer warm und zugedeckt ist, auf kalten Fliesen Hausschuhe trägt und auf Schwimmen und Wassersport verzichtet (da das Wasser in der Regel viel kälter ist als die Körpertemperatur).

Übrigens haben nicht nur die Chinesen dieses Phänomen erkannt. Auch im Viktorianischen Zeitalter ging die Volksmedizin davon aus, dass Baden, Shampoonieren und Schwimmen den Menstruationsfluss »stauen« oder behindern können. In dieser Zeit, als es noch keine modernen Heizungen und Haartrockner gab, ging man davon aus, dass ein Bad oder das Waschen der Haare den Körper anfällig für Kälte und damit für Krankheiten macht. Wenn dieses Konzept schwer zu verstehen ist, stellen Sie sich vor, Sie steigen mitten im Winter mit nassen Haaren aus dem Bad, es gibt keinen Strom (geschweige denn elektrische Geräte wie Haartrockner) und die einzige Heizung im Haus war der Holzofen in der Küche, was eine gesunde innere Wärme aufrechtzuerhalten zur Herausforderung werden lässt.

Obwohl die Vorstellung, wie sich Kälte auf die Menstruation auswirkt, für das westliche Denken gewöhnungsbedürftig sein mag, sollte man sich klarmachen, dass allein die Existenz eines solchen Konzepts die Bedeutung widerspiegelt, die die TCM der Gesundheit und der Menstruation der Frau beimisst. Anstatt diese als eine schmutzige, lästige oder schreckliche Zeit zu betrachten, wird sie als natürlicher Prozess verstanden, der besondere Sorgfalt und Unterstützung erfordert und verdient.

Wenn wir uns das Potenzial des Menstruationszyklus wieder aneignen wollen, müssen wir uns auch die negativen Einstellungen eingestehen, die fast jede Frau verinnerlicht hat. Wir müssen den Schmerz und das Unbehagen zugeben, die so viele Frauen jeden Monat erleben. Um den Menstruationszyklus ranken sich bösartige Bemerkungen und Zoten, vom »Handtuch zwischen den Füßen« bis zur »roten Hölle«. Die Pubertät und die erste Menstruation vieler Frauen war von Scham und Demütigung geprägt. Die negative und degradierende Einstellung zum Menstruationszyklus war neben Gewalt und Furcht das wirksamste Mittel, mit dem unsere Kultur Frauen in Schach gehalten hat.

Ein wichtiger Schritt auf dem Weg zur weiblichen Gesundheit besteht darin, die traditionellen negativen Mythen über den Menstruationszyklus durch sachliche Information zu ersetzen. Nach der Menarche (der ersten Menstruation), die in unserer Gesellschaft normalerweise um das zwölfte Lebensjahr einsetzt, erreicht eine junge Frau die sexuelle Reife. Das ist wahrscheinlich noch Jahre hin, bis sie das volle emotionale und psychische Verständnis erlangt, um ihre Sexualität als Quelle der Macht, der der Freude und der Erneuerung zu begreifen.

Für die Menarche sind bestimmte körperliche Voraussetzungen erforderlich. Der Fettanteil des Körpergewichts muss bei etwa 17 Prozent liegen, damit die Periode einsetzen kann, und für einen anhaltenden Zyklus ist ein Fettanteil von mindestens 22 Prozent erforderlich.[23] Ein Faktor für einen immer früheren Pubertätsbeginn ist die Rate der Fettleibigkeit unter Kindern (zusammen mit Umweltgiften). Bei ihnen fängt die Vorpubertät manchmal schon mit acht oder noch jünger an. Im Gegenzug haben magersüchtige junge Frauen, Tänzerinnen und Sportlerinnen, die sehr dünn sind, keine regelmäßige Periode. In der Regel fehlt bei den ersten Zyklen junger Frauen die Ovulation; es dauert meist einige Zeit, bis der Eisprung einsetzt und ihre Eierstöcke jeden Monat ein Ei produzieren. Wird dieses Ei in der Mitte des Zyklus nicht befruchtet, setzt ungefähr 14 Tage nach dem Eisprung die Blutung ein. Bei der Blutung wird die Gebärmutterschleimhaut (Endometrium) abgestoßen. Dieser monatliche Prozess des Aufbaus und Abstoßens des Endometriums wird durch erstaunlich komplexe Interaktionen der Hormone gesteuert, die von den Eierstöcken, der Hypophyse und dem Hypothalamus produziert werden (vgl. Abbildung 5, S. 161). Diese hormonellen Interaktionen sind so komplex, dass durch den Menstruationszyklus sehr viele Lebensbereiche beeinflusst werden – und umgekehrt.

Die meisten Mädchen werden sehr klinisch, steril und ohne jeden Respekt vor dem weiblichen Körper und der weiblichen Sexualität über den Menstruationszyklus informiert. Bis zu meiner Generation erfuhren sie kaum etwas über die Beziehungen zwischen dem Menstruationszyklus, ihrem Körper; ihrer Sexualität und Kreativität, und nur wenige erleben die Menstruation als positiven Initiationsritus. Ich wurde von meiner Mutter »aufgeklärt«, die mir die Begriffe Sperma und Ei erklärte. Ich weiß noch, wie sehr mich diese Informationen damals verstört haben. Ich war in der vierten Klasse. Meine elf Monate jüngere Schwester hatte eines Tages verkündet: »Ich weiß jetzt, wo die kleinen Kinder herkommen, Mami, aber wie kommen sie da rein?« Daraufhin nahm meine Mutter uns mit ins Schlafzimmer und las uns aus einem Buch vor, dass Mädchen mit ungefähr zwölf Jahren ihre Periode bekommen und danach ein Kind kriegen können, falls sie Geschlechtsverkehr haben.

Diese Information machte mich damals ziemlich unglücklich, und ich klammerte mich weiter an die Hoffnung, dass Frauen doch durch Küssen und nicht durch diesen ekelhaften Akt schwanger werden würden, den meine Mutter uns beschrieben hatte. Dass ich die ganze Angelegenheit so ekelhaft fand, hing sicher auch mit der Pubertätserfahrung meiner Mutter zusammen. Sie musste bei ihrer ersten Periode fast alle ihre Lieblingsbeschäftigungen aufgeben. Bis dahin hatte sie am liebsten mit den Jungen Fußball gespielt und war auf Bäume geklettert. Aber sobald sie »zur Frau geworden war«, wurden ihr die Spiele mit den Jungen verboten. Sie hat mir erzählt, dass sie ihre Mutter angebettelt hatte, sie ins Krankenhaus zu bringen und die Perioden »wegmachen« zu lassen, damit sie weiter Fußball spielen könnte. Diese Haltung zur Menstruation aus ihrer Jugend, die sich bei meiner Mutter erst mit über sechzig Jahren veränderte, habe ich wahrscheinlich unbewusst übernommen, obwohl sie sich bemüht hatte, sie mir als normalen Bestandteil des Lebens darzustellen. Wie Tausende Mütter der Babyboomer-Generation habe ich versucht, meinen Töchtern eine positivere Botschaft zu vermitteln. Aber um dort hinzukommen, musste ich erst einmal mein eigenes tiefes Unwohlsein mit der Menstruation anerkennen.

Frauen haben in unserer Gesellschaft nicht gelernt, ihre zyklische Natur als positiven Aspekt der Weiblichkeit zu sehen. Im Grunde sollen wir die Periode am besten überhaupt nicht zur Kenntnis nehmen, damit die Bedürfnisse von Mann und Kindern nur ja nicht zu kurz kommen. Noch 1963 war auf dem Beipackzettel von Tamponschachteln zu lesen:

Ratschlag für Ehefrauen

Es gibt eine alte Regel für ein gutes Eheleben, und die lautet: Nutzen Sie Ihren Ehemann nicht aus! Diese alte Regel ist heute so richtig wie früher. Natürlich bemühen auch Sie sich darum, sie einzuhalten, aber nicht alle Formen der Ausnutzung sind leicht zu erkennen.

Oder würden Sie dabei einen Zusammenhang mit der Menstruation erkennen? Aber wenn Sie die Menstruation nicht zu einer ganz normalen Zeit im Monat machen und sich stattdessen jeden Monat ein paar Tage zurückziehen, als ob Sie krank sind, dann nutzen Sie die Gutmütigkeit Ihres Mannes tatsächlich aus. Er hat schließlich eine Vollzeitgattin geheiratet, keine Teilzeitfrau. Sie sollten deshalb jeden Tag aktiv, schwungvoll und fröhlich sein.[24]

Jeden Tag fröhlich sein müssen – wie in den alten Doris-Day-Filmen! Kein Wunder, dass so viele Frauen unter PMS leiden. Bei einer dermaßen haarsträubenden Indoktrination, wie sie dieser Beipackzettel vorführt, kann man nur darüber staunen, dass Frauen es heute wirklich so weit gebracht haben. Das liegt sicherlich auch an der positiven Bewerbung von Slipeinlagen und Tampons seit Mitte der Siebzigerjahre, die stark auf Unbeschwertheit und Aktivität während der Menstruation abhebt![25] Am anderen Ende des Spektrums steht die neuere Praxis, Mädchen und Frauen mit Progestinimplantaten im Arm zu versorgen, um die Periode ganz auszuschalten. Dabei werden in der Klinik zwei dünne Plastikstäbchen auf der Arminnenseite kurz über dem Ellenbogen implantiert, wo sie dann nach und nach sehr gleichmäßig eine geringe Dosis Progestin (ein synthetisches Gestagen) freisetzen und so bis zu fünf Jahre lang eine Schwangerschaft verhindern können. Das Implantat lässt sich jederzeit entfernen und frau kann sofort schwanger werden. Auch die Mirena-Spirale führt aufgrund ihres Progestingehalts zu einem Ausbleiben der Monatsblutung.

Menstruationszyklus, Pille und weibliche Intuition

Die jeweiligen Phasen des Menstruationszyklus beeinflussen auch die Intuition. Dieser Einfluss ist auch einem Kollegen aufgefallen, der als Chiropraktiker arbeitet. Er überwies mir eine seiner Patientinnen, da er der Meinung war, sie müsse ihre Verhütungsmethode ändern.

Die Patientin nahm seit ein paar Jahren die Pille, und er sah darin einen Eingriff in ihre Fähigkeit zu intuitiven Entscheidungen. Auf seinem Überweisungsformular stand: »Die Pille als Verhütungsmethode greift in die Funktion der Intuition ein. Bitte machen Sie Alternativvorschläge.« So viel Einsicht ist bei einem Arzt selten.

Millionen von Frauen nehmen heute die Pille und sind dadurch körperlich erheblich stärker auf den Rhythmus der Pharmaindustrie als auf den des Mondes eingestimmt. In dieser Situation ist es nicht leicht, ein Präparat neu zu beurteilen, das so vielen Frauen so hochgelobte Vorteile bietet. Denn die Pille sorgt dafür, dass die Periode kein Wochenende mehr ruinieren kann, reduziert Menstruationskrämpfe und setzt angeblich das Risiko von Eierstock- und Gebärmutterkrebs herab. Viele Frauen greifen aufgrund der angeblichen Vorzüge zu einer Pille wie Seasonique (»Vier-Perioden-Pille«), die bei korrekter Einnahme zu vier Monatsblutungen im Jahr führt. Eine für jede Jahreszeit! Aber niemand weiß genau, ob diese oder andere Verhütungspillen das Brustkrebsrisiko erhöht (Studien zeigen eine leichte Erhöhung, die aber, so sieht es die Forschung, vielleicht auch anderen Ursachen geschuldet ist)[26], wobei Studien gezeigt haben, dass sich das Risiko für Gebärmutterhalskrebs erhöht.[27]

Die Gynäkologin Laura hatte neun Jahre lang die Pille genommen und sie auch ihren Patientinnen unter Berufung auf ihre eigene Erfahrung als Patentrezept geradezu »angepriesen«. Ihr Vortrag über die Vorteile der Pille schloss regelmäßig mit den Worten: »Ich lasse mir meine Pille unter keinen Umständen nehmen.« Laura revidierte ihre Einstellung in dem Maße, in dem sie begriff, dass ihre eigenen Krankheiten körperliche Manifestationen psychischer Probleme waren. Diese Erkenntnis hing zum Teil damit zusammen, dass ihre Ehe in die Krise geriet. Sie stritt sich mit ihrem Mann immer häufiger über Sexualität. »Es hat mich ganz verrückt gemacht«, sagte sie, »dass Sex für ihn völlig unabhängig von allem war, was sonst in der Beziehung lief. Dazu kam mein sehr unklares Verhältnis zu meinem Körper. Sex war für mich mit negativen Assoziationen und manchmal unüberwindlichen Schwierigkeiten überfrachtet, weil ich so unzufrieden mit meiner Körperform und -größe war, so viele Hemmungen wegen der Geräusche und Peinlichkeiten im Bett hatte, aber auch wegen der sehr ambivalenten Botschaften über Sex und Verführung, die ich als Kind mitbekommen hatte.«

Laura verstand allmählich, was ihr Körper durch die Symptome ausdrücken wollte. Ihr wurde klar, dass sie mit der weiteren Einnahme der Pille diese körperlichen Botschaften blockieren könnte, die jetzt so wichtig für sie waren in ihrer persönlichen Krise, die um den Bereich der Sexualität kreiste. Sie spürte, dass sie sich, ohne es zu merken, von ihrem Körper abgespalten und sich nicht an ihrem intuitiven Wissen, sondern an den gesellschaftlichen Regeln orientiert hatte. Parallel dazu begann sie, sich zum ersten Mal für Feminismus zu interessieren. Bisher hatte sie sich für sehr erfolgreich und funktionsfähig gehalten, was sie auf den ersten Blick auch war. Aber es hatte auch die gutartige Eierstockzyste gegeben, die vor ein paar Jahren operiert werden musste, und davor, in ihrer Zeit als Assistenzärztin, war eine Operation wegen Schilddrüsenkrebs notwendig geworden. Ihr wachsendes intuitives Wissen führte zu der Erkenntnis, dass ihr Körper sie durch diese Krankheiten darauf aufmerksam machen wollte, dass irgend etwas in ihrem Leben aus dem Gleichgewicht geraten war. Auf diese Botschaften wollte und konnte sie jetzt achten, vor allem, weil sie im Augenblick gesund war.

»Es macht mich traurig«, sagte Laura, »wenn ich mir klarmache, wie lange ich die außerordentliche Wechselwirkung von Gehirn, Hormonen, Gebärmutter und Eierstöcken als selbstverständlich hingenommen, mit Medikamenten bekämpft oder einfach nur als lästig empfunden habe. Niemand hat aus meiner ersten Periode ein Fest gemacht. Niemand hat mich darauf aufmerksam gemacht, dass ich die Fähigkeit, Kinder zu gebären, mit meiner Sexualität verbinden könnte. Ich wollte aber diesen Zauber und das verlorene Geheimnis wirklich wiederfinden. Aber ich musste erst zwei Jahre lang mein Leben aufräumen, sozusagen Hausputz machen und die Spinnweben aus den Ecken fegen, bevor ich auch nur ansatzweise meinem Körper trauen konnte.«

Nach diesen langen persönlichen Auseinandersetzungen beschloss Laura, ein Jahr mit der Arbeit in ihrer gut gehenden gynäkologischen Großstadtpraxis auszusetzen. Die Anforderungen ihrer drei Kinder, ihrer Arbeit und ihrer Ehe, die jetzt endgültig zerbrochen war, hatten sie erschöpft. Sie brauchte Zeit, um über ihr Leben nachzudenken und neue Orientierungen zu suchen. Sie sagte, es sei für sie »so etwas wie eine feierliche und revolutionäre Tat« gewesen, als sie die Pille schließlich endgültig absetzte. Ihr war klar, dass die Scheidung unvermeidlich war: »Da ich jetzt keine Verhütungsmittel mehr brauchte, fand ich, es sei der richtige Zeitpunkt, mir den Luxus der Hormone zu gönnen. Also warf ich die letzte Pillenpackung weg und wartete. Ich ging davon aus, dass meine Eierstöcke nach neun Jahren der Regulation durch die Pharmaindustrie völlig durcheinandergeraten würden, und wappnete mich mit Geduld. Ich war auf Reizbarkeit, Gefühlsstürme und Verwirrung eingestellt. Aber auf das, was dann passiert ist, war ich nicht vorbereitet.«

Zwei Wochen nach dem Absetzen der Pille saß Laura in einer Frauengruppe und redete über die Ereignisse der letzten beiden Jahre. »Plötzlich war ich in Tränen aufgelöst und konnte kaum noch sprechen. Ich habe gedacht: ›Das ist aber komisch‹.« Obwohl die Veränderungen der letzten Jahre sie auch vorher schon traurig gemacht hatten, hatte sie in der Zeit, als sie noch die Pille nahm, mit anderen ohne jede emotionale oder physiologische Reaktion darüber sprechen können. Der Eisprung führte bei ihr zu einer gesteigerten Fähigkeit, ihre tiefsten Gefühle wahrzunehmen und auszudrücken. »Ich habe erst nach zwei Tagen begriffen«, schrieb sie, »dass die erhöhte Absonderung von Zervixschleim (ein verbreitetes Anzeichen des Eisprungs) und die plötzliche Überflutung von Gefühlen die Anzeichen für die Ovulation waren. Und selbst dann habe ich mich noch geweigert, meinem Körper zu trauen. ›Warte lieber noch mal zwei Wochen‹, habe ich mir gesagt. Und zwei Wochen später kam sie dann, die erste spontane Periode nach neun Jahren! Es war, als hätte ich von einem lange verlorenen Freund ein wunderbares Geschenk bekommen. Ich hatte meinen Körper so lange und so sehr vernachlässigt, und plötzlich sprach er wieder zu mir, machte mir Mut und gab mir Sicherheit. Es gab tatsächlich wieder Hoffnung.«

Laura hatte aber nicht nur einen besseren Zugang zu ihren Gefühlen bekommen, sondern spürte jetzt auch all den Ärger und die Wut, die sie vorher geleugnet hatte: »Nicht lange danach habe ich meine Wut wiederentdeckt. Meine berechtigte, wilde, glühende Wut. Natürlich hat mein Mann sämtliche unterdrückten Gefühle der letzten zwanzig Jahre abbekommen. Wahrscheinlich hat er das gar nicht verdient, zumindest nicht alles auf einmal. Aber als es plötzlich alles hochkam und nur so heraussprudelte, habe ich gedacht: ›Das ist ungeheuerlich! Das bin wirklich ich. Das sind meine Hormone. Meine Kraft!‹ Mittlerweile denke ich, wenn ich diese Wut in den ganzen Jahren gespürt hätte, wäre ich immer noch verheiratet oder schon seit Langem geschieden. Beides wäre besser gewesen als das, was wirklich passiert ist. Es war nicht gut, dass ich mich so wenig gekannt habe.«

Laura konnte diese neuen Erkenntnisse akzeptieren, auch wenn sie oft schmerzlich waren, und auf ihren Körper hören: »Seit dieser Zeit warte ich regelmäßig auf das, was mir meine Hormone mitteilen wollen. Sie zeigen mir, worauf ich achten muss. Wenn ich plötzlich in Tränen ausbreche, muss ich innehalten und mir überlegen, was ich auf diesem Gebiet emotional noch nicht erledigt habe. Wenn ich meine Wut spüre, sage ich mir, dass es sinnlos ist, sie zurückzuhalten und auf meine Selbstbeherrschung stolz zu sein. Wut, die nicht ausgedrückt wird, produziert Krankheiten. Wut muss raus; sie gehört nicht nach innen.«

Wie viele andere Frauen machte auch Laura die Erfahrung, dass Menstruationszyklus und Sexualität zusammenhängen. Sie sagte: »Jeden Monat vor dem Eisprung habe ich nur wildes Begehren im Kopf. Das verblüfft mich immer noch, obwohl mir Freundinnen schon davon erzählt hatten. Schließlich war ich jahrelang fest davon überzeugt, dass die Pille gut für mein Sexualleben ist, weil sie mir die ganzen anderen lästigen Verhütungsmethoden abnimmt!« (Die Pille verhindert den Anstieg des Testosterons in der Zyklusmitte, wodurch bei vielen Frauen die sexuelle Energie erlahmt und unglücklicherweise hält dies auch noch nach Absetzen der Pille an.)[28] Da sie nur während des Stillens ein Diaphragma benutzt hatte, hatte sie ihr geringes sexuelles Interesse in dieser Zeit einfach auf die Schwierigkeiten bei seiner Anwendung zurückgeführt. Jetzt begriff sie, dass ihre sexuelle Unlust nichts mit dem Diaphragma zu tun hatte, sondern wahrscheinlich mit den Hormonen zusammenhing, die die Milchproduktion steuern, und mit dem Energieverlust, der beim Stillen üblich ist. Viele stillende Mütter haben wenig Interesse an Sex, weil sie wenig Unterstützung haben, wenig Schlaf bekommen oder durch konventionelle Geburtspraktiken zu wenig Oxytocin und Endorphin haben. Doch das muss nicht sein. Das Begehren kommt allmählich wieder, wenn der Säugling älter wird. Doch auch das ist nicht zwingend.[29] (Vgl. Kapitel 13.)

Laura bemerkte noch eine weitere Veränderung, die ebenfalls verbreitet ist. Nach dem Absetzen der Pille bemühte sich ihr Körper, die verlorene Zeit aufzuholen. Sie hatte zunächst einen häufigeren Eisprung, der sich erst allmählich auf den Monatsrhythmus einpendelte. »Nachdem ich mir meinen Zyklus wieder angeeignet hatte, war er zunächst sehr kurz, etwa alle drei Wochen«, sagte sie. »Ich habe mir zwar gesagt, dass es lästig wäre, jede dritte Woche zu bluten, aber dann wurde mir klar, dass ich mir diese Einstellung sozusagen antrainiert hatte. Ich hatte so viele vierzigjährige Patientinnen, die sich über ihre häufiger werdenden Perioden beschwerten und mich baten, sie deswegen zu ›behandeln‹. Für mich waren die kurzen Zyklen die Chance zum ›Nachholen‹, und ich fand es ganz toll. Ich hatte alle drei Wochen einen Eisprung, und jedes Mal lernte ich mehr über meinen Körper. Es war wie ein Intensivkurs in weiblicher Physiologie – meiner eigenen. Ich freute mich jedes Mal auf meine Periode und wollte nicht vor 65 in die Wechseljahre kommen. Und als ich mir diese Freude gestattet hatte, lernte ich, dass ich nicht alles kontrollieren kann: Mein Zyklus verlängerte sich auf dreieinhalb, dann auf vier Wochen. Ich glaube, die Drei-Wochen-Zyklen waren so etwas wie ein Test, um sicherzustellen, ob ich diesen Teil meines Körpers wirklich zurückhaben wollte. Aber das will ich.«

Lauras Geschichte ist ein Beispiel für die Erfahrungen, die möglich werden, wenn sich Frauen den Menstruationszyklus wieder aneignen. Die Pille hat viele Vorteile, aber sie unterbricht die Verbindung zu wichtigen Bereichen weiblicher Intuition. Es ist belegt, dass die Kommunikation von Menschen, die in engem Kontakt miteinander stehen, auch über die Pheromone läuft. Orale Verhütungsmittel kappen aber einen Teil dieser hormonellen Kommunikationswege, unter anderem auch in der sexuellen Kommunikation mit Männern. Mittlerweile ist gut belegt, dass Frauen während des Eisprungs Pheromone absondern, die das sexuelle Interesse von Männern definitiv erhöhen. Aber die Pille verhindert diese Freisetzung.[30] Der Zyklus von Frauen, die zusammenwohnen, gleicht sich in der Regel an; eine Freundin von mir hat das als »ovariale Schwesternschaft« bezeichnet. Auch das wird durch die Pille verhindert. Und andere Untersuchungen haben nachgewiesen, dass die Zyklen von Frauen, die enge Beziehungen zu anderen Menschen haben, kürzer und regelmäßiger sind, während Frauen mit wenig Kontakten zu anderen zu unregelmäßigen Zyklen neigen.[31]

Abbildung 5: Die weibliche Verbindung von Körper und Geist

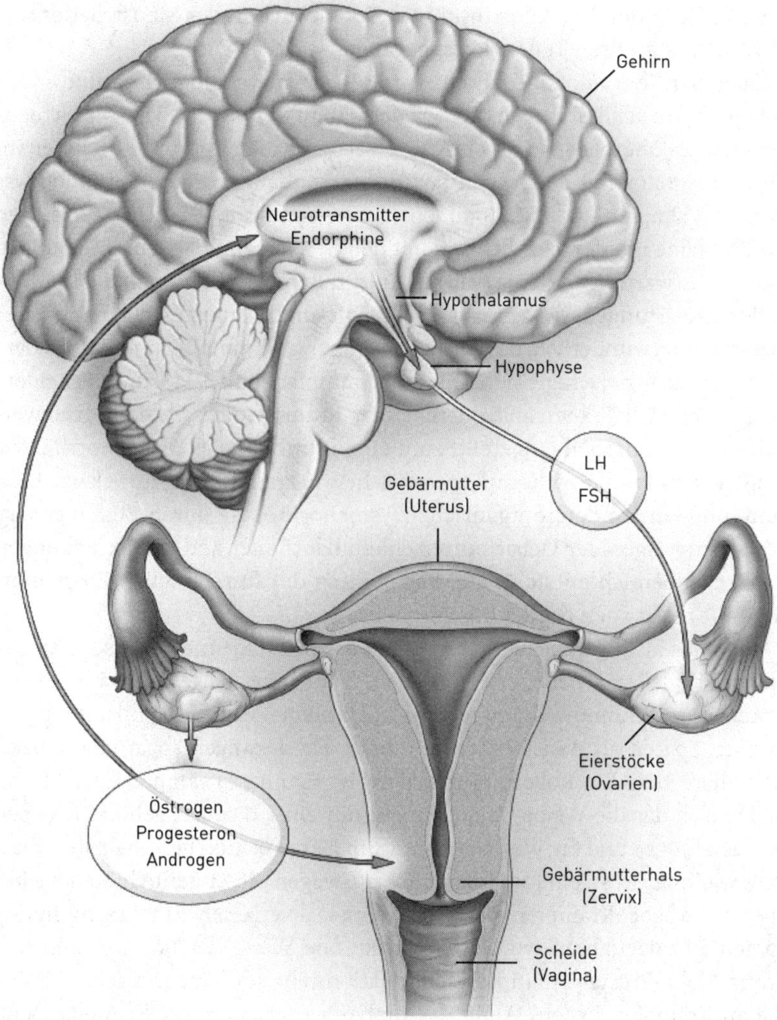

Das Zusammenwirken von Gehirn und Unterleibsorganen

Menstruationskrämpfe (Dysmenorrhö)

Unter Menstruationskrämpfen leiden 60 Prozent aller Frauen, manche so sehr, dass sie an einem oder mehreren Tagen im Monat nicht arbeiten können. Dass die Mehrzahl aller Frauen in unserer Gesellschaft davon betroffen ist, ist ein deutliches Anzeichen für ein gestörtes Verhältnis zum weiblichen Körper. Der Kontakt zu den intuitiven Erkenntnissen des Menstruationszyklus ist zum größten Teil verloren gegangen.

Schon in den Fünfzigerjahren wurde in der psychologischen und gynäkologischen Fachliteratur immer wieder darauf verwiesen, dass Menstruationskrämpfe überwiegend psychische Ursachen haben und mit Konflikten im Zusammenhang mit der Frauenrolle zusammenhängen. Auch Caroline Myss sieht in Krämpfen und PMS (prämenstruelles Syndrom) klassische Anzeichen für Probleme mit der Weiblichkeit, mit den weiblichen Rollenzuschreibungen und den Erwartungen der jeweiligen Kultur. Berücksichtigt man die traditionellen Erwartungen, die unsere Gesellschaft an die Frauen stellt, dann ist es eigentlich verwunderlich, dass nicht alle Frauen an Krämpfen und PMS leiden.

Man muss zwischen Menstruationskrämpfen und PMS unterscheiden, auch wenn viele Frauen an beidem leiden. Krämpfe oder Dysmenorrhö werden in zwei Gruppen eingeteilt: zum einen funktionelle Dysmenorrhö, das heißt Krämpfe, die nicht auf »organische« Erkrankungen zurückzuführen sind, und zum anderen organische Dysmenorrhö, die durch Endometriose (Versprengungen der Gebärmutterschleimhaut) oder andere Erkrankungen im Beckenbereich entsteht. Die Behandlung der funktionellen Dysmenorrhö hilft meist auch bei der organischen.

Ich habe als Jugendliche und danach bis zur Geburt meines ersten Kindes an funktioneller Dysmenorrhö gelitten. Manchmal hatte ich während der Schulzeit so schlimme Krämpfe, dass mich meine Mutter nach Hause holen musste. Später, als Assistenzärztin, musste ich deswegen sogar eine Operation abbrechen. Ein Kollege meinte damals: »Du hast Krämpfe, Chris? Dann bilden sich das die Weiber ja doch nicht nur ein!« (Damals gehörte ich eben zu »den Jungs« und tat, was ich konnte, um diese Position beizubehalten. Deshalb war es auch so ein furchtbarer Schlag, wegen dieser gefürchteten weiblichen Schwäche, Krämpfen, den Operationssaal verlassen zu müssen!) In den späten Siebzigerjahren wurden erstmals hohe Werte des hormonähnlichen Stoffs Alpha-Prostaglandin im Menstruationsblut von Frauen nachgewiesen, die an Krämpfen leiden. Wenn das Alpha-Prostaglandin (PGF2-Alpha) beim Abstoßen der Gebärmutterschleimhaut in den Blutkreislauf gerät, kommt es zu schmerzhaften Verkrampfungen der Gebärmutter.[32] (Menstruationskrämpfe sind also nicht eingebildet, sondern reale Phänomene in der Gebärmutter!)

Als ich meine erste Periode bekam, stand ich vor dem Problem des Erwachsenwerdens und besonders des Erwachsenwerdens als Mädchens, so wie schon meine Mutter zuvor. Der Stress der Pubertät führte zu erhöhten Spiegeln der Stresshormone Cortisol und Noradrenalin und folglich zu Insulin, dem Hormon, das die Aufnahme von Glukose ermöglicht. Viel Stresshormone in Kombination mit der Aufnahme von zu viel raffinierten Kohlehydraten und Zucker führten bei mir zu einer erhöhten Insulinausschüttung und zu viel PGF2-Alpha (ein Entzündungsbotenstoff) in der Gebärmutterschleimhaut. Üble Krämpfe waren die Folge! Nach der Geburt meines ersten Kindes verschwanden die Krämpfe für einige Jahre und traten in milderer Form und nicht mehr so regelmäßig wieder auf, als meine zweite Tochter etwa fünf Jahre alt war. Diese Phase ohne Krämpfe war für mich eine Bestätigung dafür, dass Krämpfe ein Hinweis für fehlendes Gleichgewicht sind. Wenn mein Leben im Gleichgewicht ist, habe ich keine Krämpfe. Wenn ich überlastet und überarbeitet bin, zwingen mich die Krämpfe am ersten Tag meiner Periode, mich ein paar Stunden auszuruhen. Sie weisen mich auf die Notwendigkeit hin, mein Leben so umzustellen, dass es in Einklang mit meinem Körper steht.

Medikamente: Nichtsteroidale Antirheumatika, wie etwa Diclofenac oder Ibuprofen, hemmen die Synthese des Alpha-Prostaglandin F2, wenn sie am Anfang der Menstruation eingenommen werden, bevor die Schmerzen einsetzen. Wenn sich die Gebärmutterschleimhaut erst einmal aufgebaut hat und das Prostaglandin (und andere entzündliche Botenstoffe) ins Blut gelangen, ist es viel schwerer, die Gebärmutterkrämpfe zu stoppen. Auch die Pille wirkt durch die Verhinderung des Eisprungs und der damit einhergehenden hormonellen Veränderungen, die zu Krämpfen führen. Sie ist vor allem für Frauen geeignet, die keine Veränderung ihrer Ernährung oder ihres Lebensstils vornehmen wollen. Manche Frauen bekommen trotz Pille Krämpfe. Die Pillen neueren Typs sind für alle Frauen ab 35 sicher, sofern sie nicht rauchen.

Traditionelle Heilpflanzen für Frauen wie *Pueraria mirifica* führen bei einer Einnahme vom siebten bis zum 21. Zyklustag nach circa drei Monaten oder sogar früher zu einem Nachlassen von Krämpfen und Symptomen des PMS. Die Pflanze kann dauerhaft eingenommen werden, allerdings nicht bei Kinderwunsch und bestehender Schwangerschaft.

Geschichten von Frauen

Anna: Bauchkrämpfe durch die Wendung nach innen heilen

Seitdem Anna ihre Periode mit vierzehn bekam, hatte sie immer an Krämpfen gelitten, manchmal sogar an Übelkeit und Erbrechen. Sie hatte Dehnübungen gemacht, wenn die Krämpfe nicht so schlimm waren, doch manchmal waren sie dafür zu stark.

Immer wieder versuchte sie die weiter unten angeführten Mittel und Wege, doch nichts davon half wirklich. Nachdem sie einen Ratgeber von Lara Owen über einen anderen Umgang mit der Periode gelesen hatte, entschied sie sich, dem Rat der Autorin zu folgen und während der Zeit ihrer Blutungen ganz bewusst in sich zu gehen und sich auszuruhen. Ihre Erfahrungen beschreibt sie so:

»Beim ersten Mal habe ich fast allen Leuten, die ich kannte, schon vorher erzählt, dass ich für ein, zwei Tage unpässlich sein würde und mich für die Mondtage zurückziehen wollte. Meinen Computer hab ich damals erst so gegen vier oder fünf Uhr nachmittags angemacht, was für mich absolut untypisch ist. Ich fühlte mich den ganzen Tag über wie in einem geheimnisvollen Kokon voller Energie. Ich schrieb Tagebuch, meditierte, hörte Musik und habe mich ausgeruht. In diesem Monat hatte ich fast gar keine Krämpfe und auch keine Übelkeit – und das nach Monaten der übelsten Beschwerden. Aha! Ich kann nicht behaupten, dass mir der geheimnisvolle Kokon immer gelungen ist, aber ich merkte doch den Unterschied, körperlich, spirituell und emotional. Das werde ich nie mehr vergessen. Ich gebe mir alle Mühe, diesen Raum jetzt jedes Mal während der Menstruation zu schaffen – einen Raum, um mich nach innen zu wenden, meine Gefühle zu spüren, kreativ zu sein, mich auszuruhen und ruhig zu werden. Doch das mache ich alles mit meinem Körper und nicht als Opfer meines Körpers, der mich vor lauter Schmerzen zum Hinlegen zwingt. Durch meine Periode lerne ich, runterzufahren, ruhig zu werden und allmonatlich auf meine innere Stimme zu hören, geduldig und vertrauensvoll. Sie ist immer da, sie spricht immer zu mir. Und je besser ich zuhöre und mir den Raum nehme für den Tanz mit ihr, desto besser geht es mir körperlich und überhaupt. In meiner Mondzeit bin ich unglaublich kreativ, viele Gefühle steigen auf, dazu Klarheit während ich meditiere oder Tagebuch schreibe. Ich fühle mich sehr geerdet während dieser Zeit. Eine angenehme Müdigkeit, der ich nicht widerstehen kann. Durch meine Periode gelange ich in meinen Körper, ein wirkliches Geschenk. Mittlerweile freue ich mich richtig auf diese Zeit. Manchmal ist es leichter, manchmal weniger. Ich weiß, dass ich in dieser Sache nicht alleine bin und dass diese monatliche Auszeit, selbst für ein paar Stunden oder ein, zwei Tage immer noch etwas Besonderes ist, denn in unserer Kultur muss eine Frau eigentlich richtig krank sein, bevor sie sich eine Auszeit nimmt oder allein und still für sich ist. Ich frage mich, was passieren würde, wenn alle Frauen dieses monatliche Angebot von Zeit und Raum nehmen würden. Vielleicht würde die ganze Idee der Unterleibskrämpfe verschwinden und sich nur mehr wie ein unverständliches Gestammel in einer fremden Sprache anhören. Doch bis dahin gehe ich gern mit dem Licht meiner ganz eigenen monatlichen Rückzugsrevolution voran.«

Programm für ausgeglichene Hormone und einen entspannten Unterleib

Das folgende Programm hilft nicht nur bei Unterleibskrämpfen, sondern wirkt auch hormonell ausgleichend. Es hilft bei PMS und schweren oder unregelmäßigen Regelblutungen. Es handelt sich um eine naturmedizinische Standardmethode bei polyzystischem Ovarialsyndrom und Myomen sowie Endometriose.

Ernährung

- Essen Sie Nahrungsmittel mit niedrigem glykämischen Index, um die Insulinwerte zu stabilisieren. Eine Diät, die zu viel raffinierte Kohlenhydrate enthält und damit zu schnellen Anstiegen des Blutzuckers und einer verstärkten Insulinausschüttung führt, begünstigt die Produktion inflammatorischer Botenstoffe, die zu Schmerzen und Gewebsschädigungen führen. Sie haben verschiedene Bezeichnungen, etwa Zytokine, Bradykinine, Interleukine, Prostaglandine (einschließlich des bereits erwähnten PGF2-Alpha) und Prostazykline. Viele bekannte entzündungshemmende Schmerzmittel (Aspirin, Ibuprofen etc.) blockieren die Wirkung dieser Substanzen. Eine hochglykämische Ernährung führt bei Menschen mit viel Stresshormonen zu noch höheren Spiegeln der entzündlichen Botenstoffe. Menstruationsbeschwerden sind nur ein Teil dieses Teufelskreises. Genauso gut kann es zu Wassereinlagerungen kommen, zu Kopfschmerzen, Schlaflosigkeit oder Muskelschmerzen. Alle Symptome beim PMS etwa sind zum Teil auf Mikroentzündungen in der Zelle, ausgelöst durch entzündliche Botenstoffe, zurückzuführen.
- Deshalb ist eine nährstoffreiche Vollkost, die Insulin und Glukagon ausgleicht und die Produktion inflammatorischer Botenstoffe vermindert, für die Behandlung von Unterleibskrämpfen unabdingbar. (Mehr dazu findet sich in Kapitel 17.) Hier die Grundprinzipien: Vermeiden oder reduzieren Sie die Aufnahme raffinierter Kohlenhydrate, einschließlich raffiniertem Zucker und Mehl. Dazu zählen auch Kekse, Kuchen, Chips, Kräcker usw.[33] Beschränken Sie Getreideprodukte auf zwei bis drei Portionen am Tag oder lassen Sie sie ganz weg. Viele (Frühstücks-)Zerealien enthalten zu viel Zucker und Weißmehl, was auch durch ihren hohen Ballaststoffgehalt nicht gerechtfertigt ist. Bleiben Sie bei Haferflocken und Weizengrütze.
- Die Ernährung sollte vor allem aus frischem Gemüse, Obst und Hülsenfrüchten bestehen, dazu Proteinen entweder aus pflanzlicher Quelle wie Soja (als Tofu, Tempeh oder Natto) oder Geflügelfleisch (aus frei laufender Aufzucht), Rindfleisch aus Weidehaltung, natürlich gehaltenen Schweinen, Wildlachs u. a. sowie Eiern von Hühnern aus Freilandhaltung.

Gesunde Fette gehören dazu (auch gesättigte Fette, es kommt hier auf die Quelle an), auch wenn sie in den letzten 40 Jahren einen schlechten Ruf hatten – ein großer Fehler, den wir gerade auszubügeln versuchen. Zu den gesunden Fetten gehören auch Avocado, Ghee und Kokosöl. Manche Frauen fahren am besten mit einer Ernährung fast ganz ohne Kohlenhydrate, eine Art modifizierte ketogene Diät, andere wiederum mit einer eher vegangen Ernährungsweise mit viel Obst und Gemüse, etwas Vollkorn und etwas gesundem Fett. Es gibt keine Diät, die gleichermaßen für alle passt. Viel hängt auch von der Veranlagung und der Umwelt ab. Im Großen und Ganzen jedoch kommt es auf die Verringerung des Insulinspiegels an.

- Unabhängig vom jeweiligen Ernährungsansatz sollten jedoch mehr Kreuzblütler auf den Teller kommen. Dazu gehören Grünkohl (Kale), Blattkohl, Senfsprossen, Brokkoli, alle Kohlsorten und Rettich – sie haben erwiesenermaßen eine östrogenmodulierende Wirkung, die sich bei Endometriose und Myomen bewährt hat. Probieren Sie es mit ein bis zwei Portionen (oder versuchen Sie eine Nahrungsergänzung wie Indol-3-Carbinol, den aktiven Bestandteil dieser Gemüse). Eine Diät, die reich ist an Ballaststoffen, kann das freie Östrogen vermindern. 25 Gramm davon am Tag könnten es schon sein – durch Vollkorn, Chiasamen, Flohsamenschalen, Bohnen, Naturreis, Gemüse und Obst. Wie bei allen Ernährungsformen sollten Sie eine Wirkung erst nach zwei bis drei Monaten erwarten. Sind Sie übergewichtig, führt ein verringertes Körperfett zu einer verbesserten Insulinsensitivität, einer normalen Insulinausschüttung und folglich zu einer Normalisierung des Blutzuckers und einer Verminderung überschüssigen Androgens. Frauen mit Diabetes Typ 2 können davon sehr profitieren.[34] (Siehe auch Kapitel 17 über Ernährung.)
- Vermeiden Sie Milchprodukte, vor allem Käse, Eis, Hüttenkäse und Joghurt (auch in der fettreduzierten Form). Nach meiner klinischen Erfahrung bessern sich Symptome wie Menstruationskrämpfe, starke Blutungen, Brust- und Endometrioseschmerzen bei vielen Frauen, wenn sie auf Milchprodukte verzichten. Das gilt zwar nicht in jedem Fall, rechtfertigt aber allemal einen Versuch. Als ich noch praktizierte, habe ich mitbekommen, wie eine Patientin, die schon jahrelang an Endometriose gelitten und alle Medikamente, einschließlich OP ausprobiert hatte, beschloss, auf Milchprodukte zu verzichten. Ihre Symptome verschwanden für mehr als 10 Jahre. Auch wurde sie ohne Probleme erstmalig schwanger, obwohl ihr ein Arzt prophezeit hatte, dass sie nie ein Kind haben würde.
- Wir wissen zwar noch nicht genau, warum Milchprodukte Beschwerden im Beckenraum auslösen, aber ich habe doch ein paar Theorien dazu entwickelt.

Unsere Milch stammt heute überwiegend von Kühen, die mit Rinderwachstumshormonen zur Stimulierung der Euter behandelt wurden (auch rBST rekombinantes bovines Somatotropin). Durch diese Stimulierung erhöht sich die Zahl der Euterentzündungen, die dann mit Antibiotika behandelt werden. Antibiotika- und Hormonreste in der Milch können das weibliche Hormonsystem in einer Weise beeinflussen, die wir noch nicht abschätzen können. Wir wissen, dass Antibiotika aus der Tierzucht in die Nahrungskette und damit in die menschliche Nahrung gelangen. Sie verändern die Verarbeitung von Hormonen im Darm und können so zu einer Veränderung des Hormonspiegels beitragen. Auch vermuten Forscher, dass die Laktose (der Milchzucker) einen toxischen Effekt auf die Eileiter hat. Dr. Daniel Cramer vom Brigham and Women's Hospital in Boston hat Laktose mit einem erhöhten Risiko, an Eierstockkrebs zu erkranken, in Verbindung gebracht. Er hat herausgefunden, dass Frauen, die mehr als eine Portion Mager- oder fettreduzierte Milch pro Tag zu sich nahmen, ein um 32 Prozent höheres Risiko hatten, an Ovarialkrebs zu erkranken als Frauen, die weniger als drei Portionen Milch monatlich tranken.[35] Dieses Ergebnis ist nun noch einmal von anderen bestätigt worden. Eine große Studie aus den Vereinigten Staaten von 2013 ergab, dass ein hoher Verzehr von fettarmen Milchprodukten mit einem geringeren Risiko von Eierstockkrebs einherging, der Verzehr von fettreichen Milchprodukten dagegen mit einem erhöhten Risiko.[36] Eine ähnliche Studie von 2012 aus Dänemark kam zu ähnlichen Ergebnissen.[37]

- Das bedeutet nicht, dass der tägliche Konsum bestimmter Milchprodukte zu Ovarialkrebs führt. Da kommen noch viele andere Einflussfaktoren hinzu, es gibt keinen einfachen Ursache-Wirkungs-Zusammenhang. Biomilchprodukte ohne rBST, Antibiotika und Pestzide scheinen nicht die gleichen nachteiligen Wirkungen auf das Gewebe von Brust und Gebärmutter zu haben, was allerdings noch nicht systematisch untersucht wurde. Viele Frauen haben allerdings festgestellt, dass ihre Symptome verschwinden, sobald sie zu Bioprodukten oder noch besser Rohmilch umgestiegen sind.

DIE VORZÜGE VON ROHMILCH UND IHREN PRODUKTEN

Rohmilch (frische Milch, die nicht pasteurisiert oder homogenisiert wurde) ist ein völlig anderes Lebensmittel als die verarbeitete Milch, die Sie im Supermarkt kaufen können. Sie ist sogar eines der nährstoffreichsten Lebensmittel, die es gibt. Sie gilt als vollwertiges Lebensmittel, d. h. sie enthält alle natürlichen Enzyme, Fettsäuren, Vitamine und Mineralstoffe, von denen viele durch die hohe Hitze des Pasteurisierungsprozesses zerstört werden.

Im Gegensatz zu pasteurisierter Milch ist Rohmilch beispielsweise reich an Enzymen wie Laktase (die die Aufnahme und Verdauung des natürlichen Zuckers und Fetts der Milch erleichtert) und Phosphatase (die die Aufnahme von Kalzium ermöglicht). Dieses Superfood enthält zudem nützliche Bakterien und Milchsäure (die notwendig sind, damit diese Bakterien im Darm leben können). Rohmilch wird in sauberen Edelstahlbehältern gesammelt und dann gefiltert, schnell abgekühlt und in Flaschen abgefüllt – das war's.

Ironischerweise wurde die Pasteurisierung im späten 19. Jahrhundert entwickelt, um schädliche Bakterien abzutöten, die verschiedene Krankheiten und lebensmittelbedingte Erkrankungen verursachen können. Der Forscher Dr. Ted Beals hat jedoch gezeigt, dass das Risiko dafür äußerst gering ist: Die Wahrscheinlichkeit, an anderen Lebensmitteln zu erkranken, ist 35 000 Mal höher als bei Rohmilch![38] Dennoch sollte man bedenken, dass das Risiko für Säuglinge und Kleinkinder, ältere Menschen, Schwangere und Menschen mit einem geschwächten Immunsystem größer ist.

Ein weiterer Vorteil von Rohmilch ist, dass sie in der Regel von grasgefütterten Kühen (oder Ziegen, Schafen oder anderen Säugetieren) stammt, die nicht mit dem schweren Getreide gefüttert werden, das Kühen normalerweise verabreicht wird. Eine überwiegend getreidehaltige Ernährung verändert die Zusammensetzung der Milch, die die Kühe produzieren, und zwar nicht zum Positiven. Milch von grasgefütterten Tieren hat zum Beispiel natürliche antibiotische und antimikrobielle Eigenschaften, die sie vor der Art von Bakterien schützen, die Sie krank machen.[39] Milch von grasgefütterten Tieren ist außerdem reich an konjugierter Linolsäure (CLA), einer nützlichen Fettsäure.[40] Die Milch von mit Getreide gefütterten Kühen enthält nur ein Fünftel der CLA, die in der Milch von Kühen aus Weidehaltung enthalten ist.[41]

Vielen Menschen wird gesagt, sie seien allergisch gegen Milch oder hätten zumindest Schwierigkeiten, diese zu verdauen. Diese Reaktion hat jedoch oft mehr mit dem Pasteurisierungsprozess als mit der Milch selbst zu tun. Naturheilkundliche Ärzte empfehlen ihren von Allergien oder Laktoseintoleranz betroffenen Patienten häufig Rohmilch. Eine Studie mit mehr als 8000 Kindern, die sich unterschiedlich ernährten, ergab, dass bei denjenigen, die Rohmilch tranken, die Wahrscheinlichkeit, an Allergien zu erkranken, um 50 Prozent und die Wahrscheinlichkeit, an Asthma zu erkranken, um 41 Prozent geringer war, was auf die »von Natur aus immunisierende« Wirkung der Rohmilch zurückzuführen ist.[42] Weitere Vorteile des Rohmilchtrinkens sind ein stärkeres Immunsystem, gesündere Haut, Haare und Nägel, eine höhere Knochendichte und eine bessere Verdauung. Außerdem kann sie zum Aufbau von Muskelmasse beitragen.

Rohmilch erhalten Sie am besten in Hofläden, Bioläden oder beim Erzeuger. Auskunft gibt online zum Beispiel: https://milchautomaten-direktvermarkter.de/.

Denken Sie daran, dass der Nährstoffgehalt von Rohmilch von vielen Faktoren abhängt (u.a. von der Boden- und Grasqualität, von der Kuhrasse und vom Gesundheitszustand des Tieres). Kaufen Sie Rohmilch (und aus Rohmilch hergestellte Milchprodukte) immer bei einem seriösen Händler. Wie bei jeder Milch sollten Sie sie gekühlt aufbewahren und vor Ablauf des Verfallsdatums verbrauchen.

Probieren Sie es aus, und finden Sie heraus, was für Sie gut ist. Aber Sie sollten bereit sein, eine Zeit lang auf Milchprodukte zu verzichten, um festzustellen, ob es Ihnen dann besser geht. Sorgen Sie dafür, dass Sie genügend Kalzium aus anderen Quellen zu sich nehmen. (Und nebenbei bemerkt: Kalzium ist nicht die Antwort auf die Osteoporosefrage, dazu mehr im Kapitel 17.)

- Rotes Fleisch und Eigelb sollten Sie höchstens zweimal pro Woche zu sich nehmen oder ganz vom Speiseplan streichen. Wenn Sie auf rotes Fleisch nicht verzichten wollen, kaufen sie solches aus Weidehaltung. Rotes Fleisch und Eigelb enthalten sehr viel Arachidonsäure, die bei dafür sensiblen Frauen zu zellulärer Entzündung führen und Gebärmutterkrämpfe auslösen können. Nicht jede Frau reagiert empfindlich auf Arachidonsäure. Deshalb empfehle ich, drei Wochen völlig auf rotes Fleisch und Eigelb zu verzichten und anschließend mehrere Portionen an einem Tag zu essen. Wenn Ihre Symptome dann wiederkommen, wissen Sie, dass Sie Arachidonsäure nicht vertragen. Rindfleisch von Tieren aus Weidehaltung und Eier aus Freilandhaltung haben normalerweise ganz andere Eigenschaften – und dadurch auch eine andere Wirkung – als Nahrungsmittel aus fabrikmäßiger Tierhaltung.
- Essen Sie nach Möglichkeit keine teilweise gehärteten Fette (Transfette), weil sie zu Entzündungen führen. Lesen sie die Etiketten auf Fertiggerichten. Teilgehärtete Fette sind sehr lange haltbar, weshalb sie bei den Lebensmittelherstellern beliebt sind. Sie haben allerdings die Fähigkeit, sich in die menschliche Zellmembran einzulagern – insbesondere im Gehirn –, wo sie zur Dysfunktion beitragen. Vermeiden Sie sie!

Nahrungsergänzungen und Kräuter

- Nehmen Sie ein hochwertiges Multivitamin in Apothekenqualität über einen Monat lang. Es sollte reich an Vitamin B sein, dazu Zink, Selen, Vitamin E und Magnesium enthalten. Bei den B-Vitaminen brauchen Sie 50 bis 100 mg, vor allem Vitamin B6 lindert prämenstruelle Beschwerden und Unterleibskrämpfe.[43] Dazu kommen 300 bis 800 mg Magnesium. Dian Shepperson Mills, Ernährungswissenschaftlerin aus London und ehemaliges Mitglied der britischen Endometriose-Gesellschaft, berichtet vom Ergebnis einer doppelt verblindeten Placebostudie. Danach gingen die Beschwerden bei der Gruppe, die eine Nahrungsergängzung erhalten hatte, um fast 100 Prozent zurück. Diese bestand aus: Thiamin (Vitamin B1), Riboflavin (Vitamin B2), Pyridoxin (B6), jeweils 100 mg. Dazu 20 mg Zinkcitrat und 300 mg Magnesiumaminochelat.[44]

- Vitamin A (5000 bis 10 000 IE pro Tag) ist wichtig, weil es anscheinend überschießende Östrogenspiegel reguliert.[45] Für maximal drei Monate kann eine Dosis bis zu 100 000 IE täglich gegeben werden. Der Zeitraum sollte nicht länger sein, da sich Vitamin A im Gewebe anreichert. (5000 bis 10 000 IE Vitamin A liegt immer noch im sicheren Bereich, nicht jedoch bei Kinderwunsch.) Betacarotin ist eine sichere Form von Vitamin A, weil es sich nicht anreichert. Sowohl Vitamin A als auch Vitamin C mit Bioflavonoiden (500 mg pro Tag) scheinen den menstruellen Blutverlust zu mindern.[46] Bei besonders starken Krämpfen und PMS kann es sinnvoll sein, die Tagesdosis von Vitamin E und Magnesium über den Tag zu verteilen – etwa auf dreimal täglich.[47] Achten Sie darauf, dass Sie Vitamin E als D-Alpha-Tocopherol einnehmen, da es eine bessere Verfügbarkeit hat. Vitamin E wirkt blutverdünnend und erleichtert den menstruellen Fluss. Bei Magnesium können während der Menstruation bis maximal 100 mg alle zwei Stunden gegeben werden, ansonsten drei bis viermal täglich. Magnesium entspannt die Muskulatur. Bei PMS herrscht häufig ein Mangel.[48] (Vgl. Kapitel 17.)
- Nehmen Sie ausreichend Jod zu sich. Die meisten Ärzte wissen wenig über die Rolle von Jod im Zusammenhang mit der Gesundheit von Brust, Eileitern und Gebärmutter. Diese weisen genau wie Muskeln, Gelenke und Knochen kleine Pumpen in den Zellen auf, wo sich Jod anreichert. Eine optimale Tagesdosis liegt bei 6–12,5 mg. (Mehr dazu in Kapitel 10.)
- Essenzielle Fettsäuren: Omega-3-Fettsäuren in Form von Fischöl oder Meeresalgen haben sich bei Unterleibskrämpfen bewährt, selbst bei Frauen, die ansonsten keine Ernährungsumstellungen vornahmen. Eine Studie schlägt eine Dosis von 1000 mg EPA und 720 mg DHA vor. Weil Fischöl oxidiert, wird es mit Vitamin E versetzt. Billiger und gesünder ist es allerdings, zwei- bis dreimal pro Woche Sardinen im eigenen Öl oder in Olivenöl zu essen. Auch andere Kaltwasserfische, z.B. Makrele, Lachs und Schwertfisch, enthalten viele essenzielle Fettsäuren.[49] DHA aus Algen gibt es ebenfalls. Hier liegt die Dosis bei 400 mg zweimal täglich. Auch Leinsamenöl – 50 mg zwei- bis viermal täglich – Sesam-, Sonnenblumen-, Macadamianuss- und Walnussöl enthalten Omega-3-Fettsäuren. Sie können frischen Leinsamen in der Kaffeemühle mahlen und dann sofort in Suppen, Salate oder Müslis geben. Ein bis zwei Teelöffel der frisch gemahlenen Samen pro Tag reichen in der Regel aus.
- Versuchen Sie es mit *Pueraria mirifica*, 80–100 mg zweimal täglich vom siebten bis zum 21. Zyklustag. Vielen Frauen hilft das bei Krämpfen und PMS nach einer Anwendung von drei Monaten, die dann als Erhaltungs-

dosis fortgesetzt wird. Das Kraut enthält ein spezielles Phytoöstrogen – das Miroestrol –, das den Körper bei Anpassungsprozessen unterstützt. Östrogensensitives Gewebe wird dabei vor Überstimulation geschützt, bei niedrigen Östrogenspiegeln kommt es zu einem positiven Ausgleich. *Pueraria mirifica* wird seit mehr als 700 Jahren in Thailand bei Menstruationsproblemen und Wechseljahrsbeschwerden sowie der Fruchtbarkeit verwendet.

- Schaffen Sie sich ein TENS-Gerät an. (TENS steht für transcutaneous nerve stimulation). Die Preise sind in den letzten Jahren gesunken.

SAMENROTATION FÜR EINE REGELMÄSSIGE MONATSBLUTUNG

Manche Frauen stellen fest, dass sich ihre Menstruationsbeschwerden wunderbar bessern, wenn sie eine mehrmonatige »Samenrotation« durchführen. Die Samenrotation basiert auf den einzigartigen ernährungsphysiologischen und hormonellen Eigenschaften von vier verschiedenen Samen – Leinsamen, Kürbis, Sesam und Sonnenblumen –, die Sie gemahlen in Smoothies, Suppen oder Salaten zu sich nehmen können.

So gehen Sie vor:

Nehmen Sie vom ersten bis zum vierzehnten Tag Ihres Zyklus (Follikelphase, die Eizelle reift heran) Folgendes ein, um die Östrogenproduktion zu unterstützen:

1 Esslöffel frisch gemahlenen Leinsamen

1 Esslöffel frisch gemahlene Kürbiskerne

An den Tagen fünfzehn bis achtundzwanzig (Lutealphase nach dem Eisprung) nehmen Sie zur Unterstützung der Progesteronproduktion:

1 Esslöffel gemahlene Sesamkörner

1 Esslöffel gemahlene Sonnenblumenkerne

Frauen mit unregelmäßiger Periode oder Frauen in den Wechseljahren können an jedem Tag frei beginnen. (Ich bevorzuge in diesen Fällen den Neumond, da der Mond den Menstruationszyklus beeinflusst. Warum nicht darauf abstimmen?) Mahlen Sie im Voraus eine halbe Tasse von jeder Sorte und bewahren Sie sie im Kühlschrank auf. Bitte innerhalb einer Woche aufbrauchen.

Mehr dazu findet sich in dem Buch *Cooking for Hormone Balance* von Magdalena Wszelaki oder auf ihrer Webseite www.hormonesbalance.com.

Die Gefühle während des Zyklus

- Spüren Sie während des Zyklus allen Gefühlen nach. Vielleicht führen Sie einmal Tagebuch, um ihren natürlichen Rhythmus zu ermitteln. Haben die Stimmungen etwas mit der Jahreszeit zu tun, der Tageszeit oder anderen Zyklen? Notieren Sie die Mondphasen in einem Kalender, schließlich entspricht der Monatszyklus in etwa dem Mondzyklus. Wenn Sie am Meer leben, notieren Sie die Gezeiten. Das alles zusammen kann schon einen regulierenden Einfluss auf Zyklus und Fruchtbarkeit haben.[50]

Stimmen Sie sich auf das Auf und Ab des Eisprungs ein

- Lassen Sie sich auf Ihre Körperrhythmen ein. Diese werden von einer Uhr im Gehirn, dem Hypothalamus, ausgelöst, und zwar ganz gleich, ob Sie noch Ihre Periode haben oder nicht. Im Wesentlichen handelt es sich hier um den von Licht und Dunkelheit gesteuerten Tag- und Nachtrhythmus. Mit ihm ist die Ausschüttung verschiedener Hormone und Neurotransmitter verbunden, die uns unter anderem wach oder schläfrig machen.
- Der zirkadiane Rhythmus verändert unsere Gene. Weil aber das moderne Leben mit seinem elektrischen Licht, Smartphones und dem hohen Tempo nicht mehr mit den natürlichen Rhythmen übereinstimmt, fällt es uns zunehmend schwerer oder ist uns gar unmöglich, uns auf die natürlichen Körperrhythmen einzustimmen. Sofern wir keine bewusste Anstrengung unternehmen, wird es immer schwerer, uns auf das Ticken der inneren Uhr einzulassen.
- Mit kleinen Änderungen jedoch können wir unsere genetische Uhr wieder zurückstellen und sind anschließend wacher und frischer. Hier sind einige Tipps:
  - Gehen Sie regelmäßig tagsüber spazieren, nach Möglichkeit in der Natur. Natürliches Licht ist wie Nahrung. Es wird sie mit Energie versorgen. Sitzen Sie nach Möglichkeit bei der Arbeit am Fenster und machen Sie es auf, sofern das Wetter es zulässt.
  - Stehen Sie jeden Morgen zur gleichen Zeit auf, egal wann Sie ins Bett gegangen sind.
  - Führen Sie jeden Abend gegen 22 Uhr einen »elektronischen Sonnenuntergang« herbei. Schalten Sie den Computer ab, den Fernseher, das Handy und alle anderen elektronischen Geräte. Das blaue Licht von Smartphones oder Computern ist sehr hell und aktiviert das Gehirn, was das Einschlafen erschwert. Bei neueren Geräten lässt sich die Lichtfarbe verändern oder über eine App am Abend langsam dimmen.
  - Ihr Schlafzimmer sollte dunkel sein. Bedecken Sie alles, was blinkt oder

leuchtet, oder stellen Sie es ab. (Wenn das nicht geht, tragen Sie eine Schlafmaske.) Selbst der geringste Lichtschimmer kann die Melatoninproduktion beeinflussen. Diese ist aber für einen entspannten und erholsamen Schlaf notwendig.
- Essen Sie gemäß Ihres natürlichen Rhythmus. Der Stoffwechsel ist am stärksten um die Mittagszeit. Deshalb sollten Frühstück und Mittagessen üppiger ausfallen, das Mittagessen die größte Mahlzeit des Tages sein, das Abendessen hingegen nicht. Starten Sie mit einem Frühstückssmoothie in den Tag, der viel Eiweiß und gesunde Fette enthält statt einer Ladung Zucker und Kohlenhydrate.
- Machen Sie sich die Lichttherapie zunutze. Berechnen bzw. schätzen Sie den ersten Tag ihrer letzten Periode und schlafen Sie dann vom vierzehnten bis zum siebzehnten Zyklustag bei Licht (dabei steht die Nachttischlampe mit einer 100-Watt-Birne auf dem Boden und das Licht sollte auf Wand und Decke gerichtet sein). Verfahren Sie so sechs Monate lang. In einer Studie mit zweitausend Frauen hat sich bei mehr als 50 Prozent der zuvor unregelmäßige Zyklus auf 29 Tage eingependelt.[51]

- Alternativ können Sie täglich einen halbstündigen Spaziergang ohne Sonnenbrille machen. Ebenfalls geeignet ist die Verwendung von Vollspektrum-Glühlampen (2500 bis 10 000 Lux). Bescheinen Sie sich damit bis zu max. zwei Stunden morgens und abends. Schauen Sie nicht direkt in das Licht.[52] (Im Übrigen wird die Lichthelligkeit in Lux gemessen. An einem wolkigen Tag werden im nördlichen Europa 10000 Lux gemessen, ein sonniger Tag in Äquatornähe schafft 80000 Lux.)

Energiemedizin

- Die Traditionelle Chinesische Medizin umfasst sowohl Kräuteranwendungen als auch Akupunktur. Viele gynäkologische Probleme lassen sich mit ihr behandeln. Meistens sind 10 Sitzungen ausreichend, doch bei vielen Frauen vermindern sich die Symptome bereits nach nur drei Sitzungen.[53] (Ein großes Myom zu verkleinern kann aber, so einige Studien, tägliche Sitzungen erfordern.) Da viele emotionale Faktoren und aus dem Lot geratene energetische Zustände bei Menstruationsbeschwerden eine Rolle spielen, ist das Spektrum der Kräuter- und Akupunkturanwendungen entsprechend groß.
- Zu den häufigsten Diagnosen gehören Blutmangel des Herzens, der Milz oder Leber, Qi-Mangel, stagnierendes Blut oder Qi. Je nach Anamnese und körperlicher Untersuchung werden jeweils besondere Akupunkturpunkte gesucht bzw. Kräutermischungen ausgewählt. Wer sich davon angespro-

chen fühlt, sollte einen ausgebildeten TCM-Praktiker aufsuchen, bei dem (oder der) auch die Chemie stimmt.

- Eine der häufigsten Diagnosen der TCM bei Frauen mit Unterleibsproblemen ist die »Leber-Qi-Stagnation«. Hier hilft z.B. die Kräuterrezeptur Bupleurum (Chinesisches Hasenohr, Xiao yao wan). Viele meiner Patientinnen haben von ihr profitiert.[54] Nehmen Sie viermal täglich vier bis fünf Tabletten zwei Wochen vor der nächsten Periode bis zum ersten Blutungstag. Rechnen Sie mit zwei bis drei Monaten, bevor eine Wirkung eintritt.
- Halten Sie sich gemäß der TCM während ihrer Periode warm. Baden Sie, gehen Sie in die Sauna und essen Sie warm, um den Menstruationsfluss nicht zu behindern. Vermeiden Sie kalte Getränke, kaltes Essen sowie Zugluft und Kälte (siehe S. 152 ff.)

Stressreduktion

- Regelmäßige Meditation oder andere Methoden zur Tiefenentspannung können PMS-Symptome spürbar mildern. Dadurch werden Cortisol und Adrenalin abgebaut und inflammatorische Botenstoffe reguliert. Es gibt so viele wirksame Meditationstechniken, dass sich jede Frau die für sie geeignete aussuchen und in ihr Alltagsleben integrieren kann.
- Die von Dr. Herbert Benson entwickelte »Entspannungsreaktion« (Relaxation Response) zum Beispiel wird drei Monate lang täglich 15 bis 20 Minuten angewandt. Sie besteht aus vier Schritten: 1. Ruhiges Sitzen in angenehmer Haltung mit geschlossenen Augen; 2. tiefe Entspannung aller Muskeln, vom Gesicht angefangen bis zu den Füßen; 3. durch die Nase atmen und sich des Atems bewusst werden; 4. beim Ausatmen das Wort »eins« oder »Rose« oder »Frieden« denken. Versuchen Sie nicht, sich zur Tiefenentspannung zu zwingen. Eine Studie hat eine signifikante Verminderung von PMS-Symptomen nach drei Monaten regelmäßigen Übens ergeben.[55]
- Gehen Sie in sich und stellen Sie sich die folgenden Fragen:
  - Was sind meine emotionalen Bedürfnisse?
  - Was sollte sich in meinem Leben oder meinem Job ändern, damit es mir besser geht?
  - Bekomme ich genügend Ruhe?
  - Glaube ich daran, dass ich die Kraft habe, um mein Leben zu ändern?
- Schreiben Sie die Antworten nach Möglichkeit auf, genauso wie die Dinge, die Sie für Ihr Leben erreichen wollen. Achten Sie darauf, wie viel Energie und Enthusiasmus Sie allein bei der Vorstellung aufbringen können, Ihre Kreativität oder Ihre geheimen Sehnsüchte wirklich umzusetzen. Achten

Sie auf Widerstände, wie »ja, aber«. Bald schon werden Sie erkennen, was Sie in Ihrer Kreativität blockiert.

- Sie sollten sich im Klaren sein, dass dieses Nachdenken ganz entscheidend für Ihre Unterleibsgesundheit ist. Es gehört (genau wie Ernährungsveränderungen oder Bewegung) zum Gesamtpaket. Alle einzelnen Maßnahmen sind gut, aber erst die Veränderung der Energie und die Lösung der Blockaden bringen den Durchbruch. Ich habe schon Patientinnen erlebt, deren Myome gewachsen sind, obwohl sie eine strikte makrobiotische Diät eingehalten haben. Diese Frauen litten unter ungelösten Kindheitstraumen oder waren in Beziehungen verhaftet, die ihnen nicht guttaten.
- Machen Sie Affirmationen. Machen Sie sich klar, dass Sie in der Lage sind, ihr Leben zu ändern. Sprechen Sie am besten laut vor dem Spiegel: »Die heilende Kraft, die das Universum erschaffen hat, arbeitet in mir und durch mich. Sie führt mich mit Leichtigkeit zu einer richtigen Lösung.« Und denken Sie daran, was der Rev. Beckwith gesagt hat: »Affirmationen machen nichts, sie ermöglichen.«

Homöopathie

- Obwohl ich selber keine Ausbildung in Homöopathie habe, finde ich sie wirklich gut, weil sie sich am Schwingungscharakter alles Lebendigen ausrichtet. Homöopathie war während der letzten Jahrhundertwende sehr beliebt, Homöopathen waren die Ersten, die doppelt verblindete Studien vornahmen, um die Wirksamkeit ihrer individuell abgestimmten Rezepturen zu testen. Darunter sind einige, die Unterleibsprobleme lindern.

Rizinusölpackungen

- Machen Sie drei Monate oder länger mindestens dreimal wöchentlich einstündige Rizinusölpackungen auf dem Unterbauch, danach nur noch einmal die Woche. Rizinusölpackungen sollten aber während schwerer Blutungen nicht angewandt werden. Rizinusöl oder Christpalme wird seit Hunderten von Jahren in der Medizin benutzt. Edgar Cayce, ein bekannter Heiler, hat sie bei vielen unterschiedlichen Problemen verschrieben. Dr. Gladys McGarey hat mich darauf aufmerksam gemacht, die sie seit über vierzig Jahren in ihrer allgemeinmedizinischen Praxis anwendet.
- Man tränkt dazu ein vierfach gefaltetes Tuch aus saugfähigem Woll- oder Baumwollflanell mit (kalt gepresstem) Rizinusöl, legt es direkt auf den Unterbauch und bedeckt es mit einem Stück Plastik, etwa einer Plastiktüte. Darauf wird dann eine heiße Wärmflasche oder ein elektrisches Heizkissen gelegt und mit einer Decke oder einem Handtuch festgehalten.

Ich selbst ziehe eine nichtelektrische Heizquelle vor. Die Patientin bleibt dann eine Stunde liegen. Während der Behandlung ist es empfehlenswert, auf Gedanken, Bilder und Gefühle zu achten und sie anschließend schriftlich festzuhalten. Erste Untersuchungen über Rizinusölpackungen an der George Washington School of Medicine haben gezeigt, dass sie das Immunsystem stärken.

Natürliches Progesteron

- Natürliches Progesteron führt in Verbindung mit Veränderungen des Lebensstils oft zu deutlichen Linderungen bei PMS.[56] Es ist nachgewiesen, dass Östrogen und Progesteron in ihrer Funktion als Neurotransmitter die Stimmung beeinflussen. Östrogen allein, ohne Unterstützung durch Progesteron, stimuliert tendenziell das Nervensystem; Progesteron beruhigt es.[57]
- Ich empfehle natürliches Progesteron Frauen, bei denen PMS in mäßigen bis schweren Formen auftritt und sich durch Veränderungen der Lebensgewohnheiten nicht verbessern lässt. Diese Patientinnen sprechen oft von einem prämenstruellen »Dr.-Jekyll-Mr.-Hyde-Effekt«, das heißt einer starken Persönlichkeitsveränderung. In Studien hat sich gezeigt, dass es bei Frauen mit PMS drei Tage vor der Menstruation zu einem starken Abfall des Progesterons kommt. Bei Nichtbetroffenen ist der Abfall weniger heftig. Deshalb ist eine Ergänzung sinnvoll.[58] Natürliches Progesteron hilft aber auch bei prämenstruellen migräneartigen Kopfschmerzen, die oft im Präklimakterium beginnen, wenn sich der Östrogen- und Progesteronspiegel verändert.
- Natürliches Progesteron darf nicht mit synthetischem Progesteron (Gestagenen) verwechselt werden, etwa in Provera. Es hat normalerweise keine ernsthaften Nebenwirkungen, kann aber gelegentlich leichte Zwischenblutungen hervorrufen oder die Periode verzögern. Bei sehr hohen Dosen (weit höher als die, die ich normalerweise empfehle) wurden in seltenen Fällen Euphorie und gelegentliches Schwindelgefühl festgestellt. Natürliches Progesteron ist in Deutschland als Hautgel und in Form von Vaginalzäpfchen erhältlich und verschreibungspflichtig.
- Die Dosierung hängt von den Symptomen ab. Normalerweise genügen 50 bis 200 mg oral von der Zyklusmitte bis zum Einsetzen der Menstruation über einen Zeitraum von drei Monaten. Natürliches Progesteron lässt sich auch vaginal anwenden.
- Für die Anwendung auf der Haut empfehle ich zweiprozentige Progesteroncremes seit vielen Jahren. ¼ bis ½ Teelöffel ein- bis zweimal täglich auf

die Haut aufgetragen führt nachweislich zu einem physiologischen Progesteronspiegel, der dem der normalen Lutealphase entspricht.[59]

- Im Allgemeinen wird ¼ bis ½ Teelöffel (ca. 30 bis 60 mg) Creme morgens und abends auf zarte Hautpartien (Brust, Bauch, Nacken, Gesicht, die Innenseite der Arme, Hände) aufgetragen. Bei jeder Auftragung sollte eine andere Stelle gewählt werden. Benutzen Sie die Creme mindestens drei Monate vom 14. bis 28. Tag des Menstruationszyklus. Dosis und Zeitraum sind von Frau zu Frau unterschiedlich. Wichtig ist, dass das Progesteron aufgenommen wird, bevor die Stimmungsschwankungen einsetzen. Sie sollten die Creme einen oder zwei Tage vor dem Eisprung oder vor dem Zeitpunkt verwenden, an dem Ihre Symptome normalerweise beginnen. Bei einigen Frauen ist das der 21., bei anderen der 12. oder 13. Tag. Setzen Sie die Behandlung bis zum ersten Tag der Blutung fort (1. Tag des Zyklus). Das kann die Symptome oft verhindern oder deutlich mildern. Wenn Sie warten, bis die Symptome eingesetzt haben, hilft die Creme meist nicht. Steigern oder verringern Sie die Dosis, je nach der Schwere der Symptome; die meisten Frauen finden die richtige Dosierung erst nach einigem Ausprobieren. Sie können natürliches Progesteron gefahrlos länger als zwei Wochen in Ihrem Zyklus anwenden, wenn Sie in jedem Zyklus mindestens zwölf Stunden pausieren.
- Bei Gestagenen dagegen sind viele Nebenwirkungen bekannt, etwa Wassereinlagerungen, Kopfschmerzen und Gewichtszunahme. Leider wird vielen Frauen gesagt, es gäbe keinen Unterschied zwischen Gestagenen und natürlichem Progesteron. Dabei können Gestagene die Symptome des PMS noch verstärken, weil sie den natürlichen Progesteronspiegel verringern.
- Bei Frauen, die gut auf Progesteron ansprechen, kommt es oft zu einer rapiden Stimmungsveränderung nach dem Eisprung, die mit dem Einsetzen der Blutung endet. Von einer Minute zur anderen haben sie das Gefühl, von einer »schwarzen Wolke« erstickt zu werden.[60] Wenn die Periode dann einsetzt, »geht das Licht wieder an«. Dabei handelt es sich nicht um Einbildung, sondern um reale biochemische, körperliche Veränderungen.
- Bei PMS geht man von einem Ungleichgewicht zwischen Östrogen und Progesteron aus. Dieses dynamische, ständig wechselnde Phänomen lässt sich mit den heutigen Labormethoden zur Messung des Hormonspiegels nicht feststellen. Das subtile Ungleichgewicht zwischen Östrogen, Progesteron und weiteren verwandten Hormonen wird auch mit unregelmäßigen Perioden und emotionaler Belastung in Verbindung gebracht. Emotionale Belastung erhöht den Spiegel des Hormons ACTH, was wiederum häufig zu nichtovulatorischen Zyklen (Zyklen ohne Eisprung) führt, die durch einen unzureichenden Progesteronspiegel gekennzeichnet sind.[61]

- Die Einnahme von natürlichem Progesteron verbessert allmählich das Gleichgewicht von Östrogen und Progesteron. Mit jedem neuen Zyklus werden die Symptome ein wenig geringer. Wenn die Symptome verschwunden sind, können die meisten Frauen die Dosis allmählich herabsetzen. Man sollte aber mit einer eher hohen Dosis anfangen und einige Monate dabeibleiben. Viele Frauen gelangen auch ohne dieses Hormon zu einer natürlichen Balance, aber es kann anfänglich sehr hilfreich sein. Auch das bereits erwähnte Kraut *Pueraria mirifica* lässt sich langfristig zum Ausgleich von Östrogenen und Progesteron einsetzen. Viele Frauen machen die Erfahrung, dass es genauso gut hilft wie Progesteron.

Manuelle Therapien
- Gönnen Sie sich zwei Monate lang mindestens alle zwei Wochen eine Ganzkörpermassage.
- Suchen Sie sich eine Physiotherapeutin oder einen Physiotherapeuten, der die Wurn-Technik beherrscht, eine Art Tiefenbindegewebsmassage. Die Behandlung wird an fünf aufeinanderfolgenden Tagen durchgeführt und löst Verklebungen im Beckenraum und der Hüfte, die von Verletzungen, Operationen oder Infekten herrühren können. Mit ihrer Hilfe lassen sich Unterleibskrämpfe beheben sowie eine ganze Vielzahl von Störungen, angefangen von Unfruchtbarkeit durch verstopfte Eileiter, chronische Hüftschmerzen, Schmerzen beim Geschlechtsverkehr und selbst Verstopfungen des Dünndarms (siehe Abbildung 6, S. 179).
- Durch Massage der Reflexzonen an Hand, Fuß oder Ohr lassen sich PMS-Symptome lindern. Die Sitzung bei einer ausgebildeten Therapeutin sollte mindestens 30 Minuten dauern und einmal die Woche für zwei Monate zur Anwendung kommen. Diverse therapeutische Anwendungsmöglichkeiten finden sich in Jeanne Blums Buch *Die 24 geheimen Energiepunkte der Frau. Ein Praxisbuch zur Selbstbehandlung durch Akupressur.*[62]
- Versuchen Sie ebenfalls Akupressur: Bei Krämpfen empfiehlt die ausgebildete TCM-Praktikerin Sandra Chin die kräftige Massage folgender Punkte:
  - Dickdarm 4 (Hegu)
  - Milz 6 (San Yin Jiao)
  - Milz 8 (Di Ji)
  - Niere 5 (Shui Quan)

Als Anhaltspunkt beim Ertasten der richtigen Punkte dient ein Gefühl der Empfindlichkeit bei leichter Berührung. Hier liegt dann eine Verstopfung der Leitbahn vor, die sich durch Massage und Druck lindern lässt und zum

Abbildung 6: Verklebungen der Organe im Beckenraum

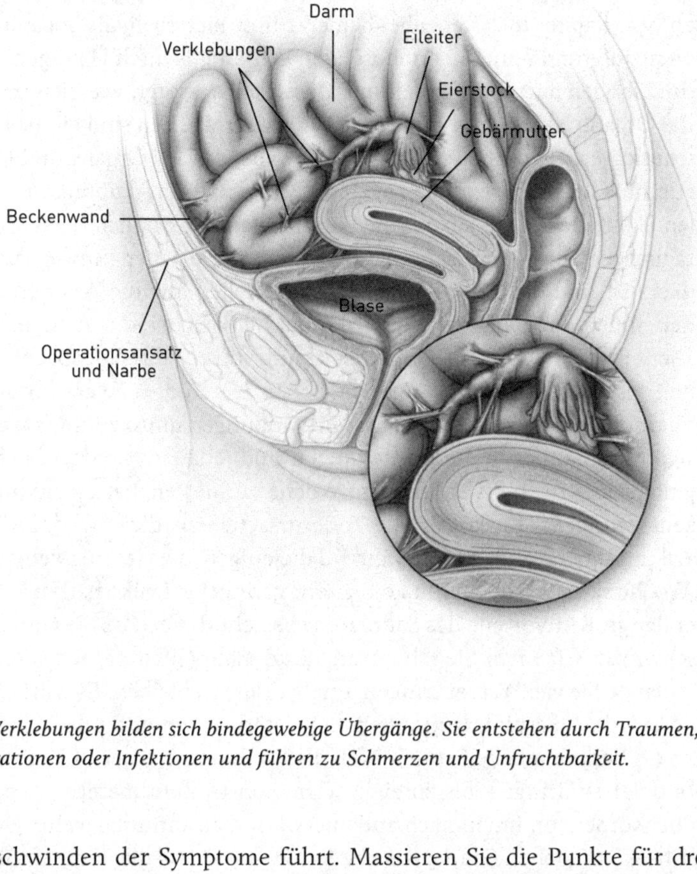

Bei Verklebungen bilden sich bindegewebige Übergänge. Sie entstehen durch Traumen, Operationen oder Infektionen und führen zu Schmerzen und Unfruchtbarkeit.

Verschwinden der Symptome führt. Massieren Sie die Punkte für drei bis fünf Minuten, auch wenn es am Anfang wehtut (vgl. Abbildung 7, S. 182).

Chiu empfiehlt auch zwei Tage vor dem erwarteten Einsetzen der Periode Wärmeanwendungen, etwa durch eine Wärmflasche oder eine Packung, und eine Massage des Unterleibs. 15 bis 20 Minuten sind ausreichend.

Entgiftung

- Sorgen Sie dafür, dass Sie einmal pro Tag ins Schwitzen kommen. Machen Sie fünfmal die Woche 20 bis 30 Minuten etwas im Ausdauerbereich.[63] Ein zügiger Spaziergang ist alles, was es dazu braucht. Er ist nicht nur gesund, sondern wirkt auch entgiftend. Bewegung führt zur Ausschüttung von Endorphinen (hilfreich bei Depression und Schmerzen) und senkt Stresshormone, die zu zellulärer Entzündung führen. Man schätzt, dass sich die Hälfte aller Depressionen allein durch sportliche Betätigung vermindern ließen (vgl. Kapitel 18). (Nebenbei bemerkt hilft hier ebenfalls Yoga, unter anderem aufgrund seiner krampflösenden Wirkung.) Durch Übungen werden im Übrigen auch die Faszien mit Flüssigkeit versorgt, was sich positiv auf die Organfunktion und das Gewebe auswirkt. Faszien sind ein halbfestes sekundäres Nervensystem aus Bindegewebe, das alle Organe und Muskeln umhüllt. In ihnen verlaufen auch die Meridiane der Akupunktur.

- Gehen Sie in die Sauna. Japanische Forscher fanden kürzlich heraus, dass ein täglicher 15-minütiger Saunabesuch über zwei Wochen hinweg gut für das Herz ist und die Funktion der Endothelzellen, die die Arterien auskleiden, um 40 Prozent verbessert.[64] Finnische Forscher, die mehr als 2315 Männer mittleren Alters über einen Zeitraum von 20 Jahren beobachteten, stellten fest, dass das Risiko für plötzlichen Herztod, schwere koronare Herzkrankheiten und Herz-Kreislauf-Erkrankungen umso geringer war, je häufiger die Männer in die Sauna gingen und je länger sie dort blieben. Diejenigen, die zwei- bis dreimal pro Woche saunierten, hatten ein um 24 Prozent geringeres Risiko für alle Todesursachen als diejenigen, die nur einmal pro Woche saunierten, während diejenigen, die vier- bis siebenmal pro Woche saunierten, ein um 40 Prozent geringeres Risiko hatten.[65]
- Einer der großen Vorteile des Saunierens besteht darin, dass Sie Giftstoffe ausschwitzen.[66] Je mehr Sie schwitzen, desto mehr Giftstoffe scheiden Sie aus, solange Sie viel Wasser trinken, um hydriert zu bleiben. Es wird angenommen, dass Ferninfrarotsaunen eine stärkere entgiftende Wirkung haben als herkömmliche Saunen, weil die Strahlungsenergie des Infrarotlichts tiefer eindringt – bis zu einer Tiefe von 1,5 Zentimetern –, sodass sich Ihr Körper von innen nach außen erwärmt, anstatt umgekehrt wie in einer herkömmlichen Sauna. (Das bedeutet auch, dass die Temperatur in einer Infrarotsauna kühler sein kann als in einer herkömmlichen Sauna – in der Regel 50 bis 60 Grad, im Gegensatz zu herkömmlichen Saunen, die 80 bis 95 Grad erreichen). Außerdem bestehen in herkömmlichen Saunen 95 bis 97 Prozent des produzierten Schweißes aus Wasser, der Rest ist Salz. In der Infrarotsauna besteht der Schweiß nur zu 80 bis 85 Prozent aus Wasser, der Rest aus Cholesterin, fettlöslichen Giftstoffen, Schwermetallen, Schwefelsäure, Natrium, Ammoniak und Harnsäure.
- Um den Lymphfluss anzuregen und alte Hautpartikel zu entfernen, machen Sie Trockenbürstenmassagen und Peelings. Bürsten Sie zum Herzen hin.

- Nehmen Sie Ballaststoffe zu sich, die lösliche und unlösliche Komponenten enthalten. Dadurch wird unter anderem überschüssiges Östrogen abgebaut. Eines der besten Mittel sind Flohsamenschalen morgens mit etwas Flüssigkeit eingenommen. Sie sind milder als Weizenkleie. Haferkleie ist aber ebenfalls geeignet.

Prämenstruelles Syndrom (PMS)

Das heute weitverbreitete prämenstruelle Syndrom, auch als PMS bezeichnet, zeigt deutlicher als alles andere, dass wir unsere Einstellung zur Menstruation verändern und uns das intuitive Wissen des Menstruationszyklus wieder aneignen müssen. Ich habe durch die Behandlung von vielen Hundert Frauen mit PMS gelernt, dass diese neue Einstellung die einzige Möglichkeit ist, zur Wurzel des Problems vorzustoßen. Das soll nicht heißen, dass Veränderungen der Ernährungsgewohnheiten, Bewegung, Vitamin- und Progesterontherapien keine sinnvollen Behandlungsmöglichkeiten von PMS wären; ich empfehle sie vielen Frauen als ersten Schritt der Behandlung. Aber hartnäckigere Fälle von PMS sind Anzeichen für eine tief reichende Unausgeglichenheit, die sich durch veränderte Lebensgewohnheiten allein nicht beseitigen lässt. Wie wissenschaftliche Untersuchungen gezeigt haben, können nicht bearbeitete psychische Probleme den Menstruationsrhythmus und das normale hormonelle Milieu stören.[67] Der Grund dafür liegt in der engen Verbindung zwischen Gedanken, Gefühlen und dem Hypothalamus, der die Meisterdrüse regiert, die Hirnanhangsdrüse.

Mindestens achtzig Prozent aller Frauen leiden an PMS[68], wobei die Dreißig- bis Vierzigjährigen am stärksten betroffen sind. Aber es kann auch bei jungen Mädchen und bei Frauen vor dem Klimakterium auftreten. Obwohl das prämenstruelle Syndrom seit dem Altertum bekannt ist, wurde der Begriff erst in den Achtzigerjahren durch einen Artikel in einer sehr verbreiteten amerikanischen Zeitschrift *Family Circle* populär, der sich mit dem allmonatlichen millionenfachen Leiden von Frauen beschäftigte. Die anderen Medien stürzten sich auf das Thema und machten die Abkürzung PMS schnell zum Schlagwort.[69] Feministische Kreise diskutierten besorgt, ob sich die Diagnose PMS auch gegen Frauen verwenden ließe. Ärztinnen fürchteten, PMS könnte von Frauen und ihren Familien als eine Art »Wegwerf«-Diagnose für all die Fälle verstanden werden, in denen sich wirkliche Ursachen nicht feststellen lassen. Aber die meisten Frauen waren einfach nur froh, dass es endlich einen Namen für ihr allmonatliches Leiden gab, und strömten in die gynäkologischen Praxen, um sich behandeln zu lassen.

Abbildung 7: Akupressurpunkte bei Unterleibsproblemen

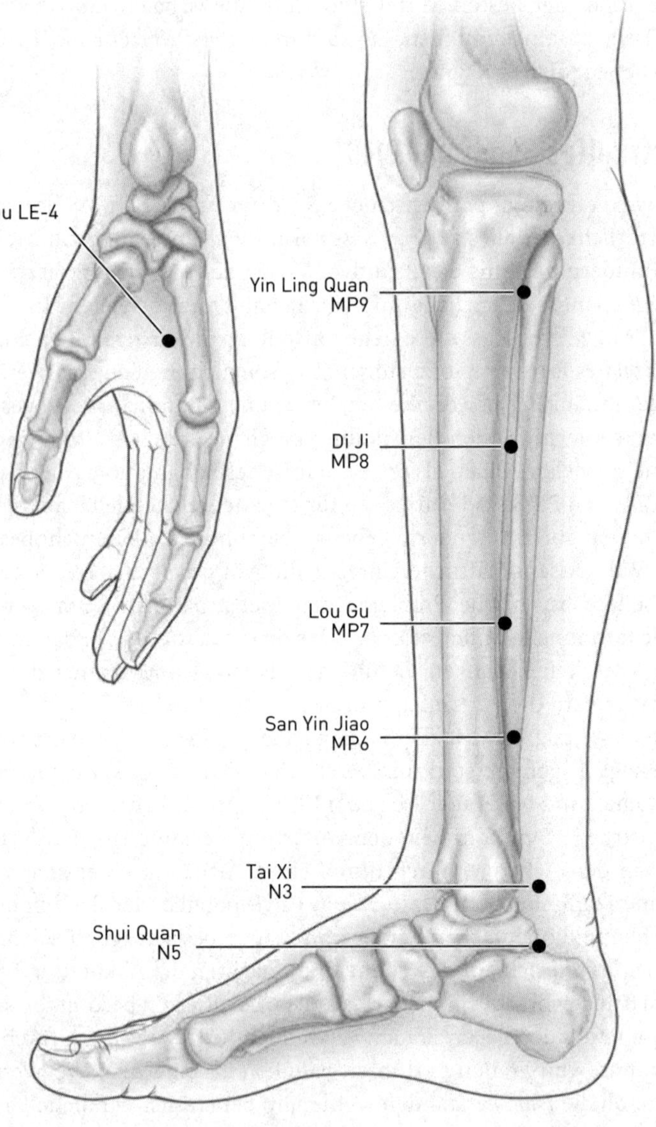

Es gibt einige wichtige Akupressurpunkte, die Sie massieren können, um Menstruationsbeschwerden vorzubeugen oder zu verhindern. Oftmals sind sie zunächst etwas druckempfindlich.

Die traditionelle Gynäkologie griff das Thema auf ihren Kongressen übrigens erst auf, nachdem der Artikel erschienen war und Frauen ihre Ärztinnen und Ärzte mit dieser Selbstdiagnose konfrontiert hatten. Die waren darauf meist schlecht vorbereitet, da PMS in der gynäkologischen Ausbildung nicht behandelt wurde. Jetzt aber war der Druck der Patientinnen und der Medien so stark, dass PMS Mitte der Achtzigerjahre auf Kongressen und in Fachzeitschriften behandelt wurde und erste Forschungsergebnisse veröffentlicht wurden. So wie der Wunsch nach natürlichen Geburtsmethoden die patriarchalischen Ansätze in der Geburtshilfe veränderte, so veränderten die Fragen der Frauen zu PMS die gynäkologische Praxis und sorgten für eine andere Einstellung zum weiblichen Körper.

PMS-SYMPTOME

- Aggressionen
- Akne
- Anfälle
- Angst
- Asthma
- Bedürfnis nach Salz
- Bedürfnis nach Süßem
- Blaue Flecken
- Depression
- Ekelgefühle
- Gerstenkörner
- Geschwollene und schmerzende Brüste
- Halsschmerzen
- Hämorrhoiden
- Heißhunger
- Herpes
- Herzklopfen
- Koordinationsprobleme
- Kopfschmerzen
- Lethargie
- Migräne
- Müdigkeit
- Nebenhöhlenerkrankungen
- Neigung zu Unfällen
- Nesselsucht
- Ödeme
- Ohnmachtsanfälle
- Probleme beim Wasserlassen
- Psychische Labilität
- Reizbarkeit
- Rückenschmerzen
- Rückzug von anderen
- Schlaflosigkeit
- Schwellungen und Schmerzen in den Gelenken
- Sehstörungen
- Selbstmordgedanken
- Überempfindlichkeit gegen Alkohol
- Unterleibskrämpfe
- Veränderungen des Sexualtriebs
- Verschlimmerung von Erkrankungen (Arthritis, Geschwüre, Lupus etc.)
- Verwirrung
- Wassereinlagerungen im Unterleib
- Wutausbrüche

Diagnose

Die Bandbreite der Symptome ist bei PMS extrem groß. Über die Diagnose entscheidet nicht das spezifische prämenstruelle Symptom, sondern die Frage, ob es zyklisch auftritt. Wenn eine Frau ihre Symptome drei Monate oder länger notiert, wird häufig ein Muster deutlich; es lässt sich dann vorhersagen, in welcher Phase ihres Zyklus das Symptom auftritt. Von den wenigen sehr schweren Fällen abgesehen sind die meisten Frauen mindestens drei Tage im Monat beschwerdefrei. In der zweiten Zyklushälfte können sich auch vorhandene chronische Krankheiten verschlimmern, zum Beispiel Glaukome, Arthritis oder Depression, was aber trotz dieses Zusammenhangs nicht unter die Definition des PMS fällt. Es gibt mehr als hundert PMS-Symptome.[70] Sie alle stehen mit zellulärer Entzündung in Zusammenhang, die wiederum ein komplexes Zusammenspiel darstellt aus emotionalen, körperlichen und genetischen Faktoren.

Wenn PMS nicht behandelt wird, wird es mit der Zeit oft schlimmer. Im Anfangsstadium setzen die Symptome ein paar Tage vor der Menstruation ein und hören mit Beginn der Blutung abrupt auf, später beginnen sie ein oder zwei Wochen vor dem Einsetzen der Blutung. Manche Frauen haben beim Eisprung ein ganzes Bündel von Symptomen, die dann eine Woche lang verschwinden und in der Woche vor der Blutung wiederkehren. Im weiteren Verlauf sind manche Frauen nur noch zwei oder drei Tage im Monat symptomfrei, bis sich dann schließlich überhaupt kein erkennbares Muster von »guten« und »schlechten« Tagen mehr unterscheiden lässt: PMS macht sich buchstäblich jeden Tag bemerkbar.

Menstruationskrämpfe und PMS werden von manchen Frauen gleichgesetzt, aber es gibt einen Unterschied, auch wenn er in der Literatur über PMS nicht immer deutlich wird. Frauen, die an PMS leiden, haben oft völlig beschwerdefreie Perioden, während Frauen mit Menstruationskrämpfen häufig keine Symptome haben, die auf PMS schließen lassen. Die Ursache von Dysmenorrhö sind Kontraktionen der Gebärmutter aufgrund von Alpha-Prostaglandin, das produziert wird, wenn die Gebärmutterschleimhaut im Verlauf des Menstruationszyklus abgestoßen wird. Untersuchungsergebnisse zeigen, dass Prostaglandine auch bei PMS eine Rolle spielen. Deshalb sind Veränderungen der Ernährungsgewohnheiten, zusätzliche Vitamine und Mineralien sowie Medikamente, die die Prostaglandinproduktion hemmen (meist nichtsteroidale Antirheumatika), nicht nur bei Krämpfen, sondern auch bei PMS sinnvoll.[71]

In Teilen der medizinischen Forschung wird immer noch nach der »biochemischen Störung« gesucht, die für PMS verantwortlich sein soll. Aber trotz aller Forschungen und der zahllosen wissenschaftlichen Veröffentlichungen ist sie bis heute unauffindbar geblieben – genauso wie die »Zauberformel« für eine universelle Behandlung. Der reduktionistische Ansatz, das heißt der Ansatz, der nach den chemischen »Ursachen« und medikamentösen »Heilmitteln« sucht, kann nicht funktionieren, weil PMS multifaktoriell bedingt ist und ganzheitlich betrachtet werden muss, das heißt, man muss sämtliche Faktoren, also Gehirn, Gefühle, Ernährung, Licht, Bewegung, Beziehungen, Erbmasse und Kindheitstraumata, bei der Behandlung berücksichtigen. (Das ist auch der Grund, warum SSRIs den Frauen einen Bärendienst erweisen.)

Die im Folgenden aufgeführten Prozesse verändern den Hormonhaushalt des Körpers und können, wenn sie nicht behandelt werden, PMS auslösen oder verstärken.

Ereignisse, die mit dem Beginn von PMS in Verbindung stehen:
- Menses oder die beiden Jahre vor der Menopause
- Absetzen der Pille
- Neu einsetzende Blutungen nach einer Phase ohne Blutungen (Amenorrhö).
- Geburt eines Kindes oder Schwangerschaftsabbruch
- Schwangerschaftskomplikationen durch eine Schwangerschaftsvergiftung (EPH-Gestose), die zur Eklampsie führen kann
- Sterilisation durch eine Tubenligatur (operative Unterbindung der Eileiter), vor allem nach der in den Siebzigerjahren verbreiteten Methode, bei der an zwei Stellen des Eileiters beide Seiten koaguliert wurden (eine kaum noch verwendete Methode; die neueren Methoden zerstören das umliegende Gewebe und die Blutzufuhr nicht.)
- Traumata, beispielsweise durch den Tod eines Familienmitglieds
- Lichtmangel im Herbst und Winter, zu wenig Vollspektrum-Tageslicht

Auch viele ernährungsbedingte Faktoren können zu PMS beitragen. Bei Frauen, die an PMS leiden, sind folgende physiologischen Merkmale und Ernährungstendenzen festgestellt worden:

Faktoren, die zu PMS beitragen:
- Hoher Konsum von konventionell produzierten Milchprodukten[72]
- Übermäßiger Konsum von Koffein, entweder als Erfrischungsgetränk, als Kaffee oder in Form von Schokolade[73]
- Übermäßiger Konsum von raffiniertem Zucker; zu wenig Vollkornprodukte und Gemüse (starke Blutzuckerschwankungen, Hormonschwankungen und zelluläre Entzündung als Folge)

- Ein relativ hoher Östrogenspiegel im Blut: Der Östrogenspiegel steigt entweder durch die erhöhte Produktion aus Nahrungs- oder Körperfett oder weil die Leber nicht genügend Östrogen inaktivieren kann. Dabei besteht ein Zusammenhang mit Defiziten bei den B-Vitaminen, vor allem B_6 und B_{12}. Die Leber braucht diese Vitamine, um Östrogen inaktivieren zu können.[74]
- Ein relativ niedriger Progesteronspiegel: Progesteron wirkt dem Östrogenüberschuss entgegen. Ein niedriger Progesteronspiegel geht entweder auf einen organisch bedingten Progesteronmangel oder auf eine übermäßige Inaktivierung des Hormons zurück.[75] Die Studienlage ist hier uneinheitlich.
- Ein zu hoher Konsum tierischer Fette (führt zu einem Anstieg von Alpha-Prostaglandin und trägt zu dem hohen Östrogenund niedrigen Progesteronspiegel bei PMS bei).[76] Vegetarierinnen, die wenig Fett und viel Ballaststoffe zu sich nehmen, scheiden zwei- bis dreimal mehr Östrogen im Stuhl aus als Nichtvegetarierinnen. Außerdem enthält ihr Blutplasma 50 Prozent weniger unkonjugierte Östrogene (metabolisiertes Östrogen) als das von Nichtvegetarierinnen. Deshalb kommt bei ihnen PMS nicht so häufig vor.[77] (Nach meiner Erfahrung nehmen Vegetarier mehr Obst und Gemüse und weniger Transfettsäuren zu sich als Nichtvegetarier. Mittlerweile spricht sehr vieles dafür, dass Fleisch nicht der Sündenbock ist, für den wir ihn hielten, wenn es in Maßen und mit reichlich grünem Blattgemüse, Körnern, Obst und anderen Vollwertnahrungsmitteln verzehrt wird – und wenn bei der Ernährung nicht zu viele raffinierte, überzuckerte und transfettsäurehaltige Nahrungsmittel eine Rolle spielen.)
- Sehr hohes Körpergewicht: Damit steigt das Risiko erhöhter Östrogenwerte und PMS.[78]
- Vitamin-C-, Vitamin-E- und Selenmangel: Genau wie die Gruppe der B-Vitamine braucht die Leber diese Substanzen, um Östrogen verstoffwechseln zu können.[79]
- Magnesiummangel[80]: Man hat eine Beziehung zwischen dem Heißhunger auf Schokolade und einem niedrigen Magnesiumspiegel festgestellt. Neben den B-Vitaminen spielt auch Magnesium bei der optimalen Verstoffwechselung der Östrogene in der Leber eine wichtige Rolle.
- Bewegungsmangel

Jahreszeitlich bedingte Affektstörungen und PMS: Eine Verbindung wird erhellt

Viele Frauen mit PMS sagen, dass sich ihre Symptome im Herbst, wenn die Tage kürzer werden, verschlimmern. Viele PMS-Symptome decken sich mit den Symptomen der Depression und werden als jahreszeitlich bedingte Affektstörung bezeichnet.

Licht wirkt im Körper wie ein Nährstoff. Wenn es auf die Netzhaut trifft, beeinflusst es über den Hypothalamus und die Zirbeldrüse das gesamte neuroendokrine System. Eine Untersuchung hat gezeigt, dass Patientinnen mit PMS auf eine Behandlung mit hellem Licht stark reagierten. Nach einer zweistündigen abendlichen Behandlung mit sehr hellem Licht waren Gewichtszunahme, Depression, Heißhunger auf Kohlenhydrate, Rückzug von der Außenwelt, Müdigkeit und Reizbarkeit rückläufig.[81] Das ist nicht verwunderlich, denn natürliches Licht beeinflusst den Serotoninspiegel, der bei Depressionen eine Rolle spielt, genauso wie der Verzehr von Kohlenhydraten. Ein Leben bei überwiegend künstlichem Licht und ohne regelmäßigen Aufenthalt im Freien kann nicht nur die Regelmäßigkeit des Menstruationszyklus sehr stark beeinflussen, sondern auch zu PMS führen.[82]

Die Verbindung zwischen PMS und jahreszeitlich bedingten Affektstörungen ist ein gutes Beispiel dafür, dass die weibliche Weisheit im Zyklus der Jahreszeiten genauso kodiert ist wie im individuellen Menstruationszyklus (vgl. Abbildung 4, S. 146).

Die Zeit im Monatszyklus, in der PMS-Symptome stark verbreitet sind, entspricht der Kalenderphase, in der es zu jahreszeitlich bedingten Affektstörungen kommt. In Abbildung 8, S. 189 habe ich die Jahreszeiten hinzugefügt. Auf diese Weise erkennt man, die zyklische Übereinstimmung von SAD und PMS. Die natürliche Neigung, sich in der prämenstruellen Zyklusphase nach innen zu wenden, spiegelt sich in der natürlichen Neigung, sich im Herbst nach innen zu wenden. Diese Weisheit ist in der Natur überall zu beobachten. Im Herbst und Winter schicken die Bäume ihre Energie hinab zu ihren Wurzeln, die sehr aktiv sind und sich revitalisieren, auch wenn uns das natürlich verborgen bleibt. In der frühen Lutealphase des Menstruationszyklus, nach dem Eisprung, gehen auch unsere Energien tief in unsere Wurzeln, damit wir eine Bestandsaufnahme machen und uns für den nächsten Zyklus des Wachstums in der Außenwelt vorbereiten können. Unsere Kultur hat kein Verständnis für diese zyklische Weisheit, und deshalb haben wir gelernt, die Zeiten im Menstruations- und Jahreszeitenzyklus zu fürchten, in denen die Weisheit verlangt, sich in die Dunkelheit zurückzuziehen und eine Bestandsaufnahme des eigenen Lebens zu machen.

Man hat uns beigebracht, diesen natürlichen Energien zu misstrauen, und deshalb begreifen sie viel zu viele Frauen als Schwäche, über die man hinweggehen muss. Wir sollen auf keinen Fall der Weisheit unseres Körpers folgen und eine Pause einlegen – da könnte ja Gott weiß was passieren!

Die zweite Hälfte des Menstruationszyklus und der Herbst sind Zeiten der Ebbe, in denen auf dem schlammigen Grund der Bucht all das vor aller Augen daliegt, was wir nicht sehen wollen. Frauen müssen lernen, auf die Informationen zu achten, die ihnen in dieser Zeit des Monats und des Jahres zur Verfügung stehen. Diese Informationen sind wie Kompost, den Sie zu neuem Wachstum nutzen können, sobald das Licht zurückkehrt. Erinnern Sie sich, dass Eckhart Tolle lehrt, dass sich der »Schmerzkörper« einer Frau vor der Menstruation, aber auch während des Herbstes und des Winters erhebt. Deshalb stehen wir in der Pflicht, diesen Schmerz durch Hinwendung zu lindern. Wir nehmen den Schmerz war und nötigen uns keine umständliche Geschichte ab, was es mit ihm auf sich hat. Wir fragen nur, wie der Schmerz beschaffen ist, wo er sitzt. Bleiben Sie bei ihm, atmen Sie. Am Ende wird er von allein wieder vergehen. Weil Ihr Körper von leichteren und lichteren Schwingungen erfüllt ist, haben Sie auch etwas zur Heilung der Erde beigetragen.

Behandlung

Bei vielen Frauen mit PMS werden überwiegend die jeweiligen Symptome behandelt, aber langfristig nutzt das nicht viel. Wenn man Wassereinlagerungen mit Entwässerungsmitteln, Kopfschmerzen mit Schmerztabletten und Angstzustände mit Valium behandelt, kommt es oft zu neuen Beschwerden aufgrund der Nebenwirkungen der Medikamente, während sich an dem grundlegenden Ungleichgewicht nichts ändert, das für die Entstehung des PMS verantwortlich ist. Und die ebenfalls häufig empfohlene psychotherapeutische Behandlung kann den Patientinnen zwar ihre Belastungen bewusst machen, vernachlässigt aber wiederum die ernährungsbedingten und biochemischen Aspekte der Krankheit.

Vielen Frauen, die an PMS leiden, werden heute Medikamente verschrieben, die den Serotoninspiegel erhöhen, zum Beispiel Fluktin. Untersuchungen haben gezeigt, dass diese Medikamente in schweren Fällen bei PMS-Symptomen sehr hilfreich sein können. Am besten nimmt man sie in geringen Dosen und nur in der Lutealphase des Zyklus.[83]

Berücksichtigt man dabei aber die Tatsache nicht, dass PMS Teil eines sehr viel weiterreichenden Ungleichgewichts ist, können sie den Frauen nicht helfen, von PMS wirklich zu lernen und es als Mittel zur Heilung zu nutzen. Nach ein paar Jahren lassen sie im Übrigen in der Wirkung nach und hemmen womöglich die körpereigene Fähigkeit, Serotonin zu bilden. Stellen sich Frauen ihren Gefühlen, die hinter dem PMS stehen, können sie sogar eine hormonelle Veränderung ganz ohne Extrahormongaben erreichen.

Berichte von Frauen

Gerlinde: Von der prämenstruellen Wut zum Bewusstsein der eigenen Macht
Gerlinde war 36, als sie zu mir kam. Sie war groß, schlank, temperamentvoll und redegewandt und besaß ausgesprochen viel Humor. Sie litt an sehr schwerem PMS mit regelmäßig auftretenden Wutanfällen und manischen Schüben. In einer dieser prämenstruellen manischen Phasen hatte sie zum Beispiel abends angefangen, ihre Küche zu streichen, und war anschließend ohne Pause direkt zur Arbeit gegangen. Dann hatte eine depressive Phase eingesetzt, in der sie ein paar Tage lang vor Müdigkeit nicht aus dem Bett

Abbildung 8: Saisonal affektive Störung und PMS

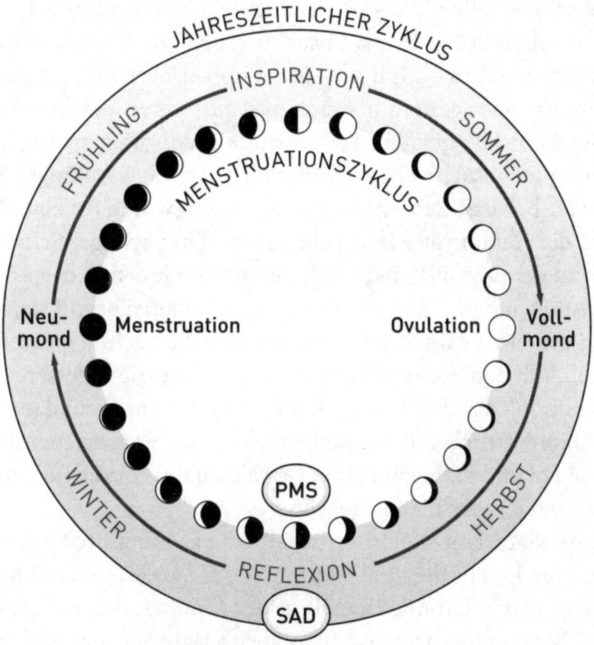

Im Monatszyklus entspricht PMS der saisonal affektiven Störung (SAD) im Jahresverlauf. Beide springen auf die gleiche Behandlung an und fordern uns auf, uns stärker auf unser Zykluswissen einzulassen. Auch sollten wir uns mehr den Themen Dunkelheit, Ruhe, Sein versus Haben zuwenden.

gekommen war. Einmal war es so schlimm, dass ihre Angehörigen glaubten, ihr die Kinder wegnehmen zu müssen, und mich deswegen anriefen. Gerlinde litt schon als Jugendliche an PMS und Stimmungsschwankungen, oft verbunden mit selbstzerstörerischem Verhalten, das sie in gefährliche Situationen brachte. In einer dieser Phasen war sie von mehreren Männern vergewaltigt worden, in einer anderen wurde sie schwanger und ließ danach eine Abtreibung machen.

Als ich Gerlinde kennenlernte, war sie bereits geschieden, meditierte regelmäßig, hatte ihre Ernährung auf makrobiotische Vollwertkost umgestellt, trieb regelmäßig Sport und nahm Vitamine und Mineralien. So hatten sich die Symptome ein wenig verbessert. Bei leichten Formen von PMS können solche Veränderungen in der Ernährung und im Lebensstil die Symptome beseitigen, aber Gerlinde erlebte immer noch jeden Monat eine psychische »Hölle«. PMS war der deutliche Hinweis ihres Körpers auf die zahlreichen verdrängten psychischen Probleme. Da ihre Symptome so schwer waren, verschrieb ich ihr zunächst hohe Dosen Progesteron.

Als sie mit der Progesterontherapie begann, waren viele Lebensbereiche völlig außer Kontrolle geraten. Sie erkannte ihren prämenstruellen psychischen »Zusammenbruch« als Aufforderung, sich das Verdrängte Schritt für Schritt wieder bewusst zu machen. Im Rückblick wurde ihr klar, dass dieser Prozess für die Heilung ausschlaggebend war. Ein wichtiger Schritt war ihre Teilnahme an dem Zwölf-Punkte-Programm der »Sex and Love Addicts Anonymous« (Anonyme Sex- und Liebessüchtige). Dadurch begriff sie, dass sie ihr Leben lang von einer Missbrauchsbeziehung in die nächste geraten war; von jedem Mann, mit dem sie eine Beziehung hatte, war sie besessen, obwohl sie wusste, dass er nicht »der Richtige« war. Als dann ihr Freund, ein Künstler, ihr in der prämenstruellen Phase sagte, er wolle sie verlassen, bekam Gerlinde einen Wutanfall und schlug mit einer Gewalt auf ihn ein, die für beide überraschend war und ihr große Angst machte.

Ihr wurde klar, dass sie ein ernsthaftes Beziehungsproblem hatte, und sie begann eine Psychotherapie. Dort erfuhr sie, dass Sex- und Liebessucht oft Folge von sexuellem Missbrauch in der Kindheit ist, und fand die Verbindung zwischen einer frühen Missbrauchserfahrung, der erwähnten Vergewaltigung und ihrem aktuellen selbstzerstörerischen Verhalten. In ihren prämenstruellen Wutausbrüchen drückte sich die Wut eines verletzten Kindes aus. Jetzt, als Erwachsene, musste sie sich mit dieser Wut beschäftigen. Als es ihr besser ging, sagte sie: »In der prämenstruellen Phase ist meine ganze Wut, Bitterkeit und das Gefühl, zutiefst verraten worden zu sein, explodiert, und das oft so gewaltig, dass es immer schwerer wurde, meine

Ehe weiterzuführen und mich um meine autistische Tochter und die beiden jüngeren Kinder zu kümmern.«

Gerlinde unterstützte ihren Körper mit natürlichem Progesteron, gesunder Ernährung und regelmäßiger Tiefenentspannung durch Meditation und entwickelte so die Kraft, »mit all dem umzugehen, was da an Sprengstoff in mir war, und es aus dem Leib zu kriegen«. Wenn sie in die Praxis kam, sagte ich ihr immer wieder, sie sollte bei ihren Gefühlen bleiben, egal, wie schlecht es ihr ging; ihre Wut sei gut und gehöre zu ihrem Heilungsprozess. Es war wichtig, dass sie ihre Wut spürte und, wenn nötig, auch auf ein Kissen einschlug. Sie musste lernen, die Wut als wichtige Botschaft zu akzeptieren, statt sie an anderen abzureagieren.

Im weiteren Verlauf ihres Heilungsprozesses entdeckte sie, dass sich hinter der prämenstruellen Wut tiefe Einsichten und Wahrheiten verbargen. Schließlich fand sie den Zugang zu den Tränen und dem Verlassenheitsgefühl, das der Missbrauch in ihr ausgelöst hatte. »Die Verlassenheitsgefühle sind manchmal überwältigend«, sagte sie. »Aber wenn ich die Trauer zulasse, bin ich hinterher stärker.« Nach neunmonatiger Progesteronbehandlung konnte Gerlinde die Dosis stark reduzieren. »Ich nehme heute nur noch zwei Tage im Monat Progesteron, und auch nur wegen leichter Reizbarkeit«, sagte sie. »Gelegentlich stoße ich an eine psychische Mauer, aber im Unterschied zu früher kann ich heute damit viel besser umgehen, weil ich weiß, wo das alles herkommt. Ich glaube, Frauen mit PMS müssen sich mit den physischen, psychischen und spirituellen Bereichen befassen, damit sie sich wieder ganz fühlen, wieder zur vollen Menschlichkeit zurückfinden können, mit anderen Worten, zur Integrität.«

Gerlindes erste Konsultation bei mir liegt schon etliche Jahre zurück. Als ich sie das letzte Mal sah, ging es ihr besser als je zuvor. Sie sagte, wenn sie ihr Leben in einem Wort beschreiben müsste, dann würde sie das Wort Ermächtigung wählen. Sie kümmerte sich um Angelegenheiten der Vergangenheit, entschuldigte sich bei Menschen, die sie verletzt hatte, und sagte denen die Wahrheit, von denen sie verletzt wurde. Sie war glücklich, dass sich ihre »angeborenen Begabungen«, ihre Stimme, ihre Musik, ihre Kunst, jetzt voll entfalteten. »Ich glaube, dass alle Menschen diese Talente haben. Aber man gibt uns nicht das Gefühl, dass wir etwas Wertvolles besitzen.«

Medikamentöse Behandlung braucht sie jetzt nicht mehr. »Wenn ich noch mal wütend werde, gebe ich mir selbst Ruhe und Raum, gehe nach innen und frage mich: ›Wovor habe ich Angst? Welchem Schmerz möchte ich mich entziehen?‹ Ich finde fast immer eine Antwort, mit der ich dann weiterarbeiten kann.«

PMS und »Othering«

Statistisch gesehen gibt es einen deutlichen Zusammenhang zwischen PMS und Alkoholikerfamilien, ob in der Eltern- oder der Großelterngeneration. PMS ist stark mit einer Haltung verbunden, die die eigenen Bedürfnisse zugunsten der anderen zurückstellt: Selbstaufgabe durch Beziehungssucht, so der bislang von mir verwendete Begriff. In ihrem bahnbrechenden Buch *Unshakeable Confidence: The Freedom to Be Our Authentic Selves – Mindfulness for Women (CreateSpace, 2017)* weist die Autorin und Achtsamkeitslehrerin Mare Chapman darauf hin, dass die Begriffe »Co-Abhängigkeit« und »Beziehungssucht« völlig unzureichend sind, um zu beschreiben, was mit Frauen in Situationen geschieht, in denen sie als Bürgerinnen zweiter Klasse behandelt werden, ähnlich wie Dienerinnen, die, um zu überleben, in ständiger Alarmbereitschaft sein müssen, um die Bedürfnisse ihrer Herren zu erspüren, damit sie nicht ihren Arbeitsplatz und ihre Existenzgrundlage verlieren. Mare weist darauf hin, dass viele Frauen – vielleicht sogar die Mehrheit – in Situationen aufgewachsen sind, in denen ihr Wert und ihre Würde davon abhängen, wie gut sie in der Lage sind, ihre eigenen Bedürfnisse zu ignorieren, um die Bedürfnisse der Mächtigeren zu erfüllen. Im Allgemeinen hatten Männer viel mehr Macht, ihr eigenes Schicksal zu verfolgen, als Frauen. In dysfunktionalen Familien geben die Bedürfnisse des Alkoholikers, Esssüchtigen, Arbeitssüchtigen oder Drogensüchtigen oft den Ton für das gesamte Familiensystem (oder sogar für die Arbeitssituation) an, sodass die Erfüllung der Bedürfnisse und Wünsche der anderen zu einer absolut sinnvollen Überlebensstrategie wird. Chapman nennt dies »Othering«, und ich finde diesen Begriff weitaus zutreffender als die eher abwertenden Bezeichnungen »Co-Abhängigkeit« oder »Beziehungssucht«. »Othering« ist einfach eine konditionierte Reaktion auf ein Umfeld, in dem die eigenen Bedürfnisse zugunsten der Bedürfnisse anderer, mit mehr Macht ausgestatteter Menschen systematisch ignoriert wurden.

Meiner Erfahrung nach gibt es in Familiensystemen mit einer Tendenz zum Alkoholismus bei den männlichen Familienmitgliedern bei den weiblichen häufig die Tendenz zu PMS. Das statistische Alkoholismusrisiko bei Kindern von Alkoholikern liegt bei 40 Prozent. Dass dieses Risiko so hoch ist, hängt nicht nur mit der genetischen Disposition zur Alkoholabhängigkeit zusammen, sondern auch mit der Erfahrung, dass Alkohol die Gefühle abtötet, und man nichts mehr fühlt.

Diesen Umgang mit Emotionen lernen Kinder sehr schnell. Bei Frauen, die aus Alkoholikerfamilien stammen oder mit alkoholabhängigen Partnern zusammenleben, entsteht PMS durch die Abspaltung der Gefühle.

Sehr viele meiner Patientinnen kamen aus Familien, in denen Generationen von Frauen an PMS gelitten hatten. (Frauen aus Alkoholikerfamilien leiden neben PMS zusätzlich häufig unter Hypoglykämie, das heißt, ihr Blutzuckerspiegel ist zu niedrig. Das führt zu einem sehr starken Verlangen nach Süßem, vor allem in der prämenstruellen Phase. Zur Behandlung eignen sich die bereits erwähnten Ernährungsumstellungen.)

Als die heute 49-jährige Hausfrau und frühere Lehrerin Margret in meine Praxis kam, litt sie an starken prämenstruellen Stimmungsschwankungen, Verlangen nach Süßem und Müdigkeit. Als ich mir die Geschichte ihres Lebens durchlas, die sie aufgeschrieben hatte, stellte ich fest, dass sie in einem Beruf arbeitete, den sie hasste. Ihr Mann war Alkoholiker, genauso wie ihre Mutter und ihre Schwester. Sie hatte sich nie mit dieser familiären Problematik beschäftigt.

Also erklärte ich ihr, wie sie durch Ernährung und Sport ihren Körper beim Menstruationszyklus unterstützen könnte, machte aber gleichzeitig klar, dass sie ihr prämenstruelles Syndrom nur »heilen« könnte, wenn sie bereit wäre, die Botschaften ihres Körpers zur Kenntnis zu nehmen und sich mit ihrer familiären Situation auseinanderzusetzen. Ich konnte sehen, dass sie dazu noch nicht bereit war, und war deshalb nicht überrascht, als sie nicht wiederkam.

Sieben Jahre später aber ließ sich Margret wieder einen Termin geben. Sie sagte: »Als ich vor sieben Jahren bei Ihnen war, haben Sie mir gesagt, PMS und Müdigkeit hingen bei mir damit zusammen, dass ich co-abhängig wäre – eine Begrifflichkeit, die ich heute nicht mehr verwende und gern durch »Othering« ersetze –, und damit müsse ich mich beschäftigen. Ich habe damals gedacht: ›Dr. Northrup ist ja sehr nett, aber sie hat keine Ahnung, wovon sie spricht, und spinnt ein bisschen. PMS durch Co-Abhängigkeit bzw. »Othering«? Blödsinn.‹ Heute weiß ich, dass PMS mit meiner Lebensgeschichte zusammenhängt. Ich habe endlich eingesehen, dass ich jahrelang von meinem Mann verbal misshandelt worden bin, und habe die Scheidung eingereicht. Ich weiß jetzt, wie total meine Entpersönlichung gewesen ist.«

Sie erzählte weiter, dass sie in einer Gruppe mitmachte, die mit dem Zwölf-Schritte-Programm arbeitete. Die Gruppe half ihr zu begreifen, welche Konsequenzen das Leben mit Alkoholikern und die verbale Misshandlung hatten, und ermöglichte ihr, ihr Leben neu zu ordnen. Sie hat den Kontakt zu ihren Gefühlen wiedergefunden und entwickelt sich zu einer eigenständigen Person, die selbst entscheidet, was sie am Verhalten ihrer Familie tolerieren kann und was nicht. Die PMS-Symptome treten nur noch selten auf, und wenn, dann weiß sie, dass sie alles etwas langsamer angehen lassen und ihr Leben in Einklang mit ihren Bedürfnissen bringen muss. Ihr ist klar geworden, dass ihr Zyklus voller Weisheit und Geschichten steckt. Auch kann sie sich und dem, was ihr Körper an Signalen bereithält, vertrauen.

Unregelmäßige Zyklen

Obwohl ich nun seit über 40 Jahren praktiziere, finde ich den eindeutigen Zusammenhang zwischen dem Menstruationszyklus, der Blutung und dem Kontext des individuellen Lebens immer wieder verblüffend. Bei anomalen Blutungen gibt es fast immer einen Zusammenhang mit familiären Problemen, denn, wie Caroline Myss sagt, Blut ist immer Familie. Eine Frau erzählte mir, bei einem Treffen mit ihren Schwestern, die sehr weit weg wohnten, hätte sie festgestellt, dass bei ihr und zwei anderen Schwestern in demselben Monat die Periode ausgeblieben war, in dem die vierte Schwester eine Fehlgeburt hatte. Und bei einer 55-jährigen Patientin, die mit 52 Jahren die letzte Periode hatte und anschließend ein klassisches Klimakterium erlebte, samt Hitzewallungen und Laborergebnissen, die bei ihr die »Wechseljahre« bestätigten, setzte unmittelbar nach dem Tode der Mutter wieder eine ganz normale Periode ein. Wenn eine Patientin im Klimakterium »postklimakterische« Blutungen bekommt, frage ich immer nach den aktuellen Lebens- und Familienereignissen. Oft genug stellt sich dann heraus, dass es vor der Blutung ein wichtiges emotionales Ereignis gegeben hat.

Menstruelle Blutungen, vor allem außerplanmäßige, sind immer eine Botschaft und vermitteln wichtige Einsichten. Myss geht davon aus, dass Blutungsprobleme häufig auf eine Verschiebung des psychischen und physischen Gleichgewichts zurückgeführt werden können, das heißt, es gibt zu viele Emotionen und zu wenig ausgleichende geistige und intellektuelle Energie. Ihrer Beobachtung nach verstärken sich anomale Blutungen, wenn Familie oder Gesellschaft einer Frau ambivalente Signale zu ihren sexuellen Vorlieben und Bedürfnissen vermittelt. Häufig spielen zum Beispiel Schuldgefühle wegen der Sehnsucht nach sexueller Befriedigung eine Rolle oder die Unfähigkeit, sexuelle Wünsche einzufordern. Solche inneren Konflikte sind oft unbewusst.

Die meisten Ärztinnen und Ärzte wissen aus Erfahrung, wie stark die Psyche den Menstruationszyklus beeinflussen kann. Schon 1949 hat S. Zuckerman festgestellt, dass psychische Störungen den Menstruationsrhythmus aus dem Gleichgewicht bringen, Blutungen verstärken und den Zeitpunkt des Eisprungs beeinflussen können. Ein weitverzweigtes Netz von Nerven (die sogenannten präganglionären autonomen Nervenfasern), über die Gehirn und Eierstöcke verbunden sind, ist wahrscheinlich für diese Verbindung der emotionalen Funktionen mit denen der Gebärmutter und der Eierstöcke verantwortlich.[84] Auch ist gut dokumentiert, dass die Gedanken, die im präfrontalen Cortex entstehen, in Gefühlen und neuronalen Botenstoffen enden, die unmittelbar Hypothalamus und Hirnanhangsdrüse beeinflussen – den Teil des Gehirns, der stark mit allen Körperorganen und -funktionen in Verbindung steht.

Wann ist der Zyklus regelmäßig?

Um unregelmäßige Blutungen näher untersuchen zu können, muss man zunächst klären, wann von Regelmäßigkeit gesprochen werden kann. Man hört häufig, der Zyklus sei unregelmäßig, wenn die Blutung nicht nach 28 Tagen einsetzt. Meiner Meinung nach sind aber Zyklen von etwa 24 bis 35 Tagen durchaus regelmäßig. Bei manchen Frauen setzt die Blutung tatsächlich immer nach 28 Tagen pünktlich ein, aber das gilt bei Weitem nicht für alle. Deshalb glauben viele Frauen, deren Zyklus nicht dem 28-Tage-Rhythmus entspricht, ihre Periode wäre unregelmäßig.

Die Regelmäßigkeit der Periode ist abhängig von einer komplexen Interaktion zwischen Gehirn (Hypothalamus, Hypophyse und Schläfenlappen), Eierstöcken und Gebärmutter. Der Rhythmus der Blutung kann sich mit dem Wechsel der Jahreszeiten oder durch den Einfluss von Licht, Ernährung, Reisen und familiären Belastungen verändern. Man hat auch eine Beziehung zwischen unregelmäßigen und anovulatorischen Zyklen und Osteoporose festgestellt.

Ob ein Eisprung stattgefunden hat, können viele Frauen an der wässrigen, eiweißartigen Flüssigkeit – dem Zervixschleim – feststellen, die 12 bis 16 Tage nach dem ersten Tag der letzten Periode ausgeschieden wird. Ovulatorische Zyklen zeichnen sich außerdem durch die sogenannte prämenstruelle Molimina aus, eine Gruppe von »Symptomen«, die von normalen zyklischen Hormonveränderungen im Körper hervorgerufen werden, unter anderem eine leichte Umverteilung der Körperflüssigkeit, die oft als »Aufschwemmung« oder Empfindlichkeit der Brüste erlebt wird, leichte Krämpfe im Unterbauch und Stimmungsveränderungen, wie sie der nachdenklichere, passivere Zustand in dieser Phase mit sich bringt. Wenn der Eisprung ausbleibt, treten auch diese Veränderungen nicht auf; die Periode kommt dann »aus heiterem Himmel«, weil es keine Anzeichen für ihre »Fälligkeit« gab. Zyklen ohne Eisprung sind tendenziell unregelmäßiger.

Übermäßige Wucherung der Gebärmutterschleimhaut (Hyperplasie des Endometriums, zystische und adenomatöse Hyperplasie)

Bei manchen Frauen mit unregelmäßigem Zyklus ergibt die Untersuchung einer Gewebeprobe der Gebärmutterschleimhaut (Endometriumbiopsie) eine extreme Zunahme des Drüsengewebes. Unter dem Mikroskop erkennt man, dass die Drüsen der Schleimhaut übereinandergeschichtet sind und zu dicht nebeneinanderliegen. Dieser Drüsenüberschuss (genannt glandulär-zystische Hyperplasie) der Gebärmutterschleimhaut[85] (nicht zu verwechseln mit Endometriose, die im 6. Kapitel ausführlich behandelt wird) entsteht, wenn die Gebärmutterschleimhaut durch zu viele Östrogene stimuliert wird, die nicht durch eine entsprechende Menge an Progesteron ausgeglichen werden können. Zur Hyperplasie – das heißt zu einer Wucherung der Gebärmutterschleimhaut – kommt es manchmal, wenn der Eisprung unregelmäßig ist. Normalerweise sorgen die Hormone, die den Eisprung regulieren, für eine gleichmäßige Zunahme der Gebärmutterschleimhaut bis zur Abstoßung (Menstruation). Bei einer Hyperplasie gerät die Gebärmutterschleimhaut aus dem Takt: Manche Teile der Schleimhaut benehmen sich, als sei es der 7. Tag des Zyklus, andere als sei es der 28. Die Folge sind unregelmäßige und stoßweise Blutungen.

Die Wucherung der Gebärmutterschleimhaut gilt als ungefährlich, solange bei der Gebärmutterschleimhautbiopsie keine anomalen Zellen zu finden sind. Sie ist kein Grund zur Beunruhigung, wenn sie nicht immer wieder auftritt. Zwischen dem 40. und dem 50. Lebensjahr kommt es nicht mehr unbedingt bei jedem Zyklus zum Eisprung, da sich die Eierstöcke vor und im Klimakterium allmählich verändern. Wenn die Periode unregelmäßig wird, ist also nicht unbedingt jedes Mal eine Gebärmutterschleimhautbiopsie nötig. Diese Frage muss je nach der individuellen Krankheitsgeschichte und den entsprechenden Untersuchungsergebnissen von Fall zu Fall entschieden werden.

Behandlung

Ich möchte vorausschicken, dass ich hier wie in anderen Fällen nur über die Behandlungsmethoden spreche, die in der gynäkologischen Praxis besonders verbreitet sind. Es geht dabei nicht um die tiefer liegenden Bereiche, die für die Symptome verantwortlich sein können. Informationen dazu finden sich in den Erfahrungsberichten am Ende dieses Abschnitts.

In vielen Fällen verschwindet die einfache Hyperplasie von selbst; atypische Zellen, also Vorstufen von Krebs oder sogar Krebs, werden bei der Biopsie nur selten nachgewiesen. Trotzdem muss der Verlauf einer endometrischen Hyperplasie überwacht werden, damit frühzeitig festgestellt werden kann, ob sie zunimmt oder ob Krebsvorstufen entstanden sind. Frauen mit chronisch anovulatorischem Zyklus, also Zyklen ohne Eisprung, haben statistisch gesehen ein erhöhtes Risiko, an Gebärmutterkrebs zu erkranken, ebenso stark übergewichtige Frauen oder Frauen mit Endometriose (siehe Kapitel 7). Da in der gynäkologischen Ausbildung und Praxis die Krebsgefahr im Mittelpunkt steht und jede Patientin als potenziell krebsgefährdet gilt, wird bei endometrialer Hyperplasie routinemäßig zunächst ein bis drei Monate lang ein Gestagenpräparat verschrieben. Danach wird eine weitere Biopsie durchgeführt, um festzustellen, ob die Hyperplasie verschwunden ist.

Ich verschreibe häufig natürliches Progesteron, vor allem bei den Frauen, die Gestagene schlecht vertragen (der Unterschied zwischen natürlichem und synthetischem Progesteron wird auf Seite 176 erklärt). Die empfohlene Dosierung und Einnahmedauer der Medikamente ist sehr unterschiedlich. Gelegentlich wird die Gestagenbehandlung auch als »medikamentöse Ausschabung« bezeichnet, weil sie dazu führt, dass die Gebärmutterschleimhaut im Ganzen abgestoßen und die Gebärmutter von dem aufgebauten Gewebe befreit wird. Natürliches Progesteron dagegen kann die Östrogenrezeptoren dämpfen, das heißt, es reduziert die Sensibilität der Zellen für Östrogen, was eine gutartige endometriale Hyperplasie oft beseitigt. Das Gleiche gilt für viele Kräuter aus der Frauenheilkunde, darunter Mönchspfeffer und *Pueraria mirifica*.

Wenn Frauen mit hartnäckiger endometrialer Hyperplasie auf eine hormonelle Behandlung, eine Ernährungsumstellung oder Kräuter nicht ansprechen, wird gelegentlich eine operative Ausschabung nötig. In sehr seltenen Fällen muss sogar die Gebärmutter entfernt werden (Hysterektomie), falls die Hyperplasie nicht verschwindet oder anomale Zellen nachgewiesen werden.

Dysfunktionelle Blutungen

Bei längeren Phasen ohne Blutung oder bei Zwischenblutungen spricht man von dysfunktionellen Blutungen (DB); (vgl. den entsprechenden Teil in Kapitel 7). Frauen, die einen Kaiserschnitt hatten, haben manchmal unregelmäßige Blutungen aufgrund von kleinen Vernarbungen auf der Gebärmutterschleimhaut, doch die hauptsächliche Ursache liegt im Hypothalamus, das heißt in der komplexen Interaktion von Gehirn, Eierstöcken und Gebärmutter. Schwere Depression und Ängste verändern das Niveau der

Neurotransmitter im Gehirn und können die Funktion des Hypothalamus beeinträchtigen. Häufig gibt es einen Zusammenhang zwischen dysfunktionellen Blutungen und anovulatorischen Zyklen bzw. zu viel Östrogen im Vergleich zu Progesteron. Auch spielen erhöhte Cortisol- und Insulinwerte eine Rolle, weil sie die Verstoffwechselung von Östrogen beeinflussen. Obwohl Ärzte immer schon nach Unregelmäßigkeiten der Schilddrüse und Hirnanhangsdrüse schauen, weil diese zu menstruellen Unregelmäßigkeiten führen, ergeben diese Tests oftmals nichts. Weil dysfunktionelle Blutungen ganz selten mit hohen Prolaktinspiegeln verbunden sind, die durch winzige Tumore in der Hirnanhangsdrüse entstehen, kann so ein Test sinnvoll sein. Zumeist gehen diese allerdings von ganz allein zurück.

Die Diagnose der dysfunktionellen Blutung basiert auf der Krankengeschichte der Frauen, auf Blutuntersuchungen zur Feststellung der Hormonspiegel von Schilddrüse und Hypophyse und gelegentlich auch auf einer Uterusbiopsie, um festzustellen, ob ein Eisprung stattfindet oder ob eine Zellanomalie vorliegt.

Konventionelle Behandlung

Bei dysfunktionellen Blutungen werden meist Hormone verschrieben, zum Beispiel die Pille, um die Periode zu »regulieren«. Bei Nichtraucherinnen wird diese Behandlung heute bis zur Menopause fortgesetzt (früher wurden orale Verhütungsmittel nur Frauen unter 35 verschrieben. Das hat sich geändert, seitdem der Hormonanteil der Pille verringert wurde. Wie neuere Untersuchungen gezeigt haben, stellt sie für ältere Frauen kein Risiko mehr dar). Orale Verhütungsmittel führen zu regelmäßigen Abbruchblutungen und sind deshalb für Frauen geeignet, die ihre Lebensumstände nicht verändern können oder wollen.

Aber diese Mittel heilen nicht, sondern verdecken nur die wirklichen Ursachen oder »beruhigen« die Störung des inneren Gleichgewichts eine Zeit lang. Dennoch habe auch ich vielen Frauen die Pille verschrieben, ob zur Verhütung oder gegen dysfunktionelle Blutungen, denn sie ist die einfachste Methode zur Beseitigung von Symptomen bei den Frauen, die sich die Mühe nicht machen wollen, Aspekte ihres Lebens zu verändern, die zu den Problemen beitragen.

Frauen über vierzig haben statistisch ein erhöhtes Risiko, an Wucherungen der Gebärmutterschleimhaut zu erkranken. Deshalb wird in der Regel vor Beginn der Hormonbehandlung eine feingewebliche Untersuchung der Gebärmutterschleimhaut vorgenommen. Danach wird meist ein Gestagenpräparat verordnet, das die Blutungen normalisiert.

Natürliche Behandlung

Nachdem eine Biopsie keine Unregelmäßigkeiten ergeben hat, lautet meine erste Empfehlung wieder *Pueraria mirifica*, entweder turnusmäßig vom 7. bis zum 21. Zyklustag eingenommen oder täglich, was von den sonstigen Wechseljahrsbeschwerden abhängt.

Ich persönlich verschreibe lieber natürliches Progesteron wie Crinone. (Frei verkäufliche zweiprozentige Progesteroncremes [A.d.Ü.: Anders als hierzulande sind in den USA Progesteroncremes frei verkäuflich] führen in der Anwendung von ¼ bis ½ Teelöffel zu einem normalen Serumspiegel und schützen die Gebärmutterschleimhaut.[86]) Bei Frauen mit Kinderwunsch, deren Periode gelegentlich ausfällt, wird häufig auch Clomifen (Antiöstrogen) verschrieben, um Gehirn und Eierstöcke zur Ovulation anzuregen.[87]

Unregelmäßige Blutungen und polyzystisches Ovarialsyndrom

Eine Untergruppe der Frauen mit unregelmäßigen Blutungen hat keinen regelmäßigen Eisprung. Darunter sind viele stark übergewichtige, deren Körperfett zu viel Östrogen bildet. Dieses stimuliert die Gebärmutterschleimhaut zu stark, was zum Aussetzen des Eisprungs führen kann. Manche Frauen leiden am sogenannten polyzystischen Ovarialsyndrom, bei dem sich die Wand der Eierstöcke verdickt und darunter halbwegs stimulierte Eier Zysten bilden.

Beim Ultraschall erscheinen die Eierstöcke dann vergrößert mit vielen kleinen Zysten versehen. (Interessanterweise können dies auch Medizinmedien bei ihren Sitzungen feststellen.) Studien haben gezeigt, dass die Wahrscheinlichkeit menstrueller Unregelmäßigkeiten bei übergewichtigen Frauen zwei- bis dreimal so hoch ist wie bei normalgewichtigen Frauen.[88] Körperfettreduktion sowie ein stabiler Blutzucker- und Insulinspiegel führen mit zu einem hormonellen Gleichgewicht und einem niedrigeren Östrogenspiegel. Die betroffenen Frauen weisen ebenfalls oft einen höheren Androgenspiegel auf, was die Probleme verstärkt. Androgene sind eine Gruppe von Hormonen, zu denen auch Testosteron gehört. Sie werden in den Eierstöcken, den Nebennieren und dem Körperfett gebildet. Allerdings sind nicht alle Frauen mit polyzystischem Ovarialsyndrom übergewichtig.

Wie schon bei PMS und Unterleibskrämpfen spielen Stress und eine nährstoffarme Ernährung mit vielen raffinierten Kohlenhydraten ebenso eine Rolle wie zu wenig Sonnenlicht. Vielen betroffenen Frauen hat schon allein eine Änderung der Lebens- und Ernährungsgewohnheiten geholfen, auch zusammen mit einer Hormontherapie. Ein PCOS geht fast immer mit erhöhten Insulinspiegeln einher. Sowie diese durch eine Ernährungsumstellung heruntergegangen sind, verschwindet auch das PCOS.

Berichte von Frauen

Deborah: Befreiung von familiären Bindungen

Deborah hatte mit 17 Jahren ihr Elternhaus verlassen und war ins College gegangen. Sie erzählte, dass ihre Familie »der unteren Mittelschicht« angehörte und »nicht auf eine Collegeausbildung eingestellt« war. In ihrer Familie verließ man sein Zuhause nur, wenn man heiratete; sie war die Erste, die aus anderen Gründen wegging. Die Eltern waren deshalb auch nicht begeistert von ihrem Studium und verlangten, dass sie jedes Wochenende nach Hause kam.

In ihrem ersten Collegejahr lernte Deborah viele Menschen kennen, die sie interessant fand und von denen sie fasziniert war. Eine ganz neue Welt intellektueller Leistungen und beruflicher Möglichkeiten tat sich vor ihr auf, und sie war noch nie so glücklich und zufrieden gewesen. Aber ihre Mutter hatte Angst, sie zu verlieren, und rief sie jeden Abend an. Bei diesen Telefongesprächen sagte sie Deborah, diese sei eine Versagerin und würde es nie zu etwas bringen, wenn sie im College bliebe. Sie drohte sogar damit, die Collegeleitung anzurufen und ihr Stipendium streichen zu lassen. Dann müsste sie nach Hause zurückkommen.

Deborah wurde depressiv und hatte zum ersten Mal unregelmäßige Perioden. Die Blutungen kamen zwei- oder dreimal im Monat, und dann wieder bis zu drei Monate lang gar nicht. Sie fing an zu joggen, um ein besseres Körpergefühl zu bekommen. Zunächst fühlte sie sich dadurch auch stärker und unabhängiger. Sie gewann ein Stück weit die Kontrolle über ihren Körper wieder zurück, der sich zum ersten Mal in ihrem Leben sozusagen »selbstständig« gemacht hatte.

Aber durch das Training wurde ihr Zyklus nicht regelmäßiger, es förderte im Gegenteil lange Phasen von Amenorrhö (Fehlen der Blutung). Sie ließ sich von einem Gynäkologen untersuchen, der aber nichts feststellen konnte. Der Arzt meinte, »sie mache nur mit zu vielen Jungs herum«. Das half ihr gar nichts, weil sie damals überhaupt keine Beziehung zu einem Mann hatte, führte aber dazu, dass sie die nächsten elf Jahre keinen Gynäkologen mehr aufsuchte. Stattdessen ging sie zu einem Heilpraktiker, der sie mit chinesischen Kräutern und Akupunktur behandelte. Innerhalb von zwei Monaten wurde ihr Zyklus wieder regelmäßig, aber sie stellte bald fest, dass sie sich mit der Ursache ihrer Depression befassen musste, die immer auftrat, wenn sie wegen Krankheit oder Verletzung nicht joggen konnte. (Sie stellte auch fest, dass ihre Periode sofort wieder unregelmäßig wurde, wenn sie mit der Akupunktur- und Kräuterbehandlung aufhörte.) Schließlich erkannte sie, dass die Beziehung zu ihrer Mutter die Ursache ihrer Probleme war. Sie zog in einen anderen Staat, der zu weit weg war, als dass die Mutter sie weiterhin kontrollieren konnte.

Als Deborah zum ersten Mal zu mir kam, war sie in psychotherapeutischer Behandlung. Von ihrem Suchtverhalten beim Laufen und ihrer Beziehung zu ihrer Mutter hatte sie sich schon ein Stück weit gelöst. Ich empfahl ihr Achtsamkeitsübungen, eine Vollwertdiät, *Pueraria* turnusmäßig von Zyklustag 7 bis 21 sowie ein ergänzendes Kalzium-Magnesium-Präparat. In den folgenden sechs Monaten normalisierte sich ihre Periode; der Zyklus pendelte sich auf 28 bis 29 Tage ein; die Depressionen verschwanden. Deborah beendete ihr Studium und machte schließlich ihren Doktor. Sie hat sich von den familiären Fesseln, der Ursache ihrer Probleme, befreit und ihr Leben auf allen Ebenen ins Gleichgewicht gebracht.

Donna: Dysfunktionelle Familie und dysfunktionelle Blutungen

Als die 42-jährige Professorin Donna in meine Praxis kam, hatte sie seit sechs Monaten unregelmäßige Blutungen: zwei Wochen lang Blutungen, dann sechs Wochen keine, dann ein paar Tage leichte Blutungen, dann keine und so weiter. Genau zu der Zeit, als die Unregelmäßigkeiten begannen, hatte sie schwere Angstanfälle und Depressionen, die drei Wochen anhielten.

Auch Donnas Mutter hatte in den Vierzigern an dysfunktionellen Blutungen und Stimmungsschwankungen gelitten, aber sie war der Meinung gewesen: Das sind eben die Hormone, damit muss man leben. Donna glaubte, dass ihre Mutter Probleme mit ihrem Vater gehabt hatte, weil sie sich daran erinnerte, wie unheimlich ihr der Großvater als Kind gewesen war.

Sie erinnerte sich an sexuellen Missbrauch durch ihren Onkel und erzählte, sie hätte öfter davon geträumt. »Damals habe ich geglaubt, wenn ich jemandem erzähle, was passiert ist oder was meiner Meinung nach passiert ist, dann straft mich der liebe Gott, und davor hatte ich große Angst«, sagte sie. »Kann man sich nicht dazu zwingen, solche Sachen schneller zu bewältigen?« Wie so viele Frauen glaubte auch sie, dass man das Unbehagen schon beseitigen und alle Probleme bewältigen kann, wenn man nur die Fakten kennt – also wer, was, wo und wann. Doch mit den Fakten ist es so eine Sache, der Intellekt kann von ihnen nicht genug bekommen und lässt uns endlos in einer Geschichte verharren. Aber die Heilung alter Verletzungen hat ihre eigenen Regeln. Sie verläuft sacht und schrittweise, und diesen Prozess müssen wir respektieren lernen.

Donnas Erziehung hatte sie zu dem Schluss geführt: »Alles ist meine Schuld. Ich denke immer, ich bin verrückt und habe mir die ganze Sache nur eingebildet.« Ich versicherte ihr, dass Frauen in unserer Kultur seit Jahrhunderten für verrückt erklärt wurden, wenn sie die Wahrheit sagten, und dass ihre Gefühle auf dem Hintergrund ihrer Geschichte völlig normal seien. Sie beschloss, an einer Selbsterfahrungsgruppe für Inzestopfer teilzunehmen und so die familiären und die eigenen Verleugnungsmechanismen zu durchbrechen.

Bei einer weiteren Biopsie der Gebärmutterschleimhaut nach ein paar Monaten (zur Feststellung eventueller Zellanomalien) war der Befund völlig normal. Dasselbe galt für den endokrinologischen Hormonspiegel. Ihr Zyklus wurde langsam regelmäßiger.

Durch die Verarbeitung ihres alten psychischen Traumas hat Donna ihre Zyklusstörungen »geheilt«. Ihre Erkrankung war ein körperliches Signal; die Blutungen lenkten ihre Aufmerksamkeit auf das gestörte Verhältnis zu ihrer Familie, das sie bearbeiten musste.

Marlene: Unregelmäßige Blutungen seit der ersten Menstruation

Die verheiratete, kinderlose Lehrerin Marlene war dreißig, als sie in meine Praxis kam. Seit der Pubertät litt sie an dysfunktionellen Blutungen: lange Phasen ohne Blutung, gefolgt von Blutungen, die fast vier Wochen anhielten, dann unregelmäßige Zwischenblutungen. Außerdem hatte sie schwere Angstzustände und bekam Panikanfälle, wenn sie für längere Zeit aus dem Haus war. In ihrer Ehe war sie unglücklich. Sie machte sich ständig Sorgen, hatte Schlafschwierigkeiten und litt an Kopfschmerzen.

Marlene hatte eine sehr belastende Kindheit und Jugend hinter sich. Der Vater und mindestens einer der Großväter waren Alkoholiker, obwohl die Familie, wie sie sagte, das meist verleugnet hatte. Die Mutter, die Großmutter mütterlicherseits und ihre Cousine hatten ebenfalls ihr ganzes Leben unregelmäßige Blutungen gehabt, die schließlich zur Gebärmutterentfernung führten. Eine ihrer Tanten und eine weitere Cousine litten an Gebärmutterkrebs; auch ihnen war schließlich die Gebärmutter entfernt worden. Marlene war ursprünglich wegen einer Überprüfung ihrer Fruchtbarkeit zu mir gekommen. Wegen ihrer unregelmäßigen Blutungen führte ich zunächst eine Biopsie durch, die eine endometrische Hyperplasie ergab. Daraufhin verschrieb ich ihr relativ hohe Dosen Progesteron, die aber die Blutung anders als bei den meisten Frauen nicht stoppen konnten. Der Befund einer zweiten Biopsie nach der Progesterontherapie war eine glandulär-zystische und adenomatöse Hyperplasie. Der nächste Schritt wäre dann eine Ausschabung gewesen, um einen eventuellen Gebärmutterkrebs auszuschließen.

Marlene hatte davor aber so viel Angst, dass sie mich um alternative Behandlungsvorschläge bat. Also schlug ich ihr drei- bis viermal wöchentlich Rizinusölpackungen vor, um ihr Immunsystem zu stärken. Das gab ihr die Chance, zumindest dreimal die Woche über ihren Zustand nachzudenken und festzustellen, was ihr Körper ihr damit mitteilen wollte. Sollte das keine

Auswirkungen auf die Untersuchungsergebnisse haben, sollte die Ausschabung durchgeführt werden.

Zwei Wochen später ergab die Biopsie zu Marlenes großer Erleichterung keinerlei Gewebeanomalitäten mehr. Außerdem sprachen alle Anzeichen dafür, dass sie sich in der ersten Phase des Menstruationszyklus befand. Von da an normalisierte sich ihr Zyklus und blieb auch in den folgenden Monaten regelmäßig, in denen sie eine Biofeedback-Therapie gegen ihre Schlaflosigkeit, Kopfschmerzen und extremen Ängste machte. Als sie schließlich erkannte, dass ihre Ehe ihr nicht guttat, trennte sie sich von ihrem Mann, reichte die Scheidung ein und lernte einen Mann kennen, der ihre sexuellen Wünsche berücksichtigte. Auch das trug wesentlich zu ihrer Heilung bei. Drei Jahre später sagte Marlene bei ihrer jährlichen Vorsorgeuntersuchung, sie hätte jetzt ein ganz neues und faszinierendes Gefühl von Macht, was den Menstruationszyklus anging: »Meine Brüste werden größer, ich fühle mich stark und mächtig, als ob mir kein Geheimnis im Universum fremd sei. Ich glaube, meine Familie hatte schon immer Angst vor meiner Stärke, die ich selbst als kleines Mädchen schon gespürt habe. Heute ist diese Stärke etwas Neues für mich, und gleichzeitig kommt es mir vor, als hätte ich sie schon immer gekannt.« Marlene hat ihre Verbindung zum universell Weiblichen und zu ihrer Sexualität wieder eingefordert. Dadurch hat sie den generationenübergreifenden Zirkel unregelmäßiger Blutungen in ihrer Familie, mit anderen Worten die Bande des Blutes, durchbrochen.

Schwere Blutungen (Menorrhagie)

Manche Frauen haben so heftige Blutungen, dass Tampons und Binden auch zusammen nicht mehr ausreichen und noch am zweiten oder dritten Tag der Periode das Blut durch die Kleidung dringt. Gelegentlich können sie deshalb in dieser Zeit nicht mehr aus dem Haus gehen. Eine meiner Patientinnen ließ sich die Gebärmutter entfernen, weil sie zweimal im Flugzeug nicht nur ihre Kleidung, sondern auch den Sitz durch die starken Blutungen ruiniert hatte.

Frauen mit so heftigen Blutungen (Menorrhagien) haben oft einen regelmäßigen Zyklus. Menorrhagien können mit der Zeit zu Anämie (einem Mangel an roten Blutkörperchen) führen, falls die betroffenen Frauen nicht genug Eisen mit der Nahrung zu sich nehmen und ihr Körper den monatlichen Blutverlust nicht ersetzen kann. Ausgelöst werden Menorrhagien durch Myome, Endometriose und Adenomyose, in seltenen Fällen auch durch Schilddrüsenprobleme. Es kommt aber auch vor, dass sich keine rein körperliche Ursache feststellen lässt.

Chronische Menorrhagie kann mit anhaltendem Stress im Bereich des zweiten Chakras in Verbindung stehen, der Kreativität, Beziehungen, Geld und Verantwortung für andere Menschen umfasst. Eine meiner Patientinnen, die gelegentlich sehr schwere Blutungen hatte, stellte fest, dass sich die Blutungen immer dann verstärkten, wenn sie sich geärgert hatte oder traurig war: »Wenn ich so stark blute«, sagte sie, »habe ich das Gefühl, dass der untere Teil meines Körpers alle Verluste meines Lebens beweint.« Wenn sie sich auf ihre aktuellen Probleme konzentrierte und Enttäuschung und Schmerz zuließ, war die Blutung normal. Eine andere Patientin, die an schlimmen Krämpfen und sehr heftigen Blutungen litt, stellte eine Verbindung zu ihrem sehr starken Bedürfnis nach Entfaltung ihrer Kreativität her. Daraufhin nahm sie sich eine Stunde am Tag Zeit für ihre bildhauerische Arbeit und genoss es, aus purer schöpferischer Freude etwas zu schaffen. Schmerzen und Blutungen wurden mit jedem Monat geringer. Bei der Adenomyose, einer der häufigsten Ursachen der Menorrhagie, wachsen die Drüsen der Gebärmutterschleimhaut (Endometrium) in die Gebärmutterwand. (Adenomyose, auch als »Endometriosis interna« bezeichnet, tritt häufig, aber nicht immer zusammen mit Myomen und Endometriose, also Versprengungen der Gebärmutterschleimhaut, auf.) Bei der Periode dringt dann das Blut in die Gebärmutterwand, was zu sehr schmerzhaften und heftigen Blutungen führt. Die durch das Blut aufgeschwemmte Gebärmutterwand verhindert, dass sich die Muskeln der Gebärmutter zusammenziehen und die Blutung stoppen.

Adenomyose wird in der Regel anhand der individuellen Daten der Patientin sowie der charakteristischen schwammigen Konsistenz der Gebärmutter diagnostiziert. Die Diagnose muss aber dann durch Kernspintomografie oder eine Biopsie (Gewebeprobe) der Gebärmutterwand erhärtet werden.

Junge Mädchen mit schweren Blutungen sollten auch auf das Von-Willebrand-Syndrom untersucht werden, eine erbliche autoimmune Gerinnungsstörung. Obwohl die häufigste Ursache bei heftigen Blutungen junger Mädchen wird es doch von Ärztinnen und Ärzten übersehen. Bei bis 20 Prozent der Betroffenen liegt eine Blutungsstörung zugrunde.[89]

Behandlung

In den Fällen, in denen die Menorrhagie nicht auf eine Diät oder Kräuter wie *Pueraria mirifica* anspricht oder die betroffenen Frauen eine Alternative wünschen, lässt sich die Blutung auch mit Gestagenen reduzieren. Die übliche Dosierung ist 5 bis 10 mg Provera oder Noristerat ein- bis zweimal täglich während der letzten beiden Zykluswochen. Auch die Antibabypille kann hier oftmals helfen. Natürliches Progesteron (oral oder vaginal) ist ebenfalls geeignet, wobei die Dosierung von der Schwere der Blutung abhängt. Bei der oralen Einnahme empfehle ich in schweren Fällen viermal täglich 100 mg, zweimal täglich 50 mg in leichteren Fällen, jeweils vom 14. bis zum 28. Zyklustag. Bei der Progesteroncreme (400 mg/Flüssigunze, das ist rund 1 g/100 ml, A.d.Ü.) empfehle ich einen halben Teelöffel zweimal täglich auf den zarten Hautpartien aufzutragen (den Brüsten, Hals, Bauch, innere Oberschenkel oder den Händen). Vaginalgele sind auch möglich: 45 mg werden täglich oder jeden zweiten Tag vom 14. bis zum 28. Zyklustag aufgetragen. Durch eine wie in Kapitel 17 beschriebene Diät lässt sich die Dosis von Gestagenen oder Progesteron mit der Zeit reduzieren oder wird sogar überflüssig. Manche Patientinnen haben durch eine teilweise jahrelange Gestagen- oder Progesterontherapie eine Gebärmutterentfernung erfolgreich verhindern können.

Auch Prostaglandinhemmer wie Ibuprofen können die Blutungen in manchen Fällen herabsetzen.[90] Die Einnahme (ein- bis zweimal täglich) sollte drei bis vier Tage vor Einsetzen der Periode beginnen und bis zu den Tagen fortgesetzt werden, an denen die Blutung normalerweise am stärksten ist.

Wenn alle anderen Behandlungsmethoden versagt haben, lässt sich eine Menorrhagie auch durch Kauterisation (Verätzung), der Gebärmutterschleimhaut behandeln. Manche meiner Patientinnen haben auf diesen Eingriff sehr gut reagiert, bei anderen hatte er keinerlei Wirkung.[91] Frauen, die diese Operation (die in der Klinik unter Vollnarkose durchgeführt wird) wünschen, sollten sich deshalb vorher gründlich untersuchen lassen, um die Erfolgschancen abzuklären. Eine letzte Möglichkeit ist schließlich die Gebärmutterentfernung.

Der Bruch mit der Tradition: Die Vorbereitung unserer Töchter

Viele Frauen haben wie die Patientinnen, die ich in diesem Kapitel vorgestellt habe, ihre schmerzlichen Menstruationserfahrungen positiv umgedeutet und sich das Wissen wieder neu erarbeitet, das dem Körper und dem Menstruationszyklus innewohnt. Dieser Prozess repräsentiert die Befreiung von der patriarchalischen Abwertung des Weiblichen und ermöglicht es, der kommenden Generation ein positiveres Körperbild und eine positivere Beziehung zum Körper zu vermitteln und den Weg zu einem gesunden Umgang mit dem Menstruationszyklus frei zu machen.

Viel zu lange wurde jungen Mädchen der Menstruationszyklus nur unter dem Aspekt von Geschlechtsverkehr und unerwünschter Schwangerschaft erklärt. Aber nur wenn ein Mädchen die Funktionen von Gebärmutter, Eileitern, Eierstöcken und Menstruationszyklus kennt und begreift, kann es die weibliche Sexualität emotional wirklich erfassen.

Unglücklicherweise sind Medien und Werbung unserer Kultur voller sexualisierter Bilder junger Frauen und Mädchen, was ein gesundes sexuelles Selbstwertgefühl unterminiert. Die Task Force der amerikanischen Psychologenvereinigung zum Thema Sexualisierung von Mädchen hat einen umfassenden Bericht über diesen gefährlichen Trend veröffentlicht.[92] Dazu Eileen Zurbriggen, die Vorsitzende der Task Force: »Es gibt zahlreiche Belege dafür, dass die Sexualisierung negative Auswirkungen auf verschiedene Bereiche hat, unter anderem auf die kognitiven Fähigkeiten, die körperliche und geistige Gesundheit und eine gesunde sexuelle Entwicklung.« Dem Bericht zufolge untergräbt die Sexualisierung von Mädchen deren Selbstvertrauen und führt dazu, dass sie mit ihrem Körper unzufrieden sind, was wiederum zu Schamgefühlen und Ängsten bezüglich ihres Aussehens führt. Darüber hinaus wird sie mit Essstörungen, geringem Selbstwertgefühl und Depressionen in Verbindung gebracht. Außerdem wurde festgestellt, dass Mädchen in den Medien häufiger als Jungen auf sexuelle Weise dargestellt werden, in freizügiger Kleidung und mit Körperhaltung oder Gesichtsausdruck, die auf sexuelle Bereitschaft schließen lassen.

Soziale Medien und Smartphones haben das Problem noch weiter verschärft. Eine 2014 veröffentlichte systematische Untersuchung ergab, dass schätzungsweise 10 bis 25 Prozent der Jugendlichen Fotos oder Textnachrichten sexueller Natur verschickt haben, während 15 bis 35 Prozent solche Mitteilungen erhalten haben.[93]

In ihrem Bestseller *American Girls: Social Media and the Secret Lives of Teenagers* (Alfred A. Knopf, 2016) zeigt die Autorin Nancy Jo Sales nach der Befragung von mehr als 200 heranwachsenden Mädchen, dass soziale Medien oft eine Kultur des Sexismus und der Frauenfeindlichkeit verstärken. Von Jungen dazu gedrängt zu werden, Nackt- oder Halbnacktfotos von sich zu schicken, und dann dafür beschämt und manchmal sogar erpresst zu werden, ist heute ein ernstes Problem unter Mädchen im Teenageralter. Erschwerend kommt hinzu, dass andere Mädchen oft Gerüchte über die Opfer verbreiten und diese herabwürdigen, was die Beschämung noch vergrößert.

In einer aktuellen Studie schrieb Dr. Stephanie V. Ng: »Während die Sexualisierung von Frauen online belohnt wird (in der Regel von Männern), werden Frauen für dieselben Darstellungen bestraft und von ihren Geschlechtsgenossinnen schnell als ›Schlampen‹ oder ›Nutten‹ abgestempelt.[94] Dadurch wird eine sexuelle Doppelmoral aufrechterhalten, die Geschlechterstereotypen verstärkt«. »Weil in den sozialen Medien Gleichaltrige (und nicht etwa Prominente) zu sehen sind, führt das hier zu noch mehr Vergleichen und Körperscham als in den traditionellen Medien«, so Ng.

Die Situation wird nicht viel besser, wenn die Mädchen aufs College gehen. Hier berichtet eine andere Studie, dass 94 Prozent der Studentinnen (aller Rassen und sexuellen Orientierungen) berichteten, mindestens einmal während eines Semesters ungewollt objektivierende sexuelle Kommentare und Verhaltensweisen bekommen zu haben.[95]

Dies wird sich wohl nicht ändern, solange die Bilder von Frauen in der Werbung diese weiterhin sexuell objektivieren. Eine Studie der Wesleyan University, in der 1988 Anzeigen in 58 populären US-Magazinen analysiert wurden, ergab, dass 51,8 Prozent der Anzeigen, in denen Frauen abgebildet waren, diese als Sexobjekte darstellten.[96] Dies ist im Übrigen in drei von vier Männermagazinen der Fall, in Frauenmode- und Mädchenmagazinen lediglich in zwei von drei Anzeigen.

Die Autoren der Studie stellten die Hypothese auf, dass die Allgegenwärtigkeit solcher Bilder von stark sexualisierten Frauen den Status quo der männlichen Dominanz stärke, »indem sie den Körper der Frau als Eigentum ausweisen, das nach Lust und Laune des Mannes bewertet, begafft und berührt werden kann«.[97] Und: »In einem kulturellen Klima, in dem Frauen mit Universitätsabschluss in traditionell von Männern dominierte Berufe vorgedrungen sind, verlangt die Gesellschaft, dass sich Frauen in den Dienst populärer Bilder von Schönheit und Sexualität stellen.« Weiterhin zitieren die Forscher Naomi Wolf, die Autorin von *Mythos Schönheit* (Rowohlt 1991), damit, dass die Objektivierung in den Medien deshalb so verbreitet sei, weil Bilder oder Artikel, die zeigen, wie Frauen wieder unter Kontrolle gebracht werden oder sich selbst unter Kontrolle bringen, am ehesten eine starke Publikumsreaktion hervorrufen, in einer Zeit, in der »viele Frauen Schuldgefühle und Unsicherheit angesichts ihres verstärkten öffentlichen Auftretens verspüren.«[98] Mit anderen Worten: Die Forscher vermuten, dass die allgegenwärtigen sexuell objektivierenden Bilder ein Mittel sein könnten, um (bewusst oder unbewusst) Bilder von der zunehmenden Unabhängigkeit der Frauen zu kompensieren. Auch wenn sich vieles rasch ändert, geht es eben oft nicht schnell genug. Bewusstseinsbildung ist wie immer der erste Schritt zur Veränderung.

Deshalb sind wir hier aufgefordert, Wissen über die weibliche Sexualität zu verbreiten. Das gilt auch für die Väter. Sie haben ein tief verwurzeltes und selten hinterfragtes Bedürfnis, ihre Töchter vor anderen Männern, ob jung oder alt, zu schützen. Es wäre schön, wenn dieses Schutzbedürfnis tatsächlich funktionieren würde und die Mädchen sich dadurch in ihrem weiblichen Körper sicher fühlen könnten. Wer als Frau einen Vater hatte, der einen unterstützte und bewunderte, hat sicherlich einen Entwicklungsvorteil. Doch allzu oft machen Frauen die gegenteilige Erfahrung. Oftmals sind die Väter abwesend oder nicht wirklich unterstützend. Viele Frauen klagen darüber, dass sich ihre Väter mit der ersten Menstruation von ihnen zurückgezogen haben: »Als ich meine Periode bekam, hat sich unser Verhältnis völlig verändert. Mein Vater hat mich seitdem nie mehr in den Arm genommen oder mit mir geschmust. Seitdem ist die Beziehung total anders geworden.« Eine Patientin mit einem Myom erinnerte sich an eine Episode, an die sie jahrelang nicht mehr gedacht hatte: Als Vierzehnjährige hatte sie sich einmal für ein Rendezvous zurechtgemacht und war daraufhin von ihrem Vater als Schlampe und Hure beschimpft worden. Sie sagte, sie hätte damals das Gefühl gehabt, dass diese Worte direkt in ihren Körper eingedrungen wären. Dort waren sie zwanzig Jahre lang geblieben und hatten ihr weibliches Selbstgefühl bestimmt. Nun ist in den letzten zwei Dekaden eine ganze Menge passiert.

Sich die Weisheit der Menstruation wieder anzueignen geht damit einher, dass wir anders und positiver über sie zu Töchtern, Nichten, zu nahestehenden Menschen und den Männern in unseren Familien sprechen. Wenn Frauen sich mit ihrer Menstruation wohlfühlen und keine Schuldgefühle haben, dann ist damit schon ein großer Schritt für die nächste Generation auf dem Weg zur Weiblichkeit getan.

Viele Mädchen in unserer Gesellschaft erleben die Pubertät als Verlust. Mit elf Jahren sagte mir meine älteste Tochter eines Abends beim Zubettgehen, sie hätte ein schmerzhaftes Gewächs auf der Brust, das ich mir mal anschauen sollte. Ich stellte fest, dass sich auf der linken Brust die Brustwarze entwickelte – das erste Anzeichen der Pubertät. Also beruhigte ich sie. Ich sagte ihr, sie müsse sich keine Sorgen machen, es sei alles in Ordnung, und sprach ihr meine Glückwünsche aus.

Später kam sie in mein Zimmer, weil sie nicht schlafen konnte. Ich fragte, was los wäre. Sie fing an zu weinen und sagte: »Ich will aber nicht erwachsen werden.« Daraufhin nahm ich sie in den Arm und erzählte ihr, dass es mir in ihrem Alter genauso gegangen wäre. Bis dahin hatte ich das völlig vergessen, aber jetzt, wo ich neben ihr saß, spürte ich plötzlich wieder die tiefe Traurigkeit, die ich an der Schwelle zur Pubertät empfunden hatte. Ich wollte keinesfalls jemals von zu Hause weggehen; mein Leben sollte immer so bleiben, wie es gewesen war. All das erzählte ich meiner Tochter an diesem Abend.

Später frage ich, ob sie mit ihrem Vater darüber sprechen wollte, und sie sagte Ja. Sie fragte ihn: »Papa, hat dich das Erwachsenwerden auch mal traurig gemacht?« Er meinte: »Erst in den letzten paar Jahren«, und darüber mussten wir alle lachen. Wir unterhielten uns noch ein wenig über die Gefühle, mit denen meine Tochter zur Pubertät stand, und dann bedankte sie sich und ging zufrieden wieder ins Bett. Diese Erfahrung zeigt, wie Gefühle, wenn sie respektiert und ausgedrückt werden, sich nicht im Körper festsetzen müssen, sondern freigesetzt werden können.

Meine Tochter hatte das Thema dann nicht mehr angesprochen, aber sie wusste, dass sie es hätte tun können, wenn sie Unterstützung gebraucht hätte. In ihrer Traurigkeit sehe ich die Aufforderung an uns erwachsene Frauen, Töchtern Freude und Achtung beim Erwachsenwerden zu vermitteln. Meine Tochter hat auf einer tiefen, vorsprachlichen Ebene gespürt, dass der Schritt von der Kindheit zur Pubertät in unserer Kultur, die den weiblichen Körper als Ware betrachtet, nicht unbedingt den Weg in eine verheißungsvolle Zukunft weist. Wenn wir uns bemühen, neue Übergangsriten für Frauen zu schaffen, müssen wir auch akzeptieren, dass der Schritt nach vorne gleichzeitig immer bedeutet, das Vergangene loszulassen und um das Verlorene zu trauern.

Natürlich können wir unseren Töchtern keine Erfahrungen vermitteln, die wir selbst nie gemacht haben. Wir können bei anderen nicht die Bereiche heilen, die bei uns selbst zutiefst verletzt sind. Wenn wir die tief verwurzelte Tradition der Scham über weibliche Körperprozesse, die von einer Frauengeneration zur nächsten weitergegeben wurde, nicht durchbrechen, können wir unseren Töchtern nicht wirklich beibringen, ihren Körper zu lieben. Wir müssen lernen, anders darüber zu denken, und individuell unterschiedliche Zeremonien und Übergangsriten für die nachwachsende Generation entwickeln. Das geht aber nur, wenn wir uns die eigenen, oft schlimmen Erfahrungen eingestehen und sie durcharbeiten. Ein Beispiel für eine solche positive Einstellungsveränderung zum Menstruationszyklus hat Tamara Slayton mit der von ihr gegründeten Organisation (»Menstrual Health Foundation«) und der dazugehörigen Firma »New Cycle« entwickelt. Diese Organisation bietet neben pädagogischen Informationen und Hilfen ein Puppenset für die erste Menstruation an. Mütter (oder Väter oder andere Personen) können daraus mit ihren Töchtern anlässlich der Menarche eine Puppe machen und mit Perlen und anderem Schmuck verzieren (www.redwebfoundation.org).

Die Kombination aus spielerischer handwerklicher und geistiger Kreativität und Informationen über den Menstruationszyklus macht die Verbindung zwischen dem körperlichen Zyklus und der individuellen Schöpfungskraft wieder spürbar. Diese Workshops unterscheiden sich drastisch vom Sexualkundeunterricht, weil sie den Mädchen zu dem Verständnis ihres Zyklus und ihres inneren Rhythmus verhelfen, das für die Integration der weiblichen Sexualität unentbehrlich ist. Es gibt eine Vielzahl an Möglichkeiten, wie man die Reife eines Mädchens begehen kann, vor allem in Gemeinschaft mit anderen Mädchen und ihren Familien. Das verleiht dem Ganzen Tiefe und Bedeutung, die es sonst nicht hätte. Wenn ein Mädchen bei einer Reife-Feier von ihren so wichtigen gleichaltrigen Freundinnen umgeben ist (und sie muss dafür nicht zwingend ihre Periode haben), wird sich ihre Schüchternheit und Zögerlichkeit legen, weil sie sich von der Gruppe gestärkt fühlt. Machen Sie sich klar, dass Erwachsenwerden vor allem mit der Akzeptanz unter Gleichaltrigen zu tun hat. Auch wenn die meisten von uns keine Menstruationszeremonie abhalten werden, so können wir doch die erste Periode unserer Töchter mit etwas Besonderem begehen, einem schönen Essen, Shopping, Blumen oder einem Geschenk. Auch die Väter sollten dabei teilhaben. Wir alle sehnen uns nach Ritualen und Anerkennung. Sicherlich ist so ein Ritual nicht alles. Unsere Körper, unsere Zyklen und unsere Sexualität anzunehmen, ist ein fortdauernder Prozess. Weibliche Teenager sind heute »Fruchtbarkeits-Zeitbomben«, weil sie ihren Zyklus nicht kennen und Sexualität und Geschlechtsverkehr für sie ein Übergangsritus sind.[99] Ich halte es für sinnvoll, jungen Mädchen beizubringen, wie sie sich selbst befriedigen können, sodass sie nicht darauf angewiesen sind, junge Männer als Ventil zu benutzen. Wenn wir es schaffen, die eigenen Verletzungen zu heilen und jungen Frauen Achtung vor dem Körper und dem Menstruationszyklus zu vermitteln, lässt sich die jahrhundertealte Kette von Misshandlung und Missbrauch endlich zerbrechen.

Nach der Lektüre eines Artikels über Patricia Reis' Arbeit mit der Göttin und dem weiblichen Körper schrieb Marge Rosenthal ihr, wie sie ihre Tochter durch einen selbst entwickelten Mythos mit dem Menstruationszyklus vertraut gemacht hatte: »Als meine Tochter vier oder fünf war und ich versuchte, etwas Positives an Menstruationskrämpfen, schlechter Laune und all den anderen ›Freuden‹ des weiblichen Lebens zu finden, entstand ganz spontan die Göttin Menses und zwar aus einer schlichten Situation: eine mies gelaunte Mama, eine kleine Tochter, die fragt, warum, und die Notwendigkeit einer überzeugenden Erklärung.

Also erzählte ich, dass die Göttin Menses einmal im Monat den Körper jeder Frau besucht. Menses ist eine sehr unberechenbare Göttin. Manchmal kommt sie leise und fast unbemerkt, manchmal kündigt sie ihren Besuch mit heftigem Klopfen und Ziehen an. Während fließendes Blut bei Männern immer Anzeichen für eine Krankheit oder Verletzung ist, ist das Blut, das die Göttin mitbringt, ein Zeichen des Lebens, eine Reinigung des Körpers. Und ich erzählte ihr, dass die Ankunft der Göttin ein Grund zum Feiern ist, ein Anlass, sich mit Blumen oder anderen Kleinigkeiten eine Freude zu machen. Die schlechte Laune käme, wenn man nicht auf die Anzeichen des Körpers achtete. Hätte ich das Ziehen bemerkt, wäre ich besonders nett zu mir gewesen (und hätte vielleicht ein paar Aspirin genommen).

Diese Erklärungen machten mir schlagartig klar, wie wichtig es sein kann, sich seine privaten Göttinnen zu schaffen. Meine kleine Göttin sorgte für eine positive Besetzung des Menstruationszyklus. Sie ist eine temperamentvolle, energische stets zu Streichen aufgelegte Person. Mal kommt sie zu früh, mal zu spät, mal still und unauffällig, mal stürmisch, mal kneift sie uns ein bisschen, dann wieder zerreißt sie uns fast, aber sobald wir ihre Ankunft bemerkt und akzeptiert haben, beruhigt sie sich und ist zufrieden – bis zum nächsten Mal.

Jetzt, da das Klimakterium näher rückt, ist mir klar, dass ich die Göttin vermissen werde. Sie klammert sich an unsere gemeinsame Jugend, während ich sie verlassen muss, um eine neue Göttin zu finden. Ich frage mich, wie sie wohl heißen mag.«

Heilung durch den Menstruationszyklus

Setzen Sie sich entspannt hin. Fragen Sie sich: Was bedeutet der Menstruationszyklus für mich? Was fühle ich, wenn ich darüber nachdenke? Welche Botschaften habe ich von meiner Familie zu Menstruation und Hormonen erhalten? Welche Information habe ich den jungen Frauen in meinem Leben weitergegeben? Wie denke ich über den Menstruationszyklus? Was kann ich daraus lernen? Akzeptieren Sie Ihre individuellen Antworten gelassen.

Führen Sie danach drei Monate lang einen Mondkalender, in dem Sie notieren, wie sich der Menstruationszyklus auf Ihr Leben auswirkt. Achten Sie dabei auf die Mondphasen (sie stehen in vielen Taschenkalendern, gelegentlich auch in Zeitungen). Achten Sie auf eventuelle Übereinstimmungen zwischen den Mondphasen und Ihrem Zyklus. Achten Sie darauf, ob Sie in der prämenstruellen Phase ein starkes Verlangen nach bestimmten Nahrungsmitteln spüren. Um welche handelt es sich dabei? Könnte ein heißes Bad nicht dieselbe positive Wirkung haben wie ein Eisbecher?

Nehmen Sie sich Zeit und stellen Sie sich auf Ihren Zyklus ein. Gewöhnen Sie sich an, täglich kurz Tagebuch zu führen. So entsteht eine ganz neue Verbindung mit dem Leben und ein Zuwachs an Achtung vor der eigenen Person und der Kraft der Hormone.

Entwickeln Sie Ihr ganz individuelles Zeremoniell für den »Kult« der Göttin Menses.

VI

Die Gebärmutter

Das älteste Orakel in Griechenland, das der Großen Mutter der Erde, des Meeres und des Himmels geweiht war, wurde Delphi genannt, von Delphos: Gebärmutter.

Barbara Walker, »Das geheime Wissen der Frau«

Die Gebärmutter (der Uterus) sitzt im unteren Zentrum des Beckens. Sie bildet zusammen mit den Eileitern das Hara, eine Körperregion, die mit Macht, Leidenschaft und Kreativität in Verbindung steht. Das ist eine sinnvolle Zuordnung, denn die Gebärmutter ist ein Gefäß, das neues Leben nährt und hervorbringt. Der Gebärmutterhals (Zervix) verbindet sie mit der Scheide, mit den Gewebebändern (auch Mutterbänder genannt) ist sie an den seitlichen Wänden des Beckens aufgehängt. Die Blase grenzt an ihrer Rückseite an das sogenannte untere Uterinsegment, den unteren vorderen Teil der Gebärmutter. Rechts und links im oberen Teils des Hohlorgans münden die Eileiter ein. Unter ihren seitlichen Enden, den sogenannten Fimbrien, sitzen die Eierstöcke. Die Fimbrien sehen wie zarte Farnwedel aus (siehe Abbildung 9). Sie haben die Aufgabe, das Ei beim Eisprung aufzufangen, das vom Eierstock in den Eileiter gleitet.

Eierstöcke, Eileiter und Gebärmutter sind Bestandteile des weiblichen Hormonsystems und eng miteinander verbunden. Die Durchblutung der Eierstöcke ist zum Beispiel auch von einer intakten Gebärmutter abhängig; wird die Gebärmutter entfernt, stockt bei vielen Frauen die Durchblutung der Eierstöcke, was zu einem verfrühten Klimakterium führt. Die Gebärmutter selbst reagiert sehr sensibel auf Hormone. Gebärmutter und Mutterbänder sind zentrale Organe der Beckenanatomie, deren Bedeutung häufig unterschätzt wird.

Abbildung 9: Gebärmutter, Eierstöcke und Gebärmutter im anatomischen Detail

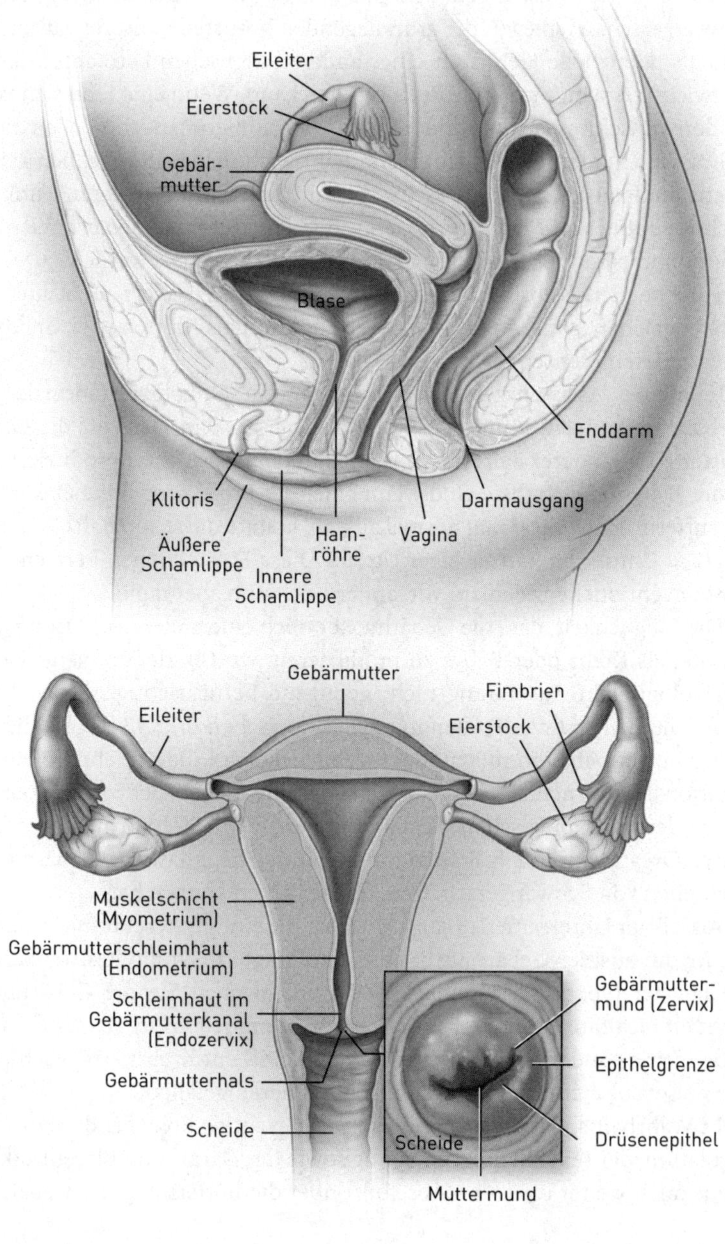

Unser kulturelles Erbe

Die Tatsache, dass es nur sehr wenige Untersuchungen gibt, die sich mit der Gebärmutter an sich befassen, unabhängig von ihrer Bedeutung bei der Schwangerschaft, spiegelt die grundlegenden Vorurteile unserer Kultur.[1] Sie wird als potenzielle Heimstatt eines anderen Menschen betrachtet und ist nur wichtig, solange sie diese Rolle erfüllen kann. Wenn eine Frau sich keine Kinder wünscht oder ihre Kinder bereits bekommen hat, ist die Gebärmutter für die »moderne« Medizin nicht mehr wichtig, da sie angeblich keinen eigenständigen Wert hat. Dasselbe gilt für die Eierstöcke, deren Funktion nach Meinung von Medizinern genauso gut, wenn nicht sogar besser, von Hormonpräparaten übernommen werden kann. Frauen werden zu einem entsprechenden Selbstbild erzogen: Sie sollen ihren Wert nicht aus sich selbst beziehen, sondern nur aus ihrer Funktion als Mutter oder Gefährtin eines anderen Menschen.

In meiner Assistenzzeit hat der Dozent für Onkologie (Spezialist für Krebserkrankungen) immer gesagt: »Im Grab ist kein Platz für die Gebärmutter.« Ein anderer beliebter Spruch lautete: »Der Uterus produziert entweder Babys oder Krebs.« Und wenn einer der Professoren eine Gebärmutter entfernt hatte, die völlig normal aussah, lautete die scherzhafte Diagnose »CHU«: Chronisch hartnäckiger Uterus. Diese Einstellungen herrschten in der konventionellen Medizin vor, ändern sich nun aber rapide.

Die Möglichkeit, dass die Gebärmutter noch eine andere Funktion haben könnte, als Krebs oder Babys zu produzieren, wird in der konventionellen gynäkologischen Ausbildung nicht genügend berücksichtigt. Selbst heute noch halten viele Ärzte Frauen mit gynäkologischen Erkrankungen, die ihre Gebärmutter behalten möchten, obwohl sie keine Kinder mehr wollen, für emotional, sentimental, abergläubisch oder unwissend. Der patriarchalische Tenor der gynäkologischen Ausbildung besagt, mehr Informationen über dieses Organ würde den Frauen schon klarmachen, dass die Gebärmutter, abgesehen von Schwangerschaften, für sie keinen Nutzen hat.

Als ich vor Jahren einer 48-jährigen Frau, die eine Hysterektomie ablehnte, ein Myom aus der Gebärmutter entfernte, fragte mich die Assistenzärztin, die bei der Operation assistierte: »Warum machen Sie die Gebärmutter nicht einfach raus? Meinen Uterus kann man mir jederzeit rausnehmen. Ich habe meine Kinder schon, und er ist doch bloß ein Krebsrisiko.« Ich sagte ihr, sie sei auf medizinische Indoktrination hereingefallen.

In Wahrheit spielt die Gebärmutter eine wichtige Rolle bei der Hormonregulation, der sexuellen Befriedigung sowie der Darm- und Blasenfunktion (siehe auch weiter unten im Abschnitt über die Entfernung der Gebärmutter, S. 251 ff.) Sie sollte nur in den Fällen entfernt werden, in denen es absolut notwendig ist.

Diese Unterschätzung der Gebärmutter in der Medizin wie im öffentlichen Bewusstsein ist mit dafür verantwortlich, dass die Hysterektomie in den Vereinigten Staaten zur zweithäufigsten freiwilligen Operation für Frauen im gebärfähigen Alter zählt. Jedes Jahr werden dort um die 600 000 vorgenommen.[2] Bei einer Hysterektomie (Entfernung der Gebärmutter) liegt das Durchschnittsalter in den USA bei 46 Jahren, wobei es regionale Schwankungen gibt.[3] Historisch gesehen wurde eine Gebärmutterentfernung eher bei Afroamerikanerinnen durchgeführt als bei Weißen und eher von Gynäkologen als von Gynäkologinnen. 1985 erreichte die Entfernungsrate mit 724 000 Operationen ihren Höhepunkt.[4] Seitdem ist sie rückläufig. Laut der CDC (Centers for Disease Control and Prevention) ließen sich zwischen 2006 und 2010, 11,7 Prozent der Amerikanerinnen zwischen 40 und 45 die Gebärmutter entfernen.[5] Bei mehr als einem Drittel wird sie vor dem 60. Lebensjahr vorgenommen,[6] und insgesamt wurden schon 20 Millionen Operationen durchgeführt. In Anbetracht von Alternativen ist das zu viel. Neun von zehn Gebärmutterentfernungen finden statt, obwohl kein Krebs vorliegt und keine Lebensgefahr besteht.[7] Die Häufigkeit einer Entfernung aufgrund von gutartigen Veränderungen liegt in den USA fünfmal höher als in Europa.[8] Hier muss ein Umdenken stattfinden.

Bedenkt man, dass unser Denken und unsere Überzeugungen einen Einfluss auf den Körper haben, verursachen die negativen Botschaften über die Gebärmutter, die wir ein Leben lang verinnerlichen, viele Probleme in diesem Bereich.

Die Anatomie der Energie

Trotz der deutlichen Unterschiede zwischen der Energie der Eierstöcke und der des Uterus haben viele Frauen mit beiden Probleme. Bei Frauen mit Endometriose an den Eierstöcken gibt es oft gleichzeitig auch Myome in der Gebärmutter. Deshalb halte ich es für sinnvoll, zunächst den gesamten Charakter der emotionalen und psychischen Energiemuster zu behandeln, die zu Gesundheit und Krankheit in den Beckenorganen führen, bevor ich auf diese Bereiche im Einzelnen eingehe.

Die inneren Beckenorgane (Eierstöcke, Eileiter und Uterus) sind mit dem Bereich des zweiten Chakras verbunden. Ihre Gesundheit hängt davon ab, inwieweit eine Frau sich fähig, kompetent und stark genug fühlt, um ausreichende finanzielle und emotionale Stabilität herzustellen und ihre Kreativität voll auszudrücken. Sie muss ein gutes Gefühl sich selbst gegenüber, und was ihre Beziehung zu anderen Menschen anbelangt, haben. Beziehungen, die als belastend oder einschränkend erlebt werden, haben einen negativen Einfluss auf die inneren Beckenorgane. Eine Frau, die sich aus einer ungesunden Beziehung nicht löst, weil sie glaubt, materiell oder emotional nicht auf eigenen Füßen stehen zu können, erhöht also ihr Krankheitsrisiko in diesem Bereich. Vor dem Hintergrund, dass wir immer schon dazu angehalten wurden, uns eher um andere als um uns zu kümmern, überrascht es nicht, dass so viele Frauen Probleme im Beckenraum haben.

Eine Krankheit entwickelt sich erst dann, wenn eine Frau frustriert ist, weil es ihr nicht gelingt, notwendige Veränderungen in ihrem Leben herbeizuführen. Die Wahrscheinlichkeit und die Schwere einer Erkrankung stehen in Zusammenhang mit der Qualität der verschiedenen Lebensbereiche. Ein stützendes Ehe- und Familienleben kann etwa die Belastungen im Beruf zum Teil ausgleichen. Ein klassisches psychisches Muster, das mit physischen Problemen im Beckenbereich verbunden ist, zeigt sich bei Frauen, die sich aus einschränkendem Beziehungsverhalten (etwa in der Ehe oder im Beruf) zwar befreien wollen, gleichzeitig aber nicht fähig sind, sich mit den eigenen Ängsten vor der daraus entstehenden Unabhängigkeit zu konfrontieren. Auch wenn sie glauben, von anderen an der Befreiung gehindert zu werden, liegt der entscheidendere Konflikt in ihnen selbst und kreist um ihre eigenen Ängste.

Eine meiner Patientinnen bekam mit 40 Jahren plötzlich ein Gebärmuttermyom und eine Eierstockzyste. Ich fragte, ob sie ihre kreativen Bedürfnisse umsetzen könne, und sie meinte, sie würde am liebsten ihren Beruf aufgeben und ein Blumengeschäft aufmachen. Von Kind an hatte sie sich für Blumen interessiert, aber ihre Eltern missbilligten das als »frivol«. Pflichtbewusst hatte sie sich nach ihren Wünschen gerichtet, Schreibmaschine und Steno gelernt und arbeitete jetzt als Chefsekretärin in einem Steuerberatungsbüro. Sie fand die Arbeit unbefriedigend, blieb aber wegen des festen Einkommens und der guten Sozialleistungen. Die Risiken der Selbstständigkeit machten ihr Angst. Als der vierzigste Geburtstag näher rückte, spürte sie das Bedürfnis, ihren Kindheitswunsch zu verwirklichen, und hatte wiederholt Träume von Blumenfeldern, die sie nicht erreichen konnte, weil sie mit Stacheldraht umgeben waren. Wie sie schließlich erkannte, wollte ihr das »Gebärzentrum« ihres Körpers durch die Eierstockzyste und die Myome im Uterus etwas mitteilen.

Auch Konflikte zwischen den unterschiedlichen Bedürfnissen wirken sich auf die weiblichen Beckenorgane aus. Der Widerstreit zwischen dem inneren Bedürfnis nach Beziehungen und emotionaler Unterstützung und dem äußeren nach Erfolg, Autonomie und Zustimmung der »Sippe« kann sich in den Organen des Beckens, also den Eierstöcken und der Gebärmutter, manifestieren. Unsere Gesellschaft lehrt uns, dass emotionale Befriedigung und finanzieller Erfolg nicht miteinander zu vereinen sind und dass es sich dabei um Bedürfnisse handelt, die sich gegenseitig ausschließen, mit anderen Worten, dass Frauen nicht alles haben können. Frauen wird in der Regel nicht beigebracht, kompetent mit ökonomischen und finanziellen Faktoren umzugehen, denn das patriarchalische System ist auf die unbezahlte Arbeit der Frauen angewiesen. Die Arbeitsleistung des Aufziehens und Pflegens gilt nicht als Wertschöpfung und fließt deshalb nicht ins Bruttoinlandsprodukt, dem Indikator des nationalen Wohlstands, ein.

Während Frauen 1969 nur ein Drittel der Arbeitnehmerschaft ausmachten, stellen sie heute fast deren Hälfte – obgleich sie im Durchschnitt für jeden Dollar, den Männer verdienen, 80 Cent erhalten. Eine 2016 von der American Association of University Women veröffentlichte Studie mit dem Titel »The Simple Truth about the Gender Pay Gap« (Die einfache Wahrheit über das geschlechtsspezifische Lohngefälle) weist darauf hin, dass es bei diesem Lohngefälle deutliche Unterschiede zwischen den Bundesstaaten und auch zwischen den ethnischen Gruppen gibt. In Utah und Louisiana zum Beispiel verdienen Frauen 70 Cent für jeden Dollar, den Männer verdienen. In New York sind es 89 Cents für jeden Dollar, den ein Mann verdient. Asiatische Frauen verdienen 87 Cents für jeden Dollar, den ein Mann verdient, während Latino-Frauen nur 54 Cents für jeden Dollar verdienen, den ein weißer Mann verdient. Diese niedrigeren Löhne tragen erheblich zu einem niedrigeren Lebensstandard für viele Frauen und ihre Familien bei, denn etwas mehr als 42 Prozent der amerikanischen Frauen sind die Haupternährerinnen ihrer Familie, und weitere 22,4 Prozent bringen mindestens ein Viertel des Familieneinkommens nach Hause.[9]

In ihrem aufschlussreichen Buch *All the Single Ladies* (Simon & Schuster 2016) beschreibt Rebecca Traister, dass im Jahr 2009 der Anteil der verheirateten amerikanischen Frauen unter 50 Prozent fiel. Tatsächlich sind derzeit nur 20 Prozent der Amerikaner:innen zwischen 18 und 29 Jahren verheiratet, während es 1960 noch fast 60 Prozent waren. Dies hat enorme soziale, politische und wirtschaftliche Auswirkungen, da Frauen jetzt wahrscheinlich mehr Freiheit als je zuvor haben, ihre eigenen Träume und Wünsche zu verwirklichen. Gleichzeitig haben sie jedoch – ob verheiratet oder nicht – immer noch damit zu kämpfen, ihre bezahlte Arbeit mit der Familienarbeit (Kinder oder alternde Eltern) zu vereinbaren, einer unbezahlten und wenig anerkannten Arbeit, die immer noch hauptsächlich von Frauen geleistet wird.

Die Beckenschale

Anstatt die Beckenorgane einzeln zu betrachten, ist es sinnvoll, sie gemeinsam im Zentrum des Körpers zu sehen, das mit Kreativität und Geburt in Verbindung gebracht wird.

Ferner ist mir mit der Zeit aufgefallen, was mit dem Beckenboden passiert, wenn sich eine Frau nicht sicher oder unterstützt fühlt.

Vor Kurzem hat eine gute Freundin von mir ihren jüngeren Bruder verloren. Die beiden waren wie Seelenverwandte, sie hatte sich sein ganzes Leben lang um ihn gekümmert – mehr noch als ihre Mutter. Sechs Monate nach seinem Tod traten bei ihr Symptome eines Uterusprolapses auf. Auch sie spürte, wie ihr Boden durch den Verlust und die Trauer unter den Füßen weggezogen wurde. Doch auch ihr gelang es, die Situation umzukehren, als sie begriffen hatte, was passiert war. Sie suchte sich eine Physiotherapeutin, die sich mit dem Beckenboden auskannte. Ich habe die Therapeutin Tami Lynn Kent gebeten, die Verbindung zwischen Körper und Geist näher zu erläutern. Hier ihr Bericht:

Ich habe aus Erfahrung gelernt, dass sich der Stress bei einem Trauma im Wurzelchakra niederschlägt und sich in körperlichen Symptomen bemerkbar macht. Das erste Mal, dass ich dies eindrücklich feststellte, war am Tag nach dem 11. September 2001. Eigentlich hatte ich damals vorgehabt, acht Klienten aus meiner Obhut zu entlassen, da wir bereits mehrere Therapiestunden miteinander gemacht hatten und es ihnen gut ging. Als ich sie jedoch an diesem Tag sah, konnte ich etwas an ihrem Körper wahrnehmen, was ich »Traumaspuren« nennen möchte. Alle hatten mehrere Triggerpunkte in ihren Beckenmuskeln, ein hohes Maß an Spannung und eine Art energetische Dissonanz, so wie das Rauschen im Radio. Keiner von ihnen hatte Familienmitglieder, die direkt in die Terroranschläge verwickelt waren, aber allein das Wissen um die traumatischen Ereignisse an diesem Tag und der Umstand, dass sie Teil des kollektiven Traumas waren, hatte sich in ihren Körpern niedergeschlagen.

Wenn Frauen nach einer persönlichen schweren Krise in meine Praxis kommen – zum Beispiel nach dem Tod eines geliebten Menschen, einem Autounfall oder einem Notfall mit einem Kind –, behandle ich mittlerweile den Stress in der Beckenschale. Dieser manifestiert sich an der Wurzel des Körpers, dem Wurzelchakra, weil dieser Bereich jede Bedrohung registriert. Sowohl bei persönlichen als auch bei kollektiven Tragödien registriert der Körper einer Frau diese Störungen, sodass wir die Disharmonie in ihrem Körper ansprechen müssen, um eine vollständige Heilung zu erreichen.

Nachdem ich diese Entdeckung an jenem Tag im Jahr 2001 gemacht hatte, schwor ich mir, an der kollektiven Heilung mitzuwirken. Natürlich wünschen wir uns kein

Trauma, aber ein Trauma plus Heilung ergibt eine starke Medizin. In dieser Nacht fing ich an das zu schreiben, was schließlich zu Wild Feminine wurde – als ein Teil der Heilungsreaktion. Obwohl unser Körper traumatische Ereignisse speichert, können wir die Art und Weise, wie er das tut, so verändern, dass sie die Medizin der Heilung enthalten. Auf diese Weise heilen wir uns selbst und rüsten uns für die Zukunft.

Die Beckenschale ist auch das Zentrum dessen, was Tami als Geburtsfeld« bezeichnet, ein energetischer Abdruck unserer eigenen Geburt und all dessen, was wir geboren haben, also nicht nur Babys, sondern auch von allem, was unsere kreative Energie erfordert hat, wie Bücher, Kunst, ein Haus, eine Beziehung – einfach alles. Durch die Arbeit mit Tami habe ich gelernt, dass es möglich ist, in der Zeit zurückzugehen und das Geburtsfeld zu »reparieren«. Das habe ich in einer geführten Meditation mit meinen beiden Töchtern gemacht.

Und so geht es:

MIT DER BECKENSCHALE IN BERÜHRUNG KOMMEN

Die Beckenschale ist für jede Frau eine Quelle der Energiemedizin. Die Einstimmung auf die Energie in diesem Körperbereich ist lebenswichtig, denn sie ist das Tor zum Göttlich-Weiblichen. Durch die Einstimmung auf diese Energie können Kreativität, Heilung und Manifestation mühelos fließen. Die folgende Übung, entwickelt von der Visionärin für ganzheitliche Frauengesundheit, Tami Lynn Kent, zeigt Ihnen in fünf Schritten, wie Sie mit der starken Energie in diesem Bereich arbeiten können.

Die Schale: Suchen Sie die Umrisse Ihrer Beckenknochen, Ihre eigene Beckenschale. Lassen Sie sich energetisch zu diesem Ort in Ihrem Inneren fallen. Nehmen Sie wahr, wie Sie sich in diesem Raum fühlen und erspüren Sie den momentanen Zustand Ihrer kreativen Energie. Nehmen Sie wahr, was sich verändert, wenn Sie sich auf die Energie in Ihrer Schale einstimmen.

Klären: Spüren Sie den Grund Ihrer Beckenschale, den Ort, an dem Sie sitzen, und stellen Sie sich eine Energielinie vor, die von dort zur Erde verläuft. Unser weiblicher Körper braucht diese Verbindung zur Erde, um die innere Energie zu klären. Klären Sie die Schale, indem Sie mit Ihrem inneren Gewahrsein die Energie um Ihre Schale herum und dann hinunter zur Erde fegen. Geben Sie Ihrem Körper die Erlaubnis, alte Energien oder alles, was Ihnen nicht mehr dient, zu klären. Die Energie der Schale soll fließen, also achten Sie darauf, jegliche Stagnation zu beseitigen. Stellen Sie sich bei jedem Einatmen vor, wie frische Energie das Zentrum Ihrer Schale auffüllt. Lassen Sie sie neue Inspiration und Perspektive einbringen. Mit jedem Ausatmen laden Sie ein vollständiges Loslassen ein.

Ausgleichen: Bringen Sie das Feuer der Eierstöcke ins Gleichgewicht, den linken (weiblichen) und den rechten (männlichen). Konzentrieren Sie sich auf den linken Eierstock und richten Sie den Atem darauf, als ob Sie auf ein kleines Stück Kohle pusten würden. Stellen Sie sich dabei vor, wie sich das Licht Ihres weiblichen Feuers ausbreitet. Fragen Sie Ihren Körper, was nötig ist, um Ihre weibliche Essenz zu pflegen. Empfangen Sie seine Antwort. Das Weibliche ist mit Ihren Träumen, der Intuition und der Fähigkeit, zu empfangen und zu gebären, verbunden. Lernen Sie, mit dieser Essenz in Kontakt zu treten, indem Sie mit Ihrem inneren weiblichen Licht kommunizieren.

Konzentrieren Sie sich nun auf den rechten Eierstock und schicken Sie Ihren Atem auf dieselbe Weise zu ihm. Während Sie mit diesem Eierstock atmen, stellen Sie sich vor, wie sich das Licht Ihres männlichen Feuers ausbreitet. Fragen Sie wieder, was nötig ist, um Ihre männliche Essenz zu pflegen. Empfangen Sie die Antwort. Das Männliche ist mit gezieltem physischem Handeln und Abenteuern verbunden. Im Idealfall erhält es Führung von Ihrem weiblichen Wissen. Bringen Sie beide inneren Feuer in Einklang, um den vollen kreativen Ausdruck zu erlangen.

Zentrieren: Suchen Sie das Zentrum Ihrer Beckenschale, den Raum der Gebärmutter. Nehmen Sie sich einen Moment Zeit, um diese innere Pforte anzuerkennen. Hier beginnt unser erster Herzschlag, dem Tor zwischen Geist und Form. Sie enthält die Energie der Großen Mutter, ist aber nicht nur dazu da, Babys zu gebären. Stellen Sie sich Ihre Gebärmutter als einen Altar vor, auf dem Sie Fragen, Absichten oder Gebete für sich selbst als Frau darbringen. Dies ist ein inneres Heiligtum, in dem Sie sich ausruhen und Rat bekommen können. Welche Träume Sie auch immer im Herzen tragen, legen Sie sie darin ab, um Ihr kreatives Feld zu aktivieren. Sie sind von Natur aus kreativ. Ihr Körper ist dafür geschaffen, gemeinsam mit dem Göttlichen kreativ zu sein. Nehmen sie diese starke Energie für sich auf.

Segnen: Gehen Sie nun energetisch um Ihre Schale herum und segnen Sie den Raum darin. Laden Sie Ihren Geist ein, die Schale zu füllen. Sprechen Sie im Geiste: »Ich bin heilig. Ich bin gesegnet.« Lassen Sie das Licht in Ihr Zentrum strömen, als Heilung, Inspiration, Liebe oder was immer Sie brauchen. Nehmen Sie die Schwingung auf und verkörpern Sie das Licht. Das ist die Energiemedizin des Körpers – die Beckenschale singt.

Die Gebärmutter ist energetisch mit dem innersten Selbstgefühl einer Frau und ihrer inneren Welt verbunden. Sie ist ein Symbol für ihre Träume und das Selbst, das sie gerne hervorbringen würde. Auf der tiefsten Ebene spiegelt ihr Gesundheitszustand ihre innere emotionale Realität und ihren Glauben an sich selbst wider. Die Gesundheit der Gebärmutter ist dann in Gefahr, wenn eine Frau nicht an sich glaubt, übermäßig selbstkritisch ist oder zu viel Energie in einen aussichtslosen Job oder eine Beziehung steckt. Wenn man bedenkt, wie die Gesellschaft die Frauen in den letzten 5000 Jahren behandelt hat, versteht man leicht, warum so viele Frauen in diesem Bereich Probleme haben.

Chronische Unterleibsschmerzen

Schmerzen im Becken können durch ein Organ verursacht werden, zum Beispiel die Eierstöcke, oder durch mehrere; sie können aber auch den ganzen Beckenraum einbeziehen und selbst dann auftreten, wenn alle Organe entfernt worden sind. Bei einem gewissen Prozentsatz von Frauen lassen sich chronische Unterleibsschmerzen weder durch eine Operation noch durch eine andere medizinische Behandlung beseitigen. Fast ein Viertel aller Hysterektomien, die wegen chronischer Schmerzen vorgenommen werden, können die Schmerzen nicht beseitigen, selbst wenn eine diagnostizierbare Erkrankung wie Endometriose oder Myome vorgelegen hat.[10] Frauen mit chronischen Schmerzen haben oft eine komplexe psychische und emotionale Geschichte.

Die Schmerzen sind oft Ergebnis einer Endometriose im Beckenraum und mit unbearbeitetem emotionalem Leiden in vergangenen oder gegenwärtigen privaten oder beruflichen Beziehungen, sexuellem oder emotionalem Missbrauch oder Vergewaltigung (auch im psychischen Bereich) verbunden.[11] Emotionale Belastungen im Privat- oder Berufsleben, die als unabänderlich angesehen werden, sind bei Unterleibsschmerzen ein wichtiger Faktor. Unbearbeitete traumatische Ereignisse aus der Vergangenheit bleiben auch dann im Energiesystem des Körpers, wenn die Organe im Beckenraum chirurgisch entfernt werden. Ich erlebe bei meinen Patientinnen immer wieder, dass die Schmerzen im Becken neu aufflammen, wenn sie Inzesterinnerungen aufdecken oder den Ort des Inzests besuchen, aber auch, wenn sie sich in einem Beruf kontrolliert fühlen, den sie ihrer Meinung nach nicht aufgeben können. Solchen Patientinnen erkläre ich, dass ihr Körper sie durch die Schmerzen auffordert, auf ihn zu achten und für ihn zu sorgen. Der Körper in seiner Weisheit möchte ihre Aufmerksamkeit auf den physischen Ort ihres psychischen Schmerzes lenken, damit sie den Heilungsprozess einleiten können.

Da sich in vielen Fällen von chronischen Unterleibsschmerzen keine »physische« Ursache finden lässt, werden sie in der Medizin oft nicht ernst genommen. Aber chronische Unterleibsschmerzen, deren Ursache in unbearbeitetem emotionalem Schmerz aus der Vergangenheit liegt, sind real und nicht »eingebildet«. Schmerz wird physisch und chemisch im endokrinen Nerven- und Immunsystem gespeichert; er ist Teil des Gesamtsystems von Körper und Geist. Man kann ihn nicht einfach herausschneiden.

Die Physiotherapeuten Belinda und Larry Wurn haben entdeckt, dass Frauen, die infektiös bedingte Traumen oder viele Operationen hatten, oftmals Verklebungen aufweisen, die an den Nerven ziehen und Organe aneinanderhaften lassen. Dadurch entstehen Unterleibsschmerzen beim Geschlechtsverkehr oder Menstruationsbeschwerden (siehe Kapitel 5).

Endometriose (Versprengungen der Gebärmutterschleimhaut)

Endometriose ist eine rätselhafte, aber zunehmend häufigere Krankheit. Die Gebärmutterschleimhaut (Endometrium; verantwortlich für den monatlichen Menstruationszyklus) kleidet die Uterushöhle aus und wächst normalerweise nur dort. Bei der Endometriose wächst Endometrium-ähnliches Gewebe aus noch unbekannten Gründen außerhalb der Gebärmutter und manchmal sogar außerhalb des Beckens. (Es gibt belegte Fälle von Endometriose in der Lunge und selbst im Gehirn.) Die häufigste Lokalisation von Endometriose sind aber die Beckenorgane, das Bauchfell (das die Organe der Beckenhöhle umgibt) und gelegentlich der Darm.

Endometriose steht manchmal, aber nicht immer mit Unfruchtbarkeit und Unterleibsschmerzen im Zusammenhang. Da Myome und Endometriose häufig gleichzeitig auftreten, bezieht sich vieles von dem, was ich über Myome sage, ebenso auf Endometriose. Endometriose und Myome hängen mit Ernährung, Immunität, Genetik, Hormonen und blockierter Energie im Beckenraum zusammen.

Endometriose ist eine Konflikterkrankung[12], das heißt, sie entsteht bei Konflikten zwischen emotionalen Bedürfnissen und äußeren Funktionen. Wenn die innersten emotionalen Bedürfnisse einer Frau den Erwartungen der Außenwelt diametral entgegengesetzt sind, dann bedient sich ihr Körper oft der Endometriose, um sie auf dieses Problem aufmerksam zu machen.

Der Fall von Alicia illustriert das nur allzu gut. Zunächst hatte sie sich mit Unterleibsschmerzen und einer Endometriose an mich gewandt. Dabei hat sie mir erzählt, dass sie im College schwanger geworden war und eine Abtreibung hatte vornehmen lassen. Diese Entscheidung war ihr nicht leicht gefallen. Zum einen wollte sie das Kind, doch zum anderen fühlte sie sich verpflichtet, das College zu beenden, um dann Jura zu studieren. Sie hat mir auch erzählt, dass sie den Zielkonflikt zwischen Mutterschaft und dem Kreativsein in der Welt der Juristerei und der Wirtschaft nie habe lösen können. Doch es ist genau so ein Konflikt, der mit Endometriose und chronischen Unterleibsschmerzen einhergeht. Der Konflikt von Alicia ist klassisch, und ich erlebe ihn immer wieder. Frauen beteiligen sich heute an der von Konkurrenz geprägten traditionell männlichen Geschäftswelt. Viele Frauen finden in ihrem Privatleben und zu Hause keine emotionale Unterstützung, andere haben sogar jeden Gedanken an emotionale Bedürfnisse aufgegeben. Meine Endometriosepatientinnen verausgaben sich oft rücksichtslos in der Außenwelt, ruhen sich selten aus und stimmen sich selten auf ihre innersten Bedürfnisse und tiefsten Wünsche ein.

Deshalb ist es nur logisch, dass gerade heute so viele Frauen diese Krankheit bekommen. Ein Jungianer hat Endometriose einmal als ein »Blutopfer an die Göttin«, bezeichnet. Sie ist der Versuch des Körpers, uns an unsere weibliche Natur, unser Bedürfnis nach Pflege und Schutz der eigenen Person und nach Kontakt mit anderen Frauen zu erinnern.

Endometriose galt lange als »Karrierefrauenkrankheit«, ein Begriff, der heute sicherlich nicht mehr möglich ist. Bei Frauen, die früher den Zeitpunkt für eine Schwangerschaft hinauszögerten, war angeblich das Risiko einer Endometriose am höchsten. Es ist noch gar nicht lange her, dass Frauen, die an dieser Krankheit litten, zu hören bekamen, sie müssten nur zu Hause bleiben und Kinder bekommen, dann wäre alles in Ordnung. Diese Behauptung ist so beleidigend wie umstritten, denn neuere Untersuchungen haben

Abbildung 10: Endometriose

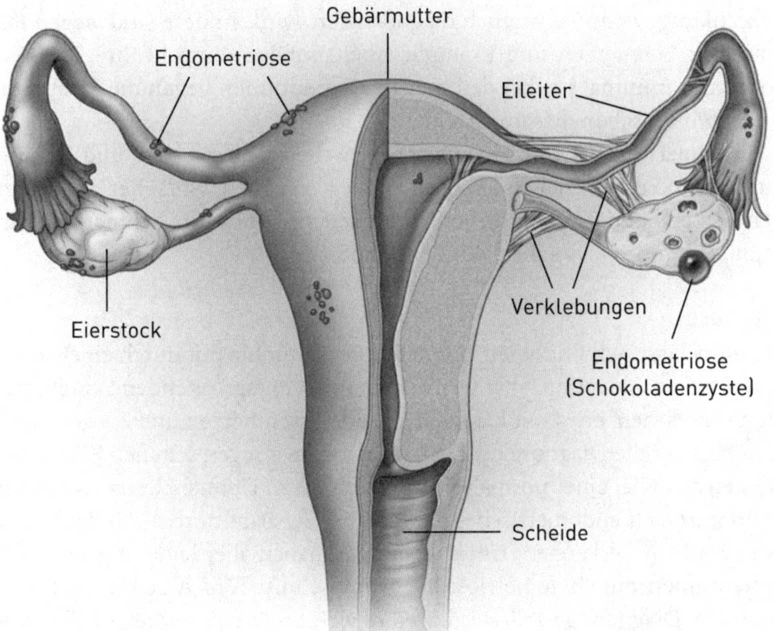

Endometriose kommt, obwohl theoretisch überall im Körper möglich, vor allem auf der Gebärmutteroberfläche und den Eierstöcken vor, wo sie sogenannte Schokoladenzysten bildet.

gezeigt, dass Endometriose bei Frauen ohne Kinder nicht häufiger auftritt als bei Frauen mit Kindern. Dr. David Redwine, ein international bekannter Endometriosespezialist, kommt zu dem Schluss, dass Schwangerschaft keinen Schutz vor Endometriose bietet. Schützen könnten uns allerdings eine berufliche und private Umgebung, in der eine psychische und gefühlsmäßige Spaltung nicht nötig ist. Da aber eine solche Revolution wohl noch auf sich warten lassen wird, muss in der Zwischenzeit jede Frau selbst an ihrer Heilung arbeiten, und das fängt damit an, dass sie den Körper und seine Botschaften versteht und auf sie hört.

Symptome

Die klassischen Symptome der Endometriose, von der ungefähr 10 Prozent aller Frauen betroffen sind, sind Unterleibsschmerzen, anomale Menstruationszyklen und Unfruchtbarkeit. Diese Symptome sind aber individuell sehr unterschiedlich ausgeprägt. Manche Frauen haben trotz fortgeschrittener Endometriose überhaupt keine Symptome und erfahren erst dann von der Erkrankung, wenn sie ärztlich diagnostiziert wird. Andere sind wegen fast ständiger Schmerzen und Krämpfe arbeitsunfähig, obwohl ihre Endometriose nur minimal ist. Bei den meisten Patientinnen liegen die Symptome irgendwo zwischen diesen Extremen.

Endometriose tritt am häufigsten zwischen Gebärmutter und Rektum auf, in dem Bereich, der als Douglas-Höhle bezeichnet wird. Hier kann sie zu Schmerzen beim Geschlechtsverkehr, rektalem Druck und Schmerzen beim Stuhlgang führen, vor allem vor der Periode.

Diagnose

Definitiv lässt sich Endometriose in der Beckenhöhle nur durch eine Bauchspiegelung nachweisen, aber wenn Frauen mit entsprechenden Symptomen zu mir kommen, etwa mit häufigen Unterleibsschmerzen und Zwischenblutungen, liegt die Diagnose für mich oft nahe. In einigen seltenen Fällen lässt sie sich auch bei einer normalen gynäkologischen Untersuchung feststellen; dann lässt sich endometrisches Gewebe im Gebärmutterhals, in der Vagina oder der Vulva erkennen. Untersuchungen haben aber leider ergeben, dass Patientinnen mit Endometriose im Durchschnitt fünf Ärzte konsultieren, bevor die Diagnose gestellt wird, weil es viele andere Krankheiten gibt, zum Beispiel Reizdarm, die ähnliche Symptome aufweisen.

Manche Experten glauben, dass sich Endometriose bei wirklich gründlicher Untersuchung bei jeder Frau feststellen lässt.[13] Ich teile diese Auffassung. Ich habe bei laparoskopischen Tubensterilisationen (Eileiterunterbrechung) bei einer überraschend hohen Zahl von Frauen Endometriose festgestellt, die nicht die geringsten Symptome hatten. Weder sie noch ich hatten damit gerechnet. Mich würde interessieren, wie verbreitet Endometriose bei Frauen ist, die keine Symptome haben. Ich halte es für wahrscheinlich, dass es bei allen Frauen rudimentäre Zellen in der Beckenhöhle gibt, die sich zu endometrischem Gewebe entwickeln können. Wenn aber jede Frau das Potenzial zur Entwicklung von Endometriose besitzt, dann muss man fragen, warum manche und nicht alle Frauen Symptome bekommen. Die medizinischen Autoritäten können diese Frage nicht beantworten, und deshalb muss jede Frau selbst die Antwort finden und die Botschaft ihrer Symptome entschlüsseln.

Die häufigsten Fragen

Warum haben so viele Frauen Endometriose?

In meiner Ausbildungszeit wurde Endometriose sehr viel seltener diagnostiziert als heute. Für diesen scheinbaren Zuwachs gibt es viele Gründe. Dank der mittlerweile entwickelten Methode der Laparoskopie (Bauchspiegelung) kann Endometriose heute besser diagnostiziert werden; die Patientinnen müssen außerdem keine längeren Krankenhausaufenthalte mehr auf sich nehmen, sondern können am selben Tag wieder nach Hause gehen. Da die Bauchspiegelung eine direkte Beobachtung der Beckenorgane ohne große chirurgische Eingriffe ermöglicht, wird sie bei Unterleibsschmerzen mittlerweile routinemäßig durchgeführt.

Außerdem spielt die Tatsache eine Rolle, dass Frauen heute später und seltener Kinder bekommen und deshalb mehr Menstruationszyklen erleben als in der Vergangenheit. Da Endometriose mit den Hormonen zusammenhängt, kann ein Östrogenniveau, das über eine lange Zeit relativ hoch ist und nicht durch Schwangerschaft oder Stillen unterbrochen wird, das Auftreten dieser Störung fördern.

Der wahrscheinlich wichtigste Faktor für die steigende Inzidenz der Endometriose ist der Umstand, dass die meisten Frauen heute übergewichtig sind – ein zunehmend globales Problem, da die Lebensmittelindustrie das Nahrungsangebot erfolgreich auf raffinierte, nährstoffarme Kohlenhydrate und teilgehärtete Fette ausgeweitet hat (man denke nur an Kekse, Chips und Fertiggerichte). Nährstoffarme raffinierte Kohlenhydrate, die den Blutzucker und das Insulin erhöhen, führen zusammen mit teilgehärteten Fetten zu einem Bermuda-Dreieck aus überschüssigem Körperfett und Östrogendominanz – was wiederum das Wachstum von östrogenempfindlichem Gewebe begünstigt, wie zum Beispiel embryonale Endometriumzellen, die zwar bei der Geburt vorhanden sind, aber nur dann zu Endometriose führen, wenn die Umgebung dieses Wachstum unterstützt.

Ist Endometriose erblich?
Endometriose liegt oft in der Familie, deshalb spielt Vererbung zumindest eine gewisse Rolle. Unter meinen Patientinnen waren einige, deren Mütter und Schwestern ebenfalls Endometriose hatten. Allerdings bekommt man Endometriose nicht zwangsläufig, wenn eine Schwester daran erkrankt, vor allem dann nicht, wenn man ein anderes Leben führt als sie. Das genetische Potenzial für Endometriose wird meist nur dann manifest, wenn es von Umgebung und Lebensgewohnheiten gefördert wird. Die typisch amerikanische Ernährung, die nährstoffarm ist, und bei empfindlichen Personen zelluläre Entzündung und Hormonungleichgewichte befördert, führt ebenfalls zu Endometriose und wird in Familien verzehrt, bei denen gehäuft Endometriose auftritt. Nach meiner Erfahrung verstärkt vor allem der Verzehr von Milchprodukten die Schmerzen bei Endometriose.

Kann Endometriose die Fruchtbarkeit beeinträchtigen?
Unter den Endometriosepatientinnen sind viele fruchtbare Frauen, deren Hauptproblem die Schmerzen sind. Endometriose ist nicht die Ursache von Unfruchtbarkeit, kann aber wesentlich dazu beitragen. Zwischen 40 und 50 Prozent aller Frauen, die wegen Unfruchtbarkeit laparoskopisch untersucht werden, haben Endometriose.[14] Andererseits haben aber auch viele Frauen mit Endometriose die für Unfruchtbarkeit charakteristischen schweren Vernarbungen im Uterus. Dr. David Redwine weist denn auch darauf hin, dass »die Untersuchung der Krankheit bei überwiegend unfruchtbaren Frauen nur zur Verwirrung beiträgt«.[16] Es ist möglich, dass die noch unklaren Ursachen der Endometriose auch zur Sterilität führen können, aber das eine bedingt nicht zwangsläufig das andere.[16]

Was sind die Ursachen der Endometriose?
Trotz einer Vielzahl von Theorien weiß heute niemand genau, was Endometriose ist und warum so viele Frauen sie anscheinend haben. Der klassischen Theorie zufolge entsteht Endometriose durch einen Rückstau bei der Menstruation, das heißt, ein Teil des Menstruationsbluts und der Gebärmutterschleimhaut wandert zurück in die Eileiter, setzt sich dann im Beckengewebe fest und fängt dort an zu wachsen.[17] Da aber ein solcher Rückstau wohl bei jeder Frau irgendwann einmal vorkommt, kann diese Theorie nicht erklären, warum manche Frauen die Krankheit bekommen und

andere nicht. Eine andere Theorie geht davon aus, dass sich Beckengewebe spontan in endometrisches Gewebe verwandelt, möglicherweise aufgrund einer Reizung oder hormoneller Aktivität durch Umweltgifte wie Dioxin, die eine östrogenähnliche Wirkung haben können.

Die Schmerzen in Zusammenhang mit einer Endometriose stammen eindeutig von einer verstärkten Ausschüttung von Entzündungsbotenstoffen, die Zytokine und Prostaglandine, die in den Läsionen gebildet werden und interessanterweise wiederum Östrogen bilden. In Zusammenhang mit den ohnehin erhöhten Stresshormonen wie Cortisol verhält sich das zusätzliche Östrogen seinerseits wie ein entzündungsförderndes Hormon.

Auch wissen wir, dass Endometriose-Läsionen zum Teil durch die Hormone des Menstruationszyklus stimuliert werden und dass sich die Schmerzen beim Eisprung und in den prämenstruellen und menstruellen Zyklusphasen verschlimmern. Da die endometrischen Herde aus demselben Gewebe bestehen wie die Gebärmutterschleimhaut, kann man annehmen, dass sie zur Zeit der Periode ebenfalls mikroskopisch kleine Mengen Blut ausscheiden. Manche Experten nehmen an, dass dabei chemische Stoffe abgegeben werden, die zu monatlichen Blutungen in den Haargefäßen des Bauchfells (das die Beckenorgane umgibt und an dem die Endometriose festgestellt wird) und mit der Zeit zu schmerzhaften Zysten und Verklebungen in der Bauchhöhle führen, die unter den entsprechenden Umständen aktiviert werden können.

Die für mich einleuchtendste Theorie geht davon aus, dass Endometriose angeboren und bereits bei der Geburt vorhanden ist.[18] Sie entsteht demnach aus embryonalem weiblichem Genitalgewebe, das im Laufe der Entwicklung den Weg ins Innere des Uterus nicht gefunden hat. Damit lässt sich erklären, warum Endometriose familiär gehäuft vorkommen kann und warum manche Mädchen von der ersten Periode an schwere Schmerzen haben, die auf Endometriose zurückgehen. Aber dennoch können nach dieser Theorie alle Frauen Endometriose bekommen, wenn entsprechende Umstände die embryonalen Zellen im Becken stimulieren.

Normalerweise geht man in der Gynäkologie davon aus, dass Endometriose progressiv verläuft und mit der Zeit immer schlimmer wird. Andererseits konnte aber in manchen Studien, unter anderem in der von Cook und Redwine, gezeigt werden, dass sich die Krankheit bei vollständiger chirurgischer Entfernung des Endometriosegewebes nicht ausbreitet und auch nicht wiederkehrt. Manche Anzeichen sprechen für eine statische Erkrankung, die zwar ihre Erscheinungsformen mit der Zeit verändert, aber sich nicht ausbreitet und nicht schlimmer wird.

Bei Bauchspiegelungen zur Diagnose von Unterleibsschmerzen wird Endometriose im Frühstadium oft übersehen, weil die meisten Ärzte gelernt haben, nur auf die charakteristischen schwarzen »Schießpulver«-Flecken zu achten. Tatsächlich gibt es sie aber in vielen Farben: durchsichtig, weiß, gelb, blau und rot. Im Anfangsstadium sind sie oft schwach ausgeprägt und ohne die entsprechenden Geräte kaum zu erkennen.[19]

Die Farbe der endometrischen Schädigungen hängt wahrscheinlich von den Blutungen der Haargefäße der Umgebung ab. Mit der Zeit werden die Flecken immer dunkler, gelegentlich auch schwarz, je nach der Stärke der vorhandenen Narben. Je älter die Patientin ist, desto höher wird die Wahrscheinlichkeit einer klassischen Endometriose mit schwarzen »Schießpulver«-Läsionen und »Schokoladenzysten« der Eierstöcke. (Durch Endometriose der Eierstöcke können sich große, mit altem Blut gefüllte Eierstockzysten entwickeln, deren Inhalt bei einer Operation wie Schokoladensirup aussieht.)

Die Verbindung zum neuroendokrinen System und zum Immunsystem

Der Schlüssel zur Interpretation der individuellen Botschaft der Endometriose liegt in der Interaktion von Gedanken, Gefühlen und Immunsystem. Bei Untersuchungen des Immunsystems von Frauen mit symptomatischer Endometriose wurden häufig Entzündungsmediatoren festgestellt.

Entzündungsbotenstoffe greifen störend in verschiedene Prozesse der menschlichen Reproduktion ein, unter anderem in die Funktion der Spermien, den Befruchtungsprozess und den normalen Schwangerschaftsverlauf. Ihr Auftreten kann erklären, warum Unfruchtbarkeit und Endometriose bei Frauen oft gemeinsam auftreten. Es gibt einen eindeutigen Zusammenhang zwischen Endometriose und einer reduzierten Befruchtungsfähigkeit des Eis, geringeren Erfolgsraten bei In-vitro-Fertilisation (Reagenzglasbefruchtung) und häufigen Fehlgeburten. Die klinisch-therapeutische Arbeit der mittlerweile verstorbenen Niravi Payne mit Frauen, die an Unfruchtbarkeit und Endometriose leiden, hat eindeutig gezeigt, dass diese Frauen einer Schwangerschaft unbewusst ambivalent gegenüberstehen: Ihr Verstand wünscht sie, aber ihr Herz ist sich nicht sicher. Die zelluläre Entzündung bei Endometriosepatientinnen ist ein Schlüssel zum Verständnis der Merkmale der Krankheit, die sich dem Verständnis der Wissenschaftler entziehen, für die Endometriose ein rein strukturelles Problem ist, etwa vergleichbar mit einem Tumor, den es zu entfernen gilt.[20]

Neuere Forschung belegt den Zusammenhang zwischen einem gesunden Immunsystem und einer gesunden Bakterienbesiedlung in den Kontaktzonen des Körpers zu seiner Umwelt. Dazu gehören die Scheide, der Mund, die Lunge und die gesamte Darmoberfläche. Wenn die bakterielle Besiedlung gestört ist, leidet die Immunfunktion. So ist gut dokumentiert, dass Antibiotikagebrauch gesunde Bakterien überall dort stört und zu einer Fehlbesiedlung mit Schimmelpilzen und Hefen führt. Diese wiederum führen allergische Reaktionen der Lunge nach sich, wenn es zu einer Exposition mit Schimmelpilzsporen kommt, was ein Grund dafür ist, warum Asthma und Allergien bei Kindern so zunehmen. Kinder bekommen zu viel Antibiotika, und auch der Gebrauch von Haushaltsdesinfektionsmitteln nimmt zu.[21] Hier liegt vielleicht auch eine Erklärung, was die immunologische Beteiligung der Endometriose angeht. Nach einer Antibiotikabehandlung sollte eine Frau deshalb ein gutes Probiotikum nehmen, um Darm- und Scheidenflora wiederherzustellen, dazu Vitamin D (2000 bis 5000 IE am Tag) zur Unterstützung der Immunfunktion sowie eine Ernährung, die zelluläre Entzündung vermindert. Danach verschwinden Endometrioseschmerzen oft schon innerhalb weniger Wochen.

Behandlung

Für Frauen mit symptomatischer Endometriose ist ein umfassendes Behandlungsprogramm am geeignetsten, mit dem das Immunsystem voll unterstützt wird; gleichzeitig sollten sie offen sein und herauszufinden versuchen, was sie in ihrem Leben verändern müssen. Meine Patientinnen haben Endometriosesymptome mit den verschiedensten Behandlungsmethoden heilen können. Vor allem aber haben sie zu verstehen gelernt, was sie zur echten Heilung brauchen, im Gegensatz zur bloßen Symptombehandlung.

Hormone

Die übliche Behandlung der Endometriose ist eine Hormontherapie, meist mit oralen Verhütungsmitteln, Gestagenen oder Hormonpräparaten, die auf die Keimdrüsen einwirken (Danazol, GnRH-Agonisten). Diese Medikamente wirken auf die Hirnanhangsdrüse (Hypophyse) und lösen eine Art vorübergehendes Klimakterium aus, sodass die Endometriose »austrocknet«, weil das Gewebe nicht mehr zyklisch zum Wachstum stimuliert wird.

Diese künstlichen Hormonpräparate werden auch vor Operationen gegeben; das soll die Endometriose reduzieren helfen. Das Problem dieser Behandlungsmethoden besteht darin, dass sie die Krankheit nicht wirklich heilen können; sie verhindern nur eine Zeit lang ihre hormonelle Stimulation. Außerdem leiden viele Frauen unter den Nebenwirkungen der Medikamente.

Danazol zum Beispiel kann auch vermännlichende Effekte haben, etwa zunehmende Behaarung und eine tiefere Stimme. Das ist ein Grund, die Behandlung sofort abzubrechen. Die meisten Frauen nehmen während der Behandlung zu. Eine Therapie mit GnRH-Agonisten führt zu Hitzewallungen, dünner werdendem Scheidengewebe und Knochenschwund. Trotzdem sind manche Frauen dringend auf diese Hormonbehandlung angewiesen, um ihre Schmerzen loszuwerden, auch wenn diese nach der Behandlung oft wiederkommen.

Vor Kurzem sprach ich mit einer Patientin, die den Sommer über Hormone genommen hatte. Sie schwärmte: »Es war ganz fantastisch. Ich konnte zelten, Wasserski laufen und Drachen fliegen, ohne mich um die Schmerzen kümmern zu müssen. Ich habe mich einfach toll gefühlt. Ich weiß, dass ich diese Medikamente nicht dauernd nehmen kann, aber es geht mir wirklich gut.« Zu diesem Zeitpunkt war die Behandlung bereits seit zwei Wochen beendet, und die Schmerzen kamen allmählich wieder. Wir sprachen über weitere Behandlungsmöglichkeiten. Nach gründlichem Nachdenken beschloss sie, ihren Tagesablauf so umzustellen, dass sie sich besser ernähren konnte, und war auch bereit, drei Monate lang nichtmedikamentöse Behandlungsmethoden auszuprobieren. Sie wusste, dass sie sich immer noch operieren lassen konnte, wenn sonst nichts half.[22]

Obwohl sich die Klimakteriumssymptome, zu denen beispielsweise GnRH-Agonisten führen, nach dem Absetzen des Medikaments anscheinend wieder zurückbilden, machen mich solche Therapien immer etwas nervös. Ich verschreibe sie nur in Einzelfällen, in denen es keine Alternativen zum momentanen Lebensstil der Patientinnen gibt. Dabei handelt es sich meist um Frauen, die einen Beruf mit sehr hohen Anforderungen, großem Arbeitsaufwand, häufigen Reisen und wenig Freizeit nicht aufgeben wollen oder können. Solche Frauen können dank Medikamenten dann Tätigkeiten weiterführen, die ihnen auf einer gewissen Ebene trotzdem schaden. Änderungen bei der Ernährung und im Lebensstil gehören zu meiner ersten Empfehlung überhapt. Auf der anderen Seite weiß ich, dass viele Frauen oft noch nicht so weit sind. Ich verlasse mich darauf, dass die Gründe, die sie zu mir geführt haben, sie auch offener für das Wissen ihres Körpers machen werden. Wenn es für sie an der Zeit ist, wissen sie, dass sie wiederkommen und andere Methoden ausprobieren können.

Natürliches Progesteron oder *Pueraria mirifica* können die Symptome der Endometriose oft verringern, und ich nutze es oft als ersten Behandlungsschritt nach der Ernährungsumstellung.

Progesteron: Die normale Dosis ist ¼ bis ½ Teelöffel einer zweiprozentigen Progesteroncreme zweimal täglich (vgl. S. 176). Natürliches Progesteron hilft bei der Bekämpfung der Endometriose, weil es den Auswirkungen des Östrogens auf die Endometrioseherde entgegenwirkt. Es hat keine Nebenwirkungen und ist gut verträglich. Wenden Sie es vom 10. bis 28. Tag des Zyklus an; in Einzelfällen kann auch eine tägliche Anwendung nötig sein. Gelegentlich ist eine Dosis erforderlich, die über die Möglichkeiten einer zweiprozentigen Creme hinausgeht und auf Rezept von einem Apotheker hergestellt werden muss. Auch natürliches Progesteron in oraler Aufnahme ist eine Wahl, eingenommen vom 7. bis zum 28. Zyklustag. Es ist rezeptpflichtig.

Pueraria mirifica: Das Kraut wird seit Jahrhunderten in Thailand wegen seiner wohltuenden hormonellen Wirkung verwendet. Es enthält ein potentes Phytoöstrogen, das Miroestrol, das in östrogensensitiven Geweben an den Beta-Östrogenrezeptor bindet und dadurch dessen Überstimulation durch menschliches Östrogen aus Eierstöcken und Fettgewebe verhindert. Im Endergebnis kommt es zu einer geringeren Östrogenstimulation und weniger Entzündungsreaktionen im Gewebe des Endometriums (der Gebärmutterschleimhaut). Die Dosis liegt bei 80 bis 100 mg zweimal täglich.

Operationen

Viele Frauen mit schwerer Endometriose, die jahrelang Hormone und Schmerzmittel genommen haben, entscheiden sich schon in jungen Jahren freiwillig für eine vollständige Entfernung von Gebärmutter und Eierstöcken. Viele erfahren erst später, dass es Alternativen zu dieser aggressiven chirurgischen Behandlung gegeben hätte.

Konservativere Operationen, bei der nur die Endometriose und nicht die Organe entfernt werden, sind oft sehr hilfreich. Mehr und mehr Gynäkologinnen und Gynäkologen beherrschen heute die laparoskopische Chirurgie und können die Endometriose restlos entfernen. Wenn nicht alle Herde entfernt werden, kommt der Schmerz wahrscheinlich wieder, aber bei korrekten pelviskopischen Eingriffen tritt der Schmerz nur in 10 Prozent aller Fälle wieder auf, wobei die Schmerzen meist nicht auf die Endometriose, sondern auf Myome, Verklebungen oder Adenomyose zurückgehen (siehe 5. Kapitel). Frauen, die sich wegen ihrer Endometrioseschmerzen operieren lassen wollen, sollten darauf achten, dass ihre Ärzte die laparoskopische Chirurgie wirklich beherrschen.

Ganzheitliche Behandlung bei Endometriose

Siehe dazu das Programm für ausgeglichene Hormone und einen entspannten Unterleib in Kapitel 5.

Berichte von Frauen

Doris: Von der Endometriose lernen

Doris war 41 Jahre alt, als sie zum ersten Mal zu mir kam. Sie war eine erfolgreiche Geschäftsfrau, die sehr viel arbeitete und oft unterwegs war, aber wenig Zeit für sich und ihre persönlichen emotionalen Bedürfnisse hatte.

Sie hatte starke Monatsblutungen, die nachts schlimmer wurden und gelegentlich auch die Bettwäsche durchtränkten. Sie klagte über Wassereinlagerungen und schwere Menstruationskrämpfe. Ihr Uterus war durch Myome so groß wie in der zehnten oder zwölften Schwangerschaftswoche. Sie hatte mehrere Fehlgeburten und eine Abtreibung gehabt und war unfruchtbar. Bei einer Bauchspiegelung, die ein anderer Arzt durchgeführt hatte, war neben den Myomen eine Endometriose festgestellt worden, die seiner Meinung nach mit für die Fehlgeburten verantwortlich war. Er hatte ihr eine Hysterektomie vorgeschlagen, weil er der Meinung war, sie würde auch weiterhin schwere und problematische Perioden haben und langfristig um die Operation nicht herumkommen. Da sie sich mit dieser Diagnose nicht abfinden wollte, kam sie zu mir, um sich über die Alternativen zu informieren.

Bei der ersten Untersuchung stellte ich Druckempfindlichkeit an der Gebärmutterhinterwand fest, was für Frauen mit Endometriose typisch ist. Ich fragte sie nach ihren Lebensgewohnheiten, ihrer Ernährung, nach Fehlgeburten, Sport und Stress. Ich war wie sie der Meinung, dass eine Operation im Augenblick nicht nötig war, und schlug mehrere Behandlungsalternativen vor, unter anderem Verzicht auf Milchprodukte, Rizinusölpackungen auf dem Unterbauch und Vitaminpräparate. Außerdem empfahl ich ihr, Bücher über Perfektionismus, Sucht und Vollwerternährung zu lesen. Aus dem, was Doris mir von sich erzählte, schloss ich, dass ihre Gefühle zu den Fehlgeburten und der Abtreibung Heilung brauchten. Doris akzeptierte meine Vorschläge. Um Zugang zu ihren Gefühlen zur Fruchtbarkeit zu bekommen, schrieb sie Briefe an die ungeborenen Wesen, die sie in ihrem Körper getragen hatte. Später schrieb sie mir: »In irgendeiner Form waren sie offensichtlich noch in meinem Geist und hatten die körperliche Gestalt von Myomen und vielleicht auch Endometriose angenommen. Nachdem ich die Briefe geschrieben hatte, hatte ich ein unglaubliches Erlebnis. Dank bestimmter Visualisierungsmethoden konnte ich mich schon länger regelmäßig an meine Träume erinnern. Eines Nachts hatte ich einen Traum, in dem ich mir meines Körpers völlig bewusst war; ich träumte, dass Tausende von weißen Tauben aus meinem Uterus flogen. Ich fühlte mich unbeschreiblich leicht und weinte beim Aufwachen vor Freude.«

Drei Monate nach dieser Traumerfahrung stellte ich bei der Untersuchung fest, dass die Myome und die Druckempfindlichkeit größtenteils verschwunden waren. Die Myome hatten sich anscheinend zu einer weichen Masse verdichtet, die definitiv kleiner war als bei der ersten Untersuchung. Doris ist aufgefallen, dass es ihr gut geht und sie keine Symptome hat, sobald sie auf sich achtet, sich an ihre Diät hält, Sport treibt und etwas für sich tut. Die Myome sind zwar nicht völlig verschwunden, aber seit Jahren nicht mehr gewachsen. Es gibt keine Druckempfindlichkeit bei der Untersuchung mehr, ein sicheres Anzeichen dafür, dass die Endometriose inaktiv ist.

Doris hat mithilfe ihres Körperwissens schmerzhafte Erfahrungen geheilt, die sie bis dahin nicht betrauert hatte. Sie hat sich auf das Risiko eingelassen, ihr Selbstbild völlig zu verändern; eine Veränderung, die oft nötig wird, wenn eine Frau sich auf tiefer Ebene heilen will. Das erfordert meist eine sehr gründliche und ehrliche Überprüfung der wirklichen Einstellung zur eigenen Weiblichkeit. Oft müssen auch die Aktivitäten in der Außenwelt zurückgenommen und ein gesundes Gleichgewicht zwischen dem inneren und dem äußeren Selbst geschaffen werden.

Vorfall der Gebärmutter

Ein Vorfall der Gebärmutter bildet sich, wenn das Bindegewebe, die Faszien und Bänder, die normalerweise die Gebärmutter am Platz halten, Schaden erleiden oder erschlaffen. In schweren Fällen schauen Gebärmutterhals und sogar die Gebärmutter aus der Scheidenöffnung heraus. Man könnte den Beckenboden, der Gebärmutter, Scheide und Darmausgang hält, mit dem Boden eines Gebäudes vergleichen. Um seine Traglast zu erfüllen, muss er gut an den tragenden Elementen angeschlossen sein.

Das Gleiche gilt für den Beckenboden. Er erschlafft oder senkt sich ab, wenn die Beckenmuskeln schwach sind oder wenn es genetisch bedingt zu einer Kollagenschwäche im Bindegewebe kommt oder wenn dieses durch die Geburt eines großen Babys oder mehrerer Kinder beschädigt ist. (Dies allerdings ist eher nicht der Fall, wenn eine Frau unter der Geburt genug Zeit hat und nicht zu stark pressen muss.) Dadurch kann es zu einer Absenkung der Gebärmutter (Prolaps), der Blase und des Darmausgangs oder aller drei kommen.

Auch kann nach einer Gebärmutterentfernung die Scheide nach vorne fallen. In leichten Fällen kommt es dabei nur zu einem Druckgefühl im unteren Becken und der Scheide. Manche Frauen fühlen, wie sich der Gebärmutterhals in die Scheide absenkt, wieder andere können ihren Darm nicht ganz entleeren, weil der Darmausgang abgesunken ist. Nach Schätzungen der amerikanischen urogynäkologischen Vereinigung haben womöglich die Hälfte aller Frauen zwischen 50 und 79 einen Vorfall. Dieser kommt bei nordeuropäischen und rothaarigen Frauen gehäuft vor, was daran liegt, dass ihre Kollagenschicht dünner ist als bei dunkelhäutigen Frauen. (Auch die häufiger auftretende Osteoporose bei nordeuropäischen Frauen hat diesen Grund.) Dunkelhäutige Frauen haben insgesamt seltener einen Organvorfall.

Behandlung

Obwohl 15 Prozent aller Gebärmutterentfernungen in den USA auf das Konto eines Prolapses gehen, gibt es doch eine Reihe nichtoperativer Verfahren. Leichte Vorfälle lassen sich sehr gut mit Beckenbodentraining und Pilates behandeln (vgl. auch Kapitel 8), das das Gewebe festigt und die Beckenbodenmuskulatur stärkt.

Auch die Position des Beckens spielt eine Rolle. Esther Gokhale ist eine Pionierin auf dem Gebiet der sogenannten Primal Posture – der Haltung, in der wir alle geboren werden, die aber durch unseren modernen Lebensstil gestört wird. Sie hat viele indigene Völker auf der ganzen Welt studiert und dabei festgestellt, dass diese ihren Körper gut einsetzen müssen, da es weder Rollstühle noch entzündungshemmende Medikamente oder andere Ausweichmöglichkeiten für Menschen mit Rückenschmerzen usw. gibt. Diese Menschen bücken sich, heben und laufen mit 80 Pfund auf dem Kopf herum – und sitzen auch mal länger –, aber sie haben keine Probleme mit Bandscheibenvorfall oder Rückenschmerzen, die in den Industrieländern so häufig sind. Das kommt daher, dass Ausrichtung und Beckenstellung ein gesundes und schmerzfreies Leben begünstigen und Gelenke und Rücken nicht übermäßig belastet werden. In diesen Kulturen sitzen und gehen die Menschen mit dem »Schwanz« hinter sich – und mit geradem Rücken, abgesehen von einer Krümmung des unteren Rückens bei L5-S1, die als J-Wirbelsäule bezeichnet wird. Wenn Sie in ein Kunstmuseum gehen und sich klassische Gemälde oder Skulpturen ansehen, werden Sie das immer wieder beobachten können. Gokhale weist darauf hin, dass die modernen Zivilisationen ihre ursprüngliche Haltung ab etwa 1920 verloren haben, als es in Mode kam, krumm zu sitzen und das Becken unter den Körper zu schieben. Wenn das Becken nach unten gekippt ist, wird das Schambein – das den Inhalt der Beckenschale an seinem Platz halten soll – in der falschen Position nach oben gekippt und kann die Beckenorgane nicht mehr richtig halten. Mit den beliebten Kegel-Übungen wird jedoch nur ein relativ kleiner Muskel gestärkt – der *Musculus pubococcygeus*, der Muskel, mit dem man den Urinfluss stoppt. Leider ist das allein nicht so effektiv wie das Erlernen des richtigen Sitzens und Gehens mit Hilfe des *Musculus gluteus maximus* und der Beckenkippung nach vorne (denken Sie an das Ausgießen von Wasser aus einer Schüssel vor Ihnen). Sie können ganz einfach lernen, wie

Sie Ihr Becken in die richtige Position bringen, indem Sie sich auf ein unter den Sitzbeinhöckern zusammengefaltetes Handtuch setzen, damit Ihr Becken richtig kippt. Oder Sie probieren ein preisgünstiges Keilkissen aus.

Die Biomechanik-Expertin Katy Bowman weist außerdem darauf hin, dass regelmäßige Kniebeugen zur Stärkung der Gesäßmuskeln auch die Beckenbodenmuskulatur kräftigen und dehnen, wodurch sich Prolaps und Inkontinenz lange hinauszögern lassen.

Beginnen Sie mit 10 Kniebeugen zweimal am Tag und steigern Sie sich auf 50 am Tag. Dabei brauchen Sie nicht ganz in die Hocke gehen – strecken Sie einfach den Po raus und beugen Sie die Knie so tief, wie es angenehm ist. Ich zum Beispiel benutze gerne einen Pezziball, den ich an die Wand lehne und mit dem Ball hinter mir auf dem Rücken nach unten rutsche. Das hilft bei der Ausrichtung.

Eine weitere Möglichkeit, die Organe an ihrem Platz zu halten, sind Pessare. Sie werden von der Gynäkologin oder dem Gynäkologen verschrieben und angepasst. Er oder sie sollte mit der Anwendung vertraut sein. Würfelpessare, die sehr weich sind, habe ich selbst jahrelang angepasst, und man kann sie mit ein wenig Übung sehr gut selbst einführen. Auf diese Weise gelangen die Organe wieder an ihren Platz und der Beckenboden wird gestärkt. Je nach Vorfallumfang und -schweregrad sind Pessare unterschiedlich groß. Es ist darauf zu achten, dass Pessare regelmäßig gereinigt werden, um Entzündungen zu vermeiden.

Hormontherapie

Frauen mit einem durch einen Hormonmangel dünner gewordenen Scheidengewebe erleiden womöglich einen stärkeren Prolaps. Auch hier helfen im Anfangsstadium Östrogencreme in der Vagina sowie Beckenbodentraining. Obwohl viele Ärzte ihren Patientinnen vermitteln, ein Prolaps werde mit den Jahren schlimmer, ist dies bei Frauen, die ihre Beckenbodenspannung erhalten (und Hormone für ein festeres Scheidengewebe nehmen), nicht notwendigerweise der Fall.

Operative Methoden

Alle Vorfälle des Beckenbodens sprechen sehr gut auf eine Operation an. Auch gibt es heute eine Reihe Verfahren, die den Erhalt der Gebärmutter und ihre operative Fixierung im Beckenraum ermöglichen, statt sie zu entfernen. Normalerweise erfolgt dies durch eine Laparoskopie. Ich empfehle grundsätzlich, eine Prolapskorrektur nur bei einem in dieser Methode erfahrenen Arzt oder einer Ärztin vornehmen zu lassen. Wenn Sie eine Entfernung der

Gebärmutter machen lassen, sollten Sie darauf achten, dass der Operateur eine Methode wählt, mit der ein zukünftiger Scheidenvorfall nach Möglichkeit verhindert wird.

Viele Frauen mit Prolaps haben Beckenbodennetzimplantate erhalten, die auch als Schlingen bezeichnet werden und die geschwächten Organe stützen und neu positionieren sollen. Im Jahr 2016 stufte die amerikanische Arzneimittelbehörde FDA die Verwendung dieser Netze von mäßigem Risiko auf hohes Risiko um, mit der Begründung, dass solche Operationen keine besseren Ergebnisse lieferten als herkömmliche Prolaps-Operationen ohne Netz. Dies umso mehr, als jährlich 75 000 Frauen durch Netzimplantate Risiken ausgesetzt sind.[23] Zu den Komplikationen gehören Schmerzen, Probleme beim Wasserlassen, sexuelle Funktionsstörungen, Infektionen, Organperforationen und Blutungen (manchmal sogar mit Todesfolge). Die häufigste gemeldete Komplikation ist die Erosion des Vaginalnetzes, die auftritt, wenn sich das Netz von der Vaginalwand, in die es implantiert wurde, löst und in das umliegende Gewebe und die Organe eindringt, wobei es manchmal sogar aus der Scheidenöffnung herausragt. Auf der Datenbasis von 110 Studien, an denen 11 785 Frauen teilnahmen, kam es bei etwa 10 Prozent der Frauen, die sich einer Prolapsoperation mit Netzmaterial über die Scheide unterzogen hatten, innerhalb eines Jahres nach der Operation zu einer Erosion des Netzes.[24] Zur Behebung der Netzerosion sind unter Umständen mehrere Operationen erforderlich, und die Schmerzen können auch nach der Entfernung des Netzes anhalten. Es überrascht nicht, dass daraufhin viele Sammelklagen eingereicht worden sind.

Eine britische Studie aus dem Jahr 2016, die sich mit Daten aus 35 Krankenhäusern im Vereinigten Königreich beschäftigt hatte, kam zu ähnlichen Schlüssen wie die FDA und stellte fest, dass »die Verwendung von transvaginalen Kunststoffnetzen für Frauen, die zum ersten Mal einen Prolaps haben, keinen Nutzen bringt«.[25] Nach Angaben der Forscher traten bei mehr als zehn Prozent der betroffenen Frauen Komplikationen auf, und 30 Prozent mussten erneut operiert werden.

Die amerikanische Inkontinenzgesellschaft unterhält eine gute Seite zum Thema Prolaps (www.https://www.nafc.org/pelvic-organ-prolapse). Eine informative deutsche Übersicht findet sich in der Sektion Gynäkologie/Eingriffe im Abschnitt Bauchspiegelung auf der Webseite www.operieren.de.

Laser- oder Wärmebehandlungen

In den letzten Jahren wurde eine Reihe nichtoperativer Methoden zur vaginalen Verjüngung auch bei Prolaps im Frühstadium und sogar leichter Harninkontinenz verwendet. Dazu gehören der MonaLisa Touch-Laser (https://smilemonalisa.de/) und die ThermiVa-Radiofrequenzbehandlung (https://www.thermirf.de/). Bei beiden Verfahren erhalten die Patientinnen drei Behandlungen im Abstand von etwa vier bis sechs Wochen. Darüber hinaus wird eine regelmäßige jährliche Behandlung empfohlen. Beide Methoden stellen die Dicke und Elastizität der Vagina wieder her, indem sie die Produktion von Kollagen und Elastin anregen. Außerdem verbessert sich bei beiden die Durchblutung des Vaginalgewebes, wodurch die Scheidenfeuchtigkeit wiederhergestellt wird. Durch die Gewebestraffung kann der Blasenhals wieder in Position gebracht werden. Viele Frauen berichten danach von einer Besserung der Harninkontinenz, aber mir sind keine Langzeitstudien bekannt, die diese Behandlung, die derzeit nicht von den Krankenkassen übernommen wird, unterstützen.

MonaLisa Touch arbeitet mit einem Kohlendioxidlaser, der über eine in die Vagina eingeführte Sonde angewendet wird. Das Verfahren ist schmerzfrei und dauert nur ungefähr fünf Minuten, die Ausfallzeit ist minimal. Bei ThermiVa wird das Gewebe in und um die Vagina mit einem dünnen Stab sanft erhitzt. Der Eingriff dauert zwischen 30 und 45 Minuten. Im Gegensatz zu MonaLisa Touch lassen sich mit diesem Verfahren auch die Schamlippen verkleinern, falls dies ein Problem sein sollte. Das Verfahren ist nahezu schmerzfrei und erfordert keine Wartezeit. Im Vergleich zu den immer beliebter werdenden vaginalen plastischen Eingriffen (siehe Kapitel 9) ist es hier weit überlegen. Bitte beachten Sie, dass keine dieser energiebasierten Behandlungen von der amerikanischen Gesundheitsbehörde FDA für die Vaginalverjüngung zugelassen ist. Außerdem steht außer Frage, dass eine unsachgemäße Anwendung zu Verbrennungen oder Schmerzen beim Geschlechtsverkehr führen kann. Dennoch sind diese Behandlungen eine Überlegung wert, da sie bestimmten Frauen helfen.

Zum Erhalt der wiederhergestellten Feuchtigkeit und Dicke der Vagina empfehle ich die Verwendung einer pflanzlichen Feuchtigkeitscreme wie *Pueraria mirifica* oder einer Hormoncreme.

Myome

Myome sind gutartige Tumoren der Gebärmutter und wachsen an den Außen- und Innenwänden der Gebärmutter sowie der Gebärmutterhöhle (siehe Abbildung 11, S. 239). Sie bestehen aus hartem, weißem, körnigem Gewebe, das ein quirlförmiges Muster hat, und sind bei etwa 70 Prozent aller Frauen vorhanden.[26] Eine meiner Patientinnen, die die Entfernung ihres Myoms im Spiegel beobachtete, sagte später, das Aussehen des Myoms hätte sie sehr überrascht: »Ich habe gedacht, es wäre weich und klebrig. Es sieht aber eher aus wie ein Stück Plastik, wie das Zeug, aus dem man Küchenbrettchen macht.« Myome sind für 33 Prozent aller gynäkologischen Krankenhauseinweisungen verantwortlich; in den USA sind sie der Hauptgrund für Hysterektomien. Sie sind bei schwarzen Frauen drei- bis neunmal häufiger als bei weißen und bei Frauen vor der Menopause drei- bis fünfmal häufiger. Viele Frauen erfahren erst bei einer Routineuntersuchung, dass sie ein Myom haben. Die konventionelle Medizin hat keine Erklärung für die Ursachen, auch wenn mittlerweile einige Risikofaktoren ausgemacht sind. Dazu gehören eine familiäre Häufung (dreifaches Risiko), Bluthochdruck (fünffaches Risiko). Die Einnahme der Pille vermindert das Risiko um zwei Drittel und mehrere Geburten vermindern das Risiko gegenüber Frauen, die nicht geboren haben um 80 Prozent.

Für Caroline Myss repräsentieren Myome die Kreativität, die wir nie ausgedrückt haben. Dazu gehören auch »Fantasie«-Selbstbilder, die nie ans Tageslicht gekommen sind, und die kreativen Geheimnisse unserer anderen »Selbste«. Aber auch wenn wir unsere Lebensenergie in eine Sackgasse lenken, entstehen Myome, zum Beispiel dann, wenn wir einem Beruf oder einer Beziehung entwachsen sind. Ich sage Frauen mit Myomen, sie sollten über ihre Beziehungen zu anderen Menschen und über den Ausdruck ihrer Kreativität meditieren. Myome sind oft mit Konflikten im Bereich Kreativität, Reproduktion und Beziehungen verbunden.[27] Meiner Meinung nach sind in unserer sich schnell verändernden Gesellschaft, in der sich auch die Rolle der Frauen ständig verändert, Konflikte bei der Kindererziehung nicht nur ein individuelles, sondern vor allem ein gesellschaftliches Problem. Die Tatsache, dass diese Tumoren bei so vielen Frauen vorhanden sind, kann als Beweis für die kollektiv blockierte kreative Energie in unserer Kultur gelten, wenn man schließlich auch bedenkt, dass Frauen erst seit 1920 das Wahlrecht haben.

Symptome

Die meisten Frauen mit Myomen sind symptomfrei und erfahren erst bei einer gynäkologischen Routineuntersuchung davon. Ob ein Myom symptomatisch wird oder nicht, hängt davon ab, wie groß es ist und wo es in der Gebärmutter lokalisiert ist. Myome, die in den Muskelwänden der Gebärmutter direkt unter der Oberfläche (subserös) sitzen, sind meist symptomfrei, während Myome in der Gebärmutterschleimhaut (submukös) oft schwere oder unregelmäßige Blutungen verursachen können. Manche Myome sind mit einem dünnen Stiel innen oder auch außen mit der Gebärmutter verbunden und werden als gestielte Myome bezeichnet. Wenn sie außen an der Gebärmutter sitzen, werden sie oft mit Eierstocktumoren verwechselt. Ich hatte auch zwei Patientinnen, die sechs Zentimeter lange Myome durch den Gebärmutterhals quasi »geboren haben«. Diese konnte ich einfach entfernen, indem ich den Stiel klammerte und dann durchtrennte. Beide Patientinnen hatten keine weiteren Probleme.

Bei Frauen mit Myomen und Endometriose kann es zu Menstruationskrämpfen, Unterleibsschmerzen oder beidem kommen. Bei den meisten Myomen reicht es, sie etwa alle halbe Jahre auf ihre Größe zu untersuchen und ansonsten zu belassen.

Abbildung 11: Verschiedene Myomarten

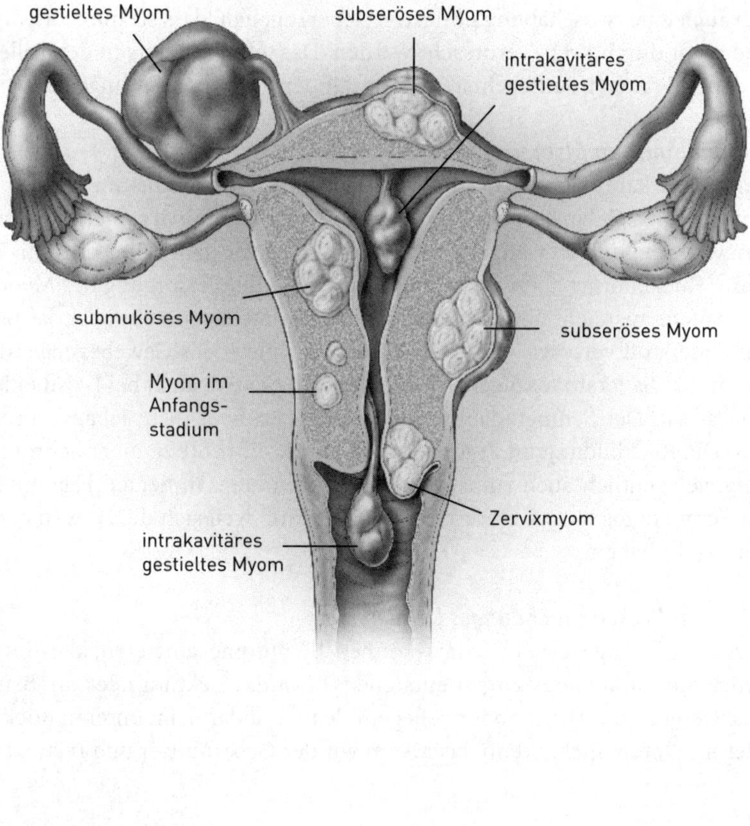

Blutungen

Manche Frauen mit Myomen haben extrem schwere Perioden, die zu Anämie und Müdigkeit führen und sie gelegentlich sogar ans Haus fesseln können. Wenn Myome sehr schnell wachsen, die Hormone einer Frau im Fluss sind (was um die Zeit des Klimakteriums sehr häufig vorkommt) oder die Frau unter starkem Stress steht, kann es auch zu Blutungen aus den Myomen selbst kommen. Manche Frauen haben sich so an ihren starken monatlichen Blutverlust gewöhnt, dass sie gar nicht mehr wissen, was eine »normale« Blutung ist.

Myome können deshalb so starke Blutungen hervorrufen, weil der Uterus sehr stark mit Blut versorgt wird. Bei submukösen Myomen (die direkt unter der Gebärmutterschleimhaut angesiedelt sind), fällt es dem Körper besonders schwer, die menstruelle Blutung auf normale Weise, das heißt durch Muskelkontraktionen des Uterus, zu beenden, da die Myome diesen Mechanismus beeinträchtigen können. Bei anomalen Blutungen ist eine Endometriumbiopsie (Entnahme einer Gewebeprobe aus dem Uterus) und gelegentlich auch eine Ausschabung nötig, um sicherzugehen, dass sie durch Myome und nicht durch Krebs verursacht werden. Das gilt besonders in den Fällen, in denen Frauen in unregelmäßigen Abständen Zwischenblutungen haben.

Rückbildung von Myomen

Ein Myom kann sich nach anfänglichem schnellem Wachstum zurückbilden, zum Beispiel in besonders belastenden oder emotional fordernden Phasen, während der Schwangerschaft oder im Jahr vor dem Klimakterium. Zu dieser Rückbildung kann es kommen, wenn die Blutversorgung des Myoms nicht mehr ausreicht und das Zentrum des Myoms nicht mehr über das Blut mit Sauerstoff versorgt wird. Die Nerven im Innern des Gewebes registrieren diesen Sauerstoffmangel als Schmerz, wie es etwa auch bei Frostbeulen der Fall ist. Der Schmerz kann lästig werden, ist aber nicht lebensbedrohlich. Die Rückbildung im Zentrum des Myoms führt oft zu einer Schrumpfung, gelegentlich auch zum völligen Verschwinden. In beiden Fällen hört der Schmerz nach etwa einer Woche wieder auf, weil sich die Nerven dann umgestellt haben.

Druck im Becken und häufiges Urinieren

Je nach der Lage eines Myoms können Symptome auftreten, die durch Druck auf ein anderes Organ entstehen, etwa das Rektum oder die Blase. Das Resultat sind Druck- oder Völlegefühle im Enddarm, im unteren Rücken oder im Unterbauch. Wenn das Myom vor der Gebärmutter und relativ tief sitzt, kann der Druck auf die Blase deren Speicherfähigkeit beeinträchtigen und die Blasennerven reizen. Die Folgen sind häufiges Urinieren oder Ausscheiden relativ kleiner Urinmengen. Diese Symptome sind lästig, aber insgesamt nicht schädlich für den Körper. In meiner Praxis habe ich keinen Fall erlebt, in denen ein Organ durch ein angrenzendes Myom geschädigt wurde.

Gelegentlich kann ein sehr großes Myom den Harnleiter (der von der Niere zur Blase führt) im Liegen teilweise blockieren. Weder in der Urologie noch in der Gynäkologie weiß man genau, ob dadurch langfristig Nierenprobleme entstehen können. Die meisten Frauen mit Myomen, die groß genug sind, um Druck auf den Harnleiter auszuüben, entscheiden sich für eine Operation. Ich habe allerdings mehrere Patientinnen, denen es auch ohne Operation gut geht und die keine Probleme mit den Nieren haben. Bei einer dieser Frauen, die seit mindestens zehn Jahren eine sehr stark vergrößerte Gebärmutter mit zahlreichen Myomen hatte, haben gerade die Wechseljahre angefangen, und ihre Myome schrumpfen sehr schnell.

Die häufigsten Fragen

Was ist, wenn ich ein Myom habe?

Wenn ich bei einer Patientin zum ersten Mal ein Myom taste, mache ich normalerweise eine Ultraschalluntersuchung, um die Größe zu messen und den Zustand der Eierstöcke zu überprüfen, da sich bei einer Tastuntersuchung ein Gewächs am Eierstock nicht immer von einem Gebärmuttermyom unterscheiden lässt. Darüber hinaus rate ich immer zur Besonnenheit. Myome sind kein medizinischer Notfall und machen fast nie Probleme.

Kann sich aus Myomen Krebs entwickeln?

Myome sind so gut wie nie kanzerogen (in weniger als einem von tausend Fällen entwickelt sich ein Myom zu einem Sarkom, das heißt einer sehr seltenen Form des Gebärmutterkrebses. Um ganz sicherzugehen, muss man sie allerdings entfernen und mikroskopisch untersuchen). Da das Risiko, bei einer operativen Entfernung der Gebärmutter zu sterben, etwa eins zu tausend ist, ist das Operationsrisiko höher als die Gefahr, dass aus einem Myom Krebs wird. Das häufigste Problem bei Myomen liegt darin, dass sie tendenziell wachsen und Blutungen verursachen. Bei den vielen Frauen, die ich behandelt habe, hat sich aber gezeigt, dass Myome bei einer Veränderung der damit verbundenen zugrunde liegenden Energiemuster, Lebensprobleme, Konflikte und emotionalen Themen nicht wachsen und auch sonst keine Probleme verursachen. Manchmal verschwinden sie auch ganz von selbst.

Sind Myome erblich?

Myome können in der Familie liegen. Eine meiner Patientinnen erzählte, seit drei Generationen hätten alle Frauen in ihrer Familie Myome. Sie ist entschlossen, als erste Frau ihrer »Sippe« mit intakter Gebärmutter die Wechseljahre zu erreichen. Sie hat deshalb ihre Ernährung umgestellt und ist jetzt völlig symptomfrei.

Wie bei familiärem Alkoholismus ist auch in »Myom-Familien« die einzelne Frau mit einem familiären Überzeugungssystem konfrontiert, aus dem sie sich schwer befreien kann. Ich habe vor Kurzem einen Artikel mit dem Titel »Meine Mutter, meine Zellen« gelesen, in dem die Autorin ihre Schwierigkeiten mit ihrer »ererbten« Neigung zu Eierstockkrebs beschrieb, die sie erschreckte und die sie nicht kontrollieren konnte.

In unserer Gesellschaft gilt eine genetische Veranlagung oft als unvermeidliche »Verurteilung« zu der entsprechenden Krankheit. Aber ob sich eine Krankheit manifestiert oder nicht, hängt stark von Umweltfaktoren ab. Auch hängt die Genexpression zu 90 Prozent von unserem Umfeld (Gedanken, Glaubensmuster und Verhalten ab. Nur 10 Prozent ist wirklich genetisch. Manche Menschen mit der genetischen Veranlagung zu Mukoviszidose zum Beispiel weisen keinerlei Anzeichen der Erkrankung auf und werden 50 Jahre alt oder älter, und viele Frauen, in deren Familien Brustkrebs sehr häufig ist, bekommen trotzdem keinen Krebs.

Einige Frauen, in deren Familie sich Myome, Eierstockzysten und Endometriose häufen, haben diese Krankheiten zwar bekommen, sind aber auch wieder gesund geworden. Eine Patientin fasste einen notwendigen Teil ihrer Heilung so zusammen: »Ich habe schließlich erkannt, dass ich nicht meine Mutter bin. Ich muss ihr Leben nicht in meinem Körper ausleben.« Es wäre sinnvoll, in Familien mit Erbkrankheiten die Mitglieder zu untersuchen, die die Krankheit nicht bekommen, weil sie wahrscheinlich das Familienmuster durchbrochen und die Erwartungen ihrer Familie nicht ausgelebt haben, weder auf der Zellebene noch sonst.

Können Myome zu Störungen in der Schwangerschaft führen?

Während der Schwangerschaft ist der Hormonspiegel deutlich erhöht; bereits vorhandene Myome können jetzt sehr schnell wachsen. Wenn sie sich zurückbilden, können sie gelegentlich Gebärmutterkontraktionen auslösen, durch die es zur Fehlgeburt kommen kann. Das ist aber nicht bei allen Myomen der Fall. Ich habe Patientinnen gehabt, die trotz Myomen von der Größe einer Grapefruit schwanger wurden, das Kind austrugen und eine ganz normale, komplikationsfreie Geburt erlebten.

Eine 29-jährige Frau in der zwölften Schwangerschaftswoche kam wegen eines großen Myoms im hinteren Teil der Gebärmutter zu mir. Sie hatte die Schwangerschaft nicht geplant, freute sich aber sehr darüber. Ihr Arzt hatte ihr empfohlen, abzutreiben und das Myom vor einer erneuten Schwangerschaft zu entfernen. Er glaubte, das Myom würde zu einer Frühgeburt führen, bevor das Baby lebensfähig wäre. In diesem Dilemma brauchte die Patientin eine Ärztin, die bereit war, die Schwangerschaft zu begleiten, die wusste, dass es Komplikationen geben könnte, aber auch für die Möglichkeit offen war, dass es keine gab. Die Schwangerschaft verlief normal, bis zum Ende hatte sie weder Schmerzen noch Blutungen oder vorzeitige Wehen. Nach acht Stunden Wehen gebar sie eine sieben Pfund schwere Tochter. Sechs Wochen nach der Geburt war ihr Myom bei der Kontrolluntersuchung auf die Größe einer Frauenfaust geschrumpft.

Myome können zu Fehlgeburten oder Sterilität führen, vor allem, wenn sie die Gebärmutterhöhle stark verändert haben. Ob es Komplikationen gibt, hängt wahrscheinlich von der Lokalisation des Myoms in der Gebärmutter und von seiner Nähe zu Embryo und Plazenta ab. Mithilfe von Ultraschall, Hystero-Kontrast-Salpingografie (Röntgenuntersuchung, bei der ein Kontrastmittel in Gebärmutter und Eileiter gespritzt wird) oder der Kernspintomografie kann man sich vor einer Schwangerschaft Klarheit über den Sitz des Myoms verschaffen.

Bei manchen Frauen wuchern die Myome während der Schwangerschaft. Dann wird meist eine Einweisung ins Krankenhaus, Schmerzmittel und ständige Beobachtung angeordnet. Im Allgemeinen schaden Myome dem Embryo nicht, es sei denn, sie reizen die Gebärmutter so sehr, dass sie sich zusammenzieht und vorzeitige Wehen auslöst.

Es gibt keine Garantien gegen mögliche Komplikationen durch Myome in der Schwangerschaft, weil in dieser Zeit die gesamte Gebärmutter wächst, einschließlich der darin sitzenden Myome. Je weiter ein Myom von der Gebärmutterhöhle entfernt ist, desto weniger Probleme wird es wahrscheinlich verursachen. Manche Ärztinnen und Ärzte sind zu einer abwartenden Haltung gegenüber Myomen und Schwangerschaft bereit. Sie meinen, die Patientin solle ruhig schwanger werden und abwarten, was passiert. Andere Mediziner empfehlen, das Myom vor einer Schwangerschaft entfernen zu lassen.

Wachsen die Myome oder verschwinden sie?

Vielen Frauen wird schon bei relativ kleinen Myomen eine Entfernung der Gebärmutter (Hysterektomie) empfohlen, um die Risiken und Komplikationen bei der Operation größerer Myome zu vermeiden. Wie zahlreiche

Untersuchungen belegen, gibt es für diese Auffassung wenig oder gar keine Rechtfertigung.[28] Myome wachsen manchmal, aber durchaus nicht immer. In den Jahren vor der Menopause, wenn der Hormonspiegel stark schwankt, tendieren sie gelegentlich zu relativ raschem Wachstum, bilden sich danach aber ebenso rasch zurück.

Eine 49-jährige Patientin, die kurz vor der Menopause stand und die seit mehr als zehn Jahren bei mir in Behandlung war, konnte ihre Myome durch die Bauchdecke mit den Fingern spüren. Wie sie sagte, wuchsen sie unmittelbar vor der Periode bis zum Bauchnabel und schrumpften innerhalb von drei Tagen nach dem Ende der Periode bis kurz vor den Beckenknochen. Myome verändern häufig ihre Größe während des Menstruationszyklus; am größten sind sie während des Eisprungs und kurz vor Beginn der Periode. Auch in Stressphasen werden sie häufig größer. Sie sollten etwa alle sechs Monate ärztlich überprüft werden. Es gibt keinen Grund für eine schnelle Operation, wenn nicht wiederholt schwere Blutungen auftreten, die sich durch Hormonbehandlung oder andere Mittel nicht unter Kontrolle bringen lassen.

Manchmal können Myome auch ganz verschwinden. Ich habe vor Kurzem eine fromme Frau getroffen, bei der die Gebärmutter entfernt werden sollte. Sie betete deswegen täglich. Als sie nach sechs Wochen wieder untersucht wurde, waren die Myome verschwunden. Die Operation wurde abgesagt.

Eine Patientin, eine 43-jährige Musikerin und Musiktherapeutin namens Petra, hatte bei der ersten Untersuchung ein Myom, dessen Größe der der Gebärmutter im vierten Schwangerschaftsmonat entsprach. Nach zwei Jahren strenger Diät, Meditation, Massage und Musiktherapie[29] hatte ihre sehr stark vergrößerte Gebärmutter wieder fast Normalgröße erreicht. Eine so starke Schrumpfung von Myomen hatte ich selten erlebt. Die Rückbildung hatte auch nichts mit dem Klimakterium zu tun; sie hatte immer noch normale Perioden. Sie sagte:

»Im Sommer 1988 hat man bei mir Endometriose und ein Myom von der Größe einer Grapefruit diagnostiziert. In den Jahren davor hatte ich zunehmend schlimmere Schmerzen; ich bin beim Autofahren oft fast ohnmächtig geworden. Ich hatte mich daran gewöhnt, abwechselnd zwei Wochen lang Schmerzen zu haben und mich dann zwei Wochen wieder davon zu erholen. Ich hatte immer furchtbare Angst vor meiner Periode.

Der Arzt, zu dem ich damals ging, nannte mir alle Behandlungsmöglichkeiten, mit denen ich das Problem angehen konnte. Er riet mir zu einer Hysterektomie und sagte: ›In Ihrem Alter brauchen Sie sowieso keine Gebärmutter mehr.‹ Die zweite Mög-

lichkeit, die er nannte, war eine Hormontherapie, mit der die Periode für ein bis zwei Jahre unterbrochen werden sollte: ›Dann wird allerdings Ihre Stimme tiefer, und Ihre Libido wird beeinträchtigt.‹ Schließlich schlug er mir noch vor, den Schmerz und die Blutungen bis zur Menopause auszuhalten.

Da ich meinen Körper intakt halten wollte, keine Lust hatte, durch eine Hormonbehandlung meine Weiblichkeit zu verlieren, und die Schmerzen nicht aushalten konnte, sah ich mich nach anderen Behandlungsmöglichkeiten um. Ich engagierte mich für mein Leben. Ich akzeptierte die Verantwortung für mich selbst. Ich nahm die liebevolle Hilfe anderer an. Ich hielt mich an eine sehr strenge makrobiotische Diät, machte Sitzbäder, trieb Sport und meditierte. Heute weiß ich gar nicht mehr, wie ich das alles bei meinem ziemlich beschäftigten Leben schaffen konnte. Aber ich weiß, dass ich mich völlig verändert habe.

Ich fing auch an, vorsichtig nach den Gründen für mein ›Frauenleiden‹ zu suchen. Ich akzeptierte meine Co-Abhängigkeit und öffnete mich für den Schmerz meiner Kindheit und meiner frühen Erwachsenenjahre. Die Bauchschmerzen waren der Höhepunkt lebenslangen Schmerzes. Ich wusste, dass eine bloß chirurgische Entfernung dieses Schmerzes den anderen Schmerz in meinem Leben nicht ›reparieren‹ konnte.

Heute habe ich kaum noch Schmerzen und fühle mich außerordentlich wohl. Ich erlebe mein Leben als Prozess, und das werde ich immer tun. Durch die Meditation und die Musiktherapie habe ich meinen inneren Glauben erneuert. Ich akzeptiere mein Leben und meine Fähigkeit, mich zu heilen und anderen bei der Heilung zu helfen. Was ich für andere tue, tue ich auch für mich.«

Wenn ich mich operieren lasse, kommen die Myome dann wieder?

Diese Frage lässt sich nur individuell beantworten. Wenn Sie etwa fünf Jahre vor der Menopause operiert werden, wachsen sie selten nach, weil das Östrogenniveau abnimmt. Manchmal gibt es viele sehr kleine Myome in der Gebärmutterwand, die nur schwer alle bei einer Operation entfernt werden können. Wenn sich die Energiemuster, die emotionalen Themen oder der Hormonspiegel nicht verändern, die den Myomen zugrunde liegen, können diese Myome zu wachsen beginnen.

Eine Ernährungsumstellung verringert die Wahrscheinlichkeit neuer Myome drastisch. Bei den meisten meiner Patientinnen kommen die Myome nicht wieder und verschlimmern sich auch nicht. Meiner Meinung nach hängt das damit zusammen, dass die Frauen, die zu mir kommen, die Bereitschaft mitbringen, sich wirklich mit der Botschaft zu beschäftigen, die hinter dem Problem steckt. Ernährungsumstellungen, Körperarbeit, Homöopathie und andere alternative Methoden empfehle ich auch den Frauen, die sich für eine Operation entscheiden. Das grundlegende Körpermuster, das die Myome zum Wachsen ermutigt, lässt sich durch Operationen nicht ändern. Es ist wirklich entscheidend, darauf zu achten, was der Körper uns in Bezug auf Ganzheitlichkeit lehren will.

Behandlung

Ich mache meinen Patientinnen keine Vorschriften darüber, wie sie mit ihrer Gebärmutter umzugehen haben; richtig und falsch gibt es dabei nicht. Stattdessen biete ich ihnen Hilfen zum Nachdenken über Gebärmutter, Eierstöcke und den Körper als Ganzes an, damit sie bei der Entscheidung für Hormone, Medikamente oder Operationen die für sie richtige Behandlung auswählen können. Es gibt heute mehr Behandlungsmethoden als je zuvor. Frauen, die sich über die Fakten informiert haben, können sich auf ihre innere Stimme einstellen und dann entscheiden, welche Behandlung für sie richtig ist.

Für viele Frauen ist es schon eine große Erleichterung, wenn sie erfahren, dass es überhaupt Alternativen gibt. Manche Frauen empfinden zum Beispiel Operationen als weiteren Missbrauch, wenn sie sich nicht freiwillig dazu entschieden haben. Inzestopfer sagen gelegentlich, sie empfänden schon den bloßen Gedanken an einen Eingriff in den Körper, vor allem einen gynäkologischen, als Vergewaltigung. In diesen Fällen darf man offensichtlich den Kreislauf des Missbrauchs nicht wieder in Gang setzen, sondern muss andere Behandlungsmethoden ausprobieren.

Die folgenden Fallbeispiele illustrieren verschiedene Behandlungsmethoden für Gebärmutterprobleme. Sie zeigen, dass es die einzig richtige Methode nicht gibt. Jede der Frauen musste wegen relativ klarer und verbreiteter Probleme behandelt werden, und jede entschloss sich zu einer anderen Behandlung. Nur eine Frau wünschte eine Entfernung der Gebärmutter. Jede Frau war imstande, eine Behandlung zu wählen, die ihren Vorstellungen entsprach. Die medizinische Technologie kann, wenn sie in der individuellen Behandlung bewusst eingesetzt wird, ein wichtiges Mittel zur Heilung sein. Die Behauptung, eine Hysterektomie sei in jedem Fall falsch oder die schlechtere Wahl, ist nicht weniger dualistisch und schädlich als die Behauptung, alle Naturheilmittel seien Quacksalberei. In all diesen Fällen habe ich übrigens die spezifischen psychischen und emotionalen Themen nicht angesprochen, die mit »Energieblockaden im Becken« verbunden sind. Nicht alle Frauen sind offen und bereit, ihre tiefen Probleme zu erforschen, und ich respektiere ihre Entscheidung, auf den richtigen Zeitpunkt zu warten.

Die konservative Methode: Beobachten und Abwarten
Wenn die Myome keine Probleme verursachen, empfehle ich je nach der Situation der Patientin eine halbjährliche oder jährliche Untersuchung. Ich lasse zu Anfang auch eine Ultraschalluntersuchung machen, um sicherzugehen, dass es sich wirklich um ein Myom und nicht um eine Eierstockzyste oder einen Tumor handelt. Mit Ultraschall kann man die Größe eines Myoms bestimmen und die Eierstöcke überprüfen. Diese Art der Therapie wird manchmal auch als »wohlwollende Vernachlässigung« oder »Heilung durch Zeit« bezeichnet. Sie ist manchmal die beste. (Im Übrigen kann man manchmal, wenn ein vergrößerter Uterus die Sicht versperrt, die Eileiter gar nicht sehen. Das heißt nicht immer, dass mit den Eierstöcken etwas nicht stimmt und man auf Teufel komm raus den Grund dafür finden muss.)

Hormontherapie: Gestagene oder natürliches Progesteron
Wenn die Myome im Wesentlichen Blutungen verursachen, empfehle ich den Patientinnen oft eine Behandlung mit Gestagenen oder natürlichem Progesteron oder *Pueraria mirifica*, um ein allzu starkes Wachstum der Gebärmutterschleimhaut zu verhindern. Diese Therapie ist in vielen Fällen günstiger als eine Operation und kann die Blutungen oft eindämmen.

Progesteron oder Gestagene sind eine Option für Frauen, die ihre Ernährung nicht umstellen können oder deren Myome nicht auf die Ernährungsumstellung angesprochen haben. Manche Frauen reagieren auf die Behandlung mit Gestagenen mit Depressionen, andere mit Wassereinlagerungen, prämenstruellem Syndrom oder Kopfschmerzen. Die Dosierung, die ich verschreibe, ist von Fall zu Fall verschieden; jede Frau hat ihre eigene Lebenssituation, und deshalb ist eine individuelle medizinische Behandlung nötig.

GnRH-Agonisten
Das sind synthetische, Gonadotropin-freisetzende Hormone, die durch Einwirkung auf die Hypophyse die Funktion der Eierstöcke unterbinden. Nach etwa einem Monat der Einnahme beginnt so etwas wie ein künstliches Klimakterium: Der Östrogenspiegel sinkt sehr stark; die Periode hört auf. Auch die zyklische Stimulation des Myomgewebes wird unterbrochen; die Myome schrumpfen fast immer.

GnRH-Agonisten werden heute in einigen Fällen zur Verkleinerung von Myomen eingesetzt, entweder vor einer Operation oder um eine Operation überflüssig zu machen. Manche Ärzte unterdrücken mit diesem Medikament die Myomsymptome so lange, bis die Patientin in das Alter kommt, in dem das Klimakterium einsetzt und die Myome von selbst schrumpfen. Auf diese Weise lässt sich eine Operation vermeiden. Das Medikament entfaltet seine maximale Wirkung nach etwa drei Monaten, aber die Ergebnisse sind nicht in allen Fällen die gleichen, weil auch die Myome nicht immer gleich sind.[30]

Unglücklicherweise führen die GnRH-Agonisten zu einer Art künstlichen Menopause –einschließlich Hitzewallungen und Schlafstörungen, die mit einem erhöhten Osteoporoserisiko einhergehen. GnRH-Agonisten sollte man nicht länger als sechs Monate nehmen. Wenn das Medikament abgesetzt wird, wachsen die Myome oft wieder sehr schnell nach, es sei denn, die Patientin hat bereits die Wechseljahre erreicht.

Viele meiner Patientinnen haben verständliche Vorbehalte gegen solche synthetischen Hormone. Sie erinnern sich noch allzu gut an DES, ein Hormonpräparat, das bis in die Siebzigerjahre hinein zur Verhütung von Fehlgeburten ausgesprochen beliebt war. Später ergab sich dann ein Zusammenhang mit bestimmten sehr seltenen Scheidenkrebsarten und anderen Anomalitäten im Genitalbereich bei einigen Töchtern (und auch Söhnen) der Frauen, die mit DES behandelt worden waren. Trotzdem haben die GnRH-Agonisten ihren Stellenwert in der Behandlung von Myomen. Die Forschung beschäftigt sich gegenwärtig mit der Frage, wie man durch die Gabe von ausreichenden anderen Hormonen die klimakterischen Nebeneffekte beseitigen kann, ohne die Wirkung der GnRH-Agonisten auf die Myome zu gefährden. Dieser Ansatz kann manchen Frauen eine Hysterektomie vor den Wechseljahren ersparen.

Endometrische Ablation mittels Hysteroskopie

Christine hatte seit Jahren schon sehr schwere Perioden; sie benutzte zwei Super-Tampons plus Binde gleichzeitig und musste selbst die am zweiten Tag der Periode noch jede halbe Stunde wechseln. Reisen wurden dadurch zum Problem; an manchen Tagen konnte sie nicht einmal einkaufen gehen. Eine leichte Ernährungsumstellung hatte nicht geholfen. Weitere Untersuchungen zeigten, dass sie viele sehr kleine Myome im Uterus hatte.

Christine wollte eine Hysterektomie möglichst vermeiden, deshalb versuchten wir eine Behandlung mit Gestagenen jeweils in den letzten beiden Wochen des Zyklus, insgesamt drei Monate lang.[31] Diese Behandlung verringert fast immer die Blutung, schlug aber in ihrem Fall nicht an. Auch eine Ausschabung konnte die Blutung nicht verringern. Ich überwies sie an einen Arzt, der eine sogenannte endometrische Ablation unter Verwendung eines Hysteroskops durchführte. Hysteroskopie ist eine Operationstechnik, bei der ein Spezialendoskop von der Vagina aus durch den Gebärmutterhals in den Uterus eingeführt wird, sodass man die Gebärmutterwand beobachten und operieren kann. Wenn der Chirurg die Technik sicher beherrscht, lassen sich submuköse Myome, das sind Myome, die in der Gebärmutterschleimhaut sitzen, damit entfernen. Bei dieser Methode, die unter Vollnarkose im Operationssaal durchgeführt wird, wird die Gebärmutterschleimhaut, also der Teil, der monatlich blutet, kauterisiert und entfernt; die Monatsblutungen hören dann auf oder sind nur noch sehr schwach. Die Methode funktioniert nicht immer, aber bei Christine hat sie wunderbar geholfen. Statt sich einen Monat von der Entfernung ihrer Gebärmutter erholen zu müssen, konnte sie das Krankenhaus einen Tag nach dem Eingriff bereits wieder verlassen. Da diese Behandlungsmethode von der Position der Myome abhängig ist, ist sie nicht für jede Frau geeignet, aber für manche ist sie eine sehr gute Möglichkeit.[32]

Embolisation der Gebärmutterarterie
Bei der Gebärmuttermyom-Embolisation werden in einer minimalinvasiven OP sandkorngroße Gelatine- oder Kunststoffpartikel in eine Arterie der Gebärmutter gespritzt. Dadurch wird die Blutversorgung des Myoms unterbunden, was es zum Schrumpfen bringt. Speziell ausgebildete interventionelle Radiologen führen unter lokaler Betäubung einen Katheter über die Vene in der Leiste ein. Nach ca. 10 Tagen ist die Patientin wieder normal belastbar. Die amerikanische Gesellschaft für interventionelle Radiologie berichtet, dass sich bei 85 bis 90 Prozent der auf diese Weise behandelten Frauen schwere Blutungen, Gebärmuttervergrößerung, Schmerzen oder häufiges Wasserlassen deutlich besserten oder ganz verschwanden. Daten vom Jahrestreffen dieser Fachgesellschaft zeigen, dass dieses Verfahren immer noch zu wenig verwendet wird (besonders in ländlichen Gegenden und in nicht spezialisierten Krankenhäusern), und das zwanzig Jahre nach Einführung und einer guten Sicherheitsbewertung samt kürzerem stationären Aufenthalt im Vergleich zur Hysterektomie.[33] Ein Wiederentstehen der Myome innerhalb von 10 Jahren ist selten, auch wenn genaue Langzeitdaten fehlen. Im Vergleich zu anderen Verfahren ist die Komplikationsrate niedrig. Einige sehr seltene Komplikationen gibt es gleichwohl, etwa Nierenversagen oder eine allergische Reaktion auf ein Blutverdünnungsmittel.[34]

Eine erfahrene Gynäkologenkollegin von mir hat die Embolisation bei sich selbst vornehmen lassen und ist hochzufrieden, und dass obwohl sie schon selbst etliche Myomoperationen und Gebärmutterentfernungen selbst vorgenommen hat. Das spricht für sich, meiner Meinung nach.

Magnetresonanztomografie-gesteuerte fokussierte Ultraschalltherapie (MRgFUS)

Im Herbst 2004 hat die FDA eine neue Technik zugelassen, Magnetresonanztomografie-gesteuerte fokussierte Ultraschalltherapie, die Magnetresonanztomografie zur Bildgebung von Gebärmuttermyomen und einen hochintensiven Ultraschall zu deren Erwärmung und Auflösung kombiniert. Für eine solche Behandlung ist das Myomgewebe geradezu prädestiniert, denn seine hohe Durchdringung mit Blutgefäßen leitet die hier entstehende überschüssige Hitze gut ab. Das Verfahren ist minimalinvasiv und lässt Gebärmutter und Eierstöcke intakt. Bei der Behandlung liegt die Patientin auf dem Bauch in einem Magnetresonanztomografen. Der Ultraschall erwärmt und zerstört das Myomgewebe. Das kann bis zu drei Stunden dauern. Zu den Nebenwirkungen gehören Blasen auf der Oberhaut, Krämpfe, Übelkeit und Schmerzen, die sich mit frei verkäuflichen Schmerzmitteln behandeln lassen. Studien zeigten, dass bei 70 Prozent der Frauen die Myome gänzlich reduziert werden, bei 20 Prozent ist aber eine weitere Operation innerhalb eines Jahres nötig. Laut FDA werden durch MRgFUS bei den meisten Frauen alle Symptome behoben, bei manchen kommt es allerdings auch zu einem Rückfall – samt Myomen. Deshalb empfehle ich allen betroffenen Frauen nach Möglichkeit eine Lebensstiländerung. (Dadurch wird der Hormonstoffwechsel so verändert, dass sich die Symptome auf natürliche Weise vermindern.) Dennoch halte ich die MRgFUS-Technologie für einen Riesenschritt. Wenn sie zu meiner Zeit schon vorgelegen hätte, dann hätte ich meine zugegebenermaßen große Zyste auf diese Weise entfernen lassen. Hinweis: Für Frauen mit Kinderwunsch ist die neue Methode mittlerweile auch freigegeben.

Myomenukleation (operative Entfernung der Myome)

Die Myomenukleation ist eine Operation, bei der die Myome entfernt werden, die Gebärmutter aber an Ort und Stelle belassen wird. Dank der chirurgischen Fortschritte der letzten zehn Jahre ist dies heute eine gute Alternative für alle Frauen, die ihre Organe behalten und Kinder haben wollen.

Viele meiner Patientinnen, die ihre Symptome durch Ernährungsumstellung restlos beseitigt haben, entscheiden sich trotzdem für die Myomenukleation, weil sie durch die Myome einen Bauch bekommen haben, der ihr Aussehen oder ihr Körpergefühl verändert. (So ging es mir auch.) Doch zunehmend werden Myome mit dem Laparoskop entfernt. Dabei wird ein kleines Teleskop minimalinvasiv durch die Bauchwand in die Beckenhöhle eingeführt. Das Verfahren ist vor allem für Myome geeignet, die kleiner sind als 6 Zentimeter. Aber das hängt vom Chirurgen ab. Auch gibt es Ärzte, die zunächst GnRH-Agonisten verschreiben, um die Myome zu verkleinern und den Eingriff zu erleichtern. Je kleiner das Myom, desto eher funktioniert die laparoskopische Methode.

Gloria war 45 Jahre alt, als sie zu mir kam. Sie hatte zwei Kinder; ihr Mann hatte sich sterilisieren lassen. Ihre Gebärmutter war vergrößert und voller Myome, die auf die Blase drückten, sodass sie auch nachts häufig zur Toilette musste. Ihre Periode war regelmäßig, Schmerzen hatte sie nicht. Die Hysterektomie, die ihr ein Gynäkologe empfohlen hatte, schien ihr entschieden zu drastisch, und sie wollte eine Myomenukleation. (Heute würde ich ihr MRgFUS empfehlen.) Diese Operation lehnte ihr Arzt allerdings »wegen ihres Alters« ab, was seine Vorurteile zeigte. Wie viele konventionell ausgebildete Gynäkologen war auch er der Meinung, Gloria brauche ihre Gebärmutter nicht mehr, weil sie über 40 Jahre alt war und keine Kinder mehr wollte. Die Myomenukleation, die bei Gloria dann doch durchgeführt wurde, befreite sie völlig von ihren Blasenproblemen. Sie konnte nachts wieder durchschlafen und war froh, dass sie ihre Gebärmutter behalten hatte.

Wenn die Lage oder die Größe eines Myoms eine Schwangerschaft gefährdet, ist die Myomenukleation eine gute Wahl. Man sagt den Patientinnen meist, während der Operation könnte sich die Notwendigkeit einer Hysterektomie ergeben. In meiner Praxis habe ich noch keinen Fall erlebt, in dem das nötig geworden wäre, auch wenn ich mit einer gesunden Patientinnenpopulation zu tun habe und mit erfahrenen gynäkologischen Chirurginnen und Chirurgen zusammenarbeite. Patientinnen, die weit weg wohnen und eine konservative Operation wünschen, überweise ich meist an Fachärzte für Sterilitätschirurgie, die sich auf die Wiederherstellung statt auf die Entfernung von Organen konzentrieren. Am besten sind immer die Spezialisten, die nicht nur qualifiziert und erfahren sind, sondern ihre Arbeit lieben und sich freuen, wenn sie es geschafft haben, die Funktionen der Unterleibsorgane wiederherzustellen.

Hysterektomie (operative Entfernung der Gebärmutter)

Hysterektomie ist die Behandlung, die Frauen mit Myomen überwiegend angeboten wird. Sie wird meist dann gewählt, wenn eine Frau monate- oder sogar jahrelange Blutungen hat, durch den Blutverlust anämisch geworden ist, einen Bauch bekommt, der »schwanger« aussieht, wegen starker Blutungen das Haus nicht mehr verlassen kann oder häufig urinieren muss, weil das Myom auf die Blase drückt.

Eine Hysterektomie kann in einzelnen Fällen die Lebensqualität verbessern, zumal wenn zuvor alle Alternativen erfolglos waren.[35] Wenn sich eine Frau aber nicht wirklich darauf vorbereitet und die Alternativen nicht bedacht hat, kann die Operation verheerende Folgen haben. Mit den Jahren habe ich festgestellt, dass die Frauen, die sich vor der Entscheidung für eine Operation gründlich mit den Alternativen auseinandergesetzt haben, mit dem Ergebnis sehr viel zufriedener sind (zur Vorbereitung auf Hysterektomien und zum Genesungsprozess siehe Kapitel 16). Leider gibt es aber in der Medizin die Tendenz, Krisensituationen herzustellen und Hektik zu verbreiten. So wird Frauen oft schon nach einer einzigen erschreckenden Blutung aufgrund eines Myoms geraten, sich so schnell wie möglich operieren zu lassen. Sie geraten dann durch ihre Ängste und das Drängen des Arztes oder der Familie unter Druck und stimmen zu, hätten aber durchaus noch warten können. Ich glaube, dass die Frauen, die ihre Entscheidung später bereuen, auch die sind, die keine Alternative zur Hysterektomie gesehen haben. Bevor sich eine Frau für eine bestimmte Behandlung entscheidet, sollte sie sich die Zeit nehmen, alle nötigen Informationen einzuholen und ihre Optionen sorgsam abzuwägen.

Franzi, eine 42-jährige Lehrerin mit einer Tochter, kam zu mir, weil sie sechs Monate lang Zwischenblutungen, zunehmende Krämpfe und leichte Schmerzen beim Geschlechtsverkehr gehabt hatte. Als ich sie untersuchte, stellte ich ein Myom von der Größe einer Grapefruit fest (ungefähr elf Zentimeter Durchmesser). Ich kannte Franzi schon seit vielen Jahren und hatte sie auch von ihrer Tochter entbunden. Sie unterrichtete an unterschiedlichen Schulen, ernährte sich nicht besonders gesund, war übergewichtig und mit einem Mann verheiratet, der in einem ungeliebten Beruf arbeitete und zu Depressionen neigte. Unter diesen Bedingungen entschied sie sich für eine Hysterektomie, bei der nur die Gebärmutter, aber nicht die Eierstöcke entfernt wurden. Sie wusste, dass es auch die Möglichkeit gab, das Myom zu entfernen und die Gebärmutter intakt zu lassen, aber ich konnte ihr nicht garantieren, dass die Krämpfe und die unregelmäßigen Blutungen dadurch verschwanden. Franzi war nicht bereit, sich die Zeit zu nehmen, um alternative Behandlungsmethoden auszuprobieren, und wollte sich auch nicht mit der möglichen Botschaft ihres Myoms beschäftigen. Die Vorstellung, keine Periode, Krämpfe und Schwangerschaftsängste mehr zu haben, war für sie sehr attraktiv. Die Operation verlief problemlos; sie konnte innerhalb von vier Wochen wieder arbeiten und normal leben. Sie hat ihre Entscheidung nie bereut oder überprüft. Damit steht sie beispielhaft für die Frauen, die in Kenntnis der Alternativen eine sehr klare Entscheidung getroffen haben.

- **Sexuelle Ansprechbarkeit:** Ungefähr die Hälfte aller Frauen, die eine Eileiterentfernung (oftmals zusammen mit der Gebärmutter zusammen) vornehmen lassen, entwickeln sehr schnell einen Testosteronmangel, weil die Produktion von Testosteron in den Eileitern ausfällt und die Androgene der Nebenniere weniger werden.[36] Die Häufigkeit einer sogenannten sexuellen Dysfunktion liegt bei 10 bis 40 Prozent. In Untersuchungen aus dem Vereinigten Königreich berichteten beispielsweise 33 bis 46 Prozent der Frauen von einer verminderten sexuellen Erregbarkeit nach der Entfernung von Gebärmutter und Eierstöcken.[37] Aber in der Maine Women's Health Study aus dem Jahre 1994 konnte eine derartig hohe Rate nicht festgestellt werden.[38] Holländische Forscher berichten, dass Frauen, die die Gebärmutter (nicht aufgrund von Krebs) haben entfernen lassen, eine höhere sexuelle Lust nach der OP aufweisen, und zwar unabhängig von der Operationsmethode. Von den Frauen, die vor der OP nicht sexuell aktiv waren, wurden es 53 Prozent wieder.[39] Ärztlicherseits wird die Verbindung zwischen einer Gebärmutterentfernung und der sexuellen Erregbarkeit oftmals nicht genug bedacht. Veränderungen diesbezüglich werden dann als eine Sache »nur im Kopf« abgetan.
  Auch wenn das Gehirn sicherlich das größte Sexualorgan des Körpers ist, ist doch auch wahr, dass bei einer Gebärmutterentfernung Nerven und Durchblutung in Mitleidenschaft gezogen werden, die für die sexuelle Erregung von Bedeutung sind. Eine meiner Patientinnen kam ursprünglich für die Einholung einer zweiten Meinung zu mir, nachdem ihr Arzt gefragt hatte, warum sie so an ihren Eierstöcken hänge (er wollte sie zusammen mit der Gebärmutter entfernen).
  Um ihm eine Ahnung der Bedeutsamkeit zu vermitteln, fragte sie ihn, warum er so an seinen Hoden hänge. Wie die meisten Frauen wissen, sind Körper und Geist eine Einheit. Und daher ist es ganz klar, dass wenn Frauen sich positiv mit ihren Unterleibsorganen verbunden fühlen, deren Entfernung ihr Sexualleben sowohl in biologischer als auch in psychologischer Hinsicht ändern kann.
  Wir wissen heute, dass die abnehmende Libido mancher Frauen nach einer Totaloperation eine physiologische Grundlage hat (ein gewisser Prozentsatz von Frauen berichtet von einem Anstieg der Libido nach einer Hyste-

rektomie). Die Forschung hat festgestellt, dass der Verlust der androgenen (männlichen) Hormone nach der Entfernung der Eierstöcke bei dem Verlust der Libido eine Rolle spielt. Selbst wenn die Eierstöcke intakt bleiben, erleben manche Frauen den Orgasmus nach der Hysterektomie anders, wahrscheinlich, weil bei ihnen Gebärmutterhals und Gebärmutter als Auslöser des Orgasmus fungieren. Da diese Frauen die tiefen rhythmischen Kontraktionen der Gebärmutter als sehr befriedigenden Teil des Orgasmus empfinden, können sie ihren Verlust als Veränderung erleben, als realen Verlust der Orgasmusqualität. Diese Erfahrung fehlt unter Umständen bei Frauen, die überwiegend durch Klitorisstimulation zum Orgasmus kommen.

Bei Frauen dagegen, die seit Jahren Schmerzen beim Geschlechtsverkehr hatten oder an Unterleibsschmerzen wegen Problemen mit Gebärmutter oder Eierstöcken litten, kann die Hysterektomie die Lebensqualität und die Qualität der sexuellen Erfahrung verbessern. 1986 hat der britische Primatenforscher Alan F. Dixson das genitale sensorische Ansprechen bei Marmosetten-Affen untersucht und gezeigt, dass es bei den Weibchen zwei Arten der sexuellen nervlichen Erregbarkeit gibt: Die eine wird durch die Stimulation der Klitoris und der Schamlippen ausgelöst, die andere durch die der Scheide und des Gebärmutterhalses. Dennoch kann für Frauen, die jahrelang Schmerzen beim Geschlechtsverkehr oder gesundheitliche Probleme mit Gebärmutter und Eierstöcken hatten, eine Hysterektomie Sexualleben und Lebensqualität verbessern.

Frauen, die nach einer Hysterektomie eine Abnahme des sexuellen Begehrens spüren oder an einem allgemeinen Energiemangel leiden, können ihre Libido mittels Hormonen wiedererlangen. Etwa mit Östrogen, Progesteron und/oder Testosteron. Nach meiner Erfahrung ist natürliches Testosteron auf Cremebasis am geeignetsten. Normalerweise werden 1 bis 2 mg täglich oder alle zwei Tage verschrieben. Die Creme ist rezeptpflichtig und muss vom Apotheker zusammengestellt werden. Manche Frauen finden auch durch DHEA Abhilfe. Die Standarddosis liegt bei 5 bis 10 mg ein- bis zweimal am Tag. Manche Frauen fühlen sich mit 25 bis 50 mg am Tag am wohlsten. Auch empfehle ich *Pueraria mirifica*, und zwar in einer Dosierung von 80 bis 100 mg zweimal täglich zusammen mit Jod, Vitamin B_{12} sowie methylierter Folsäure.

- **Klimakterium:** Die Entfernung der Gebärmutter allein führt bei Frauen, die noch einen Eisprung haben, nicht notwendig dazu, dass der Hormonspiegel auf das menopausale Niveau sinkt. Aber sie beendet immer die Menstruation und verändert die Blutversorgung der Eierstöcke. Das kann zu einem früheren Beginn des Klimakteriums führen. In einer Studie war das bei etwa 50 Prozent der Stichproben der Fall.[40] (Viele Frauen haben einige Monate nach einer Hysterektomie Hitzewallungen, auch wenn ihre Eierstöcke nicht entfernt wurden. Dasselbe Phänomen kann auch nach Operationen auftreten, bei denen nur ein Eierstock entfernt wurde. Es dauert manchmal eine Weile, bis ein Eierstock sich nach der Operation »erholt« hat bzw. die Funktion des entfernten zweiten Eierstocks mit übernimmt.) Einige Anzeichen sprechen für einen früheren Beginn von Osteoporose bei Frauen, die eine Hysterektomie hatten, auch in den Fällen, in denen die Eierstöcke nicht entfernt wurden. Und natürlich kann alles, was die Funktion der Eierstöcke schädigt, zu einer verminderten Libido führen.

- **Probleme beim Urinieren:** Nach einer Hysterektomie steigt die Wahrscheinlichkeit späterer stressbedingter Harninkontinenz, denn die Nerven, die die Blase stimulieren, liegen sehr dicht an der Gebärmutter und können während der Hysterektomie leicht beschädigt werden.[41]
- **Herzkrankheiten:** Manche Untersuchungen haben gezeigt, dass die Entfernung der Eierstöcke vor der Menopause negative Auswirkungen auf die Herzkranzgefäße haben kann (das Durchschnittsalter für die Menopause liegt bei 52 Jahren[42]). Negative Auswirkungen einer Entfernung der Eierstöcke nach dem Klimakterium sind ebenfalls möglich, weil die Eierstöcke auch nach der Menopause noch Hormone produzieren.[43]
- **Nach den Wechseljahren:** Die Hormontherapie der Natur: Myome schrumpfen oft drastisch, wenn die Menopause einsetzt (normalerweise zwischen 50 und 52 Jahren). Frauen mit Myomen haben oft erst mit Mitte bis Ende vierzig Symptome, also in dem Alter, in dem auch die meisten Hysterektomien gemacht werden. Wenn es einer Frau lieber ist, lässt sich die Hysterektomie durch eine Kombination von Ernährungsumstellung, Gestagenbehandlung und Stressreduzierung, Bewegung und einer gewissenhaften Beobachtung vermeiden. Nach den Wechseljahren kann im Prinzip jede Hormonersatztherapie das Wachstum von Myomen wieder anregen, doch normalerweise sind die Hormonmengen zu gering, als dass sie zu Problemen führen.

Myome natürlich heilen
Siehe dazu das Programm für ausgeglichene Hormone und einen entspannten Unterleib in Kapitel 5.

Berichte von Frauen

Myome kommen wie alle anderen Störungen nicht aus dem Nichts. Wenn Sie bereit sind, auf die Botschaften Ihrer Gebärmutter zu hören und dadurch in Kontakt mit ihr zu kommen, haben Sie bereits den ersten Schritt zur

Heilung gemacht, statt nur die Symptome zu verdecken oder zu beseitigen. Wenn Sie im Kontakt mit den Botschaften Ihrer Gebärmutter sind, können Sie die Behandlung wählen, die für Sie die beste ist. Das Behandlungsspektrum reicht von der Operation bis zur Diät. Viele Frauen können das Entstehen ihrer Myome auf den Beginn verbaler Misshandlung durch den Partner, berufliche Belastungen oder andere Probleme in den Beziehungen zur Außenwelt zurückführen. Wenn Sie diese Bereiche innerlich durcharbeiten, lassen sich oft neue Wege finden, mit diesen Situationen umzugehen.

Shirley: Myome und Kreativität

Shirley, eine Krankenschwester Mitte vierzig, hatte unregelmäßige Perioden und schwere Menstruationsblutungen. Bei ihrer Jahresuntersuchung wurde ein kleines Myom festgestellt. Ein Jahr zuvor war sie wegen einer Essstörung und Co-Abhängigkeit in Behandlung gewesen. Als ich die Myome diagnostizierte, stand sie vor der Entscheidung, ob sie ihren gut bezahlten, aber sehr einschränkenden Verwaltungsposten aufgeben und wieder in die Krankenpflege zurückgehen sollte oder nicht.

Ich schlug ihr eine fettarme, ballaststoffreiche Diät und Rizinusölpackungen vor und empfahl ihr, darüber nachzudenken, was sie wirklich tun wollte und was für sie befriedigend wäre. Dabei erkannte sie, dass ihre jetzige Arbeit ihre Kreativität erstickte. Sie fragte ihren Körper nach seiner Botschaft und bat ihn, ihr diese in Träumen oder in der Meditation zu offenbaren. Nach mehreren Monaten sagte sie: »Ich habe gelernt, mich durch die Rizinusölpackungen, die Meditation und die Therapie mit heilender Energie und Liebe zu umgeben.«

Sie hatte eine Reikitherapie gemacht, eine Form der Energiebehandlung, die der heilenden Berührung ähnelt und durch Handauflegen heilt. Zwei Wochen nach ihrer Untersuchung berichtete sie: »Ich hatte eine Vision, in der meine Masseurin eine kugelige Form aus meinem Bauch hob. Sie ließ mich daran ziehen, und ich hatte etwas in der Hand, was etwa so aussah wie die kleinen Kletten, die einem im Wald immer an den Socken hängenbleiben. Es hatte genau 45 Häkchen (Shirley war 45 Jahre alt). Diese Form, die Klette, stellte mich dar und meinen Hang, mich auf ungesunde Weise an etwas zu klammern. Sie symbolisierte mein Klammern an die Arbeit und an Menschen, durch die ich Erfüllung zu finden versuche.

Aus meinen Träumen und Meditationen habe ich inzwischen gelernt, dass das Gewächs in der Gebärmutter eine physische Manifestation meiner erstickten Kreativität war, die sich durch meine Abhängigkeit von anderen nie voll ausdrücken konnte. Der emotionale und physische Heilungsprozess hat das Myom verkleinert und mir zu einem kreativeren, befriedigenden Aufgabengebiet in der Patientenversorgung verholfen.« Bei ihrer Nachuntersuchung nach drei Monaten war die Gebärmutter sehr viel kleiner geworden; ich konnte kein Myom mehr feststellen.

Mascha: Beziehungen ohne Unterstützung
Die Massage-Therapeutin Mascha kam 1986 zu mir. Sie war damals 41 Jahre alt und wollte eine zweite Meinung wegen ihrer Myome einholen. Ihre Gebärmutter war nur mäßig vergrößert, etwa auf die Größe einer Gebärmutter in der zwölften Schwangerschaftswoche, und sie hatte keine Symptome. Trotzdem hatte ihr Gynäkologe ihr eine Hysterektomie empfohlen. Auch ihrer Mutter war die Gebärmutter wegen Myomen entfernt worden.

Mascha wollte die Operation vermeiden. Sie hatte sich seit Jahren durch übermäßiges Essen und Beziehungen zu misshandelnden Männern selbst malträtiert. Sie hatte dreimal abgetrieben, Kinder hatte sie nicht. Bei ihrem ersten Besuch hatte sie bereits eine makrobiotische Diät angefangen, um das Myomwachstum zu stoppen.

Bei der Ultraschalluntersuchung konnte ich nichts weiter feststellen und bestätigte daher Maschas Entscheidung, ihre Myome mit Ernährungsumstellung zu behandeln. Da sie sehr weit weg wohnte, sagte ich, sie solle sich alle sechs Monate von ihrem Gynäkologen untersuchen lassen. Aufgrund ihrer Einsicht in ihre Verhaltensmuster war ich der Meinung, sie sollte Alternativen zur Operation ausprobieren. Zu Hause hielt sie sich an ihren Behandlungsplan.

Vier Jahre später kam sie wieder zu mir. Sie hatte jetzt sehr starke Blutungen, und ihr Gynäkologe hatte ihr dringend zur Operation geraten. Sie nahm an dem Zwölf-Schritte-Programm der Anonymen Sex- und Liebessüchtigen teil und erzählte, dass sie sich gerade aus einer sehr ungesunden, vierjährigen Suchtbeziehung gelöst hätte. Von dieser Beziehung war sie immer noch völlig absorbiert, obwohl beide Teile sich einig waren, dass sie beendet war. Sie sagte, sie könne allmählich erkennen, dass »ich mit der ganzen Wut, die ich auf meinen früheren Freund gerichtet habe, nur vermieden habe, an mir, meinen Gefühlen und meiner Vergangenheit zu arbeiten«.

Jetzt fing sie an, die Verantwortung für ihr Leben und ihre Situation zu übernehmen und sich selbst zu heilen. Durch diese Arbeit erkannte sie, dass sie seit ihrer Kindheit, die von ihrem alkoholabhängigen Vater geprägt war, nur gestörte Beziehungen eingegangen war. Sie gestand sich ein, dass sie immer wieder Dramen inszeniert hatte, um das Vakuum ihrer abgestorbenen Gefühle zu füllen und ihre mangelnde Verbindung zum eigenen Körper zu kompensieren.

Mascha fing gerade an, die starke Verbindung zwischen ihren Beziehungen und ihrem Selbstgefühl zu erkennen und zu begreifen, wie sie sich körperlich manifestierte. Sie wusste, dass nicht alle Aspekte ihres Myoms mit der Ernährung zusammenhingen, benutzte aber das Essen, um ihre Gefühle zu verbergen. Bei ihrer Genesung kam sie Schritt für Schritt mit ihrem inneren Wissen in Kontakt.

Als sie 1992 wieder zu mir in die Praxis kam, war die Größe ihres Myoms stabil geblieben; sie hatte regelmäßige Blutungen. Sie war in einem Stadium der Heilung, das für manche Frauen, wenn auch nicht für alle, nötig ist: Sie musste sich eine Zeit lang von Männern zurückziehen und war dann überwiegend mit Frauen zusammen. Bei jedem Besuch war sie zentrierter, positiver und stärker. Sie hatte erkannt, dass ihr Myom ein Signal war, das sie in ihr eigenes Leben zurückgerufen hatte.

Louise: Kinder und Verlust

Louise ist eine Frau, die bereit ist, sich partnerschaftlich an ihrer Gesundheitsversorgung zu beteiligen und sich nicht scheut, ihre Meinung zu sagen. Sie arbeitet als Produzentin beim Rundfunk. Louise kam zu mir, weil sie sich vergewissern wollte, ob die Hysterektomie wirklich die einzige Behandlungsmöglichkeit für ihr Myom sei. Sie hatte das Myom bekommen, kurz nachdem ihre zweite Tochter das Haus verlassen hatte, um auf eigenen Wunsch in ein Internat zu gehen. Nach der Konsultation bei mir schrieb sie den folgenden Brief an den Gynäkologen, der ihr die Hysterektomie empfohlen hatte.

Lieber Dr. …
auf Ihren Rat hin habe ich eine zweite Meinung über die Hysterektomie wegen des Myoms eingeholt. Ich möchte Ihnen die Geschichte erzählen, die ich erlebt habe, in der Hoffnung, dass Sie in Zukunft einen weniger engen und konventionellen Ansatz in der Behandlung anderer Frauen mit Myomen praktizieren.
Als Erstes fiel mir auf, wie hilflos ich mich bei Ihrer Empfehlung der Operation gefühlt habe. Plötzlich fing ich an, mich für krank zu halten. Aber mein Herz sagte: »Nein, du hast nichts Schlimmes.« Also folgte ich der Stimme meines Herzens. Ich las alles über Myome, was mir in die Hände fiel, vor allem Bücher und Aufsätze, in denen Alternativen zur Operation erklärt wurden.[44] Ich habe erfahren, wie viele überflüssige Hysterektomien durchgeführt werden, und ich habe mich über die schweren und oft langfristigen Folgen informiert.

Selbst das wenige, was es an Forschungen über die Funktion der Gebärmutter, vor allem die postklimakterische, gibt, zeigt, dass sie für die gesamte Gesundheit wesentlich ist. Synthetische Hormone können die hervorragenden Funktionen der weiblichen Organe nicht ersetzen.
Das bestärkte mich in meiner Entschlossenheit, meine Gebärmutter zu behalten – übrigens nicht nur aus physischen Gründen. Sie haben mich nicht gefragt, wie ich mich fühle, was mit meiner Familie und meinem Leben los ist und welchen Einfluss eine Hysterektomie darauf haben könnte.
Meine beiden Töchter sind innerhalb eines Jahres von zu Hause weggegangen, die 19-Jährige zum Studium, die 15-Jährige auf eigenen Wunsch in ein Internat. Ich unterstütze sie, aber gleichzeitig bedeutet es für eine Mutter eine große Umstellung, wenn beide Kinder so schnell hintereinander das Elternhaus verlassen. Meine Kinder, die aus meiner Gebärmutter kamen, sind gegangen, und da sagen Sie mir, ich sollte mir jetzt auch die Gebärmutter entfernen lassen! Nein, danke. Die gebe ich im Moment keinesfalls her und habe es auch später nicht vor. Wenn ich eine lebensgefährliche Erkrankung der Gebärmutter hätte, würde ich möglicherweise anders denken.
Für Sie mag das bizarr klingen, aber ich bin fest davon überzeugt, dass wir zu den Krankheiten des Körpers selbst beitragen. Umgekehrt heißt das aber auch, dass wir auch dazu beitragen können, den Körper zu heilen. Ich bitte Sie, sich ein wenig mehr Zeit für Ihre Patientinnen zu nehmen und sich die ganze Geschichte erzählen zu lassen. Wenn ich Ihren Rat nicht angezweifelt hätte, wäre auch ich vielleicht heute ein Beispiel für eine überflüssige Hysterektomie. Vielleicht wäre es bequemer gewesen, die schweren Blutungen loszuwerden, aber der Preis – finanziell in Form von verlorener Arbeitszeit, langfristiger Hormonbehandlung und langfristigen psychischen Schäden – wäre zu hoch.
Bitte erklären Sie Ihren Patientinnen in Zukunft alle Möglichkeiten, und geben Sie ihnen die Zeit, darüber nachzudenken.
Mit freundlichen Grüßen Louise T.

Louises Gynäkologe ist keine Ausnahme. Wir lernen in unserer Ausbildung nicht, auf das einzugehen, was die Patientinnen über die Bedeutung ihrer Krankheiten zu sagen haben. Dr. Larry Dossey hat in seinem Buch *Meaning and Medicine* die Geschichte des Patienten Frank erzählt, der mit Schmerzen im Brustraum auf der Intensivstation für Herzkranke lag. Frank konnte seinen Herzschlag je nach der Bedeutung verändern, die er dem Schmerz zuschrieb. Sobald er den Schmerz als Herzanfall interpretierte, bekam er Angst; er hatte augenblicklich sein geschädigtes Herz, die verstopften Blutgefäße, den Verlust seiner Arbeit und die Möglichkeit eines neuen Anfalls vor Augen. Sobald er den Schmerz aber als Muskelschmerz oder Verdauungsstörung interpretierte, war er erleichtert; der Herzschlag normalisierte sich. Dossey stellte fest, dass Franks Herzmonitor als »Bedeutungsmesser« funktionierte. Dasselbe gilt für Myome.

Sieben Monate nach ihrer ersten Konsultation hatte Louise eine Stelle in einem anderen Staat angenommen und arbeitete an einer Rundfunkstation, die ihre Leistung wirklich würdigte. Sie hatte erkannt, wie viel sie beim Auszug ihrer Töchter verloren hatte, und sich die Zeit genommen, darüber zu trauern. Bei den Vorstellungsgesprächen in der fremden Stadt war ihr klar geworden, dass ihre Ehe schon seit Jahren unbefriedigend war. Im Grunde waren sie und ihr Mann nur noch wegen der Kinder zusammen. Sie ließ sich in gegenseitigem Einverständnis von ihrem Mann scheiden. Danach fand sie einen neuen Partner, was sie sich vorher nicht im Traum hatte vorstellen können und nie angestrebt hatte. Diese Beziehung stellte sich als ausgesprochen sinnlich und wichtig heraus. Sie hatte ihre Ernährung umgestellt und aß keine Milchprodukte mehr. Bei der Untersuchung zeigte sich, dass ihr Myom fast völlig verschwunden war. Im Grunde hatte sie die komplette Energie im ersten und zweiten Chakra verändert.

Paula: Myome und Abtreibung

Gelegentlich habe ich Patientinnen, deren Myome in Beziehung zu einer oder mehreren Abtreibungen stehen. Wenn ich von Beziehung spreche, meine ich nicht einen »ursächlichen Zusammenhang«. In zahllosen Studien ist immer wieder festgestellt worden, dass eine Abtreibung sich nicht negativ auf den Körper auswirkt. Wenn Frauen überhaupt nach einer Abtreibung Probleme bekommen, dann stehen sie in Verbindung mit der Bedeutung, die die Abtreibung für sie und für die Gesellschaft hat, in der sie leben.

Paula kam 1987 zu einer Routineuntersuchung in meine Praxis. Sie war 36 Jahre alt und kinderlos, hatte aber als Jugendliche und zwischen zwanzig und dreißig insgesamt drei Abtreibungen gehabt. Die Umstände dieser Abtreibungen sind mir nicht bekannt; sie selbst sprach ganz selbstverständlich darüber. Mit Anfang dreißig hatte sie Myome bekommen und fünf Jahre lang an Unterleibsschmerzen gelitten. Jetzt fühlte sie sich gesund und wohl, was sie mit der folgenden Geschichte in Zusammenhang brachte: »Ich hatte zunehmend mehr Probleme mit Zwischenblutungen und Unterleibsschmerzen. Da ich mich weder operieren lassen noch Hormone nehmen wollte, ging ich zu einem indianischen Heiler. Er sagte, ich müsse den Geist der Wesen freisetzen, die vor den Abtreibungen bei mir gewesen sind. Er führte ein Befreiungsritual durch, bei dem ich buchstäblich sehen und fühlen konnte, wie weiße Flügel aus meinem Bauch kamen und fortflogen. Ich habe stundenlang vor Kummer und Erleichterung geweint. Danach wurde meine Periode wieder normal, und ich habe nie mehr Schmerzen gehabt.«

Paulas Geschichte ist ein drastisches Beispiel dafür, wie heilend die Freisetzung von Gefühlen sein kann. Ich stellte bei der Untersuchung zwar immer noch ein etwa faustgroßes Myom fest, aber das musste nur regelmäßig beobachtet werden. Paula sagte, es sei für sie sehr erleichternd, diese Geschichte einer Ärztin erzählen zu können; die meisten Ärztinnen und Ärzte würden darüber doch nur lachen und sie für verrückt halten. Genau das ist natürlich der Grund, warum Ärzte selten Geschichten hören, in denen es um Wunder und Heilung geht. Sie kommen häufig vor, werden aber geheim gehalten, weil Mediziner sie so oft mit Geringschätzung und Herablassung behandeln.

Im Unterschied zur bloßen Symptombehandlung oder Beruhigung der psychischen Ängste gehört zur wahren Heilung die Transformation unseres Energiefeldes und Bewusstseins. Bei den Frauen, von denen ich hier erzählt habe, war die Heilung zum Teil auch deshalb möglich, weil sie individuell ihrem Myom, ihren Blutungen oder anderen Symptomen eine Bedeutung gegeben haben. Danach vollzogen sie den nächsten Schritt. Sie versicherten sich ihrer inneren Unversehrtheit und machten sich dann daran, diese auch im Alltag zu zeigen. Sie können das auch!

VII

Die Eierstöcke

... ihr Lied kommt aus dem Wissen von los ovarios, ein Wissen aus der Tiefe ihres Körpers, aus der Tiefe ihres Geistes, aus der Tiefe ihrer Seele.

Clarissa Pinkola Estés

Vom Standpunkt der Energiemedizin sind die Eierstöcke das weibliche Gegenstück zu den männlichen Hoden, die ja umgangssprachlich auch als »Eier« bezeichnet werden. Die Hoden stehen für die männlichen Leistungen in der Außenwelt. Bei Frauen spielt die Energie der Eierstöcke beim Schritt in die männerdominierte Außenwelt eine Rolle. Sie sollten die Männer nicht einfach imitieren, weil die Eierstöcke und deren Energiefelder von der Außenwelt negativ beeinflusst werden können. Um gesund zu bleiben, müssen Frauen lernen, ihre Eierstockenergie auf eine Weise einzusetzen, die das Leben fördert.

Die Eierstöcke repräsentieren die tiefste und individuellste Kreativität, das Potenzial, das nur durch uns in die Welt gesetzt werden kann, das uns hilft, in der Welt und außerhalb der eigenen Person etwas neu zu erschaffen. Biologisch betrachtet, sendet das Ei beim Eisprung ein Signal aus, mit dem das Sperma angezogen wird. Es macht sich nicht aktiv auf den Weg, um das Sperma zu finden, sondern wartet darauf, dass es zu ihm kommt. Das biologische Geschöpf, das dann entsteht, der Embryo, hat ein eigenes Leben und Bewusstsein und ist mit der Mutter zugleich verbunden und von ihr getrennt. Obwohl Wachstum und Entwicklung des Embryos zutiefst von der Mutter beeinflusst werden, verlaufen sie doch auch unabhängig von ihr. Eine Mutter kann den Embryo nicht durch Willenskraft zur schnelleren Entwicklung zwingen (obwohl terminierte Geburten und Kaiserschnitte zunehmend den natürlichen Fluss unterbrechen, was oft sinnvoll ist, aber auch Nachteile hat, s. Kapitel 12), genauso wie sie nicht bestimmen kann, wann ihr Kind geboren wird. Nach der Geburt muss sie akzeptieren, dass ihr »Werk« ein eigenes Leben und eine eigene Persönlichkeit hat und haben wird, obwohl sie es aus ihrem Fleisch und Blut geschaffen hat.

Dasselbe gilt für sämtliche kreativen Werke, die aus dem tiefsten Selbst, aus dem Wissen der Eierstöcke entstehen: Ob Kinder, Bücher oder Kunstwerke, alle haben ihr eigenes Leben; wir sind zwar für ihren Ursprung und ihr Wachsen verantwortlich, können sie aber letztlich nicht kontrollieren. Solch tiefe Kreativität lässt sich nicht erzwingen. Sie braucht Zeit und Raum, damit sie sich ihrem eigenen inneren Rhythmus gemäß entwickeln kann. Wie bei der biologischen Mutterschaft müssen Frauen auch für die Individualität, die eigenen Energien und Impulse ihrer Schöpfungen offen sein, ohne zu versuchen, sie in vorher festgelegte Formen zu pressen. Der Schlüssel zum Verständnis der Energie der Eierstöcke liegt in der Fähigkeit, der eigenen Kreativität nachzugeben, zu akzeptieren, dass sie nicht mit dem Verstand kontrolliert werden kann. Wir müssen der kreativen Kraft gestatten, sich in und durch uns zu entwickeln. Das heißt nicht, dass wir untätig herumsitzen und warten sollen, bis wir »schon irgendwie« kreativ werden. Wir sollten die Kraft unseres zweiten Chakras nutzen, um die Menschen, Orte oder Umstände, die uns zu mehr Sicherheit und Unterstützung im Hinblick auf unsere Kreativität (dazu gehören auch Kinder) verhelfen oder anziehen bzw. finden.

Unsere Gesellschaft versucht, die Kreativität durch den Zwang zur Einhaltung von Terminen (die im englischen Sprachraum als »deadline« bezeichnet werden und somit das Wort dead = tot enthalten, was darauf verweist, dass Termindruck die Kreativität buchstäblich »umbringen« kann), Kontingenten und eines bestimmten Produktivitätsniveaus unter Kontrolle zu bringen. Eine meiner Kolleginnen, die ihre Eierstöcke immer sehr gesund erhalten hat, arbeitet als Forschungsassistentin. Jedes Mal, wenn sie in einem neuen Labor anfängt, bekommt sie vom Laborleiter genaue Anweisungen und Richtlinien. Einmal sollte sie zum Beispiel eine künstliche Zelle, ein sogenanntes Liposom, produzieren. Sie hielt sich an die vorgegebenen Anweisungen, führte die Experimente entsprechend durch und versuchte unter Einsatz all ihres Willens und ihres ganzen Verstands, das Experiment zu erzwingen und zu kontrollieren – erfolglos. Daraufhin ließ sie die spezifischen Anweisungen des Laborleiters beiseite und fragte sich: »Was will ich in dieser Situation eigentlich erfahren? Wie kann ich mithilfe dieses Experiments mehr über einen Aspekt des Lebens herausfinden? Was kann ich damit über die Zellen lernen?« Mit solchen Fragen öffnete sie sich für das gesamte Potenzial des Experiments im umfassendsten Sinne und konnte dadurch Experimente entwickeln, die weit mehr Informationen erbrachten als ursprünglich angenommen. Das Endergebnis entsprach nie genau dem, was der Laborleiter gewünscht hatte, war aber meist weit wertvoller und wichtiger. Bei dem Liposom-Experiment zum Beispiel entwickelte sie nicht nur ein künstliches Zellmodell, sondern ein Forschungsdesign, aus dem sich möglicherweise ein Impfstoff gegen eine schwere Krankheit entwickeln lässt. Außerdem führte dieser Prozess regelmäßig dazu, dass die Laborleiter, die von den Ergebnissen begeistert waren, ihr gestatteten, ihre eigenen Experimente ohne Anweisungen von außen zu entwickeln. Ihre wissenschaftliche Arbeit war brillant. Das Festhalten an ihrem tiefsten kreativen Wissen führte zu Ergebnissen, die allen Beteiligten zugutekamen. Das ist ein Beispiel für weibliche Kreativität, wie sie sein sollte. (Und natürlich gibt es dieses auch bei Männern. Sie verwenden aber eher den Ausdruck »spontane Eingebung« und nicht Bauchgefühl.) Jede Frau kann diese Kreativität in ihr Leben und ihre Arbeit integrieren, wenn sie sowohl im Auge behält, wie eine bestimmte Aufgabe mit anderen verbunden ist, als auch ihre eigene Verbundenheit mit anderen Menschen und Dingen berücksichtigt und darauf achtet, wie eine Handlung eine Brücke zu einer anderen schlagen oder weitere hervorbringen kann.

Weil viele Frauen, wie wir im letzten Kapitel gesehen haben, oft Probleme mit den Eierstöcken und zugleich mit der Gebärmutter bekommen, ist es sinnvoll, die verschiedenen Ebenen, für die sie stehen, zu betrachten. Vom Prinzip her ist die Energie der Eierstöcke dynamischer und wechselhafter als die der Gebärmutter. Das liegt daran, dass die Reifezeit eines Eis nur einen Monat (einen Mondumlauf) beträgt, die eines Fötus indessen neun Monate (Mondumläufe). In den fruchtbaren Jahren entlassen gesunde Eierstöcke jeden Monat einen neuen Samen, und wenn diese dynamische Energie unsere Aufmerksamkeit einfordert, dann können sie sich schnell verändern. Eine große Eierstockzyste etwa kann unter den richtigen Umständen innerhalb von Tagen entstehen. Obwohl die Gesundheit der Gebärmutter unmittelbar mit dem Glauben einer Frau an sich selbst zusammenhängt, steht die der Eierstöcke in Zusammenhang mit der Beziehung zu anderen und der äußeren Welt. Die Eierstöcke reagieren stärker, wenn sich eine Frau von anderen kontrolliert oder kritisiert wird – oder selbst dazu neigt.

Anatomie

Die Eierstöcke sind kleine, längliche, perlmuttfarbene Organe, die direkt unter den Eileitern auf beiden Seiten der Gebärmutter liegen. Sie sind von einer dünnen Schicht Bindegewebe umgeben, dem »breiten Gebärmutterband« (Ligamentum latum uteri). Die Eierstöcke produzieren Eier. Die meisten Eier, die eine Frau je in ihren Eierstöcken haben wird, hat sie mit 20 Wochen als Fötus im Mutterleib: etwa 20 Millionen! Obwohl nun schon der Abbau der Eier einsetzt, haben alle Frauen mehr Eier, als sie je brauchen. Und auch wenn man lange davon ausging, dass der Eierstock eines Säugetiers nach der fötalen Phase keine neuen Eier mehr bilden kann, deutet neuere Forschung möglicherweise auf etwas anderes hin. Im Jahr 2017 entdeckte ein Forscherteam unter der Leitung von Dr. Evelyn Telfer von der Universität Edinburgh, dass Biopsien von Eierstöcken junger Frauen mit Hodgkin-Lymphom, die das Chemotherapeutikum AVBD eingenommen hatten, eine zwei- bis viermal höhere Eizelldichte aufwiesen als gesunde Frauen gleichen Alters – und das, obwohl eine Chemotherapie normalerweise oft Fruchtbarkeitsprobleme nach sich zieht.[1] Doch die Eizellen sahen jünger aus, was darauf hindeutet, dass sie neue Eizellen gebildet haben könnten (obwohl dies nicht schlüssig bewiesen wurde). Für mich hat dies mit etwas zu tun, das wir in der Natur häufig beobachten können. Wenn man z.B. einen Baum beschneidet oder die Wurzeln einer blühenden Glyzinie stört, treibt die Pflanze in der nächsten Saison sehr oft viele neue Blüten oder Blätter aus. Es könnte sein, dass die Todesgefahr (Chemo bei einer jungen Frau, Beschneidung bei einem Baum) ein Überlebenssignal auslöst, das den Organismus dazu treibt, sich schnell zu vermehren.

Dr. Telfer und ihr Team machten noch eine weitere wichtige Entdeckung, als sie im Labor erstmals voll ausgereifte menschliche Eizellen gewinnen konnten.[2] Die Forscher entnahmen zehn jungen Frauen, die sich einem freiwilligen Kaiserschnitt unterzogen, Eierstockbiopsien. In das biopsierte Gewebe wurden unreife Eizellen eingebettet, die die Forscher dann in den folgenden drei Wochen im Labor in mehreren Schritten heranzogen. Dies führte zur Entwicklung von 32 voll ausgereiften Eizellen, obwohl es weiterer Forschung bedarf, um zu bestimmen, ob die entstandenen Eizellen normal bleiben und tatsächlich befruchtet werden können. Die Forscher sind jedoch zuversichtlich, da dies in Studien mit Mäusen bereits gelungen ist. So meldeten japanische Wissenschaftler 2016 die erste Geburt gesunder Mäusebabys, die aus im Labor gezüchteten künstlichen Eizellen stammten.[3] Dazu entnahmen die Forscher Stammzellen von Mäusen und züchteten daraus reife Mäuseeier im Labor. Anschließend befruchteten sie diese und implantierten die entstandenen Embryonen in weibliche Mäuse, was zu mehreren gesunden Lebendgeburten führte, auch wenn die Erfolgsquote insgesamt gering war. Die Auswirkungen all dieser Ergebnisse sind bemerkenswert. Nicht nur, dass Frauen, die sich einer Chemotherapie unterziehen, möglicherweise ihre

Fruchtbarkeit wiedererlangen können, auch eine Vielzahl neuer Fruchtbarkeitsbehandlungen könnte sich aus dem ergeben, was wir jetzt über den Eierstock und seine Funktionsweise wissen.

Andere Forschungsarbeiten über menschliche Eizellen – hier von Joe Nadeau, Forschungsleiter am Pacific Northwest Research Institute – haben erste Hinweise darauf erbracht, dass die Eizellen auswählen, welche Spermien sie befruchten sollen, indem sie Spermien mit ungeeigneten Genen aussortieren. Spermien hingegen haben offenbar nicht dieselbe Fähigkeit.[4] Entdeckungen wie diese sind Inspiration, führen sie doch zu einer ganz neuen und positiveren Sicht auf unsere Eierstöcke und ihre Eier.

Etwa vom 14. Lebensjahr an (manchmal früher, manchmal später) produzieren die Eierstöcke ungefähr einmal im Monat ein Ei. Nach der ersten Menstruation dauert es normalerweise zwei bis drei Jahre, bis der Eisprung regelmäßig wird, und umgekehrt braucht es auch im Klimakterium ein paar Jahre, bis die Ovulation ganz aufhört. Da bei jedem Eisprung eine kleine Zyste im Eierstock entsteht, ist es relativ normal, dass die Eierstöcke kleine zystische Bereiche aufweisen, die entweder auf ein sich entwickelndes Ei oder einen kurz zuvor erfolgten Eisprung zurückgehen. Bei der monatlichen Eientwicklung bildet sich eine Nährflüssigkeit, die das Ei vom Eierstock abkapselt. Dieser mit Flüssigkeit gefüllte Bereich, der auch als Zyste bezeichnet wird, ist physiologisch bedingt und völlig normal, aber viele Frauen wissen das nicht. Beim Eisprung, wenn das Ei freigesetzt wird und in den Eileiter wandert, platzt die Zyste auf und die sogenannte Follikelflüssigkeit wird mit dem Ei in die Gebärmutter gespült.

Nach dem Eisprung entwickelt sich eine weitere kleine Zyste an dem Ort, an dem das Ei gesessen hat, die als Corpus luteum bezeichnet wird und Progesteron ausschüttet. Das Corpus luteum wird nach und nach wieder vom Eierstock absorbiert. Oft kommt es vor, dass sich mit der beginnenden Entwicklung eines Eis die kleine Zyste bildet, ohne dass es in diesem Eierstock zum Eisprung kommt. Die Zyste bleibt dann noch eine Weile bestehen. Dieser monatliche Prozess der Eireifung und Zystenbildung erklärt, warum Frauen während der fruchtbaren Jahre praktisch immer kleine, mit Flüssigkeit gefüllte Eierstockzysten haben.

Bei jeder Ultraschalluntersuchung zur Abklärung chronischer Schmerzen, Myome oder anderer Probleme werden auch die Eierstöcke untersucht. Dabei kann man diese Zysten erkennen. Zysten von etwa 1 bis 3 Zentimeter Länge sind so gut wie immer normal, weil die Produktion kleiner Zysten, die entstehen und verschwinden, zur normalen Aufgabe der Eierstöcke gehört: der Reifung von Eiern, kleinen Zysten oder, im Sprachgebrauch der Energiemedizin, frischen Ideen mit einem großen Potenzial. Die Eierstöcke produzieren auch das ganze Leben hindurch Hormone, einschließlich Östrogene, Progesteron und Androgene. Die Menge verändert sich mit dem Alter (was nicht notwendig bedeutet, dass sie sich verringert). Noch bis vor etwa zwanzig Jahren wurde angenommen, die Androgene, also die Hormone, die die Libido beeinflussen, würden ausschließlich von der Nebenniere produziert, der endokrinen Drüse, die auf dem oberen Pol der Niere aufsitzt. Aber mittlerweile haben zahlreiche Untersuchungen belegt, dass die Eierstöcke vor wie nach der Menopause Androgene in signifikanter Menge produzieren, möglicherweise sogar 50 Prozent der Gesamtmenge.[5]

Bis vor Kurzem ging man auch davon aus, dass die Eierstöcke ihre Funktion mit der Menopause verlieren, aber mittlerweile wird ihre Rolle in der zweiten Lebenshälfte neu bewertet. Einigen Untersuchungen zufolge sollten die Eierstöcke nicht operativ entfernt werden, da sie noch mehrere Jahrzehnte nach der Menopause Steroidhormone produzieren können.[6] Auch wenn Teile der Eierstöcke etwa ab dem 30. Lebensjahr allmählich kleiner werden und sich ihre Größe nach dem 45. Lebensjahr deutlich verringert, sind sie doch keinesfalls die funktionslose Gewebemasse, für die sie so lange gehalten wurden.

Mit dem Alter bildet sich nur der Teil der Eierstöcke zurück, der als »Theka« bezeichnet wird. Die Theka ist die äußere Hülle des Eierstocks, in der sich die Eier entwickeln und die physiologischen Zysten entstehen. In der Lebensmitte bildet sich die Theka zurück, und der innerste Teil der Eierstöcke, das innere Stroma, wird zum ersten Mal aktiv.[7] Mit anderen Worten: Wenn eine Funktion aufhört, fängt die andere an. Dieser Prozess ist noch lange nicht ausreichend erforscht worden. Auch in der zweiten Lebenshälfte produzieren die Eierstöcke noch signifikante Mengen des Hormons Androstendion, das zu den Androgenen gehört. Androstendion wird in den Fettspeichern des Körpers oft in Östron verwandelt (eins der Östrogene). Wie Untersuchungen gezeigt haben, können die Eierstöcke selbst nach der Menopause die Hormone Progesteron und Östradiol produzieren, die eine wichtige Rolle bei der Verhinderung von Osteoporose und Herzerkrankungen spielen und auch Energie und Libido aufrechterhalten.[8]

Bis vor Kurzem wurde das Klimakterium überwiegend als »Verlustkrankheit« begriffen, das heißt, die Forschung, die die kulturellen Einstellungen zur Menopause spiegelt, hat sich auf die Aspekte konzentriert, die im Klimakterium wegfallen. Ein Forschungsansatz, der davon ausgeht, dass die Eierstöcke auch nach dem Klimakterium noch aktiv sind und einen Nutzen haben, würde wahrscheinlich mehr über die Rolle der Eierstöcke bei der Erhaltung des normalen körperlichen Gleichgewichts herausfinden. Die Eierstöcke sollten nicht als Organe betrachtet werden, die nach dem 40. Geburtstag überflüssig und potenziell schädlich sind, sondern als dynamische Organe, als lebenslanger Bestandteil des Körperwissens.

Diese Auffassung wird von manchen alten Traditionen gestützt. Für die taoistische Kultur enthalten die Eierstöcke einen großen Teil der Lebenskraft, die kontinuierlich sexuelle Energie produziert. Spezielle Übungen zur »Ovar-Atmung« sollen die Lebensenergie der Eierstöcke freisetzen und speichern, um andere Organe zu revitalisieren und einen höheren Bewusstseinszustand zu erreichen. Auf diese Weise wird die sexuelle Energie der Eierstöcke in Qi (Lebensenergie) und Shen (rein geistige Energie)[9] verwandelt. Das Erlernen der Ovar-Atmung und anderer taoistischer Meditationstechniken ist sehr zeitaufwendig und anstrengend; aber es ist oft emotional schon heilend, wenn man nur weiß, dass die Eierstöcke nicht nur die nächste Generation produzieren, sondern auch eine eigene Energie und eigene Funktionen haben. (Mehr dazu in Kapitel 8.)

Wenn Frauen ihr innerstes kreatives Wissen nicht berücksichtigen, weil sie Angst vor der Welt haben oder sich unsicher fühlen, können Probleme mit den Eierstöcken auftreten. Solche Probleme entstehen oft in Situationen, in denen sich Frauen von außen kritisiert und kontrolliert fühlen. Finanzielle und physische Bedrohungen in der Außenwelt haben Konsequenzen für die Eierstöcke, vor allem, wenn Frauen glauben, diesen Bedrohungen machtlos gegenüberzustehen. Eine Frau zum Beispiel, die von ihrem Partner verlassen wird oder sich im Beruf überlastet fühlt, kann Probleme mit den Eierstöcken bekommen, wenn sie ihre Situation als ausweglos wahrnimmt oder das Gefühl hat, von »außen« an Veränderungen gehindert zu werden. Belastungen können nicht nur zu Gebärmutter, sondern auch zu Eierstockproblemen führen. Störungen der Gebärmutter und der Eierstöcke hängen oft eng miteinander zusammen, aber es gibt auch Unterschiede. Die Energie, die bei Gebärmuttererkrankungen die wichtigste Rolle spielt, ist das Gefühl, sich aus einer einengenden Situation nicht befreien zu können oder zu dürfen und keine wirklichen Lösungen zu finden. Die Gebärmutter ist sehr eng mit dem dritten Chakra und dem Selbstwertgefühl verbunden. Gebärmutterprobleme treten dann auf, wenn die persönlichen und emotionalen Unsicherheiten einer Frau sie am vollen Ausdruck ihrer Kreativität hindern. Die Frauen zweifeln dann an ihren Fähigkeiten und Mitteln, mit anderen Worten: »Sie selbst« tun es sich an.

Zu Problemen mit den Eierstöcken dagegen kommt es dann, wenn Frauen das Gefühl haben, andere Menschen und äußere Umstände verhinderten den Ausdruck ihrer Kreativität, das heißt: »Die anderen« tun es ihnen an. Dazu kommt noch eine weitere Energie, die nur die Eierstöcke und nicht die Gebärmutter berührt: Rache und Groll oder das Bedürfnis nach Abrechnung. Der Bereich des zweiten Chakras ist der Ort, wo man normalerweise seine Waffen trägt: Schusswaffen, Messer und Brieftaschen. Eine Frau, die ihr emotionales Waffenarsenal für Kritik oder für Rache benutzt, gefährdet zwar nicht ihre Gebärmutter, wohl aber ihre Eierstöcke.

Gutartige Eierstocktumore unterscheiden sich von Eierstockkrebs nur in dem Ausmaß der seelischen Energie, die dabei verbraucht wird. Bei Eierstockkrebs gibt es außerdem einen Bezug zu einem extremen Bedürfnis nach männlicher Autorität und männlichem Beifall bei gleichzeitigem Vernachlässigen der eigenen emotionalen Bedürfnisse. Frauen, die glauben, ihre finanzielle oder sonstige Macht reiche nicht einmal aus, um eine Missbrauchsbeziehung zu verändern, haben ein erhöhtes Eierstockkrebsrisiko. Anders als beim Gebärmutterhalskrebs, der sich oft über viele Jahre hinweg entwickelt, wächst Eierstockkrebs aufgrund eines psychosozialen Traumas normalerweise relativ schnell. Ein solches Trauma kann etwa ausgelöst werden, wenn der Partner oder die Partnerin ankündigt, dass er/sie sich trennen will.[10]

Als eine meiner Freundinnen irgendwann einsah, dass ihr Beruf nicht gut für sie war und auch ihre Ehe nicht auf wechselseitiger Unterstützung basierte, und als sie dazu noch erfuhr, dass ihr Mann eine Affäre hatte, entwickelte sich bei ihr eine Eierstockzyste. Die Behandlung der Zyste verhalf ihr zu der Erkenntnis, dass es in ihrem Alltag reale Probleme gab, die sie lösen musste. Ihr Körper hatte ihre emotionale Unzufriedenheit konkretisiert und sie darauf aufmerksam gemacht, dass sie für sich sorgen musste.

Als Beverly, eine meiner Patientinnen, zu mir kam, hatte sie seit Langem Endometriose, außerdem war ihr vor vier Jahren der rechte Eierstock wegen eines gutartigen Tumors entfernt worden. Sie klagte über periodisch auftretende Schmerzen am linken Eierstock und hatte Angst, dass er ebenfalls entfernt werden müsste, was sie auf jeden Fall vermeiden wollte. Sie war erst 32 Jahre alt und scheute die Vorstellung, auf synthetische Hormone angewiesen zu sein. Sie war bereit, auf tiefer Ebene an ihrer Heilung zu arbeiten. Die Ultraschalluntersuchung zeigte einige kleine Zysten im Eierstock, was zum Bild einer Endometriose am Eierstock passte. Die intuitive Diagnose von Caroline Myss zeigte, dass Beverly ihr Leben lang ihre kreativen Bedürfnisse beschnitten hatte, um den Anforderungen ihrer Familie gerecht zu werden, in deren Nähe sie wohnte. Außerdem hatte sie einen ungeliebten und sehr anstrengenden Beruf; als Führungskraft arbeitete sie mindestens 70 Stunden in der Woche.

Caroline Myss sagte Beverly, sie könne nur gesund werden, wenn sie sich mindestens eine Stunde täglich Zeit für kreative Tätigkeiten nähme. In dieser Zeit sollte sie jede Erwartung an Leistung und Produktivität aufgeben und ihrer Kreativität einfach freien Lauf lassen. Beverly hatte immer gern mit Stoffen gearbeitet und war eine sehr gute Schneiderin. Sie nahm sich täglich Zeit und schuf kleine, sehr magisch wirkende Puppen, die, wie sie sagte, »ein eigenes Leben haben«. Sie erzählte mir, die Puppen würden ihr quasi zeigen, wie sie aussehen und was sie tragen wollten. Beverlys Schmerzen nahmen währenddessen ab und verschwanden schließlich, kamen aber gelegentlich wieder, wenn äußere Anforderungen ihre Zeit für die kreative Arbeit beschnitten. Dank seiner beharrlichen Botschaften wurde ihr Eierstock zum Barometer für den Fluss ihrer angeborenen Kreativität. Sie hat mittlerweile eine ganz neue Einstellung zum Leben gefunden. Auch die Puppen, die sie von innen heraus schafft und in die Welt setzt, entwickeln und verändern sich.

Eierstockzysten

Frauen müssen ihrer Kreativität ein Leben lang Ausdrucksmöglichkeiten bieten. Die kreativen Werke verändern und entwickeln sich mit dem eigenen Wachstum und der eigenen Entwicklung, so wie sich auch die Eierstöcke ständig verändern und kontinuierlich ihre kleinen physiologischen Zysten hervorbringen und wieder absorbieren. Solange der tiefe Fluss der Kreativität seinen Ausdruck findet, sind auch die Eierstöcke gesund. Wenn die kreative Energie aber durch irgendetwas blockiert wird, entstehen oft anomal große und hartnäckige Zysten. Ein Grund für die Entstehung solcher Energieblockaden ist Stress, ob durch negative oder positive Belastungen. Wenn eine Frau ihren Beruf zum Beispiel sehr liebt, kann es vorkommen, dass sie über der Arbeit ihr Bedürfnis nach Ruhe vernachlässigt und dadurch eine Zyste entwickelt.

Die linke Körperseite repräsentiert die künstlerische, reflektierende weibliche Seite, die rechte die analytischere männliche Seite.[11] Welche Bedeutung sie dieser Tatsache zumisst, muss jede Frau für sich entscheiden. Die meisten Eierstockzysten, mit denen ich in meiner Praxis zu tun habe, sitzen allerdings links, und das ist meiner Meinung nach ein Symbol für die in unserer Kultur so tief verletzte Weiblichkeit. Viele Frauen versuchen, männliche Daseinsformen zu imitieren, die nicht immer ihren inneren Bedürfnissen entsprechen. Als ich mir von Caroline Myss die erste Energiediagnose stellen ließ, sagte sie, ich hätte eine nichtphysiologische Eierstockzyste entwickelt, die wahrscheinlich hätte operiert werden müssen, wenn ich noch ein Jahr länger in meiner alten Praxis geblieben wäre. Die Zyste war im Energiefeld des Körpers bereits erkennbar. Als ich das hörte, war ich froh über meine innere Stimmung, die mir zum frühzeitigen Verlassen der Praxis geraten und eine Erkrankung verhindert hatte.

Bei Frauen vor dem Klimakterium sind Zysten unter vier Zentimetern Länge im Allgemeinen normal. Eierstockzysten werden als funktionale Zysten bezeichnet, wenn sie als Teil des Ovulationsprozesses entstehen. Zysten, die größer als vier Zentimeter sind, sollten einige Monate beobachtet werden, um festzustellen, ob sie weiterwachsen. Anomale Zysten unter der Eierstockhülle oder im Eierstock selbst können mit Flüssigkeit, Blut und Zellmaterial gefüllt sein.

Funktionelle Eierstockzysten, die Beschwerden bereiten

Follikelzysten

Viele Eierstockzysten, die größer als vier Zentimeter und noch nach zwei oder drei Menstruationszyklen vorhanden sind, sind funktional. Sie entstehen, wenn der Follikel, das heißt die physiologische Zyste, in der sich das Ei entwickelt, das Ei nicht ausstößt, sondern auch nach dem Zeitpunkt weiterwächst, zu dem der Eisprung normalerweise hätte stattfinden sollen. Gelegentlich werden solche Zysten sieben bis acht Zentimeter groß und verursachen Schmerzen. Wenn sie bei einer Ultraschalluntersuchung festgestellt werden, bezeichnet man sie als »unilokulär« und dünnwandig, das heißt, sie bestehen aus einer Flüssigkeitsansammlung in einer dünnen Membran. Normalerweise verschwinden sie von selbst, aber gelegentlich sind sie hartnäckig und müssen dann operiert werden. Manche Ärzte verschreiben in solchen Fällen immer noch die Antibabypille, damit sich die Zyste durch die Unterbrechung des Ovulationsprozesses zurückbilden kann, obwohl die neueren Pillen mit ihren nur sehr geringen Östrogendosen nicht mehr annähernd genug Hormone enthalten, um den Eierstock lahmzulegen und die Zyste zu beeinflussen.

Corpus-luteum-Zyste (Luteinzysten)

Ein anderer Typ der funktionalen Zyste ist die Corpus-luteum-Zyste. Sie bildet sich, wenn das reife Ei beim Eisprung aus seinem Follikel ausgestoßen wird. Dabei kommt es gelegentlich zu einer leichten Blutung in die Kapsel des Eierstocks und gelegentlich auch in die Bauchhöhle.

Manche Eierstockzysten machen sich nie bemerkbar, andere verursachen Schmerzen. Diese Schmerzen können scharf und stechend sein, wenn die Zyste platzt und ihren Inhalt in die Bauchhöhle ergießt, oder dumpf und drückend, wenn es sich um chronische Zysten handelt, wie sie zum Beispiel bei Endometriose an den Eierstöcken auftreten. Die Blutung in die Bauchhöhle kann auch während des Eisprungs zu Schmerzen führen, dem Mittelschmerz. Schmerzen bei der Blutung in die Zysten- oder Bauchhöhle gehen oft darauf zurück, dass die Eierstockkapsel (das Gewebe auf der Oberfläche des Eierstocks) gestreckt wird. Sie können ein paar Minuten, aber auch ein paar Tage dauern. Wenn die Blutung in die Wand der Zyste mehr als ein paar Stunden anhält, bezeichnet man das Corpus luteum als Corpus haemorrhagicum: ein Körper, der blutet. Die Blutung eines Corpus haemorrhagicum dauert von einigen Stunden bis zu mehreren Tagen; sie kann mit einer Eileiterschwangerschaft verwechselt werden. Eine andere mögliche Begleiterscheinung ist eine vaginale Blutung. Hämorrhagische Zysten verschwinden normalerweise von selbst, können aber mehrere Tage lang Schmerzen verursachen. In wenigen Einzelfällen hört die Blutung nicht auf; dann wird ein chirurgischer Eingriff nötig, um die Zyste zu entfernen – meist mittels der Bauchspiegelung. Normalerweise wird die Blutung dadurch gestoppt, was die Entfernung des Eierstocks überflüssig macht.

Die meisten funktionalen Eierstockzysten werden bei einer normalen Untersuchung festgestellt und anschließend mit Ultraschall verifiziert. Dabei werden immer beide Eierstöcke untersucht und verglichen, um sicherzugehen, dass auch wirklich eine Eierstockzyste und nicht etwa ein Myom getastet wurde.

Beide Formen der funktionalen Zysten, die Follikel- und die Luteinzysten, entwickeln sich nicht zu Krebs. Manche Frauen leiden immer wieder darunter, andere haben sie nur einmal im Leben. Man muss bedenken, dass diese Zysten sich in nur wenigen Stunden oder Tagen entwickeln können, weil der Körper Eierstockzysten sehr schnell produzieren kann. Aber genauso schnell verschwinden sie oft auch wieder.

Gutartige neoplastische Zysten

Da die Eierstöcke Zellen enthalten, die sich zu vollständigen neuen Menschen entwickeln können, enthalten sie auch Zellen, aus denen sich eine Vielzahl von Zysten und Gewächsen entwickeln kann. Darin spiegelt sich unser enormes kreatives Potenzial. Wird dieses Potenzial daran gehindert, sich auszudrücken, dann macht die kreative Energie unter Umständen körperlich auf sich aufmerksam und manifestiert sich in den Eierstöcken, statt in die Außenwelt zu fließen. In der konventionellen Medizin gelten die Ursachen für alle Eierstockzysten als unbekannt, die nicht »funktional« sind, das heißt im Zusammenhang mit dem Eisprung stehen.

Gutartige, nichtfunktionale Eierstockzysten entstehen, wenn sich die Eierstockzellen vermehren, die nicht mit der Ovulation verbunden sind. Der Begriff neoplastisch, der hier und im Folgenden zur Kennzeichnung gut- und bösartiger Tumore verwandt wird, bedeutet einfach »neues Gewebe«.

Weitere Zysten
Neben den Follikel-, Lutein-, hämorrhagischen und gutartigen neoplastischen Zysten gibt es andere, die eine feste Konsistenz haben und nicht nach zwei oder drei Menstruationszyklen wieder verschwinden. Man nimmt an, dass es sich dabei um Tumoren handelt, die nicht durch die Ovulation entstehen. Sie müssen operiert und untersucht werden, weil sich erst unter dem Mikroskop sagen lässt, ob sie gutartig sind oder nicht. Bei einigen meiner Patientinnen ließen sich solche Eierstockzysten über Jahre hinweg bei der Untersuchung und auf dem Ultraschallgerät feststellen, ohne dass sie sich verändert oder Symptome verursacht hätten. Diese Frauen wussten, dass sie im konventionellen Sinne ein Risiko eingingen, weil sie sich nicht operieren ließen. Manche waren dazu bereit und lebten viele Jahre, ohne die Eierstöcke diagnostizieren zu lassen. Obwohl dieser Ansatz von der Medizin nicht befürwortet wird und ich diesen Patientinnen immer auch die Operation als die Standardbehandlung in solchen Fällen ans Herz lege, respektiere ich es, wenn gut informierte erwachsene Frauen sich gegen einen operativen Eingriff entscheiden. Meiner Erfahrung nach verlassen sich sehr viele Frauen gut auf ihr inneres Wissen und wissen, wie es sich mit der richtigen Unterstützung gesund leben lässt.

Polyzystisches Ovarialsyndrom

Wie schon im 5. Kapitel dargestellt, haben viele Frauen sogenannte polyzystische Eierstöcke, die eine Hormonstörung anzeigen. Dieses polyzystische Ovarialsyndrom wird durch Gefühle, Gedanken, Ernährung und persönlichen Hintergrund sehr stark beeinflusst und ist daher eine sehr komplexe Störung.

Das polyzystische Ovarialsyndrom gilt heute nicht mehr wie früher als Krankheit im eigentlichen Sinne, sondern als Endergebnis einer ganzen Reihe komplexer hormoneller Interaktionen. Gelegentlich ist es genetisch bedingt und kommt deshalb gehäuft in Familien vor, aber meist lässt sich eine solche genetische Verbindung nicht feststellen. Die konventionelle Medizin kann die Ursachen gegenwärtig nicht erklären, aber wir wissen, dass ein Zusammenhang mit dem Körperfett existiert. Etwa 50 Prozent der

Frauen, die am polyzystischen Ovarialsyndrom leiden, haben einen zu hohen Körperfettanteil. Die Wahrscheinlichkeit, an einer Störung der Eierstöcke zu erkranken, ist bei Frauen mit einer apfelförmigen Figur höher.[12] Jason Fung, ein Fachmann für Intervallfasten, hat herausgefunden, dass Abnehmprogramme, die den Insulinspiegel senken (einschließlich Intervallfasten, Low Carb und leicht fettreduzierte Diäten) zum Rückgang eines polyzystischen Ovarialsyndroms führen. (Dazu mehr in Kapitel 17 über Ernährung.) Das Gleiche hat auch der Endokrinologe David Ludwig am Boston Children's Hospital nachgewiesen.

Bei polyzystischen Eierstöcken geschieht Folgendes: Die Eierstöcke einer Frau produzieren keine Eier, und ihr Körper produziert zu viele Androgene. Androgene sind Hormone, die bei Männern und bei Frauen vorkommen. Bei Frauen mit polyzystischem Ovarialsyndrom ist der Androgenspiegel überdurchschnittlich erhöht, oftmals aufgrund erhöhter Insulinspiegel.[13] Dieser steht in direktem Zusammenhang einer Ernährung, die viel raffinierte Kohlenhydrate enthält und damit den Blutzuckerspiegel zu schnell hochtreibt. Es ist sehr wichtig, dass Frauen diesen Zusammenhang erkennen, denn ein erhöhter Insulinspiegel führt zu einer veränderten Verstoffwechselung von Östrogen und steht auch mit vielen anderen Erkrankungen im Zusammenhang. Höhere Insulinspiegel führen zu mehr Androgenen und gehen mit einem erhöhten Risiko für Fettleibigkeit, Diabetes, Herzerkrankungen, Bluthochdruck und verstärkter Gesichtsbehaarung (Hirsutismus) einher.[14] Erhöhte Testosteronspiegel verändern auch das Darmmikrobiom. Da man an der kalifornischen Uni San Diego kürzlich herausgefunden hat, dass damit eine geringere Diversität unter den Darmbakterien einhergeht, ist das von besonderer Bedeutung.[15]

Ein chronisch erhöhter Androgenspiegel wiederum verhindert die normale zyklische Entwicklung eines Eis im Eierstock, er blockiert das Wachstum vor der Reife. Wenn der normale weibliche Hormonzyklus durch chronische Überproduktion von Androgenen blockiert ist, fehlen die natürlichen zyklischen Veränderungen des Körpers und des Eierstocks. Der Hormonspiegel bleibt statisch. Die Eierstöcke sind deshalb voller kleiner Zysten, die durch unterentwickelte Eier entstehen. Bei der Ultraschalluntersuchung erkennt man, dass die Eierstöcke vergrößert sind und unter ihrer Oberfläche zahlreiche kleine Zysten gebildet haben (daher der Name »polyzystischer Eierstock«). Eine Veränderung der Ernährung bringt hier oftmals eine schnelle Besserung. (Dazu das Programm für ausgeglichene Hormone und einen entspannten Unterleib in Kapitel 5 und den Abschnitt über Ernährung in Kapitel 17.)

Die Körper-Geist-Verbindung bei der Amenorrhö (Fehlen der Regelblutung)

Wenn eine Frau Probleme mit einem so komplexen Prozess wie der Ovulation bekommt, dann kann das nach heutigem Wissen mit Problemen in den Mechanismen des Gehirns zusammenhängen, die den Menstruationszyklus regulieren. Der Hypothalamus wird von emotionalen und seelischen Faktoren aus der Vergangenheit beeinflusst, die sich wie etwa Stress oder verdrängtes Leid als Störungen des Menstruationszyklus ausdrücken können. Da die Ursachen der Amenorrhö fast immer im Hypothalamus liegen, das heißt, auf heute noch nicht erklärbare Veränderungen in der Feinabstimmung der Neuropeptide im Gehirn zurückgehen, ist auch beim polyzystischen Ovarialsyndrom ein Zusammenhang mit dem Hypothalamus denkbar. Die zyklische Freisetzung der Hormone aus dem Hypothalamus verläuft bei Frauen mit polyzystischem Ovarialsyndrom anders als bei Frauen mit normaler Ovulation. Wir wissen heute noch nicht, ob diese Veränderung Ursache oder Folge der Eierstockstörungen ist. Doch ist es gut dokumentiert, dass Stresshormone auch den Insulinspiegel anheben. Deshalb haben sowohl Ernährung als auch (gefühlsmäßiger) Stress eine Auswirkung auf die Eileiterfunktion.

Zu den Belastungen, die die Funktion der Eierstöcke und den Menstruationszyklus beeinträchtigen können, zählt unter anderem eine negative Einstellung zur eigenen Weiblichkeit. Wenn Frauen in Kindheit und Jugend immer wieder gehört haben, dass Frauen weniger wert sind als Männer, wollen sie nach meiner Erfahrung mit dem Frausein oder Frauwerden nichts mehr zu tun haben. Solche negativen Gefühle können den Körper beeinflussen und zu einer Unterbrechung der Ovulation oder einer »androgynen« Entwicklung führen.[16] So zeigen Affenstudien, dass rangniedrige Weibchen oftmals Probleme mit dem Eisprung haben.[17]

Es gibt Untersuchungen, denen zufolge Frauen, die keinen Eisprung haben, häufig angespannter und ängstlicher, abhängiger und geistig weniger produktiv sind als Frauen mit normalem Eisprung. Sie haben außerdem oft auch Wut und Ärger über ihre Mutter verdrängt. Manchen Mädchen macht ihr Bedürfnis nach der Liebe und dem Schutz der Eltern Schuldgefühle; gleichzeitig haben sie Angst davor, diesen Schutz zu verlieren. Wenn diese Mädchen älter werden, können sich solche Schuldgefühle und Ängste als Amenorrhö manifestieren, das heißt, sie versuchen, ihre Entwicklung zu reifen Frauen »anzuhalten«.[18] Das ist im Übrigen völlig verständlich (auch wenn es oftmals unbewusst passiert) angesichts der weiblichen Erfahrung, Bürger zweiter Klasse zu sein.

Behandlung des polyzystischen Ovarialsyndroms

Da die Schulmedizin die Ursachen des polyzystischen Ovarialsyndroms in den meisten Fällen nicht kennt, zielt die Behandlung ausschließlich darauf ab, die Symptome zu unterdrücken. Meist wird deshalb die Pille oder ein Gestagenpräparat verschrieben, um den Menstruationszyklus und die Periode wieder zu aktivieren. Diese Methoden berücksichtigen weder die fehlende Ovulation noch den hormonellen Zustand des Gehirns. Antibabypillen oder Gestagene verhindern daneben auch die hormonelle Überstimulation der Gebärmutterschleimhaut und verringern so die Gefahr einer Entwicklung von Gebärmutterkrebs, der entstehen kann, wenn sich dank der fehlenden Periode die Gebärmutterschleimhaut über viele Jahre hinweg verdickt hat. Die Pille kann also zwar einige der Risiken und Symptome des polyzystischen Ovarialsyndroms verhindern, verdeckt die Probleme aber nur teilweise und ändert nichts an den Ursachen. Wenn Frauen mit polyzystischem Ovarialsyndrom ein Kind bekommen wollen, lässt sich der Eisprung gelegentlich mit Medikamenten stimulieren, meist mit Clomifen.

Sie können auch selbst dazu beitragen, die zyklische Funktion der Eierstöcke wiederherzustellen, indem Sie sich gründlich mit früh verinnerlichten negativen Botschaften über Ihr Leben als reproduktionsfähige Frau beschäftigen. Machen Sie sich diese Botschaften bewusst, damit diese Ihren Körper und Ihre Eierstöcke nicht länger dominieren. Ein Beispiel: Eine Patientin, bei der drei Jahre bevor sie mich zum ersten Mal konsultierte, ein polyzystisches Ovarialsyndrom diagnostiziert worden war, erkannte, dass sie negative Gefühle über ihre Weiblichkeit verinnerlicht hatte, weil sie als Kind von ihrem Vater missbraucht worden war. Sie hatte unbewusst der Mutter die Schuld gegeben, die sie nicht beschützt hatte, und daraus den Schluss gezogen, Frauen seien machtlos. Als sie sich dieser Botschaften bewusst geworden war, setzte sie die Pille ab (die sie gegen das polyzystische Ovarialsyndrom nahm) und begann, ein positives Verhältnis zu ihrer Weiblichkeit aufzubauen. Innerhalb von sechs Monaten waren Eisprung und Menstruation wieder regelmäßig. (Allerdings bedurfte es dazu auch meiner Versicherung, das polyzystische Ovarialsyndrom sei bei ihr nicht zwangsläufig ein chronischer Zustand fürs ganze Leben.)

Einer der schnellsten Wege, alte negative Botschaften zu ermitteln bzw. zu überwinden, ist die Affirmation neuer, positiver. Heften Sie die folgende Affirmation an den Badezimmerspiegel oder einen anderen gut sichtbaren Platz und sprechen Sie sie laut aus, während Sie sich in die Augen schauen. Tun Sie das mindestens einen Monat lang. »Ich bin dankbar für meine Fruchtbarkeit und meine Weiblichkeit. Ich bin ganz sicher in dem, wie ich bin.« (Siehe auch das Programm für ausgeglichene Hormone und einen entspannten Unterleib in Kapitel 5.)

Berichte von Frauen

Die folgenden Berichte zeigen, dass mehrere meiner Patientinnen ihre Eierstockzysten zum Anlass genommen haben, ihr Leben zu verändern und zu verbessern. Sie haben auf die Botschaft des Körpers gehört und sie in Veränderungen umgesetzt. Eine Botschaft ist besonders deutlich: Wir alle müssen darauf achten, in welcher Form wir uns unbewusst am Suchtsystem beteiligen und uns von äußeren Autoritäten ablenken lassen, anstatt unserer inneren Stimme zu folgen.

Gail: geballter Aktionismus

Ich bin mit Gail seit sehr vielen Jahren befreundet. In meiner Zeit mit eigener Praxis konsultierte sie mich wegen einer hartnäckigen Eierstockzyste, die schließlich, als sie Ende dreißig war, operiert werden musste. Und das ist ihre Geschichte:

»1984 stellte eine Gynäkologin bei einer Routineuntersuchung eine große Eierstockzyste am linken Eierstock fest. Die elegante New Yorker Ärztin verkündete, das sei eine gefährliche Sache, und ich sollte die Zyste so schnell wie möglich operieren lassen. Insgesamt müsste ich mit vier bis sechs Wochen strenger Bettruhe rechnen. Natürlich würde sie die Operation gerne selbst machen. Das alles eröffnete sie mir innerhalb einer Viertelstunde. Ich war entsetzt und völlig durcheinander. Damals kannte ich mich noch nicht gut genug, um begreifen zu können, warum mir diese Information solche Angst machte. Wie ich es immer getan hatte, schüttete ich die Angst mit verstärkter Aktivität und Hektik zu. Das fiel mir ausgesprochen leicht, weil ich damals eine weltweite Friedensinitiative leitete und deshalb oft innerhalb eines Monats mehrere Kontinente bereisen musste. Daneben war ich mir intuitiv aber auch ziemlich sicher, dass diese Eierstockzyste weder so dringend noch so ernst war, wie die Ärztin mich glauben machen wollte. Ich ließ mich nicht operieren.

Einige Jahre vergingen, und ich dachte nicht allzu viel an die Zyste. Ich lebte in einem Zustand kämpferischer Begeisterung, veränderte die ganze Welt und das Leben vieler Menschen, aber mein eigenes Leben ignorierte ich. Viele dieser Aktivitäten waren sehr positiv und hatten große Bedeutung für mich, aber trotzdem war mein eigenes Leben nicht im Gleichgewicht.

Ende 1987 starb mein Vater. Da er weit in den Achtzigern war und ein erfülltes Leben gehabt hatte, konnte ich mir vorher nicht vorstellen, dass sein Tod mich so schwer treffen würde. Ich geriet in eine Art spiritueller Krise und ging zu einem Therapeuten, den mir eine Freundin empfohlen hatte. Diese Empfehlung kann ich nur als Gnade bezeichnen. Die Arbeit mit diesem wunderbaren Mann hat mein Leben verändert. Mit vollendetem Geschick und seltener Freundlichkeit befähigte er mich, vieles von dem, was ich bis dahin aus Angst nicht sehen wollte, zu erkennen und zu heilen. Wichtig für die Heilung war vor allem meine Einsicht, dass ich meine Weiblichkeit verraten und mich mit dem Männlichen verbündet hatte. Das war bei mir ein durchgängiges Muster gewesen und hatte dazu geführt, dass ich mich bis dahin nicht dem Sein, sondern dem Tun, nicht dem Fühlen, sondern dem Denken, nicht der Innen-, sondern der Außenwelt verschrieben hatte. Für mich bedeutete das einen Verrat an mir selbst, war aber auch ein Symbol für den kollektiven gesellschaftlichen Verrat des Weiblichen, der unserer Kultur eine so tiefe Wunde geschlagen hat.

Ich begriff, dass die Eierstockzyste die körperliche Manifestation des kämpferisch-männlichen Teils meiner Persönlichkeit war, der mich die ganze Zeit so umgetrieben hatte. Ich bezeichnete das als ›geballten Aktionismus‹. Der Verrat an meiner weiblichen Seite ging so tief, dass diese kämpferische Zyste dem Zentrum der weiblichen Kreativität in meinem Körper buchstäblich kaum noch Raum ließ. Sie hatte mittlerweile die Größe einer großen Grapefruit angenommen.

Obwohl ich spirituell und emotional sehr viel mehr Klarheit über meine Zyste gewonnen hatte, war ich mir immer noch nicht sicher, wie ich auf der physischen Ebene damit umgehen sollte. Ich spürte sie nie – ich hatte nicht die geringsten Schmerzen. Sie stellte so etwas wie eine Bedrohung dar, und ihre Präsenz erinnerte mich daran, dass irgendetwas in mir nicht im Gleichgewicht war.«

Im Herbst 1991 zeigten die Ultraschalluntersuchungen, dass Gails Zyste wieder zu wachsen begonnen hatte und auch innen fester und dichter geworden war, das heißt, die flüssigen Bestandteile der Zyste waren durch Zellen und Gewebe ersetzt worden. Meiner Meinung nach war die Zyste jetzt lange genug beobachtet worden; die Veränderung zeigte an, dass die Zellen präkanzerogen werden konnten. (Wenn man die Signale, die der Körper durch einen Tumor aussendet, nicht ernst nimmt, macht sich der Tumor immer deutlicher bemerkbar. Er wächst zum Beispiel schneller und entwickelt Symptome. Nichtphysiologische Eierstockzysten können je nach den Umständen sehr schnell wachsen.) Gail spürte jetzt auch einen gewissen Druck auf die Blase. Ich schlug ihr eine Operation vor, da ich die hartnäckige und sich verändernde Zyste als Belastung für ihre Energie sah. Wie schon erwähnt, entzieht ungesundes Gewebe dem angrenzenden gesunden Gewebe die für den Zellstoffwechsel notwendigen Moleküle (siehe 4. Kapitel).

Eine Beratung mit Caroline Myss bestätigte meinen Verdacht, meinte sie doch, die Zyste »wache nun auf« und werde aktiv. Sie könne unter den richtigen Umständen sehr schnell wachsen, ihrer Meinung nach innerhalb von drei Monaten. Auch bestätigte sie, dass sich die Zyste aufgrund von Gails Konflikt zwischen ihren persönlichen Bedürfnissen und den Anforderungen der Umwelt gebildet habe. Myss fand auch, dass der energetische Unterschied zwischen Gail und ihrem Mann nie zuvor so stark in Erscheinung getreten sei wie jetzt. Gail fühle sich gerade jetzt, wo ihr Mann (und Geschäftspartner) ein Maximum an Aufmerksamkeit, an Bestätigung und Aktivität in der Welt erfuhr, mehr denn je zu dem still-nachdenklichen femininen Archetyp hingezogen. Gail könnte da jetzt mit dabei sein, wenn sie es nur wolle. Stattdessen fühlte sie den Zielkonflikt zwischen einer Besinnung auf ihr Inneres und den Anforderungen der Welt, die sie selbst jahrelang bedient hatte. Wenn sie den Erfolgsweg jetzt ausschlug, würde das kulturell als »Aufgabe« bewertet. Doch die Weisheit der Eierstöcke führte Gail stärker als früher auf den inneren Weg – ein klassisches Beispiel für einen inneren Kampf, der sich hier in den Eierstöcken äußert.

Gail willigte ein, die Operation durch mich vornehmen zu lassen, weil sie mir vertraute. Zur Vorbereitung arbeitete sie mit einer spirituellen Lerngruppe zusammen, mit der sie geführte Meditationen machte. Dabei stellte sie sich vor, dass ihr kriegerisch-männlicher Teil, hinter ihrem Bett stehend, ihren erwachenden weiblich-mystischen Teil beschützte. Sie erinnert es so: »Der Krieger hat sanft die Stirn der Mystikerin berührt. Am Schluss der OP hat meine Mystikerin die Zyste gehalten und sie dem Krieger übergeben. Dieser nahm sie und verneigte sich tief. Das war ein wahrhaftiges Bild für mich. In diesem Augenblick wusste ich, dass durch die OP etwas sehr Altes, sehr Entscheidendes für mich zu einem Ausgleich kam. In Übereinstimmung mit diesem inneren Gezeitenwechsel hat mich eine andere Freundin ein paar Tage vor der OP durch eine Meditation geführt. Ich sprach mit meiner Zyste und stellte sie mir wie die Innenseite eines Golfballs vor. Ich hab ihr gesagt, dass ich bereit sei, ihren ›puren Aktionismus‹ abzugeben. Ich war bereit, meine äußere kriegerische Seite mit der inneren Mystikerin zu versöhnen. Danach hab ich mich wirklich gesehnt. Während dieser zweiten Meditation hab ich Chris [Northrup] die Erlaubnis gegeben, meinen Körper aufzuschneiden und die Zyste herauszuholen. Ich habe über die OP meditiert und mir dabei mein Körperinneres als großen türkisfarbenen Raum, so wie die Karibik, vorgestellt, der mich reinigt und heilt. In dem unendlichen

Türkis erschien die weibliche Linie meiner Familie, meine Schwester, meine Mutter, Großmutter und so weiter und so fort. Sie haben für gut befunden, dass ich meinen weiblichen Anteil zurückfordere, für mich und für sie.« Mit diesen inneren heilenden Bildern ausgestattet, hat Gail dann einen kleinen Medizinbeutel bestückt. Er enthielt Kristalle, die sie einmal bekommen hatte, ein paar Steine von einem Strand, den sie gern mochte, Bilder von ihrer Mutter und Großmutter und ein paar alte Spielsachen. Dann hat sie ihre Tasche gepackt und ist nach Maine in das Krankenhaus gefahren, in dem ich die Operation vornahm. Später hat sie berichtet, dass »mein Mann und zwei gute Freundinnen bei mir waren, vor und nach der OP. Dadurch war alles viel entspannter und leichter für meine Initiation. Die Operation verlief glatt und ohne Probleme. Chris hat die Zyste entfernt, die meinen linken Eierstock eingenommen hatte und mir gesagt, dass ich eine wunderbare und gesunde Gebärmutter habe und einen schönen rechtsseitigen Eileiter samt Eierstock. Als sie meinen Freundinnen die Zyste zeigte, meinte eine, sie sähe aus wie der vorstehende rote Muskel eines Läufers an seiner Grenze. Aktionismus pur. Ich hab nach der OP nur wenig Schmerzen gehabt und kaum Beschwerden wegen der Betäubung. Nach zwei Tagen bin ich schon raus aus dem Krankenhaus und habe mich sehr gut gefühlt. Die Selbstheilung setzte ein. Dieser heilsame Rückzug war ganz wunderbar. Noch ist es zu früh, all das völlig zu verstehen, was da in mir aufbrach. Doch was ich weiß, ist, dass ich einem meiner Drachen gegenüberstand, die ich am meisten fürchte, und dass ich dadurch bereichert und bestärkt bin. Ich weiß, dass ich um Hilfe bitten kann, wenn ich Angst habe, und dass es Menschen gibt, die mich lieben und sich um mich kümmern. Auch weiß ich, dass ich ein altes Bündnis in meinem Inneren verändert und ausgeglichen habe. Der Krieger tanzt nun Walzer mit der Mystikerin.«

Bei großen, komplexen Eierstockzysten wie der von Gail wird das gesunde Eierstockgewebe oft fast völlig durch ungesundes Gewebe ersetzt, bis gesundes und ungesundes Gewebe fast nicht mehr zu unterscheiden sind.[19] Gail geht es weiterhin gut. Am Beispiel ihres Umgangs mit der Zyste, dem Krankenhausaufenthalt und der nachoperativen Versorgung kann man deutlich sehen, dass sie mehr weibliche, nährende Energie in ihrem Leben zugelassen hat. Und das hat sie von ihrem linken Eierstock gelernt.

Mary: Mit dem Beruf verheiratet

Die Molekularbiologin Mary hat in ihrem gesamten Berufsleben nur in männerdominierten Institutionen gearbeitet. Schon in der Schule interessierte sie sich sehr für Physik und Mathematik, aber ihr Vater, selbst Physikprofessor, empfahl ihr, Schreibmaschine zu lernen, weil ihr das später viel mehr nützen würde. Wie viele Männer seiner Generation sah er in einer höheren Schulbildung für seine Tochter nur eine Verschwendung, da sie ja doch heiraten und Kinder bekommen würde. Aber Mary entschied sich für ein naturwissenschaftliches Studium und veröffentlichte ironischerweise sehr viel mehr wissenschaftliche Aufsätze als ihr Vater. Sie war geschieden und hatte ein Kind. Die Ehe hatte sie praktisch von Anfang an als unbefriedigend empfunden, und anschließend war sie mit ihrer Arbeit »verheiratet«.

Mary war schon einige Jahre meine Patientin, obwohl sie weit weg wohnte, und ließ sich regelmäßig einmal im Jahr untersuchen. Bei einer dieser Untersuchungen tastete ich eine sieben Zentimeter lange Eierstockzyste, was dann im Ultraschall bestätigt wurde. Da sie sehr offen für einen bewussten Umgang mit ihren Symptomen war, sagte ich ihr, dass diese Manifestation ihr wohl etwas zu den Bereichen des zweiten Chakras sagen wollte, vor allem zu ihren Beziehungen und ihrer Kreativität. Sie sollte versuchen, Kontakt zu ihrem Eierstock herzustellen, und abwarten, was er ihr zu sagen hätte. In drei Monaten wollte ich sie dann wieder untersuchen.

Eine Energiediagnose bei Caroline Myss zeigte, dass die Zyste mit Wut gefüllt war, die sich durch Verletzungen und Übertretungen angesammelt hatte. Myss erkannte in der Zyste auch eine »Krebsenergie«. Krebsenergie ist nicht dasselbe wie physischer Krebs, bewegt sich aber in diese Richtung. Deshalb meinte Caroline, die Zyste sollte bald entfernt werden, weil die wütende Energie sehr stark war, auch wenn sie sich noch nicht in Krebs verwandelt hatte.

Nach der Diagnose von Myss versuchte Mary, einen Dialog mit ihrem Eierstock in Gang zu bringen: »Ich habe festgestellt, dass er voller Wut ist, voller Verlassenheitsgefühle und auch voller Eifersucht. Aber es war auch Liebe da. Ich hatte diese Liebe gelegentlich schon gespürt, konnte sie aber nicht ausdrücken. Ich habe einen Ort gebraucht, wo ich all das unterbringen konnte – und das war mein Eierstock.«

Mary beschloss, die Warnungen von Myss ernst zu nehmen und ließ sich krankschreiben. Ich stimmte ihrer Entscheidung für die Operation zu und sagte ihr, sie solle die Operation nicht als Verzicht auf ihre Selbstheilungsfähigkeiten begreifen, da auch Operationen ein starkes Heilungspotenzial besitzen und ihr schnelle Fortschritte auf dem Weg zu einer Heilung auf allen Ebenen ermöglichen würden. Mary musste die Beziehung zu ihrem Vater und ihrer Arbeit durcharbeiten und heilen.

Die Operation verlief ohne Komplikationen, und die Zyste stellte sich als gutartig heraus. In der unmittelbaren nachoperativen Phase durchlebte

Mary einen Prozess tiefer Trauer und gab die Vision einer Beziehung zu ihrem Vater auf, wie sie sie sich immer vergeblich gewünscht hatte. Sie erkannte das Muster lebenslanger unbefriedigender Beziehungen zu Männern, das sie durch ihre unerfüllte Sehnsucht nach väterlichem Beifall etabliert hatte und sich auch auf ihre Arbeit und ihre Arbeitsbeziehungen auswirkte. Sie musste ihren Vater aus ihren Erwartungen und Forderungen entlassen. Sie erkannte auch, dass das Motiv ihrer Forschungsarbeit nicht nur die Freude an der Wissenschaft, sondern auch der Wunsch nach Anerkennung durch die Kollegen gewesen war. Vier Wochen später, bei der Nachuntersuchung, ging es ihr gut. Sie war dankbar dafür, dass ihr der Eierstock eine Wahrheit über ihr Leben mitgeteilt hatte, die für ihren Verstand nicht zu erkennen gewesen war. Mary hat ihre Eierstockzyste für einen transformierenden Weg nutzbar gemacht, über den sie ihr Körperwissen und die Freude an ihrem Beruf verbinden konnte.

Conny: Unentwickelte Kreativität und das Bedürfnis nach äußerer Anerkennung

Conny entwickelte mit 38 Jahren eine sechs Zentimeter lange, gutartige Zyste am linken Eierstock, die operativ entfernt wurde. Die Zyste hatte sich in einer Phase entwickelt, in der sie darüber nachdachte, ob sie ein Kind bekommen sollte. Um die Zeit der Operation hatten wir darüber gesprochen, wie sie ihre Zystenerfahrung am besten für Veränderung und Wachstum nutzbar machen könnte. Sie wusste, dass ihr Beruf sie erstickte. Sie wäre am liebsten Töpferin geworden und war auch sehr gut in der Arbeit mit Ton; wenn sie die Zeit fand, etwas zu töpfern, fanden sich fast immer Käufer für ihre Werke. Andererseits bot ihr Beruf gute »Sozialleistungen«. Ich sagte, sie solle darüber nachdenken, ob gute »Sozialleistungen« Grund genug seien, sich umzubringen.

Ein Jahr nach der Operation war Conny wieder in der Praxis, weil sie dieselben Schmerzen in der linken Seite hatte wie vorher, obwohl sie jetzt keine Zyste hatte. Sie bemerkte, dass die Schmerzen anfingen, sobald sie an ihrem Arbeitsplatz ankam, und dann immer stärker wurden. Diesmal sprach ihr Körper sehr deutlich. Sie hatte schon eine Operation hinter sich, aber die Bedingungen, die zur Entwicklung der Zyste geführt hatten – das Energiemuster ihres Körpers –, hatten sich nicht wirklich verändert.

Intellektuell begriff Conny ihr Problem durchaus, und sie wusste auch, dass sie etwas verändern musste. Aber sobald sie ernsthaft daran dachte, ihre Stelle aufzugeben und ihren kreativen Instinkten zu folgen, hörte sie die Stimme ihres Vaters sagen: »Du bist eine Närrin, wenn du die Sicherheit deines Berufs aufgibst. Kunst ist kein Beruf, Kunst ist ein Hobby. Kunst macht man, wenn man mit der Arbeit fertig ist.« Sie hatte diese Einstellung ihres Vaters von Kind an verinnerlicht. Ihr Beruf repräsentierte die Anerkennung des Vaters. Damit hatte sie aber äußeren Kräften die Steuerung ihrer angeboren Kreativität übertragen. Die dadurch entstandene Wut verleugnete sie. Ich sagte Conny, sie solle sich überlegen, was sie tun würde, wenn sie nur noch sechs Monate zu leben hätte. Darüber dachte sie lange nach. Schließlich nahm sie erschöpft, depressiv und unter Schmerzen mit dem Segen ihrer Firma drei Monate unbezahlten Urlaub, um zu klären, wo sie Prioritäten setzen wollte. Die Schmerzen verschwanden fast augenblicklich, ihre Energie kam zurück und ihre künstlerische Seite entfaltete sich. Sie stand jetzt vor der Herausforderung, ihre kreativen Bedürfnisse mit ihrem Beruf in Einklang zu bringen. Als sie nach dem Urlaub ihre Arbeit wieder aufnahm, hatte die Firma sie an eine andere Stelle versetzt, in der es keinen Publikumsverkehr gab. Sie arbeitete im Hintergrund des Geschehens und war jetzt für die Ablage und die Rechnungen zuständig. Diese Veränderung entsprach ihren Bedürfnissen nur sehr kurze Zeit. Die Arbeit befriedigte sie nicht; viele Aspekte ihres Lebens wurden weiterhin von ihrem Bedürfnis nach Anerkennung durch Eltern und Vorgesetzte beherrscht. Drei Monate nach einer Routineuntersuchung ohne Befund entwickelte sie einen sehr großen präkanzerogenen Tumor am linken Eierstock. Er wuchs so schnell, dass sie innerhalb von einer Woche eine Beule in der Bauchwand erkennen konnte. Bei der Operation zeigte sich, dass der Tumor »auf der Grenze« zwischen gut- und bösartig war. Das Tumorwachstum war augenscheinlich auf den linken Eierstock beschränkt. Nach einer Beratung mit dem Onkologen wurde entschieden, nur diesen Eierstock zu entfernen, sodass Conny eine normale Gebärmutter und einen normalen rechten Eierstock behielt.

Aber jetzt wusste sie auf einer tiefen, zellulären Ebene, dass ihre Kreativität verzweifelt zum Ausdruck kommen wollte und dass sich ihr Körper nur dann zufriedengeben würde, wenn sie sich ihrem innersten Wissen überließ. Sie gab ihren Beruf auf und töpferte, wann immer sie konnte. Sie hat vor, ein Studium der ganzheitlichen Medizin zu beginnen. Als ich sie wiedersah, war die Aura der Depression verschwunden, die sie in den letzten drei Jahren umgeben hatte. Sie entfaltete die ganze Fülle ihres kreativen Selbst. Die Beziehung zu ihren Eltern war nie besser. Conny hat akzeptiert, dass sie ihre kreativen Bedürfnisse wahrscheinlich nie verstehen werden, aber auch erkannt, dass das eine Beziehung zu ihnen nicht ausschließt und dass sie die Eltern nicht dafür verantwortlich machen kann, dass sie selbst jahrelang ihre Kreativität beschnitten hat. Für sie war die Botschaft des Eierstocks ein »Tritt in den Hintern«, den sie wirklich gebraucht hat und für den sie dankbar ist.

Eierstockkrebs

Viele Gynäkologen, vor allem in den USA, befürworten die Entfernung der Eierstöcke bei allen Frauen über vierzig, die sich einer Operation im Bauchraum unterziehen müssen, um dem Eierstockkrebs vorzubeugen. Da allerdings nur 1 von 80 Frauen Eierstockkrebs bekommt, bedeutet das, dass zahlreichen Frauen gesunde Organe als Vorbeugungsmaßnahme gegen eine Erkrankung entfernt werden, von der tatsächlich nur sehr wenige betroffen wären. Viele Frauen müssen so auf die wichtigen Funktionen ihrer hormonproduzierenden Organe verzichten.

Tatsächlich zeigten mehrere Studien, darunter eine von 2009 mit 29 000 Teilnehmerinnen, deren Eierstöcke vor dem 45. Lebensjahr entfernt wurden und die nach 24 Jahren erneut untersucht wurden, bei den betroffenen Frauen:

- dass sich das Lungenkrebsrisiko auch bei Nichtraucherinnen verdoppelt hatte[20]
- dass sich das Risiko für koronare Herzerkrankung und Schlaganfall erhöht hatte[21]
- dass sich das Risiko, an Krebs zu versterben, erhöht hatte (natürlich nicht das für Brust- und Eierstockkrebs)[22]
- dass das Mortalitätsrisiko für Nerven- oder psychische Erkrankungen fünffach gestiegen war[23]
- dass das Risiko, Parkinson zu bekommen, erhöht war[24]
- dass ein allgemein erhöhtes Risiko einer kognitiven Beeinträchtigung und Demenz bestand[25]
- ebenso dass einer Hüftfraktur[26]
- dass laut eigenen Angaben der Anteil von Depressionen und Ängsten im späteren Leben erhöht war[27]
- dass die Haut dünner war, was sie älter aussehen ließ und womöglich auch eher zu blauen Flecken führte[28]

Hormontherapie ist hier in vielen Fällen sinnvoll, auch wenn sich gezeigt hat, dass selbst eine sehr regelmäßige Einnahme die Wirkung des Hormonmangels nicht ganz ausgleichen kann.[29]

Andere Probleme sind ein verminderter Sexualtrieb und eine verminderte sexuelle Appetenz. Dr. Winnifred Cutler hat gezeigt, dass eine Totaloperation die Ausschüttung von sexuellen Lockstoffen, den sogenannten Pheromonen, reduziert bzw. zum Erliegen bringt, was eine Frau für potenzielle Partner weniger attraktiv macht.[30] Die gute Nachricht ist, dass man Pheromone käuflich erwerben kann. (Mehr dazu im 8. Kapitel.)

Aber die Medizin in unserer Gesellschaft konzentriert sich unbeirrt auf die Entfernung der Eierstöcke als Präventivmaßnahme gegen Krebs und spielt alle möglichen negativen Konsequenzen herunter. Die Entfernung der Eierstöcke aus Gründen der Krebsprophylaxe beruht auf der Annahme, dass die »prophylaktische« Eierstockentfernung während einer Hysterektomie, einer operativen Entfernung der Gebärmutter, erstens die Eierstockkrebsrate verringern könnte und sich zweitens die körpereigenen Hormone einer Frau problemlos durch medikamentöse Hormongaben ersetzen ließen. Wie Untersuchungen gezeigt haben, ist die erste Annahme nicht unbedingt richtig.[31] Gesunde Eierstöcke sollten danach an ihrem Platz belassen werden, wenn kein genetisches Risiko vorliegt, d.h., bei keiner weiblichen Verwandten ersten Grades ein Eierstockkrebs festgestellt wurde. Und selbst wenn, wie uns die florierende Epigenetik gezeigt hat, 90 Prozent der Gesundheit nichts unmittelbar mit den Genen zu tun hat, sondern mit der Umwelt (auch Ernährung usw.) und ihrem Einfluss auf die Gene. Wir haben mehr Einfluss auf unsere Genexpression, als man uns weismachen wollte.

Synthetische Hormonpräparate können nie mit der komplexen Mischung aus Androgenen, Progesteron und Östrogen, die ein gesunder Eierstock produziert, identisch sein. Berücksichtigt man das Medikamentenverhalten der Patientinnen, die immer wieder eine Dosis vergessen, und die anderen unberechenbaren Faktoren, die Aufnahme und Wirkung des Medikaments beeinträchtigen können, dann verlängert die Erhaltung der Eierstöcke das Leben.[32]

Wir brauchen einen anderen medizinischen Ansatz, der nicht die Eierstöcke von Tausenden von Frauen opfert, um eine oder zwei vor Eierstockkrebs zu bewahren. Der Schlüssel zu diesem Ansatz liegt im Verständnis der Weisheit und der Energie der Eierstöcke. Aufgestaute Wut und Groll, die auf der Energieebene im zweiten Chakra des Körpers festgeschrieben werden, können zu Eierstockkrebs führen. Viele Frauen sind sich dieser Festschreibungen nicht bewusst, aber die Energie ist vorhanden, wenn etwa der Partner oder der Chef einer Frau ständig böse auf sie ist oder sie auf andere Weise misshandelt. Außerdem gibt es auch Arbeitsbeziehungen, die von Missbrauch geprägt sind, und das hat ebenfalls Einfluss auf die Eierstöcke. Wenn Frauen sich aus Angst vor physischem, emotionalem oder finanziellem Verlassenwerden nicht aus solchen Beziehungen lösen, dann heißt das, dass sie nicht an ihre Fähigkeit glauben, Lebensumstände zu verändern, und den Kontakt zu ihrer inneren Kraft verloren haben.

In solchen Situationen kommt es vor, dass der Körper mittels der Eierstöcke auf sich aufmerksam zu machen versucht, vor allem, wenn die Frauen wütend und gekränkt sind oder anderen die Schuld an ihren Verhältnissen zuschieben. (Man darf nicht vergessen, dass die Energie der Eierstöcke sehr viel aktiver ist als die der Gebärmutter.)

Solche Frauen hätten zwar durchaus Alternativen, sind aber davon überzeugt, sie seien gegen ihren Willen gezwungen, in der Beziehung zu bleiben. Ihr unbewusstes Verhaltensmuster entspricht dem, das ich im 4. Kapitel als »VergewaltigungsArchetyp« bezeichnet habe. Wenn eine Frau in einer Beziehung bleibt, in der sie emotional oder physisch ständig misshandelt wird, dann erlebt sie in der Sprache der Energie eine Vergewaltigung. Ihre Würde und ihre kreativen Fähigkeiten werden weder von ihr selbst noch von dem missbrauchenden Partner oder dem missbrauchenden Arbeitsverhältnis anerkannt; ihre Würde wird damit ebenfalls »vergewaltigt«. Häufig lassen sich solche Frauen von ihrer Wut lähmen, obwohl gerade die Energie der Wut, würde sie erkannt und ausgedrückt, ihnen helfen könnte, eine Veränderung einzuleiten. Auch die Überzeugung, der Beruf, der Ehemann oder eine andere äußere Instanz hätte Macht über sie, trägt zu dieser Lähmung bei. Weiter fehlen meist auch Zeugen oder ein Zeugnis für ihre emotionale Verletzung.

In Missbrauchssituationen, in denen sich Frauen machtlos fühlen, übernehmen die Ehemänner, Chefs oder andere Instanzen selten die Verantwortung für ihren Anteil an dieser Situation, und das heißt, dass auch sie als Zeugen der Verletzung nicht infrage kommen. Viele der Betroffenen sind sehr sensibel und besonders mitfühlend, dabei zugleich loyal und effizient – nur leider nicht in ihren Beziehungen. Durch ihre »Supereigenschaften« (Sandra L. Brown) werden sie leicht übervorteilt und Opfer von Energieräubern. Dazu erfahren Sie mehr in meinem Buch *Vom Schatten zum Licht* (München 2018).

Wer die Dynamik zu einem Energieräuber nicht versteht, sucht die Schuld oft bei sich oder schluckt viel eigenen Ärger oder Wut herunter. Dann werden Gefühle aus Angst vor dem Verlassenwerden nicht gezeigt. (Wobei die Angst im Falle einer Beziehung zu einem narzisstischen Energievampir auch nicht ganz unbegründet ist, sucht sich dieser Typus, ist die eigene Taktik erst mal aufgeflogen, schnell ein neues Opfer für die »narzistische Zufuhr«.)

Deshalb ist das Wissen um den Körper und die innere Stimme zur Einleitung des nötigen Veränderungsprozesses unabdingbar. Denken Sie daran, dass das zweite Chakra in dem Maße in Mitleidenschaft gerät, wie eine Frau ihren Job oder ihren Lebenspartner verachtet, doch zugleich meint, ohne die damit verbundene finanzielle Absicherung nicht auszukommen (Geld gehört schließlich auch zum zweiten Chakra).

Das Syndrom des »goldenen Käfigs«

Eierstockkrebs ist epidemiologisch mit einem hohen sozioökonomischen Status verbunden. Frauen aus den oberen Schichten der Gesellschaft leiden oft unter dem Syndrom des »goldenen Käfigs«: Einerseits sind sie in ihrer Ehe unglücklich, ja verachten sogar ihren Mann oder ihren Beruf, andererseits ist es aber gerade dieser Mann oder dieser Beruf, der ihnen die finanziellen Mittel garantiert, mit denen sie sich die teuren Reisen, schönen Häuser und schicken Clubs leisten können. Aus Angst, diese »Vorteile« zu verlieren, lassen sie alles, wie es ist –, begraben ihre Gefühle in ihrem Körper und fühlen sich elend und eingesperrt.

Einige meiner Patientinnen mit Eierstockkrebs kamen in Begleitung ihrer Männer zur Untersuchung. Die kritische Energie, die diese Männer ausstrahlten, ließ sich fast schon mit Händen greifen. Ich weiß noch, wie verletzbar, vorsichtig und abwehrend ich mich in ihrer Gegenwart plötzlich fühlte. Sie haben gar nichts gesagt, aber ich war mir trotzdem ganz sicher, dass sie an mir und meiner Praxis im Stillen kein gutes Haar ließen. Einer dieser Männer gab mir am Ende der Konsultation die Hand, ohne mich dabei anzusehen! Als er mit seiner Frau gegangen war, habe ich zu meiner Sprechstundenhilfe gesagt: »Wie kann eine Frau mit der Energie dieses Mann tagein und tagaus leben? Ich fühle mich schon erschlagen, wenn ich nur in seiner Nähe bin.«

Mögliche Entstehungsfaktoren

Es gibt so viele verschiedene Arten von Eierstockkrebs, dass sie im Rahmen dieses Buches nicht alle angesprochen werden können. Im Wesentlichen entsteht Eierstockkrebs dann, wenn eine Eierstockzelle anomales Gewebe produziert. Eierstockkrebs kann sehr schnell wachsen. Fast alle Gynäkologinnen und Gynäkologen aus meinem Bekanntenkreis haben schon erlebt, dass Patientinnen drei bis sechs Monate nach einer Routineuntersuchung ohne Befund plötzlich Eierstockkrebs hatten, der rasend schnell gewachsen war und sich im ganzen Beckenraum ausgebreitet hatte.

Die konventionelle Medizin kennt die Ursachen von Eierstockkrebs bis heute nicht, obwohl es epidemiologisch einen Zusammenhang mit fettreicher Ernährung und häufigem Verzehr von Milchprodukten gibt. Allerdings sehe ich hier, ganz ehrlich, keinen direkten Zusammenhang. Die überwiegende Mehrheit der Frauen bekommt diesen Krebs ganz ungeachtet ihrer Ernährungsform ohnehin nicht. Ich habe im Übrigen folgende Erklärung: Bei bereits vorhandenen Energieblockaden im zweiten Chakra können solche Umgebungsfaktoren das System belasten und die Körperzellen krankheitsanfällig machen.

Untersuchungen haben gezeigt, dass Patientinnen mit Eierstockkrebs sieben Prozent mehr tierisches Fett in Form von Butter, Vollmilch und rotem Fleisch und auch mehr Joghurt, Hüttenkäse und Eis verzehren als die gesunde Kontrollgruppe.[33] Je höher der sozioökonomische Status und je reichhaltiger die Nahrung, desto höher die Eierstockkrebsrate. Doch unabhängig von Studienergebnissen in diesem Zusammenhang ist eine vollwertige Ernährung mit vielen Antioxidantien und Nährstoffen immer gut. (Mehr dazu in Kapitel 17.)

Mehrere Untersuchungen haben auch einen Zusammenhang zwischen den häufigsten Arten von Eierstockkrebs, den Epithelkarzinomen, und der Verwendung von Talkumpuder hergestellt, das auf die äußeren Genitalien oder Monatsbinden aufgetragen wird und durch Zervix und Vagina in die Bauchhöhle dringen kann. In der bislang größten Studie wurden 8525 Frauen mit Eierstockkrebs und 9859 ohne untersucht. Dabei hat man festgestellt, dass Frauen, die Talkumpuder an den Genitalien verwendeten, eine 24 Prozent höhere Wahrscheinlichkeit hatten, an diesem Krebs zu erkranken.[34] Das zeigt allerdings noch keine Kausalität, sondern bloß einen Zusammenhang. Die These lautet, dass der Talkum in die Eileiter gelangt.[35] Talkum und eventuell auch andere Substanzen können die äußere Hülle des Eierstocks reizen und damit zum Risikofaktor für Eierstockkrebs werden. In Experimenten wurde zum Beispiel nachgewiesen, dass Kohlenstoffteilchen, die auf die Vulva aufgetragen wurden, in relativ kurzer Zeit durch die Geschlechtsorgane in die Bauchhöhle wandern.[36] Meiner Meinung nach müssen hier aber noch andere emotionale Faktoren und nicht bloß Talkumpuder eine Rolle spielen, damit es zu einer Krebsentstehung kommt.

Dennoch haben bisher mehr als 9000 Frauen mit Eierstockkrebs und ihre Familien Johnson & Johnson verklagt, weil das Unternehmen sie nicht vor den Krebsrisiken bei der Verwendung von Talkumpuder gewarnt hat. Im Jahr 2018 wurde das Unternehmen zur Zahlung von 4,14 Mrd. USD an Schadenersatz (das bisher höchste Einzelurteil in einem solchen Fall gegen Johnson & Johnson) und 550 Mio. USD an Entschädigungszahlungen an eine Gruppe von 22 Klägerinnen verurteilt. In ähnlicher Weise wurde im Jahr zuvor einer 63-jährigen Eierstockkrebspatientin, die 50 Jahre lang täglich Talkumpuder verwendet hatte, 417 Millionen Dollar zugesprochen. Allerdings ging Johnson & Johnson später in Revsion.

Auch wenn, wie gesagt, andere Faktoren der Krebserkrankung vorausgegangen sein mögen und Talkum nicht der alleinige Verursacher war, ist es meiner Meinung nach ohnehin nicht ratsam, im Genitalbereich Talkum oder irgendwelche Spülungen zu verwenden. (Die Vagina reinigt sich selbst und bedarf lediglich milder Seife und Wasser, wenn nötig.) Zu den anderen möglichen Faktoren einer Krebsentstehung am Eierstock gehören

- verschiedene Toxine, die die Eizellen im Eierstock vergiften und so das Krebsrisiko erhöhen können.
- hohe Gonadotropinspiegel: Obwohl das nicht alle Studien bestätigen, gibt es den Hinweis, dass Antibabypillen das Risiko, an Gebärmutterkrebs zu erkranken, herabsetzen, weil sie den Gonadotropinspiegel absenken und damit die Stimulation der Eierstöcke hemmen.[37] Umgekehrt führen Wirkstoffe zur Erhöhung der Fruchtbarkeit zu einem erhöhten Gonadotropinspiegel. Es wird vermutet, dass dies der Grund ist, warum er mit Eierstockkrebs in Zusammenhang steht.[38]
- dauerhaft erhöhte Spiegel des männlichen Hormons Androstendion: Die Forscher, die diesen Zusammenhang entdeckten, konnten jedoch keinen Zusammenhang zwischen hohen Gonadotropinwerten und Eierstockkrebs finden. Dafür sehen sie einen Zusammenhang mit Androgenen.[39] Androgene wiederum werden durch hohe Insulinspiegel erhöht, was mit einer entsprechenden Ernährung, aber auch Stress zusammenhängt.

In mehreren Untersuchungen hat es sich gezeigt, dass das Krebsrisiko nach Eileiterunterbrechungen und Hysterektomien signifikant um bis zu 37 Prozent gesunken ist.[40] Möglicherweise hängt das damit zusammen, dass diese Eingriffe die Passage zwischen den äußeren Genitalien und der Bauchhöhle auf Dauer blockieren.

Diagnose

Das wohl größte Problem bei der frühzeitigen Diagnose des Eierstockkrebs sind die geringen Symptome. Ein Symptom, das oft genannt wird, sind unklare Bauchbeschwerden, etwa Verdauungsstörungen, aber leider gibt es dafür ja auch eine Vielzahl anderer Gründe. Eierstockkrebs wird meist im Spätstadium diagnostiziert, gilt dann aber nicht mehr als heilbar. Bis heute gibt es keine gute Vorsorgeuntersuchung, mit der sich Eierstockkrebs im Frühstadium feststellen oder gar verhindern ließe. Im Jahr 2018 kam die U.S. Preventive Services Task Force zu dem Schluss, dass das Screening auf Eierstockkrebs nicht nur nicht die Sterblichkeit durch Eierstockkrebs senkt, sondern dass auch der potenzielle Schaden des Screenings (einschließlich Komplikationen durch unnötige Operationen bei Frauen, die falsch-positive Screening-Testergebnisse erhalten) den Nutzen überwiegt.[41] Genetische Biomarker wie BRCA1 können ein Risiko ausweisen, ihre Aussage muss aber im weiteren Forschungszusammenhang gesehen werden.[42]

Viele Frauen (in den USA) fordern heute Ultraschalluntersuchungen und einen Bluttest auf CA-125. CA-125 ist ein Tumormarker, das heißt, er enthält Proteine, die von der Oberfläche von Krebszellen abgestoßen werden. Leider können beide Untersuchungen beim heutigen Stand der Vorsorge nicht definitiv klären, ob eine Frau Eierstockkrebs hat oder nicht.[43] Trotz der anfänglichen Begeisterung hat sich dieser Test als kein gutes Vorsorgeinstrument erwiesen. Er hat mehr geschadet als genützt.

Ein hoher CA-125-Blutwert ohne einen sonstigen Befund kann große Angst hervorrufen, ohne dass er ein definitives Anzeichen für Eierstockkrebs wäre. Endometriose, Myome, Lebererkrankungen und andere noch unbekannte Faktoren können die Werte ebenfalls erhöhen. Umgekehrt garantiert ein normaler CA-125-Wert nicht unbedingt, dass die Patientin keinen Eierstockkrebs hat. Bei einem bestimmten Prozentsatz von Frauen mit Eierstockkrebs sind die CA-125-Werte fälschlicherweise negativ. Statistisch gesehen entwickeln zehn Prozent der Frauen, deren Eierstöcke entfernt wurden, eine Form von Krebs, die im Bauchfell anfängt, sich aber trotzdem so verhält und auch so aussieht wie Eierstockkrebs.

Forschungsergebnisse haben gezeigt, dass eine routinemäßige Untersuchung auf CA-125 (ggf. mit Ultraschall) die Lebenserwartung pro Tausend vorsorgeuntersuchter Frauen um weniger als einen Tag erhöht.[44] Das heißt, dass derartige Tests zur Zeit weder verlässlich noch nützlich sind. Auch Ultraschall erlaubt keine zuverlässige Antwort. Nach einer Studie liefert das Ultraschallscreening pro 100 000 Frauen über 45 Fälle von Eierstockkrebs – zusammen mit 5398 falsch-positiven Ergebnissen.[45] Und hier ist das Problem: Falsch-positiven Testergebnissen muss so lange nachgegangen werden, bis das Gegenteil belegt ist. Und das bedeutet dann allzu oft ein Eingriff, um Gewebeproben zu entnehmen und eine Biopsie zu machen (mindestens). Doch damit einhergehen dann das Narkoserisiko, mögliche Blutungen oder eine Infektion.

Definitiv ausschließen lässt sich Eierstockkrebs mithilfe einer Bauchspiegelung, die allerdings nur unter Vollnarkose gemacht wird. Doch selbst bei Frauen mit hohem Risiko werden bei Bauchspiegelungen wenig Krebsarten festgestellt. In einer Studie an 805 Frauen mit hohem Risiko ergaben 39 Bauchspiegelungen lediglich einen Fall von Ovarialkrebs (plus acht gutartige Tumoren).[46] Die FDA hat deshalb 2009 einen neuen Bluttest (OVA1) für Frauen mit Unterleibstumoren, die operativ entfernt werden müssen, zugelassen.[47] Der OVA1 kann fünf Proteine ausmachen, von denen man weiß, dass sie sich in Anwesenheit von diesem Krebs verändern, er kann jedoch keinen Eierstockkrebs diagnostizieren. Weil Frauen mit Ovarialkrebs am besten von spezialisierten Onkologen operiert werden, bietet sich der Test an, um die beste Arztwahl zu treffen.

Eine 2009 in England erhobene Studie an 39 Frauen mit Ovarialkrebs aus Erstversorgungseinrichtungen hat ergeben, dass diese, wenn sie bei einem Arzt vorstellig werden, sehr wohl Symptome, wenn auch unspezifischer Art aufweisen. Dazu gehören Aufgedunsenheit, Bauchschmerzen und häufiger Harndrang. Oftmals findet jedoch keine gründliche Untersuchung statt, woraus die Autoren schlossen, dass »ein Eierstockkrebs keine leise Erkrankung ist, sondern ihre Zeichen nur nicht richtig gedeutet werden«.[48] Diese Studie führt also hoffentlich zu mehr Aufmerksamkeit bei den Beteiligten. Gleichzeitig sind wir aufgefordert, den Zusammenhang zwischen Immunsystem, Gefühlen und Genetik in neuer und kreativer Weise zu erkunden. Auch sollten wir im Hinterkopf behalten, dass selbst Frauen in einem weit fortgeschrittenen Stadium schon eine vollständige Heilung erfahren haben.

Eierstockkrebs in Familien

Frauen, bei deren Schwestern, Müttern und Verwandten ersten Grades mütterlicherseits Eierstockkrebs aufgetreten ist, haben ein überdurchschnittlich hohes Risiko, die Krankheit ebenfalls zu bekommen. Dass Eierstockkrebs in der Familie liegen kann, wurde der Öffentlichkeit erstmals durch die Geschichte von Gilda Radner bekannt[49] und später dann durch Angelina Jolie, die sich 2013 unter hoher medialer Aufmerksamkeit erst dazu entschloss, sich beide Brüste entfernen zu lassen, und zwei Jahre später dann Gebärmutter und Eileiter, obwohl bis dahin an keinem der Organe Anzeichen für einen Krebs gefunden worden waren. Und das alles, weil sie Trägerin des BRCA1-Gens ist.

Manche Frauen, in deren Familien Eierstockkrebs sehr häufig vorkommt (ein Krankheitsrisiko von 20 bis 30 Prozent), entscheiden sich für die prophylaktische Eierstockentfernung, die empfohlen wird, wenn eine Frau keine Kinder mehr bekommen kann oder möchte. Aber auch dadurch lässt sich die Krankheit nicht immer verhindern. Selbst nach einer prophylaktischen Entfernung der Eierstöcke ist Eierstockkrebs oder eine andere Krebserkrankung möglich, die in den Zellen des Bauchfells entsteht und sich von Eierstockkrebs nicht unterscheiden lässt.[50]

Mir ist aufgefallen, dass Frauen, die miterlebt haben, wie eine gute Freundin an Eierstockkrebs starb, aus Angst stärker zur Entfernung der Eierstöcke neigen. Natürlich hat diese Angst keine wissenschaftliche Grundlage, aber nach meiner Erfahrung treffen wir die wichtigsten Entscheidungen oft nicht aufgrund von Statistiken, sondern aufgrund der emotionalen Realität.

Es ist nicht zwangsläufig genetisch bedingt, wenn Krankheiten in bestimmten Familien gehäuft auftreten, da auch Einstellungen »in der Familie liegen«, und diese sich als Biochemie niederschlagen, die ihrerseits die Genexpression beeinflusst. In Familien mit einer Häufung von Eierstockkrebs sollte man die Frauen untersuchen, die die Krankheit nicht bekommen, da höchstwahrscheinlich sie diejenigen sind, die das Familienmuster durchbrochen und sich auf physischer und auf energetischer Ebene von ihrer »Sippe« getrennt haben.

Entfernung der Eierstöcke im Rahmen einer anderen Unterleibsoperation

Frauen, die sich etwa wegen eines Myoms für eine Hysterektomie entscheiden oder aus anderen Gründen operiert werden, müssen sich auch entscheiden, ob sie die Eierstöcke dabei mit entfernen lassen. Ich frage jede Frau vor einer Operation, ob sie Angst vor Eierstockkrebs hat, und sage ihr, sie solle ihre Gefühle zu den Eierstöcken überprüfen, da sich der Zustand der Eierstöcke oft erst bei einer Operation feststellen lässt und dann eine Entfernung nötig werden kann. Auch sollten Sie bedenken, dass sich nur wenige Männer die Hoden entfernen lassen. Frauen sollten hier meiner Meinung nach mehr Vorsicht walten lassen.

Auch wenn die Patientin ihre Eierstöcke behalten will, muss sie wissen, dass ich mich manchmal während einer Operation für die Entfernung der Eierstöcke entscheiden muss, falls es Anzeichen für Anomalien gibt. Meine Patientinnen wissen, dass ich eher »eierstockfreundlich« bin. Manche wollen bei der Operation wach bleiben, damit sie eine Mitsprachemöglichkeit haben. Für mich ist das kein Problem, weil ich mich weigere, Patientinnen vorzuschreiben, was sie mit ihren Eierstöcken zu machen haben. Bei wichtigen Entscheidungen über den Körper spielen immer viele bewusste und unbewusste Faktoren eine Rolle.

Da die meisten meiner Patientinnen genau wie ich vom Wert ihrer weiblichen Organe überzeugt sind, entscheiden sie sich auch bei einer Hysterektomie meist dafür, die Eierstöcke zu behalten. Im Studium habe ich gelernt, dass die Eierstöcke bereits bei 35-Jährigen entfernt werden sollten. Mittlerweile bin ich selbst schon weit jenseits dieses Alters, und für mich sind die Eierstöcke immer noch ein wertvoller Teil meines Körpers, dessen Funktionen mich mein Leben lang unterstützen werden. Die Eierstöcke sind Teil des Ausdruckssystems meiner inneren Stimme. Ich verlasse mich darauf, dass sie es mich wissen lassen, wenn ihre Gesundheit Veränderungen nötig macht. Wie ich schon zuvor erwähnt habe, gibt es passende Erkenntnisse der neueren Forschung, dass die Entfernung der Eierstöcke keineswegs immer das

Beste ist. Hormone helfen hier, minimieren das Risiko allerdings nicht völlig. (Siehe dazu auch den Abschnitt »Künstliche Menopause« im 14. Kapitel.)

Die gynäkologische Ausbildung findet fast immer an großen Universitätskliniken statt, die in einer Woche mehr Patientinnen mit Eierstockkrebs behandeln, als man in der Praxis in zehn Jahren zu sehen bekommt. Damit erleben die Assistenzärzte in einem Ausbildungsjahr mehr Fälle von Eierstockkrebs als in ihrer gesamten anschließenden Praxis und bekommen so eine negative Einstellung zu diesem Organ. Es ist oft schwer, Frauen mit Eierstockkrebs zu behandeln und ihr Sterben zu erleben, da sie oft Schmerzen haben und es häufig Komplikationen wie wiederholte Darmverschlüsse, große Flüssigkeitsansammlungen im Unterbauch und eine Reihe anderer extrem unangenehmer Konsequenzen gibt. Ärzte, die erlebt haben, wie eine Frau an Eierstockkrebs gestorben ist, entwickeln deshalb oft eine Abneigung gegen die Eierstöcke, obwohl die große Mehrzahl der Frauen diesen Krebs nicht bekommt.

Eines der Krankenhäuser, in denen ich früher gearbeitet habe, war zugleich onkologisches Versorgungszentrum des Bundesstaates. Der Pathologe aus der gynäkologischen Abteilung hat damals immer gesagt: »Vor Eierstockkrebs habe ich so einen Horror, dass ich zusehen werde, dass sich meine Frau mit vierzig die Eierstöcke entfernen lässt; eigentlich sollte sie sich prophylaktisch auch gleich die Brust abnehmen lassen.«

Das war natürlich nicht ganz ernst gemeint, aber wer den ganzen Tag die Leichen von Frauen obduziert, die an Brust- und Eierstockkrebs gestorben sind, sieht auch jeden Tag, welche Verheerungen diese Krankheiten anrichten. Man schneidet riesige Tumoren auf und bekommt Präparate, bei denen sich Gebärmutter, Eileiter, Eierstöcke, ja selbst Vagina, Blase und Rektum quasi in Tumorgewebe verwandelt haben.

Man weiß, wie Brusttumoren aussehen, die in die Brustwand durchgebrochen sind. Deshalb ist es kein Wunder, dass der Pathologe so dachte, und es wundert auch nicht, dass die routinemäßige Entfernung der Eierstöcke im Zusammenhang mit einer Gebärmutterentfernung von vielen empfohlen wird.

Konventionelle Behandlung

Wenn Eierstockkrebs in einem fortgeschrittenen Stadium festgestellt wird, lässt sich die Krankheit nur schwer behandeln. Die konventionellen Behandlungsmethoden sind Operationen mit anschließender Chemotherapie und Bestrahlung, je nach Verbreitungsgrad des Krebses. Eine definitive Diagnose ist meist erst bei einer Operation möglich, die wegen anderer Erkrankungen im Bauchraum gemacht wird. Trotz der Fortschritte in Behandlung und rechtzeitiger Diagnose, sind die langfristigen Überlebensaussichten statistisch ungünstig.

Laut der Amerikanischen Krebsgesellschaft leben nur 47 Prozent der Patientinnen mit Eierstockkrebs nach der Diagnose fünf Jahre oder länger, wobei die unter 65-Jährigen noch die größten Aussichten haben. Die Überlebensrate im Fünfjahresintervall schießt auf 92 Prozent hoch, wenn der Krebs behandelt wird, bevor er sich außerhalb der Eierstöcke ausbreitet, aber das trifft nur in weniger als 15 Prozent der Fälle zu.

Ob ein Eierstocktumor gut- oder bösartig ist, lässt sich nur durch eine Bauchoperation mit anschließender Gewebeuntersuchung feststellen. Wenn der Tumor bösartig ist, werden normalerweise Eierstöcke, Eileiter, Gebärmutter, Omentum (die Fettschürze, die den Darm schützt) sowie alle weiteren Tumoren entfernt, die sich im Bauch angesiedelt haben. Danach erfolgt eine Chemotherapie, wobei zwei Krebsmittel – Paclitaxel und Cisplatin – direkt in die Beckenhöhle gespritzt werden. Diese Behandlung – die sogenannte hypertherme intraperitoneale Chemotherapie – stellt zwar noch keine Heilung, aber immerhin einen Durchbruch dar. Die nationalen Krebsinstitute der USA empfehlen sie,[51] auch wenn zumindest in den USA kaum die Hälfte der Berechtigten damit behandelt wird.[52] Und auch in den deutschen Leitlinien gilt sie als Standard, siehe auch unter https://www.awmf.org/uploads/tx_szleitlinien/032-035OLk_S3_Ovarialkarzinom_2020-04.pdf. Im frühen Stadium des Ovarialkrebses kann eine Operation schon ausreichen. Ich will aber nicht unerwähnt lassen, dass es gut dokumentierte Fälle für eine sogenannte Spontanheilung selbst bei weit fortgeschrittenen Ovarialkrebsfällen gibt.[53] Soll heißen: Hoffnung gibt es immer.

Berichte von Frauen

Eine meiner Patientinnen konnte, obwohl sie schließlich an Eierstockkrebs starb, in ihrem letzten Lebensmonat mehr für ihre innere Heilung bewirken als in all den Jahren davor. Zunächst hatte sie sich einer ausgedehnten Operation unterziehen müssen und auch ihre Ernährung angepasst. Sie hatte also »alles richtig gemacht«. Dennoch wuchsen ihre Tumoren weiter. Eine körperliche Heilung erfolgte also nicht, obwohl die Heilung, die sie schließlich erfuhr, mit der Suche nach körperlicher Heilung zu tun hatte. Ein mit mir befreundeter Arzt begleitete sie in der Schmerztherapie.

Dabei machten sie eine Meditation und Tiefenentspannung, während der er ihren Körper fragte, wer oder was ihre Tumoren füttere. Sie antwortete:

»Angst und Traurigkeit«. Daraufhin forderte er sie auf, sich an eine Zeit zu erinnern, in der das nicht so war. Sie ging so weit zurück, dass sie ein zwölf Wochen alter Fötus im Leib ihrer Mutter war. Ihre Mutter hatte versucht, sie mit einer rot-weißen Pille abzutreiben. In ihren letzten Tagen konnte sie sich dieses Geschehen bewusst machen und es ihrer Mutter anvertrauen, die selbst immer noch mit diesem Vorfall zu tun hatte, der so lange zurücklag. Meine Patientin starb in den Armen ihrer Mutter, befreit von Schmerzen und einer lebenslangen Belastung.

Richtig sorgen für Gebärmutter, Eierstöcke und Unterleib

- Machen Sie sich klar, dass die Kreativität, die die Eierstöcke symbolisieren, Ihnen immer zur Verfügung steht, auch wenn Ihre Eierstöcke entfernt wurden.
- Gibt es eine kreative Tätigkeit, bei der Sie nicht merken, wie die Zeit vergeht? Gibt es eine Aktivität oder einen Prozess, in den Sie sich so völlig vertiefen können, dass Sie darüber das Essen vergessen? Worum handelt es sich dabei?
- Reservieren Sie jeden Tag eine gewisse Zeitspanne, um etwas zu tun, das kreativen Wert und persönliche Bedeutung für Sie hat und von innen heraus entsteht.
- Haben kreative Werke der Vergangenheit ein Eigenleben angenommen? Können Sie sich eingestehen, dass Sie diese Werke in die Welt gesetzt und dann losgelassen haben? Klammern Sie sich immer noch an sie und versuchen sie zu kontrollieren? (Ich weiß, ich weiß, das erfordert sehr viel Mut – besonders wenn da noch irgendwo das ängstliche kleine Mädchen ist, die unbedingt alles kontrollieren will, um ja nicht verletzt oder verlassen zu werden.)

Ihre kreative Kraft wird in der Außenwelt heute dringend benötigt. Wenn Sie wirklich Zugang dazu finden und nicht versuchen, sie unter Kontrolle zu bringen oder zu erzwingen, kann diese Kraft Ihnen und anderen gute Dienste leisten. Gestehen Sie sich die Kraft zu, die aus Ihren Eierstöcken kommt, und akzeptieren Sie sie. Der verstorbene afroamerikanische Schriftsteller und Bürgerrechtsaktivist Howard Thurman hat dies auf den Punkt gebracht: »Frag nicht, was die Welt braucht, frag, was dich lebendig macht. Das setz dann um. Was die Welt braucht, das sind lebendige Menschen.«

VIII

Die Wiedererlangung der Erotik

Wenn Sie sich nicht mit Ihrer Sexualität befassen, wird es nichts mit wirklicher Spiritualität. Nur durch die Erdgeister gelangen Sie zum himmlischen Geist. Was Sie erschuf, macht Sie auch unsterblich.

Hsi Lai, »Die sexuellen Geheimnisse der Weißen Tigerin«

Wenn ich vom Erotischen spreche, dann meine ich die Bestätigung weiblicher Lebenskraft, die kreative, ermächtigende Energie, deren Wissen und Nutzen wir heute in unserer Sprache, unserer Geschichte, unserem Tanz, unserer Liebe, unserer Arbeit, unserem Leben wieder einfordern.

Audre Lorde

Sexualität gehört zum Leben

Sexualität gehört zu unserem Leben, wir sollten sie wertschätzen. Denn alles Leben ist, man staunt, sexuell übertragbar. Die meisten von uns wurden mit einem Orgasmus empfangen, und wenn es nur der unseres Vaters war. Ich möchte hier eine Veränderung bewirken – körperlich, geistig und spirituell. Wir Frauen wollen die Erotik wieder in Besitz nehmen, ohne Scham oder Ausbeutung. Das fängt damit an, dass wir uns der Macht des Eros bewusst werden und verstehen, wie er funktioniert. Der Grund, warum sich mit Sex alles verkaufen lässt, von Autos bis zu Shampoo, ist, dass wir uns ganz natürlich zu dieser lebenserhaltenden, angenehmen Energie hingezogen fühlen. Unsere Zellen reagieren so instinktiv wie die Biene auf den Honig. Sicherlich kann man die sexuelle Energie sublimieren und sie auf andere Lebensbereiche lenken, statt sie allein durch Geschlechtsverkehr auszuleben. Aber unser Körper reagiert auf das Sexuelle bis zum letzten Tag. Wir sind auf sexuellen Genuss hin angelegt. Es ist ein Geburtsrecht. Menschen sind die einzigen Säugetiere, deren Sexualtrieb und Sexualfunktionen nicht ausschließlich an die Reproduktion gebunden sind. Die weibliche Fähigkeit, sexuelle Lust zu erfahren, ist quasi unbegrenzt. Weibliche Sexualität umfasst Geben und Nehmen, ganz so wie bei der Fortpflanzung. Selbst der Geburtsvorgang kann orgiastische Züge haben (vgl. Kapitel 12). Sexualität ist eine normale organische, körperliche und psychische Funktion des menschlichen Lebens. Die Sexualforscherin Dr. Gina Ogden weist darauf hin, dass Frauen in ihren Sechzigern und Siebzigern den besten Sex ihres Lebens haben.[1]

Untersuchungen zeigen, dass regelmäßiger Sex mit einem Partner mit regelmäßigeren Zyklen und einer erhöhten Fruchtbarkeit einhergeht, mit leichteren Blutungen, besserer Stimmung, weniger Schmerzen, weniger Erkältungen und Fieber, weniger Stress, besserer Fitness, mehr Östrogen und Testosteron und weniger Gewichtszunahme.[2] Diejenigen, die ohne Partner sind: Seien Sie beherzt. Sexueller Selbstausdruck ist sehr erfüllend und gesund, und das gilt auch für Menschen in Beziehungen.

Einer der Hauptgründe, warum Sex so gesund ist, ist, dass guter Sex zur Freisetzung großer Mengen an Stickstoffmonoxid aus den Blutgefäßen führt. Dies verbessert nicht nur die Durchblutung, sondern reguliert auch Hormone und Neurotransmitter. Stickstoffmonoxid gilt als Quell der Jugend, was vermutlich der Grund ist, warum Dr. David Weeks, Neuropsychologe am schottischen Royal Edinburgh Hospital, herausgefunden hat, dass, wer regelmäßig Sex hat, oft jünger aussieht, als es dem biologischen Alter entspricht. Weeks hat dazu 3500 Probanden im Alter zwischen 18 und 102 untersucht.[3]

Weibliche erotische Anatomie: Die Klitoris und ihre Umgebung

Der äußere Teil der Klitoris, mit dem die meisten von uns vertraut sind, weist 8000 Nervenenden auf, die ausschließlich der Lust dienen. Dabei handelt es sich jedoch nur um die Spitze eines viel größeren (meist inneren) Organs, dessen Anatomie erst seit Kurzem von der Ärzteschaft vollständig verstanden und gewürdigt wurde: der erogenen Anatomie der Frau. Die australische Urologin Dr. Helen O'Connell und ihr Forschungsteam haben erstmalig MRT-Scans aufgenommen, die die Größe und Komplexität der Klitoris im erregten Zustand zeigen. Sie bezeichnet das gesamte System als den »Klitoriskomplex«.[4] Dieser Komplex, so berichtet sie, besteht aus mindestens achtzehn verschiedenen, miteinander interagierenden Teilen, darunter Muskel-, Schwellkörper- und Empfindungsgewebe, die sich bei Erregung ausdehnen.

In ihrer Gesamtheit ist die Klitoris sogar größer als der durchschnittliche nicht erigierte Penis!

Das gesamte Organ hat die Form einer Wünschelrute. An seiner Spitze (an der Körpervorderseite) liegt der äußere Teil der Klitoris (die Klitoriseichel), eine relativ kleine knospenartige Ausstülpung knapp über dem Scheideneingang. Sie ist mit einem großen Netz erogener Schwellkörper tief im Becken zu beiden Seiten der Vagina und auch um die Harnröhre herum verbunden (der sogenannte Harnröhrenschwellkörper). Die Klitoriseichel ist zum Teil von der Klitorisvorhaut bedeckt. Der Klitorisschaft ist in unerregtem Zustand knapp einen Zentimeter lang und zumeist verdeckt. In erregtem Zustand kann er jedoch auf das Doppelte anschwellen. Von der Eichel und dem Schaft gehen zwei Arme oder Äste aus, die Klitorisschwellkörper, die sich auf beiden Seiten innerhalb der Schamlippen erstrecken und den Scheideneingang umschließen. An ihrer beider Basis befindet sich ein Fortsatz, der als Crus clitoris bezeichnet wird und im nicht erregten Zustand in Richtung der Oberschenkel, bei Erregung in Richtung der Wirbelsäule zeigt.

Die Gesamtlänge des Klitorisschwellkörpers und des Kitzlers beträgt etwa fünf Zentimeter (pro Seite). Zwischen jedem dieser Äste und der Vaginalöffnung befinden sich außerdem die »Beine« der Klitoris, die Vorhofschwellkörper. Bei Erregung schwellen sie alle an, dabei »umarmen« sie die Vagina, die sich ausdehnt. Das innerste Drittel der Vagina bläht sich auf und hebt die Gebärmutter und den Gebärmutterhals an. Findet der Geschlechtsverkehr nach der vollen sexuellen Reaktion einer Frau statt, trägt die veränderte Form der Vagina zu einer leichteren Passage der Spermien zum Gebärmutterhals bei und erleichtert so die Empfängnis. Wie aus dieser Beschreibung ersichtlich ist, ist die weibliche sexuelle Reaktion weit mehr innerlich als äußerlich. (Da das Klitorissystem sehr komplex ist, haben einige Chirurgen bei Opfern von Genitalverstümmelungen die Orgasmusfähigkeit wiederhergestellt, indem sie das Narbengewebe entfernten und einen kleinen Teil der Klitoris freilegten, der vorher innen lag – ein Verfahren, das formal als Klitoroplastik bekannt ist. Der Eingriff ist kompliziert, die Heilung ist langwierig, und die Ergebnisse sind nicht garantiert. Dennoch lässt sich den Betroffenen dadurch ein gewisses Maß an Kontrolle zurückgeben, die ihnen gegen ihren Willen entzogen wurde).

Bis vor Kurzem enthielten die meisten medizinischen Lehrbücher keine Abbildungen des gesamten Klitorissystems oder die Abbildungen waren ungenau (während der Penis im Gegensatz dazu immer vollständig und genau dargestellt wird). Dennoch ist es schwierig, die Einzelheiten in einer zweidimensionalen Zeichnung zu verstehen. Wie Dr. O'Connell in einem

2005 im *Journal of Urology* veröffentlichten Artikel feststellte, ist es unmöglich, die Anatomie der Klitoris in einem einzigen Diagramm darzustellen«.[5] Dennoch ist die Abbildung auf Seite 301 ein guter Anfang (siehe Abbildung 12: Die Klitoris und ihre Umgebung).

2016 erstellte die französische Sozialforscherin Odile Fillod ein dreidimensionales, anatomisch korrektes Modell, das jeder, der Zugang zu einem 3-D-Drucker hat, kostenlos nachbauen kann. Fillod, die sich auf sexuelle und geschlechtsspezifische Fragen in der biomedizinischen Wissenschaft spezialisiert hat, wollte das Modell ursprünglich in französischen Klassenzimmern verwenden. Doch auch Sexualtherapeuten, Sexualpädagogen, Schulkrankenschwestern, Biologielehrer und Einrichtungen für Sexualaufklärung setzen mittlerweile das Modell von Fillod bei ihrer Arbeit ein. (Hinweis: Die Webseite, über die man die Anleitung zum Ausdrucken des eigenen Modells abrufen kann – http://carrefour-numerique.cite-sciences.fr/fablab/wiki/doku.php?id=projets:clitoris –, ist derzeit nur auf Französisch verfügbar ist).

Auch ohne die Hilfe eines dreidimensionalen Modells können Sie die Funktionsweise Ihrer eigenen Klitoris mit ein wenig Erfahrung begreifen lernen. Die äußere Spitze der Klitoris ist aufgrund der Tausenden von Nervenenden extrem berührungsempfindlich. Die Klitoris wird unter ihrer Haube leicht hervortreten, wenn sie von einem Liebhaber bewundert wird oder einfach, wenn eine Frau positive Gedanken und Gefühle in diesen Bereich ihres Körpers sendet. Auch die inneren Vulvenlippen fangen an, sich zu weiten, und die Vagina wird feucht, sobald eine Frau auch nur positiv an ihre Genitalien denkt. Halten Sie jetzt inne und spüren Sie einfach Ihre Klitoris und die damit verbundene erotische Struktur tief im Inneren. Beobachten Sie, was passiert. Versuchen Sie auch dies: Besorgen Sie sich einen Handspiegel mit Vergrößerung und setzen Sie sich an einen Platz mit gutem Licht. Betrachten Sie die Vulva, die Klitoris und die Vagina. Schicken Sie nun liebevolle, bewundernde Gedanken in diesen Bereich. Beobachten Sie, was passiert. (Dies ist auch eine wunderbare Übung, die Sie mit einem Geliebten machen können.) Sie werden feststellen, dass Ihre Genitalien voller und rosiger werden. Die Klitoris wird größer und tritt aus ihrer Kapuze hervor. Je mehr Sie diesen Bereich bewundern und nett mit ihm reden, desto mehr »erwacht« er.

Anatomisch ist die Klitoris auch mit dem G-Punkt (dem heiligen Punkt in tantrischen Texten) verbunden. Im Jahr 2009 haben Dr. Pierre Foldès und Dr. Odile Buisson mit Hilfe modernster zwei- und dreidimensionaler Sonografie das Klitorissystem kartiert und festgestellt, dass der G-Punkt tatsächlich das Ende der wünschelrutenartigen Verzweigungen der Klitoris ist.[6]

Ich betrachte die äußere Eichel der Klitoris daher als den Nordpol und den inneren G-Punkt als den Südpol. Seitdem wir wissen, dass die Klitoris wesentlich umfangreicher ist als das, was wir von außen sehen, hat sich die Erkenntnis durchgesetzt, dass es eigentlich keine zwei Arten des weiblichen Orgasmus gibt – den klitoralen und den vaginalen. (Freud zum Beispiel bezeichnete den klitoralen Orgasmus als »unreif«.) Doch auch ein Orgasmus, der bei einer vaginalen Penetration ohne direkte Stimulierung der Klitoris erreicht wird, ist eigentlich ein klitoraler Orgasmus, nur eben durch die Stimulierung eines anderen Teils – des innen gelegenen Teils der Klitoris. Zum Glück können wir diese Debatte nun endlich abschließen.

Eine Stimulierung der Brustwarzen führt ebenfalls unmittelbar zu einer starken klitoralen Erregung und zu Muskelkontraktionen im Unterleib, genau wie Küssen. Der Grad der Empfindlichkeit lässt sich sehr genau anhand einer Karte des Körpers ablesen. Auf dieser zeigt die Zahl der Nervenenden im Verhältnis zur Fläche an, wie es mit der Erregbarkeit aussieht. Weit vorne liegen Lippen, Zunge, Genitalien sowie Hände und Füße.

Insgesamt ist der Unterleib bei Frauen stärker durchblutet als bei Männern. Auch haben sie mehr erogene Zonen. Dieser Umstand, gepaart mit längeren und stärkeren Beckenbodenmuskeln ist ein Argument für die höhere sexuelle Ansprechbarkeit von Frauen. Den meisten Frauen jedoch hat man niemals etwas über die Klitoris und ihre Umgebung beigebracht, auch haben sie keinen Namen für ihre Genitalien außer der Scheide, die ja nur ein kleiner Teil des Unterleibs ist. Männer auf der anderen Seite haben Dutzende von Namen für ihren Penis und keiner davon nennt sich »da unten«. Deshalb wundert es nicht, dass Frauen erst noch ihr volles erotisches Potenzial ausschöpfen müssen.

Amrita: Die Ejakulation der Frau

Bei der sexuellen Erregung produzieren die Bartholin- und Skene-Drüsen, die am unteren Teil der großen Schamlippen vor der Scheidenöffnung sitzen, und die Wände der Vagina Sekrete (das vaginale Sekret wird als Transsudat bezeichnet). Bei manchen Frauen kommt es beim Orgasmus auch zur Ejakulation einer Flüssigkeit aus den paraurethralen Drüsen der Scheide, einschließlich der weiblichen »Prostata«-Drüsen.[7] Im tantrischen Yoga, einer alten östlichen Methode, die Sexualität und Spiritualität verbindet, wird diese Flüssigkeit »Amrita«, der göttliche Nektar, genannt. Viele Frauen verwechseln dieses weibliche Ejakulat mit Urinverlust beim Orgasmus, aber es handelt sich nicht um Urin, auch wenn es zum Teil durch den Harnleiter kommt. Die Menge kann in manchen Fällen bis zu einer Tasse betragen. Diese Flüssigkeit, die beim Liebesakt mehr als einmal ausgestoßen werden

Abbildung 12: Die Klitoris und ihre Umgebung

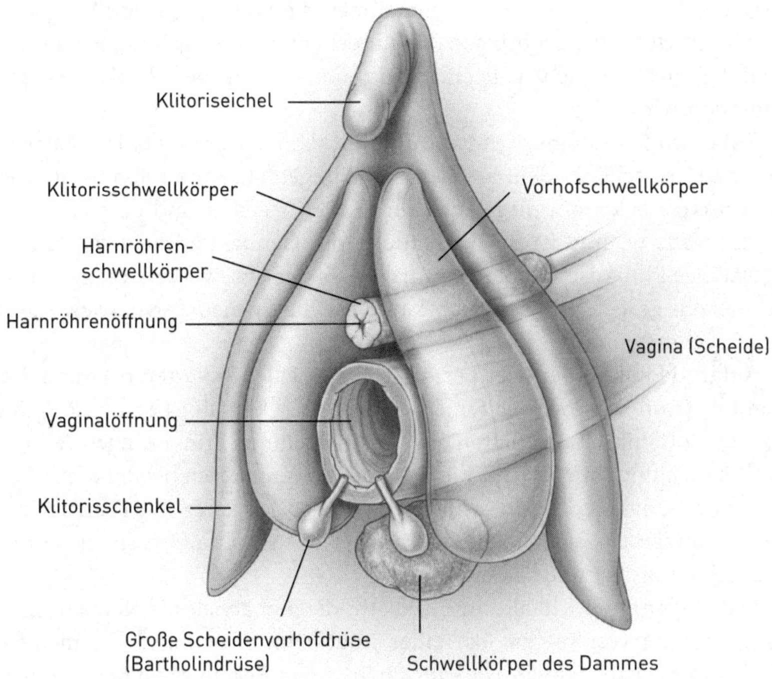

Die Klitoris und ihre Umgebung ist Teil eines Netzwerks erogener Zonen im Unterleib, das nicht weniger ausgeprägt ist als des Penis des Mannes. Nur die Klitoris ist gut von außen sichtbar.

kann, ist normaler Bestandteil des sexuellen weiblichen Reaktionszyklus und kein Anlass zur Beunruhigung – im Gegenteil.[8] Ejakulat wird sogar ohne Orgasmus gebildet, etwa wenn eine Frau es durch Lachen, Freude oder Liebe »verliert«. Doch ein »Verlust« ist das eigentlich nicht. Sie erfährt nur die Energie der Freude oder Liebe – die Essenz der Ekstase.[9] Obwohl alle Frauen das Potenzial haben, göttlichen Nektar zu verströmen, gelingt es doch nur, wenn man sich ganz dem wahrhaft tiefen Glück überlässt – ob dies nun sexueller Natur ist oder nicht.

Das Erwachen des heiligen Punkts

Jahrelang haben Caroline und Charles Muir, Tantra-Lehrer und Autoren von *Tantra. Die Kunst des bewussten Liebens* (Heyne 1995), vielen Einzelpersonen und Paaren dabei geholfen, ihnen die Verbindung von Sexualität und Spiritualität nahezubringen. Sie unterrichten eine Technik, bei der der heilige Punkt sehr, sehr vorsichtig (zunächst nur mit dem kleinen Finger) stimuliert wird.

Dabei wird zusammen geatmet und Blickkontakt gehalten. Der Partner, der massiert, schenkt dem anderen seine ungeteilte Aufmerksamkeit. Wer die Massage bekommt, liegt auf dem Rücken, genießt und darf Feedback geben. Ganz wichtig ist die Verbindung der Genitalien mit dem Herzen. Der heilige Punkt ist allerdings oftmals auch der Ort, wo Verletzungen und Schmerzen gespeichert sind. Ich kann das durch meine gynäkologischen Untersuchungen nur bestätigen.

Aufgrund kultureller oder persönlicher sexueller Erblasten tut es an diesem Punkt oft weh oder er fühlt sich taub an. Deshalb ist seine Erregung zunächst oft mit schmerzhaften oder unangenehmen Erinnerungen verbunden. Frauen und ihre Partner, die das wissen, werden sich bei der Liebe Zeit lassen und langsam dorthin vordringen. Mit der Zeit kann eine Frau zu einer Wonne finden, die sie nie zuvor gekannt hat. Auch ihre Orgasmen werden dadurch intensiver und länger.

Die 47-jährige Buchhalterin Elizabeth, die allmählich ins Klimakterium kam, erzählte vor Kurzem bei einer Routineuntersuchung: »In meinem Herbsturlaub habe ich über einen gemeinsamen Bekannten einen wunderbaren Mann kennengelernt. Wir haben uns sofort zueinander hingezogen gefühlt und eine Beziehung angefangen. Als er mich das erste Mal liebte, war es einfach wunderbar. Aber dann, als er mich tief in der Vagina stimulierte, habe ich mich blitzartig an den sexuellen Missbrauch erinnert, den ich erlebt hatte, und fing an zu weinen und zu zittern.

Ich konnte nichts dagegen machen, und ich hatte Angst, er könnte glauben, dass er etwas falsch gemacht hätte. Aber er hat mich nur festgehalten und gesagt, es sei alles in Ordnung, und er sei für mich da. Auch jetzt noch kommen solche Zustände bei der Liebe wieder, aber sie dauern nicht mehr so lange, und ich fühle mich jedes Mal sicherer.

Und auch meine Lust wird größer. Ich habe nie gewusst, dass das Zusammensein mit einem Mann so wunderbar sein kann. Er war sanft und liebevoll und hat sich Zeit gelassen. Ich bin ihm sehr dankbar.« Durch die Aufmerksamkeit eines liebenden Mannes (oder einer Frau) kann eine Frau oftmals ihre ganze Sexualität voll ausschöpfen.

Abbildung 13: Die Zirbeldrüse und der G-Punkt

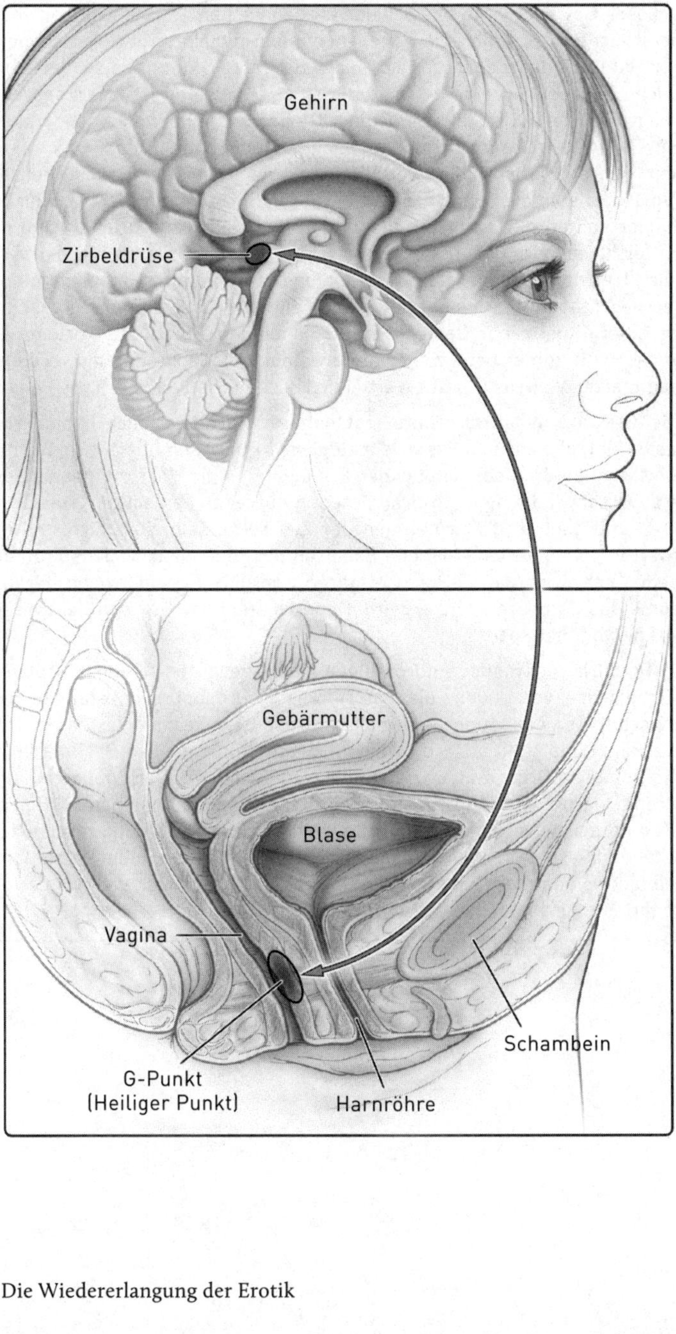

DER G-PUNKT ODER DER HEILIGE PUNKT

Um den G-Spot ausfindig zu machen, sollten Sie bereits ziemlich erregt sein, denn dieses Gewebe tief in der Scheide ist dann schon angeschwollen, was die Suche erleichtert. Nehmen Sie gegebenenfalls Gleitgel zu Hilfe und schneiden Sie zur Not die Fingernägel, um sich nicht zu kratzen. Wenn Sie sich selbst auf die Suche begeben, ist eine aufrechte Position (Kniestand ist ideal) besser als eine liegende. Wenn Sie und Ihr Partner sich zusammen auf die Suche machen, können Sie auf dem Bauch liegen, mit leicht angehobenen Hüften, oder auf dem Rücken. Führen Sie ein oder zwei Finger mit der Handfläche nach oben etwa bis zum Knöchel in die Scheide ein (oder lassen Sie das Ihren Partner machen). Die Finger sollten nun sanft auf die vordere Scheidenwand drücken und nach einem leicht geschwollenen Punkt Ausschau halten. Variieren Sie den Druck und die Streichbewegung. Auch eine klopfende Bewegung ist möglich. Manche Frauen bevorzugen eine Fingerbewegung beim Herausziehen aus der Scheide wie bei einer »Komm-her-Geste«. Fahren Sie mit dem Stimulieren fort, denn die Region schwillt immer noch weiter an (etwa auf Walnussgröße) und wird etwas schwammartig. Vielleicht fühlt sie sich auch leicht gerippt an, etwa wie Feincord.

Weil der G-Punkt an der Harnröhre liegt, nahe am Harnleiterknick, haben Frauen oft das Gefühl, pinkeln zu müssen, sobald dieser Punkt stimuliert wird. Sie brauchen nicht zu befürchten, sich bei der Erkundung in die Hose zu machen, denn zumeist verschwindet der Harndrang wieder. Auf jeden Fall sollten Sie sich entspannen und genügend Zeit nehmen. Ihr Ziel sollte sein, zu fühlen und dann abzuwarten, was passiert. Manche Experten sind der Ansicht, dass Frauen ab 40 mehr Lust durch den G-Punkt erfahren, weil ihre Scheidenwand durch die Abnahme des Östrogens dünner wird. Dadurch steht der G-Punkt bei Erregung stärker hervor. Viel Spaß!

Der G-Punkt ist energetisch durch einen Nadi genannten Akupunkturpfad mit der Zirbeldrüse verbunden, die ein starkes Neuropeptid, bekannt als DMT, absondert. (Siehe Abbildung 13.) Die Zirbeldrüse ist in heiligen Texten als drittes Auge bekannt und stellt unsere Verbindung zum Göttlichen dar. DMT durchflutet den Körper beim Orgasmus und auch bei Nahtoderfahrungen. Vielleicht ist das der Grund, warum wir den Orgasmus »le petite mort« den kleinen Tod nennen. Diese anatomische Verbindung erklärt auch die starke Verbindung zwischen Spiritualität und Sexualität. Während Sie also Ihren G-Punkt stimulieren, stellen Sie sich einfach vor, dass die Energie bis zu Ihrem Gehirn aufsteigt. Vielleicht erleben Sie sogar eine Art Lichtblitzwahrnehmung.

EIN STARKER BECKENBODEN FÜR BESSEREN SEX

Durch Kegel-Übungen wird der Beckenboden sowohl gekräftigt als auch geschmeidiger, besonders der Schambein-Steißbein-Muskel, der sogenannte PC-Muskel (Musculus pubococcygeus).

Das Problem ist Folgendes: Der PC-Muskel (M. pubococcygeus)– der Muskel, den man anspannt, um den Urinfluss zu stoppen – ist relativ klein. Und er ist nur ein Muskel von den vielen Muskeln, die den Beckenboden tragen. Außerdem trägt eine Stärkung dieses einen kleinen Muskels nicht dazu bei, das Kreuzbein oder das Becken richtig auszurichten. Und wenn irgendein Teil des Beckens nicht richtig ausgerichtet ist, dann ist es egal, wie stark Sie diesen einen PC-Muskel stärken, denn damit erreichen Sie keine wirkliche Stärkung des Beckenbodens.

Die Biomechanik-Expertin Katy Bowman weist auf Folgendes hin: »Der Beckenboden ist nicht ›trainierbar‹. https://nutritiousmovement.com/kegel-queen/«) Tatsächlich haben Probleme mit dem Beckenboden ihre Ursache in unserer Körperhaltung und unseren Bewegungsgewohnheiten. Laut Bowman leiden heute etwa 80 Prozent der Bevölkerung an einer Art von Beckenbodenfehlfunktion. Aus meiner klinischen Erfahrung kann ich dem nur zustimmen.

Beim Beckenboden handelt es sich um eine ganze Muskelgruppe und Bänder, die mit dem knöchernen Becken verbunden sind und für einen kontinuierlichen elektrischen Fluss sorgen, der auf dem richtigen Einsatz von Beinen und Rumpfmuskulatur beruht. Dazu gehören das Zwerchfell, der Psoas-Muskel, die Zwischenrippenmuskeln eigentlich der gesamte Körper. Bei vielen Frauen führen jahrelange Fehlhaltung und eine falsche Entwicklung der Beinmuskulatur dazu, dass die Beckenbodenmuskulatur nicht genügend Platz und Halt hat, um die richtige Spannung aufrechtzuerhalten. Bowman weist darauf hin, dass ein Kegel eine gute Möglichkeit ist, dies »vorzutäuschen«, aber er ist zu klein, um die Arbeit der größeren, erschlaffenden Muskelgruppen zu leisten.

Eine Beckenbodenfehlfunktion ist ein Zeichen dafür, dass der Körper von innen nach außen kollabiert. Das führt zu einer Schwäche aller Muskeln, die am knöchernen Becken ansetzen. Eine Kegel-Kontraktion kann hier dann auch nichts bewirken. Und wichtiger noch: Älterwerden heißt nicht, dass operiert oder Organe entnommen werden müssen. Ausrichtung und Kraft dagegen sind hier gefragt, und zwar ein Leben lang.

Also muss man stattdessen Folgendes tun: Erstens wurde den meisten Frauen beigebracht, ihr Becken zu kippen, was zu einer übermäßigen Belastung des Beckenbodens und auch des unteren Rückens führt. Doch wir sind so konzipiert, dass wir den Schwanz nach hinten herausstrecken. In der richtigen Haltung sollte sich das Schambein im Stehen an der Unterseite des Beckens befinden und so die Beckenorgane halten.

Um dies im Sitzen zu erleichtern, falten Sie ein Handtuch der Länge nach oder verwenden Sie ein Keilkissen. Legen Sie dies unter Ihre Sitzbeinhöcker (die Knochen am unteren Ende Ihres Beckens, auf denen Sie buchstäblich sitzen). Dadurch wird Ihr Becken nach vorne gekippt (stellen Sie sich das Becken als eine Schale vor, die am besten funktioniert, wenn sie nach vorne und nicht nach hinten gekippt ist).

Beim Gehen kippen Sie Ihr Becken nicht nach unten. Strecken Sie vielmehr Ihren Schwanz leicht hinten weg, sodass sich zwischen dem 5. Lendenwirbel und dem Kreuzbein eine leichte S-Kurve bildet. Esther Gokhale, *Nie wieder Rückenschmerzen: Dauerhafte Besserung in 8 Schritten* (Riva 2013), nennt dies eine j-förmige Wirbelsäule. Das ist die normale physiologische Position, in der sich unser Gesäß hinter uns befindet (weshalb wir es ja auch »Hintern« nennen) und zwischen L5 und S1 eine leichte Krümmung entsteht. Ansonsten bleibt der Rücken gerade. Dies ist im Übrigen die Position, die kleine Kinder normalerweise einnehmen, bis sie lernen, ihr Becken nach unten zu kippen und ihre Schultern nach vorne zu ziehen. In dieser physiologischen Position funktionieren alle Organe, auch die des Beckens, optimal.

BECKEN UND BECKENBODEN GANZHEITLICH BEWEGT

Katy Bowman

So wie der Körper in das Ökosystem der Erde eingebettet ist, lebt auch das Becken im Ökosystem des Körpers. Der Zustand unseres Beckenbodens hängt also vom Zustand aller mit ihm verbundenen Körperteile ab. Frauen mit Beckenbodenproblemen wird nun oft geraten, ein Beckenbodentraining zu machen, um ihren Beckenboden zu stärken. Dabei wird jedoch übersehen, dass Beckenbodenprobleme auch von einem bereits zu straffen Beckenboden herrühren können.

Wenn Sie gerne Kegelübungen oder klassisches Beckenbodentraining machen, ist das in Ordnung, aber die folgenden Übungen sind eher ein Ganzkörperansatz. Sie wurden entwickelt, um alle Teile des Beckens miteinander in Beziehung zu bringen. Auf diese Weise soll sich der Beckenboden in seiner Beweglichkeit entwickeln – ein reaktionsfähiger Beckenboden, der sich bei Bedarf anspannen und entspannen kann (je nachdem, was Sie gerade tun).

Bonus: Diese Bewegungen beeinflussen nicht nur die Art der Belastung des Beckens während des Tages, sondern auch die der Füße, Knie, Hüften und des unteren Rückens.

HIPS OVER HEELS

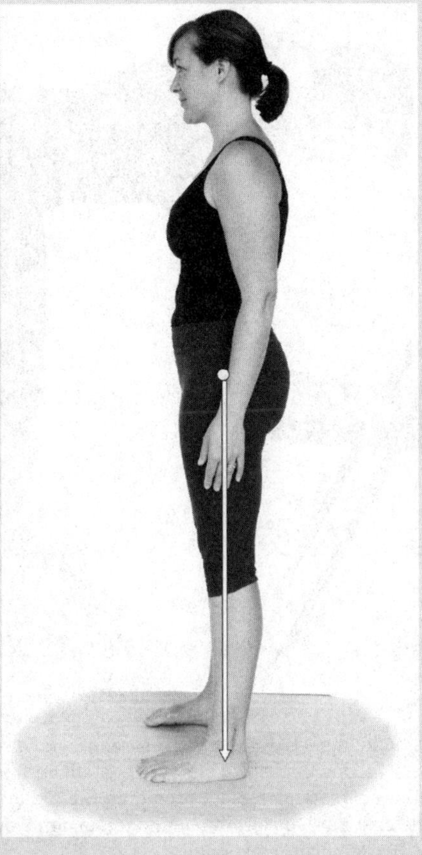

- Stellen Sie sich seitlich vor einen Spiegel und stellen Sie sich eine Linie vor, die von der Mitte Ihrer Hüfte zum Boden verläuft. Fällt sie über den vorderen Teil des Fußes? Das bedeutet, dass Ihr Becken weit vorne steht.
- Verlagern Sie die Hüfte nach hinten, bis sich die Linie über Ihren Knöcheln befindet. Diese Bewegung können Sie jeden Tag immer und immer wieder machen. Verlagern Sie einfach Ihr Gewicht zurück auf die Fersen.

Bald werden Sie feststellen, dass Absatzschuhe es Ihnen praktisch unmöglich machen, den Unterkörper auf diese Weise auszurichten. (Beachten Sie, dass sogar Sportschuhe erhöhte Absätze haben.) Nicht zuletzt deshalb empfehle ich, zu minimalistischem Schuhwerk überzugehen, das überhaupt keinen Absatz hat – denn Schuhe schränken die Bewegungsfreiheit von Knien, Hüften, unterem Rücken und Becken unmittelbar ein.

WADENDEHNUNG

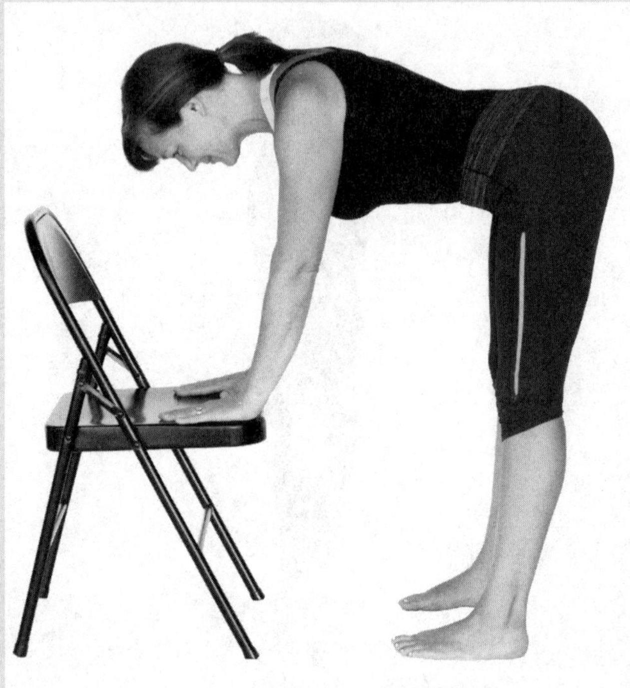

Beckenprobleme sind in unserer Kultur weitverbreitet, und das gilt auch für das Sitzen. Eine Möglichkeit, das Becken zu stärken, besteht darin, einfach öfter aufzustehen. Sobald Sie aufgestanden sind, probieren Sie die folgende Übung mit dem Stuhl aus – sie zielt auf Muskelverspannungen in den Waden und Kniesehnen ab, die auf das Becken drücken können.

- Stellen Sie sich mit gestreckten Beinen und nach vorne zeigenden Füßen vor die Sitzfläche eines Stuhls. Beugen Sie sich dann aus der Hüfte nach vorne (ohne die Knie zu beugen), bis Ihre Handflächen auf dem Stuhl aufliegen. Wenn Sie den Stuhl nicht erreichen können, ohne die Knie zu beugen oder den Rücken zu krümmen, legen Sie ein Kissen oder einen Bücherstapel auf die Sitzfläche, oder wechseln Sie zu einem Tresen oder Schreibtisch.
- Sobald Ihre Arme abgestützt sind, entspannen Sie die Wirbelsäule in Richtung Boden und ziehen das Steißbein in Richtung Decke. Pressen Sie weder die Rippen in Richtung Boden noch wölben Sie den Rücken, sondern entspannen Sie die Wirbelsäule so weit wie möglich nach unten.
- Je mehr Sie Ihr Steißbein anheben, desto mehr spüren Sie die Dehnung an der Rückseite der Beine. Halten Sie die Dehnung bis zu einer Minute lang.

BEINE AN DER WAND

Eine verspannte innere Oberschenkelmuskulatur kann die Beweglichkeit und Kraft der Beckenmuskulatur einschränken (oder vielleicht auch umgekehrt). Diese Übung hilft dabei, diesen Körperbereich wieder in Bewegung zu bringen.

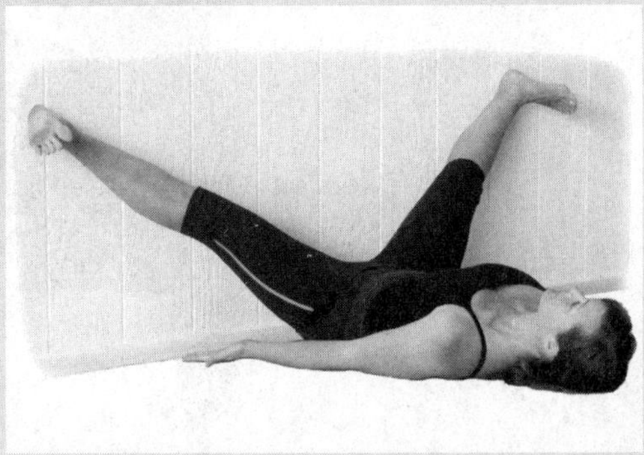

- Legen Sie sich dazu auf den Rücken und stellen Sie die gestreckten Beine an eine Wand. Ziehen Sie sich dann gerade so weit zurück, dass sich das Becken in eine gerade Position entspannen kann. Unter Ihrem Hosenbund sollte ein wenig Platz sein – falls nicht, rutschen Sie nach hinten, bis das der Fall ist.
- Lassen Sie die Beine gerade und entspannen Sie sie voneinander weg, bis Sie eine Dehnung in den inneren Oberschenkeln verspüren.

Diese Bewegung kann etwas schwierig sein, unterbrechen Sie sie ruhig bei Bedarf (indem Sie die Knie Richtung Brust oder zur Seite ziehen) und machen Sie sie noch einmal, wenn Sie sich bereit fühlen.

SCHMETTERLING

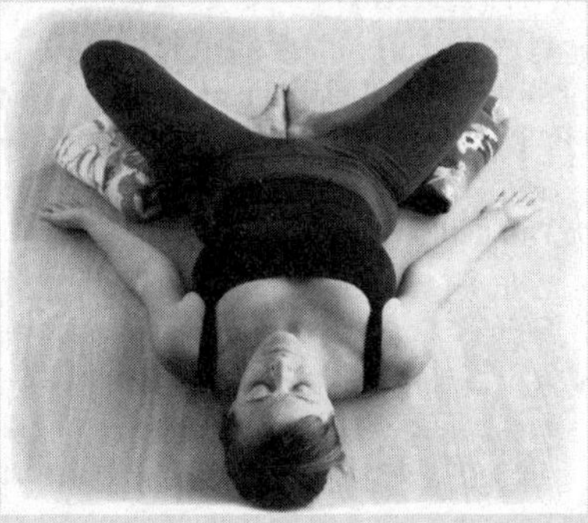

- Legen Sie sich auf den Rücken auf ein Kissen, die Knie sind gebeugt, die Füße stehen flach auf dem Boden.
- Senken Sie langsam die Knie voneinander weg und bringen Sie die Fußsohlen zusammen.
- Legen Sie bei Bedarf ein Kissen unter jedes Knie, um sich abzustützen. (Vielleicht brauchen Sie unter einem Knie mehr Kissen als unter dem anderen.) Sobald die Position bequemer wird, schieben Sie Kissen oder Polster etwas zur Seite.

Entspannen Sie sich mindestens eine Minute lang. (Ich lese oft abends oder morgens in dieser Position.) Wenn Sie das eine Weile gemacht haben, variieren Sie die Bewegung, indem Sie die Füße weiter vom Po weg oder näher zum Po schieben (achten Sie darauf, dass sich die Fußsohlen noch berühren).

KNACKPO

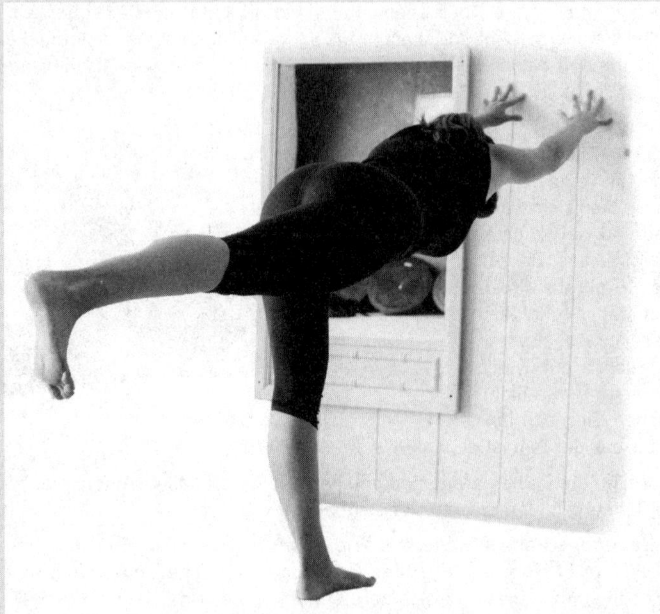

Viele Frauen sind überrascht, dass die Kraft des Hinterns für das Becken von Bedeutung ist. Aber ich stelle immer wieder fest, dass der Beckenboden durch eine Kräftigung der Gesäßmuskulatur gestärkt wird, was logisch ist, da diese über das Kreuzbein (den dreieckigen Knochen an der Basis der Wirbelsäule) miteinander verbunden sind. Machen Sie die Übung mehrmals am Tag.

- Stellen Sie sich dazu barfuß vor eine Wand und stützen Sie die Hände an der Wand ab.
- Während die Hände die Wand berühren, treten Sie zurück und heben das linke Bein so an, dass Ihr ganzes Gewicht auf dem rechten Bein liegt.
- Halten Sie nun das rechte Bein gestreckt (achten Sie darauf, dass Sie das Knie nicht beugen) und verlagern Sie das Gewicht wieder auf die Ferse. Stützen Sie sich mit den Händen an der Wand ab, um die richtige Position zu finden.
- Senken Sie die linke (schwebende) Seite des Beckens Richtung Boden. Dadurch wird die Gesäßmuskulatur des Standbeins angesprochen, vor allem, wenn das Gewicht wieder auf den Fersen liegt und das Knie gerade ist. Auch hier hilft Ihnen die Wand, die Position zu finden.

Mit der Zeit werden die Muskeln von Becken, Hüfte und Beinen stärker. Sie können die Bewegung dann anspruchsvoller gestalten, indem Sie die Arme weniger belasten.

Übungen mit dem Yoni-Ei

Die Vaginal- und Beckenbodenmuskeln lassen sich mit verschiedenen Methoden stärken und kräftigen. Die bereits beschriebene Gokhale-Methode ist sicherlich eine davon, ebenso die bereits beschriebenen Übungen von Katy Bowman. Auch gibt es mittlerweile professionelle Beckenbodenzentren, in denen unter physiotherapeutischer Anleitung der Beckenboden gekräftigt wird.

Es gibt jedoch noch eine weitere wirksame Methode, bei der Sie mithilfe unterschiedlich schwerer Vaginalkonen arbeiten. Dabei führen Sie einfach einen Vaginalkonus ein und tragen ihn ein paar Stunden lang. Das verwendete Gewicht können Sie so lange erhöhen, bis Sie das schwerste Gewicht problemlos halten können. Mein absoluter Favorit ist jedoch die alte Technik, bei der ein Ei aus Edelstein, in das ein Loch gebohrt wurde, sodass man daran Seidenfäden, Zahnseide oder sogar Hanfschnüre mit Bienenwachs (mein Favorit) befestigen kann. Mithilfe der Schnur lassen sich verschiedene Gewichte (z.B. eine kleine Tüte mit Murmeln oder Kristallen für vaginales Gewichtheben oder Übungen im Liegen befestigen. Man zieht an der Schnur und versucht zugleich, das Ei festzuhalten.

Die Verwendung von glatten Edelsteineiern zur Stärkung der Vagina und zur Kultivierung der sexuellen Energie ist eine jahrtausendealte Methode, die ursprünglich ausschließlich von den königlichen Konkubinen der alten chinesischen Kaiser angewandt wurde. Gemäß den alten taoistischen Lehren war die Kräftigung und Stärkung der Vaginalmuskeln und des Beckenbodens ein wirksames Mittel zur Erhaltung der sexuellen Energie und Ausdauer. Heute ist diese Praxis weithin bekannt und als eine Möglichkeit für moderne Frauen verbreitet, den vaginalen Tonus zu erhalten und die sexuelle Energie und Lebenskraft zu steigern.

YONI-EI-ÜBUNGEN

Yoni-Eier werden aus polierten Kristallen gefertigt und enthalten wie alle Kristalle Energie und übertragen sie. Rosenquarz hält zum Beispiel die Energie der Liebe, während Jade ein vielseitiger Heilstein ist. Wählen Sie die Art von Kristall, die Sie anspricht.

Bevor Sie Ihr Yoni-Ei verwenden, programmieren Sie es so, dass es ein Maximum an Liebe und Heilung für Sie bewirkt. Kristalle können auf viele Arten gereinigt und aufgeladen werden. Am einfachsten ist es, den Kristall in eine Schale mit Salzwasser zu legen und ihn ein paar Stunden in die Sonne zu stellen. Aber das ist nicht nötig. Man kann den Kristall aber auch »reinigen«, indem man etwas Salbei verbrennt und ihn um das Ei herum vernebelt. Die einfachste Art, einen

Kristall zu reinigen und aufzuladen geschieht über den Atem – mit Ihrer Absicht und der Energie der göttlichen Liebe (siehe Seite 757 ff.). Halten Sie den Kristall einfach der Hand und sprechen Sie: »Ich durchflute den Kristall jetzt mit göttlicher Liebe, damit er meinem Körper Gesundheit, Heilung und Freude bringe.« Atmen Sie nun tief ein. Zählen Sie bis vier und halten den Atem an. Dann stoßen Sie den Atem durch die Nase oder den Mund aus – in den Kristall. Mit diesem Ausatmen geht Ihre Absicht in den Kristall über. Sie können ihn nun verwenden.

Nehmen Sie ein 10 bis 12 cm langes Stück Seidenfaden, Zahnseide oder gewachste Hanfschnur und führen Sie es durch das Loch im Ei. Binden Sie es dann so zusammen, dass der Knoten unten am Ei liegt, damit es die Scheidenwand nicht reizt. Dann legen Sie sich hin und lagern Sie Ihre Knie auf zwei Kissen. Nehmen Sie das Ei und legen Sie es genau über das Schambein. Atmen Sie langsam und tief ein. Entspannen Sie sich vollständig. Stellen Sie sich vor, wie die Energie Ihres Atems die Rückseite Ihrer Wirbelsäule hinauffließt, vom Damm bis zum Scheitelpunkt Ihres Kopfes, und dann die Vorderseite Ihres Körpers hinunter und zurück zum Damm. Diesen Kreislauf nennt man den mikrokosmischen Orbit (siehe Abbildung 14). Machen Sie zwei weitere Atemzüge.

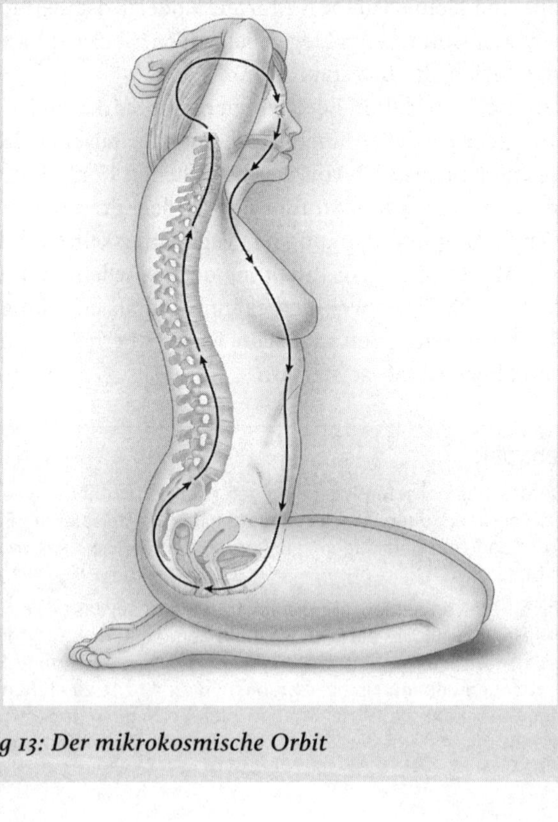

Abbildung 13: Der mikrokosmische Orbit

Nehmen Sie nun das Ei und befeuchten Sie es an der breitesten Stelle mit Speichel oder einem anderen Gleitmittel, etwa Kokosöl. Halten Sie das Ei genau an die Vaginaöffnung. Und dann führen Sie das Ei langsam ein. Versuchen Sie, es bis ganz nach oben in die Scheide zu schieben – dorthin, wo der Gebärmutterhals ist. Wenn Sie es dort haben, drücken Sie das Ei zusammen, während Sie ausatmen und langsam bis drei zählen. Dann atmen Sie ein und entspannen sich (und zählen wieder bis drei). Wiederholen Sie dies dreimal.

Schieben Sie nun das Ei in den mittleren Teil Ihrer Scheide. Drücken Sie das Ei beim Ausatmen wieder (und zählen bis drei). Entspannen Sie sich bei der Einatmung (während Sie bis drei zählen). Das wiederholen Sie neunmal.

Zum Schluss schieben Sie das Ei in den untersten Teil der Vagina, nahe der Öffnung. Drücken Sie wieder, während Sie bis drei zählen und entspannen Sie dann genauso lange. Neunmal wiederholen (Vielleicht müssen Sie das Ei festhalten, damit es nicht herausflutscht. Aber das ist in Ordnung.) Atmen Sie nun tief ein und stellen Sie sich vor, dass Ihr Atem wie eine Schlange die Wirbelsäule hinaufsteigt. Atmen Sie dann aus und stellen Sie sich vor, dass der Atem beim Ausatmen an der Körpervorderseite hinunter zum Damm geht. Noch einmal wiederholen. Fertig!

Achten Sie darauf, wie Sie sich fühlen. Mit etwas Übung werden Ihre Muskeln zunehmend stärker werden. Das gilt auch für den Orgasmus und die Gleitfähigkeit.

Es gibt viele, viele weitere Möglichkeiten, das Yoni-Ei zu verwenden. Sie können es auch im Stehen einführen und sehen, ob Sie es leicht auf- und abbewegen können. Gelingt Ihnen das, können Sie auch ein kleines Gewicht daran befestigen, z. B. einen kleinen Seidenbeutel mit ein paar kleinen Kristallen darin. Üben Sie das Anheben des Gewichts in allen drei Vaginasegmenten.

Nehmen Sie sich vor, dreimal pro Woche mit dem Yoni-Ei zu üben. Sie werden erstaunt sein, wie schnell sich Vagina und Beckenboden stärken lassen. Und auch, wie sehr diese Übung Sie mit Lebenskraft erfüllt. (Siehe www.rosierees.com, www.jadeegg.com oder www.kimanami.com.)

Das Gehirn ist das größte Sexualorgan des Körpers

Auch wenn die Klitoris und ihr Umfeld zu den wichtigsten erogenen Zonen gehören, beschränkt sich die weibliche Sexualität nicht nur auf die Genitalien. Dazu der Arzt und Autor Daniel Amen, *Sex on the Brain* (Harmony Books 2007): »Obwohl Sex sich so anfühlt, als spiele er in den Genitalien, ist Liebe und Sex doch überwiegend eine Sache des Gehirns. Das Gehirn entscheidet, wen wir attraktiv finden, ob wir uns verabreden und wie wir uns dann verhalten. Es entscheidet, welche Gefühle wir entwickeln und wie lange sie dauern, wie wir uns als Liebhaber oder Elternteil schlagen.« Auch der Orgasmus entsteht im Kopf, was der Grund ist, warum querschnittsgelähmte Frauen, die unterhalb der Taille nichts fühlen, dennoch einen

Orgasmus haben können. Die Sexualforscherin Dr. Gina Ogden hat herausgefunden, dass manche Frauen allein durch bloßes Denken an Erotisches zum Orgasmus kommen.[10] Und Isabel Allende fällt dazu ein: »Für Frauen sind Worte das beste Aphrodisiakum. Der G-Punkt sitzt im Ohr. Wer weiter unten sucht, verschwendet seine Zeit.«

Unser kulturelles Erbe

Die Funktion der Geschlechtsorgane und die sexuelle Reaktion ist zum großen Teil durch die gesellschaftliche Konditionierung im sexuellen Bereich festgelegt, die schon in der Kindheit beginnt. Um die weibliche sexuelle Reaktion und die Funktion der daran beteiligten Organe zu verstehen, müssen wir auch berücksichtigen, in welcher kulturellen Tradition Frauen stehen.

Naomi Wolf schreibt darüber in ihrem *New York Times*-Bestseller *Vagina: Eine Geschichte der Weiblichkeit* (Rowohlt 2017). »Wenn eine Frau sich bedroht oder unsicher fühlt, schaltet sich das sympathische Nervensystem ein … Dieses System steuert die Reaktion ›Kampf oder Flucht‹.« Die Forschung zeigt, so fährt sie fort, »dass eine bedrohliche Umgebung, zu der auch vage verbale Drohungen gehören können, die sich auf die Vagina beziehen, oder abfällige Äußerungen über die Vagina die sexuelle Reaktion der Frau einschränken kann.« Es gibt Hinweise darauf, dass die Auswirkungen einer Vergewaltigung oder eines frühen sexuellen Traumas im Körper verbleiben und möglicherweise das sympathische Nervensystem dauerhaft verändern einschließlich Atmung, Herzfrequenz, Blutdruck und sexuelle Reaktion. Auf diese Weise, so Wolf, sollten Vergewaltigung und sexuelle Nötigung als eine Form der Verletzung von Gehirn und Körper betrachtet werden, sogar als eine »Variante der Kastration«. Sie fügt hinzu, dass die gleichen physiologischen Veränderungen (einschließlich Problemen mit der Erregung) auftreten können, wenn sich eine Frau in einer anderen Umgebung, z.B. bei der Arbeit oder in der Schule, beeinträchtigt oder unsicher fühlt und die Wirkung setzt bereits ein, bevor sie sich des Gefühls der Unsicherheit bewusst ist. Wenn dieser Zustand lange genug anhält, leidet auch die Arbeit (sei es in der Schule oder im Beruf) sowie Empfindungsfähigkeit überhaupt, also die Freude, Hoffnung und Kreativität der Frau. Dies zeigt sich immer wieder an den Frauen, die sich im Rahmen der #MeToo-Bewegung zu Wort melden und ihre Geschichten erzählen, wie sich sexuelle Übergriffe von Belästigung bis Vergewaltigung auf ihre Gesundheit und ihr Leben ausgewirkt haben.

Darüber hinaus ist Sexualität in unserer Gesellschaft eng mit Körperbildern und Selbstwertgefühl verbunden. Irgendjemand hat einmal gesagt:

»Männer und Frauen sind erst dann gleichberechtigt, wenn eine Frau mit Glatze und Bierbauch als gut aussehend gilt.«

Die weibliche Erziehung lässt Frauen glauben, sie müssten sich sexuelles Vergnügen mit einem bestimmten Aussehen und Gewicht verdienen. Und nicht nur das, hinzu kommt die Angst davor, schwanger zu werden. Es gibt Grund zu der Annahme, dass Frauen in den alten, vorpatriarchalischen Zeiten ihre Fruchtbarkeit natürlich kontrollieren konnten und wussten, dass sexuelle Lust ein natürlicher Bestandteil des menschlichen Lebens ist.

Unsere Kultur geht von einer »Urknall«-Theorie der heterosexuellen Lust aus, das heißt, es gilt als der lustvollste Teil der Sexualität, wenn der Penis in die Vagina gestoßen wird. Für manche Frauen mag das auch zutreffen, aber für andere nicht. In jedem Fall handelt es sich dabei nur um einen Aspekt von Sexualität und Lust, und Frauen, die diesen Aspekt nicht genießen, sollten sich nicht für anomal halten. Viele Frauen finden den traditionellen Geschlechtsverkehr (Penis in Vagina), den man ihnen als den »richtigen« beigebracht hat, nicht besonders befriedigend und täuschen den Orgasmus oft vor, um ihren männlichen Partnern das Gefühl zu geben, »gute« Liebhaber zu sein. Das ist traurig, denn es verhindert wirkliche Lust und Intimität. Die Forschung hat längst gezeigt, dass eine klitorale, vaginale oder uterine Stimulation allesamt zum Orgasmus führen, vorausgesetzt der Kopf spielt mit.[11] Nur 25 Prozent der Frauen bekommen regelmäßig einen Orgasmus durch Geschlechtsverkehr, aber auch hier macht ein wenig Übung den Unterschied.

Es ist durchaus üblich, die Qualität einer sexuellen Beziehung ausschließlich an der Häufigkeit des Geschlechtsverkehrs zu messen, vor allem in medizinischen Kreisen.[12] Dabei ist offensichtlich, dass viele andere Faktoren die Qualität einer Beziehung bestimmen können. Entsprechend lässt sich die Qualität des Sexuallebens eines Menschen auch nicht durch die Anzahl seiner Sexualpartner oder -partnerinnen bestimmen. Frauen haben dann ein ungesundes und potenziell destruktives Sexualleben, wenn sie ihre sexuellen Beziehungen dazu benutzen, ihre emotionalen Bedürfnisse am Körper eines anderen Menschen auszuagieren. Manche Frauen beschwichtigen ihre Ängste vor dem Verlassensein oder dem Verlassenwerden durch sexuelle Beziehungen zu Menschen, die sie weder lieben noch achten, und benutzen Sex als Suchtmittel. Auf der anderen Seite sind viele Sexpartner nicht zwingend etwas Schlechtes, vorausgesetzt, keiner der Partner wird emotional ausgebeutet oder verletzt und beide haben Spaß. Allerdings gehen Frauen, die in ihrer Kindheit offen oder mehr indirekt missbraucht worden sind, oft Beziehungen ein, die ihnen nicht guttun und ihnen ein schlechtes Selbstwertgefühl vermitteln.

Es ist bemerkenswert, dass mehrere alte spirituelle Traditionen, darunter Tantra, lehren, dass Sex nicht nur eine intime körperliche Verbindung ist, sondern auch eine intime energetische. Wir nehmen buchstäblich die Energien unserer Partner in uns auf, und je öfter wir mit einer bestimmten Person Sex haben, desto größer ist die Wirkung, die ihr Energiefeld auf das unsere hat. Wenn wir Sex mit einem Partner haben, mit dem wir energetisch und spirituell stärker im Einklang sind, kommt dieser energetische Austausch beiden Seiten zugute. Wenn wir uns jedoch aus irgendeinem Grund dazu gedrängt fühlen, mit jemandem Sex zu haben, mit dem wir uns energetisch nicht im Einklang fühlen – vor allem, wenn diese Partner ihre negative Energie auch außerhalb des Schlafzimmers auf uns zu lenken –, kann sich das nachteilig auswirken. Lisa Chase Patterson fasst es folgendermaßen zusammen: »Schlafe nie mit jemandem, mit dem du nicht zusammen sein möchtest.

Das gesellschaftliche Dogma, das den Wert einer Frau an ihrer Bindung zu einem Mann und ihrer sexuellen Attraktivität für alle Männer misst, geht sehr tief. Deshalb brezeln sich Frauen auf, in dem Versuch, der Erwartung der Männer zu entsprechen. Weshalb es auch in Frauenzeitschriften immer Artikel gibt, die zeigen, wie Sie ihm »mit diesem neuen Superoutfit garantiert den Kopf verdrehen«!

Zweifellos halten es viele Frauen für ihre Pflicht, die sexuellen Wünsche ihrer Partner zu erfüllen und die eigenen Bedürfnisse zu ignorieren. Der Schlüssel zur sexuellen Erfüllung heterosexueller Paare liegt schon einmal in dem Wissen, dass eine ganz normale Frau ungefähr 30 Minuten erotisches Spiel braucht, um zum Orgasmus zu kommen, einem durchschnittlichen Mann gelingt das schon nach fünf bis zehn Minuten. Doch Frauen haben oft in einer Weise Geschlechtsverkehr, der ihnen nicht mehr einträgt als eine ungewollte Schwangerschaft, Missempfindungen und diverse Krankheiten. Eine Studie über schmerzhaften Geschlechtsverkehr hat herausgefunden, dass von den 324 untersuchten Frauen nur 39 Prozent keine solche Erfahrung gemacht hatten, während 27,5 Prozent schon einmal schmerzhaften Geschlechtsverkehr erlebt hatten. Ganze 33,5 Prozent (105 Frauen) gaben an, dies auch während der Studie gelegentlich zu haben, während 25 Prozent angaben, quasi immer schmerzhaften Geschlechtsverkehr zu haben. Auch die Häufigkeit des Verkehrs war bei allen Frauen ähnlich. Mit einem Arzt bzw. einer Ärztin hatten fast alle Frauen noch nicht über dieses Problem gesprochen. Das bedeutet, dass viele Frauen schmerzhaften Sex haben und nichts darüber verlauten lassen. Weil jedoch sexuell übertragbare Krankheiten sich generell durch Schleimhautverletzungen in der Scheide eher verbreiten, ist schmerzhafter Geschlechtsverkehr nicht nur der Lust abträglich, sondern auch der Gesundheit.[14]

SO LÄSST SICH SCHMERZHAFTER GESCHLECHTSVERKEHR VERMEIDEN

Die meisten Frauen erleben den Geschlechtsverkehr dann als schmerzhaft, wenn der Penis eindringt, bevor sie genügend erregt sind, um Gebärmutter und -hals so anzuheben, dass diese nicht im Wege stehen. In diesem Fall werden nämlich die Eierstöcke während der wiederholten Stöße getroffen, was schmerzhaft ist. All das passiert aber nicht, wenn sich ein Paar genügend Zeit nimmt, bis auch die Frau vor dem Geschlechtsverkehr ausreichend erregt ist. Frauen, die immer beim Geschlechtsverkehr Schmerzen haben, sollten sich daraufhin untersuchen lassen, ob Narbengewebe aus abgelaufenen Infektionen vorliegt oder eine Endometriose. Wer Verklebungen durch Infekte oder frühere OPs hat, dem könnte die Wurn-Technik helfen, die in Kapitel 5, S. 178 f. beschrieben wurde.

Narbengewebe im Becken kann Verwachsungen verursachen, die den normalen Bewegungsspielraum der Beckenorgane beim Sex einschränken. Außerdem kann es die Durchblutung des Beckenbodens beeinträchtigen, was die Gleitfähigkeit einschränkt und so zu schmerzhaftem Sex führt (was sich auch auf die Lust auswirkt). Narbengewebe im Becken kann sich bei Frauen durch Unfälle, Infektionen, Unterleibsoperationen, Bestrahlungen und Geburten (einschließlich Kaiserschnitten) bilden. Ellen Heed, eine Pionierin der sexologischen Körperarbeit, stellt fest, dass 70 Prozent der Frauen nach der Geburt auf irgendeine Weise mit Narbengewebe zu kämpfen haben.

Doch Frauen halten nicht nur Schmerz aus beim Geschlechtsverkehr, sie riskieren auch ihr Leben. Das wurde mir vor Jahren klar, als im November 1991 bekannt wurde, dass der berühmte Sportler Magic Johnson Aids hat. Damals schrieb das *Time Magazine*: »Sex und Sport sind heute fast schon identisch.« Dem Artikel zufolge rühmt sich Wilt Chamberlain, in 40 Jahren mit 20 000 Frauen geschlafen zu haben, das sind im Durchschnitt 1,4 Frauen am Tag. Und ein anderer Basketballspieler wird mit den Worten zitiert: »Als ich 1979 nach Los Angeles kam, habe ich mich nach Kräften bemüht, so viele Frauen zu bedienen, wie ich konnte – die meisten durch ungeschützten Sex.«[15] Das ist ein signifikantes Problem. In den Vereinigten Staaten sind 25 Prozent der Menschen mit HIV/Aids Frauen, und von diesen haben sich 89 Prozent bei heterosexuellem Verkehr infiziert (und eine von acht Frauen weiß nicht einmal davon). Der Artikel beantwortet die Frage nach der Sorte von Frauen, die zu solch kurzen sexuellen Affären mit einem Mann, selbst einem berühmten, bereit sind, mit der Information: »Frauen, die oft keine sinnvolle Arbeit haben, können ihre Identität nur über die Männer definieren, mit denen sie geschlafen haben.«[16] Diese Frauen waren in ihren eigenen Augen also nicht länger ein Niemand; sie waren ja mit einem Sportstar im Bett. Obwohl sie diesem Mann völlig egal waren, obwohl er sich nicht einmal an sie erinnern konnte, hatten sie sich eine Art perversen Status erarbeitet, indem sie ihren Körper zur Verfügung stellten und benutzen ließen. Man braucht sich nur einmal die Texte bekannter Rapsongs anzuhören, um zu merken, dass diese Haltung immer noch verbreitet ist.

Frauen mit Vergewaltigungs- oder Inzesterfahrungen haben noch größere Schwierigkeiten, befriedigende sexuelle Beziehungen aufzubauen, die frei von Misshandlung und Opferverhalten sind. Viele dieser Frauen haben nie stützende und lustvolle sexuelle Beziehungen kennengelernt. Vor diesem Hintergrund überrascht es nicht, dass der Harvardwissenschaftler Jan Shifren herausgefunden hat, dass von 32 000 Studienteilnehmern über 18 Jahre 43 Prozent sexuelle Probleme angaben, das aber nur für 12 Prozent ein Problem war.[17] Ironie der Geschichte war, dass die Studie von Boehringer Ingelheim finanziert wurde, dem Hersteller eines Medikaments namens Flibanserin, das bei weiblicher sexueller Dysfunktion verschrieben wird. Pharmafirmen haben sich wiederholt an einem Viagra für Frauen versucht. Das Erstaunliche an diesem Medikament ist die Tatsache, dass seine Nebenwirkungen in der Kategorie »häufig« (leichter bis mittlerer Schwindel, Schläfrigkeit, Übelkeit und Müdigkeit) in Wechselwirkung mit Alkohol zu starkem Blutdruckabfall und Bewusstlosigkeit führen können. So viel zu einem gemütlichen Abendessen und einem Glas Wein mit anschließendem Liebesspiel. Trotz all dieser Nebenwirkungen wurde der »Nutzen« mit der Hälfte einer zusätzlichen sexuell befriedigenden Begegnung pro Monat angegeben.[18] Und 2019 hat die FDA ein weiteres Medikament, Vyleesi, für prämenopausale Frauen mit sexueller Unlust zugelassen. In klinischen Studien hatten 40 Prozent der Frauen, die das Medikament einnahmen, Übelkeit! Ich sage es nur ungern, aber die weibliche Sexualität ist einfach zu komplex für eine schnelle pharmakologische Lösung. Was wir derzeit als verminderte sexuelle Appetenz bezeichnen, ist einfach eine Reaktion auf unsere sexuelle Kultur.

Die Psychotherapeutin Patricia Reis, die längere Zeit an unserem Zentrum tätig war, hat mehrere Jahre mit der Patientin Jane gearbeitet, die an einer chronischen Entzündung der Vagina (Vaginitis) litt. Dabei erfuhr Reis, dass Janes Mann am liebsten oralen Sex hatte und sich oft Pornovideos auslieh, um sie damit zu oralem Sex zu stimulieren. Jane war als Jugendliche vergewaltigt und dabei auch zu oralem Sex gezwungen worden. Für Jane war dieses Trauma so schlimm, dass sie der bloße Gedanke an oralen Sex und der damit verbundene Geruch schon anekelte. Nach zwei Jahren Therapie konnte sie ihrem Mann endlich entschieden erklären, dass oraler Sex zu diesem Zeitpunkt für sie nicht infrage kam. Sie hatte sich in sexueller Hinsicht seit Jahren von ihm benutzt gefühlt und musste sich eine gewisse Zeit von diesen Praktiken distanzieren, um sich mit ihren eigenen sexuellen Bedürfnissen zu versöhnen, bevor sie die Möglichkeit ins Auge fassen konnte, liebevoll oralen Sex zu praktizieren.

Wenn andere mithilfe der Sexualität entwürdigt, kontrolliert oder verletzt werden, geht das auf Kosten der Gesundheit von allen Beteiligten. Viele Frauen wissen genau, wie negativ sich die Religion in vielen ihrer Ausprägungen auf die weibliche Sexualität ausgewirkt hat und wie viel Macht damit ausgeübt wurde. Während ich dies schreibe, sind die Zeitungen voll mit Schlagzeilen über Priester, die jahrelang gewohnheitsmäßig Kinder missbraucht haben. Die Lehren der katholischen und anderer christlicher Kirchen setzen die Sexualität herab, die doch eine normale menschliche Funktion ist, und ordnen sie der Reproduktion unter. Die Konsequenzen dieser Repression zeigen sich sowohl in den Problemen beim Ausdruck der weiblichen Sexualität als auch in den sexuellen Abweichungen mancher kirchlicher Würdenträger, etwa Priestern, die Kinder missbrauchen.

Viele Frauen besetzen ihre sexuellen Beziehungen unter Hintansetzung der eigenen Person so stark, dass sie immer wieder lieber das Risiko einer Schwangerschaft oder einer Geschlechtskrankheit eingehen, als die Beziehung zu gefährden. Die in den USA bekannte Ratgeberkolumnistin Ann Landers bekam einen Brief von einer jungen Frau, die sich darüber beklagte, dass ihr Freund nichts weiter als Sex wollte. Wie sie schrieb, sprach er kaum noch mit ihr und es gab abgesehen vom Sex wenig gemeinsame Unternehmungen oder Aktivitäten. Aber sie hatte Angst, ihn darauf anzusprechen, weil sie ihn nicht verlieren wollte!

Die Schriftstellerin Peggy Orenstein, Autorin von *Don't Call Me Princess* (HarperCollins 2018), befragte in diesem Zusammenhang drei Jahre lang Mädchen zwischen 15 und 20 Jahren zu ihren Erfahrungen mit Sex und ihren Gefühlen dabei. In ihrem TED-Talk aus dem Jahr 2016 berichtet sie, dass sich junge Frauen zwar Sexualität für sich in Anspruch nehmen, nicht aber ihren Genuss. Sie zitiert eine Studie, die im Jahr zuvor im *Journal of Sexual Medicine* veröffentlicht wurde: »In der größten jemals durchgeführten Studie zum amerikanischen Sexualverhalten berichteten junge Frauen in 30 Prozent der Fälle über Schmerzen bei ihren sexuellen Begegnungen. Sie benutzten auch Worte wie ›deprimierend‹, ›demütigend‹ und ›entwürdigend‹. Junge Männer verwendeten diese Formulierungen dagegen nicht.«

Und sie fügt hinzu: »Die ersten sexuellen Erfahrungen von Mädchen sollten nicht darin bestehen, es einfach nur hinter sich zu bringen.« Orenstein verweist auch auf die Psychologin Sara McClelland von der Uni Michigan, die herausgefunden hat, dass junge Frauen eher als junge Männer das Vergnügen ihres Partners als Maßstab der eigenen Zufriedenheit nehmen. Junge

Frauen geben an, sexuell genauso zufrieden oder sogar zufriedener zu sein als junge Männer, erklärt sie, doch sei dies trügerisch, denn »die Abwesenheit von Schmerz ist noch kein Indikator für die eigene sexuelle Erfüllung«.

Leider überrascht mich das nicht. Ich habe vor ein paar Jahren in einer privaten Highschool einen Vortrag über die damals laufende Abtreibungsdebatte und die Argumente der Befürworter einer freien Entscheidung bei der Abtreibung gehalten. Anschließend sprachen mich mehrere junge Männer darauf an, dass ihre Freundinnen sie nie aufforderten, Kondome zu benutzen – ja ihnen im Gegenteil versicherten, es sei alles in Ordnung und sie müssten sich um nichts kümmern! Die Mädchen (da es eine Privatschule war, stammten sie überwiegend aus der oberen Mittelschicht und waren mehrheitlich weiß) empfanden das Gespräch über Verhütung mit ihren Freunden als Gefährdung ihres gesellschaftlichen Werts. (Manche Schülerinnen gewähren Oralsex und sogar Analsex, um die Aufmerksamkeit der Jungen zu gewinnen. Seit Jahrhunderten werden Frauen dazu erzogen, unter Einsatz ihres Körpers zwischenmenschliche Beziehungen unter allen Umständen aufrechtzuerhalten, die für sie und ihr Wohlbefinden keineswegs förderlich sind. Obwohl die Geburtenrate bei Teenagern in den Vereinigten Staaten derzeit so niedrig ist wie seit 70 Jahren nicht mehr, ist sie immer noch höher als in anderen Industrienationen. Jedes Jahr bekommen fast zwei von 100 Mädchen im Teenageralter in den USA ein Kind. Die Verwendung von Kondomen unter jungen Menschen ist von knapp über 46 Prozent im Jahr 1991 auf knapp über 60 Prozent im Jahr 2011 gestiegen[21], aber immer noch sind fast 30 Prozent der Teenager ungeschützt. Wenn 46 Prozent der 15- bis 19-Jährigen in den USA auch nur einmal Sex hatten[22] und ein sexuell aktiver Teenager, der keine Kondome verwendet, eine 90-prozentige Wahrscheinlichkeit hat, innerhalb eines Jahres schwanger zu werden[23], dann haben wir mit dem mangelnden Schutz vor ungewollter Schwangerschaft und Erkrankung immer noch ein ernstes Problem.

Die eigene Erotik wieder erlernen

Die gute Nachricht lautet, dass Körper und Geist, ganz egal, was uns in der Kindheit zustieß oder was wir an kulturellen Botschaften empfangen haben, die Fähigkeit haben, sich zu verändern. Das nennt man im Fachbegriff Plastizität und umfasst auch die Erfahrung einer erfüllten Sexualität in jedem Alter. Das ist sogar eine Spitzennachricht. Eignen wir uns aus freien Stücken die Sexualität wieder an, dann ändert das alles. Wenden wir uns dem Leben selbst zu, statt auf den Prinzen auf einem Pferd zu warten, der es dann für uns tut, dann können wir selbst zur Erfüllung gelangen. Das Wichtigste ist die Erkenntnis, dass eine erotische selbstbewusste Frau die ganze Welt erotisiert, egal ob Männer oder Frauen. Eine wütende Frau voller Groll indessen bewirkt genau das Gegenteil. Ein Managerkollege von mir bedankte sich kürzlich, weil ich seiner Frau geholfen hatte. Dabei stellte sich heraus, dass sie mich hatte sagen hören, dass Männer gerne Frauen gefallen, und dass eine sexuelle angeregte Frau einen Mann ebenfalls anregen würde. Daraufhin hat sie ihren Mann gefragt, ob das wahr sei. »Absolut!«, hat er nur gesagt. Von da an erreichte ihr Sexualleben eine ganz neue Ebene. Ich selbst habe dieses Prinzip gelernt, als ich bei Mama Gena's School of Womanly Arts in New York unterrichtete. Damals lernte ich eine Frau in ihren Sechzigern kennen, die mir berichtete, dass ihr Mann kein Viagra mehr brauche. Und zwar deshalb nicht, weil sie durch den Unterricht bei Mama Gena ihre eigene Erotik entdeckt habe. Da ging mir ein Licht auf. Natürlich, es war das Stickstoffmonoxid, das ja auch bei Medikamenten durch eine Erhöhung der Blutzufuhr zur Steigerung der Erektionsfähigkeit führte. Diese Frau war zum »Viagra« ihres Mannes geworden. Ihre Erregtheit hatte sich auf ihn übertragen und zu höheren Nitroxyl-Spiegeln und stärkeren Erektionen geführt. Was das bedeutet! Denn die Nummer eins unter den Symptomen der sexuellen Dysfunktion ist sexuelle Unlust. Wenn eine Frau nicht weiß, wie sie sich selbst erregen kann, dann kann sie das auch nicht bei ihrem Mann. Stellen Sie sich vor, wie viel »gesünder« die Welt sein könnte, wenn Frauen in den Worten von Regena Thomashauer (Mama Gena) wüssten, »wohin sie den Zündschlüssel bei sich stecken müssten, um loszufahren«. Noch mehr dazu habe ich in *The Secret Pleasures of Menopause* (Hay House 2008) geschrieben.

Wie man ganz bewusst die Erotik wieder ins eigene Leben lässt – ein Programm

Die sexuelle Energie – oder der Eros – ist die Lebenskraft, die alles Lebendige durchdringt und mit Freude erfüllt. Sexuelle Energie oder Eros ist eine Lebenskraft, die die ganze Schöpfung durchdringt und unlösbar mit der freudigen Erschaffung des Lebens verbunden ist. Ihr direktes Gegenstück ist der Todestrieb oder Thanatos, das heißt die Energie, die auf den Tod gerichtet ist. Unsere Kultur hat Thanatos viel zu lange den Vorrang gegeben, ohne ihn durch den Eros auszugleichen. Sie hat uns gelehrt, unsere Erotik zu fürchten, zu degradieren und zu unterdrücken, statt ihr natürlichen Ausdruck zu geben und so zu einem ganzen, gesunden Leben zu finden. Dabei wird Ihnen der Körper die Richtung weisen. Sie werden das in Ihren Genitalien spüren.

Bevor ich einzelne Punkte näher ausführe, möchte ich betonen, dass alle Männer und Frauen, die ich kenne, mehr oder weniger negativ von dem Bild der Sexualität in unserer Kultur beeinflusst wurden, davon, wie diese Sicht Männer und Frauen zu Objekten macht. Kaum eine Frau sieht aus wie die gängigen Sexsymbole. Kaum eine schätzt ihren Körper wirklich. Viele Frauen wurden auf die ein oder andere Art sexuell missbraucht. Andere wiederum haben beleidigende Kommentare ihrer Lebensgefährten erdulden müssen, die ihr Selbstwertgefühl beschädigt haben. Doch auch Männer leiden unter dem Bild des Sex als Herrschaftsinstrument. Viele fühlen sich minderwertig und denken, Frauen akzeptierten sie nicht. Letztlich sehnen sich Männer und Frauen gleichermaßen nach bedingungsloser Liebe und Akzeptanz, genauso wie nach sinnlicher Erfahrung. Für Carl Jung war der Eros »Bezogenheit«, weil er von Beziehungen handelt. Allerdings hat kaum einer von uns gelernt, ein guter Liebhaber, eine gute Liebhaberin zu sein. Doch ein Umdenken ist möglich: Wollen Sie Ihr angestammtes Recht auf guten, heilsamen Sex einlösen, dann können Sie das noch heute tun. Fangen Sie bei sich selber an. Ob Sie ein Single sind oder in einer Beziehung leben, ob sie schwul sind oder hetero, bisexuell oder trans. Wenn Sie bei sich selbst ansetzen und Ihre Einstellung zur Sexualität ändern, dann werden sich auch Ihre sexuellen Beziehungen zum Guten verändern. Garantiert!

1. Lassen Sie Lust und Lebendigkeit zu: Fangen Sie damit an, sich zuzugestehen, dass Sie sexy sind. Mir ist es egal, wie alt Sie sind oder wie Sie aussehen. Vertrauen Sie mir. Der Weg führt nach innen. Sagen Sie zweimal täglich laut zu sich selbst: »Ich bin sexuell attraktiv und unwiderstehlich.« Oder meine Lieblingsaffirmation: »Ich bin Aphrodite. Ich liebe voll und frei. Ich bin die unwiderstehliche Kraft der Natur.« Denken Sie sich selber Affirmationen aus. Alles fängt im Kopf an. Setzen Sie auf die Kraft der Worte und verwandeln Sie so Ihre sexuelle Erfahrung. Steve und Vera Bodansky lehren, dass das weibliche Begehren einen starken Einfluss auf die Sinnlichkeit insgesamt hat. Dem stimme ich voll zu. Fühlt sich eine Frau sexy und arbeitet bewusst (um ihrer selbst willen) an ihrer sexuellen Ausstrahlung, dann sendet sie positive Signale in die Welt, was ihre Anziehung verändert. Dann ist sie wie ein Ei, das das Spermium anzieht. Eine Studie aus Belgien belegt diesen Punkt ganz wunderbar. Ausgebildete Sexologen konnten mit einer Trefferquote von 80 Prozent allein am Gang einer Frau vorhersagen, ob sie vaginale Orgasmen erlebe. Frauen, die vaginale Orgasmen haben, gehen flüssiger, energischer und sinnlicher. Sie machen längere Schritte und haben eine größere Rotation in

der Wirbelsäule. Dabei, so ihr Fazit, »wird der freie Energiefluss direkt von den Beinen, über die Hüfte zur Wirbelsäule übertragen«.[24] Und noch eine Idee: In ihrem Buch *Die 7 Schlüssel zum geheimnisvollen Leben* empfiehlt die Hellseherin Laura Bushnell, sich jemanden vorzustellen, den oder die man sehr sexy findet (etwa Sophia Loren, Salma Hayek, ganz nach Wunsch). In der Vorstellung lehnt die Person eng an der eigenen linken Seite, der aufnehmenden weiblichen. Atmen Sie nun die Essenz dieser Person etwa zwei Minuten lang ein und stellen Sie sich dabei vor, wie deren sexuelle Ausstrahlung Ihren eigenen Körper durchdringt. Das machen Sie zweimal täglich sechs Wochen lang. Sie werden eine Veränderung bemerken. Machen Sie auch ganz bewusst Dinge, bei denen Sie sich sexy fühlen. Tragen Sie sexy Unterwäsche unter Ihrem Business-Outfit. Baden Sie in sinnlichen Düften. Lesen Sie erotische Geschichten oder geben Sie sich sexuellen Fantasien hin. (Ich weiß, dass das schwierig ist, wenn Sie kleine Kinder haben und voll arbeiten. Aber es ist wie mit allen schönen Sachen, man muss sich bewusst für ein gutes Sexualleben entscheiden.)

2. Konzentrieren Sie sich stärker auf Sex und Erotik: Wenn Sie wollen, dass sich Ihr Sexualleben verbessert, müssen Sie dran bleiben. Auch wenn unsere Kultur von Sex geradezu besessen ist, genießt dieser doch bei kaum jemandem Priorität. Wir sind eher Beobachter als Teilnehmer geworden. Das sollte sich ändern. Sexuelle Lust lässt sich lernen wie alles andere auch. Und: Übung macht den Meister ... eine sehr schöne Vorstellung.

3. Bleiben Sie fit und gesund: Wer sexy ist, ist auch gesund. Viele Frauen stellen fest, dass ihre Libido zunimmt, je besser es ihnen geht. Nehmen Sie ein Multivitaminpräparat und machen Sie dreimal die Woche 20 Minuten Sport bzw. Bewegung im Ausdauerbereich. Ohne eine gute Durchblutung des Unterleibs wird es nichts mit gutem Sex. Bewegung und die richtigen Nährstoffe helfen dabei. Achten Sie auf Ihre Körperhaltung und machen Sie regelmäßig Beckenbodentraining. Achten Sie ferner auf ausreichend Sonnenlicht und/oder einen optimalen Vitamin-D-Spiegel. Es besteht ein sehr direkter Zusammenhang zwischen Sonneneinstrahlung, Vitamin D und Testosteronspiegel. Eine kürzlich durchgeführte Studie an Männern mit Testosteronmangel ergab, dass die Einnahme von Vitamin-D-Präparaten den Testosteronspiegel um mehr als 25 Prozent erhöhte.[25] Eine andere Studie zeigte eine lineare Beziehung

zwischen Testosteronspiegel und Vitamin-D-Spiegel (bis zu einem gewissen Grad).[26] Während die meisten dieser Studien an Männern durchgeführt wurden, gilt das Gleiche auch für Frauen, wie zumindest eine der Studien bisher gezeigt hat.[27]

In alten taoistischen Praktiken, die auch heute noch gelehrt werden, gilt die sexuelle Energie als Lebensenergie. Durch ihre bewusste Steuerung während der Meditation kann diese Energie dazu beitragen, die Körperorgane wieder aufzubauen. Die sexuelle Energie ist eine der stärksten Energien für die Gesundheit. Wenn wir sie bewusst einsetzen, wird sie zu einer Quelle von Jugend und Vitalität, ganz unabhängig davon, ob wir tatsächlich eine sexuelle Beziehung haben oder nicht. Eine meiner Lieblingstools dabei ist das Jade-Ei. Dazu muss man wissen, dass die Scheide genau wie die Fußsohlen, Ohren und Handflächen viele Reflexpunkte aufweist, die mit den Organen in Verbindung stehen. Mit dem Jade-Ei lassen sich diese stimulieren[28] (vgl. www.thedesiletsmethod.com). Frauen mit gesunden, starken Beckenmuskeln neigen weniger zu vaginalen Problemen und Stressinkontinenz und haben tendenziell ein befriedigenderes Sexualleben. (Frauen mit traumatischen sexuellen Erfahrungen empfehle ich generell eine in der Beckenbodenarbeit spezialisierte Physiotherapeutin.)

Abbildung 15: Reflexzonen der Vagina

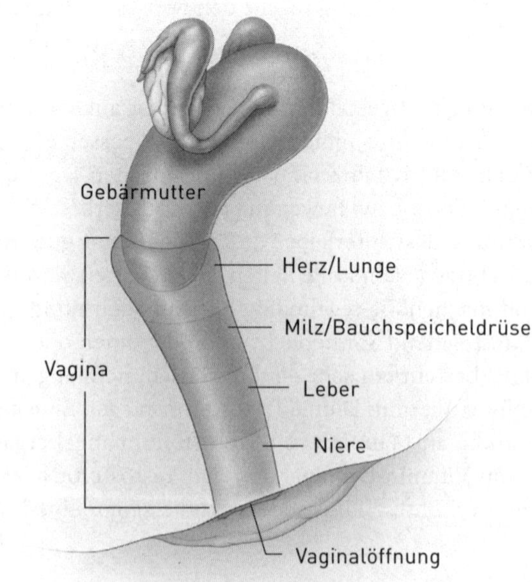

Auch wenn das Erlernen dieser Techniken einige Zeit in Anspruch nimmt, lohnt sich der Einsatz. Frauen mit einer gesunden, starken Beckenmuskulatur sind weniger anfällig für vaginale Probleme und Belastungsinkontinenz und haben tendenziell ein erfüllteres Sexualleben mit besserer Durchblutung des Beckens, mehr vaginaler Feuchtigkeit und stärkeren Orgasmen. (Frauen, die ein sexuelles oder anderes Beckentrauma erlitten haben, empfehle ich dringend den Besuch eines Beckenbodenzentrums oder eine Physiotherapeutin/einen Physiotherapeut, der die Wurn-Technik beherrscht (siehe Seite 178 f.).
Ein Wort noch zu Medikamenten: Es ist bekannt, dass bestimmte Antidepressiva die Libido vermindern. Die neuere Forschung bestätigt das wohl auch für empfängnisverhütende Mittel. Sie senken augenscheinlich den Testosteronspiegel, auch dann noch, wenn man sie schon abgesetzt hat. (Dazu mehr in Kapitel 11 im Abschnitt über Empfängnisverhütung.) Wenn Sie solche Mittel nehmen müssen, empfehle ich Ihnen die obigen Vorschläge zur Entstehung der Sexualität im Kopf.

4. Gehen Sie raus in die Natur: Bei vielen Frauen, übrigens auch bei mir, ist Sexualität zutiefst mit der Natur verbunden. Eine Freundin hat mir einmal erzählt, wie an einem Sonntagmorgen, als sie aus der Kirche kam, der warme, erdhafte Geruch eines frisch gepflügten Feldes ihre Sinne weckte. Sie wusste noch genau, wie erotisch die Verbindung dieses Geruchs mit dem Sonnenschein für sie war.[29] Das ist keineswegs irrational, denn im Gehirn liegen die Bahnen der Geruchsnerven sehr dicht an den Nervenbahnen, die bei der sexuellen Erregung eine Rolle spielen. Eine lesbische Frau sagte, sie denke bei der Liebe immer an den Grand Canyon, und eine dritte machte die erotischste Erfahrung ihres ganzen Lebens, als sie mit einer Schule von Delphinen schwamm.[30] Sonnenbaden ist für viele Männer und Frauen ebenfalls mit sexueller Erregung assoziiert. Mehr Vitamin D ist mit einem höheren Testosteronspiegel verbunden. Bei Frauen erhöht das Sonnenlicht wahrscheinlich den Spiegel der Androgene, die ähnlich wie Testosteron mit sexuellem Begehren assoziiert sind. Das Meer und die Wellen sind ebenfalls verbreitete erotische Bilder. Bevor das Patriarchat sich durchsetzte, galten Fruchtbarkeit, Sexualität und Natur als Aspekte derselben Energie und desselben Phänomens. Im heidnischen Beltan-Fest wurde gleichzeitig die menschliche Sexualität und die Fruchtbarkeit der Erde gefeiert (eine gute Beschreibung dieses Festes findet sich in dem Roman *Die Nebel von Avalon* von Marion Zimmer Bradley).

Die meisten christlichen Feiertage gehen ursprünglich auf die heidnischen Feiern der Fruchtbarkeitszyklen der Erde zurück. Für Frauen, die in Städten oder an anderen Orten mit sehr wenig Kontakt zur Natur leben, sind die subtilen erotischen Kräfte, die mit der Erde verbunden sind, nicht mehr wahrnehmbar. Die ständige Bombardierung mit Lärm und künstlichem Licht verhindert die Einstimmung auf die Gerüche, Rhythmen und Gefühle der Erde.

5. Selbsterkenntnis: Lernen Sie Ihren Körper einschließlich der Klitoris kennen. Sie ist der Schlüssel zur sexuellen Befriedigung, auch wenn es noch andere erogene Zonen gibt, zum Beispiel Lippen und Brustwarzen. Zumeist ist die Klitoris oben links am empfindsamsten. Denken Sie an die 8000 Nervenenden dort. Vielleicht probieren Sie einmal ein Gleitgel und stimulieren dann die Klitoris. Auch der Scheideneingang ist empfindlich. Wo Sie noch nicht waren, können Sie auch niemanden mit hinnehmen. Auch können Sie nicht erwarten, dass jemand anders Sie befriedigt, wenn Sie es nicht selbst können. Bereiten Sie sich selbst Lust – die Taoisten nennen es Selbstpflege –, am besten zweimal die Woche, damit Sie lernen, was Ihnen am besten gefällt. Anschließend können Sie es Ihrem Partner beibringen. Eigenverantwortung zu übernehmen entlastet einen Mann. Denn für einen Mann ist die Vorstellung, dass es seine Aufgabe ist, eine Frau zum Orgasmus zu bringen, genauso stressig wie umgekehrt. Weil der Sexualtherapeutin Claire Hutchins aufgefallen ist, dass beide Geschlechter ungefähr vier Minuten bei der Selbstbefriedigung brauchen, um zum Orgasmus zu kommen, kann sie den Mythos entzaubern, wonach Frauen immer so viel länger brauchen als Männer.

Der Grund, warum Frauen beim Sex so viel länger brauchen (nämlich 30 Minuten im Vergleich zu 10 Minuten bei Männern) liegt darin, dass die weibliche Erziehung zur Zurückhaltung gemahnt. Uns ist viel wichtiger, wie wir aussehen. Und wenn wir nicht wie die Frau im *Playboy* aussehen, dann meinen wir, weniger Lust und Aufmerksamkeit zu verdienen. Hinweis: Viele Männer haben trotz Glatze und Bauch keine Probleme mit einem befriedigenden Sexualleben! Hutchins empfiehlt Frauen auch, sich sexueller Fantasien zu bedienen. Interessanterweise zeigen Studien, dass Frauen genauso visuell von erotischen Dingen angesprochen werden wie Männer. Fantasien haben noch niemandem geschadet. Es muss ja nicht darum gehen, was man tatsächlich tun würde. Doch wenn Sie die Vorstellung, es mit einem Fremden im Fahrstuhl zu treiben, anmacht, nur zu! Erotische Fantasien sind so verschieden wie Fingerabdrücke. Sie brauchen sich nicht zu schämen. Teilen Sie Ihrem Partner mit, was Sie befriedigt, auch Fantasien sind erlaubt, so lange alles einvernehmlich ist und dem anderen nicht schadet.

Darüber hinaus empfehle ich die Stellung, wo sich die Frau über dem Mann befindet. Dabei wird die Klitoris am besten stimuliert. In dieser Position kann eine Frau, genau wie ein Mann beim Geschlechtsverkehr, darauf achten, welche Position die besten Empfindungen mit sich bringt. Auch kann sie hier zusätzlich die Finger (oder einen Vibrator) benutzen, um die Klitoris noch stärker zu stimulieren.

6. Arbeiten Sie an Ihrer Lust: Wir Menschen können weit mehr Lust erfahren, als man uns weismachen will. Es ist ja mittlerweile bekannt, dass Frauen eine Serie von Orgasmen erleben können. Was die meisten nicht wissen, ist, dass das auch auf Männer zutrifft. Man kann das Zentralnervensystem sogar so umprogrammieren, dass man immer mehr bei immer weniger Stimulation empfindet. Auch Ihr Körper kann multiple Orgasmen erleben, wenn Sie lernen zu entspannen und sich den verschiedenen erotischen Empfindungen zu hinzugeben. Man kann auch lernen, wie man seinen Orgasmus verlängert. Dabei weitet man die Kehle und stößt einen hohen singenden Ton in dem Moment aus, in dem der Orgasmus beginnt (Quelle: Caroline Muir und Joan Heartfield vom Divine Feminine-Awakened Masculine Institut).

   Männer wiederum können lernen, wie man einen Orgasmus ohne Ejakulation hat (diese beiden Reflexe sind tatsächlich getrennt). Alle diese Ansätze führen zu höheren Stickstoffmonoxid-Spiegeln im Körper. Schon ist eine stille Revolution im Gange, bei der die Frauen aus sich selbst heraus sexuelle Lust entdecken und sie dann den Männern in ihrem Leben nahebringen. Dazu eine Geschichte von einer meiner Newsletter-Abonnentinnen:
   »Lange Zeit war mein Sexualleben von der Vorstellung beeinflusst, dass das Erleben meines Mannes irgendwie Vorrang hat. Obwohl ich meistens zum Orgasmus komme, habe ich mich eher auf meinen Mann als auf mich konzentriert. Dann hat mir eine Freundin ein Buch von Maria und Maya Rodalc über besseren Sex gegeben, und das hat mich dazu veranlasst, mehr für meine eigene Lust im Leben zu sorgen. Auch

von *Orgasmus XXL* der Bodanskys (Goldmann 2007) habe ich sehr profitiert. Aus meiner Arbeit als Biofeedback-Therapeutin weiß ich, dass wir unsere Schmerzwahrnehmung über eine veränderte Körperwahrnehmung beeinflussen können. Und das Gleiche gilt für die Lust. Ich bin dann der Anleitung der Bodanskys gefolgt und habe mir mehr Zeit genommen, selbst zur Erregung zu kommen. Daraufhin habe ich meinen Körper anders wahrgenommen, nicht bloß meine Geschlechtsorgane. Das Lernen der Lust hat mein Leben verändert, nicht nur in körperlicher Hinsicht.«

EIN WORT ZUR PORNOGRAFIE

Eindeutige sexuelle Bilder sind so alt wie die Menschheit. Das Internet hat jedoch ein völlig neues Problem für die Sexualität des Menschen geschaffen – die Möglichkeit, in kurzer Zeit Tausende von eindeutigen Bildern zu sehen, die jeweils einen schnellen Dopaminschub auslösen, der sich positiv auf das Wohlbefinden auswirkt. In seinem Buch *The Hacking of the American Mind* (Avery 2017) weist der Arzt Robert H. Lustig darauf hin, dass Dopamin (ob durch Zucker, Alkohol, Pornografie oder »Likes« in sozialen Medien) zu einem flüchtigem Glücksgefühl führt, das nicht nachhaltig ist. Was wirklich Frieden und eine nachhaltige Lebensqualität bringt, ist mehr Serotonin im Gehirn. Und das kommt nur durch erfüllende Beziehungen, Augenkontakt mit geliebten Menschen, Meditation und aktives Handeln zustande. Und das kann man nicht kaufen.

Der Neuropsychologe Norman Doidge erklärt, dass unser Gehirn über zwei Lustsysteme verfügt. Das eine regelt das »appetitive« Vergnügen, das Vergnügen des Begehrens, und das andere das sogenannte »konsumatorische« Vergnügen, das Vergnügen der Befriedigung eines Begehrens. Im Hinblick auf Pornografie seien unsere Gehirne, so Doidge, recht formbar. Immer mehr Untersuchungen zeigen, dass Pornografie kein gesundes und vergnügliches Ventil für sexuelle Spannungen ist, im Gegenteil, sie verstärkt und verschlimmert sie noch. Doidge stellt fest, dass viele seiner männlichen Patienten oft ein Verlangen nach Pornografie hatten, sie aber eigentlich nicht mochten. Noch schlimmer ist, dass der Konsum von Pornografie (sowohl bei Männern als auch bei Frauen) die sexuelle Zufriedenheit mit dem Partner verringert. Erst führt sie zu Abhängigkeit, dann zur Gewöhnung und schließlich zu einem Rückgang der Lust. Die Journalistin Pamela Paul kam bei ihrer Umfrage unter Pornografie-Nutzern zu ähnlichen Ergebnissen. Sie fand heraus, dass der Konsum von Pornografie für viele Menschen schnell zu einem Ausrutscher werden kann, bei dem sie sich an Dinge gewöhnen, die sie zuvor als ekelhaft empfunden haben, wie Gruppensex, Bestialität, Kinderpornografie und Genitalfolter. Bei manchen kann dies zu einer Abhängigkeit führen.

Heutzutage bekommen die meisten jungen Menschen, vor allem Jungen, ihre Sexualerziehung durch Pornografie. Das bedeutet, dass Jungen im Alter von 12 Jahren bereits auf sexuelle Sucht und Schwierigkeiten in künftigen Beziehungen vorbereitet werden. Einer meiner Freunde, ein Urologe, weist darauf hin, dass er junge Männer in ihren 20ern mit erektiler Dysfunktion sieht – sie bekommen beim Sex keinen hoch –, da ihre Gehirn und Körpererregungskreisläufe durch das regelmäßige Anschauen von Pornos verändert worden sind. Infolgedessen können sie keine gesunden, dauerhaften sexuellen Beziehungen mit echten Menschen führen. Eine meiner ehemaligen Patientinnen, die erst kürzlich geheiratet hatte, fragte sich, warum ihr neuer Mann, in den sie sehr verliebt war, den Sex mit ihr immer wieder hinauszögerte. Später entdeckte sie die Pornos auf seinem Computer. Als sie ihn damit konfrontierte, sagte er: »Das machen alle Männer. Halt dich zurück.« Tragisch.

Unterm Strich: Seien Sie sehr, sehr vorsichtig, wenn es um Pornos geht. Das ist kein harmloses Vergnügen. Er schadet der Gesellschaft auf vielen Ebenen und beraubt uns wahrer Intimität und Freude. Außerdem hat Pornokonsum enorme negative Auswirkungen auf Familien und Kinder, vor allem, wenn es sich um gewalttätige und entwürdigende Inhalte handelt. Die gute Nachricht ist, dass trotz der enormen Menge an Pornos, die im Internet konsumiert werden, nur einer von vier Internetnutzern sich tatsächlich regelmäßig auf einer Pornoseite einloggt. Entgegen dem, was wir in Filmen und im Fernsehen sehen, wo es »cool« und »hip« ist, Pornos zu schauen, gibt es für viele Menschen eine Alternative.

7. Die Verbindung von Sexualität und Spiritualität: Zu den menschlichen Erfahrungen des höchsten Glücks und des tiefsten Schmerzes gehören Sex, Liebe und Religion. Dazu schreibt Riane Eisler: »Kerzen, Musik, Blumen und Wein gehören – das wissen wir alle – zur Romantik dazu. Doch Kerzen, Musik, Blumen und Wein sind auch die Dinge, die in religiösen Zeremonien Verwendung finden, in den allerheiligsten Riten. Warum gibt es diese selten beachtete Gemeinsamkeit? Ist es Zufall, dass Passion sowohl sexuelle als auch mystische Erfahrung beschreibt? Oder gibt es da eine lange vergessene, aber nicht minder starke Verbindung? Könnte es sein, dass die Sehnsucht so vieler Frauen und Männer nach einer Sexualität, die schön und geheimnisvoll ist, einem lang unterdrückten Impuls nach einer spirituelleren und gleichzeitig leidenschaftlicheren Liebe gleichkommt?«[31] Es ist wichtig zu verstehen, dass ein Ekstaseerleben zur normalen menschlichen Ausstattung gehört und dass dieses eine spirituelle Komponente hat. Ekstatisches Erleben haben wir in der Kunst, durch starke Liebesgefühle oder religiöse Verehrung, alles durchaus mit erotischem Einschlag. Wenn wir anerkennen, dass Ekstase und Spiritualität Teil der menschlichen Natur sind, können wir Beziehungen eingehen, die niemanden beschädigen und nicht zur Abhängigkeit führen. Nicht nur unsere Seelen brauchen Nahrung, sondern auch der Körper.

EIN WORT ZU VIBRATOREN

In ihrem Buch zur Technikgeschichte des Vibrators *The Technology of Orgasm: »Hysteria« the Vibrator, and Women's Sexual Satisfaction* (Johns Hopkins University Press 1998) dokumentiert die Historikerin Rachel Maines die faszinierende Tatsache, dass der erste dampfgetriebene Vibrator schon um 1860 von Ärzten praktisch verwendet wurde, um Frauen in der Praxis zum Orgasmus zu bringen. Diese Methode war schneller und erforderte weniger Geschick als die manuelle, die man zuvor verwandt hatte, um alle möglichen Frauenleiden zu kurieren, darunter Hysterie, Depression und allgemeine Lustlosigkeit. Als die ersten elektrischen Vibratoren um 1900 in erotischen Filmen auftauchten, fiel die Behandlungsmethode in Misskredit.

Heutzutage sind Vibratoren überall erhältlich, und viele Frauen benutzen sie gern, manche kommen nur mit ihrer Hilfe zum Orgasmus. Einen Einwand habe ich allerdings. Oben war davon die Rede, dass wir unser Nervensystem so beeinflussen können, dass weniger Reize mehr bewirken. Vibratoren allerdings bieten so viel Reiz, dass sie die Empfindungsfähigkeit mit der Zeit verringern und man immer mehr Stimulation braucht, um überhaupt etwas zu empfinden. Das kann abhängig machen. Dennoch: Viel Spaß mit dem Vibrator, nur versuchen Sie auch einmal den anderen Weg.

8. Gemeinschaft erleben: Nachhaltige Lust als Lebensprinzip zu erheben erweist sich in einer Kultur, die dem Leiden huldigt, als schwierig. Deshalb ist es wichtig, sich Unterstützung zu suchen, wenn Sie sich an eigene Veränderung heranwagen. Suchen Sie sich Gleichgesinnte, lesen Sie gemeinsam und tauschen Sie sich aus. Machen Sie sich bei Anlaufschwierigkeiten klar, dass auch andere Menschen grundsätzlich an guter Gesellschaft interessiert sind.

9. Rechnen Sie mit Widerstand: Ein Grund, warum Sex, Liebe und Religion so viel Schmerz verursachen, ist, dass unsere Dominanzkultur uns glauben machen will, dass es heiliger ist zu leiden und sündig, Lust zu erleben. Man hat uns beigebracht, dass, wenn wir »zu glücklich« sind oder es uns »zu gut« geht, das alles noch böse ausgehen wird. Wir alle kennen Ausdrücke, wie »abgerechnet wird am Schluss«. Und weil unsere Erwartungen die Realität formen, passiert das dann auch. Doch Freude und Lust zu erleben, ist ganz natürlich. Wir werden so geboren und dann umgepolt. Viele Menschen suchen Ekstase über Wege der Abhängigkeit, etwa durch Essen, Zigaretten, Alkohol, Drogen oder erniedrigende Sexualpraktiken, die uns mit der Zeit aber abstumpfen lassen. Doch Freude und Lust erweitern unseren Handlungsspielraum. Davon können Sie ausgehen. Eine meiner Kolleginnen hat vor Jahren eine intensive Partner-Körperarbeit bei

den Bodanskys gemacht und sich dabei die Erkältung ihres Lebens eingefangen. Doch sie wusste, dass das nur Widerstand war und hat sich nicht abhalten lassen. Im Rückblick sagt sie, dass diese Erfahrung ein Wendepunkt war und sie seitdem das Leben (und den Sex) mehr denn je genießt.

10. Helfen Sie Ihrem Partner dabei, ein guter Liebhaber zu sein. Weder Männer noch Frauen (und auch die Affen nicht) sind von Natur aus gute Liebhaber. Wir alle müssen lernen. Männer stehen oft unter hohem Erfolgsdruck. Sie haben gelernt, dass es ihre Aufgabe ist, Frauen zum Orgasmus zu bringen. Das aber ist schwer, wenn eine Frau nicht weiß, was sie antörnt und nicht sagen kann, was sie möchte. Erinnern Sie sich, dass sich Männer über die Fähigkeit, Frauen Erfüllung zu bereiten, identifizieren und ihr Selbstwertgefühl zum Teil daraus ziehen. Die meisten Männer wollen es einer Frau sehr gern recht machen, wenn sie ein Feedback bekommen. Einer meiner männlichen Freunde sagte, er habe durch das Ansehen von lesbischen Erotikfilmen gelernt, wie man Frauen befriedigt. Er sagte: »Männer wissen nicht, wie man Frauen befriedigt.« Das fand ich genial und deshalb ist es lohnend, sich mehr mit Sex auseinanderzusetzen. Kaufen Sie erotische Videos, lesen Sie erotische Literatur und sprechen Sie über Sex. Das kann sehr stimulierend sein. Dazu empfehle ich von Mantak und Maneewan Chia *Tao-Yoga der heilenden Liebe. Der geheime Weg zur weiblichen Liebesenergie* und *Öfter, länger, besser* (München 2018) sowie D*ie multiorgasmische Beziehung. Taoistische Geheimnisse erfüllter Sexualität und Intimität* (München 2001) von den gleichen Autoren plus Douglas Adams und Rachel Carlton Adams. Sie gehören in jeden Bücherschrank.

11. Steve und Vera Bodansky sind der Ansicht, dass die meisten Frauen auf einer bestimmten Ebene böse auf Männer sind, weil sie so lange Bürger zweiter Klasse waren. Doch auch wenn diese Wut gerechtfertigt sein mag, ist es doch problematisch, wenn dieser in die persönliche Beziehung hineinreicht und das Lusterleben beeinträchtigt. Wut und Lust schließen sich gegenseitig aus. Deshalb ist es sinnvoll zu lernen, wie man die Wut ohne Schuldzuschreibungen los wird. (Siehe dazu auch den dritten Teil im Buch.) Auch wenn es nicht immer einfach ist, sollten Sie alles dafür tun, dass der Groll vor der Schlafzimmertür bleibt. Lassen Sie Ihren Partner wissen, wenn er etwas richtig macht. Die meisten Männer sind erfolgsorientiert und werden bei positivem Feedback alles dafür tun, dass es beim nächsten Mal wieder so ist. Sie fühlen sich super, wenn sie

Ihnen Lust bereiten. Doch versuchen auch Sie, sich nicht auf ein Ziel zu versteifen: Nichts ist anstrengender als ein Orgasmus, den man »unbedingt kriegen« möchte und nichts abtörnender als die hektische Jagd nach Erfolg. Eine der besten Stellen bei den Bodanskys ist die, dass der Orgasmus bereits dann einsetzt, wenn sich die Beckenbodenmuskeln zusammenziehen. Nun heißt es, nicht verspannen, sondern locker bleiben. Wenn Po- und Beckenbodenmuskeln schön locker sind, ist das Erleben umso stärker. Alles andere bringt nichts. Klar ist ein »Quickie« ab und zu okay, aber Sie sollten auch einmal einen ungestörten Nachmittag oder Abend einplanen, bei dem die gegenseitige Erkundung und nicht das Erreichen der Ziellinie im Vordergrund stehen. Sobald Sie wissen, wie es ist, einen Orgasmus zu haben, können Sie ganz unbesorgt sein. Überlassen Sie sich dem Gefühl für die Haut Ihres Partners, die Düfte und Küsse. Denn das ist es, was bei der Liebe von Paaren oft fehlt und warum die Lustlosigkeit regiert. Also, genießen Sie den Augenblick ohne ein weiteres Ziel im Kopf. Seien Sie noch einmal so wie mit 17, als das stundenlange Schmusen und Petting im Vordergrund standen. Sie glauben gar nicht, wie sich dadurch Begehren und Erfüllung steigern lassen.

12. Helfen Sie der Natur zur Not auf die Sprünge: Mit Pheromonen zum Beispiel. Diese wirken besonders stark bei Frauen während des Eisprungs, der früher, als Frauen noch unter freiem Himmel in Gruppen lebten, um den Vollmond herum stattfand. Ein Beispiel für die Wirksamkeit der Pheromone ist ihre Wirkung auf Mücken. Weibliche Mücken beißen während des Vollmonds fünfhundertmal öfter als sonst. Während des Eisprungs werden Frauen öfter von Mücken gebissen, blonde mehr als brünette.[32] Laut den Forschungsergebnissen von Dr. Winnifred Cutler und anderen können äußerlich aufgetragene Pheromone die sexuell anziehende Eigenschaft der natürlichen imitieren. Bei ihrer Forschung zu Frauen, die sich die Gebärmutter hatten entfernen lassen müssen und Pheromone verwandten, wurde die Studie abgebrochen, weil es mehr als deutlich war, dass die Pheromon-Anwenderinnen mehr Aufmerksamkeit auf sich zogen als die Kontrollgruppe.[33] Wir stehen erst am Anfang dieses neuen Feldes der Humanbiologie. So gibt es etwa auch Belege dafür, dass nasal aufgetragenes Oxytocin Menschen vertrauensvoller macht.[34] Oxytocin ist das Bindungshormon und wird im Körper in großen Mengen bei der Geburt und beim Stillen hergestellt, in etwas geringerer Menge bei angenehmen sozialen Interaktionen und beim Sex. (Ein Wort zur Vorsicht an dieser Stelle: Dr. Pat Allan weiß zu berich-

ten, dass Beischlaf mit einem Mann, den man gerade erst kennengelernt hat und zu dem man sich hingezogen fühlt, zu einer hohen Oxytocin-Ausschüttung führt, so hoch, dass es zu einer Art Abhängigkeit führen kann. Wenn er dann nichts mehr von sich hören lässt, erlebt man eine Art kalten Oxytocin-Entzug, der bis zu zwei Jahre anhalten kann. Das ist schlimmer als bei Crack! Die meisten Frauen wissen sehr genau, wovon ich spreche. Wenn Sie also ernsthaft nach einem Partner suchen, sollten Sie mit dem Beischlaf so lange warten, bis Sie mehr über die Ernsthaftigkeit seiner Absichten wissen. Zwar sind Pheromone eine andere Hormonklasse, aber ich nehme das Beispiel, um zu zeigen, welchen starken Effekt diese kleinen Moleküle auf unser Gehirn und Verhalten haben. Pheromone gibt es etwa bei Winnifred Cutlers Athena Institute (www.athenainstitute.com) oder bei www.love-scent.com. Ach übrigens, wenn alle Vorschläge zu einem bewussteren sexuellen Umgang nichts fruchten, kann auch eine Hormontherapie der Libido auf die Sprünge helfen. Wenn das Problem vaginale Trockenheit ist, wirkt ein wenig Östrogencreme in der Scheide oft schon Wunder. Verwenden Sie reichlich Gleitgel, und wenn das nicht hilft, versuchen Sie es mit einer systemischen Östrogentherapie oder *Pueraria mirifica* für einen Monat. Bei Frauen nach der Menopause, die Aromatasehemmer zur Behandlung von Brustkrebs im Frühstadium einnehmen, haben sich die vaginale Testosteroncreme und der Estradiol-Vaginalring zur Behandlung von Scheidentrockenheit und verminderter Libido als wirksam erwiesen.[35]

13. Werden Sie kreativ: Probieren Sie ruhig mal etwas Neues aus und blicken Sie über den Tellerrand. Ein wenig Fantasie bringt oft schon eine Menge. Eine Kollegin liest abwechselnd mit ihrem Freund erotische Geschichten im Bett. »Ich mag gern Geschichten, die aus Frauensicht geschrieben sind. Andere törnen mich oft eher ab.« Vorlesen, findet sie, funktioniere deshalb so gut, weil es einfacher sei, die Worte von anderen in den Mund zu nehmen, als selbst zu formulieren. Auch hat sie schon mit einem Tuch als Augenbinde experimentiert. »Es muss gar nichts Ausgefallenes sein«, meint sie weiter, »aber es schärft die Sinne und erhöht schön die Erwartung. Beim ersten Mal haben wir das vor einem Kamin in einer kalten Winternacht gemacht, mein Freund hat mich toll mit ätherischem Öl massiert. Wir haben gar nicht so etwas Besonderes gemacht, aber mit der Augenbinde fühlte es sich so an. Als Nebeneffekt wird auch noch Vertrauen befördert, weil die Person mit der Augenbinde ihrem Partner/der Partnerin vertraut und diese/r sich des Vertrauens als würdig erweist. Klar,

dass jede Frau für sich das Passende finden muss, doch die Möglichkeiten sind unbegrenzt. Ich persönlich mag die von Lonnie Barbach herausgegebene erotische Literatur, etwa *Wildkirschen* (Ullstein 2008), oder die Emmanuelle-Filme aus den 70ern oder den Film *Two Moon Junction – Fesseln der Leidenschaft*.

BESCHNEIDUNG UND SEXUALITÄT: EINE ENTSCHEIDENDE VERBINDUNG

Zu einer Wiederaneignung der Erotik gehört auch die kritische Bewertung von Praktiken, die der Entfaltung der Sexualität bei Männern wie bei Frauen schaden. Frauen sind demnach nicht die Einzigen, die sexuell in einer Dominanzkultur leiden. Die männliche Beschneidung etwa, ausgeführt während der ersten drei Lebenstage, oftmals ohne Betäubung, ist ein massiver sexueller Missbrauch des Mannes unter dem Applaus der Gesellschaft. Bei der Beschneidung wird erotisch sehr bedeutsames Gewebe entfernt. Kaum jemand hat nicht Einwände gegen die Beschneidung von Frauen – die Entfernung von Klitoris und Schamlippen. Es gibt einen eigenen Beschluss von den Vereinten Nationen dazu. Glücklicherweise nimmt die Rate der männlichen Beschneidung in den USA ab.

UNBESCHNITTEN IST DIE NORM

Die allermeisten Männer auf der Welt, darunter auch Mitteleuropäer und Skandinavier, sind unbeschnitten. Vor 1900 war die Beschneidung in den USA außer bei Juden und Muslimen, die sie aus religiösen Gründen praktizieren, quasi unbekannt. Sie mögen es glauben oder nicht, aber die Beschneidung wurde in englischsprachigen Ländern im späten 19. Jahrhundert eingeführt, um die Masturbation zu verhindern, ähnlich der Beschneidung von Frauen in einigen muslimischen und afrikanischen Ländern, um deren Sexualität zu kontrollieren.[36] Als diese Absurdität bekannt wurde, gab es neue – diesmal von der Medizin gebilligte – Rechtfertigungen, etwa die Vermeidung von Gebärmutterhals- oder Peniskrebs. Aber dafür gibt es keine wissenschaftlichen Belege, auch nicht für die Vermeidung einer Übertragung von Geschlechtskrankheiten.

DIE FREUDEN DES NATÜRLICHEN SEX

Die männliche Vorhaut, eine der am stärksten innervierten und elastischsten Gewebe im männlichen Körper, gibt es nicht ohne Grund. In ihrem gut recherchierten Buch *Sex as Nature Intended It* (Turning Point Press 2001) dokumentiert Kristen O'Hara, warum die Form eines normalen Penis nicht nur eine maximale Befriedigung für den Mann bewirkt, sondern zugleich auch das weibliche Bedürfnis nach klitoraler Stimulation befriedigt. Die meisten Amerikanerinnen kennen gar keinen Sex mehr mit einem unbeschnittenen Mann, weil Letztere, zumal wenn sie vor 1980 geboren wurden, fast immer beschnitten sind. Als die Autorin vor Jahren eine Affäre mit einem unbeschnittenen Mann hatte, hat es Klick gemacht und sie zu jahrelanger Forschung motiviert, deren Resultate sich in ihrem Buch finden. Aber lesen Sie selbst:

- Die erogenen Zonen eines naturbelassenen Penis liegen in der Eichel, dem inneren Vorhautgewebe und dem Frenulum, dem Hautbändchen, das die Vorhaut mit der Eichel des Penis verbindet. Bei einer Beschneidung werden die sexuell sensibelsten Areale des Penis entfernt: die Vorhaut, die die Eichel bedeckt, und ein Teil oder das ganze Frenulum.
- Das Frenulum enthält eine sehr hohe Nervendichte, die sehr berührungsempfindlich ist. Die Eichel wird normalerweise immer von der Vorhaut bedeckt außer beim Geschlechtsverkehr. Bei einer Erektion falten sich beide Vorhautlagen auf dem Schaft des Penis auf und legen das stark innervierte Frenulum, die Eichel und die Vorhautschleimhaut frei. Sie sind nun zur sexuellen Aktivität bereit. Das ist auch der Grund, warum die Penisspitze den Fokus der sexuellen Erregung darstellt.
- Neue wissenschaftliche Befunde zeigen, dass sich das hocherogene Gewebe – das Äquivalent zur Klitoris – im Zentrum unterhalb des Eichelrandes befindet. Dieses Gewebe reicht am ganzen Penisschaft bis zum Schamhügel und dann zum Schamhügel hinunter, ähnlich wie in der Anatomie der Klitoris. Obwohl die Nerven des Penis auf Druck reagieren, ist die Spitze am berührungsempfindlichsten – auch wieder mit der Klitorisspitze vergleichbar. Wie diese wird die Penisspitze durch massierende Bewegungen der Vorhaut während des Geschlechtsverkehrs stimuliert.[37]

Dabei erregen die stark sensiblen Nervenenden den Mann nicht nur, sie geben auch den Rhythmus während des Vorstoßens vor. »Wenn ein natürlicher Penis in die Vagina eindringt, reiben die Wände der Vagina an der Eichel, der inneren, jetzt frei liegenden Vorhaut und dem Frenulum, was sehr lustvoll ist«, schreibt O'Hara. »Diese Lust wird beim Nach-innen-Stoßen besonders stark empfunden. Doch nachdem die Neuronen gefeuert haben, registriert der Penis eine Verminderung des Lustgefühls. Deshalb stoppt er seine Bewegung nach innen und zieht wieder, in Erwartung stärkerer Empfindungen, nach außen zurück. Dabei stülpen sich die äußeren Vorhautlagen vor und schützen die Nerven der inneren Vorhaut, während diese das Frenulum bedeckt«, so O'Hara weiter.

»Wenn die Nervenenden aber bedeckt sind, bekommen sie eine kurze Stimulationspause bis zum nächsten Stoß oder Zug nach vorn. Während sich die Vorhaut auf dem Schaft bewegt, kann sie sich hinter dem Eichelrand stauen oder umgekehrt über diesen rutschen, je nach Länge der Stöße. Das aber übt Druck auf das Eichelinnere und den -rand aus, was die Erregung im ganzen oberen Penisteil spürbar werden lässt. Deshalb empfängt der natürliche Penis beim Vor- und Zurückziehen jeweils Signale von anderen Nervengruppen. Im richtigen Rhythmus kann damit ein beständiger stimulatorischer Strom erzeugt werden.« Interessanterweise muss der Penis, weil sich seine Empfindsamkeit in der Spitze konzentriert, gar keine ausufernden Bewegungen vor allem beim Zurückziehen machen. Dadurch aber kann er tiefer und länger in der Vagina verweilen, wodurch der Schamhügel des Mannes in stärkerem Kontakt zur Klitoris und ihrer Umgebung steht. Mehr Nähe und Lustgefühl sind die Folge. Die meisten Frauen genießen das Gefühl des Verschmelzens mit ihrem Partner, das durch diese Position begünstigt wird.

O'Hara hat ungefähr 150 Frauen befragt, genug, um ihre Untersuchung statistisch verlässlich zu machen. Im Folgenden beschreibt eine Teilnehmerin den Sex mit ihrem unbeschnittenen Partner: »Sex mit einem unbeschnittenen Mann war für mich wie der langsame Rhythmus des Ozeans. Wellen türmen sich auf und ebben ab. Alles war so natürlich, als ob eine tiefe Sehnsucht in mir erfüllt würde, nicht zwingend der Geschlechtsverkehr als solcher. Eher der Rhythmus zwischen einem Mann und einer Frau, die sich in ihrem Geschaffensein gegenseitig antworten.«

DIE SEXUELLEN FOLGEN DER MÄNNLICHEN BESCHNEIDUNG

Nach der Beschneidung bekommt der frei gelegte Penis eine dickere Oberhaut und wird damit etwas weniger sensibel.[38] Männer, die erst später im Leben beschnitten wurden, und also beides kennen, berichten, dass sie erotisch weniger empfindsam wurden.

Darüber hinaus zeigen Untersuchungen, dass die empfindlichste Stelle des Penis (der Übergang vom äußeren Teil der Vorhaut zum inneren Teil) bei der Beschneidung entfernt wird und dass diese auch empfindlicher ist als die empfindlichste Stelle bei einem beschnittenen Penis.[39] Weil außerdem sexuell sensible Areale des Penis mit entfernt werden, muss der beschnittene Penis kräftiger und länger stoßen, um durch die Stimulation des weniger empfindlichen Schafts zum Orgasmus zu gelangen. Frauen, die sowohl mit beschnittenen als auch unbeschnittenen Partnern Verkehr hatten, berichten, laut O'Hara, dass die Bewegungen beim Verkehr in beiden Gruppen sehr unterschiedlich ist. 73 Prozent der Frauen gaben an, dass beschnittene Männer härter stießen und längere Stöße machten, während unbeschnittene Männer sanfter und kürzer stießen und mehr Kontakt zum Schambein und zur Klitoris hielten.

WENN SIE MIT EINEM BESCHNITTENEN MANN ZUSAMMEN SIND

Wie bei Millionen von Frauen, die von einer genitalen Verstümmelung betroffen sind, so heißt es auch, den Schaden anzuerkennen, der Körper und Geist der Betroffenen widerfahren ist, auch wenn sie sich nicht an den Vorgang erinnern können. Glauben Sie mir, ihre Körper können es! Allerdings können Männer trotz dieser Wunde viel Lust erleben. Und obwohl ich keinen Zweifel daran hege, dass die Natur die Genitalien so geschaffen hat, um die von so vielen Frauen ersehnte Intimität zu erleichtern, ist doch eine beglückende Sexualität mit jeder Art von Penis möglich, so lange Nähe herrscht und gegenseitiger Respekt.

Eine neue Auffassung von Sexualität:

Abschließende Gedanken

Wir sollten darüber nachdenken, als Frauen wieder zu »Jungfrauen« zu werden, indem wir dem eigenen tiefsten Selbst gemäß leben. Jede Frau muss so handeln und leben, wie es für sie richtig ist – es geht nicht darum, anderen zu gefallen, sondern um die eigene innere Wahrheit. Die ursprüngliche Bedeutung des Wortes »Jungfrau« hatte nichts mit Sexualität zu tun, sondern bezog sich auf eine Frau, die sich selbst genügte und keinem Mann angehörte.[40] Vielen Frauen täten gut daran, in diesem Sinne ihre Jungfräulichkeit wiederherzustellen.

- Wir müssen akzeptieren, dass jeder Mensch Zugang zur Lebenskraft hat – zur erotischen, ekstatischen Energie des Seins, die zum Menschsein gehört.
- Wie könnte unsere Sexualität sein, wenn wir sie für heilig und geheiligt hielten, für ein Geschenk derselben Kraft, die das Meer, die Wellen und die Sterne geschaffen hat?
- Jede Frau sollte sich darum bemühen, wieder neu mit der eigenen Sexualität Kontakt aufzunehmen, in der sich diese kreative Lebenskraft ausdrückt.
- Wir müssen lernen, die eigene sexuelle Energie (nicht nur beim Geschlechtsverkehr) so zu erfahren und zu steuern, dass wir so viel Lust und Freude wie möglich daraus beziehen. Zweitens müssen wir uns überlegen, wie wir sie so einsetzen, dass auch andere Menschen davon profitieren können.
- Stellen Sie sich vor, Sie seien eine Göttin. Wir müssen neue sexuelle Einstellungen finden. Wie würde sich eine solche Veränderung Ihrer Gedanken und Handlungen auf Ihre physische, seelische und geistige Gesundheit auswirken? Wäre das nicht ein Fortschritt?

IX

Vulva, Vagina, Gebärmutterhals und Harnwege

»... mit Zärtlichkeit und Respekt der Vulva in ihrer Vollkommenheit gewidmet.«

Alice Walker

Die Vulva wird im Sanskrit als Yoni bezeichnet, als »Eingangstor zum Leben«. Sie umfasst die äußeren weiblichen Geschlechtsorgane. In dieser Bedeutung als heilige Pforte sollte sie daher gewürdigt und nicht verteufelt, verstümmelt oder als schmutzig betrachtet werden. Schließlich ist dies die Öffnung, durch die der Same des lebendigen Lebens eingesetzt und später bei der Geburt geerntet wird. Sie ist auch der Ort der höchsten Lust, die zu spüren Frauen in der Lage sind.

Mehr als 80 Prozent der menschlichen Immunzellen befinden sich auf den Schleimhäuten menschlicher Körperöffnungen, darunter die Vulva, die Scheide, der Gebärmutterhals und die Harnöffnung. Da eine intakte und gesunde Vaginal- und Zervixschleimhaut Schutz gegen sexuell übertragbare Krankheiten einschließlich HIV bietet, ist es wichtig, die Vaginalschleimhaut gesund zu erhalten. Der erste Schritt dazu besteht darin, diese Körperregion positiv zu besetzen.

Unser kulturelles Erbe

Es ist von immenser Bedeutung, dass wir uns der kulturellen Bewertung der unteren Genitalien bewusst werden, die für so viele Frauen problematisch sind. In der westlichen Kultur gilt die Vagina als »schmutzig« und wird damit geschändet. Alle Funktionen, die mit diesem Körperbereich verbunden sind – Geburt, Blutung, Ausscheidung – sind emotional und psychologisch hochbesetzt. Die meisten Frauen haben von Kind an gelernt, diesen Körperteil von allen anderen zu unterscheiden: als tabu, schmutzig und wertlos. Immer wieder werde ich von Patientinnen jeden Alters und aus allen Schichten bei der Untersuchung gefragt: »Wie konnten Sie sich nur ausgerechnet diesen Beruf aussuchen? Das ist doch so ekelhaft!« Eine Frau erinnert sich, beim Gesundheitsdienst ihres Colleges, das sie wegen einer Candida-Infektion aufgesucht hatte, von einem jungen Arzt gehört zu haben, dass »die weiblichen Geschlechtsorgane eine wahre Abfallgruppe« seien. Wenn Frauen Scheidenspülungen machen, dann fast immer aus dem irrigen, von den Müttern an die Töchter weitergegebenen Glauben, dieser Körperbereich sei anstößig und bedürfe besonderer Säuberungsmethoden. Dabei ist es mittlerweile erwiesen, dass diese nicht nur unnötig, sondern oft sogar schädlich sind. Ihre Anwendung ist daher auch rückläufig. Doch das Angebot von Deodorants zur weiblichen Hygiene und die Art, wie dafür geworben wird, vermittelt Frauen den Eindruck, die Vagina sei in ihrem natürlichen Zustand nicht akzeptabel und müsse desinfiziert und desodoriert werden.

Das Wort »Vagina« kommt vom lateinischen »vaina«: »Scheide für ein Schwert« – oder für den Penis. Das heißt, der weibliche Körper wird auch hier wieder nur im Verhältnis zum Mann definiert.[1] In prähistorischen, egalitären Kulturen waren die Vulva und das Schamdreieck, das oft auf Höhlenwände gemalt oder darin eingeritzt wurde, Symbol für einen heiligen Ort, für ein Tor zum Leben. In der Neuzeit erkennt man auch, dass das Tor der gotischen Kathedralen das äußere weibliche Geschlechtsteil darstellt, wobei die Bögen in einer Spitze enden, oft mit einem ovalen Fenster oder einer Verzierung darüber. Man muss nicht besonders aufmerksam sein, um dies zu erkennen. Außerdem gibt es zahlreiche Beweise dafür, dass diese Kathedralen oft über den Stätten antiker Göttinnen errichtet wurden. Das heilige Vesica-Pisces-Symbol aus zwei sich überschneidenden Kreisen soll unter anderem auch die Vulvaöffnung der Göttin darstellen. Sexualität und Spiritualität wurden jahrhundertelang als zwei Aspekte ein und derselben Sache angesehen, eine Idee, die jetzt wieder auflebt.

Das abschreckendste Beispiel im Weltmaßstab für die Missachtung der Vulva ist die weibliche Genitalverstümmelung, euphemistisch als Beschneidung bezeichnet. Durchgeführt wird sie dort, wo sie praktiziert wird, zumeist von älteren Frauen. Wie ich schon in Kapitel 1 anmerkte, werden weltweit mehr als 200 Millionen Frauen Opfer dieser Praxis, und das sogar in westlichen Ländern aufgrund anhaltender Migration aus Ländern, wo dies üblich ist. Gemäß der ethnischen traditionellen Überlieferung ist ein unbeschnittenes Mädchen eine »minderwertige Ware«. Wo es von der ganzen ethnischen Gruppe so praktiziert wird, fühlen sich die Betroffenen nicht notwendigerweise missbraucht. Von unserem westlichen Standpunkt ist es allerdings ein barbarischer Akt. Weil mittlerweile die körperlichen und seelischen Folgen bekannt sind, gibt es eine breite Diskussion, und man fängt an, die Sache neu zu bewerten. Inzest und andere Menschenrechtsverletzungen waren auch jahrtausendelang der Normalfall und sind es mit einer vermehrten Würdigung des Individuums und seiner Rechte nun nicht mehr.

Auf dem Hintergrund unserer kollektiven Geschichte ist es kein Wunder, dass so viele Frauen Probleme mit den Öffnungen des weiblichen Körpers haben. Erkrankungen von Vulva, Vagina und Zervix sind vor allem mit Verletzungen in der Zweierbeziehung oder im Beruf verbunden. Bedenkt man, dass sich sehr viele Immunzellen des Körpers in den Schleimhäuten befinden, also in der Vagina, der Harnröhre, dem Gebärmutterhals und der Blase, und dass die Funktion dieser Zellen stark von Stresshormonen wie Cortisol abhängt, lässt sich leicht erkennen, dass das Gefühl der Verletzung und die anschließende Überflutung mit Hormonen als Reaktion auf dieses Gefühl die optimale Gesundheit dieses Bereichs beeinträchtigen können.

Tatsächlich ist gut erforscht, dass psychosozialer Stress die Häufigkeit und Schwere von bakteriellen Infekten der Scheide steigert. Diese können das Risiko von Infekten nach einer Operation erhöhen, die Übertragung von HIV oder ein vorzeitiges Einsetzen der Wehen. Bakterielle Infektionen der Scheide sind schwer zu heilen, ihr Wiederaufflammen ist häufig. Obwohl ihr Auftreten mit Scheidenspülungen, Oralsex und vielen Sexpartnern in Verbindung gebracht wird, gilt doch Stress als unabhängiger Risikofaktor, womöglich, weil Stresshormone die Immunfunktion der Scheidenschleimhaut minimieren.[2]

Energie und der untere Genitaltrakt

Wenn jemand nicht Nein zu einer Grenzverletzung sagen kann, kann das zu einer erhöhten Infektanfälligkeit aufgrund reduzierter Immunglobulin A oder Immunglobulin M führen. Sie müssen sich das so vorstellen: Jeder Einbruch macht die Grenzen des Immunsystems auf der Körperoberfläche wie im Körperinneren durchlässiger. Das gilt ganz besonders für Frauen, die ein frühes psychosexuelles Trauma erlebt haben. Eine Frau, die in einer sexuell aktiven Liebesbeziehung zurückgewiesen wird, kann diese Zurückweisung als Verletzung erleben, die im Ergebnis zu Problemen im Bereich von Vagina und Vulva führt. Kann sie ihre Wut nicht spüren und freisetzen, sind wiederholte Symptome der Harnwege möglich. Auch Erinnerungen an Inzest, eine unklare Geschlechtsidentität und sexuelle Schuldgefühle können zu wiederholter Scheidenentzündung (Vaginitis) führen.

Eine Frau mit Problemen an Scheide, Vulva oder Gebärmutterhals hat vielleicht das Gefühl, sexuell oder in ihrem Job ausgenutzt zu werden. Auch wenn Frauen sich ohne ihre bewusste Einwilligung sexuell ausnutzen lassen oder gegen ihren Willen zu Sexualpraktiken gezwungen werden, denen sie mit gemischten Gefühlen gegenüberstehen, kann der Körper mit Störungen reagieren, die allgemein mit sexueller Gewalt in Verbindung gebracht werden. Körperliche Symptome treten zum Beispiel dann auf, wenn Frauen Sex benutzen, um sich finanzielle, physische oder emotionale Sicherheit zu verschaffen oder andere zu manipulieren. Es gibt einen Zusammenhang zwischen dem Gefühl, ausgenutzt und vergewaltigt zu werden, und chronischer Vaginitis, chronischen Schmerzen der Vulva, wiederholten Ausbrüchen von Genitalwarzen und Herpes, Zervix-Dysplasien (anomale Zellen im Abstrich) und Gebärmutterhalskrebs.

Frauen mit immer wiederkehrenden Harnwegssymptomen stellen oft fest, dass Wutgefühle die Episoden begleiten. Eine Infektion der Harnwege ist möglicherweise ein Weg des Körpers, die Wut freizusetzen. Ich empfehle Patientinnen mit häufigen Harnwegsinfektionen oft, einmal darauf zu achten, was 24 bis 48 Stunden vor Beginn der Symptome bei ihnen und in ihren Beziehungen geschehen ist. Mit etwas Übung können Sie die auslösenden Situationen bewusst wahrnehmen und Schritte einleiten, die Situation oder Ihre Reaktion darauf zu verändern. Sobald die Wut chronisch wird und bewusst nur noch schlecht zugänglich ist, können die Symptome die Form ständigen Harndrangs annehmen. (Natürlich sollte auch das Mikrobiom in diesem Bereich gut gepflegt sein.)

Untersuchungen haben gezeigt, dass Frauen mit chronischer Blasenentzündung mehr frei flottierende Ängste und zwanghaftere Persönlichkeitsmerkmale haben sowie dazu neigen, Gefühle nur durch körperliche Symptome (somatische Formen) auszudrücken als Frauen ohne dieses Problem. In einer Studie erreichten die Frauen mit chronischer Blasenentzündung Werte für Zwanghaftigkeit, die denen von Psychiatriepatientinnen vergleichbar waren. Außerdem neigten sie zu emotionalen Zuständen, die nicht durch den Verstand ausgeglichen waren.[3] Mehrere Wissenschaftler haben festgestellt, dass Frauen mit häufigem Harndrang, aber ohne Infektionen, ängstlicher und neurotischer sind als andere. Weiter wurde eine Korrelation von Angstsymptomen und Harndrang (das Gefühl, die Toilette nicht mehr rechtzeitig erreichen zu können), häufigem nächtlichem Aufstehen zum Urinieren und häufigem Urinieren festgestellt.[4] Viele Frauen haben verstärkten Harndrang, wenn sie vor einem Examen stehen oder nachts nicht gut schlafen können, weil sie sich Sorgen machen.

Bei chronischen Schmerzen und Jucken im Vulvabereich gibt es oft einen Zusammenhang mit Stress durch Angst und Irritation, der durch die Kontrolle durch einen Partner oder eine Situation entsteht, die auf der Energieebene einer Partnerschaft entspricht. Ein Beispiel für eine solche Situation wäre etwa eine Frau, die mit ihrem Beruf »verheiratet« ist und ihm so viel Bedeutung einräumt, dass sie unbewusst die Freiheit verliert, ihr Leben selbst zu bestimmen. Für Caroline Myss ist die Außensteuerung mit einem modernen »Keuschheitsgürtel« vergleichbar. Zum Verlust der Selbstbestimmung in Partnerschaften kommt es etwa dann, wenn der Partner sie zum Geschlechtsverkehr zwingt oder ihr die sexuellen Aktivitäten verweigert, die sie wünscht.

Ruth kam wegen wiederholter Vaginitis in die Praxis, die auf die üblichen Behandlungsmethoden wie Antipilzcremes und Antibiotika nicht ansprach. Wie sich herausstellte, wollte ihr Mann jede Nacht mit ihr schlafen, und sie hielt es für ihre »Pflicht«, seine sexuellen Bedürfnisse zu befriedigen. Sie liebte ihren Mann wirklich, war aber abends oft so müde, dass sie keine Lust mehr auf Sex hatte. Je öfter sie sich dazu zwang, desto größer wurde ihr unbewusster Groll. Wie so viele Frauen verwechselte auch Ruth im sexuellen Bereich Quantität mit Qualität und stritt zunächst jedes sexuelle Problem ab. Ich erklärte ihr, dass die mit dem weiblichen Begehren verbundene normale Feuchtigkeit fehlt, wenn Frauen Sex haben, den sie nicht wollen, und dass dies in Verbindung mit der Reibung beim Geschlechtsverkehr Reizungen und Entzündungen von Vagina und Harnröhre begünstigt. (Es ist einleuchtend, dass ein Geschlechtsverkehr, der das Gewebe schädigt, Entzündungen und Reizungen zur Folge hat.) Verbindet sich das Gewebetrauma mit mangelnder Empfänglichkeit und dem Gefühl, nicht Nein sagen zu können, schadet das dem Immunsystem und erschwert entsprechend die Heilung. Ruth entschloss sich schließlich zu einer Psychotherapie neben der medizinischen Behandlung und lernte, ihre Bedürfnisse in einer positiven Form auszudrücken, die ihrer Ehe guttat.

Was Frauen »in Schwierigkeiten«, d.h., in sexuelle Situationen bringt, die nicht nur ihren Bedürfnissen nicht gerecht werden, sondern ihnen sogar schaden, ist vor allem die sexuelle Maxime unserer Kultur, nach der begehrenswerte Frauen den Männern sexuell zu Diensten sind. Das stürzt viele Frauen in Konflikte, weil sie glauben, sie dürften den Geschlechtsverkehr nicht ablehnen, wenn sie ihr Bedürfnis nach Liebe und sexueller Lust nicht gefährden wollen. Die weibliche Überzeugung, den Zugang zu ihrem Körper nicht verweigern zu »dürfen«, führt oft zu gynäkologischen Problemen von Vulva, Vagina und Zervix. Eine solche Überzeugung, die nichts weiter als die

Einwilligung in den Missbrauch der eigenen Person darstellt, lässt sich auch auf andere Bereiche übertragen und kann dieselben körperlichen Symptome hervorrufen. Eine meiner Patientinnen zum Beispiel entwickelte eine chronische Vaginitis, als die Universität ihr (widerrechtlich) den Schein für ein Seminar verweigerte, an dem sie teilgenommen hatte. Zunächst wollte sie diese Ungerechtigkeit hinnehmen, weil sie keinen »Ärger« machen wollte. Aber die Vaginitis reagierte auf keine Behandlungsmethode, bis sie schließlich die Entscheidung der Universität anfocht. Sie bekam am Ende ihren Schein, und die Symptome verschwanden.

Nicht nur Frustration und Groll, sondern auch Schuldgefühle wirken sich negativ auf die Gesundheit aus. Schuldgefühle im sexuellen Bereich können sich in Erkrankungen an den Öffnungen des weiblichen Körpers manifestieren. Die sexuelle Revolution der Sechziger- und Siebzigerjahre hat manche der puritanischen Ansichten unserer Gesellschaft zur Sexualität verändert, aber eine Kultur, die Sexualität unterdrückt, lässt sich nicht schon dadurch heilen, dass sie die Kleider ablegt. Es ist heute – ein halbes Jahrhundert später – für Frauen wichtiger als je zuvor, sich über ihre Sexualität und die Wahl ihrer Sexualpartner Klarheit zu verschaffen. Wichtig ist vor allem, dass wir unsere Freiheit bewusst dazu benutzen herauszufinden, was unser Körper wirklich will, und uns nicht durch die Schmeicheleien von Partnern verführen lassen, die Freiheit mit Verantwortungslosigkeit verwechseln.

Die Forschung unterstützt die These des Zusammenhangs von chronischer Vaginitis und Erkrankungen des Gebärmutterhalses bis hin zum Gebärmutterhalskrebs mit bestimmten emotionalen Faktoren.[5] Eine Untersuchung zum Beispiel hat bei Frauen mit Gebärmutterhalskrebs tendenziell schlechtere sexuelle Anpassung, weniger Orgasmen beim Geschlechtsverkehr und eine Abneigung gegen den Geschlechtsverkehr bis hin zum Widerwillen nachgewiesen als bei einer Kontrollgruppe von Frauen mit anderen Krebserkrankungen. Die höhere Scheidungs- und Trennungsrate bei der Forschungsgruppe zeigt auch, dass sie sich schlechter an die Ehe anpassen können.[6] Eine andere Studie hat sich mit Frauen mit Zervix-Dysplasie (Veränderungen der Zellkerne im Krebsabstrich) beschäftigt, bei denen mittels weiterer Untersuchungen abgeklärt werden musste, ob Gebärmutterhalskrebs vorlag. Dabei konnten die Forscher anhand der Reaktionen der Frauen auf Fragen zu gegenwärtigen belastenden Lebensereignissen vorhersagen, ob sie bereits Gebärmutterhalskrebs hatten. Wenn der Ehemann oder Freund untreu war, trank oder sich herumtrieb, sagten Frauen mit Gebärmutterhalskrebs etwa: »Ich hätte ihn verlassen sollen, aber ich konnte ja nicht, wegen der Kinder«, oder: »Ich habe geglaubt, er braucht mich«. Frauen ohne Gebärmutterhalskrebs sagten in ähnlichen Situationen: »Ich kann ihm nicht trauen – er will mehr, als er gibt.« Dasselbe Phänomen zeigte sich, wenn ein Familienmitglied schwer erkrankt oder gestorben war. Frauen mit Gebärmutterhalskrebs sagten dann: »Ich hätte mich mehr bemühen und besser auf ihn (oder sie) aufpassen müssen«, während die Kontrollgruppe die Grenzen ihrer Verantwortung realistischer einschätzte und eher wusste, dass sie den normalen Lauf der Ereignisse nicht ändern konnte.[7]

Man könnte behaupten, dass die Schlussfolgerungen dieser Untersuchungen, die ja in den Fünfziger- und Sechzigerjahren durchgeführt wurden, nicht mehr gültig seien. Aber eine Studie aus dem Jahre 1988 führte zum selben Ergebnis: Zervix-Dysplasie und das dadurch erhöhte Risiko eines invasiven Krebses traten mit höherer Wahrscheinlichkeit bei Frauen auf, die in ihren Beziehungen passiver waren, einen aktiven Bewältigungsstil vermieden und sozial angepasster und konfliktunfähiger waren als eine Kontrollgruppe mit günstigeren Abstrichbefunden.[8] Eine Untersuchung von 1986 ergab, dass Frauen mit hohen Testwerten im Bereich Hilflosigkeit, Pessimismus und sozialer Entfremdung häufiger unter Erkrankungen des Gebärmutterhalses litten. Diese Persönlichkeitsmerkmale wurden erhoben, bevor die Diagnose eines Gebärmutterhalskrebses gestellt wurde, d.h. die Möglichkeit, dass die Krebsdiagnose zur Ursache der Persönlichkeitsmerkmale werden konnte, war praktisch ausgeschlossen.[9] Umgekehrt bestand bei robusten und optimistischen Frauen mit aktiven Bewältigungsformen die Tendenz zu Abstrichbefunden ohne Hinweise auf anomale oder invasive Zellen. Eine Studie der University of Texas School of Public Health aus dem Jahr 2003 ergab, dass Beziehungsstress (Scheidung, Fremdgehen, dauernder Streit, psychische und physische Gewalt in der Partnerschaft), nicht aber andere Stressfaktoren (Verlust, Gewalt oder finanzielle Probleme), bei weißen Frauen (nicht aber bei Afroamerikanerinnen) mit einem erhöhten Auftreten von Gebärmutterhalskrebs verbunden war.[10]

Probleme mit Vagina oder Vulva sind in der Regel sehr langwierig und hartnäckig. Sie hängen oft mit unausgesprochenen Schwierigkeiten wegen einer Situation zusammen, die sich über Jahre hinweg entwickelt hat. Auf der klinischen Ebene hat sich gezeigt, dass die Behandlung von chronischen Problemen der Vulva oft erfolglos bleibt, wenn die psychischen und seelischen Aspekte des Problems ignoriert werden. Viele der Patientinnen sind von Arzt zu Arzt gelaufen, ohne die Symptome beseitigen zu können.

Vom energetischen Standpunkt aus bereitet eine Frau dann den Boden für chronische Erkrankungen der Vulva, wenn ihr der Mut oder die Handlungsfähigkeit fehlt, die negativen Aspekte einer ungesunden Beziehung zu verändern. Frauen mit diesen Problemen haben oft die Verletzung ihrer Grenzen früh in der Kindheit erfahren, und sie verwechseln Gewalt mit Liebe. Wenn sie sich aus Angst (ob vor finanzieller oder physischer Unabhängigkeit, vor dem Alleinsein oder vor der Abhängigkeit) nicht von einem Partner trennen, den sie weder achten noch lieben, beteiligen sie sich am Archetyp der »Prostituierten«. Wenn eine Frau mit jemandem schläft, den sie weder achtet noch liebt, verlängert sie ein Energiemuster, das mit den als »Prostituiertenkrankheiten« bekannten chronischen Problemen der Vagina, Zervix oder Vulva verbunden ist.

Anatomie

Vulva und Vagina sind die äußeren Eingänge in das weibliche Genitalsystem; der Gebärmutterhals und seine Öffnung, die auch als Muttermund bezeichnet wird, bilden die inneren Zugänge zur Gebärmutter und den Beckenorganen, das heißt Eileiter und Eierstöcke (siehe Abbildung 9, S. 213). Die Vulva besteht aus den großen (äußeren) und kleinen (inneren) Schamlippen (Vulvalippen). Der äußere Eingang von der Vulva zur Vagina wird als Introitus bezeichnet. Das Schamhaar bildet eine schützende Barriere vor dem empfindlicheren Gewebe von Vagina und Zervix. Die Haut der Vulva enthält dieselben apokrinen Schweißdrüsen wie die Haut unter den Achseln. Apokrine Schweißdrüsen unterscheiden sich von normalen Schweißdrüsen darin, dass sie nicht nur durch physische Anstrengung, sondern auch durch emotionale Situationen stimuliert werden. Die Vulva »schwitzt« mehr als jeder andere Körperteil.

Die Blase sitzt direkt oberhalb der Vagina, und die Harnröhre, die den Urin von der Blase nach außen leitet, führt als leicht vorspringender, röhrenartiger Wulst zum oberen Teil der Vagina, dicht über der Scheidenöffnung. Die Klitoris sitzt wiederum dicht über dem Harnausgang. Der After liegt direkt unter und hinter der Vagina.

Die Vagina bildet einen Kanal zum Gebärmutterhals (Zervix), dem unteren Teil der Gebärmutter. Der Gebärmutterhals ragt in den oberen Teil der Scheide und ist von denselben Zellen bedeckt wie das Gewebe der Vagina.

Der Abstrich, mit dem das Gewebe auf anomale Zervixzellen untersucht wird, wird von der Öffnung im Zentrum der Zervix genommen, an der das Plattenepithel der äußeren Zervix an das Epithel des Zervixkanals grenzt (als Epithel wird der geschlossene ein- oder mehrschichtige Zellverband bezeichnet, der innere oder äußere Körperoberflächen bedeckt; das Plattenepithel bedeckt die Schleimhäute in der Vagina, der Vulva und im Mund). Dieser Bereich wird als Epithelgrenze bezeichnet und ist Schauplatz eines ständigen dynamischen Veränderungsprozesses, der sogenannten Metaplasie. Die ständige Veränderung der Drüsen an der Epithelgrenze liegt zum Teil an der sauren Umgebung der Vagina. Die normalen mukösen Sekretionen des Zervixkanals können sich deshalb gelegentlich stauen und Retentionszysten (Ovula Nabothi) an der Portio (Muttermund) bilden. Man kann diese Zysten als kleine Knötchen auf dem Gebärmutterhals fühlen; sie können etwa ein oder zwei Zentimeter groß werden. Viele Frauen, die diese Knötchen spüren, glauben an eine Erkrankung, aber die Knötchen sind völlig normal und brauchen nicht behandelt zu werden.

Bei manchen Frauen, vor allem bei Jugendlichen, liegt die Epithelgrenze auf der Außenseite des Gebärmutterhalses, das heißt, die inneren, rötlich wirkenden Zellen des Zervixkanals erscheinen auf der Oberfläche der Schleimhaut der Portio. Früher wurde diese normale anatomische Erscheinung oft mit einer Erkrankung verwechselt und der rötliche Drüsenbereich fälschlich als »Erosion« oder »chronische Zervizitis« bezeichnet. Das hat in vielen Fällen zu einer irrtümlichen Kauterisation normalen Gewebes geführt.

Während die aktuellen Empfehlungen besagen, dass ein erster Pap-Test bei den meisten Frauen im Alter von 21 Jahren durchgeführt und dann alle drei Jahre wiederholt werden sollte, haben Frauen zwischen 30 und 65 Jahren die Wahl zwischen einem Pap-Test alle drei Jahre, einem HPV-DNA-Test alle fünf Jahre oder einer Kombination aus beiden (Co-Testing genannt und mit nur einem Abstrich) alle fünf Jahre, so die neuen Empfehlungen der U.S. Preventative Services Task Force von 2018.[11] Derzeit empfiehlt das American College of Obstetricians and Gynecologists (ACOG), dass Frauen im Alter von 30 bis 65 Jahren entweder den Pap-Test oder ein Co-Testing alle fünf Jahre durchführen lassen, aber keinen reinen HPV-Test. Der Grund ist, dass in einer Studie mit 250 000 Frauen bei HPV-Tests 19 Prozent der Gebärmutterhalskrebsfälle übersehen wurden und bei Pap-Tests 12 Prozent. Beim Co-Testing dagegen wurden dagegen nur 5,5 Prozent übersehen.[12] Andere Forschungsergebnisse bewerten aber eher den HPV-Test positiv.[13] Es besteht also noch kein Grund zur Sorge, dass der Pap-Test ganz von der Bildfläche verschwinden könnte.

Chronische Vaginitis, Geschlechtskrankheiten wie Genitalwarzen und Herpes und anomale Ergebnisse beim Abstrich (die ebenfalls als Geschlechtskrankheit gelten) haben heute epidemische Ausmaße angenommen. Diese Störungen können Vulva, Vagina und Zervix gleichzeitig betreffen. Sie werden zwar oft auf bestimmte Viren zurückgeführt, die sich in all diesen

Bereichen gleichzeitig feststellen lassen, aber dagegen spricht, dass dieselben Viren bei zahllosen Frauen vorhanden sind, die keinerlei Symptome entwickeln.

Die gynäkologische Arbeit berührt unmittelbar die verborgensten und schmerzlichsten Probleme von Frauen. Um ihrer Aufgabe als Heilende wirklich gerecht zu werden, müssen Gynäkologinnen und Gynäkologen wissen, dass die sexuelle Verletzbarkeit einer Frau die gynäkologische Untersuchung häufig überschattet. Die Diagnose einer Geschlechtskrankheit oder eines anomalen Abstrichergebnisses beispielsweise aktiviert oft sämtliche Ängste, Überzeugungen und Missverständnisse im Bereich der Sexualität und des Körpers.

Diejenigen, die heilende Berufe ausüben, müssen für solche Gefühle sensibel sein und ihren Patientinnen dabei helfen, nicht nur ihre Fragen, sondern auch ihre Ängste und ihre Trauer zu artikulieren. Wenn Sie feststellen, dass eine Ärztin oder ein Arzt bei einer Untersuchung oder einer Diagnose Ihre Gefühle nicht entsprechend berücksichtigt, sollten Sie ihm oder ihr sagen, dass Ihre Gefühle für Sie wichtig seien und dass Sie gelernt hätten, sie als notwendigen Schlüssel für ein besseres Verständnis der eigenen Person zu respektieren. Fordern Sie die Ärzte auf, sich bei der gynäkologischen Untersuchung mitfühlend und unterstützend zu verhalten. Sie können nicht erwarten, dass die Ärztin oder der Arzt bereits bei der ersten Untersuchung den Grund für die starken Gefühle kennen, die dabei oft auftauchen. Bleiben Sie einfach bei Ihren Gefühlen und konzentrieren Sie sich auf die Heilung. Dann sollten Sie sich entspannen und sich der inneren Stimme überlassen, um der Heilung Raum zu gehen. Wenn Sie bereit dazu sind, wird Ihnen die notwendige Einsicht zuteil.

Die Untersuchung des Unterleibs als heilsames Erlebnis

Früher galt die Unterleibsuntersuchung als unverzichtbarer Bestandteil des jährlichen Besuchs einer Frau beim Gynäkologen, doch das ist nun vorbei. Bei Frauen, die keine Symptome haben (also weder Scheidenausfluss noch Beckenschmerzen, keine unregelmäßigen Blutungen, keine Probleme beim Wasserlassen und keine sexuellen Funktionsstörungen), wird eine jährliche Unterleibsuntersuchung nur noch alle drei bis fünf Jahre empfohlen, und zwar in Verbindung mit der Gebärmutterhalskrebsvorsorge. Auch wenn Sie nicht jedes Jahr eine Vorsorgeuntersuchung benötigen, ist diese die ideale Gelegenheit, um mit Ihrem Unterleib positiven Kontakt aufzunehmen. Und so funktioniert es: Fragen Sie Ihre Frauenärztin oder den Frauenarzt, ob sie /er den Untersuchungsstuhl aufrecht stellen kann, damit Sie alles verfolgen können. Bitten Sie sie oder ihn, Ihnen alle Schritte zu erklären und auch warum diese nötig sind. Wenn Sie nervös sind, bitten Sie den Arzt/die Ärztin darum anzukündigen, was als Nächstes kommt und darum, Ihre Bereitschaft abzuwarten.

Die eigentliche Untersuchung fängt mit der genauen Begutachtung der großen Schamlippen (Labia majora) und dann der kleinen Schamlippen (Labia minora) als Teil der Vulva an. Harnröhre, Klitoris und Damm (Perineum) werden ebenfalls untersucht. Fragen Sie nach einem Spiegel, damit sie diese Körperteile sehen und erkennen können, was »normal« ist. Danach wird ein erwärmtes Spekulum in die Scheide eingeführt und geöffnet, damit die Seitenwände der Vagina und der Muttermund sichtbar werden. (Ein erwärmtes Spekulum sollte mittlerweile Standard sein.) Spekula gibt es in allen Größen und Formen, solche mit Silikonbeschichtung sind in der Entwicklung. Diese Untersuchung sollte also nicht wehtun. Ärztin oder Arzt kann Ihnen auch zeigen, wie der Muttermund aussieht und wo der Abstrich gemacht wird.

Der Moment, bevor das Spekulum eingesetzt wird, ist der ideale Moment, um zu erfahren, wo der PC-Muskel sitzt und wie man ihn zusammenzieht. Dazu wird der behandschuhte Finger des Arztes/der Ärztin eingeführt und Sie ziehen dann zusammen. Den Muskel mehrmals zu kontrahieren und wieder loszulassen, bevor das Spekulum eingeführt wird, macht die Untersuchung wesentlich angenehmer. Nachdem die Untersuchung mit dem Spekulum abgeschlossen und der Abstrich entnommen ist, wird das Spekulum wieder entfernt. Arzt bzw. Ärztin machen nun die sogenannte »bimanuelle« Untersuchung. Dabei führt die Ärztin ein oder zwei Finger in die Scheide und tastet mit der anderen Hand den Unterleib über dem Schambein ab, um Eileiter und Gebärmutter zu tasten. Danach folgt noch die rektovaginale Untersuchung, bei der ein Finger in die Scheide, der andere in den Darmausgang eingeführt wird. Dabei wird die Rückseite der Gebärmutter ertastet. Es ist durchaus legitim, die Untersuchung abzubrechen, bevor sie zu Ende ist.

Für Frauen mit sexuellen Traumata und kindlichen Missbrauchserfahrungen ist eine komplette Untersuchung eventuell zunächst zu heftig, zumindest so lange, bis sie mehr Vertrauen gefasst haben und sich wohler fühlen. Das ist absolut in Ordnung. Viele Frauen fühlen sich bei der Unterleibsuntersuchung unwohl. Wenn man sich aber allmählich auf seinen Unterleib einlässt und willentlich die Beckenbodenmuskeln anziehen und loslassen kann, dann ist schon viel gewonnen, und man kann der Untersuchung gefasster entgehensehen.

Humanes Papillomavirus (HPV)

Beim Papillomavirus handelt es sich um ein sehr verbreitetes Virus mit hundert verschiedenen Subtypen. HPV kann zu Genitalwarzen führen und spielt auch bei Zervix-Dysplasien, das heißt anomalen Abstrichergebnissen, eine Rolle. Die amerikanische CDC (Centers for Disease Control and Prevention) schätzt, dass 80 Millionen Amerikaner gegenwärtig mit dem Virus infiziert sind. (In Deutschland sind es laut Robert Koch Institut ca. 38 Prozent, A.d.Ü.) Jedes Jahr stecken sich 14 Millionen Menschen neu mit HPV an. Fast die Hälfte aller sexuell aktiven Amerikaner ist davon irgendwann betroffen. Bei den allermeisten Frauen jedoch heilt die Infektion innerhalb von ein bis zwei Jahren ab, ohne dass es zu irgendwelchen Symptomen kommt, manche jedoch bekommen Genitalwarzen oder eine Zervixdysplasie. Sind hochriskante Untergruppen beteiligt (etwa HPV 16, 18 usw., A.d.Ü.) kann sich Gebärmutterhalskrebs entwickeln.[14]

Die DNA des Virus (das genetische Material, mit dem es identifiziert wird) wurde bei sämtlichen anomalen Abstrichergebnissen und Krebszellen des Gebärmutterhalses nachgewiesen. Im Jahr 2009 hat die amerikanische FDA deshalb zwei neue diagnostische Untersuchungstests zugelassen, die auch in Deutschland Verwendung finden (A.d.Ü.). Obwohl diese Tests ihre Berechtigung haben (und in Deutschland seit 2020 Kassenleistung sind), sollte man jedoch auch wissen, dass Frauen, die Kontakt mit dem Virus hatten, in ihrer großen Mehrzahl keine Zervix-Dysplasie bekommen. HPV ist nur einer der Faktoren, die bei dieser Dysplasie eine Rolle spielen, und kann deshalb nicht als einzige Ursache gelten.

Die Medizin kann nicht sicher sagen, bei wem das Virus zu Anomalien führen wird und bei wem nicht, so lange sie die Faktoren nicht berücksichtigt, die die Abwehr schwächen. Anomalien können erst dann entstehen und zu Schäden führen, wenn das Immunsystem in diesem Körperbereich bereits geschwächt ist und die Gesundheit des Gewebes nicht erhalten kann. Die gute Nachricht ist, dass HPV bei Frauen unter dreißig zwar recht häufig vorkommt, aber in der Regel innerhalb von sechs bis acht Monaten von selbst verschwindet. Aus diesem Grund wurde in Deutschland ab 2020 nicht nur wie bislang für Frau ab 20 Jahren einmal im Jahr die »Vorsorge« empfohlen, sondern auch das Screening auf Gebärmutterhalskrebs für Frauen ab 35 Jahren alle drei Jahre. Bei dieser Untersuchung zur Krebsfrüherkennung macht der Arzt oder die Ärztin neben einer gynäkologischen Untersuchung auch einen Zellabstrich vom Gebärmutterhals, den sogenannten Pap-Test, um dort Zellveränderungen aufzuspüren. (Quelle: Deutscher Krebsinformationsdienst).

Chronischer Stress und bestimmte Einstellungen zur Sexualität können die Durchblutung im Gewebe des Gebärmutterhalses verändern und seine Sekretionen beeinflussen. Das lässt darauf schließen, dass es eine Verbindung zwischen Stress und der Entwicklung von Krankheiten in diesem Körperbereich gibt.[15] Die Unterdrückung der Abwehrfunktion des Immunsystems durch chronischen, psychischen oder anderen Stress kann zu Veränderungen im Immunsystem führen, die eine zunehmende Virusproduktion überhaupt erst möglich machen. Die Verbindung zwischen Abstrichanomalien und Defiziten im Immunsystem ist bekannt: Bei Frauen, die nach einer Organtransplantation Medikamente zur Unterdrückung der körpereigenen Abwehr nehmen müssen, erhöht sich die Wahrscheinlichkeit von Abstrichanomalien und immer wieder aufbrechender Genitalwarzen und Herpes. (Die emotionale Reaktion auf die Diagnose von Genitalwarzen ist oft ähnlich wie bei Herpes. Wenn Sie sich in beiden Bereichen Sorgen machen, lesen Sie bitte beide Abschnitte durch.)

Wenn wir davon ausgehen, dass der Körper ein Hologramm ist, in dem jeder Teil das Ganze enthält (siehe Kapitel 2), dann muss es sich beim HP-Virus und den Zellanomalien, die damit in Verbindung stehen, auch um zwei miteinander verwandte Aspekte eines größeren Ganzen handeln, das wir noch nicht wirklich verstehen. Aus vielen Gründen erhöht ein geschwächtes Immunsystem die Wahrscheinlichkeit, dass die in der Vagina oder im Gebärmutterhals bereits vorhandenen HP-Viren bereits geschwächte Zellen angreifen. Man kann HPV mit Opportunisten vergleichen, die schon auf dem Schauplatz des Geschehens warten. Das Virus ist genauso wenig die »Ursache« von Krebs. Die meisten Frauen mit HPV entwickeln keine anomalen Zellen und keinen Gebärmutterhalskrebs, und daraus kann man schließen, dass die meisten Aktivitäten und Infektionen des Virus durch gute Abwehrfunktionen unterbunden werden. Bei 10 Prozent aller Frauen jedoch, die ein hochriskantes HP-Virus aufweisen, ist die Infektion lang andauernd und stellt ein Risiko dar.

Symptome

Die meisten Frauen mit HPV haben keinerlei Symptome. Wo es zu solchen kommt, finden sich sichtbare und spürbare warzenähnliche Gewächse (Condylomata acuminata) auf der Außenseite der Vulva, die während einer Schwangerschaft, wenn sie durch die Schwangerschaftshormone stimuliert werden, wachsen und sich vermehren können. Nach der Entbindung, wenn sich der Hormonspiegel erneut verändert, verschwinden sie oft von selbst. Im Aussehen der Warzen gibt es oft große Unterschiede: von relativ breiten

Flecken bis zu spitzen, harten Warzen. Manche Frauen haben nur wenige, andere sehr viele Warzen in der Vulva. Selten kann das Virus auch zu warzenartigen Gewächsen auf der Zunge, den Lippen und in der Kehle führen. Bei manchen Frauen sitzen die Warzen nicht auf der Vulva, sondern in der Vagina und im Gebärmutterhals; sie wissen oft gar nichts davon.

Eine HPV-Infektion spielt gelegentlich auch bei chronischen Schmerzen im Bereich der Vulva, chronischer Vaginitis und chronischer Zervixentzündung (Zervizitis) eine Rolle. Ausfluss kommt nur in Einzelfällen vor. Da manche Frauen gleichzeitig eine HPV-Infektion und eine Scheideninfektion durch Hefepilze oder Bakterien haben, lässt sich nicht immer genau unterscheiden, welche Symptome auf das Virus und welche auf die Bakterien zurückgehen. Das HP-Virus ist für eine Frau nur dann erkennbar, wenn sie die typischen warzenähnlichen Gewächse in der Vulva hat oder an einer HPV-bedingten chronischen Vulva- oder Vaginareizung leidet. Das ist in Anbetracht der zumeist vollständigen Abheilung der Infektion gar nicht mal so schlecht.

Diagnose

Bei warzenähnlichen Gewächsen auf Vulva, Vagina oder Zervix und anomalen Zellen beim Abstrich oder bei einer Zervixbiopsie geht man in der Regel von HPV aus. Wenn die Symptome zum ersten Mal auftauchen, wird eine Biopsie gemacht und ins Labor geschickt, um die Diagnose zu bestätigen. Manchmal wird HPV bei einer Kolposkopie (Untersuchung des Gebärmutterhalses mit einem Vergrößerungsspiegel) festgestellt, einer Untersuchung, bei der eine Kontrastaufnahme der Zervix gemacht wird, nachdem man verdünnte Essigsäure auf das Gewebe aufgetragen hat. Wenn Essig auf Vulva, Zervix oder Gewebe der Vagina aufgetragen wird, in dem sich HP-Viren befinden, färbt es sich oft weiß (dieses Gewebe wird dann als essigweißes Epithel oder weiße Hautzellen bezeichnet). Eine Biopsie des weißen Gewebes bestätigt oft, dass HPV vorhanden ist.

Häufige Fragen

Warum haben so viele Frauen das Virus?

Das HP-Virus war wahrscheinlich schon immer im Gewebe der menschlichen Genitalien vorhanden; in Abstrichen, die vor etwa 40 Jahren gemacht wurden, lässt es sich jedenfalls nachweisen. Damals wurde HPV einfach nicht so oft erkannt und untersucht wie heute. Mehrere Faktoren haben dazu geführt, dass es heute sehr viel häufiger diagnostiziert wird, unter anderem die Kolposkopie, eine diagnostische Methode, die in den Siebzigerjahren zur

Auswertung von Abstrichanomalien entwickelt wurde. Bei der Kolposkopie werden Zervix und Vagina durch einen Vergrößerungsspiegel betrachtet. Werden dabei Anomalien festgestellt, wird eine Biopsie gemacht. Die wachsende Materialmenge durch Zervixbiopsien und die frühere Diagnose von Zervixanomalien hat dazu geführt, dass die Pathologen immer häufiger auch die Zellveränderungen festgestellt haben, die auf HPV zurückgehen.

Durch die »sexuelle Revolution« und durch häufig wechselnde Geschlechtspartner kommen immer mehr Frauen mit dem Virus in Kontakt. Da das Virus gehäuft im Hodensack (Skrotum) von Männern auftritt und durch Körperkontakt übertragen wird, können Kondome eine Ansteckung nicht verhindern, sie sind dennoch sinnvoll. Selbst wenn eine Frau monogam lebt, kann sie sich anstecken; ihre Ansteckung hängt davon ab, wie viele Sexualpartnerinnen Ihr Partner hatte. Doch selbst wenn Sie beide monogam sind, könnten Sie HPV durch vorherige Sexualpartner bekommen haben. Weiter begünstigt eine geschwächte Abwehr durch schlechte, entzündungsfördernde Ernährung (zu viel Zucker und Weißmehl), ein unausgewogenes Darmmikrobiom, emotional ungesunde Beziehungen und übermäßigen Konsum von Alkohol und Zigaretten die Entstehung von Genitalwarzen durch HPV. Das heißt, dass man dem gegenwärtigen Sexualpartner nicht nur ein Virus mitbringt, das man sich beim letzten Partner geholt hat, sondern man gibt auch den gegenwärtigen Gesundheitszustand weiter, der mitbestimmt, ob das Virus aktiv wird.

Wie habe ich mir das Virus geholt? Bei wem habe ich mich angesteckt?
Das sind für die meisten Frauen die wichtigsten Fragen bei einer HPV-Infektion. Tatsache ist aber, dass HPV wie das Herpesvirus über Jahre hinweg inaktiv sein kann, was theoretisch bedeutet, dass man sich das Virus, das 2020 ausbricht, bereits 2010 »eingefangen« hat! Und es bedeutet, dass der Partner, der das Virus weitergegeben hat, gar nicht wusste, dass er infiziert war. Ich kenne monogame Paare, bei denen ein Partner Warzen oder Herpes hat und der andere nicht, obwohl sie seit zwanzig Jahren ohne Kondom miteinander schlafen. Es ist oft sehr schwer, zu ermitteln, wer an einer HPV-Infektion »schuld« ist. Was allerdings die Menschen nicht davon abhält, mit dem Finger aufeinander zu zeigen oder Schuldgefühle zu bekommen, insbesondere wenn sie einer strengen, männerdominierten Religion entstammen. Scham und Angst – immerhin setzen die Medien oft HPV mit Gebärmutterhalskrebs gleich – können aber in der Kombination dem Immunsystem sehr zusetzen. Weiter hinten in diesem Kapitel gebe ich deshalb einige Empfehlungen zum Umgang mit sexuell übertragbaren Erkrankungen allgemein sowie zur Immunstärkung.

Führt HPV zu Problemen in der Schwangerschaft?
Schwangerschaftshormone stimulieren häufig das Wachstum von Warzen in der Vulva. In seltenen Fällen können die Warzen bei der Geburt Blutungen auslösen, vor allem, wenn sie in dem Bereich angesiedelt sind, der bei einem eventuellen Dammschnitt durchtrennt wird. Im Allgemeinen haben Warzen aber keine negativen Auswirkungen auf die Schwangerschaft und verschwinden nach der Geburt oft von selbst. Theoretisch kann das Kind bei der Entbindung mit HPV angesteckt werden und auch Papillome an den Stimmbändern bekommen, die operativ entfernt werden müssen. Das ist allerdings so selten, dass es einen Kaiserschnitt keineswegs rechtfertigt. In meiner Praxis habe ich solche Fälle nie erlebt. Das Immunsystem des Säuglings ist in so gut wie allen Fällen ein ausreichender Schutz gegen diese Viren.

Behandlung

Die Behandlung zielt darauf ab, die sichtbaren Warzen zu entfernen und sicherzustellen, dass sich keine anomalen oder präkanzerogenen Zellen entwickeln, die gelegentlich mit den Warzen in Verbindung gebracht werden. Wenn der größte Teil entfernt ist, kann das Immunsystem mit den restlichen Warzen besser fertigwerden. Die Entfernung oder das Verschwinden einer Warze verhindert aber nicht unbedingt ein Wiederauftreten oder die Möglichkeit der Weitergabe.

Ich weiß aus eigener Erfahrung, dass bei Warzen eine Vielzahl von Behandlungsmethoden »wirken«. Man weiß, dass es sehr viele verschiedene effektive Behandlungsmethoden von Warzen an den Händen gibt, die vom Auflegen roher Kartoffeln bis zur Hypnose oder selbst Klebeband reichen.[16] Aber bis heute können wir nicht sagen, mit welchem physischen Mechanismus das Immunsystem die Warzen beseitigt, obwohl seit Tausenden von Jahren beobachtet wurde, dass Warzen auf Suggestion und volkstümliche Heilmethoden reagieren. Auch wenn die Entfernung von Warzen in Wirklichkeit nicht »heilt«, hilft sie dem Körper doch, HPV zu bekämpfen. Zum einen können die Warzen nach der Behandlung nicht mehr so viele Viren verbreiten. Zum anderen wird das Immunsystem gestärkt, wenn man das Gefühl hat, »etwas zu tun«. Wir leben in einer sehr aktiven Gesellschaft und wollen deshalb auch selbst aktiv werden. Wenn Warzen behandelt werden und verschwinden, haben die Patientinnen auf einer bestimmten Ebene das Gefühl, etwas »getan« und die Angelegenheit »erledigt« zu haben. Dieses Gefühl wird von Immunsystem aufgenommen; es »kümmert« sich jetzt weiter darum.

Die Frage, ob in die Behandlung der Warzen auch die Männer einbezogen werden sollen, wird kontrovers diskutiert. Viele Ärzte spielen die Bedeutung des Mannes bei HPV herunter und wissen nicht, wie man die Warzen richtig diagnostiziert. Viele Männer haben deshalb keine Ahnung, dass sie Warzen haben.[17] Die weibliche Zervix scheint im Unterschied zur Haut von Penis oder Skrotum eine besonders empfängliche Umgebung für die Entwicklung von Anomalien zu sein, die durch Viren bedingt sind.

Laserbehandlung
Die Laserbehandlung, die in den Neunzigerjahren zur Entfernung von Warzen sehr beliebt war, hat die anfänglichen Erwartungen nicht erfüllen können. Ärzte, die sehr gut mit dem Laser umgehen können, können damit bei hartnäckigen Warzen Behandlungserfolge erzielen, aber in einigen Studien wurde nachgewiesen, dass Warzen, die mit dem Laser von Zervix und Vulva entfernt wurden, schneller nachwachsen als Warzen, die mit anderen Methoden behandelt wurden, möglicherweise weil bei der Laserbehandlung das Gewebe verdampft und das Virus so auf das Umgebungsgewebe verteilt wird. Das HP-Virus auf den mukösen Membranen von Vagina und Zervix lässt sich mit dem Virus vergleichen, das für die Erkältungskrankheiten der Atemwege verantwortlich ist. Niemand käme auf die Idee, das Virus mit Hilfe des Lasers von der Oberfläche der Luftröhre und der Bronchien zu entfernen. Die Laserbehandlung von Genitalwarzen ist im Grunde dasselbe: Das Warzenvirus lässt sich genauso wenig ausrotten wie das Erkältungsvirus. Da beide Viren in sehr vielen Formen auftreten, ist auch eine Impfung nicht praktikabel. Langfristig halte ich deshalb die Laserbehandlung für wenig effektiv und ziehe andere Behandlungsformen vor.

Podophyllin
Podophyllin ist ein chemisches Harz aus den Früchten der Berberitze. Es unterbricht den Prozess der Zellteilung und verhindert dadurch das Wachstum von Genitalwarzen. Bei manchen Frauen schlägt es gut an. Allerdings kann es ausschließlich bei äußeren Warzen angewandt werden, weil es in dem normalen Gewebe der Warzenumgebung toxische Wirkungen haben kann. Podophyllin wird direkt auf die Warzen selbst aufgetragen und muss nach ein paar Stunden abgewaschen werden.

Podofilox (Condylox) wird als lokales Antivirenmittel zunächst von der Ärztin und später von den Frauen selbst auf äußere Warzen aufgetragen. Dank dieser bequemen Behandlungsmethode muss die Patientin bei wiederkehrenden Warzen nicht mehr so oft in die Praxis kommen.[18]

Aldara (Imiquimod)
Imiquimod ist ein Immunmodulator, der äußerlich als Creme auf von HPV verursachte Warzen aufgetragen wird. Es kann Wochen dauern, bis eine Wirkung eintritt, aber die Wirksamkeit ist höher als beim Placebo. Auch Hautreizungen wurden beobachtet.

Säuren
Viele Ärzte verwenden zur Behandlung von Warzen auf dem Gebärmutterhals, der Vagina und der Vulva Trichloressigsäure. Diese Säure ist sehr effektiv, »heilt« aber die Warzen nicht, sondern ätzt nur die sichtbaren weg. Die Säure darf nur in sehr kleinen Mengen und ausschließlich auf die befallenen Bereiche aufgetragen werden, weil sie in gesundem Gewebe zu schmerzhaften Verätzungen führen kann. (Sie ätzt auch Löcher in die Kleidung.) Auch beim Auftragen auf die Warzen kann es zu stechenden Schmerzen kommen; später bilden sich gelegentlich Geschwüre. Wenn die Säure mit anderen Hautpartien in Berührung kommt (und das geschieht oft), dauert es bis zu zwei Wochen, bis die Haut wieder verheilt ist. Etwa genauso lange dauert es, bis die Geschwüre auf den Warzen abgeheilt sind. Die Behandlung ist unter Umständen mehr als einmal nötig.

Kryotherapie
Warzen können mit einem entsprechenden Gerät auch durch Kältebehandlung (mit flüssigem Stickstoff) in der Praxis entfernt werden. Durch die Vereisung wird das erkrankte Gewebe zerstört. Dabei verschwinden die Warzen innerhalb von etwa ein bis zwei Wochen. Da diese Methode sehr zeitaufwendig und oft schmerzhaft ist, empfehle ich sie nicht.

Elektrokoagulation
Sehr große Warzenansammlungen lassen sich durch Elektrokoagulation entfernen, das heißt, die Warzen werden mit einem heißen elektrischen Gerät weggebrannt. Normalerweise geschieht das unter Vollnarkose. Wir arbeiten nur dann damit, wenn alle anderen Methoden versagt haben.

Elektroresektion
Bei dieser relativ neuen Methode (Entfernung von Gewebe durch Hochfrequenzstrom) werden Warzen und von Warzen befallenes Gewebe auf Vulva, Vagina und Zervix durch Elektrokoagulation mittels einer elektrischen Schlinge entfernt. Die Behandlung geschieht unter Betäubung und vor allem dann, wenn andere Methoden versagt haben.

LEEP
Mithilfe einer Hochfrequenzdiathermieschlinge werden Warzen und das umliegende Gewebe auf Vulva, Gebärmutterhals oder der Scheide mit der sogenannten LEEP-Methode (Loop electrosurgical excision procedure) entfernt. Diese Methode findet auch Einsatz bei der zervikalen Dysplasie und ist im Prinzip sehr wirksam. Das einzige Risiko besteht darin, dass bei einer folgenden Schwangerschaft das Risiko einer Frühgeburt steigt, weil Membranen beschädigt werden.[19]

Ernährungsumstellung
Untersuchungen haben gezeigt, dass Nahrungsmittel (oder Präparate zur Nahrungsergänzung) mit einem hohen Anteil von Antioxidantien, also Vitamin C, Folsäure, Vitamin A, Vitamin E, Betacarotin und Selen, bei der Heilung und Vorbeugung von Zervix-Dysplasie helfen können.[21] Regelmäßig Gemüse aus der Familie der Kreuzblütler zu essen ist ebenfalls sinnvoll – insbesondere Kresse und Wasserkresse. In einer kleinen Studie der Uni South Dakota führte ein Bestandteil dieser Pflanzen zum Absterben von 75 Prozent einer Zellkultur von Krebszellen innerhalb von 24 Stunden.[22] Da es eine Verbindung zwischen HPV, Zervix-Dysplasie und Gebärmutterhalskrebs gibt, empfehlen wir Frauen mit HPV das Programm für ausgeglichene Hormone und einen entspannten Unterleib in Kapitel 5.

Energiemedizin
Selbstverständlich haben wir keinen Einfluss darauf, ob ein Virus sich in unsere DNA einbaut oder ob es im Falle der Infektion zu einem Ausbruch kommt. Aber vor allem bei hartnäckigen Fällen von Warzen oder Herpes wirken ein liebevoller, verzeihender Umgang mit sich selbst, gute Ernährung und Multivitaminpräparate oft Wunder und verhindern erneute Ausbrüche von Warzen oder Herpes. Auch empfehle ich die folgende tägliche Affirmation von Louise Hay: »Ich genieße meine Sexualität als normalen und schönen Teil meiner selbst. Meine Genitalien sind schön, natürlich und ein ganz normaler Teil von mir. So wie ich bin, bin ich genau richtig. Ich finde die Lust gut, die mein Körper mir bereitet. Ich fühle mich sicher in und mit meinem Körper. Ich denke Gedanken, die Güte und Liebe mir selbst gegenüber ausdrücken. Meine Geschlechtsorgane weiß ich liebend zu schätzen!«[23]

Die Impfung gegen HPV: Ist sie das Risiko wert?

Im Sommer 2006 erhielt die Pharmafirma Merck die Marktzulassung für den ersten HPV-Impfstoff Gardasil, ein durch Gen-Editing erzeugtes Medikament zur Bekämpfung von Herpesviren, die mit der Entwicklung von Gebärmutterhalskrebs in Verbindung stehen. Durch die äußerst schnelle Zulassung gelangte das humane Herpesvirus und seine Verbindung mit Gebärmutterhalskrebs auf einmal auf die Titelseiten. In der Folge empfahlen die CDC und viele andere die Impfung für Mädchen ab dem 12. Lebensjahr in einem Zeitfenster bis zum 26. Lebensjahr, wobei auch schon ab neun Jahren geimpft werden konnte.

Dadurch fühlten sich plötzlich Frauen, die eigentlich überhaupt kein Risiko für Gebärmutterhalskrebs haben (die überwiegende Mehrheit) plötzlich sehr verletzlich. Dadurch aber entstand ein großer Markt für einen Impfstoff, den die meisten gesunden jungen Frauen und Mädchen einfach nicht brauchen und die für einige sogar gefährlich ist.

Obwohl Merck weiterhin verspricht, dass Gardasil sicher ist, hat das unabhängige nationale Zentrum für die Information über Impfungen (National Vaccine Information Center (NVIC)) zahlreiche Fälle dokumentiert, bei denen es in Zusammenhang mit der Impfung zu Krämpfen, Schlaganfall, Herzerkrankung, Lähmung oder Autoimmunerkrankungen, wie etwa rheumatoider Arthritis, in Zusammenhang mit der Impfung kam. Gemäß den Datenerhebungen der NVIC führt die Impfung zu 30-mal mehr Nebenwirkungen als die Impfung gegen Hirnhautentzündung (Meningitis), die bei einer vergleichbaren Kohorte zur Anwendung kommt (vgl.www.nvic. org).[24] Dies ist nicht sehr überraschend, wenn man bedenkt, dass in den klinischen Studien von Merck für Gardasil mehr als 20 000 Frauen, von denen die Hälfte den Impfstoff erhielt, durchschnittlich dreieinhalb Jahre lang beobachtet wurden. Allerdings umfasste die Verum-Gruppe weniger als 1200 Mädchen, die jünger als sechzehn Jahre waren, und nur etwa 100, die neun Jahre alt waren, wobei die jüngeren Mädchen überhaupt nur 18 Monate lang beobachtet wurden.[25]

Schließlich kamen die Probleme mit Gardasil auf Konferenzen zur Sprache. Auf dem Jahrestreffen der Amerikanischen Neurologischen Gesellschaft im Oktober 2008 wurde der Fall eines 14-jährigen Mädchens mit »Motor Neuron Disease« (zu dem u.a. ALS, aber auch Lähmungen und Ausfallerscheinungen gehören, A.d.Ü.) präsentiert, die drei Impfungen mit Gardasil bekommen hatte.[26]

Drei Monate zuvor hatten Forscher auf dem Jahrestreffen von ECTRIMS (European Committee for Treatment and Research in Multiple Sclerosis, einem europäischen Zusammenschluss zur Erforschung von MS) einen Fall von Multipler Sklerose und einen von Neuromyelitis optica (einer Autoimmunerkrankung, bei der die Sehnerven und das Rückenmark angegriffen werden) nach einer Gardasil-Impfung vorgestellt.[27] 2009 berichteten australische Wissenschaftler von fünf MS-Fällen, bei denen sich die Symptome innerhalb eines Zeitraums von 21 Tagen gezeigt hatten.[28]

Und um die Sicherheitsbedenken endgültig anzufachen, gerieten spanische Gesundheitsbehörden mit dem Rückruf von 76 000 Dosen Gardasil in die Schlagzeilen, nachdem zwei Teenager Stunden nach einer Impfung schwer erkrankt waren. Im August des gleichen Jahres berichtete das *Journal of the American Medical Association*, dass bei einer nationalen Meldestelle arzneilicher Nebenwirkungen etwa 12 000 Nebenwirkungsmeldungen bezüglich der Gardasil-Impfung eingegangen waren, davon 772 schwerwiegende, einschließlich dreier Todesfälle.[29]

Ein Medscape-Artikel wies deshalb 2009 daraufhin, dass die Todesrate von Gebärmutterhalskrebs in den USA (damals 3 von 100 000 Frauen) nun etwa gleichauf liege mit der Rate schwerer Nebenwirkungen durch Gardasil (3,4 Fälle auf 100 000 ausgegebene Impfdosen).

In dem Artikel wurde Dr. Diane Harper von der Medizinischen Fakultät der Uni Missouri–Kansas City zitiert, eine der Studienleiter der ersten klinischen Zulassungsprüfungen von Gardasil: »Das Ganze ist ernüchternd. Will man als Eltern derartige Nebenwirkungen in Kauf nehmen, wo regelmäßige Abstriche, was die Krebsvorsorge angeht, genauso wirksam sind? Kann man so schwere, auch tödliche, Nebenwirkungen für eine Genitalwarzen-Prophylaxe in Kauf nehmen?«[31]

Im Jahr 2009 genehmigte die FDA einen zweiten HPV-Impfstoff, hergestellt von GlaxoSmithKline und mit dem Namen Cervarix. Dieser versprach Schutz gegen lediglich zwei der vier HPV-Typen, gegen die Gardasil wirkt. Im selben Jahr ließ die FDA Gardasil für Jungen im Alter von neun bis sechsundzwanzig Jahren zu. Im Jahr 2014 genehmigte die Behörde einen neuen HPV-Impfstoff von Merck namens Gardasil 9, der gegen fünf weitere HPV-Typen wirkt. Gardisil 9 ist jetzt der einzige HPV-Impfstoff, der in den USA erhältlich ist. Doch auch wenn in der Packungsbeilage von Gardasil 9 die Rate der schwerwiegenden unerwünschten Ereignisse mit 2,3 bis 2,5 Prozent etwas niedriger ist als beim Vorgängerimpfstoff, was bedeutet, dass auf 100 000 Menschen, die den Impfstoff erhalten, mindestens 2300 schwerwiegende unerwünschte Ereignisse kommen –, bleibt die Tatsache bestehen, dass in den USA nur 7,4 von 100 000 Frauen an Gebärmutterhalskrebs erkranken.[32] Lassen Sie es mich in einfachen Worten sagen: 2300 von 100 000 jungen Frauen setzen sich dem Risiko schwerwiegender unerwünschter Ereignisse durch den HPV-Impfstoff aus, um möglicherweise 7,4 Fälle von Gebärmutterhalskrebs pro 100 000 Frauen zu verhindern (was noch zu beweisen ist). Auch ist unklar, ob die Impfung wirklich wirksam ist. Wenn ein Mädchen, das mit Gardasil geimpft wird, zum Beispiel schon HPV hat, könnte sich die Impfung nicht nur gegen den speziellen Virenstamm als nutzlos erweisen, sondern sie auch nicht gegen andere HPV-Stämme schützen. Wenn man, wie die CDC-Daten, davon ausgeht, dass sich schon 25 Prozent aller Frauen zwischen 15 und 19 und 45 Prozent aller Frauen zwischen 20 und 24 mit HPV infiziert haben, ist das ein gewichtiges Argument.[33]

Mercks eigene klinische Studien zeigen, dass Gardasil das Risiko von Gebärmutterhalskrebs bei denjenigen Frauen um 44,6 Prozent erhöht, die vor der Impfung bereits mit HP-Viren in Kontakt waren.[34] Außerdem gibt es inzwischen Hinweise darauf, dass sich die Geimpften später noch mit anderen HPV-Stämmen infizieren, gegen die der Impfstoff nicht wirkt. Dies birgt die Gefahr, dass diese Stämme noch virulenter werden könnten. Im Jahr 2012 veröffentlichten Forscher der Columbia University die Ergebnisse ihrer ATHENA-Studie über humane Papillomaviren, in der mehr als 47 000 Frauen beobachtet wurden. Sie fanden heraus, dass geimpfte Frauen ihr Risiko, sich mit dem HPV-Typ 16 (einem der Typen, gegen den Gardasil wirkt) zu infizieren, nur um 0,6 Prozent senkten, während sich ihr Risiko, sich mit einem anderen hochriskanten HPV-Typ zu infizieren, gegen den Gardasil nicht wirkt, um 2,6 bis 6,2 Prozent erhöhte.[35] Eine Studie an der Universität von Texas zeigte einige Jahre später ähnliche Ergebnisse.[36] Und selbst wenn sie Immunschutz bietet, wissen wir nicht, wie lange. Dazu erklärte Clayton Young, Forscher am American College of Obstetricians and Gynecologists (ACOG) in einem Protestbrief an die Fachzeitschrift der Gesellschaft, dass die längste Zeitspanne der Follow-up-Untersuchungen bei Gardasil vier Jahre betrage (die neuesten Studien zeigten, dass die HPV-Prävention nur fünf bis sechs Jahre wirke) [37]. Allerdings brauchten die meisten Krebsarten 8 bis 13 Jahre, um in Erscheinung zu treten. Das aber bedeute, dass Mädchen, die die Impfung bekämen, in ihrer späteren sexuell aktiven Phase womöglich ungeschützt seien, obwohl es gerade jetzt nötig sei. »Die Behauptung, dass diese Impfung Krebs verhindere, ist deshalb unzulässig.«[38] Deshalb ist es wichtig, das Ganze in eine andere Perspektive zu setzen und die absoluten Zahlen der Krebshäufigkeit zu betrachten.

Nach der amerikanischen Krebsgesellschaft gibt es jedes Jahr 13 240 Neudiagnosen bei Gebärmutterhalskrebs und 4170 Todesfälle in den USA. Von diesen stehen 90 bis 100 Prozent mit HPV in Zusammenhang. Nun stehen aber mehr als 14 HPV-Typen im Verdacht, Gebärmutterhalskrebs hervorzurufen. Gardasil 9 deckt die vier häufigsten sowie 5 weitere Hochrisikotypen ab, die insgesamt 90 Prozent der Krebsfälle ausmachen. Das aber bedeutet, dass die Impfung in den USA potenziell 12 000 Fälle oder weniger verhindert.

Das Schlüsselwort lautet hier »potenziell«. Die Zahlen für die Wirksamkeit in den klinischen Studien bezogen sich auf das Ausbleiben von Gebärmutterhalskrebs (»abnormaler Pap-Test«) und Vorstufen von Krebs als Beweis für die Wirksamkeit des Impfstoffs.[39] Die meisten Dysplasien entwickeln sich jedoch nicht zu Krebs, sodass die Verhinderung einer Infektion mit HPV und anschließender Dysplasie keineswegs dasselbe ist wie die Verhinderung von Krebs, sodass die Behauptungen des Impfstoffs irreführend sind.

In Videoclips von Interviews, die auf YouTube verfügbar sind und für den noch nicht veröffentlichten Dokumentarfilm *One More Girl* von ThinkExist Films geführt wurden, legte die bereits erwähnte Dr. Harper (eine der Wissenschaftlerinnen, die die ursprünglichen klinischen Studien zu Gardasil durchführten), die Sache folgendermaßen dar: Etwa 70 Prozent aller Frauen, die mit HPV infiziert sind, überwinden die Infektion innerhalb des ersten Jahres, und 90 Prozent überwinden die Infektion innerhalb von zwei Jahren ohne jeglichen Eingriff. Von den 10 Prozent, die mit einer Infektion zurückbleiben, entwickeln nur 5 Prozent eine präkanzeröse Läsion. Bei etwa 20 Prozent dauert es fünf Jahre und bei 40 Prozent der Krebsvorstufen dreißig Jahre, bis sie sich zu invasiven Karzinomen entwickeln, was nur dann der Fall wäre, wenn diese Frauen nicht durch routinemäßige Pap-Tests überwacht und anschließend behandelt würden.[40]

Die Mehrheit der Frauen, die durch den Impfstoff angeblich vor Krebs »gerettet« wurden, hätte also ohnehin keinen Krebs bekommen, was die Behauptungen des Herstellers wiederum irreführend macht. (Diejenigen, die Krebs bekommen, sind normalerweise solche mit einem geschwächten Immunsystem.) Lassen Sie mich deutlich sagen: Die überwiegende Mehrheit aller Gebärmutterhalskrebsfälle ließe sich durch regelmäßige Vorsorge, Kondomgebrauch und eine frühzeitige Behandlung verhindern.

In einem Interview mit der *New York Times* aus dem Jahr 2008 sagte Dr. Harper: »Merck hat bei allen Meinungsmachern, Frauengruppen, medizinischen Gesellschaften und Politikern Lobbyarbeit betrieben und sich direkt an die Bevölkerung gewandt – das hat ein Gefühl der Panik ausgelöst, dass man diesen Impfstoff jetzt haben muss. Weil Merck so aggressiv war, ging es zu schnell. Ich hätte mir gewünscht, dass alles viel langsamer gegangen wäre.«[41] Außerdem wies Harper darauf hin, dass die FDA das Verfahren beschleunigte und Gardasil nur sechs Monate nach dem Antrag von Merck genehmigte, und dass die CDC ihre Empfehlungen für den Impfstoff erst Wochen später herausbrachte. Bei den meisten Impfstoffen dauere es drei Jahre, bis diese Art von Genehmigung vorliege, und dann noch einmal fünf bis zehn Jahre bis zur allgemeinen Akzeptanz. Es ist erwähnenswert, dass sowohl die Gardasil-Impfstoffe als auch Cervarix, das in den USA nicht mehr erhältlich ist, aber in anderen Ländern eingesetzt wird, Merck und GlaxoSmithKline weltweit einen Jahresumsatz von mehr als 2,5 Milliarden Dollar bescheren.[42]

Der HPV-Experte Thomas Nolan, Lehrstuhlinhaber der Gynäkologie und Geburtshilfe am Louisiana State University Health Science Center, schreibt dazu in *The Female Patient*: »Wir haben in den letzten 25 Jahren Milliarden für die HPV-Forschung ausgegeben, und die Statistik gibt uns recht: In den letzten zwanzig Jahren haben sich Häufigkeit und Sterblichkeit pro Jahr um 4 Prozent verringert, die Sterblichkeitsrate sogar um 74 Prozent zwischen 1955 und 1992.«[43]

Während Gebärmutterhalskrebs vor der Einführung des Pap-Tests eine der häufigsten Krebsarten in den USA war, lassen sich heute die meisten durch den Test entdeckten präkanzerösen Läsionen erfolgreich behandeln, bevor sie sich zu Krebs entwickeln.

Die Debatte bezieht sich inzwischen auch auf eine etwas ältere Zielgruppe. Im Oktober 2018 erweiterte die FDA ihre HPV-Impfempfehlung auf Erwachsene im Alter zwischen 27 und 45 Jahren. Dennoch empfiehlt die Amerikanische Krebsgesellschaft, dass Personen über 26 Jahre den Impfstoff nicht erhalten sollten, da es »unwahrscheinlich ist, dass der Impfstoff mit zunehmendem Alter einen großen Nutzen bringt, wenn überhaupt.«[44]

Auch die Qualität der ersten Sicherheitsstudien zum HPV-Impfstoff wurde kürzlich infrage gestellt. Im Jahr 2017 untersuchten Forscher des Nationalen Instituts für Kardiologie in Mexiko 28 Studien zu drei HPV-Impfstoffen, die von der FDA zugelassen wurden. In den 16 randomisierten Studien, bei denen ein Placebo gegen das aktive Medikament getestet wird, wurde nur in zwei Fällen eine inerte Kochsalzlösung als Placebo verwendet (ein echtes Placebo), während in den anderen 14 Studien eine Kochsalzlösung verwendet wurde, die auch Aluminium enthielt, was die Wahrscheinlichkeit einer Reaktion der Geimpften erhöhte.[45]

Aluminium ist seit Langem ein übliches Adjuvans, das vielen Impfstoffen zugesetzt wird, weil es eine stärkere Reaktion des Immunsystems hervorruft. Die Zugabe von Aluminium zum Placebo in einer Studie kann jedoch dazu führen, dass das getestete Medikament sicherer erscheint, als es in Wirklichkeit ist, da der Unterschied zwischen denjenigen, die den Wirkstoff erhalten, und denjenigen, die das Placebo erhalten, nicht so groß ist, wie wenn das Placebo keinen potenziell reaktiven Inhaltsstoff enthalten würde. Gardasil und Gardasil 9 enthalten amorphes Aluminiumhydroxyphosphatsulfat (AAHS), eine relativ neue Form von Aluminium, die das Immunsystem 104-mal stärker stimuliert, als es unter natürlichen Bedingungen der Fall wäre. Eine Studie aus dem Jahr 2016, in der Gardasil mit einem echten Placebo verglichen wurde, zeigte, dass dieses Aluminium-Adjuvans und die HPV-Antigene im Impfstoff bei Mäusen Neuroinflammation, Autoimmunreaktionen und Verhaltensänderungen verursachten.[46] Im Jahr 2012 ergab eine systematische Überprüfung der Studien zu HPV-Impfstoffen vor und nach der Zulassung Hinweise auf eine selektive Berichterstattung über die Ergebnisse und ein äußerst mangelhaftes Design. Sie kam zu dem Schluss, dass »der Optimismus bezüglich des Langzeitnutzens von HPV-Impfstoffen auf einer Reihe von unbewiesenen Annahmen (oder solchen, die im Widerspruch zu den Fakten stehen) und einer erheblichen Fehlinterpretation der verfügbaren Daten zu beruhen scheint.«[47]

Nach acht Monaten investigativer Recherchen veröffentlichte *Slate* im Dezember 2017 eine Titelgeschichte, in der Merck wegen gravierender Designfehler in den klinischen Studien für Gardasil zur Verantwortung gezogen wurde.[48] In der Geschichte wurde beispielsweise berichtet, dass die Prüfärzte bei der Meldung von medizinischen Problemen als unerwünschtes Ereignis nach eigenem Ermessen entscheiden durften, welche Symptome mit dem Impfstoff in Zusammenhang standen und welche nicht. Außerdem wurden neue Probleme, die nach der Impfung der Probanden auftraten, als Teil ihrer Krankengeschichte und nicht als unerwünschtes Ereignis im Zusammenhang mit der Verabreichung des Impfstoffs gemeldet, und die Probanden wurden nach der Verabreichung jeder Dosis nur 14 Tage lang beobachtet. Ein weiterer Punkt in dieser Debatte ist der Interessenkonflikt, in dem sich die politischen Entscheidungsträger der Regierung befinden. Im Jahr 2000 führte der Ausschuss für Regierungsreform des US-Repräsentantenhauses eine Untersuchung zu diesem Thema durch. In seinem Bericht stellte der Ausschuss fest, dass die von der FDA und der CDC angewandten Regeln für Interessenkonflikte unzureichend waren, die Durchsetzung lax gehandhabt wurde und Ausschussmitgliedern, die enge Verbindungen zu Pharmaunternehmen unterhielten, die Teilnahme an Ausschussverfahren freigestellt wurde.[49]

In der Zwischenzeit häufen sich die Berichte über unerwünschte Wirkungen, und mehrere Länder (darunter Japan, Frankreich und Indien) haben Gardasil verboten oder Strafverfahren angestrengt. Im Januar 2016 schickte Dr. Sin Hang Lee, Direktor des Milford Molecular Diagnostics Laboratory in Milford, Connecticut, einen offenen Brief an den Generaldirektor der Weltgesundheitsorganisation, in dem er eine Gruppe von WHO-Beamten und Regierungsmitarbeitern beschuldigte, Daten zu manipulieren und wissenschaftliche Beweise zu unterdrücken.[50] Als Beweis verwies Dr. Lee auf eine Reihe von E-Mails (die er über einen in Neuseeland eingereichten Antrag auf Informationsfreiheit erhalten hatte) zwischen Gesundheitsbeamten aus den USA, Kanada, Japan und der WHO, in denen die Existenz von Forschungsergebnissen erörtert wurde, die zeigen, dass HPV-Impfstoffe eine stärkere Entzündungsreaktion hervorrufen als andere Impfstoffe, die jedoch in offiziellen Anhörungen und Erklärungen zur Impfstoffsicherheit ignoriert wurden.[51] Die E-Mails waren in Vorbereitung auf eine Anhörung im Jahr 2014 verschickt worden, bei der die Beamten die japanische Regierung zur Sicherheit von HPV-Impfungen beraten sollten. Trotzdem war Japan das erste Land, das seine Empfehlung für HPV-Impfstoffe bis zu weiteren Untersuchungen ausgesetzt hat.

Zu den unerwünschten Ereignissen im Zusammenhang mit HPV-Impfungen, die dem Vaccine Adverse Event Reporting System (VAERS) der CDC gemeldet wurden, gehören u.a. Fazialisparese, Guillain-Barré-Syndrom, Krampfanfälle, Lähmungen, Erblindung, Bauchspeicheldrüsenentzündung, Sprachstörungen, Verlust des Kurzzeitgedächtnisses, Eierstockzysten, Blutgerinnungs- und Herzprobleme, Fehlgeburten und fötale Anomalien, Herzstillstand und plötzlicher Tod. Die tatsächlichen Zahlen sind zweifellos höher, da die Meldung an VAERS für Ärzte freiwillig und nicht verpflichtend ist.

Bis Februar 2018 wurden VAERS außerdem 53 Fälle von Multipler Sklerose nach einer Impfung mit Gardasil und zwei Fälle nach einer Impfung mit Gardasil 9 gemeldet. VigiAccess, die Datenbank der WHO für unerwünschte Ereignisse (siehe www.vigiaccess.org), meldet bis November 2018 38 527 Erkrankungen des Nervensystems nach einer Gardasil-Impfung. Auf einem Forum zu Multipler Sklerose (MS) im September desselben Jahres stellten Forscher der Universität Miami zwei Fälle von Jugendlichen vor, die innerhalb von zwei Wochen nach der Gardasil-Impfung MS entwickelten.[52] Ihre Studie kommt zu dem Schluss, dass trotz einer großen schwedischen Studie aus dem Jahr 2015, die keinen Zusammenhang zeigte[53], »diese beiden Fälle und die anderen, über die zuvor berichtet wurde, einen zeitlichen Zusammenhang zwischen der HPV-Impfung und dem Auftreten von MS nahelegen«.

Auch wenn manche Frauen von dieser Impfung profitieren könnten, muss man sich fragen: Wem nützt es wirklich, wenn Millionen von Mädchen und Frauen mit einem Impfstoff geimpft werden, der etwa 360 Dollar pro Impfdosis kostet, nicht immer sicher ist, möglicherweise nicht immer wirkt und keine Immunität für länger als fünf bis sechs Jahre garantiert?

(Anmerkung der Übersetzerin: Es impfiehlt sich in Anbetracht der vielen halb seriösen Informationen im Internet dringend die Konsultation kompetenter, wirklich ausgewiesener Institutionen. Zum Beispiel gibt der Deutsche Krebsinformationsdienst einen Faktencheck zum Thema HPV heraus. https://www.krebsinformationsdienst.de/fachkreise/nachrichten/2018/fk14-faktencheck-hpv-impfung-krebs-vorbeugen.php. Es macht nämlich immer noch einen Unterschied aus, ob sich spezialisierte Virologen, Onkologinnen oder Fachärztinnen für Gynäkologie einem Thema widmen.

Die Ständige Impfkommission STIKO der Bundesrepublik Deutschland am Robert Koch-Institut, dem nationalen epidemiologischen Referenzzentrum, empfiehlt die Impfung für Mädchen zwischen 9 und 14 dennoch. Nähere Angaben und ausführliche Begründungen sowie weitere Informationen im Hinblick auf für Kinder sinnvolle Impfungen unter: https://www.rki.de/DE/Content/Infekt/Impfen/Materialien/Faktenblaetter/HPV.pdf?__blob=publicationFile.)

HPV-Prävention

Kondome

Obwohl Kondome nicht in allen Fällen eine HPV-Übertragung verhindern können, weil das Virus auch in Zellen ruht, die nicht von einem Kondom abgedeckt werden, reduziert sich doch das Risiko einer Übertragung – und zwar stärker, als man bisher angenommen hat. Eine Studie der Universität Washington aus dem Jahr 2006 hat gezeigt, dass das Risiko einer Infektion bei Frauen, deren Partner immer Kondome verwenden, um 70 Prozent vermindert ist.[56] Bei den Frauen, deren Partner in nur der Hälfte aller Fälle ein Kondom benutzten, war das Risiko immerhin noch um 50 Prozent vermindert.

Weitere Möglichkeiten der Prävention

Alles, was das Immunsystem stärkt, ist sinnvoll. Angefangen von einem ausreichenden Vitamin-D-Spiegel über das in Kapitel 5 beschriebene Programm für hormonelle Ausgeglichenheit und einen entspannten Unterleib bis hin zu den Vorschlägen zur Ernährung und Energie-Medizin in den verschiedenen Kapiteln. Ferner hat sich in Studien gezeigt, dass Curcumin, ein Antioxidans aus dem Kurkuma, die Aktivität von HPV verlangsamt bzw. vermindert.[57]

Herpes

Die *Herpesviridae* sind eine große Familie von DNA-Viren, die bei Krankheiten von Tieren und Menschen eine Rolle spielen. Sie alle werden als

Herpesviren bezeichnet. Das Wort »Herpes« stammt aus dem Griechischen (herpein »kriechen«), was sich auf den Umstand bezieht, dass diese Viren an wiederkehrenden Läsionen beteiligt sind, aber auch lange Zeit inaktiv sein können. Zu den Herpesviren gehören das Windpocken- und Gürtelrosevirus (Varicella zoster), das Epstein-Barr-Virus (das mit der Mononukleose in Verbindung gebracht wird) und das Cytomegalovirus. Mehr als 90 Prozent aller Erwachsenen haben Anzeichen für eine Herpesinfektion.[58] Wenn wir an Herpes denken, meinen wir jedoch in der Regel den Genitalherpes.

Herpes genitalis ist ein Virus, das kleine, sehr schmerzhafte Bläschen auf der Vulva, in der Vagina oder im Gebärmutterhals hervorrufen kann. Herpes kann auch an der Lippe oder im Gesicht auftreten. Herpesviren werden in verschiedene Gruppen eingeteilt. Typ 1 (der sogenannte orale Stamm) ist für die Bläschen im Gesicht und auf der Lippe verantwortlich und lebt tendenziell »über der Gürtellinie«, kann aber gelegentlich auch genitale Infektionen verursachen. Typ 2 (der sogenannte genitale Stamm) lebt tendenziell »unter der Gürtellinie« und ist das Virus, das überwiegend für genitalen Herpes verantwortlich ist, kann aber gelegentlich auch orale Infektionen verursachen. Wenn man sich mit Herpes einmal angesteckt hat, wird man das Virus sein Leben lang nicht mehr los. Ein inaktives (oder latentes) Herpesvirus sitzt in dem infizierten Gewebe um die Lippen oder Schamlippen oder in den Nerven des Rückenmarks.

Einer von acht Menschen zwischen 14 und 49 hat in den USA schon einmal eine Genitalherpes-Infektion gehabt.[59] Die Infektionsrate ist in der letzten Zeit rückläufig, nachdem sie seit den späten Siebzigern bis zu den frühen Neunzigern um 30 Prozent angestiegen war. Dennoch gibt es pro Jahr eine Million Neuinfektionen. (In Deutschland liegt die Infektionsrate bei HSV-1 bei ca. 85 Prozent, die von HSV-2 bei 15 Prozent der Gesamtbevölkerung, Quelle: Robert Koch Institut; A. d. Ü.). HSV-2 kommt bei Frauen häufiger vor, was an der erhöhten Wahrscheinlichkeit einer Übertragung von einem Mann auf eine Frau als umgekehrt liegen könnte. Beide Virenstämme bilden die gleichen Symptome aus, wobei die genitale Reaktivierung bei HSV-1 im ersten Jahr nach Infektion geringer ist.[60] Bei HSV-2 kann es noch Jahre nach der Infektion zu einem Wiederaufflammen kommen.[61] Deshalb ist es sinnvoll, bei Verdacht auf Infektion einen Bluttest machen zu lassen.

Symptome

Da viele Frauen, die Kontakt mit dem Herpesvirus hatten, keinerlei Symptome haben, wissen sie meist gar nichts von ihrer Ansteckung.[62] Leichte Symptome werden von vielen Frauen als Hefepilzinfektion oder Hautreizungen durch Strumpfhosen gedeutet. Bei einer Untersuchung von Frauen mit einem hohen Ansteckungsrisiko für Geschlechtskrankheiten wurde bei 47 Prozent der Teilnehmerinnen das Virus festgestellt, obwohl nur die Hälfte Symptome hatte.[63] Wenn das Virus aber aktiv wird, entwickeln sich die charakteristischen kleinen Bläschen auf den Genitalien. Das erste Aufbrechen der Herpessymptome (primäre Herpesinfektion), kann ausgesprochen schmerzhaft sein und zu Fieber, Systemerkrankungen, geschwollenen Lymphdrüsen in der Leiste, Schmerzen im Genitalbereich und durch Infektion der Blase oder des Harnleiters bzw. die vorübergehende Lähmung der motorischen Nerven sogar zu Harnverhaltung führen. Nach dem Ausbruch der Primärinfektion sind die Symptome selten wieder so schwer, da der Körper Antikörper gegen das Virus produziert.

Weitere Ausbrüche von Herpes werden als Sekundärherpes bezeichnet und beginnen in der Regel mit einem Kribbeln in dem betroffenen Bereich, bevor es zur Bläschenbildung kommt. Manche Frauen haben auch Schmerzen in den Beinen, weil das Herpesvirus in den Nerven des Rückenmarks angesiedelt ist, die sowohl die Genitalien als auch die Innenseite der Schenkel stimulieren.

Emotionale Faktoren wie Depression, Angst und Feindseligkeit können zu einer Steigerung der Virenproduktion mit anschließender chronischer Reizung der Vagina führen.[64]

Allerdings hat Herpes die Tendenz, nach ein paar Jahren »auszubrennen«, das heißt, die Herpesausbrüche können sich ein oder zwei Jahre lang häufen, setzen sich aber danach nicht mehr fort. Eine meiner Patientinnen hatte nur ein einziges Mal einen Herpesausbruch, als sie erfuhr, dass ihr Mann eine Affäre hatte. Sie ließ sich scheiden, fand einen neuen Partner und hat seitdem nie an sekundärem Herpes gelitten. Ihr Immunsystem hat das Virus inaktiv gehalten, obwohl sie stark rauchte und wegen ständiger Diät unter Stress stand, was normalerweise das Immunsystem schwächt. Die Immunabwehr im Genitalbereich hat ihren Herpes zum Abklingen gebracht und damit einmal mehr gezeigt, dass eine gut funktionierende Zweierbeziehung die Immunabwehr an den Körperöffnungen fördert.

Diagnose

Weil die meisten Menschen gar nicht wissen, ob sie Herpes haben, hilft nur ein Test zur Klärung. Wenn Sie Herpesbläschen haben oder zum ersten Mal an Herpes erkrankt sind, kann eine Kultur angelegt werden, um festzustellen, ob Sie das Virus haben und welchen Typ (HSV-1 oder HSV-2) Sie möglicherweise haben. Der neuere DNA-Test (Nucleic Acid Amplification Testing oder NAAT) liefert weniger falsch-negative Ergebnisse; wenn Sie sich also testen lassen, sollten Sie danach fragen.

Bluttests weisen das Herpesvirus selbst nicht nach, können aber feststellen, ob Sie Antikörper dagegen haben. Sowohl die CDC als auch die ACOG sprechen jedoch für symptomatische Personen keine Testempfehlung aus, da die Möglichkeit falsch-positiver Ergebnisse besteht. Im Jahr 2016 veröffentlichte die U.S. Preventive Services Task Force Empfehlungen gegen ein allgemeines Screening auf Genitalherpes bei asymptomatischen Jugendlichen und Erwachsenen, einschließlich Schwangeren, da die Schäden den Nutzen überwögen.[65]

Häufige Fragen

Wo habe ich mir Herpes geholt? Habe ich jemanden damit angesteckt? Wie kann ich mich vor einer Reaktivierung eines ruhenden Virus schützen?

Die Antwort auf diese Fragen ist dieselbe wie bei HPV: Da das Virus jahrelang inaktiv sein kann, kann die Ansteckung bei einem Primärherpes zwanzig Jahre oder mehr zurückliegen. Ich habe primären Herpes genitalis bei 85-jährigen Frauen erlebt, die seit zwanzig Jahren verwitwet waren und in dieser Zeit mit niemandem geschlafen hatten.

Die sexuelle Übertragung von HSV geschieht, wenn der Virus reaktiviert wird oder in symptomlosen Phasen. Neuere Studien zeigen, dass fast alle seropositiven HSV-2-Träger das Virus wiederholt über die Schleimhaut übertragen, etwa durch Geschlechtsverkehr oder Mund-Genital-Kontakt.[66] Im Hinblick auf die zweite Frage bieten sich im Allgemeinen Kondome zur Vermeidung einer Übertragung an.

Generell werden Herpesausbrüche mit folgenden Stressfaktoren in Verbindung gebracht: Angst und Depression, Schlafmangel, Überanstrengung und Geschlechtsverkehr, ein strapaziertes Mikrobiom. Die Ausbrüche können durch die weiter unten folgenden Ernährungsvorschläge und Kräuter stark zurückgehen oder ganz verhindert werden.

Kann Herpes Konsequenzen für die Schwangerschaft haben?

Herpes bei Neugeborenen gehört zu den schwereren Komplikationen. Er entsteht durch eine Infektion an den Genitalsekreten unter der Geburt. Vor der Entbindung führt Herpes nicht zu Schwangerschaftsproblemen, außer in den Fällen, in denen es während der Schwangerschaft zu einer Herpesinfektion kommt und sich das Virus im Blut genügend ausbreitet (Virämie). Herpesinfektionen des Embryos sind äußerst selten. Wer in den letzten Schwangerschaftsmonaten Herpes bekommt, hat das größte Risiko für neonatalen Herpes, weil die Mutter noch keine Antikörper gebildet hat. Neonataler Herpes (Herpes bei Neugeborenen) hat eine Häufigkeit von 1:3200 und eine geschätzte Inzidenz von 1500 Fällen im Jahr in den gesamten Vereinigten Staaten.[67]

Um Ihnen eine Vorstellung davon zu geben, wie selten diese Häufigkeit ist, muss man wissen, dass es in den USA jedes Jahr ungefähr 4 Millionen Geburten gibt. Angesichts der oben beschriebenen hohen »Durchseuchungsrate«, bietet das Immunsystem der Mütter in den allermeisten Fällen ausreichend Schutz. Dennoch gibt es ein Problem: Wenn sich ein Neugeborenes unter der Geburt infiziert, kann es in der Hälfte aller Fälle zu Störungen des (Zentral-) Nervensystems kommen. Von diesen Fällen sterben bis zu 30 Prozent, weitere 40 Prozent haben langfristige Nervenschädigungen. Und deshalb sollte man alles Mögliche tun, um eine Infektion unter der Geburt zu verhindern. Und deshalb entbinden Frauen, die mit aktivem Herpes im Krankenhaus zur Geburt vorstellig werden, fast immer per Kaiserschnitt, was zwar nicht alle Fälle von Neugeborenenherpes verhindert, aber das Risiko immerhin um 85 Prozent senkt.[68] Vor allem kommt es darauf an, einen Herpesausbruch in der Schwangerschaft zu verhindern – besonders vor dem Einsetzen der Wehen, und das geht am besten über vorbeugende Maßnahmen.

Wenn Sie schwanger sind oder schwanger werden wollen

Möchten Sie schwanger werden, sollten Sie und Ihr Partner sich auf Herpes testen lassen. (Ungefähr 2 Prozent aller Schwangeren infizieren sich in der Schwangerschaft.) Wenn Ihr Partner Herpes hat, können Sie in der Schwangerschaft Kondome nehmen. Versuchen Sie Ihr Möglichstes, um in der Schwangerschaft gut ernährt und gesund zu sein. Sich die ganze Zeit über zu sorgen, dass man am Tag der Geburt aktive Herpesbläschen hat, erhöht meiner Ansicht nach nur die Chance für einen Ausbruch.

Richten Sie sich nach den Hinweisen im Abschnitt Ernährung und nehmen Sie gegebenenfalls Nahrungsergänzungsmittel wie Knoblauch und ein gutes Multivitaminpräparat.

Hinweis: Antivirenmittel, wie Valaciclovir und Aciclovir können in der Schwangerschaft bei heftigen oder immer wiederkehrenden Bläschenbildungen genommen werden. Es liegen keine Hinweise für Risiken des Embryos vor.[69]

Herpes bedeutet nicht automatisch Kaiserschnitt

Wenn Sie zum Geburtstermin keine Herpesbläschen haben, können Sie ganz beruhigt vaginal entbinden. Zu den Eintrittspforten des Virus beim Neugeborenen gehört die Haut, deshalb sollten hier alle Verletzungen vermieden werden. Die Infektionsrate liegt bei nichtinvasiven Methoden unter der Geburt deutlich geringer, nämlich bei 2 Prozent.[70] Weil das Transmissionsrisiko selbst bei Frauen mit aktivem HSV-2 so gering ist, empfehlen manche Fachleute selbst ihnen eine vaginale Geburt.[71] Dem schließe ich mich an, denn der Körper bildet schließlich Antikörper, die über die Plazenta auch zum Embryo gelangen.

Behandlung

Medikamente

Aciclovir und Valaciclovir sind heute die am meisten verbreiteten Medikamente gegen Herpes (Virostatikum) auf dem Markt. Aciclovir ist in Tablettenform oder als Salbe erhältlich und kann auch über einen langen Zeitraum hinweg genommen werden (ca. zwei bis drei Jahre). Bei oraler Einnahme wirkt es wie jedes Antibiotikum. Innerhalb von 24 Stunden nach der Einnahme wird das Virus inaktiv. Trägt man es als Salbe auf die Bläschen auf, verzögert sich die Wirkung etwas. Aciclovir ist verschreibungspflichtig und wirkt besonders gut bei Primärinfektionen.

Wenn die Patientinnen es wünschen, verschreibe ich Aciclovir, aber ich befürchte, dass eine langfristige Anwendung nur zur Entwicklung von widerstandsfähigeren und noch schwerer zu behandelnden Formen des Virus führt. Bei anderen Krankheitserregern ist das in den vierzig Jahren, in denen die Ärzte Antibiotika und Virostatika verschrieben haben, immer wieder der Fall gewesen.

Der heutige Kampf gegen weitgehend resistente Formen des Staphylococcus und die Erreger von Tuberkulose und Lungenentzündung geht unter anderem darauf zurück, dass Antibiotika routinemäßig so oft auch dann verschrieben wurden, wenn sie nicht angezeigt waren, und dass man es versäumt hat, nach Möglichkeiten zu suchen, das Immunsystem so zu stärken, dass es mit den Erregern selbst fertig werden kann. Deshalb befürworte ich Ansätze, mit denen die körpereigenen Abwehrkräfte von Frauen gegen das Virus gestärkt werden.

Kräuter und Zubereitungen

Knoblauch: Bei wiederaufbrechendem Herpes, auch bei Herpesbläschen an der Lippe, hat sich Knoblauch als sehr effektives Mittel ohne jede Nebenwirkungen erwiesen. Knoblauch hat eine Anzahl von Eigenschaften, die gegen Viren, Bakterien und Pilze wirken.[72] Frauen mit wiederholtem Herpes sollten beim ersten Anzeichen des vertrauten »Kribbelgefühls« zwölf Knoblauchkapseln (erhältlich in Reformhäusern) schlucken, um den Ausbruch zu verhindern, und in den folgenden drei Tagen tagsüber alle vier Stunden drei Kapseln nehmen.[73] Damit lässt sich in fast allen Fällen ein Wiederaufbrechen von Herpes verhindern. Bei der geruchlosen Variante der Knoblauchkapseln entsteht der unangenehme Körpergeruch nicht, der das einzig negative Merkmal des frischen Knoblauchs ist.

Wenn Frauen, die unter wiederholten Herpesausbrüchen leiden, schwanger werden, empfehle ich zwei Knoblauchkapseln täglich. Bei steigender Belastung kann die Dosis auf sechs bis acht Kapseln am Tag erhöht werden. Meiner Erfahrung nach haben Frauen, die sich daran halten und die Dosis bei Stress steigern, keine Herpesbläschen bekommen.

Weitere Behandlungen

Monolaurin wird aus ungiftigem Glycerin und Laurinsäure hergestellt, die natürlich in Kokosnüssen und Muttermilch vorkommen. Es ist ein wirksamer antiviraler Wirkstoff, der das Immunsystem stärkt und Herpesausbrüche ganz verhindert oder abschwächt. Man nimmt an, dass es aufgrund seiner Ölbasis die Zellwand des Herpesvirus auflöst, bevor dieser sich vermehren kann. Lauricidin ist eine gute Marke, die überall erhältlich ist. Allerdings enthält Kokosnussöl ebenfalls viel Laurinsäure, sodass Sie es auch topisch verwenden können. Ich empfehle, ein paar Tropfen Teebaumöl in etwas Kokosnussöl zu geben und es auf die betroffene Stelle aufzutragen.

Melissenextrakt: Wissenschaftliche Untersuchungen haben nachgewiesen, dass Melissenextrakt (Melissa officinalis) bei Herpesinfektionen antiviral wirkt. Er hemmt die Bildung von Geschwüren und beschleunigt die Heilung, wenn er unmittelbar beim Auftreten der ersten Symptome angewandt wird.[74] In Cremeform ist Melissenextrakt in Apotheken erhältlich. Sie wird zwei- bis viermal täglich auf die betroffene Stelle aufgetragen.

Öl vom australischen Teebaum (Melaleuca): Das aus den Blättern des australischen Teebaums gewonnene ätherische Öl lässt sich mit einem Wattestäbchen oder dem Finger unmittelbar vor einem Herpesausbruch direkt auf die kribbelnden Bereiche auftragen. In den meisten Fällen kann diese lokale Behandlung einen Ausbruch verhindern.[75]

Auch die Stärkung des Mikrobioms ist hilfreich ... Das Mikrobiom des Genitalbereichs ist eine komplexe Gemeinschaft aus Bakterien, Viren und Pilzen, die in einem symbiotischen Verhältnis zueinander stehen. Dazu gehört auch die Fähigkeit mancher »guter Bakterien«, die krank machenden Bakterien mit sogenannten Bakteriosynen abzutöten – gesunden probiotischen Stämmen, die tatsächlich Krankheitserreger aufspüren und abtöten. Das Problem ist, dass das Mikrobiom aus dem Gleichgewicht geraten kann, etwa durch eine zucker- und/oder alkoholreiche Ernährung oder Stress (einschließlich Schlafmangel). Deshalb sollten Sie regelmäßig Lebensmittel zu sich nehmen, die das Mikrobiom gesund halten einschließlich fermentierter Lebensmittel wie Joghurt, Sauerkraut und Essiggurken, aber auch die regelmäßige Einnahme eines Probiotikums (Lactobacillus acidophilus oder Saccharomyces boulardii).

Schließlich hilft es auch, die Wahrnehmung zu ändern. Weder Herpes noch Genitalwarzen müssen eine große Sache sein. In den allermeisten Fällen wird sich das Immunsystem ihrer annehmen und weder Ihnen noch anderen Menschen Schaden zufügen. Das Problem ist die Vorstellung, dass man irgendwie schlecht oder verdorben sei, wenn man sich infiziert hat. Denken Sie positiv über Ihre Genitalien und Ihre Sexualität.

Zervizitis

Bei einer echten Zervizitis handelt es sich um eine Entzündung des Gebärmutterhalses aufgrund von Trichomonaden, Chlamydien oder Candida, die auch für eine Vaginitis verantwortlich sind. Zervizitis und Vaginitis treten deshalb meist gleichzeitig auf und werden auch auf dieselbe Weise behandelt (siehe Vaginitis, ab S. 386).

Bei manchen Frauen finden sich die mukösen Sekretionszellen des inneren Teils des Gebärmutterhalses (Endozervix) auch auf dem äußeren Teil (Exozervix). Das ist eine normale anatomische Variation und keine echte Zervizitis. Es kann zwar gelegentlich zu leicht vermehrtem Ausfluss kommen, aber das ist selten behandlungsbedürftig. In den Fällen, in denen der Ausfluss zum Problem wird, kann eine Kryotherapie (Kältebehandlung) oder eine Elektroresektion gemacht werden (siehe S. 355).

Zervix-Dysplasie

Als Zervix-Dysplasie werden anomale Zellen bezeichnet, die im Zervixkanal oder der Zervix festgestellt werden. Dysplasie bedeutet nichts anderes als »Fehlentwicklung«. Die Analyse des Abstrichs zeigt, ob die Zellen des Gebärmutterhalses anomal sind; sie werden nach einem einheitlichen Standard klassifiziert, der sogenannten Pap-Skala (Papanicolaou-Skala). Dabei werden etwa Veränderungen im inneren Epithel der Zervix oder anomale Zellen im Plattenepithel von Zervix, Vagina oder Vulva festgestellt. Der Pathologe, der die Abstriche untersucht, ordnet sie in numerischer Reihenfolge, je nach der von ihm festgestellten Zellveränderung. Dementsprechend ist ein Pap-I-Ergebnis relativ harmlos und ein Pap-IV-Ergebnis relativ gefährlich.

Sobald ich einer Patientin sage, dass ihr Abstrichergebnis anomal ist, geht sie praktisch immer von der schlimmsten Möglichkeit aus: »Oh nein. Ich habe Krebs!« Die schnelle Klärung der Ursachen für die Anomalien bringt dann im Allgemeinen wieder Beruhigung. Die meisten Abstrichauffälligkeiten bedeuten keinen Gebärmutterhalskrebs, aber ein gewisser Prozentsatz von Dysplasien kann sich zu Gebärmutterhalskrebs entwickeln, wenn sie nicht diagnostiziert und behandelt werden. Vor allem die leichten Anomalien des inneren Zervixepithels verschwinden häufig von selbst, wahrscheinlich, weil es sich bei der Mehrzahl leichter Zervix-Dysplasien um HPV-Infektionen handelt, die sich nicht ausbreiten und vom körpereigenen Abwehrsystem unter Kontrolle gehalten werden.

Symptome

Bei Zervix-Dysplasie gibt es normalerweise keine Symptome, obwohl manche meiner Patientinnen mit Abstrichanomalien sagten, sie hätten gewusst, dass etwas nicht stimmt, weil sie ein »Brennen« im Zervixbereich gespürt hätten. (Gebärmutterhalskrebs kann ebenfalls asymptomatisch sein, aber normalerweise gibt es Anzeichen, unter anderem Zwischenblutungen, Bauchschmerzen, übel riechenden Ausfluss und/oder Blutungen nach dem Geschlechtsverkehr.)

Diagnose

Anomalien im Gebärmutterhals werden zunächst anhand der Pap-Skala diagnostiziert, die Ende der Vierzigerjahre von Dr. George Papanicolaou entwickelt und seitdem als Vorsorgeuntersuchung zur Identifizierung und Behandlung anomaler Zervixzellen im frühesten Stadium benutzt wird. Beim Abstrich wird eine Zellprobe an der Epithelgrenze der Zervix in der Zervixöffnung genommen.

Die Zellen werden dann auf einer Glasscheibe mit einer konservierenden Chemikalie »fixiert«, die aufgesprüht oder aufgetragen wird. Unter dem Mikroskop kann die Probe dann von Fachleuten analysiert werden. Dank dieses einfachen und kostengünstigen Tests ist die Sterblichkeitsrate bei Gebärmutterhalskrebs um 70 Prozent gesunken.[76]

Hundertprozentige Ergebnisse liefert natürlich auch die Untersuchung der Abstriche nicht, schließlich ist Gebärmutterhalskrebs noch nicht ausgerottet. Aber die Lage verändert sich: Immer noch sterben in den USA

4170 Frauen. Doch lassen Sie mich diese Zahl einordnen: Immerhin sterben pro Jahr 435 000 Menschen durch die Folgen des Alkoholkonsums, 365 000 durch mangelnde Ernährung und Bewegungsmangel und 7600 durch Aspirin und NSARs.[77] Deshalb steht die Sterblichkeit und die Sorge angesichts abnormaler Abstrichbefunde in keinem Verhältnis.

Anomalien des oberen Genitaltrakts, also des Endometriums, der Eileiter und gelegentlich auch der Eierstöcke, können zwar bei der Abstrichanalyse erfasst werden, aber das kommt sehr selten vor. Bei der Analyse werden ausschließlich Anomalitäten des Gebärmutterhalses untersucht. Vielen Frauen ist diese Einschränkung der diagnostischen Möglichkeiten ihrer Ärzte unverständlich.

Die US-amerikanische gynäkologische Fachgesellschaft ACOG empfiehlt nach wie vor, dass Frauen jährlich zur gynäkologischen Untersuchung gehen, auch in den Jahren, in denen sie keine einfachen Abstriche vornehmen lassen. Hinzu kommt, dass Frauen, die gegen HPV geimpft sind, weiterhin dieselben Vorsorgerichtlinien befolgen wie ungeimpfte Frauen, da der HPV-Impfstoff nicht vor allen Formen von HPV schützt und Frauen, die geimpft wurden, immer noch Gebärmutterhalskrebs bekommen können. Es gibt sogar beunruhigende Hinweise darauf, dass geimpfte Frauen anfälliger für andere, virulentere Formen von HPV sind und keinen ausreichenden Schutz haben.[78]

In einem 2016 in der Fachzeitschrift *Pediatrics* veröffentlichten Artikel wurde berichtet, dass die HPV-Raten für die HPV-Typen, gegen die der Impfstoff schützen soll, seit seiner Einführung zwar zurückgegangen sind, die Prävalenz aller HPV-Typen jedoch um 3,7 Prozent gestiegen ist.[79] Die Gefahr besteht also darin, dass diese neuen, häufiger vorkommenden Stämme mit der Zeit noch virulenter werden als diejenigen, gegen die der Impfstoff jetzt schützt. (Siehe Diskussion über den HPV-Impfstoff auf Seite 356 ff.)

Die Lage in Deutschland sieht seit einer Änderung der Empfehlungen ab dem Jahr 2020 folgendermaßen aus:

Frauen zwischen 20 und 34 Jahren haben wie bisher einmal jährlich Anspruch auf eine Abstrichuntersuchung, die auch Pap-Abstrich genannt wird. Dabei wird ein Abstrich vom Gebärmutterhals genommen und im Labor auf Zellveränderungen untersucht. Kommt es zu auffälligen Befunden, können Frauen ab 30 Jahren einen HPV-Test zur Abklärung in Anspruch nehmen, bei dem untersucht wird, ob der Gebärmutterhals mit HP-Viren infiziert ist.

Frauen ab 35 Jahren haben darüber hinaus alle drei Jahre Anspruch auf einen Kombinationstest, bei dem ein Abstrich auf HP-Viren und auf Zellveränderungen untersucht wird. Der sogenannte Ko-Test bietet mehr Sicherheit als der vorherige alleinige Abstrich. Um über das Früherkennungsangebot zu informieren, erhalten Frauen zwischen 20 und 65 Jahren ab 2020 regelmäßig eine Einladung von ihrer Krankenkasse zur Teilnahme an dem Früherkennungsprogramm auf Gebärmutterhalskrebs. Frauen können die Krebsfrüherkennungsuntersuchungen aber auch ohne diese Einladung und über das 65. Lebensjahr hinaus in Anspruch nehmen. (Quelle: Kassenärztliche Bundesvereinigung https://www.kbv.de/media/sp/Patienteninformation_Geb_rmutterhalskrebs.pdf)

Ich empfehle nur bei folgenden Voraussetzungen einen jährlichen Abstrich:

- Häufig wechselnde Sexualpartner oder Beziehung zu einem Partner, der selbst zahlreiche Sexualpartner hatte
- Erster Geschlechtsverkehr zu einem frühen Zeitpunkt
- Ein männlicher Sexualpartner, dessen frühere Partnerin an Gebärmutterhalskrebs erkrankt ist
- Frühere oder aktuelle Infektion mit dem Papillomavirus (Genitalwarzen)
- Frühere oder aktuelle genitale Herpesinfektion
- HIV-Infektion (Aids)
- Immunsuppression nach Organtransplantation (z.B. Nierentransplantation)
- Rauchen oder regelmäßiger Konsum von Alkohol, Kokain und ähnlichen Substanzen
- Häufige anomale Abstrichergebnisse, Gebärmutterhals-, Uterus-, Vaginal- oder Vulvakrebs
- Niedriger sozialer Status (das American College of Obstetricians and Gynecologists weist darauf hin, dass dieser Faktor ein Surrogat für eine Anzahl eng verwandter Faktoren ist, der das Risiko solcher Frauen oft erhöht)

Wie zuverlässig ist der Abstrich?

Kein Test ist hundertprozentig zuverlässig, und das gilt auch für den Abstrich. Untersuchungen haben gezeigt, dass die Rate für falsch-negative Ergebnisse je nach Arzt und Labor zwischen 5 und 50 Prozent liegt. Es kommt vor, dass ein Abstrichergebnis als negativ bezeichnet wird, obwohl anomale Zellen vorhanden sind. Etwa zwei Drittel der fälschlich negativen Abstriche gehen auf Fehler der Ärzte zurück (sogenannte Sampling-Irrtümer), etwa ein Drittel auf Laborfehler. Das Problem der Laborfehler wird jetzt in den USA auf nationaler Ebene angegangen, seitdem die Regierung strengere Qualitätsstandards für die Labore, die Abstriche untersuchen, vorgegeben hat.

Es kommt allerdings auch vor, dass anomale Zellen in Bereichen der Zervix lokalisiert sind, die vom Abstrich nicht erfasst werden. Das heißt, Gebärmutterhalskrebs kann nicht in jedem Fall durch einen Routineabstrich rechtzeitig entdeckt werden.

Was passiert, wenn das Abstrichergebnis nicht negativ ist?

Manche Abstrichergebnisse sind verwirrend und bedrohlich. Deshalb liste ich im Folgenden die Grundkategorien und die dazugehörige Behandlung auf:

- **Nicht oder nur eingeschränkt aussagefähig:** Diese Kategorie ist kein Grund zur Besorgnis. Sie bedeutet nur, dass auf dem Objektträger nicht genug Zellen vorhanden waren, um den Abstrich adäquat zu interpretieren, oder dass die untersuchten Zellen normal waren, aber die Interpretation aufgrund der geringen Anzahl der Zellen nur von begrenztem Wert ist. »Nicht aussagekräftig« heißt nicht unbedingt, dass der Abstrich schlecht oder falsch durchgeführt wurde, es bedeutet nur, dass Sie ihn wiederholen lassen müssen.
- **Entzündliche Veränderungen:** Manchmal führt eine Infektion durch Hefepilze, Trichomonaden oder Bakterien zu Entzündungen, die sich auch in den Zellen des Abstrichs zeigen. Auch dünnes Zervix- und Vaginalgewebe (sog. Atrophie) nach der Schwangerschaft, nach der Menopause oder in anderen Zeiten, in denen der Östrogenspiegel niedrig ist, kann zu Entzündungen fühlen. Entzündete Zellen beim Abstrich sind fast nie ein Grund zur Besorgnis. Lassen Sie den Abstrich wiederholen, sobald die Infektion oder das atrophierte Gewebe behandelt worden sind. In vielen Fällen verschwindet die Entzündung auch ohne Behandlung von selbst, vor allem, wenn Sie Ihre Ernährung verbessern und Ihren Lebensstil umstellen.
- **Unklares Zellbild aufgrund atypischer squamöser Zellen:** Diese Kategorie ist für Ärzte wie Patientinnen oft gleichermaßen verwirrend und gilt für 10 Prozent der Abstriche. In der Regel handelt es sich um ein atypisches Aussehen der Zellen aufgrund gewisser Reaktionen, z.B. Heilung, Entzündung, Atrophie usw. In 75 Prozent der Fälle handelt es sich nicht um eine akute Erkrankung der Zervix. Gegebenenfalls bietet sich nun ein HPV-Test an, um zu ermitteln, ob es sich hier um eine präkanzerogene Veränderung handelt. Ist das Ergebnis positiv, empfehlen die aktuellen Leitlinien eine Kolposkopie und Gewebeproben. Danach wird das abnormale Gewebe entfernt. Falls der Abstrich eine Entzündung ergeben hat und Ihr Arzt eine Ursache findet, lassen Sie sie behandeln und anschließend den Abstrich wiederholen. Falls es sich um atrophische Veränderungen handelt, verschwinden sie nach topischer Östrogenbehandlung oder einer

Behandlung, die die Vaginalschleimhaut nährt und anreichert. Cimicifuga (Traubensilberkerze) kann das Vaginalgewebe nachweislich nach vier bis sechs Wochen verdicken, deshalb ist es eine gute Entscheidung für Frauen, die Östrogen vermeiden müssen. Eine andere gute Möglichkeit ist Östriol (vgl. 14. Kapitel).

- Leichte zervikale intraepitheliale Neoplasie (ZIN): Bei ZIN sind Abstrichkontrollen im Abstand von vier bis sechs Monaten erforderlich, bis die Ergebnisse wieder normal sind. Statistisch verschwinden bis zu 50 Prozent dieser anomalen Befunde erfreulicherweise von selbst. In manchen Fällen wird Ihre Ärztin eine weitere Untersuchung des Gebärmutterhalses empfehlen (Sie können auch selbst darauf bestehen): die sogenannte Kolposkopie, bei der der Gebärmutterhals durch eine Lupe betrachtet wird. Die dabei festgestellten Anomalitäten können dann durch eine Biopsie weiter untersucht oder auch, was häufig der Fall ist, gleich entfernt werden.
- Schwere zervikale intraepitheliale Neoplasie. Bei diesem Befund sind Kolposkopie und Biopsien der Zervix nötig, möglicherweise auch eine Elektroresektion, um das Ausmaß der Anomalien festzustellen. Bei der Elektroresektion wird anomales Zervixgewebe zu Diagnose- und Behandlungszwecken abgetragen; die Zervixfunktion bleibt erhalten. Elektroresektionen können ambulant durchgeführt werden und ersetzen gelegentlich die chirurgische Konisation zur Behandlung präkanzerogener Zervixveränderungen, die unter Narkose in der Klinik durchgeführt wird.

Neuere Testmethoden

Wie bereits oben erwähnt, bietet sich bei Zellanomalien ein HPV-Test an, um zu ermitteln, um welche Subtypen es sich handelt bzw. ob krebsauslösende dabei sind. Danach wird das Ausmaß des Problems mithilfe der Kolposkopie beurteilt. Dabei wird die Zervix durch einen Vergrößerungsspiegel betrachtet, um die Adern und das Gewebemuster zu prüfen. In Bereichen, die anomal aussehen, werden Biopsien gemacht und dann zum Labor geschickt. Dabei wird ganz besonders auf die Epithelgrenze geachtet und sichergestellt, dass dieser Bereich genau geprüft wird. Manchmal erstrecken sich die Anomalien bis in die Schleimhaut im Gebärmutterkanal, wo sie weder gesehen noch untersucht werden können. In diesen Fällen wird eine Konisation (eine kegelförmige Biopsie aus dem Inneren der Zervix) oder eine Elektroresektion empfohlen, um das Gewebe weiter zu untersuchen (diese Methode dient nicht nur der Diagnose, sondern ist oft auch heilend). Biopsien könnten unter lokaler Betäubung vorgenommen werden. Fragen Sie Ihre Ärztin oder Ihren Arzt.

Häufig gestellte Fragen

Wie habe ich das bekommen?

Niemand weiß genau, warum die eine Frau eine Zervix-Dysplasie entwickelt und die andere nicht. Wie bei HPV spielt das Immunsystem auch bei der Zervix-Dysplasie eine Rolle. In einer Untersuchung wurde festgestellt, dass die Wahrscheinlichkeit von Abstrichanomalien bei Frauen, die nach einer Nierentransplantation Medikamente zur Unterdrückung der Immunabwehr nahmen, siebenmal höher war als bei der Kontrollgruppe. Rauchen ist bei Zervixanomalien, die zu Gebärmutterhalskrebs führen, definitiv ein Risikofaktor. Bei Frauen mit Zervixanomalien wurde außerdem ein geringerer Spiegel von Antioxidantien und Folsäure im Blut festgestellt. Es gibt eine belegte Verbindung zwischen der Antibabypille und bestimmten Formen der Zervix-Dysplasie[80], möglicherweise, weil die Pille Nährstoffe wie die B-Vitamine verringert.

Kann Rauchen das Risiko einer Zervix-Dysplasie beeinflussen?

Viele Untersuchungen haben die Verbindung zwischen Rauchen und Zervix-Dysplasie belegt. In der Zervixschleimhaut von Zigarettenraucherinnen wurde sogar Cotinin gefunden, ein toxisches Nebenprodukt des Tabaks. Rauchen beeinflusst die Immunität der Vaginal- und Zervixschleimhäute negativ.

Behandlung

Die Patientinnen sollten wissen, dass manchen Untersuchungen zufolge bis zu 50 Prozent aller Fälle von leichten Zervixanomalien ohne Behandlung wieder verschwinden. Ein kleinerer Prozentsatz der schwereren Anomalien bildet sich ebenfalls von selbst zurück. Sie können sich manchmal aber auch sehr schnell verschlimmern. Da niemand weiß, bei wem die Anomalien zurückgehen und bei wem sie sich schnell verschlimmern, empfehle ich allen betroffenen Frauen eine Behandlung.

Ziel der Behandlung von Dysplasien ist die Entfernung des gesamten anomalen Gewebes. Die Gynäkologie hat ausgezeichnete Methoden zur Behandlung einer Zervix-Dysplasie und von Zervixkrebs entwickelt, mit einer Erfolgsquote von mehr als 90 Prozent. Alle Frauen mit abnormalem Pap-Abstrich empfehle ich darüber hinaus die Ernährungsratschläge in Kapitel 17 sowie das Programm für ausgeglichene Hormone und einen entspannten Unterleib in Kapitel 5.

Zu den Methoden der Zerstörung abnormaler Zellen gehören Laserbehandlung, Kryotherapie, Trichloressigsäure und Elektroresektion. Mit der

LEEP-Methode werden mittlerweile Anomalien im inneren Zervixepithel behandelt, die früher eine Konisation unter Vollnarkose erforderten. Manche Ärzte benutzen dazu auch den Laser. Nach einer LEEP-Behandlung heilt der Gebärmuttermund gut ab. Allerdings besteht das Risiko von Frühgeburten bei einer folgenden Schwangerschaft.

Regelmäßige Nachuntersuchungen und neue Abstriche, im ersten Jahr im Abstand von drei Monaten und danach jedes halbe Jahr, sind nötig, um sicherzustellen, dass die Anomalien nicht wiederkehren. Wenn die Abstriche über mehrere Jahre hinweg normal geblieben sind, kann man die Nachuntersuchungen auch jährlich machen, aber diese Entscheidung muss von Fall zu Fall getroffen werden. In jedem Fall gilt, was eine meiner Kolleginnen so formulierte: »An zu vielen Vorsorgeuntersuchungen ist noch niemand gestorben.« Eine verstärkte Vorsorge ist hier gerechtfertigt, weil Frauen, bei denen eine Zervix-Dysplasie festgestellt wurde, bei einem Fortschreiten der Krankheit wahrscheinlich Probleme bekommen.

Nahrungsergänzung

Zahlreiche Untersuchungen haben einen Zusammenhang zwischen zu wenig Vitamin A und B und einer Dysplasie gefunden. Orale Verhütungsmittel können die Wahrscheinlichkeit einer Zervix-Dysplasie erhöhen, allerdings ist das Material, das diese Annahme bestätigt, unter Gynäkologen nicht sehr bekannt. Da aber die Pille den Vitamin-B-Gehalt im Blut verringert, kann sie bei Frauen, die sich nährstoffarm ernähren, zu einem leichten Mangelzustand führen. Zervix-Dysplasie kann gelegentlich mit einem einfachen Mangel an Folsäure verwechselt werden. Deshalb kann man es, wenn eine Zervix-Dysplasie diagnostiziert wurde, erst einmal mit hoch dosierter Folsäure probieren. Ich empfehle immer, wenn ich die Pille verschreibe, ein gutes Multivitaminpräparat mit vielen B-Vitaminen und Folsäure. Bei anomalen Abstrichbefunden empfehle ich täglich 5 mg Folsäure zusätzlich zu einem guten Multivitamin-/Mineralienpräparat mit ausreichend B-Vitaminen (also eine sehr viel höhere Dosis als die normalerweise empfohlenen 400 Mikrogramm täglich) sowie Antioxidantien. Mir sind Einzelfälle bekannt, bei der sich eine leichte Zervix-Dysplasie stark durch die Einnahme eine Multivitaminpräparats plus zusätzlicher Antioxidantien gebessert hat.[81] Und eins noch: Wenn Sie rauchen, hören Sie damit auf!

Eine Zervix-Dysplasie kann sich, wenn unbehandelt zu einem Zervikalkrebs ausweiten, der traditionellerweise mit einer Entfernung der Gebärmutter behandelt wird. Weil eine Gesamtdarstellung der Gebärmutterkrebstherapie den Rahmen dieses Buches übersteigt, lassen Sie mich doch so viel sagen: Ich habe mehrere Frauen in meiner Praxis gehabt, auf deren Pap-Abstrichen und nach einer Probenentnahme sich der Beginn eines mikroinvasiven Gebärmutterhalskrebses abgezeichnet hat und die keine Entfernung der Gebärmutter haben vornehmen lassen. Bei Frauen, die noch Kinder haben wollen, wird diese Wahl zunehmend unterstützt, allerdings mit regelmäßigen Folgeuntersuchungen. Je nach Fall kann die Prognose sehr gut sein.

Berichte von Frauen

Wenn eine Frau bereit ist, die Belastungsmomente ihres Lebens zu erkennen, und diese psychische Arbeit mit den normalen medizinischen Behandlungsmethoden kombiniert, ist der Erfolg fast vorprogrammiert. Deshalb folgen hier drei Erfahrungsberichte von Frauen in ihrer Auseinandersetzung mit Zellabnormalität bzw. einer Krebsdiagnose.

Sylvia: Signal zum Aufwachen

Sylvia war 39 Jahre alt, als sie in die Praxis kam. Zwei Jahre zuvor war ein Verdacht auf Gebärmutterhalskrebs im Frühstadium diagnostiziert und eine Konisation gemacht worden. Danach waren die Abstriche normal, aber bei der Nachuntersuchung zeigten sich erneut Anomalien. Als sie das Ergebnis erfuhr und das Sprechzimmer verließ, hörte sie die Sprechstundenhilfe sagen: »Es ist schon schlimm, dass sich das jetzt alle zwei Jahre wiederholt.« Wie sie später sagte, war es diese Bemerkung, die sie förmlich elektrisierte und zum Handeln trieb. Sie wollte schon lange Zigaretten, Alkohol und Kaffee aufgeben, aber jetzt wurde ihr klar, dass es um Leben oder Tod ging. Sie musste ihren Entschluss endlich in die Tat umsetzen. Außerdem sagte sie: »Ich erkannte auch, dass ich aufhören musste, meine Mutter zu hassen. Bis vor einem Jahr war ich das typische ›unartige‹ Mädchen. Dann habe ich mit Visualisierungen und Meditation begonnen. Durch diese Arbeit an meiner Heilung wurde mir klar, dass ich aus einer Familie komme, in der sich die Frauen seit Generationen selbst hassen. Meine Schwägerin ist an Lungenkrebs gestorben, weil sie vier Schachteln Zigaretten pro Tag geraucht hatte. Bei ihrer Beerdigung wurde ich von meiner Mutter schlimmer fertiggemacht als je zuvor. Zwei Tage danach erfuhr ich, dass ich Gebärmutterhalskrebs habe. Ich bin dankbar, denn jetzt fühle ich mich endlich lebendig. Das kannte ich vorher kaum.« Sylvia erzählte, dass alle ihre Schwestern Hysterektomien hatten; eine hatte auch schon eine Brust durch Brustkrebs verloren. »Meine Mutter musste sich die Gebärmutter entfernen lassen. Sie hasst sich selbst. Erst jetzt wird mir plötzlich klar, dass alle Frauen in meiner Familie sich hassen, und das schon seit vielen Jahren.«

Sylvia war entschlossen, dieses Muster zu durchbrechen. Sie stellte ihre Ernährung um, hörte auf zu rauchen und begann ein Tagebuch zu schreiben, in dem sie notierte, welche Überzeugungen ihr nicht länger dienlich waren. Sie bemühte sich, auf allen Ebenen respektvoller mit sich umzugehen. Das anomale Gewebe wurde entfernt, und seitdem sind ihre Abstriche normal geblieben.

Frauke: Heilung von Dysplasien in Zervix und Vulva
Die Krankenschwester Frauke war Anfang dreißig, als sie zu mir kam. Neben ihrem Beruf besuchte sie Kunstkurse. Im Jahr davor war bei ihr eine leichte Dysplasie (intraepitheliale Neoplasie) in Zervix, Vagina und Vulva festgestellt worden. Die Dysplasie wurde als Sekundärerscheinung einer HPV-Infektion betrachtet und mit Laser entfernt. Ein Jahr später war dieselbe Dysplasie wiedergekommen. Ihr Arzt hatte ihr wieder eine Laserbehandlung vorgeschlagen, aber da sie beim ersten Mal Schmerzen gehabt hatte und der Erfolg nicht garantiert werden konnte, war sie davon nicht begeistert.

Als sie zu mir kam, hatte sie ihre Ernährung bis zu einem gewissen Grad schon umgestellt und war davon begeistert. Ich erklärte ihr den viralen Charakter ihre HPV-Infektion und die nachfolgenden Zellanomalien und machte sie darauf aufmerksam, dass sie ihr Immunsystem durch weitere Ernährungsumstellungen und Heilmethoden ihrer Wahl zusätzlich stärken könnte. Ich empfahl auch Präparate zur Nahrungsergänzung. Sie wusste, dass die Nachuntersuchungen wichtig waren.

Dann hörte ich nichts mehr von ihr, bis sie mich drei Jahre später wieder konsultierte. Sie sagte, die HPV-Anomalien wären durch die Ernährungsumstellung und die Meditation innerhalb von sechs Monaten verschwunden, was ihr Arzt gar nicht fassen konnte. Die Abstriche waren normal geblieben.

Jetzt hatte sie einen neuen Sexualpartner gefunden und machte sich Sorgen, ob das HP-Virus wieder aktiv werden könnte. Sie hatte durch Lektüre und die Teilnahme an Zwölf-Schritte-Gruppen, vor allem bei den Anonymen Sex- und Liebessüchtigen, bereits viel an ihrer Sexualität gearbeitet. Sie wusste, dass sie in der Vergangenheit oft Geschlechtsverkehr gehabt hatte, ohne es wirklich zu wollen, fast automatisch, um ihre Angst vor dem Verlassenwerden abzuwehren. Ihre Eltern waren religiös und hatten sie in einem Glauben erzogen, der ihr Schuldgefühle wegen ihrer Sexualität gemacht hatte. Die Eltern hatten ihren Brüdern eingeschärft, nur ja kein Mädchen zu schwängern, während sie ihr vermittelten, sie solle überhaupt kein sexuelles Wesen sein, jedenfalls nicht bis zur Ehe.

Nach einer zölibatären Phase hatte sie jetzt das Gefühl, sie sei erneut bereit, ihre Sexualität mit einem anderen Menschen zu erkunden. Sie hatte eine stützende und liebevolle Beziehung zu einem Mann angefangen, mit dem sie aber noch nicht schlief. Der HPV-Test war bei Frauke wie bei ihrem potenziellen Liebhaber negativ. Ich hatte den Test nur vorgeschlagen, um festzustellen, ob das Virus noch aktiv war – nicht um ihr zu helfen, eine Entscheidung zu treffen. Ich gab ihr den Rat, darüber nachzudenken, ob sie in der Beziehung Unterstützung und Freude finden könne. Dieser Entscheidungsprozess ist noch nicht beendet; sie will sich erst endgültig entscheiden, wenn sie sich mit ihrer inneren Stimme in völligem Einklang weiß.

Barbara: Gescheiterte Operation

Barbaras Geschichte ist ein gutes Beispiel für die Zusammenhänge zwischen Lebensgeschichte, sozialer Situation und den Körperöffnungen und auch für die Heilung.

Als Barbara zum ersten Mal zu mir kam, war sie 39 Jahre alt. Sie war blond, klein, perfekt angezogen und hatte ein Lächeln auf den Lippen, das aussah, als wäre es dort aufgeklebt; es wirkte wie eine Maske, die vieles verbergen konnte. Sie war Lehrerin und liebte ihren Beruf, aber ihr Körper gab ihr viele Signale. Ihre Mutter war mit 63 Jahren an Eierstockkrebs gestorben; ihre Großmutter mütterlicherseits hatte dieselbe Krankheit gehabt. Und sie selbst hatte in den letzten neun Jahren mehr als 15 Operationen wegen Gebärmutterhals- und später Scheidenkrebs im Frühstadium hinter sich.

Über ihre Krankengeschichte sagte sie: »Die Zeit verging, und ein Arzt nach dem anderen fand präkanzerogene Zellen. Eine Biopsie führte zur anderen, eine Operation zur nächsten. Die Laserbehandlung half nicht. Neun Jahre, nachdem die ersten anomalen Zellen diagnostiziert worden waren, wurde schließlich eine Totaloperation gemacht. Die Ärzte gaben mir den Rat, mir keine Sorgen zu machen. Es sei noch genügend normales Gewebe übrig. Ich war dankbar.«

Die Hysterektomie lag bei diesem Besuch drei Jahre zurück. Ich machte einen Scheidenabstrich. Wieder war der Befund anomal[82] und zeigte eine leichte Dysplasie mit den spezifischen Zellveränderungen, die normalerweise mit einer aktiven HPV-Infektion zusammenhängen und in der Regel beim HPV oder Warzenvirus festgestellt werden. Eine Kolposkopie und verschiedene Biopsien bestätigten die Zellanomalien in der Vagina. Die Behandlung bestand in der Entfernung der anomalen Zellen.

Da Barbaras Problem so hartnäckig wiederkam, blieb nur der Weg nach innen; wir mussten die Gründe herausfinden, warum ihr Körper ihr immer wieder dieselbe Botschaft sandte. Wir wollten mit ihr an der Stärkung ihres Immunsystems arbeiten und den Krankheitsprozess anhalten, in dem ihr immer mehr Teile der Vagina chirurgisch entfernt beziehungsweise durch Kälte oder Hitze verätzt wurden. Keine der bis jetzt angewandten Behandlungsmethoden, ob Operation, Laser, Elektrokoagulation oder die verschiedenen medikamentösen Behandlungen, hatte ihr Problem »beseitigen« können.

Als wir in die Tiefe ihrer Lebensgeschichte gingen, stellte sich heraus, dass Barbaras Mann in den ersten 15 Jahren ihrer Ehe Alkoholiker gewesen war. Sehr viel später erfuhr sie auch, dass er seit Jahren Affären hatte. Sie sagte: »Morgens hielt er mit mir Händchen und nachmittags mit einer anderen. Dass er mir dauernd Lügen erzählt hatte, stellte sich ein paar Nächte vor dem Zeitpunkt heraus, an dem ich ihm sagte, er solle gehen, aber im Herzen kannte ich die Wahrheit seit Langem. Er hatte eine Affäre nach der anderen gehabt, kurze Treffen mit Prostituierten, Begegnungen in Großstädten. Das hatte er bis dahin immer geleugnet, wie alles andere auch. Als ich die Wahrheit wusste, fühlte ich mich leer und allein.« Barbara hatte bereits eine Therapie angefangen und war dabei, ihre Familiengeschichte zusammenzusetzen.

Allmählich brachte sie wieder Ordnung in ihr Leben: »Ich hatte mich auf eine Reise begeben, die mich schließlich zu der Überzeugung führen würde, dass ich es auch allein schaffen kann. Die Trennung von meinem Mann war die erste gut durchdachte Entscheidung, die ich ganz allein getroffen habe. Ich wusste genau, welche Wirkung das auf mein Leben haben würde, und ich hatte den Mut, ein Leben außerhalb der Ehe anzufangen. Ich habe die Nähe und das Einssein vermisst, das man in der Ehe spürt. Ich habe den Menschen neben mir vermisst und das Wissen, dass er nach Hause kommt. Er war mein Fels. Er hat mich definiert. Er hat mich besessen. Er hat mich misshandelt. Er hat mich verlassen. Es hat wehgetan. Der Schmerz hat nachgelassen, aber ganz verschwinden wird er wohl nie.« (Diese Serie von Offenbarungen zeigt deutlich, wie die Verleugnung allmählich abnimmt. Anne Wilson Schaef hat das einmal so ausgedrückt: »Es ist schwer, wenn man etwas verliert, das man nie gehabt hat.«)

Barbara führte ein Tagebuch. Wie sie erzählte, offenbarte sich darin eine ängstliche Frau – ja in vieler Hinsicht ein Kind. Sie sagte, sie hätte Angst vor der Zukunft; es wäre unnatürlich und unbehaglich für sie, positiv zu bleiben. Es schien ihr eine unüberwindliche Schwierigkeit, allein zu sein und zu lernen, allein zu leben. Wirkliche Freude machte es ihr nur, für ihre damals elfjährige Tochter zu sorgen und ihre Entwicklung zu beobachten.

Barbara begann, sich mithilfe von kreativen Visualisierungsmethoden ihr Gewebe als stark und gesund vorzustellen. Gleichzeitig unterzog sie sich einer Behandlung mit therapeutischer Berührung, um die blockierten Energien im Becken zum Fließen zu bringen.[83] Dadurch lernte sie, sich zu entspannen und Belastungen zu reduzieren. Wie sie sagte, hatte sie sich bis dahin ihre Sexualität, ihre Brüste und ihre Vagina nie als frei von Krankheit, sauber, gesund und rosig vorstellen können: »Meine Körperteile waren immer schmutzig gewesen. Sie hatten nie zu mir gehört. Sie existierten gar nicht.«

Die Erfahrungen mit der Berührungstherapie beschrieb sie so: »Ich setzte mich auf den Stuhl. Ich sollte die Hände auf die Knie legen und an warmes Wasser und einen sauberen, gesunden Körper denken. Du musst dieser Frau vertrauen, habe ich mir gesagt. Vertrau ihr! Seitdem ich denken konnte, war mein Körper zum ersten Mal frei von Angst. Ich hatte ein echtes Gefühl des Friedens, ein Hochgefühl, das wirklich unerklärlich war. Ermächtigung. Sie wollten, dass ich mächtig werde. Ich sollte meine Ernährung umstellen und mir auch weiterhin mein Leben so vorstellen, wie es sein könnte. Du musst ihnen vertrauen, habe ich mir immer wieder gesagt. Das könnte klappen. Das wird klappen.«

Barbara nahm an einem Workshop mit Dr. Bernie Siegel und Louise Hay teil und machte eine gelenkte Imagination mit, die sich auf die Höhepunkte ihres Lebens konzentrierte. Die Bilder und Schmerzen, die dabei auftauchten, bildeten einen Knoten in ihrem Magen, der, wie sie glaubte, nie verschwinden könnte. Dazu kamen Rituale, mit denen sie ihre Vergangenheit freisetzen sollte. Sie versenkte zum Beispiel ihren Ehering in einem Bach, der von ihrem Haus wegfloss. Sie sprach die bejahende Formel: »Ich bin bereit, mich zu empfangen.« Dieses Thema arbeitete sie immer wieder durch.

Aber trotz alledem hatte sie sechs Monate nach ihrer ersten Konsultation wieder Abstrichanomalien. Jetzt wurde sie zehn Wochen lang mit einer chemotherapeutischen Salbe (5-Fluoruracil) behandelt (was nur in sehr hartnäckigen Fällen angezeigt ist). Sie beschloss, mit ihren Träumen zu arbeiten und zu versuchen, sich für die Botschaft ihrer Zellen stärker zu öffnen.

In dieser Zeit starb ihr Vater, und dadurch kam ein anderer Teil ihrer Vergangenheit an die Oberfläche. So lange sie denken konnte, hatte eine psychisch kranke Frau, Kerry, in ihrer Familie gelebt. Sie erkannte jetzt, dass Kerry die ganze Familie beherrscht und manipuliert hatte, und fragte sich, ob Kerry vielleicht die ganzen Jahre über eine lesbische Beziehung mit ihrer Mutter gehabt hätte. Möglicherweise hatte Kerry deshalb für ihre Mutter immer die Hauptrolle gespielt – vor ihrem Mann und ihren Kindern.

Barbara schrieb: »Meine Träume zeigten mir allmählich den Schrecken, den ich verleugnet hatte. Kerry hatte mich als Kind sexuell missbraucht. Ich war ungeheuer wütend darüber. Sie hatte mich verletzt, und dafür hasste ich sie, und wie! Sie hat mir oft eingeredet, ich sei schmutzig. Ich kann ihre Hände immer noch auf meinem Körper spüren. Und dann hat sie mich in die Badewanne gesetzt und mir gesagt, ich solle den Schmutz abwaschen. Sie hat mich dazu gebracht, meine Vagina zu schrubben, bis sie ganz aufgescheuert war. Ich habe mich geschämt und Angst davor gehabt, die Menschen zu verlieren, die mich liebten.

Ich werde nie erfahren, wo meine Eltern waren und warum sie mich vor dieser Hexe nicht beschützt haben, die mich so viele Jahre in ihrem Bann gehalten hat. Jetzt kann sie mir nicht mehr wehtun. Sie ist alt und leidet an den Schmerzen ihrer Krebserkrankung, wegen der sie jetzt schon seit Jahren in einem Heim ist. Die Co-Abhängigkeit in der Familie hat sich verändert. Meine Arbeit am Zwölf-Schritte-Programm hat meine Überlegungen bestätigt, dass wir uns trennen, uns individuieren und lernen müssen, allein zu leben.

Ich bemühe mich, ihr zu verzeihen, dass sie mir Mutter und Vater genommen hat. Sie hat mir auch meine Freiheit, meine Würde und meine Sexualität genommen. Aber das alles kommt wieder, und ich habe angefangen, mich zu lieben. Die Scham ist geringer geworden, und die Schuldgefühle schwinden. Ich habe angefangen, andere Kerry-Gestalten in meinem Leben zu erkennen, die mich anziehen, die ich fürchte, und die ich jetzt vermeide. Bei meiner Suche nach Frieden und Zufriedenheit mache ich in allen Phasen meines Wesens weiterhin drei Schritte vorwärts und zwei zurück. Ich weigere mich, den Kampf aufzugeben. Ich habe mein Versprechen erfüllt, meine Tochter ins College zu schicken und ihr ein Vorbild zu geben, das sie bestätigt und gleichzeitig auch andere und ihre Bemühungen bestätigt.«

Barbara hat mit ihren Verlusten Frieden geschlossen – dem Verlust von Mutter und Vater und dem Verlust der Beziehung zu einem Bruder, der Alkoholiker ist. Sie sagt, sie trauert »über den Verlust meines Traumes, in dem jemand ganz Besonderes in mein Leben kommt und mich vor dem Alleinsein rettet«. Sie ist böse, weil sie so lange für die Erkenntnis gebraucht hat, dass niemand einen anderen Menschen retten kann.

»Heute weiß ich, dass niemand in meine Haut kriechen und für mich tun kann, was ich selbst tun muss. Ich habe meine Tochter losgelassen. Ich habe sie von der Aufgabe befreit, mich zu unterstützen und zu trösten. Das Alleinsein ist eine neue Realität, die ich nicht länger verleugne. Ich hoffe darauf, dass ich besondere Gelegenheiten mit anderen und mit mir selbst genießen kann, denn ich sehe mich heute als eine Person, die sich nicht verändern muss. Ich mag mich. Ich mag die warme, liebevolle Frau, die gelegentlich in mir zum Vorschein kommt. Ich werde daran arbeiten, dass sie sich öfter zeigen kann. Ich habe ein paar wunderbare Eigenschaften, die ich der Welt anbieten kann.«

Barbara hat heute einen gesunden Körper. Die halbjährlichen Abstriche sind alle normal. Wenn sie in die Praxis kommt, sehe ich eine lebenssprühende, wunderschöne Frau, die vor Gesundheit strotzt. Wenn sie lächelt, dann aus dem tiefsten Inneren. Die Maske ist verschwunden. Sie ist geheilt. Die Öffnungen unseres Körpers sind viel zu lange entwertet und als Teil unserer Persönlichkeit verleugnet worden. Auch wenn wir an diesen Orten viel Schmerz gespeichert haben, können wir uns bemühen, auf diese vergessenen Körperteile zu hören und sie zurückfordern. Alles fängt an mit Aufmerksamkeit und Zuwendung.

Die gesunde Vagina

Fast alle Frauen haben irgendeine Form von Ausfluss. Ein gelblicher oder weißlicher Fleck in der Unterwäsche ist am Ende des Tages fast unvermeidlich, vor allem, wenn man Strumpfhosen oder Hosen trägt. Viele Frauen wissen das nicht und glauben, sie hätten eine Infektion, aber das stimmt nicht; diese Art Ausfluss erfordert keine gynäkologische Untersuchung. Ausfluss kann ein Jahr vor der ersten Periode einsetzen, wenn der allmähliche Anstieg der Östrogenproduktion die Schleimproduktion der Zervixzellen und die Fluktuation der Zellen in der Vagina erhöht.

Normaler Ausfluss der Vagina besteht aus einem Gemisch von Vaginal- und Zervixzellen und Zervixschleim sowie den Bakterien des vaginalen Mikrobioms. Bei der mikroskopischen Untersuchung eines Abstrichs sind überwiegend normale Epithelzellen der Vagina zu erkennen. Die Fluktuation der Zellen in der Vagina kann bei Belastungen steigen und so zu vermehrtem Ausfluss führen. Aber auch dabei handelt es sich meist um normale Zellen und gesunde Bakterien.

Der Ausfluss verändert sich mit dem Menstruationszyklus. Bei vielen Frauen kommt es in den Tagen um den Eisprung zu stärkerem und oft flüssigerem Ausfluss. Der bei der Ovulation stark verdünnte Zervixschleim hat gelegentlich eine eiweißartige Konsistenz. Manche Frauen haben vor der Menstruation auch Zwischenblutungen, bei denen bräunliches altes Blut ausgeschieden wird. Auch das ist an sich noch nicht unnormal.

Vaginitis

Irgendwann in ihrem Leben ist jede Frau anfällig für eine vaginale Infektion, die oft auch die Vulva befällt. Wenn ich im Folgenden den Begriff Vaginitis verwende, ist eigentlich der umfassendere Begriff der Vulvovaginitis gemeint.

Zu den häufigsten Bakterien, die unter den entsprechenden Umständen solche Infektionen verursachen können, zählen Chlamydien, Gardnerella, Trichomonaden und Hefen. Letztere umfassen mehr als 20 Spezies, von den die bekannteste *Candida albicans* ist. »Unter den entsprechenden Umständen« ist hier der Schlüsselbegriff, denn in der Vagina, die normalerweise einen sauren pH-Wert hat, siedeln viele verschiedene Bakterienarten, und Hefepilze und Gardnerella zum Beispiel sind immer vorhanden.[84] Solange eine Frau gesund ist, ausreichend schläft und sich gesund ernährt, führen diese Bakterien nicht zu Infektionen. Das ist nur dann der Fall, wenn dieser Körperbereich im Ungleichgewicht ist.

Fast jede Bakterienart, die unter unausgeglichenen Bedingungen eine Vaginitis hervorrufen kann, lässt sich auch bei Frauen nachweisen, die keine Symptome haben. Bei manchen Frauen zum Beispiel lassen sich über Jahre hinweg die trichomonadischen Protozoen in der Vagina nachweisen, die zu den bekannten Ursachen für die durch Geschlechtsverkehr übertragenen Formen der Vaginitis zählen, ohne dass sie jemals irgendwelche Symptome hätten, während dieselben Keime bei anderen Frauen starkes Jucken und Brennen verursachen.

Die Ärztin und Heilpraktikerin Carolyn Dean ist der Ansicht, dass eine Überwucherung mit Hefepilzen bis zu 180 verschiedene chemische Toxine bilden kann. Dies hat möglicherweise weiter reichende Auswirkungen als eine Vaginalinfektion, z.B. das Verlangen nach Zucker und Alkohol, eine Hemmung der Schilddrüsenfunktion, hormonelles Ungleichgewicht und sogar Schwindel und Müdigkeit. Eine Hefeüberwucherung kann sogar zu chronischem Müdigkeitssyndrom, Fibromyalgie, Autoimmunerkrankungen, Reizdarmsyndrom und sogar Herzerkrankungen und Krebs beitragen.[85]

Symptome und häufige Ursachen

Die meisten Infektionen der Vagina machen sich durch Brennen oder Jucken bemerkbar, einige auch durch veränderten oder zunehmenden Ausfluss.

Zu einer Infektion kann alles führen, was das pH-Gleichgewicht oder das bakterielle Verhältnis der Vagina stört. Infektionen treten am häufigsten während oder kurz vor bzw. nach der Periode auf; die Immunität der Schleimhäute ist dann auf dem Tiefpunkt des monatlichen Zyklus. Die bahnbrechende Arbeit von Dr. Charles Wira über die Immunität der Schleimhäute hat gezeigt, dass die Immunglobuline A und M vom Östrogen- und Progesteronspiegel beeinflusst werden. Diese Hormonspiegel verringern sich unmittelbar vor dem Beginn der Periode und machen Frauen anfälliger für Infektionen. Das Immunsystem spiegelt so die emotionale Durchlässigkeit in dieser Zyklusphase.[86] Manche Frauen sind nach der Menopause, wenn die Hormonspiegel und die Schleimproduktion sinken, ähnlich anfällig für Infektionen. Wenn sie dann jedoch mehr Zeit für sich und weniger Pflichten hätten, wäre das sicherlich gut für das Immunsystem.

Häufiger Geschlechtsverkehr innerhalb eines sehr kurzen Zeitraums
Die Samenflüssigkeit ist eine saure Pufferlösung mit einem pH-Wert von etwa neun. Ein einziger Geschlechtsverkehr kann den pH-Wert der Vagina für acht Stunden erhöhen. Wenn der pH-Wert der Vagina über eine längere Zeitspanne höher ist als normal, kann das Bakterienverhältnis aus dem Gleichgewicht geraten; Bakterien, die normalerweise nur in geringer Anzahl vorhanden sind, können sich vermehren und so entzündungsähnliche Symptome »verursachen«.

Bei dreimaligem Geschlechtsverkehr mit Samenejakulation in die Vagina innerhalb von 24 Stunden bleibt der pH-Wert die ganze Zeit erhöht. Vor allem bei den Frauen, die ihren Partner nur selten sehen, weil er beispielsweise weit weg wohnt, und deren Sexualleben deshalb sporadisch ist und sich auf ein paar Tage konzentriert, kann sich auf dieser Basis sehr leicht eine Infektion entwickeln. Zur Vorbeugung eignen sich besonders Scheidenspülungen mit einem Präparat, das Kaliumjodid enthält. Kaliumjodid setzt den pH-Wert der Vagina herab. Geeignet sind auch Essigspülungen – ein Teelöffel Essig auf einen Liter warmes Wasser. Die Spülungen sollten einige Stunden nach dem Geschlechtsverkehr gemacht werden und nur dann, wenn die Vaginitis durch Samenkontakt getriggert wird. Sie sind nicht als regelmäßige »Scheidenhygiene« gedacht.

Permanente Feuchtigkeit der Vulva
Die Vulva schwitzt mehr als jeder andere Körperteil, vor allem bei emotionalen Belastungen. Einengende, nicht saugfähige synthetische Kleidungsstücke, die direkt auf der Haut getragen werden, führen oft zu Reizungen, aus denen sich schließlich Infektionen der Vulva entwickeln können, besonders dann, wenn Frauen in dieser Art Kleidung Sport treiben. Fahrrad fahren, reiten oder das Training an Rudermaschinen in solcher Kleidung kann die Vulva reizen. Tragen Sie daher weniger eng anliegende Unterwäsche aus Naturfasern, wie Baumwolle, Bambus, Leinen oder Seide.

Chemische Reizungen
Chemikalien, wie sie etwa in parfümiertem, besonders weichem und farbigem Toilettenpapier, in Schaumbädern und parfümierten Binden und Tampons enthalten sind, können zu Irritationen der Vulva führen. Binden und Tampons, die desodorierende Stoffe enthalten, sollten auf keinen Fall benutzt werden. Die Tampons können zu Geschwüren in der Vagina und die Binden zu Irritationen der Vulva führen. Tampons sollten nie länger als acht bis zwölf Stunden in der Vagina bleiben.

Auch Chemikalien in Schwimmbädern und Whirlpools, parfümierte Präparate zur Scheidenspülung und Intimdeos können zu Reizungen führen.

Stress
Manche Frauen reagieren auf Stress mit einer Candidainfektion. Candidainfektionen beginnen häufig vor der Menstruation und verschwinden, sobald die Blutung einsetzt.

Antibiotika
Nach der Einführung von Breitbandantibiotika in den Vierziger- und Fünfzigerjahren ist die Zahl der Frauen mit Vaginitis aufgrund von Candida drastisch angestiegen. Bei vielen Frauen begann die Vaginitis im Teenageralter, als sie Antibiotika gegen Akne bekamen.

Jede Einnahme eines Antibiotikums greift in die natürliche bakterielle Scheiden- und Darmflora ein und erhöht so das Risiko einer voll entwickelten und oft chronischen Candidainfektion. In den letzten zehn Jahren ist der Anteil der Frauen über 18 Jahren in den USA nur um 13 Prozent gestiegen, während sich die Zahl der verordneten Antipilzmittel um 53 Prozent erhöht hat.[87]

Antibabypille
Bei manchen Frauen kommt es unter der Pilleneinnahme zu häufigeren Hefe-Infektionen, die womöglich mit der Art des verwendeten Progestins zu tun haben. Wechseln Sie das Präparat, oder machen Sie eine dreimonatige Pause, um zu sehen, ob die Hefebesiedlung verschwindet.

Ernährung
Es gibt heute sehr viel Literatur über den Zusammenhang zwischen Antibiotikabehandlung, ungesunder Ernährung (vor allem raffiniertem Industriezucker und Weißmehl) und übermäßigem Wachstum von Hefepilzen in Vagina und Darm. Eine Ernährung mit viel raffiniertem Zucker und Weißmehl kann das Wachstum von Candida begünstigen.

Milchprodukte, vor allem Milch und Eis, tragen oft ebenfalls zu Vaginitis durch Candida bei, weil der hohe Anteil von Laktose (Milchzucker) das Wachstum von Candida in Darm und Vagina fördert. Eine meiner Patientinnen entwickelte hartnäckige Candidainfektionen durch ein Instant-Getränk, das sie morgens als Frühstücksersatz trank. Der hohe Zuckergehalt dieses angeblich »gesunden« Produkts unterdrückte die Fähigkeit ihres Körpers zur Bekämpfung eines übermäßigen Candidawachstums.

Dass häufige Antibiotikabehandlungen und schlechte Ernährung Faktoren sind, die zu chronischer Vaginitis beitragen, wird von konventionell ausgebildeten Ärzten oft nicht erkannt. Ich hatte viele Patientinnen, die wegen ihrer Vaginitis bei zehn und mehr Ärzten waren und bei denen alle üblichen Kulturen und Biopsien ergebnislos blieben.

Sobald sie aber die natürliche Heilungsfähigkeit des Körpers durch seelische Arbeit, bessere Ernährung und zusätzliche Vitamine und Mineralien unterstützten, verschwanden die Infektionen sehr häufig.

Diagnose

In den meisten Fällen lassen sich gewöhnliche Infektionen der Vagina durch mikroskopische Abstrichuntersuchungen und Tests des pHs-Werts diagnostizieren. Manche Infektionen, etwa Chlamydia und Herpes, machen eine Laboruntersuchung der Kultur erforderlich.

Bei Frauen mit chronischer Vaginitis wird häufig ein dysbakterieller Darmzustand (Dysbiose) vermutet, das heißt ein Ungleichgewicht in der Darmflora, das oft mit einem Überschuss an Candida einhergeht. In diesen Fällen gerät die Candida trotz wiederholter Behandlung immer wieder aus dem Darm in die Scheide und führt dort zu neuen Infektionen.[88] Bei Verdacht auf Dysbiose kann immer eine Stuhlprobe an ein spezialisiertes Labor geschickt werden.[89] Alternativ können Sie auch einfach Ihre Ernährung ändern, Probiotika und Verdauungsenzyme einnehmen. Dazu finden Sie mehr in Kapitel 11.

Behandlung

Rezeptfreie Mittel

Viele Frauen können ein ab und zu auftretendes Brennen oder Jucken in der Vagina mit rezeptfreien Mitteln aus der Apotheke behandeln, etwa wie Canesten. Wenn nach einer Woche keine Besserung eintritt, sollten Sie aber Ihre Frauenärztin oder Ihren Frauenarzt aufsuchen. Hartnäckigere Fälle von bakterieller Vaginitis lassen sich mit verschreibungspflichtigen antibiotischen Scheidencremes behandeln, die Clindamycin oder Metronidazol enthalten.

Metronidazol wird auch zur oralen Behandlung von Trichomonadeninfektionen eingesetzt. Zu den Nebenwirkungen zählen Übelkeit und negative Reaktion auf Alkohol. Ätherische Öle haben ebenfalls antimykotische und antibakterielle Eigenschaften. Geben Sie einfach ein paar Tropfen Myrrhe-, Teebaum- oder Lavendelöl in etwas Bio-Kokosöl und tragen Sie es mit Ihren Fingern auf die Vulva und den Vaginalbereich auf. Feste Partner der Patientinnen müssen sich ebenfalls behandeln lassen, um eine erneute Ansteckung zu vermeiden. Männer geben die Trichomonaden beim Geschlechtsverkehr zwar weiter, haben selbst aber keine Symptome.[90]

Vorbeugung
Empfindliche Frauen sollten die chemischen Reizstoffe vermeiden, die bei Vulvovaginitis oft eine Rolle spielen. Wenn die Infektionen immer wiederkommen, kann es auch sinnvoll sein, ein halbes Jahr lang keine Tampons zu benutzen. Oralsex wird ebenfalls mit einem erhöhten Hefeinfektionsrisiko verbunden, genauso wie der Genuss von mit Hefe gebackenem Brot.

Spülungen
Ich empfehle Spülungen nur zur Behandlung bestimmter Symptome oder zur Vermeidung von Infektionen nach wiederholtem Geschlechtsverkehr. Vor allem die handelsüblichen Präparate greifen störend in die bakterielle Flora der Vagina ein und können das Infektionsrisiko noch erhöhen.

Ernährung
Frauen mit wiederholten Candidainfektionen empfehle ich das Programm für hormonelle Ausgeglichenheit und einen entspannten Unterleib in Kapitel 5. Vermeiden Sie nach Möglichkeit Antibiotika, und bedenken Sie ferner, dass alle Arten von Zucker (auch in seinen Vorstufen, wie Weißmehl, Kartoffeln und die meisten raffinierten Getreideprodukte) die Bildung von Hefe begünstigen. Vielversprechende Forschungsergebnisse der Tufts University zeigen, dass Mäuse, die mit Kokosnussöl gefüttert wurden, weniger *Candida albicans* aufwiesen als solche, die mit Rinderfett gefüttert wurden. In der Studie heißt es: »Diese Ergebnisse deuten darauf hin, dass Kokosnussöl die erste diätetische Intervention sein könnte, die die Besiedlung des Magen-Darm-Trakts mit C. albicans reduziert.«[91] Es gibt diverse Präparate zur Entfernung der Candida aus dem Darmtrakt und danach zum Aufbau der Darmflora (Symbioselenkung), zum Beispiel die Darmkulturen Acidophilus und Bifidus. Solche Präparate sind in Apotheken und Reformhäusern erhältlich. Außerdem empfiehlt sich eine Stressreduktion zur Stärkung des Immunsystems.

Psychische und seelische Aspekte

Manche Frauen mit chronischer Vaginitis sprechen auf keine Behandlungsform an. Einigen fehlt außerdem die nötige Offenheit für andere Methoden als die konventionellen; sie glauben, »die Vaginitis hat einen Grund, den ihr Ärzte nur noch nicht gefunden habt – also testet und untersucht weiter«. Das ist dann für die Patientin wie für die Ärztin ein schwieriges Problem.

Zur echten »Beseitigung« der chronischen Vaginitis und Vulvovaginitis müssen auch die seelischen Aspekte berücksichtigt und durchgearbeitet werden.[92] Damit ist nicht gesagt, dass die Frauen sich das Problem nur einbilden. Auch was als »Einbildung« angefangen hat, wird schließlich physisch manifest. Untersuchungen haben bei vielen Frauen mit diesen Infektionen Antikörper nachgewiesen, die sich gegen das eigene Immunsystem und die Reproduktionszellen richten.[93]

Chronische Vaginitis ist auch eine gesellschaftlich akzeptierte Möglichkeit für Frauen, sich dem Sex zu entziehen. Manche Frauen haben von ihren Partnern oder der Umgebung, in der sie groß geworden sind, die Überzeugung übernommen, es sei nicht akzeptabel, einfach zu sagen: »Nein, ich habe heute Nacht oder den Rest der Woche keine Lust, mit dir zu schlafen.« Wenn Frauen, wie unbewusst auch immer, Sex für eine Pflicht halten, die sie erfüllen müssen, ob es ihnen Freude macht oder nicht, kann chronische Vaginitis durchaus ein »Ausweg« sein. Aber das Immunsystem lässt sich nicht beirren. Ein anderes verbreitetes Problem, das bei chronischen Infektionen von Vagina oder Vulva eine Rolle spielt, ist die Untreue des Partners. Auch wenn eine Frau auf der Verstandesebene nicht wirklich »weiß«, dass ihr Mann eine Affäre hat, kann sich ihr Körper dessen sehr bewusst sein. Bei mehreren meiner Patientinnen begann die chronische Vaginitis ungefähr zur selben Zeit wie die Affäre ihres Partners. Man kann das natürlich damit erklären, dass der Partner sie irgendwie angesteckt hat, und das ist gelegentlich auch der Fall. Bei den meisten dieser Patientinnen konnte ich allerdings keine physische Ursache der Vaginitis feststellen.

Bei Frauen, die seit Jahren in einer monogamen Beziehung leben, können plötzlich auftretende primäre Herpes, Fieber und allgemeine Krankheitssymptome, Bläschen, Warzen oder andere offensichtliche Anzeichen einer genitalen Infektion die klassischen Anzeichen dafür sein, dass der Partner fremdgeht. Aber wie schon gesagt, ist das nicht zwangsläufig so und lässt sich so gut wie nie »beweisen«. Ich hatte auch Patientinnen, bei denen vaginale Infektionen verstärkt wurden, weil sie Schuldgefühle wegen einer eigenen Affäre hatten. Es kommt oft vor, dass Ehemänner oder -frauen lügen, wenn sie im Verdacht stehen, eine Affäre zu haben. Viele meiner Patientinnen hatten Träume, in denen sie von ihren Männern belogen wurden. Nach oft jahrelangen Zweifeln an ihrer seelischen Gesundheit stellten sie dann fest, dass diese Träume die Wahrheit gesagt hatten und sie tatsächlich über Jahre hinweg belogen worden waren. Der Körper weiß so etwas oft lange, bevor der Verstand die Information akzeptieren kann.

Berichte von Frauen

Juliane: Vaginitis als Botschaft

Als die 53-jährige Juliane zum ersten Mal zu mir kam, hatte sie bereits seit zwanzig Jahren chronische Infektionen der Vagina gehabt, die nach der Behandlung immer wiederkamen. Sie hatte sich gerade scheiden lassen und war verbittert und wütend. Ihr Mann, ein wohlhabender und charmanter Alkoholiker, hatte sie nach langjähriger Ehe wegen einer ihrer Freundinnen verlassen, und sie fühlte sich im Stich gelassen und abgeschoben. Allerdings ergaben Nachfragen, dass die Beziehung zu ihrem Mann schon seit Langem nicht mehr befriedigend für sie gewesen war. Sein Trinken und die Arbeitssucht hatten schon immer zu Problemen geführt, und ihre sexuelle Beziehung war durch Schmerzen beim Geschlechtsverkehr und die häufigen Infektionen in den letzten zwanzig Jahre problematisch gewesen.

Bei der ersten Untersuchung konnte ich nichts Ungewöhnliches feststellen, wenn man davon absieht, dass das Gewebe der Vagina dünn und empfindlich war. Solange sie keinen Geschlechtsverkehr hatte, hatte sie keine Infektionen und auch sonst keine Beschwerden; deshalb war eine Behandlung nicht nötig. In den nächsten Jahren kam Juliane regelmäßig zu den Vorsorgeuntersuchungen. Von Jahr zu Jahr nahm ihre Verbitterung wegen ihres Ex-Mannes ab, und es wurde ihr immer klarer, wie viel besser es ihr ohne ihn ging. Dann heiratete sie wieder. Als sie mit ihrem Mann zusammenzog, hatte sie einen Traum, in dem ihr gemeinsames Haus zum Teil ein Krankenhaus, zum Teil eine Schule war. Dieser Traum war für sie sehr wichtig; er war ein Symbol dafür, dass die neue Ehe sowohl Heilung als auch Lernen ermöglichte. Zum ersten Mal in ihrem Leben fühlte sie sich versorgt. Sie erkannte, dass sie vor dieser Ehe nie echte Intimität erlebt hatte.

Ihre sexuelle Beziehung zu dem zweiten Ehemann war, wie sie sagte, so wunderbar, wie sie es sich nie hätte träumen lassen. Sie hatte nie wieder eine Vaginitis, und das Gewebe der Vagina war in jeder Beziehung normal und gesund. Sie weiß jetzt, dass ihr Körper ihr durch die chronische Vaginitis viele Jahre lang Botschaften über ihre erste Ehe vermittelt hatte, die ihr Verstand noch nicht »fassen« konnte. Wenn der Boden für die Heilung bereitet ist, lässt sich auch chronische Vaginitis heilen.

Katharina: Das Wissen des Körpers
Katharina klagte bei ihrer jährlichen Untersuchung über wiederholte Infektionen der Vagina in den letzten beiden Monaten. Bei der Untersuchung waren diese Infektionen aber bereits verschwunden; sie war symptomfrei. Kurz vorher hatte sie eine Beziehung beendet, die nur zwei Monate gedauert hatte: »Als er mir sagte: ›Am liebsten hätte ich dich ganz für mich allein und würde dich vor aller Welt verstecken‹, da wusste ich, dass ich da raus musste.« Als sie den Mann verlassen hatte, dachte sie, es würde ihr besser gehen, aber stattdessen bekam sie Anfälle von Heißhunger und Esslust. Ich schlug ihr vor, noch einmal auf ihr Leben seit der letzten Untersuchung zurückzublicken, die vor einem Jahr gemacht worden war. Wie sie sagte, hatte sie sich aus einer zehnjährigen Beziehung mit einem Drogenabhängigen gelöst und arbeitete in einer Gruppe am Thema Inzest. Als ich sie fragte, ob sie sich eins der Bänder von Pia Mellody über Liebessucht angehört hätte, wie ich es ihr beim letzten Mal empfohlen hatte, sagte sie: »Das wage ich gar nicht.« Wir lachten, und ich erinnerte sie an die Fortschritte, die sie gemacht hatte. Wir sprachen über die Signale, die der Körper aussendet, lange bevor der Verstand bereit ist, darauf zu hören, und sie meinte: »Wissen Sie, ich habe im zweiten Monat meiner Beziehung mit dem Drogenabhängigen Endometriose bekommen, und ich wusste damals, dass das wahrscheinlich an dem Beziehungsstress lag. Aber ich habe die Stimme meiner Intuition nicht hören wollen.«

Im Rückblick konnte sie anerkennen, wie viel ihr Körper über ihre alte, langfristige und die gerade beendete kurze Beziehung gewusst hatte.

Allgemeine Hinweise zu sexuell übertragbaren Erkrankungen

Nicht zuletzt durch den allgegenwärtigen Medieneinfluss meinen Frauen, es sei erstrebenswert, schon nach dem zweiten oder dritten Treffen Sex mit einer Person zu haben, die einem eigentlich gänzlich fremd ist. Gleichzeitig sind wir uns des Risikos bewusst, eine sexuell übertragbare Krankheit (STI) zu bekommen, einschließlich Aids – eines Risikos, das mit der Zahl der Geschlechtspartner, die wir oder unser Partner haben, steigt. Diese doppelte Botschaft – Sex ist Pflicht, aber fang dir nichts ein oder steck niemanden an – hat sowohl zu einer sexuellen Lähmung bei einigen Frauen, aber auch zu einem hohen uneingestandenen Risikoverhalten bei anderen geführt. Allerdings schützt das Alter nicht vor der Ansteckung mit sexuell übertragbaren Erkrankungen. So wissen die CDC und auch die europäischen Fachgesellschaften zu berichten, dass die Hälfte aller Menschen mit gesicherter HIV-

Diagnose älter als 50 sind. Auch wenn die Neuansteckungen zurückgehen, gehört doch bei den Neudiagnosen eine von sechs Personen in diese Altersgruppe.[94] Darüber hinaus haben sich in den USA die Infektionen mit Chlamydien zwischen 2012 and 2016 bei den über Fünfzigjährigen verdoppelt.[95]

Ich habe die negativen Folgen dieses Verhaltens auf beiden Enden des Spektrums miterleben können. Frauen, für die schon eine Herpes-Diagnose der Weltuntergang war, aber auch viele andere, die mit chronischer Unterleibsentzündung und anschließender Unfruchtbarkeit – beides Ergebnis einer sexuell übertragbaren Erkrankung, die bereits Schaden angerichtet hatte, bevor überhaupt therapiert wurde. Doch es gibt einen Weg dazwischen. Für eine sexuell aktive Person gibt es keine hundertprozentige Risikovermeidung. Dennoch folgt daraus keine Unausweichlichkeit. Selbst im Fall von Aids beträgt das Risiko sich bei einem infizierten Partner anzustecken 1 : 1000.[96] Und selbst im Wiederholungsfall muss es nicht zu einer Serokonversion, das heißt zu Ansteckung kommen.[97] Die Immunfunktion hängt zum Teil damit zusammen, wie sicher Sie sich in der Welt fühlen, im Allgemeinen oder zu einer bestimmten Zeit. Der Immunstatus variiert sehr stark bei einem Individuum, was nicht heißt, auf »Safer Sex« bzw. Kondomgebrauch zu verzichten. Ich will damit nur anführen, dass der Körper sehr große Resilienzreserven hat.

Der beste Schutz vor Geschlechtskrankheiten ist für Frauen Selbstachtung, Selbstwertgefühl, ein funktionierendes Immunsystem (das oft mit Selbstliebe assoziiert ist), die Wahl vernünftiger Schutzvorkehrungen wie Kondome sowie gesunder Menschenverstand bei der Auswahl der Geschlechtspartner.

Es gibt zwei grundsätzliche Einstellungen zu Geschlechtskrankheiten:

1. Sie können sich in der Illusion totaler Kontrolle wiegen, sich von Ihrer Angst lähmen lassen, das Gelübde des Zölibats ablegen, keinen Menschen »da unten« anfassen, auch nicht sich selbst, und die gesamte Umgebung desinfizieren, was nicht funktionieren wird.

2. Halten Sie Ihre Vaginalschleimhaut gesund. Sie können aber auch »Safer Sex« praktizieren, bis Sie eine verbindliche monogame Beziehung aufbauen, sich gut ernähren, ein gutes Multivitamin-/Mineralienpräparat nehmen und sich so akzeptieren, wie Sie sind, mitsamt Ihren individuellen natürlichen Gaben. Erweitern Sie Ihr Verständnis für Ihre Sexualität und für die Einstellungen, die sie geprägt haben. Ernähren Sie sich gesund und nehmen Sie ein gutes Multivitamin und Mineralien als Nahrungsergänzung.

Einige Bemerkungen zu Aids

Ich bin keine Expertin für Aids und ich habe auch keine Patientinnen mit Aids, werde aber oft danach gefragt und schicke viele Frauen zum HIV-Test. Von den geschätzten 1,1 Millionen HIV-Infizierten weiß eine/r von sieben nichts von seiner/ihrer Infektion. (Das ist in Deutschland bei 90 700 Infizierten ähnlich. Quelle: RKI; A. d. Ü.). Damit aber gefährden sie sich und andere.[99] Obwohl die Zahl der Neuinfektionen seit Ende der Neunzigerjahre leicht anstieg, dann konstant blieb, fällt sie mittlerweile ab. Von 2010 bis 2015 ging die geschätzte Anzahl der Neuinfektionen in den USA um 8 Prozent zurück. 2016 gab es dort 39 782 Meldungen.[100] Die Inzidenz von HIV ist vor allem bei bestimmten Risikogruppen hoch. Das sind in den USA Männer, die Sex mit Männern haben, Afroamerikaner:innen oder Hispanics und Sexarbeiter:innen.[101]

Wie Herpes und Genitalwarzen wird das Humane Immundefizienz-Virus unter anderem durch sexuellen Kontakt übertragen und ist insofern damit verwandt, auch wenn es sich um eine sehr viel ernsthaftere Erkrankung handelt. Da man sehr lange mit dem HI-Virus infiziert sein kann, ohne dass es Symptome hervorruft, gibt es im Grunde keine sicheren Geschlechtspartner, es sei denn, man hätte mindestens sechs Monate lang eine monogame Beziehung und beide HIV-Tests wären negativ. (Selbst ein negativer HIV-Test bietet keine absolute Sicherheit, weil man beim Test mit dem Virus infiziert sein kann, ohne dass sich bereits die Antikörper gebildet hätten, die der Test nachweist.) Der Begriff des »asymptomatischen Überträgers«, den ich beim Herpesvirus erwähnt habe, lässt sich meiner Meinung nach auf fast alle ansteckenden Krankheiten anwenden, insbesondere auf die, die beim Geschlechtsverkehr übertragen werden.

In meinen Augen ist die Aids-Epidemie die Folge eines weitverbreiteten Zusammenbruchs des menschlichen Immunsystems aufgrund etwa der Vergiftung von Luft und Wasser, des Raubbaus am Boden, einer schlechten Ernährung und einer generationenalten Unterdrückung der Sexualität. Man hat Aids als Metapher für den Zusammenbruch des Immunsystems unseres Planeten bezeichnet, bedingt durch die übermäßige Ablagerung von Giftstoffen in das Lymphsystem der Erde – und damit auch des Menschen.[102]

Glücklicherweise steigt die Zahl der Langzeitüberlebenden mit Aids. In der westlichen Welt ist es mit Einführung der antiretroviralen Therapien ab 1996 zu einer deutlich verringerten Sterblichkeit gekommen und ebenso zu einem milderen Krankheitsverlauf. HIV wird mittlerweile als chronische Erkrankung betrachtet, und die Lebenserwartung nach der Diagnose und rechtzeitig erfolgender Therapie beträgt mehrere Dekaden. In einem

2005 im *New England Journal of Medicine* erschienenen Artikel zum Thema schreibt der HIV-Forscher Scott Hammer: »Eine beschwerdefreie Person in der asymptomatischen Phase der HIV-Infektion ohne Koerkrankungen sollte man darauf hinweisen, dass bei guter Therapie ein aktives Leben möglich ist, ja sogar eine Schwangerschaft«.[103] Dieser Meinung bin ich auch. Vor Jahren habe ich einmal eine Professorin kennengelernt, die sich noch im College bereits in den Achtzigern infizierte. Auch wenn sie gelegentlich Schübe hatte und es ihr dann schlecht ging, fühlte sie sich doch die meiste Zeit in Ordnung und leistungsfähig. Sie hatte mir erzählt, dass sie in dem buddhistischen Ansatz der Gewaltlosigkeit Trost und Hoffnung gefunden hätte und zu dem Virus ein Verhältnis der friedlichen Koexistenz pflegte und ihn nicht als »Feind« betrachtete. Das funktionierte. Und ja: Sie nimmt natürlich ihre antiviralen Medikamente.

Chronische Schmerzen der Vulva (Vulvodynie)

Chronisches Brennen und Schmerzen in der Vulva werden als Vulvodynie oder als Vulva-Vestibulitis-Syndrom bezeichnet. Die betroffenen Frauen haben beim Geschlechtsverkehr brennende Schmerzen im Bereich der Öffnung der Vagina; gelegentlich kommt es auch zu anhaltenden brennenden, stechenden Schmerzen und Rötungen. Die akute Druckempfindlichkeit der Drüsen im Scheidenvorhof kann Geschlechtsverkehr unmöglich machen. Da Patientinnen mit Vulvodynie meist bei vielen Ärzten waren, ohne dass eine direkte Ursache gefunden wurde, brauchen sie sehr viel Mitgefühl. Ich habe die besten Behandlungsmöglichkeiten gesammelt, die mir bekannt sind, kann aber nur betonen, wie wichtig die Körper-Geist-Verbindung für eine dauerhafte Heilung ist. Dasselbe gilt für Patientinnen mit interstitieller Zystitis (vgl. S. 403 ff.).

Was sind die Ursachen der Vulvodynie?

Trotz zahlreicher Untersuchungen konnte bislang keine Ursache für Vulva-Vestibulitis gefunden werden; manche sehen die Ursache in Hefepilzinfektionen der Vagina, chirurgischen Eingriffen und Geburten, aber es gibt auch Anzeichen für einen Zusammenhang mit sexuellem Missbrauch. Die Forschung war bisher nicht in der Lage, Vulvodynie auf Allergien, Papillomavirus oder bakterielle Ursachen zurückzuführen. Mikroskopische Untersuchungen zeigen meist nur eine nichtspezifische Entzündung der Drüsen des Scheidenvorhofs.[104] Selbst chirurgische Eingriffe wie Laservulvektomie oder die Entfernung der Drüsen können den Schmerz meist nicht beseitigen, auch wenn sie in Einzelfällen geholfen haben.[105]

Interessant ist die Entdeckung, dass die Drüsen in diesem Bereich Nervenstrukturen aufweisen, die die Neurotransmitter Serotonin und Chromogranin enthalten. Das erklärt, warum Medikamente, mit denen Störungen des Nervensystems und Stimmungsstörungen behandelt werden, gelegentlich auch bei Vulvodynie erfolgreich sind.[106] Alles, was das Niveau der Neurotransmitter in den Zellen beeinflusst, beeinflusst auch die Gesundheit; und der Serotoninspiegel lässt sich nachweislich durch eine große Bandbreite von Behandlungsmethoden verändern, von Biofeedback bis zu Antidepressiva. Ich rate meinen Patientinnen zunächst zu Ernährungs- und Geist-Körper-Ansätzen. Erst wenn dadurch keine Besserung erreicht wird, sollten Sie auf die hier aufgeführten Behandlungsmöglichkeiten zurückgreifen.

Ernährungsaspekte

Es gibt Hinweise auf einen Zusammenhang zwischen Vulvodynie und Kalziumoxalat im Urin.[107] Man nimmt an, dass Kalziumoxalat die Haut der Vulva stark reizt. Diese These ist nicht unumstritten, aber unabhängig davon, ob die Ursache der Reizung der Vulva nun ein erhöhter Kalziumoxalatgehalt im Urin oder eine anomal starke Sensibilität für einen normalen Gehalt an Kalziumoxalat ist, hat eine oxalatarme Diät und die tägliche Einnahme von Kalziumzitrat vielen Frauen geholfen. Manche Ärzte behaupten, mit diesem Ansatz bei 70 Prozent der Patientinnen eine signifikante Besserung erreicht zu haben. Es kann drei bis sechs Monate dauern, bis sich der Erfolg einer solchen Diät einstellt. Zu den oxalatreichen Nahrungsmitteln zählen Rhabarber, Sellerie, Schokolade, Erdbeeren und Spinat.

Auch Kalziumzitrat verringert den Oxalatgehalt. Es ist in Tablettenform erhältlich und soll eine Stunde vor den Mahlzeiten nach Herstelleranweisung eingenommen werden. Bei manchen Frauen reicht das, um die Schmerzen in der Vulva so weit zu lindern, dass sie ein relativ normales Leben führen können.

Ich empfehle Frauen mit Vulvodynie das Programm für ausgeglichene Hormone und einen entspannten Unterleib in Kapitel 5. Nehmen Sie auch Proanthocyanidine zu sich. Das sind Antioxidantien, die in Traubenkernen oder Pinienrinde vorkommen. Sie sind im Reformhaus erhältlich. Eine Dosierung von 0,5 mg pro 1 kg Körpergewicht kann als Richtschnur dienen. Nehmen Sie diese vier Wochen lang in Einzeldosen über den Tag verteilt. Danach reduzieren Sie auf eine Erhaltungsdosis von 20 bis 60 mg pro Tag.

Ein umfassendes Programm aus Vitaminen, Mineralien und Antioxidantien verbessert nachweislich die Funktion des Immunsystems und unterstützt die Heilung und Regeneration von Zellen im ganzen Körper. Deshalb kann ein solches Programm in manchen Fällen auch Frauen mit Vulvodynie helfen.[108] Auch eine antientzündliche Ernährung bietet sich an. (Hierzu mehr in Kapitel 17.)

Psychologische Aspekte der Vulvodynie

Wie alle anderen Erkrankungen hat auch die Vulvodynie physische, emotionale und geistige Aspekte. Die Vernachlässigung eines oder mehrerer Aspekte führt oft zu einer bloß kurzfristigen Besserung, während die innere Stimme nach anderen Wegen sucht, um Ihre Aufmerksamkeit zu finden. Die Forschung zu den emotionalen Aspekten der Vestibulitis hat Patientinnen mit Vulvodynie mit einer Kontrollgruppe von Frauen verglichen, die an anderen Problemen der Vulva litten. Verglichen mit der Kontrollgruppe hatten die Frauen mit Vulvodynie mehr psychische Probleme und mit höherer Wahrscheinlichkeit sexuelle Störungen. Darüber hinaus gab es bei ihnen eine gesteigerte Wahrnehmung normaler körperlicher Prozesse, die aber tendenziell als Symptome schwerer Erkrankungen gedeutet wurden.

Wenn solche Frauen zum Beispiel spüren, dass sich der Unterbauch nach den Mahlzeiten bläht, sehen sie darin ein Anzeichen für eine schwere Krankheit. Kleine rote Flecken und andere normale Hautverfärbungen werden als krebsverdächtig gewertet; hören sie nachts ihren Herzschlag im Ohr, glauben sie, es sei ein Anzeichen für einen Hirntumor.[109] Das nennt man Somatisierung.

Wie bereits erwähnt, ist bei Frauen mit Vulvodynie die Wahrscheinlichkeit eines früheren sexuellen oder physischen Missbrauchs höher als bei Patientinnen mit anderen Erkrankungen der Vulva.[110] Da Frauen, die sexuellen oder physischen Missbrauch erlebt haben, oft Probleme mit gesunden Sexualbeziehungen haben, liegt der Gedanke nahe, dass die Vulva die Stelle ist, an der die innere Weisheit einer Frau auf die Notwendigkeit der Heilung aufmerksam macht.

Biofeedback ist eine Möglichkeit, die Botschaften des Nervensystems in diesem Bereich zu verändern. Bei einer Untersuchung konnte vaginales Biofeedback – also die abwechselnde Entspannung und Anspannung der Muskeln des Beckenbodens – bei 83 Prozent der Teilnehmerinnen das subjektive Schmerzempfinden nach 16-wöchiger Übung verringern. Die Mehrzahl der Teilnehmerinnen war am Ende der Behandlung auch wieder zum Geschlechtsverkehr fähig.[111]

Beckenbodenübungen haben eine ähnliche Wirkung; sie lassen sich zu Hause praktizieren. Es gibt viele Physiotherapeuten, die sich mit dem Aufbau der Beckenmuskulatur auskennen. Auch Therapeuten, die Stressinkontinenz behandeln, sind geeignet.

Andere Behandlungsformen

Interferon

Interferon ist eine antivirale Substanz, die die natürlichen Killerzellen des Immunsystems stimuliert. Es hilft in bestimmten Fällen von Vulvodynie, auch wenn wir noch nicht wissen, warum. Bei Frauen mit chronischen Vulvasymptomen ist evident, dass mit der Immunreaktion der Schleimhäute irgendetwas nicht stimmt. Deshalb leuchtet der Nutzen einer Substanz wie Interferon ein, die die Immunität der Schleimhäute beeinflusst. Manche Wissenschaftler sind der Meinung, Interferon wirke nur bei Frauen mit einer HPV-Infektion, andere machen diesen Unterschied nicht.

Interferon wird drei- bis viermal pro Woche in die Drüsen des Scheidenvorhofs gespritzt, die Behandlungsdauer beträgt vier bis sechs Wochen. Je nach Zusammensetzung der untersuchten Gruppen hat sich der Zustand von 40 bis 80 Prozent der Patientinnen gebessert.

Da die bisherige Forschung gezeigt hat, dass HPV nicht die Ursache der Schmerzen ist, stellt der Erfolg dieser Behandlung ein interessantes Paradox dar, das nicht leicht zu erklären ist. Interferon hat bei Frauen ohne HPV schlechtere Wirkungen.[112]

Chirurgische Behandlung

Die operative Entfernung der Drüsen im Scheidenvorhof hat bei manchen Frauen Erfolg, aber nicht bei allen. Ich empfehle das nur als letztes Mittel, da diese Behandlung das zugrunde liegende Ungleichgewicht nicht berücksichtigt und oft keine Wirkung hat. Angesichts der wissenschaftlichen Daten und Behandlungsmöglichkeiten wird deutlich, dass die optimale Behandlung der Vulvodynie körperliche, emotionale und psychologische Aspekte gleichzeitig berücksichtigen muss. Ein so hartnäckiges Symptom wie chronische Vulvaschmerzen erfordert ein hohes Maß an Vertrauen in Ihre innere Weisheit, viel Mitgefühl und viel Geduld.

Das Problem dahinter

Wie alle belastenden Symptome haben auch Vulvaschmerzen oft einen unbewussten emotionalen Hintergrund, der auf sexuellen Missbrauch in der Kindheit zurückgeht. Sie dienen dazu, die Aufmerksamkeit buchstäblich wieder an den Tatort zu lenken. Aus diesem Grund ermutige ich jede Frau, den Mut zu haben, sich ganzheitlich behandeln zu lassen. Das wirkt oftmals sehr gut. Dazu gehören etwa die Klopftechnik EFT (Emotional Freedom Technique) oder EMDR (Eye Movement Desensitization and Reprocessing), was auf Deutsch Desensibilisierung und Verarbeitung durch Augenbewegung bedeutet und aus der Behandlung von posttraumatischen Belastungsstörungen kommt. Darüber hinaus empfehle ich die Zusammenarbeit mit einer speziell geschulten Physiotherapeutin.

In Anbetracht all der wissenschaftlichen Erkenntnisse und Behandlungsmöglichkeiten ist es klar, dass die optimale Behandlung der Vulvodynie körperliche, emotionale und psychologische Aspekte gleichermaßen berücksichtigen muss. Ein so hartnäckiges Symptom wie chronische Vulvaschmerzen erfordert viel Vertrauen in die innere Stimme und viel Geduld.

LICHEN SCLEROSUS

Bei Lichen sclerosus handelt es sich um eine chronisch entzündliche Hauterkrankung, die sowohl Frauen als auch Männer jeden Alters betrifft, jedoch bei Frauen in den Wechseljahren und danach am häufigsten ist. Sie ist gekennzeichnet durch weiße Flecken und eine dünnere Haut um die Vagina und den Anus herum und geht mit starkem Juckreiz einher, was zu Schmerzen, Blutungen und Narbenbildung durch eventuelles Kratzen führt. Dadurch kommt es zu Schmerzen beim Geschlechtsverkehr und beim Wasserlassen. Die genaue Ursache der Erkrankung ist unbekannt, es handelt sich aber um eine Art Immunstörung in der Haut.

Behandlung

Konventionelle Behandlung

Die meisten Ärzte verschreiben entzündungshemmende Cortison- oder Antihistamin-Cremes zur Behandlung dieser Erkrankung. Eine bewährte Methode besteht aus einer Creme aus der Apotheke, bestehend aus 7 Teilen Cortisoncreme sowie 3 Teilen antihistaminhaltige Creme. Damit wird die betroffene Stelle zweimal täglich eingecremt. Nach Abbruch der Behandlung kehren die Symptome in der Regel zurück.

Andere Behandlungsformen

Wie bei allen chronischen Erkrankungen bietet es sich an, zu schauen, ob emotionale Probleme, Ernährungsaspekte oder Allergien mit zu dem Problem beitragen. Aus diesem Grund empfehle ich Ihnen die Anweisungen aus Kapitel 15. Versuchen Sie es mit der emotionsfokussierten Therapie EFT (https://www.eftcd.de/was-ist-eft/), um zu sehen, ob sich die Symptome auf diese Weise lindern lassen. Besuchen Sie ferner das seriöse Schweizer Informationsportal https://www.lichensclerosus.ch/de/home mit Zugang zu vielen Fachartikeln und Selbsthilfegruppen.

Kosmetische Chirugie der Vagina

In den letzten zehn Jahren sind plastisch-chirurgische Eingriffe zur »Aufwertung« und Veränderung von Größe und Form der Schamlippen und zur Straffung der Vagina immer häufiger geworden. Leider gibt es nur sehr selten eine medizinische Notwendigkeit für diese Art von Eingriff. Dennoch entscheiden sich junge Frauen, die unzufrieden sind, weil ihre Genitalien nicht wie die von Pornostars aussehen, zuweilen für diesen Eingriff.

Im Jahr 2016 war die Schamlippenkorrektur (Labioplastik) der am schnellsten wachsende kosmetische Eingriff weltweit, mit einem Anstieg von 45 Prozent gegenüber dem Vorjahr.[113] Besonders beliebt ist der Trend in den Vereinigten Staaten, wo die Nachfrage von 2012 bis 2017 um mehr als 217 Prozent gestiegen ist, obwohl die Zahlen im letzten Jahr um fast 11 Prozent zurückgegangen sind.[114] »Es bleibt abzuwarten, ob es sich bei diesem speziellen Verfahren um einen vorübergehenden oder einen dauerhaften Trend handelt«, stellte die amerikanische Gesellschaft für ästhetische Chirurgie (ASAPS) in ihrem Jahresbericht 2017 fest.

Besonders alarmierend ist, dass sich der Wunsch nach einer solchen Operation auch bei Jugendlichen verbreitet. Die ASAPS berichtet, dass sich im Jahr 2015 400 Mädchen unter 18 Jahren in den Vereinigten Staaten einer Schamlippenkorrektur unterzogen haben, was einem Anstieg von 80 Prozent gegenüber 2014 entspricht.[115] Dr. Naomi Crouch, Vorsitzende der Britischen Gesellschaft für Kinder- und Jugendgynäkologie, erklärte gegenüber der BBC, dass in Großbritannien bereits neunjährige Mädchen nach dem Eingriff fragen, und dass sich dort von 2015 bis 2016 mehr als 150 Mädchen dem Verfahren unterzogen hätten.«[116] Ich kann mir nur schwer vorstellen, dass es 150 Mädchen mit einer medizinischen Anomalie gibt, die eine Operation an den Schamlippen erforderlich macht«, sagte sie in dem Interview und zieht Parallelen zwischen der Schamlippenkorrektur und der weiblichen Genitalverstümmelung: »Laut Gesetz dürfen wir bei jungen Mädchen keine Operationen aus kulturellen Gründen durchführen. In der westlichen Kultur sind im Moment sehr kleine Lippen angesagt, die nach innen gestülpt sind. Ich sehe da keinen Unterschied.

Auch wenn manche Mädchen tatsächlich ein Scheuern oder Jucken an den Schamlippen beim Sport verspüren, wollen die meisten Teenager, die diesen Eingriff wünschen, diesen aus rein kosmetischen Gründen. Da so viele junge Frauen (mehr als 70 Prozent der 12- bis 20-Jährigen) heute routinemäßig ihren Schambereich wachsen und rasieren,[117] wird dieser Teil des weiblichen Körpers buchstäblich immer genauer unter die Lupe genommen, sodass sich viele junge Frauen unsicher fühlen und sich schämen, wenn ihr Körper nicht so aussieht wie die bearbeiteten Bilder aus dem Internet. Doch der Eingriff ist nicht ohne Risiken. Ein chirurgischer Eingriff an den Schamlippen (die sich im Teenageralter noch in der Entwicklung befinden) kann aufgrund der starken Innervierung zu einer Gefühlsstörung führen, ganz zu schweigen von Taubheit, Schmerzen und Narbenbildung.

Weil sich so viele Teenager eine Schamlippenkorrektur wünschen, gab die zuständige Fachgesellschaft American College of Obstetricians and Gynecologists' Committee on Adolescent Health Care 2017 eine Stellungnahme heraus. Darin wird betont, dass der Eingriff für Teenager ungeeignet ist. Auch werden die Fachkolleginnen und -kollegen aufgefordert, beruhigend auf ihre Patientinnen einzuwirken, Alternativen zur Operation vorzuschlagen und auch nach psychischen Störungen zu fahnden, die mit einer gestörten Körperwahrnehmung einhergehen bzw. dem Wunsch, angebliche körperliche Mängel zu beseitigen.[118]

Die Amsterdamer Illustratorin Hilde Atalanta war über diesen Trend so besorgt, dass sie The Vulva Gallery (www.thevulvagallery.com) gründete, eine Sammlung aller möglichen Vulva-Abbildungen, eine Bildungsplattform, um die Vielfalt der Vulva zu würdigen. »Ich möchte mit der Vulva-Galerie dazu beitragen, den Blick auf die Vulva zu verändern, indem ich zeige, dass alle Vulven wunderbar sind, so wie sie sind«, sagt Hilde auf ihrer Website. Seit dem Start der Online-Galerie im Jahr 2016 hat sie eine Community von fast 250 000 Followern aufgebaut.

Ich für meinen Teil möchte, dass alle Frauen Folgendes wissen: Größe und Form der Genitalien einer Frau sind sehr unterschiedlich. Und alle diese Größen und Formen sind normal. Obwohl eine Scheidenkorrektur dann eine Option ist, wenn das Aussehen der Genitalien wirklich als störend empfunden wird, sollte frau lieber Zeit und Energie darauf verwenden, mit ihren Genitalien in Kontakt zu kommen und lernen, sie zu schätzen. Eine Operation in diesem Bereich kann zu Narbenbildung und Schmerzen beim Geschlechtsverkehr führen, die Stärkung und Straffung des Beckenbodens dagegen birgt keinerlei Risiko.

Behandlung

Vaginalverjüngung

Nach Angaben der ASAPS (amerikanische Gesellschaft für ästhetische plastische Chirurgie) sind Behandlungen zur vaginalen Verjüngung das größte Wachstumssegment in diesem Bereich, mit einem Anstieg von fast 22 Prozent allein zwischen 2016 und 2017.[119]

Laser- oder Wärmebehandlungen der Vaginalschleimhaut sind für viele Frauen nach der Geburt oder nach den Wechseljahren eine Option. Durch diese Behandlungen (siehe auch Kapitel 6) wird das Kollagen im Vaginalgewebe verdickt, was zur Wiederherstellung von Elastizität und Funktion beiträgt. Darüber hinaus verbessert sich die Durchblutung des Vaginalgewebes, wodurch die Feuchtigkeit in der Scheide wiederhergestellt wird. (Diese Verfahren können auch zur Linderung einer Harninkontinenz bei Frauen mit Prolaps beitragen, da durch die Straffung des Gewebes der Blasenhals wieder in die richtige Position gehoben werden kann). Beide Verfahren umfassen drei Erstbehandlungen im Abstand von etwa vier bis sechs Wochen sowie eine jährliche Erhaltungsbehandlung.

Das bekannteste dieser Verfahren ist MonaLisa Touch (https://smile monalisa.de/), bei dem ein Kohlendioxidlaser über eine in die Vagina eingeführte Sonde eingesetzt wird. Das Verfahren ist schmerzlos, dauert etwa fünf Minuten und die Ausfallzeit nach der Behandlung ist minimal.

Eine weitere Option ist ThermIva (www.thermirf.de/thermiva/), eine Radiofrequenzbehandlung, bei der mit einem dünnen Stab sanft ein Wärmestrom in die Vulva und Vagina geleitet wird. Das Verfahren ist praktisch schmerzfrei, und es gibt keine Ausfallzeiten danach. Die Behandlung dauert zwischen 30 und 45 Minuten, und im Gegensatz zu MonaLisa Touch lassen sich die Schamlippen damit bis zu einem gewissen Grad verkleinern.

Unabhängig davon, ob Sie sich für eine dieser Behandlungen entscheiden oder nicht, sollten Sie wissen, dass sich die Wirkung durch Beckenbodentraining erheblich steigern lässt. Das macht sich auf die Dauer bezahlt. Bitte beachten Sie auch, dass diese Verfahren nicht ohne Risiko sind und vom American College of Obstetricians and Gynecologists, der größten gynäkologischen Fachgesellschaft der USA, noch nicht zugelassen sind.

Interstitielle Zystitis

Interstitielle Zystitis (unspezifische Blasenentzündung) hat mehr mit Vulvodynie als mit Harnwegsinfektionen zu tun; die Symptome gehen nicht auf eine Infektion zurück, und wie bei Vulvodynie handelt es sich auch bei der interstitiellen Zystitis um ein chronisches Schmerzsyndrom. Interstitielle Zystitis tritt am häufigsten bei Frauen zwischen vierzig und sechzig Jahren auf. Charakteristische Symptome sind häufiges Urinieren und störender Harndrang, Schmerzen beim Wasserlassen, nächtlicher Harndrang und gelegentlich auch Blut im Urin. Verbreitet sind auch Schmerzen über dem Schambein sowie im Becken, im Harnleiter, in der Vagina und im Damm, die nach Blasenentleerung vorübergehend verschwinden. Bei der Urinuntersuchung werden gelegentlich Blutzellen, aber keine Bakterien oder weißen Zellen festgestellt.

Interstitielle Zystitis findet sich häufig bei Frauen, die auch an Vulvaschmerzen leiden. Die Ursache ist unbekannt, aber manche halten sie für eine Autoimmunstörung. Es gibt starke Überschneidungen zwischen der Gruppe von Frauen, die an Vulvodynie, und der Gruppe, die an interstitieller Zystitis leidet. Die Diagnose wird aufgrund der Krankengeschichte sowie durch eine Zystoskopie gestellt, eine Untersuchung, bei der unter Narkose ein optisches Gerät in die Blase eingeführt wird. Charakteristische Merkmale sind etwa Blut unter der Blasenwand und Sprünge in der Schleimhaut; die Biopsie zeigt Anzeichen für Entzündungen.[120]

Behandlung

Verhaltenstherapie

Biofeedback und Verhaltenstherapie (beides Methoden mit eindeutigen Vorteilen, aber ohne Nebenwirkungen) haben sich bei vielen Frauen als hilfreich erwiesen.[121] Bei der Verhaltenstherapie werden Methoden wie Tiefenentspannung, Meditation usw. erlernt, die das Immunsystem stärken und das Nervensystem beruhigen, sodass die Selbstheilungskräfte des Körpers ihre Wirkung entfalten können (vgl. den Abschnitt über die Entspannungsreaktion bei der PMS-Behandlung, S. 174).

Ernährung

Verzichten Sie auf Stoffe, die die Blase reizen, wie etwa Kaffee (auch entkoffeiniert), Zigaretten und Alkohol. Rizinusölpackungen unterstützen das Immunsystem; legen Sie sich dreimal in der Woche mit einer Rizinusölpackung auf dem Unterbauch hin und sprechen (und spüren) Sie die im Abschnitt über die Harnwegsinfektionen aufgeführten Bekräftigungen. Auch die Antioxidantien, die bei Vulvodynie-Patientinnen günstig sind, können helfen (vgl. den Abschnitt über Vulvodynie).

Blasen-Aufblähung

Hierbei handelt es sich eher um ein diagnostisches Verfahren. Unter Narkose wird die Blase mit Wasser gefüllt und gedehnt. Obwohl der Wirkmechanismus nicht ganz klar ist, kann sich die Blasenkapazität erhöhen und die Schmerzsignalweiterleitung positiv verändern.

Blasen-Befüllung (Instillation)

Hier wird die Blase mit einer Lösung befüllt, die die Patientin bis zu 15 Minuten halten muss, um sie dann zu entleeren. Behandlung einmal die Woche oder 14-tägig für ca. sechs bis acht Wochen.

Elmiron (Pentosanpolysulfat)
Dieser erste für die interstitielle Zystitis entwickelte Wirkstoff wird dreimal täglich eingenommen. In klinischen Studien konnte bei 38 Prozent der Patientinnen eine Besserung erzielt werden. Allerdings kann dies vier bis sechs Monate lang dauern.[122] Es wird angenommen, dass Elmiron sich an die Blaseninnenwand anlagert, wo es sozusagen als Puffer wirkt und Irritationen durch die im Urin enthaltenen Stoffe an der Blasenwand verhindert.

Wiederkehrende Harnwegsinfektionen

Die meisten Frauen leiden gelegentlich an Harnwegsinfektionen. Die »Flitterwochenzystitis«, über die unsere Mütter aufgeklärt wurden, benennt eine der Hauptursachen von Harnwegsinfektionen: die Reizung beim Geschlechtsverkehr, durch die unter bestimmten Bedingungen Bakterien aus der Vaginal- oder Analregion in Harnröhre und Blase gelangen können.

Zu den Symptomen zählen Brennen beim Wasserlassen, Blut im Urin und Fieber. Wird die Infektion nicht behandelt, kann sie in die Nieren wandern. Das ist gefährlich, und deshalb sollten Sie bei Verdacht auf Harnwegsinfektion eine Urinkultur anlegen lassen und, falls sich dabei Bakterien zeigen, Antibiotika nehmen. In den meisten Fällen heilt die Infektion dann ohne weitere Behandlung aus.

Eine ganz andere Sache sind die wiederholten Blasenentzündungen, an denen viele Frauen leiden und die immer wieder mit Antibiotika behandelt werden. Die dauernde Einnahme von Antibiotika kann die zugrunde liegende Unausgewogenheit im Körper nicht verändern, die zu den Infektionen führt; Antibiotika können die gesunde Bakterienflora der Vagina abtöten, sodass es zu Hefepilzinfektionen, Durchfall und – leider – wiederholten Harnwegsinfektionen kommt.

Behandlung

Ernährung
Beginnen Sie mit einem guten Probiotikum, etwa Acidophilus- oder Bifidus-Faktor. Sie können aus einer großen Anzahl von Präparaten wählen; die meisten müssen gekühlt werden, damit die Bakterien am Leben bleiben.

Eine andere Möglichkeit zum Aufbau der Vaginalflora bei wiederholten Harnwegsinfektionen und häufiger Einnahme von Antibiotika ist folgende: Führen Sie einen in probiotischen Naturjoghurt getauchten festen Tampon in die Scheide ein, und wechseln Sie den »Joghurttampon« alle drei bis vier Stunden. Das reichert die Vaginalflora an und verringert das Risiko wiederholter Infektionen, das mit dem Hefepilzproblem verbunden ist. Sie können es auch einmal mit Joghurtspülungen versuchen oder nachts eine probiotische Kapsel direkt in die Vagina einführen.

Kaffee, auch entkoffeinierter, kann sehr nachteilige Wirkungen auf die Harnwege haben und die Blase reizen. Versuchen Sie einmal, eine gute Woche auf Kaffee zu verzichten und dann zu sehen, ob sich die Symptome bessern. Wenn das der Fall ist, wissen Sie Bescheid und können entsprechend handeln. (Sicherlich können Sie auch ab und zu einen Kaffee trinken, sollten sich allerdings auf die Wirkung einstellen.)

Cranberrys enthalten einen Wirkstoff, der verhindert, dass sich Bakterien an der Blasenwand festsetzen, er hilft ebenfalls gegen Blasenentzündungen.[123] Außerdem verstärkt Cranberrysaft den Säureanteil im Urin und erschwert dadurch das Wachstum der Bakterien. Wissenschaftliche Untersuchungen haben bestätigt, dass der als Hausmittel seit Langem verwandte Cranberrysaft bei der Mehrzahl der untersuchten Frauen Blasenentzündungen tatsächlich beseitigt hat.[124] Da die Wirkung durch Zuckerzusätze teilweise aufgehoben wird, sollten Sie nur Saft ohne Zuckerzusatz trinken, den Sie mit Stevia süßen können: zur Behandlung einer Infektion einen halben Liter täglich zu sich nehmen.

Uva ursi (Echte Bärentraube) enthält die Substanz Arbutin, ein natürliches Antiseptikum, das Blaseninfektionen lindert.[125] Sie können Arbutin in Kapselform nehmen (eine Kapsel enthält 20 mg): dreimal täglich 2 Kapseln. Arbutin ist auch als Tinktur erhältlich: Nehmen Sie dreimal täglich einen Tropfen in einer Tasse Wasser, bis die Symptome verschwinden. Kapseln und Tropfen gibt es in Apotheken und Reformhäusern.

Zur Verhinderung einer erneuten Entzündung ist Vitamin C geeignet. Nehmen Sie 1000 bis 2000 mg täglich; wenn die Infektion durch sexuelle Aktivitäten entsteht, jeweils 1000 mg vor und nach dem Geschlechtsverkehr. Vitamin C sollte möglichst unmittelbar nach dem Geschlechtsverkehr genommen werden; es wirkt dann besser, als wenn Sie eine Stunde oder länger damit warten. Wahrscheinlich liegt das daran, dass Flüssigkeitsaufnahme und anschließendes Wasserlassen verhindern, dass sich die Bakterien im Gewebe festsetzen und es entzünden.

Hormone

Bei Frauen in oder kurz vor den Wechseljahren wird aufgrund des Östrogenmangels oft das Gewebe der äußeren Harnröhre dünner, was beim Wasserlassen zu Brennen führt. Dieses Brennen kann man leicht mit einer Infektion der Harnwege verwechseln. Eine östrogenhaltige Creme, die im oberen

Teil der Vagina direkt auf die vorspringende Harnröhre aufgetragen wird, wirkt hier sehr gut. Ich empfehle eine Creme mit 0,5 mg Östriol. Tragen Sie eine Woche lang etwa ein Gramm (¼ Teelöffel) täglich auf, danach zwei- bis dreimal wöchentlich oder nach Bedarf. Dadurch erreicht das Vaginalgewebe wieder seine ursprüngliche Dicke, und das Brennen hört auf.[126] Eventuell auch eine Vaginalcreme mit *Pueraria mirifica*. Sie wirkt ähnlich wie östrogenhaltige Creme.

Geschlechtsverkehr

Infektionen der Harnwege entstehen oft durch häufigen oder traumatischen (mit Verletzungen von Vulva und Vagina verbundenem) Geschlechtsverkehr. Bei Paaren, die getrennt wohnen oder oft getrennt auf Reisen sind, kann zum Beispiel häufiger Geschlechtsverkehr während eines Wochenendbesuchs zu Reizungen der Vagina und der Harnröhre führen.

Zu einer Behandlung gehören deshalb entsprechende Veränderungen im Sexualleben, beispielsweise ein Gleitmittel bei Scheidentrockenheit, um Verletzungen zu vermeiden. Möglicherweise ist es aber auch erforderlich, einmal die weniger befriedigenden Aspekte der Beziehung zu überdenken. Wiederholte Infektionen und/oder häufiges Brennen beim Wasserlassen können auch mit Ihren Verhütungsmethoden zusammenhängen. Ein zu großes Diaphragma zum Beispiel kann die Harnröhre beim Geschlechtsverkehr reizen und dazu führen, dass Bakterien in die Öffnung der Harnröhre und in die Blase gelangen.

Auch Kondome oder empfängnisverhütende Cremes, die das spermaabtötende Nonoxynol-9 enthalten, können zu Reizungen der Harnröhre und Brennen beim Wasserlassen führen. Die Beschwerden verschwinden, wenn Sie den entsprechenden Reizstoff weglassen.

Andere Behandlungsmöglichkeiten

Sorgen Sie dafür, dass keine Bakterien in die Harnröhre kommen. Achten Sie darauf, Toilettenpapier immer von vorn nach hinten zu benutzen, nicht umgekehrt. Rizinusölpackungen auf dem Unterbauch zwei- bis dreimal pro Woche können bei der Vorbeugung von Harnwegsinfektionen Wunder wirken, weil sie die Abwehrkräfte stärken. Auch Akupunktur hat sich bewährt.

Psychische Aspekte

Wie bereits erwähnt, hängen spezifische Belastungen, die die Blase und die Harnwege beeinflussen, häufig mit uneingestandener Wut oder Vorwürfen gegen bestimmte Personen – meist des anderen Geschlechts – zusammen. Probieren Sie deshalb die folgende Bekräftigung von Louise Hay aus, wenn

Sie Ihren Cranberrysaft trinken, Ihr Arbutin schlucken oder sich mit einer Rizinusölpackung hinlegen, und sagen Sie sich: »Ich lasse das Muster in mir los, das diese Beschwerden schafft. Ich bin zur Veränderung bereit. Ich liebe und akzeptiere mich.«

Berichte von Frauen

Chrissa: Wiederholte Harnwegsinfektionen

Als Chrissa zum ersten Mal zur Untersuchung zu mir kam, war sie 32 Jahre alt. Ihr gesundheitlicher Zustand war gut, aber sie litt an Menstruationskrämpfen, Anfällen von Beckenschmerzen und häufigen Harnwegsinfektionen, die wiederholt mit Antibiotika behandelt worden waren. Sie sagte, sie hätte bei kurzen Reisen oder im Urlaub immer Angst, eine Blaseninfektion zu bekommen und keinen Arzt zu finden, der ihr Antibiotika verschreiben kann. Außerdem war sie die Hefepilzinfektionen leid, die sie durch die Antibiotika bekam.

Als ich Chrissa nach ihren Lebensumständen fragte, sagte sie, dass ihr Mann zwei von vier Wochen beruflich unterwegs sei. Sein Arbeitsrhythmus machte es ihr schwer, ihr Leben zu planen. Sie wollte Kinder, aber er war sich unsicher. Als ich sie nach ihrem Sexualleben fragte, meinte sie: »Wenn er zu Hause ist, geht's rund, und wir verhüten mit Diaphragma und Verhütungscreme oder mit Kondomen.« Als ich fragte, ob die Infektionen tendenziell nach dem Geschlechtsverkehr mit ihrem Mann einsetzten, dachte sie nach und meinte dann, die Infektionen begännen tatsächlich meist einen oder zwei Tage nach dem Geschlechtsverkehr.

Eine Überprüfung ihres Diaphragmas ergab, dass es gut passte. Da ich wusste, dass Chrissa eine Methode brauchte, um Harnwegsinfektionen zu vermeiden, schlug ich ihr das folgende Ernährungs- und Ergänzungsprogramm vor:

- weniger raffinierte Zucker- und Mehlprodukte und Umstellung auf eine Vollwerternährung
- regelmäßig Cranberrysaft oder ein Cranberryextrakt
- ein gutes Multivitamin-/Mineralienpräparat
- ein bis zwei Gramm (1000 bis 2000 mg) Vitamin C möglichst sofort nach dem Geschlechtsverkehr sowie am nächsten Tag
- ein gutes Probiotikum am Tag vor, am Tag des und am Tag nach dem Geschlechtsverkehr

Ich schlug ihr auch vor, auf emotionale »Auslöser« zu achten, insbesondere auf unausgesprochenen Ärger über ihren Mann, zum Beispiel wegen der Frage der Schwangerschaft oder finanzieller Themen.

Drei Monate später kam Chrissa zur Nachuntersuchung. Sie hatte in dieser Zeit nur einmal die Anfangssymptome einer Harnwegsinfektion gespürt, die aber durch den Cranberrysaft und das Vitamin C schnell wieder verschwunden waren. Sie sagte: »Ich habe erkannt, dass meine Gefühle den Ausschlag geben, ob mein Körper eine Infektion entwickelt oder nicht. Immer, wenn ich mich über meinen Mann geärgert habe, habe ich mich gezwungen, darüber mit ihm zu reden, sodass ich nicht meinen Körper sprechen lassen musste. Ich habe auch dafür gesorgt, nie mit ihm zu schlafen, wenn ich wütend war, denn das war ein Auslöser für die Infektion. Ich finde es ganz toll, dass ich endlich begriffen habe, dass mein Körper mich durch diese Infektionen nicht verrät. Ich kann eine ganze Menge tun, um sie zu verhindern oder zumindest zu unterbinden.«

Stressinkontinenz

Den meisten Frauen fällt es schwer, darüber zu sprechen, aber Inkontinenz (unwillkürlicher Verlust von Urin) tritt bei 30 bis 50 Prozent aller Frauen von Zeit zu Zeit auf. Zehn Prozent davon sind unter vierzig. Viele haben keine Kinder, was bedeutet, dass Stressinkontinenz nicht durch Blasenverletzungen durch die Geburt verursacht werden. Die meisten dieser Frauen haben mit diesem Phänomen, das zum Beispiel beim Husten, Niesen oder auch beim Lachen auftritt, kaum Probleme, aber bei etwa jeder sechsten Frau zwischen 40 und 65 Jahren wird die Inkontinenz so schlimm, dass sie die Lebensqualität deutlich beeinträchtigt. Auch bei Frauen über 65 ist das Problem verbreitet.

Es gibt viele Formen von Harninkontinenz. Stressinkontinenz ist die häufigste, und deshalb werde ich mich auf diese Form beschränken. Sie tritt auf, wenn sich der Druck im Unterbauch (durch Husten, Niesen oder Lachen) so verstärkt, dass der Schließmuskel des Harnleiters den Urin nicht mehr in der Blase zurückhalten kann.

Häufige Ursachen

Zu den häufigen Ursachen für die Schwäche des Schließmuskels des Harnleiters gehören

- generelle Schwäche der Beckenbodenmuskulatur
- Schwangerschaft (die Stressinkontinenz hört nach der Entbindung wieder auf)
- Schäden, die bei der Entbindung entstehen (sie sind sehr viel seltener, wenn eine Frau entspannt, bewusst und mit umfassender Unterstützung

gebären kann, weshalb hier auch keine Indikation für einen Kaiserschnitt gegeben ist)

- genetische Faktoren, die zu einer Schwäche des umgebenden Gewebes führen (meist haben die Frauen weibliche Verwandte, die an einer Senkung der Organe im Becken leiden)
- hartnäckiger, chronischer Husten, in der Regel durch Rauchen, der zu wiederholtem, chronischem Druck im Unterbauch führt und dadurch den Schließmuskel des Harnleiters schwächt
- zu viel Bauchfett, das den Druck im Unterbauch verstärkt

Behandlung

Stärkung des Beckenbodens

Der erste Schritt zur Behandlung von Stressinkontinenz besteht in der Stärkung des Beckenbodens durch Beckenbodentraining wie in Kapitel 8 beschrieben. Die Stärkung des Beckenbodens sollte ein selbstverständlicher Teil der Gesundheitsvorsorge jeder Frau sein, vor allem, wenn eine Neigung zu Stressinkontinenz besteht. Eine starke Beckenmuskulatur unterstützt die Harnröhre bei verstärktem Druck im Unterbauch und sorgt dafür, dass sie geschlossen bleibt.

Leider werden die meisten Frauen, denen die Kegel'schen Übungen empfohlen werden, nicht richtig in die Methode eingewiesen, und deshalb glauben so viele Frauen (und deren Ärzte) nicht an ihre Wirkung. Bei richtiger und konsequenter Ausführung aber können sie drei Viertel aller Frauen mit Stressinkontinenz nachweislich helfen.

Durch Beckenbodentraining lässt sich zwar nicht jede Form der Harninkontinenz lindern, aber es lohnt sich in jedem Fall, sie auszuprobieren.

Ein starker PC-Muskel kann nicht nur Stressinkontinenz verhindern oder heilen, er verbessert auch die Blutversorgung im Becken und stärkt damit die Abwehr gegen andere Erkrankungen, zum Beispiel Harnwegsinfektionen. Sie können diese Übungen, wenn Sie sie richtig machen, jederzeit und überall durchführen, ohne dass es jemand merkt. Sie haben nichts zu verlieren, aber viel zu gewinnen.

Ernährung

Viele Frauen leiden nur dann unter Stressinkontinenz, wenn die Urinmenge erhöht ist, vor allem durch viel Kaffee oder Tee. Auch entkoffeinierter Kaffee entwässert – genauso wie Kälte (beim Skifahren trinke ich morgens nie Kaffee, weil ich sonst nach jeder zweiten Abfahrt zurück ins Haus muss). Bei vielen Frauen ist die Urinmenge auch am ersten Tag der Periode erhöht, denn dann werden alle prämenstruellen Flüssigkeiten wieder ausgeschieden. Stressinkontinenz verschlimmert sich unter solchen Bedingungen immer, weil die Blase voller ist. Kaffee reizt die Blase, und deshalb habe ich mehrere Fälle von Stressinkontinenz schlicht durch den Rat »heilen« können, auf Kaffee zu verzichten. Es hilft auch, wenn Sie überschüssiges Körperfett verlieren (vgl. 17. Kapitel).

Hormone

Bei manchen Frauen kommt es erst nach der Menopause zu Stressinkontinenz. Das hat hormonelle Gründe, dieselben, die auch bei Harnwegsinfektionen nach der Menopause eine Rolle spielen: das östrogenempfindliche äußere Drittel des Harnleiters wird dünner (vgl. den Abschnitt über Hormone und Harnwegsinfektionen). Wenn das bei Ihnen der Fall ist, können Sie das Gewebe um den Harnleiter und damit die Harnkontrolle durch eine kleine Menge Östrogencreme wieder herstellen. Tragen Sie die Creme in der ersten Woche täglich und danach zwei- bis dreimal wöchentlich auf. Ich verschreibe für diesen Zweck eine Creme mit 0,5 mg Östriol, weil dieser Östrogentyp sich gut für die lokale Anwendung eignet und nur schwache systemische Auswirkungen hat. Sie können eine östriolhaltige Vaginalcreme deshalb auch dann benutzen, wenn Sie Brustkrebs oder einen anderen Krebs hatten, der auf Östrogen reagiert. Die normale Dosis liegt bei 1 g (1/4 Teelöffel) einmal täglich, nach einer Woche zwei- bis dreimal wöchentlich oder nach Bedarf.

Pessare und Einsätze zur Urinkontrolle

Bei leichter Stressinkontinenz kann schon das Tragen eines regulären Tampons etwas nützen, da dieser über den Druck auf die Scheidenwand, die Harnröhre zusammendrückt. In einer Untersuchung blieben 86 Prozent der Frauen mit leichter Stressinkontinenz beim Sport trocken, wenn sie einen Tampon benutzten. Bei Frauen mit starker Stressinkontinenz allerdings war das nur bei 29 Prozent der Fall. Benutzen Sie Tampons zu diesem Zweck, sollten Sie daran denken, ihn regelmäßig zu wechseln. Lassen Sie ihn nicht den ganzen Tag drin, da sich sonst ungünstige Bakterien bilden können.

Ein Pessar ist ein Ring aus Plastik oder Gummi, der bei Frauen mit Gebärmuttersenkung in die Vagina eingesetzt wird. Es wurde auch bei Frauen mit Stressinkontinenz erfolgreich angewandt. Da viele Ärzte den Umgang damit nicht gelernt haben, wird es vielen Frauen leider nicht angeboten. Speziell entwickelte »Inkontinenz-Pessare« heben den Blasenhals und stellen den richtigen Blasenwinkel wieder her. Solange sie eingesetzt sind, ist die Kontinenz gewährleistet. Bei Frauen, bei denen eine Operation nicht in Frage kommt oder keine Besserung gebracht hat, sowie bei Frauen mit bloß sporadischer Inkontinenz sind sie ein geeignetes Mittel.[127]

Operation

Die operative Behandlung von Stressinkontinenz ist oft sehr erfolgreich. Wenden Sie sich an Fachärzte für Urologie und Gynäkologie.

Unabhängig davon, wie Ihre Beziehung zu diesem Bereich Ihres Körpers im Augenblick aussieht, sollten Sie sich klarmachen, dass wir alle unter den Auswirkungen eines viele Generationen überdauernden Schweigens und von Fehlinformationen über den Genital- und Harnbereich leiden. Die einzige Möglichkeit, diese ererbte Scham aufzugeben, besteht darin, über unsere Bedürfnisse zu reden und uns zu informieren. Wenn jede Frau auf die Weisheit dieser Bereiche hört und sie wieder für sich reklamiert, werden wir feststellen, dass sie kontinuierliche Achtung und Zuwendung verdienen, nicht anders als alle anderen Teile unseres Körpers auch.

X

Die Brust

Ich bin überrascht, wie oft Frauen etwas in ihrer Brust oder Herzgegend spüren, wenn sie lieben oder auf die Bedürfnisse anderer eingehen.

Jean Shinoda Bolen, Crossing to Avalon

Von allen sexuellen Fetischen ist die Fixierung auf die Brust die kindischste — und die amerikanischste.

Molly Haskell, amerikanische Filmkritikerin und Autorin (aus: The Quotable Woman)

Unser kulturelles Erbe

Die Brüste sind die körperliche Metapher für Geben und Nehmen. Frauen, die Kinder gestillt haben, spüren oft später noch, wenn sie gerührt oder von Mitgefühl ergriffen sind oder sogar wenn sie ein Kind schreien hören, dieses spezielle Kitzeln in der Brust. Der Instinkt zu nähren kann sehr stark sein. Auch ist er ein Quell der Freude und Gesundheit, nicht nur für andere, sondern auch für uns.

Wie sehr die Brüste das nährende Element symbolisieren, hat mir der Fall einer Patientin sehr deutlich gemacht. Jennifer, bei der das Klimakterium bereits vier Jahre zurücklag, wurde wegen zwei sehr großer Zysten (fünf und sieben Zentimeter Durchmesser) in der Brust, die sich praktisch über Nacht gebildet hatten, zu mir überwiesen. Als ich sie fragte, ob es in ihren Lebensumständen gegenwärtig Bezüge zum nährenden Bereich gäbe, erzählte sie, dass ihre jüngste Tochter gerade ihr Studium in einer anderen Stadt begonnen hätte und ihre Katze, die seit 15 Jahren im Haus lebte, vor Kurzem gestorben war. Sie trauerte über den Verlust der Tochter und den Verlust des geliebten Tieres. Jennifer hatte in der Nacht, bevor sich die Zysten manifestierte, einen Traum gehabt, in dem sie ihre jüngste Tochter stillte. Beim Absaugen des Zysteninhalts stellte sich heraus, dass sie mit Milch gefüllt waren! Jennifers Körper hatte auf die Veränderung ihrer Rolle als mütterlich Nährende mit der Produktion von Muttermilch reagiert.

In der westlichen Kultur hat die ideale Form des Busens in der Geschichte immer variiert. Frauen, deren Busen dem gerade gängigen Ideal nicht entspricht (und das sind fast alle), glauben deshalb oft, sie seien anomal. Wenn alle Frauen die Möglichkeit hätten, die unzähligen Varianten in der Form und Größe der Brüste kennenzulernen, wäre ihnen auch klar, wie verzerrt die Wahrnehmung der weiblichen Brust ist. Wir könnten dann die Brüste lieben lernen, die wir haben, anstatt sie an einem unerreichbaren Ideal zu messen.

Es ist unbestritten, dass extreme Größenunterschiede zwischen der rechten und linken Brust oder sonstige Abweichungen vorkommen und zu psychischen Problemen führen, oder dass ein sehr großer Busen zum Beispiel Rückenschmerzen verursacht. In solchen Fällen kann plastische Chirurgie ein Segen sein. Allerdings spielen bei den meisten kosmetischen Brustoperationen andere Gründe eine Rolle: Die Patientinnen wollen einen Busen, wie ihn Mannequins in den Illustrierten haben, wie ihn sich ihre Partner erträumen oder wie er den Bildern unserer Gesellschaft mit ihrer Fixierung auf große Busen entspricht. Die Fixierung auf die Größe des Busens schlägt sich auch im Jargon der plastischen Chirurgie nieder. Die Indikation für eine Brustvergrößerung lautet: chronische bilaterale Mikromastie, zu Deutsch »zwei chronisch kleine Brüste«.

Frauen haben oft das Gefühl, ihre Brüste seien wie auch ihre Genitalien nicht für sie selbst, sondern für andere da. Ich habe mitbekommen, wie ehemalige Kollegen Frauen vom Stillen abrieten, weil es »ihren Busen ruinieren« würde, und es ist auch keine Seltenheit, dass Ehemänner ihren Frauen das Stillen verbieten, weil sie auf das Baby eifersüchtig sind! Der Wirbel, der im Moment um die Brustimplantate gemacht wird, ist eindeutig ein Symptom für eine sehr viel tiefer gehende Unzufriedenheit, die gesellschaftliche Ursachen hat. (Mit Brustimplantaten beschäftige ich mich am Ende dieses Kapitels.)

Zu viel geben: Ein Risikofaktor für Erkrankungen der Brust

Unsere Kultur hat die nährende Metapher dahingehend verzerrt, dass Frauen sich anderen hingeben, ohne sich selbst zu nähren. Frauen geben und geben, bis die Quelle versiegt ist oder sie unbewusst vor Wut kochen. Jahrhundertelang haben Frauen gelernt, dass eine gute Frau zu sein heißt, alles und jeden zu nähren – und sich selbst an letzter Stelle. Ist ein Mann anwesend, bekommt er das beste Stück, ganz gleich von was – die besten Fleischstücke inklusive. Ich habe das schon öfter gesehen.

Brustkrebs hängt überwiegend mit dem Bedürfnis nach Selbstständigkeit und Selbsterhaltung zusammen. Caroline Myss meint: »Die wichtigsten Gefühle hinter Knoten und Krebs in der Brust sind Verletzung, Kummer und unbearbeitete emotionale Probleme im nährenden Bereich.« Die Brust liegt im Energiezentrum des vierten Chakras, nahe am Herzen. Sie ist das Zentrum, in dem Emotionen wie Reue und das klassische »gebrochene Herz« energetisch gespeichert werden. Schuldgefühle wegen der Unfähigkeit, sich oder anderen zu verzeihen, blockieren die Energie der Brüste. (Die anderen Organe im vierten Chakra werden durch dieses Energiemuster ebenfalls beeinflusst.)

Eine wichtige Untersuchung von 1995 hat festgestellt, dass sich das Brustkrebsrisiko fast um das Zwölffache erhöht, wenn eine Frau in den fünf Jahren davor einen Trauerfall erlebt, den Arbeitsplatz verloren hat oder geschieden wurde.[1] Bei langfristigen emotionalen Problemen allerdings wurde keine Verbindung zu Brustkrebs festgestellt. Ein anderer Wissenschaftler hat darüber hinaus nachgewiesen, dass schwere Belastungen (die vor der Brustkrebsdiagnose erhoben wurden) das Risiko einer Erkrankung erhöhen.[2] Entsprechend waren auch schwere Verluste nach der Krebsdiagnose mit einem erhöhten Risiko eines Wiederauflebens des Krebses verbunden.[3] Bereits im 19. Jahrhundert hat die medizinische Literatur Verbindungen zwischen Brustkrebs und Einsamkeit, Sorgen, ja sogar Wut festgestellt.[4] Frauen mit Brustkrebs neigen stärker zu Selbstaufgabe und Hemmungen im sexuellen Bereich, können Hilfsangebote anderer schlechter erkennen und Ärger und Feindseligkeit nicht abführen, verbergen Wut und Feindseligkeit oft hinter einer Maske der Freundlichkeit und haben oft unbearbeitete, feindselige Konflikte mit der Mutter. Es gibt Anzeichen für ein besseres Funktionieren des Immunsystems bei den Brustkrebspatientinnen, die sich vom Ehemann oder anderen Menschen stark unterstützt fühlen.[5] Einer Studie zufolge legten Frauen mit Brustkrebs mit höherer Wahrscheinlichkeit als die Kontrollgruppe Wert darauf, sich nach außen als nette oder gute Menschen darzustellen und ihre Gefühle, vor allem ihre Wut, zu unterdrücken oder zu verinnerlichen.[6] Nicht die Gefühle selbst verursachen die Probleme, sondern die Unfähigkeit, sie auszudrücken und anschließend freizusetzen. Es gibt tatsächlich einen Zusammenhang zwischen jahrelang unterdrückter Wut und negativen Veränderungen des Immunsystems.[7] Bedenkt man, wie sehr unsere Gesellschaft dazu neigt, Frauen und ihre Wut zu unterdrücken, zu ignorieren und zu entwerten, dann wird schnell klar, warum so viele Frauen

Probleme mit der Brust haben. Eine Krankenschwester hat mir erzählt, dass eine Freundin mit Brustkrebs kurz vor ihrem Tod gesagt hatte: »Jetzt weiß ich, dass ich nicht an Krebs sterben muss, um mich auszuruhen.«

Denken Sie daran, dass nicht das Gefühl an sich das Problem verursacht, sondern die Unfähigkeit, es wirklich auszudrücken, loszulassen und auf gesunde Weise auf die Situation zu reagieren. Auch ein sehr belastendes Ereignis verursacht keinen Brustkrebs, vielmehr ist es, wie die oben erwähnte Untersuchung von 1995 gezeigt hat, die Form der Bewältigung, die das Risiko bestimmt. Bei dieser Untersuchung zeigte sich bei Frauen mit Brustkrebs, im Unterschied zur Kontrollgruppe, die Tendenz zu charakteristischen Bewältigungsformen: Sie ließen sich völlig von dem Problem in Anspruch nehmen, konfrontierten sich damit, konzentrierten sich ganz darauf, erarbeiteten einen Plan und kämpften um emotionale Unterstützung. Wie den Forschern auffiel, zeichnen sich stark belastende Lebensereignisse (Verlust eines Angehörigen oder des Arbeitsplatzes, ein schwerer Krankheitsfall in der Familie) dadurch aus, dass die Betroffenen die Situation nicht kontrollieren können. Bemühungen, die Situation zu verändern oder zu beherrschen und sich dabei von anderen unterstützen zu lassen statt loszulassen, sind letztlich zum Scheitern verurteilt und erhöhen die Belastung (und das Krebsrisiko) zusätzlich. Schwere Verluste lassen sich nicht verhindern, und wir alle sind früher oder später davon betroffen. Helfen kann da nur, die Trauer zuzulassen, die Situation zu akzeptieren und uns dem anzuvertrauen, der oder das größer ist als wir. Das ist ein schmerzlicher und schwieriger Prozess, den ich radikale Annahme nenne.

Anatomie

Die weibliche Brust erfüllt zwei Funktionen: Sie versorgt den Säugling mit optimaler Nahrung und sie ist eine Quelle der weiblichen sexuellen Lust. Die Brüste bestehen aus Drüsen, die sehr sensibel auf hormonelle Veränderungen im Körper reagieren. Sie verändern sich zyklisch mit dem Menstruationszyklus und sind eng mit den weiblichen Geschlechtsorganen verbunden. Durch die Stimulierung der Brustwarzen erhöht sich der Prolaktinausstoß der Hypophyse. Dieses Hormon beeinflusst auch die Gebärmutter und kann Kontraktionen auslösen. Das Brustgewebe erstreckt sich bis in die Achselhöhlen (Axilla), in der auch die Lymphknoten sitzen, die das Brustgewebe entwässern. Beim Einschießen der Milch nach einer Entbindung können sich durch die Vergrößerung des Brustgewebes auch starke Schwellungen in den Achselhöhlen bilden. Form und Größe der Brüste und der Brustwarzen sind individuell sehr unterschiedlich. Bei den meisten Frauen ist eine Brust etwas kleiner als die andere.

Abbildung 16: Die Anatomie der Brust

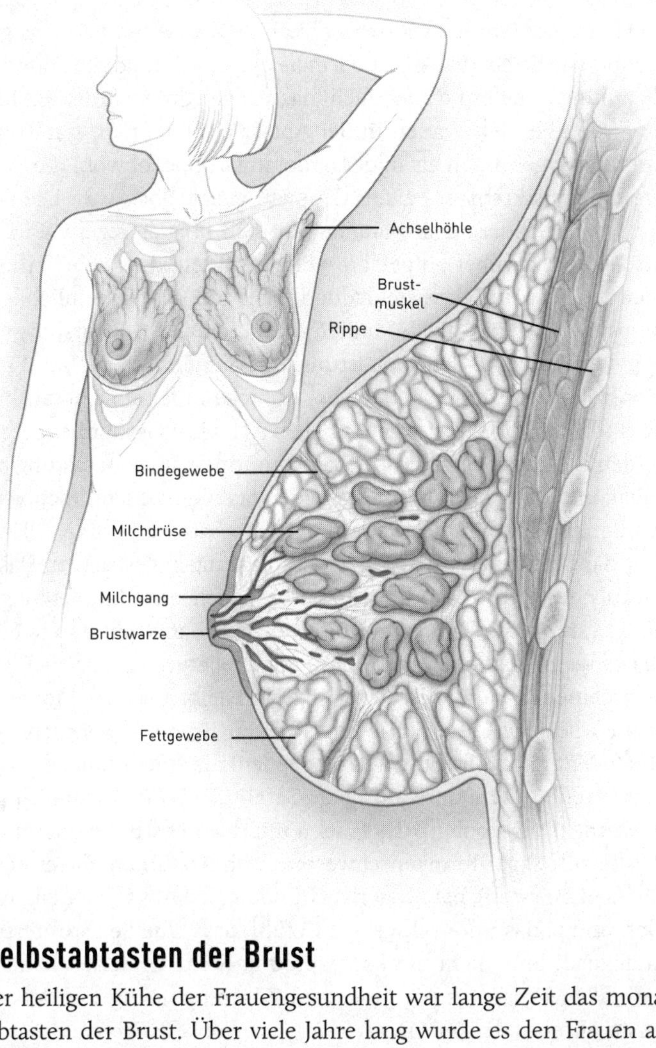

Das Selbstabtasten der Brust

Eine der heiligen Kühe der Frauengesundheit war lange Zeit das monatliche Selbstabtasten der Brust. Über viele Jahre lang wurde es den Frauen angeraten, weil es »ihr Leben retten« könne. Doch im November 2009 hat eine von der Regierung beauftragte Sonderkommission in ihren Leitlinien zur Brustkrebsprävention allen beteiligten Ärzten angeraten, dies nicht länger zu empfehlen. Hintergrund waren die Ergebnisse zweier größerer Studien, wonach das Selbstabtasten nicht nur nicht die Krebssterblichkeit senkte, sondern überdies zu mehr Brustbiopsien und häufigeren Diagnosen gutartiger Läsionen führte.[8]

In einer dieser Studien, 2002 im *Journal of the National Cancer Institute* veröffentlicht, wurden 260 000 Frauen in Shanghai fünf Jahre lang beobachtet. Die Hälfte der Gruppe war in der Technik des Selbstabtastens geschult worden und wurde bei der Arbeit darin bestärkt, während die andere Hälfte keine Schulung erhielt und auch nicht dazu angehalten wurde. Am Ende der Studie wurden bei den Frauen in der Abtast-Gruppe mehr gutartige Knoten in der Brust gefunden als in der anderen Gruppe, obwohl die Sterblichkeitsrate bei Brustkrebs in beiden Gruppen gleich hoch war. Die Forscher kamen zu dem Schluss, dass »Frauen, die sich für das regelmäßige Abtasten entscheiden, darüber aufgeklärt werden sollten, dass eine Wirksamkeit nicht bewiesen ist und dass sie dadurch eher die Wahrscheinlichkeit einer Brustbiopsie erhöhen.«[9] In der anderen Studie aus St. Petersburg wurden 57 712 Frauen, die eine Selbstabtastung vornahmen, mit 64 749 Frauen in einer Kontrollgruppe verglichen, wobei ähnliche Ergebnisse herauskamen.[10]

Aufgrund von Studien wie diesen haben sich viele Gesundheitsorganisationen in den USA dazu entschlossen, keine routinemäßige Abtastung mehr zu empfehlen, und zwar noch bevor die neuen Screening-Richtlinien veröffentlicht wurden. So hat beispielsweise die Amerikanische Krebsgesellschaft im Jahr 2003 das Selbstabtasten aus ihren Empfehlungen gestrichen. Das gilt im Übrigen auch für Deutschland, wo es diesbezüglich keine Empfehlung gibt.

Dennoch sind es die Frauen, die die meisten Abnormalitäten in der Brust entdecken (wenn man von den Mammografiebefunden absieht). Und bei Frauen mit einem hohen Brustkrebsrisiko sind Selbstuntersuchungen erwiesenermaßen bei der Entdeckung eines neuen Brustkrebses nicht weniger akkurat als Mammografie oder MRT, so jedenfalls eine Studie, die 2009 auf dem Jahrestreffen der amerikanischen Gesellschaft für Brustchirurgie vorgestellt wurde. Das Problem, das Frauen mit der Selbstuntersuchung haben (und das betrifft sogar Krankenschwestern und Ärztinnen, die es eigentlich besser wissen müssten), hat zweierlei Gründe: 1. die Angst vor dem, was man da findet, und 2. das unterschwellige Gefühl, dass eine Selbstuntersuchung als »Strafexpedition« nicht nur kontraproduktiv ist, sondern schädlich. Wer will denn allen Ernstes jeden Monat im Zusammenhang mit den eigenen Brüsten an »Krebs« denken? Doch Studien zeigen, dass genau das passiert.

Eine neue Einstellung zur Selbstuntersuchung finden

Doch es gibt eine gute Alternative zur Tastuntersuchung in der Art einer Minensuche. Machen Sie sich mit Ihren Brüsten in einer gesunden und liebevollen Art vertraut. Das allein ist schon gesundheitsförderlich. Es geht nicht darum, »etwas zu finden«. Ein guter Zeitpunkt ist nach einer regulären frauenärztlichen Untersuchung. Dann wissen Sie, dass alles in Ordnung und normal ist. Wenn Sie nicht wissen, wie sich das Normale anführt, bitten Sie Ihre Ärztin oder Ihren Arzt, Ihnen zu beschreiben, was sie/er beim Abtasten fühlt. Dann probieren Sie es selbst, und so wissen Sie, was das Normale ist. Ab dann berühren Sie Ihre Brüste immer mit liebevoller Aufmerksamkeit. Reiben Sie die Hände, bis sie warm sind. Dann legen Sie sie auf die Brüste und stellen sich vor, wie Sie Liebe und Fürsorge auf sie übergehen lassen. Vielleicht spüren Sie dabei ein Kribbeln durch die verstärkte Durchblutung.

Begegnen Sie Ihren Brüsten mit Achtung. Wenn Sie Angst vor Ihren Brüsten haben und sie zu »knotig« finden, beginnen Sie damit, dass Sie ihnen beim täglichen Baden oder Duschen besondere Aufmerksamkeit widmen. (Zum Thema Knoten finden Sie mehr am Ende des Kapitels im Abschnitt über Brustgesundheit.) Achten Sie beim Waschen der Brust darauf, wie sich die Haut unter Ihren Fingern anfühlt. Stellen Sie sich vor, Sie hätten heilende Kräfte in den Händen (was übrigens stimmt). Wenn Sie Brust und Achselhöhlen waschen, dann tun Sie es im Geiste einer Segnung. Auf diese Weise bekommen Sie ein Gefühl für die Umrisse Ihrer Brüste. Machen Sie das zu einem festen Bestandteil Ihrer Körperpflege, bis Sie Ihre Brüste als wichtigen Teil Ihrer Anatomie wieder achten können. Ihr Brustgewebe wird auf Ihre Absicht positiv reagieren.

Abbildung 17: Die eigenhändige Brustuntersuchung

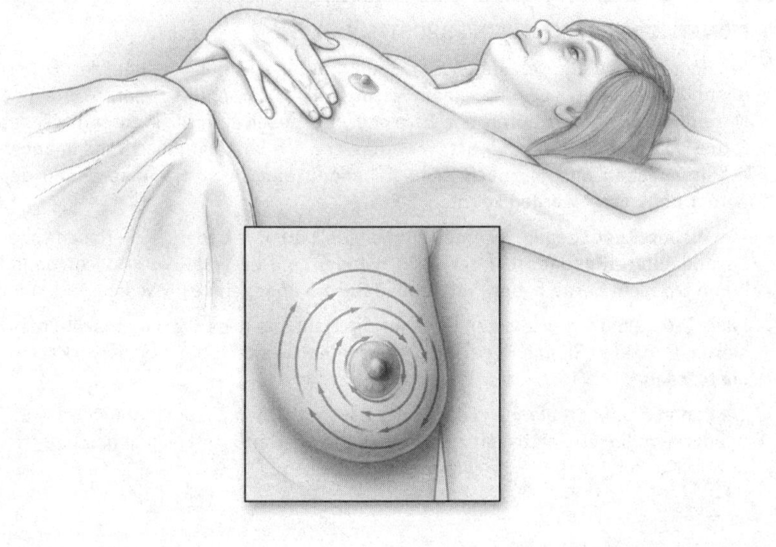

Wenn Ihnen diese Übung völlig vertraut geworden ist, können Sie einen Schritt weitergehen und spüren, wie sich Ihr Brustgewebe anfühlt, wenn Sie etwas mehr Druck ausüben. Es hilft vielleicht, wenn Sie das mit derselben unbefangenen Neugier angehen, mit der Sie etwa Ihre Hände oder Fußsohlen betrachten. Ihre Brüste sind ein wichtiger Bestandteil des weiblichen Wissens, und Sie sollten lernen, auf sie zu hören. Legen Sie sich auf den Rücken, eine Hand unter dem Kopf. Dadurch legt sich Ihr Brustgewebe flacher gegen die Brustwand; der Untergrund aus Muskeln und Rippen macht es leichter, das Gewebe zu spüren und zu würdigen. Erkunden Sie jetzt mit der rechten Hand die linke Brust, aber mit der flachen Seite der Finger, nicht mit den Fingerspitzen. Die Fingerspitzen sind so empfindlich, dass sie sämtliche kleinen Drüsen spüren. Das kann Angst machen, solange Sie nicht wissen, wie sich Ihre Brüste normalerweise anfühlen. Sie sollten deshalb Ihr Brustgewebe erst dann mit den Fingerspitzen untersuchen, wenn Sie Ihre Brüste gut kennen und Vertrauen zu ihnen haben. Wiederholen Sie das mit der linken Hand und der rechten Brust. Zu Anfang ist es sinnvoll, die Brust in vier Bereiche aufzuteilen, die einzeln untersucht werden. Streichen Sie anschließend mit der Hand hinauf in die Achselhöhle und dann wieder zurück zur Brustwarze, um die Unterschiede in den verschiedenen Bereichen zu spüren. Das Brustgewebe ist meist im oberen, äußeren Teil der Brust am dichtesten. Mit der Zeit lernen Sie die Unterschiede zwischen diesem Bereich und den anderen kennen; Sie wissen dann, welche Unterschiede bei Ihnen normal sind.

MONATLICHE FÜRSORGLICHE BRUSTMASSAGE

Im Folgenden stelle ich Ihnen ein Brustmassage-Ritual vor, das der Brustgesundheit dienen soll und einem verbesserten Lymphfluss dient. Gifte und Unreinheiten werden durch das Streichen ausgeschwemmt. (Achtung: Dieses Ritual sollte nicht durchgeführt werden, wenn Sie kürzlich eine Krebsdiagnose erhalten haben und Sie noch nicht behandelt sind, weil die Ausbreitung des Tumor begünstigt werden könnte.)

Zur Vorbereitung: Legen Sie eine schöne Musik auf und baden Sie in Rosen- oder Lavendelduft. (Rose lässt Ärger verschwinden und Lavendel wirkt beruhigend.) Wenn Sie nicht gerne baden, verwenden Sie ein angenehmes Massageöl.

Massieren Sie leicht, bewegen Sie eher die Haut, als dass Sie die Muskeln massieren. Genießen Sie die Berührung. Je wohler Sie sich fühlen, desto wirksamer die Massage.

1. Mit den ersten drei Fingern der rechten Hand suchen Sie die Einbuchtung über dem linken Schlüsselbein. Dehnen Sie die Haut sanft, von den Schultern zum Nacken hin, fünf- bis zehnmal wiederholen.

2. Mit den Fingern der rechten Hand ausgestreckt, bedecken Sie den von Haaren bedeckten Teil der Achsel und dehnen Sie die Haut aufwärts fünf- bis zehnmal.
3. Mit der flachen Hand streichen oder klopfen Sie die Haut vom Brustbein zur Achsel. So verfahren Sie über, auf und unterhalb der Brust, jeweils fünf- bis zehnmal.
4. Schließlich streichen Sie mit der flachen rechten Hand von der Taille aufwärts zur Achsel, ebenfalls fünf- bis zehnmal.
5. Nun wechseln Sie die Hand und massieren Sie die rechte Seite in gleicher Weise. Genießen Sie das Ganze.

Wenn Frauen die Anatomie der Brüste verstehen, sie (von innen und von außen) erspüren und sie betrachten, lernen sie ihre Brüste kennen, und das ist meiner Meinung nach das Wichtigste. Frauen müssen begreifen, dass die Brüste ganz normale Körperteile sind und genauso viel oder mehr liebevolle Aufmerksamkeit brauchen wie das Haar oder die Haut. Eine Selbstuntersuchung mit dieser Einstellung, die sich nicht nur darauf konzentriert, »Knoten zu finden, die man nicht finden will«, schafft ein sehr viel positiveres Energiefeld für die Brüste. Eine furchtsame Einstellung zur Brustuntersuchung steigert die Furcht und ist somit das genaue Gegenteil von dem, was Sie brauchen, um ein gesundes Brustgewebe zu entwickeln. Ein Beispiel für diese gesunde Einstellung zur Brustuntersuchung hat eine Patientin gegeben, bei der wegen Brustkrebs eine brusterhaltende Operation (Tylektomie oder Lumpektomie) durchgeführt wurde. Sie tastet die Brüste regelmäßig ab und kennt ihre Anatomie genau. Und jeden Morgen vor dem Aufstehen sagt sie ihnen: »Mädels, bei mir seid ihr sicher.«

Gutartige Brustsymptome: Schmerzen, Knoten, Zysten und Absonderungen der Brustwarze

Die meisten Patientinnen kommen wegen Knoten oder wegen Zysten in den Brüsten zu mir, die zwar überwiegend gutartig sind, aber beobachtet werden müssen, um eine kanzerogene Entwicklung auszuschließen. (Absonderungen der Brustwarze sind seltener, aber oft ebenfalls besorgniserregend.) Schmerzen in den Brüsten sind für etwa die Hälfte aller Arztbesuche von Frauen verantwortlich. Zyklische Schmerzen in Übereinstimmung mit dem Menstruationszyklus (zyklische Mastodynie) entstehen in der Regel durch eine übermäßige hormonelle Stimulation der Brust aufgrund von zu viel

Östrogen, übermäßigem Koffeingenuss oder auch chronischem Stress. Mastodynie ist kein Risikofaktor für Brustkrebs.

Fibrozystische Mastopathie/Dichtes Brustgewebe

Etwa 70 Prozent aller Frauen wird von Medizinern eine einfache oder »fibrozystische« Mastopathie bescheinigt. In den Siebziger- und frühen Achtzigerjahren hat es Untersuchungen gegeben, denen zufolge Frauen mit einfacher Mastopathie zwei- bis dreimal häufiger Brustkrebs bekommen. Diese Ergebnisse haben Panik ausgelöst, und die Patientinnen bekamen widersprüchliche Auskünfte von den Ärzten. 1985 hat das Nationale Krebsinstitut in den USA bei einer von ihm selbst durchgeführten Untersuchung festgestellt, dass es sich bei der sogenannten einfachen Mastopathie in 70 bis 80 Prozent aller Fälle um normale Brustveränderungen handelt und ein Zusammenhang mit Brustkrebs nicht gegeben ist. Aber nicht alle Frauen wissen das.

Die weibliche Brust besteht aus Fett und Bindegewebe. Da sich das Verhältnis zwischen Fett und Bindegewebe mit der Zeit verändert, ist es normal, dass bei der Untersuchung manche Bereiche der Brust fester sind als andere – das Brustgewebe ist nicht homogen. Manche Teile der Brust sind allein deshalb fester, weil sie mehr Bindegewebe enthalten. Bei den meisten Frauen treten diese »fibrozystischen Veränderungen« auf, wie sie in der Pathologie genannt werden, und deshalb ist die Wahrscheinlichkeit hoch, dass sie bei einer Biopsie festgestellt werden.

Da mit dieser Bezeichnung aber so gut wie alle Verhärtungen, Empfindlichkeiten und Symptome der Brust beschrieben werden, wird oft auch bei den Frauen eine »fibrozystische Erkrankung« diagnostiziert, bei denen das Brustgewebe durch eine flächendeckende oder teilweise Zunahme des Bindegewebes fester geworden ist, was durchaus noch im Rahmen des Normalen liegt. Ich hatte eine Freundin, die zur routinemäßigen Mammografie ging, und die PTA ließ sie spüren, dass ihre »dichten Brüste« eine Abnormität darstellten. Warum? Ganz einfach, weil sie auf einem Mammogramm nicht gut zu erkennen sind – als ob ihre Brüste irgendwie einen wichtigen Gesundheitstest nicht bestanden hätten. Sie erzählte mir, dass ihr das so viel Angst machte, dass sie fast in Ohnmacht fiel. So viel Macht haben die Worte des medizinischen Personals.

Wie der Begriff der »Zervixerosion«, der eine normale Veränderung der Zervix zur Krankheit erklärt, bezeichnet auch der Begriff der »fibrozystischen Mastopathie« oder »dichtes Brustgewebe« nach Meinung vieler Fachleute keine Krankheit und sollte meiner Meinung nach nicht mehr benutzt werden.[11] Die falschen Informationen, die über die fibrozystische Mastopathie verbreitet sind, führen in Verbindung mit der ständigen Ausschlachtung der weiblichen Brust in den Medien und der generell ambivalenten Einstellung unserer Kultur zu einer psychischen Dynamik, die für viele Frauen sehr negative Auswirkungen haben kann. Man redet ihnen nicht nur ein, dass ihre Brüste zu klein, zu groß oder nicht richtig geformt sind, jetzt sollen sie auch noch krank sein!

Absonderungen der Brustwarze

Absonderungen der Brustwarze entstehen meist durch Stimulation der Brustwarzen, normalerweise beim Liebesakt, und sind nicht gefährlich. Nach dem Abstillen kann es ein Jahr oder länger dauern, bis der Milchfluss völlig versiegt ist. Wenn die Flüssigkeitsabsonderungen (von milchig bis klar und grünlich) hartnäckig sind und nicht auf eine Stimulation zurückgehen, sollte mit einem Bluttest der Prolaktinspiegel geprüft werden, um die Möglichkeit eines selten vorkommenden Tumors der Hypophyse (Hypophysenadenom) auszuschließen. Bei blutigen Absonderungen ist eine Untersuchung unbedingt erforderlich, um Krebs auszuschließen. Für diese sehr seltene Form der Absonderung können auch gutartige Gewächse im Ganggewebe der Brustwarze verantwortlich sein.

Zysten

Die Brüste reagieren sehr sensibel auf Hormonveränderungen, und gutartige Knoten oder Verdickungen verschwinden mit der Zeit meist von selbst. Trotzdem sollten Sie jeden Knoten sofort der Ärztin oder dem Arzt mitteilen. Wenn ich bei der Untersuchung einen Knoten finde, muss ich zunächst klären, ob es sich um eine Zyste handelt. Zur Diagnose werden die mit Flüssigkeit gefüllten Brustzysten unter örtlicher Betäubung mit einer Kanüle angestochen und die Flüssigkeit abgesaugt. Manchmal lässt sich bei der Untersuchung nicht eindeutig klären, ob es sich um einen Knoten oder eine Zyste handelt; dann ist eine Ultraschalluntersuchung erforderlich. Wenn sich die Zystenflüssigkeit, die in der Regel gelb oder grün-braun ist, absaugen lässt, schicke ich sie routinemäßig zur Analyse an ein zytologisches Labor, obwohl die meisten Fachleute der Meinung sind, man könne sie wegschütten, weil eine Analyse selten hilfreich ist. In den meisten Fällen verschwindet die Zyste nach dem Absaugen, und wenn keine anomalen Zellen gefunden werden, ist eine weitere Behandlung unnötig. Gibt es jedoch einen Verdacht, sollten die betroffenen Zellen auf Krebs hin untersucht werden. Wenn der Ultraschall deutlich eine einfache Zyste zeigt, und eine Frau möchte keine Nadel in ihrer Brust, kann die Zyste beobachtet werden. Viele Frauen können anhand ihrer Zysten ihren Zyklus und den Stresslevel bestimmen. Wird eine Zyste zu groß oder schmerzt oder steht vor, kann sie immer noch aspiriert werden. Die meisten Zysten verschwinden mit den Wechseljahren.

Handelt es sich bei dem Knoten nicht *eindeutig* um eine Zyste, überweise ich die Patientin meist an einen guten Chirurgen, um eine zweite Meinung einzuholen. Dazu gehört auch eine Mammografie (Röntgenaufnahme der weiblichen Brust), die vom Radiologen und dem Chirurgen ausgewertet werden sollte. Meiner Meinung nach sollte jede Frau so gründlich wie möglich informiert sein, bevor sie sich für eine Behandlung der Brust entscheidet. Bei Frauen, die jünger als 35 Jahre sind, kann eine Brustverdickung auch über mehrere Menstruationszyklen hinweg beobachtet werden, um festzustellen, ob sie von selbst verschwindet.

Behandlung gutartiger Brustsymptome

Die überwiegende Mehrheit der Frauen leidet von Zeit zu Zeit unter Schmerzen in den Brüsten (auch als Mastalgie oder Mastodynie bezeichnet). Sie sind der Hauptgrund für den Besuch von Spezialkliniken: 45 Prozent aller Patientinnen kommen aus diesem Grund in diese Kliniken. Aber wegen der hohen Verbreitung haben auch niedergelassene Gynäkologinnen viel damit zu tun. Leider sind diese Schmerzen wie so viele andere weibliche Probleme von der Medizin zu lange als neurotisch oder eingebildet betrachtet worden und haben nicht die erforderliche Aufmerksamkeit und Behandlung erfahren. Frauen wissen, dass Schmerz ein Zeichen für irgendein Ungleichgewicht sind, und Brustschmerzen sind keine Ausnahme.

Die brennendste Frage, die Frauen mit Brustschmerzen sofort beantwortet haben wollen, lautet: »Ist der Schmerz ein Anzeichen für Krebs?« Diese Frage kann fast immer verneint werden, mit Ausnahme einiger weniger Fälle. Bei einer Studie wurde gezeigt, dass Brustschmerzen allein nur bei 7 Prozent und Brustschmerzen in Verbindung mit einem Knoten bei 8 Prozent der Frauen mit Brustkrebs im Anfangsstadium ein Symptom waren. Eine andere, retrospektive Studie ergab bei Frauen mit einer Geschichte chronischer zyklischer Brustschmerzen ein höheres Brustkrebsrisiko als bei Frauen ohne solche Geschichte.[12]

Ich gehe davon aus, dass Sie wegen Ihrer Brustschmerzen vom Arzt gründlich untersucht wurden und Mammografie oder Ultraschalluntersuchung ohne Befund waren. Nach meiner Erfahrung mit Hunderten von Frauen, die an Brustschmerzen litten, ist die Verbindung zwischen Brustschmerzen und Krebs sehr gering. Nach einer Studie bekamen nur 0,5 Prozent aller Frauen mit

Brustschmerzen, bei denen die Routineuntersuchungen keine Anzeichen für Brustkrebs ergeben hatten, zu einem späteren Zeitpunkt Brustkrebs.[13]

Was verursacht Brustschmerzen?

Vor einer Besserung der Schmerzen müssen Sie zunächst begreifen, warum der Schmerz da ist. Brustschmerzen treten am häufigsten vor der Menstruation auf; sie hängen dann mit den Hormonveränderungen zusammen, die zum Zyklus gehören. In der Lutealphase (die zwei Wochen vor Einsetzen der Blutung) ist bei allen Frauen die Neigung zu Wassereinlagerung und Gewichtszunahme erhöht. Bei manchen Frauen kann dieser leichte Flüssigkeitszuwachs genauso wie andere zyklische Hormonveränderungen Druckgefühle oder Entzündungen im Brustgewebe hervorrufen, die die Brüste empfindlich machen. Die zyklischen Veränderungen des Brustgewebes spiegeln die Veränderungen in der Gebärmutter. Der Unterschied besteht darin, dass die Flüssigkeit und das Gewebe, das sich in der Gebärmutter aufbaut, durch die Menstruation ausgeschieden werden, während die Flüssigkeit und das Gewebe, das sich in der Brust aufbaut, wieder vom Körper aufgenommen wird. Dass dieser Prozess zu Schmerzen führen kann, ist einleuchtend, insbesondere wenn die Jodaufnahme zu niedrig ist oder die Ernährung zelluläre Entzündung begünstigt. Die zyklischen hormonellen Veränderungen sind auch der Grund dafür, dass bei Brustbeschwerden so oft Hormontherapien verschrieben werden, aber dazu komme ich später.

Bei manchen Frauen stehen Brustschmerzen aber nicht mit dem Menstruationszyklus in Verbindung. Hier ist die Ursache unklar. Manche sehen einen Zusammenhang mit Entzündungen im Körper, andere mit neuroendokrinen Veränderungen, die durch subtile Wechselwirkungen von Umgebung, Wahrnehmung und Hormon- und Immunsystem entstehen (Brustschmerzen sind mit Veränderungen der Steroid- und Proteinhormone in Verbindung gebracht worden, zu denen Östrogen, Progesteron und das im Hypothalamus gebildete Gonadotropin freisetzende Hormon – GnRH – sowie Prolaktin gehören).

Eine wissenschaftliche Untersuchung hat gezeigt, dass viele Frauen mit schweren Brustschmerzen gleichzeitig an Angststörungen und einer Reihe anderer chronischer Schmerzsymptome litten. Solchen Frauen helfen die zahlreichen medikamentösen Behandlungen nicht, die ihnen die Ärzte verschreiben. Der Schlüssel zur Schmerzbeseitigung liegt hier darin, die verschiedenen emotionalen Zustände wie Trauma, Depression, Angst und erworbene Hilflosigkeit anzuerkennen und freizusetzen, die das Immun- und Hormonsystem des Körpers nachweislich verändern können.[14]

Die Botschaft hinter den Symptomen erkennen

Gelegentlich halten die Brustschmerzen an, bis eine tiefere seelische Verletzung angesprochen wird. Eine meiner Patientinnen wurde erst schmerzfrei, nachdem sie sich daran erinnert hatte, dass ein paar Jungen sie als Fünfjährige beim Spiel in einer Scheune gezwungen hatten, nackt vor ihnen zu posieren, wobei sie sich vor allem auf ihre Brust konzentriert hatten. Als sie in der Pubertät dann einen Busen bekam, wurde ihr emotionales und psychisches Unbehagen, das durch diesen Vorfall entstanden war, chronisch und manifestierte sich schließlich als physischer Schmerz.

Eine 47-jährige Frau erzählte, sie sei sich ihrer Brüste in der Zeit extrem bewusst gewesen, als ihre dreizehnjährige Adoptivtochter sich von ihr zu lösen begann. Sie hätten manchmal geschmerzt, so als ob sie sich danach sehnten, einen Säugling zu stillen und zu wiegen. Sie sagte: »Als ich auf das Klimakterium zusteuerte, wurde mir klar, dass ich nicht wusste, wie sie als Säugling ausgesehen hatte, und dass sie auch nicht an meiner Brust getrunken hatte. Ein paar Monate später wurde bei der Vorsorgeuntersuchung eine Verdickung in der linken Brust festgestellt, sehr nahe am Herzen. Ich wusste, was es damit auf sich hatte. Ich musste die wieder aufgetauchten Gefühle verarbeiten, die um meine Unfruchtbarkeit und die damit verbundenen Verluste kreisten. Ich war sehr traurig darüber, dass ich mein wunderbares Kind nicht selbst geboren hatte. Zum ersten Mal ließ mich jetzt mein Körper wissen, dass er ebenfalls trauerte.« Zwei Monate nach dieser Erkenntnis war die Verdickung verschwunden. Manchmal heilt der Körper schon, wenn Sie seine Botschaften zulassen und annehmen und ihren Brüsten sagen: »Okay, ich habe verstanden.«

Brustbiopsie

Bei jedem hartnäckigen Knoten ist eine Biopsie nötig, um zu einer definitiven Diagnose zu kommen. Allerdings hat der hochauflösende Ultraschall zum Rückgang der Biopsien geführt. Die meisten Biopsien werden ambulant mit Lokalanästhesie von einem spezialisierten allgemeinen Chirurgen vorgenommen. Eine Nadelbiopsie kann in einer Praxis unter Ultraschallkontrolle vorgenommen werden. Der Patientin bleibt dadurch bei gutartigen Befunden eine Knotenentnahme mit Narbenbildung erspart. Auch die Diagnosestellung erfolgt dadurch schneller. In spezialisierten Praxen erfolgt diese mittlerweile so schnell wie die Nadelbiopsie. Manchmal jedoch dauert die Diagnose länger, weil die Pathologie bestimmte Tests am Brustgewebe durchführen muss. Viele Frauen machen sich Sorgen, dass der Krebs durch die Nadel verbreitet würde. Doch in all den Jahren der Praxis ist dies nur äußerst selten passiert.

Die Unsicherheit, ob ein Knoten in der Brust Krebs ist oder nicht, zählt zu den unangenehmsten Erfahrungen, die Frauen machen können. Glücklicherweise gibt es noch Alternativen zum Warten und Hoffen. Ich komme weiter unten in diesem Kapitel darauf zurück.

Mammografie

Die Grenzen des Goldstandards

Eine Mammografie ist eine Röntgenuntersuchung der Brust, mit der Brustkrebs im Frühstadium festgestellt werden kann, bevor er sich bei den normalen Untersuchungen bemerkbar macht. Lange galt sie im Hinblick auf Früherkennung (und damit verbunden einer höheren Heilungschance) als Goldstandard. Die Angst vor Brustkrebs steht bei vielen Frauen an erster Stelle. Eine Gallup-Umfrage von 1995 hat herausgefunden, dass 40 Prozent der Frauen meinen, sie würden einmal an Brustkrebs sterben, obwohl die echte Sterblichkeitsrate der Erkrankung bei weniger als 3 Prozent liegt.[15] Historisch haben sich Frauen und Ärzte gemeinsam an die Mammografie und die Früherkennung wie an einen Rettungsring geklammert. Doch im November 2009 geriet die United States Preventive Services Task Force – ein einflussreiches staatlich beauftragtes Gremium, das Ärzteschaft, Versicherer und Politik berät – in die Schlagzeilen, weil es seine langjährigen Leitlinien dahingehend verändert hatte, dass Frauen die regelmäßige Mammografie nicht mehr wie zuvor ab 40, sondern nun erst ab 50 beginnen sollten.[16] Die Leitlinien sahen außerdem vor, dass Frauen zwischen 50 und 75 nur noch alle zwei Jahre eine Mammografie machen sollten. Für Frauen über 75 sahen sie kein Routinescreening vor, weil das Verhältnis von Nutzen und Risiko nicht bekannt sei. (Die neuen Leitlinien galten nicht für Frauen mit hohem Brustkrebsrisiko aufgrund genetischer Ursachen oder für Frauen, die hohen Strahlenbelastungen ausgesetzt waren.)

Die Kommission war zu dem Schluss gekommen, dass für Frauen in den Vierzigern die Mammografie-Risiken (etwa durch falsch-positive Befunde aufgrund des dichteren Brustgewebes bei gleichzeitig geringerem Brustkrebsrisiko) den Nutzen (eine 15-prozentige Verminderung der Brustkrebssterblichkeit) überwiegen.[17]

Diese Risiken waren seit Langem in der Literatur bekannt: So hatten schon 2000 und 2001 die dänischen Wissenschaftler Ole Olsen und Peter Gøtzsche zwei Studien in der renommierten *Lancet* veröffentlicht. In diesen hatten sie sieben randomisierte und kontrollierte Studien zum Nutzen der Mammografie bei der Reduktion der Brustkrebssterblichkeit einer nochmaligen Kontrolle unterzogen. Dabei fanden sie heraus, dass fünf der sieben Studien so fehlerhaft waren, dass sie nicht einmal publiziert werden konnten. Doch auch bei den verbleibenden zwei gab es einiges zu bemängeln. So kamen sie zu dem Ergebnis, dass Mammografien keinen Einfluss auf die Sterblichkeit in Zusammenhang mit Brustkrebs haben. Die Studien hatten allerdings gezeigt, dass die Mammografien zu überflüssigen Eingriffen führten und zu einem 20-prozentigen Anstieg von Brustentfernungen geführt hatten, von denen viele unnötig waren.[18]

Neuere Forschungsergebnisse bestätigen dies auch weiterhin. Eine wegweisende Studie aus dem Jahr 2012, die im *New England Journal of Medicine* veröffentlicht wurde, zeigte, dass in den letzten 30 Jahren 1,3 Millionen Frauen überdiagnostiziert (und damit überbehandelt) wurden, was fast ein Drittel aller neu diagnostizierten Brustkrebsfälle ausmacht.[19] Die Forscher folgerten daraus, dass »das Brustkrebs-Screening bestenfalls eine geringe Auswirkung auf die Sterblichkeitsrate bei Brustkrebs hat.« Eine Studie aus dem Jahr 2013 kam zu dem Schluss, dass von 2000 Frauen, die zehn Jahre lang Mammografien erhalten, nur eine nicht an Brustkrebs stirbt und zehn gesunde Frauen unnötig behandelt werden.[20]

Die Änderung der Screening-Leitlinien durch die USPST im Jahr 2009 war jedoch umstritten, und der allgemeine Konsens ist seither gemischt. Das American College of Radiology zum Beispiel war so sehr gegen die Änderung, dass es die Task Force sogar aufforderte, ihre Empfehlung rückgängig zu machen. Das American College of Radiology empfiehlt weiterhin ein jährliches Mammografie-Screening ab dem Alter von 40 Jahren (bis die Lebenserwartung einer Frau weniger als fünf bis sieben Jahre beträgt). Die neuesten Richtlinien der American Cancer Society (veröffentlicht 2015) empfehlen, dass Frauen zumindest die Möglichkeit haben sollten, im Alter von 40 Jahren mit jährlichen Mammografien zu beginnen, und empfehlen ein solches Screening ab dem Alter von 45 bis 55 Jahren. In dieser Zeit können Frauen weiterhin jährliche Mammografien durchführen lassen oder zu einem halbjährlichen Screening wechseln, wobei es keine obere Altersgrenze gibt (solange ihr allgemeiner Gesundheitszustand gut ist und sie eine Lebenserwartung von zehn Jahren oder mehr haben). Andererseits besagen die neuesten Richtlinien des American College of Obstetricians and Gynecologists (veröffentlicht 2017), dass Frauen zwar ab einem Alter von 40 Jahren eine jährliche oder zweijährliche Mammografie angeboten werden sollte, ihr ausdrücklicher Empfehlungsbeginn jedoch bei 50 Jahren liegt, wobei ein Screening ab einem Alter von 55 Jahren alle zwei Jahre bis 75 »besonders vernünftig« gilt. Seit der Aufklärungskampagne der Amerikanischen Krebsgesellschaft Mitte der 1980er-Jahre, die Frauen über 35 ermahnte: »Wenn Sie noch keine Mammografie gemacht haben, sollten Sie nicht nur Ihre Brüste untersuchen lassen«, haben wir einen weiten Weg hinter uns gebracht.

Weitere aktuelle Forschungsarbeiten zielen auf die »Verbesserung« der Mammografietechnik ab (die bereits zu digitalen Bildern übergegangen ist, die sich leichter vergrößern und verbessern lassen als die früher auf Film aufgenommenen Bilder). Bei der dreidimensionalen Mammografie, die auch als digitale Brusttomosynthese (DBT) bezeichnet wird, werden Bilder in dünnen Schichten aus verschiedenen Winkeln aufgenommen. Mithilfe einer Computersoftware wird dann ein umfassendes Bild erstellt. Obwohl die DBT mit einer sehr geringen Röntgendosis arbeitet, wird sie in der Regel gleichzeitig mit der zweidimensionalen digitalen Mammografie durchgeführt, sodass die Gesamtstrahlendosis höher ist als bei einer Standard-Mammografie. Dank neuerer Strategien kann die DBT jetzt allein durchgeführt werden, wodurch die Strahlendosis eher der Standard-Mammografie entspricht. Es ist noch nicht klar, ob diese neuere 3-D-Mammografie besser als die alte 2-D-Mammografie frühe Veränderungen erkennen kann oder falsch-positive Testergebnisse vermeiden, aber derzeit läuft eine groß angelegte randomisierte Brustscreening-Studie (Tomosynthesis Mammography Imaging Screening Trial), um festzustellen, ob sie fortgeschrittenen Krebs besser erkennen kann.

Fast alle Bildgebungen bei der Krebsuntersuchung weisen langsam wachsende Läsionen aus. Normalerweise stirbt man daran nicht, sondern allenfalls mit ihnen. Sie bedeuten keine Lebensbedrohung. Eine einflussreiche und wichtige Studie, die im November 2008 in den *Archives of Internal Medicine* publiziert wurde, legt nahe, dass einige Brustkrebsarten sehr wohl remittieren (zurückgehen), und das ohne Behandlung.[21] Bei der besagten Studie wurden 200 000 Norwegerinnen zwischen 50 und 65 zweimal für jeweils sechs Jahre nacheinander beobachtet. Die Hälfte der Frauen unterzog sich regelmäßig einer Brustuntersuchung oder einer Mammografie, der Rest unternahm nichts. Die Forscher fanden heraus, dass es bei den Frauen, die regelmäßig ihre Brust untersuchen ließen, ein 22 Prozent höheres Aufkommen von Brustkrebs gab. Daraus schloss man, dass die Häufigkeit des Brustkrebses sicherlich in beiden Gruppen gleich war, dass bei den Frauen ohne regelmäßige Untersuchung der Körper auf natürliche Weise für eine Lösung des Problems gesorgt hatte.

Diese Schlussfolgerung wurde auch von weiteren, nicht an der Studie beteiligten Medizinern unterstützt. Auch wenn man glaubt, es sei ein Wunder, wenn ein Krebs verschwinde, dann passiert es doch häufiger, als man denkt. So schätzt man, dass pro 100 Frauen mit einer Brustkrebsdiagnose 30 einen sehr langsam wachsenden Krebs haben, der sehr wahrscheinlich nicht lebensbedrohlich ist.[22] Barnett S. Kramer, M.D., stellvertretender Direktor für Prävention an den National Institutes of Health (der US-amerikanischen Gesundheitsbehörde), äußerte sich dazu wie folgt: »Die Gesundheitsberufe haben mit dazu beigetragen, die Dinge zu vereinfachen und Verwirrung zu stiften. Die Öffentlichkeit muss wissen, was wir wissen, und wir müssen ehrlich sagen, was wir nicht wissen.«[23]

Die Debatte über Mammografien ist nicht schwer zu verstehen. Sowohl innerhalb als auch außerhalb der Medizin haben wir uns als Gesellschaft darauf verlassen, dass das Screening uns rettet. Und auch wenn die Beweislage dies nicht unterstützt, fühlen sich Frauen und ihre Ärzte oft besser, wenn sie »alles abgesichert haben«. (Übrigens machen Männer eine ähnliche Erfahrung mit PSA-Screening-Tests für Prostatakrebs. Diese galten lange Zeit als unverzichtbar. In einer groß angelegten Studie aus dem Jahr 2018 wurden Männer, die am PSA-Screening teilnahmen, mit Männern verglichen, die zwar medizinisch untersucht wurden, aber kein Screening erhielten: Die Zahl der Diagnosen war in beiden Gruppen gleich hoch, ebenso die Überlebensrate nach zehn Jahren. Außerdem wurden bei der PSA-Untersuchung manche aggressive, potenziell tödliche Krebsarten nicht erkannt und es kam gelegentlich zu falsch-positiven Ergebnissen, was zu Ängsten und unnötigen Behandlungen führte.[24])

Eine gute Möglichkeit, das eigene Brustkrebsrisiko zu bestimmen – wodurch sich dann wiederum entscheiden lässt, wie oft man eine Mammografie durchführen lassen sollte –, ist, sich auf den einschlägigen Internetseiten zu informieren: etwa auf der Webseite der Deutschen Krebsgesellschaft https://www.krebsgesellschaft.de/onko-internetportal/basis-informationen-krebs/basis-informationen-krebs-allgemeine-informationen/erblicher-brustkrebs-wenn-der-k.html oder beim Krebsinformationsdienst https://www.krebsinformationsdienst.de/tumorarten/brustkrebs/brustkrebsrisiken-persoenlich.php. Dort gibt es hochwertige Informationen zum Thema familiärer Brustkrebs.

Der größte Einwand gegen die Mammografie ist für mich aber der Umstand, dass sie die Brustkrebssterblichkeit nicht besser senkt als die herkömmliche Abtastuntersuchung der Brust (die die Sterblichkeit auch nicht senkt). Eine im *Journal of the National Cancer Institute* im Jahr 2000 veröffentlichte Studie, die knapp 40 000 Frauen zwischen 50 und 59 beobachtet hatte, kam zu dem Schluss, dass die jährlichen Mammografien den herkömmlichen Tastuntersuchungen der Brust, was die Senkung der Sterblichkeit durch Brustkrebs anging, nicht überlegen waren.[30]

Eine 2015 veröffentlichte systematische Überprüfung von neunzehn Studien mit insgesamt 2,3 Millionen Frauen in den Wechseljahren und danach ergab, dass bei asymptomatischen Frauen, die zwar eine Brustuntersuchung, aber keine Mammografie erhalten hatten, die Rate der krebsfreien Fälle höher war, weil bei den Teilnehmerinnen der Mammografie-Gruppe, 30 bis 50 Prozent der Untersuchungen zu falsch-positiven Diagnosen führten.[31] Eine 2017 von französischen Forschern durchgeführte Studie, in der Daten eines 1989 in den Niederlanden eingeführten Routine-Screening-Programms für alle Frauen im Alter von 50 bis 75 Jahren ausgewertet wurden, zeigte, dass Mammografien über einen Zeitraum von 23 Jahren in dieser Altersgruppe tatsächlich keine Leben retteten und dass mehr als die Hälfte der gemeldeten abnormalen Ergebnisse falsch-positiv waren.[32] Eine weitere Studie, die im *Journal of the American Medical Association* veröffentlicht wurde, kam zu dem Fazit, dass die Mammografie für Frauen ab siebzig Jahren nur wenig Nutzen bringt.[33] Die in diesem Alter entdeckten Krebsarten hätten sie nicht umgebracht.

Dann gibt es noch die Forscher, die die Sicherheit der Mammografie wegen der Strahlenbelastung anzweifeln. Eine 1994 in der Zeitschrift *Lancet* veröffentlichte Studie befasste sich mit dem Problem, das viele Frauen mir gegenüber geäußert haben, nämlich dass der Druck auf die Brust bei einer Mammografie (was einem Gewicht von etwa 40 Pfund auf der Brust entspricht), dazu führen kann, dass kleine in-situ-Tumore platzen, wodurch Krebszellen in das umliegende Gewebe gestreut werden und möglicherweise zu invasiveren Krebsarten und Metastasen führen.[34] Forscher des UCLA Jonsson Comprehensive Cancer Center fanden heraus, dass selbst dann, wenn die Bestrahlung die Hälfte der Krebszellen einer Patientin abtötet, die nicht abgetöteten Zellen mit einer Entwicklung hin zu behandlungsresistente Brustkrebsstammzellen auf die Belastung reagieren. Das Ergebnis ist ein Anstieg des Verhältnisses von hochgradig bösartigen zu gutartigen Zellen im Tumor. Die Forscher fanden heraus, dass die neuen Brustkrebsstammzellen eine bis zu 30-mal höhere Wahrscheinlichkeit haben, Tumore zu bilden, als die nicht bestrahlten Brustkrebszellen.[35]

Dr. Cornelia Baines, emeritierte Professorin an der Universität Toronto und ehemalige stellvertretende Leiterin der Canadian National Breast Screening Study, brachte es folgendermaßen auf den Punkt: »Ich glaube nach wie vor, dass der momentane Enthusiasmus für das Screening mehr auf Ängsten, falschen Hoffnungen und Gier als auf Beweisen beruht.«[36] Der Meinung stimme ich zu.

Glücklicherweise erkennt die medizinische Öffentlichkeit allmählich, dass es nicht das eine Vorsorgekonzept für alle Frauen gibt. Ein großer

Schritt nach vorn ist die Women Informed to Screen Depending on Measures of Risk (WISDOM)-Studie, eine randomisierte Studie mit rund 100 000 Frauen, bei der ein personalisierter Ansatz zur Brustkrebsvorsorge getestet wird.[37] Die auf fünf Jahre angelegte Studie begann im Herbst 2016 und wird von Laura J. Esserman, Brustchirurgin an der University of California, San Francisco, geleitet. In der Studie wird untersucht, ob ein risikoabhängiges Screening (d.h. ein Screening in Intervallen, die sich nach dem genetischen Hintergrund, der Familienanamnese und anderen Risikofaktoren einer Frau richten) wirksamer ist als ein jährliches Screening. Frauen mit einem höheren Risiko erhalten dabei öfter Mammografien als Frauen mit einem niedrigeren Risiko, wobei in keinem Fall das in den aktuellen USPST-Leitlinien empfohlene Mindestmaß unterschritten wird.

Als Fazit bleibt: Bei der Mammografie sind die Dinge nicht in Stein gemeißelt. Es gibt zu vieles, was wir nicht wissen. Frauen sollten sich zunächst von einer erfahrenen Ärztin oder einem Arzt beraten lassen und dann ihrer inneren Stimme folgen und für ihre Wahl Verantwortung übernehmen.

Intelligenten, informierten Frauen ist durchaus zuzutrauen, das Richtige zu tun. Dazu gehört auch, eine Mammografie auszuschlagen. Ich stehe hinter jeder ihrer Entscheidungen.

Die Grenzen der konventionellen Früherkennung

Eine regelmäßige Mammografie (oder Sonografie) ist nicht das Gleiche wie Vorbeugung. Mit anderen Worten: Sie sind nicht mit dem Zähneputzen oder der Anwendung von Zahnseide bei der Zahngesundheit vergleichbar, die wirklich Karies und Parodontose verhindern. Eine meiner Kolleginnen pflegte in Bezug auf Brustkrebs zu sagen: »Wir machen die Risiken aus, aber wir wissen nicht, was wir machen sollen, solange sie nicht als Krankheit in Erscheinung treten.« Unsere Kultur betrachtet die Mammografie als Reparaturmaßnahme, bestärkt Frauen aber nicht darin, ihr Ernährungsverhalten zu ändern, Sport zu machen, mit dem Rauchen aufzuhören oder Beziehungen einzugehen, die sie unterstützen. Dies sind in der Tat präventive Maßnahmen im Dienste der Brustgesundheit. Doch wie ein Forscher sagt, es ist die Behandlung, die die Aufmerksamkeit bekommt, nicht die Prävention. Wenn Ihre Schwester oder Mutter stirbt, spenden Sie vielleicht für die Brustkrebsforschung, Sie machen aber kein Vollwertrestaurant im Viertel auf, oder setzen sich für Sexualkunde von Mittelschülerinnen ein, in dem ein wertschätzender Umgang mit den eigenen Brüsten vermittelt oder darauf geachtet wird, dass Vitamin-D-Spiegel ausreichend hoch sind. Unsere Kultur ist krisenorientiert und reagiert erst, wenn das Kind schon in den Brunnen gefallen ist.

Doch es gibt noch eine dritte Option. Nutzen Sie Mammografie und Vorsorge als äußeres Leitsystem. Und wenn sich eine Anomalität zeigt, dann haben Sie die Möglichkeit, die abnormalen Zellen zu fragen, was sie eigentlich möchten, aber nicht bekommen. Je eher Sie anfangen, Ihre Ernährung oder Ihre Einstellung zu ändern, desto eher lassen sich Zellen verändern. Dazu mehr weiter hinten in diesem Kapitel.

Ultraschalluntersuchung: Eine zusätzliche Möglichkeit (und manchmal auch Alternative) zur Mammografie

Für manche Frauen ist die Ultraschalluntersuchung des Brustgewebes (bei der Schallwellen in elektrische Impulse verwandelt werden, die auf dem Bildschirm sichtbar sind) angemessener und hilfreicher als die Mammografie. Dank der großen Fortschritte in dieser Technik halten manche Experten die Ultraschalluntersuchung bei der Diagnose invasiven Brustkrebses für die Methode der Zukunft; die Mammografie bliebe dann der Lokalisation intraduktaler Karzinome mit typischen Verkalkungen vorbehalten. Ein Vorteil des Ultraschalls ist, dass er keine Strahlung entwickelt und viel einfacher in der Durchführung ist. Ein routinemäßiger Ultraschall des Brustgewebes wird im Vergleich zur Mammografie viel zu selten angeboten.

Bei der Diagnose eines nicht tastbaren Knotens ist Ultraschall von unschätzbarem Wert für die Feinnadelbiopsie. Hochauflösender Ultraschall hat auch die Bestimmung des genauen Umrisses tastbarer Brustknoten sehr erleichtert. Mit dieser Methode lassen sich problemlos Zysten von Knoten und mit 98-prozentiger Sicherheit gutartige von bösartigen Knoten unterscheiden. Manche Untersuchungen haben sogar gezeigt, dass Ultraschall für Frauen mit einer tastbaren Gewebeverdickung die genaueste diagnostische Methode ist; wenn sie von Experten angewandt wird, hat sie einen positiven Vorhersagewert von 99,7 Prozent.[38] Bei Unklarheiten lässt sich heute eine ambulante Feinnadelbiopsie durchführen, um zu bestimmen, ob eine Verdickung bösartig ist. Vielen Frauen sind so entstellende Brustbiopsien und Ängste erspart geblieben.

Ultraschall ist aber noch aus einem anderen Grund wichtig. Bei Frauen mit dichtem Brustgewebe oder postoperativen Narben sowie bei Frauen, die an akuten oder chronischen Nachwirkungen von Bestrahlung leiden, Hormonpräparate nehmen oder jünger als 45 oder 50 sind, ist die Mammografie oft nicht hilfreich. Auch bei der Brustdiagnose von Frauen mit Silikonimplantaten liefert die Ultraschalluntersuchung exaktere Ergebnisse als die Mammografie. Bei Frauen, deren Brust bereits bestrahlt wurde, sind die

Risiken einer Mammografie besonders hoch. Für sie ist Ultraschall eine gute Alternative. Außerdem ist sie schmerzlos und arbeitet ohne Strahlen. Die Mammografie ist heute immer noch die gängige Untersuchungsmethode für die meisten Frauen ohne Symptome, aber die Sonografie hat einen definitiven Stellenwert.

Die Magnetresonanz-Bildgebung ist das jüngste Verfahren in der Brustkrebserkennung. Weil es so kostspielig und aufwendig ist, wird es jedoch keinen Einzug in das allgemeine Früherkennungsverfahren halten. Im Übrigen lauern auch hier Gefahren durch falsch-positive Befunde oder einen Aufschub anderer Diagnostikinstrumente.[39]

Das DCIS-Dilemma

Die Mammografien, besonders die neueren hochauflösenden Bilder, können frühe Anomalitäten der Brust nachweisen, die sich nicht notwendig zu invasivem Krebs entwickeln. Diese frühen Veränderungen werden als duktales Carcinoma in situ (DCIS) oder als Dysplasie oder Atypie des Brustgewebes bezeichnet. DCIS bezieht sich auf Zellen, die sich in den winzigen Gängen des Brustgewebes befinden und nicht in das umgebende Fett- oder Bindegewebe eingewandert sind und dort einen Knoten gebildet haben. DCIS gilt als das Stadium null des Brustkrebses, und immer mehr Fachleute betrachten es als Krebsvorstufe. Allerdings wird DCIS routinemäßig auf Östrogenrezeptoren (ER-Positivität) untersucht. Wenn das der Fall ist, bekommen Frauen das Antiöstrogen Tamoxifen, was nachweislich das Wiedererstarken eines östrogensensiblen Brusttumors verhindert.

Dennoch ist es nicht immer ganz so simpel. Der Weg von DCIS zu Brustkrebs ist kein linearer. Beim DCIS handelt es sich um eine Krebsvorstufe, die in vielen Fällen zu stoppen, wenn nicht rückgängig zu machen ist, was bedeutet, dass Tausende Frauen hier überbehandelt werden. Die oben erwähnte norwegische Studie, die zeigt, dass manche Krebsarten von allein zurückgehen, weist in diese Richtung. Die natürliche Entwicklung von DCIS ist nie über einen längeren Zeitraum untersucht worden, und deshalb nehmen manche Ärzte automatisch an, dass all diese Anomalien schnell wachsen und potenziell tödlich sind. Da solche Läsionen sich in vielen Bereichen der Brust finden, wird häufig eine Mastektomie empfohlen.

Der Internist H. Gilbert Welch, eine der führenden US-Gesundheitswissenschaftler und ehemaliger Professor am Dartmouth Institute for Health Policy and Clinical, hat sich mit dem Problem der technisch bedingten Überdiagnostizierung von Erkrankungen wie Brustkrebs befasst. Er zitiert eine Untersuchung, wonach bei 40 Prozent aller Frauen, die nicht an Brustkrebs gestorben waren, winzige präkanzerogene Veränderungen im Brustgewebe gefunden wurden, wie sie bei Mammografien entdeckt werden. Niemand weiß, welche dieser Läsionen latent bleiben und welche sich tatsächlich zu invasivem Krebs entwickeln.[54] Mittlerweile ist gut belegt, dass die Mehrzahl der Frauen, bei denen duktale Carcinomae in situ festgestellt wurden, keinen invasiven Brustkrebs entwickelt. Laut einer 2015 in Toronto durchgeführten Studie, bei der 100 000 Frauen 20 Jahre lang beobachtet wurden (die umfangreichste Sammlung von DCIS-Daten), hatten Frauen mit DCIS fast das gleiche Sterberisiko, unabhängig davon, ob sie eine Lumpektomie oder eine Mastektomie hatten, was darauf hindeutet, dass eine aggressivere Behandlung nicht erforderlich ist. In der Studie starben weniger als ein Prozent der Frauen an Brustkrebs (die Zahlen waren vor allem bei Frauen unter 35 und bei afroamerikanischen Frauen höher), und diejenigen, die an Brustkrebs erkrankt waren, starben trotz der Behandlung, und nicht aufgrund ihres Fehlens. Interessanterweise entspricht ihr Risiko, an Brustkrebs zu sterben (etwa 3,3 Prozent), dem von Frauen insgesamt, was bedeutet, dass ein DCIS kein Todesurteil ist.

In Anbetracht dieser Daten hat Dr. Esserman (die bereits erwähnte Brustchirurgin und Leiterin der WISDOM-Studie zum Brustkrebs-Screening) gefordert, das Wort »Karzinom« aus der Bezeichnung für diese Erkrankung zu streichen und die Diagnose stattdessen »indolente Läsionen epithelialen Ursprungs« oder IDLE zu nennen.[56] Angesichts der Tatsache, dass heute 20 bis 25 Prozent der Brustkrebsdiagnosen DCIS sind, weist sie darauf hin, dass, wenn diese tatsächlich Vorstufe zu einer tödlicheren Form von Brustkrebs wären, die Zahl der invasiven Brustkrebserkrankungen stark zurückgehen müsste, da mehr DCIS bei der Früherkennung entdeckt werden – was jedoch nicht der Fall ist.[57] Deshalb wäre es ihrer Meinung nach an der Zeit, DCIS als Risikofaktor für invasiven Krebs und nicht als Vorstufe zu betrachten. Auf diese Weise können wir uns darauf konzentrieren, Frauen bei der Verringerung ihres Risikos zu unterstützen, und zwar mit hormonellen oder immunologischen Therapien, die darauf abzielen, das Brustgewebe für Krebszellen weniger attraktiv zu machen.[58] Endlich ein sinnvoller Ansatz. In diese Richtung weist die Forschung ohnehin schon seit einiger Zeit.

Ein Artikel im *Journal of the American Medical Association* von 1996[59] und einer von 2005 aus den *Annals of Internal Medicine*[60] zeigen, wie sich durch die flächendeckenden Mammografien die Häufigkeit von DCIS seit 1983 drastisch erhöht hat. Eine Studie des Fred Hutchinson Cancer Research Center, publiziert in der April-Ausgabe 2005 von *Cancer Epidemiology, Biomarkers and Prevention,* hat gezeigt, dass die DCIS-Diagnosen sich seit 1980 versechsfacht haben, während die Fälle des invasiven Brustkrebses gleich geblieben sind. Auch ein selteneres lobuläres Karzinom in situ (LCIS), was nichtinvasiv ist, wird viermal häufiger diagnostiziert.[61] Und während die frühe Diagnose von invasivem Brustkrebs vorteilhaft ist, ist der Wert der DCIS-Diagnose gegenwärtig nicht bekannt: Die hohe Zahl von DCIS-Fällen, die durch die Mammografie diagnostiziert und überwiegend chirurgisch behandelt werden, gibt Anlass zur Sorge. Außerdem ist der Anteil der Fälle, die durch Mastektomie behandelt werden, unangemessen hoch, vor allem in bestimmten Gebieten der USA.

Die aktuellen Behandlungsleitlinien für DCIS und LCIS umfassen verschiedene Kombinationen von Lumpektomie (obwohl es keine Knoten im engeren Sinne gibt), Bestrahlung und Tamoxifen und manchmal sogar eine Entfernung der Brust (Mastektomie). Obwohl eine Brustentfernung extrem ist, entscheiden sich doch (in den USA, A.d.Ü.) mehr und mehr Frauen für diese Option, weil sie Todesangst ausstehen. Tatsächlich hat sich die Rate der kontralateralen prophylaktischen Mastektomie – die Entfernung der anderen Brust als Präventivmaßnahme – von 2002 bis 2012 mehr als verdreifacht, obwohl Studien zeigen, dass die Entfernung gesunder Brüste die Überlebensrate nicht verbessert. Angesichts von Prominenten wie den Schauspielerinnen Sharon Osbourne und Angelina Jolie, die sich präventiv einer doppelten Mastektomie unterziehen, noch bevor überhaupt Krebs in einer der beiden Brüste festgestellt wird, gehe ich davon aus, dass die Rate solcher »Präventivschläge« gegen Krebs weiter steigen wird. Es ist schlimm, seine Brüste unnötig zu opfern, doch in gewisser Weise kann ich verstehen, was diese Frauen antreibt. Es hat mit dem ganzen Ansatz in der Brustgesundheit zu tun, nach dem Motto: »Diesmal haben wir nichts gefunden, doch kommen Sie weiterhin, irgendwann wird es so weit sein!«

Welche Art der Behandlung empfohlen wird, hängt zumeist davon ab, wen man fragt. Chirurgen empfehlen beim DCIS eine OP, onkologische Radiologen empfehlen eine Bestrahlung, Onkologen empfehlen Tamoxifen oder andere Antiöstrogene. Dummerweise hat eine Studie von 2009 an Frauen mit östrogenrezeptorpositivem Brustkrebs (nicht nur ein DCIS) gezeigt, dass sich bei Frauen, die nach einer Lumpektomie oder Mastektomie Tamoxifen mindestens fünf Jahre lang nehmen, das Risiko vervierfacht, an einem seltenen, aggressiven östrogennegativen Krebs in der gesunden Brust zu erkranken, der schwer zu behandeln ist.[62] Bei einer Tamoxifen-Einnahme unter fünf Jahren war das nicht der Fall. Allerdings entfaltet sich dessen volle Wirkung nicht so früh, weshalb es fünf Jahre gegeben werden soll. Fazit: Obwohl die Mehrzahl der Frauen unter Tamoxifen das Risiko eines Wiederaufflackern des Krebses vermindert, erhöht sich bei einem Viertel das Risiko, an einer noch gefährlicheren Krebsart zu erkranken – ein Risiko, das mich beunruhigt, insbesondere, wenn man bedenkt, dass sich durch Tamoxifen das Risiko für Thrombose, Schlaganfall und Gebärmutterkrebs erhöht. Obwohl die Studie an Frauen mit Krebs durchgeführt wurde, bekommen Frauen mit DCIS routinemäßig Tamoxifen. Doch wenn die meisten duktalen Karzinome in situ sich gar nicht zu invasivem Krebs entwickeln, ist dann Tamoxifen das Risiko wert?

Eine Chemotherapie wiederum wird nur bei einer Invasivität des Krebses empfohlen, und Frauen sollten wissen, dass sie Zeit haben, alle Möglichkeiten durchzugehen. Ein DCIS wächst nicht schnell, manchmal verschwindet es ganz. Manche unbehandelten DCIS entwickeln sich tatsächlich zu invasivem Krebs, doch wir wissen nicht, welche Arten, wann und warum. Shelley Hwang, Leiterin der chirurgischen Onkologie der Brust an der Duke University School of Medicine in Durham, North Carolina, stellte in einem kürzlich erschienenen Medscape-Artikel fest, dass es die Diagnose DCIS vor der Einführung des Mammografie-Screenings noch gar nicht gab und dass sich die heutige Art der Behandlung (als ob es sich um invasiven Krebs handeln würde), seit vierzig Jahren unverändert ist.[63] »Da es sich um eine präinvasive oder präkanzeröse Läsion handelt«, bemerkte sie, »hat sie nicht die Möglichkeit, sich auf andere Körperteile auszubreiten. Wenn man sie in diesem Stadium erwischt, werden die Frauen zu fast 100 Prozent geheilt. Ich denke, wir können behaupten, und viele von uns tun das auch, dass viele Frauen von einer Diagnose geheilt werden, die ihnen zu Lebzeiten keinen Schaden zugefügt hätte.«

Dr. Hwang ist der Ansicht, dass die Deeskalation der Behandlung von DCIS auf eine aktive Überwachung ebenso erfolgreich sein könnte wie ein vergleichbarer Ansatz, den Ärzte vor 20 Jahren bei Prostatakrebs mit geringem Risiko einschlugen. Sie ist Teil eines Teams, das an einer neuen Studie namens Comparison of Operative to Monitoring and Endocrine Therapy (COMET) für DCIS mit niedrigem Risiko arbeitet, die 2017 gestartet wurde. COMET – die erste große randomisierte klinische Phase-III-Studie in den USA, die verschiedene Behandlungsstrategien für DCIS untersucht – begleitet 1200 Frauen mit DCIS in rund hundert Krebszentren landesweit. Die Hälfte von ihnen erhält die derzeitige Standardbehandlung, die andere Hälfte wird engmaschig überwacht und nur dann einer Biopsie und Operation zugeführt, wenn sich Veränderungen zeigen, die weitere Untersuchungen erforderlich machen. In der Studie werden nicht nur die Ergebnisse der Krebsbehandlung, sondern auch die Lebensqualität untersucht.

Doch im Lichte der neueren Daten, die hier präsentiert wurden und die zeigen, dass frühe Brustkrebsformen, einschließlich DCIS, ohne Behandlung verschwinden, wird auch klar, dass die ganze Angst und Verunsicherung bezüglich DCIS mehr gesundheitlichen Schaden anrichtet als die Erkrankung selbst. Der einzige Weg aus dem Dilemma führt zu mehr Selbstverantwortung, zu dem Wissen, von innen heraus selbst etwas für die Gesundheit der Brust tun zu können, ganz egal, ob man nun ein DCIS hat oder nicht. Gehen Sie gelegentlich zur Mammografie oder zum Ultraschall, nehmen Sie Veränderungen im Lebensstil und Ernährung vor und nehmen Sie an den regelmäßigen Vorsorgeuntersuchungen teil. (Siehe auch die Empfehlungen zur Brustgesundheit weiter hinten ab Seite 443.)

Brustkrebs

In den Vereinigten Staaten bekommt heute eine von acht Frauen Brustkrebs, wenn man das Risiko über ihre gesamte Lebensspanne bis ins Alter von 90 verteilt.[64] Lassen Sie mich das in einen größeren Zusammenhang stellen: Folgt man dem BreastCancer.org, dann liegt das Risiko mit zwanzig bei 1:1732, mit vierzig bei 1:69 und mit sechzig bei 1:29. Das ist etwas ganz anderes als eine von acht Frauen![65] Aber Brustkrebs ist in den USA die hauptsächliche Todesursache von Frauen zwischen vierzig und fünfundfünfzig Jahren.[66] Andererseits muss man darauf hinweisen, dass Lungenkrebs die bei Weitem häufigste Todesursache von Frauen über alle Altersstufen ist. Kardiovaskuläre Erkrankungen toppen beide – auf ihr Konto gehen sechsmal mehr Todesfälle als auf Brustkrebs.[67]

Im Studium habe ich noch gelernt, dass jede 25. Frau Brustkrebs bekommt. Wir wissen nicht, ob die Brustkrebsrate wirklich so stark angestiegen ist oder ob Brustkrebs heute dank der Mammografie und der öffentlichen Aufmerksamkeit nur früher diagnostiziert wird. Auch gilt, dass die Behandlungen heute besser sind als früher und die Frauen länger überleben. Aber unabhängig von den Statistiken kennen die meisten Frauen mindestens eine andere Frau, die Brustkrebs hatte oder hat.

Diese Tatsache zeigt, dass irgendetwas aus dem Gleichgewicht geraten sein muss. Die Forschung belegt in zunehmendem Maße, dass bestimmte Umweltgifte zur Östrogenaktivität beitragen und damit möglicherweise einen Beitrag zur Verbreitung von Brustkrebs in den Industrieländern leisten.[68] Mittlerweile ist gut dokumentiert, dass sogenannte Xenoöstrogene (östrogenartige Chemikalien) das Wachstum von Brustgewebe stimulieren und damit irgendwann zu Brustkrebs führen können. Diese Faktoren führen zusammen mit geringen Vitamin-D-Spiegeln und geringer Jodaufnahme womöglich auch zum frühen Erreichen der Pubertät bei Mädchen. Was mir auch Sorgen macht, ist die Wirkung des rekombinanten bovinen Somatropins (rBST), auch als Rinderwachstumshormon bekannt. Dieses wird Kühen zur Steigerung ihrer Milchleistung verabreicht.[69] Darüber hinaus haben auch Umweltgifte wie PCB, PBB und Quecksilber eine Wirkung. Eine kürzlich durchgeführte Studie der State University of New York at Fredonia ergab, dass 93 Prozent des weltweit in Plastikflaschen verkauften Wassers mit Plastik verunreinigt sind.[70] Leider gibt es auch Hinweise auf Kunststoffe im Leitungswasser.[71] Mittlerweile ist gut dokumentiert, dass viele Kunststoffe Hormonstörungen hervorrufende Stoffe wie Bisphenol A (BPA) enthalten. 50 Prozent der weißen Mädchen in den USA haben einen Brustansatz schon im Alter von 10 Jahren und 14 Prozent haben dies schon mit acht. Bei Afroamerikanerinnen liegt dieses Alter bei neun, wobei ein recht hoher Prozentsatz schon Achsel- und Schamhaare vor dem neunten Lebensjahr aufweist.[28] Warum also noch warten, bis weitere Studien zu Umweltgiften erscheinen oder eine ultimative Brustkrebsbehandlung vorgestellt wird. Fangen Sie heute schon an, etwas für Ihre Brüste und deren Gesundheit zu tun, in Gedanken, auf der Gefühlsebene und im konkreten Tun – auch wenn Sie bereits Brustkrebs haben.

Die Brust ist ein Organ, das auf Östrogen sehr sensibel reagiert. Frauen, die die Pille oder Östrogenpräparate genommen haben, haben immer wieder festgestellt, dass diese Medikamente zu vergrößerten und oft empfindlichen Brüsten geführt haben. In Verbindung mit der üblichen fettreichen und ballaststoffarmen Ernährung können diese Medikamente durch die Überstimulation des Brustgewebes die Voraussetzungen für die Entstehung von Brustkrebs schaffen.

DIE ROSA SCHLEIFEN EINMAL ANDERS BETRACHTET

Jedes Jahr im Oktober, während des Brustkrebsmonats, werden wir in den USA (und neuerdings auch in Deutschland, A. d. Ü.) von einer Flut von rosa Schleifen überschwemmt. Auch wenn eine Kampagne zur Vorbeugung von Brustkrebs zunächst einmal etwas Gutes ist, gibt es auch eine andere Seite, die man nicht außer Acht lassen sollte. Im Jahr 2002 startete Breast Cancer Action, eine landesweite NGO, die 1990 aus einer Selbsthilfegruppe betroffener Frauen hervorgegangen war (siehe bcaction.org), ihre eigene Kampagne Think Before You Pink. Das Ziel: Unternehmen, die Produkte anbieten, die mit Brustkrebs in Verbindung stehen, für ihre Werbung mit der rosa Schleife zur Verantwortung zu ziehen. Karuna Jaggar, Geschäftsführerin von BCA, schreibt dazu in einem Blogbeitrag auf der Website der Kampagne (thinkbeforeyoupink.org): »Kaum jemand weiß, dass der Breast Cancer Awareness Month (BCAM) von AstraZeneca ins Leben gerufen wurde, einem Pharmaunternehmen, das einerseits Krebstherapien und andererseits krebserregende Pestizide vertreibt. Der BCAM war also die ganze Zeit über eine einzige große Marketingkampagne – die wohl erfolgreichste Marketingkampagne des 20. Jahrhunderts. Deshalb nennen wir bei Breast Cancer Action den Oktober mittlerweile den Breast Cancer Industry Month. Das ist der Monat, in dem die Unternehmen Geld mit der Vermarktung von Produkten mit rosa Schleife verdienen, um damit ihr Engagement für Brustkrebs zu bekunden. Sie weisen darauf hin, dass die BCAM-Kampagne mit der rosa Schleife und die Spendengelder, die sie generiert, sich stark auf die sogenannte Sensibilisierung, einschließlich der Durchführung von Mammografien konzentriert, statt auf Aufklärung über die Einschätzung eines individuellen Risikos zu setzen oder die Finanzierung von Forschungsarbeiten über Umweltgifte, die Brustkrebs verursachen können oder die Veröffentlichung der vielen möglichen Präventionsmaßnahmen, die Frauen ergreifen können. Als einzige nationale Brustkrebsorganisation nimmt die BCA keine Gelder von Unternehmen an, die von Krebs profitieren oder zu seiner Entstehung beitragen (einschließlich der Pharmaindustrie).

Die Verbindung zwischen Brustkrebs, Ernährung und Hormonen

Oftmals wird Brustkrebs auf eine jahrelange Ernährung mit zu viel Fett und zu geringen Werten etwa an Jod, Vitamin D und Selen zurückgeführt. Bereits 1973 hat man am Nationalen Krebsinstitut der USA nachgewiesen, dass in den Ländern mit den meisten brustkrebsbedingten Todesfällen auch der Konsum tierischer Fette am höchsten liegt.[74] Aber ganz so einfach ist die Sache nicht. Bei einer 1996 durchgeführten Analyse von sieben prospektiven Untersuchungen mit insgesamt 337 000 Frauen wurde keine Verbindung zwischen Nahrungsfetten und dem anschließenden Brustkrebsrisiko festgestellt. Obwohl der Anteil der Fette bei der gesamten Kalorienaufnahme zwischen 45 und 20 Prozent schwankte, gab es keine Unterschiede bei der Brustkrebsrate. Es spielte anscheinend auch keine Rolle, ob es sich um gesättigte oder um einfach oder mehrfach ungesättigte Fette handelte.[75] Für weitere Verwirrung sorgte eine italienische Untersuchung, die ein verringertes Brustkrebsrisiko bei erhöhter Fettaufnahme, aber ein höheres Risiko bei erhöhter Kohlenhydrataufnahme (Brot, Nudeln etc.) ergab.[76]

Daher hat es mich nicht überrascht, dass eine Studie, die die Daten von mehr als 334 800 europäischen Frauen über elfeinhalb Jahre hinweg verfolgte, zu dem Ergebnis kam, dass wer sich zucker- und kohlenhydratreich ernährte, ein um bis zu 41 Prozent erhöhtes Risiko hatte, an ER-negativem Brustkrebs (der gefährlichsten Form) zu erkranken.[77] Eine spätere Studie, bei der mehr als 62 000 postmenopausale Frauen in den Niederlanden über 20 Jahre lang beobachtet wurden, ergab dagegen, dass eine mediterrane

Ernährung mit Fisch, Obst, Nüssen, Vollkornprodukten und Olivenöl (bei der traditionell auf verarbeitete Lebensmittel verzichtet wird) das Risiko, an dieser Art von Brustkrebs zu erkranken, um etwa den gleichen Wert senkte.[78]

Schon länger gibt es wissenschaftliche Daten über die Verbindung von Zucker, Insulinspiegel und Brustkrebs.[79] Der Insulinspiegel (der den Blutzucker reguliert) ist bei Menschen, die viel Zucker und raffiniertes Getreide zu sich nehmen, tendenziell höher - unabhängig davon, ob sie übergewichtig sind oder nicht. Eine Studie aus dem Jahr 2009 zeigte, dass Frauen mit ungünstigen Insulinwerten ein zwei- bis dreifach höheres Risiko für Brustkrebs haben.[80]

Auch wenn die Einzelheiten noch erforscht werden, weiß die Wissenschaft, dass Insulin ein wichtiger Wachstumsfaktor für alle Gewebe ist. Daher liegt es nahe, dass es das Wachstum und die Vermehrung von Brustkrebszellen fördern könnte. So zeigte sich in einer kleineren Studie aus dem Jahr 2015 mit 125 Frauen mit metastasierendem Brustkrebs, dass bei den Teilnehmerinnen mit Insulinresistenz (d.h. höheren Insulinspiegeln) die Wahrscheinlichkeit höher war, dass ihr Krebs wuchs.[81] Wir wissen heute, dass Östrogen-, Insulin- und Entzündungswege mit Brustkrebs im Frühstadium in Verbindung stehen und dass ein erhöhter Insulinspiegel das Brustkrebsrisiko noch stärker vorhersagt als Übergewicht.[82] Aus all diesen Gründen ist der Stoffwechselexperte und Mediziner Jason Fung der Ansicht, dass Krebs im Grunde eine Stoffwechselerkrankung ist. Dr. Fung empfiehlt Intervallfasten sowie den Verzicht auf verarbeitete Lebensmittel, Weißmehl und Zucker, was zur Normalisierung des Insulinspiegels beiträgt. (Mehr dazu im Kapitel über Ernährung.)

Brustkrebs ist wie alle Krebsarten mit zellulärer Entzündung verbunden, die sowohl durch eine schlechte Ernährung, zu viel Zucker und/oder Alkohol und emotionalen Stress entsteht. Ein lebenslanger Östrogenüberschuss (im Verhältnis zum Progesteron) trägt zu einem erhöhten Brustkrebsrisiko bei. Zwar weiß noch niemand ganz genau, welche Rolle die Kombination aus Nahrungsfett und Östrogen bei Brustkrebs spielt, aber die Forschung hat doch einige Hinweise geben können.[83] Emotionaler Stress sowie eine Ernährung mit reichlich raffinierten Kohlenhydraten und wenig Vitamin D, Jod, Magnesium und Omega-3-Fetten, dazu Umweltgifte führen einzeln und im Zusammenspiel zu vermehrter zellulärer Entzündung. Und diese geht oftmals dem Krebsgeschehen voraus. (Eine Studie von 2009 legt nahe, dass chronische zelluläre Entzündung bei Frauen mit einer Brustkrebsdiagnose das Risiko für ein nochmaliges Erstarken des Krebses erhöhen. Die Forscher hatten herausgefunden, dass eine Erhöhung des C-reaktiven Proteins [CRP], ein Marker zellulärer Entzündung, noch sieben Jahre nach einer erfolgreichen Brustkrebsbehandlung im Frühstadium mit einer erhöhten Sterblichkeit einhergeht.)[84]

Neueste Forschungsergebnisse zeigen, dass eine gesündere Ernährung die Überlebenschancen nach einer Brustkrebsdiagnose erhöhen kann. Zu diesem Ergebnis kamen Forscher nach einer Sekundäranalyse der Daten von mehr als 161 000 postmenopausalen Frauen, die an der Women's Health Initiative Observational Study aus den 1990er-Jahren teilgenommen hatten.[85] In der neuen Analyse von 2018 verglichen die Forschenden die Daten von Frauen, die ihre Ernährung nicht umgestellt hatten, mit denen, die nach der Brustkrebsdiagnose ihre Aufnahme von Nahrungsfett um 20 Prozent reduziert hatten – wobei anzumerken ist, dass diese Ernährungsumstellung auch den Verzehr von deutlich mehr Obst und Gemüse einschloss, was nachweislich das allgemeine Brustkrebsrisiko verringert.[86] Zehn Jahre später waren 82 Prozent der Frauen, die ihre Ernährung umgestellt hatten, noch am Leben, verglichen mit 78 Prozent in der Kontrollgruppe.

Es scheint, dass Aktivitäten wie Meditation und die Teilnahme an Selbsthilfegruppen Krebsüberlebenden nicht nur emotional helfen, sondern sich auch auf ihre Biologie auswirken. So fanden kanadische Forscher heraus, dass sich die Überlebenschancen von Krebspatienten verbessern, wenn sie in Selbsthilfegruppen meditieren, Yoga machen und über ihre Gefühle sprechen, anstatt sie herunterzuschlucken.[87] Im Mittelpunkt der Studie stand die Telomerlänge, eine Proteinkappe am Ende von Chromosomen, die bestimmt, wie schnell eine Zelle altert. Die Rolle, die Telomere für unsere Gesundheit spielen, ist noch nicht vollständig geklärt, doch werden kürzere Telomere mit Zellalterung und Erkrankungen in Verbindung gebracht, während längere Telomere als schützend gelten.[88] In der Studie verfolgten die Forscher 88 Brustkrebsüberlebende, die ein hohes Maß an emotionalem Stress aufwiesen (der vermutlich die Telomere verkürzt). Die Teilnehmerinnen einer auf Achtsamkeitsmethoden ausgerichteten Krebsgenesungsgruppe nahmen einmal die Woche an acht 90-minütigen Gruppensitzungen teil, in denen sie Achtsamkeitsmeditation und sanftes Hatha-Yoga mit dem Ziel erlernten, die gegenwärtige Situation nicht zu bewerten. Die Teilnehmerinnen wurden außerdem dazu angehalten, zu Hause täglich 45 Minuten zu meditieren und Yoga zu machen. Eine zweite Gruppe nahm an zwölf wöchentlichen 90-minütigen Sitzungen teil, in denen sie ermutigt wurden, offen über Sorgen und Gefühle zu sprechen, mit dem Ziel, gegenseitige Unterstützung aufzubauen und über eigene Gefühle zu sprechen, statt sie wegzudrängen. Die Teilnehmerinnen einer dritten Gruppe – der Kontrollgruppe – nahmen an einem sechsstündigen Stressbewältigungsseminar teil. Nach nur drei Monaten war die Telomerlänge der Frauen in den beiden Unterstützungsgruppen gleich geblieben. In der Kontrollgruppe hatte sich dagegen die Telomerlänge verkürzt.

Gesundes Brustgewebe – das volle Programm

Hier finden Sie alles, um Brustschmerzen zu lindern und Ihr Brustkrebsrisiko zu senken. Wählen Sie aus, was Ihnen am meisten entspricht. Stressen Sie sich nicht, Sie müssen nicht alles auf einmal machen.

- **Konsultieren Sie zunächst Ihre Ärztin oder Ihren Arzt:** Stellen Sie sicher, dass Sie gesunde Brüste haben. Idealerweise bekommen Sie von Ihrem Arzt/Ihrer Ärztin emotionale Unterstützung, wenn Sie unter Brustschmerzen leiden oder Knoten haben.

- **Reduzieren Sie weitmöglichst Östrogen und Entzündungen:** Halten Sie sich an eine Diät, die den Östrogenüberschuss im Körper auf ein Minimum beschränkt und zelluläre Entzündung vermindert. Das Brustgewebe reagiert äußerst sensibel auf eine fett- und kohlenhydratreiche Ernährung, die den Östrogenspiegel erhöht. Eine hohe Östrogenproduktion stimuliert das Brustgewebe und führt bei vielen Frauen zu Schmerzen und Zysten in der Brust.[89] Viele kanzerogene Brusttumore werden durch Östrogene und andere Hormone stimuliert. Tamoxifen etwa, das bei östrogenrezeptorpositivem Brustkrebs eingesetzt wird, vermindert die Östrogenwirkung auf das Brustgewebe. Je höher der Fettanteil im Körper (produziert Östrogen) und je höher der Insulinspiegel in der Ernährung durch raffinierte Kohlenhydrate, desto höher der Östrogenspiegel und desto größer das Risiko, Brustkrebs und andere gynäkologische Krebsarten zu bekommen.[90] Eine Ernährung, die reich an löslichen Ballaststoffen aus Gemüsen ist, fördert die Ausscheidung von überschüssigem Östrogen.[91] Bohnen und Linsen sind eine gute Quelle. Die Gemüse der Kreuzblütlergattung (Weißkohl, Brokkoli, Grünkohl, Rosenkohl und Rüben) enthalten Indol-3-Carbinol, das nachweislich die Fähigkeit des Östrogens verringert, sich an das Brustgewebe zu binden.[92] Etwa 80 Prozent der Frauen mit zyklischen Brustschmerzen sprechen bereits auf die Ernährungsumstellung gut an, denn eine vollwertige, antientzündliche Diät verändert den Hormonspiegel und kann Empfindlichkeit und Schwellung der Brüste signifikant reduzieren.[93]

- **Nehmen Sie genug Phytoöstrogene zu sich:** Asiatische Frauen, die sich an die traditionelle Ernährung halten, zu der Sojaprodukte wie Tofu, Tempeh, Miso und Natto gehören, scheiden sehr viel mehr Östrogen aus als Frauen, die sich anders ernähren. Auch das Risiko, Brustkrebs zu bekommen, ist bei ihnen deutlich niedriger. Sojaprodukte mit ihrem hohen Anteil an Phytoöstrogenen – pflanzliche Substanzen mit biochemischen Eigenschaften, die denen schwacher Östrogene ähneln – schützen anscheinend vor Brustkrebs, unter anderem deshalb, weil die schwache Östrogenaktivität bestimmter pflanzlicher Nahrungsmittel tendenziell die Östrogenrezeptoren der Zellen blockiert, sodass sie kein überschüssiges Östrogen aus anderen Quellen aufnehmen.[94]

Eine Studie aus Singapur hat einen Zusammenhang zwischen sojareicher Ernährung und einem verringerten Brustkrebsrisiko bei Frauen vor den Wechseljahren hergestellt.[95] Soja ist auch für Frauen geeignet, die schon Brustkrebs haben. Bei der Shanghai Breast Cancer Survival Study wurden 5000 Brustkrebsüberlebende in China beobachtet. Dabei zeigt sich, je höher der Sojagehalt der Nahrung – entweder als Sojaprotein oder als Sojaisoflavone – desto niedriger Sterblichkeit und Rückkehr des Krebses.[96] (Dies galt sowohl für einen östrogenrezeptorpositiven als auch östrogenrezeptornegativen Krebs und ob Tamoxifen gegeben wurde oder nicht.) Studien zeigen auch, dass Soja einen gewissen Schutz für das Brustgewebe hat.[97] Laborversuche wiederum zeigen, dass Phytoöstrogene das Wachstum von Brustkrebszellen hemmen.[98]

- **Nehmen Sie genug Lignane zu sich:** Man hat herausgefunden, dass in Gebieten mit einer geringen Brustkrebsinzidenz hohe Lignanspiegel im Urin vorliegen.[99] Lignane sind die Bestandteile von pflanzlichen Zellwänden, die, wenn sie gegessen werden, zu Enterolacton und Enterodiol abgebaut werden, die eine starke krebshemmende und östrogenmodulierende Wirkung haben. Leinsamen hat einen der höchsten Lignangehalte überhaupt. Man kann ihn geschrotet essen (ich empfehle 30 g drei- bis siebenmal pro Woche in Suppe oder Joghurt) oder in Kapselform aus dem Bioladen.

PHYTOÖSTROGENE, ISOFLAVONE UND KREBSRISIKO

In letzter Zeit hat es reichlich Falschinformationen über die Möglichkeit gegeben, dass Phytoöstrogene (östrogenartige Stoffe aus Pflanzen) und Isoflavone in der Nahrung, etwa in Soja, Mandeln und Leinsamen, das Brustkrebsrisiko erhöhen. Von ihrem Konsum wurde abgeraten. Aber Forschungsergebnisse haben wiederholt gegenteilige Ergebnisse erbracht. In einer Studie etwa nahmen 502 Frauen, die bereits in den Wechseljahren waren und Brustkrebs hatten, Phytoöstrogene. Dabei zeigte sich, dass die Östrogenspiegel niedriger waren als bei den Frauen, die kein Phytoögstrogen einnahmen.[100] Das aber ist das genaue Gegenteil dessen, was man uns weismachen wollte.

Bei einer Konferenz in Mailand zum Thema Isoflavone und Krebs 2009 wurde von Forschern auf dem Gebiet folgendes Statement abgegeben: »Anhand der hier vorgelegten Studien, haben Isoflavone keine Wirkung auf die Zellteilung von Brustkrebszellen oder die Brustgewebsdichte. Eher ist es so, dass eine Ernährung, die reich ist, an isoflavonhaltigem Soja die Aussichten von Brustkrebspatientinnen verbessert. Auch zeigt sich, dass sich die Ergebnisse von Tierstudien, die zur Besorgnis bezüglich der Wirkung von Isoflavonen auf Brustkrebs geführt haben, nicht auf den Menschen übertragen lassen.«[101]

Dutzende Forschungsstudien zu Sojaisoflavonen haben dasselbe gezeigt: Eine höhere Sojazufuhr senkt das Risiko, an Brustkrebs zu sterben oder erneut zu erkranken, wobei eine höhere Zufuhr mit einem höheren Schutz einhergeht. Eine japanische Studie zeigte zum Beispiel, dass der häufige Verzehr von Miso-Suppe und Isoflavonen das Risiko senkt,[102] während eine chinesische Studie als Erste zeigte, dass Isoflavone aus Kichererbsensprossen schützend wirken können.[103] Verschiedene Studien, die sich mit Metadaten befassen, haben dies sehr gut bestätigt. Eine Meta-Analyse von fünf Studien aus dem Jahr 2015, in denen Frauen vier bis sieben Jahre nach ihrer Diagnose begleitet wurden, ergab, dass ein hoher Sojakonsum mit einer 21-prozentigen Verringerung des Wiederauftretens und einer 15-prozentigen Verringerung der Sterblichkeit verbunden war.[104] Kürzlich zeigte eine Meta-Analyse von einem Dutzend Studien aus dem Jahr 2018, dass Frauen mit Brustkrebs, die Sojaisoflavone konsumierten, ihr Risiko für ein Wiederauftreten der Erkrankung verringerten.[105] Isoflavone sind das Gleiche wie Phytoöstrogene. Ihre dreidimensionale Struktur hat Einfluss darauf, wie der Körper sie aufnimmt. Über dieses Thema erhielt ich auf Anfrage von der weltweit führenden Phytoöstrogenexpertin Dr. Margaret Ritchie an der Brustkrebsforschungsabteilung von St. Andrews in Schottland folgende Auskunft: Phytoöstrogene verhalten sich anders als das menschliche Östradiol, das biologisch aktivste der Östrogene. Das liegt daran, dass Östradiol ein dreidimensionales Molekül ist, während Phytoöstrogene flach sind. Ihre Raumstruktur ist ganz anders. Ein weiterer Unterschied ist, dass Östradiol ein 6-Ångstrom-Biophor enthält, was auch in vielen Karzinogenen gefunden wurde. In Phytoöstrogenen ist auch ein Biophor enthalten, aber kein 6-Ångstrom, und deshalb haben sie keine kanzerogene Wirkung.

Hier ist es also die chemische Struktur, die den Unterschied macht.

Einige der Studien, die eine krebsfördernde Wirkung von Phytoöstrogenen nachgewiesen haben, wurden von Dr. Leena Hilakivi-Clarke an Ratten durchgeführt, die nur Genistein bekamen und zusätzlich krebserzeugenden Chemikalien ausgesetzt wurden. Da aber kaum jemand ein einziges Phytoöstrogen isst und da Ratten zudem große Mengen an Equol (ein Östrogen) bilden, sind diese Studien von begrenztem Wert. Weitere Studien der gleichen Forschungsgruppe haben gezeigt, dass wenn die Tiere Soja bekamen und somit andere Phytochemikalien, sich die Tumorzahl und -größe verringerte.[106]

- **Verzichten Sie auf konventionell erzeugte Milchprodukte:** Lassen Sie probeweise mindestens einen Monat alle konventionell erzeugten Milchprodukte weg. Nach meiner Erfahrung bessern sich dadurch Brustschmerzen oft. Wenn Sie nach einem Monat keine Besserung spüren, können

Sie Milchprodukte wieder in den Speiseplan aufnehmen. Ich kenne zwar keine entsprechenden Untersuchungen, habe aber festgestellt, dass es bei manchen Frauen eine Verbindung zwischen konventionell hergestellten Milchprodukten (die in Großbetrieben erzeugt werden und bovines Wachstumshormon enthalten) und empfindlichen Brüsten oder Knoten gibt. Der Grund dafür liegt meiner Meinung nach in den Antibiotika, genetisch verändertem Getreide und Hormonen, die man den Kühen zur Steigerung der Milchproduktion gibt. Diese Stoffe geraten in die Milch und können dadurch die weibliche Brust beeinflussen. Frauen, die Milchprodukte von Tieren aus biologischer, artgerechter Aufzucht konsumieren, haben anscheinend weniger Probleme.

- **Lassen Sie die Finger von Koffein:** Hören Sie auf mit koffeinhaltigen Getränken, Cola oder Schokolade. Methylxanthine (Koffein oder Theobromin) in Cola, Kaffee und Schokolade kann bei einigen, nicht bei allen Frauen zu einer Überstimulation des weiblichen Brustgewebes führen. Die wissenschaftliche Datenlage ist gemischt, aber mir sind schon empfindliche Patientinnen begegnet, bei denen ein Stück Schokolade zu einem Monat Brustschmerzen geführt hat. Genauso wie bei Milchprodukten kann hier eine Eliminationsdiät (über einen Monatszyklus) sinnvoll sein.

- **Verringern Sie den Alkoholkonsum:** Denn dieser steht mit einem Brustkrebsrisiko in Verbindung.[107] Mit steigender Menge erhöht es sich. In der Nurses' Health Study beispielsweise fand man heraus, dass bei Frauen, die pro Tag ein bis zwei Drinks zu sich nahmen, das Risiko 60 Prozent höher war als bei den Nichttrinkerinnen.[108] Es gibt gewichtige Anhaltspunkte, wonach dieser Zusammenhang darauf zurückzuführen ist, dass Alkohol den Hormonspiegel im Blut erhöht. Nebenbei bemerkt ergab eine Studie von 2009, dass Brustkrebsüberlebende, die im Schnitt einen Drink pro Woche konsumierten ein um 90 Prozent höheres Risiko hatten, in der bis dato gesunden Brust ebenfalls Krebs zu bekommen.[109] Bei Frauen ab 50 Jahren ist anscheinend der Bierkonsum mit dem höchsten Risiko verbunden.[110] Da sehr viele Frauen ihre Gefühle mit Alkohol betäuben, können nicht ausgedrückte Gefühle den Zusammenhang zwischen Alkohol und Brustkrebs verstärken.

- **Nahrungsergänzungsmittel:** Viele Studien haben die Wirkung bestimmter Wirkstoffe für die Brustgesundheit bestätigt. Ich empfehle alle hier aufgeführten Nahrungsergänzungen immer zusammen mit einem wohldosierten Multivitaminpräparat. Im Folgenden die wichtigsten für eine optimale Versorgung der Brust:

- **Omega-3-Fettsäuren:** Es gibt immer mehr Forschungsliteratur zur antiinflammatorischen Wirkung etwa von Hanföl, Walnuss, Leinsamenund Fischöl aus Kaltwasserregionen. Sie helfen bei Brustschmerzen aus demselben Grund, aus dem sie auch bei Dysmenorrhö helfen und senken Entzündungen auf der Zellebene (vgl. den Abschnitt über Dysmenorrhö und 17. Kapitel). Einige Anzeichen sprechen dafür, dass Lebertran (Fischöl) vor Brustkrebs schützen kann. Nach einer neueren Untersuchung von Brustkrebspatientinnen führte die dreimonatige Einnahme von Lebertran zu einer positiven Veränderung der Zusammensetzung des Brustgewebes.[111] Ich empfehle also allen Frauen mit Brustkrebsrisikofaktoren Präparate mit Omega-3-Fettsäuren und/oder Fischöl (1000 bis 5000 mg/Tag).

- **Antioxidantien:** Vielen Frauen mit Brustschmerzen kann, so zeigen es Studien, durch die Antioxidantien Vitamin E und A sowie Selen geholfen werden. Vitamin E kann sogar LH und FSH (die in der Hirnanhangdrüse gebildet werden) senken.[112] Falls Vitamin E nicht schon in Ihrem Multivitamin enthalten ist, nehmen Sie es separat als D-alpha-Tocopherol in 400 bis 600 IE pro Tag.) Antioxidantien reduzieren das Brustkrebsrisiko und verstärken die Therapiewirkung. Eine Studie hat bei Frauen mit Brustkrebs einen Zusammenhang zwischen niedrigen Retinolwerten im Blut (Retinol ist eine andere Bezeichnung für Vitamin A) und einer schlechten Reaktion auf die Chemotherapie festgestellt.[113]
  Auch Selen kann das Brustkrebsrisiko senken helfen, denn Frauen mit Brustkrebs haben oft einen niedrigeren Selenspiegel als Frauen ohne Krebs.[114] Selen ist ein Spurenmineral, das bei konventioneller Ernährung oft fehlt. Eine randomisierte Doppelblindstudie zur Krebsverhütung, bei der über mehr als sechs Jahre zusätzliches Selen in Dosen von 200 Mikrogramm täglich gegeben wurde, ergab einen 50-prozentigen Rückgang bei der Krebsmortalität.[115]

- **Bioflavonoide:** Die zum Vitamin-C-Komplex gehörigen können die Östrogensynthese hemmen.[116]

- **Vitamin D:** Nehmen Sie mindestens 2000 bis 5000 IE Vitamin D3 pro Tag (siehe Kasten S. 448).

- Das Milchsäurebakterium **Lactobacillus acidophilus** kann überschüssiges Östrogen und vielleicht sogar das Brustkrebsrisiko reduzieren. Der Bazillus sorgt für die angemessene Verarbeitung von Östrogen im Darm.[117] Acidophiluskapseln gibt es in Apotheken und Reformhäusern; ganzheitliche Mediziner können in der Regel eine zuverlässige Marke empfehlen. Die meisten handelsüblichen Joghurtmarken enthalten nicht genug lebende Bakterien, um wirksam sein zu können, wohl aber Biomarken.

- **Coenzym Q10:** Untersuchungen haben ergeben, dass die Coenzym-Q10-Werte bei ca. 20 Prozent der Brustkrebspatientinnen niedriger als normal waren. Coenzym Q10 (oder Ubichinon) ist eine natürliche Substanz, die zur Produktion von ATP (Adenosintriphosphat) nötig ist – dem Molekül, das den Zellen Energie liefert. Es kann nachweislich auch die Immunfunktionen verbessern. In einer neueren dänischen Untersuchung erhielten 32 Brustkrebspatientinnen bis zu 390 mg CoQ10 täglich, zusammen mit Antioxidantien und essenziellen Fettsäuren. Bei sieben bildeten sich die Tumore teilweise oder völlig zurück.[118]
  Auch wenn diese Ergebnisse vorläufig sind, habe ich begonnen, Frauen, die sich Sorgen wegen Brustkrebs machen, CoQ10 als Teil des Nahrungsergänzungsprogramms zu verschreiben. Die übliche Dosis ist 30 bis 90 mg täglich. Frauen, die bereits Brustkrebs haben, sollten unbedingt 300 mg täglich ausprobieren. Viele meiner Kollegen und Kolleginnen, die Brustkrebs behandeln, haben von Ergebnissen berichtet, die denen der dänischen Untersuchung vergleichbar sind. Achtung: Statine führen zu einer Verminderung des körpereigenen Coenzyms Q10. Frauen, die Statine nehmen, sollten Coenzym Q10 zuführen.

SCHÜTZEN SIE IHRE BRÜSTE MIT VITAMIN D

Seit einiger Zeit kann man in der Medizin einen Paradigmenwechsel dahingehend beobachten, dass – durch neuere Forschung belegt – Vitamin D eine viel weitreichendere Rolle zugesprochen wird als den bloßen Schutz vor Rachitis bei Kindern. Ein ausreichend hoher Vitaminspiegel fördert überall im Körper die Zellbildung und Funktion gesunder Zellen.[119] Nicht nur, dass Vitamin D die Knochenbildung und die Immunfunktion stärkt, es schützt laut Studien auch vor gewissen Krebsarten, darunter, Brust-, Ovarial-, Prostata-, Nieren-, Bauchspeicheldrüsen- und Dickdarmkrebs[120]

Neue Studien zeigen, dass 58 000 neue Brustkrebsfälle und 49 000 neue Fälle von kolorektalem Krebs jedes Jahr verhindert würden, wenn Frauen ganzjährig einen Blutwert an Vitamin D von 40 bis 60 ng/ml hätten.[121]

Untersuchungen von Dr. Cedric Garland von der San Diego School of Medicine in Kalifornien und anderen bekannten Vitamin-D-Forschern zeigen, dass ein Spiegel von 52 ng/ml (den man durch die Einnahme von 2000 IE Vitamin D3 am Tag plus eine moderate Sonnenexposition erreichen kann) den Blutwert hoch genug heraufsetzt, um das Brustkrebsrisiko zu halbieren.[122]

Eine 2018 veröffentlichte Studie zeigte, dass Frauen mit einem Vitamin-D-Spiegel von 60 ng/ml oder mehr im Vergleich zu Frauen mit weniger als 20 ng/ml ein um 78 bis 82 Prozent geringeres Brustkrebsrisiko haben.[123] Um diese Werte zu erreichen, ist in der Regel eine Zufuhr von 5000 IE/Tag erforderlich. Auch weisen andere Studien auf eine höhere Überlebensrate bei Burstkrebspatientinnen hin. Nach einer kanadischen Studie, die 2008 beim Jahrestreffen der American Society of Clinical Oncology vorgestellt wurde, hatten Brustkrebspatientinnen mit niedrigen Vitamin-D-Spiegeln eher aggressive Tumoren und ein 73 Prozent höheres Sterblichkeitsrisiko.[124] In einer Untersuchung von 2009 lag das Risiko einer Metastasierung für Brustkrebspatientinnen mit niedrigen Vitamin-D-Spiegeln doppelt so hoch. Genauso war ihre Sterblichkeit um das 1,7-Fache erhöht.[125]

Alles, was Sie unternehmen müssen, ist, Ihren Vitamin-D-Status überprüfen zu lassen. Über einen langen Zeitraum galt ein Spiegel von 20 bis 100 ng/ml als normal. Erst kürzlich aber wurde dieser auf 32 bis 100 ng/ml erhöht. Informieren Sie sich über Ihren Stand und lassen Sie sich nicht mit dem »Normalen« abspeisen, wenn Sie das »Optimale« bekommen können. Optimale Plasmaspiegel liegen bei 40 bis 100 ng/ml, wobei die Expertenmeinung bei dem höheren Wert auseinandergeht. Um den Spiegel anzuheben, empfehle ich eine regelmäßige moderate Sonnenaufnahme (10 bis 20 Minuten am Tag bei heller Haut) ohne Sonnenschutz und dazu eine Vitaminaufnahme von anfänglich 5000 IE pro Tag.

Haben Sie den gewünschten Wert erreicht, reicht eine Erhaltungsdosis von mindestens 2000 IE. Mit der Nahrung allein schaffen Sie das nicht. So enthält guter Fisch zum Beispiel 300 bis 700 IE, ein Glas Milch jedoch gerade einmal 100 IE. Nach Dr. Garland sollten junge Mädchen während der gesamten Zeit ihrer Brustentwicklung von der Pubertät bis ins Alter von 28 ausreichend Vitamin D bekommen.

Kürzlich hat mir eine Kollegin von einer internen Studie in ihrer Firma berichtet, wonach fast alle Mitarbeiter 5000 IE pro Tag benötigten, um ohne Sonnenbad einen optimalen Wert zu erzielen.

Vielleicht überrascht es Sie zu erfahren, dass die Sonne eigentlich die beste Vitamin-D-Quelle ist. Das liegt an den UVB-Strahlen, mit denen der Körper unter der Fettschicht der Haut Vitamin D herstellt, vorausgesetzt, wir verwenden keine Sonnencreme. Während einer halbstündigen Sonnenbestrahlung des ganzen Körpers werden in Abhängigkeit von der Hautpigmentierung ungefähr 10 000 IE Vitamin D hergestellt. Obwohl wir verinnerlicht haben, die Sonne zu fürchten, ist eine Hautbestrahlung ohne Sonnenbrand gut für uns. Der ganze Körper profitiert, das ist Präventionsmedizin vom Feinsten. Vielleicht erklärt das im Umkehrschluss auch die höhere Brustkrebshäufigkeit in nördlichen Breiten, wo es an Sonnenlicht fehlt.

- **Nehmen Sie mehr Jod zu sich:** Es wird von allen Körperzellen benötigt. Genau wie beim Vitamin D haben viele Frauen einen Mangel an Jod. So liegt etwa die durchschnittliche japanische Einnahme bei 45 mg/Tag, vor allem durch den Algenverzehr, und die Japaner haben die niedrigste Brustkrebsrate der Welt. In den USA dagegen liegt die Jodaufnahme bei nur 240 Mikrogramm, was gesundheitlich viel zu niedrig ist. In den letzten 50 Jahren ist die Jodaufnahme zurückgegangen, weil die Leute weniger jodiertes Speisesalz verzehren und weil die industriellen Brotteige heute nicht mehr Jodid, sondern Bromid enthalten. Auch Fluorzusätze im Trinkwasser können den Jodstoffwechsel stören.

  Das Brustgewebe benötigt Jod, um optimal zu funktionieren, ebenso wie die Schilddrüse und auch die Eierstöcke. Tatsächlich besteht möglicherweise ein Zusammenhang zwischen Schilddrüsenerkrankungen und Brustkrebs – vielleicht weil beide Erkrankungen mit einer unzureichenden Jodzufuhr in Verbindung stehen. Die Forschung zeigt, dass Menschen, die Jod in Dosen von 6 mg bis 90 mg pro Tag zu sich nehmen, sich gesünder und wohler fühlen. Das liegt daran, dass Jod als Antioxidans wirkt (in dieser Hinsicht genauso stark wie Vitamin C) und auch das Immunsystem stärkt, indem es die Zellen vor Umwelt- und chemischen Giftstoffen schützt. Ein niedriger Jodspiegel erhöht den Anteil der im Brustgewebe zirkulierenden Östrogene und macht die Brüste zu einem Ziel für toxische Östrogene.[128] Die Einnahme von Jod in dieser Dosierung beseitigt in etwa 70 Prozent der Fälle Brustschmerzen infolge fibrozystischer Veränderungen.[129] In einer kürzlich durchgeführten Studie mit Frauen, die unter Brustschmerzen litten, berichtete mehr als die Hälfte der Teilnehmerinnen, die 6 mg Jod pro Tag einnahmen, über eine signifikante Verringerung der Brustschmerzen insgesamt.[130] Eine andere Studie an Frauen mit Fibrozysten zeigte, dass 3 bis 6 mg Jod pro Tag bei 65 Prozent der Studienteilnehmerinnen zu einer subjektiven und objektiven Besserung führten.[131] Durch Jod wird die Bindung von Östrogen an den Östrogenrezeptoren der Brust verringert.[132] Wenn Jod in höheren Dosen eingenommen wird, etwa 100 bis 150 µg pro Tag (das ist das Hundertfache der empfohlenen Tagesdosis), hat es über die Schilddrüse hinaus, für die es unentbehrlich ist, wichtige Vorteile. Dazu gehören seine Rolle als Antioxidans, bei der Vorbeugung und Behandlung von fibrozystischen Erkrankungen der Brust und bei der Vorbeugung und Behandlung von Krebs.

  Es gibt ziemlich überzeugende Beweise dafür, dass Jodmangel eine Ursache von Brustkrebs ist. Die duktalen Zellen der Brust, sie neigen am ehesten zu Krebs, haben eine Jodpumpe in sich, was darauf hindeutet, dass sie in der Lage sind, Jod aktiv aufzunehmen. Darüber hinaus Jod trägt zu einem gesunden Immunsystem bei und sorgt für einen antiseptischen Schutz der Mund-, Magen- und Vaginalschleimhaut. Schließlich ist Jod eine der wirksamsten antiviralen und antibakteriellen Substanzen der Menschheit. (Es wurde sogar oral zur Heilung von Malaria eingesetzt.) Die meisten Ärzte wissen nichts von seinen vielen Einsatzmöglichkeiten.

Seit Jahren verschreibe ich Frauen mit Brustschmerzen Jodpräparate und habe damit ausgezeichnete Ergebnisse erzielt, oft innerhalb von nur zwei Wochen. In diesen Fällen empfehle ich eine Mindestdosis im Bereich von 4 bis 12,5 mg/Tag entweder aus Jodtabletten, Seetang-Präparaten, Meeresgemüse oder Lugolscher Lösung (bestehend aus elementarem Jod und Kaliumjodid). Für die Gesundheit der Brust ist eine Erhaltungsdosis von 1 bis 3 mg/Tag angemessen.

Eine andere Möglichkeit der Jodaufnahme besteht darin, Jodtinktur auf die Haut aufzutragen. Dazu tragen Sie zwei Wochen lang Jodtinktur in der Menge eines 5-Cent-Stücks auf die schmerzhafte Stelle in der Brust oder auf der Brustwarze auf. Zumeist wird dadurch der Schmerz gelindet. Es gibt auch anekdotische klinische Berichte über hohe Joddosen, die zum Verschwinden von Brusttumoren führen.

DER JODPFLASTERTEST

Schätzungsweise 80 bis 90 Prozent der Bevölkerung haben einen suboptimalen Jodspiegel. Eine schnelle und einfache Möglichkeit, Ihren Jodstatus zu bestimmen, ist die folgende: Bestreichen Sie die Innenseite von Oberschenkel, Innenarm oder Bauch auf einer Fläche von 8 mal 8 Zentimeter mit Jodtinktur. Verwenden Sie die orangefarbene Tinktur, nicht die klare. Ist Ihr Körper ausreichend mit Jod versorgt, werden Sie den Jodfleck auch noch nach 24 Stunden sehen. Wenn Sie mehr brauchen, wird das Pflaster viel schneller verblassen – manchmal innerhalb von ein oder zwei Stunden. Natürlich gibt es noch andere Faktoren als Jodmangel, was den Test etwas ungenau macht. Aber er ist ein guter Anhaltspunkt. Ein Jodtest in der Arztpraxis ist natürlich genauer. Aber der Pflastertest ist den Versuch wert.

Manchmal, wenn auch selten, kommt es zu einer Reaktion (in der Regel in Form eines Hautausschlags oder eines schlechten Geschmacks im Mund) auf die Aufnahme von Jod in die Ernährung. Diese Reaktion wird als Jodismus bezeichnet und ist darauf zurückzuführen, dass das Jod überschüssiges Bromid, Fluorid und andere Giftstoffe aus dem System freisetzt. Dabei handelt es sich um eine Entgiftungsreaktion und nicht um eine Jodreaktion an sich. Verringern Sie einfach Ihre Joddosis und gehen Sie es langsamer an.

Wenn Sie Schilddrüsenmedikamente einnehmen, führt die Einnahme größerer Jodmengen häufig dazu, dass Sie weniger Schilddrüsenmedikamente benötigen. Wer das nicht weiß, kann durch die Wirkung von zu viel Schilddrüsenhormon Herzklopfen bekommen. Nehmen Sie also Jod nur ganz allmählich in Ihre Ernährung auf, und besprechen Sie das mit Ihrer Ärztin oder Ihrem Arzt. (Beachten Sie aber bitte, dass die meisten Ärzte nicht auf dem neuesten Stand sind, was die Vorteile von Jod angeht.

- **Sorgen Sie für genügend Progesteron:** Da Brustschmerzen oft mit einer Überstimulation durch Östrogen zusammenhängen, können sie durch einen erhöhten Progesteronspiegel verbessert werden. Eine Progesteronbehandlung dämpft nach etwa einer Woche die Östrogenrezeptoren der Brust, d.h., sie schützt Ihre Brüste vor den Wirkungen von zu viel Östrogen. Untersuchungen haben ergeben, dass das Auftragen einer zweiprozentigen Progesteroncreme auf die Brüste das Zellwachstum im Brustgewebe verringert, während eine Estradiolcreme (Estradiol ist eine Form des Östrogens) das Zellwachstum steigert. Unkontrolliertes Zellwachstum im Brustgewebe steht mit einem erhöhten Brustkrebsrisiko in Verbindung.[133] Für Frauen, die vor dem Einsetzen der Wechseljahre wegen Brustkrebsverdacht oder diagnostiziertem Brustkrebs operiert werden müssen, ist der günstigste Operationstermin in der Lutealphase des Zyklus (nach dem Eisprung und vor Beginn der Periode). Das haben mehrere Studien gezeigt. Bei einer neueren Langzeituntersuchung wurden 289 Frauen dieser Altersgruppe mit operablem Brustkrebs von 1975 bis 1992 beobachtet. Dabei hat sich gezeigt, dass Patientinnen mit Krebsknoten, deren Serumspiegel für Progesteron bei der Operation um 4 Nanogramm pro Milliliter erhöht war, eine um 70 Prozent höhere Überlebensrate hatten als Frauen, deren Progesteronspiegel zum Zeitpunkt der Operation niedriger war. Das kann daran liegen, dass Progesteron die Blutgerinnung verringert, die natürlichen Killerzellen im Immunsystem erhöht und außerdem das Wachstum der Brustzellen hemmt. Berücksichtigt man diese drei Faktoren, reduziert Progesteron möglicherweise auch die Chancen, dass sich Krebszellen bei Brustkrebsoperationen an anderen Stellen des Körpers festsetzen.[134] Ich empfehle jeder Frau, die vor den Wechseljahren wegen Brustkrebs operiert wird, für einen optimalen Progesteronspiegel zu sorgen, bevor sie sich operieren lässt. Dazu eignet sich eine zweiprozentige Progesteroncreme in der Dosierung, die auf Seite 176 f. empfohlen wird. Weitere wissenschaftliche Daten sprechen dafür, dass Frauen, deren Progesteronspiegel während der fruchtbaren Jahre und in den Wechseljahren

adäquat ist, ein geringeres Brustkrebsrisiko haben. (Achtung: Ich spreche von physiologisch normalen Dosen, nicht von Megadosen. Theoretisch kann der Körper hohe Progesterondosen in Östrogen umwandeln. Das ist eine Frage der Verhältnisse.)
Tragen Sie ¼ Teelöffel (ca. 20 mg) ein- oder zweimal täglich bis zu drei Wochen vor der Menstruation auf. Progesteron wirkt meist erst nach einem Monat; zunächst kann eine zweiprozentige Progesteroncreme die Empfindlichkeit der Brüste verstärken, weil die Östrogenrezeptoren dadurch erst einmal zunehmen, bevor sie sich verringern.

- **Östrogen nicht überdosieren:** Wenn Ihre Brustschmerzen mit dem Beginn einer Östrogenersatztherapie angefangen haben (oder mit dem Einnahmebeginn der Pille), kann es gut sein, dass die Dosis zu hoch war. Lassen Sie sie entsprechend anpassen.

- **Legen Sie Rizinusölpackungen auf:** Dreimal die Woche für je eine Stunde, zwei bis drei Monate lang helfen sie gegen Schmerzen, vor allem wenn das Brustgewebe entzündet ist. Danach reicht die wöchentliche Anwendung.

- **Wechseln Sie den BH:** Bügel-BHs schnüren meist die Blut- und Lymphflüssigkeitszirkulation in den Brüsten, der Brustwand und dem umgebenden Gewebe ab. Deshalb sollten Sie sie nach Möglichkeit nicht tragen.

- **Lernen Sie Ihre Brüste kennen:** Informieren Sie sich über die Anatomie der Brüste. Notieren Sie Veränderungen im Verlauf des Menstruationszyklus, damit gelegentliche zyklische Schmerzen Sie nicht mehr beunruhigen. Massieren Sie mindestens einmal im Monat die Brüste bis zur Achselhöhle, wo die Lymphdrüsen sitzen, die die Flüssigkeit der Brust verteilen. Machen Sie das Brustmassageritual von Seite 420 f.

- **Vermeiden Sie gewisse Medikamente:** Nehmen Sie die im Folgenden aufgeführten Medikamente zur Behandlung von Brustschmerzen nicht, es sei denn, es gibt keine Alternative. Die genannten Medikamente haben erhebliche Nebenwirkungen.
  - **Danazol (Danokrin):** Führt zu einem Östrogenabfall und wird auch in der Endometriosebehandlung eingesetzt. Zu seinem Nebenwirkungsspektrum gehören Veränderungen des Menstruationszyklus, Gewichtszunahme, Akne, Hitzewallungen, Kleinerwerden der Brüste, Hirsutismus, Stimmveränderung und Depression.

- **Bromocriptin:** Wird zur Verringerung des Milchflusses nach der Geburt eingesetzt. Es kann zu Übelkeit führen, zu Erbrechen, niedrigem Blutdruck, Schwindel und Depression.
- **Antibabypillen:** Bestehen alle aus synthetischen Hormonen. Es gibt bessere Alternativen in der Brustschmerzbehandlung.

Alle Medikamente haben gewisse Nebenwirkungen, das hängt auch von individuellen Voraussetzungen ab. So können manche Statine (zur Cholesterinsenkung), Serotoninwiederaufnahmehemmer oder Herztabletten zu Brustschmerzen führen. Achten Sie deshalb darauf, welche Medikamente Sie genommen haben bzw. nehmen.

- **Treiben Sie regelmäßig Sport:** Es ist gut dokumentiert, dass Frauen mit einem BMI unter 22,8, die regelmäßig Sport treiben, ein sensationell um 72 Prozent verringertes Brustkrebsrisiko haben.[135] Eine sehr spannende Studie aus Norwegen hat gezeigt, dass das Brustkrebsrisiko von Frauen, die regelmäßig (vier Stunden in der Woche) Sport treiben, um 37 Prozent geringer ist als bei Frauen mit überwiegend sitzender Lebensweise.[136] Daten aus der Nurses' Health Study (beobachtet mehr als 85 000 Frauen) haben wiederum gezeigt, dass, wer sich täglich im mittleren bis sehr sportlichen Bereich bewegte, ein zwanzigprozentig geringeres Brustkrebsrisiko hatte als diejenigen, die nur einmal die Woche weniger als eine Stunde in Bewegung waren.[137]
  Das galt sogar für Frauen, die sich in der Vergangenheit nicht regelmäßig bewegt hatten.[138] Das liegt wahrscheinlich an dem Zusammenhang zwischen regelmäßiger Bewegung und einem geringeren Körperfettanteil sowie weniger Östrogen im Kreislauf. (Im Körperfett wird Östron gebildet, indem Cholesterol zu einem Androsteron verstoffwechselt wird.) Bislang gibt es im Übrigen kein Medikament, was es im Entferntesten mit einer regelmäßigen körperlichen Aktivität aufnehmen kann.

- **Schlafen Sie ausreichend:** Die neueste Forschung zeigt, dass ausreichend Schlaf (in einem abgedunkelten Zimmer) wichtiger für die Brustgesundheit ist, als wir denken. 2005 hat eine finnische Studie an mehr als 12 000 Frauen festgestellt, dass, wer dauerhaft mehr als neun Stunden pro Nacht schlief, ein fast um ein Drittel geringeres Brustkrebsrisiko hatte als die Teilnehmerinnen, die sieben oder acht Stunden schliefen.[139] Mehrere andere Studien haben gezeigt, dass die Lichtexposition mit hellem Licht in der Nacht das Brustkrebsrisiko erhöht. (Und in der Tat haben Nachtschichtarbeiterinnen ein um fünfzig Prozent erhöhtes Risiko für Brustkrebs als andere Arbeitnehmerinnen.[140] Forscher fanden heraus, dass nächtliches (helles) Licht die Produktion des Hormons Melatonin unterbricht. Unzureichende Melatoninspiegel können das Brusttumorwachstum begünstigen.[141] Außerdem bekommen Frauen mit einer überdurchschnittlichen Melatoninproduktion weniger häufig Brustkrebs.[142]

- **Achten Sie auf Ihre Träume:** Führen Sie ein Traumtagebuch und achten Sie auf besonders lebhafte oder intensive Träume, die Ihnen womöglich Hinweise auf eine schlechte Gesundheit geben und gehen Sie der Sache nach.

- **Lassen Sie Unterstützung zu und sorgen Sie für sich:** Lassen Sie zu, dass andere Sie in Ihrem Leben unterstützen. Durch Brustsymptome teilt uns der Körper oftmals mit, besser für uns zu sorgen und uns helfen zu lassen. Denken Sie daran, dass alle Menschen Unterstützung brauchen und verdienen. Mit stillem Leiden ist nichts zu gewinnen! Haben Sie Mitleid mit sich selbst. Und lernen Sie Nein zu sagen, wenn Sie etwas nicht wollen!

Brustkrebs in der Familie und das Brustkrebsgen

In manchen Familien ist das Risiko, Brustkrebs oder Eierstockkrebs zu bekommen, aufgrund genetischer Bedingungen höher als in anderen.[144] Sie weisen Mutationen der Gene BRCA1 und BRCA2 auf. Die Männer in diesen Familien haben womöglich nicht nur erhöhte Brustkrebs-, sondern auch Hoden-, Bauchspeicheldrüsen- und Prostatakrebsraten.[145] Weil sich bei ungefähr 60 Prozent aller Frauen mit einem ererbten mutierten Brustkrebsgen irgendwann Brustkrebs bildet (im Vergleich dazu tritt dies bei Frauen in der Allgemeinbevölkerung nur in 12 Prozent der Fälle ein), wählen die betroffenen Frauen oftmals eine beidseitige Brustamputation (und damit die Entfernung zweier gesunder Brüste).[146]

Die bisher größte Studie über den Vergleich der Überlebensraten von Brustkrebspatientinnen mit und ohne BRCA-Genmutation – eine Studie von 2018 aus dem Vereinigten Königreich – untersuchte 2733 Frauen, die bei der Erstdiagnose von invasivem Brustkrebs vierzig Jahre oder jünger waren. Dabei stellte sich heraus, dass das Vorhandensein der Mutation keinen Einfluss auf das Überleben hatte, auch nicht nach zehn Jahren, und dass eine bilaterale Mastektomie die Überlebenschancen nicht erhöhte.[147] Was mir Sorgen macht, ist, dass sich viel zu viele Frauen für diesen unnötigen Eingriff entscheiden, weil sie von den bereits erwähnten Prominenten gelesen haben, die sich die Brust haben abnehmen lassen.

Doch unsere genetische Ausstattung ist nur das eine. Wie die Gene sich entwickeln, ist eine ganz andere Frage. Gene werden auch von Umweltfaktoren an- bzw. abgeschaltet.[148] Nach einer von Colin Begg am Department of Epidemiology and Biostatistics am renommierten Memorial Sloan Kettering Cancer Center 2009 durchgeführten Studie spielen verschiedene Faktoren eine Rolle: die Erblichkeit, die Ernährung und der Lebensstil.[149] Das aber bedeutet, dass, wer eine Genmutation hat, nicht automatisch Krebs bekommt und umgekehrt, dass, wer keine hat, davon verschont bleibt. Wenn Familienmitglieder (meist die Mütter) einer Patientin Brustkrebs hatten, weise ich sie vor allem anderen darauf hin, dass sie nicht mit ihrer Mutter identisch und die Gene nur ein Faktor bei der Entstehung der Krankheit sind.

Bei der Mehrzahl der Frauen, die an Brustkrebs erkranken, spielen genetische Faktoren keine Rolle. (In einer wichtigen Studie hatten nur 10 Prozent der jungen Frauen mit Brustkrebs die besagte Genmutation.) Doch Frauen, die positiv testen und dazu mehr als eine enge Verwandte (Mutter, Schwester, Tochter) mit Brustkrebs haben, haben selbst ein mehr als 60-prozentiges Risiko, so das staatliche US-amerikanische National Cancer Institute.[150]

Fallen Sie in diese Kategorie, rät Ihr Arzt oder Ihre Ärztin sehr wahrscheinlich zu einem rigorosen Screening, bestehend aus Mammografie und Brustuntersuchungen (MRT oder Sonografie) jedes halbe Jahr. Die herkömmliche Medizin rät zu noch radikaleren Schritten:

- eine präventive Mastektomie (eine Option, die auch nicht 100-prozentig sicher ist und im Falle einer Brustkrebserkrankung die Überlebenswahrscheinlichkeit nicht erhöht)
- präventive Chemotherapie (normalerweise Tamoxifen)
- eine lebenslange Antiöstrogeneinnahme (um ein potenzielles Tumorwachstum zu stoppen)

Diese Empfehlungen machen mich immer wieder traurig, denn hier wird völlig außen vor gelassen, dass Frauen auch selbst etwas tun können. Ich bin nicht der Meinung, dass eine Frau ihre Brüste als knotenverpestetes Gewebe ansehen sollte, dass sie umbringen kann. Und ich will auch nicht, dass Frauen meinen, die drei Radikaloptionen seien der einzige Weg. Im Gegenteil: Sie können weitere Probleme nach sich ziehen und die Lebensqualität beeinträchtigen. Und wie ich schon erwähnte: Häufige Mammografien erhöhen erwiesenermaßen ebenfalls das Brustkrebsrisiko aufgrund der Strahlung.[151]

Ein Wort zu Genprofilen

Mit dem Abschluss des Human Genome Projects im Jahre 2000 häufen sich die wissenschaftlichen Belege, dass gewisse Genmutationen erblich sind und ein erhöhtes Brustkrebs- oder Herzerkrankungsrisiko mit sich bringen. Doch diese »Genomprofile« bestehen typischerweise aus verschiedenen Tests auf bestimmte Genvarianten, wobei bestimmte Kombinationen mit proprietären Rechten versehen werden und normalerweise nicht online oder gedruckt veröffentlicht werden. Das Genom-Profiling zur individuellen Gesundheitsfürsorge steckt noch in den Kinderschuhen, wird aber zunehmend populär.[152] Sicherlich können Genprofile zur Vorsorge nützlich sein. Zum Beispiel hat meine Kollegin eine Mutter mit zwei verschiedenen Brustkrebsarten. Als Ärztin, die um den Zusammenhang zwischen Genen und Umwelt weiß, ließ sie sich und ihre Mutter auf bestimmte brustkrebstypische Genkonstellationen testen. Dabei stellte sich heraus, dass sie beide das gleiche genetische Profil im Östrogenstoffwechsel hatten.

Doch anstatt nun wie das Kaninchen auf die Schlange zu starren und auf den Krebs zu warten, hat sie den Test als Ansporn genommen, das zu tun, was sie sich ohnehin schon zu tun vorgenommen hatte: mehr Sport machen, mehr Indol-3-Carbinol (in verschiedenen Kohlsorten) zu sich nehmen, weniger Zucker usw.

Genprofile und das Wissen, wie sich unsere DNA entwickelt, werden die Zukunft der Medizin sein. Wenn Sie einen erfahrenen Mediziner kennen, der sich mit der Interpretation von Genkarten auskennt und sie dann mit Lebensstilveränderungen verknüpft – warum nicht? Für die allermeisten Menschen jedoch ist die Familiengeschichte alles, was sie in puncto Genkartierung wissen müssen.

Der Schlüssel liegt in der Umsetzung dessen, was die familiäre Erblichkeit – und der gesunde Menschenverstand – erfordern. (Interessierte können die amerikanische Webseite www.functionalmedicine.org besuchen.)

Arbeit mit dem Erbe – Prävention von innen her

Die folgende Geschichte einer Sozialarbeiterin zeigt, wie sich mit einer solchen Familiengeschichte positiv umgehen lässt. Beachten Sie den Mutterbezug. Aspekte der Brust haben immer mit unseren Müttern zu tun, den Menschen, von denen wir Entscheidendes über die Selbstsorge vermittelt bekommen haben.

»Mein Leben war ziemlich hektisch. Ich arbeitete als Sozialarbeiterin in einem großen Lehrkrankenhaus in Boston auf der Krebs- und den beiden Intensivstationen; mein Piepser ließ mir keine Ruhe. Zu Hause belastete mich der ständige Straßenlärm und die Musik, die unablässig aus den Ghettoblastern der Jugendlichen dröhnte. Ich schwor mir, mit fünfzig auszusteigen und mir etwas Ruhigeres zu suchen, nur noch ein paar Stunden in der

Lehre und der Beratung zu arbeiten, vielleicht eine kleine private Praxis aufzumachen und mir einen großen Garten zuzulegen.

Ich hatte schon ein paar Jahre auf der Krebsstation gearbeitet. Am Anfang war es so etwas wie ein Zwang, weil meine Mutter mit vierzig Jahren an Brustkrebs gestorben war; ein Versuch, dem Tod Trotz zu bieten. Ich dachte, wenn ich so viel wie möglich über Krebs wüsste, könnte er mir nichts anhaben. Ich musste ja nur die vierzig hinter mich bringen. Als der vierzigste Geburtstag näher rückte, konfrontierte ich mich in meiner eigenen Therapie mit der Frage, ob ich nur aus diesem inneren ›Zwang‹ heraus auf der Krebsstation arbeitete. Aber schließlich kam ich zu der Erkenntnis, dass die Arbeit dort meinen Fähigkeiten entsprach, dass ich aber auch in einen anderen Bereich wechseln konnte, wenn die Zeit dafür reif war. Der vierzigste Geburtstag kam und ging, ich wurde einundvierzig, aber die Angst blieb.

Im September meines 41. Lebensjahres machte ich in Maine Urlaub. Ich traf mich mit einer Bekannten, und wir sprachen über unsere Zukunftsträume. Als ich sagte, dass ich mich mit fünfzig an einen Ort wie diesen zurückziehen wollte, verblüffte sie mich mit der Frage: ›Warum eigentlich nicht schon jetzt?‹

Dagegen sprach meiner Meinung nach, dass ich für eine Sozialarbeiterin sehr viel Geld verdiente, eine günstige Hypothek hatte und vom Krankenhaus eine Zusatzrente bekam. Es ärgerte mich, als sie sagte, ich sei ›im goldenen Käfig‹ gefangen, weil ich fand, ich hätte andere Werte. Aber dann setzte sie hinzu: ›Woher willst du wissen, dass du überhaupt fünfzig wirst?‹ Das saß, denn schließlich war nicht nur meine Mutter früh gestorben, sondern ich arbeitete auch täglich mit sterbenden Menschen, die jünger waren als ich.

Ich wusste in diesem Augenblick, dass sich mein Leben verändert hatte. Das spürte ich in jeder Faser meines Körpers. Ich wusste, dass es keinen Grund gab, den Umzug nach Maine aufzuschieben. Am nächsten Tag war ich bei einem Makler, und am Tag darauf, um neun Uhr morgens, zeigte er mir das Haus, das jetzt mir gehört. Es war das erste Haus, das ich mir ansah, und es entsprach genau meinen Vorstellungen.

Im Januar zog ich nach Maine, arbeitete aber weiter in Boston. Die Fahrt zur Arbeit machte mir nicht viel aus, weil meine Arbeitszeit flexibel war. Im März starb Claudia, eine junge Patientin, die ich sehr lieb gewonnen hatte, an Leukämie. Ich hatte vier Jahre mit ihr und ihrer Familie gearbeitet und ihrem Tod mit Schrecken entgegengesehen. An dem Morgen, als sie starb, bekam ich Schmerzen in der Brust. Da ich wusste, dass körperlich alles in

Ordnung war, achtete ich auf meinen Körper und versuchte zu verstehen, was er mir sagen wollte. Am Ende des Tages konnte ich den Schmerz als ›kollektiv gebrochenes Herz‹ bezeichnen. Mir wurde klar, dass ich mehr Tote als Lebende kannte, und ich beschloss, mir ein freies Wochenende zu gönnen. Ein paar Wochen später saß ich an einem Sonntag auf den Felsen am Strand und sah auf das Meer. Ich dachte an Claudia, an die vielen anderen, mit denen ich gearbeitet hatte und die jetzt tot waren, und schließlich auch an meine Mutter. Plötzlich wollte ich wissen, wie alt sie bei ihrem Tod eigentlich gewesen war. Zu meiner eigenen Überraschung fiel mir ein, dass ich mir das nie ausgerechnet hatte. Jetzt stellte ich fest, dass sie an ihrem Todestag genau 41 Jahre und neun Monate alt gewesen war – exakt so alt wie ich an jenem Tag! Eine weitere Rechnung ergab, dass die Krankheit meiner Mutter fünfeinhalb Jahre gedauert hatte – und ich arbeitete ebenfalls seit fünfeinhalb Jahren auf der Krebsstation. Ich hatte es also geschafft. Ich hatte überlebt!

Am nächsten Tag reichte ich meine Kündigung ein. Ich nahm mir den Sommer frei und dachte darüber nach, was ich mit meinem Leben anfangen sollte. Darüber verging die Zeit, und bevor ich wieder zu arbeiten begann, waren neun Monate vergangen – wie es sich für eine Wiedergeburt gehört.

In dieser Zeit feierte ich auch den Geburtstag, den meine Mutter nicht mehr erlebt hatte. Ich fing an, neu über meine Identität und meine Prioritäten nachzudenken. Schließlich machte ich eine psychotherapeutische Praxis auf, mit der ich viel Erfolg habe. Ich unterrichte gelegentlich, bin als Beraterin tätig und habe einen großen Garten. Ich weiß, dass ich die Tochter meiner Mutter bin, aber ich muss nicht so sein wie sie.

Diese Erfahrung hat mir den Glauben an die Stärke von Körper und Geist geschenkt – ich weiß, dass sie noch in den schlimmsten Situationen helfen kann. In den Fünfzigerjahren, als meine Mutter Brustkrebs hatte, hatten unglücklich verheiratete Katholikinnen wenig Chancen, und noch weniger, wenn sie, wie meine Mutter, von Kind an körperlich behindert waren. Heute glaube ich, dass der Brustkrebs für meine Mutter der einzige Ausweg aus ihrer unerträglichen Situation war, aus ihrer unglücklichen Ehe und einem bedrückenden, von Schuldgefühlen und Selbstaufopferung geprägten Leben. Es tut mir leid, dass sie ihre Flucht mit dem Leben bezahlen musste.«

Behandlung

Die Behandlungsmöglichkeiten von Brustkrebs lassen sich in diesem Buch nicht alle aufführen und sind auch nicht mein Spezialgebiet. Auch wenn die Experten gelegentlich den Statistiken widersprechen, zeigt das Material, dass die Todesrate bei Brustkrebs leicht sinkt. Es gibt zwar Berichte, wonach die altersbereinigte Todesrate von Frauen mit Brustkrebs in den USA von 2006 bis 2015 jedes Jahr durchschnittlich um 1,8 Prozent zurückging, wie das National Cancer Institute – die maßgebliche US-Behörde – berichtet[153], aber ich weiß nicht genau, wie aussagekräftig diese Zahl angesichts der hohen Zahl nichtinvasiver duktaler Carcinomae in situ, die zweifellos in die Statistik eingegangen sind, tatsächlich ist. In manchen Landesteilen sind Mastektomien immer noch üblich, obwohl sich die brusterhaltenden Operationen in den meisten Fällen als genauso wirksam erwiesen haben. Ich rate jeder Frau, der man die Mastektomie als einzige Option vorgeschlagen hat oder die das Gefühl hat, ihr Chirurg wisse nicht genug über brusterhaltende Operationen und biete sie deshalb nicht an, dringend dazu, einen zweiten Experten zu konsultieren. Eine Errungenschaft in der operativen Behandlung von Brustkrebs ist die Wächterknoten-Biopsie, bei der ein einzelner Lymphknoten in der Achsel entfernt wird, der Wächterknoten, der in der Weitergabe von Krebszellen eine Rolle spielt. Wenn das Biopsieergebnis negativ ist, werden keine weiteren Knoten entfernt. Dies aber bewahrt Frauen vor den Schmerzen und Lymphödemen, die durch die Entfernung vieler Lymphknoten entstehen.

Die Chemotherapie ist ebenfalls eine Standardbehandlungsoption, die eine genauere Betrachtung verdient. So zeigte die wegweisende Studie Trial Assigning Individualized Options for Treatment (bekannt als TAILORx-Studie, ein Akronym, das maßgeschneiderte Rezeptur bedeutet, A.d.Ü), dass 70 Prozent der Frauen mit der häufigsten Art von Brustkrebs – Hormonrezeptor (HR)-positiv, HER2-negativ, axilläre Lymphknoten negativ – auch nach neun Jahren keinen Nutzen von einer Chemotherapie haben.[154] An dieser Studie von 2018 waren mehr als 10 000 Brustkrebspatientinnen im Frühstadium aus den USA, Australien, Kanada, Irland, Neuseeland und Peru beteiligt. Die Studie war eine der ersten groß angelegten Studien zum Thema Personalisierung der Krebsbehandlung.

Frauen haben so viel Zugang zu Informationen von anderen, aus Büchern und dem Internet, wie sie nur wollen. Manche überfordert das, andere finden es gut. Dabei sollte jede Frau für sich entscheiden und darin ermutigt werden. Die Lektüre ein und derselben Statistik kann zu sehr unterschiedlichen Schlussfolgerungen führen. Manche Frauen wollen alles machen lassen, auch wenn der Nutzen statistisch gesehen sehr gering ist (weniger als 5 Prozent). Andere sehen eher die Behandlungsrisiken und vertrauen lieber ihrer eigenen Intuition. Auch gehen verschiedene Ärzte sehr unterschiedlich mit Statistiken gegenüber ihren Patientinnen um. Auch wenn Ärzte es nicht böse meinen, neigen doch gerade Onkologen (weil sie so viel mit dem Tod zu tun haben) zu eher drastischen Formulierungen. Doch sollte eine Frau das Gefühl haben, dass sie von ihrem Arzt unterstützt wird und ein gegenseitiges Vertrauensverhältnis gegeben ist.

Eine neue innovative englischsprachige Online-Ressource ist Predict (www.predict.nhs.uk/tool) vom Winton Centre for Risk and Evidence Communication der University of Cambridge in England. Predict ist ein evidenzbasiertes Tool, entwickelt für Frauen, die wegen eines invasiven Brustkrebses im Frühstadium operiert wurden. Es soll aufzuzeigen, auf welche Weise Brustkrebsbehandlungen nach der Operation die Überlebensrate erhöhen können. Nachdem man im Online-Formular Fragen zur Person und der Krebsart beantwortet hat, zeigt das Tool, wie die unterschiedlichen Behandlungsoptionen die Überlebensrate bis zu 15 Jahre nach der Diagnose voraussichtlich verbessern würden.

Eine weitere gute Online-Ressource sind die (englischsprachigen) Brustkrebs-Nomogramme des Memorial Sloan Kettering Cancer Center (nomo grams.mskcc.org/breast). Sie können aus drei Nomogrammen wählen: eines für neu diagnostizierte Patientinnen zur Einschätzung der Wahrscheinlichkeit, ob sich der Brustkrebs auf die Wächterlymphknoten ausgebreitet hat, eines für Patientinnen, deren Krebs sich bereits auf die Wächterlymphknoten ausgebreitet hat, zur Einschätzung der Wahrscheinlichkeit, ob sich der Brustkrebs auf weitere Lymphknoten in der Achsel ausgebreitet hat, und eines für Betroffene mit DCIS, um abzuschätzen, ob der Brustkrebs nach einer brusterhaltenden Operation in derselben Brust wieder auftritt.

Die Online-Rechner von CancerMath (www.lifemath.net/cancer/index.html) zeigen die relative Häufigkeit eines bestimmten chirurgischen Verfahrens für einen bestimmten Tumortyp. Diese Rechner basieren auf Daten von 1987 bis 2007, wobei neuere Patienten stärker gewichtet werden. Da sie nur Daten zu Operationen aus diesem Zeitraum enthalten, werden eventuell neuere Therapien nicht berücksichtigt.

Nach meiner Erfahrung sind neben brusterhaltenden Operationen, Kräuterbehandlungen oder Amputation und Chemotherapie vor allem Ernährungsumstellungen, Selbsthilfegruppen und Selbstreflexion wichtige Bestandteile der Behandlung. Auch wenn sich die allermeisten Frauen mit Brustkrebs für eine Operation, Chemotherapie oder beides entscheiden, habe ich auch mit Frauen gearbeitet, die auf eine Ernährungsumstellung und eine innere Heilung setzten, ganz ohne konventionelle Medizin, abgesehen von der ersten Biopsie zur Diagnosestellung. Jahre später haben manche von ihnen vollkommen symptomfreie Mammogramme, keinen Krebs mehr. Bei einer Patientin hat sogar der Operateur zu Hause angerufen, um ihr zu sagen, dass sie ohne die OP sterben würde. Doch sie wollte nicht, und heute, 20 Jahre später, ist sie frei von Krebs.

Andere Frauen indessen entschieden sich für eine bestimmte Therapie. Margot war 43 Jahre alt, als der Brustkrebs festgestellt wurde. Sie war mit einem Professor verheiratet und lebte in einer Universitätsstadt im Mittleren Westen. Sie war immer Hausfrau gewesen, hatte mit Anfang 20 geheiratet und drei Kinder großgezogen. Kurz nach ihrem 35. Geburtstag erfuhr sie, dass ihr Mann Affären mit seinen Studentinnen hatte. Aus finanziellen Gründen entschloss sie sich, bei ihm zu bleiben, bis die Kinder größer waren. Als sie erfuhr, dass sie Brustkrebs hatte, trennte sie sich sofort von ihm, studierte und fand eine Stelle. Nach einer brusterhaltenden Operation führt sie heute ein zufriedenes und unabhängiges Leben. Als ihre Tochter sie fragte, warum sie nicht jedes halbe Jahr zur Mammografie ginge, sagte sie: »Ich weiß, warum ich Brustkrebs bekommen habe. Ich weiß, wo das Problem lag, und ich habe es gelöst. Ich weiß, dass der Krebs nicht wiederkommt.« Margot war klar, dass sie in einer Ehe mit einem untreuen Mann nicht gesund bleiben konnte. Der Brustkrebs ist in den letzten zehn Jahren nicht wiedergekommen.

Julia, eine ehemalige Patientin, hatte mit 38 Jahren eine brusterhaltende Operation. Bei der anschließenden Biopsie zeigte sich, dass dabei nicht der ganze Tumor entfernt worden war, und ihr wurde wegen der Art des Krebses eine Brustamputation (Mastektomie) mit Entfernung der Lymphknoten empfohlen. Julia entschied sich dagegen und kehrte in ihr Elternhaus zurück, wo sie sich mit ihren persönlichen Dämonen konfrontierte – ihr Wunsch, anderen bis an die Grenze der Selbstaufgabe zu gefallen – und eine Ehe, der sie entwachsen war. Dieser Prozess wurde von einer tiefen emotionalen Reinigung und der Lösung von vergangenen ungesunden Verhaltensweisen und Gewohnheiten begleitet. Außerdem stellte sie sich auf eine gesunde vegetarische Ernährung um. Heute ist sie krebsfrei, weiß aber, dass sie den Kontakt zu ihren innersten Bedürfnissen und ihrem Körperwissen aufrechterhalten muss. Vor Kurzem »rief« sie ihr Gefühl in den Südwesten. Obwohl sie nicht wusste, wovon sie dort leben sollte, ist sie diesem Ruf gefolgt und fand fast sofort in einer kleinen Pension Arbeit. Ihre Lebensumstände dort waren sehr heilend; sie fand nicht nur einen Platz, an dem sie wohnen und arbeiten konnte, sondern auch viel Zeit und Raum für sich und für ein Leben mit der Natur. Julia hat sehr viel Mut; es geht ihr weiterhin gut.

Bei Grete wurde ein Brustkrebs festgestellt, der als sehr aggressiv und rasch wachsend bekannt ist. Sie lehnte die konventionelle Behandlung ab, stellte stattdessen ihre Ernährung um und trennte sich von ihrem Ehemann, der sie misshandelte. Sie suchte sich eine Stelle in einem Verlag, und die Arbeit dort macht ihr sehr viel Spaß. Heute ist sie allem Anschein nach krebsfrei, aber sie lebt sehr bewusst in der Gegenwart und denkt nicht in Kategorien von »geheilt sein«. Wie sie sagt, ist es für sie wichtig, jeden Tag bewusst zu erleben. Die Veränderungen in ihrem Lebensstil waren in ihren Augen der wichtigste Faktor bei ihrer Heilung.

Berichte von Frauen

Für Caroline Myss und andere Heiler hängt Krebs mit unserem Umgang mit Zeit zusammen. Er entsteht ihrer Meinung nach, wenn die Energie eines Menschen durch den Umgang mit Verletzungen und Groll aus der Vergangenheit gebunden ist und nicht freigesetzt werden kann. Solche alten Verletzungen brauchen einen Zeugen, jemanden, der sie für gültig erklärt, bevor die Heilung einsetzen kann.

Unser Verhältnis zur Zeit kann uns krank machen und tut das oft auch. Die feministische Autorin Sonia Johnson sagt: »Die Zeit ist kein Fluss; jeder von uns hat in jedem Augenblick alle Zeit, die es je gegeben hat oder je geben wird. Das lineare Konzept der Zeit ist ein Suchtkonstrukt.«[155] Unsere materialistische Suchtgesellschaft hat uns beigebracht, dass Zeit Geld ist und dass wir jede Minute unseres Lebens zur Steigerung der Leistung und Produktivität verwenden müssen. Statt jeden einzelnen Augenblick zu genießen und so ein reicheres Leben zu führen, haben wir »nie genug Zeit«. Ständig sind wir in Situationen, in denen »die Zeit zu schnell vergeht«, und viel zu viele von uns leiden an der »Krankheit der Eile«: Wir rennen umher, mit immer schneller klopfendem Herzen, und denken, wir hätten nicht genug Zeit, um alles zu erledigen, was wir erledigen müssen. Am Zustand unseres Körpers und der Zellen, aus denen er besteht, ist das abzulesen.

Monika: Der Sommer der Heilung

Monika war 48 Jahre alt, als sie zu mir kam. Kurz zuvor war bei ihr Brustkrebs festgestellt worden, und man hatte ihr zu einer Brustamputation mit Entfernung der Lymphknoten unter dem rechten Arm geraten. Monika und ihr Partner, die gemeinsam eine Buchhandlung und einen Vermittlungsdienst für schwer zu beschaffende Bücher betrieben, hatten alles gelesen, was sie zu Brustkrebs finden konnten. Sie wollte keine Brustamputation, und nach einer ausführlichen Diskussion meinte der Chirurg schließlich, er könnte sich auch mit dem Gedanken an eine brusterhaltende Operation anfreunden. Sie hatten sich auch bei einem Onkologen informiert und wussten, dass bei ihrer Art von Krebs eine anschließende Chemotherapie zur Standardbehandlung gehörte. Von mir wollten sie wissen, ob Monika zusätzlich zur konventionellen Behandlung noch etwas tun konnte. Ich schlug ihr vor, den Östrogenspiegel mithilfe einer vegetarischen Ernährung zu senken und mit Rizinusölpackungen auf der betroffenen Brust das Immunsystem zu stärken. Dabei betonte ich, dass diese Maßnahmen keine »Behandlung« im konventionellen Sinne und nur in sehr viel geringerem Maße erforscht seien als Operationen und Chemotherapie.

Monika akzeptierte das. Weiter sagte ich, sie müsse in den nächsten Monaten unbedingt lernen, für sich zu sorgen, und all das tun, was ihr Freude machte. Monika und ihr Mann wollten alles gründlich überdenken und in drei Monaten wiederkommen.

Drei Monate später sah Monika strahlend gesund und 15 Jahre jünger aus. Ich fragte sie, wie sie das gemacht hatte, und sie sagte: »Nach dem Gespräch bei Ihnen wusste ich, dass ich mein Leben ändern musste. Ich beschloss, in diesem Sommer alles zu tun, was mir guttat und heilend war. Ich fuhr jeden Tag Fahrrad, legte mich auf die Wiese und sah stundenlang den Wolken zu. Ich habe den Sommer in jeder Pore meines Körpers gespürt. Seit ich ein Kind war, habe ich einen solchen Sommer nicht mehr erlebt. Er schien gar nicht mehr aufzuhören.«

Mit anderen Worten: Monika hatte ihr Verhältnis zur Zeit verändert. Sie hatte buchstäblich »die Uhr angehalten« und ihre Zellen in die Gegenwart gebracht. Viele Menschen sollten sich die Zeit nehmen, um »den Sommer mit jeder Zelle ihres Körpers zu spüren«. Seit sechs Jahren hat es bei Monika kein Anzeichen von Krebs mehr gegeben, obwohl sie sich schließlich gegen Chemotherapie und weitere Operationen entschieden hat.[156]

Sabine: Die Vergangenheit ziehen lassen

Sabine war 48, als sie mich das erste Mal aufsuchte. Sie hatte gerade eine Brustentfernung wegen eines großen Tumors hinter sich, ein schlecht differenzierter Brustkrebs – der mit schnellem Wachstum und einer schlechten Prognose in Verbindung steht. Obwohl sie schon mit alternativmedizinischen Ansätzen zu tun gehabt hatte, riet ihr ihre innere Stimme zu einer Chemotherapie, die sie ohne Probleme mit Meditationen und Entspannung überstand. (Vgl. dazu den Abschnitt »Praktische Tipps für eine heilsame Operation oder Chemotherapie und eine schnellere Wundheilung«, S. 820.) Als ich sie kennenlernte, war sie gerade von der Ostküste nach Kalifornien gekommen. Zwei Jahre zuvor hatte sie sich von einem Mann getrennt, mit dem sie 10 Jahre zusammengelebt hatte. Er hatte sich plötzlich Hals über Kopf in eine andere Frau verliebt und geheiratet. Dieser Mann war der Gründer einer sehr populären Selbsthilfegruppe gewesen, und die Aktivitäten,

Workshops und Ausflüge der Gruppe hatten nicht nur für Sabines Einkommen gesorgt, sondern auch als Familienersatz und Unterstützung für sie fungiert. Hinzu kam noch, dass Sabine viel Geld an das Zentrum gespendet hatte, wo sich die Gruppe regelmäßig traf. Als ihr Partner sie für eine andere Frau verließ, war Sabine plötzlich außen vor und nicht mehr so gern bei den Gruppenaktivitäten geduldet.

Bald nach der Trennung ging sie zu einem Anwalt, um mit dessen Hilfe an ihr Geld und ihre persönlichen Dinge zu kommen. Der Anwalt sagte ihr, dass es rechtlich so gut wie aussichtslos sei, dass sie wieder an ihr Geld komme. Nachdem sie sich mit ihren Unterstützerinnen beraten hatte, entschied sie sich für einen zweiten Anwaltsversuch und den Ansatz zur Not »bis zum Supreme Court« zu gehen, falls es nötig sei.

Nachdem Sabine im Zuge der Trennung wieder an die Ostküste zurückgezogen war, fing sie sofort eine Therapie an (Einzel- sowie Gruppentherapie), um besser mit der Wut, dem Kummer und den Verlassenheitsgefühlen fertigzuwerden. Dabei erlebte sie den engen Austausch mit anderen Frauen, die ebenfalls finanziell, sexuell oder anderweitig übervorteilt worden waren. Einer Brustkrebsselbsthilfegruppe schloss sie sich auch an.

Als ich Sabine das erste Mal traf, sagte sie mir, sie fühle sich erschöpft und antriebslos. Sie fragte sich, warum das so sei. Immerhin lag das Ende der Chemotherapie und die Bestrahlung schon fast ein Jahr zurück. Auch hatte sie sich immer gesund und vollwertig ernährt, Nahrungsergänzungsmittel genommen und Sport gemacht. Als sie mir von ihrer jüngsten Geschichte erzählte, riet ich ihr, fortan nur Partnerschaften einzugehen, bei denen sie in ausgeglichener Art und Weise gab und nahm. Auch riet ich ihr zu einer Auszeit, um sich darüber klar zu werden, was gut in ihrem Leben war und was der Änderung bedurfte. Das tat sie dann auch. Bei dem Aufenthalt in einem Meditationszentrum hatte sie den folgenden Traum: Sie befand sich auf einer Stromschnelle und sah in der Ferne ein brennendes Haus. Darin waren ihre früheren Freunde aus der Selbsthilfegruppe. An diesem Punkt merkte sie, dass sie vor einer Wahl stand: Entweder die Freunde aus dem brennenden Haus retten oder sich von dem Fluss ihrer Bestimmung entgegentreiben lassen. Im Traum hatte sie gemerkt, dass die Vorstellung zum brennenden Haus zu gehen, sie müde machte und sich nach Kampf anfühlte. Obwohl ihr Verstand sie Richtung Haus zog, zogen Körper und Herz sie Richtung Fluss. Ganz plötzlich erwachte sie dann und wusste, was zu tun war. Sie würde sich erlauben, auf dem Fluss einem neuen Leben entgegenzutreiben.

Obwohl sie wusste, was finanziell auf dem Spiel stand, war ihr doch auch tief innerlich klar, dass die Auseinandersetzung mit der alten Gemeinschaft sie auslaugte und das bisschen Energie, was sie noch hatte, an die Vergangenheit band. Daraus konnte im Grunde nichts werden. Eine Woche nach ihrem Meditationsaufenthalt stoppte sie deshalb die Sache mit dem Anwalt, machte eine kleine Zeremonie, um die Vergangenheit loszulassen und stattdessen ein neues Leben anzufangen. In dieser Zeit löste sie sich auch von den Freunden, die sie nicht unterstützt hatten, weil ihr klar wurde, dass weitere Treffen die Vergangenheit nur wieder aufleben lassen würden. Auch war ihr aufgefallen, dass die Treffen sie immer irgendwie erschöpften. Auch wenn die Gruppe anfänglich hilfreich gewesen war, war es nun Zeit zu gehen.

Zwei Monate später erhielt Sabine ein Jobangebot in der Medienbranche. Davon hatte sie immer geträumt. Sie ergriff die Gelegenheit und lernte eine Weile später den Mann kennen, mit dem sie heute verheiratet ist. Diese Partnerschaft hat im Gegensatz zu ihren früheren den Namen verdient. Heute kann sie auf ihren Brustkrebs als innere Stimme zurückschauen, die sich in einer schwierigen Zeit bei ihr gemeldet hat. Sie hat das Gefühl mit einem neuen besseren Leben beschenkt worden zu sein. Die meiste Zeit macht sie sich keine Sorgen um ihren Brustkrebs und wenn, dann übergibt sie sie der höheren Macht.

Monika und Sabine haben völlig verschiedene Heilungsansätze gewählt, aber beide haben ihr Verhältnis zur Zeit verändert, und beide sind überzeugt, für sich den richtigen Weg gefunden zu haben.

Kosmetische Brustchirurgie

Implantate: Wie sicher sind sie? Brauchen Sie eins?

Brustvergrößerungen sind mittlerweile recht beliebt, was zum Teil an der beständigen Medienbombardierung liegt (und womöglich schon mit einer Wahrnehmungsänderung einhergeht), weil es so viele Bilder vergrößerter Brüste gibt. In der Tat sieht man heutzutage kaum einmal nichtvergrößerte Brüste in Soap-Operas, Musikvideos oder Filmen. Die Latte hängt, was als ideale Brustgröße und -form gilt, künstlich hoch. Das durchschnittliche Implantat ist Körbchengröße C, viele sind noch größer. Um die ganze Sache ins richtige Licht zu setzen und um sicherzugehen, dass Frauen wissen, was Sache ist, ein wenig Geschichte vorab.

Die ersten Silikoninjektionen wurden in den Vierziger- und Fünfzigerjahren bei japanischen Prostituierten vorgenommen, um die Begehrlichkeiten der amerikanischen GIs zu befriedigen. Schon damals gab es das Problem, dass sich das Silikon auch in anderen Körperteilen ausbreitete. Kein Wunder, dass diese Frauen gesundheitliche Probleme hatten. Später wurde im Zuge des »Bigger is better« die ersten Silikonimplantate von den plastischen Chirurgen Frank Gerow und Thomas Cronin in den Sechzigerjahren entwickelt. Die erste Amerikanerin, die ein Silikonimplantat bekam, war 1962 Timmie Jean Lindsey.[157] Damals gab es noch keine Aufsicht durch die Arzneimittelbehörde. Man schätzt, dass in den folgenden drei Jahrzehnten etwa 800 000 bis 1 Million Frauen Silikonimplantate bekamen.[158] Bis in die 80er-Jahre kamen keine Fragen zur Sicherheit dieser Einbauten auf, bis einige Frauen anfingen, ihre gesundheitlichen Beschwerden auf die Implantate zurückzuführen.

Nun häuften sich die Berichte. Chronische Müdigkeit, Arthritis, Störungen des Immunsystems und Bindegewebserkrankungen wie Lupus und andere Störungen werden auf die Implantate zurückgeführt. Eine emotionale Kontroverse entspann sich. Und obwohl es nie wirklich stichhaltige Belege über den Zusammenhang von Implantaten und Weichteilrheumatismus gab, gab es eine Reihe großer Sammelklagen gegen die Herstellerfirma Dow Corning und sehr viel Angst unter den betroffenen Frauen. Auch Hersteller anderer medizinischer Geräte, die Silikon enthielten, etwa Shunts, Katheter, Herzklappen und Dacron-Implantate (für Gefäßwände), fürchteten Materialengpässe und Klagen.[159] Am Ende gab es keine belastbaren Daten über den Zusammenhang von Silikonimplantaten und einer erhöhten Mortalität. Dennoch wurden sie schließlich vom Markt genommen und durch salzhaltige Implantate ersetzt, bis die neueren »gummibärchenartigen« Silikonimplantate auf den Markt kamen. Dieser neue Typ hat einen natürlicheren Griff und läuft nicht Gefahr, ins Nachbargewebe zu dringen.

Interessanterweise wurden eine Reihe Studien zur Langzeitmortalität bei Frauen mit Silikonimplantaten durchgeführt. 2001 zeigte eine Studie des National Cancer Institute, dass Frauen mit Brustvergrößerungen häufiger an Gehirntumoren verstarben als andere Patienten im Segment plastische Chirurgie. In der Tat fand sich eine Verdoppelung der Gehirntumore und eine Verdreifachung beim Lungenkrebs, Emphysemen und Lungenentzündungen bei Frauen mit Implantaten. Auch die Selbstmordhäufigkeit war vervierfacht.[160] Eine 2007 vom University of Pennsylvania Medical Center ausgeführte Datenanalyse von sechs verschiedenen Studien zu Brustimplantaten ergab, dass Frauen *mit* ein fast zweimal so hohes Selbstmordrisiko aufwiesen als Frauen *ohne*.[161] Allerdings wiesen Forscher aus Schweden darauf hin, dass das erhöhte Risiko sehr wahrscheinlich nichts mit den Brustimplantaten zu tun habe, sondern sich aus dem Zusammenhang zwischen dem Wunsch nach einer Brustvergrößerung und mehr psychischen Erkrankungen ableite[162], ein Zusammenhang der gut dokumentiert ist.[163]

Nachdem ich mit der Zeit Dutzende Frauen gesehen habe, die sich sehr wohl mit ihren Implantaten fühlen (und manche, die dies nicht taten), bin ich davon überzeugt, dass Frauen sich vor allem dann mit ihrer Entscheidung wohlfühlen, wenn sie sich akzeptieren und die Implantate in erster Linie wollen, um noch besser auszusehen oder weil ihr Beruf es erfordert. (Dazu mehr unten in den Geschichten von Frauen.) Diese Frauen brauchen kein Implantat, weil sie einen Mann halten wollen oder sie sich nicht weiblich genug fühlen. Wobei es viele Trägerinnen gibt, die den Anblick ihrer Implantate super finden und sich dadurch sexier und begehrenswerter fühlen.

Man muss keine Soziologin sein, um zu verstehen, warum Frauen so aussehen wollen wie die Figuren in Disney-Filmen oder Musikvideos. Der weibliche Körper ist ein kulturelles Schlachtfeld, und der Druck auf Mädchen ist heutzutage höher als in der Vergangenheit. Das erklärt auch, warum sich bereits Zwanzigjährige für eine Brustvergrößerung entscheiden, weil sie mit Größe und Form ihrer Brüste ein Problem haben.

Als ich zum ersten Mal bei einer Brustvergrößerung zusah und das Ausmaß der Gewebeschäden beim Ablösen der Brustwand erkannte, habe ich instinktiv schützend meine Brust festgehalten. Ich wusste, dass ich mich der Prozedur, so wie sie heute gemacht wird, aus kosmetischen Gründen nie würde unterziehen können.

Implantate können die Sensibilität der Brustwarze, die Bestandteil des weiblichen sexuellen Lustempfindens ist, herabsetzen oder sogar ganz aufheben, sie können sich auch verhärten (auch wenn das bei den heutigen Materialien seltener vorkommt) und fibröse Kapseln bilden. Um das zu vermeiden, nehmen Sie Omega-3-Fette als Supplement in der Dosierung von 1000 bis 5000 mg/Tag zu sich (vgl. auch Kapitel 17). Gelegentlich erschweren sie auch das Stillen.

Es gibt noch andere Risiken bei Implantaten, die bedacht werden wollen. Ein Grund zur Besorgnis ist das – wenn auch geringe – Risiko eines sogenannten Brustimplantat-assoziierten anaplastischen großzelligen Lymphoms (BIA-ALCL), einer seltenen Lymphomart, die sich in der Umgebung von Brustimplantaten (sowohl Silikon als auch Kochsalzlösung) entwickeln kann. Wenn dieses Lymphom frühzeitig erkannt wird, ist es gut heilbar. Die Erkrankung tritt am häufigsten bei Frauen auf, die Implantate mit strukturierter statt glatter Oberfläche erhalten haben, und scheint auf eine allergische Reaktion auf das Implantat zurückzugehen. Zu den häufigen Symptomen gehören Brustvergrößerung, Schmerzen, Asymmetrie, ein Knoten in der Brust oder in der Achselhöhle, Hautausschlag, Verhärtung der Brust oder eine große Flüssigkeitsansammlung, die sich in der Regel frühestens ein Jahr (und in der Regel erst nach acht bis zehn Jahren) nach der Implantatoperation entwickelt. Außerdem besteht das Risiko einer Autoimmunreaktion auf das Silikon. Solche Reaktionen sind zwar selten, aber sie werden mit der Zeit häufiger.[164] Einige Forscher befürchten, dass das in den Implantaten enthaltene Silikon sogar das Risiko von Autoimmunkrankheiten und Immunschwächen erhöhen könnte.[165] Die Daten zeigen, dass 40 Prozent aller Patientinnen mit Brustvergrößerung und 70 Prozent aller Patientinnen, bei der die Brust nach einer Mastektomie wiederhergestellt wurde, ernsthafte Komplikationen innerhalb der ersten drei Jahre haben. Innerhalb der ersten drei bis fünf Jahre nach der OP können 12,5 bis 25 Prozent der Frauen mit Brustvergrößerung mit einer weiteren OP rechnen, innerhalb von 10 bis 12 Jahren braucht die Mehrzahl der Frauen mindestens eine weitere Operation. Der Grund ist, dass bis dahin mindestens ein Implantat geborsten ist. Wie bei den meisten Produkten ist auch bei Brustimplantaten in den ersten fünf Jahren alles in Ordnung, danach fangen die Probleme an, und je älter sie werden, desto eher können sie platzen. Nach 10 Jahren ist dies bei 10 bis 14 Prozent der Implantate der Fall. Oftmals geschieht dies unbemerkt.

Alle Brustimplantate haben im Wesentlichen das gleiche Design. Sie besitzen eine Hülle aus Silikon und eine Füllung aus Salzlösung oder Silikongel. Silikonimplantate fühlen sich echter an als solche mit Kochsalzlösung, und die neueren sind reißfest. Das Silikon ist verkapselt. Selbst wenn das Implantat ein Loch bekommen sollte, kann das Silikon nicht entweichen und im Körper eine Entzündungsreaktion hervorrufen. Dadurch kommt es kaum noch zu Verhärtungen in der Umgebung.[166]

Durch Mammografien kann es bei einem Implantat zu Rissen kommen, das gilt besonders für ältere Modelle. (Informieren Sie die ausführende Stelle, sofern Sie welche haben, damit man Vorsorge trifft.) Frauen, die aufgrund einer Wiederherstellung nach Mastektomie ein Implantat haben, brauchen diese Brust nicht mammografieren zu lassen. Gegebenenfalls kann auch ein MRT gemacht werden, falls eine Mammografie Beschwerden bereitet.

Am Ende kann ich Frauen nicht verurteilen, die diese Operation machen lassen, genauso wenig wie Frauen, die sich die Nase korrigieren lassen. Nach einer Krebsoperation können Brustimplantate oder das neuere Verfahren der Brustrekonstruktion, bei der Gewebe aus dem Unterbauch benutzt wird, den betroffenen Frauen zu einem Körperbild verhelfen, das dem früheren nahekommt. Eine solche Operation kann zum Schlüssel der Heilung werden. Dr. Sharon Webb, eine plastische Chirurgin, die sich auf Brustrekonstruktion nach Brustamputationen spezialisiert hat, bekommt viele Briefe, in denen sich ihre Patientinnen und deren Familienangehörige für ihre Arbeit bedanken und ihr versichern, wie wichtig die chirurgische Brustrekonstruktion für ihr generelles Wohlbefinden war.

Keine Frau ist immun gegen die traditionellen Vorstellungen, mit denen ihre Kultur die Brüste besetzt; sie wirken sich immer auf den eigenen Umgang damit aus. Nötig ist eine mitfühlende Einstellung zu den Entscheidungen anderer Frauen wie zu den eigenen. Jede Frau muss selbst entscheiden, was für ihren Körper aus welchen Gründen das Beste ist. Die folgenden Berichte beschreiben individuelle Erfahrungen mit kosmetischer Brustchirurgie und ihren Folgen.

Geschichten von Frauen

Jeanette: Druck von der Familie

Jeanette kam zunächst zu einer Routineuntersuchung in unser Zentrum. Sie war zuvor schon zweimal dagewesen, um sich ein Diaphragma anpassen zu lassen. Sie war berufstätig, schlank und attraktiv. Als ich in den Untersuchungsraum kam, meinte sie, sie wollte anschließend noch etwas mit mir besprechen. Sie sagte, sie hätte sich vor ein paar Jahren eine Brustvergrößerung machen lassen. Es sei aber alles in Ordnung (was die Untersuchung bestätigte). Als wir dann in meinem Büro saßen, hatte sie Tränen in den Augen. Sie meinte, sie hätte eine Frage, die sie noch keinem Arzt gestellt hätte, hätte aber Angst, dass sie dabei zu weinen anfangen würde. Als ich sie beruhigte und ihr sagte, sie solle bei ihren Gefühlen bleiben, weil alles, was uns so sehr bewegt, uns auf eine wichtige Spur bringen könnte, fuhr sie fort: »Bei meiner ersten gynäkologischen Untersuchung war ich sechzehn Jahre alt. Ich hatte schreckliche Menstruationskrämpfe und wollte herausfinden, ob etwas mit mir nicht stimmte. Der Gynäkologe schickte vor der Untersuchung meine Mutter hinaus. Die Untersuchung tat sehr weh und ich habe ihm gesagt, er solle aufhören. Aber er hat weitergemacht. Als er meine Brüste sah, lachte er und sagte: ›Vielleicht wachsen sie ja, wenn du heiratest und dein Mann sie oft genug streichelt.‹« Er hatte ihr die Pille gegen die Krämpfe verschrieben, und sie hatte die Praxis mit einem Gefühl der Demütigung verlassen.

Dann sprach Jeanette über die Anfänge ihrer Brustentwicklung. Zunächst wären die Warzen gewachsen und hätten sich aufgerichtet. Es wäre ein Gefühl gewesen, als hätte sich unter den Brustwarzen ein walnussgroßer Knoten gebildet, der dann etwa zur Größe eines Avocadokerns herangewachsen wäre. Was sie beschrieb, war der normale Knospenzustand der Brüste um den Zeitpunkt ihrer ersten Menstruation, bei dem sich das Drüsengewebe unter der Brustwarze bildet. Ich sagte ihr, für mich klinge das alles vollkommen normal, und sie fing wieder an zu weinen. Sie hatte von

Natur aus kleine Brüste, war aber von ihrer Mutter, ihrem Bruder und einer Schwester immer als »entstellt« bezeichnet worden.

Bei einem Einkaufsbummel sagte ihr die Mutter eines Tages, wenn Jeanette je etwas gegen ihre »Entstellung« tun wollte, wäre sie bereit, dafür zu zahlen. (Ich höre immer wieder, dass Mütter ihren Töchtern erzählen, ihre Brüste wären zu klein. Manchmal empfehlen sie ihnen gepolsterte BHs oder raten ihnen, den BH auszustopfen.) Daraufhin überraschte Jeanette ihre Mutter mit der Bemerkung, sie wollte tatsächlich etwas unternehmen. Kurz darauf ließ sie sich die Brust mit Silikonimplantaten vergrößern.

Ich fragte Jeanette nach ihren heutigen Gefühlen zu ihrer Brust. Wie sie sagte, hatte sie wegen der Umstände, die zu der Operation geführt hatten, eine ambivalente Haltung dazu. Sie machte eine Akupunkturbehandlung und interessierte sich mehr als früher für natürliche Heilmethoden. Deshalb hatte sie Angst, sich durch diesen »unnatürlichen« Eingriff geschadet zu haben.

Ich erzählte Jeanette, dass eine ganze Reihe meiner Patientinnen sich für eine Brustvergrößerung entschieden hatten und sehr zufrieden damit waren, vor allem dann, wenn sie sich den Eingriff vorher gründlich überlegt hatten und ihn nicht anderen, sondern nur sich selbst zuliebe machen ließen. Die Operationen waren komplikationslos verlaufen und hatten gute Ergebnisse gebracht. Ich bin überzeugt, dass eine positive Einstellung zu einem solchen Entschluss das Immunsystem stärkt und die Gefahr von Komplikationen verringert. Ich wollte Jeanette damit klarmachen, dass sie meiner Meinung nach ihre Gesundheit mit der Brustoperation nicht unwiderruflich geschädigt hatte.

Am wichtigsten für sie war aber die Bestätigung, dass sie keineswegs »entstellt«, sondern immer völlig normal gewesen war. Ihr Busen war einfach klein, wie bei allen Frauen des väterlichen Zweigs der Familie. Leider war sie in einer Familie großgeworden, die ihren Körper zu einem Zeitpunkt abgewertet hatte, zu dem sie besonders verletzbar war. Ihre Erfahrungen mit dem Gynäkologen hatten diese Störung noch verstärkt.

Jetzt, mit 33 Jahren, war Jeanette endlich bereit, sich mit der Geschichte ihres Körpers zu befassen. Als sie ging, sagte sie noch: »Sie können sich nicht vorstellen, wie wichtig es für mich ist, so etwas von einer Ärztin zu hören.« Ich riet ihr, den Rest des Tages ihren Tränen freien Lauf zu lassen, auf die Gefühle zu achten, die in ihr aufstiegen, und sie laut auszudrücken. Alle verdrängten Tränen und Gefühle bleiben so lange in unserem physischen Körper, bis wir uns um sie kümmern. Jeanette hatte jetzt die Chance, einen wichtigen Heilungsprozess in der Beziehung zu ihren Brüsten auf allen Ebenen abzuschließen.

Sara: Implantate, dem Ehemann zuliebe

Als ich Sara kennenlernte, war sie 55 Jahre alt, hatte mehrere Kinder großgezogen und sich nach 25-jähriger Ehe von ihrem alkoholabhängigen Ehemann getrennt. Wie so oft in solchen Fällen war auch ihr Vater Alkoholiker gewesen. Saras Mann war seit 15 Jahren impotent gewesen. Er hatte ihr die Schuld zugeschoben und ihr vorgeworfen, ihr Körper sei nicht reizvoll genug, um ihm eine Erektion zu verschaffen. Wie so viele Frauen in Suchtbeziehungen nahm Sara die Schuld tatsächlich auf sich. Weil ihr Mann gesagt hatte, seine Impotenz hänge mit ihren kleinen Brüsten zusammen, fuhr sie pflichtgetreu nach New York und ließ sich Implantate einsetzen, die sie aber von Anfang an hasste. Ihr Mann blieb dennoch impotent – aber jetzt, weil angeblich etwas mit ihrer Vagina nicht stimmte. Die Beziehung wurde immer schlechter; er trank immer mehr.

Einige Jahre später trennte sich Saras Mann von ihr (er lebt jetzt mit einer jüngeren Frau zusammen, die man nur bedauern kann). Sara begann eine Therapie, um an ihrer Co-Abhängigkeit zu arbeiten. Dabei erkannte sie, dass sie nicht die Ursache für die Impotenz ihres Mannes gewesen war. Dennoch musste sie jetzt mit Silikonimplantaten leben, die sie zutiefst ablehnt. Wie sie sagt, werden ihre Brüste bei kaltem Wetter nicht warm, weil das Silikon sich nur sehr langsam erwärmt. Sie hat sich nach Möglichkeiten erkundigt, sie wieder entfernen zu lassen, aber das sollte 3000 Dollar kosten; ihre Versicherung wollte die Kosten nicht übernehmen. So wird sie jeden Tag von Neuem an den Preis erinnert, den ihr Körper bezahlt hat. (Gelegentlich kommt die Krankenversicherung für eine Entfernung auf. Auch verlangen plastische Chirurgen ein geringeres Honorar dafür.)

Chris: Implantate, sich selbst zuliebe

Chris ist eine fröhliche Enddreißigerin, die früher Lehrerin war und heute in der Modebranche arbeitet. Als Jugendliche hatte sie sehr breite Hüften und sehr kleine Brüste. Sie konnte sich nie ein Kostüm kaufen, weil bei passendem Rock die Jacke zu groß und bei passender Jacke der Rock zu klein war. Trotz ihrer vielen Begabungen hatte sie jahrelang unter ihrer Figur gelitten. Sie trieb Sport und hielt Diät, um ihre körperlichen Proportionen einigermaßen auszugleichen. Nach jahrelangem gründlichem Nachdenken entschied sie sich schließlich dafür, ihre Brust vergrößern zu lassen.

Die Operation verlief absolut problemlos und hatte für sie wirklich heilende Auswirkungen, weil sie ihre Entscheidung unter optimalen Bedingungen getroffen hatte: sich selbst zuliebe. Sie hatte schon vorher ein hohes Selbstwertgefühl, und ihre Erwartungen an das Operationsergebnis waren realistisch. Bei ihr war immer alles in Ordnung. Kürzlich habe ich, zehn Jahre nach der OP, mit ihr gesprochen. Sie sagte, sie möge ihre Implantate immer noch und sei sich sicher, dass es da kein Problem gebe.

Elisabeth: Implantate nach der Schwangerschaft

Elisabeth war schon sehr lange Patientin bei mir. Sie hatte zwei Kinder geboren und gestillt. Nach der Geburt des zweiten Kindes hatte ihr Mann sie verlassen, und dann war sie alleinerziehend. Sie war stark und unabhängig. Vor mehreren Jahren hatte sie sich die Brust vergrößern lassen, weil ihre Brüste nach den Geburten und dem Stillen schlaff geworden waren. Sie konnte keinen passenden BH mehr finden und war unzufrieden mit ihrem Aussehen. Sie hatte immer einen sehr attraktiven Körper gehabt. (Ich weiß, dass der Begriff der Attraktivität problematisch ist: Attraktiv für wen? Warum? Wozu?) Jedenfalls war es ihr trotz ihres geringen Einkommens gelungen, das Geld für die Brustvergrößerung zusammenzukratzen. Mit dem Ergebnis war sie sehr zufrieden. Vom anthropologischen Standpunkt aus könnte man sagen, die Operation habe ihren »sozialen Körper« verbessert. (Auch arbeitete sie daran, nicht immer Männer anzuziehen, die sie einfach nicht unterstützten.)

Ich glaube, dass die Umstände einer Implantation – also die eigentliche Motivation – bei der Frage der Nebenwirkungen genauso entscheidend sind wie die des eingesetzten Materials. Frauen mit Implantaten sollten sich Folgendes klarmachen: Tausende Frauen haben *keine Probleme* mit ihnen. Genauso wenig wie Trans-Personen, sofern sie sich für Implantate entscheiden. Und das gilt auch für Frauen, die nach einer Mastektomie eine brusterhaltende Operation ausführen ließen bzw. für Frauen, die eine Brustvergrößerung haben durchführen lassen, um unterschiedlich große Brüste anzugleichen. Wenn Sie stillen wollen, sollten Sie wissen, dass es keine jüngeren Studien gibt, die auf Immunprobleme von Babys bei Müttern mit Silikonimplantaten hinweist. Allerdings gibt es eine Studie, die auf Stillprobleme hinweist. Implantate, die durch einen Einschnitt an der Brustwarze ausgeführt wurden, sind offensichtlich ungünstiger.[168]

Wenn Sie sich für ein Implantat entscheiden, sollten sie auf eine immunstärkende Ernährung achten. Dazu gehören betacarotinreiche Gemüse, Phytoöstrogene sowie Lignane (siehe das Ernährungsprogramm für ein gesundes Brustgewebe, S. 443 ff.). Essen Sie viele Omega-3-Fette. Ich bin sehr angetan davon, wie Verhärtungen im Zusammenhang mit Implantaten durch eine antientzündliche Diät mit genügend Omega-3-Fetten weicher werden.

Brustverkleinerung

Susanne bekam schon mit elf Jahren einen Busen. Mit fünfzehn trug sie bereits Körbchengröße D. In der Schule fühlte sie sich deshalb gehemmt, vor allem beim Sport. Beim Laufen fühlte sie sich unbehaglich, und im Sommer bekam sie schmerzhafte Ausschläge unter den Brüsten, wenn sie schwitzte. Da sie im Verhältnis zu ihrem Busen relativ schmale Hüften hatte, fand sie nur schwer passende Kleidung. Als sie dreißig wurde, ließ sie eine Brustverkleinerung machen. Trotz der Narben ist sie von der Operation begeistert.

Elsa, eine auffallend schöne Frau in den Dreißigern, kam zu mir, weil sie sich sterilisieren lassen wollte. Bei der Untersuchung fielen mir die charakteristischen Narben der Brustverkleinerung auf. Als ich sie fragte, wann die Operation gemacht worden wäre, erzählte sie, sie hätte sie machen lassen, als sie Mitte zwanzig war. Die Aufmerksamkeit, die ihre Schönheit in Verbindung mit dem vollen Busen ihr eintrug, war ihr lästig geworden. Deshalb hatte sie sich operieren lassen, obwohl ihre Brüste (Körbchengröße C) keineswegs ungewöhnlich groß waren.

Eine meiner Freundinnen hat eine Joggingpartnerin, die dieselbe Körbchengröße braucht wie Elsa. Wenn sie die Straße entlangläuft, bremsen die Autofahrer und rufen ihr Bemerkungen zu. Selbst zwölfjährige Jungen nehmen sich schon das Recht heraus, ihr mit dem Fahrrad nachzufahren und ihr Aussehen zu kommentieren! Solche Erfahrungen sind typisch für Frauen, die sich für eine Brustverkleinerung entscheiden. Obwohl dieser Eingriff die Sensibilität der Brustwarzen herabsetzen oder unterbinden kann, Narben hinterlässt und das Stillen unter Umständen erschwert, sind die meisten meiner Patientinnen mit der Operation zufrieden. Die Erfahrungen mit kosmetischer Brustchirurgie sind höchst unterschiedlich. Chirurgische Eingriffe aus kosmetischen Gründen, ob bei der Brust oder anderen Körperteilen, sind an sich weder richtig noch falsch – die Nachfrage spiegelt nur die Werte unserer Gesellschaft. Sie können zu positiven Veränderungen führen, aber ein Heilmittel sind Operationen nicht, wie Naomi Wolf in ihrem Buch *Der Mythos Schönheit* so gut herausgearbeitet hat. Eine Operation kann weder das Leben einer Frau noch ihre Beziehung zu ihrem Körper heilen. Ausschlaggebend für ein gutes Ergebnis ist neben dem Geschick des Chirurgen der Kontext, in dem die Operation steht, und die Erwartungen, die die betroffene Frau daran knüpft.

Der Busen und die Kraft der Gedanken

Untersuchungen haben gezeigt, dass es möglich ist, Größe und Festigkeit der Brust durch Hypnose und kreative Visualisierung zu verändern. Das macht durchaus Sinn, da bekannt ist, dass unser Unterbewusstsein enorme Wirkung auf unseren Körper hat. In vier verschiedenen Studien hat Hypnose nicht nur mehr Form und Festigkeit der Brust nach 12 Wochen Behandlung ergeben, sondern auch einen geringeren Taillenumfang und Gewichtsverlust (in einigen Fällen).[169] In einer Untersuchung sollten 22 Freiwillige im Alter zwischen 19 und 54 die Wärme eines Handtuchs auf ihrer Brust spüren oder eine andere Art der Wärmequelle. Dann wurden sie aufgefordert, sich ein Pulsieren vorzustellen und dieses in ihrem Herzschlag aufgehen zu lassen. Dies sollten sie dann zu Hause 12 Wochen lang selbst durchführen. Danach hatten 85 Prozent eine messbare Brustvergrößerung (durchschnittlich 3,5 cm).[170] Wer gut visualisieren konnte, hatte ein besseres Ergebnis, aber auch bei den weniger »Kreativen« war ein Ergebnis vorhanden. Brustgröße und Alter der Probandinnen spielten keine Rolle.

In einer anderen Untersuchung sollten die Probandinnen eine Zeitreise in ihr Alter zwischen 10 und 12 machen, in dem normalerweise die Brüste zu wachsen beginnen. Hier lautete der Visualisierungsauftrag »anschwellendes Gefühl«, »Spannen der Haut über der Brust« und »leichte Empfindlichkeit«. Die Probandinnen sollten ferner die Hände auf ihre Brüste legen und sich vorstellen, dass diese durch das Vollerwerden der Brüste nach oben geschoben würden. Bei der Hypnose war zu sehen, wie die Hände tatsächlich etwas nach oben kamen. Im dritten Teil der Aufgabe sollten sich die Probandinnen vorstellen, sie seien in der Zukunft und stünden nackt vor dem Badezimmerspiegel. Dabei wurden sie aufgefordert, ihre Erscheinung besonders im Hinblick auf die größeren Brüste zu beschreiben. Die Autoren sind der Ansicht, dass das Brustwachstum der Probandinnen womöglich durch nachteilige subtile Botschaften als Mädchen in puncto Weiblichkeit eingeschränkt worden sei. In einer Studie wurde explizit zu diesem Punkt gearbeitet, aber nicht immer mit Erfolg. In der ersten Studie brachen die Probandinnen »aus persönlichen Gründen« die Studie ab. Das bedeutet also, dass mit der Hypnose auch emotional unangenehme Dinge verbunden sein können. Wenn man jedoch in einem geschützten Rahmen daran arbeiten kann, eröffnet sich die Möglichkeit der emotionalen Heilung (und das Erlangen des vollen Brustumfangs).

Wenn Frauen mit der Kraft ihrer kreativen Visualisierung und Selbsthypnose Größe und Festigkeit der Brust steigern können, dann können wir uns auch auf gesunde und schöne Brüste konzentrieren. Wenn unser Körper nichts als ein Feld von Gedanken ist, dann sollten wir auch sicherstellen, dass diese uns dienen.

Und noch etwas: Brüste können als »Herzkissen« gedacht werden. Sie werden durch Liebe und Berührungen stark beeinflusst. Die Sexualpädagogin und Beziehungscoach Kim Anami meint sogar, dass sich schlaffe Brüste oft festigen, wenn sie regelmäßig massiert und geliebt werden. Ich habe das auch schon beobachtet – auch wenn ich natürlich keine Studien zu diesem Phänomen vorlegen kann. Aber es leuchtet ein. Da sich die Brüste direkt im Bereich des Herzchakras befinden, werden sie sicherlich unmittelbar von der Liebesenergie und der Lust beeinflusst. Durch angenehme Brustmassage, Selbstliebe und Hypnose ist es durchaus möglich, die Brustform von vor der Geburt wiederzuerlangen – was nichts anderes bedeutet, als die Kraft des Geistes positiv zu nutzen.

Wenn Sie Brustkrebs hatten

Eine 38-jährige Hebamme, die ich auf einer Konferenz traf, sagte, ihr wäre mit 21 Jahren eine Brust abgenommen worden. Rückblickend sei ihr klar, dass sie ihre Brust schon sehr früh abgelehnt hatte, weil sie von Geburt an wusste, dass sie ein Junge werden sollte. Sie führt ihren Brustkrebs auf diese chronisch negative Einstellung zur ihrer Weiblichkeit zurück. Heute, mehr als zwanzig Jahre nach der Amputation, trägt sie ihre Prothese nicht mehr. Wie sie sagte, empfindet sie die »falsche« Brust als Blockade der liebenden Energie, die der Brustbereich und das Herz spüren müsste. Wenn sie heute von jemandem umarmt wird, kann ihr gesamter Brustbereich von dieser liebevollen Energie profitieren.

Eine Brustrekonstruktion nach einer Amputation ist oft ein wahrer Segen. Wenn auch Sie das so empfinden, dann sollten Sie sich regelmäßig die Zeit nehmen, um neben der heilenden Kraft Ihres Körpers auch die gute Arbeit der Chirurgen zu würdigen.

Ob Brusterhaltung oder nicht: Streichen Sie gelegentlich über Ihre Narben, zeigen Sie Ihren Respekt. Das hilft – als Anerkennung Ihres Opfers und in Anerkennung Ihrer Fähigkeit weiterhin zu blühen und zu gedeihen.

XI

Fruchtbarkeit

Eine fruchtbare, sexuell aktive Frau, die keine Verhütungsmittel benutzt, müsste mit durchschnittlich 14 Geburten oder 31 Abtreibungen rechnen; eine atemberaubende Vorstellung in einer Zeit, in der wir auf Unabhängigkeit und Gleichheit von Frauen hoffen.

Dr. Luella Klein, ehemalige Präsidentin des Amerikanischen College für Gynäkologie und Geburtshilfe, 1984

Eine erweiterte Sicht der Fruchtbarkeit bezieht sich nicht nur darauf, ob jemand ein eigenes Kind hat oder nicht. Fruchtbarkeit im erweiterten Sinn ist eine lebenslange Beziehung zu sich selbst, keine Sache von Krankheitswert.

Dr. Joan Borysenko

Fruchtbar: Wie finden Sie dieses Wort? Wie fühlt es sich an? Kräftig, saftig, yinhaft, reichhaltig – wie in fruchtbaren Feldern oder kreativen Köpfen? Bilder von taubenetzter Frische kommen einem in den Sinn, unendliche Möglichkeiten. Kein Wunder, dass Frauen fruchtbar sein wollen, dass sie wissen, sie könnten ein Kind haben, wenn sie wollten. Es ist das Gefühl der Fruchtbarkeit, diese innere Gewissheit, die viele Frauen so anspricht und zu einem Teil ihrer Identität werden lässt. Fruchtbarkeit ist eine Form weiblicher Macht, eine, mit der wir verantwortungsvoll und in vollem Bewusstsein umgehen müssen, wenn wir »gut gedeihen« wollen. Auf der ganzen Welt ist die Verfügbarkeit über die eigene Fruchtbarkeit der Indikator des sozialen Status. Die Fähigkeit zu entscheiden, wann und ob ein Kind kommen soll, ist einer der bestimmenden Faktoren im Zusammenhang mit der neuen Frauenrolle in Wirtschaft, Bildung und Selbstverwirklichung der letzten 50 Jahre.[1]

Mittlerweile sind wir von einem evolutionären Standpunkt aus gesehen so weit, dass wir uns in vollem Bewusstsein fortpflanzen und nicht einfach nur, um eine innere Leere zu füllen oder den Mann zu halten. Der erstgenannte Grund entspricht eher einer unbewussten Programmierung durch den Stamm, der uns aber nichts mehr nützt.

Die verstorbene Schriftstellerin und Hebamme Jeannine Parvati Baker bezeichnete sich zugleich als Befürworterin der eigenen Entscheidungsfreiheit und als Abtreibungsgegnerin. Als sie siebzehn war, entschied sie sich, sexuell aktiv zu sein, schwor sich aber zugleich, niemals mit einem Mann zu schlafen, von dem ein Kind zu erwarten sie sich nicht vorstellen konnte. Es hat drei Jahre gedauert, bis sie einen solchen Mann fand. Das ist mal ein kraftvolles Beispiel von Eigenverantwortung in Sachen eigener schöpferischer Kraft und Fruchtbarkeit. Die Geschichte von Baker und den anderen Frauen in Kapitel 12, die geboren haben, sind wegweisend dafür, was aus Frauen werden kann, die ihren Körper und seine kreativen Fähigkeiten wertschätzen.

Im Idealfall ist die Zeit vor der Geburt unter dem Herzen der Mutter für das Ungeborene ein Segen. Frauen sollten ihre Schwangerschaften bewusst leben, denn sie haben ebenso Auswirkungen auf das Leben der Nachkommen wie auf das eigene. Auch wenn Sigmund Freud den Begriff »Kindheitsamnäsie« geprägt hat, weil die meisten Menschen sich nicht bewusst an das erinnern, was vor dem Alter von drei Jahren geschah, ist es doch wahr, dass sich unser Körper immer an das Leben in der Gebärmutter, der Geburt und der frühen Kindheit erinnert. Deshalb haben Eltern einen großen Einfluss auf Geist und Körper der Kinder, und zwar schon lange vor der Geburt und auch während des gesamten weiteren Lebens.[2]

Wir alle tragen die Prägungen unseres Lebens in unseren Zellen, die schon vor unserer Geburt angelegt sind. Mittlerweile ist gut dokumentiert, dass wir von emotionalen und genetischen Mustern unserer Vorfahren beeinflusst werden – im Guten wie im Schlechten. Manchmal geht es dann darum, »einen Kreislauf zu beenden«. Und da haben wir als Individuen mehr Macht, als wir glauben.

Alles fängt im Fruchtwasser an, unserer ersten Umgebung. Das ist eine besonders kritische Zeit, weil sich hier unsere Erwartungen und unser Potenzial bilden. Auch wegen solcher Erinnerungen aus der Zeit vor und während der Geburt mit ihren potenziellen Auswirkungen auf das noch ungeborene Kind müssen Frauen lernen, mit ihrer Fruchtbarkeit sinnvoll umzugehen und bewusst zu empfangen. Frauen müssen zu bewussten Gefäßen werden.

Wenn ein Kind wahrnimmt, dass es von Anfang an geliebt und gewollt ist, führt dieses Gefühl der Sicherheit und der Zugehörigkeit zur Ausbildung eines sehr widerstandsfähigen Immunsystems, zu kräftigen Knochen und guten Blutwerten, die allesamt die Grundlage bilden für eine lebenslange Gesundheit. Viele Frauen haben mir erzählt, sie hätten schon immer gewusst, dass ihre Eltern sie nicht gewollt haben. »Ich weiß, dass ich in einer Zeit empfangen wurde, in der meine Mutter um ihren Sohn trauerte, der neun Monate vorher gestorben war«, sagte eine Frau. »Ich weiß noch, dass ich das schon im Mutterleib in mich aufgenommen habe. Ich habe mir geschworen, das an ihr wiedergutzumachen. 64 Jahre lang habe ich das versucht, aber es hat nie geklappt.«

Beate erzählte mir, wie ihre Mutter sie an ihrem 50. Geburtstag mit Luftballons und einer Rose besuchte und ihr gesagt hatte: »Jetzt bist du fünfzig. Von jetzt an geht's bergab mit deinem Leben. Du bist kein Kind mehr.« Dann erzählte sie ihrer Tochter, wie sehr sie bei ihrer Geburt gelitten hatte und was für ein hässlicher Säugling sie gewesen sei, um anschließend ein Loblied auf die unproblematische Geburt ihres von Anfang an und bis heute schönen Sohnes anzustimmen. Beim Zuhören hatte Beate das Gefühl, von der Mutter auf perverse Weise ein wirkliches Geburtstagsgeschenk zu bekommen: Die Bestätigung ihrer lebenslangen Ahnung, dass die Mutter sie von Geburt an abgelehnt hatte.

Ein ungewollt empfangenes und geborenes Kind entwickelt häufig eine lebenslange Depression. Eine Frau sagte, sie hätte ihr ganzes Leben lang das Gefühl gehabt, nirgendwo hinzugehören und andere durch ihr bloßes Dasein zu verletzen – sie schämte sich für die Luft, die sie zum Atmen brauchte, und für den Raum, den ihr Körper einnahm. Sie wusste, dass sie nicht gewollt war.

Eine andere Frau, eine über 50-jährige Ärztin, hatte durch eine Behandlung seelische Heilung gefunden: Sie hatte erkannt, dass sie sich im Mutterleib nicht sicher gefühlt hatte – sie wusste schon dort, dass sie nicht gewollt war. Dieses Gefühl hatte sie durch ihr Studium, durch den Arztberuf und durch eine Reihe von Beziehungen zu kompensieren versucht. Aber nichts konnte ihre Sehnsucht stillen, ein geliebtes und gewünschtes Kind zu sein – eine Sehnsucht, die sie bereits vor ihrer Geburt empfunden hatte. Sie sagte: »Der Herzschlag meiner Mutter, so nahe bei meinem eigenen, bedeutete für mich keinen Trost, keine Sicherheit.« Ihre Mutter war schon tot, aber sie hat ihr jetzt vergeben können. Unter Tränen meinte sie: »Jetzt endlich vermisse ich die Mutter, die ich nie hatte. Ich weiß, dass sie getan hat, was sie tun konnte. Sie hat nie eine Chance gehabt.«

Schwangerschaftsabbruch

Für viele Frauen ist der Schwangerschaftsabbruch eine »unerledigte Angelegenheit« und verdient deshalb eine wirklich gründliche Untersuchung. Würden wir in einer Gesellschaft leben, die weibliche Autonomie schätzte und die Zusammenarbeit beider Geschlechter bei der Geburtenkontrolle als Selbstverständlichkeit betrachtete, wäre die Abtreibungsdiskussion rein hypothetisch. Und wenn unsere Gesellschaft, wie es in China üblich war (1-Kind-Politik), uns zur Abtreibung zwingen würde, hätte diese Diskussion wieder eine völlig andere Bedeutung.[3]

Es ist richtig, dass jeder Schwangerschaftsabbruch bewusst einem potenziellen Leben ein Ende setzt, aber es ist genauso richtig, dass ein Verbot der Abtreibung potenziell zwei Leben beendet. Die Bindung zwischen Mutter und Kind ist die engste Bindung, die die Menschheit kennt. In dieser ursprünglichsten menschlichen Beziehung sollten Liebe, Willkommen und Annahmebereitschaft im Überfluss vorhanden sein. Deshalb ist es ein Akt der Gewalt, eine Frau zu zwingen, gegen ihren Willen ein Kind auszutragen und großzuziehen, ein Akt, der die Mutter-Kind-Bindung einschränkt und entwertet und Hass statt Liebe sät. Ein Kind zu zwingen, einen ihm feindselig gesinnten Körper zu bewohnen, ist wohl der schlimmste Eintritt ins Universum, der sich denken lässt. Das Leben ist zu wertvoll, um die volle Entfaltung seines Potenzials dadurch zu beschneiden, dass man eine Frau zwingt, es gegen ihren Willen auszutragen. Da wir wissen, dass die Kindheit von Kriminellen und Asozialen oft von Armut und Verzweiflung geprägt war, kann es sogar gefährlich sein, ein ungewolltes Kind in die Welt zu setzen. (In ihrem Bestseller *Freakonomics* stellen die Autoren Steven Levitt und Stephen Dubner die These auf, dass der Rückgang der Kriminalität in den letzten Jahrzehnten mit der Legalisierung der Abtreibung in in Zusammenhang steht.) Sobald die Reproduktionsfähigkeit von Frauen zur politischen Manövriermasse wird, taucht das Schreckgespenst einer immer größeren Zahl von Frauen auf, die in die Falle einer ungewollten Schwangerschaft geraten.

Diese Tatsachen sind bekannt, auch denen, die Frauen in der Öffentlichkeit das Recht zur Kontrolle der eigenen Fruchtbarkeit absprechen. Während meiner Ausbildung in Boston kam es nicht selten vor, dass katholische Eltern ihre schwangeren minderjährigen Töchter zu mir brachten und sagten: »Wir lehnen die Abtreibung ab, aber wenn unsere Tochter dieses Kind bekommt, ist ihr Leben ruiniert. Können Sie etwas tun?«

Mir ist im Laufe der Jahre sehr klargeworden, dass es »sexuelle Freiheit« nicht gibt. Deshalb hatte ich auch immer Probleme mit dem Ausdruck »Abtreibung auf Wunsch«. Durch meine Arbeit weiß ich, dass die gegenwärtige Debatte um den Schwangerschaftsabbruch nur ein Symptom der sehr viel tieferen Problematik ist, die ich in den vorigen Kapiteln beschrieben habe: Solange Frauen ihre erotischen Bedürfnisse nicht verstehen, solange sie ihre Körper den sexuellen Wünschen der Männer opfern, solange wird sich nichts ändern. Solange Abtreibung als ein reines »Frauenthema« betrachtet wird, kommen wir keinen Schritt weiter. Ich habe jahrelang Schwangerschaftsabbrüche vorgenommen, und ich werde immer eine Befürworterin der Entscheidungsfreiheit von Frauen bleiben. Aber ich kenne aus der Praxis auch die Komplexität der Abtreibungsfrage und weiß, dass es keine einfachen Lösungen gibt.

Ein Schwangerschaftsabbruch ist immer ein hochbesetztes Thema, weil es jede Frau auf tiefer Ebene zu einer Konfrontation mit ihren Gefühlen zu der männlichen Fähigkeit zur Befruchtung und der weiblichen Herrschaft über das Ergebnis dieser Befruchtung zwingt. Abtreibung zielt ins Herz der gesellschaftlichen Überzeugungen von Rolle und Wert von Frau und Mann: Will die Gesellschaft die volle Teilhabe der Frauen im ökonomischen Bereich? Welche Rollen im Haus und in der Gesellschaft gelten als angemessen? Die Historikerin Carroll Smith-Rosenberg meint: »Die Abtreibung veranschaulicht die Herrschaft des politischen über den persönlichen und den körperlichen Bereich. Damit schlägt sie eine Brücke zwischen dem zutiefst Individuellen und dem im weitesten Sinne Politischen. Wer von Abtreibung spricht, spricht immer von Macht.«[4]

Bei jedem Schwangerschaftsabbruch hatte ich das Gefühl, mich auf unsicherem Terrain zu befinden. Manchmal war ich wütend, wenn ich die vierte Abtreibung bei einer Frau machen sollte, nur weil sie Verhütungsmittel ablehnt, in anderen Fällen ging es um Frauen, die keine andere Möglichkeit sahen, obwohl sie das Kind lieber bekommen hätten. Viele ungewollte Schwangerschaften gibt es jedoch auch bei Frauen, deren Verhütungsmethode scheitert, obwohl sie sich strikt an die Anwendung gehalten haben.

Viele Frauen mit wiederholten Abbrüchen erkennen später das sexuelle Ausagieren mit Männern als Form des Missbrauchs der eigenen Person, die auf Selbstverachtung und mangelndes Selbstwertgefühl zurückgeht. Hinter der Forderung nach »Abtreibung auf Wunsch« steht auch die Auffassung, dass Sex ein eigener Lebensbereich ist, unabhängig von anderen Aspekten wie dem Bedürfnis nach Zuwendung, Trost und Achtung, und dass Frauen das verantwortungslose Sexualverhalten praktizieren können, das sie bei Männern verabscheuen.

Warum sollten Frauen das Verhalten von manchen Männern im sexuellen Bereich kopieren, statt sich gegen jedweden sexuellen Kontakt mit Männern zu wehren, die ihre Seele und ihr Selbst nicht achten?[5] Mir ist auch klar, dass dies in vielen Teilen der Welt einfach noch nicht möglich ist. Aber was wäre, wenn eine Gesellschaft bereit wäre, Männer für ihre Rolle bei der Empfängnis verantwortlich zu machen und sie entsprechend zu bestrafen, wenn sie eine Frau schwängern, die das nicht will? Überlegen Sie mal. Frauen können nur ein paar Tage im Monat schwanger werden. Ein gesunder Mann kann eine Frau rund um die Uhr schwängern, und das ein Leben lang. Was für eine Ungleichheit! Wie kommt es, dass wir ungewollte Schwangerschaften nach wie vor als reine Frauensache betrachten?

Frauen müssen jetzt erneut ihre weibliche sexuelle Konditionierung überdenken. Der erste Schritt dahin bedeutet, dass wir uns klarmachen müssen, wie diese Konditionierung aussieht.

Eine Frau, die sich um ihrer selbst willen für eine Abtreibung entscheidet, stemmt sich damit gegen eine fünftausend Jahre alte Flut der Konditionierung durch gesellschaftliche Vorschriften von Kirchen und anderen männerdominierten Institutionen, denen zufolge es die erste Pflicht der Frau ist, Kinder zu bekommen und sich den Bedürfnissen ihrer Kinder und ihres Mannes zu unterwerfen. Einer Frau zu gestatten, den Lauf ihres Lebens selbst zu bestimmen, läuft einer sehr alten Tradition entgegen.

Seit dem historischen Fall Roe gegen Wade, der den Beginn der legalen Abtreibung 1973 markiert, ist die Zahl der Frauen, die sich gegen diese Tradition stemmen, steil nach oben gegangen. Doch die politischen und gesellschaftlichen Stimmen, die uns an »unserem Platz« halten wollen, sind ebenfalls immer lauter geworden. Bei anderthalb Jahrhunderten Stimmungsmache gegen Abtreibung und Selbstbestimmung wundert es nicht, dass Frauen nicht so ohne Weiteres über Abtreibung sprechen. Doch wenn alle Frauen, die jemals eine Abtreibung hatten, oder zumindest jede dritte bereit wäre, ehrlich und ohne Scham über ihre Erfahrungen zu sprechen, dann würde diese ganze Sache besser verarbeitet werden können. Die Autorin Trudy Johnson weist darauf hin, dass es siebenunddreißig Jahre nach der Legalisierung der Abtreibung immer noch nicht in Ordnung ist, über diese Erfahrung zu trauern, ohne ins Rampenlicht der politischen oder religiösen Rhetorik zu geraten. Sie schreibt: »In unserer Kultur gibt es keinen Raum, keine Öffentlichkeit, um den Verlust einer Abtreibung zu betrauern.« Dazu gibt es anscheinend keine Berechtigung. Doch wer sind diese Frauen eigentlich? Vielleicht Frauen in unserer Umgebung, vielleicht wir selbst.

Seit der ersten Ausgabe von *Frauenkörper, Frauenweisheit* haben mir viele Frauen geschrieben und dafür gedankt, dass ich dieses Thema angesprochen habe. Und sie haben mir berichtet, dass der ehrliche Umgang mit diesem

Erlebnis, ihnen gutgetan hat. Die mittlerweile verstorbene Kris Bercov, die als Therapeutin Beratungsangebote zur Abtreibungsbewältigung angeboten hat, hat ein bewegendes Büchlein mit dem Titel *Die gute Mutter: eine Abtreibungsparabel* geschrieben, das inzwischen leider vergriffen ist: Darin schreibt sie: »Die Abtreibungserfahrung hat ein enormes Verletzungs-, aber auch Heilungspotenzial, je nachdem wie sie verarbeitet und bewertet wird. Wie Sie wissen, gehen viele Frauen unbewusst mit dieser Erfahrung um – und überlassen ihrem Körper die schwierige (und manchmal gefährliche) Aufgabe, die ungelösten Gefühle der Frauen zu vermitteln.« Genau das habe ich in den vielen Jahren, in denen ich Schwangerschaftsabbrüche durchführte, auch beobachtet. Wenn man einen Schwangerschaftsabbruch nicht vollständig verarbeitet, kann das der Grundstein für künftige Schwangerschaftsprobleme sein.

Mittlerweile haben wir durch die sozialen Medien die Möglichkeit, uns aus der Isolation des Kummers und der Scham über den Schwangerschaftsabbruch zu befreien.

Das gesellschaftliche Klima hat in jeder historischen Epoche starken Einfluss auf das seelische und körperliche Wohlbefinden der Menschen, die darin leben. Man schätzt, dass in den 1840er-Jahren fast die Hälfte aller Schwangerschaften in einer Abtreibung endeten.[6] Heute, wo die Macht der Frauen wächst, wächst auch die Sprachgewalt der Abtreibungsgegner. Abtreibung hat es in allen Gesellschaftsformen gegeben, aber zum politischen Thema wird sie, wie Carroll Smith-Rosenbergs Untersuchung zeigt, nur dann, wenn »sich das Machtverhältnis von Männern und Frauen und von männlichen Haushaltsvorstehern und den traditionell von ihnen Abhängigen tief reichend verändert«.[7] Diese Veränderungen spiegeln sich in den Gesetzen, die das Recht der Frauen auf den selbstbestimmten Umgang mit ihrer Fruchtbarkeit regeln.

Anmerkung der Übersetzerin: Es ist neben all den psychologischen Begleitmotiven eines Abbruchs auch wichtig, auf den ganz *normalen* Ablauf zu verweisen, der anders als in den USA, hierzulande noch nicht zum Spielball politisch verfeindeter Lager geworden ist. In Deutschland ist ein Schwangerschaftsabbruch unter drei Voraussetzungen straffrei: Es muss eine Beratung erfolgt sein, es muss eine medizinische Indikation vorliegen oder eine kriminologische. Ein Schwangerschaftsabbruch wird, sofern eine dieser Voraussetzungen erfüllt ist, von der gesetzlichen Krankenkasse bezahlt. Die Frist ohne Indikation liegt in der 14. Schwangerschaftswoche. Seriöse Informationen über die genauen Abläufe beim Abbruch sowie Kontaktadressen zu Beratungsstellen und durchführenden Ärztinnen und Ärzten oder

Praxen in den Bundesländern gibt es auf der Webseite von Profamilia (z.B. https://www.profamilia.de/fileadmin/publikationen/Reihe_Koerper_und_Sexualtitaet/schwangerschaftsabbruch.pdf) oder auf der Seite www.familien planung.de der Bundeszentrale für gesundheitliche Aufklärung. Schwangerenkonfliktberatungsstellen unterhalten aber auch die Arbeiterwohlfahrt oder das Diakonische Werk, um nur einige zu nennen. Ziel des Beratungsgespräches im Vorfeld ist nicht eine etwaige Schuldzuweisung oder Überredung, sondern eine ruhige Bestandsaufnahme, warum eine Schwangerschaft zum gegebenen Zeitpunkt möglich ist oder eben nicht und welche Hilfsangebote es gegebenenfalls gibt.

Heilung des Abtreibungstraumas

Die technischen Aspekte der verschiedenen Abtreibungsmethoden sind in der Regel für die Frauen wie die Ärzte unproblematisch, auch wenn es immer einen Schock für den Körper bedeutet, wenn der Gestationsprozess durch äußere Eingriffe abrupt unterbrochen wird. In keiner Untersuchung über langfristige Auswirkungen der Abtreibung, ob durch Ausschabung oder Absaugen, wurde ein Anstieg von Unfruchtbarkeit oder anderen Störungen festgestellt.

Das Antiprogesteron Mifepriston (früher als RU486 bekannt) ist sogar noch sicherer als eine Ausschabung oder die Absaugmethode. Wird es in Verbindung mit dem Prostaglandin Misoprostol angewandt, liegt seine Wirksamkeit bei 95,5 Prozent; es kann problemlos ambulant genommen werden. Die Wirkweise basiert auf einer Blockade des Progesterons. Angewendet wird es in einem Zeitrahmen von fünfzig Tagen nach der letzten Menstruation. Dabei kann das Medikament vertraulich nach einer gesetzlich vorgeschriebenen Beratung in der gynäkologischen Praxis gegeben werden. Diese Methode ist ein großer Schritt in der Frauengesundheit, wenn man bedenkt dass ungefähr 43 000 Frauen weltweit pro Jahr sterben, weil sie keinen Zugang zu sicheren und legalen Abbruchmöglichkeiten haben[10], oder Millionen an den Komplikationen illegaler Abtreibungen leiden.[11]

Die Jahrzehnte, in denen die Abtreibung mit Schuld und Scham besetzt waren, bilden aber eine Grundlage, die vielen Frauen eine adäquate Verarbeitung der emotionalen Aspekte der Abtreibung erschwert oder unmöglich macht. Viele Frauen halten die Abtreibung sogar völlig geheim. Ich werde gelegentlich von Frauen gebeten, ihren Männern nichts von Abtreibungen zu sagen, die sie gemacht haben, bevor sie ihn kennenlernten, weil sie nicht wollen, dass er ihre sexuelle Geschichte kennt. Im Laufe der Jahre habe ich viele Geschichten von illegalen Abtreibungen gehört, schmerzliche wie heilende. Mehrere Frauen, die über sechzig waren, haben erzählt, sie seien vor der Abtreibung von männlichen »Engelmachern« vergewaltigt worden, »um sie zu entspannen«. Weil sie auf die Hilfe dieser Männer angewiesen waren und Angst hatten, hatten sie diese Demütigung über sich ergehen lassen und oft jahrzehntelang über den Vorfall geschwiegen. Eine andere Frau meinte dagegen, sie sei dem wunderbaren Mann, der bei ihr eine illegale Abtreibung gemacht hatte, auf ewig dankbar. Sie hatte seine sanfte Berührung und sein medizinisches Geschick als ein Geschenk des Himmels für sich und all die anderen unglücklichen Frauen in einer Zeit empfunden, in der es eine freie Entscheidung zur Abtreibung nicht gab. Hoffen wir, dass solche Zeiten nicht wiederkommen.

Die physischen Folgen der Scham und der Reue einer Frau über die Abtreibung leben oft jahrelang in ihren Zellen weiter. Nicht aufgelöstes psychisches Leid manifestiert sich körperlich und kann zur Grundlage späterer Erkrankungen wie Myome und Beckenschmerzen werden. Die Kraft und das Potenzial zur Schädigung oder Heilung liegen dabei nicht in dem Eingriff oder dem Ereignis an sich, sondern in der Bedeutung, die ihm zugeschrieben wird. Allerdings bin ich davon überzeugt, dass wiederholte Abtreibungen bei aller Sicherheit der Methoden das Hara oder das weibliche Energiezentrum schädigen können.

Nach meiner Erfahrung sind Abtreibungen besonders bei den Frauen problematisch, die bereits ein oder zwei Kinder, ein Heim und die nötigen Mittel haben, aber zu einem für sie ungünstigen Zeitpunkt schwanger geworden sind. In einem solchen Fall, in dem der Mann der Patientin das Kind nicht wollte, habe ich sie darauf aufmerksam gemacht, dass sie die Abtreibung wahrscheinlich später bereuen würde, da sie selbst das Kind eindeutig wollte und den Eingriff nur machen ließ, um keinen Ehestreit zu riskieren. Sie versicherte mir, ihr Entschluss stünde fest; sie sei die Kindersitze und Windeln leid und wolle jetzt ihr eigenes Leben leben. Genau eine Woche nach der Abtreibung stand diese Frau weinend in der Praxis und machte mir Vorwürfe: »Warum haben Sie mir nicht gesagt, wie schlimm das sein würde? Warum haben Sie mir die Abtreibung nicht ausgeredet?« Sie wollte so schnell wie möglich wieder schwanger werden, »um ihr Verlustgefühl zu überwinden«.

Immer wieder treiben Frauen ab, die das Kind selbst wollen, weil die Männer, mit denen sie zusammenleben, darauf bestehen. Unter solchen Umständen ist Abtreibung ein Selbstverrat, fast schon eine Art Selbstvergewaltigung. Sie kann die Beziehung vergiften, wenn sie nicht offen und ehrlich verarbeitet wird.

Eine über 50-jährige Patientin bekam ständige Zwischenblutungen und Beckenschmerzen aufgrund eines übermäßigen Wachstums der Gebärmutterschleimhaut (siehe 5. Kapitel). Wie sie sagte, hatte das angefangen, als ihre Tochter ein Mädchen gebar und sie erlebte, wie ihr Ehemann diese Geburt uneingeschränkt unterstützte. Die Geburt führte dazu, dass sie sehr böse auf ihren Mann wurde und gleichzeitig das Gefühl eines tiefen Kummers hatte, was sie sich rational nicht erklären konnte. Sie ließ die Gefühle zu und erkannte schließlich, dass es sich um Gefühlsreste aufgrund einer von ihr nicht gewollten Abtreibung handelte. Sie hatte abgetrieben, weil ihr Mann sie bei der Schwangerschaft nicht unterstützte. Nun kam der alte Kummer wieder hoch, weil sie mitbekam, dass der gleiche Mann die Geburt eines Enkelkindes ganz und gar unterstützte. Erst jetzt begann für sie ein verspäteter Heilungsprozess.

Seit Mitte der Achtzigerjahre mache ich keine Abtreibungen mehr. Ich war die nervtötende Beschäftigung mit der ambivalenten Einstellung der Patientinnen zu ihrer Fruchtbarkeit leid, und ich wollte auch nicht jedes Jahr aufs Neue eine Abtreibung bei denselben Frauen machen. Ich brauchte eine Pause und zog es vor, an anderen Aspekten des Problems zu arbeiten, das heißt, ich wollte Frauen helfen, ihre Sexualität und ihr Bedürfnis nach Selbstachtung und Selbstwertgefühl zu verstehen, unabhängig davon, ob sie eine Beziehung zu einem Mann haben.

Ungewollte Schwangerschaften wird es immer geben, das liegt in der Natur der Sache. Viele Frauen, besonders solche, deren Grenzen in der Vergangenheit missachtet wurden, sind heute noch nicht bereit und fähig, ihre Fruchtbarkeit und Sexualität ohne Einschränkung selbst zu bestimmen; hier stecken wir noch in einer wichtigen Entwicklung. Abtreibung als Verhütungsmittel wird es noch sehr lange geben müssen, und ich befürworte, dass es diese Möglichkeit gibt. Dennoch freue ich mich auf die Zeit, wenn Abtreibungen selten geworden sein werden, in der Männer und Frauen gemeinsam die Empfängnis sorgfältig, überlegt und zielbewusst planen werden und jedes Kind gewollt und versorgt sein wird.

Eine andere Einstellung zur Abtreibung finden

Von der Kommunikation mit dem Ungeborenen habe ich zuerst durch Dr. McGareys Buch *Born to live* erfahren, in dem sie ihre jahrelangen Erfahrungen mit Klinik- und Hausgeburten schildert. Im Laufe der Jahre wurde ihr zutiefst spiritueller Zugang zur Medizin und zur weiblichen Gesundheit für mich zur wichtigen Richtschnur, vor allem in der Abtreibungsfrage. Sie erzählt die folgende Geschichte: »Ich sehe ein, dass Abtreibung oft vernünftig, verständlich und ›richtig‹ ist. Aber die Geschichte, die mir eine Patientin vor einiger Zeit erzählte, wirft ein ganz neues Licht darauf. Diese Mutter hatte eine vierjährige Tochter namens Dorothy, mit der sie gelegentlich in ein Restaurant ging. Sie sprachen über dies und das; das Kind hüpfte von Thema zu Thema, sagte aber plötzlich: ›Das letzte Mal, als ich ein kleines Mädchen war, hatte ich eine andere Mami!‹ Dann fing sie an, in einer fremden Sprache zu reden, die ihre Mutter aufzuschreiben versuchte.

Der magische Augenblick schien vorbei, als Dorothy plötzlich fortfuhr: ›Das war gar nicht das letzte Mal. Das letzte Mal war ich sechs Zentimeter groß und in deinem Bauch, aber Papa wollte dich noch nicht heiraten, und deshalb bin ich weggegangen. Und dann bin ich wiedergekommen.‹ Danach, so erzählte die Mutter, sprach das Kind wieder von Sachen, wie sie Vierjährige beschäftigen.

Die Mutter blieb stumm. Außer ihr selbst, ihrem Mann und ihrem Arzt hatte niemand gewusst, dass sie etwa zwei Jahre vor der Heirat schwanger geworden war und sich zu einer Abtreibung entschlossen hatte. Sie selbst hätte das Kind gern bekommen, aber ihr zukünftiger Mann war noch nicht bereit dazu.

Als die beiden dann heirateten und danach dann auch ein Kind wollten, erschien dasselbe Wesen wieder. Und das kleine Mädchen hatte im Grunde nichts anderes gesagt als: ›Ich bin dir nicht böse wegen der Abtreibung. Ich habe es verstanden. Ich wusste, warum du das gemacht hast, und es war in Ordnung. Hier bin ich wieder. Es war eine Erfahrung. Ich habe daraus gelernt, du hast daraus gelernt, lass uns also mit dem Leben weitermachen.‹«[13]

Meine Schwester, Mutter von drei willensstarken und aktiven Söhnen, wurde unabsichtlich schwanger, als sie während der Menstruation einen Eisprung hatte, was sehr selten vorkommt. Sie wusste, dass die Schwangerschaft für sie nicht das Richtige war, im Gegenteil, sie empfand sie auf allen Ebenen als absolut falsch. Deshalb bemühte sie sich, mit dem Ungeborenen zu kommunizieren. Sie bat seine Seele, sie zu verlassen. Diese innere Arbeit setzte sie zwei Wochen lang täglich fort. Aber sie blieb schwanger. Schließlich vereinbarte sie telefonisch einen Termin für die Abtreibung, obwohl sie sich das vorher nie hatte vorstellen können. Aber kaum hatte sie den Hörer aufgelegt, setzte die Blutung ein. Sie hatte noch am selben Tag eine Fehlgeburt.

Solche Geschichten werfen ein ganz neues Licht auf die Abtreibung. Caroline Myss ist sich sicher, dass die Energie der Geister nach einer Abtreibung zurückbleibt und restlos freigesetzt werden muss. Viele traditionelle Gesellschaften gehen von derselben Annahme aus (siehe in Kapitel 6 die Geschichte einer Patientin, die zu einem indianischen Schamanen geht, um sich von den Belastungen dreier Abtreibungen befreien zu lassen).

Vor Jahren habe ich bei einem internationalen Kongress der Gesellschaft für Prä- und Perinatale Psychologie an einem Heilungsritual für Abtreibungen unter der Leitung von Jeannine Parvati Baker teilgenommen, das sie bei einer indianischen Medizinfrau erlernt hat. Frauen, die abgetrieben hatten, und Menschen, die davon betroffen waren, setzen sich im Kreis in die Mitte des Raumes. Dazu gehörte auch ein Mann, dessen Mutter vergeblich versucht hatte, ihn abzutreiben, und ein anderer, dessen Frau ein Kind abgetrieben hatte, das er sich wünschte. Um diesen inneren Kreis setzten sich die Anwesenden, die Abtreibungen durchgeführt oder beobachtet hatten, als »Augenzeugen«, und die, deren Freundinnen oder Angehörige ihnen von ihren Abtreibungen erzählt hatten, als »Ohrenzeugen«. Den ganzen Nachmittag bis in den Abend hinein sprachen Männer wie Frauen über ihr jahrelanges, noch nie ausgesprochenes persönliches Leiden an der Abtreibung. Als Repräsentantin der Verbindung zwischen den Welten half Baker, die Energie der abgetriebenen Geister freizusetzen. Für viele war das ein Schritt zur Heilung.

Wenn es darum geht, eine Schwangerschaft auszutragen, ist jede Frau in einer ganz eigenen Situation, und niemand außer ihr kann und sollte darüber entscheiden. Jede Entscheidung, die sie trifft, hat Konsequenzen. Wichtig ist vor allem, dass jeder Frau klar wird, dass sie tatsächlich eine Wahl hat.

Die »Pille danach« und die Verhinderung von Abtreibungen

Obwohl es die Pille danach in den USA und Europa schon mehr als zwanzig Jahre lang als Off-Label-Use der regulären Pille gab, sollte die amerikanische Zulassungsbehörde diese erst 1998 als sicheres standardisiertes Medikament zur Verhinderung einer Schwangerschaft zulassen. Innerhalb von 72 bis 120 Stunden (hormonabhängig) nach dem ungeschützten Geschlechtsverkehr eingenommen, verhindert sie die Einnistung des Eis in die Gebärmutterschleimhaut. Sie enthält Levonorgestrel, ein synthetisches Progestin, das auch in der Pille Verwendung findet. Man schätzt, dass sie bei sieben von acht Frauen eine Schwangerschaft wirksam verhindert, die sonst schwanger geworden wären. Der regelmäßige Gebrauch der Pille danach könnte die Zahl der ungewollten Schwangerschaften und Abtreibungen halbieren.[14] Eine neuere Form der Notfallverhütung mit dem Markennamen Ella verhindert eine Schwangerschaft, wenn sie innerhalb von 120 Stunden (fünf Tagen) nach dem ungeschützten Geschlechtsverkehr eingenommen wird. Damit hat sie eine höhere Wirksamkeit (sie verhindert eine Schwangerschaft bei 98 von 100 Frauen, im Gegensatz zu 87 bis 88 Prozent bei Levonorgestrel). Ella, das anstelle von Levonorgestrel Ulipristalacetat (einen selektiven

Progesteronrezeptormodulator, der die Wirkung von Progesteron verhindert) enthält, ist anders als in den USA in Europa rezeptfrei erhältlich. Wenn Sie jedoch eine Notfallverhütung benötigen, weil Sie einen Einnahmefehler bei einer hormonellen Verhütungsmethode gemacht haben, ist Ella möglicherweise weniger wirksam als die Levonorgestrel-haltigen Pillen. Auch kann sie dazu führen, dass hormonelle Verhütungsmethoden weniger wirksam sind, sodass für den Rest des Zyklus eine Barrieremethode zur Empfängnisverhütung, z.B. Kondome, verwendet werden muss.

Die Pille danach verhindert eine Schwangerschaft, indem der Eisprung verhindert oder verzögert wird bzw. die Zusammensetzung der Gebärmutterschleimhaut verändert wird, um die Einnistung eines Eis zu verhindern. Auch die Bewegung von Ei und Spermien wird verändert. Die Abtreibung einer bestehenden Schwangerschaft ist nicht möglich. Zu den Nebenwirkungen gehören gelegentlich Übelkeit. Die überwiegende Mehrheit der Frauen menstruieren 21 Tage nach Anwendung. Auch ein Intrauterinpessar, kurz nach dem ungeschützten Verkehr eingesetzt, kann eine Schwangerschaft verhindern. Ich empfehle es aber nur für die Frauen, die einem sehr niedrigen Risiko einer sexuell übertragbaren Krankheit ausgesetzt sind, monogam leben und dauerhaft an dieser Verhütungsmethode interessiert sind.

Bewusste Empfängnis und Empfängnisverhütung

Wenn Sie darüber nachdenken, schwanger zu werden, stellen Sie sich vor, Sie seien ein Gefäß neuen Lebens. Bereiten Sie dieses Gefäß sorgsam vor. Frauen im alten Tibet haben vor jeder Empfängnis eine Zeit lang gebetet und meditiert. Ich glaube, dass da draußen Tausende von Seelen auf ihre Reinkarnation warten, wobei allerdings nicht alle von ihnen hochentwickelt sind. Wenn Sie Ihre Schwingung durch echtes Gebet und Meditation allein oder mit Ihrem Partner erhöhen, ist es sehr viel wahrscheinlicher, dass Sie eine passende Seele empfangen. Viele Frauen haben mir berichtet, dass sie ihr Kind zu der Zeit ihrer Empfängnis »gespürt« haben. Daher können Sie ganz bewusst empfangen, selbst bei einer Samenspende. Wichtig ist, dass Sie sich als Pforte für einen neuen Geist begreifen und sich ganz auf die Erfahrung und auf das, was Sie durch sie lernen, einlassen. Eine Seele mit guter Schwingung ist nicht notwendigerweise das perfekte Baby. Eine Freundin hat einen unglaublichen kleinen Jungen bekommen. Er hatte sogenannte »kongenitale« Defekte und wurde vier Jahre alt. Doch er hat ihr Herz und das ihrer Familie geöffnet, die sehr ernst und wissenschaftlich orientiert war. Es war ganz wunderbar.

Bewusst verhüten

Ich verschreibe sämtliche verfügbaren Mittel zur Empfängnisverhütung, also Pille, Spirale, Diaphragma etc., sie alle haben ihre Berechtigung (siehe S. 505 ff.). Leider informieren viele Ärzte nicht objektiv über die verschiedenen Methoden zur Empfängnisverhütung. Die Pille wird von Ärzten generell seit fünfzig Jahren favorisiert, während die Zuverlässigkeit anderer Methoden, wie der von Diaphragma und Kondomen, heruntergespielt wird. Im Lichte der kulturellen Praxis, den weiblichen Körper zu kontrollieren, und des Umstands, dass viele Frauen ihre Fruchtbarkeit nicht bewusst steuern, überrascht das nicht. Pille (und nun das Verhütungspflaster) lassen sich leicht verschreiben, sind einfach in der Anwendung, verlässlich und bequem. Mit ihnen lässt sich der Menstruationszyklus verändern oder ganz oder zu bestimmten Zeiten vermeiden. Kurz gesagt entsprechen sie unseren kulturellen Vorlieben. Die Pille ist das am besten erforschte Medikament überhaupt. Allerdings hat es, da aus synthetischen nichtbioidentischen Hormonen hergestellt, mehr Nebenwirkungen als nötig. Und obwohl wir die wissenschaftlichen und technischen Voraussetzungen haben, gibt es keinen profitablen Anreiz und deshalb auch keine Initiativen.

Die meisten anderen Verhütungsmethoden erfordern mehr Wissen über den eigenen Körper und eine aktivere Beteiligung, auch von den Ärzten, da sie nicht auf deren knapp bemessene Beratungszeit zugeschnitten sind. Viele Ärzte glauben auch, Frauen würden mechanische Verhütungsmittel wie Diaphragma, Kondome, Vaginalschwämmchen und -zäpfchen nicht nehmen, weil sie zu viele »Fehler« erlebt haben. Das gilt für manche Frauen, aber nicht für alle. Das vorhandene Datenmaterial zeigt, dass mechanische und sogar natürliche Verhütungsmittel bei »idealen Anwenderinnen«, die sich immer der Methode entsprechend verhalten, zu 95 bis 98 Prozent effektiv sind.[15]

Man muss zwischen dem Versagen einer Verhütungsmethode und dem Versagen der Frauen, die sie anwenden, unterscheiden. Viele Frauen sind dazu erzogen worden, ihren Partnern sexuell ständig zur Verfügung zu stehen, ohne sie in die Verantwortung für die Verhütung einzubeziehen. Viele sind auch mit Männern zusammen, die sich an der Verhütung nicht beteiligen, weil sie glauben, das sei »Frauensache«. Zwar meine ich, dass man mit solchen Männern keinen Sex haben sollte, doch weiß ich auch, dass manchmal keine Wahl besteht, besonders dort, wo häusliche Gewalt eine Rolle spielt. In diesen Fällen sind die Verhütungsmittel am besten geeignet, die keine Planung, Vorbereitung oder männliche Kooperation erfordern, also etwa die Pille, Spirale, Depotspritzen und Eileitersterilisation. Diaphragmas oder Kondome, die eine bewusste Partizipation des Partners erfordern, sind bei solchen Frauen nicht angebracht.

Wenn Sie die für Sie richtige Verhütungsmethode finden wollen, müssen Sie ehrlich entscheiden, in welcher Situation Sie gegenwärtig sind – und wie viel Verantwortung Sie für Ihre Fruchtbarkeit übernehmen wollen. Manche Frauen lehnen Temperaturmessungen oder die Überprüfung des Zervixschleims zur Feststellung des Eisprungs grundsätzlich ab; genauso undenkbar ist ihnen die Vorstellung, vor jedem Geschlechtsverkehr ein Diaphragma einzusetzen. Dafür kommen sie gut mit der Pille oder anderen »automatischen« Verhütungsmethoden zurecht. Andere Frauen ziehen ein mechanisches Verhütungsmittel wie das Diaphragma vor, und ich fördere das auch, allerdings nur in den Fällen, in denen sie wirklich zu einer bewussten Verhütung bereit sind. Ich habe oft genug erlebt, dass Frauen drei- oder viermal zur Abtreibung kamen, weil sie keine, wie sie es nennen, »unnatürlichen« Verhütungsmittel nehmen wollen.

Meiner Meinung nach hat eine Abtreibung, die auf den falschen Umgang mit »natürlichen« Verhütungsmethoden zurückgeht, mit »Natur« nichts zu tun. Es gibt viele Frauen, die sich im Hinblick auf ihre Ernährung und ihre Umwelt sehr bewusst verhalten, aber trotzdem an der kulturell ererbten dualistischen Spaltung von Geist und Körper leiden, derzufolge eine begehrenswerte Frau sexuell stets verfügbar zu sein hat, ohne vom Partner zu verlangen, die Verantwortung für Verhütung mitzutragen. Ich rate allen Frauen dazu, in einer Beziehung ihre eigenen sexuellen und fruchtbarkeitsrelevanten Bedürfnisse an die erste Stelle zu setzen. Dazu bedarf es allerdings Mut und Unterstützung.

Spirale (Intrauterinpessar)

Die Spirale, die medizinisch als Intrauterinpessar (IUP) bezeichnet wird, ist für manche Frauen eine gute Lösung und erlebt gerade ein Comeback, nachdem sie jahrzehntelang aus der Mode gekommen war. Mit ihr einher geht bei einigen Frauen ein erhöhtes Risiko von Unterleibsinfektionen, andere nutzen sie 20 Jahre ohne Probleme. Nachteilig ist, dass die Spirale in Verbindung gebracht wird mit einem erhöhten Risiko, eine Eileiterschwangerschaft zu bekommen. Spiralen sind besonders für Frauen geeignet, die schon ein Kind geboren haben, was aber keine Bedingung stellt. Bei manchen Frauen führt die Spirale auch zu verstärkten Krämpfen und Blutungen. Die heutigen Pessare sind weit sicherer als früher und werden meiner Meinung nach angesichts ihrer Wirksamkeit und Sicherheit zu wenig verwendet.

Hormonelle Verhüttungsmittel

Orale Verhütungsmittel (Die Pille)

Orale Verhütungsmittel können, obwohl stark favorisiert bei manchen Frauen eine optimale Nährstoffversorgung beeinträchtigen. Die Pille kann den Gehalt von B-Vitaminen im Blut verringern und zu weiteren Stoffwechselveränderungen führen.[16] Auch ist bei ihr das Risiko für ein Adenokarzinom des Gebärmutterhalses leicht erhöht[17], hinzu kommen erhöhte Blutfettwerte[18] und systemischer Lupus erythematodes[19]. Frauen, die die Pille nehmen, haben auch ein höheres Risiko, an Depressionen zu erkranken. Auch wenn es dafür verschiedene Gründe geben mag, zeigen neuere Forschungen, dass die Pille in biologische Prozesse eingreift, die das Immunsystem regulieren (wozu auch stimmungsaufhellende Hormone wie Serotonin gehören). Eine kürzlich durchgeführte Überprüfung von Hunderten von Studien ergab, dass die Einnahme von hormonellen Verhütungsmitteln (einschließlich der Pille, Implantate und Vaginalringe) mit einem erhöhten Risiko für mehrere schwere Autoimmunerkrankungen (wie Morbus Crohn, Lupus, interstitielle Zystitis) sowie für andere, weniger häufige Autoimmunerkrankungen verbunden ist. [22]

Auch wenn die Ankündigung nicht viel Medienaufmerksamkeit bekommen hat, sieht die WHO Pillen, die Östrogen und Progestin verwenden, als potenziell krebserregend. Zuletzt wurde dies 2005 durch eine Gruppe von 21 Wissenschaftlern aus acht Ländern innerhalb der Krebsforschungseinheit der WHO in Frankreich festgehalten. Die Gruppe hatte die wissenschaftliche Literatur zur Pille und Krebshäufigkeit gesichtet und war zu dem Ergebnis gelangt, dass es Belege gibt für ein gehäuftes Vorkommen von Gebärmutterhals-, Brust- und Leberkrebs, allerdings auch für ein vermindertes Vorkommen von Gebärmutter- und Eileiterkrebs.[23] Andere Forscher halten das leicht erhöhte relative Risiko für Brustkrebs allerdings für nicht signifikant.[24] In der Tat zeigen neuere Untersuchungen, bei denen 1,8 Millionen dänische Frauen über einen Zeitraum von durchschnittlich 10,9 Jahren beobachtet wurden, dass das Risiko für Frauen unter 50 Jahren, die die Pille einnehmen, nur geringfügig erhöht ist, nämlich um etwa einen zusätzlichen Fall von Brustkrebs pro 7700 Anwenderinnen pro Jahr.[25] Darüber hinaus hat sich gezeigt, dass die Pille das Risiko für Eierstock- und Gebärmutterkrebs bei Frauen nach den Wechseljahren um ein Drittel senkt und einen Schutz vor Darmkrebs bietet, sodass die Inzidenz der Krebserkrankungen insgesamt leicht zurückgeht.[26] Meiner Erfahrung nach führt die Pille jedoch bei vielen Frauen zu Stimmungsschwankungen, Gewichtszunahme und verminderter sexueller Lust.

Nach Absetzen der Pille fühlen sich viele Frauen besser, obwohl nicht alle Symptome verschwinden. Ironischerweise führen orale Verhütungsmittel bei manchen Frauen, so einige Forschungsergebnisse, langfristig mit zu sexuellen Funktionsstörungen. So war in der Januar-Ausgabe 2006 der Zeitschrift *Journal of Sexual Medicine* zu lesen, dass die Pille selbst noch nach dem Absetzen zu niedrigeren Testosteronspiegeln führe. Das liegt daran, dass bei Einnahme der Pille das testosteronbindende Protein SHGB (sex hormone binding globulin) erhöht ist und damit Testosteron nicht mehr vom Körper aufgenommen werden kann. Niedrige Werte des »ungebundenen« Testosterons führen jedoch zu Nebenwirkungen, wie vermindertes Verlangen, verminderte Erregbarkeit, Feuchtigkeit und Schmerzen beim Geschlechtsverkehr. Obwohl die Forschung nahelegt, dass die Probleme nach Absetzen fortbestehen, weil der erhöhte SHGB-Spiegel fortbesteht, sind hier doch weitere Studien nötig.[27] Deshalb ist es wichtig, dass sexuelle Probleme im Zusammenhang mit der Pille ernstgenommen werden und nicht als psychisch abgetan werden.

Zu den gesundheitsfördernden Eigenschaften der Pille gehören ein verringertes Risiko für Eileiterkrebs, Gebärmutterkrebs, Akne und Unterleibsentzündung. Bei den meisten Frauen überwiegen die Vorzüge der Pille ihre Nachteile, weil allein die Risiken einer ungewollten Schwangerschaft alle Risiken der Pille aufwiegen. Frauen, die die Pille nehmen, sollten ein gutes Multivitamin mit ausreichend B-Vitaminen nehmen. Zu den Frauen, die gesundheitliche Probleme mit der Pille haben, gehören Raucherinnen. Raucherinnen über 35 sollten die Pille nicht nehmen. Mittlerweile werden orale Kontrazeptiva bis zum Einsetzen der Menopause verwendet, einem Zeitpunkt, bei dem die Betroffenen vielleicht schon mit einer Hormonersatztherapie mit Östrogen beginnen. Das aber bedeutet, dass diese Frauen ihr ganzes Leben lang Hormone nehmen und auf diese Weise die natürlichen Signale ihrer Gebärmutter und der Eileiter überdecken. (Dazu mehr in den Kapiteln 6 und 7).

Beachten Sie, dass das Antibiotikum Rifampicin, bestimmte Psychopharmaka und Antikonvulsiva, einige orale Antimykotika zur Behandlung von Pilzinfektionen und bestimmte HIV-Proteaseinhibitoren die Wirksamkeit von oralen Kontrazeptiva beeinträchtigen können.

NuvaRing

Der NuvaRing wurde 2001 in den USA zugelassen. Es handelt sich um einen flexiblen Ring von ca. 5 Zentimetern Durchmesser, der in die Vagina eingeführt und dort von den Vaginalmuskeln an seinem Platz gehalten wird. Der

Ring wird zumeist drei Wochen lang (auch beim Sex) getragen und dann sieben Tage lang entfernt, um eine Menstruation zu ermöglichen; danach wird ein neuer Ring eingesetzt. Der größte Risikofaktor liegt in einer Thrombose mit Lungenembolie und Todesfolge. In einigen Studien wird die These aufgestellt, dass das hier verwendetete Progestin riskanter ist als die niedriger dosierten Pillen. Weil die Anwendung nicht jeden Tag zur gleichen Zeit wie bei der Pille erfolgen muss, gibt es weniger Hormonschwankungen. Wie auch bei der Pille ist die Menstruation leichter, kürzer und regelmäßiger. Die Fruchtbarkeit stellt sich sofort nach Absetzen wieder ein. Bei bestimmungsgemäßem Gebrauch liegt die Wirksamkeit bei 99 Prozent.

Zu den anfänglichen Nebenwirkungen gehören wie auch bei der Pille Gewichtszu- oder -abnahme, Übelkeit, Stimmungsschwankungen und druckempfindliche Brüste. Auch gibt es Berichte von Ausfluss oder Vaginalentzündung und -reizung. Je nach verwendetem Progestin steigt das Risiko für Blutgerinnsel. Wie schon bei der Pille sollten Raucherinnen über 35 davon Abstand nehmen. Zu den Medikamenten und Wirkstoffen, die die hormonelle Wirkung des Rings abschwächen, gehören das Antibiotikum Rifampicin, gewisse Neuroleptika, gewisse systemische Antipilzmittel und manche Proteasehemmer bei HIV-Medikamenten (Herstellerangaben beachten).

Verhütungspflaster

Das Verhütungspflaster, ebenfalls 2001 in den USA zugelassen, kann überall am Körper angebracht werden, wo es in drei aufeinanderfolgenden Wochen aufgetragen wird, um in der vierten Woche entfernt zu werden, damit die Menstruation einsetzen kann. Das Wirkprinzip ist das Gleiche wie bei der herkömmlichen Pille, auch die Wirksamkeit bei korrekter Anwendung. Die Nebenwirkungen sind ebenfalls ähnlich, allerdings sind Brustschmerzen und unregelmäßige Blutungen im Vergleich signifikant erhöht. Auch sind die Östrogenspiegel bei den Nutzerinnen des Pflasters 60 Prozent höher als bei denen der Pille. Das aber kann zu vermehrten Blutgerinnseln (mit gelegentlich tödlichem Ausgang) führen und nach Jahren der Anwendung zu weiteren Nebenwirkungen. Gegenwärtig untersuchen Studien die Risiken des erhöhten Östrogenspiegels.[28] Um den Bedenken über die Auswirkungen dieses höheren Östrogenspiegels entgegenzuwirken, wurde von Agile Therepeutics ein neues niedrig dosiertes Pflaster namens Twirla entwickelt, das nur etwa halb so viel Östrogen freisetzt wie frühere Pflaster. Dieses Produkt ist mittlerweile in den USA zugelassen, nicht aber (Stand 2021) in Europa. Frauen berichten weiterhin von Depression, Veränderung des Lustempfindens und Hautreaktionen an der Stelle, wo das Pflaster sitzt.

Auch für Frauen mit über 100 kg Gewicht ist das Pflaster nicht sicher, ebenso für solche, die Johanniskraut nehmen (vgl. weiterhin den vorigen Absatz). Wie schon bei Pille und Ring liegt für Raucherinnen das Risiko, Herzerkrankungen zu bekommen, höher (s. auch Herstellerangaben).

Kontrazeptiva, die nur aus Gestagen bestehen
Depo Provera, eine Dreimonatsspritze, und Nexplanon (die Weiterentwicklung des Implantats Implanon) bestehen beide aus synthetischem Gestagen (Progestagen). Implanon ist ein schmales, biegsames Plastikimplantat (in der Größe eines Streichholzes), das unter der Haut des Oberarms mit lokaler Betäubung appliziert wird. Es schützt bis zu drei Jahre vor einer ungewollten Schwangerschaft.

Synthetische Gestagene aller Art können zu Kopfschmerzen, Aufgedunsenheit und Reizbarkeit führen. Eine Studie von 2009 hat gezeigt, dass ein Viertel aller Depo-Provera-Anwenderinnen innerhalb der ersten sechs Monate mehr als 5 Prozent Gewicht zunahm. Besonders die Zunahme des Abdominalfetts war hier auffallend. Dieses steht mit dem metabolischen Syndrom in Zusammenhang, das mit einem erhöhten Risiko für Herzerkrankungen, Schlaganfall und Diabetes in Zusammenhang steht.[29] Pigmentstörungen und Akne gehören ebenfalls zu möglichen Problemen. Allerdings sind diese Kontrazeptiva äußerst bequem, ja automatisch in der Anwendung, was sie für manche Frauen besonders geeignet macht.

Die meisten Spiralen (Intrauterinpessar) bestehen aus synthetischem Gestagen (Progestin), was wahrscheinlich zum gleichen Nebenwirkungsspektrum führt wie oben. Mirena, Kyleena und Levosert können bis zu fünf Jahre getragen werden, Jaydess bis zu drei Jahre.

Verhütungsmittel mit Barriere
Davon gibt es gleich mehrere: Kondome zum Beispiel haben den besonderen Vorteil, dass sie auch vor Geschlechtskrankheiten insgesamt schützen. Viele Paare wechseln zwischen Kondom- und Diaphragmagebrauch und teilen so die Verantwortlichkeit auf. Die Tabelle auf S. 505 ff. gibt einen Überblick über die verschiedenen Methoden.

Natürliche Verhütungsmethoden
»Es gibt noch einen anderen Weg als chemische Verhütungsmittel, Hilfsmittel und Sterilisation. Das Wissen um die Fruchtbarkeit ist ein guter Weg, der es einer Frau ermöglicht, das Auf und Ab ihres Zyklus zu spüren und gleichzeitig eine Schwangerschaft zu verhindern. Dieses fundamentale Wissen um

Fruchtbarkeit und Unfruchtbarkeit einer Frau sollte jedem menstruierenden Mädchen und jeder menstruierenden Frau vermittelt werden. Das ist unser Geburtsrecht. Im Grunde handelt es sich um die Betriebsanleitung des weiblichen Körpers, die irgendwie abhanden gekommen ist. Das Bewusstsein um die Fruchtbarkeit beinhaltet natürliche Geburtenkontrolle, die Kenntnis der körperlichen Abläufe, des Menstruationszyklus, der reproduktiven Gesundheit sowie Fruchtbarkeit und Unfruchtbarkeit. Zu wissen, wie man eine Schwangerschaft auf natürliche Weise verhindern kann oder bewusst zu wissen, wann man schwanger werden kann, ist das umfassendste Wissen, das eine Frau erwerben kann. Es gibt nur fünf Tage im Monat, an denen eine Frau schwanger werden kann, aber wir behandeln unseren Körper vierundzwanzig Stunden am Tag, dreihundertfünfundsechzig Tage im Jahr mit Medikamenten. Das ist so, als würden wir jeden Tag Tabletten nehmen, weil wir einmal im Monat Kopfschmerzen haben.«[30]

Im Lauf der Jahre habe ich mit vielen Frauen gearbeitet, die mit natürlichen Verhütungsmethoden gut zurechtgekommen sind. Aber wie viele Gynäkologen und die meisten Frauen, weiß auch ich erst seit Kurzem, wie gut erforscht und exakt die natürliche Familienplanung eigentlich ist.[31]

Dr. Joseph Stanford, praktischer Arzt und Spezialist für natürliche Verhütungsmethoden, definiert sie als die »Nutzung körperlicher Anzeichen und Symptome des Menstruationszyklus zur Bestimmung der fruchtbaren und unfruchtbaren Phasen. Diese Information ist für die natürliche Familienplanung oder zur Diagnose und Behandlung der Unfruchtbarkeit geeignet.« Bei den natürlichen Verhütungsmethoden muss der Zeitpunkt des Eisprungs bestimmt werden. Dafür gibt es verschiedene Möglichkeiten: Überprüfung und Beobachtung des Zervixschleims oder Messung der Basaltemperatur.[32]

Die Kombination aus Beobachtung des Zervixschleims und Messung der Basaltemperatur wird als symptothermale Methode bezeichnet. Testpräparate, die den Eisprung im Urin nachweisen, sind heute in vielen Apotheken erhältlich. Dagegen sind Symptome wie Empfindlichkeit der Brüste, Mittelschmerz und Veränderungen der Position des Gebärmutterhalses als Indikatoren des Eisprungs wissenschaftlichen Untersuchungen zufolge nicht immer zuverlässig.

Eine Untersuchung, bei der 15 verschiedene Verhütungsmethoden einschließlich verschiedener Abarten der verbreiteten Methoden zur Bestimmung des Eisprungs untersucht wurden, hat festgestellt, dass die Beobachtung des Zervixschleims (Ovulationsmethode) die praktischste und genaueste Methode zur Bestimmung der fruchtbaren Zeit ist.[33] Die Messung der Basaltemperatur hat die Genauigkeit nicht erhöht.

Durch die Beobachtung der zyklischen Veränderungen des Zervixschleims und die Bestimmung des Fruchtbarkeitszyklus erfahren Sie im Voraus, wann Sie fruchtbar werden, und können in dieser Zeit auf mechanische Verhütungsmittel zurückgreifen oder beim Liebesakt auf die Penetration verzichten. Motivierte Paare können eine gemeinsame Lösung für dieses Problem suchen. Dr. Stanford, der mit dieser Methode persönliche und berufliche Erfahrungen gesammelt hat, sagt: »Wir behandeln die Fruchtbarkeit oft als Krankheit, aber sie ist Teil des Menschen. Paare, die diese Methode benutzen, entwickeln oft eine tiefe gegenseitige Achtung für ihre Fruchtbarkeit und für ihre Sexualität, und das kann sämtliche Aspekte ihrer Beziehung vertiefen. Es ist eine spirituelle Sache.«

Natürliche Verhütungsmethoden (mit oder ohne mechanische Verhütungsmittel während des Eisprungs) können eine sehr effektive Methode zur Familienplanung sein. Am besten erforscht ist die sogenannte »Ovulationsmethode« (siehe unten), bei der die fruchtbaren Tage mithilfe des Zervixschleims bestimmt werden. Drei große Studien haben bei der Schwangerschaftsverhütung eine Wirksamkeit zwischen 99,1 und 99,9 Prozent ergeben; die Werte bei den Anwenderinnen lagen zwischen 94,8 und 97,3 Prozent. Die unterschiedlichen Zahlen gehen wahrscheinlich auf Fehler bei der Information und der Anwendung zurück.[34]

Immer mehr Frauen setzen mittlerweile auf die Technik, um ihre Fruchtbarkeit zu bestimmen. Eine App namens Natural Cycles (www.naturalcycles.com), die in Schweden entwickelt wurde, ermöglicht es der Benutzerin, gleich morgens mit dem mitgelieferten Thermometer ihre Temperatur (unter der Zunge) zu messen und diese Daten in die App zu laden. Die App teilt ihr dann mit, welche Tage ROT sind (Geschlechtsverkehr vermeiden) und welche GRÜN sind (ungeschützter Sex führt nicht zu einer Schwangerschaft). Die ideale Anwenderin erreicht mit dieser nebenwirkungsfreien Methode eine Wirksamkeit von 99 Prozent (93 Prozent bei typischer Anwendung). Nebenwirkungen gibt es nicht. Mittlerweile ist Natural Cycles sowohl in Europa als auch in den USA als Medizinprodukt (ähnlich wie Rollatoren oder Kondome, A.d.Ü.) zugelassen.

Darüber hinaus gibt es weitere Apps in Deutschland, die entweder die fruchtbaren Tage rechnerisch oder anhand von echten Körperdaten ermitteln. Genannt seien hier MyNFP, Clue, entwickelt in einem Berliner Startup, FLO oder Period Tracker.

Auf reichlich Körperdaten basiert auch OvuSense (www.ovusense.com), da es über Nacht in der Vagina getragen wird. Morgens wird der Sensor entfernt und die Daten in der App berechnet. Damit ist OvuSense genauer als die Urin- oder Basaltemperatur, die unter der Zunge gemessen wird. Das liegt daran, dass es die Temperatur alle fünf Minuten misst und so den leichten Temperaturanstieg aufgrund des steigenden Progesteronspiegels, der dem Eisprung vorausgeht, anzeigen kann. Da die Fruchtbarkeit variiert, funktioniert die Methode auch bei unregelmäßigen Zyklen oder PCOS. OvuSense sagt den Eisprung bis zu 24 Stunden im Voraus mit einer Genauigkeit von 99 Prozent voraus.

Bei Fruchtbarkeits-Apps generell ist jedoch zu beachten, dass sich Frauen zur Geburtenkontrolle nicht auf eine App, sondern bei der Bestimmung der fruchtbaren und unfruchtbaren Tage auch auf ihr Wissen um die Fruchtbarkeit verlassen sollten.[37] Denn mehrere Faktoren beeinflussen die Genauigkeit, etwa der Zeitpunkt der Messung, Schlafmangel, Stress und Alkohol. Bei Frauen mit unregelmäßigen oder solchen ohne Eisprung oder mit Endometriose sind sie möglicherweise nicht so genau. Apps zur Überwachung der Fruchtbarkeit sind ein großer Schritt nach vorn und können ein äußerst wertvolles Hilfsmittel sein, aber wie bei jedem anderen Hilfsmittel ist es wichtig, den richtigen Umgang damit zu kennen und zu wissen, wo seine möglichen Grenzen liegen. (Auf dem Pearl-Index nimmt die Bestimmung der fruchtbaren Tage über Temperatur und/oder Schleim einen Rang von 0,4 bis 1,8 ein. Im Vergleich dazu liegt die Hormonspirale bei 0,16, Kondome bei 2 bis 12 (jeweils gerechnet von 100 Frauen, A.d.Ü.).

Umgekehrt erhöhen sich die Chancen für eine Empfängnis beträchtlich, wenn Sie den Zeitpunkt Ihres Eisprungs kennen. Im Allgemeinen liegt die Wahrscheinlichkeit einer Empfängnis innerhalb eines Menstruationszyklus bei 22 bis 30 Prozent. Paare, die sich beim Geschlechtsverkehr auf die fruchtbaren Tage konzentrieren, können diese Chancen aber beträchtlich steigern. In einer Untersuchung gelang 71,4 Prozent der Paare eine Befruchtung im ersten Zyklus. Bei Paaren, die noch kein Kind hatten, betrug die Erfolgsrate sogar 80,9 Prozent; im vierten Zyklus 100 Prozent.[38]

Bei Empfängnisproblemen kann die Ovulationsmethode (siehe dazu auch weiter unten) die Empfängnischancen ohne weitere Behandlung erhöhen. Dr. Stanford hat festgestellt, dass »20 bis 40 Prozent der Paare, die wegen Empfängnisunfähigkeit (seit durchschnittlich drei Jahren) an das Zentrum für natürliche Familienplanung in Omaha überwiesen wurden, mit der Ovulationsmethode innerhalb von sechs Monaten eine Schwangerschaft erreichten, ohne dass weitere medizinische Untersuchungen und Behandlungen nötig waren.«[39] Die Ovulationsmethode eignet sich auch für Frauen mit unregelmäßiger Periode, stillende Mütter und Frauen kurz vor den Wechseljahren.

Wenn Sie natürliche Verhütungsmethoden praktizieren wollen, sollten Sie sich in der gynäkologischen Praxis oder online beraten lassen. Wenden Sie sich an eine Familienberatungsstelle, die sich mit der natürlichen Familienplanung gut auskennt, denn die Methode ist zwar einfach, erfordert aber vor allem am Anfang Beratung und Unterweisung. Die Qualität der Erfahrungen einer Frau (oder eines Paares) mit dieser Methode hängt oft von der Qualität der Instruktionen und der Begleitung ab.

Paare, die in den fruchtbaren Jahren effektiv natürliche Familienplanung praktizieren, müssen sich nicht mit Nebenwirkungen herumschlagen und finden dazu oft zu einer tieferen Intimität, die auch die gemeinsame Verantwortung für die Fruchtbarkeit einschließt. Obwohl natürliche Methoden zur Familienplanung oft von bestimmten Religionen propagiert werden, sind sie für viele Frauen attraktiv, weil es sich dabei um einen ganzheitlichen Zugang zur Fruchtbarkeit handelt. Ich vermute, dass diese Methoden sehr viel häufiger angewandt würden, wenn sie bekannter wären und von den Medizinern stärker gefördert würden. Die Kenntnis des eigenen Fruchtbarkeitszyklus durch natürliche Familienplanungsmethoden, ob sie zur Verhütung oder zur Empfängnis benutzt werden, sind immer eine Ermächtigung. Im Folgenden gebe ich einen kurzen Überblick über die häufigsten Methoden.

Bestimmung der fruchtbaren Phase: Nach dem Eisprung ist ein Ei zwischen 6 und 24 Stunden befruchtungsfähig. Die Lebensfähigkeit des Spermas hängt davon ab, ob fruchtbarer Schleim vorhanden ist; in fruchtbarem Schleim kann Sperma bis zu 5 Tagen am Leben bleiben.(Ohne diesen Schleim sterben die Spermien innerhalb von ein paar Stunden ab.) Deshalb gibt es in jedem Zyklus eine Phase von ungefähr 1 Woche, in der es theoretisch zu einer Schwangerschaft kommen kann. Einer Studie zufolge wurden fast alle gesunden Frauen, die eine Empfängnis anstrebten, beim Geschlechtsverkehr in den 6 Tagen vor dem Eisprung schwanger. Auch wenn bei dieser Studie keine Frau am Tag nach dem Eisprung schwanger wurde, gehen die Autoren von einer zwölfprozentigen Chance zu einer Befruchtung am Tag nach und am siebten Tag vor dem Eisprung aus. Eine weitere Schlussfolgerung lautete, dass bei Paaren, die ein Kind wollten, Geschlechtsverkehr an jedem zweiten Tag genauso effektiv war wie täglicher. Praktisch heißt das: Bei dem Wunsch nach einer Schwangerschaft sollten Sie an 4 Tagen der fruchtbarsten Woche mit Ihrem Partner schlafen. Das ist meist effektiver und weniger belastend als ein Beischlaf alle 2 Tage.[40] Nach meiner Erfahrung aber kommt es trotz aller wissenschaftlichen Informationen immer wieder vor, dass eine Seele, die geboren werden soll, auch zur Welt kommt – unabhängig davon, was Sie tun oder lassen.

Überprüfung des Zervixschleims (Ovulationsmethode): Wissenschaftliche Untersuchungen haben bestätigt, dass praktisch jede Frau sehr leicht feststellen kann, ob fruchtbarer, östrogenstimulierter Zervixschleim vorhanden ist. Dazu muss sie nur lernen, den Ausfluss in der Vulva zu beobachten.[41] Unmittelbar nach der Menstruation ist am wenigsten Zervixschleim vorhanden. Sie haben eine »trockenes« Gefühl; es gibt keinen Schleim in der Öffnung der Vagina und keine Ausflussspuren in der Unterwäsche.

Das Fehlen des Schleims ist ein Anzeichen für »Unfruchtbarkeit«, und ein ungeschützter Geschlechtsverkehr an den »trockenen« Tagen ist in der Regel sicher. Der Gebärmutterhals beginnt etwa sechs Tage vor dem Eisprung mit der Absonderung von östrogenstimuliertem Zervixschleim. Damit können Sie also feststellen, wann der Eisprung voraussichtlich stattfindet. Sobald Sie Schleim in Ihrer Unterwäsche finden oder mit Toilettenpapier abwischen können, beginnt die fruchtbare Phase.

In östrogenstimuliertem Schleim lassen sich unter dem Mikroskop Kanäle erkennen, die es dem Sperma ermöglichen, den Gebärmutterhals hinaufzuschwimmen. Er hat die Konsistenz und das Aussehen von rohem Eiweiß. Bei manchen Frauen durchnässt er sogar die Unterwäsche. Fruchtbar sind Sie vom ersten Auftreten des Zervixschleims bis zum vierten Tag nach dem höchsten Schleimausstoß. Der letzte Tag, an dem klarer, fädenziehender (etwa anderthalb Zentimeter lange Fäden zwischen Daumen und Zeigefinger) oder öliger Schleim auftaucht, wird als »Höhepunkt« des Schleimausstoßes bezeichnet. Dieser »Höhepunkt« korreliert meist mit dem Eisprung, der in 95 Prozent aller Fälle ein oder zwei Tage davor oder danach einsetzt.[42]

Progesteronstimulierter Schleim tritt unmittelbar nach dem Eisprung auf. Dieser Schleim ist nicht mehr elastisch und hat eine milchige, klebrige Konsistenz. Unter dem Mikroskop wird erkennbar, dass diesem Schleim die Kanäle fehlen, durch die das Sperma sich nach oben arbeitet; er kann die Passage der Spermien sogar blockieren. Nach dem ovulatorischen Schleimausstoß hört die Schleimbildung entweder ganz auf (Sie werden »trocken«) oder er wird dicker und dichter (ein Anzeichen für Progesteronstimulation). In beiden Fällen handelt es sich um eine klar zu unterscheidende und auffallende Veränderung. Etwa 12 bis 15 Tage nach dem ovulatorischen Zervixfluss setzt dann die Periode ein.[43]

Der Speichel ist eine weitere Körperflüssigkeit, die sich mit dem Hormonzyklus verändert. Wenn sich die Hormone im Verlauf des Zyklus verändern, entwickelt der Speichel im getrockneten Zustand unter dem Mikroskop ein farnartiges Muster, dass dem des Zervixschleims entspricht. In Europa und Japan gibt es spezielle kleine Mikroskope, mit deren Hilfe Frauen ihren

Abbildung 18: Ovulations- und Basaltemperaturkurve

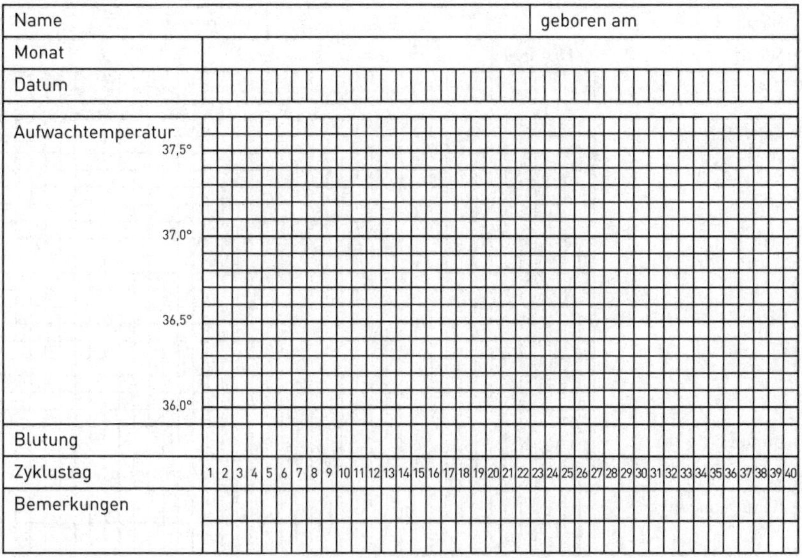

Fruchtbarkeitszyklus besser kennenlernen und entsprechend auch für Empfängnis oder Verhütung nutzbar machen können.

Notieren Sie drei Monate lang die Basaltemperatur, um den Eisprung festzustellen: Die Beobachtung des Zervixschleims ist zwar genauer, aber durch die Messung der Basaltemperatur über mehrere Zyklen lernen Sie viel über Ihren Körper und seinen inneren Rhythmus. Sie ist oft auch eine Hilfe, um die Beziehung zwischen den Veränderungen des Zervixschleims und dem Eisprung zu klären. Der Temperaturanstieg vor dem Eisprung geht auf die Auswirkungen des Progesterons zurück. (Das lässt sich auch gut mittels einer App festhalten) Wenn Sie in der Zeit schwanger werden, in der Sie Ihre Temperatur messen, werden Sie feststellen, dass sie nicht wieder sinkt. Diese Erhöhung der Basaltemperatur ist ein sehr frühes Anzeichen für eine Schwangerschaft. (Wenn Frauen schwanger sind, haben sie mehr Progesteron im Körper, und deshalb bleibt die Temperatur höher als sonst. Die einzige Zeit, in der ich ohne Frösteln im Meer schwimmen konnte, war während meiner Schwangerschaften.)

Die Basaltemperatur wird jeden Morgen vor dem Aufstehen gemessen, angefangen vom ersten Tag der Periode (der als erster Zyklustag gilt). Messen Sie drei Zyklen, und legen Sie für jeden Zyklus eine eigene Kurve an. Messen Sie am besten mit einem elektronischen Thermometer bis zum Piepton

Abbildung 18 a: Beschriftete Temperaturkurve

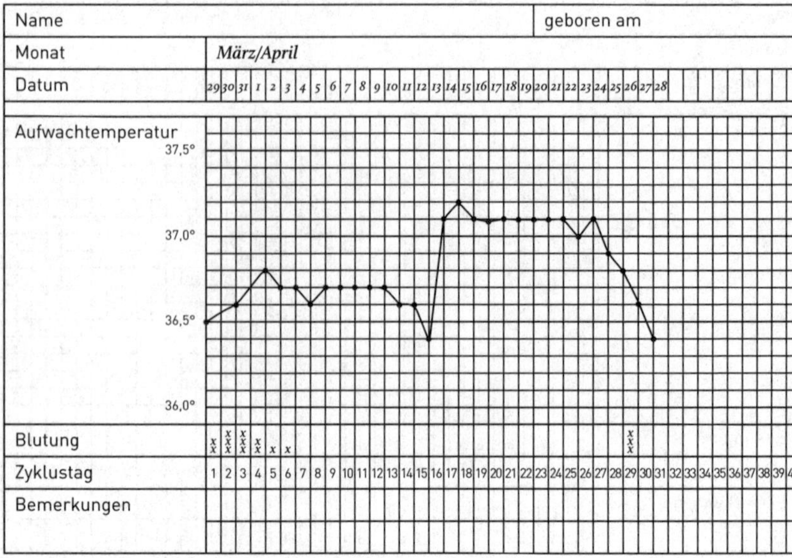

oder mit einem Quecksilberthermometer fünf Minuten lang. Die Messung erfolgt entweder tief unter der Zunge oder im Darmausgang. Bleiben Sie be ider einmal gewählten Messmethode und beim gleichen Thermometer. Sie können die Temperaturkurve dann dazu benutzen, um die Veränderungen im Zervixschleim aufzuzeichnen (siehe Abbildung 18 a). Unter Bemerkungen können Sie ein S für die Fruchtbarkeit (fädenziehender Schleim) eintragen. Die Stärke der Blutung wird folgendermaßen markiert: ein x für schwach, xx für mittel und xxx für stark). Beim Eisprung steigt die Basaltemperatur um etwa 1,5 bis 2 Grad; er liegt etwa zwischen dem Zeitpunkt, an dem die Temperatur zu steigen beginnt, und dem Zeitpunkt der höchsten Temperatur, bzw. einen bis zwei Tage vor oder nach dem Höhepunkt des Schleimflusses. Die fruchtbare Phase endet in der Regel vier Tage nach dem Höhepunkt des Schleimflusses bzw. am dritten Tag mit gleichbleibend hoher Temperatur.

Wenn Sie relativ regelmäßige Zyklen haben, können Sie mit der folgenden Methode einen Überblick über die Länge Ihrer fruchtbaren und unfruchtbaren Phasen bekommen: Notieren Sie mindestens sechs Monate die Zykluslänge, um den frühestmöglichen Tag zu bestimmen, an dem der Eisprung auftreten könnte. Die Follikelphase des Zyklus (vom ersten Tag der Periode bis zum Eisprung) ist variabel, die Lutealphase (vom Eisprung bis zur Periode) im Allgemeinen auf 14 Tage beschränkt. Um den frühesten Zyklustag für den Eisprung zu bestimmen, müssen Sie von den Tagen des kürzesten Zyklus 14 abziehen. Bei einer generellen Zyklusdauer zwischen 26 und 31 Tagen wäre also der zwölfte Zyklustag (26–14 = 12) der erste mögliche Tag des Eisprungs. Je nach der Beschaffenheit des Zervixschleims ist also ein ungeschützter Geschlechtsverkehr bis etwa zum achten oder neunten Zyklustag möglich. (Diese Berechnungen zeigen, warum die Kurve des Zervixschleims im Allgemeinen genauer ist als die »Kalendermethode«.)

Permanente Verhütungsmethoden

Eileiterunterbrechung

Die Eileiterunterbrechung ist die häufigste Methode der Sterilisation. Dennoch haben viele Frauen ein ambivalentes Verhältnis dazu, selbst dann, wenn sie auf intellektueller Ebene wissen, dass sie keine Kinder mehr wollen. Den meisten Frauen ist die Empfängnisfähigkeit wichtig, ob sie sie wahrnehmen oder nicht. Mit der Eileiterunterbrechung ist diese Fähigkeit aber in der Regel unwiderruflich dahin. Seit Jahrhunderten wurden Frauen ausschließlich wegen ihrer Fähigkeit gewürdigt, Kinder zu bekommen; Gebären war das einzige gesellschaftlich akzeptierte Ventil für kreative weibliche Macht. Deshalb rührt der Gedanke, diese Fähigkeit freiwillig aufzugeben, an primitive Ängste. Aber die Befreiung von der Angst, schwanger zu werden, ist für viele Frauen gesundheitsfördernd und macht sie sexuell unbefangener. Für manche, aber nicht für alle Frauen ist die Eileiterunterbrechung eine ganz ausgezeichnete Wahl. Ich selbst habe mich erst dazu entschlossen, als meine jüngste Tochter vier war. Es mag zwar unlogisch sein, aber irgendwie fand ich, sie sei dann »sicher« und »für immer«. Mit 37 Jahren stand ich, was weitere Kinder anging, an einem Scheideweg. Mir war klar, dass ein drittes Kind meine Energie weitere fünf Jahre lang von meinen eigenen Interessen ablenken würde. Aber ich wurde auch gelegentlich wieder »weich«, wenn ich am Flughafen die Babys sah, und hatte insgeheim immer noch die Fantasie einer »idealen Schwangerschaft und Geburt«, die ich im Unterschied zu den anderen wirklich entspannt genießen würde.

Andererseits kannte ich zu viele Frauen, die mit Ende dreißig oder Anfang vierzig zufällig schwanger geworden waren, just in dem Augenblick, als sich ihr Leben nach den langen Jahren der Kinderversorgung wieder normalisiert hatte. Ich wollte eine bewusste Entscheidung für oder gegen ein weiteres Kind, denn erstens wollte ich (anders als während meiner Ausbildungszeit) an diesem Punkt meines Lebens keine Abtreibung machen, und zweitens wollte ich nicht zufällig schwanger werden. Ich wollte meine Entscheidungen bewusst treffen und mir mein Leben nicht vom Schicksal vorschreiben lassen.

Mein Mann und ich trafen unsere Entscheidung zusammen, obwohl das letzte Wort bei mir lag. Wir beide wussten, dass wir keine Kinder mehr wollten. Die Entscheidung für die Eileiterunterbrechung fiel mir nicht schwer. Da ich wusste, dass ich keine Kinder mehr haben wollte, fand ich es richtig, den Eingriff bei mir machen zu lassen, obwohl die Unterbrechung des Samenleiters (Vasektomie) technisch einfacher ist. Wenn sich meine Umstände veränderten und ich eines Tages einen anderen Sexualpartner hätte, wollte ich die Sicherheit haben, nicht mehr schwanger zu werden. Außerdem hatte ich selbst viele Eileiterunterbrechungen durchgeführt und sah darin kein Problem. (Andere Paare entscheiden sich lieber für die Vasektomie, die Untersuchungen zufolge sicherer und billiger ist.)

Nach einer Eileiterunterbrechung kommt es zu leichten Veränderungen in der Blutversorgung der Eierstöcke. Wenn, was sehr selten vorkommt, die Blutversorgung der Eierstöcke schwer beeinträchtigt wird, kann sich das Risiko eines früheren Klimakteriums geringfügig erhöhen. Manche Frauen entwickeln im Anschluss an die Eileiterunterbrechung auch ein schwer definierbares Syndrom mit charakteristischen Krämpfen, unregelmäßigen Perioden und stärkerer Blutung. (Dieses Syndrom ist nicht bei allen Untersuchungen nachgewiesen worden, weshalb es kontrovers diskutiert wird.)

Ich kannte die medizinische Literatur und wusste, wie gering das Risiko eines früheren Klimakteriums war. Nach meiner klinischen Erfahrung kam das wohl überwiegend bei Frauen vor, die vor dem Eingriff lange die Pille genommen und schon seit Jahren keine normalen Perioden mehr gehabt hatten. Es ist gut möglich, dass sie nach dem Absetzen der Pille in jedem Fall Blutungsstörungen bekommen hätten, sodass sie nicht notwendig auf die Sterilisation zurückzuführen waren. Eine neuere Untersuchung deutet sogar darauf hin, dass die Eileiterunterbrechung gegen Eierstockkrebs schützen kann.[44]

Der Eingriff verringert die Progesteronausschüttung signifikant und der Progesteronspiegel hat selbst ein Jahr nach der Unterbrechung den alten Stand nicht wieder erreicht. Die Menstruationsmuster waren in dieser Studie allerdings nicht verändert.[45] Die Ergebnisse erklären zum Teil, warum manche Frauen nach einer Eileiterunterbrechung PMS bekommen.

Ich konsultierte damals einige intuitive Diagnostikerinnen, um festzustellen, ob das Energiemuster der Unterleibsorgane durch die Eileiter- (oder Samenleiter-)Unterbrechung dauerhaft geschädigt werden kann. Obwohl einige der alten taoistischen Traditionen glauben, dass der Energiefluss des Körpers dadurch gestört wird, schlossen alle Beraterinnen dauerhafte Schäden aus, weil die Lebensenergie, wie sie meinten, sich einen anderen Weg suchen würde. Caroline Myss ist der Meinung, dass Probleme nach der Ei- oder Samenleiterunterbrechung nur dann auftauchen, wenn es Ambivalenzen dazu gibt und sie nicht wirklich gewollt wurden. Wie bei der Abtreibung ist es auch hier nicht der Eingriff, der zu potenziellen Problemen führt, sondern seine Bedeutung.

Ich war mir sehr sicher, dass die potenziellen Störungen durch die Eileiterunterbrechung verglichen mit den Störungen durch eine unerwünschte Schwangerschaft *gar nichts* waren, und entschied mich dafür. Dann rief ich meine Schwester an.

VERHÜTUNGSMETHODEN IM VERGLEICH

METHODE:	**Kalendermethode, Messung der fruchtbaren Tage**
WIRKSAMKEIT*:	76 % – 93 %
VORAUSSETZUNGEN:	– Kenntnis des Fruchtbarkeitszyklus – Dauerhafte Disziplin in der Anwendung – Bereitschaft, während der fruchtbaren Zeit zu verhüten oder abstinent zu bleiben
VORTEILE:	– Erhält den natürlichen Hormon- und Fruchtbarkeitszyklus, Apps machen das Ganze noch leichter
NACHTEILE:	– Notwendigkeit der kontinuierlichen, bewussten Anwendung – Medikamente, die Auswirkung auf die Beschaffenheit des Scheidensekrets oder der Körpertemperatur haben, können die Methode beeinträchtigen
METHODE:	**Diaphragma mit Verhütungscreme oder -gel**
WIRKSAMKEIT:	94 %
VORAUSSETZUNGEN:	– Anpassung durch Ärzte oder Familienplanungszentren – Muss bei jedem Geschlechtsverkehr eingesetzt werden
VORTEILE:	– Schützt unter Umständen vor Infektionen und Abstrich-Anomalien – Erhält den natürlichen Hormon- und Fruchtbarkeitszyklus – Kann Stunden vor dem Geschlechtsverkehr eingesetzt werden – Hält Blutfluss während der Menstruation zurück, was den Sex »sauberer« macht
NACHTEILE:	– Ist für manche Menschen nicht akzeptabel – Kann zu Reizungen im Genitalbereich führen

VERHÜTUNGSMETHODEN IM VERGLEICH

METHODE:	**Kondom**
WIRKSAMKEIT:	98 %
VORAUSSETZUNGEN:	– Zur maximalen Wirksamkeit ist eine gewissenhafte Anwendung nötig – Muss bei jedem Verkehr verwendet werden
VORTEILE:	– Schutz vor Geschlechtskrankheiten – Senkt das Risiko einer Zervixdysplasie – Kann bei vorzeitiger Ejakulation hilfreich sein
NACHTEILE:	– Erfordert die Kooperation des Mannes – Ist für manche nicht akzeptabel – Bei Latexallergie ggf. auf Alternativen ausweichen – Notwendigkeit einer kontinuierlichen Erektion – Gefühlsverlust
METHODE:	**Femidom (Kondom für die Frau)**
WIRKSAMKEIT:	95 %
VORAUSSETZUNGEN:	– Muss bei jedem Verkehr eingesetzt werden
VORTEILE:	– Schützt vor Geschlechtskrankheiten – Senkt das Risiko einer Zervixdysplasie – Kann bis zu acht Stunden vor dem Geschlechtsverkehr eingeführt werden – Kann ohne den Partner angewandt werden – Mehr Festigkeit als Latex – Äußerer Ring kann zur Klitorisstimulation beitragen
NACHTEILE:	– Wird nicht von allen akzeptiert – Kann Geräusche machen – Kann bei der Einführung Schwierigkeiten bereiten – Kann beim Sex in die Scheide rutschen

VERHÜTUNGSMETHODEN IM VERGLEICH

METHODE:	**Pille**
WIRKSAMKEIT:	99 %
VORAUSSETZUNGEN:	– verschreibungspflichtig – Tägliche Einnahme
VORTEILE:	– Verringert das Eierstock- und Gebärmutterkrebsrisiko – Vermindert den monatlichen Blutfluss und damit das Eisenmangelrisiko – Weniger Bauchkrämpfe und PMS-Symptome – Weniger gutartige Brusttumore – Macht Planung überflüssig
NACHTEILE:	– Blockiert den natürlichen Hormon- und Fruchtbarkeitszyklus – Kann das sexuelle Verlangen verringern – Kann das Risiko für Gebärmutterhalskrebs erhöhen – Erhöhte Depressionsneigung und selten Autoimmunerkrankungen – Kann das Infektionsrisiko für Chlamydien erhöhen – Besonders bei Raucherinnen ein erhöhtes Risiko für Beinvenenthrombose und Lungenembolie sowie Schlaganfall – Übelkeit und Erbrechen – Kopfschmerzen – Wechselwirkungen mit anderen Medikamenten – Kann zu Pigmentstörungen, empfindlichen Brüsten und Gewichtszunahme führen
METHODE:	**Intrauterinpessar**
WIRKSAMKEIT:	99 %
VORAUSSETZUNGEN:	– Zur maximalen Wirksamkeit ist eine gewissenhafte Anwendung durch Arzt/Ärztin nötig
VORTEILE:	– Macht Planung überflüssig
NACHTEILE:	– Kann das Risiko von Infektionen nach dem Einsetzen bzw. bei Frauen erhöhen, die ein höheres Risiko von STIs insgesamt haben

VERHÜTUNGSMETHODEN IM VERGLEICH

METHODE:	**Spermizid-Schaum , -Creme, -Gel**
WIRKSAMKEIT:	85 %
VORAUSSETZUNGEN:	- Zur maximalen Wirksamkeit gewissenhafte Nutzung erforderlich
VORTEILE:	- Macht Planung überflüssig - Kann vor Geschlechtskrankheiten schützen - Keine systemischen Nebenwirkungen - Keine Planung erforderlich - Frei verkäuflich
NACHTEILE:	- Ist für manche Frauen nicht akzeptabel - Kann den Genitalbereich reizen und das Risiko für sexuell übertragbare Krankheiten einschließlich HIV erhöhen - Muss bei jedem Verkehr neu angewandt werden - Kann in der Anwendung verschmieren
METHODE:	**Nexplanon-Implantat**
WIRKSAMKEIT:	99 %
VORAUSSETZUNGEN:	- Zur maximalen Wirksamkeit ist eine gewissenhafte Anwendung nötig
VORTEILE:	- Für Frauen geeignet, die kein Östrogen nehmen dürfen - Nach Absetzen sofortige Fruchtbarkeit - Während des Stillens anwendbar - Keine Planung erforderlich - Nach Einsetzen bis zu 5 Jahre Schutz
NACHTEILE:	- Bei den meisten Frauen wird die Menstruation leichter und seltener; bei einer von drei Frauen hört nach 3 Jahren Anwendung die Periode ganz auf - Innerhalb der ersten 6 bis 12 Monate kann es zu unregelmäßigen und/oder leichteren bzw. schwereren Blutungen oder Zwischenblutungen kommen

VERHÜTUNGSMETHODEN IM VERGLEICH

METHODE:	**Portiokappe**
WIRKSAMKEIT:	71 %—86 %
VORAUSSETZUNGEN:	- Zur maximalen Wirksamkeit gewissenhafte Nutzung erforderlich
VORTEILE:	- Keine Planung erforderlich - Gewährt bis zu 48 Stunden Schutz, unabhängig von der Anzahl des Geschlechtsverkehrs
NACHTEILE:	- Es gibt lediglich drei Größen - Risiko, ein toxisches Schocksyndrom zu erleiden, wenn die Kappe länger als 48 Std. getragen wird - Geruchsbildung bei zu langem Tragen - Bei Frauen, die Geburten hatten oder eine kürzliche Abtreibung, nicht so sicher - Möglicherweise schwierig einzusetzen - Bei Blutungen möglicherweise nicht mehr sicher
METHODE:	**NuvaRing**
WIRKSAMKEIT:	99 %
VORAUSSETZUNGEN:	- Zur maximalen Wirksamkeit gewissenhafte Nutzung erforderlich, 7 Tage Pause nach 21 Tagen Tragezeit
VORTEILE:	- Vermindert Risiko für Eierstock- und Gebärmutterkrebs - Weniger starke Monatsblutung und damit weniger Risiko für Eisenmangel - Weniger Unterleibskrämpfe und PMS-Symptome - Weniger Risiko für gutartige Brusttumoren - Verbesserung des Hautbilds bei Akne - Keine Planung erforderlich
NACHTEILE:	- Weniger sicher bei Frauen, die mehr als 100 kg wiegen - Kann die Libido vermindern - Besonders bei Raucherinnen ein erhöhtes Risiko für Beinvenenthrombose und Lungenembolie sowie Schlaganfall - Übelkeit und Erbrechen - Kopfschmerzen - Wechselwirkungen mit anderen Medikamenten - Kann zu Pigmentstörungen, empfindlichen Brüsten und Gewichtszunahme führen - Kann zu verstärktem Ausfluss oder Reizungen bzw. Infektionen der Vagina führen

VERHÜTUNGSMETHODEN IM VERGLEICH

METHODE:	**Hormonpflaster (Evra)**
WIRKSAMKEIT:	99 %
VORAUSSETZUNGEN:	– Zur maximalen Wirksamkeit gewissenhafte Nutzung erforderlich
VORTEILE:	– Vermindert Risiko für Eierstock- und Gebärmutterkrebs – Weniger starke Monatsblutung und damit weniger Risiko für Eisenmangel – Weniger Unterleibskrämpfe und PMS-Symptome – Weniger Risiko gutartiger Brusttumoren – Verbesserung des Hautbilds bei Akne – Keine Planung erforderlich
NACHTEILE:	– Besonders bei Raucherinnen ein erhöhtes Risiko für Beinvenenthrombose und Lungenembolie sowie Schlaganfall – Übelkeit und Erbrechen – Kopfschmerzen – Wechselwirkungen mit anderen Medikamenten – Kann zu Pigmentstörungen, empfindlichen Brüsten und Gewichtszunahme führen – Kann zu Hautreizungen an der Anwendungsstelle führen
METHODE:	**Coitus interruptus**
WIRKSAMKEIT:	96 %
VORAUSSETZUNGEN:	– Bei jedem Geschlechtsverkehr erneute bewusste Anwendung nötig – Große Selbstkontrolle und Vertrauen zwischen den Partnern nötig
VORTEILE:	– Keine Planung erforderlich
NACHTEILE:	– Kann die Lust beeinträchtigen – Der »Lusttropfen« vor der eigentlichen Ejakulation kann Spermien enthalten – Nicht sicher bei Männern mit vorzeitiger Ejakulation

VERHÜTUNGSMETHODEN IM VERGLEICH	
METHODE:	**Depotspritzen (z. B. Depo Provera)**
WIRKSAMKEIT:	99 %
VORAUSSETZUNGEN:	- Dreimonatliche Anwendung
VORTEILE:	- Keine Planung erforderlich - Für Frauen geeignet, die kein Östrogen nehmen dürfen - Kann Krebs des Endometriums vorbeugen - Weniger häufige und schwere Monatsblutungen
NACHTEILE:	- Pigmentstörungen, Kopfschmerzen, Reizbarkeit, Stimmungsschwankungen und verminderte sexuelle Lust - Im Durchschnitt dauert es 9 bis 10 Monate, bis nach Absetzen die Fruchtbarkeit wieder einsetzt - Kann vorübergehend zu Knochendichteverlust führen
METHODE:	**Vasektomie**
WIRKSAMKEIT:	fast 100 %
VORAUSSETZUNGEN:	- Operation
VORTEILE:	- Keine Planung erforderlich
NACHTEILE:	- Nicht rückgängig zu machen

* *Bezieht sich auf ideale Anwenderinnen und Anwender, die die Methode immer korrekt anwenden.*

Das Trauma der Unfruchtbarkeit überwinden

Die Fähigkeit, Kinder zu empfangen und auszutragen, hat einen großen Einfluss auf das Selbstwertgefühl einer Frau. Wenn eine Frau feststellt, dass sie keine Kinder bekommen kann, stürzt sie das oft in große Verzweiflung; sie fühlt sich ungerecht behandelt nach dem Motto »Warum gerade ich?« Der Anblick von jugendlichen Müttern, die keine Probleme haben, schwanger zu werden, wird fast unerträglich, so lange sie es nicht schafft, der Erfahrung einen Sinn zu geben und sie zu bewältigen. Die wegweisende Arbeit von Dr. Alice Domar, Gründerin und Direktorin des Domar Center for Complementary Healthcare in Waltham, Massachusetts, hat klar gezeigt, dass Frauen mit einer Diagnose der Unfruchtbarkeit zweimal so häufig unter Depressionen leiden wie die Kontrollgruppe und dass diese zwei Jahre nach dem Versuch, schwanger zu werden, ihren Höhepunkte erreicht. Und obwohl Depression nicht lebensbedrohlich ist, haben unfruchtbare Frauen genauso hohe Werte wie Frauen mit Krebs, Herzerkrankungen und HIV.[47]

Zwischen sechs und zehn Prozent aller Paare in den USA haben Fortpflanzungsprobleme; bei 40 Prozent sind nach Ansicht der konventionellen Medizin die Männer und bei 60 Prozent die Frauen betroffen. Die Statistiken zeigen, dass die Spermienzahl im letzten Jahrhundert allmählich gesunken ist. Der Rückgang ist verbunden mit Zigaretten-, Marihuana-, Alkoholkonsum sowie Umweltfaktoren. Wenn wir Menschen den Planeten vergiften und übervölkern, hat das zwangsläufig auch Konsequenzen für den menschlichen Körper, und eine Konsequenz ist eben die Unfruchtbarkeit. Es ist gut möglich, dass die heutigen Lebensbedingungen auf der Erde die Fruchtbarkeit nicht so fördern wie früher. Anscheinend erzeugt das »kollektive Gehirn der Gattung« aufgrund der Belastungen der moderndn Familie, der gesellschaftlichen Umgebung und des Planeten insgesamt eine Energie, die viele Frauen und Männer unfruchtbar macht. Zu viele Kindheitsbelastungen werden nicht verarbeitet, zu viele Kinder werden zu schnell erwachsen. Wir lassen nicht mehr zu, dass sich die Rhythmen der Natur natürlich entwickeln können. Die vorläufigen Daten über Reproduktionsprobleme aufgrund von chemischen Giften und Störungen des elektromagnetischen Feldes in den Industrieländern zeigen, dass die Fruchtbarkeit seit Jahrzehnten zurückgeht.[48]

Die Fruchtbarkeit wird von vielen Faktoren wie Umwelt und Ernährung beeinflusst. Doch bei ungefähr 20 Prozent aller Fälle von Unfruchtbarkeit sind die Ursachen unbekannt, das heißt, medizinische Tests können nicht erklären, warum ein Paar keine Kinder bekommt. Meiner Erfahrung nach sind die Paare am erfolgreichsten bei der Empfängnis, die ihr Verhältnis zur Fruchtbarkeit intensiv mit verschiedenen spirituellen Methoden bearbeiten. Bei der weiblichen Unfruchtbarkeit spielen vor allem die folgenden Gründe eine Rolle:

- Rauchen
- eine hochglykämische, nährstoffarme Ernährung
- ein unregelmäßiger Eisprung
- Endometriose
- häufige Infektionen, etwa durch die Spirale, die zu Vernarbungen der Eileiter führen
- ungelöster psychischer Stress, der manchmal auch einem überkommenen Trauma entstammen kann, der zu einem subtilen Ungleichgewicht der Hormone führt; Störungen des Immunsystems; manche Frauen produzieren Antikörper gegen das Sperma mancher, aber nicht aller Männer.

Möglich sind auch Antikörper gegen ein Ei, das mit dem Sperma eines bestimmten Mannes befruchtet wurde[49]
- höheres Alter

Abbildung 19: Ursachen weiblicher Unfruchtbarkeit

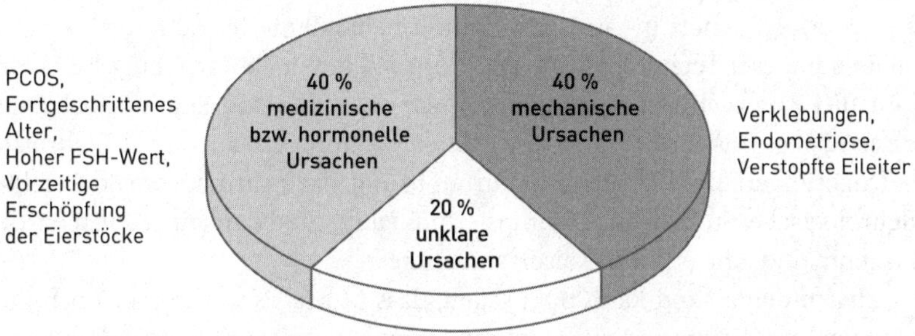

Ein gewisser Prozentsatz von Frauen, bei denen ein »medizinischer« Grund für die Unfruchtbarkeit festgestellt wurde, wird ohne jede Behandlung schwanger. Unfruchtbarkeit ist nie eine völlig gradlinige Angelegenheit. Bei der Empfängnis spielen viele körperliche, seelische und psychische Faktoren eine Rolle, so viele, dass es lächerlich ist, sie auf eine entsprechende Hormonspritze zum richtigen Zeitpunkt zu reduzieren. Vor Kurzem sagte mir eine Expertin auf dem Gebiet der Reproduktionsmedizin:

»Ich arbeite mit sämtlichen hochtechnisierten Operationen und Hormonbehandlungen, die es heute gibt, um eine Frau schwanger werden zu lassen. Aber im Grunde weiß ich bis heute nicht, wer warum schwanger wird und wer nicht. Nach all den Jahren meiner Ausbildung ist dieser Bereich immer noch ein großes Geheimnis, über das ich keine Macht habe.« In der konventionellen »Behandlung« der Unfruchtbarkeit gilt der Körper als Maschine, die von den Hormonen gesteuert wird; seelische, psychische, ja sogar Ernährungsfaktoren, die sich auf den Körper und die Hormone auswirken, werden völlig ignoriert.[50] Die meisten Untersuchungen der Unfruchtbarkeit, die eine Verbindung zwischen Körper und Geist hergestellt haben, liegen denn auch mehr als dreißig Jahre zurück. Weil unsere Gesellschaft immer stärker technisch orientiert ist, könnte der verstärkte Fokus auf die Verbindung von Körper und Geist vielen Paaren helfen. Ein gründliches psychologisches Interview sollte routinemäßig bei Gesprächen über Optionen zur künstlichen Befruchtung stattfinden.[51] Konzentrieren wir uns lediglich auf die sehr teuren invasiven Techniken (mehr als 4 Milliarden Dollar werden in den USA jedes Jahr für diese Behandlungen ausgegeben, und die Zahl steigt weiter)[52] und lassen die Psyche der Betroffenen außen vor, sind die Ergebnisse oft enttäuschend oder gar niederschmetternd. 2016 wurden in den USA mithilfe reproduktiver Technologien mehr als 77 000 Kinder geboren, was etwa 1,9 % aller Geburten in den USA entspricht. Seit der ersten erfolgreichen In-vitro-Fertilisationsbehandlung im Jahr 1978 wurden allein mit dieser Technologie mehr als fünf Millionen Babys gezeugt.[53] Obwohl künstliche Befruchtungstechniken populär geworden sind, sind sie doch nicht ohne Risiko. Das Risiko von Geburtsfehlern nimmt zu, auch sind Mehrfachbefruchtungen und vorzeitige Geburten häufig, dazu chromosomale Defekte, neurologische Störungen, Eklampsie, pränatale Sterblichkeit, Fehllagen der Plazenta und eine erhöhte Kaiserschnittrate.[54]

Zusammenfassend kann man sagen, dass Mutter Natur immer noch ihre eigenen Entscheidungen trifft, die die Technik nicht gänzlich umgehen kann.

Psychische Faktoren

Betrachtet man das Problem auf der persönlichen Ebene, werden viele Frauen deshalb nicht schwanger, weil sie es im Grunde nicht wirklich wollen – sie haben Angst vor den Anforderungen, die ein Kind an sie stellt. In einer Studie an Frauen, die sich ohne Erfolg Fruchtbarkeitsbehandlungen unterzogen hatten, wurde festgestellt, dass Frauen, die nicht empfangen hatten, im Beruf erfolgreicher waren. Die Autoren der Studie interpretierten das als »übertriebene positive Einstellung in dem Versuch, innere Ängste, Zweifel und Ambivalenzen hinsichtlich des Kinderwunsches zu überdecken.«[55]

Caroline Myss geht davon aus, dass die Energie des zweiten Chakras bei Frauen begrenzt ist. Wenn eine Frau ihren ganzen Ehrgeiz auf die Karriere richtet und davon sehr in Anspruch genommen ist, hat sie unter Umständen einfach nicht mehr genug Energie im Körper, um ein Kind zu empfangen, es sei denn, sie reduziert ihre Verpflichtungen. Viele unfruchtbare Frauen arbeiten sechzig bis achtzig Stunden pro Woche und sind erschöpft; dann versuchen sie, ein Kind zu bekommen, als ob sie eine Doktorarbeit schreiben würden. Eine in Italien durchgeführte prospektive Studie über Frauen, die sich einer In-vitro-Fertilisation (IVF) oder einem Embryotransfer (ET) unterzogen, ergab, dass sowohl Stressanfälligkeit als auch Berufstätigkeit mit einem schlechten Ergebnis der IVF- oder ET-Behandlung verbunden waren, obwohl die reinen medizinischen Gründe für die Unfruchtbarkeit in der Studiengruppe gleichmäßig verteilt waren.[56]

Empfängnis ist aber ein rezeptiver Akt, kein Termin, der sich in den Wochenplaner einpassen lässt. Mehrere Studien zeigen, dass eine übertriebene Konzentration auf die Empfängnis zur vorzeitigen Reifung des Eis im Eierstock und damit zum Ausstoß von Eiern führen kann, die zu unentwickelt für eine Befruchtung sind.[57] Ich möchte betonen, dass eine Berufstätigkeit die Fruchtbarkeit nicht beeinflussen muss. Dennoch kann es zu Problemen kommen, etwa weil man das Gefühl hat, dass man die eigenen Bedürfnisse nicht mehr befriedigen kann, dass Leben außer Kontrolle gerät oder man sich mit der Arbeit nicht mehr wohlfühlt. Auch kann die Arbeit den inneren Bedürfnissen zuwiderlaufen.

Eine faszinierende Untersuchung von Frauen, die sich mit Spendersamen befruchten ließen, hat festgestellt, dass nach den ersten Befruchtungsversuchen der Eisprung bei den Teilnehmerinnen aufhörte, obwohl sie ursprünglich einen Eisprung hatten. Die Autoren kamen zu dem Schluss, dass künstliche Befruchtung (und alle anderen mechanisierten, unnatürlichen Techniken zur »Erzwingung« einer Schwangerschaft) auf einer bestimmten Ebene eine traumatisierende Prozedur ist und den Prozess verhindert, den sie einleiten will. Sie kann die natürliche Intimität und die hohe emotionale Befriedigung nicht ersetzen, die entsteht, wenn zwei Menschen sich vereinigen, um neues Leben zu schaffen. Interessanterweise wurde auch festgestellt, dass der Orgasmus die Empfängnischancen erhöht. Beim Orgasmus kommt es zu unwillkürlichen Bewegungen der Vagina und der Gebärmutter, die empfängnisfördernd sein können. Wenn eine Frau nicht zum Orgasmus kommt, kann die Fruchtbarkeit durch Veränderungen des Blutkreislaufs im Unterleib beeinträchtigt werden.[58] Bei den hochtechnisierten Empfängnismethoden wird dieser Aspekt vernachlässigt.

Ambivalente Einstellungen zu Geburt, Kindern und den Einschränkungen, die Kinder mit sich bringen, können bei Frauen zu Unfruchtbarkeit führen, wie in mehreren Untersuchungen zwischen den Vierziger- und Neunzigerjahren nachgewiesen worden ist.

Untersuchungen der Beziehungen zwischen unfruchtbaren Ehemännern und Ehefrauen haben ergeben, dass viele Frauen dem Geschlechtsverkehr negativ gegenüberstanden, selten zum Orgasmus kamen und meinten, es gäbe eine deutliche sexuelle Disharmonie in der Partnerschaft. Wenn diese Frauen geeignetere Partner fanden, wurden sie schwanger.[59] Dasselbe Phänomen habe ich auch in meiner Praxis immer wieder beobachten können. In psychologischen Tests mit 117 Männern aus unfruchtbaren Partnerschaften wurde bei den Teilnehmern ein sehr geringes Selbstvertrauen, Introvertiertheit und schlechtere Durchsetzungsfähigkeit nachgewiesen.[60]

Die Verbindung zwischen Stress und Fruchtbarkeit bleibt umstritten, und es bleibt schwierig, hier eine kausale Verbindung herzustellen. Obwohl viele Studien auf die Verbindung von Unfruchtbarkeit und Ängsten und Depression hindeuten, sind die meisten Ärzte der Ansicht, das Letztere die Folge der Unfruchtbarkeit sind, und nicht umgekehrt. Die Studienlage bleibt kontrovers, und es fehlt an qualitativ hochwertigen Beobachtungsstudien. Der Psychologe Dr. W. A. Fisher und sein Kollege A. M. Berkovich fassen in ihrem Rückblick auf vierzig Jahre Forschung über psychische Belastungen und Unfruchtbarkeit den Standpunkt der meisten Schulmediziner zusammen: »Viel Forschung wurde betrieben, um die These zu untermauern, dass psychologische Faktoren Unfruchtbarkeit verursachen können, aber keine Studie konnte bisher eine kausale Beziehung belegen. Tatsächlich ist die Annahme eines Zusammenhangs zwischen psychischen Belastungen und Unfruchtbarkeit umstritten, da manche meinen, dass damit den Frauen die Schuld an ihrer Unfruchtbarkeit gegeben wird.«[61]. Doch zweifellos haben unbewusste Ängste in Zusammenhang mit dem Kinderkriegen eine Wirkung auf die Hormone, die eine Rolle bei der Empfängnis spielen. Gefühlter Stress beeinflusst den Hypothalamus, der wiederum den Eisprung reguliert. Auch wird das Immunsystem in den Geweben des Unterleibs wie auch anderenorts beeinflusst. Wenn eine Frau bewusst mit ihrem Stress umgeben kann, könnte das auch die Fruchtbarkeit beeinflussen. Das hat Dr. Alice Domar mit ihrer Body-Mind-Arbeit an Frauen im Beth Israel Deaconess Hospital in Boston gezeigt. 34 Prozent der zunächst aus unerklärlichen Gründen unfruchtbaren Frauen wurden innerhalb von sechs Monaten schwanger, was deutlich höher ist als die Schwangerschaftsquote unfruchtbarer Paare zum gleichen Zeitraum. Die mediane Infertilität hatte 3,3 Jahre betragen.[62] Wenn Frauen sich ihren Ängsten stellen, liegt darin ein großes Potenzial. Der erste – und schwerste Schritt – liegt sicherlich in einer uneingeschränkten Selbstakzeptanz. Dazu gehört, sich nicht dafür zu verurteilen, dass es »wieder nicht geklappt hat« oder man zu spät angefangen oder überhaupt versagt hat. Ganz im Gegenteil.

Ich habe viele Frauen schwanger werden sehen, sobald sie sich einer Heilung auf einer tieferen Ebene unterzogen.

Niravi Payne, mittlerweile verstorbene Therapeutin in New York, die sich auf die Behandlung von Unfruchtbarkeit spezialisiert hatte, hat mit Hunderten von Frauen gearbeitet, bei denen medizinische Interventionen nicht zur Schwangerschaft führten. Ihre Sicht der Fruchtbarkeitsproblematik ist nicht nur erhellend, sondern macht auch Mut. So sei es kein Zufall, dass so viele Frauen der Babyboomer-Generation Probleme haben. So habe ein Bündel von gesellschaftlichen, kulturellen und politischen Faktoren in den letzten 25 Jahren zu einer Veränderung ungeahnten Ausmaßes im Hinblick auf die Verzögerung des Kinderbekommens geführt. Dabei wurden die Reproduktionsmuster, die noch für ihre Eltern und die 30 000 Generationen davor normal waren, verändert. Dazu Niravi: »Innerhalb einer Generation haben sich die Frauen der Ober- und Mittelschicht entschieden, das Kinderkriegen um 10 bis 20 Jahre nach hinten zu verschieben. Das war womöglich die größte einzelne Lebensstiländerung überhaupt, die zweifellos körperliche Auswirkungen haben wird.«

Millionen Babyboomerinnen haben gegen einen überkommenen Lebensstil, den sie an ihren Müttern in den 50er- und 60er-Jahren sehen konnten, rebelliert. Viele ihrer Mütter haben sie im Angesicht ihrer eigenen Unerfülltheit und Frustration darin bestärkt, auf Bildung zu setzen und einer Berufstätigkeit nachzugehen. Ironischerweise hatten dann die Töchter ihre ersten Abtreibungen in dem Alter, in dem ihre Mütter die ersten Kinder bekamen. Diese Zusammenhänge zu erkennen, stellt für eine Frau oft den ersten wichtigen Schritt zur Aussöhnung mit ihrer Fruchtbarkeitsproblematik dar. Davon profitieren dann auch die Töchter.

Neben den oben beschriebenen Aspekten habe ich bei den Frauen immer wieder oftmals unbewusste Vorstellungen zu Schwangerschaft, Sexualität und Kindererziehung festgestellt, die die Fruchtbarkeit blockierten. Manche Frauen waren zum Beispiel in ihrer Partnerschaft sehr unglücklich, hatten aber Angst, darüber zu sprechen, weil sie keine Alternative sahen. Andere hatten von ihren Müttern gelernt, dass Säuglinge das Leben ruinieren. Unsere Mütter hatten oft keine andere Wahl, als zu Hause zu bleiben und Kinder zu erziehen, trotz aller Talente und Begabungen in anderen Bereichen. Die Töchter haben das dann übernommen und sich die Schuld für die Frustration ihrer Mütter zugeschrieben. Sie wollen das Risiko nicht eingehen, der nächsten Generation dasselbe Leid aufzubürden.

Nun aber haben wir die Fackel an unsere Töchter und Enkelinnen weitergereicht, die mehr Möglichkeiten haben als jemals zuvor, aber auch mehr Entscheidungen treffen müssen. Doch viele Mittdreißiger meinen, sie bräuchten die Unterstützung der Reproduktionsmedizin, sobald sie 35 geworden sind. Dadurch geraten sie in körperlichen Stress, und der ist für die Empfängnis gar nicht gut. Doch die Fruchtbarkeit lässt nicht abrupt nach, sobald Sie die 35 erreicht haben, und die meisten Frauen haben keine Probleme, zwischen 35 und 40 Jahren schwanger zu werden. Tatsächlich gibt es einen großen Unterschied zwischen dem chronologischen Alter (dem Alter im Führerschein) und dem biologischen Alter (dem Alter der Zellen).

Wir alle kennen Frauen Anfang dreißig, die aussehen, als gingen sie auf die Fünfzig zu, und Frauen in den Vierzigern und sogar Fünfzigern, die aussehen, als seien sie nicht viel älter als dreißig.

Unabhängig vom Alter ist es wichtig, sich auf die zyklische innere Weisheit und die innere Fruchtbarkeit einzustimmen – keine Technologie kann an ein Verstehen des eigenen Körpers heranreichen. Damals berichtete Niravi, dass sich eine Schwangerschaft oft einstellte, sobald die unbewussten Ängste bearbeitet waren.

SOLLTEN SIE IHRE EIZELLEN EINFRIEREN (ODER SPENDEN)?

Eine fünfunddreißigjährige Freundin war kürzlich auf einer Party, wo sie sich mit einem Spezialisten für Unfruchtbarkeit unterhielt, der ihr sagte, sie solle ihre Eizellen sofort einfrieren lassen. Sie ist nicht verheiratet, wünscht sich aber Kinder. Nun fragte sie mich, was ich davon halte. Sie ist kerngesund, raucht nicht und sieht aus, als sei ihr biologisches Alter etwa 25. Ich habe ihr gesagt, dass die Chancen sehr gut stehen, dass sie selbst schwanger werden kann und dass es nicht lange dauern wird, bis sie den richtigen Mann kennenlernt, um eine Familie zu gründen. Andererseits würde ich ihr, sollte sie sich einer Chemotherapie unterziehen, auf jeden Fall empfehlen, ein paar Eizellen für die Zukunft aufzubewahren. Wenn es um Eizellspenden geht (die Studenten manchmal wegen des Geldes machen), bin ich zögerlich. Ich würde sicher nicht wollen, dass meine Töchter das tun – und zwar aus mehreren Gründen. Zum einen sind die Medikamente, die zur Stimulierung der Eierstöcke für die Eizellgewinnung verwendet werden, so beschaffen, dass viele Eizellen auf einmal gewonnen werden. Dies kann ein ovarielles Überstimulationssyndrom auslösen, dessen Symptome Übelkeit und Erbrechen, Unterleibsschmerzen, Kurzatmigkeit, erschwerte Atmung, Gerinnungsstörungen, Nierenversagen umfassen und in seltenen Fällen zum Tod führen.[63] Es besteht auch das Risiko, dass die Eizellentnahme zu einer verminderten Fruchtbarkeit in der Zukunft führt. Vielleicht spenden Sie Ihre Eizellen im College, um die Studiengebühren zu bezahlen, und haben dann mit Anfang dreißig Probleme, selbst eine Familie zu gründen. Sehr bedauerlich! Und dies sind nur einige Gründe, warum die Entnahme von Eizellen gut durchdacht sein will.

Das ganzheitliche Programm zur Stärkung der Fruchtbarkeit

Wenn Sie Probleme mit der Fruchtbarkeit haben, rate ich Ihnen dringend, sich mit den körperlichen und geistigen Aspekten in dieser Sache zu befassen. Die unten genannten einzelnen Schritte sollen Ihnen dabei helfen.[64] Nehmen Sie ein Tagebuch, wenn Sie weiterlesen, und notieren Sie alle Gedanken und Gefühle. Sie werden Ihnen bei Ihrer Reise helfen. Der ganzheitliche Ansatz basiert auf der Prämisse, dass Wissen Macht ist und dass eine veränderte Wahrnehmung bedingt durch neues Wissen subtile Änderungen auf der hormonalen Ebene, dem Immunsystem und dem Nervensystem nach sich ziehen können. Ganz gleich, was man Ihnen in puncto Fruchtbarkeit bisher gesagt hat. Sie sollten wissen, dass Ihre Fruchtbarkeit von einer Vielzahl sozialer und persönlicher Faktoren abhängt, die, sofern Sie mit Ihren Gedanken und Gefühlen zusammenhängen, Sie bewusst verändern können, um Ihre Aussichten zu erhöhen, ein Kind zu bekommen.

Zunächst einmal bedarf es einer neuen Sprache. Es gibt nicht wenige Zuschreibungen, die so niederschmetternd sind wie das Wort »unfruchtbar« – und zwar für beide Geschlechter. Es unterminiert das Selbstwertgefühl und führt bei Frauen zu inneren Monologen, die um Schuldgefühle kreisen. Viele fühlen sich unvollkommen oder schuldig oder geben sich selbst die Schuld an der Situation, was zu einem wahren Teufelskreis führt. Das Wort Unfruchtbarkeit evoziert Bilder einer trockenen, ausgedörrten und unwirtlichen Landschaft, die keine Frucht mehr bringt. Wenn Sie sich mit solchen Vorstellungen herumschlagen, dann versuchen Sie es mit einem ganz anderen Bild: »Ich bin ein sinnliches, sexuell aktives fruchtbares Wesen. Ich kann Liebe und Fürsorge geben und empfangen.« Oder: »Mein Körper ist eine weit geöffnete Pforte neuen Lebens und neuer Liebe.« Verinnerlichen Sie die Gefühle, die mit diesen Worten einhergehen. Dadurch werden sich Ihr Selbstbild und Ihr Körper verändern. Doch denken Sie daran, dass ein neues Selbstbild Zeit braucht, um zu reifen. Es ist kein Ereignis.

- **Schritt eins:** Betrachten Sie die Zusammenhänge. Sie sind nicht allein. Millionen von Frauen betreten Neuland, wenn es darum geht, Persönliches und Berufsleben unter einen Hut zu bekommen. Ihre Fruchtbarkeitsproblematik steht zum Teil auch in Beziehung zu den Kräften, die Ihre Generation psychosozial beeinflusst haben, und die körperlichen Folgen treten jetzt hervor.

- **Schritt zwei:** Sind Sie über 35 und möchten schwanger werden, sollte es damit kein Problem geben. Hier die Statistik: Ein Drittel der Frauen, die den Kinderwunsch auf die Zeit nach Mitte oder Ende 30 aufschiebt, wird Probleme haben, schwanger zu werden. Die anderen zwei Drittel aber nicht! Das gilt auch für die Hälfte der Frauen über 40.[65] Auch wenn statistisch gesehen die Fruchtbarkeit einer Frau mit dem Alter abnimmt, dann muss man doch im Hinterkopf behalten, dass hier die Erfahrung einer gesamten Population zusammengefasst ist. Innerhalb einer bestimmten Population gibt es sehr große individuelle Unterschiede. Die älteste spontane Schwangerschaft der

Neuzeit, die im Guinnessbuch der Rekorde verzeichnet ist, wurde von einer Britin im Alter von siebenundfünfzig Jahren ausgetragen. Aus früheren Zeiten wird berichtet, dass eine Schottin nach dem Alter von 47 Jahren sechs Kinder zur Welt brachte – das letzte im Alter von 62 Jahren.[66] Interessanterweise berichtet Brant Secunda, ein in Amerika geborener Schamane, der von den Huichol-Indianern ausgebildet wurde, die in einer abgelegenen Region Mexikos leben, dass Huichol-Frauen regelmäßig in ihren Fünfzigern und sogar in ihren Sechzigern schwanger werden.[67] (Vielleicht leidet ihre Fruchtbarkeit deshalb nicht, weil man ihnen nicht gesagt hat, ihre Eier seien zu alt dafür.) In der Tat belegt die Forschung von Dr. Jonathan Tilly und Kollegen von der Harvard Medical School, dass weibliche Säugetiere noch bis ins Erwachsenenalter Eizellen produzieren können.[68] Das aber hat eine der wichtigsten Annahmen der Reproduktionsbiologie zu Fall gebracht. Bei der Fruchtbarkeit gibt es einen großen Unterschied zwischen dem Alter in Jahren und dem biologischen Altern. Wir alle kennen Frauen mit Anfang dreißig, die wie Anfang 50 wirken und Frauen in den Vierzigern und sogar Fünfzigern, die nicht viel älter als 30 aussehen. Daten der amerikanischen Gesundheitsbehörde CDC zeigen, dass die Geburtszahlen von Frauen im Alter von 40 bis 44 die höchsten seit 1968 sind und sie steigen seit Mitte der Achtzigerjahre ständig an (wobei die US-Zahlen insgesamt auf Tiefststände fallen). 2017 waren es mehr als 114 700.[69] Oft ist Frauen in diesem Alter gar nicht klar, wie fruchtbar sie sind. 51 Prozent der Schwangerschaften von Frauen über 40 sind ungewollt, was sich auch im Anteil von 51 Prozent dieser Gruppe an den Abtreibungen niederschlägt.[70] Von »alten« Eizellen kann also keine Rede sein.

- **Schritt drei:** Stellen Sie eine Verbindung her zwischen Ihren Gefühlen, Ihrem Familienerbe und Ihrer Fruchtbarkeit. Die Crux bei einem ganzheitlichen Ansatz ist, herauszufinden, welche Botschaften aus der Kindheit man eventuell verinnerlicht hat, und wie diese die Empfängnisfähigkeit beeinflussen. Obwohl die meisten Leute, und insbesondere Familienangehörige der Meinung sind, es sei besser und gesünder, schmerzliche Kindheitserinnerungen zu vergessen und Sie womöglich dazu drängen, belastende Erinnerungen zu meiden, so hat das Loslassen einer emotional belastenden Vergangenheit auch etwas Befreiendes. Diese befreiende Energie kann Ihnen wiederum helfen, Probleme mit der Empfängnis auf dem Wege der Heilung zu lösen. Auch müssen Sie wissen, dass dieser Prozess nicht auf Kosten der schönen Erinnerungen geschehen muss. Zumeist handelt es sich um eine Mischung schöner und schmerzlicher Erinnerungen, die Sie am

Ende zu mehr Liebe und Vergebung sich selbst und Ihren Eltern gegenüber führen. Am besten fangen Sie mit einem Familienstammbaum an, in den Sie neben den Namen von Großeltern, Onkeln und Tanten usw. alles eintragen, was mit Krankheiten, Symptomen, Gefühlsmustern, Geburt und Tod von Kindern zu tun hatte. Das ist Detektivarbeit. Machen Sie sich klar, dass Familienmuster Ihr eigenes Beziehungsverhalten prägen. Fragen Sie sich: »Welche Botschaft hat mir Person X in Bezug auf Kinder haben übermittelt? War sie negativ oder positiv, habe ich sie verinnerlicht? Was hat man mir in Sachen Empfängnis, Schwangerschaft, Geburt vermittelt? Gibt es Familiengeheimnisse, etwa bezüglich Fehlgeburten oder heimlicher Schwangerschaften? Niravi weist auf ein starkes Moment: »Wirkliche Befreiung kommt erst dann, wenn wir nicht mehr verneinen, dass wir so sind wie unsere Eltern. Erst wenn wir uns fragen, inwiefern wir wie sie agieren, ist eine Abnabelung und Heilung möglich. Dann treten die generationsübergreifenden Ambivalenzen, die der Stammbaum andeutet, erst richtig ans Licht.« Und das führt uns zum nächsten Schritt.

- **Schritt vier:** Benennen Sie Ihre Ambivalenz. Es ist ganz normal, dem Mutterwerden mit gemischten Gefühlen zu begegnen. Es ist ganz normal, es unbedingt zu wollen und gleichzeitig davor zurückzuschrecken. Warum sollte es Ihnen anders gehen, schließlich ändert sich das ganze Leben, und man weiß nicht, was kommt. Ich war auf jeden Fall gespalten, und zwar so, dass ich in der Schwangerschaft mit meinem ersten Kind bis nach der Geburt keine Babysachen kaufte. Auch arbeitete ich in der Klinik weiter, als ob nichts wäre.
  Ambivalenz ist vor allem da problematisch, wo sie nicht eingestanden wird. Viele Frauen möchten schwanger sein, haben aber Angst vor dem Aufziehen eines Babys. Andere wollen Kinder, fürchten aber die Schwangerschaft. Wieder andere wollen ihre Kinder nicht so erziehen, wie ihre eigenen Eltern es mit ihnen getan haben. Über all das muss man sich klar werden, damit es zu einer reibungslosen Empfängnis kommt. Fragen Sie sich das Folgende und notieren Sie die Antwort in Ihrem Tagebuch: »Was spricht gegen ein Baby, warum will ich keins bekommen?« Antworten Sie ganz ehrlich.

Weitere Faktoren

Stress

Dauerhafter Stress führt zu hohen Adrenalin- und Cortisolspiegeln. Diese wiederum führen zu Ungleichgewichten bei empfängnisrelevanten Hormonen. Dazu gehört das Schilddrüsenhormon, Progesteron und Östrogen. Zu den am besten erprobten Techniken der Stressreduktion gehören Fantasiereisen, Meditation, Atmen durch die Nase und Entspannungsübungen.

Achtsamkeitsmeditationen wie die von Herbert Benson[71] (vgl. Seite 174) werden zum Beispiel erfolgreich von Alice Domar eingesetzt, um mit der Unfruchtbarkeit einhergehenden Stress zu mildern und die Empfängnisraten zu erhöhen.[72] Genaueres dazu findet sich in ihrem Buch *Healing Mind, Healthy Woman* (Henry Holt 1996).

Achtsamkeitsmeditation und Entspannung sind vor allem für diejenigen wichtig, die sich einer Behandlung zur Förderung der Fruchtbarkeit unterziehen, weil unausgesprochener emotionaler und psychischer Stress Auswirkungen auf deren Wirksamkeit haben[73]. Wenn Stress erst einmal gemildert ist, gehen die Schwangerschaftsraten nach oben. Auch Yoga-Übungen können die Fruchtbarkeit steigern (siehe *Yoga for Feertily Handbook* von Sue Dumais).

Der männliche Faktor

Wenn man den Ausdruck »biologische Uhr« vernimmt, denkt man normalerweise »Frauen«. Aber so einfach ist es nicht. Ganze 40 Prozent aller Fruchtbarkeitsprobleme gehen auf Männer zurück, nicht auf Frauen. Weil die Behandlung weiblicher Fruchtbarkeit weitaus lukrativer und weiter verbreitet ist als die Untersuchung männlicher Fruchtbarkeitsprobleme, bleibt der männliche Anteil oftmals verborgen. Geht es nach dem Urologen und Fruchtbarkeitsexperten Harry Fisch, dann sind allein 10 Prozent aller Männer, die Vater werden wollen, unfruchtbar oder leiden an verminderter Fruchtbarkeit – in den USA allein 2,5 Millionen Männer. Viele allerdings wissen gar nicht, dass sie ein Problem haben, weil sie sich nicht haben testen lassen oder nicht genau genug.

Wie Dr. Fisch ausführt, »wird die männliche Fruchtbarkeit nur durch eine einfache Samenanalyse untersucht. Wenn ein Mann genug Spermien hat und diese anscheinend gesund sind, wird seine Fruchtbarkeit attestiert. Doch mit dieser Art Untersuchung werden eine Reihe von Problemen nicht erkannt, die im Zusammenhang einer Unfruchtbarkeit stehen, obwohl die meisten davon relativ einfach und preiswert behoben werden können.«[74] (So hat sich zum Beispiel gezeigt, dass schon eine 14-tägige Einnahme von Ibuprufen die männliche Fruchtbarkeit vermindert, zumindest während der tatsächlichen Einnahme.[75] Deshalb bleibt das Problem unerkannt, und das Augenmerk richtet sich auf die Frau. Das ist eine Tragödie, die eigentlich vermeidbar wäre. Viele Faktoren, die bei der weiblichen Fruchtbarkeit eine Rolle spielen, tun dies auch beim Mann. Zum Beispiel wird die Spermienqualität von der Ernährung beeinflusst.

Einmal hatte ich das Vergnügen, den Ehemann einer früheren Patientin zu sehen, der mir die Bilder seiner Kinder zeigte. »Ich kann Ihnen gar nicht genug dafür danken, dass Sie mir damals Vitamin C und Zink empfohlen haben. Nachdem ich meine Ernährung verändert und die Nahrungsergänzungen genommen habe, sind wir innerhalb von drei Monaten schwanger geworden.«

Akupunktur kann die Spermienanzahl und -funktion verbessern.[76] Doch auch Stress und seine hormonellen Folgen sind problematisch. »In den Jahrzehnten, die ich mittlerweile tätig bin«, so Dr. Fisch, »habe ich aus erster Hand erfahren, dass sich die biologische Uhr des Mannes anhalten oder sogar zurückdrehen lässt und sich Sexual- oder Fertilitätsprobleme des Mannes in jeder Lebensphase beheben lassen.«[77]

Obwohl die männliche Fruchtbarkeit den Rahmen dieses Buches sprengt, rate ich jedem Paar, dass sich in Behandlung begibt, sich mit männlicher Fruchtbarkeit zu beschäftigen.

Künstliches und natürliches Licht

Ein Leben bei künstlichem Licht mit wenig Zugang zum natürlichen Sonnenlicht kann sich auf die Fruchtbarkeit negativ auswirken, weil Licht ein Nährfaktor ist. Heute stehen viel zu viele Menschen nicht nur unter starkem beruflichem Stress, sie gehen auch nicht viel nach draußen. Als ich meine erste Schwangerschaft plante, stieg meine Basaltemperatur beim Eisprung nur sehr langsam. Wie schon erwähnt, führt der Eisprung zu einem Anstieg der Basaltemperatur um ungefähr 0,8 Grad, weil das Progesteron, das die Eierstöcke beim Eisprung produzieren, die Körpertemperatur steigen lässt. Ich bin dann täglich zwanzig Minuten ohne Brille und Kontaktlinsen in der Sonne spazieren gegangen; das natürliche Licht muss die Netzhaut des Auges direkt treffen. Natürlich sollte man nicht direkt in die Sonne sehen, aber wir müssen uns tagsüber draußen aufhalten. Innerhalb eines Monats stieg meine Basaltemperatur beim Eisprung steil an – eine große Verbesserung des Musters. Nach zwei Zyklen wurde ich schwanger, obwohl ich es vorher schon fünf Monate erfolglos versucht hatte. Das ist natürlich kein wissenschaftlicher Beweis, aber es ist ein Beispiel für die großen Auswirkungen kleiner Veränderungen. Zahlreiche wissenschaftliche Veröffentlichungen haben den Einfluss des Lichts auf den menschlichen Biorhythmus belegt.[78]

Ernährungsfaktoren

Die Ernährung beeinflusst die hormonale Interaktion im Körper, und adäquate Nährwerte sind für die Reproduktion zweifelsfrei wichtig. Die normale fettreiche und ballaststoffarme Ernährung sorgt dafür, dass der Körper in der Zeit der Empfängnis nicht optimal mit Nährwerten versorgt ist. Jüngste Untersuchungen an der University of Adelaide in Australien, bei denen die Daten von mehr als 5500 Frauen analysiert wurden, haben gezeigt, dass die Ernährung einer Frau vor der Empfängnis nicht nur ihre Fähigkeit beeinflusst, schwanger zu werden, sondern auch die Geschwindigkeit. Frauen, die mindestens drei Mal am Tag Obst aßen, hatten ein geringeres Risiko für Unfruchtbarkeit und wurden auch schneller schwanger – das Gleiche galt für diejenigen, die am wenigsten Fast Food aßen.[79]

Forschungen haben gezeigt, dass unfruchtbaren Paaren mit Vitamin C (nach einer Untersuchung 500 mg alle zwölf Stunden) und Zinkpräparaten geholfen werden konnte.[80] Andere Untersuchungen haben einen günstigen Effekt von Folsäure und Vitamin-B12-Präparaten ergeben.[81] Ein ausreichend hoher Vitamin-D-Spiegel erhöht nachweislich die Erfolgsquote bei der künstlichen Befruchtung (ganz zu schweigen von der Tatsache, dass ein Vitamin-D-Mangel mit einem erhöhten Risiko für Probleme bei der Einnistung befruchteter Eizellen in der Gebärmutter sowie mit verschiedenen geburtshilflichen Komplikationen verbunden ist).[82]

Eine doppelt verblindete placebokontrollierte Studie aus der Gynäkologie-Abteilung der Universität Stanford von 2004 hat gezeigt, dass bestimmte Nahrungsergänzungen bei Patientinnen mit Fertilitätsstörungen hilfreich sind. Als man Patientinnen zwischen 24 und 46 eine Nahrungsergänzung bestehend aus Vitaminen, Mineralien und grünem Tee-Extrakt und Mönchspfeffer verabreicht hat, waren 33 Prozent der Nahrungsergänzungsgruppe nach fünf Monaten schwanger. Dagegen war niemand aus der Placebogruppe schwanger geworden. Nebenwirkungen gab es keine.[83]

Vor allem Frauen, die die Pille genommen haben, sollten nach dem Absetzen ein gutes Multivitaminpräparat nehmen, um die Empfängnis zu fördern, aber bei unserer normalen Ernährungsweise und den Belastungen des modernen Lebens sind Multivitamin- und Mineralienpräparate zur Zeit der Empfängnis bei allen Frauen empfehlenswert.

Auch zwischen Essstörungen und Unfruchtbarkeit wurde ein Zusammenhang hergestellt. Bei einer Untersuchung haben die Forscher bei 16,7 Prozent ihrer unfruchtbaren Probanden Essstörungen festgestellt, die von Bulimie (Ess-Brech-Sucht) bis zur Anorexie (Magersucht) reichten. Sie empfehlen, bei Unfruchtbarkeitspatientinnen immer auf Ernährungs- und Essstörungen zu achten, vor allem, wenn die Patientinnen Menstruationsstörungen hatten (zur Ernährung siehe Kapitel 17).[84]

Rauchen, Drogen und Alkohol
Rauchen, Drogen wie Marihuana und Kokain sowie Alkohol beeinflussen alle Aspekte der Reproduktion negativ, von der Empfängnis (auf Seiten der Männer wie der Frauen) bis zu den Wehen und der Entbindung. Das haben zahlreiche Studien nachgewiesen. Bei Raucherinnen schlagen alle Behandlungen zur Steigerung der Fruchtbarkeit schlechter an als bei Nichtraucherinnen. Wenn Sie wirklich schwanger werden wollen, sollten Sie sich bei der Bekämpfung Ihrer Sucht helfen lassen. (siehe »Mit dem Rauchen aufhören« in Kapitel 17.)

Eileiterstörungen
Um schwanger zu werden, müssen die Eileiter imstande sein, das Ei aufzunehmen und es in die Gebärmutter zu befördern. Dieser dynamische Prozess kann von einer Unzahl verschiedener Faktoren beeinträchtigt werden, darunter Verklebungen durch vorangegangene Infektionen. Hier hilft die Massage des tiefen Bindegewebes (siehe Wurn-Technik auf S. 178). Für Caroline Myss kreisen Eileiterstörungen um das »innere Kind«, während die Eileiter selbst nicht geheilte Kindheitsenergie repräsentieren: »Das energetische Muster, das Eileiterstörungen zugrunde liegt, ist oft die fehlende ›Reife‹ oder ›Heilung‹ des inneren Wesens.« Erstaunlicherweise können selbst Frauen, die ohne Gebärmutter geboren wurden (Mayer-Rokitansky-Küster-Hauser-Syndrom), sowie Frauen, deren Gebärmutter aufgrund von Krankheit oder Komplikationen bei einer früheren Geburt entfernt wurde, mithilfe einer Gebärmuttertransplantation und IVF gebären. Zum ersten Mal gelang dies 2015, als eine Frau in Schweden eine Gebärmutter von einer Lebendspenderin erhielt, und in den USA zum ersten Mal 2017. Im darauffolgenden Jahr brachte eine Frau in Brasilien ein Kind zur Welt, nachdem sie eine Gebärmutter von einer verstorbenen Spenderin erhalten hatte – ein großer Schritt nach vorn, da diese Organe leichter zu beschaffen sind.

Fruchtbar werden: Was ebenfalls hilft

Traditionelle Chinesische Medizin
Auch wenn unsere Kultur sich gern mit schwerem Gerät des Themas Fruchtbarkeit annimmt, ist dieses doch oftmals gar nicht nötig. Sehr hilfreich auf dem Gebiet der Empfängnis und Fruchtbarkeit hat sich die Traditionelle Chinesische Medizin (TCM) erwiesen. Ich selbst überweise seit Jahren Patientinnen entweder zu qualifizierten Akupunkteuren oder Kräuterkundigen, und das mit Erfolg.

Behandlung von Vernarbungen im Unterleib
Verklebungen und Vernarbungen durch Infektionen, Verletzungen, Operationen oder Endometriose können das Funktionieren der Eileiter beeinträchtigen und werden schon seit Längerem mit Fruchtbarkeitsproblemen und chronischen Schmerzen in Verbindung gebracht. Man schätzt, dass ungefähr 40 Prozent aller Fälle mangelnder Fertilität dadurch verursacht sind. Deshalb gibt es die tiefe Bindegewebsmassage, die von Larry und Belinda Wurn entwickelt wurde, und von qualifizierten Physiotherapeuten ausgeübt wird. Sie bewirkt unter anderem:

- In mehr als 75 Prozent der Fälle wird eine diagnostizierte Eileiterverengung wieder rückgängig gemacht.
- In mehr als 70 Prozent der Fälle wird eine bereits diagnostizierte Unfruchtbarkeit wieder behoben.
- eine signifikante Verbesserung der Ergebnisse einer In-vitro-Fertilisation, wenn die Therapie zuvor stattfand.

Die Wurn-Technik hilft auch in anderen Fällen, etwa Orgasmusproblemen, wiederkehrenden menstruellen Unterleibskrämpfen, Reizdarm, Schmerzen beim Geschlechtsverkehr, Endometriose und Unterleibsschmerzen. Zahlreiche Studien in hochrangigen medizinischen Zeitschriften haben die Wirksamkeit der Wurn-Methode belegt (vgl. www.clearpassage.com, allerdings nur auf Englisch).

Berichte von Frauen

Grace: Kindheitsängste
Grace, eine erfolgreiche Geschäftsfrau aus dem Mittleren Westen, kam zu mir, weil sie in drei Ehejahren nicht schwanger geworden war. Wie viele meiner Patientinnen wollte sie die bei Unfruchtbarkeit üblichen umfassenden invasiven Tests so lange wie möglich vermeiden; sie wollte nicht, dass jemand »da drinnen herumpfuscht«.

Grace hatte regelmäßige Eisprünge und regelmäßige schmerzfreie Perioden. Bei der Untersuchung konnte ich nichts Ungewöhnliches feststellen. Sie hatte nie an Infektionen gelitten, keine Spirale benutzt und war noch nicht operiert worden. Kurz, es gab in ihrer medizinischen Geschichte kein Anzeichen für eine Störung des Reproduktionssystems. Auch die Spermazählung ihres Mannes war normal.

Im Laufe der Behandlung bekam sie Kontakt zu einer Kindheitserinnerung. Mit vier Jahren war sie sehr krank gewesen, sie bekam so hohes Fieber, dass sie bewusstlos wurde und wegen Harnverhaltung schließlich ins Krankenhaus musste. Sie hatte sich vorher schon länger krank gefühlt, den Eltern aber nichts davon gesagt. Als im Krankenhaus dann ein Blasenkatheter gelegt wurde, wehrte sie sich so sehr, dass sie von mehreren Krankenschwestern festgehalten werden musste. Ihre Mutter hielt das für Ungezogenheit.

Als es Grace wieder besser ging, nahm die Mutter sie bei der Hand und brachte sie dazu, sich bei den Krankenschwestern, die sie versorgt hatten, dafür zu entschuldigen, dass sie ein so »ungezogenes Mädchen« gewesen war. Sie erinnerte sich noch genau daran, wie sehr sie sich damals geschämt hatte. Obwohl sie nur wenige Erinnerungen an ihre Kindheit hatte, war sie immer davon ausgegangen, dass sie glücklich gewesen war. Aber die Krankenhauserfahrung und das Verhalten der Mutter hatte eine sehr tiefe Wunde hinterlassen. Ich vermute, dass ihre Kindheit weit weniger glücklich war, als sie in Erinnerung hatte.

Durch dieses Ereignis wurde ihre Verweigerung der invasiven Tests verständlicher. Heute arbeitet sie mit einer Therapeutin und hat beschlossen, gegen die Unfruchtbarkeit so lange nichts zu unternehmen, bis sie ihre alten Ängste verarbeitet hat. Sie sagte vor Kurzem: »Ich weiß, dass ich noch nicht bereit bin, ein Kind zu haben. Ich muss noch viel an mir arbeiten. Ich möchte meine unverarbeiteten Lebensbereiche nicht auf ein Kind übertragen.«

Fehlgeburten

Fehlgeburten und Zervixinsuffizienz

Etwa jede sechste Schwangerschaft endet mit einer Fehlgeburt. Ich sage den Patientinnen in solchen Fällen, Fehlgeburten seien das Mittel der Natur, eine Empfängnis zu korrigieren, die nicht zu einem gesunden Baby führen würde. Ich sage meinen Patientinnen immer, dass es Fehlgeburten bei gesunden Babys nicht gibt, dennoch gibt es einige Faktoren, die begünstigend wirken: Unglücklicherweise haben Raucherinnen zweimal so häufig Fehlgeburten wie Nichtraucherinnen; und Forschungen über die »Produkte der Empfängnis« deuten darauf hin, dass es sich bei diesen Aborten um normale Föten handelt. Bei Raucherinnen schlagen überdies die Behandlungen zur Fruchtbarkeitsverbesserung am schlechtesten an. Dann gibt es Daten, die auf die Verbindung von Quecksilberbelastungen (vor allem aus Zahnfüllungen) und nachfolgenden Fehlgeburten hinweisen. Quecksilber sollte niemals als Füllung Verwendung finden, und schon gar nicht während der Schwangerschaft. Es gibt ohnehin bessere und weniger toxische Materialien. Eine neuere Untersuchung von Dr. Claire Infante-Rivard an der McGill-Universität in Montreal hat gezeigt, dass während der Schwangerschaft mehr Koffein am

Tag, als in drei Tassen Kaffee enthalten ist, die Fehlgeburtsrate fast um das Dreifache erhöht.[85] Auch wenn nachfolgende Studien keine so eindeutigen Auswirkungen festgestellt haben, sind Frauen gut beraten, vor der Empfängnis und während der Schwangerschaft ihren Koffeinkonsum einzuschränken oder ganz aufzugeben, da Koffein ein gut dokumentiertes Stimulans und Neurotoxin.[86] Einige neuere Studien weisen auf Fehlgeburten im Zusammenhang von Unregelmäßigkeiten bei den Thrombozyten hin.[87] In einem kürzlich erschienenen Fallbericht wurde dieses Syndrom bei einer Patientin mithilfe von Akupunktur und einer Technik zur Beseitigung von Allergien namens bioenergetische Empfindlichkeits- und Enzymtherapie (BioSET), die der NAET ähnelt, vollständig geheilt; die Frau hatte anschließend eine normale Schwangerschaft. Angesichts der komplizierten und engen Verbindung zwischen Genen und Umwelt halte ich dies für eine sehr ermutigende Zusammenarbeit zwischen östlicher und westlicher Medizin und würde auf jeden Fall empfehlen, es auszuprobieren, wenn Sie wiederholt Fehlgeburten hatten.

Aber dennoch müssen Frauen nach einer Fehlgeburt um das potenzielle Kind trauern, selbst wenn sie glauben, dass die Schwangerschaft »nicht hatte sein sollen«. In manchen Fällen ist ihre Trauer genauso groß wie bei Totgeburten. Obwohl eine Fehlgeburt die Wahrscheinlichkeit weiterer Fehlgeburten nicht erhöht, verlieren viele Frauen danach das Vertrauen in ihren Körper. Trauerarbeit und der Erwerb erneuten Vertrauens sind die wichtigsten Themen für Frauen nach einer Fehlgeburt. Ein weiteres wichtiges Thema sind Schuldgefühle: Viele Frauen glauben irrtümlich, sie hätten selbst irgendwie zu der Fehlgeburt beigetragen. Wenn Sie eine Fehlgeburt hatten, sollten Sie nicht lange nach dem Warum fragen, sondern in Kontakt mit Ihren Gefühlen bleiben und über den Verlust trauern.

Mehrere Untersuchungen haben bei Frauen mit wiederholten Fehlgeburten (drei und mehr) Anzeichen für eine Verbindung zwischen den Gefühlen und dem Hormonsystem in der Schwangerschaft gefunden. Dr. Robert J. Weil, der sich auf die Untersuchung emotionaler Aspekte der Unfruchtbarkeit spezialisiert hat, hat gemeinsam mit C. Tupper festgestellt: »Die schwangere Frau und der Fötus bilden ein Kommunikationssystem. Der Fötus sendet ständig subtile Botschaften, auf die die Mutter mit subtilen psychobiologischen Anpassungen reagiert. Ihre Persönlichkeit, die von ständig wechselnden Lebensumständen beeinflusst wird, kann das Wachstum und die Entwicklung des Fötus entweder fördern oder physiologische Veränderungen entwickeln, die zur Fehlgeburt führen.«[88]

Der weibliche Körper reguliert die Gefühle zur Schwangerschaft auf vielfältige Weise, aber immer über das endokrine System und das Immunsystem.

Untersuchungen von Frauen mit häufigen Fehlgeburten haben ein endokrinologisches Ungleichgewicht nachgewiesen, das auf seelischen Stress zurückgeht. Dasselbe gilt für Frauen mit Zervixinsuffizienz, bei denen sich der Muttermund zu früh erweitert, sodass die Gebärmutter den Fötus nicht festhalten kann. In beiden Fällen lassen sich gelegentlich auch Probleme mit der Akzeptanz der Mutterschaft und der weiblichen Rolle nachweisen. Für diese Frauen bedeutet Weiblichkeit Selbstaufopferung, Passivität, Leid und erzwungene Unterordnung unter den Mann und seine Bedürfnisse (wobei sie ihn dennoch beherrschen). Sie wurden meist schwanger, weil »ihr Mann so gerne ein Kind haben wollte«. Sie halten ein Kind für »die wichtigste Leistung einer Frau« und setzen Kinderlosigkeit mit »Versagen als Frau« gleich.[89] Sie wählen oft abhängige Ehemänner, die sich verbal nicht ausdrücken können, haben nur eingeschränkte soziale Betätigungsfelder und eine geringe Anpassungsfähigkeit. Ihre distanzierte Haltung verhindert oft eine Teilnahme am Leben der Umwelt.

Die Kontrollgruppe von Frauen ohne Fehlgeburten hatte in diesen Untersuchungen eine sehr viel gesündere Einstellung zur Weiblichkeit und ihrer Bedeutung.[90] Eine weitere Untersuchung hat festgestellt, dass Frauen mit häufigen Fehlgeburten den Sinn ihres Lebens in der Erfüllung der Erwartungen anderer sehen. Sie unterwerfen sich gehorsam den Forderungen anderer, während sich Spannung und Feindseligkeit in ihrem Körper stauen. Der direkte Ausdruck von Wut angesichts der Anforderungen von außen macht ihnen Schuldgefühle, und sie stauen sie so lange auf, bis ihr Körper mit Krankheit reagiert.

Durch die Fehlgeburt (als eine dieser »psychosomatischen« oder »Autoimmun«-Krankheiten) werden sie von der physisch aufgebauten Spannung befreit. Bei Frauen, die in einer Psychotherapie gelernt haben, ihre Wut direkt auszudrücken, statt sie im Körper zu speichern, stieg die Geburtsrate interessanterweise auf 80 Prozent im Vergleich zu nur sechs Prozent bei den Frauen ohne psychotherapeutische Behandlung.[91] Obwohl diese Studien schon ziemlich alt sind, weisen sie doch auf die psychologischen Aspekte der Fruchtbarkeit hin, Faktoren, die zweifellos wichtig sind, die man sich aber auch nicht zu sehr zu Herzen nehmen sollte.

Eileiterschwangerschaft

Normalerweise nistet sich ein befruchtetes Ei in der Gebärmutterschleimhaut ein. Ist dies nicht der Fall, spricht man von einer Eileiterschwangerschaft. Normalerweise sind 1,9 Prozent aller Schwangerschaften davon betroffen, wobei der Anteil nichtweißer Frauen etwas höher liegt. Im Zeitraum von 1970 bis 2004 haben sich die Fälle, bevor sie wieder abfielen, verzehnfacht, und zwar nicht nur in den USA, sondern auch in Osteuropa, Skandinavien und Großbritannien. Hier sind die häufigsten Ursachen einer Eileiterschwangerschaft:

1. sexuell übertragbare Krankheiten
2. ultrasensible oder sehr frühe Schwangerschaftstests, die selbst Schwangerschaften feststellen können, die normalerweise wieder von allein abgehen
3. bestimmte Sterilisationstechniken
4. die Zunahme von Kaiserschnitten, die bei nachfolgenden Schwangerschaften das Risiko einer Eileiterschwangerschaft erhöhen, und schließlich
5. Eileiteroperationen

Eine Eileiterschwangerschaft liegt dann vor, wenn es einen positiven Schwangerschaftstest gibt, bei einem Ultraschall aber keine Anzeichen einer Schwangerschaft in der Gebärmutter auffindbar sind. Ist das der Fall, werden verschiedene Bluttests im Abstand einiger Tage gemacht, bei der die Höhe des Schwangerschaftshormons HCG bestimmt wird. Nimmt das Humane Choriongonadotropin ab, dann heißt es abwarten und die Patientin beobachten. Steigt der Spiegel des Beta-HCG jedoch an, ohne dass es in der Gebärmutter Anzeichen einer Schwangerschaft gibt, muss diese außerhalb am falschen Platz eingeleitet worden sein. Zumeist zeigt sie sich auf dem Ultraschall als Masse in einem der Eileiter. Manchmal tastet man sie bei der Unterleibsuntersuchung.

Weil ein gerissener Eileiter wegen möglicher Einblutungen lebensgefährlich sein kann, muss eine Eileiterschwangerschaft behandelt werden. Dies geschieht normalerweise mit dem Chemotherapeutikum Methotrexat, das schnell wachsende Zellen abtötet. Anschließend wird das ektopische Gewebe vom Eileiter wieder zurückgebildet. Wenn das jedoch nicht der Fall ist, muss operiert werden. Bei einer Eileiterschwangerschaft liegt die Rückfallquote aufgrund von Narbenbildungen bei 7 bis 15 Prozent. Eileiterschwangerschaften machen 10 Prozent aller schwangerschaftsbezogenen Todesfälle aus, wobei die Sterblichkeitsrate in den letzten Jahrzehnten aufgrund verbesserter Diagnostik und Therapie um das Zehnfache zurückgegangen ist.[93]

Ich würde jeder Frau, die eine Eileiterinfektion, eine Eileiteroperation oder eine Eileiterschwangerschaft hinter sich hat, dringend eine Tiefengewebsmassage wie die Wurn-Technik oder die Maya-Bauchmassage empfehlen. (Siehe Kapitel 5.) Mit dieser Technik können nämlich Eileiterverklebungen, die eine künftige Eileiterschwangerschaft begünstigen, möglicherweise verhindert oder beseitigt werden.

Frühes Ende: Totgeburten

In meiner Ausbildungszeit assistierte ich bei einer Geburt, bei der eine sehr sympathische katholische Frau eineiige Zwillinge zur Welt brachte. Leider hatten die kleinen Mädchen die Nabelschnur um den Hals und waren gestorben, bevor die Wehen einsetzten (was sehr selten vorkommt). Ich fragte die Mutter anschließend, ob sie die Kinder sehen wollte. Ich wollte sie in Babydecken wickeln und nach der Entbindung noch bei ihr bleiben, während sie ihre toten Babys hielt. Aber der Arzt war dagegen und sagte zu ihr: »Es ist besser, wenn Sie sie nicht sehen. Wir geben Ihnen jetzt etwas, damit Sie schlafen können. Dann können Sie weitermachen und das Ganze hinter sich bringen. Es wird Sie nur belasten, wenn Sie sie sehen.« Da sie eine gehorsame Frau war, stimmte sie zu. Als Assistenzärztin war ich nicht in einer Position, in der ich mit ihrem Arzt streiten konnte.

Ich wusste instinktiv, dass der Arzt unrecht hatte und diese Mutter mit ihren Geschöpfen Kontakt aufnehmen musste, um nicht jahrelang von gesichtslosen Babys zu träumen. Die Babys waren wunderschön. Sie musste die kleinen Hände, die perfekten Körper und die engelhaften Gesichter sehen – und wissen, dass ihr Körper sie geschaffen hatte. Es ist so viel leichter, mit dem umzugehen, was ist, als mit den Fantasien, die wir uns darüber machen. Die meisten Frauen brauchen die Interaktion mit ihren »Geschöpfen« – den totgeborenen Babys –, weil sie das Ganze seelisch sonst nicht abschließen können.

Ein Paar, das ein missgebildetes oder totgeborenes Kind bekommen hat, muss es ansehen und berühren, vielleicht ein Foto machen, ihm einen Namen geben und unter Umständen auch ein Ritual entwickeln können, um seine Existenz zu bestätigen. Heute stellen viele Krankenhäuser Kameras zur Verfügung, damit die Paare Bilder von ihren kranken oder toten Babys machen können und damit etwas Greifbares in der Hand haben. Allein das Baby zu halten und es anzuschauen, kann eine zutiefst heilsame Erfahrung sein.

Dank der Arbeiten der verstorbenen Elisabeth Kübler-Ross, vor allem dank ihres klassischen Buches »Über den Tod und das Leben danach« haben die Krankenhäuser erkannt, dass die Vermeidung und Verleugnung des Todes dem Heilungsprozess der Patientinnen nicht dienlich ist. Es gibt zu viele Frauen, die nach einer Totgeburt nicht angemessen trauern konnten, sondern mit Phrasen abgespeist wurden wie: »Sie haben doch noch andere Kinder«; »Sie werden noch mehr Kinder bekommen«; »Sie müssen jetzt stark sein«. Trauer galt als »sich gehen lassen«.

Aber worüber wir nicht wirklich getrauert haben, das können wir auch nicht loslassen (das gilt auch bei Unfruchtbarkeit). Die Heilung des Leidens, das durch eine Fehl- oder Totgeburt entsteht, ist ein Prozess. Dieser Prozess braucht Zeit und Raum für Trauer und Heilung.

Barbara Frank schrieb mir folgenden Brief über die plötzliche Totgeburt ihres Sohnes Micah nach einer normalen und gesunden Schwangerschaft. »Diese Erfahrung hat mich sehr porös gemacht. Es war eine Zeit starken emotionalen und spirituellen Wachstums für mich. Anfänglich war es eher eine Öffnung, ein Zulassen von Verletzlichkeit, offen mit meinen Freunden zu trauern, vor und mit anderen Leuten zu weinen. Das alles war sehr heilsam und neu. (Normalerweise bin ich sehr kontrolliert und planvoll.) Auch für drei Freundinnen war es eine sehr eindrückliche Erfahrung, die uns besucht haben und Micah hielten und diese ganze seltsame Energie zwischen Geburt und Tod in einem Raum wahrgenommen haben.

In der Folge bin ich einfühlsamer geworden und habe ein viel größeres Verständnis. Das alles hat meine Arbeit als Logopädin beeinflusst, die Arbeit mit den Familien, ihren Verlustängsten im Hinblick auf ihre behinderten Kinder. Ihre Ängste und selbst ihre Wut machen mir jetzt nicht mehr so viel aus, weil ich dort war. Weil ich an hektischen Tagen Zeit und Raum zum Nachdenken und Trauern brauche, bringe ich jetzt die Disziplin für regelmäßige Gebete und Meditation auf. Das wollte ich eigentlich schon länger, habe es aber nicht gemacht. Erst jetzt komme ich dazu, weil ich das für mein seelisches Überleben brauche. Ich habe etwas verstanden.«

Auf Wunsch ihrer Hebammen, hat sie eine Liste mit Dingen erstellt, die ihr bei der Trauerarbeit geholfen haben. Diese Liste enthält alles Nötige, das man im Falle eines Verlustes braucht, und ich bin sehr stolz, dass Barbara sie hier zur Verfügung stellt:

Genug Zeit haben mit dem Baby. Fotos für später machen. Manche Paare haben das Baby sogar gebadet und angezogen. Ein Paar hat das Baby für kurze Zeit mit nach Hause genommen.

Freunde empfangen, die das Baby mit einem halten. Das hat mich sehr bestärkt, denn sonst hätte ja Micah niemand gesehen.

Mit anderen zu weinen und andere weinen zu sehen, hat uns die Sache sehr erleichtert. Wenn Leute in dem Versuch, »stark« zu sein oder »professionell«, ihre Gefühle zurückgehalten haben, hat das alles noch schlimmer gemacht in dem Sinne, dass alles nicht wirklich »wahr« ist für die meisten Freunde und die Familie.

Botschaften und Anrufe von Leuten, die auch schon einmal einen Verlust hinnehmen mussten, aber auch darüber sprechen konnten. Gespräche mit anderen, die sich ein wenig Gedanken über das gemacht haben, was wir durchlebt haben, und mehr dazu sagen konnten als »Ich weiß nicht, was ich sagen soll«.

Die körperliche Nähe von Leuten und den körperlichen Kontakt, gerade in den ersten Tagen und Wochen. Ich musste wirklich an Leuten festhalten, um mich geerdet und »in« der Welt zu fühlen, was gar nicht so meine Art ist. Später ging das auch mit Telefonanrufen, besonders wenn es mir schlecht ging und ich jemanden brauchte.

Einen »Schrein« mit wichtigen Dingen schaffen: Geschenken, Nachrichten, Fotos, Erinnerungsstücke an Micah. Dadurch halten wir ihn in Erinnerung und erweisen ihm die Ehre. Bis dato hatte ich die Bedeutung von Schreinen und Altären in anderen Kulturen und Altären nicht verstanden. Eine Kerze anzuzünden und sie durchs Haus zu tragen hilft immer noch sehr, besonders wenn ich mich schlecht fühle.

Körperlich wieder in Form kommen und so viel Sport machen, wie es mein Körper jeweils verkraftet hat.

Etwas Sinnvolles tun, konkrete Dinge tun, zu Hause, im Garten. Gerade so viel, dass man etwas erreicht, aber dabei nicht zu viel planen und lösen muss. (Damals war ich schnell frustriert, hatte Gedächtnisprobleme und war nicht sehr kreativ.)

Draußen sein: Wieder mit der Gartenarbeit anzufangen hat mich mit dem Werden und Vergehen des Lebens in Verbindung gebracht, sie erdet mich und gibt mir ein Gefühl von Hoffnung und Erneuerung. Auch an den Strand zu gehen ist toll, nur das Meer war am Anfang gefühlsmäßig zu viel … so unendlich und dann die Symbolik als Quell des Lebens.

Über den Verlust eines Kindes zu lesen. Viel haben wir laut zusammen gelesen, was das Sprechen über unsere Gefühle befördert hat. Ich musste dann immer weinen, aber das war richtig und gut. Danach habe ich mich immer besser gefühlt.

Später hat Barbara dann ein gesundes Mädchen entbunden. Auch wenn die Schwangerschaft, wie sie mir berichtet hat, schwierig war, weil sie immer Sorgen hatten, ob das Kind auch gesund sei. Doch mithilfe ihrer Hebammen und dem Team der Geburtsklinik hat sie es geschafft und erfreut sich jetzt an ihrer neuen Tochter.

Adoption

Dieser Tage erfährt das Thema Adoption mehr Aufmerksamkeit als jemals zuvor. Die CDC gibt an, dass fast 40 Prozent der amerikanischen Erwachsenen in Erwägung gezogen haben, ein Kind zu adoptieren[94] (und nach Angaben des Evan B. Donaldson Adoption Institute würden alle Kinder in Pflegefamilien, die auf eine Adoption warten, eine permanente Familie haben, wenn nur einer von 500 diesen Vorsatz umsetzen würde[95]).

Gegenwärtig gibt es sehr viele Ehepaare, die ausländische Kinder adoptieren. Ich kann mir keine bessere Möglichkeit vorstellen, um ein globales Bewusstsein und kulturübergreifendes Verständnis zu fördern. Eine Patientin, die zwei chinesische Kinder adoptiert hat, erzählte mir die folgende Geschichte, der sie die Überschrift »Zuhören mit dem Herzen« gegeben hatte. Susanne und ihr Mann Robert fuhren nach Taiwan, um ein Kind zu adoptieren. Einen Monat später kamen sie als vierköpfige Familie zurück, mit Anio-Nicholas, fast sechs, und Shao-Ma Annie, fast vier. »Das Weihnachtsfest war eine wunderbare Feier der Geburt unserer neuen Familie«, sagte Susanne. Im Herbst darauf lud sie ihre gesamte vielköpfige Ursprungsfamilie zum Erntedankfest mit ihrer »neuen« Familie ein. Gegen Abend wurde sie von Annie, die auf der Treppe saß, vorwurfsvoll gefragt:

»Warum bist du eigentlich mit dem Taxi zu uns nach Taiwan gekommen?« Susanne fragte sich, was diese Frage ausgelöst haben könnte. Schließlich fiel ihr ein, dass sie zum ersten Mal seit der Adoption mit sehr vielen Menschen zusammen war, die sie liebte und denen sie viel Aufmerksamkeit schenkte – dieselbe Aufmerksamkeit, die bis dahin ausschließlich Robert, Nicholas und Annie gehört hatte.

Also beantwortete Susanne Annies Frage ganz offen und ehrlich und sagte, sie wäre sehr glücklich gewesen, hätte viele Freunde und Verwandte gehabt, gearbeitet und gespielt, aber sie hätte immer das Gefühl gehabt, dass sie noch viel Liebe übrig hätte. Deshalb hätten Robert und sie nach jemandem gesucht, den sie lieben konnten, und Annie und ihren Bruder gefunden.

Annie schwieg nachdenklich und ging sich schließlich die Zähne putzen. Susanne ging wie immer mit, es war ihr Abendritual. Als Annie Zahnpasta auf ihre Zahnbürste drückte, sagte sie trotzig: »Ich will zurück nach Taiwan, um meine chinesische Mutter zu sehen« – obwohl man ihr gesagt hatte, dass ihre Mutter unbekannt war und niemand wusste, wer sie ins Waisenhaus gebracht hatte. Susanne erkannte, dass der Wunsch ihrer Tochter, zurück nach Taiwan zu gehen, in diesem Augenblick symbolisch und wichtig war. Sie fragte: »Soll ich mitgehen oder willst du allein fahren?« Annie erwiderte: »Ich will allein fahren.« Plötzlich fühlte sich Susanne leer und verzweifelt, sie spürte einen Verlust. Wie sie später erzählte, stieg in ihr die Frage auf: »Und was ist mit mir? Ich liebe dich und habe dich mit ganzem Herzen geliebt. Reicht das nicht? Was ist mit mir?«

Aber dann sah sie ihre Tochter an und erkannte, dass ihre Sehnsucht nach der chinesischen Mutter einfach ein natürlicher Bestandteil ihrer Geburtsgeschichte und ihres Lebens war. »Mit ihrer Liebe zu einer Frau, die niemand von uns je kennenlernen würde, hat mir Annie ihr tiefstes Innerstes geöffnet. Ich konnte ihr in ihrer Liebe, ihrem Wesenskern begegnen oder mich verschließen. Also habe ich, die Wortgewandte, aktiv und unter Schmerzen mit dem Herzen zugehört.« Einige Jahre später, es war wieder Weihnachten, gingen Susanne und Robert mit Annie spazieren. Annie ging zwischen ihnen und ließ sich von ihnen schaukeln. Bei einem besonders hohen Schwung rief sie plötzlich: »Hallo, chinesische Mutter! Wie geht's dir? Mir geht's gut, und ich hoffe, dir auch. Ich hab dich lieb. Tschüss!«

Ich habe einmal an einer wunderschönen Adoptionszeremonie eines Paares teilgenommen, das durch die Hilfe, den Willen und das Gebet ihrer Familien und der Gemeinde ein Kind gefunden hatte. Kurz nach der Adoption luden sie alle Beteiligten ein, um ihre Freude mit ihnen zu teilen. Eine solche oder ähnliche Zeremonie würde ich allen Adoptiveltern empfehlen. Sie ist eine rührende und bewusste Form, ein Kind in seine neue Gemeinschaft einzuführen.

Die Frau, die die Zeremonie leitete, ließ die Adoptiveltern das Baby hochheben und dann allen Beteiligten einzeln vorstellen. Gleichzeitig bat sie alle Anwesenden, die selbst adoptiert waren, sich in die Mitte des Kreises zu stellen. Während wir alle das Baby begrüßten, sagte sie zu den Adoptivkindern: »Möge dieser Tag, an dem wir dieses neue Kind begrüßen, seine Geburt und seine neuen Eltern feiern, für Sie ein Symbol sein, dass auch Sie zutiefst erwünscht sind und es immer waren. Von heute an sollen Sie wissen, wie bedeutungsvoll Ihre Geburt war, unabhängig von allem, was in der Vergangenheit geschehen ist. Jetzt, wo Sie gesehen haben, wie sehr dieses Kind die Sehnsucht stillt und wie gesegnet es ist, gehen Sie hin und beanspruchen Sie dasselbe für sich.« Diese Zeremonie war voller Wunder und Hoffnung, und sie war für viele Menschen auf vielen Ebenen heilend.

Im Laufe der Jahre habe ich sowohl mit leiblichen Müttern als auch mit Adoptivmüttern gearbeitet, und ich weiß beide Seiten dieser Beziehung zu würdigen. Sowohl die Beendigung der elterlichen Rechte, um ein Kind zur Adoption freizugeben, als auch die Adoption eines Kindes haben Konsequenzen und bedeuten für alle Beteiligten ein Wechselbad der Gefühle. In der Vergangenheit arbeiteten die Adoptionsagenturen unter dem Vorwand der Geheimhaltung und Verleugnung. Durch die Bemühungen von leiblichen Müttern und Adoptivkindern finden jetzt die leiblichen Eltern und ihre adoptierten Kinder zueinander, manchmal mit freudigen Ergebnissen, manchmal aber auch mit großen Enttäuschungen. Dennoch ist die Adoption ein Bereich, in dem die Gesellschaft lernt, dass Geheimnisse nicht gut sind. Vor allem nicht, wenn es um die Abstammung geht. Abstammungslinien sind sehr mächtig – sie enthalten uralte Erinnerungen.

Noch wichtiger ist, dass jedes Baby im Mutterleib durch die von der Mutter geschaffene pränatale Umgebung tief geprägt wird. Es führt kein Weg an der Tatsache vorbei, dass niemand von uns bei Geburt ein leeres Blatt ist. Andererseits kann jede unerwünschte vorgeburtliche Prägung durch die Art und Weise, wie das adoptierte Kind erzogen wird, erheblich gemildert werden. Ich war immer der Meinung, dass wir uns unsere Eltern aussuchen, und das gilt auch für diejenigen, die uns aufziehen. Die Kinder, die wir aufziehen, sind schlicht und einfach unsere Kinder. Kürzlich hörte ich den inspirierenden Redner Les Brown, der wortgewandt erzählte, wie er von einer Adoptivmutter aufgezogen wurde: »Ich wurde aus dem Schoß meiner leiblichen Mutter geholt und im Herzen meiner Adoptivmutter aufgezogen« Ich habe noch nie einen Mann gehört, der so liebevoll über seine Mutter gesprochen hat.

Vor etlichen Jahren erzählte mir eine Bekannte, dass sie, als ihre Tochter auf die Highschool kam, an einer Zeremonie für Frauen teilnahm, bei der sie eine mystische Vision über ihr zukünftiges Enkelkind hatte. Mutter und Tochter sind weiß, aber das Baby in der Vision war es nicht. »Ich konnte das Gesicht des Babys sehen und seinen kleinen Körper in meinen Armen spüren«, erzählte sie. »Ob es ein Junge oder Mädchen war, weiß ich nicht, aber es war eindeutig südamerikanisch.« Sie sagte, es würde sie nicht überraschen, wenn Ihre Tochter, Mitte 20, eines Tages ein Kind adoptieren würde, wenn die Zeit für eine Familiengründung gekommen sei.

Für Adoptiveltern ist es inzwischen üblich, so viele Informationen wie möglich über die leiblichen Eltern und die Umstände ihres Kindes zu sammeln, um sie zu gegebener Zeit mit ihrem Kind zu teilen. Die meisten Kinder wollen ihre Herkunft kennen. Auch die leiblichen Mütter wollen fast immer wissen, wo ihre Kinder sind und ob es ihnen gut geht – selbst wenn ihnen klar ist, dass sie selbst nicht in der Lage sind, sie angemessen aufzuziehen. In Sachen Adoption ist Ehrlichkeit das Einzige, was funktioniert.

Fruchtbarkeit als Metapher

»Wir müssen die wirtschaftlichen und sozialen Probleme lösen, die für die Überbevölkerung verantwortlich sind: die weitverbreitete Armut und die Unterdrückung der Frauen. ... Wenn Frauen überall selbst über ihre Fruchtbarkeit bestimmen können, wird die Zahl der Geburten sinken.«

The Union of Concerned Scientists

»Mutterschaft ist mehr als der organische Prozess des Gebärens ... Mutterschaft heißt, die Bedürfnisse der Welt zu begreifen.«

Alexis DeVeaux, Mutter und Sponsorin der lateinamerikanischen Wohltätigkeitsorganisation MADRE

Immer mehr kommen die Menschen zu der Erkenntnis, dass es nicht ohne Nachhaltigkeit geht. Diese wird von Friends of the Earth so definiert, »dass wir von der Erde nur so viel wegnehmen wie nachwächst und für spätere Generationen so viel lassen, wie wir auch selbst benötigen.« Nachhaltigkeit, so lernen wir, heißt mit der Begrenztheit der Ressourcen zu leben und die Verbundenheit von Wirtschaft, Gesellschaft und Umwelt anzuerkennen.

Die Menschen haben es geschafft, immer mehr Nahrung auf immer weniger Land zu produzieren. Die Union of Concerned Scientists, eine Vereinigung kritischer Wissenschaftler in den USA, schreibt: »Unsere Spezies kann das rücksichtslose Bevölkerungswachstum, die unverantwortliche Verschwendung der natürlichen Ressourcen und die anhaltende Zerstörung der Umwelt nicht überleben ... Jeden Tag gibt es eine Viertelmillion Menschen mehr als am Tag zuvor. Jede Woche müssen wir Möglichkeiten finden, eine neue Stadt in der Größe Philadelphias zu ernähren. Jeden Monat müssen wir der Erde Nahrungsmittel entreißen, um ein neues New Jersey am Leben zu halten. Und jedes Jahr belasten wir unseren kleinen Planeten mit einem neuen Mexiko.«[96]

Die Zeit einer unaufhörlichen Produktion ohne Ersatz der dabei verbrauchten Mittel geht zu Ende. Wir Frauen müssen unsere angeborene Kreativität, die Macht unserer Gebärmütter, neben der Geburt der nächsten Generation auch dazu benutzen, unseren Planeten zu regenerieren. Wir können nicht länger ein Kind nach dem anderen gebären, ohne an die Folgen zu denken. Viele Frauen können es schon nicht mehr ertragen, Wegwerfwindeln zu benutzen, weil sie wissen, wie sehr sie den Müllberg damit erhöhen.

Aber wir müssen auch die Tatsache berücksichtigen, dass ein durchschnittliches Kind in den westlichen Industrienationen fünfzigmal mehr Ressourcen verbraucht als ein Kind in einem Entwicklungsland. Es gibt kaum ein Thema, das so kontrovers diskutiert wird wie die Überbevölkerung, und ich will mich an dieser Diskussion hier nicht beteiligen.

In den westlichen Ländern und anderswo häufen sich bei den Frauen die Geburten, die nicht die nötigen Mittel zur Versorgung von Kindern besitzen. Jeder, der im sozialen oder gesundheitlichen Bereich arbeitet, kennt Frauen, die durch weitere Kinder die Sozialhilfe aufbessern wollen. Gleichzeitig sind das die Mütter mit den meisten Risiken bei der Geburt und dem höchsten Risiko, behinderte oder zu früh geborene Babys zu bekommen. Aber ihre Probleme sind nicht die Ursache des Ungleichgewichts in unserer Gesellschaft, sondern seine Symptome. Dahinter steht einerseits die Einstellung unserer Gesellschaft zu Frauen und andererseits der Kreislauf von Armut, Schikanen und Missbrauch, in dem diese Frauen gefangen sind.

60 Prozent aller Mütter im Teenageralter sind Opfer sexuellen Missbrauchs. Sie suchen sich fast schon instinktiv Partner, von denen sie anschließend verlassen werden. Das ist das Einzige, was sie kennen: die Falle einer zu frühen Verpflichtung, aus der sie nicht mehr entkommen können. Sie sehen keine andere Rolle für sich als die der Gebärenden; sie wissen nicht, dass es eine Wahl gibt. Da sie keine Alternative sehen, bekommen sie Kinder. Erfreulicherweise ändert sich das gerade. Die Geburtenraten unter US-Jugendlichen (Mädchen im Alter von 10 bis 14 Jahren) in den USA sind rückläufig und erreichten 2015 ein Rekordtief, während die Geburtenrate bei Teenagermüttern zwischen 15 bis 19 Jahren zwischen 2000 bis 2016 um 57 Prozent zurückging. Die Raten sexueller Aktivität, insbesondere unter Schwarzen, Afroamerikanern und Hispanics, sind zwischen 2005 und 2015 ebenfalls deutlich zurückgegangen.[97]

Aber was wäre, wenn wir jungen Frauen beibringen würden, dass auch sie von Geburt an einen eigenen Wert haben? Dass sie sich zwar für Kinder entscheiden können, aber dass es auch andere Möglichkeiten für sie gibt? Was wäre, wenn sie wüssten, dass ihr Menstruationszyklus Teil ihrer geheiligten Verbindung zur Erde und zum Mond ist? Dass sie ihre Sexualität nicht zwangsläufig mit einem Mann teilen müssen, sondern dass sie ihnen auch ganz allein gehören kann, wenn sie es nur wollen? Was wäre, wenn sie ihren Wert nicht daran messen, von wem sie ein Kind haben oder mit wem sie schlafen? Was wäre, wenn sie wüssten, dass ihre Gebärmutter, ob sie Kinder haben oder nicht, ihr Körperzentrum für Kreativität ist und eigenständige Bedeutung und Wert hat? Wir müssen die Bedeutung der Begriffe Fruchtbarkeit und Geburt erweitern. Wir müssen die Macht des Gebärens endlich als das sehen, was sie ist – die Grundlage aller Schöpfung. Wenn genügend Frauen diese kreative weibliche Macht spüren, die jede Frau besitzt und die nicht davon abhängt, was wir mit unserem Körper produzieren und wem wir den Zugang dazu gestatten, dann wird sich die Welt verändern. Wenn Frauen diese Kraft nutzen, werden die Kinder, die Gedanken und die neue Welt, die wir gebären, alle Wesen fördern, auch uns selbst.

Unabhängig von der Entscheidung für oder gegen die Schwangerschaft weiß jede Frau, was es heißt, etwas zu empfangen, auszutragen und zu gebären, das aus der eigenen Substanz erwächst. Dieses Wissen ist in unseren Zellen gespeichert. Man muss kein Kind bekommen haben, um zu wissen, was gebären heißt. Gebären, ob körperlich oder metaphorisch, lehrt uns, den Prozess der Geburt nicht zu bekämpfen, auch wenn es wehtut und wir aufhören wollen. Auf einer bestimmten Ebene kennt auch jede Frau Fehlgeburten, Abtreibungen, Wehenstörungen und Totgeburten, genauso wie wunderschön gestaltete Schöpfungen. Wir müssen diese Prozesse nicht körperlich durchleben, um sie zu verstehen und zu heilen – sie gehören unauflöslich zu den Prozessen der Natur.

Jede Frau muss selbst herausfinden, wie sie ihre Fruchtbarkeit nutzen und diesen Bereich ihres Lebens heilen kann. Kreative Fruchtbarkeit im weitesten Sinne begleitet uns ein Leben lang – ob wir Kinder haben oder nicht.

XII

Schwangerschaft und Geburt

Bis in alle Ewigkeit gebiert Gott. Gottes Sein ist Gebären.

Meister Eckhart

Die verwandelnde Kraft der Schwangerschaft

Die Schwangerschaft ist eine Zeit, die man genießen und als etwas betrachten sollte, womit man die Zukunft gestaltet. Eigentlich ist es ein Wunder, eine entscheidende Zeit in Ihrem Leben und dem Ihres Kindes. Während der Schwangerschaft können Sie mit dem Hara – dem körperlichen Zentrum der Kreativität in sehr starker Verbindung sein. Wenn eine Frau schwanger ist, produziert ihre Plazenta das Schwangerschaftshormon HCG (Humanes Choriongonadotropin) in riesiger Menge. Diese Zellen aber hat Ihr Körper nicht mehr erlebt, seit Sie sich selbst im Bauch Ihrer Mutter befanden. Ich glaube, dass dies der Grund ist, warum die Schwangerschaft so starke tribale Erinnerungen davon weckt, wie wir selbst entstanden sind und ernährt wurden. Eine meiner Kolleginnen hat während und nach der Schwangerschaft sehr starke Hüftschmerzen gehabt. Als sie der Sache nachging, fand sie heraus, dass man ihrer Mutter, als diese mit ihr in den Wehen lag, gesagt hatte, dass es noch zu früh sei und dass sie die Wehen durch Zusammendrücken zurückhalten solle. Durch ein Medium weiß sie, dass sie die Mutter dadurch an der linken Hüfte verletzt hat – was sich dann als Schmerz bei ihren eigenen Wehen wiederholt hat. Weil der Körper geradezu von der Biochemie des Neuanfangs überschwemmt wird, sind Schwangerschaft und Geburt eine gute Zeit, um sich mit der Vergangenheit auszusöhnen.

Die Schwangerschaft ist keine Krankheit, auch keine Zeit, in der man mit Samthandschuhen angefasst werden muss. Dennoch ist sie eine Zeit, in der wir Zeit und Ruhe brauchen, um uns auf die neue Situation und das werdende Kind einzustellen. Eine positive innere Kommunikation zwischen Mutter und Kind legt die Basis für ein tiefes Vertrauensverhältnis nach der Geburt. Die Schwangerschaft ist auch eine Zeit der Ruhe, die der Körper instinktiv sucht. Das Hormon Progesteron, das normalerweise in dieser Zeit ausgeschüttet wird, hat einen beruhigenden und wohltuenden Effekt. (Es entspannt auch und verlangsamt die Darmtätigkeit, was bei manchem Frauen zu Verstopfung führen kann.) Hier laufen also eine ganze Reihe innerer Vorgänge ab. Die Grundausrichtung der Schwangerschaft trägt viel zur späteren Konstitution des Kindes bei. Vierzig Wochen der Reife sind relativ kurz im Leben einer Frau, und doch so entscheidend für die Gesundheit der nächsten Generation.

Pflege und Vorsorge während der Schwangerschaft, dazu das Einüben einer fürsorglichen Haltung durch eine gute Selbstfürsorge kann eine Vielzahl von späteren kindlichen Problemen vorbeugen helfen: so manche Frühgeburt, Gedeihstörungen, geistige und körperliche Behinderungen oder Lernschwierigkeiten, allesamt Dinge, die die elterliche Erziehung ungleich schwerer machen. Eine optimale Versorgung von schwangeren Frauen – die zugleich sehr stark und doch verletzlich sind –, sollte überall höchste Priorität haben. Gerade die Schwangerschaft ist eine gute Gelegenheit, mehr über sich und die Quellen der eigenen Lebenskraft zu lernen.

Jahrhundertelang haben Hebammen Müttern bei Schwangerschaft und Geburt medizinische und emotionale Hilfe geleistet. Eine Frau weiß instinktiv, wie man gebärt und wird sich, sofern sie sich frei geben kann, immer natürlich auf dieses Wissen einstimmen. Die moderne Geburtshilfe jedoch hat sich von einer natürlich begleitenden Praxis hin zu etwas entwickelt, das eher mit Kontrolle und Dominanz zu tun hat. Wir sollen uns ganz den Experten überlassen, was zur Folge hat, dass viele von uns den Zugang zum natürlichen Wissen von Schwangerschaft und Geburt verloren haben. Die Experten berufen sich auf Tests und Apparate, die ihnen sagen, wie sie helfen können. Ich selbst musste erst 10 Jahre Kinder entbinden und selbst zwei bekommen, bis ich verstanden habe, dass Schwangerschaft und Geburt bei den meisten Frauen nicht im Entferntesten das sind, was sie als machtvolle Erfahrung eigentlich sein könnten.

Warum Kinder haben?

Wenn ich mir all die Gründe ins Gedächtnis zurückrufe, aus denen ich meine Kinder bekommen habe, wird klar, wie emotional und instinktiv, wie unbewusst und wie »sippenabhängig« meine Entscheidung war. Die Biologie hat bis heute ihre Sogwirkung nicht verloren. Wie so viele Frauen habe auch ich mich nach einem weiteren Kind gesehnt, obwohl ich wusste, dass es meine emotionalen und meine physischen Ressourcen auf ungesunde Weise strapazieren würde. Manche Frauen sind einfach gerne schwanger, andere lieben Säuglinge und hätten am liebsten ständig ein Baby um sich. Es gibt sogar Frauen, die geradezu süchtig nach Schwangerschaften und Geburten sind, vielleicht auch deswegen, weil ihre Familienstrukturen ihnen keinen anderen »Besitz« erlauben. Viele meiner Patientinnen haben mit Ende dreißig oder Anfang vierzig den zwanghaften Wunsch nach einem weiteren Kind gehabt, unter anderem, um die Entscheidung über ihr weiteres Leben noch ein paar Jahre aufschieben zu können.

Eine Schwangerschaft kann eine Leere im Leben von Frauen füllen, wie es kein anderer Mensch je könnte. Eine intime Beziehung zu einem anderen Menschen ist nur dann möglich, wenn man sich selbst durch und durch kennt. Ein Baby, das unerfüllte Bedürfnisse eines Erwachsenen befriedigen soll, wächst mit der ungerechten und oft schädlichen Last unerfüllbarer Erwartungen auf.

Auch wenn der Kinderwunsch keine rationale oder logische Entscheidung ist, kann er doch bewusst und aus vollem Herzen formuliert werden. Ich wünsche mir, dass wir Frauen begreifen, dass ein Kind an sich uns nicht glücklich und zufrieden machen kann. Dazu Betsey Stevenson, Professorin für Business und Public Policy an der Wharton School, University of Pennsylvania: »Aus allen Daten der Glücksforschung geht hervor, dass Kinder definitiv weniger glücklich machen. Das gilt für Arme und Reiche gleichermaßen, für Menschen, die ihre Kinder früh oder spät bekommen. Und doch kenne ich nur ganz wenige Leute, die wünschten, sie hätten keine Kinder oder die meinten, ihre Kinder hätten ihr Glück zerstört.«[1]

Das Einzige, was hier in puncto Unglück zu Buche schlägt, ist der Umstand, dass der Scheitelpunkt der weiblichen Fruchtbarkeitskurve mit dem beruflichen Voranschreiten zusammenfällt. Und so werden ihre weiblichen Werte gegen die männlichen zurückgestellt, die sie braucht, um beruflich weiterzukommen. Das führt so lange zu großen Schuldgefühlen, bis eine Frau merkt, dass sie daran allein gar nichts ausrichten kann. Deshalb verlassen Frauen die großen Firmen scharenweise, gründen ihre eigene Firma oder arbeiten von zu Hause aus. 2009 wurden mehr als zwei Millionen Firmen in den USA von Frauen geführt, die mehr als 1,9 Billionen Dollar Umsatz machten.[2] Die Zahl der selbstständigen Frauen hat sich verdoppelt. Heute sind 35 Prozent aller Selbstständigen Frauen.[3] Auch mich hat dieses Dilemma in den Achtzigern zu einer anderen Praxisform bewogen. In den überkommenen Strukturen konnte ich Familie und Beruf einfach nicht unter einen Hut bringen, und für viele Frauen gilt das noch heute.

Unser kulturelles Erbe: Schwangerschaft

Schwangerschaft als Krankheit

Als meine Mutter eine junge Frau war, galt es als selbstverständlich, dass sich Schwangere möglichst im Haus aufhielten und nicht reisten. Die Umstandsmode, zu der auch die Monstrosität des Schwangerschaftshüfthalters gehörte, war hässlich und trug nicht dazu bei, ein angenehmes Körperbild zu fördern. Viele Frauen verloren ihren Arbeitsplatz; und wer ihn behielt, konnte in den USA oft noch in den frühen Achtzigerjahren keinen formellen Mutterschaftsurlaub in Anspruch nehmen. Dennoch ist die Schwangerschaft eine besondere Zeit. Nie wieder im Leben werden Sie die Gesundheit Ihres Kindes auf eine so tiefgreifende Weise beeinflussen. In Ihrem Körper wachsen die Augen, das Gehirn, das Herz, die Leber und alle Organe eines anderen menschlichen Wesens heran. Und die Qualität dieser Organe und dieses Lebens sind direkt und stark mit Ihren Gedanken und Ihrem Verhalten verbunden – im Guten wie im Schlechten. Das war mir intellektuell klar, aber mein Verhalten während der Schwangerschaft entsprach nicht dem, was ich wusste. Allerdings hatte ich auch kaum Unterstützung. In meiner alten Praxis war ich die erste Ärztin, die den Mutterschutz in Anspruch nahm, und einige Kollegen nahmen mir das übel. Sie fanden, eine Schwangerschaft sei etwas anderes als ein Beinbruch; schließlich handele es sich um eine frei gewählte Behinderung, die ich in gewissem Rahmen selbst verschuldet hatte. Seitdem hat sich viel geändert, aber es bleibt kurzsichtig und eine Gefährdung der Gesundheit von Mutter und Kind, wenn man so tut, als seien schwangere Frauen nicht in einer anderen Situation und hätten keine speziellen Bedürfnisse.

Unsere Kultur hat anscheinend Schwierigkeiten mit dem goldenen Mittelweg. Doch die Unterstützung für Mutter und Kind ist wichtig, nicht zuletzt, weil Basis der späteren Gesundheit eines Kindes schon im Mutterleib gelebt wird. Dazu der Psychologe und Gründer der Gesellschaft für Pre- and Perinatal Psychology, Thomas Verny: »In der Tat legt die wissenschaftliche Beweislage nahe, dass wir die geistigen und emotionalen Fähigkeiten des Ungeborenen ganz neu bewerten sollten. Ob wachend oder schlafend nehmen Babys, so die Studien, immerfort am Handeln, Fühlen und Denken der Mutter teil. Vom Augenblick der Empfängnis an prägt die Erfahrung in der Gebärmutter das Gehirn und legt die Grundlage für Persönlichkeit, emotionales Temperament und Intelligenz eindeutig.«[4] So zeigen Studien, dass schlechte Bedingungen im Mutterleib die Basis für spätere Krankheiten des Erwachsenen wie Bluthochdruck, Krebs, Depression und Diabetes bilden.[5]

Eine Schwangerschaft, ob erwünscht oder nicht, ist eine ganz besondere Zeit, und schwangere Frauen müssen die Voraussetzungen für mehr Ruhe und

Pflege schaffen, sonst können Müdigkeit, vorzeitige Wehen und Präeklampsie die Folge sein.[6] Untersuchungen haben gezeigt, dass fehlende Unterstützung oder starke Belastungen die Häufigkeit negativer Schwangerschaftsresultate erhöhen können. Doch selbst Frauen mit Hochrisiko-Schwangerschaften haben gesündere und schwerere Babys, wenn sie optimistisch sind.[7]

Eine Gynäkologin wird schwanger

Bei meiner ersten Schwangerschaft hatte ich gerade meine vierjährige Assistenzzeit abgeschlossen. Ich hatte Hunderte von Frauen während der Schwangerschaft, der Geburt und Entbindung behandelt und versorgt. Ich hatte als Assistenzärztin immer eine natürliche Geburt ohne Medikamente propagiert, und ich war optimistisch, was meine eigene Schwangerschaft anging. Schließlich wusste ich aus erster Hand, dass die meisten Schwangerschaften mit einem gesunden Baby enden.

Ich empfand die Schwangerschaft als Experiment, für das ich meine Gebärmutter zur Verfügung gestellt hatte. Ich fand es spannend, die Veränderungen zu beobachten, die sich in meinem Körper vollzogen. Heute weiß ich, dass ich mir einfach keine Aufregung und Erwartung, die ich damals als Luxus empfand, gestattet hatte, obwohl ich die Schwangerschaft geplant und gewollt hatte.

Da ich gelernt hatte, Körper und Geist zu trennen, wollte ich mich an mein Baby auch erst dann »binden«, wenn die Schwangerschaft schon fortgeschritten war und ich wusste, dass das Kind normal wäre – eine paradoxe Haltung, weil sich das mit Sicherheit erst nach der Geburt feststellen lässt. Ich war fest davon überzeugt, dass alles normal verlaufen würde, wollte mich aber »für alle Fälle« nicht allzu sehr darauf einlassen. Ich kannte Frauen, die schon im dritten Schwangerschaftsmonat, in dem das Risiko einer Fehlgeburt noch bei eins zu sechs liegt, ein komplettes Kinderzimmer eingerichtet hatten. Ich hielt ihr emotionales Engagement für verfrüht; ich jedenfalls würde das nicht riskieren. Erst sehr viel später lernte ich, dass Föten im Uterus alles mitbekommen und lange vor der Geburt hören, spüren und Gefühle erleben. Sie spüren es, wenn ihre Mütter distanziert und emotional nicht engagiert sind.

Meinen Patientinnen habe ich damals zwar immer gesagt, dass der Bindungsprozess mit dem Baby bereits beim ersten positiven Schwangerschaftstest einsetzt, aber ich selbst habe mich darum nicht gekümmert. Die meisten Frauen stellen sich von dem Moment an, in dem sie von der Schwangerschaft erfahren, ihr Kind vor, denken sich Namen aus und suchen Babykleidung aus. Mit Aufkommen des Ultraschalls wurde diese erste Bindung sogar noch nach vorn verlagert und intensiviert. Ich hatte mich nie besonders für Babys interessiert, und die Begeisterung für Babysachen war mir völlig fremd. (Nun als

Großmutter hat sich meine frühere unemotionale Art, die vor allem von der linken Gehirnhälfte gesteuert war, abgemildert – und sich auch von vielem aus der Facharztausbildung, einem wahren Schlachtfeld, wieder erholt.

Als mich die Krankenschwestern in der Klinik gegen Ende der Schwangerschaft fragten, ob ich das Kinderzimmer eingerichtet hätte, sagte ich, ich hätte noch nicht einmal ein Hemdchen gekauft. Ich hatte für das Baby buchstäblich nichts vorbereitet, nicht einmal Windeln waren im Haus. Mein Mann schloss gerade seine Forschungsarbeiten in der Orthopädie ab und hatte wie immer noch weniger Zeit als ich, schon gar nicht für den Einkauf einer Babyausstattung.

Glücklicherweise schleppten mich ein paar Freundinnen trotz meiner Widerstände doch zum Einkaufen – ich hatte keine Ahnung, was ich brauchen würde, und war im Nachhinein dankbar für ihre Begleitung.

Anstatt Ratgeber für werdende Mütter zu lesen, vertraute ich auf meine eigenen Fähigkeiten. Sentimentales Verhalten angesichts von Babys war meiner Meinung nach keine Vorbedingung für gute Mutterschaft. Meine eigene Mutter war eher der Typ der »Löwenmutter« und hatte meistens einen ganz ausgezeichneten Instinkt. Sie hat sich nie um die Meinung von »Experten« gekümmert, und dafür bin ich ihr bis heute dankbar.

Während der Schwangerschaft beobachtete ich interessiert meine körperlichen Veränderungen. Ich hatte viel über morgendliche Übelkeit, Schmerzen im Brustkorb, Verstopfung, Blähungen und Sodbrennen gelernt. Ich wusste, dass Frauen immer wieder darüber klagen, aber jetzt erlebte ich es selbst. Obwohl mein Mann von meinem veränderten Körper begeistert war, war ich skeptisch. Ich hatte Angst, zu dick zu werden. Wie kann man sich in einer Kultur, die sich auf ein fast schon anorektisches Schönheitsideal festgelegt hat, über eine fehlende Taille, Apfelbäckchen und zunehmenden Hüftspeck wirklich freuen?

Heute bedaure ich, dass es keine Fotos aus der Zeit meiner Schwangerschaft gibt. Es hat mich verblüfft, als Patientinnen mir in den frühen Achtzigerjahren ganze Fotoalben über ihre Schwangerschaft und Geburt zeigten – sie waren stolz auf ihren Körper und schämten sich überhaupt nicht. Damals wirkten sie auf mich wie Wesen von einem anderen Stern – merkten sie denn nicht, dass unsere Kultur (und ich) sie gar nicht so schön fanden, wie sie glaubten? Zwei Dekaden haben in diesem Bereich wirklich tolle Veränderungen bewirkt. Zu Recht sind Frauen heute stolz auf ihre »Beulen«, und Schwangerschaftsklamotten sehen klasse aus. Meine eigene Tochter fertigte zusammen mit ihrem Mann in der Woche vor der Geburt ihres zweiten Kindes einen Gipsabdruck ihres schwangeren Bauches an. Sie wollen irgendwann an die Wand hängen. Fortschritt.

In meiner zweiten Schwangerschaft hatte ich schon kurz nach der Empfängnis keine Taille mehr und sah von Anfang an schwanger aus, was nicht ungewöhnlich ist. Obwohl ich fast noch mehr zu tun hatte als beim ersten Kind, nahm ich mir mehr Zeit, um mit dem Baby zu sprechen (redete es allerdings neun Monate lang mit William an, weil es viel aktiver war und ich es deshalb für einen Jungen hielt; eine ausgesprochen sexistische Annahme, für die ich mich bei Kate wiederholt entschuldigt habe). Am Ende dieser Schwangerschaft konnte ich kaum noch laufen. Das hing mit der Lockerung des Schambeins zusammen, die dem Kind bei der Geburt die Passage des Beckens ermöglicht. Abgesehen davon war es eine völlig normale Schwangerschaft. Ich hatte einen viel größeren Bauch, obwohl ich nicht mehr zugenommen hatte als in der ersten Schwangerschaft – 22 Pfund.

Vor Kurzem traf ich eine sehr elegante berufstätige Frau Ende dreißig, die etwa im vierten Monat schwanger war. Es war ihre erste Schwangerschaft. Sie sagte, es sei jetzt wohl Zeit, sich ein paar »hässliche Kleider« zu kaufen, da sich die Schwangerschaft nicht mehr »verstecken« ließe und sich mit ihren eleganten engen Röcken und hohen Absätzen nicht mehr vertrage. Diese Einstellung, nach der eine Schwangerschaft ausgehalten, ignoriert oder toleriert werden muss, ist nur allzu verbreitet, und bis zu einem gewissen Punkt kenne ich sie von mir selbst. Je weniger »schwanger« man aussieht, desto mehr Anerkennung bekommt man: »Man sieht dir ja gar nichts an, du siehst toll aus!«

Eine Anzeige für Vitaminpräparate in der Schwangerschaft, die Mitte der Achtzigerjahre in einer medizinischen Zeitschrift erschien, zeigte eine sehr dünne, große Frau, die überhaupt nicht schwanger aussah, beim Sport und am Schreibtisch. Die Überschrift lautete: »Sie ist schwanger, aber sie tritt nicht kürzer.« Diese Anzeige erinnerte mich daran, wie ich während meiner Schwangerschaften die Treppen in der Klinik hinaufgeeilt war, um einen Kaiserschnitt zu machen oder zu operieren. Ich hatte dieselbe Einstellung; ich wollte mein Leben von der Schwangerschaft in keiner Weise stören lassen.

Wenn ich während meiner zweiten Schwangerschaft nachts aufstehen musste, um zu einer Entbindung zu fahren, war ich so müde, dass ich beim Anziehen gegen die Wand rannte. (Mein erstes Kind schlief erst mit fünf Jahren nachts durch, deshalb war ich jahrelang nachts auf, ob ich Notdienst hatte oder nicht.) Aber niemand sagte mir, ich solle kürzertreten. Und dazu wollte ich mir ja auch immer noch beweisen, dass ich eine professionelle Ärztin war – vor allem jetzt, wo ich Kinder hatte. Da sieht man wieder einmal, was das Patriarchat so anzurichten vermag.

Aber es ist nun einmal nachgewiesen, dass sich das Risiko erhöht, wenn man sich weigert, »kürzerzutreten«. Eine Pilotstudie über Stress und Schwangerschaft bei schwangeren Ärztinnen und Krankenschwestern hat gezeigt, dass sich während der Arbeitszeit bestimmte Hormone, die bei physischem oder geistigem Stress von der Nebenniere produziert werden, um 58 Prozent erhöhen. Dazu zeigte sich, dass die Ärztinnen gegenüber der Kontrollgruppe aus anderen berufstätigen Frauen im gleichen Schwangerschaftsmonat einen um 64 Prozent erhöhten Katecholaminspiegel hatten.[8] Dieser geht einher mit zellulärer Entzündung, die zu allerhand Komplikationen bei der Geburt führen kann. Sylvia Guendelman, Professorin für Public Health im kalifornischen Berkeley konnte zeigen, dass Mutterschaftsurlaub vor der Entbindung die Kaiserschnittrate um das Vierfache senken kann. Das liegt daran, dass Ruhe und Schlaf der beste Weg sind, um Stresshormone zu verstoffwechseln und überhaupt zu senken. Somit wird auch die zelluläre Entzündung reduziert.[9]

Dass Energie zu Materie wird, zeigt sich an der Frau durch Schwangerschaft, Entbindung und Geburt.

Caroline Myss

Schwangerschaft erleben – Risiken vermeiden

Es gibt eine Gemeinsamkeit, die beinahe allen Problemen während der Schwangerschaft, einschließlich Präeklampsie, geringem Geburtsgewicht und vorzeitiger Entbindung, zugrunde liegt, und das ist die zelluläre Entzündung. Zum Glück lässt sich diese in vielfältiger Weise reduzieren. Mit dem folgenden Programm kommen Sie gesund durch die Schwangerschaft.

1. Ernähren Sie sich mit Nahrungsmitteln, die einen niedrigen glykämischen Index aufweisen. Dadurch bleiben Blutzucker und Insulinwerte stabil. Außerdem benötigen Sie genügend Eiweiß, essenzielle Fettsäuren und Mikronährstoffe. Viele Frauen haben heute eine Allergie auf Gluten, Milchprodukte, Getreide oder Soja, da bietet sich die Schwangerschaft an, die Ernährung einmal anzupassen (vgl. Kapitel 17). Auf diese Weise sorgen Sie auch dafür, dass sich Ihre Gewichtszunahme in einem gesunden Rahmen bewegt.

2. Hören Sie mit dem Rauchen auf (gilt auch für Marihuana) und vermeiden Sie ebenfalls das Passivrauchen. Durch Rauchen bekommt der Fötus weniger Sauerstoff, was sich in verlangsamtem Wachstum und damit in einem niedrigeren Geburtsgewicht niederschlägt. Nach der amerikani-

schen Gesundheitsbehörde von 2001 gehen 20 bis 30 Prozent aller bei der Geburt untergewichtigen Kinder auf das Rauchen zurück, dazu bis zu 14 Prozent aller Frühgeburten und 10 Prozent aller Kindstode.

RICHTIG ZUNEHMEN IN DER SCHWANGERSCHAFT

Die Gewichtszunahme in der Schwangerschaft gewinnt zunehmend an Bedeutung, weil mittlerweile 68 Prozent aller Frauen zwischen 20 und 39 übergewichtig sind und von diesen wiederum über 41 Prozent als fettleibig definiert werden können.[10] Die neuen Richtlinien des Institute of Medicine und des National Research Council von 2009 fassen deshalb die empfohlene Gewichtszunahme während der Schwangerschaft für adipöse Frauen mittlerweile enger. Die allgemeinen Empfehlungen orientieren sich ansonsten an den BMI-Einteilungen der WHO. Für untergewichtige Frauen werden 14 bis 20 kg empfohlen, für normalgewichtige eine Zunahme von 13 bis 17 kg, für übergewichtige eine von 7 bis 13 kg und für adipöse Frauen von 6 bis 10 kg.[11]

Selbst gesunde, zum regulären Zeitpunkt geborene Babys von Raucherinnen können verengte Atemwege aufweisen sowie eine verminderte Lungenfunktion. Andere Studien konnten zeigen, dass Rauchen während der Schwangerschaft später mit Lernschwierigkeiten und Verhaltensauffälligkeiten verbunden ist. Das gilt in abgeschwächter Form für Paare, wo der Partner oder andere Familienmitglieder in Anwesenheit der Schwangeren raucht. Selbst Rauchrückstände aus Kleidung, Teppichen, Möbeln und Vorhängen können noch schädlich sein.

Wenn Sie meinen, dass sei alles übertrieben, weil sie gesehen haben, dass Raucherinnen gesunde Kinder haben, dann lesen Sie diese Geschichte einer Nichtraucherkollegin: »Meine Mutter hat die ganze Zeit über, als sie mit mir schwanger war, und auch später noch geraucht. Ich wog 3500 g bei der Geburt. Klein war ich also nicht.

Auch der Geburtszeitpunkt war mit 40 Wochen nicht zu früh. Lernschwierigkeiten, immerhin hab ich einen Honor-Degree vom Phi-Kappa-College, hatte ich auch nicht. Erst als ich das Tauchen anfing, fiel den Tauchlehrern auf, wie viel Sauerstoff ich brauchte. Meine Flaschen waren immer als Erste leer. Sie scherzten und meinten, ich würde unter Wasser wohl davonjagen, weil ich so viel Luft brauchte, und dass meine Tauchflossen von Nike seien!« (Wie sie das Rauchen aufgeben können, erfahren Sie in Kapitel 17.)

3. Machen Sie keine Scheidenspülungen. Sie sind nicht nur unnötig, sondern werden auch mit einem geringen Geburtsgewicht von Säuglingen und bakteriellen Scheideninfekten in Verbindung gebracht.

4. Nehmen Sie Nahrungsergänzungsmittel, möglichst schon vor der Empfängnis. (Eine Studie hat kürzlich gezeigt, dass kindliche Neuralrohrdefekte bei Müttern mit den geringsten Vitamin-B12-Spiegeln – Vitamin B12 ist wichtig für die Bildung von roten Blutkörperchen und ein gesundes Nervensystem – fünfmal häufiger waren als in der Gruppe mit den höchsten Spiegeln.)[12] Ich empfehle ein Multivitamin- und Mineralstoffpräparat mit folgenden Wirkstoffmengen:

Vitamine

Betacarotin	15 000 bis 25 000 IE	
Biotin	100 bis 500 µg	
Cholin	45 bis 100 mg	
Folsäure	800 bis 1000 µg	
Glutathion	2 bis 10 mg	
Inositol	30 bis 500 mg	
Niacin bzw. Vitamin B3	20 bis 100 mg	
Pantothensäure bzw. Vitamin B5	30 bis 400 µg	
Pyridoxin oder Vitamin B6	10 bis 100 mg	(In dieser Höhe nicht als Dauermedikation wegen der Gefahr von bleibenden Nervenschädigungen, A.d.R.)
Riboflavin bzw. Vitamin B2	9 bis 50 mg	
Thiamin bzw. Vitamin B1	9 bis 100 mg	
Vitamin B12	30 bis 250 µg	
Vitamin C	500 bis 2000 mg	
Vitamin D	2000 bis 5000 IE	(Hier sollten Sie frühzeitig optimale Blutwerte erreichen, denn Mütter mit Vitamin-D-Mangel haben fast viermal so oft Kaiserschnitte[13] (siehe Kapitel 17).
Vitamin E	400 bis 600 IE	
Vitamin K	90 mg	

Mineralstoffe

Bor	1 bis 3 mg
Kalzium	500 bis 1500 mg

Chrom	100 bis 400 µg	
Kupfer	1 bis 2 mg	
Jod	6 bis 12,5 mg	bei normalen Schilddrüsenwerten
Eisen	30 mg	
Magnesium	400 bis 1000 mg	
Mangan	1 bis 15 mg	
Molybdän	20 bis 60 µg	
Kalium	2000 bis 4700 mg	
Selen	80 bis 120 µg	

Spurenelemente aus dem Meer, entweder durch einen Mineralstoffkomplex oder über Nahrungsmittel wie Hiziki, Wakame, Lappentang oder Nori

Vanadium	50 bis 100 µg
Zink	12 bis 50 mg

Die Empfehlung für Jod mag recht hoch erscheinen, aber es gibt zahlreiche Belege, die darauf hinweisen, dass die gegenwärtigen RDA-Empfehlungen (nationalen Verzehrsempfehlungen) für Jod in der Schwangerschaft deutlich zu niedrig sind, vor allem im Hinblick auf die fetale Hirnentwicklung. (Vgl. den Abschnitt über Jod in Kapitel 10.) Folsäure ist äußerst wichtig für die Verhinderung von Geburtsfehlern im Gehirn und Rückenmark des Babys (einschließlich Spina bifida), insbesondere in den ersten Wochen der Schwangerschaft – und zwar so sehr, dass die CDC allen Frauen im gebärfähigen Alter die tägliche Einnahme empfiehlt, für den Fall, dass sie doch schwanger werden. Bei schwangeren Frauen, die auf Antiepileptika angewiesen sind, kann die Einnahme von Folsäure in der Frühschwangerschaft die Sprachverzögerung verhindern, die bei Kindern von Müttern, die solche Medikamente einnehmen, häufig beobachtet wird.[14]

DIE BEDEUTUNG VON VITAMIN D IN DER SCHWANGERSCHAFT

Fast die Hälfte aller Schwangeren in den USA (und ein weitaus höherer Prozentsatz unter afroamerikanischen Schwangeren) haben einen Vitamin-D-Mangel – auch diejenigen, die Vitamine für werdende Mütter einnehmen.[15] Dabei ist dieser Nährstoff lebenswichtig für die Gesundheit von Mutter und Kind. Untersuchungen zufolge, die auf der Jahrestagung der Pediatric Academic Societies 2010 vorgestellt wurden, haben schwangere Frauen, die 4000 IE Vitamin D zu sich nehmen (das Zehnfache der Menge, die üblicherweise in pränatalen Vitaminen enthalten ist, und das Doppelte dessen, was viele Gesundheitsgruppen zuvor empfohlen hatten), ihre Rate an schwangerschaftsbedingten Komplikationen – einschließlich Schwangerschaftsdiabetes und Präeklampsie (schwangerschaftsbedingter Bluthochdruck) – um die Hälfte gesenkt und hatten auch ein geringeres Risiko für eine Frühgeburt.[16] Die Forschungsergebnisse zeigten außerdem, dass die Einnahme höherer Vitamin-D-Mengen weder den Müttern noch ihren Babys schadete, was die lange vorherrschende Meinung, wonach hohe Dosen Geburtsfehler verursachen, widerlegt. Eine Studie aus dem Jahr 2017 bestätigte, dass ein Serum-Vitamin-D-Spiegel von über 40 ng/ml das Risiko einer Frühgeburt um 60 Prozent senkt.[17]

Nebenbei bemerkt sind ausreichend hohe Vitaminspiegel nicht nur gut für das Kind, sondern auch für die Mutter. Eine Studie von 2008 hat gezeigt, dass ein niedriger Vitamin-D-Spiegel mit bakteriellen Scheidenentzündungen im ersten Schwangerschaftsdrittel in Zusammenhang steht. Mit steigenden Spiegeln, so die Forscher, ging auch die Häufigkeit der Scheidenentzündungen zurück.[18]

5. Essen Sie ausreichend Omega-3-Fettsäuren, insbesondere DHA (aus fettem Fisch). Mittels essenzieller Fettsäuren (darunter auch sog. langkettige mehrfach ungesättigte Fettsäuren oder PUFAs) kann der Körper zelluläre Entzündungen bekämpfen. Ausreichend essenzielle Fettsäuren beugen Frühgeburten und niedrigem Geburtsgewicht vor.[19] Die vornehmliche Quelle von Omega-3-Fettsäuren sind fetter Fisch, Eier, Nüsse, Samen, Meeresalgen, Blattgemüse wie Spinat, Brokkoli, Weißkohl, Rüben und Grünkohl. Nichtraffinierte Pflanzenöle (vor allem Leinsamen, Macadamianuss- und Hanföl) enthalten ebenfalls reichlich davon. DHA und EPA gibt es als Nahrungsergänzung aus Fischöl oder Algenöl.

6. Bewegen Sie sich regelmäßig. Eine norwegische Studie von 2009 zeigt, dass sich dadurch ein mögliches Übergewicht von Neugeborenen um 23 bis 28 Prozent senken lässt.[20] Und eine spanische Studie aus dem Jahr 2017 bestätigt, dass moderate Bewegung während der Schwangerschaft sicher und vorteilhaft für Mutter und Kind ist. Sie verhindert nicht nur eine übermäßige Gewichtszunahme, sondern senkt auch das Risiko der Mutter für Präeklampsie, Schwangerschaftsdiabetes, Kaiserschnitt, Schmerzen im unteren Rücken, Beckenschmerzen und Harninkontinenz.[21] Die Studie ergab ferner, dass eine sichere sportliche Betätigung während der Schwangerschaft das Risiko einer Frühgeburt, eines niedrigen Geburtsgewichts oder einer fetalen Notlage nicht erhöht (sofern die Mütter keine medizinischen oder geburtshilflichen Kontraindikationen für sportliche Betätigung hatten). Die Forscher stützten sich bei ihrer Studie auf die aktuellen Richtlinien des American College of Obstetri-

cians and Gynecologists, das Frauen mit unkomplizierten Schwangerschaften empfiehlt, sich an den meisten Tagen der Woche mindestens 20 bis 30 Minuten pro Tag mit mäßiger Intensität zu bewegen, sofern es keine medizinischen Einwände gibt.[22]
Wenn Sie nicht wissen, wo Sie anfangen sollen, erkundigen Sie sich nach Kursangeboten speziell für Schwangere. Mittlerweile sieht man Gruppen von Schwangeren oder junge Mütter beim Sport in öffentlichen Parks.

7. Fangen Sie mit Meditationsübungen an: Durch Aufmerksamkeitsmeditation und Atemtechniken lassen sich Ängste, Schmerzen und Komplikationen während der Schwangerschaft und der Geburt vermeiden. Durch Atemübungen, die die Gebärmutter und den gesamten Unterleib erfassen, lässt sich das Potenzial erschließen, was für eine Geburt notwendig ist. Sehr bewährt haben sich auch geführte Meditationen und Fantasiereisen, bei denen alle Sinne angesprochen werden. Meditationen senken nachweislich den Blutdruck und die Stresshormone, senken Cholesterin und sind gut für das Immunsystem.

8. Lassen Sie sich massieren. Massage reduziert Stresshormone und fördert die Ausschüttung von Endorphinen. Bei Schwangeren bewirkt sie ferner eine Verminderung von Ängsten, eine bessere Stimmung und tieferen Schlaf. Auch gibt es weniger Komplikationen bei der Geburt, weniger Wehenschmerz und eine geringere Rate an Frühgeburten.[23] Eine zwanzigminütige Fußmassage nach einem Arbeitstag tut es auch, wenn eine Ganzkörpermassage nicht möglich ist.

9. Tanken Sie natürliches Licht. Helles Morgenlicht verringert depressive Verstimmungen bei Schwangeren signifikant, so eine Studie aus Yale von 2002. Die fand heraus, dass sich die Depressionswerte bereits nach einer dreiwöchigen Morgenlichttherapie um 49 Prozent verbesserten und nach fünf Wochen noch einmal.
Nachteile der Lichttherapie gab es keine. Weil während der Schwangerschaft Antidepressiva am besten vermieden werden, eine Depression während der Schwangerschaft aber das Risiko einer Präeklampsie erhöht, sind das gute Neuigkeiten.[24]

10. Nehmen Sie an einem Geburtsvorbereitungskurs teil, der Sie stärkt. Ich empfehle Programme, die Frauen nicht nur dabei helfen, die Geburt zu überstehen, sondern die speziell darauf ausgerichtet sind, die Geburt zu

einer in jeder Hinsicht ermutigenden Erfahrung zu machen. Die Hypnobirthing-Praxis, die Selbsthypnose beinhaltet, ist eine hervorragende Option für die Zeit vor, während und nach der Geburt. Dieser Prozess hilft den Frauen, ihr Unterbewusstsein so zu trainieren, dass sie die Wehen als Druck oder Pressen und nicht als Schmerz wahrnehmen, was zu einer kürzeren, leichteren und angenehmeren Erfahrung der Wehen führt (und auch zu einer leichteren Zeit nach der Geburt). Ein sehr gutes Hilfsmittel zum Erlernen dieser Techniken ist Hypnobabies (www.hypnobabies.co), das einen sechswöchigen Geburtsvorbereitungskurs anbietet, in dem Hypnose in medizinischer Qualität entweder in einem Live-Kurs (der von zertifizierten Fachleuten abgehalten wird) oder als Selbstlernprogramm für Zuhause vermittelt wird. Laut Hypnobabies geben drei Viertel der Teilnehmerinnen an, bei der Geburt nichts als Druck verspürt zu haben und die anderen Schmerzen recht gut ausschalten konnten. Außerdem empfehle ich noch Geburtsvorbereitungsprogramme, die dem ekstatischen Aspekt unter der Geburt einen größeren Raum geben. Mittlerweile gibt es auch im deutschsprachigen Raum sogenannte Orgasmic Birth Coachings. Auskünfte erteilen speziell weitergebildete Hebammen.

11. Wenn bei Ihnen ein Risiko für vorzeitige Wehen besteht, sprechen Sie mit Ihrer Ärztin oder Ihrem Arzt über Progesteron. Studien zeigen, dass dieses Hormon (in Form einer wöchentlichen Spritze, verabreicht zwischen der 16. und 36. Schwangerschaftswoche, oder als Vaginalzäpfchen) das Risiko einer Frühgeburt senkt.[25] Im Jahr 2011 genehmigte die FDA die Einnahme von Progesteron während der Schwangerschaft, um das Risiko einer Frühgeburt bei Frauen zu senken, die zuvor eine Frühgeburt hatten; dies war das erste Mal, dass die FDA ein Medikament zur Verhinderung von Frühgeburten zugelassen hat.[26] Eine Metaanalyse von 11 Studien aus dem Jahr 2013 zeigte, dass Progesteron bis zu einem Drittel der wiederholten Frühgeburten verhindern kann[27], während eine noch größere internationale Studie, die 2018 veröffentlicht wurde, gezeigt hat, dass Progesteron das Risiko einer spontanen Frühgeburt vor der 33. Schwangerschaftswoche um 38 Prozent reduziert. Außerdem wurde gezeigt, dass Progesteron die Häufigkeit von Komplikationen bei Frühgeburten (insbesondere durch Atemnot) und die Häufigkeit von Neugeborenen mit sehr niedrigem Geburtsgewicht verringert.[28] Wenn Sie jedoch Zwillinge bekommen, verhindert Progesteron eine Frühgeburt möglicherweise nicht, weil die Ursachen für eine Frühgeburt bei Mehrlingen andere sind.[29]

Sorgen Sie dafür, dass Sie psychologische Unterstützung erhalten. Studien haben gezeigt, dass eine solche Unterstützung die Rate der Frühgeburten bei Frauen mit erhöhtem Risiko senken kann.[30]

12. Achten Sie besonders auf alle verschreibungspflichtigen und rezeptfreien Medikamente, die Sie einnehmen, einschließlich Impfungen, vor allem im ersten Trimester. Neun von zehn schwangeren Frauen in den USA nehmen während der Schwangerschaft Medikamente ein, und zwei Drittel von ihnen nehmen laut CDC eine Form von verschreibungspflichtigen Medikamenten ein. Viele gängige Medikamente gelten als unbedenklich, aber andere können dem sich entwickelnden Baby schaden oder eine Fehl- oder Frühgeburt verursachen. (Paracetamol gilt beispielsweise als sicher für die Einnahme während der Schwangerschaft, während Ibuprofen als unsicher gilt). Bei vielen Medikamenten ist das einfach nicht klar. In einer Studie wurde festgestellt, dass für mehr als 90 Prozent der von der FDA zwischen 1980 und 2000 zugelassenen Medikamente keine ausreichenden Daten vorlagen, um festzustellen, ob sie während der Schwangerschaft sicher eingenommen werden können.[31] Erkundigen Sie sich bei Ihrer Ärztin oder ihrem Apotheker nach der Sicherheit aller Medikamente, bevor Sie sie einnehmen, auch bei verschreibungspflichtigen Medikamenten, die Sie vor der Schwangerschaft eingenommen haben, und vermeiden Sie die Einnahme aller Medikamente, die nicht unbedingt nötig sind. Diese Vorsicht gilt auch für Grippeimpfungen. Vermeiden Sie insbesondere Grippeimpfungen mit dem pH1N1-Virus, das mit Fehlgeburten in Verbindung gebracht wurde.[32]
Die CDC hat kürzlich ihre Empfehlung für alle Schwangeren, sich nicht nur gegen Grippe, sondern auch gegen Tetanus, Diphtherie und azelluläre Pertussis (Keuchhusten) impfen zu lassen, und zwar zu Beginn des dritten Schwangerschaftsdrittels, und zwar auch für Frauen, die diese Impfungen bereits vor der Schwangerschaft erhalten haben. Die Idee dahinter ist, dass die mütterlichen Impfungen das Baby schützen, bevor es selbst geimpft werden kann (was die CDC mit zwei Monaten für TDaP und mit sechs Monaten für Influenza empfiehlt). Ich bin mit der Haltung der CDC in dieser Frage nicht einverstanden, da die Injektion der in den Impfstoffen enthaltenen Toxine in eine schwangere Frau möglicherweise die neurologische Entwicklung des Fötus beeinträchtigt. (Weitere Informationen über die Gefahren von Impfstoffen für Säuglinge finden Sie im Kasten »Impfstoffe: Hilfreich oder schädlich?« auf Seite 626.) In Deutschland empfiehlt die STIKO (Ständige Impfkommission) diese drei Impfungen ebenfalls.

Die meisten pflanzlichen Nahrungsergänzungsmittel und ätherischen Öle sind zwar für Schwangere unbedenklich, aber auch bei ihnen ist Vorsicht geboten. Vermeiden Sie die folgenden während der Schwangerschaft (Kochgewürze sind indessen ungefährlich, da sie nicht so konzentriert sind): Lebensbaum, Trillium erectum, Traubensilberkerze, Blaue Traubensilberkerze, Cascara, Mönchspfeffer, Chinesische Angelika (Dong Quai), Chinarinde, Baumwollwurzelrinde, Mutterkraut, Ginseng, Kanadische Gelbwurz, Wacholder, Kava Kava, Lakritze, Wiesensafran, Poleiminze, Pfaffenhütchen, Weinraute, Salbei, Johanniskraut, Sennes, Weiße Pfingstrose, Wermut, Gelber Stechapfel, Johanniskraut, Rainfarn, Weiße Pfingstrose, Wermut, Schafgarbe, Gelber Ampfer und hohe Dosen von Vitamin A.[33] Zu den ätherischen Ölen, die während der Schwangerschaft vermieden werden sollten, gehören Kalmus, Beifuß, Poleiminze, Salbei, Niedere Scheinbeere, Basilikum, Ysop, Myrrhe, Majoran und Thymian.

MOBILTELEFONE: GIBT ES WIRKLICH GEFAHREN ODER WIRD DA ÜBERTRIEBEN?

- Mobiltelefone strahlen ein elektromagnetisches Feld aus und verwenden Hochfrequenz (HF-)Strahlung zur Signalübertragung. Sie tun dies nicht nur während der Nutzung, sondern immer dann, wenn sie eingeschaltet sind und nach einem Signal suchen. Die Frage, ob diese Strahlung Krebs und eine Reihe anderer Krankheiten und Beschwerden verursachen kann, ist umstritten. Eine Studie, an der Forscher aus 13 Ländern beteiligt waren, fand Daten, die darauf hindeuten, dass die regelmäßige Nutzung eines Mobiltelefons das Risiko von Hirntumoren nach 1640 Stunden oder mehr (das entspricht einer halben Stunde pro Tag über zehn Jahre) um 40 Prozent erhöht, kam jedoch zu dem Schluss, dass »Verzerrungen und Fehler« Zweifel an einem kausalen Zusammenhang aufkommen lassen.[36] Im Jahr 2011 stufte die Weltgesundheitsorganisation die Handystrahlung als mögliches Karzinogen ein.[37] Das U.S. National Toxicology Program veröffentlichte 2016 Daten, die mögliche krebserregende Wirkungen aufzeigten[38], revidierte diese Einstufung jedoch zwei Jahre später mit der Begründung, dass neue Daten zeigen, dass die typische Nutzung nicht den Expositionswerten entspricht, die ernsthafte Schäden verursachen können.[39] Andere unabhängige Studien haben jedoch Grund zur Besorgnis gezeigt, sodass die Debatte weiterhin offen ist.[40]
- Fast jeder, auch ich, ist tagtäglich auf Mobiltelefone angewiesen, nicht nur, um zu kommunizieren, sondern auch, um Musik zu hören, Videos anzuschauen und über GPS eine Wegbeschreibung zu empfangen. Sie zu meiden ist nicht nur unpraktisch, sondern fast unmöglich. Verschiedene auf dem Markt erhältliche EMF-Schutzchips und Aufkleber geben vor, Handynutzer zu schützen, obwohl ihre Wirksamkeit durch Studien nicht gut belegt ist. Solange die Sicherheit von Mobiltelefonen nicht endgültig geklärt ist, empfiehlt es sich, sich so gut wie möglich vor der Strahlung zu schützen – vor allem, wenn man schwanger ist. Ein paar Tipps:

- Halten Sie beim Telefonieren das Gerät von Ihrem Kopf weg. Verwenden Sie Headsets oder die Freisprecheinrichtung.
- Tragen Sie das Telefon nicht am Körper, z. B. in einer Tasche und halten Sie es auf jeden Fall von Ihrem schwangeren Bauch fern.
- Schlafen Sie nicht mit einem Mobiltelefon neben dem Bett. Elektromagnetische Felder können bei besonders empfindlichen Personen unter anderem den Schlafrhythmus stören. Dadurch reduzieren Sie die Exposition schon einmal beträchtlich. (Aus ähnlichen Gründen empfehle ich im Übrigen auch, in der Nacht das WLAN in Haus oder Wohnung auszuschalten).

Frühgeburten verhindern

Obwohl es große Forschungsanstrengungen gibt, hat sich die Rate der Frühgeburten in den letzten 50 Jahren nicht oder nur sehr wenig verringert. Sie hält sich stabil bei circa 10 Prozent der Schwangerschaften und bildet gleich nach schweren Defekten die Todesursache Nummer eins bei Neugeborenen.[41] Reproduktionstechnologien haben die Anzahl von Mehrlingsgeburten erhöht – und damit auch die Zahl der Frühgeburten. Auch die sich zunehmender Beliebtheit erfreuenden eingeleiteten Geburten spielen eine Rolle. Wir beobachten mehr Frühgeburten in der 37. Woche, was viele Babys auf die Intensivstation führt, weil ihre Lungen noch nicht ausgereift sind. Aus diesem Grund empfiehlt das American College of Obstetricians and Gynecologists die Geburtseinleitung nicht vor der 39. Woche. Offen gesagt, stelle ich Geburtseinleitungen insgesamt in Frage, da sie meist aus Bequemlichkeit vorgenommen werden. Diese Frühgeburten wären vermeidbar, wenn man Frauen zu einer normalen Geburt ermutigte.[42] Kürzlich traf ich eine deutsche Ärztin, die die Geburtseinleitung aus Gründen der Bequemlichkeit als Einschnitt in die Wahlfreiheit des Babys und einen Eingriff in seine seelische Verfasstheit betrachtete. Denn das Baby entscheidet mit, wann es geboren wird. Den Gedanken fand ich sehr anregend.

Obwohl es viele Medikamente gibt, um Wehen zu stoppen, sind sie doch nur von geringem Wert. Solange nicht die seelischen Komponenten bei den Frühgeburten Berücksichtigung finden, wird sich an der Zahl der Frühgeburten nichts ändern. So ist durchaus bekannt, dass die Blutgefäße in der Gebärmutter sehr stark auf eine Stimulation des sympathischen Nervensystems ansprechen und dass Stresshormone die Blutzufuhr des Fötus verändern.[43]

In einer Studie mit 64 Frauen stellte der Arzt Dr. Lewis Mehl-Madrona fest, dass eine Reihe psychologischer Faktoren (etwa Furcht, Angst und Stress, mangelnde Unterstützung durch den Partner der Frau, geringes mütterliches Selbstbewusstsein, negative Vorstellungen von der Geburt und mangelnde Unterstützung durch Freunde und Familie) einen späteren geburtshilflichen Eingriff anzeigten – vom Kaiserschnitt bis zur Oxytocin-Ergänzung. In einer anderen Studie zeigte sich, dass Hypnotherapie eine statistisch signifikante Rolle bei der Verhinderung negativer emotionaler Faktoren spielt, die eventuell zu einem Kaiserschnitt oder einer Oxytocingabe führen. Mehl-Madrona hat ebenfalls Hypnotherapie angewandt, um Frauen zu helfen, Frühgeburten zu vermeiden. Den Teilnehmerinnen wurde versichert, dass sie das Richtige machten und ihr Körper wisse, was gut für das Baby sei. Durch die Hypnotherapie legten sich nur Sorgen und Ängste, auch die Probleme unter der Geburt waren im Ergebnis weniger.[44]

In einer Studie wurden Frauen untersucht, die drei aufeinanderfolgende Fehlgeburten ohne erkennbare medizinische Ursache hatten, woraufhin ein Muttermundverschluss vorgenommen wurde. Neunundachtzig Prozent der Betroffenen litten anschließend an einer schweren Wochenbettdepression, während es bei 11 Prozent der Kontrollgruppe zu einer leichten bis mittelschweren Depression kam. Die Autoren der Studie führten dies darauf zurück, dass »die Frauen zur Mutterschaft gezwungen waren.«[45] Wenn schwere emotionale Konflikte im Zusammenhang mit der Mutterschaft nicht bewusst verarbeitet werden, können sie sich nach der Geburt noch verschlimmern und zu einem emotionalen Zusammenbruch führen. Deshalb ist es wichtig, die werdende Mutter bei dieser Verarbeitung aktiv zu unterstützen, um körperlichen Schaden für sie und das Kind zu vermeiden.

Aus meiner Sicht kommt es vor allem dann häufiger zu negativen Resultaten (Fehl- oder Frühgeburt, Präeklampsie), wenn die Schwangerschaft ungewollt und ungeplant war. Das gegenwärtige wissenschaftliche Material zeigt, dass mindestens bis zu 45 Prozent aller Schwangerschaften nicht geplant sind.[46] Die Zahl der unerwünschten Schwangerschaften lässt sich schwerer feststellen, weil viele Frauen, die das Kind zunächst nicht wollen, sich gut anpassen und ihre Meinung ändern. Ambivalenzen der Mutter, die sich während der Schwangerschaft nicht auflösen, sind eine wichtige Voraussetzung für Komplikationen (siehe 11. Kapitel). Wenn Frauen (meist unbewusst) die Schwangerschaft so schnell wie möglich hinter sich bringen wollen, um ihr gewohntes Leben wieder aufnehmen oder ihren Körper »wieder für sich« haben zu können, erhöht sich die Wahrscheinlichkeit, dass die Schwangerschaft etwa wegen vorzeitigem Einsetzen der Wehen zu früh beendet wird.

Es gibt zahllose Untersuchungen, die zeigen, wie stark sich psychische Faktoren auf die Geburt auswirken und wie hoch die Korrelation zwischen nicht ausreichendem emotionalem und physischem Engagement für die Schwangerschaft und Frühgeburten ist.[47] Tierexperimente haben gezeigt, dass es eine

Verbindung zwischen dem Tod der Frucht im Mutterleib und erhöhter Angst der Mutter gibt. An schwangeren Affen, Meerschweinchen und Kaninchen, die psychischen Belastungen ausgesetzt wurden, konnte nachgewiesen werden, dass die stressbedingte Ausschüttung von Adrenalin Störungen der Blutversorgung des Uterus und der Plazenta mit sich bringt. Die Föten werden nicht ausreichend mit Sauerstoff versorgt, und viele ersticken. Durch starke Ängste und Belastungen der Mutter kommt es außerdem zu einer erhöhten Ausschüttung von Hormonen und Neurotransmittern in den Blutkreislauf, durch die sich die Blutgefäße im Uterus verengen, was ebenfalls die Sauerstoffversorgung des Fötus verschlechtert. Es ist gut möglich, dass Schwangerschaftskomplikationen, etwa vorzeitige Ablösung der Plazenta, Placenta praevia (das heißt, die Plazenta verdeckt den Muttermund, was zu Blutungen und Frühgeburten führen kann), Nabelschnurvorfall, -umschlingung und Steißlagen, damit zusammenhängen.[48]

Der Stress der Mutter überträgt sich automatisch auf das Ungeborene. Umgekehrt können Mütter aber auch lernen, ihrem Kind gesunde Gefühle zu vermitteln. Der Kontakt zur inneren Stimme lehrt sie nicht nur, wie sie dem Fötus ein Sicherheitsgefühl vermitteln können, sondern ermöglicht es ihnen sogar, vorzeitige Wehen und den Verlauf einer Präeklampsie zu stoppen. Eigentlich ist es ganz einfach. Atmen Sie tief ein und nehmen Sie sich vor, Verbindung zu Ihrem Kind aufbauen. Dann sagen Sie ihm, dass Sie alles in ihrer Macht Stehende tun werden, um es gesund zur Welt zu bringen. Mit der Zeit werden Sie die Antwort des Babys spüren lernen. Denken Sie daran, dass Ihr Kind wusste, worauf es sich einließ, als es zu Ihnen kam. Frauen mit vorzeitigen Wehen und Präeklampsie müssen daneben selbstverständlich auch bereit sein, ihre Arbeit vorübergehend aufzugeben, sich auszuruhen und schädliche Verhaltensmuster und Denkmuster zu verändern. Die wegweisende Arbeit von Dr. Lewis Mehl-Madrona hat gezeigt, dass eine pränatale Intervention, bestehend aus sozialer Unterstützung, Aufklärung und Geburtshilfe, bei einer Gruppe von Frauen mit Migrationshintergrund zu einer Verringerung von Alkoholkonsum, Rauchen und Stress führte und auch das Geburtsergebnis deutlich verbesserte.[49]

Präeklampsie vorbeugen

Bei einer Präeklampsie handelt es sich um ein Syndrom, bei dem die Schwangere Ödeme und Bluthochdruck bekommt und Eiweiß im Urin nachgewiesen werden kann. Die Ursachen sind bis heute nicht genau bekannt, aber es gibt verschiedene Theorien dazu. Frauen mit Nierenerkrankungen und hohem Blutdruck sind gefährdeter als andere. Die Präeklampsie ist einer der häufigsten Gründe für Frühgeburten. Wenn sie nicht behandelt wird, kann sie zu Krämpfen (Eklampsie) führen. In einer Untersuchung wurde die Nervenaktivität an den Blutgefäßen bei vier verschiedenen Frauentypen gemessen: bei Schwangeren mit hohem Blutdruck, bei Schwangeren mit niedrigem, bei nichtschwangeren Bluthochdruckpatientinnen und bei nichtschwangeren Patientinnen mit niedrigem Blutdruck.

Bei den Präeklampsie-Patientinnen zeigte sich, dass das sympathische Nervensystem stärker aktiv war (mehr Adrenalin im Blut), was eine blutgefäßverengende Wirkung hatte und darüber hinaus auf der Zellebene entzündliche Prozesse auslöste. Es ist bekannt, dass das sympathische Nervensystem beim Stressverhalten eine Rolle spielt, ebenso bei der Stresswahrnehmung. Deshalb, so die Forscher, könnte es sich bei den Frauen mit Präeklampsie »um Probleme bei der Konfliktverarbeitung« handeln, was nicht nur zu Bluthochdruck führe, sondern auch zu Gefühlen der Feindseligkeit und Angst.[50] Ich glaube nicht, dass es einen derartigen »Defekt« gibt. Allerdings könnte es sein, dass diese Frauen nicht wissen oder nicht die Mittel haben, für sich zu sorgen. Aber das lässt sich lernen.

Es gibt Untersuchungen, nach denen Frauen mit Präeklampsie sich unattraktiver, ungeliebter und hilfloser fühlen als andere Schwangere. Sie sind extrem empfänglich für die Meinungen anderer und orientieren sich an äußeren Erwartungen. Die Schwangerschaft ist für sie eine zusätzliche Krise in einem bereits vorher extrem stressreichen Leben. Obwohl die Schwangerschaft für sie eine Krise bedeutet, können sie mit ihren Gefühlen dazu schlecht umgehen. Sie können die Erwartungen anderer nicht bewältigen und nehmen sich schon leichte Kritik und kleine Ungerechtigkeiten sehr zu Herzen. Sie verbergen diese Belastungen vor der Außenwelt, aber ihr Körper reagiert auf den Stress mit steigendem Blutdruck. Ich habe herausgefunden, dass diese Frauen hochsensible, empathische Menschen sind. Bis vor Kurzem wurde diese Gruppe weder identifiziert noch wurde ihre Sensibilität anerkannt. Diese Frauen zeigen erlebten Stress nicht nach außen. Stattdessen spiegelt ihr Körper diesen Stress als erhöhten Blutdruck wider. Meiner Erfahrung nach sind diese hochsensiblen, empathischen Frauen daran gewöhnt, zu geben, aber nicht gut darin, zu empfangen. Viele von ihnen leben in Beziehungen mit Menschen, die ich als »Energievampire« bezeichne – Menschen, die egozentrisch und narzisstisch sind. Ihr Mangel an Empathie kann zu einer echten Krise führen, wenn es die Schwangere war, die diese Person hauptsächlich mit dem versorgt hat, was man »narzisstische Zufuhr« nennt – die Gewährung von Aufmerksamkeit, Lob, Geld und Status auf Kosten ihrer selbst. Doch eigentlich braucht eine schwangere Frau die meiste Zuwendung und Aufmerksamkeit. Allerdings ist die Wahrscheinlichkeit groß, dass sie nicht gelernt hat, um Hilfe zu bitten oder Hilfe auch anzunehmen. Und wenn sie in einer Beziehung mit einem Energievampir lebt, haben dessen Bedürfnisse im Allgemeinen Vorrang, selbst wenn sie den Mut aufbringt, eigene Bedürfnisse anzumelden. Wenn Sie sich davon angesprochen fühlen, lesen Sie bitte mein Buch *Vom Schatten ins Licht. Wie Sie Energieräuber erkennen und sich von ihnen befreien können* (München 2018).

Konflikte mit Vorgesetzten sind häufig; bei den Verhandlungen über den Mutterschaftsurlaub steigt dann der Blutdruck. Sie versuchen meist, vor der Entbindung alles zu regeln. Ihre Gefühle manifestieren sich stärker als bei anderen Frauen über das autonome (unbewusste) Nervensystem: Gesicht und Hals sind oft gerötet, sie sprechen sehr schnell und leiden unter steigendem Blutdruck, Schwindel und Herzklopfen.[51] In einer Untersuchung wurde nachgewiesen, dass Schwangere mit sehr starker Gewichtszunahme, zu früh geplatzter Fruchtblase (eine der häufigsten Ursachen für Frühgeburten)[52] und Präeklampsie mehr Angst hatten und stärker zu sozialem Rückzug und Hypochondrie neigten als die Kontrollgruppe.

All das kann man als körperlichen Hilfeschrei nach Unterstützung verstehen. Wenn eine Frau begreift, was es bedeutet, ein Kind in der Intensivstation zu haben, dann versteht sie, dass ihr Körper die bestmögliche (und sogar billigste) Aufzuchtstation überhaupt darstellt. Dazu muss sie aber auch ihre Bedürfnisse erkennen und an die erste Stelle setzen. Eine Ernährung, die den Insulinspiegel niedrig hält, tut dann ein Übriges (vgl. Kapitel 17.)

Eine Steißlage wenden

In keinem Fall ist die Verbindung von seelischen Zuständen und körperlichen Symptomen so interessant wie im Fall der Steißlage, bei der ein Baby mit den Füßen oder dem Po zuerst statt mit dem Kopf zuerst im Geburtskanal liegt. Normalerweise dreht sich das Baby in der 37. Woche in die richtige Lage. In drei Prozent der Fälle tut es das nicht. Obwohl sich Babys jederzeit aus der Steißlage herausdrehen können, liegt die Wahrscheinlichkeit doch nur bei 12 Prozent. Liegt das Baby zu Beginn der Wehen immer noch falsch, dann muss in den meisten Fällen ein Kaiserschnitt gemacht werden. Manche Babys geraten aus strukturellen Gründen in eine Steißlage, weil die Gebärmutter verformt ist. Aber in den allermeisten Fällen gibt es keinen medizinischen Grund.

Doch in manchen ist die Steißlage durch eine dauerhafte Verspannung der Mutter im Unterleib hervorgerufen. Man hat beobachtet, dass es bei ängstlichen Müttern vermehrt zu Steißlagen kommt. Angstgefühle und Stress können zu einer Verengung in der unteren Gebärmutter führen.[53] Deshalb kommt es darauf an, der Mutter zu helfen, ihre Spannungen loszuwerden, damit sich das Baby drehen kann. Dabei gibt es mehrere Möglichkeiten, etwa Akupressur (siehe Abbildung 20). Ich selbst habe bei der Hälfte meiner Patientinnen Erfolg mit einer Art bioenergetischen Atemtechnik gehabt, bei der der Unterleib und die Gebärmutter entspannt werden.

Dr. Lewis Mehl-Madrona berichtet von Hypnoseerfolgen bei Steißlagen von 81 Prozent im Vergleich zu 41 Prozent der Kontrollgruppe.[54] Auch Kaiserschnitte lassen sich bei der Risikogruppe durch Hypnose verringern.

Abbildung 20: Akupunktur- bzw. Akupressurpunkte, um eine Steißlage zu wenden

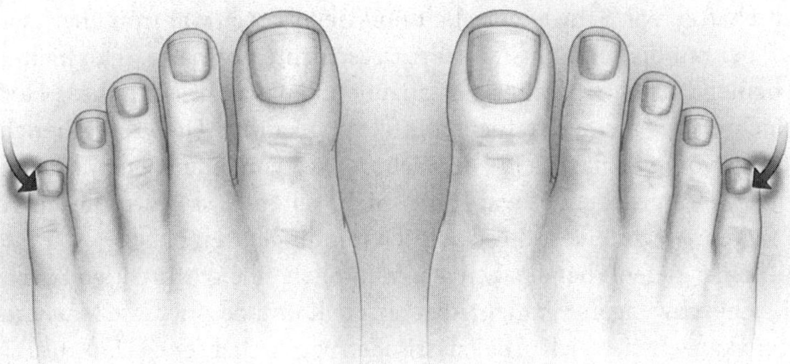

Die gezeigten Punkte lassen sich mit verschiedenen Techniken stimulieren, darunter mit Nadeln oder Moxibustion. Kennen Sie keinen versierten Akupunkteur, können Sie es auch selbst mit Akupressur versuchen, sofern Ihr Arzt oder Ihre Ärztin einverstanden ist. Drücken Sie die Punkte an beiden Zehen mit dem Fingernagel. Dabei sollten Sie ausreichend Druck ausüben, ohne dass es jedoch schmerzt. Drücken Sie ein bis zwei Minuten ein- bis zweimal täglich. Unmittelbar nach dem Drücken legen Sie sich auf den Bauch und ziehen Sie die Knie zur Brust, was unterstützend wirkt. Diese Übung machen Sie ab dem 7. Monat (vorher kann sich der Fötus alleine drehen). Bei vorangegangenen Fehlgeburten oder bestimmten Uterus-Anomalien sollten Sie die Übung nicht machen. Konsultieren Sie auf jeden Fall den Arzt.

Schwangerschaft als kollektives Katastrophenszenario

Die Schwangerschaft ist eine Zeit, in der unsere aus dem Gleichgewicht geratene Kultur dem gesunden Menschenverstand keine Chance mehr lässt. Nirgendwo zeigt sich deutlicher als in der Schwangerschaft, ob eine Frau mit ihrer inneren Stimme verbunden ist oder nicht. Ihr Körper gehört von einem Tag auf den anderen nicht mehr ihr selbst; sämtliche Familienmitglieder stürzen sich auf sie und überhäufen sie mit Ratschlägen über die richtige Ernährung, die richtige Kleidung und das richtige Verhalten. Als ich schwanger war, musste ich verblüfft immer wieder erleben, wie wildfremde Menschen auf mich zukamen, mir den Bauch tätschelten und mir Ratschläge gaben. Freundinnen scheinen es für ihre Pflicht zu halten, die schlimmsten Geschichten über Kaiserschnitt, Wehenschmerzen und behinderte Kinder zu erzählen (was einmal mehr die Verinnerlichung des Patriarchats beweist, in dem Schmerz und Zerstörung mehr gelten als die lebensfördernden Eigenschaften von Schwangerschaft und Geburt). Ich war froh über meinen Beruf, der mir die schlimmsten Horrorgeschichten ersparte; man hielt mich anscheinend für »vorbereitet«, da anzunehmen war, dass ich diese Horrorgeschichten aus meiner ärztlichen Erfahrung kannte. Die »Kriegsberichterstattung« vom »Schlachtfeld« der Geburt wird von einer Generation an die nächste weitergegeben; es war früher nicht selten, dass Mütter ihren Töchtern sagten: »Jetzt leidest du so, wie ich mit dir gelitten habe.«

Auf einer tiefen Ebene haben alle Menschen eine ehrfürchtige Scheu vor der Macht schwangerer Frauen. Aber unsere Kultur betont diese Macht nicht, sondern konzentriert sich in der klassischen patriarchalischen Umkehrung auf die Ängste, die diese Macht mit sich bringt. Schwangere Frauen sind emotional durchlässiger, stärker mit ihrer Intuition in Kontakt als sonst und deshalb auch verletzbarer. Sie greifen alle kollektiven Ängste ihrer Umgebung auf.

Die in den Medien verbreiteten Klischees, denen zufolge schwangere Frauen etwa dazu neigen, plötzlich umzufallen und »Oh, das Baby!« zu kreischen, verstärken den Eindruck von der Schwangerschaft als einer gefährlichen und unberechenbaren Zeit und erinnern uns (fälschlich) daran, dass sie wie der weibliche Körper insgesamt eine wandelnde Katastrophe ist. In jeder Klinik, in der ich bisher gearbeitet habe, wurden Schwangere von der Notaufnahme augenblicklich und im Eiltempo zur Entbindungsstation gebracht, selbst wenn sie aus ganz anderen Gründen gekommen waren. In Boston wurde uns einmal eine Frau im vierten Schwangerschaftsmonat auf die Entbindungsstation geschickt, die in die Notaufnahme gekommen war, weil sie sich das Bein gebrochen hatte!

Diese Auffassung von der Schwangerschaft als potenzieller Katastrophe wirkt sich vor allem bei den Frauen sehr negativ aus, die bei der Schwangerschaft über dreißig oder über vierzig sind. So gut wie allen schwangeren Frauen über dreißig wird eingeredet, die Gefahr von Komplikationen sei bei ihnen sehr viel höher als bei Frauen in den Zwanzigern. Aber das stimmt so nicht; das Risiko hängt immer vom Gesundheitszustand der jeweiligen Frau ab. Ich kann mich noch gut an die erste Schwangere über dreißig erinnern, mit der ich zu tun hatte. In meinem zweiten Ausbildungsjahr in der Klinik war das für mich etwas Neues, und ich hielt sie für sehr mutig, weil sie mit 32 Jahren ihr erstes Kind bekam. Mir schien sie sehr alt für eine Schwangerschaft, obwohl mir damals mit meinen 23 Jahren jeder Gedanke an Schwangerschaft und Kinder noch sehr fern lag. Rückblickend ist mir klar, dass diese Frau am Anfang eines Trends stand, der in den Siebzigerjahren anfing und sich bis heute fortgesetzt hat – der Trend, Schwangerschaften aufzuschieben. Jetzt, Jahrzehnte später, bekommen Frauen in ihren 30ern tatsächlich häufiger ein Baby als Frauen um die Zwanzig. Laut CDC-Daten aus dem Jahr 2016 bekamen Frauen im Alter zwischen 30 und 34 Jahren etwa 103 Babys pro 1000 Menschen, während Frauen im Alter zwischen 25 und 29 Jahren – die Gruppe, die seit über 30 Jahren die höchste Geburtenrate hatte – nur 102 pro 1000 bekamen.[55] Aus denselben Daten geht hervor, dass das Durchschnittsalter bei der Geburt des ersten Kindes heute bei 28 Jahren liegt.

Ich habe den Begriff »Spätgebärende« immer abgelehnt, mit dem in der Medizin Frauen bezeichnet werden, die ihr erstes Kind nach dem 30. oder sogar nach dem 35. Lebensjahr bekommen. Ob Frauen über dreißig stärker gefährdet sind, lässt sich nur individuell beantworten. Ich behandele lieber eine gesunde Vierzigjährige, die ihre Schwangerschaft geplant hat, als eine 25-jährige Kettenraucherin, die täglich drei Liter Cola in sich hineinschüttet. In der Medizin werden schwangere Frauen über dreißig oder vierzig viel zu oft durch die Zuordnung zu einer statistischen Hochrisikogruppe »verteufelt«, in die sie nicht unbedingt gehören.

Die Wahrscheinlichkeit eines Kaiserschnitts ist bei älteren Frauen und bei Frauen, die wegen Unfruchtbarkeit behandelt wurden, tatsächlich höher. Aber manche Kliniken sagen Frauen über vierzig von vornherein, dass ein Kaiserschnitt wohl nötig wäre, wenn es sich bei ihnen um die erste Schwangerschaft handelt (im Gegensatz zu Schwangerschaften von Frauen unter dreißig, bei denen der Erfolg »nicht so wichtig« ist, weil sie ja »immer noch ein weiteres Kind bekommen können – Sie haben Zeit«!). Bei der ersten Schwangerschaft nimmt man an, dass die Mütter ängstlicher sind (oder ihnen durch die Gesellschaft bzw. die Ärzte mehr Angst gemacht wird) und deshalb eine andere Behandlung brauchen. Das ist nichts weiter als ein Spiegel der unbewussten emotionalen Einstellungen der Mediziner und Pfleger selbst.

All das führt zu den relativ hohen Raten von Kaiserschnitten, die in den USA mittlerweile bei 32 Prozent liegen, leicht unter dem Allzeithoch von knapp 33 Prozent 2009[56], und dass obwohl die WHO zu einer Quote von 5 bis 10 Prozent rät und die aktuelle Forschung zeigt, dass alles über 15 Prozent mehr schadet als nützt.[57] (Im Vergleich liegt die Kaiserschnittrate in Westeuropa bei 24,5 Prozent und bei krassen 41 Prozent in Südamerika.[58]) Die Kaiserschnittrate hat sich zwischen 1975 und 2015 um 50 Prozent erhöht. 1965 etwa lag die Rate bei 4,5 Prozent.[59] Zum Glück kehrt sich der Trend allmählich um, weil sich die Medizin der Gefahren zu vieler Kaiserschnitte bewusst ist, schließlich handelt es sich um eine große Operation mit mehr Komplikationen als eine normale vaginale Geburt. Zum Teil hat der hohe Anteil an Kaiserschnitten (insbesondere in den USA, A.d.Ü.) mit der Angst der Ärzte vor Klagen zu tun.

Das Alter ist keine absolute Größe für die Intensität oder Dauer einer Geburt. Das chronologische Alter (Alter in Jahren) deckt sich (wie schon in Kapitel 11 bei der Fruchtbarkeit festgestellt) nicht notwendig mit dem biologischen (Alter des Gewebes). Meine beste Freundin hat ihr erstes Kind mit 41 Jahren bekommen. Das erste Stadium der Geburt dauerte nur drei Stunden – das ist in jedem Fall ausgesprochen kurz. Und wenn sie nicht so schmale Hüften gehabt hätte, hätte die gesamte Geburt nicht länger als vier Stunden gedauert. Ich kenne aus meiner Praxis auch andere Frauen, die in diesem Alter völlig unproblematische Schwangerschaften und Geburten erlebt haben. Frauen, die ihr erstes Kind mit Ende dreißig oder Anfang vierzig bekommen, haben einen wichtigen Vorteil: Sie haben ihren Platz in der Berufswelt bereits gefunden und ausgefüllt, sind mit deren Grenzen vertraut und bereit, ihre »Vergünstigungen« aufzugeben und ihr Leben aus der Perspektive der Mutterschaft neu einzuschätzen. Sie nehmen sich die Zeit, die Schwangerschaft und das Baby zu genießen. Viele haben im Lauf der Jahre Kontakt zu ihrem Körper bekommen; sie haben ein besseres Gefühl zu sich selbst als in den Zwanzigern. Meiner Meinung nach ist das Risiko bei diesen Frauen eher geringer als größer.

Die wandelnde Kraft der Geburtserfahrung

Ein Baby zu bekommen ist eine echte Weichenstellung. Frauen, die ein positives Geburtserlebnis hatten, weil sie Unterstützung erfahren haben, fühlen sich hinterher oft verändert. Eine meiner Patientinnen, die zwei Kinder zu Hause bekam, weiß zu berichten: »Meine Geburten waren stark ekstatisch und spirituell erfüllend. Nichts lässt sich für mich mit dieser Erfahrung vergleichen. Seitdem habe ich ein starkes intuitives Vertrauen in meinen Körper.« Um die wandelnde Kraft der Geburt zu erfahren, muss man Folgendes wissen:

Die Wehen folgen ihrem eigenen Rhythmus: Dieser hat mit dem sich Einstimmen von Mutter und Kind zu tun und sollte respektiert werden. (Trotz Komplikationen wie dem erhöhten Risiko einer Frühgeburt, eines Kaiserschnitts und des Todes der Mutter haben sich risikoreiche Geburtseinleitungen aus »Bequemlichkeit« von 1990 bis 2010 fast verdoppelt. Fast 24 Prozent aller Schwangeren in den Vereinigten Staaten hatten 2011 eine eingeleitete Geburt, wenngleich in den Folgejahren ein leichter Rückgang zu verzeichnen war.)[62]

Eine Geburt ist von Natur aus eine starke Erfahrung, die freudvoll, ekstatisch und liebevoll sein kann. Allerdings braucht sie dafür Zuspruch und Unterstützung. Ist das nicht der Fall, kann sie in ein tiefes Loch der Verzweiflung fallen. Der Körper einer Frau in den Wehen soll eigentlich »reibungslos« funktionieren, zumal wenn sie entspannt, gut genährt ist und Unterstützung erfährt. Wenn das nicht der Fall wäre, gäbe es die Menschheit nicht mehr. Während der Wehen wird der Körper mit natürlichen morphiumartigen Substanzen geflutet, den Endorphinen sowie mit Oxytocin, dem Bindungshormon. (Vgl. dazu Ina May Gaskin: *Die selbstbestimmte Geburt*, Kösel 2004). Bei einer Veranstaltung zeigte Gaskin einmal das Bild ihrer Nichte, die unter der Geburt lacht. Das sieht man nicht im Fernsehen und selten nur im Krankenhaus!

Die Geburt ist eine sexuelle Erfahrung. Das macht insofern Sinn, als das Baby im Scheidenkanal hinausgleitet und dabei den G-Punkt und all die sexuell ansprechbaren Nerven stimuliert. In den Worten Ina Mays: »Mit der gleichen Energie, wie das Baby hineingekommen ist, kommt es auch wieder hinaus. In einer Umgebung, in der sich Frauen aufgehoben und geliebt fühlen, erfahren viele Frauen bei der Geburt den größten Orgasmus ihres Lebens.« Das ist wohl das größte Geheimnis überhaupt.

Doch das spricht sich herum. Im Jahr 2013 veröffentlichte der französische Psychologe Thierry Postel eine Studie, die die Daten von 109 Hebammen umfasste, die zusammen 206 000 Geburten begleitet hatten. Die Hebammen berichteten über 668 Fälle von Müttern, die sagten, sie hätten während der Geburt »orgasmische Empfindungen« gespürt, 868 Fälle von Müttern, die Zeichen von Vergnügen zeigten, und 9 Mütter, die vollständige Orgasmen bestätigten.[63] »Schmerz und Lust laufen über dieselben Nervenbahnen«, erklärt der Verhaltensneurowissenschaftler Barry Komisaruk, Professor für Psychologie an der Rutgers University und Buchautor. »Es gibt viele verschiedene Empfindungsqualitäten, die durch vaginale und zervikale Stimulation hervorgerufen werden können, und deshalb sagen manche Menschen, dass die Geburt der schlimmste Schmerz war, den sie je empfunden haben, und andere, dass sich die Geburt orgasmisch, lustvoll und sogar erotisch anfühlt.«[64]

Doch viele Frauen finden das Pressen unangenehm, weil sie mit diesem Teil des Körpers schlecht oder kaum verbunden sind. Außerdem kann das Gebären eine sexuelle Erfahrung sein, die allerdings tabuisiert ist, zumal so viele dabei zuschauen. Doch anstatt im zweiten Teil der Wehen wie bei einem sportlichen Wettkampf loszupressen, täten Frauen besser daran, die Arbeit ihrer Gebärmutter zu überlassen und sich die Scheide allmählich entspannen lassen.

Während meines praktischen Jahrs im Krankenhaus war ich für die Schwestern Dr. Schmerz, weil ich nicht bei jeder Geburt routinemäßig eine Spinalanästhesie anordnete. Selbst damals wusste ich, dass das Herauspressen des Babys nicht lange dauerte, und ich war der Meinung, dass es besser sei für eine Frau, wenn sie das neue Baby wach empfing, als wenn man, da der Unterkörper durch die Anästhesie gelähmt war, das Kind mit einer Zange holen müsse. Ich habe schon Frauen beobachtet, die auf dem Geburtstisch eingeschlafen sind, weil sie so betäubt waren. Diese Frauen waren nie so »präsent« wie jene, die auf natürliche Weise entbunden hatten.

Damals allerdings wusste ich nicht, dass die Geburt einen Teil der weiblichen Sexualität ausmacht und dass wir uns durch die Betäubung des Schmerzes auch um die Möglichkeit bringen, Ekstase und Sexuelles zu erfahren.

Auch wenn die meisten es nicht wissen, hat Bauchtanz ursprünglich damit zu tun, sich mit der Kraft der Geburt zu verbinden. Großmütter haben es an Enkelinnen und Töchter weitergegeben. Und ich bin sicher, dass der momentane Trend, was Bauchtanz, Poledance oder burleskes Tanzen angeht, mit der Wiederkehr der Aphrodite zu tun hat, den Aspekt der Weiblichkeit, den die 68erinnen in ihrem Versuch, wie Männer zu sein, ausgeklammert haben. Doch mit der neuen Lust geht auch die neue Lust im Gebären einher. Dazu gibt es die amerikanische Webseite www. orgasmicbirth.org. Ich empfehle außerdem die DVD der russischstämmigen Filmemacherin Elena Tonetti-Vladimirova, die Filme über natürliche Geburten macht. Manche davon sind am Schwarzen Meer aufgenommen. Ein Must-see für alle Schwangeren (vgl. www.birthintobeing. com, zum Teil deutschsprachig).

Die Erfahrung macht den Unterschied: Weil Mutter und Kind während der Geburt emotional und neurologisch sehr empfänglich sind, ist diese für beide auch sehr prägend. Ihr Verhältnis wird hier stark beeinflusst. Wenn Sie also die Wehen als bevorstehende Katastrophe bewerten oder sich einfach so den Experten überlassen, ohne ihre innere Stimme anzuhören, dann bringen Sie sich um eine sehr starke stärkende Erfahrung.

Eine natürliche Geburt ist sicher: Studien belegen immer wieder, dass bei gesunden Müttern ohne Risikofaktoren eine Hausgeburt genauso sicher ist wie eine im Krankenhaus. Eine niederländische Studie hat sich dazu 530 000 risikolose Geburten angeschaut und herausgefunden, dass mit der richtigen Infrastruktur an Unterstützung (eine ausgebildete Hebamme) eine Hausgeburt sicherer ist als eine Geburt im Krankenhaus[65]. In der Tat kann eine Hausgeburt sogar sicherer sein. Eine richtungsweisende Studie des *British Medical Journal* von 2005 bestätigt das. [...] Zum Beispiel betrug die Dammschnittrate in der Hausgeburtgruppe 2,1 % im Vergleich zu 33 % bei den Krankenhausgeburten. Die Wehen wurden bei nur 9,6 % der Hausgeburten, aber bei 21 % der Krankenhausentbindungen eingeleitet. Auch die Rate der fötalen Herzton-Überwachung, der Kaiserschnitte, der Zangengeburten und Periduralanästhesien war bei den Hausgeburten niedriger.[66] Eine Studie aus dem Jahr 2014, in der die Daten von fast 17 000 Frauen über einen Zeitraum von sechs Jahren ausgewertet wurden (die größte jemals veröffentlichte Untersuchung geplanter Hausgeburten in den USA), bestätigte erneut, dass geplante Hausgeburten mit Hebammen bei Müttern mit geringem Risiko zu wenigen Eingriffen und keinem Anstieg negativer Folgen für Mütter und ihre Neugeborenen führen.[67]

Säuglingssterblichkeit immer noch viel zu hoch

Was die Säuglingssterblichkeit betrifft, so sind die Zahlen für die USA in den Jahren 2005 bis 2016 um 14 Prozent gesunken, von 6,86 Todesfällen pro 1000 Lebendgeburten im Jahr 2005 (ein neuer Höchststand) auf 5,9 Todesfälle im Jahr 2016. Derzeit ist die Rate in den Vereinigten Staaten höher als in den meisten anderen Industrieländern. Kanada hat mit 4,8 pro 1000 die zweithöchste Rate, während alle anderen Industrienationen Raten unter 4 pro 1000 aufweisen.[80] (Japan hat die niedrigste Säuglingssterblichkeitsrate – 2,1 Todesfälle pro 1000 Lebendgeburten). In Deutschland liegt sie bei 2,9 pro 100 000 Lebendgeburten. Wie die Müttersterblichkeitsrate ist auch die Säuglingssterblichkeit ein sehr wichtiges Maß für die öffentliche Gesundheit, da sie Faktoren wie die Qualität der Schwangerschaftsvorsorge, die Gesundheit der Mütter, den sozioökonomischen Status und den Krankenversicherungsschutz widerspiegelt.

Heute gibt es bei der Geburt mehr Möglichkeiten denn je – von einer Hightech-Geburt im Krankenhaus bis zur Wassergeburt zu Hause. Informieren Sie sich sorgfältig in den Krankenhäusern vor Ort und bei freien Hebammen. Nur so können Sie eine sichere und zugleich mutterfreundliche Wahl treffen.

Unser kulturelles Erbe: Geburt und Entbindung

In den allermeisten Fällen verlaufen Geburten und Entbindungen problemlos. Aber unsere Gesellschaft insgesamt hat ein hysterisches Verhältnis zum Geburtsprozess. Die kulturelle Angst vor Schwangerschaft und

Geburt lässt sich auch auf unbearbeitete Geburtstraumata zurückführen. Fast jeder Mensch in unserer Gesellschaft leidet unter einem unbearbeiteten Geburtstrauma, und das wird auf schwangere Frauen projiziert. Die Medien spielen hier im Übrigen eine wichtige Rolle. In unserer Generation, den Babyboomern, sind fast alle unter Betäubung in Krankenhäusern geboren und unmittelbar nach der Geburt den Müttern weggenommen und in die gleißend hellen, sterilen Säle der Säuglingsstationen gebracht worden. Die Kriegsgeneration dagegen kam oft noch zu Hause zur Welt. Dann medikalisierte sich die Geburt und wurde ins Krankenhaus verlegt. Obwohl dabei die Müttersterblichkeit sank, haben wir bei diesem Wandel sehr viel von dem alten geburtlichen Wissen verloren. Doch hat mittlerweile ein Wandel eingesetzt, und viele junge Mütter interessieren sich wieder für Hausgeburten oder zumindest Geburtstechniken, die den natürlichen körperlichen Vorgängen Rechnung tragen.

Wahr ist aber auch, dass sich auf den Friedhöfen von New England sehr viele Gräber früh verstorbener Frauen und ihrer toten Kinder finden. Doch eigentlich gingen die meisten dieser Todesfälle und Traumata weniger auf Mängel der medizinischen Technik, als auf schlechte Ernährung, Überarbeitung und fehlende Unterstützung zurück.[81] Forschungsergebnisse zeigen, dass sich das Risiko längerer Wehen und negativer Folgen für die Kinder erhöht, wenn Frauen bei der Geburt nicht unterstützt werden. Mehrfach wurde nachgewiesen, dass die Anwesenheit einer unterstützenden Frau, die die Funktion einer »Mutter der Mutter« hat, die durchschnittliche Dauer der Geburt von 19,3 Stunden auf 8,8 Stunden (von der Aufnahme bis zur Entbindung) senkt. Nach diesen Untersuchungen war die Mutter nach der Entbindung wacher, wenn so eine Frau anwesend war, was die Wahrscheinlichkeit erhöhte, dass sie ihr Baby streichelte, es anlächelte und mit ihm sprach.[82]

In sogenannten »primitiven« Gesellschaften wird durch lange Stillzeiten oft eine zwei- bis vierjährige Pause zwischen den Geburten erreicht. Dadurch bleiben die Prolaktinspiegel hoch, was als natürliche Schwangerschaftsverhütung gilt. Im Laufe ihres Lebens hat eine Frau dort vielleicht zwanzig Perioden im Vergleich zu 500 einer Frau im Westen.[83] Diese Gesellschaften haben auch unterstützende Maßnahmen für die Schwangere und die Entbindung entwickelt. Die Geburt wird als Gemeinschaftsereignis gefeiert. Natürlich will ich nicht behaupten, dass Schwangerschaft und Geburt in Gesellschaften, in denen die Frauen gut ernährt und unterstützt sind, immer völlig risikolose, fantastische Prozesse sind, aber dennoch können wir viel von dem kollektiven weiblichen Wissen indigener, naturorientierter Völker lernen und mit der heutigen medizinischen Technik verbinden.

Frauen gebären, wie sie leben

Durch meine Mitarbeit bei Hunderten von Kaiserschnitten und anderen medizinischen Geburtstechniken habe ich gelernt, dass die heutigen Probleme mit der Geburt beginnen, lange bevor eine Frau tatsächlich in den Wehen liegt, ja sogar schon Jahre vor der Schwangerschaft. Die Anfänge dieser Probleme trägt jede Frau in sich, und deshalb müssen wir darauf achten, welchen Anteil wir an dieser alltäglichen unguten Behandlung haben.

Eine Frau gibt ihre Einstellungen zur Schwangerschaft nicht vor dem Kreißsaal ab. Eine Karrierefrau aus meiner Bekanntschaft etwa sagte, sie wolle von der Geburt nichts mitbekommen, nach dem Motto: »Ich bin keine Indianerin – gebt mir eine Vollnarkose.« Diese Aussage zeigt, dass sie die Macht der Geburt und der Entbindung nicht kennt. Sie impliziert, dass nur »Primitive« Wehen bewusst erleben, während gebildete Intellektuelle ihre Kinder mithilfe der Technik bekommen, die dafür sorgt, dass ihre Hände sauber, ihre Stirn glatt und ihr Make-up tadellos bleiben.

Viele Frauen haben zur Geburt ausgesprochen oder unausgesprochen die Einstellung: »Bitte, Frau Doktor, kümmern Sie sich um diese unangenehme Sache. Ich möchte davon gar nichts mitbekommen – geben Sie mir einfach das Baby, wenn alles vorbei ist.« Was Frauen bei einer Geburt am meisten brauchen, ist Ermutigung und die liebevolle Bestätigung ihrer Fähigkeit, normal zu gebären. Leider wird ihnen gerade das allzu oft verweigert, weil eine Geburt für Ärzte und Krankenschwestern nichts anderes ist als jede andere Krise oder Krankheit und möglichst sofort durch Behandlung beseitigt werden soll.

Ich habe gelernt, dass sich das Leben einer Frau in den Wehen widerspiegelt. Es gibt verschiedene Untersuchungen, die bei Frauen mit sehr langen Geburten bestimmte gemeinsame Persönlichkeitsmerkmale nachgewiesen haben. Sie hatten ambivalente Einstellungen zur Reproduktion und zur Mutterschaft und konnten während der Geburt nicht zugeben und akzeptieren, dass sie Angst hatten.

Solche psychischen Faktoren können die Aktivität der Gebärmutter stören und damit die Dauer der Geburt verlängern.[84] Sind Sie selbst schon Opfer von Gewalt während der Schwangerschaft geworden, dann fragen Sie sich: Bin ich im letzten Jahr bzw. während meiner Schwangerschaft getreten, geschlagen oder sonst wie körperlich verletzt worden? Haben Sie eine Beziehung zu einem gewalttätigen Partner oder einem, der Sie körperlich bedroht? Hat man Sie schon einmal sexuell genötigt? Falls Sie eine dieser Fragen mit Ja beantwortet haben, haben Sie einen Missbrauch erlebt. Suchen Sie sich Hilfe, etwa in Deutschland unter der rund um die Uhr besetzten Telefonnummer: 08000 116 016. Das ist das Hilfetelefon Gewalt gegen Frauen des Bundesamtes für Familie und zivilgesellschaftliche Aufgaben. Auch die Polizei bietet Hilfestellung, etwa unter http://www.polizei-beratung.de/.

Frauen mit Inzest- oder anderen Missbrauchserfahrungen sind die besten Kandidatinnen für Komplikationen, die einen Kaiserschnitt notwendig machen. Viele von ihnen haben auf einer tiefen Ebene gelernt, Opfer zu sein. Das wirkt sich gerade bei der Geburt aus, bei der es darum geht, die Einheit mit dem Prozess herzustellen und sich nicht zum Opfer des Körpers zu machen. Eine meiner Patientinnen erkannte bei der Geburt, dass sie keine Fortschritte machte, weil sie unbewusst Angst hatte, das Kind ihres Vaters zur Welt zu bringen. Eine andere sexuell missbrauchte Frau hatte ihre Opferrolle so verinnerlicht, dass sie unfähig war, dass Kind aktiv herauszupressen. Wie so viele Menschen, die sich im Grunde machtlos fühlen, überließ sie es dem Krankenhaus und den Ärzten, ihr Baby zur Welt zu bringen. Diese Einstellung ist meiner Erfahrung nach weit verbreitet.

Andere Missbrauchsopfer setzen Kontrolle als einen Mechanismus des Überlebens ein. Wenn sie schwanger werden, erscheinen sie oft mit einer langen Liste von Forderungen in der Praxis: keinen Tropf, keinen Monitor, keine Praktikanten, Untersuchungen nur in begrenztem Ausmaß, keine Einläufe (obwohl Einläufe genauso wie das Rasieren seit zehn Jahren nicht mehr üblich sind). Viele Geburtshelfer wissen, dass gerade bei den Frauen, die den Geburtsprozess am stärksten kontrollieren müssen, am Ende die meisten Interventionen erforderlich werden; die Chancen für ungeplante Eingriffe wie Kaiserschnitte steigen proportional zur Menge der Forderungen. Solche Forderungen sind meist ein Symptom dafür, dass die Frauen die Illusion haben, alles mit dem Verstand kontrollieren zu können, vor allem in einer Situation, in der sie sich völlig verschreckt und hilflos fühlen. Sie glauben, den Schrecken, den ihnen ihr Körper, ihr Gefühl und der Geburtsprozess einjagt, in den Griff zu bekommen, wenn sie sich darum bemühen, jede Einzelheit des Prozesses zu kontrollieren. Aber je dringender eine Frau intellektuelle Kontrolle braucht, um so weniger kann sie sich dem Prozess ihres Körpers überlassen. Dadurch erhöht sich die Wahrscheinlichkeit eines Eingriffs. Und das medizinische System unterstützt sie bei diesem Ansinnen im Grunde noch. Es steht außer Frage, dass die Wehen oft als Tod erlebt werden. Wie meine Tochter mir kürzlich nach der Geburt ihres zweiten Kindes sagte: »Man kann wirklich an einen dunklen Ort geraten.« Das ist sehr wahr. Aber tief in unserem Inneren haben wir alle die Fähigkeit, uns auf wunderbare Weise durch diesen dunklen Raum zu bewegen. Vor allem, wenn wir uns unterstützt fühlen. Die Geburt wirft auch ein grelles Licht auf die Beziehung zum Ehemann oder zu anderen Menschen, die den Geburtsprozess unterstützen. Manchmal greifen die Frauen beim Übergang von der Eröffnungs- zur Austreibungsphase ihre Männer extrem böse an. In der Ausbildung habe ich gelernt, dass so etwas eben »passiert«, aber einleuchtend fand ich das nie. Mittlerweile weiß ich, dass Feindseligkeit, die bei einer Geburt ausbricht, immer schon lange vor der Geburt vorhanden war. Der primitive Charakter des Prozesses fegt die normale Höflichkeit hinweg und zeigt, was wirklich los ist. Mein Vater hat einmal gesagt, wenn ich Leute wirklich kennenlernen wollte, sollte ich mit ihnen zelten gehen. Man könnte dasselbe für eine Geburt sagen.

Gayle Peterson hat in ihrem Buch *Neun Monate ... und viele Fragen* (Kösel 1995) darauf hingewiesen, dass Frauen sich bei der Geburt nicht anders verhalten als in ihrem sonstigen Leben. Eine Geburt ist für die meisten Frauen eine Krisensituation, und sie gehen damit genauso um wie mit anderen Krisen: Manche sind hilflos, andere versuchen, die Situation unter Kontrolle zu bringen. Bei einer Untersuchung der Unterschiede zwischen Frauen, die die Geburt einleiten lassen, und Frauen, die warten, bis die Geburt spontan einsetzt, wurde bei der ersten Gruppe ein geringeres Vertrauen zum eigenen Reproduktionssystem festgestellt. Außerdem klagten sie tendenziell mehr über ihre Periode, hatten mehr Komplikationen bei früheren Geburten und mehr Angst vor den Wehen.[86] Bei ihrer eigenen Untersuchung konnten Gayle Peterson und Lewis Mehl-Madrona anhand der Kriterien, die auf Seite 572 aufgeführt und die das Ergebnis vieler Untersuchungen über individuelle Komplikationen sind, mit 95-prozentiger Genauigkeit vorhersagen, ob es bei einer Geburt Komplikationen geben würde.[87]

DER GEBÄRMUTTERHALS IST AUCH NUR EIN SCHLIESSMUSKEL

Von der Hebamme Ina May Gaskin stammt der Ausdruck »Schließmuskel-Problem«, um zu erklären, warum die Wehen immer dann schlagartig aussetzen, sobald eine Schwangere im Krankenhaus eintrifft. Der Grund ist, dass der Gebärmutterhals ein Schließmuskel ist – genauso wie der der Harnröhre und des Afters. Ein Schließmuskel entspannt sich nur, wenn man sich entspannt und sicher fühlt. Das ist auch der Grund dafür, warum so viele Leute auf Reisen Verstopfung bekommen.

»Rettung« vor den Wehen

Viele Frauen, die Wehen haben, verlangen von ihrem Partner, sie aus ihrer Zwangslage zu befreien. Ich kann mich gut an Geburten erinnern, bei denen die Frau ihren Mann anschrie: »So tu doch was!« Das tat er dann auch und brüllte mich an: »Wie lange soll das noch so weitergehen? Wenn Sie nicht sofort etwas unternehmen, werden Sie mich kennenlernen!« Immer wieder haben mich Ehemänner bedroht, weil sie wollten, dass ich »mal eben« den Wehenschmerz ihrer Frauen lindere, sonst würden sie ...!

Männer, die hilflos erleben, dass sie ihren Frauen nicht helfen und in das Ganze nicht eingreifen können, neigen dazu, sich gegen die Ärzte zu stellen: »Sorgen Sie sofort dafür, dass das aufhört!«

POTENZIELLE RISIKOFAKTOREN BEI DER GEBURT

HOHES RISIKO	NIEDRIGES RISIKO
Passivität	Aktivität
Abhängigkeit	Unabhängigkeit
Verlässt sich auf andere	Verlässt sich auf sich selbst
Kann keine Unterstützung von anderen annehmen	Kann Unterstützung von anderen annehmen
Lehnt ihre Weiblichkeit ab	Akzeptiert ihre Weiblichkeit
Verdrängte Sexualität	Gesunde Sexualität
Sieht sich als Sexobjekt	Sieht sich als sexuelles Wesen
Kindlich	Erwachsen
Einstellungen, die die Geburt behindern	Einstellungen, die die Geburt fördern
Sozialisation ungünstig	Sozialisation günstig
Unehrliche, manipulative Kommunikation	Ehrliche, eindeutige Kommunikation
Spirituelle Einstellungen, die die Geburt behindern	Spirituelle Einstellungen, die Geburt fördern
Sieht sich als schwach	Sieht sich als stark
Trennung von Geist und Körper	Integration von Geist und Körper
Konflikthafte Beziehungen	Liebevolle Beziehungen
Abweichungen vom geplanten Geburtsverlauf	Übereinstimmung mit dem Geburtsverlauf
Ängste nicht aufgearbeitet	Ängste aufgearbeitet
Sitzende Lebensweise	Körperlich aktiv
Zarte Erscheinung	Robuste Erscheinung
Wehrt Veränderungen und neue Ideen ab	Passt sich an Veränderungen an
Chaotisches Heim	Gemütliches Heim
Kind nicht gewünscht	Kind erwünscht
Lässt ihr Leben von außen steuern	Steuert ihr Leben selbst
Leugnet die Realität des Geburtsschmerzes	Akzeptiert die Realität des Geburtsschmerzes

Die Frauen, die ihre normale Rolle als »emotionaler Stoßdämpfer« für ihre Männer jetzt nicht übernehmen können, sehen entweder hilflos zu oder erwarten, dass ihre Männer die »Ich mach das schon«-Position vertreten, was bedeutet, dass sie noch weniger in Kontakt mit sich sind. Eine Geburt ist kein geeigneter Moment für die Aufklärung eines Paares über Transformationserfahrungen. Wenn ein Paar dagegen zwischen den Wehen aufnahmefähig für die Ermutigung ist, bei dem Prozess zu bleiben, wenn beide verstehen, dass es sich um etwas Normales und Natürliches handelt und nicht lebensbedrohlich ist, kann man beiden Beteiligten oft helfen, mit den Wehen und dem Geburtsprozess zu arbeiten statt gegen ihn. Meine Kollegin Bethany Hays sagt den Männern oder Partnern ihrer Patientinnen, sie könnten ihren Frauen die Geburt und die Schmerzen zwar nicht abnehmen, aber sie könnten sie lieben. Für die meisten Frauen ist es ein großes Geschenk, wenn sie sich während des gesamten Prozesses einfach geliebt fühlen. Eine Frau, die während der Wehen ihre Einstellung verändern kann, ist durch die Erkenntnis, dass sie tatsächlich fähig war weiterzumachen, dass sie tatsächlich die innere Kraft dazu hatte, oft für immer verändert. Das ist aber nur bei ständiger Unterstützung möglich. Keine Frau sollte ohne diese Unterstützung gebären müssen. Einmal hat mir eine Frau berichtet, die normal entbunden hatte. »Niemals habe ich so machtvoll gefühlt, ich war sehr bestärkt und flog geradezu. Am liebsten hätte ich alle, die ich kannte angerufen, um ihnen zu sagen, wie glücklich ich bin.«

Die Umkehr eines lebenslangen Bewältigungsmusters ist während einer Geburt aber nicht immer möglich. Als ich noch Entbindungen gemacht habe, stellte ich fest, dass alles gute Zureden, alle Informationen und Beschwörungen von meiner Seite nichts gegen die ererbte Überzeugung vieler Frauen ausrichten konnte, eine normale Geburt sei ihnen nicht möglich und sie seien auf Medikamente und Betäubung angewiesen.

Unser medizinisches System fördert das Katastrophenszenario der Geburt in jeder Hinsicht. Durch seinen patriarchalischen Suchtcharakter erklärt es sich symbolisch zum »Ehemann« all der Frauen, die rufen: »So tu doch was!« Und die Ärzte haben tatsächlich viele Möglichkeiten, »etwas zu tun«, die allerdings alle ihren Preis haben. In einigen Untersuchungen wurde zum Beispiel nachgewiesen, dass eine Rückenmarksanästhesie die Kaiserschnittrate erhöht. Eine Rückenmarksanästhesie entspannt die Beckenbodenmuskulatur und bringt das Baby in die sogenannte Vorderhauptlage, das heißt mit dem Gesicht nach oben. Diese Position erschwert das Pressen, verlangsamt den Geburtsprozess und kann das Baby in eine Notlage bringen. Schmerzmittel passieren die Plazenta und können sich dadurch auch auf das

Baby auswirken. Zangen, Dammschnitte, Saugglocken, Wehenmittel und unnötige Kaiserschnitte zählen zu den weiteren Interventionen, die nicht ohne Risiken sind.

Normalerweise hat es eine Frau in sich, normal zu entbinden. Vielmehr sollte sie um die potenziellen Nebenwirkungen von Medikamenten und Betäubungsmitteln wissen. Als ich noch selbst in der Geburtshilfe arbeitete, war ich frustriert, wenn die Patientinnen gar nicht die Absicht hatten, normal zu gebären und wollte sie erziehen.

Aber das war mein Problem, nicht unbedingt ihres. Sie wollten die Techniken nutzen, die die Krankenhäuser anbieten. Ich weiß heute, dass es nicht meine Aufgabe war, sie oder sonst jemanden zu verändern. Jede Frau muss in sich hineinhorchen und so ehrlich wie möglich feststellen, wo sie steht. Meine Aufgabe ist es, meine eigenen Überzeugungen und Standpunkte zu klären, in jeder Situation die Alternativen vorzustellen und die Entscheidung den Frauen zu überlassen.

Geburtstechniken

Kaiserschnitt und Monitorüberwachung

Es gibt kein besseres Beispiel für die übertriebene Nutzung der Technik bei der Geburt als die hohe Kaiserschnittrate in sehr vielen Krankenhäusern, die einerseits auf den medizinischen Behandlungsansatz, andererseits auf die Angst vor juristischen Auseinandersetzungen zurückgeht, die bei einer eventuellen Schädigung des Babys drohen. Die Kaiserschnittraten sind jedoch von Klinik zu Klinik und auch von Arzt zu Arzt sehr verschieden. In den meisten Lehrkrankenhäusern in den USA liegt sie im Durchschnitt bei 32 Prozent, während in manchen Städten jede zweite weiße Privatpatientin mit einem Kaiserschnitt rechnen muss![88] Allerdings schwächt sich der Trend wieder etwas ab, weil auch die Medizin die mit dem Eingriff verbundenen Risiken erkennt.

Meine klinische Ausbildung fiel in eine Zeit, in der die Monitorüberwachung und die Kaiserschnittraten stark anstiegen. Ich fragte mich damals, wie es möglich ist, dass ein derart hoher Prozentsatz von Frauen ein normales körperliches Ereignis ohne die Hilfe von Anästhesie oder Operationen nicht überstehen kann. Die menschliche Rasse hätte nie überlebt, wenn wirklich so viele Frauen nur mit größeren chirurgischen Eingriffen gebären können. Irgendetwas musste schiefgelaufen sein.

In der Ausbildung wurde uns eingeschärft, jede Frau als potenziellen Risikofall zu behandeln. Angeblich konnte es bei jeder normalen Geburt von einem Augenblick zum anderen zur Krise kommen. Sobald eine Frau, bei der die Wehen eingesetzt hatten, in den Kreißsaal kam, ging es los: Man nahm ihr Blut ab, sprengte die Fruchtblase, klebte Elektroden an den Kopf des Fötus und führte einen Katheter in den Uterus ein, um den intrauterinen Druck auf dem Monitor zu messen. Danach starrten die Gebärende und ihre Familie, die Ärzte und die Schwestern gemeinsam auf den Monitor, als ob sie erwarteten, er könnte sagen, was als Nächstes zu tun sei. Die Geburt musste in der Position erfolgen, die für die Monitorüberwachung optimal war – ob sie für die Frau angenehm war oder nicht. Ich weiß noch, wie ich Frauen an die Monitore anzuschließen versuchte, die erst kamen, als die Presswehen schon eingesetzt hatten. Aber ich hätte Ärger mit den Ausbildungsärzten bekommen, wenn ich bei schlechten Ergebnissen keine Monitordokumentation vorweisen konnte. Ich kannte also all diese Prozeduren, einschließlich des Sprengens der Fruchtblase.

Doch im zweiten Jahr meiner Assistenzzeit erfuhr ich auf einer internationalen Konferenz für Geburtshilfe, dass die Fruchtblase normalerweise erst gesprengt wird, wenn die Frau zu pressen beginnt und dass bei künstlicher Sprengung die Babys nachweislich stärker unter Stress stehen; Blutproben aus der Kopfhaut zeigen einen geringeren pH-Wert. Dazu lernte ich bei dieser Konferenz, dass das Fruchtwasser die bestmögliche »Verpackung« des Babys ist und es während der Wehen wirksam schützt und die Entbindung weniger schmerzhaft macht. Aber auf die Frage, warum wir so unnötig in diese natürlichen Schutzmechanismen eingreifen, gibt es eine schlichte Antwort: Damit wir die Monitore anschließen können.

Wenn man eine verletzbare gebärende Frau an drei oder vier verschiedene Kanülen und Drähte anschließt und dann die Fruchtblase sprengt, dürfen wir uns dann wundern, wenn sie Angst bekommt, die sich auf ihr Baby überträgt – und es zusätzlich belastet? Hinzu kommt noch, dass der Monitor die Aufmerksamkeit auf sich zieht – weg von der Frau in den Wehen. Und obwohl man weiß, dass das nichts bringt, schenken das Krankenhauspersonal und auch die Frau selbst dem Monitor mehr Aufmerksamkeit als ihren inneren Prozessen. Hier findet nichts anderes statt als eine Zementierung der Trennung von Körper und Geist.

Mittlerweile zeigen Untersuchungen, dass eine Monitorüberwachung keine besseren perinatalen Ergebnisse liefert als das regelmäßige manuelle Abhören der Herztöne.[89] Stattdessen werden hier die Kaiserschnittraten nach oben getrieben. Ein tolles Beispiel für eine Technologie, die sich durchsetzt, bevor alle Daten vorliegen. Dr. George Macones, der für das American College of Obstetricians and Gynecologists die Entwicklung der neuesten Richtlinien für die Überwachung des Fötus leitete, fasst dies sehr schön zusammen: »Seit 1980 hat der Einsatz von EFM (elektronische Überwachung des Fötus) stark zugenommen, von 45 % auf 85 % im Jahr 2002. [Die Zahl liegt mittlerweile bei 89 Prozent.][90] Obwohl das EFM heute das häufigste geburtshilfliche Verfahren ist, hat es leider weder die perinatale Sterblichkeit noch das Risiko einer zerebralen Lähmung verringert.« (Als die elektronische Überwachung des Fötus eingeführt wurde, dachte man, dass die Zerebralparese mit einem geburtshilflichen Trauma zusammenhing. Folglich wurden die Geburtshelfer dafür verantwortlich gemacht. Spätere groß angelegte Studien haben nun bewiesen, dass die Zerebralparese aus einer neurologischen Schädigung im Mutterleib resultiert, die lange vor den Wehen und der Geburt auftritt.) »Tatsächlich ist die Rate der zerebralen Lähmungen seit dem Zweiten Weltkrieg im Wesentlichen gleich geblieben, trotz der fetalen Überwachung und all unserer Fortschritte bei Behandlungen und Eingriffen.«[91]

Eine Untersuchung an 1600 Frauen im Auftrag der Non-Profit-Organisation Maternity Center Association hat ergeben, dass bei 61 Prozent sechs bis zehn medizinische Maßnahmen vorgenommen wurden. Dazu gehörten der Anschluss an den Wehenschreiber, das Verabreichen von Pitocin, um die Wehen voranzutreiben. Dadurch aber werden diese schmerzhafter, was beim Fötus zu Komplikationen und Gelbsucht führen kann. (Darüber hinaus hatten 43 Prozent drei bis fünf medizinische Maßnahmen, einschließlich Einleitung, Fruchtwassersprengung, Kaiserschnitt und Zangengeburt. Acht von zehn Frauen und 91 Prozent der Erstgebärenden bekamen routinemäßig Schmerzmittel.) Warum wird in der Ära der sogenannten evidenzbasierten Medizin eine Methode beibehalten, für die es absolut keine Beweise gibt? Wie sich herausstellt, gibt es in der Schulmedizin eine Menge solcher Dinge.

Im Rückblick weiß ich, wie viele Fälle von fötalen Notsituationen umkehrbar gewesen wären, wenn jemand die Mutter beruhigt und sie aufgefordert hätte, sich auf ihr Baby zu konzentrieren und ihm beruhigende Botschaften zu senden. Biofeedback hat gezeigt, wie tief reichend sich Gedanken auf körperliche Faktoren wie Blutdruck, Puls und Hautwiderstand auswirken können. Das Baby ist Teil des Körpers der Gebärenden. Ihre Gedanken und Gefühle haben eine Wirkung auf das Baby.

Viele Geburtshelfer halten die vaginale Entbindung schlicht für gefährlich und sehen darin nur eine Verstärkung eines fötalen Traumas. Ich habe mit vielen Kolleginnen und Kollegen diskutiert, die auf einer tiefen Ebene, die sie sich nie bewusst gemacht hatten, davon überzeugt sind, dass der Kaiserschnitt die bessere Geburtsmethode ist. Man muss schon ziemlich selbstsicher sein, um all den terminierten Geburten und Kaiserschnitten zu widerstehen, die in allzu vielen Krankenhäusern an der Tagesordnung sind. Zwischen 50 und 85 Prozent aller Frauen, bei denen ein Kaiserschnitt gemacht wurde, können weitere Kinder normal entbinden. Das alte Sprichwort in der Geburtshilfe: Einmal Kaiserschnitt, immer Kaiserschnitt, stimmt nicht mehr, wie die Literatur belegt, die bereits in den späten Siebzigerjahren vorhanden war.

In meiner Ausbildung war es ganz selbstverständlich, dass Frauen, die nach einem Kaiserschnitt wieder schwanger wurden, die Alternative einer normalen Geburt angeboten wurde. Aber bis heute werden Frauen, bei denen diese Option angebracht wäre, nicht immer darüber informiert, weil Ärzte wie Patientinnen vor der unwahrscheinlichen Ruptur der Gebärmutter Angst haben. In einem kürzlich erschienenen Bericht einer der Zeitschriften für Gynäkologie und Geburtshilfe unter dem Titel »Wenn die Patientin einen Kaiserschnitt verlangt« meinte Dr. Bruce Flamm: »Angst ist keine Indikation für eine Operation, sondern die Indikation für Aufklärung.«[92]

Es gibt sehr große individuelle Unterschiede bei den Kaiserschnittraten einzelner Ärzte. Bei manchen Kolleginnen und Kollegen liegen sie bei nur sechs Prozent. Das sind meist auch diejenigen, die gern und viel mit Hebammen zusammenarbeiten.

KAISERSCHNITT: DIE RISIKEN

Auch wenn Frauen den Kaiserschnitt aus Bequemlichkeit oder Angst vor dem langen Geburtsprozess wählen, ist ein Kaiserschnitt ohne medizinische Indikation nicht zu Unrecht umstritten. Ein Kaiserschnitt ist eine schwere Operation, die einige Risiken in sich birgt. Im Vergleich zur vaginalen Geburt sind das die folgenden:

- die Müttersterblichkeit (liegt fünf- bis siebenmal höher)[93]
- Verletzungen der Blase, des Uterus und der Blutgefäße; Gefahr von Einblutungen, Unfällen bei der Anästhesie, Thrombosen, Lungenembolie, Darmlähmungen und Infektionen (fünfzigfach erhöht)[94]
- bis zu zwei Monate nach der Geburt Probleme bei Alltagsaktivitäten (bei ein von 10 Frauen)[95]; eine von vier Frauen berichtet von Schmerzen an der Narbe, eine von 14 Frauen tut dies auch noch ein halbes Jahr nach dem Kaiserschnitt[96]
- weitere stationäre Aufnahme (zweimal häufiger als bei normalen Geburten)[97]
- Narbenbildung, die zu Schmerzen im Unterleib oder beim Sex führen; Darmprobleme[98]
- anschließende Unfruchtbarkeit[99], Fehlgeburt oder Frühgeburt[100]
- erhöhtes Risiko zukünftiger Totgeburten unklarer Ursache[101]

- Plazentaprobleme bei folgenden Schwangerschaften wie Placenta accreta, bei der die Plazenta in die Gebärmutterwand hineinwächst, was zu starkem Blutverlust und einer möglichen Gebärmutterentfernung führt[102]

RISIKEN FÜR DAS KIND

- Probleme bei der Atmung und dem Stillen aufgrund von leichten Frühgeburten[103]
- versehentliche Schnittverletzung durch den Chirurgen (in ein bis zwei Prozent der Fälle)[104]
- häufigerer Aufenthalt auf der Intensivstation (fünfmal so häufig)[105]
- Gefahr eines dauerhaften Lungenhochdrucks, der lebensgefährlich ist (vierfaches Risiko)[106]
- Kaiserschnitt-Babys haben ein erhöhtes Risiko für Allergien, Asthma, Diabetes Typ 1, Hodenkrebs und kindliche Leukämie[107]

Dammschnitt

Glücklicherweise wird die Episiotomie (der Dammschnitt, das chirurgische Durchtrennen des Gewebes zwischen Vagina und Rektum, um ein Einreißen während der Geburt zu verhindern) nicht mehr routinemäßig empfohlen. Im Jahr 1992 wurden in den USA mehr als 1,6 Millionen solcher Eingriffe durchgeführt, doch bis 2003 war die Zahl auf 716 000 gesunken.[108] Im Jahr 2006, dem Jahr, in dem das American College of Obstetricians and Gynecologists erklärte, dass eine routinemäßige Episiotomie nicht mehr empfohlen wird, hatten 17 Prozent der Frauen, die vaginal entbanden, einen Dammschnitt, und bis 2012 war die Rate auf knapp 12 Prozent gesunken.[109]

Die Wahrscheinlichkeit schwerer Risswunden bei Frauen erhöht sich durch den Dammschnitt um das 50-Fache[110], weil sich die Schnitte während der Entbindung im Vaginalgewebe erweitern können. Der Eingriff kann zu großen Blutverlusten, schmerzhaften Narben und unnötigen Schmerzen nach der Geburt führen[111], was wiederum die Bindung der Mutter an das Baby und das Stillen erschweren kann.

Weitere Untersuchungen zeigen, dass eine Dammmassage mit Gleitmittel (entweder durch die Schwangere selbst oder durch ihren Partner), die entweder während der Schwangerschaft oder während der Wehen selbst durchgeführt wird, die Notwendigkeit eines Dammschnitts verringert.[113]

Wie Untersuchungen nachgewiesen haben, hängt die Frage, ob eine Frau einen Dammschnitt bekommt oder nicht, überwiegend davon ab, ob sie bei einem Arzt oder bei einer Hebamme entbindet. Hebammen lernen normale Entbindungen ohne Intervention. Ärzte tun mehr, weil das ihrem Ausbildungscredo entspricht. In Kliniken wird es nur sehr selten zugelassen, dass eine Frau ihr Kind langsam, sanft und ungestört herauspresst. Eine rückblickende Untersuchung von 2041 vaginalen Entbindungen (auch Zangen- oder Saugglockenentbindung) in San Francisco zeigte, dass sich Dammrisse vierten Grades (bis zum Rektum) im 10-Jahres-Intervall von 12,2 auf 5,4 Prozent reduzierten, weil die Dammschnitte von 93,4 Prozent auf 35,7 Prozent zurückgingen.[114] Was sich erhöhte, waren vaginale Platzwunden. Diese sind jedoch vergleichsweise leicht und heilen schnell. Auch sind sie weniger schmerzhaft. Eine hochrangige Veröffentlichung hat dann das Thema zum Abschluss gebracht. In dieser wurde die gesamte medizinische Literatur von 1950 bis 2004 gesichtet, doch die Autoren fanden keine Belege für die zuvor postulierten Vorteile des Dammschnitts. »Im Gegenteil«, so das Resümee, »Dammschnitte sind nicht empfehlenswert, weil sie bei einigen Frauen zu mehr Verletzungen führen, als diese ohne den Schnitt gehabt hätten.«[115]

Ein Wort zur Schwächung der Beckenbodenmuskulatur

Seit den späten Neunzigerjahren soll eine mögliche Beckenbodenschädigung herhalten, um einen Kaiserschnitt insbesondere ohne weitere medizinische Indikation zu rechtfertigen. Es gibt ein Statement der amerikanischen Gynäkologen und Geburtshelfer von 2003, wonach Ärzte jederzeit einen Kaiserschnitt vornehmen können, wenn dies der Gesundheit von Mutter und Kind zum Vorteil gereiche. Der funktionelle Erhalt des Beckenbodens wurde unter anderem als Grund genannt. Dieses Papier ist von verschiedenen amerikanischen Organisationen kritisiert worden, weil die Komplikationsrate bei Kaiserschnitten höher liege, auch was nachfolgende Schwangerschaften betrifft.

Eine Durchsicht der medizinischen Literatur bezüglich Entbindungsarten vor 2006 hat festgestellt, dass vor allem das ärztliche Handwerk selbst für den Ausgang einer Geburt eine entscheidende Rolle spielt. Zum Beispiel führt die Anwendung von Saugglocken oder Zangen durch unerfahrene Ärzte oder ein Dammschnitt häufiger zu Beckenbodenproblemen als Geburten ohne diese Hilfsmittel. Die Autoren betonen, dass etwa eine »sanfte Geburt in Rückenlage mit angezogenen und gespreizten Knien ohne forciertes Pressen und routinemäßigen Dammschnitt den Beckenboden und das Perineum schützen und Druck auf die hier untersuchten Strukturen lindern und somit den Unterschied zwischen vaginaler Geburt und Kaiserschnitt verringern.«[115]

Doch ganz unabhängig von den Statistiken gilt auch, dass der weibliche Beckenboden dafür geschaffen ist, zu gebären, und das in einer geeigneten Umgebung auch tut. (siehe auch Kapitel 8 zum Thema Beckenboden).

Anästhesie

Die modernen Anästhesien sind in vieler Hinsicht ein Geschenk des Himmels, aber bei der Geburt werden sie viel zu oft eingesetzt. Entsprechend der gesellschaftlichen Maxime: Wenn ein bisschen gut ist, ist ein bisschen mehr besser, verkaufen manche Kliniken heute jeder schwangeren Frau bereits lange vor der Geburt die Vorteile der Periduralanästhesie, die als der »Mercedes« unter den gynäkologischen Anästhesiemöglichkeiten gilt.

Der Köder wird oft in den Geburtsvorbereitungskursen dieser Kliniken ausgeworfen: »Sie spüren überhaupt nichts.« Vielen Frauen wird die Anästhesie als Patentlösung angeboten. Ich habe immer wieder Frauen sagen hören: »Die sollen mir zwei Wochen vor der Entbindung den Periduralkatheter legen!« Die Risiken sind zahlreich: keine Fortschritte im ersten und zweiten Stadium der Geburt, Fieber, häufigerer Einsatz der Geburtszange, Beckenbodenschäden und fötale Notlagen mit einem entsprechenden Anstieg der Kaiserschnittrate.[116]

Wie eine Untersuchung an 1733 Frauen gezeigt hat, lag die Kaiserschnittrate bei Erstgebärenden mit Periduralanästhesie bei 17 Prozent im Gegensatz zu vier Prozent bei Erstgebärenden ohne diese Narkose, das ist eine Erhöhung um das Vierfache.[117] In einer Studie von 2005 kam heraus, dass Periduralanästhesien oft mit einer occipito-posterioren Kindslage einhergehen (hintere Hinterhauptslage, Lage mit dem Gesicht nach oben) statt mit der günstigeren Lage, bei der das Gesicht nach unten zeigt. Dieser Umstand könnte auch die erhöhte Häufigkeit von Kaiserschnitten bei Frauen erklären, die eine Periduralanästhesie bekommen haben.[118] Der Grund sei, dass mit der Betäubung die sensorischen Nerven des Beckenbodens getroffen werden und damit ihre Motorik beeinträchtigen.

Deshalb können die Beckenbodenmuskeln das Kind dann nicht in die richtige Position bekommen. Das ist ein bisschen so, als äße man Suppe nach einer Zahnarztbetäubung! Trotz der Studien wird die Debatte wohl noch länger anhalten, weil es verschiedene Variablen gibt (zu den Faktoren, die das Ergebnis beeinflussen können, zählen zum Beispiel die Frage, wie, von wem und zu welchem Zeitpunkt die Anästhesie gegeben wurde). Allerdings entspricht die Verbindung von Periduralanästhesie und Kaiserschnitten auch meiner Erfahrung aus der Entbindungsstation einer großen Klinik. Eine andere Untersuchung mit 1657 Erstgebärenden ergab, dass 14,5 Prozent der Frauen mit Periduralanästhesie Fieber bekamen, verglichen mit einem Prozent der Frauen ohne Periduralanästhesie. Bei den Kindern dieser Frauen war die Wahrscheinlichkeit einer Untersuchung auf Infektionen sowie die Gabe von Antibiotika jeweils viermal höher als bei den Kindern der Frauen, die ohne Periduralanästhesie zur Welt gekommen waren.[119] Trotzdem hatten nur 3 der 356 Neugeborenen aus der Periduralanästhesie-Gruppe, die auf Sepsis untersucht wurden, tatsächlich eine Infektion. Periduralanästhesien erhöhen das Fieberrisiko, unabhängig von der Größe des Kindes oder der Dauer der Geburt, zwei Faktoren, die ebenfalls mit einem erhöhten Infektionsrisiko verbunden werden.

Die Untersuchung des Babys auf Infektionen hat zahlreiche negative Folgen: Man nimmt Ihnen das Kind weg und bringt es auf die Säuglingsintensivstation; das Baby leidet durch Blutabnahme und Infusionen zusätzliche Schmerzen; die hilfreichen normalen Bakterien im Körper des Babys werden durch Antibiotika abgetötet, wodurch das Risiko einer Infektion durch antibiotikaresistente Bakterienstämme steigt, die sich oft in Krankenhäusern finden; Mutter und Kind werden zusätzlichen Ängsten ausgesetzt; negative Auswirkungen auf das Stillen sind möglich. Da diese Untersuchungen direkt nach der Geburt beginnen, können sie auch die wichtige Bindungsphase beeinträchtigen, die die Natur nach der Geburt vorsieht.

Rückenlage

Bei Frauen, die in einer physiologisch normalen Position gebären, etwa im Stehen oder in der Hocke, sind Dammrisse seltener; sie sind im zweiten Stadium der Entbindung auch weniger häufig auf chirurgische Hilfe angewiesen. Viele Frauen fühlen sich am wohlsten, wenn sie auf allen vieren knien. Die Rückenlage ist die ungeeignetste Position, um ein Baby herauszupressen, weil sie sehr starken Druck auf das Baby im hinteren Teil der Vagina ausübt und den Durchmesser der Beckenöffnung verringert – was das Einreißen der Vagina begünstigt. (Haben Sie schon einmal versucht, zu drücken, wenn Sie flach auf dem Rücken liegen?)

Anscheinend war es der französische König Ludwig XIV., der diese Position populär gemacht hat. Er war Voyeur und wollte den Geburten der Frauen an seinem Hof zusehen können, ohne selbst gesehen zu werden. Das war in der Rückenlage möglich, in der der Blick der Frauen durch die hochgeschobenen weiten Röcke versperrt war. Da diese Position mit der Oberschicht assoziiert wurde, fand sie schnell Nachahmerinnen. Auch machte sie die Sache für die Geburtshelfer einfacher. Aber anscheinend hat auch die zunehmende Beliebtheit der Geburtszange dazu beigetragen. Diese wurde ursprünglich 1630 von Peter Chamberlen erfunden, einem Geburtshelfer, der den Beruf von den männlichen Mitgliedern seiner Familie erlernt hatte. Die Zange blieb lange ein »Familiengeheimnis« der Chamberlens und wurde erst 1728 allgemein bekannt.[120] Der Gebrauch dieses Instruments war

Männern (zumeist Ärzten und Chirurgen) vorbehalten. Die Zange wurde ursprünglich nur in Fällen angewandt, in denen alles andere versagte und die Frauen sich stundenlang vergeblich mit Presswehen abgeplagt hatten. Die Rückenlage ermöglichte es den Frauen, sich auszuruhen, während die Zange eingesetzt wurde, andererseits konnte der Geburtshelfer in dieser Position die Zange am besten einsetzen.

Die Hockstellung führt im zweiten Stadium der Geburt zu einer Erweiterung der Öffnung der Vagina, weil sich in dieser Position der Druck gleichmäßig auf die vaginale Peripherie der Vagina verteilt und dazu beiträgt, dass der Kopf des Kindes nach unten rutscht. Der Raum zwischen dem hinteren und vorderen Teil des Beckens erweitert sich um mehr als einen halben Zentimeter.[121] Außerdem verhindert die Hockstellung, dass der Uterus auf die großen Beckenvenen drückt, was die Blutversorgung des Kindes verbessert und so die Sicherheit von Mutter und Kind erhöht. (Ich habe viele Fälle fötaler Notsituationen im Kreißsaal erlebt, zu denen es nur deshalb kam, weil die Mütter auf dem Rücken lagen.) Frauen, die ermutigt werden, ihren Damm und den Kopf des Kindes anzufassen, entwickelten schnell eine Verbindung zu ihrem Kind und entbinden sehr viel leichter. Ganz allgemein ist es nicht ratsam, dass sich die Mutter während der Presswehen verausgabt. Das Baby langsam und vorsichtig zu entbinden führt zu deutlich weniger Traumen im Unterleib.

Fazit: Dort, wo die Geburtstechnik gebraucht wird, ist sie richtig und wichtig. Sie rettet Leben. Wenn eine Frauenärztin im OP eine Transfusion bei einer Frau vornimmt, deren Plazenta sich einfach nicht von der Gebärmutter lösen will, und die deshalb viel Blut verliert, dann weiß sie, dass die Patientin vor 100 Jahren gestorben wäre. In den allermeisten Fällen jedoch wäre statt mehr Hightech mehr pflegende Aufmerksamkeit angebracht.

Die Mutter bemuttern: Ein längst überfälliges Konzept

Die Geburtshilfe ist jahrhundertealt, und es liegt nahe, dass wer sich in den Wehen gut unterstützt fühlt, auch gut abschneidet. Die Mediziner Marshall Klaus und John Kennell haben in sechs kontrollierten klinischen Studien nachgewiesen, dass die Anwesenheit einer Helferin, einer sogenannten Doula, die Wehen beim ersten Mal um durchschnittlich zwei Stunden verkürzt, die Wahrscheinlichkeit eines Kaiserschnitts um 50 Prozent verringert, den Bedarf an Schmerzmitteln und Epiduralanästhesie senkt sowie dem anderen Elternteil Vertrauen vermittelt und den Stillerfolg sichert. Dr. Kennell hat gezeigt, dass dieser einfache Schritt dem Gesundheitssystem mindestens 2 Milliarden Dollar pro Jahr an Kosten für unnötige Kaiserschnitte, PDAs und Sepsistests für Neugeborene ersparen würde, würde die Doula routinemäßig eingesetzt. »Wenn ein Medikament dieselbe Wirkung hätte«, witzelte er einmal, »wäre es unethisch, es nicht zu verwenden.«

Wenn wir an Wehenunterstützung denken, denken wir zunächst einmal an eine Geburtshelferin, die sich auf die richtigen Atemtechniken usw. versteht. Eine Doula jedoch verkörpert die Weisheit der Frauen. Sie ist eine mitfühlende Frau, die speziell für die emotionale Unterstützung während der Wehen ausgebildet wurde, indem sie sich auf die Bedürfnisse der Mutter einstellt und diese bemuttert. Doulas schaffen eine »emotional stabile Umgebung für die Mutter und ermutigen sie, ihrem Körper zu vertrauen und auf das zu hören, was während der Wehen richtig ist. »Eine gute Doula«, schreiben die Autoren von *Mothering the Mother*, »gibt etwas von sich und hat keine Angst vor Liebe«.[122] Eine Doula begibt sich in das Umfeld der Gebärenden und ist sich ihrer Bedürfnisse, Stimmungen, den kleinen Veränderungen und unausgesprochenen Gefühle sehr bewusst. Sie will weder kontrollieren noch erdrücken. Jede Schwangere sollte in den Genuss einer Doula kommen. Diese Person schmälert übrigens nicht die Rolle des Vaters oder Mit-Elternteils. Eine Doula wertet sie auf und hält ihm (oder ihr) den Rücken frei für die wichtige Aufgabe, die Mutter zu lieben.

Den Kaiserschnitt vermeiden – einige Tipps

Obwohl Kaiserschnitte mitunter notwendig sind, sind viele Fachleute der Meinung, dass eine Rate von 15 Prozent plus/minus 5 Prozent vernünftiger ist als die aktuelle Gesamtrate von 32 Prozent.[123] Das bedeutet allerdings, dass sich viele Frauen einem Kaiserschnitt unterziehen, der eigentlich nicht notwendig ist. Weil der Eingriff aber so häufig vorkommt, wissen viele nicht, dass ein Kaiserschnitt eine große Bauchoperation ist, die mit möglichen Komplikationen wie Blutungen und Infektionen verbunden ist. Daher sollte er nur dann durchgeführt werden, wenn er unbedingt nötig ist. Hier erfahren Sie, wie Sie die Wahrscheinlichkeit eines Kaiserschnitts verringern.

- Prüfen Sie Ihre Grundannahmen und die Ihres Arztes oder Ihrer Ärztin. Meinen Sie, dass eine vaginale Geburt im Grund eklig oder zu gefährlich oder unheimlich und auf jeden Fall für Sie nicht zu schaffen ist? Nicht wenige Frauen und Ärzte sind im Grunde dieser Meinung, und das zeigt sich dann auch eins zu eins bei der Geburt. Eine Studie von 1996 aus der renommierten *Lancet* fand heraus, dass von 282 Frauenärzten 31 Prozent der weiblichen und acht Prozent der männlichen (insgesamt 17 Prozent) der Meinung waren, sie würden einen Kaiserschnitt für sich oder ihre Frauen bevorzugen. Viele wünschten einen Kaiserschnitt selbst noch bei risikolosen Schwangerschaften.[124] Erkundigen Sie sich nach den Kaiserschnittraten Ihres Wunschkrankenhauses. (Diese können in Universitätskliniken aufgrund der vielen Notfälle allerdings höher liegen.)

- Hatten Sie bereits einen Kaiserschnitt, muss das beim zweiten Mal nicht zwingend wieder der Fall sein. Die medizinische Fachliteratur und die Erfahrung vieler Frauenärzte (einschließlich meiner eigenen) belegen dies eindrücklich. Eine neuere Studie zeigt, dass bei 60 bis 80 Prozent aller Frauen, die zuvor einen Kaiserschnitt hatten, keine Probleme auftauchten.[125] Nur bei einer von 2000 Frauen kommt es zu einer gefürchteten Komplikation wie einer Gebärmutterruptur.[126] Ein Bericht der National Institutes of Health aus dem Jahr 2010 besagt, dass die Risiken einer vaginalen Geburt nach Kaiserschnitt die gleichen sind wie bei anderen Erstgebärenden auch.[127] Dennoch weigern sich viele Krankenhäuser (in den USA) aus Haftungsgründen, eine vaginale Geburt anzubieten, wobei knapp die Hälfte der Frauen, die vaginal entbinden wollen, diese Option nicht angeboten bekommen.
- Wählen Sie den Ort der Geburt sorgfältig aus: Sie sollen sich sicher und aufgehoben fühlen. Immer mehr Studien zeigen, dass eine Hausgeburt für bestimmte Frauen, die gut unterstützt sind, eine sichere Sache sind. Die meisten Kliniken weisen heute sorgsam ausgestattete Mütterzentren bzw. Geburtshilfeabteilungen aus. Dabei findet die Entbindung im gleichen Raum statt wie die Wehen, Familienangehörige sind mit dabei, ein und dieselbe Hebamme betreut während der gesamten Geburt. Dies alles ist ein großer Fortschritt gegenüber den Geburten ab den Fünfzigerjahren, die als großes Operationsereignis konzipiert waren, mit Wehenraum, Kreißsaal und Erholungszimmer, jeweils mit neuen Schwestern. Nach der Geburt wurde das Kind in die Neugeborenenabteilung verbracht, die selbstverständlich wieder von anderen Schwestern betreut wurde. Diese fragmentierte Betreuung war Standard für unsere Mütter und sehr ernüchternd für eine Gebärende und das Neugeborene. Das Risiko eines Eingriffs war vom ersten Augenblick an erhöht.
- Arbeiten Sie vertrauensvoll mit Ihrem Frauenarzt/Ihrer Frauenärztin und der Hebamme Ihrer Wahl zusammen.
- Gehen Sie nicht zu früh ins Krankenhaus, sondern erst mit dem Einsetzen der richtigen Wehen, während sich der der Gebärmutterhals öffnet. Richtige Wehen erkennen Sie daran, dass Sie während der Wehe nicht mehr sprechen möchten und sich Ihre Aufmerksamkeit nach innen richtet. Auch wollen Sie während einer Kontraktion nicht mehr groß herumlau-

fen. Ihre zuvor kontaktierte Hebamme sollte Sie abholen und dort prüfen, wie weit Sie sind, bevor es ins Krankenhaus geht. Dort nämlich kann die Atmosphäre dazu führen, dass sich die Wehen wieder abschwächen oder unregelmäßig werden.
Denken Sie daran, dass der Uterus sehr empfindlich auf die Umgebung wirkt. Er arbeitet am besten, wenn Sie sich sicher und aufgehoben fühlen. Das allerdings ist von Frau zu Frau unterschiedlich. Neuere Studien deuten an, dass die Wehen länger dauern, als Ärzte es gelernt haben. Viele Ärzte haben noch nach den alten Friedman-Kurven gelernt, die den Verlauf einer Geburt bestimmbar machen sollen. Ist Ihr Wehenverlauf nicht normgerecht, erhöht sich die Wahrscheinlichkeit eines Kaiserschnitts, auch wenn eigentlich alles normal ist.
Viele Kaiserschnitte werden vorgenommen, weil es zum »Stillstand« kommt, was zumeist der Größe des Babys zugesprochen wird. Dass dies nicht der Grund ist, zeigen die folgenden vaginalen Geburten von deutlich größeren Kindern nach einem Kaiserschnitt. Meiner Erfahrung nach hat der »Stillstand« eher mit schwächeren Kontraktionen der Gebärmutter zu tun, was für die Mutter erschöpfend ist. Vermeiden Sie, dass es erst so weit kommt. Horchen Sie nach innen. Die meisten Frauen wissen, wann es wirklich so weit ist. Lassen Sie nicht zu, dass die kollektive Notfall-Hysterie Sie und Ihren Körper erfasst, denn wenn Sie erst mal am Wehenschreiber hängen, dann werden Sie vielleicht feststellen, dass alles stockt, weil Sie es mit der Angst bekommen haben. Lassen Sie es nach Möglichkeit nicht zu, dass jemand Ihre Fruchtblase eröffnet, nur damit »die Sache weitergeht«. Unglücklicherweise wurden nicht wenige Frauen und Ihre Männer durch Serien und Filme beeinflusst, in denen man sieht, wie Paare bei der ersten kleinsten Wehe ins Krankenhaus eilen, aus Angst, das Baby könne einfach so herausflutschen, wenn man nicht rechtzeitig da ist. Das Krankenhauspersonal verfällt dann in Aktionismus, weil die Frau nicht mehr kann und es endlich hinter sich haben will. Wenn man jedoch in so einem Zustand ins Bett kommt, die Fruchtblase eröffnet wird und man dann unbeweglich wartet, dass etwas passiert, dann gibt man dem Baby nicht die Zeit, die es braucht.

- Nehmen Sie sich vor, die Wehen ohne Periduralanästhesie durchzustehen. Wenn Sie sich vornehmen, dass der Körper mit den Empfindungen umgehen kann, sind Sie eher in der empfänglichen Haltung, die für das optimale Funktionieren der Gebärmutter notwendig ist. Wenn Sie umgekehrt schon eine Periduralanästhesie möchten, sobald Sie im Krankenhaus sind, werden Sie bei den Wehen nicht präsent sein. Dann sind die Kontraktionen nur etwas, dass ausgehalten werden muss, bis der Anästhesist kommt.

Auch wenn eine Periduralanästhesie sehr sinnvoll sein kann, stehen Sie doch mit verlängerten Wehen und einem entspannten unteren Teil von Uterus und Becken in Zusammenhang. Dieser aber führt auch zu Steißlagen. Und wenn auch, wie oben erwähnt, eine solche Anästhesie nicht zu mehr Kaiserschnitten führt, dann ist sie doch mit einer höheren Infektionsrate verbunden.
Außerdem wird die Ausschüttung des Neurotransmitters Beta-Endorphin verhindert, die normalerweise während der Wehen zunimmt und für die Euphorie, die manche Frauen empfinden, verantwortlich ist. Eine Euphorie aber hat sich die Natur ausgedacht als den Modus, in dem eine Frau ihr neugeborenes Baby begrüßt und sich in es verliebt. Wenn Sie allerdings glauben, eine Periduralanästhesie zu benötigen, dann warten Sie, bis die Wehen gut in Fahrt gekommen sind und bitten Sie um die kleinste mögliche Dosis, bei der noch eine Schmerzlinderung gegeben ist.

- Lassen Sie sich ein. Eine Geburt ist etwas Instinkthaftes und Primitives. Aber weil unsere Kultur uns lehrt, den Instinkten zu misstrauen, assoziieren wir »primitiv« mit »unwissend«. Das Fremdwörterlexikon definiert »primitiv« als »wenig oder kaum von kulturellen Einflüssen berührt«. Glauben Sie mir: Genauso fühlt sich das Gebären an. Wir können nicht mit dem Verstand gebären und sollten uns diesen tierischen Anteil unserer Selbst wieder aneignen, ohne die Errungenschaften der modernen Medizin auszuschlagen. Vertrauen Sie Ihrem Körper. Er kann gebären.
  Während der Geburt besteht die einzigartige Möglichkeit, den eigenen Körper in besonderer Weise zu erfahren. Probieren Sie die Positionen, die Ihnen am liebsten sind (meistens auf Händen und Knien). Gehen Sie nicht eher ins Bett, bevor es sich für sie richtig anfühlt. Widerstehen Sie den Wehen nicht – tauchen Sie ein und gehen Sie mit. Ich habe genug Geburten mitgemacht, um zu wissen, dass der Körper einer Frau, die sich entspannt und aufgehoben fühlt, weiß, was zu tun ist, um sich selbst und das Baby zu schützen.

VAGINALES SEEDING: MIT KAISERSCHNITT GEBORENE BABYS MIT »GUTEN« BAKTERIEN VERSORGEN

Vaginal geborene Babys kommen während der Geburt mit Bakterien in Kontakt, die natürlicherweise in der Vagina der Mutter leben. Dadurch wird das Mikrobiom des Verdauungssystems des Neugeborenen verbessert und sein Immunsystem stimuliert. Dies verringert das spätere Risiko von Asthma, Allergien und sogar Fettleibigkeit. Bei Kindern, die per Kaiserschnitt entbunden wurden (deren Magen-Darm-Trakt als steril gilt, ohne ein derartiges gesundes Mikrobiom), besteht jedoch ein erhöhtes Risiko für Immun- und Stoffwechselstörungen. Ebenso wird das Mikrobiom eines Säuglings negativ verändert, wenn dem Kind aus irgendeinem Grund Antibiotika verabreicht werden müssen oder wenn das Kind nicht gestillt, sondern mit Säuglingsnahrung ernährt werden muss. Eine Möglichkeit, dies zu umgehen, ist das sogenannte vaginale Seeding (auch Mikrobirthing genannt), bei dem die mütterliche Vaginalflüssigkeit (und die darin enthaltenen natürlichen Bakterien) auf das Neugeborene übertragen wird. Dazu wird Baumwollgaze oder ein Wattestäbchen in Vaginalflüssigkeit getränkt und auf Mund, Nase und Haut des Babys gerieben. Eine kleine Pilotstudie hat gezeigt, dass diese Methode wirksam ist.[128]

Das American College of Obstetricians and Gynecologists (Amerikanisches Kollegium der Geburtshelfer und Gynäkologen) rät jedoch von diesem Verfahren ab und verweist auf das Risiko der Übertragung potenziell schädlicher Bakterien auf das Baby sowie auf den Bedarf an weiteren Untersuchungen.[129] Viele Mütter sind dazu übergegangen, diese Übertragung selbst vorzunehmen, eine Praxis, die die ACOG missbilligt, weil 20 Prozent der Gebärenden Träger von Streptokokken Typ B sind, die Krankheiten verursachen können. Meiner Meinung nach überwiegt beim vaginalen Seeding letztendlich der Nutzen und es könnte innerhalb des nächsten Jahrzehnts oder so zum Standard werden. (In Deutschland ist die Methode ebenfalls umstritten und wird nicht empfohlen. A. d. Ü.)

Meine Geschichte

Als Mutter und Ärztin kenne ich die Geburt aus beiden Perspektiven. Jede Mutter behält manche Augenblicke der Geburt in zärtlicher Erinnerung und möchte manche Einsichten und Gefühle anderen Frauen mitteilen. So geht es auch mir, und deshalb erzähle ich Ihnen meine Geschichte und wichtige Geschichten anderer Frauen.

Als Geburtstermin für mein erstes Kind war der 7. Dezember 1980 errechnet worden. Ich arbeitete bis zuletzt in der Klinik in Boston und flog oder fuhr alle 14 Tage nach Maine, um dort in meiner Praxis zu arbeiten. Ich wusste, wie oft Frauen schon früh aufhören zu arbeiten und dann zu Hause sitzen, essen, warten und schließlich die Ärzte bitten, die Wehen einzuleiten. Das sollte mir nicht passieren. Ich wusste auch, wie oft die Geburt erst einige Zeit nach dem errechneten Termin stattfindet. Vor dem 7. Dezember wollte ich mir keine Gedanken über die Geburt machen.

Am Erntedankfest (das in den USA am letzten Donnerstag im November gefeiert wird) waren wir bei Freunden zum Abendessen eingeladen. Als ich wieder zu Hause war und im Bett lag, spürte ich einige leichte, aber regelmäßige Wehen, die nicht schmerzten. Als vernünftige, beherrschte Ärztin ging ich ins Badezimmer und untersuchte den Muttermund, um festzustellen, ob er sich erweitert hatte. Dabei ging das Fruchtwasser ab. Ich dachte:

»Verdammt, jetzt geht es also wirklich los.«[130] Kurz darauf kamen die Wehen alle zwei Minuten. Da die natürliche »Polsterung« des Fruchtwassers fehlte, waren sie sehr unangenehm.

Ich rief meine Mutter an, die mir nach der Geburt helfen wollte, und sagte, so schlimm hätte ich mir das nicht vorgestellt. Sie versicherte mir, sie könne mich gut verstehen (nach sechs Kindern wusste sie schließlich Bescheid), aber es würde nicht ewig dauern. In den Vierzigerjahren, als meine Mutter ihre Kinder bekam, hatte sie die Wehen immer allein durchgestanden, auf einem Klinikbett festgeschnallt, ohne Schmerzmittel oder persönliche Unterstützung. Vor der Entbindung wurde sie jedes Mal durch Medikamente bewusstlos gemacht in der irrigen Annahme, dass der eigentliche Geburtsvorgang das Schlimmste sei und Betäubung erfordere, bis der Arzt ihr dann das Kind überreichte, als wäre es ein Geschenk von ihm und nicht die Frucht ihrer eigenen Arbeit. Wie Millionen Frauen hatte sie keine andere Wahl, sie wusste gar nicht, dass es auch andere Möglichkeiten der Geburt gibt.

Die Wehenschmerzen waren viel stärker, als ich es mir vorgestellt hatte (sie werden immer stärker, wenn die Fruchtblase geplatzt ist, was aber manche Ärzte nicht daran hindert, sie vorzeitig zu sprengen, auch wenn kein Grund dazu besteht). Nach fünf Jahren gynäkologischer Ausbildung hatte ich Hunderte von Gebärenden erlebt, aber ich hatte mich immer auf die konzentriert, die anscheinend wenig Schmerzen hatten, und war mir sicher gewesen, dass es mir auch so gehen würde. Jetzt stand ich da und fühlte mich wie in einem Tunnel, dessen einziger Ausgang weit weg lag. Aber einen anderen gab es nicht. Mein Verstand konnte mir jetzt nicht helfen – und ich war entschlossen, den Prozess ohne künstliche Hilfsmittel durchzustehen. Ich hatte schon damals mehr Zutrauen zu der natürlichen Welt als zu der künstlichen aus Menschenhand, wusste aber noch nicht, wie tief ich auf diese künstliche Welt programmiert war.

Wir riefen meinen Arzt an, einen sehr sensiblen Mann, mit dem ich seit Jahren in der Klinik zusammenarbeitete, und er meinte, mein Mann solle mich ins Krankenhaus fahren. Dabei gab es nur ein Problem: Ich wollte einfach meine Position auf allen vieren auf dem Boden nicht aufgeben. Jede Vorstellung, irgendwohin zu gehen, schien mir absolut unnatürlich und lief meinem Instinkt völlig zuwider. Ich hatte meine Tasche fürs Krankenhaus nicht gepackt, und mein Mann suchte schnell ein bisschen Unterwäsche, ein Nachthemd und eine Zahnbürste zusammen. Dann versuchte er, mich dazu zu bewegen, mich anzuziehen, aus dem Haus zu gehen und ins Auto zu steigen. Er musste mich fast tragen. Wenn es nach mir gegangen wäre, hätte ich meine Position auf dem Fussboden nicht verlassen.

Als wir in der Klinik ankamen, in der ich seit fünf Jahren arbeitete, musste ich erst die Aufnahmeprozedur über mich ergehen lassen, da ich ja jetzt Patientin war. Die Angestellte in der Aufnahme konnte die richtigen Papiere nicht finden und weigerte sich, mich nach oben in den Kreißsaal bringen zu lassen, wo befreundete Krankenschwestern und der Arzt auf mich warteten. So machte ich also mit der Klinikbürokratie Bekanntschaft, was mir bis dahin erspart geblieben war. (Wehen in der Eingangshalle einer Klinik sind unmenschlich, aber zahllose Frauen müssen diese Erfahrung machen.) Schließlich ging ich einfach zum Aufzug und fuhr allein in den Kreißsaal.

Bei der Untersuchung war der Muttermund vier Zentimeter geöffnet (um zu pressen, müssen es etwa zehn sein). In den nächsten drei Stunden kamen die Wehen in kurzen Abständen, aber der Muttermund öffnete sich nicht weiter als sechs Zentimeter. Das Wehenmuster auf dem Monitor war »gestört«. Trotz der heftigen Wehen, die mir kaum Zeit zum Ausruhen ließen, tat sich nichts. Ich hatte eine sogenannte hypertonische Wehenschwäche, das heißt, die Wehen traten erratisch in der gesamten Gebärmutter auf, etwa wie bei Herzrhythmusstörungen. (Das obere Herz, das Herz in der Brust, macht gelegentlich dasselbe wie das untere Herz, die Gebärmutter im Becken.) Sie begannen nicht oben in der Gebärmutter und setzten sich dann in Wellen nach unten fort, sondern fanden gleichzeitig in verschiedenen Bereichen statt. Die Geburt ging nicht voran, es war, als ob jemand versuchen würde, eine Zahnpastatube an 15 Stellen gleichzeitig einzudrücken, um Zahnpasta auf die Bürste zu bekommen, anstatt kräftigen Druck an einem Ende auszuüben.

Als mein Arzt mir sagte, in den letzten drei Stunden hätte es keine Fortschritte gegeben, wusste ich, was kam. Also sagte ich: »Na gut, dann mal her mit der Nadel. Schließen Sie die Elektroden an und legen Sie den Wehentropf.« Beim Wehentropf wird intravenös ein Medikament gegeben, das die Gebärmutter künstlich zusammenzieht. Danach waren die Wehen fast unerträglich; sie erreichten sofort ihre volle Intensität.

Die ganze Lamaze-Atmung[131] konnte mich nicht davon ablenken, dass sich mein Unterleib anfühlte, als ob er in einem Schraubstock steckte. Als ich einmal auf die Uhr sah, war es Viertel nach elf. Ich dachte: »Wenn das noch eine Viertelstunde so weitergeht, brauche ich eine Periduralanästhesie.« Ich wusste nicht, dass ich bereits im Übergang zum zweiten Geburtsstadium war, kurz vor der vollen Öffnung des Muttermundes. Dieser Teil der Geburt ist immer der intensivste. Innerhalb der nächsten zwölf Minuten überfiel mich plötzlich das Bedürfnis zu pressen. Es war das stärkste körperliche Gefühl, das ich je gespürt hatte, und ich konnte ihm nicht widerstehen. Mir schoss der Gedanke durch den Kopf: »Gott soll mich strafen, wenn ich je wieder einer Frau das Pressen verbiete, obwohl jede Faser ihres Körpers das von ihr verlangt.«

Nach zwei Presswehen kam Ann praktisch aus mir herausgeflogen. Der Arzt fing sie buchstäblich auf. Ich war zwar im Kreißsaal, lag aber nicht auf dem »richtigen« Bett und konnte es erst im letzten Moment erreichen. (Kreißsäle haben heutzutage Betten, die sich auf eine Entbindung umstellen lassen, sodass man nicht mehr von einem Bett zum anderen muss.)

Ann schrie und schrie, und obwohl ich sie praktisch sofort an die Brust nahm, dauerte es noch eine Weile, bis sie sich beruhigt hatte. Meiner Meinung nach lag das daran, dass durch die Wehenmittel das zweite Stadium der Geburt viel zu schnell verlaufen war. Es war für uns beide zu intensiv gewesen. Weder sie noch ich konnten uns zwischen den Wehen erholen.

Das zweite Stadium der Geburt, von der vollen Öffnung des Muttermundes bis zur Entbindung, dauert bei Erstgebärenden meist eine Stunde oder mehr. Bei mir lag durch die Stimulation des Wehenmittels zwischen einem nur sechs Zentimeter geöffneten Muttermund und der Entbindung weniger als eine Stunde, und das war eine sehr intensive und absolut unnatürliche Erfahrung. Als Kind fühlte sich meine Tochter in ihrem Körper nicht sonderlich »zu Hause«, sie hatte Angst vor körperlichen Risiken, zum Beispiel beim Wandern oder Skilaufen. Natürlich gibt es dafür viele Gründe, aber ich weiß tief innen, dass dieser schnelle Schubs in die Welt ohne die nötige Anpassungszeit für sie eine erschreckende Erfahrung war. Es gab Schwierigkeiten beim Stillen, und sie hat immer schlecht geschlafen. Das hängt zum Teil damit zusammen, dass sie klein war (2500 g) und zu früh geboren wurde (nach 38,5 Wochen), zum Teil ist es eine Frage der Persönlichkeit. Aber die Art ihrer Geburt spielt ebenfalls eine Rolle. Wir haben darüber auch geredet. Damals wusste ich nicht, was ich heute weiß, und ich gebe mir auch keinerlei Schuld daran. Aber ich gestatte mir, um die Erfahrung zu trauern, obwohl die meisten es als eine völlig normale Entbindung und Geburt bezeichnen würden.

Nach Anns Geburt riss die Nabelschnur von der Plazenta ab, sodass sie der Arzt manuell ablösen musste. Die explosionsartige, unkontrollierte Entbindung hatte mich zum Weinen gebracht, und obwohl die Entfernung der Plazenta unangenehm war, war sie nichts im Vergleich mit dem Unbehagen der medikamentös verursachten Wehen. Ich war euphorisch, dass ich alles hinter mir hatte. Ich hatte normal entbunden und war glücklich, dass ich einen Kaiserschnitt vermieden hatte. Die meisten Gynäkologinnen gelten automatisch als Anwärterinnen für »Hochrisiko-Schwangerschaften und -Geburten«, weil Ärztinnen (und andere Frauen, denen man ihr instinktives weibliches Wissen gründlich abgewöhnt hat) oft ihren Verstand vom Körper trennen und damit unbewusst die Voraussetzungen für Entbindungsprobleme schaffen. Ärztinnen als Gruppe neigen auch dazu, während der Schwangerschaft zu viel zu arbeiten, weil sie »beweisen« wollen, dass sie alles »im Griff« haben und mit den Männern mithalten können.

Im Rückblick scheint mir der mangelnde Fortschritt der Geburt als perfekte Metapher für meine ambivalente Einstellung zu meinem Kind und für meine Gefühle bei der Geburt. Ich »saß fest« und fühlte mich von den Schmerzen überrumpelt, und darauf war mein Verstand nicht vorbereitet. Schließlich war ich die ganze Zeit der Meinung gewesen, ich hätte meine Gebärmutter für ein Experiment zur Verfügung gestellt. Ich hatte kein großes emotionales Engagement für das Baby aufgebracht und keinen Platz dafür in meinem Leben geschaffen. Zehn Jahre lang war ich damit beschäftigt gewesen, mir und der Welt zu beweisen, dass ich genauso gut war wie ein Mann – und Männer haben keine Babys.

Bei den dysfunktionalen Wehen spielte aber auch die Störung des Prozesses eine Rolle, der zu Hause begonnen hatte. Ich musste aufstehen, ins Krankenhaus fahren, die Aufnahmeformalitäten über mich ergehen lassen und medizinische und versicherungstechnische Fragen für Formulare beantworten, die ich bereits mehrfach ausgefüllt hatte. Das alles stört die innere Konzentration, die eine normale Geburt erfordert. Damals war mir das noch nicht so klar, obwohl ich unzählige Male erlebt hatte, wie sich im Krankenhaus die Wehentätigkeit von Frauen verlangsamte oder dysfunktional wurde, wenn sie »in die Mühlen der Bürokratie« gerieten.

Aber jetzt war ich es, die ein Baby bekam – in dem festen Entschluss, mein Leben davon nicht beeinflussen zu lassen. Zu spät erkannte ich, dass ich jetzt, wo ich »festsaß«, eine Hebamme oder eine Ärztin mit Hebammenqualitäten gebraucht hätte, am liebsten eine weise Frau (oder einen weisen Mann – es gibt tatsächlich männliche Geburtshelfer mit der Seele einer Hebamme), die selbst Mutter war und dem Entbindungsprozess und den Botschaften meines Körpers vertraut hätte. Ich hätte jemanden gebraucht, der mir sagte: »Geh nach innen und sprich mit dem Baby. Lass es wissen, dass es herauskommen kann, dass alles in Ordnung ist.« Dann hätte mich die Hebamme zu einem Spaziergang im Flur mitgenommen – eine sehr effektive Methode, um wieder funktionsfähige Wehen zu bekommen. Sie hätte mir vielleicht sogar aus meinen ambivalenten Einstellungen in Bezug auf das Leben mit einem Baby heraushelfen können.

Bei meiner zweiten Entbindung bin ich zu einer Hebamme gegangen. Als die Wehen begannen, war ich zu Hause und legte mich in die Badewanne. (Untersuchungen aus Schweden haben gezeigt, dass sich der Muttermund viel schneller öffnet, wenn Frauen bei den Wehen in warmem Wasser liegen.)

Ich wollte erst ins Krankenhaus gehen, wenn es sein musste. Mein Mann schlief noch, und ich weckte ihn erst einige Stunden später, als ich wusste, dass die Wehen regelmäßig und in kurzem Abstand kamen. Als er mich untersuchte, war der Muttermund bereits sieben Zentimeter weit geöffnet. Wir fuhren ins Krankenhaus, wo mich meine Kollegin (Dr. Mary Ellen Fenn) erwartete und mein Auto auf den Parkplatz fuhr, eine Geste der Unterstützung, die mir bis heute sehr viel bedeutet.

Als ich in den Kreißsaal kam, war der Muttermund neun Zentimeter geöffnet. Den Rest der Wehen verbrachte ich stehend und trat von einem Fuß auf den anderen. Das zweite Kind war viel größer als das erste, fast acht Pfund schwer. Ihr Kopf war in der Vorderhauptlage (Gesicht nach oben). Ich empfand an keiner Stelle das Bedürfnis zu pressen, presste sie aber mit viel Anstrengung schließlich doch heraus. Selbst als der Muttermund voll geöffnet war, fühlten sich die Wehen nicht anders an als vorher. Ein Dammschnitt wurde nicht gemacht, und der Damm riss auch nicht ein. Etwa eine Stunde nach der Geburt verließ ich mit Kate, dem Baby, das Krankenhaus. Kate war ruhig und gesammelt, und das ist sie bis heute geblieben. Sie hat eine völlig andere Persönlichkeit und einen ganz anderen Körpertyp als ihre Schwester. Und zum Teil hat das damit zu tun, dass ich während meiner Schwangerschaft mit Kate eine andere war als bei der mit Ann.

Ich fand es himmlisch, die Hebamme bei mir zu haben, und habe mich ungeheuer unterstützt gefühlt. Ich hatte auch mehr Zutrauen zu mir – und eine komplette Babyausstattung zu Hause. Ich weiß noch, dass ich bei dieser Geburt dachte, dass alle Frauen solche Unterstützung verdienten. Jede Frau sollte in der Stellung gebären können, die ihr Körper einnehmen will. Sie sollte von Freundinnen ihrer Wahl umgeben sein (keine Zuschauerinnen, sondern Unterstützerinnen!). Jede Frau sollte während der Wehen massiert und versorgt und geliebt werden.

Natürlich hatte ich auch bei dieser Geburt Schmerzen, aber ich bin damit tief nach innen gegangen. Bei der ersten Geburt habe ich gegen den Schmerz gekämpft und mich verzweifelt an meinen Mann geklammert – ich wollte ihn nicht mal zur Toilette lassen. Aber bei der zweiten Geburt hatte ich das Gefühl einer Zusammenarbeit zwischen dem Baby und mir. Ich hatte genügend Zeit, um mich zwischen den Wehen auszuruhen und mit den Anwesenden zu plaudern. Sie massierten mir den Rücken, und das tat mir gut. Keine Medikamente griffen in die Wehentätigkeit ein.

Ich lernte, meinem Körper zu vertrauen und loszulassen. Es war das Gefühl, sich einem Prozess hinzugeben, der einerseits der eigene und andererseits größer ist als man selbst. In der Ausbildung hatte ich davon nichts gehört, und auch durch die Arbeit mit gebärenden Frauen hatte ich das nicht begriffen, obwohl ich glaube, dass man daraus lernen kann und dass ich es irgendwann auch gelernt hätte. Man muss auf die Natur vertrauen, das Beste hoffen und den tödlichen Einfluss des Verstands auf den Körper beseitigen.

Heute wünschte ich, ich hätte mich bei meiner zweiten Geburt nicht auf die »richtige« Atmung konzentriert, sondern laut gestöhnt, weil das Stöhnen mir beim Pressen geholfen hätte. Aber dazu war ich viel zu »professionell« (sprich: zu wenig mit mir in Kontakt). Heute machen mich die unnötig technisierten Geburten, zu denen es kommt, weil Frauen kein Selbstvertrauen haben und nicht von Menschen umgeben sind, die sie stützen, zutiefst traurig.

Geburt als persönliche Ermächtigung

Das Vertrauen in den Geburtsvorgang und die Einstimmung auf das Kind sind Fähigkeiten, die die Geburt in eine Erfahrung persönlicher Ermächtigung verwandeln. Vor dieser Erfahrung sollten wir nicht fliehen, sondern sie annehmen und daraus lernen. Dr. Bethany Hays, eine meiner Kolleginnen, hat drei Söhne. Ich zitiere aus ihren Überlegungen zum Geburtsschmerz und dem möglichen Umgang damit:

»Früher dachte ich immer, die Geburt wäre hauptsächlich eine Frage der Schmerzen und der Angst vor den Schmerzen. Ich weiß, dass die Schmerzen der Geburt sich qualitativ von allen anderen körperlichen Schmerzen unterscheiden. Ich habe auch immer die Theorie abgelehnt, die in den Wehen eine Bestrafung sieht, und nach einer natürlichen und vernünftigen Erklärung gesucht. Die Schmerzen der Geburt können weder eine Laune von Mutter Natur noch eine Strafe Gottes sein.

Jeder andere Schmerz signalisiert, dass etwas nicht in Ordnung ist. ›Tritt nicht mehr mit diesem Fuß auf, es ist ein Stück Glas drin.‹ ›Iss keinen Chili mehr, du hast Sodbrennen.‹ Die Schmerzen bei der Geburt zeigen in den meisten Fällen keine Störung an. Der Geburtsprozess ist völlig normal und garantiert von Natur aus die sichere Entbindung des Säuglings bei minimaler Verletzung der Mutter. Schmerz ist ein Teil dieses Prozesses, und nur in diesem Kontext lässt sich sein Zweck begreifen.

Durch die Beobachtung von Frauen während der Schwangerschaft begann ich zu begreifen, dass die Natur ein Signal brauchte, um den Frauen anzuzeigen, wann es an der Zeit ist, alles stehen und liegen zu lassen, einen sicheren Ort für die Geburt zu suchen und Menschen um sich zu versammeln, die ihnen helfen. Da manche Frauen sehr hartnäckig sind, musste die Natur ein Signal entwickeln, das von keiner Frau mehr ignoriert werden konnte, ihnen aber gleichzeitig ermöglichte, die Geburt aktiv zu unterstützen, wenn die Umstände es erforderten.«

Die Wehen signalisieren tatsächlich unüberhörbar: »Lass alles stehen und liegen, jetzt geht's los!« Während die kulturelle Maxime, nach der nur Wert hat, was unter Schmerzen gewonnen wird, oft zur Selbstmissachtung führt, lässt sich aus den Schmerzen der Geburt eine ganz neue Art des Lebens mit dem Schmerz lernen. Wenn die Frau das Signal verstanden, ihre Tätigkeiten unterbrochen, einen sicheren Ort für die Geburt gefunden und Menschen um sich geschart hat, ist der Punkt gekommen, an dem sie den Schmerz für etwas anderes nutzen muss. Hays weist darauf hin, dass »leiden« auch die Bedeutung von »(zu)lassen« hat. Die gebärende Frau muss also den Schmerz zulassen, so wie Christus sagt: »Lasset die Kinder zu mir kommen.« Es hilft nichts, sich dagegen zu wehren, aber es hilft, sich nach innen zu wenden. Dr. Hays und ich haben vor Kurzem über den Geburtsschmerz und über Möglichkeiten gesprochen, wie Frauen ihn nutzen können. Dabei haben wir auch Geschichten über Frauen erörtert, die während der Wehen »an einen anderen Ort« gehen. Sie hat mir von der Frau eines Medizinstudenten erzählt, die während der Wehen ruhig bei abgedunkeltem Licht im Bett saß und so konzentriert war, dass ihre Mutter und ihr Mann glaubten, die Wehen hätten noch gar nicht eingesetzt. Aber nicht nur, dass sie in den Wehen lag, sondern plötzlich sagte sie, als sie die Augen aufmachte: »Ich glaube, jetzt muss ich pressen.«

»Nach der Geburt«, erzählte Bethany Hays, »war ich so neugierig, dass ich sie fragte, wo sie war, nachdem ich sie aufgefordert hatte, ›woandershin‹ zu gehen. (Zu Anfang der Wehen war sie so wenig mit ihrem Körper verbunden, dass ich ihr gesagt hatte, sie solle es sich bequem machen, sich entspannen und ›woandershin‹ gehen.) Ihre Antwort war absolut unerwartet: ›Oh, ich habe mich auf die Schmerzen konzentriert.‹ Diese Antwort faszinierte mich. Gab es wirklich noch andere Möglichkeiten, mit den Schmerzen der Wehen umzugehen, als sich abzulenken und auf etwas anderes zu konzentrieren, etwa auf die ›Atmung‹, den ›Mittelpunkt‹ oder eine Fantasiereise in die Karibik? Konnten sich Gebärende wirklich auch auf ihren Körper konzentrieren – auf die Arbeit, die sie tun, auf den Schmerz selbst?«

Dr. Hays fing an, Frauen zu befragen, die ohne Lärm oder viel Aktivität geboren hatten. Eine sagte: »Wissen Sie, ich habe mich nur auf den Muttermund konzentriert, darauf, dass er sich öffnet und den Kopf des Babys durchlässt.« All diesen Geburten war gemeinsam, dass die Frauen bei dem Schmerz geblieben waren. Sie waren nach innen gegangen, an den Ort des Schmerzes, und hatten ihn zugelassen.

Eine andere Patientin fand das folgende wunderschöne Bild: »Wenn Sie im Meer sind«, sagte sie, »in der Brandung, werden Sie gegen die Felsen geschleudert, wenn sie an der Oberfläche bleiben. Das Wasser gerät in die Nase und den Mund und Sie bekommen Angst vor dem Ertrinken. Wenn Sie aber untertauchen, sich da irgendwo festhalten und die Wellen über sich hinwegspülen lassen, dann können Sie immer mal wieder nach oben auftauchen, und es geht Ihnen gut. Ja, und das habe ich bei der Geburt gemacht. Wenn die Wehen kamen, bin ich getaucht und habe sie über mir zusammenschlagen lassen.« Wassermetaphorik ist bei der Beschreibung normaler Geburten sehr verbreitet.

Bei meiner zweiten Entbindung wurde mir klar, dass ich den Prozess ganz anders zuließ als beim ersten Mal. Gebären hat einen eigenen Rhythmus, und er ist größer als wir. Deshalb bleibt es auch unvergesslich, wenn wir uns diesem Rhythmus einmal überlassen, uns von ihm haben tragen lassen. Er ist außerdem eine gute Vorbereitung auf das Geben und Nehmen der Mutterschaft.

DIE HEILENDE KRAFT DER GEBURT NUTZEN

Wenn eine Frau gebiert, weitet sich der Gebärmutterhals, sodass das Baby nach draußen gelangen kann. Gleichzeitig findet auch eine energetische Erweiterung statt – eine Art Öffnung ihres Energiefeldes -, damit sie den Download der kindlichen Geburtsenergie empfangen kann. Das Geburtsfeld soll ein heiliger und geschützter energetischer Raum für beide sein; in der Tat besteht einer der Vorteile einer Ruhepause nach der Geburt darin, dessen Integrität zu wahren. Je nach den Umständen der Entbindung fühlt sich das Ganze aber nicht so an. Mitunter wird der Energieprozess unterbrochen oder das Geburtsfeld vermittelt traumatische Eindrücke.

Die folgenden zwei Übungen wurden von der ganzheitlichen Frauenheilkundlerin Tami Lynn Kent entwickelt und sind ihrem Buch *Mothering from Your Center* (Atria 2013) entnommen. Die erste Übung dient dazu, das Geburtsfeld zu reparieren und alles Unheile neu auszurichten. Die zweite Übung stellt den Geburtsenergiefluss wieder her, der das Kind in dieses Leben bringt. Dieser Fluss enthält die gesamte Energiemedizin, die Ihr Kind auf seiner Lebensreise braucht, und auch alles, was Sie als Mutter brauchen. Durch die Nutzung dieses Feldes – eine starke Medizin – können Sie Unterstützung oder Heilenergie für Ihr Kind erhalten, unabhängig von seinem Alter. (Weitere Informationen über Tami und ihre Arbeit finden Sie auf ihrer Website unter www.wildfeminine.com.)

DAS GEBURTSFELD NEU AUSRICHTEN

1. Denken Sie an einem ruhigen Ort, der sich für eine Meditation eignet, über die Erfahrung und die Energie Ihres letzten oder vergangenen Geburtsereignisses nach. Erinnern Sie sich an die Anwesenheit des Kindes im Mutterleib (im Falle eines Adoptivkindes an das erste Gefühl, das Sie von Ihrem Kind hatten) und spüren Sie in den Geburtsraum von Mutter und Kind hinein. Erinnern Sie sich

körperlich und spüren Sie in die Energie des Geburtsfeldes hinein. Wie fühlt es sich an? Was nehmen Sie wahr? Gibt es irgendwelche Verdichtungen oder Spannungen? Bleiben Sie neutral und beobachten Sie mit Mitgefühl.

2. Lassen Sie sich auf die Energie ein, indem Sie sie mit Ihrem inneren Bewusstsein wahrnehmen und betrachten. Stoßen Sie auf Angstvolles oder Traumatisches, fegen Sie es weg, als ob Sie den Boden fegen würden. Alles Schwierige soll sich verflüchtigen. Sehen Sie diese Prägungen als Staub oder Materie und bewegen Sie sie mit jedem Fegen in Richtung Erde. Wenn es bei der Geburt störende Personen oder Behandler gab, fegen Sie deren Energie weg. Das gilt auch für Gewissensbisse, Schuldgefühle oder Trauer. Stellen Sie die Verbindung zu Ihrem Körper her und machen Sie sich klar, dass Ihr Körper so gut wie möglich geboren hat. Sie brauchen ihn, um ihr Kind zu behüten und ihre Schöpferkraft wiederzuerlangen. Setzen Sie die Reinigung fort, bis das Geburtsfeld erstrahlt oder sich leicht anfühlt.
3. Kehren Sie an den Ort zurück, an dem Sie entbinden wollten. Stellen Sie sich vor, dass Sie dort mit lieben Menschen in einer sicheren und friedvollen Umgebung sind. Nehmen Sie wahr, wie es sich dort anfühlt; fühlen Sie sich leicht und geborgen. Lassen Sie nun die Energieöffnung sich ausdehnen, um die Geburtsenergie durchzulassen. Rufen Sie Mutter Erde an oder stellen Sie sich vor, wie Sie von der Erdenergie gehalten werden. Die Geburtsenergie weitet sich aus.
4. Segnen Sie nun das Geburtsfeld. Stellen Sie sich ein goldenes Licht vor, wie es sich in der Luft um Sie herum bewegt, dazu eine göttliche Energie, die alles was sie berührt, mit Lebenskraft erfüllt. Nehmen Sie wahr, wie der Raum um Ihren Körper herum auf dieses Licht antwortet. Spüren Sie nach. Atmen Sie in Richtung der heiligen Energie Ihres Geburtsfeldes, während sich dieses neu ausrichtet. Wenn sich das Feld vollständig ausgedehnt hat, bereiten Sie sich darauf vor, die Seelenenergie Ihres Kindes in diesem Leben willkommen zu heißen. Nehmen Sie mit allen Sinnen das Muster wahr, das sich abzeichnet, sobald sich die geistige Tür öffnet, und empfangen Sie den Segen.
5. Machen Sie nun mit der nächsten Übung weiter, der Wiederherstellung des Energieflusses und der geburtlichen Bindung.

GEBURTSENERGIE UND BINDUNG WIEDERHERSTELLEN

1. Fangen Sie damit an, daß Sie Ihr Kind im Mutterleib wahrnehmen; sehen Sie es vor Ihrem geistigen Auge und spüren Sie seine Energie. (Erinnern Sie sich an die Anfänge Ihres Kindes dort im Mutterleib. Stellen Sie es sich auch in seinem heutigen Alter vor, nicht im Mutterleib, sondern neben Ihnen. Verbinden Sie die körperliche Energie der Geburt wieder mit Ihrem Kind im gegenwärtigen Alter. Lassen Sie die Energie zwischen Ihnen beiden sich verbinden und ausrichten.
2. Sollte Ihr Baby bei der Geburt durch einen Eingriff oder ein Trauma von Ihnen getrennt worden sein, achten Sie darauf, dass Sie während der ersten Übung die gesamte Trauma- oder Störenergie weggefegt haben. Wenn Sie noch etwas davon spüren, fegen Sie es erneut weg und beobachten Sie, wie es sich auflöst oder in die Erde wandert. Holen Sie Ihr Baby vor Ihrem geistigen Auge zurück an Ihre Brust.

3. Visualisieren Sie nun, wie sich die Energie durch die geistige Tür aus Ihrem Schoß zu Ihrem Kind bewegt. (Falls es sich um ein Adoptivkind handelt, empfangen Sie die Energie für dieses Kind von der leiblichen Mutter und danken ihr, dass sie diesen Spross mit Ihnen teilt.) Atmen Sie nun die Energie weiter durch Ihren Schoß und Ihre Vagina hinunter zu Ihrem Kind. Spüren Sie seine Seelenessenz, wie sie sich durch die geistige Tür und dann durch Ihr Zentrum bewegt. Nehmen Sie wahr, wie sich die Energie wie ein Fluss aus Licht durch Ihren Körper bewegt, die Brust berührt, wo Ihr Baby in den ersten Momenten nach der Geburt lag, und dann nach außen zu Ihrem Kind im gegenwärtigen Alter. Dieser Fluss hört nicht auf – Sie öffnen einfach den Strom des Lebens und reparieren das Fließmuster. Spüren Sie, wie der starke Energiefluss, der durch Ihren Körper und das Geburtsfeld zu Ihrem Kind fließt, das Energiefeld des Kindes in der Gegenwart auffüllt. Das ist die Lebenskraft, die seine Essenz und Reise sowie Ihre gemeinsame Reise prägt. Werden Sie Zeuge dieses Lichtwunders.
4. Während die Geburtsenergie weiter fließt, nehmen Sie Ihr eigenes Energiefeld wahr. Empfangen Sie den Reichtum dieser Energie? Haben Sie noch Einwände, den Weg der Mutterschaft zu gehen, dann lassen Sie sie gehen. Mit dem Eintritt des Kindes müssen Sie selbst ganz durch die geistige Tür treten, um Ihr volles mütterliches und kreatives Potenzial zu leben. Die Geburtsenergie kann Ihnen dabei helfen; sie enthält unendliche Mittel für eine inspirierte Mutterschaft, wenn Sie sich nur darauf einlassen. Mit dieser Energie lässt sich auch die Familie bei der Neuausrichtung unterstützen, also lassen Sie sie in das Energiefeld der ganzen Familie strahlen. Stellen Sie sich vor, wie Sie durch den Energiestrom mit Ihrem Kind sprechen und ihm Ihre tiefsten Beweggründe für seine Geburt anvertrauen. Sie werden beide beschenkt.
5. Fassen Sie einen Entschluss für Ihre Mutterschaft und verwahren Sie diesen in dem heiligen Geburtsraum. Wenn Sie meinen, dass alles vollständig ist, dann lassen Sie die Energieöffnung der geistigen Tür sich wieder schließen. Sie können jederzeit auf diese Eintrittspforte und ihre starke Medizin zugreifen, indem Sie den Geburtsstrom um Inspiration und Energie bitten, ganz gleich, an welcher Station auf Ihrer Reise als Mutter Sie sich gerade befinden.

Berichte von Frauen

Rebecca: Wiederaneignung der Geburtsmacht

Die folgende Geschichte gebe ich in den Worten von Bethany Hays wieder, die Rebecca entbunden hat.

»Es war Rebeccas zweite Entbindung. Die erste Geburt war lang gewesen, aber dank der Unterstützung und der zärtlichen Liebe ihres Mannes war alles gut gegangen. Als Rebecca bei der zweiten Geburt ins Krankenhaus kam, war der Muttermund schon sieben Zentimeter geöffnet, und es ging ihr gut. Sie lief mit einer Gruppe von Freundinnen herum, unterhielt sich und trank etwas. Unsere medizinischen Eingriffe in ihre Geburt, also den Monitor, die Blutdruckmanschette und die Thermometer, tolerierte sie.

Nach mehreren Stunden hatte sich der Muttermund nur sieben bis acht Zentimeter geöffnet. Sie war verwirrt und frustriert, sie wollte ›weitermachen‹. Wir sprachen über die Möglichkeiten, einschließlich Sprengung der Fruchtblase, um den Kopf des Kindes nach unten und an den Muttermund zu bringen. Der Muttermund fühlte sich weich genug an, um den Kopf durchzulassen; er wartete anscheinend noch auf irgendetwas, wovon wir nichts wussten, das aber erledigt werden musste.

Nach gründlicher Überlegung entschied sie sich dafür, die Fruchtblase zu sprengen, und das machten wir. Jetzt wurden die Wehen stärker, aber einige Zeit später hatte sich der Muttermund immer noch nicht weit genug geöffnet. Der Kopf war immer noch oben im Becken. Wenn sie sich hinhockte, hatte sie ein leichtes Bedürfnis zu pressen, aber es war nicht effektiv. Die Assistentin am Monitor machte mich darauf aufmerksam, dass sie bei der ersten Geburt ebenfalls Probleme mit dem Pressen gehabt hatte – sie war drei Stunden im zweiten Stadium gewesen und konnte erst richtig pressen, als wir Druck auf die hintere Wand der Vagina ausgeübt hatten. Jemand schlug vor, das wieder zu versuchen. Also hockte sich Rebecca hin, und ich kniete mich auf den Boden, steckte zwei Finger in ihre Vagina und drückte fest auf die hintere Scheidenwand. Sie reagierte mit augenblicklichem, reflexartigem Rückzug. Ich erkannte, dass ich ihr nicht nur Schmerzen verursachte, sondern eine viel ernstere emotionale Reaktion ausgelöst hatte. Meine eigene Reaktion war genauso stark. ›Nein‹, dachte ich, ›an diesem Missbrauch beteilige ich mich nicht. Das ist sexueller Missbrauch des Körpers einer anderen Frau, und das mache ich nicht.‹

›Rebecca‹, sagte ich, ›wir wollen etwas anderes versuchen.‹ Ich bin immer wieder gerührt über das (oft unverdiente) Vertrauen, dass mir die Patientinnen entgegenbringen, und ich wusste, dass auch Rebecca mir vertraute und alles ausprobieren würde, was ich ihr vorschlug. Der Witz dabei war, dass ich keinen Vorschlag hatte und völlig ratlos war. Ich sagte, sie solle es sich bequem machen, und sie lehnte sich gegen ihren Mann, der auf dem Bett saß und sie in den Arm nahm. ›Jetzt möchte ich, dass du dich entspannst und mir zuhörst‹, sagte ich. ›Geh in dich hinein zu deinem Baby, da wo es in deinem Körper ist. Wenn du bei ihm bist, sag ihm, dass alles in Ordnung ist, falls es Angst hat.‹ Als wir warteten, lächelte sie, und ich wusste, dass sie Kontakt zum Baby hatte. Der Monitor störte sie nicht mehr. Er zeigte eine plötzliche Abnahme der geringen bis mittleren Dezeleration, die bis jetzt bei den Wehen aufgetreten waren (Dezelerationen sind Herzmuster, die bei Druck auf die Nabelschnur entstehen und manchmal zu Stress beim Kind führen können).

›Jetzt‹, fuhr ich fort, ›möchte ich, dass du nur zuhörst. Wir Frauen besitzen oft nicht alle Teile unseres Körpers wirklich. Wir gestatten uns nicht, die Vagina und den Damm zu spüren. Sie wirken, als ob sie getrennt von uns wären, etwas, das wir nicht kontrollieren können. Sie sind negativ besetzt, als pornografisch oder schmutzig. Diese Körperteile sind in vieler Hinsicht problematisch für uns. Aber die Wahrheit ist, dass sie uns gehören. Sie gehören uns wie die Hände, die Lippen und der Verstand. Dieser Teil deines Körpers gehört dir, und du kannst ihn wieder einfordern. Jetzt und hier. Nimm ihn als den sinnlichen, erfreulichen Teil von dir an, der er in Wirklichkeit ist. Und da er dir gehört, kannst du auch darüber verfügen. Du kannst deinem Kind gestatten, diesen Teil von dir so schnell oder so langsam zu passieren, wie du willst. Es muss dir nicht wehtun, aber du wirst sehr starke Signale aus diesem Teil deines Körpers bekommen, die du nicht gewöhnt bist. Lass diese Gefühle zu und feiere sie wie die Rückkehr einer lange verlorenen Freundin.‹ Wir sahen sie alle an. Rebecca lag völlig entspannt im Arm ihres Mannes. Im Raum war es ganz still, abgesehen vom Geräusch des Monitors, der anzeigte, das es dem Baby gut ging. Ich fragte mich, ob ich mir was vormachte, ich war mir ziemlich sicher, dass alle Anwesenden mich für verrückt hielten. Plötzlich erkannte ich, dass sich bei jeder Wehe Rebeccas Damm ausbeulte – der Kopf kam. Es hatte funktioniert! Zwischendurch verlor Rebecca wieder den Kontakt zu ihrem Körper, bekam Angst und klammerte sich an ihren Mann. Sobald das geschah, zeigte das Herzmuster des Kindes längere variable Dezelerationen mit langsamer Erholung. Dann sagte ich wieder: ›Sprich noch einmal mit dem Kind, Rebecca. Es hat Angst. Denk dran, mach nicht schneller, als du willst. Das ist dein Körper. Er gehört ganz allein dir.‹

Wieder wurde Rebecca ruhig, und wir sahen den Kopf des Kindes. Bald lag das Baby in den Armen seiner Mutter, ohne dass großes Pressen nötig gewesen war.«

Als ich diese Geschichte hörte, begriff ich, wie anders das zweite Stadium meiner zweiten Geburt hätte sein können, wenn ich eine Ärztin wie Bethany Hays gehabt hätte. Ich wusste, dass auch ich mich an dem unabsichtlichen physischen Missbrauch vieler Frauen beteiligt hatte, bei denen ich die Vagina heruntergedrückt oder die ich wie ein Fußballtrainer angefeuert hatte: »Press es raus!« Wenn ich das vorher gewusst hätte, hätte ich es nicht getan.

Amanda: Hausgeburt

Bethany war auch bei einer Entbindung dabei, bei der sich die Patientin tiefer in sich zurückzog, als wir für möglich halten. Bethany hatte Amandas erstes Kind mit Kaiserschnitt entbunden. »Ich dachte, wir hätten alles richtig gemacht«, sagte sie. »Sie war gesund, selbstbewusst und wollte eine normale Geburt ohne Anästhesie. Sie wurde bei den Wehen von der Familie und Freunden unterstützt. Alles schien in Ordnung, aber das Kind kam einfach nicht. Wir haben alles gemacht, was mir einfiel, aber leider war das damals nicht viel. Schließlich habe ich den Kaiserschnitt gemacht.«

Bei der zweiten Schwangerschaft kam Amanda wieder zu Bethany und sagte: »Diesmal will ich eine normale Geburt.« Bethany versicherte ihr, dass nichts dagegen spräche. Die stärkste Motivation zu einer normalen Geburt haben in der Regel die Frauen, die es beim ersten Mal nicht geschafft haben und es sich immer noch wünschen. Außerdem wollte Amanda ihr zweites Kind nicht im Krankenhaus bekommen, weil sie glaubte, die Krankenhausumgebung hätte zu den Schwierigkeiten der ersten Geburt beigetragen. Sie wollte das Kind zu Hause bekommen.

Schon lange liegen mir die Frauen besonders am Herzen, die sich für eine Hausgeburt entscheiden, weil sie sich selbst mehr zutrauen als Ärzten und Kliniken. Auch sie machen manchmal Fehler, aber wir können trotzdem von ihnen lernen. Meine Schwester hatte eine Hausgeburt, und ich wünschte, ich hätte mindestens ein Kind zu Hause bekommen. Obwohl ich das Krankenhaus in beiden Fällen kurz nach der Geburt verließ und keins der Kinder auf die Säuglingsstation kam, hätte ich gerne erlebt, wie es ist, mit Wehen aufzuwachen, ohne ins Auto steigen und ins Krankenhaus fahren zu müssen, was ich in beiden Fällen als unnatürliche Unterbrechung des Prozesses empfunden hatte.

Amanda wollte Bethany bei der Entbindung gern dabei haben, aber Bethany macht keine Hausgeburten. Schließlich fanden sie einen Kompromiss. Bethany wollte zur Unterstützung dabei sein, und Amanda würde die beste Hebamme besorgen, die sie finden konnte. Beruflich ist es für Gynäkologen in den USA gefährlich, Hausgeburten zu machen. Viele Krankenhäuser weigern sich, Belegärzte zuzulassen, die Hausgeburten machen, und die meisten Versicherungen gegen ärztliche Kunstfehler schließen solche Ärzte aus (viele Ärzte halten Hausgeburten wegen des potenziellen Risikos sogar für »Kindesmisshandlung«). Aber Amanda wollte Bethany dabeihaben, und die wollte sie auch unterstützen, solange sie nicht verantwortlich war.

Bethany sprach mit Amanda lange über die Risiken, etwa eine Uterusruptur oder Schäden für das Kind. Sie besprachen auch, ob und gegebenenfalls wie Bethany bei solchen Problemen eingreifen konnte. Schließlich machte Amanda Bethany klar, dass sie selbst für die Sicherheit des Kindes und den Zustand ihres Uterus verantwortlich war; sobald sie das Gefühl hätte, sie könnte die Verantwortung nicht mehr tragen, wollte sie ihr Bescheid sagen, und dann könnten sie alle ins Krankenhaus fahren.

Der Tag der Entbindung kam. Die Eröffnungswehen waren lang und schmerzhaft, aber sie sagte zunächst niemandem Bescheid. Schließlich rief sie die Hebamme und Bethany an, und als sie kamen, saß sie im Schaukelstuhl. »Ich fühle mich großartig«, sagte sie, nur um im nächsten Atemzug hinzuzufügen: »Die Schmerzen waren heute Nachmittag furchtbar schlimm, ich habe geglaubt, ich müsste sterben.« Bethany sagte später, sie hätte nicht gewusst, wie sie diese beiden Aussagen miteinander vereinbaren sollte. Als die Geburt näher rückte, legte sich Amanda auf ihr großes Bett. »Als wir versuchten, ihr zu helfen«, sagte Bethany, »rutschte sie von uns weg. Ihr Kopf blieb in der Mitte des Bettes liegen, während der Körper sich immer weiter wegdrehte, bis sie zweimal einen Kreis auf dem Bett geschlagen hatte. So etwas habe ich im Krankenhaus nie erlebt. Es war sehr »primitiv«. Mir war nicht klar, was es bedeutete, aber ich vertraute darauf, dass diese Bewegungen zu ihrem individuellen Geburtsprozess gehörten.

Wir sprachen nicht viel. Amanda sagte gar nichts und gab auch sonst kaum Laute von sich. Sie presste das Baby auf Händen und Knien heraus und blieb dann über ihm knien. Sie war ganz woanders. Wir machten Bemerkungen über das Kind, aber sie sah es nicht an. Ihr Körper hatte eine ekstatische Haltung eingenommen. Sie reagierte nicht, als wir sie ansprachen. Einen Moment lang hatte ich Angst, sie fände von dort, wo sie sich befand, nicht mehr zurück. Dann sah sie den Säugling an und kehrte langsam in ihren Körper zurück – oder aus ihrem Körper?«

Bethany hat ein Foto von Amanda in ihrem ekstatischen Zustand gemacht, das sie vor Kurzem auf einer Konferenz zur Frauengesundheit gezeigt hat. Auf dieser Konferenz und aus Vicki Nobles Buch *Shakti Woman* und Ina May Gaskins *Selbstbestimmte Geburt* (Kösel 2004), habe ich gelernt,[132] dass Amandas ekstatische Erfahrung potenziell allen Frauen bei der Geburt möglich ist. Seitdem habe ich mich ausführlich mit Patientinnen unterhalten, die zu Hause entbunden haben. Eine sagte, sie hätte während der Geburt »ihren Körper verlassen« und wäre zum Adler geworden, der über ihrem Körper kreiste. Sie hätte keine Schmerzen gespürt. Über diese Erfahrung hatte sie nie gesprochen, aber sie hatte seitdem völliges Vertrauen zu ihrem Körper.

Insgesamt haben wir alle gelernt, wenn auch nicht unbedingt bewusst, die Geburtserfahrung zu fürchten, und man hat uns jedes nur erdenkliche Hindernis in den Weg gelegt, damit wir ihre Macht nicht spüren. Aber Bethany sagt: »Diese Art der Geburt ist in vielen Umgebungen möglich, wenn die

Gebärende ihrem Körper vertraut und mit all seinen Teilen verbunden ist, wenn sie ihr Kind liebt und haben will. Sie muss wissen, dass die Geburt eine sexuelle Erfahrung ist, und sie muss ihre Sexualität angenommen haben. Sie muss sich sicher fühlen. Sie muss wissen, dass die Menschen um sie herum ihren Körper und den sexuellen Charakter des Prozesses akzeptieren, den sie erlebt, und dadurch nicht in Verlegenheit gesetzt werden. Sie muss wissen, dass sie in den Prozess nicht eingreifen. Sie muss wissen, dass sie tief nach innen gehen und sicher wieder zurückkommen kann. Wenn sie dort nie gewesen ist, braucht sie die Liebe ihrer Familie und Freunde, die sie, wenn nötig, zurückrufen.«

Frauen, die ihre Kinder auf konventionelle Weise bekommen haben, sollten wissen, dass sie nicht für etwas verantwortlich sind, was sie damals nicht wissen konnten. Ich bin unter Medikamenteneinfluss geboren worden, genau wie alle meine Brüder und Schwestern. Wir wurden zwar gestillt, sind aber trotzdem stundenlang auf der Säuglingsstation geblieben, bis meine Mutter aufwachte. Sie hat es nicht so gewollt, aber sie wusste nicht, dass es eine andere Möglichkeit gab.

Denken Sie daran, dass Verantwortung nichts weiter heißt als die »Fähigkeit zu reagieren«. Man kann niemandem eine perfekte Geburt garantieren. Schon die Vorstellung der »perfekten Geburt« entstammt dem Perfektionismus des Suchtsystems. Manche Säuglinge müssen nach der Geburt auf der Säuglingsstation beobachtet werden. Manche Kaiserschnitte sind lebensnotwendig. In solchen Fälle hat nicht etwa die Frau versagt. Die Gebärende ist nur ein Teil eines komplexen und geheimnisvollen Prozesses, an dem das Baby ebenfalls aktiven Anteil hat. Jedes Baby leistet seinen individuellen Beitrag zur Schwangerschaft, Geburt und Entbindung der Mutter. Immer lässt sich daraus etwas lernen, was wir für unser persönliches Wachstum nutzbar machen können. Aber in jedem Fall sollten Eltern so weit wie möglich an allen Stadien der Schwangerschaft, Geburt und Entbindung beteiligt werden. Sie müssen wissen, dass sie zur Gesundheit ihres Kindes beitragen.

Auf was unmittelbar nach der Geburt verzichtet werden kann

Hepatitis-B-Impfung

Derzeit erhalten fast 99 Prozent aller Babys, die in den Vereinigten Staaten geboren werden, bereits im Krankenhaus eine Hepatitis-B-Impfung. Sofern jedoch die Mutter zum Zeitpunkt der Entbindung nicht an Hepatitis B erkrankt ist und kein hohes Risiko einer Ansteckung besteht (wie bei intravenösen Drogenkonsumenten oder Sexarbeiterinnen), dann besteht dazu keine Notwendigkeit. Die große Mehrheit der Babys ist überhaupt nicht gefährdet. Das Problem bei der Verabreichung des Hep-B-Impfstoffs an Neugeborene ist, dass er mindestens 225 mcg (und manchmal 250 mcg) Aluminium enthält, ein bekanntes Neurotoxin. Warum in aller Welt sollte man einem Neugeborenen ein Neurotoxin injizieren, dessen Gehirn und Nervensystem sich noch in der Entwicklung befinden? Die im Impfstoff enthaltene Menge liegt weit über dem sicheren Grenzwert, den die FDA im Jahr 2004 für die Aluminiummenge in der parenteralen Ernährung von Neugeborenen (die Infusionslösung, die Neugeborenen verabreicht wird, die keine Nährstoffe über ihr Verdauungssystem aufnehmen können). Dieser Grenzwert liegt bei 5 mcg Aluminium pro Kilogramm Körpergewicht und Tag, was bei einem 7,5 Pfund schweren Neugeborenen 17,5 mcg entspricht.

Selbst wenn man berücksichtigt, dass es sich um zwei verschiedene Wege handelt – die parenterale Ernährung wird in die Venen gespritzt, während der Hep-B-Impfstoff in das Muskelgewebe injiziert wird – ist der Unterschied groß. Für Frühgeborene sind die Werte ebenfalls zu hoch.

Beschneidung

Die Beschneidung von kleinen Jungen ist ein weiteres Beispiel für einen unnötigen und schmerzhaften Eingriff. (Siehe auch Kapitel 8, »Die Wiedererlangung der Erotik«.) Es gibt Studien, die zeigen, dass sich durch die Beschneidung die Rate der HIV-Infektionen und anderer sexuell übertragener Erkrankungen vermindern lässt[133], andere Studien jedoch belegen dies nicht.[134] Zudem sind Kondome der beste Schutz gegen sexuell übertragbare Erkrankungen.

Tatsächlich habe ich Hunderte von Beschneidungen durchgeführt – und ich habe mich bei all diesen kleinen Jungen Jahre nach der Tat öffentlich entschuldigt, in der Hoffnung, dass diese Geste Mütter davon abhalten könnte, diesem Eingriff unbewusst zuzustimmen. Obwohl ich oft eine örtliche Betäubung verwendete, verursachte das Einführen der Nadel für das Baby unnötige Schmerzen und funktionierte nicht immer sehr gut. Sowohl Ärzte als auch Eltern erkennen zunehmend an, dass Babys mit einem Nervensystem geboren werden, das durchaus in der Lage ist, Schmerzen zu empfinden, und dass eine Beschneidung ohne Betäubung barbarisch ist. Offen gesagt verstößt die Entfernung eines völlig normalen Teils der männlichen Anatomie ohne die Zustimmung des Kindes – eines Teils mit mindestens 10 000 Nervenenden – gegen das Abkommen der Vereinten Nationen über die Rechte des Kindes.[135] Die Intaktivisten-Bewegung (siehe http://intactamerica.org) wächst täglich. Gegenwärtig werden nur 58 Prozent der Jungen beschnitten, während es zu der Zeit, als ich den Eingriff noch vornahm, fast 95 Prozent waren (nach dem, was ich heute weiß, könnte ich das nicht mehr tun. Aber es war Teil meiner Arbeit. Das Blatt hat sich nun gewendet.)

Die Diskussion über die Beschneidung ist ein perfektes Beispiel für die Stärke und den Einfluss der Stammesprogrammierung des ersten Chakras auf unser Denken und unsere emotionalen Reaktionen. Diese Programmierung ist so tief verwurzelt, dass viele Menschen das Thema Beschneidung nicht ohne Schuldgefühle oder Verleugnung diskutieren können. Ich weiß, dass das bloße Ansprechen des Themas der körperlichen Unversehrtheit des Jungen, seiner Wahlmöglichkeit und der Schmerzen (wenn der Eingriff ohne Betäubung durchgeführt wird) eine Abwehrreaktion hervorruft. Aber dass es auch anders geht, zeigen die jüdischen Paare, für die die Beschneidung zwar ein wichtiges religiöses Ritual ist, die aber das gesamte Beschneidungsproblem überdacht und beschlossen haben, ihre Söhne nicht beschneiden zu lassen.

Es ist bekannt, dass die Beschneidung für mindestens drei Tage Schlafstörungen verursacht.[137] Auch die Nahrungsaufnahme leidet. Später hat sie dann tiefgreifende Auswirkungen auf die männliche Sexualität. (Siehe Kapitel 8, »Die Wiedererlangung der Erotik«.) Tatsächlich handelt es sich um eine Form des sexuellen Missbrauchs. Bei der weiblichen Klitoridektomie, der Beschneidung und der Infibulation sehen wir das genauso, aber die Beschneidung männlicher Säuglinge wird damit gerechtfertigt, dass die Babys es nicht spüren, weil sie noch zu jung sind. Mir wurde beigebracht, dass Babys bei ihrer Geburt nichts fühlen können und deshalb auch ihre Beschneidung nicht spüren. Wie kommt es dann, dass sie oft ganz ruhig waren, wenn ich ihre kleinen Arme und Beine auf dem Brett festschnallte; sie aber laut weinten, wenn ich dann begann, ihre Vorhaut abzuschneiden, dass es mir das Herz brach? Frauen, die Erinnerungen an Missbrauch in der Kindheit durchleben, wissen, welche Spuren frühe Schmerzerfahrungen im Körper hinterlassen.

Während diese Ansicht in den Vereinigten Staaten sicherlich noch umstritten ist, wird die Entscheidung, die Vorhaut eines männlichen Babys intakt zu lassen, immer beliebter und die Intactivist-Bewegung (siehe www.intactamerica.org) wächst. Die CDC berichtet, dass 64 Prozent der 1979 in den Vereinigten Staaten geborenen Jungen beschnitten wurde. 2010 sind das nur noch 58 Prozent.[138] Tatsache ist, dass die meisten Männer auf der Welt (zwei von drei) nicht beschnitten sind.[139] Eltern sollten sich gründlich informieren, bevor sie sich bei ihrem neugeborenen Sohn dafür entscheiden.

RÜCKZUG, NEIN DANKE!

Eines der größten Probleme, mit denen Eltern von unbeschnittenen Jungen konfrontiert sind, ist die Tatsache, dass in den Vereinigten Staaten viele Haus- und Kinderärzte schlecht darüber informiert sind, wie ein normaler Penis zu behandeln ist. Ihnen wurde weisgemacht, dass man die Vorhaut zurückziehen muss, um den Penis »sauber zu halten». Das ist schlichtweg falsch. Die Vorhaut ist eigentlich ein Organ, das als Präputium bezeichnet wird. Sie ist über eine Zellschicht mit der darunterliegenden Penisspitze verbunden, die sich mit zunehmendem Alter des Kindes allmählich zurückbildet. Die Vorhaut ist mit der Eichel des Penis etwa so verbunden wie die Augenlider eines Kätzchens – aber wir öffnen die Augenlider eines Kätzchens doch auch nicht mit Gewalt, um sie sauber zu halten, oder? Mit der Vorhaut ist es nicht anders. Mit der Zeit wird sie sich von selbst zurückziehen. Viele Eltern sind der Meinung, dass sie die Vorhaut am besten sofort entfernen sollten (solange das Kind ein Neugeborenes ist), um spätere Probleme zu vermeiden. Sie alle haben schon von Jungen und Männern gehört, die diesen Eingriff später im Leben hatten vornehmen lassen müssen. Doch viele dieser späteren Eingriffe hätten verhindert werden können, wenn die Vorhaut einfach in Ruhe gelassen worden wäre. Das gewaltsame Zurückziehen der Vorhaut ist nicht nur unglaublich schmerzhaft, es führt auch zu Narbenbildung und Verwachsungen, die später eine Beschneidung erforderlich machen. Einer der Gründer der Organisation Doctors Opposing Circumcision (Ärzte gegen Beschneidung) erzählte mir, dass sie täglich etwa vier Anrufe von verzweifelten Müttern erhalten, die ihre unbeschnittenen Jungen wegen Husten oder Fieber zum Arzt oder in die Notaufnahme gebracht haben, wo die Ärzte dem Kind die Windeln abnahmen und die Vorhaut gewaltsam zurückzogen, was zu Schmerzen und einer Blutung führte – und das vor allem in Unkenntnis der normalen männlichen Anatomie.

Die kollektive Wiederaneignung der Geburtsmacht

Stellen Sie sich vor, was geschehen würde, wenn die Mehrheit der Frauen sich nach der Geburt mit einem erneuerten Gefühl für die Stärke ihres Körpers und ihrer Fähigkeit zu ekstatischen Erfahrungen durch das Gebären vom Wochenbett erheben würde. Wenn genügend Frauen erkennen, dass die Geburt eine großartige Möglichkeit ist, Kontakt zu ihrer wirklichen Macht zu bekommen, und dafür die Verantwortung übernehmen, können wir die Macht des Gebärens wieder einfordern und der Technik den Platz zuweisen, der ihr gebührt: nicht den der Herrscherin, sondern den einer Dienerin der Gebärenden.

Für viele Frauen ist die Geburt eines Kindes die erste Erfahrung der Verbundenheit mit anderen Frauen und ihrer großen Kreativität. Sie besitzt das Potenzial, unser Selbstverständnis zu verändern. Wie eine Patientin sagte: »Ich fühlte mich eins mit jeder Frau, die je geboren hat. Ich fühlte mich mächtig und in Kontakt mit etwas in mir, das ich nie gekannt hatte. Ich nahm meinen Platz in der Reihe der Frauen ein, die Mutter sind.«

XIII

Mutterschaft: Die Bindung an das Neugeborene

»Indem wir ein Kind gebären, bringen wir womöglich auch etwas Neues in uns selbst hervor.«

Myla und Jon Kabat-Zinn

Die Bindung an ein Baby beginnt lange vor der tatsächlichen Geburt und hält darüber hinaus lange an. Die Ereignisse bei der Geburt können jedoch eine sehr starke Wirkung auf die Gefühle der Mutter zu ihrem Neugeborenen haben. Deshalb sollten alle erdenklichen Maßnahmen ergriffen werden, um die Wehenphase, die Geburt und die Umgebung nach der Geburt so gut wie möglich zu gestalten, weil sie eine ganz sensible Zeit sind, die Mutter und Kind stark beeinflusst und die Grundlage für ihr späteres Zusammenleben bildet. In dieser Zeit werden die Körper beider von Prolaktin, Oxytocin und Beta-Endorphin geradezu geflutet – allesamt starke Bindungshormone. Wie der Pfeil Cupidos tragen sie dazu bei, dass sich die neue Mutter glücklich in ihr Kind verliebt und in alle jene, die ihr bei der Geburt beigestanden haben. Doch diese neuronalen Botenstoffe machen eine Mutter auch sensibler für die Umwelt, weshalb die Umstände bei der Geburt einen großen Einfluss haben, wie sich eine Frau selbst und als Nährende und Schützende im Hinblick auf ihr Baby empfindet.

Unser Verständnis der biologischen Programmierung dieser wichtigen Phase ist in den letzten Dekaden um Lichtjahre vorangeschritten. So gibt es reichlich Forschung zur bindungsfördernden Rolle von Prolaktin. Im kleinen Maßstab bildet die Zeit nach der Geburt und die Erfahrung, die Mutter und Kind in ihr machen, die Grundlage für Nervensystem, für Hormone und

Immunsystem, die zusammen den Nährboden bilden für die gesamte spätere Gesundheit und das Gefühl von Sicherheit und Aufgehobenheit.

Als ich Medizinstudentin war, wurde ein neugeborenes Baby schnell in sterile Tücher gewickelt, der Mutter nur kurz gezeigt, als würde sein Leben davon abhängen, dass es schnell anderswohin käme, und dann in Windeseile in ein »Wärmebett« im Säuglingszimmer gebracht, während die Mutter mit flehenden Blicken zusah und sich danach verzehrte, ihr Geschöpf in den Armen zu halten.

Ältere Untersuchungen über Bindung berichten, dass junge Mütter ihre Babys begrüßten, indem sie sie erst behutsam mit den Fingerspitzen berührten und erst nach einer Weile schließlich Haut an Haut hielten, doch diese Reaktion war nichts weiter als ein künstliches Verhalten, das Ergebnis der sofortigen Trennung nach der Geburt. Während meiner Zeit als Assistenzärztin begannen wir damit, Babys ihren Müttern auf den Bauch zu legen, statt sie sofort in das Wärmebett zu bringen.

Wenn eine Mutter ihr Baby nackt in den Armen hält und beide mit einer Decke zugedeckt sind, braucht das Baby kein Wärmebett, denn dann ist die Mutter bereits das Wärmebett – und so sollte es sein. Nach einer normalen Geburt schließt die Mutter ihr Baby gleich in die Arme, sodass es mit dem ganzen Körper an ihrer Haut ruht. Sie weiß, dass dieses Baby ihr Baby ist und dass sie es sofort begrüßen und beruhigen muss. Aus Gründen des Aufbaus einer eigenen gesunden Immunität ist es sehr hilfreich, wenn das Baby durch Hautkontakt mit den Bakterien der Mutter kolonisiert wird. Als meine Tochter mein erstes Enkelkind zur Welt brachte, war ich begeistert, in den Zimmern des Krankenhauses, in dem ich früher gearbeitet habe, Plakate mit dem Slogan zu sehen, dass »Haut an Haut« das Beste sei. Als ich eine ehemalige Kollegin dort auf diesen enormen Fortschritt ansprach, sagte sie: »Es hat mich zwanzig Jahre gekostet, diese Haut-an-Haut-Politik hier im Krankenhaus durchzusetzen.« Die Mühlen des Fortschritts mahlen langsam. Aber Fortschritt ist Fortschritt.

Die Geburt eines Babys hat auch für den Vater des Kindes große Bedeutung. Je mehr er einbezogen ist, desto besser. Margaret Mead hat einmal gesagt, der Grund, warum so viele Kulturen die Anwesenheit des Vaters bei der Geburt verbieten, sei der, dass Väter, wenn sie die Geburt miterleben würden, von dem Erlebnis und dem neuen Baby so »eingenommen« wären, dass sie nie wieder ganz so wie früher in die Welt hinausgehen, hart sein und »ihre Sachen machen« könnten. Ich glaube, dass darin, dass Männer jetzt öfter bei Geburten anwesend sind – nicht als Chefs oder Retter, sondern als Zeugen dieses ergreifenden Augenblicks –, ein großes Potenzial liegt, unsere Welt ins Gleichgewicht zu bringen.

Ich wollte nie, dass meine eigenen Babys in der Klinik ins Säuglingszimmer kamen, weil mir klar war, wie sehr sich die Atmosphäre dort von dem unterschied, was ich mir für sie wünschte. Sie hatten gerade vierzig Wochen lang meinen Herzschlag gehört, und in warmer Flüssigkeit in einem abgedunkelten Raum gebadet. Im Säuglingszimmer des Krankenhauses lagen sie isoliert in kleinen Körbchen, allein und unter Neonlicht, das 24 Stunden am Tag brannte, versorgt von einer Fremden. Ich wusste, dass mein ganzer Körper von der Natur darauf eingerichtet war, dass mein Baby und ich uns aneinander »binden« sollten. Das Kolostrum (die erste Milch) enthält Antikörper, die optimal geeignet sind, das Baby vor Krankheitserregern zu schützen, und das Saugen bewirkt, dass Hormone produziert werden, die die Kontraktion der Gebärmutter unterstützen. Babys suchen instinktiv Augenkontakt auf eine Entfernung von etwa 30 Zentimetern – das ist genau der Abstand zwischen den Augen einer stillenden Mutter und ihrem Säugling. Meinem Baby in die Augen zu sehen, mich von ihm ansehen zu lassen, zu spüren, wie es Haut an Haut bei mir schläft – all das ist von der Natur als »Klebstoff« entwickelt worden, der die Bindung zwischen Mutter und Kind, die im Uterus beginnt, fortführt. Ich wusste, dass diese Erfahrungen für uns beide wichtig waren.

Zu viele Babys werden gleich nach der Geburt zum »Saubermachen« ins Säuglingszimmer gebracht (damit sie das ganze schmierige Zeug aus der Vagina loswerden!). Durch das Baden kann die Körpertemperatur eines Babys so weit sinken, dass die Säuglingsschwestern es erst wieder aus dem Säuglingszimmer heraus und zu seiner Mutter lassen, wenn die Temperatur wieder angestiegen ist! Ich fragte mich, warum man das Baby überhaupt baden und damit unterkühlen sollte. Warum kann man es nicht einfach stillen, es nah bei sich behalten und mit ihm zusammen ausruhen?

Als ich mein erstes Baby bekommen hatte, ging ich zwar auf die Wöchnerinnenstation, behielt Ann aber bei mir. Als ich aufstand, um auf die Toilette zu gehen, nahm ich sie mit. Eine Schwester kam herein und rief durch die Tür: »Wo ist das Baby?« »Hier drinnen bei mir«, antwortete ich. Die Schwester rief: »Sie werden lernen müssen, dass Sie sie auch mal allein lassen müssen!« »Aber nicht an ihrem ersten Lebenstag«, entgegnete ich ihr.

Ich hatte Angst vor meiner Verletzlichkeit nach der Geburt. Zu viele Mütter lassen sich von dem, was die Krankenschwestern sagen, verunsi-chern, und ich traute mich nicht, mich gegen die Schwestern oder ihre Regeln, wann ich das Baby im Arm haben durfte und wann nicht, aufzulehnen. Ich wollte, dass meine eigene Mutter ihre erste Enkelin auf den Arm nehmen durfte.

In jenen Tagen galt die Klinikregel, dass nur engste Familienangehörige das Baby halten durften, so als gehöre das Kind der Klinik. (Inzwischen haben die Regeln sich zwar geändert, aber damals musste ich mich mit den Schwestern streiten, damit die Großeltern des Babys, selbst wenn sie viele Stunden lang gefahren waren, um ihr Enkelkind zu sehen, das Kind in die Arme nehmen durften. Manchmal, je nachdem, welche Schwester zuständig war, hatte ich wenig Erfolg.)

Dass ein Klinikaufenthalt erholsam sein sollte, war ein Märchen, soviel wusste ich. Ich wollte zu Hause sein, daher verließ ich das Krankenhaus beide Male am Tag der Entbindung. Die ersten Lebenswochen sind sowohl für das Kind als auch für die Eltern eine sehr wichtige Zeit, um sich aneinander zu gewöhnen. Heute wünsche ich mir, ich hätte noch mehr Zeit mit meinen Neugeborenen verbracht. Das erste Vierteljahr nach der Geburt nennt man auch das 4. Trimester. In dieser Zeit ist der Körper der Mutter wie eine »externe« Plazenta, und das Baby wie ein »externer Fötus«, der immer noch viel Körperkontakt mit dem Körper der Mutter braucht, um seine Atmung, Körpertemperatur und Verdauung etc. zu regulieren.

Dr. John Kennell ist ein Pionier auf dem Gebiet der neonatalen Betreuung (Betreuung von Neugeborenen).[1] Dabei hatten er und sein Kollege Dr. Marshall Klaus es bald schon mit »Hochrisiko-Babys« zu tun. Man spricht von »hohem Risiko«, wenn ein Baby bei der Geburt und in den ersten Tagen, Wochen oder Monaten seines Lebens intensiv überwacht werden muss. Die Mehrzahl dieser Babys sind Frühgeburten. Die Körperfunktionen vieler zu früh geborener Babys sind bei der Geburt noch nicht voll entwickelt, daher besteht für sie ein erhöhtes Risiko von Lungenproblemen, Entwicklungs- und Ernährungsproblemen und Infektionen. Kennell und Klaus wollten damals in den Sechzigern und Siebzigern wissen, wie es kam, dass Babys überhaupt im »Hochrisiko«-Säuglingszimmer betreut werden mussten. Die beiden Forscher stellten fest, dass es bei Kindern, die zu früh geboren wurden oder als kleine Babys krank waren und deren Betreuung vom Krankenhauspersonal ohne die Beteiligung der Mutter übernommen wurde, einen ungewöhnlich hohen Prozentsatz von Kindesmisshandlungen gibt.

Ihre Forschungen, erst zur Bindung zwischen Mutter und Säugling, dann zwischen Eltern und Säugling (also auch zum Vater), zeigten, dass Mütter, die ihre Babys von Geburt an bei sich haben, eine stärkere Beziehung entwickeln und empfänglicher für die Bedürfnisse des Babys sind als jene, deren Babys schnell ins Säuglingszimmer gebracht und dort von »Fachleuten« versorgt werden.[2] Die Babys, die bei der Mutter bleiben, sind außerdem insgesamt gesünder und intelligenter, und das noch Monate und sogar Jahre nach der

Geburt. (Anmerkung: Das menschliche Gefühlsleben und die Seele sind sehr anpassungsfähig. Eine frühe Trennung muss nicht unbedingt bleibende Schäden verursachen.)

Die Forschungen von Klaus und Kennell haben gezeigt, was für uns alle unmittelbar auf der Hand liegen sollte – dass Körperkontakt und Zuwendung messbare Auswirkungen auf die Gesundheit eines Babys haben. Eine Untersuchung über das Streicheln von Säuglingen – bekannt als »taktile Stimulation« – zeigte, dass eine Gruppe Frühgeborener, die regelmäßig gestreichelt wurden, schneller an Gewicht zunahm als die Babys, die nicht berührt wurden – obwohl beide Gruppen die gleiche Nahrung bekamen! Und in einer Untersuchung an der Universität Miami konnten die gestreichelten Babys eher aus dem Krankenhaus entlassen werden – was zu einer Kostenersparnis von Tausenden von Dollars pro Baby führte![3] Man sollte Berührung wie eine lebenslange Grundnahrung betrachten.

Schließlich entstammt die Haut der gleichen embryonalen Schicht wie das Gehirn und das Zentralnervensystem. Wenn Babyhaut gestreichelt wird oder wir selbst, sinken Stresshormone und Blutdruck ab. Dafür werden Bindungshormone ausgeschüttet und die Gesundheit im Ganzen befördert. Hierzu gibt es beeindruckende Forschung. (Vielleicht haben Sie Lust, die englischsprachige Webseite von Dr. Tiffany Field vom Touch Research Institute an der medizinischen Fakultät der Universität von Miami zu besuchen; www.miami.edu/touch-research.)

Der körperliche Kontakt ist so einfach, so instinktiv. Schwangere Mütter streicheln automatisch ihre Bäuche und schicken dem Ungeborenen dadurch Liebe und Energie und üben für die Zeit, wenn das Baby dann auf der Welt ist. Wie konnten wir nur ein System erfinden, in dem Babys in den ersten Lebensminuten von der Liebe und der Körperwärme ihrer Eltern getrennt und allein in ein Säuglingszimmer geschickt werden, in dem sie von Fremden betreut werden?[4] Kein Säugetier lässt seine Jungen so unversorgt und ungestillt, wie Menschen es tun. Eine Bärin ist am gefährlichsten, wenn sie ihre Jungen schützt. Sie lässt nichts und niemanden in ihre Nähe kommen. Viele Frauen könnten etwas mehr Bärinnen-Energie gebrauchen.

In unserer Gesellschaft haben wir uns im Namen der Wissenschaft alle an mehr oder weniger offensichtlichen Misshandlungen unserer schutzlosen Neugeborenen beteiligt, zum Teil aus Ängsten und aus Zweifeln an unseren natürlichen Instinkten. Einem Neugeborenen ätzendes Silbernitrat oder Erythromycin-Lösung in die Augen zu träufeln, um einer Gonokokkeninfektion vorzubeugen, ist nur ein Beispiel dafür. Warum tun wir das allen Babys an, selbst jenen, deren Mütter keine Gonorrhö und keine Chlamydien haben?

Ich habe ein Formular unterschrieben, mit dem ich darauf verzichtete, dass meine Babys irgendetwas in die Augen geträufelt bekamen. Ich wusste, dass ich keine Gonorrhö und keine Chlamydien hatte, und ich sah nicht ein, warum bei meinen Babys eine Krankheit behandelt werden sollte, die ich gar nicht hatte. Meine Verzichtserklärung entband das Krankenhaus von jeglicher Verantwortung für meine Entscheidung, und das war richtig so.

Das Abklemmen der Nabelschnur unmittelbar nach der Geburt ist ein weiteres Beispiel für die allzu großen Belastungen, die wir unseren Neugeborenen zumuten. Dadurch kommt es zu einem verminderten Blutvolumen und einer zu geringen Versorgung des Gewebes mit Sauerstoff. Von Natur aus verläuft die Geburt in der Art, dass das Baby, während sich seine Lungen und das Herz von der Atmung im Wasser auf eine Atmung an der Luft umstellen, über die Nabelschnur immer noch mit Sauerstoff angereichertes Blut von der Mutter bekommt.

Atmet das Baby selbstständig und hat sich sein Kreislauf stabilisiert, schließen sich die Blutgefäße der Nabelschnur normalerweise von selbst. Wenn die Nabelschnur pulsieren kann, bis sie von allein stoppt, normalisiert sich dadurch das Blutvolumen des Babys von allein. Sein Kreislauf ist dann normal. In den meisten Fällen ist das frühzeitige Abklemmen der Nabelschnur nicht nötig. Im Gegenteil: Kranke Babys oder Frühchen profitieren von dem Extrasauerstoff aus der pulsierenden Nabelschnur. Manchmal macht das den Unterschied zwischen Leben und Tod. (Viel zu viele Frühchen, bei denen die Nabelschnur zu früh abgetrennt wird, erreichen das notwendige Blutvolumen nicht und brauchen dann auf der Frühchenstation eine Transfusion. Wenn man aber die Nabelschnur unmittelbar nach der Geburt abklemmt, zwingt man das Baby, schneller als nötig auf die Lungenatmung umzuschalten. Viele Mütter und Ärzte haben den Eindruck, dass das Baby dadurch in Panik gerät – es hat das Gefühl, dass es nicht genug Sauerstoff bekommt. Diese Praxis gleicht dem gebrüllten Kommando: »Los, atmen – sonst passiert was!«

Nach den meisten normal verlaufenen Geburten kann man das Baby auf den Bauch der Mutter legen und darauf warten, dass die Nabelschnur allmählich von selbst zu pulsieren aufhört. Die Babys liegen oft sehr friedlich da, während das geschieht. Sie atmen ruhig und weinen nicht. Mütter und Väter sind sogar manchmal besorgt, dass etwas nicht stimmen könnte, wenn ihre Babys bei der Geburt ruhig sind. Ihre Kultur hat ihnen vermittelt, dass ein schreiendes, zu Tode erschrockenes Neugeborenes normal ist. Eine mit Dr. Bethany Hays befreundete Krankenschwester erinnerte sich, dass sie bei der ersten Lamaze-Geburt, die sie erlebte, dachte, etwas wäre nicht in Ordnung, weil das Baby nicht sofort schrie! (Noch einmal: Was in dieser Gesellschaft normal ist, ist nicht immer auch gesund. Vor einer Generation hielt man ein schlaffes Baby, das nicht reagierte, für »normal«.)

Unglücklicherweise hat die kollektive Vorstellung von einer modernen Geburt das vorzeitige Abklemmen der Nabelschnur zur Norm erhoben. Die klassische Geburtshilfe argumentiert, dass ein verzögertes Abklemmen zu erhöhten Bilirubin-Werten (einer Gelbsucht) führen kann. Doch gleichzeitig hat sie kein Problem damit, Pitocin als Wehenmittel zu geben oder eine Periduralanästhesie, die nun wirklich bewiesenermaßen mit einer Gelbsucht bei Neugeborenen in Verbindung stehen.

Doch im Grunde konkurrieren alle Medikamente, die Mutter oder Kind bekommen, mit den Bindungsstellen für Bilirubin am Bluteiweiß. Das führt zu freiem Bilirubin und damit zur Gelbsucht. Bei gesunden Babys, die nicht zu früh geboren sind, und selbst noch bei kränkelnden Babys gibt es jede Menge Vorteile, wenn die Nabelschnur erst dann abgenabelt wird, wenn der Mutterkuchen herausgekommen ist (oder die Gefäße nicht länger pulsieren). Das dauert nur wenige Minuten.[5] So zeigte eine Studie von 2007, im *Journal of the American Medical Association* veröffentlicht, bei der 1900 Babys erfasst wurden, dass eine um bloße zwei Minuten verzögerte Abnabelung das Anämierisiko von Neugeborenen halbierte. Zu niedrige Eisenwerte wurden um ein Drittel verringert.[6] Ein Übersichtsartikel von 2009 im *Journal of Midwifery and Women's Health* berichtete ebenfalls von zahlreichen Vorteilen, darunter weniger Transfusionen in den ersten sechs Wochen. Insbesondere Frühgeborene profitierten.[7] Dennoch war das frühe Abnabeln überall auf der Welt bis vor Kurzem die Norm.

Nachdem verschiedene internationale gynäkologische Fachverbände empfohlen hatten, die Abnabelung zwischen 30 Sekunden und fünf Minuten nach der Geburt hinauszuzögern, folgte 2017 auch das American College of Obstetricians and Gynecologists und gab eine Stellungnahme heraus, in der empfohlen wird, die Abnabelung um mindestens 30 bis 60 Sekunden zu verzögern.[8] In der Stellungnahme wird auf Forschungsergebnisse verwiesen, die bestätigen, dass ein verzögertes Abklemmen den Hämoglobinspiegel von Neugeborenen erhöht und ihre Eisenspeicher in den ersten Lebensmonaten verbessert, was sich positiv auf die Entwicklung des Kindes auswirken kann.[9]

Nach der Geburt: Das 4. Trimester

Die ersten drei Monate nach der Geburt stellen für die meisten Frauen eine enorme physische, emotionale und psychische Herausforderung dar, die aber in unserer Kultur kaum gewürdigt wird. Ein Teil der Kontroverse um die Aufenthaltsdauer von Mutter und Kind im Krankenhaus hat mit dem Umstand zu tun, dass es für viele Frauen mit Pflege und Ausruhen in dem Moment vorbei ist, wo sie nach Hause kommen. Obwohl das Krankenhaus wirklich nicht der beste Platz ist, um sich nach der Geburt auszuruhen, ist das Zuhause oft nicht viel mehr als eine Spüle mit Abwasch und ein Haufen Schmutzwäsche.

Auch der Körper muss einige plötzliche Änderungen hinnehmen: Schwitzen und Hitzewallungen sind in dieser Zeit normal. Sie gehören zum Prozess des Rückbaus all der Anpassungen während der Schwangerschaft. Aufgrund von hormonellen Änderungen haben manche Frauen Haarausfall. (Das wächst wieder nach.) Auch Blutungen für vier bis sechs Wochen sind normal, weil die Stelle der Plazenta in der Gebärmutter abheilen muss. Ein weiteres Problem für viele sind Schmerzen beim Geschlechtsverkehr, besonders nach einem Dammschnitt. Obwohl viele Ärzte Frauen sagen, es sei nach sechs Wochen wieder in Ordnung, Sex zu haben, kann dies, was den Genuss betrifft, noch zu früh sein. Abgesehen vom Dammschnitt, kann auch die hormonelle Umstellung im Zusammenhang mit dem Stillen zu Scheidentrockenheit führen. Das bedeutet nicht, wie manche Frauen fürchten, dass Sie Ihren Partner nicht mehr schätzen, sondern nur, dass Sie übergangsweise ein Gleitgel brauchen, bis sich alles wieder eingepegelt hat. Auch sind Sie vielleicht einfach nur durch das nächtliche Stillen übermüdet, sodass Sie mit Sex gerade gar nichts am Hut haben.

Auf der anderen Seite gibt es eine faszinierende Untersuchung von Marilyn Moran über Heimgebärende, bei der sie herausgefunden hat, dass Frauen, die sich bei der Geburt von ihren Ehemännern besonders bestärkt und aufgehoben fühlen, oftmals danach ein vermehrtes sexuelles Interesse erfahren. Ich finde das absolut plausibel, auch wenn es allem, was wir über Sexualität und Geburt gelernt haben, diametral zu widersprechen scheint. Allerdings macht das klinische Hightech-Ambiente, in dem über ein Drittel aller Geburten als Großoperation abläuft, nicht gerade Lust auf Sex, weder dabei noch danach.

Wenn ich das Sagen hätte, würden alle Wöchnerinnen mindestens zwei Monate eine Vollzeithilfe für das Kochen und Saubermachen bekommen und Zeit für ein bis zwei Schläfchen während des Tages. In manchen traditionellen Kulturen bekommen Mütter Neugeborener oftmals zwei, drei Monate lang Hilfe von Hebammen, ihren Müttern oder anderen Frauen. Es kann bis zu zwei Monate dauern, bis Babys ihren Tagesrhythmus so umgestellt haben, dass sie nachts schlafen und tagsüber wach sind. Mütter brauchen in dieser Zeit viel Unterstützung, damit sie sich gut erholen können. Während dieser Zeit besteht ihre einzige Pflicht darin, zu stillen und sich ansonsten zu erholen und ganz für das neue Baby da zu sein.

Wochenbett-Depression

Eine Wochenbett-Depression wird oft gar nicht diagnostiziert. (10 bis 15 Prozent aller Schwangeren sind klinisch depressiv.)[10] Und ganze 80 Prozent erleben den sogenannten Baby-Blues bis zu zwei Wochen nach der Entbindung. Und ungefähr 15 Prozent aller Frauen erleben die eine oder andere Art der Missstimmung, die von einer echten Depression über Angststörungen wie Panikattacken reichen kann. Wer bereits Depressionen hatte, bei dem liegt das Risiko höher, und wer eine Wochenbettdepression hatte, bei dem tritt sie wahrscheinlich auch nach weiteren Geburten auf.[11] Eine norwegische Studie wies 2009 darauf hin, dass es sich bei der Müdigkeit in den ersten Monaten nach der Geburt nicht um die Folgen des Schlafmangels, sondern durchaus um Symptome einer Depression handeln kann.[12] Psychosen wiederum treten selten auf, etwa bei einer von tausend Geburten. Sie sind ein psychiatrischer Notfall und müssen sorgsam behandelt werden.

Frauen mit mittleren bis deutlichen PMS-Symptomen haben häufiger eine Wochenbett-Depression, besonders diejenigen, die sich in der Schwangerschaft super fühlen und gut auf natürliches Progesteron ansprechen. Sie sollten nach Möglichkeit gleich nach der Geburt Progesteron nehmen.[13] Auch Östrogen hat sich als lindernd erwiesen.[14]

Wut, sowohl geäußerte als auch unterdrückte, erweist sich als Prädiktor für postpartale Verstimmungen. Jüngste Untersuchungen zeigen, dass Frauen, die ihre Wut zum Ausdruck bringen, mit größerer Wahrscheinlichkeit auch unter Babyblues leiden, während bei Frauen, die diese Gefühle unterdrücken, das Risiko einer ausgewachsenen Wochenbettdepression besteht.[15] Die Lehre daraus ist natürlich nicht, dass Frauen nicht wütend sein sollten. Vielmehr führt das Verdrängen unangenehmer Gefühle in der Regel zu weiteren Problemen. Eine Ernährung mit ausreichend Omega-3-Fetten vermindert das Risiko einer Wochenbett-Depression. 1000 bis 5000 mg pro Tag helfen, diese zu behandeln. Achten Sie auf einen ausgewogenen Blutzuckerspiegel. Ist dieser zu niedrig, kann sich eine Depression verschlimmern, was häufig vorkommt. Um ein Absinken zu verhindern, starten Sie am besten mit einem gesunden Frühstück, das genug Eiweiß und niedrigglykämische Kohlenhydrate enthält (vgl. Kapitel 17 über Ernährung). Eine gute Wahl sind Eier und Vollkorntoast oder Haferbrei mit Eiweißpulver. Ein gutes Multivitaminpräparat unterstützt die Bildung für die Stimmung wichtiger Neurotransmitter, wie Serotonin, Dopamin und Endorphine. Natürlich ist auch ausreichend Schlaf in diesem Zusammenhang wichtig. (Gehen Sie noch einmal zu Kapitel 12 zurück zur Liste für eine gute Schwangerschaft; all die genannten Punkte treffen auch jetzt noch zu.)

Eine Wochenbett-Depression wird dadurch schlimmer, dass eine Frau vielleicht das Gefühl hat, dass die Geburt hätte anders verlaufen sollen oder dass sie irgendwie versagt hat. Eine Frau aus Europa hat mir dazu Folgendes geschrieben: »Ich bin Mutter einer anderthalbjährigen Tochter, die mit einem Kaiserschnitt zur Welt kam. Diese Operation hat mein Verhältnis zu meinem Körper stark verändert. Noch heute habe ich das Gefühl, verwundet worden zu sein, nicht so sehr körperlich, eher energetisch. Viel körperlicher und gefühlsmäßiger Schmerz ist mit dem Ganzen verbunden. Ich kenne noch andere Frauen, denen es genauso geht, und es gibt sogar eine Selbsthilfegruppe in der Stadt.«

Eine Geburt, die ganz anders verläuft als geplant, kann sehr traumatisch sein, und Frauen können sogar eine posttraumatische Belastungsstörung (PTBS) erleiden. Haben wir keine richtige Unterstützung erfahren, gibt es da vielleicht eine Menge Unabgeschlossenes, weil wir irgendwie ahnen, dass so manche Operation oder Abläufe nicht hätten sein müssen, wenn wir oder die Umstände anders gewesen wären. Hier kann zum Beispiel Hypnose helfen, die EMDR-Methode oder einfach psychotherapeutische Hilfe. Außerdem empfehle ich dringend, die Kaiserschnittnarbe mit einem Anästhetikum wie Procain zu unterspritzen – ein Ansatz, der als Neuraltherapie bekannt ist (eine Injektionsbehandlung, die die Heilung anregt) – sowie Akupunktur zu bekommen, um die energetischen Meridiane, die durch chirurgische Narben unterbrochen sind, wiederherzustellen. (Siehe Kapitel 15.)

Manchmal ist es auch das Verhältnis zur eigenen Mutter, was bei der Wochenbett-Depression eine Rolle spielt. Sharon etwa hatte ihr Kind mit 29 bekommen. Eine Woche nach der Geburt wurde sie stark depressiv und wollte schon mit dem Stillen aufhören. Ich habe ihr geholfen, dabei zu bleiben, was ihr Selbstwertgefühl sehr unterstützt hat. Nach einer Psychotherapie hat sie mir schließlich erzählt, dass die Depression unmittelbar damit zu tun hatte, dass ihre Mutter, eine Alkoholikerin, in dieser für sie so wichtigen Phase nicht da sein konnte. »Schon als ich geboren wurde, konnte sie wegen des Trinkens nicht für mich da sein, und jetzt bei der Geburt meines Sohnes schon wieder nicht. Dennoch wollte etwas in mir ganz doll ihre Zuwendung, und so bat ich sie, mir nach der Geburt zu helfen. Aber sie war nicht verlässlich, hat es einfach nicht gepackt, und am Ende habe ich sie und das Baby bemuttert. Es war sehr schmerzlich, sich von der Vorstellung zu lösen, eines Tages die Mutter zu finden, die ich nie hatte.«

Auch mit Vätern kann es solche Reaktionen geben. Worauf es ankommt, ist, dass nach einer Geburt sehr viel Energie für Erneuerung und Heilung freigesetzt wird. Man möchte sich mit der Familie verbinden und sie in Ordnung bringen. Ist die Beziehung zur Familie nicht so gut, wird dieses Gefühl noch verstärkt. Und dieser erlebte Kontrast kann zu einem Gefühl des Kummers und Verlustes beitragen, der dann in eine Depression mündet.

WIE MAN EIN BABY GANZ NATÜRLICH BERUHIGT

Der Kinderarzt Harvey Karp, Autor von *Das glücklichste Baby der Welt* (Goldmann 2016) hat viele nützliche Tricks parat, die Eltern anwenden können, damit sich unruhige Babys von selbst wieder beruhigen und in den Schlaf finden. Hier eine Auswahl:

- Eine Weißes-Rauschen-CD für Babys anschaffen oder selbst ein »Schschsch«-Geräusch machen, nicht zu laut und nicht zu leise und schön nah am Gesicht. Das ähnelt im Übrigen den Geräuschen in der Gebärmutter, in der es alles andere als still ist, und sorgt dafür, dass das Baby sich sicher fühlt.
- Das Baby schaukeln oder es in eine Wiege legen.
- Das Baby eng in eine angenehme Decke einwickeln. Durch das enge Wickeln wird auch das sichere Gebärmuttergefühl erzeugt.
- Das Baby auf der Seite oder auf dem Bauch halten. Beide Positionen imitieren die Lage in der Gebärmutter und vermitteln Sicherheit. Die klassische fötale Position – der Kopf leicht nach unten, am Bauch anfassen und dann auf die Seite legen – aktiviert Positionssensoren im Kopf des Babys, die einen Beruhigungsreflex auslösen. (Das Baby allerdings nie seitlich oder auf dem Bauch zum Schlafen legen, um das Plötzlicher-Kindstod-Syndrom zu vermeiden.)
- Das Baby saugen lassen (entweder durch Stillen oder einen Schnuller).

Auf jeden Fall sollte eine Frau wissen, dass mit der Geburt eines Babys eine starke Veränderung einhergeht, auf die sie vielleicht nicht vorbereitet ist, insbesondere wenn es ihr an Unterstützung mangelt. Meiner Erfahrung nach haben die meisten Frauen viel zu wenig davon. Viele leiden unter Schlafmangel und Erschöpfung. Ich kann mich erinnern, dass ich einmal wenige Tage nach der Geburt meines ersten Kindes das Haus verließ, um einzukaufen. Ich hatte schon die Tür geschlossen und stand auf der Stufe, da fiel es mir ein: »Mensch, ich kann ja nicht einfach gehen, ich hab doch ein Baby.« In einem kurzen Moment der Panik wurde mir klar, dass sich mein Leben für immer verändert hatte, und das es kein Zurück mehr gab. Damals wollten wir umziehen, und jeden Abend kam mein Mann von der Arbeit und fragte mich, wie weit ich gekommen sei. Ich musste ihm sagen, dass ich vollauf damit zu tun hatte, das Baby zu füttern, mich auszuruhen und das Essen zu machen. Mehr ging nicht. Und hinzu kam noch, dass ich mich nicht mehr zum Fahren auf der Überholspur motivieren konnte, wie ich es lange und erfolgreich während des Medizinstudiums getan hatte. Aber weder ich noch mein Mann haben das damals verstanden, und deshalb war mein »viertes Trimester« keine Zeit der Genesung, um es milde auszudrücken.

DIE REKTUSDIASTASE UND WIE MAN SIE BEHANDELT

Wenn das Baby im Mutterleib wächst, drückt es gegen die geraden Bauchmuskeln der Mutter (die Muskeln, die für den Sixpack verantwortlich sind). Sie lassen sich zwar leicht auseinanderziehen, um dem wachsenden Kind Platz zu machen, aber nach der Geburt kehren die Muskeln nicht immer in ihre ursprüngliche Form zurück. Organe und anderes Gewebe können sich in der entstandenen Lücke ausbeulen, weil sie von den Muskeln nicht oder nur unzureichend gehalten werden, was vor allem bei Anstrengung zu einer Beule in der Nähe des Bauchnabels führt. Selbst ein Jahr nach der Geburt hat ein Drittel der Frauen eine Rektusdiastase – der medizinische Begriff für den Spalt zwischen den Strängen des M. rectus abdominis.[16] Die offizielle Diagnose wird auf der Grundlage eines absoluten Maßes von 2,7 mm zwischen den Rektus-Bauchmuskelhälften gestellt, aber wie die Biomechanik-Expertin Katy Bowman betont, kennen Sie Ihren eigenen Körper am besten. Wenn sich Ihre Linea alba (die Mittellinie am Bauch) vergrößert hat, sollten Sie alles tun, um die Bauchmuskeln wieder dorthin zu bringen, wo sie sein sollten. Die Schwächung der Körpermitte (neudeutsch: Core) kann nämlich zu Schmerzen im unteren Rücken führen. Im Internet finden sich zwar alle möglichen Übungen, um dieses Problem zu beheben, doch einige von ihnen verschlimmern den Zustand noch.

In ihrem Buch *Diastasis Recti: The Whole-Body Solution to Abdominal Weakness and Separation* (Propriometrics Press 2016) geht Katy Bowman ausführlich auf die Tatsache ein, dass eine Rektusdiastase vor allem dadurch entsteht, dass Sie Ihre Rumpfmuskulatur nicht so einsetzen, wie es eigentlich vorgesehen ist. Dahinter steckt im Grunde noch mehr, weshalb es sinnvoll ist, denn Körper ganzheitlich zu bewegen. Eine sehr effektive Übung ist es, sich auf den Boden zu legen und dann wieder aufzustehen. Machen Sie dies zehnmal. Bowman weist darauf hin, dass der Boden eine unserer besten Übungsmöglichkeiten ist. Wenn Ihr Kind alt genug ist, tragen Sie es wechselseitig auf einer Seite. Das ist sowohl für Sie als auch für das Kind viel besser als ein Kinderwagen – zumindest zeitweise. Eine weitere tolle Übung ist das Hängen, denn Sie setzen die Arme ein, um die Bauchmuskeln optimal zu kräftigen. Beginnen Sie damit, dass Sie sich einfach hängen lassen, ohne die Füße vom Boden zu nehmen. Sie können einen Ast oder die Kletterstange auf einem Spielplatz benutzen.

Ich habe vor Kurzem eine Klimmzugstange in der Tür zwischen meinem Schlafzimmer und dem Badezimmer installiert, damit ich sie regelmäßig benutzen kann. Zwar bezweifle ich, dass ich in absehbarer Zeit einen Klimmzug machen kann, aber ich merke, dass mir das regelmäßige Hängen (und auch das Schwingen, das meine Bauchmuskeln stärker beansprucht) zunehmend leichter fällt.

Infolgedessen werden mein Rumpf und meine Bauchmuskeln immer kräftiger und sehen auch besser aus. Wenn Sie nach der Schwangerschaft eine Rektusdiastase haben – oder wenn Sie einfach einen starken Core oder besser aussehende Bauchmuskeln möchten – kann ich Ihnen das Buch von Katy Bowman zu diesem Thema wärmstens empfehlen. Besuchen Sie auch ihre Website (www.nutritious-movement.com) besuchen, um mehr zu erfahren.

HABE ICH EINE REKTUSDIASTASE?

So testen Sie, ob Sie eine Rektusdiastase haben:

1. Legen Sie sich flach auf den Rücken, beugen Sie die Knie und stellen Sie die Füße flach auf.
2. Legen Sie Ihre Finger direkt über Ihren Bauchnabel und drücken Sie leicht nach unten.
3. Heben Sie Ihren Kopf etwa einen Zentimeter vom Boden ab, während die Schultern auf dem Boden bleiben.
4. Wenn Sie eine Lücke von mehr als einem Zentimeter zwischen den Muskeln direkt über Ihrem Bauchnabel ertasten, haben Sie eine Rektusdiastase.

Fertignahrung contra Muttermilch

Auch das Füttern mit künstlich hergestellter Säuglingsnahrung ist ein Thema, das neu überdacht werden muss. In den Vierzigerjahren wurde die Ernährung des Säuglings stark »verwissenschaftlicht«. Die Mütter sterilisierten ihre Brustwarzen, Fläschchen und alles Mögliche, und die Ärzteschaft tat das Stillen systematisch als minderwertig ab. Hartes, unnachgiebiges Gummi ersetzte die warme menschliche Brustwarze. Strenge Fütterungszeiten wurden eingehalten. Selbst wenn ein Kind das Bedürfnis nach häufigen Mahlzeiten zeigte, warnte man die Mutter, es nur nicht vor dem Ablauf von vier Stunden zu füttern. Diese Zeitspanne beruhte auf einer sehr frühen Untersuchung an toten Babys (die eben so krank gewesen waren, dass sie starben!), bei der man herausfand, dass sich nach einer Stunde und auch nach zwei und drei Stunden noch Nahrung im Magen befand, dass aber vier Stunden nach dem Tod der Magen leer war. Wie der routinemäßige Dammschnitt wurde das Füttern im Abstand von vier Stunden zur gesellschaftlichen Norm und nach einer Weile einfach zur gängigen Praxis.

Die unterschiedlichen Bedürfnisse der einzelnen Kinder wurden auf dem Altar der Effizienz und der »Wissenschaft« – mit all ihrem Messen und Wiegen – geopfert. Können Sie sich den Schmerz eines Säuglings vorstellen, der weint, weil er auf den Arm genommen oder gefüttert werden möchte, dessen Mutter aber nicht reagiert, weil die »Fachleute« ihr gesagt haben, sie müsse ihre Instinkte ignorieren, um das Baby nicht zu »verwöhnen«? Babys wurden oftmals vor und nach den Mahlzeiten gewogen, weil man sichergehen wollte, dass sie »genug kriegten« – eine Methode, die keine verlässlichen Daten einbringt.

Selbst heute noch fragen Frauen ihre Ärzte: »Woher weiß ich, ob ich genug Milch haben werde?« Es kommt ihnen nicht in den Sinn (und in manchen Fällen ihren Ärztinnen oder Ärzten auch nicht), dass ein Baby, wenn es wächst und gedeiht und glücklich ist, genug Milch bekommt! Das Vertrauen der Frauen zu sich selbst ist jahrhundertelang in allen Lebensbereichen systematisch untergraben worden, daher ist es kein Wunder, wenn wir dem Vermögen unseres Körpers, unsere Babys zu ernähren, nicht trauen. (Glücklicherweise haben ein paar Frauen es trotzdem immer getan!) Ich erwarte keineswegs, dass jede Frau ihre Kinder selbst stillen will. Bei manchen Frauen erweckt es zu viele Ängste, während für andere das Fläschchen die einzige Möglichkeit ist, sich von ihrem Mann bei der Kinderbetreuung helfen zu lassen, weil er dann das Füttern übernehmen kann. Wir müssen alle dort ansetzen, wo wir stehen, aber wir sollten das mit Sachkenntnis tun und nicht auf der Grundlage von Unwissen.

Eine Metaanalyse, die sich mehr als 500 Studien über das Stillen vorgenommen hatte, kam 2007 zu dem Schluss, dass sich durch das Gestilltwerden das Risiko für Ohrentzündungen, Gastroenteritis, schweren Atemwegsinfekten, Ekzeme, Asthma, Fettleibigkeit, Diabetes Typ 1 und 2, Leukämie bei Kindern und nekrotisierende Enterocolitis (lebensbedrohliche Erkrankung des Darms, die vor allem zu früh geborene Babys betrifft) sowie das Plötzlicher-Kindstod-Syndrom verringert.[18] (Stillen verringert das Risiko für plötzlichen Kindstod um 50 Prozent, wie eine deutsche Studie 2009 herausfand.)[19] Die Studie von 2007 hat ebenfalls gezeigt, dass Stillen Frauen auch gesundheitlich bekommt: Frauen, die stillen, bekommen weniger häufig Diabetes Typ 2, Brust- und Eierstockkrebs.

Eine weitere Studie von 2009, die 704 Frauen 20 Jahre lang beobachtete, fand heraus, dass Frauen, die gestillt hatten, später seltener am metabolischen Syndrom (Übergewicht, hohe Blutfette plus hoher Blutdruck) erkrankten, insbesondere auch Frauen, die eine Schwangerschaftsdiabetes bekommen hatten. Die Forscher fanden heraus, dass Mütter, die keinen Schwangerschaftsdiabetes hatten und mehr als neun Monate lang gestillt hatten, ihr Risiko für ein metabolisches Syndrom um 39 % bis 56 % senkten. Eine vergleichbare Gruppe mit Schwangerschaftsdiabetes senkte ihr Risiko zwischen 44 bis 86 %.[20] Kein Wunder, dass große Organisationen wie die WHO oder UNICEF und die ärztlichen Fachgesellschaften das Stillen (zusammen mit altersgerechter Zusatznahrung) bis zum zweiten Lebensjahr und darüber hinaus empfehlen.

Die Natur hat es so eingerichtet, dass das Saugen des Babys, wenn es gleich nach der Entbindung an die Brust gelegt wird, die Ausschüttung der Hormone Oxytocin und Prolaktin aus der Hypophyse der Mutter verursacht. Prolaktin regt die Milchproduktion an sowie das mütterliche Verhalten, und Oxytocin ist das Bindungshormon. Je länger eine Mutter stillt, desto geringer ist die Wahrscheinlichkeit, dass sie ihr Kind in den ersten fünfzehn Lebensjahren vernachlässigt oder anderweitig misshandelt. Dies ergab eine 2009 durchgeführte Studie mit mehr als 7000 Mutter-Kind-Paaren.[21]

Oxytocin und Prolaktin bereiten außerdem eine ausreichende Milchproduktion vor. Mütter, die sofort nach der Entbindung stillen, haben außerdem weniger Probleme. Die Hormone sorgen zum Beispiel mit dafür, dass die Gebärmutter sich zusammenzieht, was der Nachgeburt hilft, sich auf natürliche Weise von der Gebärmutterwand zu lösen und so den Blutverlust verringert. Zudem unterscheidet Muttermilch sich in der Zusammensetzung von Kuhmilch oder Fertignahrung und ist insofern einzigartig, als diese Zusammensetzung sich im Laufe der Zeit ändert und sich den Bedürfnissen des Säuglings anpasst.

Bei Kindern, die gestillt wurden, sind ein Drittel weniger Krankenhausaufenthalte nötig als bei solchen, die mit der Flasche gefüttert wurden, und sie haben viel weniger Allergien. Bei Babys, die gestillt werden, sind Kiefer und Gaumen besser ausgebildet als bei Flaschenkindern. Eine sehr sorgfältige Untersuchung hat sogar gezeigt, dass Frühgeborene, die mit Muttermilch gefüttert wurden, höhere Intelligenzquotienten aufwiesen, was den Schluss nahelegt, dass die Muttermilch Bestandteile enthält, die sich vorteilhaft auf die Entwicklung des Nervensystems auswirken.[22] Diese Untersuchung war insofern ungewöhnlich, als die Babys die Säuglingsmilchnahrung beziehungsweise die Muttermilch durch einen Schlauch eingeflößt bekamen, weil man die bekannten vorteilhaften Auswirkungen, die der enge Körperkontakt mit der Mutter beim Stillen hat, ausschließen wollte. Es ist mittlerweile nur allzu bekannt, dass Muttermilch einer Fertignahrung überlegen ist, etwa die Zusammensetzung der ungesättigten Fettsäuren, die gut sind für die Gehirnentwicklung. Jüngste Studien haben gezeigt, dass Muttermilch Stammzellen enthält (die eine wichtige Rolle bei der Heilung und Regeneration von geschädigtem Gewebe spielen), wobei eine Studie aus dem Jahr 2014 an Mäusen zeigte, dass diese Zellen in das sich entwickelnde Gewebe im Körper des Babys wandern.[23]

DARF MAN WÄHREND DES STILLENS ALKOHOL TRINKEN ODER CANNABIS RAUCHEN?

Laut der amerikanischen Gesundheitsbehörde CDC schadet ein Standardgetränk pro Tag (das als mäßiger Alkoholkonsum gilt) Ihrem Baby nicht, vor allem, wenn Sie danach zwei Stunden mit dem Stillen warten (denn so lange bleibt der Alkohol in der Muttermilch). Obwohl die Alkoholkonzentration in der Muttermilch gering ist, ist sie in der Regel 30 bis 60 Minuten nach dem Genuss eines Getränks am höchsten und bleibt zwei bis drei Stunden lang nachweisbar. Je mehr Sie trinken, desto länger verbleibt der Alkohol natürlich in der Milch. Nach zwei Getränken kann Alkohol vier bis fünf Stunden lang in der Muttermilch nachgewiesen werden, nach drei Getränken sechs bis acht Stunden lang. Abpumpen ist nicht nötig – wenn der Alkohol aus Ihrem Körper verschwindet, verschwindet er auch aus Ihrer Milch.

In ähnlicher Weise geht THC – der wichtigste psychoaktive Bestandteil von Cannabis – in geringen Konzentrationen in die Muttermilch über. In einer Pilotstudie wurde festgestellt, dass Mütter, die Cannabis rauchen, vorsichtig sein sollten, wenn sie stillen, denn die langfristigen Auswirkungen auf ein Baby, das dem THC durch Stillen ausgesetzt ist, sind noch nicht klar.[24]

Viele Frauen müssen oder wollen wieder arbeiten gehen, wenn ihr Baby sechs Wochen alt ist, sodass es schwierig wird, das Baby uneingeschränkt zu stillen. Mütter erzählen mir oft, dass sie nicht stillen wollen, eben weil sie nach sechs Wochen wieder zur Arbeit müssen. Doch sie könnten einfach in diesen ersten sechs Wochen stillen – oder sogar nur die ersten paar Tage, damit das Baby das Kolostrum bekommt, das seiner gesunden Entwicklung einen Schub gibt, den keine künstliche Säuglingsnahrung geben kann. Wir machen uns etwas vor, wenn wir meinen, Fertignahrung könne Säuglinge ebenso gut ernähren wie die Natur. Auch bei noch so vielen wissenschaftlichen Experimenten wird keine Nahrung herauskommen, die besser auf die Bedürfnisse eines Babys abgestimmt ist als die Muttermilch. Allerdings enthält die moderne Babynahrung die wichtigen ungesättigten Fettsäuren DHA (Docosahexaensäure) und Arachidonsäure. Ich habe meine Milch in Flaschen abgepumpt und eingefroren, sodass jemand anderes meine Kinder mit meiner Milch aus der Flasche füttern konnte, wenn ich fort war. Beide Kinder nahmen die Brust und die Flasche, sodass das kein Problem war. Das Stillen ist außerdem viel praktischer, als ein Bündel von Fläschchen mit sich herumzuschleppen, besonders auf Reisen. Studien haben gezeigt, dass stillende Mütter mehr Schlaf bekommen[26] (so viel zum Thema »Flaschennahrung ist so praktisch«). Ich stillte damals diskret in Restaurants, auf medizinischen Kongressen, in Kinos und Theatern. Normalerweise bemerkte es niemand. Manche Frauen sprachen mich an und fanden es großartig. (Manche Babys trinken allerdings sehr geräuschvoll und schmatzen wie kleine Ferkelchen, sodass man sich auf ihr Verhalten einstellen und Rücksicht nehmen sollte.)

Der verstorbene berühmte Anthropologe Ashley Montagu, der langes Stillen schon propagierte, bevor es in den westlichen Industriegesellschaften Mode wurde, hat einmal gesagt: »An der Mutterbrust erfahren wir, dass wir menschliche Wesen sind.« Stillen gehört zu den natürlichsten, nährendsten Dingen, die eine Frau für sich und ihr Baby tun kann. Doch wir leben in einer Gesellschaft, in der es als normaler angesehen wird, mit einem winzigen Bikini fast nackt am Strand entlangzugehen, als einen Säugling in der Öffentlichkeit zu stillen. Mütter, die Kleinkinder stillen, werden als irgendwie »unnatürlich« betrachtet, weil sie angeblich eine übertriebene Abhängigkeit des Kindes fördern, obwohl nachgewiesen wurde, dass jene Menschen sich im späteren Leben am geborgensten fühlen, die in ihrer Kindheit eine starke körperliche und emotionale Bindung an die Mutter hatten. Kinder, die sich völlig geborgen fühlen, sind im späteren Leben oft am ehesten bereit, Risiken einzugehen. Nur in einem Patriarchat kann man auf den Gedanken kommen, dass die Kinder »verwöhnt« werden, wenn man sie auf den Arm nimmt, wenn sie weinen, oder wenn man sie tröstet, wenn sie das brauchen. (Ganz nebenbei: Warum sollten Erwachsene zusammen schlafen dürfen, wenn Kinder allein schlafen müssen?)

Unsere Gesellschaft setzt die Prioritäten ganz anders, als es eigentlich angebracht wäre, vor allem in unserer Zeit, in der es für Mütter so schwer geworden ist, ihre Kinder angemessen zu versorgen und gleichzeitig ihren Lebensunterhalt zu verdienen. Ich veränderte meine Prioritäten, nachdem ich mit einem Brustabszess selbst eine Verletzung erlitten hatte. Diese war entstanden, weil ich versucht hatte, 80 Stunden pro Woche zu arbeiten und gleichzeitig meine Erstgeborene ausschließlich zu stillen. Der Abszess, der schon in die Brustmuskulatur hinein wucherte, erforderte eine Notoperation. Der Chirurg, der mehr als 30 Jahre Erfahrung hatte, hat mir damals gesagt, nie habe er einen so schlimmen Abszess gesehen. Ich konnte das selbst nachprüfen und entnahm mit einer Nadel ungefähr 10 ml Eiter allein aus der Brust. So war ich damals im Suchtsystem gefangen. Ich wusste, dass ich in der Patsche saß und holte mir schließlich Hilfe. Zweieinhalb Jahre später: Am dritten Tag nach Kates Geburt bemerkte ich, dass aus der rechten Brustwarze anscheinend keine Milch kam. Dann kam mir plötzlich das ganze Ausmaß der Schädigung, die ich mir zwei Jahre vorher selbst zugefügt hatte, zum Bewusstsein. Ich hätte am liebsten geweint. Ich weiß noch, wie ich auf meinem Bett saß, mein schönes kleines Töchterchen ansah und dachte: »Jetzt bist du da, und ich kann dich nicht einmal richtig ernähren, denn ich habe vor zwei Jahren meinen Körper kaputtgemacht, weil ich beweisen wollte, dass ich ein Mann bin.« Ich konnte sie zwar stillen, musste aber immer zufüttern, wenn ich so lange von zu Hause fort war, dass ich eine Mahlzeit verpasste. Meistens hatte ich nicht genug Milch und musste ihr zusätzlich Fertignahrung geben.

Ich war mit der Tatsache konfrontiert, dass ich mir selbst unwiderruflich Schaden zugefügt hatte. Man hatte mir beigebracht, es sei »normal«, etwa am dritten Tag nach einer Geburt melancholisch zu werden, aber meine Traurigkeit wurde noch durch das Wissen verstärkt, dass ich nicht in der Lage sein würde, Kate ganz normal zu stillen. Ich fühlte mich sogar so deprimiert, dass ich beinahe ins Wasser gegangen wäre. (Eine solche Depression hatte ich noch nie erlebt.) Mittlerweile ist Kate erwachsen und hat selbst zwei Töchter. Das Leben ist lang. Und was einen damals am Boden zerstört hat, löst sich auf lange Sicht von selbst. Schon an ihrem zweiten Lebenstag musste ich Fertigmilch zufüttern. Ich wusste, dass ihr Stuhl sofort anfangen würde zu stinken. Wenn ein Kind gestillt wird, riecht der Stuhl wegen des bakteriellen Gleichgewichts wie Buttermilch. Einem Baby, das nicht mehr gestillt wird, die Windeln zu wechseln, ist etwas völlig anderes, denn sobald man andere Nahrung zufüttert, ändert sich die Darmflora, und der Stuhl riecht ekelhaft!

Obwohl Ärzte wissen, dass ausschließliches Stillen das Beste für Mutter und Kind ist, hat eine Erhebung der amerikanischen Kinderärztevereinigung ergeben, dass im Vergleich zu vor 10 oder 20 Jahren heute weniger Kinderärzte finden, dass Frauen ausschließlich stillen sollten und dass beim Stillen die Vorteile die Schwierigkeiten bzw. Unannehmlichkeiten überwögen.[27] Darüber hinaus üben Nahrungsmittelkonzerne mit ihren großen Werbeetats zusätzlich Druck aus. Die Thematik ist ein Klassiker des Feminismus.[29]

Angesichts der Tatsache, dass der Weltmarkt für Säuglingsnahrung derzeit 47 Milliarden US-Dollar beträgt (eine Zahl, die in den nächsten drei Jahren voraussichtlich um etwa 50 Prozent steigen wird, was ihn zu einem der weltweit am schnellsten wachsenden Fertignahrungsmärkte macht), hat die Changing Markets Foundation kürzlich zwei besonders besorgniserregende Berichte veröffentlicht. In ihrem Bericht »Busting the Myth of Science-Based Formula« von 2018 wird dem Weltmarktführer Nestlé vorgeworfen, dass er Marketing über die Wissenschaft stellt.[30] Der Bericht vergleicht die Marketingbehauptungen des Unternehmens über die wissenschaftliche Grundlage seiner Rezepturen mit den tatsächlichen Inhaltsstoffen seiner mehr als 70 Produkte, die in 40 verschiedenen Ländern verkauft werden. Dabei werden viele Beispiele aufgedeckt, bei denen die Zusammensetzung der Rezepturen im

Widerspruch zu den hauseigenen wissenschaftlichen Empfehlungen von Nestlé steht. Der Bericht stellt fest, dass Nestlé damit nicht allein dasteht und auch andere Hersteller von Säuglingsnahrung so verfahren. Im Rahmen der Studie »Milking It« (2017) wurden mehr als 400 Säuglingsnahrungsprodukte der vier Branchenführer (Nestlé, Danone, Mead Johnson Nutrition und Abbott) untersucht, die in 14 Ländern weltweit verkauft werden.[31] Die Studie stellt fest, dass die Unterschiede zwischen den Säuglingsnahrungen der verschiedenen Unternehmen nicht, wie von ihnen behauptet, wissenschaftlich fundiert sind, sondern auf einer ausgeklügelten Marktforschung zu den Verbraucherpräferenzen beruhen, wobei die sogenannten Premiumprodukte bis zu zweieinhalb Mal mehr kosten als die Standardprodukte, ohne dass wissenschaftlich erwiesen ist, dass sie besser für Säuglinge sind. Durch derartige Methoden werden Mütter aktiv vom Stillen abgehalten, weil sie glauben, dass Säuglingsnahrung besser für ihr Baby ist. Dies führt nicht nur dazu, dass die Babys nicht optimal ernährt werden, sondern auch zu wirtschaftlichen Schwierigkeiten. In dem Bericht wird beispielsweise darauf hingewiesen, dass in Indonesien die Kosten für Säuglingsnahrung bis zu 70 Prozent des Gehalts eines durchschnittlichen Elternteils betragen können, während in europäischen Ländern selbst die teuerste Säuglingsnahrung nur ein bis drei Gehaltsprozent auf sich veranschlagt. So kostet ein analysiertes Produkt im Vereinigten Königreich umgerechnet 15 Euro pro 800 g, während der Preis für dasselbe Produkt in Deutschland 21 Euro und in China 48 Euro beträgt.

Darüber hinaus enthalten die Produkte oft Maissirup und Süßstoffe sowie mehr Salz und weniger Eiweiß als Kuhmilch.

Obwohl in den USA drei Viertel der Mütter ihr Neugeborenes stillen, sind es laut der Statistik der amerikanischen Gesundheitsbehörde CDC nach drei Monaten weniger als die Hälfte, die ausschließlich stillen und nach sechs Monaten nur noch 25 Prozent.[33] Kulturell wird suggeriert, dass Stillen die Brüste »ruiniert«. Und dann ist da noch das Problem, dass Frauen für das Stillen in der Öffentlichkeit beschämt werden. Ich habe das nie erlebt, aber unzählige Frauen schon. Und in einer Kultur, in der Brustimplantate und pornografische Bilder allgegenwärtig sind, ist es lächerlich, Stillen als unnormal zu betrachten.

Manche Frauen, die mehrere Kinder gestillt haben, stellen tatsächlich fest, dass ihre Brüste sich verändern. Sie können eine Weile recht schlaff sein, und es kann nach der Schwangerschaft und dem Stillen noch mehrere Jahre dauern, bis sie ihre Form wiedergewinnen. Normalerweise stellt sich mit der Zeit die alte Rundung wieder ein, aber schlaffe Brüste werden in unserer Gesellschaft nicht gerade als attraktiv angesehen, auch wenn sie nur ein vorübergehender Zustand sind.[34] Das wurde mir sehr deutlich, als eine Freundin, die mehrere Kinder gestillt hatte, mir folgende Geschichte erzählte: Sie zog sich eines Abends gerade aus, als ihr vierjähriger Sohn hereinkam. Er sah auf ihre Brust, blickte dann zu ihr hoch und sagte: »Mama, was ist mit deinen Brüsten passiert? Sie sind verwelkt!« Schneller Gewichtsverlust aufgrund von unzureichender Ernährung während des Stillens oder langes Stillen ohne ausreichende Ernährung kann die Fettspeicher in den Brüsten entleeren und diesen Effekt noch verstärken. Ein schneller Gewichtsverlust führt auch zu einem Rückgang der Milchmenge. Hinweis: Eine regelmäßige, liebevolle Brustmassage – entweder durch Sie selbst oder durch einen liebevollen Partner – kann die Brüste festigen helfen. (Siehe Abschnitt über Brustmassage in Kapitel 10.)

Die Erfahrung, Milch zu produzieren, ein Baby zu stillen und die Milch rinnen zu spüren, wenn das Baby weint oder auch nur als Reaktion darauf, dass man an das Baby denkt, verbindet Frauen auf der ganzen Welt. Es ist Ausdruck der Shakespeareschen Vorstellung der »Milch der Menschenliebe« (*Macbeth*, A.d.Ü.) Selbst jetzt, Jahre später, spüre ich gelegentlich noch das leichte Kribbeln in meinen Brüsten. Die Hebamme, die Kate zur Welt brachte, erzählte mir, dass sie dieses Rinnen oft bei sich selbst spürte, wenn sie ein Baby weinen hörte oder fühlte, dass ein Kind in Not war – selbst als ihre eigenen Kinder schon studierten. Und man weiß mittlerweile, dass das Hormon Prolaktin – das für die Milchproduktion notwendig ist – auch dann ausgeschüttet wird, wenn man Mitgefühl und Liebe empfindet.)

Wenn wir den Produzenten von Fertignahrung mehr trauen als unserer eigenen Fähigkeit, unsere Babys zu ernähren, verpassen wir eine Gelegenheit, um uns einen Aspekt unserer Stärke als Frauen wieder anzueignen. Die Annahme, dass Fertignahrung genauso gut sei wie Muttermilch, entspricht dem Glauben, dass 60 Jahre Technologie bedeutsamer als drei Millionen Jahre Evolution sein könnten. Zahllose Frauen haben durch das Stillen das Vertrauen in ihren Körper wiedergewonnen, selbst wenn sie anfangs nicht sicher waren, ob sie es schaffen würden. Das Stillen ist ein Akt weiblicher Stärke, Feminismus in Reinkultur. Eine Freundin sagte neulich, dass »meinen Sohn zu stillen mir mehr Selbstvertrauen gegeben hat als alles andere. Ich hab mich sehr stark gefühlt.«

Neugeborene, die sanft und vorsichtig behandelt werden, sind sehr schön. Ich habe in ihren Augen sehr weise alte Seelen gesehen, in winzigen Körpern, gerade eben von Gott gekommen. In meiner Praxis habe ich folgende wahre Geschichte gehört: Als ein Paar seinen zweiten Sohn bekommen hatte, wollte der vierjährige Sohn unbedingt mit dem Baby allein sein.

Mutter und Vater wollten ihm das nicht so gern erlauben, weil sie befürchteten, dass Geschwisterrivalität im Spiel sein könnte. Doch der Vierjährige beharrte auf seinem Wunsch. Schließlich ließen sie ihn eine Weile mit dem Baby allein. Als sie still an der Tür lauschten, hörten sie, wie er das Baby bat: »Bitte erzähl mir, wie Gott ist. Ich fange schon an, es zu vergessen.«

IMPFEN: GUT ODER SCHÄDLICH?

Obwohl Impfen prinzipiell richtig ist – Prävention kann lebensrettend sein –, so gilt auch, dass Gesundheit nicht bedeutet, alle Infektionskrankheiten zu vermeiden. Tatsächlich sind Kinderkrankheiten wichtig, damit das Immunsystem reifen kann und es widerstandsfähig wird, genauso wie Kinder durch die Verarbeitung von Enttäuschungen zu reifen Erwachsenen werden.

Während die Eltern der Babyboomer-Generation gerade einmal eine Impfung (gegen Pocken) erhielten, bekamen Kinder in den frühen Achtzigerjahren schon standardmäßig zehn Impfungen, bevor sie das Schulalter erreichten. Heutzutage bekommen sie 50 Dosen in 36 Spritzen bis zum Alter von sechs. Ich bin sehr besorgt über diese schiere Anzahl. Der derzeitige CDC-Zeitplan sieht bis zum Alter von 18 Jahren 69 verschiedene Impfstoffdosen vor – mehr als die Hälfte davon wird vor dem Alter von 15 Monaten verabreicht. Jeder dieser Impfstoffe enthält Neurotoxine und eine Vielzahl anderer schädlicher Substanzen, darunter Formaldehyd. Keiner der vielen Impfstoffe, die Säuglingen verabreicht werden, wurde in Kombination miteinander getestet.

Die Häufigkeit von Autismus lag früher bei 1 zu 2000. Im Jahr 2000 lag sie bei 1 zu 250, und jetzt liegt sie bei 1 zu 36.[35] Und es gibt mehr chronische Krankheiten bei Kindern als je zuvor. Die Zahl der Kinder mit chronischen Erkrankungen stieg von 12,8 Prozent im Jahr 1994 auf 26,6 Prozent im Jahr 2006.[36] Eine 2011 in der Zeitschrift *Academic Pediatrics* veröffentlichte Studie beziffert den Anteil sogar auf 54 Prozent![37] Dafür gibt es viele mögliche Gründe, darunter gentechnisch veränderte Nutzpflanzen, Lebensmittelzusatzstoffe, Pestizide usw. Aber lesen Sie die Packungsbeilage eines Impfstoffs und sehen Sie sich die Liste der Inhaltsstoffe an – und entscheiden Sie selbst, ob es nicht vielleicht doch einen Zusammenhang gibt.

Ich glaube, dass sie nicht nur mit der Zunahme von Asthma und Allergien bei Kindern in Verbindung stehen, sondern auch zu einem Anstieg von Diabetes oder ADHS (Aufmerksamkeitsdefizit-/Überaktivitätsstörung) und Autismus geführt haben. Weil wir mittlerweile gegen so viele Kinderkrankheiten impfen, schwächen wir vielleicht unwissentlich die Widerstandsfähigkeit des Immunsystems, die sich später als chronische Erkrankung äußert. Auch wenn diese These umstritten ist, Impfstoffe sind eine so heilige Kuh, dass es als medizinische Ketzerei gilt, sie auch nur zu kritisieren, gibt es dafür Belege in der medizinischen Literatur.[39]

Wir brauchen schlicht und einfach sichere Impfstoffe. Informieren Sie sich. Das Fazit ist, dass Impfstoffe weder hundertprozentig sicher sind noch hundertprozentig wirksam. Oft enthalten sie Konservierungsstoffe gegen Bakterien und Pilze oder Zusatzstoffe und Substanzen, die eine Entzündung hervorrufen und damit das Immunsystem in der gewünschten Weise aktivieren sollen. Dazu gehören etwa Quecksilber oder Aluminium, die toxisch sein können für Nervensystem und Nieren. So hat eine Studie von 2009 im *Journal of Neurological Sciences* gezeigt, dass Kinder mit starken autistischen Störungen (ASD) signifikant höhere Quecksilbervergiftungen hatten als Kinder mit leichten Störungen.[44] Weitere Studien, veröffentlicht in *Alternative Therapies in Health and Medicine*, weisen auf den Zusammenhang hin zwischen Impfstoffen und chronischer Entzündung von Gehirnzellen, die nervenschädigend sind und gehäuft bei Autisten vorkommen.[45] Immer mehr Forschungsergebnisse aus der ganzen Welt belegen einen Zusammenhang zwischen Aluminium und Neuropathologie, einschließlich Autismus und Alzheimer[46], sowie verschiedenen negativen psychiatrischen Ereignissen und dem Risiko von emotionalen Störungen.[47] Doch Impfstoffe enthalten noch weitere schädliche Substanzen. Sicherlich sind nicht alle gleichermaßen betroffen, doch Kinder mit einer genetischen Veranlagung oder Kinder, die noch anderen Umweltgiften ausgesetzt sind, können durch Impfungen Behinderungen davontragen, obwohl sie eigentlich durch das Impfen hätten gesünder werden sollen.

Dr. Yehuda Shoenfeld, Gründer und Leiter des Zabludowicz-Zentrums für Autoimmunkrankheiten an der Universität Tel Aviv in Israel, hat so viele Beweise für die schädlichen Auswirkungen von Adjuvantien in Impfstoffen gefunden, dass er eine neue Begrifflichkeit vorschlägt, ein neues Syndrom, das er als durch Adjuvantien induziertes autoimmunes (autoinflammatorisches) Syndrom (ASIA) bezeichnet.[48] Eine 2017 von Anthony Mawson von der Jackson State University verfasste Arbeit war die erste, die altersgleiche geimpfte und ungeimpfte Kinder miteinander verglich und Daten von mehr als 650 zu Hause unterrichteten Kindern (darunter einige aus Familien mit geimpften und ungeimpften Geschwistern) in vier Staaten untersuchte.[49] Die Studie zeigt eine Dosis-Wirkungs-Beziehung zwischen Impfungen und chronischer Erkrankung: Kinder, die geimpft waren, hatten mehr als dreimal so häufig Allergien, sechsmal so häufig Lungenentzündungen, etwa dreimal so häufig neurologische Entwicklungsstörungen, fünfmal so häufig eine Lernbehinderung und fast doppelt so häufig eine chronische Erkrankung. Eine zweite Arbeit von Dr. Mawson, die sich mit der gleichen Gruppe befasste, zeigte, dass Frühgeborene, die nach dem von der CDC empfohlenen Zeitplan geimpft wurden, eine erhöhte Anfälligkeit für Lernbehinderungen, Autismus und Krankheitshäufigkeit aufweisen.[50]

Es ist kein Geheimnis, dass Pharmaunternehmen in Washington über eine starke Lobby verfügen, die die Politik in ihrem Sinne beeinflusst. Sie können außerdem dafür bezahlen, dass ihre Arzneimittel das Zulassungsverfahren der FDA im Schnellverfahren durchlaufen. Daher überrascht es nicht, dass bei Arzneimitteln auf diesem beschleunigten Weg mehr sicherheitsrelevante Änderungen an der Kennzeichnung vorgenommen werden, insbesondere bei Arzneimitteln mit den höchsten Risikowarnungen (die in den USA eine sogenannte Blackbox, eine schwarze Umrandung in der Packungsbeilage aufweisen muss, A. d. Ü.). Eine Studie hat gezeigt, dass bei Arzneimitteln, die im beschleunigten Verfahren zugelassen werden, die Rate der Änderungen an den Warnhinweisen und Kontraindikationen um 48 Prozent höher ist.[51] Nur weil ein Impfstoff also von der FDA zugelassen ist, heißt das nicht, dass es keinen Grund zur Vorsicht gibt. Marcia Angell, Mitglied der medizinischen Fakultät der Harvard School, schrieb in ihrem Buch *The Truth About the Drug Companies: How They Deceive Us and What to Do About It* (Random House, 2004): »Man kann den meisten veröffentlichten klinischen Forschungsergebnissen einfach nicht mehr glauben oder sich auf das Urteil bewährter Ärzte oder maßgebliche medizinische Leitlinien verlassen. Diese Schlussfolgerung, zu der ich während meiner zwei Jahrzehnte als Redakteur des *New England Journal of Medicine* langsam und widerstrebend gekommen bin, macht mir keine Freude.«

Eines der größten Probleme bei den aktuellen Impfempfehlungen ist, dass es keine Studien über die Sicherheit der Impfkombinationen oder ihre kumulative Wirkung gibt. Britische Forscher haben kürzlich eine Studie veröffentlicht, in der sie »mit die höchsten Werte für Aluminium in menschlichem Hirngewebe, die je gemessen wurden«, dokumentieren und darauf hinweisen, dass besonders hohe Werte im Körper eines 15-jährigen Jungen entdeckt wurden, bei dem Autismus diagnostiziert worden war.[52] Das Aluminium scheint über Immunzellen, die im Blut und in der Lymphe zirkulieren, in das Gehirn gelangt zu sein. Eine Studie der University of British Columbia aus dem Jahr 2011 zeigte, dass Kinder aus Ländern mit der höchsten Autismusprävalenz am stärksten mit Aluminium aus Impfstoffen belastet sind – und dass die Belastung der Kinder mit Aluminiumadjuvantien in den letzten 20 Jahren signifikant mit der Zunahme von Autismus in diesem Land korreliert.[53]

Eine Studie, die eine positive Korrelation zwischen der Anzahl der Impfstoffdosen, die Säuglingen verabreicht werden, und dem Prozentsatz der gemeldeten Krankenhausaufenthalte und Todesfälle aufzeigt,[54] sowie neuere Studien aus Frankreich an Mäusen zeigen, dass niedrige, gleichmäßige Dosen von Aluminiumadjuvantien tatsächlich neurotoxischer sind als eine einzige große Dosis.[55] Sogar der Ausschuss der National Institutes of Health, der Studien über Impfstoffe bewertet, gibt unumwunden zu, dass »langfristige Auswirkungen der kumulativen Anzahl von Impfungen oder anderer Aspekte des Impfplans nicht untersucht wurden«. [56]

Hier mein Rat:

- Warten Sie mit dem Impfen, bis Babys mindestens drei Monate alt sind, insbesondere dann, wenn es in der Familie ADHS, Autismus, Allergien, Diabetes Typ 1, Ekzeme oder Asthma gibt.
- Begrenzen Sie die Zahl der Impfungen, die auf einmal gegeben wird.
- Vermeiden Sie nach Möglichkeit Impfstoffe, die Quecksilber enthalten. Erkundigen Sie sich zuvor beim Kinderarzt und verlangen Sie gegebenenfalls einen alternativen Impfstoff.
- Lassen Sie nicht impfen, wenn Ihr Kind krank ist oder eine Infektion bekämpft, damit das ohnehin schon arbeitende Immunsystem nicht überstrapaziert wird.
- Wählen Sie sorgfältig aus. Ich bin kein Fan der Windpockenimpfung, zumal die Krankheit bei kleinen Kindern normalerweise harmlos verläuft. Für Erwach-

sene ist der Verlauf hingegen schwerer. Wenn alle Kinder gegen Windpocken geimpft werden, bekommen sie keinen lebenslangen Immunschutz, wodurch am Ende mehr Erwachsene und Schwangere erkranken. In ähnlicher Weise empfehle ich die Dreifachimpfung (Masern, Mumps und Röteln) für Mädchen nicht, bis sie schwanger werden können. Denn wer als Kind keine Röteln bekam, hat dann später vielleicht zu wenig Antikörper für eine Immunantwort, um Röteln in der Schwangerschaft zu vermeiden. Auch mit der Impfung für Hepatitis B würde ich warten, es sei denn die Eltern oder ein Familienmitglied sind in der Zeit der Geburt erkrankt.

- Wenn Sie stillen, sollten Sie in der Zeit der Impfung Ihre Vitamin-C-Dosis auf 3000 mg erhöhen. Das Vitamin geht in die Muttermilch über und hilft, das Kind gegen Gewebeschädigungen zu schützen.
- Impfungen sind nicht der einzige Weg, um sich vor Krankheiten zu schützen. Fördern Sie Immunität und Gesundheit insgesamt.

Muttersein im Suchtsystem: Der schwerste Beruf der Welt

Das Einzige, was an der Mutterschaft anscheinend ewig und natürlich ist, ist die Ambivalenz.

Jane Lazare

Manche Frauen sagen, die Zeit, in der ihre Kinder klein waren, sei für sie als Mütter am befriedigendsten gewesen. Andere finden diese Zeit anstrengend. Kleine Kinder zu haben war für mich – und zwar immer – die anstrengendste Phase in meinem Leben, eine Zeit, die ich nicht gern noch einmal durchmachen würde, es sei denn, ich hätte zwei liebe Kindermädchen, Schwestern oder Freundinnen, die ständig bei mir lebten, um mir bei der Kinderbetreuung zu helfen.

Die Schriftstellerin Lynn Andrews hat einmal geschrieben, dass es zwei Arten von Müttern gäbe: »Erdmütter« und »kreative Regenbogenmütter«. Erdmütter hegen und pflegen ihre Kinder, und blühen selbst dabei auf. Diese Frauen respektiert unsere Gesellschaft als die »guten Mütter«.

Kreative Regenbogenmütter dagegen inspirieren ihre Kinder, ohne unbedingt das Essen zur rechten Zeit auf den Tisch zu bringen. Ich selbst bin zweifellos eine dieser kreativen Regenbogenmütter. Ich habe einmal das Kochbuch *Laurel's Kitchen* gelesen und mir dabei vorgestellt, wie herrlich es doch wäre, jeden Tag Brot zu backen, voller Freude die »Hüterin der Schlüssel« zu sein, wie Laurel es nennt – und den so wichtigen, nährenden Raum des Heims zu schaffen. Aber das bin ich nicht – und mit dem Versuch, etwas zu sein, was ich nicht bin, würde ich meinen Kindern und auch mir selbst einen ganz schlechten Dienst erweisen. Ich bin sehr gern allein. Ich lese sehr gern. Ich liebe Stille und Musik und das Schreiben. Meine Seele lebt von vielen Stunden, in denen ich ungestört kreativ sein kann. Kleine Kinder brauchen eine ganz andere Art von Energie – eine Art von Energie, die ich nicht allzu reichlich besitze.

Als meine Kinder klein waren, wurde mir klar, wie schwierig es für Frauen ist, auch nur irgendetwas für sich selbst zu tun, wenn kleine Kinder dabei sind. Kinder suchen und fesseln unsere Aufmerksamkeit mit allen nur möglichen Mitteln. Sie sind unglaubliche kleine Energiesauger. (Ich mache ihnen das nicht zum Vorwurf – das ist normal. Sie entwickeln ein gesundes Ichgefühl, während sie klein sind. Unsere Gesellschaft erwartet jedoch, dass ausschließlich die Mütter alle Bedürfnisse ihrer Kinder nach Beachtung erfüllen. Das sitzt.)

Schätzungsweise ein Viertel aller Kinder in den Vereinigten Staaten (etwa 19,7 Millionen) leben laut offizieller Zahlen ohne einen (leiblichen) Vater im Haushalt. »Von den Kindern aus geschiedenen Ehen«, schreibt Ellen Goodman, »hat die Hälfte den Vater nie zu Hause besucht. Im Verlauf eines Jahres sehen 40 Prozent dieser Kinder ihren Vater nicht. Eines von fünf Kindern hat seinen Vater seit fünf Jahren nicht gesehen … Kein Wunder, dass die Suche nach einem Mann, der die Vaterrolle übernimmt, in unserer Gesellschaft und in unseren Gesprächen heutzutage ein so häufiges Thema ist.«[58]

Manchmal braucht eine Frau mit kleinen Kindern Zeit und Raum für sich und Schlaf. Doch viele haben niemanden, der ihnen die Belastung, ein Kind aufzuziehen, zeitweise abnehmen kann. Ich habe einmal zu einer Freundin gesagt, meiner Meinung nach sei ein Verhältnis von drei Erwachsenen zu einem Kind optimal. »Ich glaube, da zeigt sich deine Arbeitssucht«, erwiderte sie.

Dann erzählte sie mir von einem Volk der australischen Ureinwohner, wo sie kürzlich die Stammesältesten besucht hatte. In der Tradition dieser Ureinwohner werden alle Schwestern der Mütter, die Tanten der Kinder, als Mütter der Kinder betrachtet. Alle Brüder des Vaters – die Onkel – werden als Väter angesehen. Wenn man ein Kind fragt, wer seine Mutter ist, zeigt es einem nicht nur die leibliche Mutter, sondern auch alle Tanten, und entsprechend reagiert es auf die Frage nach dem Vater. Wenn die leibliche Mutter das Bedürfnis hat, auf einen »Walk-about« – eine lange Buschwanderung, die als spirituelle Initiation dient – zu gehen, weiß sie, dass das Kind immer einen Platz im Stamm hat und nicht ausschließlich auf sie angewiesen ist, wie es in unserer patriarchalischen Gesellschaft so oft der Fall ist.

Können Sie sich auch nur im Entferntesten vorstellen, wie das Leben für Frauen wäre, wenn sie nicht die erdrückende Verantwortung trügen, für den größten Teil der seelischen und körperlichen Betreuung ihrer Kinder zuständig zu sein? Was wäre das für ein Gefühl, wenn wir wüssten, dass unsere Gesellschaft sich um unser Kind kümmert, wenn wir abends im Büro Überstunden machen? Wie wäre es, wenn unser Familienleben nicht von unserem Berufsleben getrennt wäre? Wie schön wäre es, wenn eine Frau ihren Interessen an Kunst, Musik, Computern oder was auch immer nachgehen könnte, selbst wenn sie eben ein Kind bekommen hat? Wenn wir in einer Gesellschaft leben würden, in der eine Frau sich nicht zwischen ihren eigenen Bedürfnissen, den Anforderungen ihrer Arbeit und den Bedürfnissen ihrer Familie entscheiden müsste? Träumen Sie eine Weile davon.

Niemand, ob Mann oder Frau, sollte im eigenen Heim gefangen sein und jeden Tag stundenlang kleine Kinder betreuen müssen, ohne den Rest des Tages seinen eigenen Bedürfnissen wie Ausruhen, Unterhaltung mit Erwachsenen, Zeit für sich selbst und kreativen Beschäftigungen nachgehen zu können.

Ich erinnere mich gut an die schönste Zeit, die ich mit meinen Kindern verbrachte, als sie klein waren (drei Monate und zwei Jahre). Ich besuchte damals meine Mutter, und meine Schwester und ihre Kinder waren gleichzeitig dort zu Besuch. Meine Schwester stillte auch gerade; wenn ich also eine Weile fortgehen wollte, stillte sie einfach Kate für mich, so wie Frauen es seit Jahrhunderten getan haben. (Kate sah beim ersten Mal mit großen Augen zu ihr auf, als wollte sie sagen: »Wer ist das denn?« Dann aber machte sie sich unverzüglich an ihre Mahlzeit.) Unsere Kinder spielten vergnügt zusammen, und ich konnte die Gesellschaft Erwachsener genießen und mich gleichzeitig an meinen Kindern freuen. Das war das einzige Mal, dass ich eine Vorstellung davon bekam, wie es gewesen sein muss, Mitglied einer liebevollen Sippe zu sein. (Auf einer Italienreise konnte ich sehen, wie alle in einem Dorf für die Kinder sorgten – nicht bloß deren Mütter.)

Ein weitverbreiteter Irrtum in Bezug auf Kindererziehung hat mich schon immer aufgeregt. Es ist die Legende, dass Jungen in der Vorpubertät und Pubertät von Natur aus leichter zu erziehen seien als Mädchen. Sogar viele Feministinnen vertreten diese Überzeugung. Von vielen Leuten höre ich: »Warte nur – du wirst schon sehen, wie schwierig Mädchen sind, wenn sie mal elf werden oder so.«

Inzwischen sind meine beiden Töchter elf gewesen. So gut ich nur konnte, habe ich sie darin unterstützt, stark, manchmal auch eigenwillig zu sein und ihre Stärke zu zeigen. Ich wollte nicht, dass sie sich selbst zu

Dummerchen machten, sobald sie in die Pubertät kamen. Sie waren nicht schwierig, und sie sind auch heute nicht schwierig. (Mein 13-jähriger Neffe war im Allgemeinen viel launischer.) Es ist gut möglich, dass viele Eltern die Erfahrung machen, Jungen seien leichter zu erziehen als Mädchen. Aber dieser Unterschied ist kulturell bedingt, als Folge davon, dass Jungen und Mädchen unterschiedlich erzogen und behandelt werden.

Es erscheint mir plausibel, dass Mädchen mit etwa zwölf Jahren launisch werden. Sie sehen bereits, was auf sie zukommt. In ihrem jüngsten Buch *Die Stärke der Frauen: Gegen den falsch verstandenen Feminismus* liefert Naomi Wolf wirklich überzeugende Argumente dafür, dass alle Mädchen mit einem starken Willen zur Macht geboren werden, der von den »Drachen des Nettseins« wie Naomi Wolf es bezeichnet, nach innen gerichtet wird. Wenn dieses angeborene Bedürfnis, sich hervorzutun und zu gewinnen, von außen unterdrückt wird, richtet es sich gegen das Mädchen.

Wenn Mädchen durch die Sozialisierung zu passiven und aufopferungsvollen Wesen gemacht werden sollen, wehrt sich ihr starker Geist! (Wenn jemand versuchen würde, das mit mir zu machen, wäre es für ihn äußerst anstrengend, mit mir zusammenzuleben.) Statt dass wir diese Launenhaftigkeit einer angeborenen hormonellen Minderwertigkeit der Frau zuschreiben, sollten wir Mädchen ermutigen, zu sagen, was sie denken und ihre Begabungen und Talente nicht nach innen zu richten. Wenn man ein junges Mädchen ernst nimmt und es ermutigt, seinen Träumen nachzugehen, ist es nicht schwerer zu erziehen als ein Junge. Junge Frauen müssen geachtet, anerkannt und für ihre Fähigkeiten gelobt werden, und man muss sie ermutigen, ihre Talente zu entwickeln, denn andernfalls hat die Welt nichts von diesen Gaben, und der Teufelskreis der Unterdrückung setzt sich fort.

Wir Mütter müssen auch alle lernen, uns selbst zu bemuttern, denn sonst können wir auch unseren Kindern keine guten Mütter sein. Wenn mich Frauen fragen, wie sie sich gegenüber Teenagern als Mütter verhalten sollen, dann sage ich immer: Alles Mögliche, um selbst glücklich und erfüllt zu sein. Das ist das beste Vorbild und zur späteren Nachahmung geeignet. Selbstaufopferung und Märtyrertum bringen nichts als chronische Erkrankungen und Wut. So einfach. Und obwohl unsere Kultur diesen Weg seit Jahrhunderten weist und wir noch unsere Mütter und Großmütter ihn haben gehen sehen, ist es doch an der Zeit, damit aufzuhören! Uns selbst genauso wie unsere Kinder zu hegen und zu pflegen, erfordert Mut. Doch wenn wir richtig blühen und gedeihen wollen, dann gibt es dazu keine Alternative!

XIV

Die Wechseljahre

Die Menstruation mit ihrer zu- und abnehmenden weiblichen Energie ist eine Art »Wechselstrom«. Während der Menopause intensiviert und festigt sich der Energiefluss zum »Gleichstrom«. Die Energie erfüllt uns in dem Maße, in dem wir uns der Weisheit der Alten Frau öffnen.

Farida Shaw

Unter Menopause versteht man den Zeitpunkt der endgültig letzten Menstruation. Der Begriff leitet sich aus dem Griechischen von meno (= Monat, Menses) und pausis (= Pause) ab. Die Zeit, in der sich die Funktion der Eierstöcke allmählich verändert, bis dann die Menopause einsetzt, bildet ein eigenes Stadium im Leben einer Frau, das sechs bis dreizehn Jahre andauern kann. Es wird als Klimakterium oder einfach als Wechseljahre bezeichnet.

Keine andere Phase im weiblichen Lebenszyklus besitzt ein vergleichbares Potenzial, die spezifischen weiblichen Kräfte zu verstehen und zu erschließen, wie diese – falls die Frau in der Lage ist, die negative Einstellung zu überwinden, mit der die Menopause in unserer Kultur seit Jahrhunderten behaftet ist. Heutzutage, wo Frauen meines Alters, die Generation der geburtenstarken Nachkriegsjahre, millionenfach in die Wechseljahre kommen, ändert sich diese negative Sicht, wie sie noch für unsere vom Zweiten Weltkrieg beeinflussten Mütter und Großmütter Realität war, allmählich. Diese Generation hat jede Phase, die sie durchlebt hat, verändert – von Bluejeans über Rockkonzerte bis zu Mini-Vans –, die Gruppe, die mit dem Satz »Trau keinem über 30« aufgewachsen ist.« Wenn wir die Wechseljahre hinter uns haben, werden sie radikal andere sein.

Die Zahl der Amerikanerinnen, die über die Wechseljahre hinaus sind, beläuft sich derzeit auf mehr als vierzig Millionen. Mitte des nächsten Jahrzehnts, wenn auch meine Generation das Klimakterium durchlebt hat, wird diese Zahl um weitere 3,5 Millionen gestiegen sein. Im Jahre 2000 waren 45,6 Millionen Amerikanerinnen in der Menopause, so die nordamerikanische Menopausegesellschaft, und jedes Jahr kommen mehr dazu – mehr als zwei Millionen, um genau zu sein.[1] Im Jahr 2025 wird die Zahl der Frauen über 50 auf der Welt 1,1 Milliarden betragen. Gleichzeitig ist die Lebenserwartung drastisch auf durchschnittlich 81 Jahre gestiegen, im Vergleich zu etwa 48 Jahren für Frauen, die 1900 geboren wurden. Frauen haben also nach der Menopause rein rechnerisch noch 35 bis 40 Lebensjahre vor sich, das heißt, das Klimakterium kann als eine Art »Frühling« der zweiten Lebenshälfte gesehen werden.

Entsprechend ist auch das Interesse der Medien an diesem Thema gestiegen. Zu keinem Aspekt der Frauengesundheit sind mehr Bücher erschienen wie zum Thema der Wechseljahre. Die Ratschläge für die Wechseljahre reichen von Lobgesängen auf die Hormonsubstitution bis zur Befürwortung eines natürlichen Klimakteriums ohne Hormongaben. Das Wichtigste an diesen Veröffentlichungen aber ist, dass sie die Mauer des Schweigens um die Wechseljahre durchbrochen haben. Die Ärzte machen sich bereit, Frauen in dieser Lebensphase zu helfen, und überall in den Vereinigten Staaten entstehen medizinische Zentren, die sich auf die Therapie von Wechseljahresbeschwerden spezialisieren.

Das ist an sich nichts Schlechtes, doch gerade deshalb müssen wir lernen, sorgsam auf die Stimme unseres Körpers zu hören, müssen versuchen, in diesen Jahren den größtmöglichen Zugang zu unserer inneren Weisheit und zu unserem eigenen Gesundheitspotenzial zu finden.

Die Menopause als Wegkreuzung

Wenn Sie wirklich ausloten wollen, wo Ihre wahre Kraft liegt, dann schauen Sie nur auf das, was in Ihrem Körper vorgeht, etwas, das Sie womöglich ablehnen oder vor dem Sie Angst haben sollen. Dazu gehören der Menstruationszyklus, die Geburt und vor allem die Wechseljahre. Diese sind für viele Frauen ein Kampf, bei dem all die Mühen der ersten Lebenshälfte wegbrennen, auf dass sie neu erstehen und mehr sie selbst sind. Die Wechseljahre kann man sich als eine Art umgekehrte Pubertät vorstellen. Die stürmischen Gefühle kehren plötzlich zurück und fordern uns auf, die alten Dinge abzuschließen. Als Jugendliche hatten wir weder die Macht noch die Freiheit, unsere seelischen Bedürfnisse umzusetzen. Aber nun mit Anfang 40, haben wir Lebenserfahrung und kennen uns aus. Und jetzt sind wir wie nie zuvor in der Menschheitsgeschichte so frei, um das Leben unserer Träume zu gestalten. Aber wir müssen die Zeit nutzen und alles Überlieferte, den ganzen Erwartungshorizont des Älterwerdens hinterfragen.

So wie PMS-Symptome der Weckruf innerhalb des Zyklus sind, so wie eine Winterdepression der Weckruf innerhalb des Jahres ist, so sind die Wechseljahre der Weckruf innerhalb des Lebenszyklus. Wir sollen das klären und reinigen, das nicht in unser Leben passt. Waren wir es bislang gewohnt, die Schlummertaste zu drücken, wenn es galt, sich gewisser Dinge anzunehmen, dann ist das in den Wechseljahren nicht mehr möglich.

Eine Dringlichkeit entsteht, Dinge anzupacken, wollen wir in der zweiten Lebenshälfte wirklich gedeihen. Wenn eine Frau erst mal verstanden hat, dass die wahre Botschaft der Menopause eine ganz andere ist als die der Abwertung, dann kann sie sich davon lösen und ihren eigenen Weg für den Rest ihres Lebens beschreiten – entschlossen, wissend und freudvoll.

Für Dr. Joan Borysenko stellen die Jahre zwischen 42 und 49 die »Metamorphose der Lebensmitte« dar, in der Frauen ernsthaft beginnen, einen Rahmen zu schaffen, in dem sie ihre eigenen Vorstellungen auch in ihren alltäglichen Aktivitäten ausleben. In dieser Lebensphase sprechen sie Wahrheiten aus und sind nicht mehr geneigt, Entschuldigungen für andere zu suchen oder Kompromisse einzugehen. Viele Frauen, die langjährige Ehen beenden, Affären haben, von ihren Partnern verlassen werden, sich mit dem Weggehen der Kinder konfrontiert sehen und neue Facetten ihrer Identität erkunden, suchen durch all diese Umbrüche und Veränderungen nach ihrem Seelenfrieden.

Viele Frauen blicken in der Mitte ihres Lebens zurück und reflektieren darüber, woher und wie weit sie gekommen sind. Jetzt ist es an der Zeit, über unerfüllte Jugendträume zu trauern, aber auch den Boden für die nächste Lebensphase vorzubereiten. Frauen beschäftigen sich mit vielen Problemen, die zwar zeitlich mit den hormonellen Veränderungen zusammenfallen, aber nicht direkt damit verbunden sind, etwa die Betreuung alternder, kranker Eltern. Je nachdem, wie sie die Erfolge ihres bisherigen Lebens wahrnehmen, erleben sie eine Krise, die weniger physiologisch als entwicklungsbedingt ist. Die Art, wie sie diese Krise bewältigen, wird ihre Gesundheit in den Wechseljahren auf allen Ebenen beeinflussen.

Bei meinen Vorträgen symbolisiere ich die stürmischen Gefühle, die diese Jahre so oft prägen, gerne durch ein Foto vom Ausbruch des Mount St. Helens. Bei mir wie bei vielen anderen Frauen bricht sich jetzt das dringende Bedürfnis nach Selbstausdruck Bahn, das in der Adoleszenz so oft verdrängt wurde. Ich habe Freude an dem Gedanken, dass wir, die Frauen in der Lebensmitte, eine Gefahr darstellen – eine Gefahr für all die Kräfte im Leben, die uns in stille, freundliche alte Damen verwandeln wollen, eine Gefahr für die tödlichen

Auswirkungen von Konvention und Freundlichkeit, und eine Gefahr für die Anpassungsmechanismen, die unser Potenzial in dieser Phase unterdrücken wollen. Mit 45 Jahren war ich darin vertieft, alle Aspekte meines Lebens und meiner Beziehungen zu überprüfen, alle abgestorbenen Triebe auszureißen, die mich zurückhielten oder meinem gegenwärtigen Leben nicht länger angemessen waren. Meine Toleranz für Freundschaften und Beziehungen, die sich nicht weiterentwickelten, schwand. Das führte letztendlich auch zum Aus für meine 24-jährige Ehe und war der Anstoß für mein Buch *Weisheit der Wechseljahre*. Frauen in der Lebensmitte stehen an einem Wendepunkt: Sie können an Beziehungen, Berufen und Situationen, denen sie entwachsen sind, festhalten – eine Entscheidung, die den Alterungsprozess beschleunigt und die Krankheitschancen drastisch erhöht –, oder sie können sich den neuen Aufgaben stellen, die der Körper und der Hormonspiegel verlangen. Wer dazu den Mut aufbringt, bereitet sich wirklich auf den Frühling der zweiten Lebenshälfte vor. Es gibt nur eine Wahl: Werden oder Vergehen!

TRAUER ÜBER DEN VERLUST DER JUGEND: EINE ENTWICKLUNG

Kaum eine Frau, die ich kenne, kommt ohne Verlusterfahrungen durch die Wechseljahre. Für all jene, die eine stabile und liebevolle Ehe oder einen Job haben, den sie schätzen, ist dieser Verlust vielleicht einfach der Verlust ihrer Jugend. Dies hat die Schauspielerin Carrie-Anne Moss sehr schön in einem Gedicht zum Ausdruck gebracht als sie zum ersten Mal Hitzewallungen bekam (veröffentlicht in ihrem Blog »Annapurna Living« unter annapurnaliving.com):

Das einzige, was ich über die Wechseljahre wusste,
kam von meiner Mutter. Sie sagte mir, dass sie bei ihr früh kamen.
Im Gegensatz zu meiner Mutter, die mit 22 Jahren bereits 2 Kinder hatte,
bekam ich mein erstes Kind mit 35, das zweite mit 37 und das letzte mit 42.

Ich wollte eine natürliche Geburt.
Ich habe zu Hause mit einer Hebamme entbunden.
Ich habe jahrelang gestillt.

Vielleicht wird mir das alles einmal nicht passieren – die ganze Sache mit den Hormonen.
Ich ernähre mich gesund, ich treibe Sport ... Ich bin anders.

Dann bemerke ich, wie die Wut aus heiterem Himmel kommt.
In Nullkommanichts bin ich emotional auf 100.

Ich höre mit dem Kaffee auf.

Eines Nachts liege ich im Bett,
ich fühle mich mies, weil ich im Kampf mit meiner Jüngsten um das Zähneputzen die Nerven verloren habe.

Ich muss mich mit dem Gedanken anfreunden, dass da Hormone eine Rolle spielen könnten.

Ich ringe die ganze Nacht mit Schuldgefühlen und Erleichterung, und wache am Morgen so erschöpft auf wie ein Preisboxer nach der zehnten Runde.

Ich will mich informieren.
Ich will nicht mehr denken, dass »passiert mir doch nicht«.
Meine Tochter und ich haben noch Jahre
ihrer Kindheit vor uns, und ich will so nicht sein.

Auf der Rückfahrt von der Schule weine ich mich am Handy bei einer Freundin aus.

Ich sage ihr, was ich fühle,
und dass meine 7-Jährige mehr verdient hat
und dass ich mit den Hormonen zu kämpfen habe...

Ich bin fast 50.

Meine Freundin, die keine Zeit für die Gefühle hat, verschreibt mir Vitamine.
(Sie kennt sich gut aus auf dem Gebiet und ich ärgere mich über sie, weil sie mir meine Gefühle nicht zugesteht.)
Tage später entschuldige ich mich, eile aber in die Apotheke, um Vitamine zu holen.
Sie helfen.

Oh, mein Gott, sie helfen.

Mein Körper fängt an wehzutun,
aber so kenne ich das nicht.
Ich bin eine Kämpferin ...
schmerzende Schultern und Füße habe ich nicht.
Das ist nicht mein Körper, denke ich.

Ich gehe zum Chiropraktiker,
ich mache einen Hormontest,
und gehe zu meiner Heilpraktikerin
(auch sie eine liebe Freundin). Sie teilt mir die Ergebnisse mit und verschreibt mir Nahrungsergänzungsmittel.

Ich habe keine Hitzewallungen, bis ich eines Morgens in der Küche stehe und Frühstück mache.
Ich spüre eine Welle aus Hitze
und am Ende weine ich bei meinem Mann.
Ich weine, weil ich mich so alt fühle.
Über Nacht, mitten in einer Hitzewelle,
habe ich das Gefühl, dass mein Leben zu Ende geht.
Und das ist es auch, in gewisser Weise.
Ich gehe in einen Teil des Lebens über,
von dem ich noch nie etwas gehört habe, außer in Form von Verlusten.

An diesem Morgen beschließe ich in der Küche,
während mein Mann mich völlig verwirrt anschaut,

dass ich diese Erfahrung aufarbeiten und
umgestalten will, so wie ich es mit meinen Geburtserfahrungen getan habe.

Ich fange an zu lesen.
Ich nehme meine Nahrungsergänzungsmittel (manchmal).
Mir ist so schwindelig, dass ich mich auf den Boden lege, während ich mir French Toast
und Erdnussbutter-Sandwiches mache.

Ich recherchiere weiter
und ich finde Lösungen,
aber was mich am meisten interessiert, ist der Kummer.

Trauer darüber, die junge Frau zu verlieren, die ich einmal war -
ihre Schönheit, die Haut, den Körper ... die oberflächlichen Dinge.
Ich trauere, dass sie sich nie ganz richtig oder dünn genug angefühlt haben.
Ich trauere, dass die Zeit so schnell vergangen ist und ich sie nie wirklich angenommen habe.
Nachdem ich mich ganz in sie hineinversetzt habe, beschließe ich,
dass ich jetzt fühlen,
dass ich jetzt weinen,
dass ich die Zeit annehmen werde
in aller Ehrlichkeit und Tapferkeit

Ich bin am Leben, um Himmels willen.

In keltischen Kulturen wurde das junge Mädchen als Blume gesehen, die Mutter als Frucht und die ältere Frau als Samen, also als der Teil der Pflanze, der das Wissen und das Potenzial aller anderen Teile in sich vereint. Es war die Aufgabe der Frau nach der Menopause, die Gemeinschaft, in der sie lebt, mit den Samenkörnern ihrer Wahrheit und Weisheit neu zu befruchten. Manche Indianerstämme Nordamerikas hielten alte Frauen für stärker als junge. Man nahm an, sie bewahrten ihr »weises Blut«, statt es zyklisch bei den Menstruationsblutungen zu vergießen. In diesen Kulturen konnten Frauen erst nach der Menopause Schamanin werden. Die Autorin Tamara Slayton bemerkt hierzu: »Wenn die Menopause richtig verstanden und unterstützt wird, ist sie für Frauen die nächste Ebene der Initiation in ihre persönliche Kraft. Jetzt, da unsere Lebenserwartung deutlich höher liegt, sollte auch unsere Vorstellung von den Wechseljahren eine andere werden. Ich stelle mir die zwanzig, dreißig Jahre, die auf die Menopause folgen, als eine Zeit der Reife vor: Aus Rosenknospen werden Hagebutten. Saftige Früchte, die die Samen bergen, die wir später säen.«[2]

Die Wechseljahre werden manchmal auch als Jahre der Weisheit bezeichnet. Ich glaube, diese Weisheit hat auf einer biologischen Ebene mit den Neurotransmittern FSH und LH zu tun (vgl. Kapitel 5 und den Menstruationszyklus). Beide sind während des Eisprungs hoch, in der Zeit maximaler Fruchtbarkeit und der maximalen Offenheit für andere. Nach der Menopause bleiben diese Neurotransmitter permanent erhöht. Dadurch sind wir nun dauerhaft offen für den Fluss der Weisheit und nicht nur wie zuvor während der Ovulation.

Unser kulturelles Erbe

Es ist noch nicht so lange her, da galt das Klimakterium in der Medizin als unnatürlicher Prozess, eine Art Mangelerkrankung. So wie der weibliche Körper mit all seinen Funktionen insgesamt, wurden auch die Wechseljahre von der patriarchalischen Ordnung für krankhaft erklärt.

Abbildung 21: Wellen der Weisheit

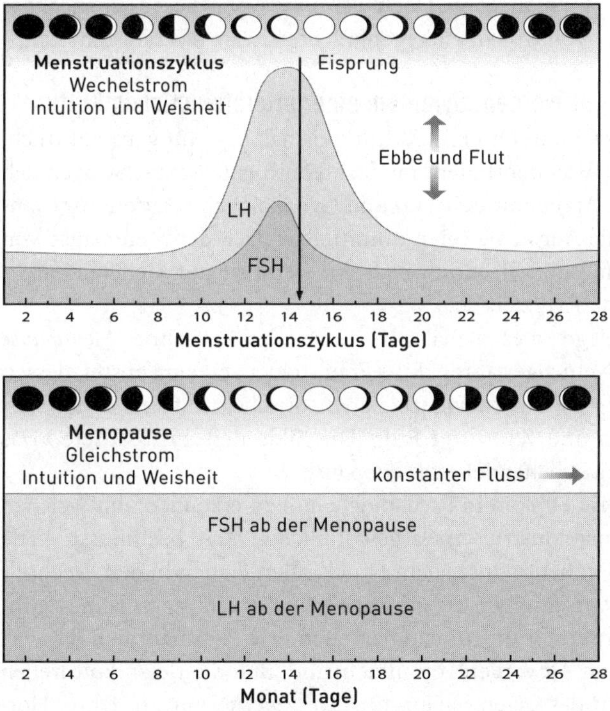

FSH und LH stimulieren bis zu den Wechseljahren allmonatlich den Eisprung. Dann vollzieht sich ein Wandel: Der Eisprung hört allmählich auf, die Spiegel von FSH und LH steigen allmählich an.

Die Endokrinologin Jerilynn Prior schreibt: »Unsere Kultur neigt dazu, dem weiblichen Reproduktionssystem die Schuld an Erkrankungen zu geben. Die Gleichsetzung der Veränderungen in der Fortpflanzungsfähigkeit, die mit dem Klimakterium einhergehen, mit dem Altwerden, die Definition der Menopause als Zeitpunkt, anstatt sie als Prozess zu sehen, sowie sie als Östrogenmangelerkrankung zu beschreiben, spiegeln das unwissenschaftliche und vorurteilsbeladene Denken der Ärzteschaft wider.«[3] Da Frauen nach den Wechseljahren ihre Energie nicht mehr zum Gebären einsetzen, werden die weiblichen Organe unter dem Aspekt des funktionellen Versagens oder des Verfalls beschrieben: Brüste und Geschlechtsorgane »atrophieren«, »verkümmern« oder werden »senil«.[4] Aus dieser Sicht wird die Menopause zum Inbegriff des »Versagens der Produktion«, zu einem »stillgelegten« System.

Jahrelang erging sich der Berufsstand der Frauenärzte und Geburtshelfer darin, in Vorträgen und Weiterbildungsveranstaltungen, Menopause und Wechseljahre »zu managen«. Doch wenn die Ärzte dieser Lebensphase mehr Respekt und Wohlwollen entgegenbrächten, wäre das sehr hilfreich.

Die Angst vor dem Altwerden: Symptom einer altersfeindlichen Kultur

Die meisten Menschen in unserem Kulturkreis halten es für ganz natürlich, dass Menschen im Alter deprimiert, müde, inkontinent, asexuell, vergesslich und senil werden. Arzneimittelfirmen und Gynäkologen schüren insbesondere bei Frauen die Angst, sie seien unmittelbar nach der Menopause von körperlichem Verfall und Siechtum bedroht, wenn sie auf Medikamente – vor allem Hormone – verzichten.

Beispielhaft belegte dies damals das Cover der Zeitschrift *Menopause Medicine* aus den Neunzigerjahren. Eine Frau steht an einem Fenster, dessen Gardinen sich wie im Film dramatisch blähen. Sie blickt auf eine Landschaft mit toten Bäumen und verdorrter Erde. Die Bildunterschrift lautete »Das Schicksal mit einer unbehandelten Menopause«.

Man braucht kein Diplom in Psychologie, um zu erkennen, mit welchen Mitteln die Pharmaindustrie einen gewöhnlichen Arzt beeinflusst. Viele Gynäkologen stehen heute unter dem Druck, allen Frauen in den Wechseljahren Hormone verschreiben zu müssen. Man braucht auch keine zehnjährige Feminismuserfahrung, um zu begreifen, wie Pharmafirmen die Vorurteile, die mit dem Altwerden verbunden sind, und die tiefen kulturellen Ängste, die Frauen deswegen haben, für ihre Zwecke nutzen. Ohne Hormone, so ihre Botschaft, sind wir für Männer nicht mehr attraktiv, trocknen aus und werden spröde wie ausgedörrte, rissige Erde, der es an Feuchtigkeit und Nährstoffen fehlt. Nach den Werten und Überzeugungen unserer Kultur sollen Frauen um jeden Preis ihre »Fruchtbarkeit« bewahren; der weibliche Same der Weisheit gilt dagegen als negativ.

Die Erfahrung des Alterns, wie wir sie kennen, ist überwiegend von Überzeugungen geprägt, die revidiert werden müssen. Der Psychologe Mario Martinez weist darauf hin, dass wir kulturell geprägt sind und im Hinblick auf ein bestimmtes Alter und die damit einhergehende »Eintrittspforte« lernen, was wir zu erwarten haben. Ein Zitat von ihm liebe ich besonders: »Älter werden ist unvermeidlich, alt werden aber nicht.« Was er damit meint, ist, dass viele Menschen weder Verschlechterung und Verfall erleben, die wir so oft mit dem Älterwerden in Verbindung bringen. Dr. Martinez hat Hunderte von gesunden Hundertjährigen in aller Welt untersucht und festgestellt, dass sie alle etwas gemeinsam haben. Sie sind alle in gewisser Weise Ausreißer und haben nie so gelebt oder gedacht wie die anderen in ihrer Familie und ihrer Kultur. Schwarze Schafe, die den »alterskonformen Vorgaben« einfach nicht entsprachen. Auch wenn viele Menschen in unserer Gesellschaft tatsächlich im Alter gewissermaßen verfallen, ist dieser Verfall keineswegs die natürliche Folge des Alterns, sondern die Konsequenz unserer kollektiven Vorstellungen über das Älterwerden. Meine über 90-jährige Mutter, die nie ein Hormonpräparat eingenommen hat, hat in ihren späten Sechzigern die Appalachen durchwandert, kurz darauf am Fuß des Mount McKinley eine Skitour gemacht und im Sommer 1997 an einer dreimonatigen Wander- und Bootstour in Alaska teilgenommen. Später erklomm sie mit Freundin Anne die 111 höchsten Berge im Nordosten. Anne ist mittlerweile 87 und hackt immer noch alles Holz, was sie zum Heizen ihres Hauses benötigt, selbst. Meine Mutter erzählte mir allerdings, dass unmittelbar nach ihrem 60. Geburtstag ihr Briefkasten plötzlich mit Prospekten für Hörgeräte, Inkontinenzwindeln und Sehhilfen überquoll, die sie keineswegs brauchte. Sie ärgert sich sehr über die ständige Überflutung mit negativen Botschaften über das Altwerden. Wie sie sagt, fühlt sie sich im Grunde kaum anders als mit dreißig, wird aber aufgrund ihres Lebensalters ganz anders behandelt. Wie sie haben viele andere mit der Zeit herausgefunden, wie sie die konstante Flut negativer Nachrichten über das Älterwerden ignorieren können. Im Laufe der Zeit wird daraus eine geistige Disziplin. Und zwar eine, die für Ihre Gesundheit und Ihr Wohlbefinden von entscheidend ist. Und warum? Weil wir, wie Mario Martinez bestätigt, an der Biologie anderer »mitschreiben«. Wenn man Sie wie eine alte Frau behandelt, die ihre besten Jahre schon hinter sich hat, werden Sie das vielleicht bald selbst glauben und sich entsprechend verhalten. Wenn Sie dagegen aufhören, sich über Ihr Alter zu beklagen, und sich auf das konzentrieren, was möglich ist, dann können Sie den Alterungsprozess buchstäblich umkehren. Die Forschung hat zweifelsfrei gezeigt, dass das chronologische Alter (das Alter in Ihrem Führerschein) nicht dem biologischen (das Alter der Zellen) entsprechen muss. Änderungen von Lebensstil und Einstellungen können die Uhr zurückdrehen, und das tun sie auch.

Im Moment möchte ich von niemandem das Alter wissen, damit ich nicht anfange, ihn oder sie deshalb anders zu behandeln. Lassen Sie die »runden Geburtstage« sein, aber feiern Sie. Nur nicht mit Blick auf das Alter und dem Gefühl, dass »die Zeit davonläuft«. Das erzeugt Stress in unseren Zellen und im Körper. Treten Sie aus der linearen Zeit in die zeitlose Zeit über.

Die Harvardprofessorin Ellen Langer hat intensiv erforscht, wie das gesellschaftlich vermittelte Lebensgefühl uns beeinflusst, ob wir uns jünger oder älter fühlen. Beides kann Folgen für die Gesundheit haben! So hat sie beispielsweise herausgefunden, dass negative Altersstereotype bei Älteren indirekt und direkt die Fähigkeiten beeinflussen. Fehlen diese, hat das positive gesundheitliche Folgen. Langer und ihr Team haben sich, neugierig darauf, ob Jugendaspekte wirken, Frauen angeschaut, die erst spät Mutter geworden sind. Und tatsächlich hatten die älteren Mütter eine längere Lebenserwartung.[5]

Die gute Nachricht ist nun in diesem Zusammenhang, dass sich die gesellschaftlichen Annahmen über das Alter in den letzten Dekaden dramatisch verändert haben. Wir haben nun viel mehr mediale Bilder von vitalen und sexy Frauen jenseits der Fünfzig. Und tatsächlich sehen die Frauen, die heutzutage in den Wechseljahren sind oder sie schon hinter sich gelassen haben, besser aus als je zuvor. Fünfzig sieht nicht mehr alt aus, tatsächlich sieht es bei immer mehr Frauen sogar sexy aus. Das Gleiche gilt für Sechzig, wie wir an Helen Mirren sehen konnten, als sie die Treppe erklomm, um ihren Oscar für ihre Rolle im Film *Die Queen* in Empfang zu nehmen.

Wir müssen unsere Bilder über die Wechseljahre und das Altern kollektiv umbauen. Und diese neue Einstellung zeigt sich auch körperlich. So ließ sich meine Mutter mit 68 von dem Medizinmedium Caroline Myss die Gesundheit vorhersagen. Ihr Körper »las« sich wie eine Frau in den Dreißigern. Je mehr Frauen sich einen Dreck um altersfeindliche Stereotype scheren, desto besser für unser aller Gesundheit. Schließlich sind wir energetisch miteinander verbunden. Bricht nur eine von uns aus, dann wirkt sich das auf alle anderen aus. Die Lebenserwartung verlängert sich, sobald wir das für möglich halten. Heute leben die Leute um 50 Prozent länger als noch vor 100 Jahren. Und die Forschung über die Lebensspanne geht davon aus, dass es eigentlich kein Limit gibt. Uns bleibt als Aufgabe die Erkenntnis, dass in der Lebensmitte womöglich das Beste noch kommt. Wenn Sie sich intensiver mit diesem Thema befassen wollen, empfehle ich Ihnen mein Buch *Göttinnen altern nicht* (Goldmann 2021).

Gesundheit in der Menopause

Um die Wechseljahre fruchtbar und positiv zu erleben, ermutige ich Frauen, das Klimakterium als Prozess zu betrachten, in dem sie die Möglichkeit haben, einen gesunden Körper zu schaffen, den sie bis zum Ende ihres Lebens brauchen. Der Übergang der Wechseljahre eignet sich ausgezeichnet dazu, sich auf die Vorbeugung von gesundheitlichen Problemen zu konzentrieren, die zwar nicht notwendigerweise direkt durch die Menopause hervorgerufen werden, aber sich in dieser Phase intensivieren.

In der Lebensmitte stellen die meisten Frauen fest, dass es nicht mehr so einfach möglich ist, eine Woche lang auf Brot und Nachtisch zu verzichten, um schnell ein paar Pfunde zu verlieren und in das kleine Schwarze zu passen. Kurzum, wir können nicht länger unsere körperlichen, emotionalen und geistigen Bedürfnisse vernachlässigen und erwarten, dass unser Körper vital und gesund bleibt. Höchste Zeit also für eine Änderung des Lebensstils. Es ist ja nicht so, dass unser Körper uns plötzlich »betrügt« – wie viele meinen. Oder dass es »am Alter liegt«. Das ist es nicht. Was stattdessen passiert, ist, dass der Körper einen großen Weckruf ausstößt: »Schluss mit ungesund. Wir haben dir Spielraum gegeben. Aber die Zeit ist nun vorbei.« Was eine Frau während der Wechseljahre erfährt, hängt von vielen Faktoren ab: von ihrer Veranlagung, ihren Erwartungen, ihrem kulturellen Hintergrund bis hin zu ihrem Selbstwertgefühl und ihrer Ernährung. Für die Mehrzahl der Frauen in unserer Kultur sind mit der Menopause heute gewisse Beschwerden und lästige Symptome verbunden. Aber die Bandbreite der Behandlungsmöglichkeiten ist groß und reicht von pflanzlichen Hormonen über Homöopathie und Erfahrung. Der beste Weg durch die Wechseljahre besteht darin, die Erkenntnisse der westlichen Medizin über Hormonstoffwechsel, Knochendichte und Herzfunktionen mit dem östlichen Wissen über Meditation, Akupunktur und Kräutermedizin zu verbinden.

Die körpereigene Hormonproduktion

Die herkömmliche Auffassung, die Symptome in den Wechseljahren seien vor allem auf Östrogenmangel aufgrund des Versagens der Eierstöcke zurückzuführen, basiert auf unzulänglichen Informationen. Erstens produzieren die Eierstöcke keineswegs nur Östrogene, sondern auch Androgene, wie DHEA und Testosteron, und das Gestagen Progesteron. Das Gesamtbefinden vor und nach der Menopause hängt zumindest ebenso sehr von einem ausreichenden Spiegel dieser Hormone wie von den Östrogenen ab. Androgene sind für die sexuelle Erregung und für das Lustgefühl (Libido) zuständig, aber auch für das Wohlbefinden der Frau insgesamt. Sie werden außer in den Eierstöcken

Abbildung 22: Hier werden Hormone gebildet

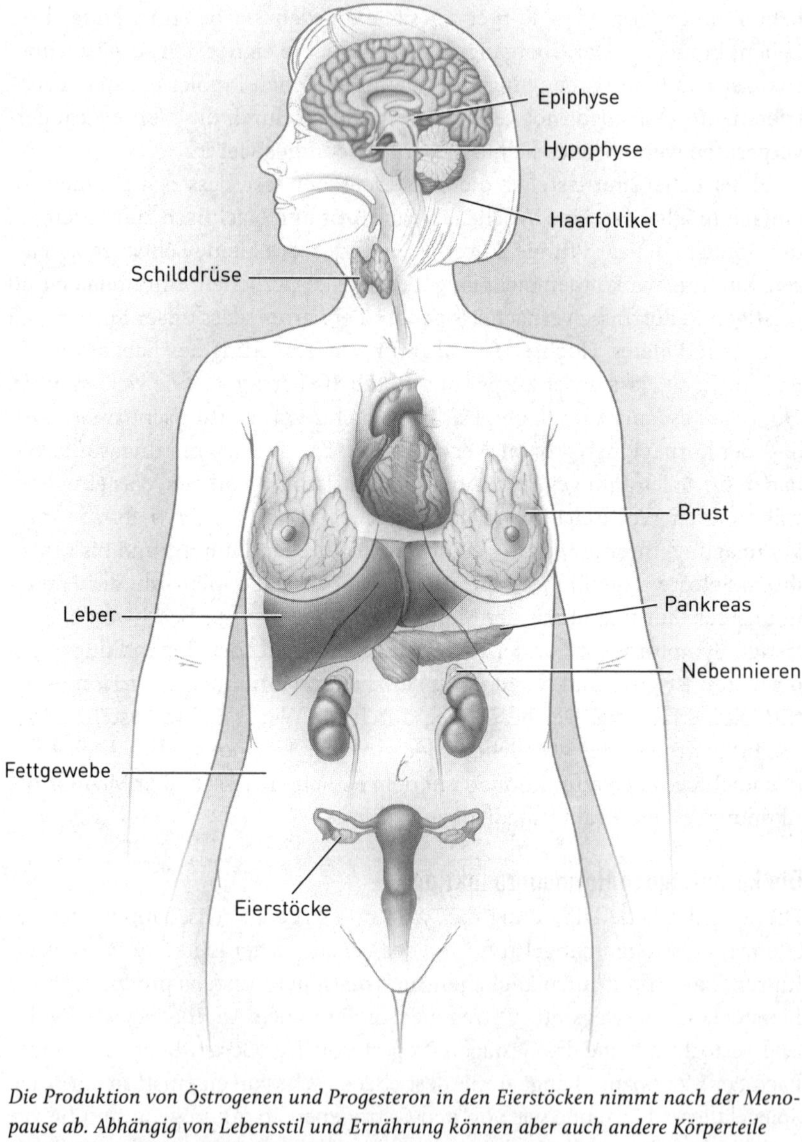

Die Produktion von Östrogenen und Progesteron in den Eierstöcken nimmt nach der Menopause ab. Abhängig von Lebensstil und Ernährung können aber auch andere Körperteile die gleichen Hormone bilden. Der weibliche Körper kann also gesunde Anpassungen an den Hormonspiegel nach der Menopause vornehmen.

auch von anderen Organen, zum Beispiel von den Nebennieren, der Haut, den Muskeln, dem Gehirn, der Zirbeldrüse, den Haarfollikeln und im Fettgewebe gebildet. Interessanterweise verdoppelt sich in der Menopause die Androgenproduktion dieser Organe, während die der Eierstöcke abnimmt. Da Androgene schwach östrogenartig wirken und auch die biologische Vorstufe des weiblichen Östrogens sein können, sind gesunde Frauen in den Wechseljahren eigentlich dafür gerüstet, die hormonellen Veränderungen der Eierstöcke selbst zu bewältigen. Tatsächlich brauchen Frauen, die einen adäquaten Androgenspiegel aufweisen, meist keine Hormonsubstitution.

Manche Frauen leiden allerdings wirklich in den Wechseljahren. Etwa 15 Prozent haben keine Beschwerden, aber der größte Teil, etwa 85 Prozent, wird von Hitzewallungen heimgesucht – und die Hälfte davon empfindet diese als unerträglich. Mit zunehmendem Alter verstärken sich darüber hinaus tendenziell die Symptome einer Atrophie (Dünnerwerden) der Schleimhäute der Vagina. Daneben steigt das Risiko für Herzerkrankungen und Knochenbrüche durch Osteoporose, allerdings erst ab Ende sechzig.

Solche Probleme gehen zum Teil auf chronische Erschöpfungszustände zurück, deren Wurzeln bereits in den Jahren vor der Menopause gelegt wurden. Ob der Übergang in diese Phase unproblematisch ist oder nicht, hängt zum einen von der Funktionstüchtigkeit der Nebennieren, zum anderen vom allgemeinen Ernährungsstatus ab. So ergab eine epidemiologische Studie an 35 000 britischen Frauen aus der sogenannten UK Women's Cohort Study, dass diejenigen, die sich reichlich mit fettem Fisch und frischen Hülsenfrüchten ernährten, ihre letzte Periode um durchschnittlich 3,3 Jahre hinauszögerten.[6] Angesichts des engen Zusammenhangs zwischen Ernährung und Hormonhaushalt erscheint dies durchaus sinnvoll. Es ist wichtig zu wissen, dass bei gesunden Frauen die Nebennieren nach und nach die Hormonproduktion der Eierstöcke übernehmen. Da aber viele Frauen vor der Menopause emotional und ernährungsbedingt angegriffen sind, beeinträchtigt dies deren optimales Funktionieren. Unter solchen Vorzeichen kann hormonelle und emotionale Unterstützung sowie die richtige Ernährung nötig sein, bis sie sich wieder stark und kräftig fühlt.[7]

Funktion der Nebennieren: Was Frauen wissen sollten

Die Nebennieren übernehmen einen wesentlichen Teil der Produktion von Hormonen, die wir alle für ein vitales, erfülltes und tätiges Leben benötigen. Wenn diese Organe allerdings erschöpft sind, nehmen Zustände wie allgemeine Müdigkeit und Wechseljahresbeschwerden zu.

Die folgenden Warnsignale des Körpers zeigen, dass die Nebennieren überlastet sind: Nach dem Aufwachen fühlen Sie sich wie ausgelaugt und kommen nur schwer aus dem Bett. Ohne Kaffee kommen Sie erst gar nicht in Schwung. Um den Tag zu überstehen, greifen Sie zu Süßigkeiten und Koffein, vor allem am späten Vormittag und am Nachmittag. Nachts schlafen Sie trotz Ihrer Erschöpfung nur schwer ein; die Sorgen des Tages gehen Ihnen ständig durch den Kopf. Sie fragen sich, wo Ihr Interesse an Sexualität geblieben ist. Wenn Sie sich hier wiedererkennen, dann sind Ihre Nebennieren möglicherweise »leergelaufen«, auch wenn die üblichen medizinischen Tests normal sind.

Funktionstests der Nebennieren, bei denen zwei wichtige Hormonspiegel über einen Zeitraum von 24 Stunden gemessen werden, haben gezeigt, dass die Nebennieren bei vielen Frauen, die über ständige Müdigkeit klagen, nicht optimal funktionieren – normalerweise als Folge von chronischem, emotionalem oder anderem Stress und Ernährungsmängeln. Die Ärztin Carolyn Dean, Expertin für Ernährung bei chronischen Krankheiten, weist darauf hin, dass die Beziehung zwischen der Nebennierenfunktion, der Schilddrüsenfunktion und den Sexualhormonen wie bei einem dreibeinigen Hocker ist. Wenn eine der beiden Funktionen gestört ist, wirkt sich das massiv auf die anderen beiden aus. Und umgekehrt gilt: Repariert man ein Bein, stehen auch die anderen wieder richtig. Das liegt daran, dass die Funktion aller drei miteinander verwoben ist. Bei folgenden Symptomen ist sehr wahrscheinlich ein Standbein nicht in Ordnung: Gedankennebel, Schlaflosigkeit, Hypoglykämie (Unterzuckerung), Kältegefühl, Infektanfälligkeit, Depression, Gedächtnisstörungen, Kopfschmerzen und Heißhunger auf Süßigkeiten.

Die Nebennieren können als die wichtigsten »Stoßdämpfer« des Körpers beschrieben werden. Diese beiden nur daumengroßen Drüsen auf den Nieren produzieren die Hormone, die gesunde und flexible Reaktionen im Alltag möglich machen. Durch starken und häufigen Stress, ob von innen (etwa die Art, wie Sie Ihr Leben wahrnehmen) oder von außen (etwa nach Operationen oder bei Nachtarbeit), erschöpfen sich aber mit der Zeit die Nebennieren, ähnlich wie bei einem Pferd, das ohne ausreichende Erholung und Ernährung zur Arbeit gezwungen wird. Und sind die Nebennieren erschöpft, werden auch Schilddrüse und Eierstöcke in Mitleidenschaft gezogen. Mit den verschiedenen Symptomen will der Körper schließlich auf bestimmte Lebenssünden aufmerksam machen – so wie ein erschöpftes Pferd früher oder später stehenbleibt, auch wenn man es noch so sehr antreibt.

Die folgenden verbreiteten Stressfaktoren können zu Störungen der Nebennierenfunktion führen:

Ungelöster emotionaler Stress

- Sorgen
- Wut
- Schuldgefühle
- Angst
- Depression
- Mangel an schönen Erlebnissen
- Zusammenleben mit einem narzisstischen Menschen, der/die alle Energie abzieht

Körperlicher und umweltbedingter Stress

- übermäßige sportliche Betätigung
- Belastung mit Industrie- oder anderen Umweltgiften
- chronische oder schwere Allergien
- unzureichende Ernährung und eine zu geringe Nährstoffaufnahme
- glykämischer Stress durch zu viel raffinierte Kohlenhydrate
- körperliche oder geistige Überarbeitung
- Operationen
- spätes Zubettgehen, Schlafmangel
- Traumata, Verletzungen
- extreme Temperaturen
- chronische Erkrankungen
- Störungen im Lichtzyklus (beispielsweise bei Schichtarbeit)
- chronische Schmerzen
- zu wenig Sonnenlicht

Zu den wichtigsten Hormonen, die von den Nebennieren ausgeschüttet werden, zählen das Adrenalin, das die »Kampf oder Flucht«-Reaktion des Körpers steuert, das Cortisol, das chemisch mit dem Medikament Cortison verwandt ist, und DHEA. Vor allem das kontinuierliche Gleichgewicht von Cortisol und DHEA ist für die tägliche Gesundheit ausschlaggebend (genau wie ausreichend Jod und Magnesium in der Nahrung). In der richtigen Dosierung stärkt Cortisol die natürliche Widerstandskraft und Leistungsfähigkeit des Körpers. Es

- stimuliert die Leber zur Umwandlung von Aminosäuren in Glukose, dem wichtigsten Brennstoff für die Energieproduktion des Körpers,
- wirkt Allergien und Entzündungen entgegen,
- trägt zur Stimmungsregulierung und zur emotionalen Stabilität bei,
- regt die Glykogen-Produktion in der Leber an, das für die Speicherung von Glukose benötigt wird,

- stärkt die Widerstandsfähigkeit gegen durch Infektionen bedingten Stress sowie gegen physische und emotionale Traumata, Extremtemperaturen,
- mobilisiert und erhöht Fettsäuren (aus Fettzellen) im Blut, die als Brennstoff für die Energieproduktion dienen.

Zu viel Cortisol allerdings kann Probleme schaffen. Ein Überschuss
- führt dazu, dass die Körperzellen die Glukose weniger gut nutzen, und steigert so den Blutzuckerspiegel,
- verringert die Fähigkeit zur Proteinsynthese,
- fördert den Abbau von Protein, was zu Muskelverkümmerung und Osteoporose führen kann,
- unterdrückt die Sexualhormone,
- erhöht das Risiko für Bluthochdruck, hohe Cholesterinwerte und Herzkrankheiten,
- verursacht eine Schwächung des Immunsystems und erhöht damit die Anfälligkeit für Allergien, Infektionen und Krebs.

Unter normalen Bedingungen kehrt DHEA viele der ungünstigen Auswirkungen eines Cortisolüberschusses um. Es entfaltet aber auch an und für sich große Vorteile. Es
- hilft als Androgen beim Aufbau von Körpergewebe,
- ist ein Vorläufer von Testosteron, einem Hormon, das eng mit der Libido in Verbindung steht,
- wirkt der Immunschwäche durch zu hohe Cortisolspiegel entgegen und erhöht entsprechend die Widerstandsfähigkeit gegen Viren, Bakterien, Candida albicans (Hefepilze), Parasiten, Allergien und Krebs,
- stimuliert die Bildung und den Neuaufbau der Knochen und schützt damit vor Osteoporose,
- verbessert den Zustand der Herzkranzgefäße durch die Reduzierung von (schlechtem) LDL-Cholesterin,
- erhöht die Muskelmasse und vermindert den Anteil des Körperfetts,
- stärkt Energie und Vitalität, Schlaf, geistige Klarheit; reduziert PMS-Symptome und sorgt für eine schnellere Erholung des Körpers von akutem Stress wie unzureichendem Schlaf, übermäßiger Bewegung oder ungelösten emotionalen Problemen.

Aus den aufgeführten Punkten ist unschwer zu folgern, dass ein Ungleichgewicht zwischen Cortisol- und DHEA-Spiegeln anfällig macht für allgemeine körperliche Erschöpfung und alle möglichen Krankheiten – einschließlich vieler Symptome der Wechseljahre. Da die DHEA-Spiegel bei manchen Frauen mit den Jahren sinken, kann eine Ergänzung – auch über Phytohormone –auf das normale Niveau also Vorteile bringen. Bedenken Sie aber, dass die Einnahme dieser Hormone nicht für alle Frauen geeignet ist. Genauso ist es möglich, dass der Körper, wenn die Funktion der Nebennieren wiederhergestellt ist, oft ausreichende Mengen dieses Hormons wieder selbst produzieren kann.[8]

Zur Überprüfung der Cortisol- und DHEA-Spiegel und ihrer Ausgewogenheit und Stabilität über 24 Stunden sollten Sie den sogenannten Nebennierenstressindex bestimmen, beziehungsweise ein sogenanntes Tagesprofil der Nebennierenhormone machen lassen. Dabei werden während des Tages einige Speichelproben entnommen. Die Nebennierenfunktion lässt sich auch durch einen Bluttest überprüfen. Das DHEA einer Frau sollte bei 550 bis 980 ng/dl) liegen.

Sie können natürlich auch ohne vorherige Messung des Schilddrüsen-, Cortisol- und DHEA-Gehalts von meinen Vorschlägen zur Regenerierung der Nebennieren profitieren. Leider stelle ich immer wieder fest, dass die meisten Frauen sich eher zu Veränderungen in ihrem Leben motivieren lassen, wenn sie die Befunde schriftlich vor sich haben – vor allem dann, wenn diese nicht optimal sind. Wenn Sie den Nebennierentest, aus welchen Gründen auch immer, jetzt nicht machen wollen, orientieren Sie sich an den folgenden Vorschlägen, setzen Sie sich dabei aber nicht unter Druck.

Regeneration der Nebennieren, Schilddrüse und Geschlechtshormonen für eine gesündere Menopause

Laden Sie Ihre körpereigenen Energiereserven mit der Kraft Ihrer Gedanken und Gefühle auf

Untersuchungen haben ergeben, dass die natürliche Fähigkeit zur DHEA-Produktion – der Mutter aller anderen Hormone – gesteigert werden kann, wenn Sie lernen, gewissermaßen mit dem Herzen zu denken.

MIT DEM HERZEN DENKEN UND STRESS ABBAUEN

Die folgende Methode zum ganzheitlichen Stressabbau wird vom Institute of HeartMath in Boulder Creek, Kalifornien, übernommen. Die einzelnen Schritte dieser Übung verwandeln die Emotionen, die Ihre Nebennieren erschöpfen, automatisch in solche, die Ihre Kraftreserven wieder aufladen. Das Cortisol- und Adrenalinniveau stabilisiert sich, der DHEA-Spiegel steigt.

Natürlich stellt sich dieser Erfolg nicht von heute auf morgen ein, aber wenn Sie konsequent drei- bis fünfmal täglich mit dem Herzen denken lernen, können Sie nach einiger Zeit Ihre »Batterien« allein durch Gedanken und Wahrnehmungen wieder aufladen.

In Stresssituationen oder bei Furcht-, Schuld-, Angst- und Wutgefühlen wird Folgendes empfohlen:

1. Halten Sie inne und beobachten Sie Ihren emotionalen Zustand.
2. Benennen Sie, was Sie bedrückt – Sie können es auch aufschreiben.
3. Konzentrieren Sie sich auf den Herzbereich (wenn es Ihnen hilft, legen Sie die Hand auf die Herzgegend).
4. Richten Sie Ihre Aufmerksamkeit auf Ereignisse, Personen oder Orte, die glückliche, fröhliche oder erhebende Erinnerungen hervorrufen, und vergegenwärtigen Sie sich dieses Gefühl einige Minuten lang.
5. Versenken Sie sich in etwas, das Ihnen das Gefühl bedingungsloser Liebe oder Wertschätzung entgegenbringt – meist ein Kind oder ein Tier. Bleiben Sie mindestens 15 Sekunden bei diesem Gefühl (auch hier hilft es, die Hand aufs Herz zu legen).
6. Beobachten Sie, wie Sie die negative Abwärtsspirale, in der Sie gefangen sind, verlassen.

Wird diese Übung einen Monat lang regelmäßig durchgeführt, erhöht sich in der Regel der DHEA-Spiegel. Zu den weiteren positiven Veränderungen zählt eine Normalisierung der Herzschlagvariabilität, was besonders dann von Vorteil ist, wenn Sie unter Angstanfällen oder Herzrasen leiden, die nicht auf eine Herzkrankheit zurückgehen.[7]

Machen Sie eine Liste Ihrer wichtigsten Aktivitäten und Verpflichtungen: Lassen Sie alles andere sein. Bevor Sie eine neue Aufgabe übernehmen, fragen Sie sich: Wird das mein Energiereservoir aufladen oder erschöpfen? Lassen Sie sich auf keine Aufgabe ein, die Sie erschöpft.

Sorgen Sie für ausreichenden Schlaf: Gehen Sie um 22 Uhr zu Bett. Der Schlaf vor Mitternacht ist für die Nebennieren sehr viel gesünder als der Schlaf danach, auch dann, wenn Sie durch längeres Schlafen am Vormittag die normale Schlafmenge bekommen.

Akzeptieren Sie Zuwendung und Zuneigung: Wenn Sie als Kind nicht gelernt haben, Zuwendung und Zuneigung anzunehmen, müssen Sie dies jetzt üben. Stellen Sie sich morgens vor dem Aufstehen vor, dass Sie geliebt werden. Das Gleiche tun Sie abends. Stellen Sie sich vor, wie Ihr Herz mit Liebe erfüllt wird. Denken Sie öfter daran, was Sie wirklich an sich mögen. Konzentrieren Sie sich auf Aktivitäten und Menschen, die Ihnen Spaß machen und Sie zum Lachen bringen. Das stimuliert das Immunsystem. Verschieben Sie sie nicht auf später. Daraus wird zumeist nichts. Lassen Sie sich regelmäßig massieren. Das hat nichts mit Trägheit, sondern vor allem mit Gesundheit zu tun. Cortisol wird abgebaut und Serotonin (das Wohlfühlhormon) wird ausgeschüttet genau wie Dopamin (ein Neurotransmitter, der energetischer macht) sowie natürliche Killerzellen, die die Immunantwort steigern. Erforscht hat dies Dr. Tiffany Field vom Touch Research Institute an der Universität Miami. Und das gilt nicht nur für eine professionelle Massage, sondern auch für eine durch eine liebe Person. Zweimal in der Woche 20 Minuten sind schon genug. Massagetherapie hilft bei einer Vielzahl von Wechseljahresbeschwerden, wie Endometriose, Zysten, Unterleibskrämpfen und starken Blutungen, Arthritis, chronische Müdigkeit, Schlaflosigkeit, um nur einige zu nennen.

Auch bei Stimmungsschwankungen hilft Massage, denn wir alle bergen Stress in Faszien und Muskeln, der durch Berührung gelindert wird. Auch das parasympathische Nervensystem wird reguliert. Ich weiß von Frauen, die auf dem Massagetisch einen nervlichen Zusammenbruch und dessen Heilung erlebt haben. Unter Tränen haben sie jahrealten Schmerz fahren lassen. Ich habe auch die Theorie, dass sich durch Massage das Gewicht regulieren lässt. Weil man regelmäßig Schönes erlebt, muss man nicht als Ersatz zu Zucker und Alkohol greifen.

Unterstützung durch Ernährung: Halten Sie sich an die Richtlinien im 17. Kapitel, »Sich gesund essen«, und an eine Vollwerternährung mit minimalem Zuckeranteil. Vermeiden Sie Koffein und tote Nahrungsmittel, so gut es geht. Sorgen Sie für ausreichende Proteinzufuhr – am besten nehmen Sie Proteine zu jeder Mahlzeit und Zwischenmahlzeit zu sich. Vermeiden Sie Heilfastenkuren oder Diäten, die Sie zunehmend schwächen können. Überprüfen Sie auch Ihre Versorgung mit Vitaminen. Für die Blutgefäße, die Ihre Nebennieren versorgen, ist Vitamin C essenziell. Empfehlenswert sind 500 bis 2000 mg Vitamin C über den Tag verteilt. Vitamin B5 (Pantothensäure) wird mit ATP (Adenosintriphosphat) für die Energieproduktion in den Nebennieren und an anderen Stellen im Stoffwechsel benötigt. Den Rest des Vitamin-B-Komplexes (25 bis 50 mg) nehmen Sie ebenso in guter Qualität dazu. Auch Folsäure sollte mindestens im Umfang von 800 mcg darin enthalten sein.

Notwendige Mineralstoffe: Die umfangreiche Forschung von Carolyn Dean, Ärztin und Autorin von Wundermittel Magnesium hat gezeigt, dass 9 Mineralien für die Struktur und Funktion der Schilddrüse wesentlich sind. Hier eine Übersicht:

Magnesium ist bei der Bildung und Regulierung von 325 Enzymen im Körper unentbehrlich, wovon die meisten an der Energiegewinnung, -aufbewahrung und -freisetzung beteiligt sind. Das heißt, für optimale Energie benötigen Sie optimale Magnesiumlevel. Man schätzt, dass die meisten Menschen aufgrund der intensiven Bodennutzung und der Verarbeitung von Lebensmitteln einen Mangel haben.[10]

Da bei Stress und hohen Cortisolspiegeln Magnesium verstärkt über den Urin ausgeschieden wird, liegt es nahe, dass chronischer Stress zu einer Magnesiumverarmung führt. Allerdings führt eine Nahrungsergänzung mit Magnesium zu einer verbesserten Bildung von DHEA durch die Nebennieren (siehe unten). Und deshalb ist es absolut notwendig, dass Sie Magnesium zuführen, wollen Sie die Nebennieren stärken. Beachten Sie, dass Kalzium und Magnesium im Körper in einem ausgewogenen Verhältnis zueinander stehen müssen, um sowohl einen ordnungsgemäßen Knochenstoffwechsel als auch die Funktion der Schilddrüse und der Nebennieren zu gewährleisten. Zu viel Kalzium kann die Funktion der Schilddrüsenhormone beeinträchtigen. Magnesium reguliert sowohl die Kalziumaufnahme als auch die Kalziumregulierung. Die Fokussierung auf Kalzium als wichtigen Nährstoff für die Knochen hat die Rolle von Magnesium in den Hintergrund gedrängt, etwa Gewebeverkalkung und Muskelkrämpfe nach sich gezogen.

Magnesium: Zwei gute Möglichkeiten, Magnesium aufzunehmen, ist ein Bittersalzbad (dazu geben Sie eine Tasse Magnesiumsulfat, auch Bittersalz genannt, in ein warmes Bad und lassen es zwanzig Minuten einwirken) oder transdermales Magnesium (Magnesiumlotion) abends vor dem Schlafengehen oder nach dem Sport.

Jod: Das als T4 (Thyroxin) bekannte Schilddrüsenhormon enthält vier Jodmoleküle, während das Hormon T3 (Trijodthyronin), die aktivere Form von T4, drei Jodmoleküle enthält.

T4 besteht zu 68 Prozent aus Jod, T3 zu 58 Prozent (nach Gewicht). Wie bereits in Kapitel 10 erwähnt, ist Jod zwar gesundheitlich zwingend notwendig, doch haben viele Menschen suboptimale Werte.

Selen: Dieser Mineralstoff ist ein Co-Faktor, der für die Produktion von T4 notwendig ist, und hilft auch bei der Umwandlung von T4 in T3. Insgesamt wurden elf selenabhängige Enzyme als notwendig für eine optimale Schilddrüsenfunktion und Hormonproduktion bestimmt. Jeder, der Jod einnimmt, muss auch Selen zu sich nehmen, denn Selen ohne Jod kann zu Jodmangel führen (und umgekehrt). Selen und Jod gehen Hand in Hand.

Zink: Zink wird auch für die Synthese von Schilddrüsen- und anderen Hormonen benötigt. Tatsächlich kann Zinkmangel bei vielen Menschen eine Schilddrüsenunterfunktion (zu wenig Schilddrüsenhormone) verursachen. Umgekehrt können Sie ohne Schilddrüsenhormone kein Zink aufnehmen. Dr. Dean weist zu Recht darauf hin, dass Haarausfall, den wir oft auf eine Schilddrüsenunterfunktion zurückführen, sich manchmal erst dann bessert, wenn Sie eine Zinkergänzung einnehmen. Die übliche Dosis beträgt 15 bis 30 mg/Tag.

Molybdän: Dies ist ein weiteres Mineral, von dem die Schilddrüsenfunktion abhängt. Es wirkt im oxidativen System der Schilddrüsenepithelzellen (Thyreozyten) und spielt auch eine Rolle bei der Freisetzung von T3 aus der Schilddrüse. Interessanterweise hilft Molybdän auch beim Abbau von Hefetoxinen. Viele Menschen mit Schilddrüsenunterfunktion haben Probleme mit Hefepilzbefall, weil ihre Körpertemperatur nicht optimal ist.

Bor: Dieser Mineralstoff ist für die Umwandlung der Speicherform des Schilddrüsenhormons (T3) und von T4 in die aktive Form (T4) unerlässlich.

Kupfer: Dieser Mineralstoff spielt eine wesentliche Rolle im Stoffwechsel der Aminosäure Tyrosin, die eine Vorstufe für die Produktion von T4 ist.

Chrom: Dieser Mineralstoff ist bekannt für seine Fähigkeit, die Insulinsensitivität und die Regulierung der Insulinausschüttung zu verbessern, sowie für seine Wirkung auf den Blutzucker und die Glukosespeicherung. Chrom beeinflusst auch die Umwandlung von T4 in T3 (die aktive Form des Schilddrüsenhormons).

Mangan: wird benötigt, um das Hormon ThyroxinT4 in unsere Zellen zu transportieren.

Nutzen Sie die Wirkung von Heilkräutern: *Pueraria mirifica* hat unzähligen Frauen geholfen, ihr Hormon- und Nebennierengleichgewicht auf natürliche Weise wiederherzustellen. Sein starkes Phytoöstrogen, das Miroestrol, ist mit DHEA und Pregnenolon verwandt, beides Vorstufen von DHEA und Cortisol. Die übliche Dosis beträgt 80 mg zweimal pro Tag.

Lakritzwurzel beinhaltet pflanzliche Hormone, deren Eigenschaften denen des Cortisols entsprechen. Bei geringen Cortisolspiegeln können Sie dreimal täglich bis zu einem Viertel Esslöffel eines Auszugs im Verhältnis 5:1 einnehmen. Oder trinken Sie Lakritztee in Apothekenqualität.

Hormonelle Unterstützung: Wenn Ihr Laborergebnis einen zu niedrigen DHEA-Spiegel aufweist, kann eine DHEA-Substitution sinnvoll sein, bis sich die Nebennieren erholt haben. DHEA in hohen Dosen über einen längeren Zeitraum kann dagegen die normale tägliche Variation der Cortisolspiegel verändern, weshalb ich sie gesunden Frauen in der Regel nicht anrate. Aber physiologische Ersatzdosen über drei bis sechs Monate, die für einen normalen Spiegel ausreichen, können den Nebennieren eine Erholungspause verschaffen, sodass sie sich schneller regenerieren.

DHEA gibt es als Hautcreme, Pillen oder Tinktur (die von einem Apotheker hergestellt werden muss). Jede Zubereitungsform hat eine etwas andere Wirkung. In jedem Fall sollten Sie mit der geringstmöglichen Dosis beginnen und sie allmählich erhöhen, bis Sie eine Veränderung in Ihrer Leistungsfähigkeit feststellen. Die meisten Frauen benötigen nicht mehr als 5 bis 10 mg zweimal täglich, einige wenige bis zu 25 mg, ein- bis zweimal täglich. Nach drei Monaten sollten Sie Ihren DHEA-Spiegel erneut messen lassen. Bei normalen Werten können Sie das zusätzliche DHEA langsam absetzen.

Auch Progesteron scheint die negativen Begleiterscheinungen eines Cortisolüberschusses auszugleichen. Tragen Sie ¼ bis ½ Teelöffel zweiprozentige Progesteroncreme ein- bis zweimal täglich direkt auf die Haut auf.

In Einzelfällen kann auch ein Cortisolpräparat erforderlich sein, das Ihnen Ihr Arzt für einen begrenzten Zeitraum verschreiben kann.

Sport: Leichter bis mäßiger Sport ist sehr hilfreich. Wenn Sie sich danach erschöpft fühlen, tun Sie zu viel. Achten Sie darauf, dass Sie beim Sport problemlos durch die Nase atmen können. Die Mundatmung, die in Kapitel 18 behandelt wird, ist eine Stressreaktion. Wenn Sie sich so verausgaben, dass Sie durch den Mund atmen müssen, führt das nur zu mehr Nebennierenstress und Müdigkeit. Tun Sie das nicht. Fangen Sie langsam an – und sei es nur mit einem Spaziergang. Und dann steigern Sie sich dann allmählich.

Vitamin D und Sonnenlicht: Vitamin D, das zugleich Vitamin und Hormon ist, nimmt auf alle Körperzellen Einfluss. Ein optimaler Vitamin-D-Spiegel (von 40 bis 100 ng/ml) ist sowohl für die Nebennierenfunktion, die Schilddrüse und Hormonfunktion als auch für die Knochen- und die Brustgesundheit unabdingbar. (Mehr zu Vitamin D in Kapitel 10 über Brustgesundheit und im Ernährungskapitel 17.) Nehmen Sie 2000 bis 5000 IE pro Tag. Im Übrigen ist natürliches Sonnenlicht sehr gut, um erschöpfte Nebennieren wieder zu regenerieren, solange Sie es nicht übertreiben. Ich empfehle an drei bis vier Tagen pro Woche mindestens 10 bis 20 Minuten volle Sonnenexposition am Körper, vorzugsweise in den Morgen- und Nachmittagsstunden. Vermeiden Sie die Mittagsstunden. Auf diese Weise gehen Sie kein höheres Hautkrebsrisiko ein. Beachten Sie aber, dass, wer oberhalb 35 Grad nördlicher Breite wohnt, zwischen Mitte Oktober und Mitte März nicht genügend

UVB-Strahlung bekommt, um daraus unter der Haut Vitamin D zu bilden. Man hat uns eingetrichtert, dass wir uns vor der Sonne zu fürchten haben, aber die Forschung zeigt, dass sowohl ein Zuviel als auch ein Zuwenig an Sonne gesundheitsschädlich ist. Nach einer epidemiologischen Metaanalyse von 115 Studien kamen Forscher aus den Niederlanden zu dem Schluss, dass ein regelmäßiger Aufenthalt in der Sonne mit einem geringeren Risiko an verschiedenen Krebsarten zu erkranken verbunden ist, darunter Dickdarm- und Brustkrebs, sowie mit einem geringeren Risiko, an Multipler Sklerose und metabolischem Syndrom zu erkranken.[11]

Versuchen Sie, in der entsprechenden Jahreszeit mindestens drei- bis viermal pro Woche ein Sonnenbad zu nehmen. Wenn Sie darauf achten, dass Sie keinen Sonnenbrand bekommen, erhöht sich Ihr Hautkrebsrisiko nicht. Ein 30-minütiges Sonnenbad auf heller Haut führt zu 10 000 IE körpereigenem Vitamin D (bei dunkler Haut weniger). Eine Überdosierung von Vitamin D durch die Sonne ist nicht möglich – der Körper stellt die Produktion ein, sobald der optimale Wert erreicht ist. Im Winter können Sie einmal pro Woche bis zu zehn Minuten auf die Sonnenbank gehen oder einfach Nahrungsergänzungsmittel einnehmen.

SCHILDDRÜSENUNTERFUNKTION

Die Schilddrüse ist eine schmetterlingsförmige Drüse, die unterhalb des Adamsapfels sitzt. Sie ist Teil des Hormonsystems und reguliert unter anderem Ihre Stoffwechselrate. Es gibt Frauen mit Schilddrüsenüberfunktion, doch weit häufiger gibt es die Schilddrüsenunterfunktion, bei der nicht genug Schilddrüsenhormon gebildet wird. Ungefähr ein Viertel aller Frauen in den Wechseljahren hat dieses Problem.[9]

Die Symptome sind vielfältig: Am häufigsten sind Stimmungsschwankungen (etwa Depression und Reizbarkeit) oder mangelnde Energie, Gewichtszunahme, Konfusion und Schlafstörungen. Manche Frauen haben aber auch eine Schilddrüsenunterfunktion ohne all diese Störungen, wieder andere haben nur ganz leicht abweichende Schilddrüsenfunktionswerte mit einer sogenannten subklinischen Schilddrüsenunterfunktion. (Nebenbei bemerkt ähneln die Symptome einer Schilddrüsenunterfunktion den hormonellen Schwankungen, die ohnehin mit der Menopause in Verbindung gebracht werden, was unter Umständen die normalen Schilddrüsenwerte erklärt.)

Eine Schilddrüsenunterfunktion kann zu einem Mangel an Serotonin und anderen stimmungsrelevanten Neurotransmittern führen, weshalb niedrige Schilddrüsenfunktionswerte oftmals mit einer Depression einhergehen. Ich habe den Verdacht, dass beide sogar gleichzeitig in Erscheinung treten. Obwohl die eine nicht notwendigerweise zur anderen führt, bedingen ähnliche Gefühlslagen oder Verhaltensmuster (etwa erlernte Hilflosigkeit oder das Gefühl, sich nicht durchsetzen zu dürfen) sowohl niedrige Schilddrüsenfunktionswerte wie auch eine Depression. Deshalb sollten Frauen am besten ihre Depression und ihre Schilddrüsenunterfunktion gleichzeitig untersuchen lassen.

Wenn Sie den Verdacht hegen, dass etwas mit Ihrer Schilddrüse nicht in Ordnung ist, dann lassen Sie folgende Werte überprüfen: das TSH (Thyreoidea-stimulierendes Hormon), das Trijodthyronin (T3) und das freie Thyroxin (T4). Das TSH sollte nicht höher sein als 3,0 mU/l, wobei viele Experten – und auch ich – lieber einen Grenzwert von 2,5 sehen. Wenn Ihre Werte höher sind, haben Sie eine subklinische Schilddrüsenunterfunktion.

Hier könnte eine Supplementierung mit Jod helfen (dazu mehr in Kapitel 10). Wenn das nicht hilft, versuchen Sie es mit Schilddrüsenhormon. In den meisten Fällen hilft eine Supplementierung allein mit T4 nicht. Sie brauchen auch T3. Lassen Sie sich vom Facharzt oder einer kompetenten Apotheke beraten.

Verschiedene Formen der Menopause

Natürliche Menopause und Wechseljahre

Die Menopause setzt heute im Schnitt im Alter zwischen 45 und 55 Jahren ein, das Durchschnittsalter liegt bei etwa 51 Jahren. Sie kann aber auch schon mit 39 Jahren auftreten. Viele Frauen erleben die Menopause im selben Alter wie ihre Mütter, aber das muss auch nicht so sein. Gerade die neuere Forschung hat gezeigt, dass eine gute Ernährung die Menopause mehrere Jahre nach hinten verlagern kann.

Die Perimenopause – auch Klimakterium oder Wechseljahre genannt – ist ein biochemischer Prozess im Körper, der sich über einen Zeitraum von sechs bis dreizehn Jahren erstreckt. (Neuere Studien zeigen, dass Frauen, die früher in die Wechseljahre kommen, längere Wechseljahre durchlaufen. Die Gründe dafür sind unklar.)[13] In dieser Zeit kann es vorkommen, dass die Periode mehrere Monate ausbleibt und dann wieder einsetzt. Auch Dauer und Stärke der Blutungen können ab- oder zunehmen. Bei manchen Frauen setzt die Periode noch nach einer Pause von bis zu einem Jahr wieder ein.

Symptome wie Kopfschmerzen und Reizbarkeit bei unregelmäßigem Zyklus in den Wechseljahren werden oft dadurch hervorgerufen, dass aufgrund der zunehmenden Zyklen ohne Eisprung der Östrogenspiegel im Verhältnis zum Progesteronspiegel erhöht ist. Bei Frauen, die eine schwierige Pubertät, PMS (prämenstruelles Syndrom) oder Schwangerschaftsdepression erlebt haben, sind Stimmungsschwankungen und andere verwandte Begleiterscheinungen in den Wechseljahren wahrscheinlicher als bei Frauen, die frühere Hormonschwankungen problemlos verarbeitet haben.

Die Gabe geringer Gestagenmengen in der Lutealphase des Zyklus (Sekretions- oder Transformationsphase) kann Frauen in den Wechseljahren daher oft sehr helfen. Normalerweise werden 50 bis 100 mg Gestagen ein- bis dreimal täglich oral vom 16. bis zum 27. Tag des Zyklus verordnet.[14] Alternativ kann auch eine zweiprozentige Progesteroncreme verwendet werden. Für manche Frauen ist es allerdings weitaus besser, wenn sie Progesteron während des gesamten Zyklus kontinuierlich einnehmen. Progesteron ist vor allem bei Frauen mit prämenstrueller Migräne sehr hilfreich. In der Regel kündigt sich die Menopause durch Veränderungen der Blutung und unregelmäßige Perioden an. Dann kann es noch fünf Jahre bis zur allerletzten Blutung dauern. Es gibt aber auch Frauen, bei denen die Periode ohne jedes Symptom aufhört. Andere leiden unter Hitzewallungen, trockener Vagina, herabgesetzter Libido und Konzentrationsstörungen. Häufig wird die Menopause dann durch einen Bluttest diagnostiziert, bei dem die Menge der in der Hypophyse gebildeten Gonadotropine FSH (follikelstimulierendes Hormon) und LH (luteinisierendes Hormon), die die Eierstöcke zur Eiproduktion anregen, festgestellt wird. In den Jahren der Menstruation ist die FSH- und LH-Konzentration beim Eisprung in der Mitte des Zyklus am höchsten.

Während des Klimakteriums verändern sich Hypophyse (Hirnanhangsdrüse) und Eierstöcke allmählich. Die Eisprünge gehen zurück, und die FSH- und LH-Spiegel steigen allmählich an. (Da die Hypophyse keine hormonellen Signale von dem heranreifenden Ei mehr erhält, die Produktion zu verringern, schüttet sie kontinuierlich weiter LH und FSH aus.) Die Gründe dafür konnten bisher noch nicht geklärt werden. Bei einem bestimmten FSH- und LH-Spiegel im Blut spricht man deshalb vom menopausalen Bereich.

In meiner Ausbildung hieß es, dass bei Frauen, deren FSH- und LH-Werte im menopausalen Bereich liegen, die Menopause unwiderruflich eingetreten sei. Nach meiner Erfahrung ist das aber keineswegs immer der Fall. Bei einer Vierzigjährigen zum Beispiel setzten nach sechsmonatigem Ausbleiben der Periode und menopausalen FSH- und LH-Werten die Monatsblutungen wieder ein und blieben normal. Eine erneute Untersuchung ihres Hormonspiegels ergab Werte, wie sie vor der Menopause üblich sind. Heute halte ich die FSH- und LH-Werte nicht mehr für einen exakten diagnostischen Indikator der Menopause und rate nur noch selten zum Test. Für Frauen in den Wechseljahren ist es aber wichtig zu wissen, dass sie theoretisch, trotz Ausfallen der Ovulation, noch bis zu einem Jahr nach ihrer letzten Periode schwanger werden können. Aus diesem Grund empfehle ich unbedingt, in dieser Zeit weiter zu verhüten.

Die vorzeitige Menopause

Bei einem geringen Anteil von Frauen (ca. 1 Prozent) setzt die Menopause vorzeitig ein, bereits vor oder kurz nach dem 40. Geburtstag. In manchen Fällen liegt bei einer vorzeitigen Menopause eine Autoimmunstörung vor, die durch schlechte Ernährung oder chronischen Stress ausgelöst wird und zur Produktion von Antikörpern gegen die Eierstöcke führt.[15] Anstatt zu meinen, dass der Körper die Eierstöcke über die Immunität angreift (die Autoimmunhypothese), ist genauer (und beruhigender), wenn man weiß, dass diese Antikörper einfach das Ergebnis einer zellulären Entzündung auf einer tieferen Ebene sind – genau wie bei der Hashimoto-Thyreoiditis, einer weiteren sogenannten Autoimmunerkrankung. Frauen, die aus irgendeinem Grund vorzeitig in die Wechseljahre kommen und kein Östrogen in den Eierstöcken bilden können, haben ein erhöhtes Demenzrisiko.[16] Deshalb ist es für solche Frauen wichtig, auf eine gute Versorgung des Gehirns zu achten (siehe auch im hinteren Teil den Abschnitt über die Alzheimer-Erkrankung).

Die künstliche Menopause

Heute wird bei jeder vierten Amerikanerin die Menopause durch eine Operation eingeleitet. Die unmittelbar nach einer operativen Entfernung der Gebärmutter (Hysterektomie) oder nach einer beidseitigen Entfernung von Eileitern und Eierstöcken einsetzende Menopause unterscheidet sich klar von der natürlichen physiologischen Menopause und muss daher anders behandelt werden. Bei der Entfernung der Eierstöcke kommt es zu einem drastischen Abfall der Eierstockhormone. Daneben ist die Verringerung der Hormonausschüttung bei der operativ bedingten Menopause stärker als bei der natürlichen. Auch die Symptome des Hormonmangels sind deutlicher ausgeprägt. Ohne entsprechende medikamentöse Anpassung der Hormonspiegel können die unangenehmen Begleiterscheinungen sehr ernst und schwächend sein[17]. Eine sensationelle Studie von 2009 hat gezeigt, dass sich durch vorzeitige Wechseljahre – ob durch eine Entfernung der Eierstöcke oder auf natürlichem Wege – das Risiko, an Lungenkrebs zu erkranken, verdoppelt – auch als Nichtraucherin.[18]

Eine beidseitige Eierstockentfernung erhöht ebenfalls das Risiko für Herzerkrankungen, Schlaganfall und Krebs allgemein. Andererseits reduziert sich das Brustkrebsrisiko und natürlich das des Eierstocks.[19] Darüber hinaus hat die Mayo Clinic Cohort Study zum Thema Eierstockentfernung und Altern erbracht, dass Frauen, die ihre Eierstöcke vor der Menopause haben entfernen lassen, ein fünffaches Sterblichkeitsrisiko durch eine neurologische oder psychische Erkrankung haben. Daten aus dieser Studie deuten auch an, dass Frauen mit einer beidseitigen Eierstockentfernung vor 45 ein doppelt so hohes Risiko haben, an einer Herzerkrankung zu versterben. Darüber hinaus gewärtigen sie ein erhöhtes Risiko für Parkinson, kognitive Einbußen und Demenz und eine Zunahme an depressiven und Angstsymptomen im späteren Lebensabschnitt.[20] Eine Hormontherapie nach einer OP ist hier sicherlich sinnvoll. Studien zeigen aber, dass selbst eine langfristige Einnahme den Hormonmangel infolge der Operation nicht auszugleichen vermag.[21]

Da die natürliche Menopause normalerweise etwa mit Anfang 50 einsetzt, sollte die Östrogentherapie mindestens bis in dieses Alter oder darüber hinaus fortgesetzt werden.

Auch die Entfernung der Gebärmutter ohne Entfernung der Eierstöcke kann, wie bereits erwähnt, frühzeitig zur Menopause führen. In manchen Fällen kommt es zu einer zeitlich begrenzten Verringerung der Hormonproduktion der Eierstöcke mit menopausalen Symptomen, die aber wieder verschwinden, sobald sich die Funktion der Eierstöcke normalisiert. Auch nach einer Eileitersterilisation kann ein mindestens sechsmonatiger signifikanter Progesteronrückgang beobachtet werden.[22]

Chemotherapien zur Krebsbehandlung und Bestrahlungen des Unterleibs erhöhen ebenfalls das Risiko eines verfrühten Klimakteriums. Nach meiner Erfahrung kann eine parallele Behandlung mit Akupunktur oder chinesischen Kräutern die vorzeitige Menopause oft verhindern und dazu viele der Nebenwirkungen verringern. Das gilt auch für eine gesunde Ernährung.

Addiert man die Zahl der Frauen mit natürlicher und künstlicher vorzeitiger Menopause, erlebt mittlerweile eine von zwölf Frauen die Wechseljahre bereits vor dem 40. Lebensjahr.

Die Hormontherapie-Frage

Eine kurze Geschichte der konventionellen Hormontherapie

1949 wurde die erste und bekannteste Östrogentherapie vorgestellt, das Premarin. Es bestand aus mehr als zwanzig verschiedenen Pferdeöstrogenen, die zumeist aus dem Urin von schwangeren Pferden gewonnen wurden. (Premarin ist denn auch ein Akronym der englischen Bezeichnung für den Urin schwangerer Stuten – »pregnant mares' urine«. Wenn Sie Zweifel haben, dann träufeln Sie einmal einen Tropfen Wasser auf eine Premarintablette und riechen Sie daran.)

Aus wirtschaftlichen und historischen Gründen ist Premarin (entweder allein genommen oder mit einem synthetischen Progesteron namens Provera oder als Kombipille mit dem Handelsnamen Prempro) nach wie vor der Goldstandard, an dem sich alle Hormontherapien messen lassen müssen.

Seit den späten Achtzigerjahren und den gesamten Neunzigern bekamen Frauen diesen Wirkstoff, weil Studien nahegelegt hatten, dass er das Risiko für Herzinfarkt und Schlaganfälle senke (die häufigsten Todesursachen bei Frauen), die Knochendichte erhöhe und das Demenzrisiko senke. Obwohl von Beginn an leicht erhöhtes Risiko für Brust- und Endometriumskrebs zu erkennen war, verblassten diese Risiken im Angesicht des Herzrisikos.

In den frühen Neunzigern finanzierte unter anderem die Pharmafirma Wyeth-Ayerst, als Herstellerin von Premarin, die große und ambitionierte Women's Health Initiative (WHI), die ursprünglich die herzschützenden Wirkungen von Premarin belegen sollte. Diese Studie aber wurde 2002 gestoppt, als Forscher herausfanden, dass Prempro tatsächlich das Risiko für Herzinfarkte und Schlaganfälle sowie Brustkrebs, Alzheimer und Demenz erhöhte. Nun gewann man den Eindruck, dass die Risiken die Vorteile tatsächlich überwogen. Die Nachricht verbreitete sich wie ein Lauffeuer und führte dazu, dass viele Frauen Prempro umstandslos absetzten, was zu Schlaflosigkeit, Hitzewallungen und weiteren Verlusten an Lebensqualität führte.

Schließlich gab es 2006 eine Neuaufnahme und Reanalyse der Daten, sowohl der der WHI als auch der Nurses' Health Study. Sie ergab, dass ein Therapiebeginn innerhalb der ersten 10 Jahre nach Einsetzen der Menopause tatsächlich zu 11 bis 30 Prozent weniger Herzerkrankungen im Vergleich zu den Frauen führte, die keine Hormone nahmen. Bei den Frauen aber, die erst nach 10 Jahren mit der Hormontherapie anfingen, lag das Risiko für Schlaganfall und Herzinfarkt höher.[23] Das allerdings lieferte einen neuen Aspekt in der ganzen Debatte um den Hormonersatz.

Zehn Jahre später, im Jahr 2016, veröffentlichte die International Menopause Society neue Empfehlungen, die die Befürchtungen zerstreuen und zu einem individuelleren Ansatz raten. Darin heißt es, dass neue Daten sowie die erneute Analyse älterer Studien zeigen, dass die Hormontherapie für die meisten Frauen mit Wechseljahresbeschwerden mehr potenzielle Vorteile als Risiken birgt, sofern die Therapie bald nach Beginn der Menopause beginnt.[24] In den Leitlinien wird darauf hingewiesen, dass das erhöhte Brustkrebsrisiko durch die Einnahme von Hormonen selten ist – weniger als 1 von 1000 Frauen pro Anwendungsjahr – und dass dieses Risiko vergleichbar ist mit dem allgemeinen Risiko durch Bewegungsmangel, Fettleibigkeit und Alkoholkonsum.

Eine weitere Analyse der Daten hat gezeigt, dass Hormone, die denen im weiblichen Körper ähnelten, nicht im gleichen Maße wie synthetische das Brustkrebsrisiko erhöhten. Eine der jüngsten Studien zu diesem Thema ist eine 2017 in Australien und Neuseeland veröffentlichte Übersichtsstudie, die ergab, dass Hormontherapien mit mikronisiertem (natürlichem) Progesteron ein deutlich geringeres Brustkrebsrisiko haben als solche, die (synthetische) Progestine (Gestagene) enthalten.[25] Ferner wurden in einer sehr großen französischen Studie über 80 000 postmenopausale Frauen mehr als acht Jahre lang beobachtet und dabei das Risikoprofil zwischen bioidentischen Hormonen und synthetischen verglichen. Herauskam, dass die natürlichen Hormone (einschließlich Progesteron) mit einem deutlich geringeren Brustkrebsrisiko einhergingen.[26] Im folgenden Jahr wurde in der medizinischen Fachliteratur eine umfassende Analyse der Holtorf Medical Group in Torrance, Kalifornien, veröffentlicht, in der 200 medizinische und klinische Studien über synthetische und bioidentische Hormone untersucht wurden. Die Analyse ergab, dass bioidentische Hormone mit einem geringeren Risiko für Brustkrebs und Herz-Kreislauf-Erkrankungen verbunden waren als synthetische Hormone. Darüber hinaus zeigte die Studie, dass bioidentische Hormone Symptome wie Schlaflosigkeit, kognitive Probleme, Depressionen, Angstzustände usw. besser lindern als ihre synthetischen Pendants.[27]

Darüber hinaus konnte der Onkologe Rowan Chlebowski am Los Angeles Biomedical Research Institute at Harbor-UCLA Medical Center mit seinem Team nachweisen, dass der starke Abfall von Brustkrebsfällen nach 2003 den Frauen geschuldet war, die ihre Therapie gestoppt hatten bzw. einer stärkeren Mammografie-Überwachung.[28] Ihre Forschung aus dem Jahr 2009 hat gezeigt, dass eine regelmäßige Mammografie den Abfall der Brustkrebsfälle indessen nicht beeinflusst. Doch sie hat gezeigt, dass der Rückgang beim Brustkrebs nicht mit allen Hormontherapieformen in Verbindung stand. Frauen, die nur Östrogen (vor allem Premarin) ohne Progesteron nahmen, bekamen nicht häufiger Brustkrebs als Frauen, die überhaupt keine Hormone nahmen. Dies aber weist auf Progestin als den möglichen Schuldigen hin. Das kam auch in den oben genannten Studien heraus.

Die medizinische Literatur zur Hormontherapie ist sehr unübersichtlich und oft widersprüchlich. Eines ist jedoch klar. Die Wissenschaft, die die Hormontherapie unterstützt, entwickelt sich immer noch weiter. Es gibt keine »Patentlösung« für alle Frauen. Glücklicherweise hat die große Women's Health Initiative mit dieser Vorstellung ein für alle Mal Schluss gemacht. Die Entscheidung über eine Hormontherapie muss individuell getroffen werden. Dies wurde in den oben genannten neueren Studien bestätigt, und glücklicherweise gibt es viele Optionen.

Plädoyer für bioidentische Hormone

Obwohl die Datenlage einen Rückgang bei den Herzerkrankungen nahelegt, wenn Premarin früh eingenommen wird, und wenn es auch kein erhöhtes

Brustkrebsrisiko gibt, meine ich dennoch, dass Premarin nicht die beste Östrogenwahl ist. Doch ein synthetisches Progestin ist es auch nicht. 1994 schrieb ich, besorgt über die in der WHI-Studie verwendete Hormontherapie: »Im Lichte der Brustkrebsvorfälle in Verbindung mit einer östrogenbasierten Hormonersatztherapie bedeutet die Verwendung von sexuellen Wirkstoffen, mit denen der menschliche Körper nicht vertraut ist, nichts anderes als ein Riesenexperiment mit dem weiblichen Teil der Gesellschaft. Deshalb ist es erstaunlich, dass Hormone, die mit denen im Körper der Frau bioidentisch sind, als »Alternativmedizin« bezeichnet werden.

Nun sind wir viele Dekaden weiter, und die meisten Leute, Mediziner eingeschlossen, haben den Unterschied nicht verstanden zwischen einem Hormon, was identisch ist mit dem im Körper der Frau, und einem, was dies nicht ist. Dabei muss man wissen, dass es die dreidimensionale Struktur ist, die entscheidet, wie die Wirkung im Körper ist. Man kann unmöglich eine optimale physische Wirkung erwarten, wenn die Struktur eines Hormons für den Körper fremd ist. Und das ist leider bei den meisten erhältlichen Hormonen der Fall. Oder wenn die darin enthaltenen Hormone gegenüber den in der Natur vorkommenden Hormonen verändert wurden. Und diese Abwandlung von natürlich vorkommenden Hormonen ist heute die wichtigste Form der Hormonbehandlung, die in fast allen schulmedizinischen und pharmazeutischen Produkten angeboten wird. Der Grund aber, warum synthetische Hormone weiterhin Verwendung finden, ist, dass natürlich vorkommende nicht patentierbar sind. Deshalb sind Pharmafirmen nicht an ihnen interessiert. Das sind sie erst, wenn es sich um veränderte Bestandteile handelt, die unter Patentschutz gestellt werden können. (Das ist der Grund, warum Jod, Magnesium, Vitamin D oder Omega-3-Fettsäuren zum Beispiel nur so zögerlich aufgenommen wurden, obwohl sie hochwirksam sind. Der finanzielle Anreiz, sie herzustellen, ist einfach zu gering).

Weil die Hormone aus Premarin von Pferden stammen, passen sie nicht zu denen im Körper von Frauen.[29] Oder, wie der mittlerweile verstorbene Joel Hargrove, früherer medizinischer Leiter des Menopause-Zentrums der Vanderbilt University, zu sagen pflegt: »Premarin ist ein natürliches Hormon für alle jene, die sich natürlicherweise von Heu ernähren.«

Eine Hormontherapie mit Sinn und Verstand: die individuelle Hormonlösung

Die folgenreiche Women's Health Initiative brachte einen kompletten Paradigmenwechsel in der Hormontherapie mit sich. Über Nacht wurde aus einem »One size fits all«-Ansatz eine maßgeschneiderte Hormontherapie. Und das wird, unabhängig von zukünftigen Studienergebnissen mit Sicherheit der neue Goldstandard sein. Mit dem neuen Denken ging auch ein Begriffswechsel einher: Aus der vormaligen Hormonersatztherapie wurde die Hormontherapie, und die Wechseljahre haben nun keinen Krankheitswert mehr, sondern werden als normales Übergangsstadium behandelt. Gott sei Dank!

Für Frauen, die aufgrund ihrer Wechseljahrsymptome oder gesundheitlichen Risiken eine Hormonbehandlung brauchen, ist das eine sehr gute Nachricht. Seit der ersten Auflage dieses Buches hat es einen regelrechten Boom auf dem Gebiet individualisierter natürlicher Hormonunterstützung gegeben. Und wir wissen heute, dass es nicht ausreicht, die gesamte Hormonsubstitution schlichtweg auf Östrogen zu reduzieren, sondern dass zwei weitere Hormongruppen, die ebenfalls von den Eierstöcken produziert werden, genauso eine Rolle spielen: Progesteron und Androgene.

Zunächst einige Worte zu dem verwirrenden und viel diskutierten Begriff »natürlich«: Die Komponenten von Premarin sind natürlich, allerdings für Pferde, aber eigentlich bezieht sich der Begriff auf Phytohormone, etwa aus Sojabohnen oder wildem Yams. Der Mensch kann Pflanzenhormone gut verwenden, weil er sie schon seit Jahrmillionen verdaut. Aber Pflanzenhormone sind Sterole, keine Steroide. Und obwohl sie leicht hormonelle Wirkungen haben, sind sie doch nicht das Gleiche wie bioidentische menschliche Hormone. (Mehr über Phytoöstrogene in Kapitel 10)

Die *natürlichen* Hormone, die ich meine, stammen ursprünglich aus den hormonellen Bestandteilen der Sojabohne und der Yamswurzel, ihre molekulare Struktur wird im Labor aber so verändert, dass sie denen des menschlichen Körpers exakt ähneln. Aus diesem Grund nennt man sie auch bioidentische Hormone. Natürliche Östrogene, Progesteron und Testosteron werden auf diese Weise produziert. Daneben ist die Menge der Hormone standardisiert, sodass sich die Wirkung vorhersagen und messen lässt. Weil sie allerdings natürlichen Ursprungs sind, fallen sie nicht unter die Gesetzgebung der FDA, der amerikanischen Arzneimittelzulassungsbehörde.

Bei der Behandlung mit bioidentischen Hormonen gibt es kein einheitliches Behandlungsprogramm. Die Dosierungen sind individuell auf die Frau zugeschnitten und müssen im ersten Jahr immer wieder überprüft und korrigiert werden. Und auch eine optimale Dosierung bedarf ständig neuer Anpassung, da sich der weibliche Körper, die Lebensgewohnheiten und die Ernährungsweise während der Wechseljahre und Menopause ständig verändern können.

Das Ziel einer Behandlung mit natürlichen Hormonen besteht darin, die Hormone (oder ihre Vorläufer) wieder auf das Niveau einzupendeln, das mit dreißig oder vierzig Jahren im Körper vorhanden war. Am besten ist eine integrierte Therapie mit allen drei Hormontypen (Östrogen, Progesteron und Androgen), und zwar auch bei den Frauen, deren Gebärmutter operativ entfernt wurde. Ein ganzheitlicher Ansatz in der Hormontherapie könnte Östrogen, Testosteron und/oder Progesteron umfassen – alle drei oder nur eines. Bedenken Sie, dass DHEA das »Mutterhormon« ist, das in alle anderen Hormone umgewandelt werden kann, wenn der Nährstoffgehalt der Nahrung die notwendigen Syntheseschritte unterstützt. Der weibliche Körper kann auch Progesteron sowohl in Östrogen als auch in Testosteron umwandeln. Doch leider bekommen Frauen nach Hysterektomien in der Regel auch heute noch nur Östrogen, ohne die Bedeutung von Progesteron und Androgen zu berücksichtigen. Bei manchen ist das ausreichend, andere benötigen alle drei.

Buchstäblich Hunderte von Hormonkombinationen, einschließlich Östrogen, Progesteron, DHEA und Testosteron, sind möglich und können in unterschiedlicher Form verabreicht werden: oral, über die Haut oder vaginal. Wegen der Vielzahl an Möglichkeiten empfehle ich jeder Frau, die sich wegen der Wechseljahre Gedanken macht oder bereits entsprechende Beschwerden hat, ein Hormonprofil erstellen zu lassen. Dieses ist auch für Frauen Mitte vierzig, die symptomfrei sind, die beste Möglichkeit, ihre Idealwerte kennenzulernen. Auf dieser Grundlage ist es sehr viel einfacher, im Bedarfsfall das richtige Rezept zusammenzustellen. Vieles hängt von der Stimmung, den Gedanken, dem Stressniveau usw. einer Frau ab. Nachdem ich mich über viele Jahre hinweg mit allen möglichen Hormontests beschäftigt habe, bin ich zu dem Schluss gekommen, dass das tatsächliche Befinden einer Frau der bestmögliche Indikator für die richtige Hormondosis ist – nicht der Labortest. Die Therapie oder die Notwendigkeit einer weiteren Hormongabe sollte auf jeden Fall ständig überwacht werden, da das Klimakterium bis zu 13 Jahre andauern kann.

Niemand weiß, wie lang eine Hormontherapie idealerweise sein soll. Bis zu fünf Jahre gilt hier schon als kurz. Ich schlage vor, sich jedes Jahr wieder neu für die Therapie zu entscheiden. Viele Frauen stellen fest, dass individuell angepasste Ernährungs- und Kräuterpläne so gut funktionieren, dass sie überhaupt keine Hormontherapie mehr benötigen.

Die Forschung über die potenziellen langfristigen Vorteile einer Hormontherapie ist noch nicht abgeschlossen. So führt beispielsweise das Kronos Longevity Research Institute, eine gemeinnützige Organisation in Phoenix, die sich mit Altersforschung beschäftigt, eine multizentrische prospektive Studie durch, die als Kronos Early Estrogen Prevention Study (KEEPS) bekannt ist und die Anwendung einer bioidentischen Hormontherapie (ein natürliches Östrogenpflaster) mit einer konjugierten Östrogentherapie (Premarin) an Frauen in den Wechseljahren vergleicht. Die Frauen, die noch eine Gebärmutter hatten, erhielten zusätzlich natürliches Progesteron (Prometrium). In der placebokontrollierten Studie wurden 727 gesunde Frauen im Alter von 42 bis 58 Jahren ab 2005 vier Jahre lang beobachtet. Die KEEPS-Studie sollte klären, ob eine dieser beiden Östrogentherapien, wenn sie innerhalb von drei Jahren nach der Menopause begonnen wird, das Risiko für Herzkrankheiten verringert (insbesondere, ob sie die Ablagerung von Plaque in den herznahen Blutgefäßen verhindert) und den kognitiven Abbau verhindert. Die KEEPS-Forscher stellten ihre Ergebnisse auf der Jahrestagung der North American Menopause Society im Oktober 2012 vor.[30] Die Hormontherapie hatte demnach keinen Einfluss auf die Arterienverkalkung oder den Blutdruck, obwohl es einige Hinweise darauf gab, dass die Hormontherapie kardio-protektiv sein könnte.[31] Frauen, die Premarin einnahmen, hatten zwar ein niedrigeres LDL-Cholesterin (das sogenannte »schlechte« Cholesterin) und ein höheres HDL-Cholesterin (das gesunde Cholesterin), aber auch einen höheren Gehalt an schädlichen Triglyceriden. Bei Frauen, die das natürliche Östrogenpflaster verwendeten, veränderten sich die Blutfettwerte nicht, aber ihre Insulinresistenz verbesserte sich. In beiden Gruppen gingen Hitzewallungen und nächtliche Schweißausbrüche deutlich zurück, die Knochenmineraldichte nahm geringfügig zu, und die Sexualfunktion verbesserte sich (bei den Frauen mit natürlichen Hormonen auch die Libido). Die Forscher berichteten außerdem über keine nachteiligen Auswirkungen auf die kognitiven Funktionen (wie die frühere WHI-Studie an älteren Frauen gezeigt hatte). Da an der KEEPS-Studie nur jüngere Frauen und nur vier Jahre lang teilnahmen, wurde dreizehn Jahre nach Beginn der ursprünglichen KEEPS-Forschung eine Folgestudie mit der Bezeichnung Kronos Early Estrogen Prevention Study (KEEPS) Continuation gestartet, um die Auswirkungen der Hormontherapie und des normalen Alterns auf die Hirnstruktur, die kognitive Leistungsfähigkeit und die Marker für die Alzheimer-Krankheit bei den Teilnehmerinnen der ursprünglichen KEEPS-Studie zu untersuchen. Das National Institute on Aging fördert ebenfalls eine doppelblinde, placebokontrollierte Studie über Östrogen und Herzerkrankungen, die Early Versus Late Intervention Trial with Estradiol (ELITE)-Studie, durchgeführt von Forschern der Keck School of Medicine an der University of Southern California. An der Studie nahmen 643 gesunde Frauen teil, die in zwei Gruppen eingeteilt wurden: Frauen, die vor weniger als sechs Jahren in die Wechseljahre gekommen waren, und Frauen, bei denen die Wechseljahre vor 10 oder mehr Jahren begonnen hatten. In der Studie wurden natürliche Hormone (eine Östradiol-Pille und, falls die Frauen noch eine Gebärmutter hatten, ein vaginal angewendetes Progesteron-Gel) im Vergleich zu einem Placebo getestet. Hier wurde gefragt, ob eine natürliche Östrogentherapie das Fortschreiten der frühen Atherosklerose verringert, wenn sie kurz nach der Menopause begonnen wird, aber keine Wirkung zeigt, wenn sie zehn oder mehr Jahre nach der Menopause verabreicht wird.[32] Dasselbe Team führte eine zweite Studie mit derselben Gruppe von Frauen durch, in der die kognitiven Auswirkungen einer natürlichen Hormonbehandlung untersucht wurden, und fand keinen Unterschied – Östradiol war weder förderlich noch schädlich für die kognitiven Fähigkeiten, unabhängig von der Zeit seit der Menopause.[33] Viele andere Aspekte der Hormonbehandlung werden ebenfalls weiter untersucht. Bleiben Sie dran.

Und bedenken Sie: Eine Hormontherapie gleicht eher einer Kunst als einer Wissenschaft.

Hormon-Leitfaden

Östrogen

Der weibliche Körper produziert drei Typen von Östrogenen: Östron (Estron, E1), Östradiol (Estradiol, E2) und Östriol (Estriol, E3). Östron wird in signifikanten Mengen im Körperfett gebildet. Dieser Bildungsort ist mit ein Grund dafür, dass bei anorektischen (magersüchtigen) Frauen die Menstruation ausbleibt und sie vorzeitig Osteoporose entwickeln.

Sie haben einfach nicht genügend Körperfett, um die normale Hormonfunktion zu gewährleisten. Östrogene wirken als Wachstumshormone für die Brüste, für die Gebärmutter und das Eierstockgewebe. Eine Überstimulierung dieser Organe durch Östrogen kann zu exzessivem Zellwachstum und damit auch zu Krebsgeschwüren führen. Andererseits erhöht Östrogen das (»gute«) HDL-Cholesterin und wirkt sich somit günstig auf die Gefäßwände aus. Das war auch der Hauptgrund, weshalb viele Studien – mit Ausnahme der Womens's Health Initiative – ein vermindertes Herzrisiko bei Östrogeneinnahme gleich nach der Menopause ausgewiesen haben.

Östrogen senkt außerdem die Gefahr für Osteoporose, indem es gewisse Knochenzellen, die sogenannten Osteoklasten, unterdrückt, die bei der Verringerung der Knochendichte eine Rolle spielen. Daneben lindert es Hitzewallungen, verhindert das Dünnerwerden und Austrocknen der Vagina und erweitert die Kollagenschicht der Haut, die deren Elastizität gewährleistet und die Faltenbildung verhindert.

Die wirksamsten und meistverschriebenen Östrogene sind Östradiol und Östron. Sie werden in Pflaster- und Pillenform von verschiedenen Firmen angeboten. Wenn Frauen eine Veranlagung zu Brustkrebs haben, verschreibe ich Östriol – im Gegensatz zu manchen Ärzten, die konventionelles Östrogen auch Frauen verordnen, die bereits Brustkrebs hatten und deswegen häufig unter starkem Hormonmangel leiden.

Abgesehen von Östriol kann Östrogen, ob natürlich oder nicht, potenziell gefährlich sein, wenn die verwendete Dosis zu hoch ist oder nicht durch Progesteron ausgeglichen wird. Die Faustregel für die Einnahme von Östrogenen (außer Östriol) lautet daher: die geringstmögliche Dosis, die die Symptome beseitigt.

Ideal sind Präparate, die die Hormone enthalten, die im weiblichen Körper vorkommen. Dazu gehört jede Kombination von Östron und Östradiol als Pille, Creme oder Pflaster sowie Ortho-Est, ein Östrontyp.

Durch Speicheltests konnte festgestellt werden, dass die Östrogenaufnahme durch die Haut (= transdermal, als Pflaster oder Creme) die Hormonspiegel sehr viel stärker anhebt als bei oraler Einnahme. In manchen Fällen brauchen Frauen nur ein Zehntel des Östrogens transdermal, das sie oral durch die Pille bekommen. Das ist einer der Gründe, warum die Überwachung der Hormonwerte im Speichel klug ist.

Östriol

Frauen, die bereits Brustkrebs hatten oder an irgendeiner Form östrogenassoziierter Neoplasie (Neubildung von Geweben in Form einer Geschwulst) leiden, aber auch Frauen, die eine Veranlagung zu Brustkrebs haben, sind in der Regel nicht die geeigneten Kandidatinnen für eine konventionelle Östrogentherapie, auch wenn die Studienlage in dieser Hinsicht uneinheitlich ist. Manche Studien haben gezeigt, dass niedrig dosiertes Östrogen das Brustkrebsrisiko nicht erhöht.[34] Eine Alternative für diese Frauen ist Östriol. Dies ist eine schwächere Östrogenvariante, die das Brustkrebsrisiko senkt[35], wie Dr. Henry Lemons Untersuchung von Frauen mit metastasiertem Brustkrebs gezeigt hat: Bei 37 Prozent der Teilnehmerinnen in der Versuchsgruppe, die 2,5 bis 15 mg Östriol täglich bekamen, war der Krebs entweder im Rückgang oder hatte sich nicht weiterentwickelt. Eine spätere Studie der Hebrew University in Jerusalem konnte zeigen, dass Östriol in ausreichend hohen Dosen tatsächlich einen antiöstrogenen Effekt hat, indem es verhindert, dass sich Östradiol an östrogenempfindliches Gewebe (etwa in der Brust oder im Endometrium) bindet, dass dann keine Tumore bildet.[36] In einer weiteren Studie aus Berkeley fand man heraus, dass Ratten nach einer dreiwöchigen Behandlung mit Östriol ein signifikant geringeres Vorkommen von Brustkrebs hatten.[37] Ein ermutigender Hinweis, doch sicherlich ist auf diesem Gebiet noch viel Forschungsarbeit nötig.

Unterm Strich scheint Östriol als Östrogen für Frauen, die sich Sorgen um Brustkrebs machen, sehr vielversprechend zu sein. Das Gleiche gilt für Phytoöstrogene (siehe S. 672). Östriol verursacht nicht nur kein übermäßiges Zellwachstum in der Gebärmutterschleimhaut[38] oder im Brustgewebe, sondern hilft auch bei Hitzewallungen[39] und verhindert vaginale Trockenheit, und es hat die gleiche Wirkung auf die Kollagenschicht der Haut wie die anderen Östrogene.[40] Eine Verbesserung der Knochendichte konnte erst bei sehr hohen Dosen (12 mg oder mehr täglich) festgestellt werden. Da solche Dosen normalerweise Brechreiz auslösen, sind sie für den klinischen Einsatz nicht geeignet. Auch muss erwähnt werden, dass Östriol bei einigen wenigen Frauen zu einer Otosklerose geführt hat, bei der es im Innenohr genetisch bedingt zur Verschmelzung dreier Knöchelchen kommt, wodurch Schallwellen nicht mehr an das Gehirn weitergeleitet werden. Die normale orale Dosis beträgt 2 mg pro Tag.

Progesteron

Während der Wechseljahre steigen die Östrogenwerte oftmals an, während sich das Progesteron als erstes Hormon verringert. Dieser Zustand ist auch als »Östrogendominanz« bekannt und ist für die vielen verschiedenen PMS-Symptome während der Wechseljahre bekannt. Einer Frau mit Östrogendominanz weiteres Östrogen zu verabreichen, ist so, als hielte man Streichhölzer an Benzin. Was sie in Wirklichkeit braucht, ist Progesteron und/oder eine gutes Ernährungsprogram einschließlich ausreichend Magnesium – und auch einige gute adaptogene Kräuter wie Maca oder *Pueraria mirifica* (siehe S. 673).

Progesteron ist ein Vorläufermolekül, aus dem der Körper sowohl Östrogen als auch Androgene bildet. Aus natürlichem Progesteron kann der Körper etwas DHEA herstellen, was der Grund ist, warum das sexuelle Verlangen nach einer Supplementierung zunimmt. (Leider funktioniert das nicht bei allen.)

Wie schon erwähnt, wirkt bioidentisches Progesteron ganz anders als synthetisches wie Medroxyprogesteronacetat (Provera). Anders als Provera – das das Risiko für Verkrampfungen der Koronararterien erhöht, zu Aufgedunsenheit, Kopfschmerzen, Depression und Gewichtszunahme führt – hat das bioidentische Progesteron in der Standarddosierung keine ernsthaften Nebenwirkungen und wirkt sich auch nicht auf die Blutfette aus.[41] Außer in Fällen wie schweren Blutungen, wo die starke Wirkung eines Provera wünschenswert ist, ist bei den meisten Symptomen das bioidentische Progesteron überlegen und hat zusätzlich keine Nebenwirkungen.

Bei oraler Einnahme entsprechen 5 mg Provera 100 mg natürlichem Progesteron. Im Allgemeinen muss eine gewisse Menge Progesteron verabreicht werden, um die Östrogenrezeptoren im Brustgewebe und in der Gebärmutterschleimhaut herunterzuregulieren. Nur so kann die wachstumshormonähnliche Wirkung einer Östrogengabe verhindert werden.[42] Weiterhin bewirkt auch eine transdermal verabreichte zweiprozentige Progesteroncreme in der Menge von ¼ Teelöffel (20 mg) einen physiologisch realistischen Progesteronspiegel, und das ist oftmals schon alles, was eine Frau tun muss, um die Folgen des Zuviel an Östrogen zu bekämpfen.

Viele Ärzte vertreten irrigerweise die Auffassung, zweiprozentige Progesteroncremes seien wirkungslos, weil sie die Hormonspiegel im Blut nicht wesentlich erhöhen. Doch Forschungsergebnisse belegen, dass kleine Mengen an Progesteroncreme tatsächlich ins Blut gelangen.[43]

Die Serumwerte von Progesteron sind nach Verwendung von Cremes häufig niedrig, weil bei der Aufnahme in den Blutstrom etwa 80 Prozent des Progesterons an die Plasmamembranen der roten Blutkörperchen gebunden wird – also an den Teil, der bei den Bluttests nicht berücksichtigt wird. Das erklärt auch, warum die Hormonspiegel im Speichel oft höher sind als im Serum. Im Idealfall sollte der Hormonspiegel von einem Arzt überwacht werden. Viele Ärzte stellen fest, dass das subjektive Wohlbefinden der Patientinnen nach einer Hormongabe tatsächlich der bessere Indikator ist als ein Blut- oder Speicheltest zur Hormonbestimmung. Das ist auch ganz gewiss meine Erfahrung.

Wirksame Hormoncremes sollten mindestens 375 mg Progesteron pro Unze (31 g) enthalten. Üblicherweise werden ¼ bis ½ TL der standardisierten Progesteroncremes ein- bis zweimal täglich auf die Haut aufgetragen. Die Gefahr einer Überdosierung besteht dabei nicht. Viele Frauen benutzen sogar 400 mg pro Woche, das heißt eine ganze Tube, ohne nachteilige Nebenwirkungen.

Bioidentisches Progesteron ist in zweierlei Formen erhältlich. Es wird entweder zur oralen Einnahme oder als vaginale Anwendung von der Frauenärztin oder dem Frauenarzt verschrieben.

Viele Präparate, die als Cremes von wilder Yamswurzel (Dioscorea) angeboten werden, enthalten wenig oder gar kein Progesteron. Zwar wird wilde Yamswurzel bei der Laborherstellung von Progesteron und anderen Sexualhormonen benutzt, aber es ist nicht nachgewiesen, dass eine Yamswurzelcreme genauso wirksam ist wie die standardisierten Produkte. Ich persönlich schätze wilde Yamswurzel wegen ihrer Vorteile als Phytohormon (Pflanzenhormon), aber sie hat einfach keine messbare Wirkung.

Androgene

Wie schon im Abschnitt über die Funktion der Nebennieren erwähnt, sind die Androgene DHEA und Testosteron essenziell, also lebenswichtig für die Leistungsfähigkeit, die Vitalität und die Libido. Doch gilt auch, dass das weibliche Gehirn das größte Sexualorgan im Körper ist, und dass eine gute Libido viel mit Gedanken und Gefühlen zu tun hat. Deshalb haben manche Frauen mit niedrigen Androgenspiegeln eine gute und Frauen mit normalen Androgenspiegeln eine verminderte Libido. Nach einem operativen Eingriff kann der Androgenspiegel auch dann abfallen, wenn die Eierstöcke nicht entfernt wurden, genau wie nach einer Eileitersterilisation, die die Blutversorgung der Eierstöcke verändert. Viele Frauen, die sich auch mit der regelmäßigen Einnahme von Östrogen und Progesteron nicht fit fühlen, bestätigen immer wieder, dass schon eine geringe DHEA- oder Testosterondosis ausreicht, um ihr früheres Wohlbefinden wiederherzustellen. Weil DHEA der Vorläufer ist von Testosteron, favorisiere ich zunächst dessen Einnahme. Das Kraut *Pueraria mirifica* hat auch vielen, vielen Frauen wieder mehr sexuellem Drive beschert (siehe S. 673). Wenn Sie meinen, höhere Androgenspiegel täten Ihnen gut, dann probieren Sie zunächst transdermales Magnesium oder Progesteron. Wie schon gesagt, unterstützen beide den Körper bei der Bildung von DHEA.

Die Anfangsdosis liegt normalerweise bei 5 mg DHEA zweimal täglich oral eingenommen. Nur selten ist es nötig, diese Dosis auf mehr als 10 mg zu erhöhen. Eine Studie von 2009 aus der Fachzeitschrift *Menopause* berichtet, dass eine tägliche Dosis DHEA vaginal die Sexualfunktion verbesserte, einschließlich Libido, Erregbarkeit, Orgasmusfähigkeit und Feuchtigkeit.[44] Allerdings brauchen manche Frauen auch eine direkte orale oder transdermale Testosteronergänzung. Durch eine Vaginalcreme mit einem ein- bis zweiprozentigen Anteil von natürlichem Progesteron ließen sich bei vielen Frauen Trockenheit der Vagina und Libidoprobleme beheben. Erkundigen Sie sich nach einer Apotheke, die solche Cremes auf Rezept herstellt.

Begleiterscheinungen der Menopause

Ob eine Frau im Klimakterium unter Beschwerden leidet, hängt sehr von ihrem kulturellen Hintergrund, ihrer Familiengeschichte und ihren persönlichen Erwartungen ab. Konkret heißt das: Wer in den Wechseljahren Probleme erwartet, kann sie tatsächlich auch bekommen. Es ist auffallend, dass es in unserem Medizinsystem keine kontrollierten Untersuchungen über die Menopausenerfahrung gesunder Frauen gibt, von Frauen, die regelmäßig Sport treiben, sich vollwertig ernähren, nicht rauchen und allgemein ein gesundes Leben führen. Und genau wie man vermutet, zeigen diese Studien, dass viele gesunde Frauen überhaupt kein Problem haben mit Knochendichteverlust, Libido, Herzerkrankungen oder Depressionen.

Die Medizinethnologin Anne Wright etwa hat Symptome in den Wechseljahren bei traditionell lebenden Navajofrauen mit denen der Indianerfrauen verglichen, die sich den Lebensformen der amerikanischen Gesellschaft angepasst haben. Ihre Ergebnisse, nämlich dass traditionell lebende Navajofrauen kaum Beschwerden haben, zeigen einmal mehr, dass die negativen Begleiterscheinungen des Klimakteriums wohl stärker durch psychischen als durch physischen Stress verursacht werden.[45]

Eine andere Studie beschäftigte sich mit dem Volk der !Kung in Südafrika. In dieser Gesellschaft erhöht sich der soziale Status der Frau nach der Menopause. Bezeichnend ist auch, dass es im Dialekt der !Kung kein Wort für Hitzewallungen gibt. Das kann bedeuten, dass die !KungFrauen entweder keine Hitzewallungen kennen oder dass sie dieses Symptom anders erleben als Frauen in der westlichen Gesellschaft und es nicht negativ betrachten.[46] Im Vergleich dazu haben 80 bis 90 Prozent der Frauen in unserer Kultur Hitzewallungen, und eine signifikante Anzahl leidet unter trockener Vagina und Libidoverlust.

Hitzewallungen

Bei Hitzewallungen kommt es zu einem Hitzegefühl und Schweißausbrüchen, vor allem im Kopf- und Halsbereich. 50 bis 85 Prozent aller Frauen in den Wechseljahren sind irgendwann davon betroffen. Die meisten Frauen erleben dieses typische Wechseljahrsymptom nur als gelegentliches Wärmegefühl und leichtes Schwitzen. Ca. 10 bis 15 Prozent leiden aber unter stündlichen Wallungen und starken Schweißausbrüchen, die sie in ihren Aktivitäten stark beeinträchtigen und Schlafstörungen und Depression nach sich ziehen können.

Hitzewallungen lassen meist nach etwa einem Jahr nach, manche Frauen werden davon aber zehn bis vierzig Jahre lang heimgesucht.[47] Die Ursache der Hitzewallungen ist weitgehend unbekannt. Man nimmt an, dass sie mit noch wenig erforschten Veränderungen der Neurotransmitter (Botenstoffe des zentralen Nervensystems) zusammenhängen. Gelegentlich treten Hitzewallungen auch in der Adoleszenz und in den fruchtbaren Jahren, nach einer Entbindung oder vor der Menstruation auf. Die Auslöser dafür haben allerdings nichts mit Östrogenmangel zu tun. Es gibt auch Untersuchungen, denen zufolge die Hitzegefühle zunehmen, wenn eine Frau ängstlich oder angespannt ist. Das liegt daran, dass die Stresshormone Adrenalin und Cortisol den Hormonstoffwechsel negativ beeinflussen. Zu viel Stresshormone durch Sorgen, Depression, Schlafmangel und Ernährungsmängel sind oft die Hauptursache hartnäckiger Hitzewallungen, die schlecht auf Standardbehandlungen ansprechen.

Behandlungsmöglichkeiten

Ernährung

Viele Frauen erfahren schon dann einen verbesserten Schlaf und weniger Hitzewallungen, wenn sie ihren glykämischen Stress verringern. Hitzewallungen lassen fast immer nach, wenn Sie auf Wein, Zucker, Weißmehl und Kaffee verzichten. (Sorry!) Der Grund dafür ist, dass diese Nahrungsmittel Blutzucker- und Adrenalinspiegel ansteigen lassen, was zu Ungleichgewichten bei den Neurotransmittern führt. Nehmen Sie Vitamin E (d-Alpha-Tocopherol), 100 bis 400 IE zweimal täglich[48]; 200 mg Zitrus-Bioflavonoide mit Ascorbinsäure vier- bis sechsmal täglich.[49] Omega-3-Fettsäuren aus Leinsamen oder Fischöl haben sich auch als lindernd erwiesen.

Phytoöstrogene

Phytoöstrogene (auch Isoflavone genannt) kommen natürlicherweise in mehr als 300 Pflanzen vor, darunter Sojabohnen und Leinsamen als besonders reiche Quellen. Pflanzliche Östrogene in signifikanten Mengen sind auch in Cashewnüssen, Erdnüssen, Hafer, Mais, Weizen, Äpfeln und Mandeln enthalten.[50] Sie schützen vor den Schäden durch freie Radikale und vor den Wirkungen übermäßiger Östrogenstimulation der Brüste und der Gebärmutter. (Das Genistein in Sojaprodukten senkt möglicherweise auch das Krebsrisiko.) Wechseljahresbeschwerden werden insgesamt vermindert und die Östrogenspiegel moduliert. Man nimmt an, dass Japanerinnen wegen des hohen Konsums von Sojaprodukten weniger unter Hitzewallungen und anderen klimakterischen Beschwerden leiden.[51]

Sojaprotein in ausreichend hoher Menge eingenommen kann bekanntermaßen das Hautbild verbessern, Nägel und Haare schützen, Hitzewallungen lindern und die Scheidenfeuchtigkeit erhöhen. Es unterstützt beim Abnehmen und verbessert die Lebensqualität.

Heilpflanzen

Seit der Antike werden unangenehme Symptome des Klimakteriums mit vielfältigen Heilkräutern therapiert. Die bisher am besten erforschte Pflanze ist die nordamerikanische Traubensilberkerze (Cimicifuga racemosa). Ein international bekannter Handelsname ist Remifemin. Zahlreiche kontrollierte klinische Versuche haben gezeigt, dass der Extrakt dieser Pflanze bei Trockenheit der Vagina, Depressionen, Kopfschmerzen und Hitzewallungen hilfreich ist. Eine übliche Dosierung ist zweimal täglich zwei Tabletten.[53] Eine neue Variante der Traubensilberkerze ist das BNO 1055, das in den Präparaten Menopret (vormals Klimadynon) und Menofem enthalten ist. Es senkt erwiesenermaßen Hitzewallungen bei Brustkrebsüberlebenden genauso wie konjugierte Östrogene es tun. Bei 47 Prozent der Teilnehmerinnen einer Studie hörten die Hitzewallungen ganz auf.[54]

Andere wirksame Pflanzenextrakte sind Mönchspfeffer oder Keuschlamm (Vitex agnus-castus, erhältlich als Fructus Agni casti in Apotheken), sibirischer Ginseng, Don Quai, Fo-ti und wilde Yamswurzel.[55] Als Tinkturen und andere oral einzunehmende Präparate werden diese in Naturkostläden angeboten. Die Wirkung tritt nach vier- bis sechswöchiger Einnahme ein. Auch chinesische Kräuter können nachweislich Wechseljahresbeschwerden lindern. Hierfür gibt es mehrere ausgezeichnete Präparate; fragen Sie eine TCM-Ärztin. Beachten Sie, dass pflanzliche Mittel und alle anderen natürlichen Behandlungen gegen Hitzewallungen in der Regel länger brauchen, um zu wirken, als Östrogen. Jüngste Studien zeigen, dass zwar alle Frauen mit Traubensilberkerze und Rotklee, die beide für sicher befunden wurden, eine Linderung der Symptome feststellten, dies war aber nicht besser als bei der Placebogruppe.[56] Allerdings hatten die pflanzlichen Wirkstoffe anders als synthetische Östrogene keine nachteiligen Auswirkungen auf die kognitiven Funktionen.[57] Viele Frauen fahren mit diesen Kräutern sehr gut.

Pueraria mirifica (PM)
Auch bekannt als Kwao Krua. PM ist erwiesenermaßen sehr wirksam bei der Linderung von Wecheljahresbeschwerden, einschließlich vaginaler Trockenheit, Hitzewallungen, Schlaflosigkeit und Reizbarkeit. In Thailand gibt es 14 verschiedene Spezies, aber nur eine wird davon seit Urzeiten für seine hormonähnlichen Effekte von Männern und Frauen gleichermaßen genutzt. Die standardisierte Form enthält ein wirksames Pflanzensterol, Miroestrol. Dieses hat auf Knochen und Vaginalschleimhaut östrogenähnliche Wirkungen, wobei es Brust und Gebärmutterschleimhaut vor den nachteiligen Wirkungen von zu viel Östrogen bewahrt.[59] In einer Studie, die PM mit konjugierten Pferdeöstrogenen (Premarin) verglich, war die Wirkung von PM der von Premarin vergleichbar, jedoch ohne die Nebenwirkungen.[60]

Thailändische Forscher fanden heraus, dass PM die Hitzewallungen um das Elffache und die nächtlichen Schweißausbrüche um mehr als das Vierfache verringert (wobei der stärkste Rückgang in den ersten dreißig Tagen der Einnahme auftrat).[61] Neuere Forschungen über PM zeigen, dass es bei zwanzig verschiedenen Wechseljahresbeschwerden wirksam ist, darunter auch Kopfschmerzen und Stimmungsschwankungen.[62] Mehrere Studien zeigen, dass es die Knochengesundheit fördert[63] und zur Vorbeugung von Osteoporose beitragen kann, wenn es frühzeitig in den Wechseljahren eingenommen wird, bevor der Knochenschwund einsetzt.[64] Abgesehen von den Wechseljahren zeigt eine Studie aus dem Jahr 2009, dass Pueraria das Wachstum von Brustkrebszellen in vitro (im Labor) stoppen kann[65], während eine Studie aus dem Jahr 2017 am Menschen zeigt, dass Pueraria das abnorme Zellwachstum in der Gebärmutter stoppt (interessanterweise hat Thailand eine der niedrigsten Brustkrebsraten der Welt, insbesondere in den Gebieten, in denen die wirksamsten Formen von Pueraria angebaut werden).[66] Damit Sie von Pueraria auch profitieren, benötigen Sie ein Produkt mit ausreichend hoher Miroestrolmenge (etwa 20 Prozent). Ich war von der Wirkung dieses Krauts – sowohl für Frauen als auch für Männer (zur Förderung der Prostatagesundheit) – so beeindruckt, dass ich mein eigenes Unternehmen, Amata Life, gegründet habe, das Pueraria-mirifica-Produkte nach höchsten Standards herstellt und vertreibt (siehe www.amatalife.com).

Maca

Maca wächst überall in Südamerika, aber nur das peruanische ist wirklich gründlich untersucht worden. In Peru ist es zugleich Grundnahrungsmittel mit hohem Nährstoffgehalt. Es ist eine sogenannte adaptogene Pflanze, die dem Körper in Stresssituationen bei der Anpassung hilft und die Stressantwort reguliert. Traditionell wird es von beiden Geschlechtern bei Störungen des Hormonhaushalts und der Fortpflanzung verwendet. Die Forschung zeigt, dass Maca die Ausschüttung von Sexualhormonen fördert, die Libido verbessert, zu mehr Energie führt und bei vielen eine verbesserte Gedächtnisleistung zur Folge hat. Damit ist es für die Behandlung bei Wechseljahresbeschwerden wie gemacht.[67]

Natürliches Progesteron

Manchen Frauen hilft bei Hitzewallungen natürliches Progesteron.[68] Die Wirkung beruht darauf, dass es ein Vorläuferhormon ist und außerdem die Östrogenrezeptoren reguliert.

Östrogensubstitution

Wenn die Hitzewallungen durch niedrige Östrogenspiegel ausgelöst werden, führt die Standardbehandlung mit konventionellen oder natürlichen Östrogenen zu einem hundertprozentigen Rückgang der Symptome, aber sehr viele Frauen haben ihre Symptome auch mit anderen Methoden lindern können.

Beachten Sie aber, dass Hitzewellen nicht immer auf zu wenig Östrogen zurückgeführt werden können. Weitere mögliche Ursachen sind eine Überfunktion der Schilddrüse, übermäßiger Alkoholkonsum und schlecht eingestellter Diabetes. Ich selbst habe Hitzewallungen sowohl in der Schwangerschaft erlebt als auch manchmal vor der Menstruation. Ähnliche Erfahrungen wurden mir auch von anderen Frauen berichtet.

Energiemedizin

Auch Meditation und andere Entspannungstechniken können Hitzewallungen mildern.[69] Die Entspannungsreaktion (siehe den Abschnitt »Prämenstruelles Syndrom, PMS« im 5. Kapitel) war sogar bei 90 Prozent der Frauen erfolgreich.[70] Traditionelle Chinesische Medizin und Kräuter helfen auch. Sie senken Stresshormone ab, einen Hauptauslöser für Hitzewallungen.

Veränderungen der Vagina

Abnehmende Östrogenwerte in den Wechseljahren führen bei manchen Frauen zu einer trockenen, dünnen Vaginalschleimhaut. Das Scheidengewebe besteht aus vielen Zellschichten. Eine gut mit Östrogenen versorgte Vaginalschleimhaut ist fest und widerstandsfähig. Nach der Menopause verändern sich diese Zellschichten des Scheidengewebes. Die Folgen sind eine zu trockene Scheide und gereizte Vagina. Diese Beschwerden werden subjektiv sehr unterschiedlich empfunden. Manche Frauen mit der Diagnose atrophische Vaginitis (Dünnerwerden der Scheidenschleimhaut) haben überhaupt keine Beschwerden, bei anderen geht die Trockenheit und Reizung mit einem Anstieg des normalerweise niedrigen pH-Werts der Vagina einher, was gelegentlich zu einer bakteriellen Entzündung führen kann.

Die oben genannten Phytohormone können durchaus zu einer Erneuerung des Vaginalgewebes führen, besonders *Pueraria mirifica* (PM) und hoch dosiertes Soja-Isoflavon. Dennoch werden manche Frauen äußerlich oder innerlich eingenommenes Östrogen benötigen. Manchmal hilft schon eine direkt in der Scheide aufgetragene Östrogencreme. Auch transdermales Östrogen oder der Vaginalring Estring sind wirksam. Die Anwendung eines 0,1-prozentigen Östradiolgels über 12 Wochen verringert, so die Forschung, nicht nur Hitzewallungen, sondern erhöht das Verhältnis von Östradiol zu Östron bei Frauen in den Wechseljahren auf den Wert vor der Menopause.[72] Eine niedrig dosierte synthetische Creme aus konjugiertem Östrogen

(Premarin) zweimal wöchentlich angewandt, tut ihre Wirkung, ohne dass es zu Problemen an der Gebärmutterschleimhaut kommt.[73]

Blasenschwäche, häufiger Harndrang und eine erhöhte Infektanfälligkeit des Blasentrakts stehen manchmal ebenfalls mit dem Dünnerwerden der Vaginalschleimhaut und des Harnröhrengewebes in Verbindung (siehe den Abschnitt über Infektionen der Vagina im 9. Kapitel). Diese Leiden lassen sich leicht beheben: Tragen Sie eine geringe Menge einer Östrogencreme direkt auf das Vaginalgewebe um die Harnröhrenöffnung herum auf.

Behandlungsmöglichkeiten

Heilpflanzen

Pueraria mirifica (PM) und hoch dosiertes Soja-Isoflavon können nachweislich Vaginaltrockenheit lindern. Auch die Traubensilberkerze kann, regelmäßig eingenommen, zu einer Verdickung der Scheidenschleimhaut führen. Auch Kräuter wie Löwenzahnblätter oder Haferstroh werden traditionell zur Stimulation der Selbstbefeuchtung der Scheidenschleimhäute eingesetzt.[74] Diese Kräuter sollten oral angewandt werden.

Östriol

Eine Vaginalcreme mit 0,5 mg Östriol wird zunächst eine Woche lang zweimal täglich, dann eine Woche einmal täglich und danach zwei- bis dreimal in der Woche aufgetragen. Östriol birgt zwar ein geringes Brustkrebsrisiko, es wirkt aber lokal sehr stark.[75]

Östradiol-Vaginalring

Damit wird ein Ring aus Silikon bezeichnet, der mit Östradiol getränkt ist. Er wird wie ein Diaphragma in die Vagina eingesetzt und gibt drei Monate lang geringe Östradiolmengen ab, 2 mg über 90 Tage. Viele Frauen empfinden diesen Ring als sehr bequem. Bei einigen wurden Nebenwirkungen wie wiederholte Infektionen und Reizungen der Vagina sowie Kopfschmerzen beobachtet.

Gleitgele

Auch sie sind hilfreich und es gibt eine große Auswahl für jeden Geschmack.[75] Bio-Kokosöl funktioniert ebenfalls gut.

Testosteron

½ bis 1 mg transdermal oder vaginal (als Creme) angewandt, stellt die Vaginalschleimhaut ohne die Gefahr überhöhter systemischer Östrogenwerte wieder her.[76] Anwendung täglich oder alle drei Tage.

Wer rastet, rostet
Die Stimulation der Vagina, ob nun durch Geschlechtsverkehr, das Jadeei, einen Vibrator oder Dildo, hält das Gewebe gesund und gut durchblutet. Viele Frauen bemerken, dass eine anfängliche Vaginaltrockenheit dadurch wieder weggeht.

Osteoporose

In Nordamerika zählt die postmenopausale Osteoporose heute zu den häufigsten und schwerwiegendsten Erkrankungen von Frauen. Wie Untersuchungen gezeigt haben, verlieren Frauen während und nach den Wechseljahren in einem Zeitraum von fünf Jahren jährlich durchschnittlich zwei bis fünf Prozent Knochenmasse. Ein Knochenschwund an sich erhöht nicht unbedingt das Risiko einer Frau für Knochenbrüche. Vielmehr ist die Abnahme der Knochenqualität das Problem. Osteoporose ist als »Skorbut der Knochen« bezeichnet worden, und ich stimme dem tendenziell zu. Wenn man alle Frauen mit geringer Knochendichte so behandelt, als ob es sich um eine Krankheit handeln würde, setzt man viel zu viele dem Risiko der Nebenwirkungen von Medikamenten wie Alendronsäure (Handelsname Fosamax) aus, die den natürlichen Knochenumbau unterbrechen. Anstatt also alle Frauen mit geringer Knochendichte davon zu überzeugen, dass ihre Knochen gefährdet sind, sollten wir uns lieber darauf konzentrieren, was gesunde Knochen aufbaut und was nicht.

Die Ursachen für den fortschreitenden Verlust an Knochenmasse sind weit komplexer, als dass sie auf einen bloßen Östrogen- oder Kalziummangel reduziert werden könnten. Weitere Risikofaktoren sind ungenügende Bewegung, Ernährung mit viel industriell verarbeiteten Kohlenhydraten, Kalzium-, Magnesium-, Bor-, Spurenelemente- und Vitaminmangel sowie Kinderlosigkeit. Auch Depressionen erhöhen erwiesenermaßen die Gefahr für Osteoporose. Der Grund dafür liegt wahrscheinlich beim erhöhten Cortisolspiegel, der in der Regel mit Depressionen einhergeht.[78]

So besorgniserregend diese Zahlen sind, sollte man trotzdem nicht außer Acht lassen, dass mehr als 50 Prozent des lebenslangen Knochenschwunds in die Zeit vor den Wechseljahren fällt, weshalb es unabdingbar ist, mit einem gesunden Lebensstil schon in Kinderjahren zu beginnen! Unregelmäßige Menstruationszyklen (Ovulationsstörungen) und darauffolgender Progesteronmangel können ebenfalls für Osteoporose anfällig machen.

So ist das Osteoporoserisiko bei Frauen, die wegen ihres geringen Körperfettanteils an Amenorrhö (Ausbleiben der Menstruation) litten, was bei

Sportlerinnen und Tänzerinnen häufig vorkommt, im Vergleich zur weiblichen Gesamtbevölkerung erhöht.[79]

Rein statistisch lässt sich bereits bei 6 bis 18 Prozent der Frauen zwischen 25 und 34 Jahren eine anomal geringe Knochendichte feststellen. Zwei neuere Studien haben ergeben, dass eine Neigung zu Stürzen aufgrund von »greisenhaftem Gang« – das heißt durch Muskelschwäche und allgemeine mangelnde Fitness bedingtes schlurfendes Gehen – sowie schlechtem Sehvermögen als Risikofaktoren für Hüftfrakturen genauso signifikant ist wie geringe Knochendichte.[80]

Die Zahl der Oberschenkelhalsbrüche bei weißen Frauen in den USA steigt zwischen 40 und 44 Jahren – also vor dem Klimakterium – sprunghaft an.[81] Das ist genau der Zeitpunkt, an dem uns der Körper mit unseren ungesunden Lebensgewohnheiten »nicht mehr so einfach davonkommen« lässt.

Eine Messung der Knochendichte wird auf jeden Fall Frauen empfohlen, die rauchen und längere Zeit zu viel Alkohol getrunken haben, die an rheumatoider Arthritis leiden oder lange Zeit Cortison einnehmen mussten, sowie Frauen, deren Mütter eine schwere Osteoporose haben.

Die beste Möglichkeit, Ihr Osteoporoserisiko festzustellen, ist eine Knochendichtemessung. Da die Methode schnell und wegen der relativ geringen Strahlendosis auch ungefährlich ist, eignet sie sich für die Untersuchung von Hüften, Rückgrat, Oberarmen und dem gesamten Körper. Außerdem sollten Sie bei späteren Tests immer mit demselben Gerät getestet werden, da es von Gerät zu Gerät erhebliche Unterschiede geben kann. zu Das größte Problem bei diesem Test ist, dass er, wenn Sie kleine Knochen haben, den Eindruck erwecken kann, dass Sie an Osteoporose leiden oder ein erhebliches Risiko dafür haben, selbst wenn Ihre Knochenqualität gut ist. Mit anderen Worten: Ihre Knochen können im Vergleich zur Gesamtbevölkerung im unteren Bereich liegen, auch wenn sie vielleicht Ihr ganzes Leben lang in diesem Bereich lagen. Lassen Sie also nicht zu, dass ein einziges Testergebnis übermäßigen Stress verursacht. Aber lassen Sie sich davon anspornen, einen knochengesünderen Lebensstil zu pflegen.

Im Schnitt verlieren Frauen in den Wechseljahren in einem Zeitraum von 5 bis 10 Jahren 1 bis 3 Prozent ihrer Knochenmasse pro Jahr. Das muss kein Problem sein, wenn Sie mit einer guten Knochenmasse in die Wechseljahre kommen. Viele Frauen haben jedoch bereits in ihren 30er- und 40er-Jahren eine suboptimale Knochenmasse, weil sie Risikofaktoren wie Rauchen, Magersucht (auch schon Jahre zuvor), die Einnahme von Steroiden, Antidepressiva, klinische Depressionen, zu viel Alkoholkonsum, die Einnahme von Diuretika etc. aufweisen. Wenn bei Ihnen ein Osteoporoserisiko besteht, sollten Sie unbedingt einen Fachmann aufsuchen, der sich mit Knochenqualität und Knochengesundheit auskennt. Die Matrix des Knochens besteht aus Kollagen. An diese lagern sich Mineralien an. Ein Test auf Knochenabbauprodukte (Pyrilinks-Test) ist eine sehr sinnvolle Methode zur Überwachung eines Knochenaufbauprogramms, da er eine Verbesserung lange vor einem DEXA-Test anzeigt. Achtern Sie auch auf Nebenschilddrüsenanomalien. Kleine Tumore der Nebenschilddrüse, die zu einem zu schnellen Knochenabbau führen, müssen operiert werden.

Programm für die gesunde Knochen

Die primäre Therapie für eine Verringerung des Osteoporoserisikos ist die Östrogensubstitution. Aber das allein genügt nicht: Mit einem kombinierten Programm aus Ernährungsumstellung, Bewegung, die den Knochen so gut wie möglich belastet, sowie Kalzium, Vitamin D und Magnesium lässt sich der Knochenschwund effektiv aufhalten oder sogar rückgängig machen. In der Tat werden Vitamin-D-Spiegel zunehmend bei der Osteoporoseforschung beachtet. 2009 wurde beim Jahrestreffen der amerikanischen Gesellschaft für Knochen- und Mineralstoffforschung gezeigt, dass Physiotherapie plus hoch dosiertes Vitamin D bei Älteren die Sturzhäufigkeit und die Dauer einer stationären Aufnahme signifikant senkte.[82] Und auch wenn Kalzium als das Nonplusultra der Osteoporoseprophylaxe gilt, kann man auch ohne Milchprodukte gesunde Knochen haben (siehe Kasten unten). So unterstützen Soja und Soja-Isoflavone die Knochenstruktur.[83]

Miroestrol, ein starkes Phytoöstrogen in der thailändischen Pflanze *Pueraria mirifica* (siehe S. 673 f.) erhöht die Knochendichte bei Ratten, denen zuvor die Eierstöcke entfernt worden sind. Auch bei Menschen könnte das der Fall sein.[84]

Bei einer meiner Patientinnen ergab die Untersuchung der Knochendichte, die sie mit 53 Jahren machen ließ, Werte im unteren Normalbereich. Ihre Mutter war an Brustkrebs gestorben, als die Patientin 13 Jahre alt war, weshalb sie keinesfalls Östrogen einnehmen wollte. Die Ärzte rieten ihr sofort zu einem Medikament gegen Knochenschwund, und empfahlen, die Messung nach sechs Monaten zu wiederholen. Besorgt rief sie mich an. Ich konnte sie etwas beruhigen und schlug ihr ein Programm aus Hanteltraining, natürlichem Progesteron sowie Bor, Kalzium, Magnesium, Vitamin D, Vitamin C und Spurenelementen vor (siehe S. 683 f). Diese einfachen Maßnahmen brachten eindeutige Erfolge: Innerhalb von sechs Monaten hatte sich ihre Knochendichte signifikant erhöht. Der behandelnde Arzt war von den Ergebnissen so verblüfft, dass er ihr riet, mit der Therapie fortzufahren.

Die Untersuchungen, die sie danach alle zwei Jahre durchführen ließ, ergaben eine unverändert gute Knochendichte.

BESSER ALS KALZIUM: SÄUREARME ERNÄHRUNG BEI OSTEOPOROSE

Obwohl Ärzte seit Jahren eine kalziumreiche Ernährung empfehlen, um Osteoporose zu vermeiden, ziehen viele Studien diese Annahme in Zweifel. So kam eine Studie aus Harvard von 2003, die 72 337 Frauen 18 Jahre lang beobachtet hatte, zu dem Schluss, dass »weder Milch noch eine kalziumreiche Ernährung das Risiko von Knochenbrüchen vermindern.«[85] Eine jüngere Harvard-Studie von 2007 wertete sieben Studien mit einer Teilnehmerinnenzahl von insgesamt 170 991 aus. Dabei wurde kein Zusammenhang entdeckt zwischen der Kalziumaufnahme und dem Risiko eines Oberschenkelhalsbruchs.[86]

In Wirklichkeit geht es bei der Knochengesundheit aber auch gar nicht um Kalzium, was man daran sehen kann, dass in Afrika und Asien, wo die Menschen als Erwachsene kaum Kalziumsupplemente und Milchprodukte zu sich nehmen, die Frakturraten 50 bis 70 Prozent niedriger sind als in den USA. Statistiken zeigen, dass in den am stärksten industrialisierten Ländern die Rate für Knochenbrüche am höchsten ist, obwohl man hier mehr Milchprodukte isst als in anderen Ländern.

Dr. Amy Lanou, Professorin für Gesundheit und Wellness an der University of North Carolina, und der Wissenschaftsjournalist Michael Castleman sind, nachdem sie 1200 Studien nach Ernährungsrisiken bei Osteoporose durchforstet haben, zu einem bemerkenswerten Schluss gekommen: Von 136 Studien, die sich konkret mit der Wirkung von Kalzium auf das Frakturrisiko beschäftigt hatten, kamen zwei Drittel zu dem Schluss, dass eine hohe Kalziumaufnahme nicht die Zahl der Frakturen vermindert – selbst nicht bei Frauen, die bereits als Kind Kalzium (mit Vitamin D) eingenommen hatten. Allerdings fanden sie heraus, dass der Verzehr von Obst und Gemüse die Knochendichte verbesserte, und zwar in sage und schreibe 85 Prozent der Studien, die die Effekte derartiger Nahrung untersucht hatten.

Es ist nicht so, dass Kalzium nicht wertvoll wäre, nur ist es nicht der Heilige Gral. Michael Castleman: »Stellen Sie sich Kalzium als die Backsteine in einer Mauer vor. Klar, Backsteine sind wichtig für die Wand, aber ohne genug Mörtel – den 16 anderen wichtigen Nährstoffen – ist die Mauer nicht stabil.«[87]

Der Schlüssel der Osteoporose-Prophylaxe ist daher eine säurearme Ernährung. Zu den säurebildenden Nahrungsmitteln gehören vor allem Fleisch, Geflügel, Fisch und Milchprodukte, Getreide und Nahrungsmittel mit hohem glykämischen Index (raffinierte Kohlenhydrate). Sie lassen das Blut leicht sauer werden, und der Körper gleicht es durch eine Alkalisierung mittels Kalzium aus den Knochen aus. Am Ende entsteht Osteoporose.

Ob ein Nahrungsmittel basisch oder sauer ist, hängt nicht von seinem Geschmack, sondern seiner Wirkung ab. Im Allgemeinen sind Obst und Gemüse basisch, Fleisch und Milchprodukte sauer. (So schmecken Tomaten, Zitrusfrüchte oder Äpfel säuerlich, sind aber ihrer Wirkung nach basisch.)

Doch so wie die Proteine tierischer Herkunft in Fleisch und Milchprodukten säurebildend sind, sind es auch, wenn auch in weit geringerem Umfang, die Proteine aus Soja, Linsen oder Bohnen.

Normalerweise neutralisieren drei Portionen Obst oder Gemüse den Säuregehalt einer Portion tierischer Nahrung und zwei Portionen Obst und Gemüse die einer Portion Getreide. (Nebenbei bemerkt geben Milchprodukte Kalzium zurück, doch ist es – da aus tierischer Quelle – hochgradig sauer. Das ist dann wie ein Schritt vor und zwei zurück.)

Fazit: Um die Knochen gesund zu halten, sollte das Blut immer einen leicht basischen pH-Wert aufweisen. Diesen erreicht man, in dem man zu jeder Portion rotem Fleisch, Hühnchen oder Fisch mindestens fünf Portionen Obst und Gemüse isst. Gut ist es auch, einmal in der Woche vegan zu essen – kein Fleisch, keine Milchprodukte –, was angesichts der reichen Auswahl an Bohnen, Tofu und anderen Pflanzenproteinen heutzutage kein Problem ist.

Ernährung

Knochen sind dynamisch, sie werden ständig umgebaut. Sie gedeihen besonders in einer nährstoffreichen Umgebung. Stellen Sie Ihre Ernährung auf eine nährstoffreiche Vollwertkost um (siehe 17. Kapitel, »Sich gesund essen«).

Sport

Bereits durch zweimal vierzig Minuten sportliche Betätigung in der Woche wie Laufen, Fahrradfahren oder Hanteltraining verbessert sich die Knochendichte. Zwei Einheiten Training mit Gewichten können die Knochendichte so verbessern wie Östrogen, hat Miriam Nelson, Leiterin des Centers for Physical Activity and Nutrition an der Tufts University und Autorin eines Ratgebers über Knochendichte, herausgefunden. Sie weiß auch zu berichten, dass intensivere Bewegungsformen wie Treppensteigen oder Springen ebenfalls zu einer verbesserten Knochendichte beitragen. (Auf sichere Ausführung achten.) Dr. Nelson empfiehlt darüber hinaus ein kompaktes Übungsprogramm, bestehend aus Aerobic mit Gewichten, Krafttraining, Springen (für Frauen unter 50), Balanceübungen, Stretching, Walking und Radfahren sowie Klettern. All diese Bewegungen üben Zugkräfte auf die Knochen aus. Dadurch entstehen geringe elektrische Impulse, die Mineralien in den Knochen lenken.

In mehreren Studien wurde gezeigt, dass Pilates zur Erhöhung der Knochenmineraldichte beiträgt.[88] Wenn Sie allerdings bereits an Osteoporose oder Osteopenie leiden, sollten Sie Übungen vermeiden, bei denen Sie sich nach vorne beugen (vor allem bei Drehbewegungen) oder den Kopf anheben, während Sie auf dem Rücken liegen (eine Studie der Mayo Clinic hat gezeigt, dass diese Bewegungen bei anfälligen Personen zu Wirbelbrüchen führen können[89]). Sollte dies auf Sie zutreffen, sagen Sie einfach Ihrem Kursleiter Bescheid oder noch besser, nehmen Sie eine Privatstunde. Fast alle Pilates-Übungen können abgeändert werden.

Die Forschung zeigt zudem, dass Yoga für den Knochenaufbau günstig ist. In einer Studie mit 227 Personen (davon 202 Frauen) wurde die Wirksamkeit einer 12-minütigen Yoga-Übung (mit 12 verschiedenen Stellungen) mindestens jeden zweiten Tag über einen Zeitraum von zwei Jahren untersucht.[90] Das Durchschnittsalter der Studienteilnehmer lag zu Beginn bei 68 Jahren, von denen 83 Prozent eine geringe Knochendichte aufwiesen. Zehn Jahre später zeigten DEXA-Scans eine signifikante Zunahme der Knochendichte in der Wirbelsäule und im Oberschenkelknochen, wobei die Zunahme in der Hüfte geringer war. Auch eine gute Körperhaltung ist wichtig für die Knochengesundheit und die Hüften (siehe dazu den Übungsteil in Kapitel 18). Pilates und Yoga sind für die Körperhaltung exzellent.

Reduzieren Sie Phosphat

Da Phosphat die Kalziumaufnahme des Körpers verschlechtert, sollten phosphathaltige Getränke, beispielsweise colahaltige Limonaden und Root Beer (alkoholfreies, kohlensäurehaltiges Erfrischungsgetränk) sowie andere dunkle Softfrinks, vermieden werden. Sie enthalten auch Farbstoffe, die die Kalziumabsorption hemmen.

Das Rauchen aufgeben und den Alkoholkonsum reduzieren

Raucherinnen und Frauen, die mehr als zwei Gläser alkoholische Getränke täglich zu sich nehmen, tragen nachweisbar das höchste Risiko für eine Osteoporose.[91]

Koffein einschränken

Koffein fördert die Kalziumausscheidung mit dem Urin. Trinken Sie deshalb nicht mehr als höchstens zwei bis drei Tassen Kaffee täglich.[92]

Bauen Sie Stresshormone ab

Leiden Sie an Depressionen oder chronischem Stress, suchen Sie sich Hilfe. Depression erhöht das Osteoporoserisiko. Da bei Depressiven und Menschen, die unter chronischem Stress leiden, die Stresshormonspiegel erhöht sind, kommt es mit der Zeit zu Knochenabbau und auch die Haut wird in Mitleidenschaft gezogen.

Vitamin D

Wie Sie sich noch aus dem Kapitel über Brustgesundheit erinnern, beträgt ein optimaler Vitamin-D-Spiegel 40–100 ng/ml. Geht es nach dem Leiter der Abteilung Endokrinologie, Stoffwechsel und Ernährung der Bostoner Universitätsmedizin, können Spiegel unter 20 ng/ml zu Osteoporose führen[93], auch wenn der niedrigste durchschnittliche Spiegel, der mit der Reduktion des Frakturrisikos in Verbindung gebracht wird, bei 30 ng/ml liegt.[94] Forschungsergebnisse der Harvard Medical School und des Brigham and Women's Hospital belegen ebenfalls, dass durch die Einnahme von Vitamin D bei postmenopausalen Frauen das Frakturrisiko verringert wird.[95] Nehmen Sie mindestens 2000 IE pro Tag.[96] (Mehr zu Vitamin D finden Sie im Ernährungskapitel 17.)

Betacarotin

Achten Sie darauf, dass Sie von diesem Vitamin täglich 25 000 Einheiten (15 mg) zu sich nehmen. Betacarotin wird im Körper teilweise in Vitamin A umgewandelt. Dieses Vitamin fördert den Aufbau einer gesunden Darmschleimhaut und damit eine optimale Nährstoffaufnahme und stärkt außerdem die Gelenke. Betacarotin ist reichlich in gelbem und orangefarbenem Gemüse, wie Kürbis und Karotten, und auch in dunkelgrünem Blattgemüse enthalten.

Natürliches Progesteron

Obwohl die Bedeutung von Progesteron für den Knochenstoffwechsel inzwischen eindeutig nachgewiesen ist, wird diese Behandlungsmöglichkeit häufig übersehen.[97] Ich empfehle ¼ bis ½ Teelöffel einer zweiprozentigen Progesteroncreme täglich.

Vitamin C

Vitamin C ist an der Synthese und Wiederherstellung von Kollagen beteiligt. Die Forschungsergebnisse von Dr. Linus Pauling legen nahe, dass wir sehr viel mehr Vitamin C zu uns nehmen sollten, als bislang angenommen wurde, nämlich 2000 mg täglich.[98] Diese Menge fördert die Gesundheit auf vielfältige Weise, ohne Nebenwirkungen zu entfalten. Zum Vergleich: Eine Apfelsine versorgt uns mit nur etwa 60 mg Vitamin C.

Magnesium

Auch wenn Kalzium bei der Knochengesundheit immer im Vordergrund steht, ist doch Magnesium nicht weniger wichtig. Magnesium ist ein elementarer Knochenbestandteil. Es wird für verschiedene biochemische Reaktionen benötigt, die für die Knochenbildung wesentlich sind. Die heute übliche Kost, die wenig Magnesium und relativ viel Kalzium enthält, kann das Osteoporoserisiko sogar erhöhen. Bei Bluttests ist der Magnesiumspiegel häufig normal, dieses Ergebnis ist jedoch irreführend. Zu einem exakteren Wert gelangt man, wenn man den Magnesiumanteil, der bei Depressionen und Müdigkeit oft gering ist, in den roten Blutkörperchen misst. (Dazu mehr in Kapitel 17.) In der Regel kann ein Magnesiummangel auf übermäßigen Verzehr von industriell verarbeiteten Nahrungsmitteln zurückgeführt werden. Magnesium ist in Gemüse aus kontrolliertem biologischem Anbau, Vollkorngetreide, Meeresfrüchten und Geflügel wie Pute enthalten. Ich empfehle eine Ergänzung von 400 bis 800 mg, je nachdem, was Sie essen.[99]

Mangan

In der Regel wird eine Nahrungsergänzung von 15 mg Mangan täglich in Form von Mangan-Picolinat empfohlen.

Kalzium

Eine Kalziumeinnahme ohne Vitamin D ist quasi sinnlos. Das heißt nicht, dass eine Kalziumeinnahme nicht wertvoll sei. Nehmen Sie 1000 bis 1500 mg täglich als Kaliumaspartat, -citrat oder -laktat. Wenn Sie viel Kalzium über die Nahrung aufnehmen, reicht auch weniger.

Bor

Bor gehört zu den Spurenelementen und ist vor allem in Obst, Nüssen und Gemüse enthalten. Es reduziert die Kalziumausschwemmung über den Urin, verbessert nachweislich die Serumwerte von 17-Beta-Östradiol (das biologisch aktivste Östrogen) und erfüllt damit zwei wichtige Schutzaspekte für die Gesundheit der Knochen. Der täglich benötigte Mindestbedarf wird mit 2 mg angegeben, der problemlos durch Obst, Nüsse und Gemüse gedeckt werden kann. Ergänzungen bis zu 12 mg Bor täglich sind möglich.[101]

EINE WARNUNG VOR BISPHOSPHONATEN (FOSAMAX, ACTONEL, BONIVA)

Sehr besorgt stimmt mich die langfristige Einnahme von Alendronsäure, (Fosamax), Ibandronsäure (Boniva) und Risedronsäure (Actonel), die Frauen sehr ans Herz gelegt werden, um Osteoporosefrakturen zu verhindern. Sie sind nicht das Nonplusultra, das sie zu sein scheinen. Sie können sogar tatsächlich schaden. Ihre Wirkweise ist so, dass sie die Knochenresorption von Osteoklasten hemmen, die allerdings für den lebenslangen Knochenauf- und -abbau notwendig sind. Und das ist das Problem. Wenn der Knochenumbau unterbunden wird, kommt es zu einer übermäßigen Mineralisierung der Knochen, das aber macht sie spröde. Werden Knochen zu dick, leidet die Versorgung mit Blutgefäßen. Tierstudien weisen darauf hin, dass Alendronsäure die Reparatur von Mikroverletzungen verhindert, wodurch sich Schäden ansammeln und der Knochen an Festigkeit verliert. Deshalb zeigen Untersuchungen spontane nichttraumatische Wirbel-, aber auch atypische Oberschenkelhalsbrüche bei Anwenderinnen des Wirkstoffs. In einer Studie war bei allen untersuchten Frauen eine verminderte Knochenbildung vorzufinden.[102] Darüber hinaus berichten Orthopäden zunehmend von atypischen Oberschenkelhalsbrüchen bei Alendronatanwenderinnen, die nicht heilen.[103]

Obwohl Pharmafirmen immer wieder die bekannte Studie anführen, wonach sich mit Alendronat das Frakturrisiko um 50 Prozent senkt, sagen sie uns nicht, dass dies nur bei Frauen eintritt, die bereits unter Osteoporose leiden, nicht jedoch bei gesunden Frauen, die Alendronat präventiv nehmen. Man schätzt, dass 100 Frauen das Medikament nehmen müssen, damit eine profitiert.[104]

Vollends konfus geriet die Sache, als zwei Studien von 2009 die Einnahme von Bisphosphonaten (einschließlich Alendronat) mit einem verminderten Brustkrebsrisiko in Verbindung brachten – die eine Studie mit einem um 32 Prozent verminderten, die andere mit einem um 34 Prozent.[105] Doch selbst Onkologen reagierten verhalten, und das hatte gute Gründe. Zum einen waren die Studien nicht randomisiert, sondern fassten lediglich Daten zusammen, die es schon gab. Auch haben Frauen, die Bisphosphonate einnehmen, oftmals niedrigere Östrogenspiegel, was ihr Brustkrebsrisiko senkt. Hinzu kommt, dass das Brustkrebsrisiko im Laufe des Lebens mit der fortdauernden Exposition des Östrogens zunimmt.

Doch schließlich gibt es eine weitere mögliche Nebenwirkung, die wirklich beängstigend ist: ein Absterben des Knochengewebes (Osteonekrose) im Kiefer. Diese Erkrankung ist nicht heilbar.[106]

Auch müssen Anwenderinnen schon bald nach der Einnahme von Alendronat eine Zahnwurzelbehandlung vornehmen lassen. In beiden Fällen ist die Blutzirkulation unzureichend, die die Zähne mit dem Kiefer verbindet und auch die des Kiefers selbst. Atypische Oberschenkelfrakturen (genau in der Mitte des Oberschenkelknochens) wurden auch bei Frauen festgestellt, die das Medikament seit mehr als fünf Jahren nehmen.[107] Diese Frakturen heilen nicht.

Was das Ganze schlimmer macht, ist, dass Bisphosphonate im Körper noch Jahrzehnte nach dem Absetzen zirkulieren, weil sie fest an den Knochen binden. Deshalb sollte Alendronat, wenn überhaupt, dann nur für deutlich ältere postmenopausale Frauen reserviert sein (70 und älter) mit einem hohen Osteoporoserisiko. Und selbst dann sollte die Behandlung auf fünf Jahre oder weniger begrenzt sein.[108]

Sexualität in den Wechseljahren

Was wir in den Wechseljahren von der Sexualität erwarten und wie wir sie erleben, hängt in hohem Maße von unseren sexuellen Erfahrungen und Erwartungen ab. Es ist ein weitverbreiteter Irrtum, dass sexuelles Verlangen und sexuelle Aktivität während der Wechseljahre deutlich nachlassen. Sowohl in der gynäkologischen als auch in der psychiatrischen Literatur findet man keine Rechtfertigung für diese Annahme.[109] Da unsere Gesellschaft aber die Zeit nach der Menopause gewissermaßen als »Versagen der Reproduktionskräfte« ansieht und die Fähigkeit zur Fortpflanzung mit sexuellen Aktivitäten generell gleichsetzt, sind auch viele Frauen der Meinung, ihr Sexualtrieb verschwände mit den Wechseljahren. Doch beim Menschen hat die Fähigkeit, sexuelle Lust zu erleben, nichts mit der Fähigkeit, sich fortzupflanzen, zu tun. Wir können Sexualität auch ohne Fortpflanzung genießen.

Die Forschung zeigt, dass eine gesunde, zufriedene Frau nach der Menopause weder ein signifikantes Nachlassen ihrer Libido erlebt noch ihrer sexuellen Erlebnisfähigkeit oder der Häufigkeit des Geschlechtsverkehrs. Tatsächlich haben ihre Beziehungen, ihre Einstellung zu Sex und Altern, vaginale Trockenheit, kulturelle Hintergründe und die geistige und körperliche Gesundheit mehr Einfluss als der Umstand, die Wechseljahre erreicht zu haben. Viele meiner Patientinnen in den Wechseljahren, die sich aus unbefriedigenden Ehen gelöst und andere Partner geheiratet haben, berichten von einem erfüllteren Sexualleben als je zuvor. Der größte Einzelfaktor in puncto guter Sex während und nach der Menopause ist ein neuer Partner! Doch bevor Sie Ihren alten loswerden, könnten Sie – so mein Rat in den meisten Fällen – selbst ein neuer Partner werden. Mit anderen Worten: Wenn Sie sich neu erfinden, statt in Ärger und Wut zu verharren, werden Sie merken, dass auch Ihr Sexualleben besser wird. Gina Ogdens Forschung zeigt denn auch: Frauen um die 60 bis 70 haben den besten Sex ihres Lebens.[110]

Besonders auffallend war dies bei einer sehr gepflegten 75-jährigen Dame, die stets elegante Blusen mit hohem Spitzenkragen trug, wenn sie zu mir kam. Ihr bereitete eine zu trockene Vagina Probleme, und sie befürchtete, dass sie deswegen keinen Geschlechtsverkehr mehr haben könne. Sie war frisch verheiratet und erlebte bei jedem Liebesspiel mit ihrem Mann sieben Orgasmen, obwohl sie in den 40 Jahren ihrer ersten Ehe keinen einzigen Höhepunkt gehabt hatte. Wie sie mir erzählte, hätte sie sich nie träumen lassen, dass Sex so schön sein könne. Sie brauchte nichts weiter als ein wenig Östrogencreme und die Bestätigung, dass sie normal sei.

Eine andere Frau, 55 Jahre alt, erlebte ihre größte sexuelle Erfüllung, als sie eine Beziehung zu einem 15 Jahre jüngeren Mann begann. Es gibt einige Hinweise darauf, dass in vorpatriarchalischen Zeiten ältere Frauen die jüngeren Männer in sexuelle Techniken einführten, die Frauen besonderes Vergnügen bereiten. So gesehen ist es durchaus wünschenswert, wenn eine ältere Frau und ein jüngerer Mann sich zusammentun – wenn sich das auch gegen die Normen richtet, die uns unsere Gesellschaft gelehrt hat. (Aber niemand wundert sich, wenn ein 55-Jähriger eine 25-Jährige heiratet!) Ein weiterer Aspekt ist, dass sich auch die sexuellen Vorlieben in der Mitte des Lebens ändern können. Mehrere meiner Patientinnen fühlten sich nach der Menopause zu Frauen hingezogen, obwohl sie sich vorher als heterosexuell definiert hatten. Die Forschung zeigt, dass die weibliche Sexualität stärker fluktuiert, als man meint, von daher ist diese Beobachtung nicht ungewöhnlich.[111]

Manche Frauen bemerken beim Eintritt der Menopause allerdings tatsächlich einen Rückgang ihrer Libido. Eine Patientin erzählte mir, für sie persönlich stelle ihr fehlendes sexuelles Verlangen kein Problem dar, aber sie fürchte, ihr Mann könne darunter leiden. Mit dieser Sorge steht sie vermutlich nicht allein. Dass die Libido bei manchen Frauen nach der Menopause zurückgeht, liegt auch daran, dass ihre Lebenskraft, das »chi«, nach jahrelangen Belastungen schlicht erschöpft und für sexuelles Verlangen keine Energie mehr übrig ist.

Ein weiterer Grund ist, dass die Testosteronwerte, die für das sexuelle Begehren eine entscheidende Rolle spielen, bei älteren Frauen abnehmen.[112] Ist das der Fall, können diese Androgene substituiert werden, bis sich die Werte wieder normalisieren.[113] (Siehe den Abschnitt »Funktion der Nebennieren: Was Frauen wissen sollten« in diesem Kapitel.) Ich habe auch schon Hunderte begeisterter Zuschriften von Frauen aus der ganzen Welt bekommen, die bestätigen, dass *Pueraria mirifica* ihr Sexualleben signifikant positiv beeinflusst hat. Die Scheidenfeuchtigkeit hatte sich verbessert und ebenso die Libido.

Für andere Frauen jedoch sind das Klimakterium und die Jahre danach mit erhöhtem sexuellem Begehren und erhöhter sexueller Aktivität verbunden. Viele Frauen sind in dieser Zeit zum ersten Mal in ihrem Leben wirklich frei von der Angst vor einer ungewollten Schwangerschaft. Häufig gehen Ärzte fälschlicherweise davon aus, dass ältere Frauen, die nicht mehr sexuell aktiv sind, auch kein Interesse mehr an Sex hätten. Wie diesbezügliche Untersuchungen aber ergeben haben, liegen die Gründe für mangelnde sexuelle Aktivität in der Regel darin, dass diese Frauen keinen oder einen kranken Partner haben oder dass ihnen der Geschlechtsverkehr wegen einer veränderten Vaginalschleimhaut Schmerzen bereitet. Für manche Frauen ist für sexuelles Interesse auch der richtige Partner ausschlaggebend. Der wichtigste Faktor für kontinuierliches sexuelles Verlangen ist eine glückliche Ehe oder einfach eine gute Partnerschaft.[114]

Ein großes Problem für viele heterosexuelle Frauen besteht darin, dass die Fähigkeit ihres Partners, eine Erektion zu bekommen und aufrechtzuerhalten, mit dem Alter nachlassen kann. Männer, die darin ein erstes Anzeichen von Impotenz sehen, vermeiden dann gelegentlich jegliche sexuelle Aktivität. Ich habe von vielen Frauen gehört, dass sie gerne regelmäßig Geschlechtsverkehr hätten, aber ihre Männer sich ihnen aus Angst entzögen. Da diese Frauen das Ego ihrer Männer nicht verletzen wollen, halten sie sich zurück, anstatt Hilfe zu suchen. Hier ist es wichtig, den Ehemann wissen zu lassen, dass eine Erektion nicht der einzige Weg zur Erfüllung ist. Hier ist Einfallsreichtum mit Hand und Zunge gefragt (siehe auch Kapitel 8). Geschlechtsverkehr ist nur ein begrenzter Ausdruck der Sexualität, und Paare können auch andere Wege beschreiten.

Eine Bemerkung zu Potenzmitteln: Medikamente wie Viagra, Levitra oder Cialis verhelfen Männern zwar zu Erektionen, aber einem Paar nicht unbedingt zu mehr Intimität. Darüber hinaus lauern hier gewisse Risiken. Kritische Konsumenten in den USA fordern von der Arzneimittelbehörde FDA eine sogenannte »Black-Box-Warnung«, weil Fälle von einseitigen Gesichtsfeldausfall bekannt geworden sind. Auch sollten Männer wissen, dass die gleiche Ernährungsweise, die bei Frauen in den Wechseljahren hormonregulierend wirkt, auch bei Ihnen Gutes bewirkt, und das ganz ohne Medikamente.[115] In der Regel brauchen diese Männer nur ein bisschen Anleitung. Doch auch blutdrucksenkende und andere Medikamente können die Erektionsfähigkeit und das Erreichen des Höhepunkts beeinträchtigen. Veränderungen des Lebensstils – wie Abnehmen, fettarme Ernährung und vermehrte körperliche Bewegung – wirken dem Bluthochdruck entgegen. Denken Sie auch daran, was ich in Kapitel 8 gesagt habe – dass eine Frau in Erregung einen Mann anturnt. Das ist so wichtig, dass ich sogar ein kleines Buch dazu geschrieben habe. Es liegt auf Englisch unter dem Titel *The Secret Pleasures of Menopause* (Hay House 2008) vor und handelt vor allem von den gesundheitsförderlichen Aspekten des Stickoxids. Dieses fördert die Durchblutung und weitet die Blutgefäße, ein Mechanismus, den sich etwa Viagra zunutze macht.

Behandlungsmöglichkeiten

Eine Behandlung wegen mangelndem sexuellem Verlangen muss sehr stark auf die individuellen Bedürfnisse der Frau eingehen und berücksichtigen, dass hier die Einstellung zum Sex eine Rolle spielt, aber auch die Qualität der

Beziehung. In der Lebensmitte kommt so manche Frau zu der Erkenntnis, dass sie mit einem narzisstischen und respektlosen Mann zusammen war. Der Körper will nun einfach nicht mehr mitspielen. Das im Hinterkopf, sollten alle Frauen, die mit Libidoproblemen kämpfen, ihre Beziehung unter die Lupe nehmen, bevor sie eine Messung des Testosteron- und DHEA-Spiegels in Erwägung ziehen. Sind die Spiegel zu niedrig, machen Sie mit dem Aufbauprogramm für die Nebennieren weiter (siehe oben in diesem Kapitel).

Manche Frauen berichten, dass sie sich durch die Östrogentherapie wieder ganz wie früher fühlten. Bei anderen erhöht sich das sexuelle Verlangen mit dem Gebrauch einer zweiprozentigen Progesteroncreme. Diese Wirkung beruht zum Teil darauf, dass natürliches Progesteron vom Körper bei Bedarf in Androgene und sogar in einige Östrogentypen umgewandelt wird. Testosteron ist das Androgen, das für die Libido am wichtigsten ist. Frauen, die nicht genügend Androgene wie DHEA oder Testosteron produzieren, sollten sich Testosteron als Hautcreme, als Gel oder in Kapselform verschreiben lassen. Bei zu niedrigen DHEA- und Testosteronwerten verordne ich in der Regel zunächst DHEA, das eine Vorstufe von Testosteron darstellt. In der üblichen Dosierung (10 bis 20 mg täglich) erhöht es den Testosteronspiegel um das Eineinhalb- bis Zweifache.[116] In Kombination mit Progesteron kann DHEA auch das Wohlbefinden der Frauen verbessern, die auf reine Progesteronsubstitution nicht ansprechen.

Manche Frauen haben allerdings von Natur aus hohe DHEA-Werte, sodass keine Ergänzung benötigt wird. Nebenwirkungen eines zu hohen Testosteron- oder DHEA-Spiegels sind ein leicht verstärktes Haarwachstum an Armen und Beinen.

Bei Frauen, die nicht auf DHEA-Gaben ansprechen, liegt die Testosterondosis bei 1 bis 2 mg täglich oder jeden zweiten Tag, je nach den Bedürfnissen, beziehungsweise den Speichel- oder Blutwerten. Auch transdermales Magnesium lässt den DHEA-Spiegel ansteigen.

Anderen Frauen kann mit homöopathischen Heilmitteln, Akupunktur oder Kräutern, besonders *Pueraria mirifica* geholfen werden. Vielleicht kommt auch ein Beckenbodentraining für Sie infrage oder Übungen mit dem Jadeei. Das ist vor allem für Frauen angesagt, denen ein jugendliches Äußeres und sexuelle Kraft auch nach der Menopause wichtig ist. Der Ansatz wurde zuerst von Großmeister Mantak Chia populär gemacht. Dabei wird mittels geistiger Energie die Kraft aus den Eierstöcken körperlich nutzbar gemacht.[117]

Welche Therapie auch immer Sie wählen – möglicherweise spricht Ihre Libido auch auf den Placeboeffekt an, einfach, weil Sie etwas für sich tun.

Denn schließlich: Manchmal liegt es nicht an den Hormonen. Es gibt Situationen, in denen Ihr Leben eine Medizin braucht – der Hormonausgleich erfolgt dann ganz von selbst. Wenn Sie die Dinge zum Besseren wenden und angenehme Dinge tun, werden sich Ihre Hormone ganz von selbst regulieren. Weil Sexualität und Libido so stark mit Emotionen und Gedanken verknüpft sind, sollten Frauen, die ihrer Libido auf die Sprünge helfen wollen, sich die Zeit nehmen, mehr an Sex zu denken. Erotisches lesen, erotische Filme schauen oder sich selbst befriedigen.

Haarausfall

Fast ein Drittel aller Frauen in und nach den Wechseljahren haben in unserer Kultur Probleme mit Haarausfall, der paradoxerweise mit einem stärkeren Haarwuchs im Gesicht einhergehen kann. Der Grund dafür ist, dass die Haarfollikel nicht überall gleichermaßen auf Hormone reagieren. Dieses Symptom geht auf eine leichte hormonelle Unausgewogenheit in den androgenempfänglichen Haarfollikeln zurück, die von den Standardtests nicht erfasst werden. Diese stehen in Zusammenhang mit einer Insulinresistenz und einem Zuviel an raffinierten Kohlenhydraten. Hier ein typischer Brief aus meiner Webcommunity:

Liebe Dr. Northrup,

ich bin mitten in den Wechseljahren, und mein Haar war eigentlich immer gesund und voll. Doch nun habe ich plötzlich Haarausfall. Ich habe ein Blutbild machen lassen, auf dem alles in Ordnung war bis auf meine Hormonspiegel. Das Östrogen ist zu niedrig und mein Testosteron liegt bei 77. Mein Arzt sagt, dass hohe Testosteronwerte zu Haarausfall führen können und empfiehlt mir deshalb eine Hormontherapie, die ich aber nicht machen möchte, oder Spironolacton. Ich befürchte, dass ich dieses lebenslang nehmen muss, wenn ich keinen Haarausfall haben will. Stimmt das so? Meine Ernährung habe ich schon geändert, auch mache ich Kraft- und Kardiotraining. Ich bin für jeden Ratschlag dankbar, denn die ganze Sache stresst mich sehr. Mit dem konventionellen Ansatz, wie Spironolacton, habe ich keine Erfahrung und wünsche mir als Frau auch zunächst einmal etwas Natürliches.

Behandlungsmöglichkeiten bei Haarproblemen

Versuchen Sie es der Reihe nach mit einem oder mehreren dieser Ansätze:

- Lassen Sie Ihr Schilddrüsenhormon messen. Haarausfall kann auf eine Unterfunktion der Schilddrüse hindeuten. Ihr TSH sollte nicht höher sein als 3,0 mU/l, obwohl ich als Obergrenze eher für 2,5 bin. Sind Ihre Werte höher, versuchen Sie es mit Jod. Lassen Sie sich gegebenenfalls Schilddrüsenhormon von Ihrer Fachärztin verschreiben (vgl. auch den Abschnitt über Schilddrüsenprobleme S. 655 f.).

- Ernähren Sie sich so, dass Ihr Blutzucker und die Insulinausschüttungen konstant bleiben und Entzündungen gemildert werden (vgl. dazu Kapitel 17). Zu viel Blutzucker und ein permanent hoher Insulinwert verschieben den Stoffwechsel in Richtung zu vieler Androgene. Nehmen Sie ein gutes Multivitaminpräparat.
- Reduzieren Sie ein Zuviel an Körperfett.
- Vermeiden Sie Stress. Stresshormone machen alles noch schlimmer und sind womöglich der Grund für den Haarausfall insgesamt. Auch Stresshormone verschieben den Stoffwechsel in Richtung Androgene. Wenn dann noch Zucker und raffinierte Kohlenhydrate (Alkohol, Weißbrot, Pommes usw.) hinzukommen, wirkt es doppelt! Massage und Fußreflexzonenmassage helfen bei Stress.
- Führen Sie Jod zu (siehe auch »Sich gesund essen«, Seite 895).
- Hat sich nach drei Monaten noch keine Besserung eingestellt, versuchen Sie es mit Laserakupunktur oder klassischer Nadelakupunktur.

Stimmungsschwankungen und Depressionen

Forschungsergebnisse zeigen, dass die Wechseljahre selbst sowohl das körperliche als auch das seelische Befinden nicht verschlechtern. Depressionen treten bei Frauen zwischen 45 und 64 Jahren sogar bedeutend seltener auf als bei jüngeren Frauen. Zudem sollte man beachten, dass die größten Belastungen im Klimakterium meist durch familiäre Umstände oder andere, von den Wechseljahren unabhängige Faktoren verursacht werden.[118] Zum Beispiel betreuen etwa 25 Prozent der Frauen im Klimakterium ältere Angehörige, was tatsächlich belastend sein kann.[119]

Sonja McKinlay, vordem außerordentliche Professorin mit einem Lehrauftrag für Öffentliche Gesundheit an der Brown University und mittlerweile Leiterin eines privaten Forschungsinstituts, untersuchte eine Gruppe gesunder Frauen in den Wechseljahren, die keine medizinische Hilfe in Anspruch nahm. Sie berichtet: »Die meisten Frauen erleben die Menopause nicht als das negative Ereignis, das es den gesellschaftlichen Vorurteilen zufolge sein müsste. Dieses Klischee ist eine Legende.« Nur zwei bis drei Prozent der von ihr befragten Frauen äußerten Bedauern über das Ende ihrer fruchtbaren Jahre. Sonja McKinlays Studie fällt allerdings aus dem Rahmen, weil sie sich auf gesunde Frauen stützt, die nicht in ärztlicher Behandlung waren. Die negative Einschätzung, die viele Ärzte den Wechseljahren entgegenbringen, beruht eindeutig darauf, dass sie nur Frauen zu Gesicht bekommen, denen das Klimakterium Beschwerden bereitet.

Allerdings sind die Wechseljahre eine Phase, in der wir mit den ungelösten Problemen der ersten Lebenshälfte konfrontiert werden. Möglicherweise trauern wir erst jetzt um Verluste, die wir bisher verdrängt haben. Wir sehnen uns nach dem akademischen Titel, den wir nie erreicht haben, nach einem weiteren oder nach dem ersten Kind. Es ist, als stünden wir im Keller vor unendlich vielen Kisten und Kästen, die sortiert und geordnet werden müssen. Eine Frau, die bereit ist, sich mit den unaufgearbeiteten Erlebnissen ihrer Vergangenheit auseinanderzusetzen, verringert gleichzeitig ihre Symptome. Sie wird feststellen, dass es sich dabei um innere Botschaften handelt, die sie auf bestimmte Bereiche ihres Lebens aufmerksam machen, um die sie sich kümmern muss.

Behandlungsmöglichkeiten

Wenn eine Frau bereit ist, die ungelösten emotionalen Probleme ihres Lebens anzugehen, ist eine Behandlung der Stimmungsschwankungen meist nicht nötig. Die innere Arbeit, die im dritten Teil dieses Buches geschildert wird, ist ein guter Anfang. (Eine breite Darstellung findet sich indessen im Buch *Weisheit der Wechseljahre*, ZS Verlag 2022.) Eine Verbesserung der Ernährung und ausreichende körperliche Bewegung wirken daneben oft Wunder. Viele Frauen, die an Depressionen leiden, essen beispielsweise so wenig Fett, dass ihr Gehirn nicht in der Lage ist, die chemischen Stoffe zu produzieren, die die Depression beseitigen.

Andere Frauen brauchen aber tatsächlich medizinische Hilfe für ihr Drüsensystem und ihren Energie- und Gefühlshaushalt. Geeignete Maßnahmen sind zum Beispiel Hormontherapie, Homöopathie oder Akupunktur. Das Echte Johanniskraut *(Hypericum perforatum)* hat sich bei leichter bis mäßiger Depression als hilfreich und für viele Frauen als adäquater Ersatz für Antidepressiva erwiesen. Am geeinetsten ist ein standardisiertes 0,3-prozentiges Präparat. Die Dosis liegt bei 300 mg dreimal täglich zu den Mahlzeiten.[120] Das Kraut *Pueraria mirifica* kann ebenfalls Stimmungsschwankungen lindern.

Der Erfolg von Hormonsubstitutionen ist unterschiedlich. Hormongaben können bei manchen Frauen Depressionen völlig beheben, während sie bei anderen wirkungslos bleiben. Jeder Fall muss ganzheitlich untersucht werden, um die optimale Behandlung zu finden.

Konzentrationsstörungen

Viele Frauen berichten, dass sich die Art ihres Denkens während der Wechseljahre verändert: Sie haben das Gefühl, nicht mehr klar und logisch denken zu können. Es ist ein Gefühl, als ob die linke Hirnhälfte oder der Intellekt versagen, beispielsweise bei Aufgaben wie der Überprüfung der Kontoauszüge oder wenn etwas systematisch anzugehen ist. Marian Van Eyk McCain bezeichnet dieses Phänomen als »Wattekopf«.[121]

Ich habe viele Frauen dazu befragt und festgestellt, dass es recht verbreitet ist. Seien Sie also nicht besorgt, dieses Gefühl ist normal und verschwindet von selbst wieder. Die meisten Frauen sind über diese Information sehr erleichtert, weil sie den »Wattekopf« oft für ein Symptom der Alzheimer-Krankheit halten. Es gibt aber keine wissenschaftliche Grundlage für den weitverbreiteten Irrglauben, Frauen und Männer verlören mit zunehmendem Alter das Gedächtnis oder würden »senil«.[122] Eine sehr positiv stimmende Untersuchung an mehr als 2000 Frauen von Gail A. Greendale an der David Geffen School of Medicine in Los Angeles hat 2009 ergeben, dass sich die Lernfähigkeit während der Menopause zwar eventuell abschwächt, dann aber wieder auf den alten Stand von vor den Wechseljahren ansteigt.[123]

Als ich mich mit dem Phänomen des »Wattekopfs« beschäftigt habe, konnte ich mich daran erinnern, dass ich mich nach der Geburt meiner Kinder ganz ähnlich gefühlt hatte. Damals war ich praktisch unfähig, mich auf logische Zusammenhänge zu konzentrieren. Mein Gehirn war wie vernebelt. Ich wollte mir Filme ansehen und mit meinem Baby zusammen sein, aber nicht denken, jedenfalls nicht so, wie in unserer Gesellschaft Denken definiert ist. Ich erkläre mir diesen »Wattekopf«-Zustand so, dass wir zeitweise von den Schläfenlappen abgekoppelt sind, dem Teil des Gehirns, der für den logischen, planenden, in die Zukunft gerichteten Bereich zuständig ist. Der »Wattekopf« gibt uns also die Gelegenheit, mit dem Herzen zu denken. Wenn wir diesen Prozess zulassen, ohne dagegen anzukämpfen oder ihn als Fehlfunktion zu betrachten, kann er uns zu einer ganz neuen, sehr viel intuitiveren Welterfahrung führen.

Bei vielen Frauen rührt die Fähigkeit, sich durch künstlerische Betätigung wie Malen, Schreiben oder Bildhauern auszudrücken, daher, dass sie zulassen, dass ihr »Wattekopf« sie innerlich ins Gleichgewicht bringt und ihnen hilft, sich aus einer Welt, die vom unerbittlich durchorganisierten Intellekt regiert wird, zurückzuziehen. Die Neuropsychiaterin Mona Lisa Schulz, Autorin von *The New Feminine Brain* (Free Press 2005) weist darauf hin, dass das zeitweise Vergessen von Namen oder wo das Telefon liegt nicht mit einem Gedächtnisverlust an sich zu tun hat, sondern mit Aufmerksamkeit. Viele Frauen in den Wechseljahren sind mit ihrer Aufmerksamkeit natürlicherweise nach innen orientiert.

Als Peggy, eine 58-jährige Vorschullehrerin, in die Wechseljahre kam, stellte sie fest, dass sie sich im Unterricht nicht mehr konzentrieren konnte: »Nach dreißig Jahren als Lehrerin konnte ich mir die Namen der Kinder in meiner Klasse nicht mehr merken, und manchmal wusste ich nicht einmal mehr, wie man bestimmte Wörter schreibt.« Sie spürte in jeder Faser das Bedürfnis, eine berufliche Pause einzulegen und sich auf ihr Innenleben zu konzentrieren. Schließlich wurde ihr »Wattekopf« so schlimm, dass sie vor der Klasse in Tränen ausbrach. Jetzt war eindeutig, dass sie dringend eine Veränderung brauchte. Sie verließ den Schuldienst, fuhr nach Kalifornien und lebte dort ein Jahr in einem kleinen Häuschen am Meer. In dieser Zeit begann sie zu weben. Weben war genau das Mittel, das ihr Gehirn als meditative Beschäftigung brauchte. +Spontan entschloss sich Peggy, Kurse für Seniorinnen zu geben. Sie stellte fest, dass ihre Fähigkeiten sehr gefragt waren. Sie schickte mir einen Strandstuhl, dessen Sitzfläche und Rückenlehnen sie in wunderschönen und ungewöhnlichen Mustern selbst angefertigt hatte. Sie setzte sich auch noch einmal mit dem Scheitern ihrer Ehe auseinander, die vor zehn Jahren geschieden worden war, und ließ jetzt endlich ihre Trauer darüber zu. Sie hörte auf, sich wegen der Auswirkungen dieser Trennung auf ihren Sohn schuldig zu fühlen.

Als ich sie nach einem Jahr wiedersah, war Peggy geheilt und hatte wieder tiefes Vertrauen zum Leben gefasst. Sie hatte die Herausforderung der Wechseljahre angenommen, sich auf ihre intuitive Seite eingelassen und ein ganz neues Leben begonnen. Heute lebt sie eine Hälfte des Jahres in Kalifornien und die andere in Maine. Sie unterrichtet wieder, aber mit reduzierter Stundenzahl, die sie selbst festgelegt hat. Namen und Stundenpläne vergisst sie nicht mehr.

Langfristige gesundheitliche Probleme

Brustkrebs

Die Angst vor Brustkrebs ist das größte Handicap bei der Hormontherapie. Sie ist auch der Hauptgrund, warum viele Frauen diese Behandlung ablehnen, selbst dann, wenn eine Hormonsubstitution ihnen helfen könnte. Ich bin allerdings der Meinung, dass ein Anstieg des Brustkrebsrisikos mit der maßgeschneiderten Verwendung von bioidentischem Östrogen und Progesteron in der Hormonersatztherapie hätte verhindert werden können.

Im Büro von Dr. Isaac Schiff, dem Leiter des Vincent Memorial Obstetrics and Gynecology Service am Massachusetts General Hospital in Boston, hängt eine Grafik, die die Rate von Brustkrebserkrankungen mit und ohne Östrogensubstitution wiedergibt. Sie ist als Entscheidungshilfe für seine Patientinnen gedacht. Mir erscheint sie so aussagekräftig, dass ich sie hier aufgenommen habe (siehe Tabelle 8, unten). Das Brustkrebsrisiko darf nicht übertrieben werden. Auch der übermäßige Verzehr von Kohlenhydraten wird in manchen Erhebungen in Zusammenhang mit Brustkrebserkrankungen gebracht. Eine Möglichkeit, das Brustkrebsrisiko zu senken, ist, kohlenhydrathaltige Kost und die damit einhergehenden hohen Insulinspiegel zu reduzieren.[126]

Ein weiterer Risikofaktor ist Alkohol. Eine kontrollierte Untersuchung von Frauen, die mit Östrogenpräparaten behandelt wurden, erbrachte, dass der Östradiolspiegel fünf Stunden nach dem Konsum von Alkohol im Durchschnitt um 300 Prozent erhöht ist. Eine vergleichbare Steigerung konnte bei Frauen, die nicht mit Hormonen behandelt wurden, nicht nachgewiesen werden. Frauen, die Östrogen oral nehmen, sollten daher unbedingt ihren Alkoholkonsum einschränken.[127]

Frauen, die eine Veranlagung zu Brustkrebs aufweisen, rate ich daher zu einer Therapie, die auf Östriol, Progesteron und Heilpflanzen aufbaut. Auf Östradiol und Östron sollte entweder ganz verzichtet oder aber die geringstmöglichen Dosen verwendet werden. (Vgl. dazu das detaillierte Programm für die Brustgesundheit in Kapitel 10.) Und denken Sie daran, dass regelmäßiger Sport bzw. ausgiebige Bewegung das Brustkrebsrisiko deutlich senkt.

Tabelle 8: Auswirkungen der Hormontherapie auf das Brustkrebsrisiko

Ihr heutiges Alter	**Wahrscheinlichkeit einer Brustkrebsdiagnose im ersten Jahr**	
	nach fünfjähriger Hormonbehandlung	**ohne Hormonbehandlung**
50–54	1 von 320	1 von 450
55–59	1 von 276	1 von 386
60–64	1 von 209	1 von 292
65–69	1 von 144	1 von 244

Quelle: Cancer Statistics Review 1973–1989. Aus: Harvard Women's Health Watch 1995.

Herzkrankheiten

Herzkrankheiten stellen für Frauen nach den Wechseljahren die häufigste Todesursache dar. Als Hauptgrund für Herzleiden wird bei Frauen über 55 normalerweise Östrogenmangel genannt. Wie dem auch sei, bei Herzkrankheiten sind wir mit einem multifaktoriellen Krankheitsbild konfrontiert, und auch viele andere charakteristische Symptome vor und in den Wechseljahren tragen zur Entstehung von Herzerkrankungen bei. Bei der bereits erwähnten Langzeituntersuchung der Krankenschwestern wurde beispielsweise festgestellt, dass Östrogen bei Frauen mit ursprünglich geringen Risikofaktoren für Herzerkrankungen kaum negative Auswirkungen hat. Einer der wichtigsten Risikofaktoren ist die erhöhte Insulinresistenz, die in den USA bei 50 bis 75 Prozent der Frauen vorhanden ist. Insulinprobleme und übermäßiger Konsum von Kohlenhydraten erhöhen den Körperfettanteil und führen zu Abweichungen im Lipidprofil[128] (siehe 17. Kapitel »Sich gesund essen«).

Die Wechselwirkung zwischen Ernährung und Herzkrankheiten, vor allem die nachteiligen Wirkungen von überschüssigem Insulin und der gesundheitsfördernde Nutzen der Antioxidantien, ist mittlerweile sehr gut belegt. Eine Untersuchung, die im *American Journal of Clinical Nutrition* veröffentlicht wurde, konnte sogar belegen, dass eine kohlenhydratreiche und fettarme Diät das Risiko einer Herzerkrankung wegen der nachteiligen Wirkungen auf das Lipidprofil und das Insulin erhöhen kann. Die Autoren kommen zu folgendem Schluss: »Es scheint angebracht, die Empfehlung an Frauen nach der Menopause, sich fettarm und kohlenhydratreich zu ernähren, infrage zu stellen.«[129] Dem kann ich voll und ganz zustimmen. Im Rahmen dieser Studie konnte auch nachgewiesen werden, dass eine kohlenhydratreiche Ernährung bei Menschen mit stabiler Angina pectoris (Brustschmerzen) beim Belastungstest sehr viel schneller zur Herzischämie führt als eine fettreiche.[130] Das hat damit zu tun, dass es durch den Anstieg des Blutzuckers nach einer kohlenhydratreichen Mahlzeit zu Schädigungen durch freie Radikale in den Gefäßwänden kommt, was eine Verkrampfung zur Folge hat.

Mit der Zeit beschleunigt ein hoher Blutzucker ebenfalls eine Arteriosklerose. In der Tat legt ein zu hoher Konsum von Transfettsäuren und raffinierten Kohlenhydraten sowie zu wenig Proteine und Mikronährstoffe, verbunden mit unzureichender Bewegung, die Grundlage für eine zelluläre Entzündung. Dadurch aber erhöht sich die Neigung zu hohem Blutdruck, Diabetes und Herzkrankheiten.[131] Eine Kost mit reichlich Fischöl reduziert dagegen nachweislich Herzkrankheiten und das besser als Statine, wie mehrere Studien bestätigen. Überhaupt senkt es nicht nur das Herzrisiko, sondern die allgemeine Sterblichkeit.[132] Ich lege daher allen den Verzehr von zwei Portionen Sardinen, Makrele, Lachs oder Schwertfisch (der kaum quecksilberbelastet ist)[133] pro Woche ans Herz. Eine Alternative für Vegetarier ist qualitativ hochwertiges Leinsamenöl, Hanfsamen- oder Macadamianussöl (vgl. dazu die Vorschläge in Kapitel 17 über Ernährung).

Eine andere Möglichkeit, Herzleiden vorzubeugen, ist Hanteltraining, das die Insulinresistenz drastisch verringert (siehe Kapitel 18 über Bewegung). Es baut Muskelgewebe auf, das eine höhere Stoffwechselrate besitzt als Fett, trägt zur Verbrennung von überschüssigem Körperfett bei und verringert somit das Risiko von Herzkrankheiten. Frauen, die regelmäßig Muskelaufbau betreiben, leben im Durchschnitt sechs Jahre länger.

Jüngere Studien verweisen auf die herzgefäßschützende Wirkung von natürlichem Progesteron. Darüber hinaus verstärken niedrige Progesteronspiegel (die während der Wechseljahre häufig vorkommen) oder die Einnahme synthetischen Progestins das Risiko von Krämpfen der Koronararterien und dadurch ausgelösten Brustschmerz. Nachweislich wirkt natürliches Progesteron hier lindernd – und das schon bei einer geringen Dosierung (etwa ¼ Teelöffel einer zweiprozentigen Progesteroncreme auf der Haut).[134] Frauen, die bereits Hormone oder synthetisches Gestagen in Form von Depo-Clinovir, Depo-Provera nehmen, empfehle ich in der Regel die Umstellung auf natürliches Progesteron. Bei einer Untersuchung am Oregon Regional Primate Center wurden bei Affen, deren Eierstöcke entfernt worden waren, um die Menopause zu simulieren, chemisch Herzanfälle ausgelöst. Dabei konnte beobachtet werden, dass sich bei den Affen, die Gestagen bekamen, die Herzarterien verengten und der Blutstrom unterbrochen wurde. Ohne ärztliches Eingreifen wären diese Affen gestorben. Derselbe Effekt wurde bei den Affen festgestellt, die gar keine Hormone bekamen. Bei der Gruppe, die nur Östrogen oder eine Kombination aus Östrogen und natürlichem Progesteron bekamen, wurde die Durchblutung dagegen ohne weitere Maßnahmen schnell wieder hergestellt. Vergleichbare Wirkungen sind in Einzelfällen auch beim Menschen belegt. Zusammengefasst bedeutet das: Sie sollten Gestagen zur Hormonsubstitution möglichst schnell absetzen und stattdessen auf natürliches Progesteron umsteigen.

Manche Frauen klagen in den Wechseljahren über Herzrasen, das oft mit Panik- oder Angstgefühlen und Depressionen verbunden ist. Biofeedback und Stressreduktion können diese Symptome drastisch verbessern (vgl. den Abschnitt über die Nebennieren im ersten Teil des Kapitels). Auch Johanniskraut kann helfen (siehe »Stimmungsschwankungen und Depressionen«).

Ich glaube, dass ein Leben, das von Freude und Kreativität geprägt ist, die beste Methode für ein gesundes und funktionierendes Herz-Kreislauf-System ist und vielleicht auch die beste Vorbeugung vor Herzerkrankungen. Durch diese Gefühle kommt es zu einer Absenkung der Stresshormone. Die verstorbene Louise Hay vergleicht den Blutfluss mit dem Pulsieren der Freude. Je mehr Freude Sie empfinden, desto freier fließt das Blut!

Alzheimer-Erkrankung

Der Nebel im Kopf, den viele Frauen in den Wechseljahren erfahren, hat überhaupt nichts mit Alzheimer zu tun. Es ist allerdings wichtig, was eine Alzheimer-Erkrankung als häufigste Form der Demenz kennzeichnet. (Es gibt weitere Demenzformen, etwa durch eine Verhärtung der Gehirnarterien oder durch chronischen Alkoholismus oder Mangelernährung ausgelöst.) Gegenwärtig haben 5,7 Millionen Amerikaner eine Alzheimer-Erkrankung, davon sind 5,5 Millionen (also jeder zehnte) über 65. Alle 65 Sekunden erkrankt jemand in den USA an dieser unheilbaren Krankheit. Experten schätzen, dass 2050 13,8 Millionen Menschen über 65 an Alzheimer leiden werden.[135] Zwei Drittel aller amerikanischen Alzheimerdemenzkranken über 65 sind Frauen, so die US-amerikanische Alzheimer's Association.

Obwohl man nur schwer abschätzen kann, bei wem es am Ende zu einer Demenz-Diagnose kommt, zeigt die berühmte Nonnenstudie, dass Menschen mit der stärksten kognitiven Funktion in jungen Jahren weniger wahrscheinlich eine Demenz in späten Jahren bekommen werden.[136] Frauen, die auch in hohem Alter noch eine normale Gedächtnis- und Gehirnfunktion aufweisen, haben gewisse Gemeinsamkeiten. Das sind:

- eine gute Gesundheit
- finanzielle Sicherheit
- überdurchschnittliche Intelligenz und Bildung
- eigene Interessen
- Lebenszufriedenheit und das Gefühl, im Leben etwas erreicht zu haben
- körperliche Fitness

Doch Demenz ist nicht unausweichlich. Für die meisten von uns gilt, dass wir im Alter ein gutes Gedächtnis behalten und es sogar noch verbessern können. Neuropsychologische Tests haben gezeigt, dass die Gehirnfunktion von gesunden älteren Leuten während der ganzen achten Dekade normal bleibt. Jüngste Studien zeigen, dass es tatsächlich Hundertjährige gibt, die keinerlei Anzeichen einer neurodegenerativen Erkrankung aufweisen (und einige mit deutlichen Anzeichen für Alzheimer, die keine klinischen Kriterien für Demenz zeigen).[137] Das National Institute on Aging meldet, dass sich die Hinweise verdichten, wonach unser Gehirn sich lebenslang an neue Herausforderungen und Aufgaben anzupassen vermag, sofern wir uns gesund ernähren, nur mäßig Alkohol trinken und regelmäßig Sport treiben. Das biologische Alter unseres Gehirns ist nicht unbedingt an das chronologische Alter gebunden.[138]

Doch zweifellos haben Hormone einen Einfluss auf die Hirnfunktion, was der Grund ist, dass Frauen, deren Eierstöcke vor dem 40. Lebensjahr entfernt wurden, ein höheres neurologisches Risiko haben, einschließlich einer Demenz. Auch haben Millionen Frauen eine Hormontherapie gemacht, weil man ursprünglich annahm, dass Östrogen neuroprotektiv sei. Doch die Daten aus der Women's Health Initiative Memory Study haben erbracht, dass das Demenzrisiko im Östrogen-Arm der Hormonersatztherapiestudie, der Premarin nahm, 49 Prozent höher lag als das in der hormonfreien Gruppe.[139] Auch wenn das individuelle Risiko klein ist (von 10 000 Frauen, die Hormone nehmen, wurden 37 dement, verglichen mit 25 Frauen in der hormonfreien Gruppe) und keine statistische Signifikanz hat, geben die Daten doch zu denken. Wie ich schon sagte, ich glaube, dass Premarin (also das synthetische Östrogen) am ehesten problematisch ist. Im Gegensatz zu alldem hat eine Studie an der Emory University School of Medicine in Atlanta gezeigt, dass transdermales Östradiol womöglich einen leichten Alzheimerschutz darstellt, insbesondere wenn es gleich nach Beginn der Menopause eingenommen wird.[140] Anders als Premarin lässt bioidentisches Östrogen dendritische und axonale Verzweigungen zwischen den Gehirnzellen zu, ein Vorgang, der mit einer verbesserten Gehirnfunktion in Zusammenhang steht.[141] Das ist auch der Grund, warum Frauen, die Östrogen nehmen, von einer Stimmungsaufhellung und einem besseren Gedächtnis berichten. DHEA und Pregnenolon – ein dem Progesteron verwandtes Steroidhormon – lassen ebenfalls die Verbindungen zwischen Gehirnzellen sprießen.[142]

Bislang gibt es einige Studien mit Frauen, die an einer leichten bis mittelschweren Form der Alzheimerdemenz leiden und deren Gedächtnisleistung sich anfänglich durch Östrogengaben verbessert hat. Und tatsächlich bindet Östradiol (eine Form des natürlich vorkommenden Östrogens) an eine Gehirnregion, die mit dem Gedächtnis und damit Alzheimer in Verbindung steht: dem Cortex, dem Hippocampus und dem basalen Vorderhirn. Gehirnfunktion und Gedächtniserhalt – und die Acetylcholinspiegel, die damit in Zusammenhang stehen – werden allerdings von weit mehr Faktoren bestimmt als den Hormonen allein, etwa von der Ernährung und Ausdauersport.

ALZHEIMER-ERKRANKUNG ODER DIABETES TYP 3

Das derzeit wohl wichtigste Wissen über die Alzheimer-Demenz ist, dass sie mit einem chronisch hohen Blutzuckerspiegel und einer Insulinresistenz zusammenhängt.[143] Das Ergebnis sind chronische Entzündungen und Schäden durch freie Radikale im Gehirn – nicht unähnlich den negativen Auswirkungen von Typ-2-Diabetes in anderen Bereichen des Körpers, wie Nierenschäden, Verlust des Sehvermögens und ein erhöhtes Risiko für Herzerkrankungen.[144]

Der bekannte ganzheitliche Neurologe David Perlmutter schrieb dazu den mittlerweile überarbeiteten Klassiker *Blöd im Kopf* (München 2020; *Grain Brain* im Original) um den Zusammenhang zwischen einer Ernährung mit einem hohen Anteil an Getreide und Kohlenhydraten und den negativen Auswirkungen von Zucker und Gluten auf die neurologischen Funktionen aufzuzeigen. Inzwischen ist völlig klar, dass der Lebensstil und die Wahl der Ernährung für den lebenslangen Erhalt der Gehirnfunktion wichtiger sind als alle anderen Faktoren.

Das Gehirn auf Trab halten

- **Machen Sie einen Wissens- und Einstellungs-Update in puncto Gedächtnis und Altern:** In unserer Gesellschaft besteht heute die irrige Annahme, es sei normal, dass zunehmendes Alter unweigerlich zu Senilität, Gedächtnisverlust und Persönlichkeitsveränderung führt. Zusätzlich haben viele Menschen Verwandte und Freunde, die an Alzheimer oder anderen Demenzformen leiden, und wissen daher, wie sehr diese Krankheiten alle Betroffenen und ihre Familienmitglieder belasten.

  Doch niemand verliert seine neurokognitiven Fähigkeiten einfach durch das Altern. Da sind immer noch andere Faktoren wie zelluläre Entzündung, ungesunde oder mangelhafte Ernährung usw. im Spiel.

  Damit der Mythos vom altersbedingten Gedächtnisverlust nicht zu einer sich selbst erfüllenden Prophezeiung wird, sollten Sie über den natürlichen Entwicklungsprozess des Gehirns Bescheid wissen. Fangen Sie an, indem sie den Spruch »das war gerade Alzheimer« aus Ihrem Repertoire streichen.

  Das sind die Fakten: Früher glaubten wir, dass wir mit 25 Jahren den Höhepunkt unserer Gehirnfunktion und -größe erreicht haben und dass es von da an nur noch bergab ginge. Neuere Forschungen zeigen, dass sich unser Gehirn während des gesamten Lebens weiter umformt und neue Zellen im Gedächtnisbereich des Hippocampus bildet.[145] Es gibt Untersuchungen, die belegen, dass die Hirnfunktionen im Laufe des Lebens, also während der Entwicklung von der kindlichen Naivität zur Weisheit des Alters, sich den Linien der Weisheit anpassen. Stellen Sie sich Ihr Gehirn wie einen Baum vor, der regelmäßig beschnitten werden muss, um seine optimale

Form und Funktion zu gewinnen. Neuronale Plastizität – also die ständige Neubildung des Gehirns entspricht dem Beschneiden der überflüssigen Zweige, die die optimale Funktion behindern. Ergänzend kommt hinzu, dass die Verzweigungen der Hirnzellen mit den Jahren, wenn die Fähigkeit zu komplexen Assoziationen steigt, sogar zunehmen. Das heißt: Je älter und erfahrener wir werden, desto mehr neue Verbindungen zur Verarbeitung des Erfahrenen entstehen. So entsteht die Weisheit im Kopf.[146]

- **Schützen Sie sich mit Antioxidantien.** Eine angemessene Aufnahme von Antioxidantien und Vitaminen hilft bei der Prävention von Alzheimer, weil dadurch Schäden durch freie Radikale im Gehirn reduziert werden.[147] Diese sind instabile Moleküle, die durch Strahlung, Transfettsäuren und sogar Sauerstoff im Zellgewebe entstehen. Sie führen im gesunden Gewebe zu Mikroverletzungen und Zellschäden, was auf längere Sicht die Grundlage legt für Funktionsverlust und zahlreiche Erkrankungen. Antioxidativ wirkende Vitamine, wie Vitamin E, neutralisieren die freien Radikale gleich nach ihrer Entstehung und schützen so das Gehirn, das Herz oder die Blutgefäße sowie viele andere Gewebe vor Schäden. Achten Sie deshalb darauf, dass Ihre Ernährung ausreichend Vitamin C, E, Selen und B-Vitamine einschließlich Folsäure enthält. Vitamin E hat gezeigt, dass es das Fortschreiten einer bestehenden Alzheimer-Erkrankung aufhalten kann. Doch warum warten? Proanthocyanidine etwa in Kiefernnadeln oder Weintraubenkernen sind eine weitere wirksame Klasse der Antioxidantien. Weil die Gehirnfunktion in hohem Maße von einer möglichen Vermeidung freier Radikalschäden abhängt, sollten Frauen möglichst viele Antioxidantien mit ihrer Nahrungsergänzung zu sich nehmen.
- **Vermeiden Sie das Rauchen und übermäßigen Alkoholgenuss.** Alkohol hat Auswirkungen auf das basale Vorderhirn, ein Gehirnareal, das mit Erinnerungsvermögen zu tun hat. Rauchen wiederum erhöht das Risiko einer Herzerkrankung und führt zu Veränderungen der kleinen Blutgefäße, die die Versorgung des Gehirns mit Sauerstoff vermindern.
- **Schützen Sie den Acetylcholinspiegel im Gehirn und nehmen Sie keine Medikamente, die zu dessen Absenkung führen.** Ein niedriger Acetylcholinspiegel steht mit einem schlechten Gedächtnis und Verwirrung in Zusammenhang. Sie werden staunen, wie viele es davon gibt und wie sehr dies von Ärzten unterschätzt wird. Prüfen Sie insbesondere bei Schlafmitteln, Antiallergika und Erkältungsmitteln, ob diese den Wirkstoff Diphenhydramin enthalten (so in Betadorm und vielen anderen).
- **Essen Sie Omega-3-Fette.** Alle Zellen des zentralen Nervensystems (Gehirn und Rückenmark) sind aus einem bestimmten Fett gemacht. Omega-3-

Fettsäuren sind besonders wichtig für eine gesunde Gehirnfunktion. Ich empfehle 1000 bis 5000 mg Omega-3-Fette am Tag (vgl. auch Kapitel 17).

- **Bewegen Sie sich regelmäßig.** Alle Studien zeigen, dass Sport das Gedächtnis selbst bei denen verbessert, die schon erste Zeichen einer Demenz an den Tag legen. Stellen Sie sich vor, was er bei allen anderen zu ändern vermag! Eine kürzlich durchgeführte Studie mit Teilnehmern im Frühstadium der Alzheimer-Krankheit zeigte eine deutliche Verbesserung des Gedächtnisses und anderer kognitiver Funktionen, wenn wöchentlich 150 Minuten aerobes Training absolviert wurden.[148]
- **Lernen Sie immer weiter, ein Leben lang!** Ich kann gar nicht genug betonen, wie wichtig das ist. Ja, ich denke, dass dies der größte Einzelfaktor für eine gesunde Gehirnfunktion ist. Bleiben Sie am Leben dran! Tun Sie etwas, was Ihnen Spaß macht und bei dem Sie wachsen und sich weiterentwickeln können. Nehmen Sie mit Freunden zusammen z.B. Sprachunterricht, lernen Sie eine neue Sportart oder eine anderweitige Aktivität. Satteln Sie beruflich um oder gründen Sie ein Geschäft. Engagieren Sie sich freiwillig. Halten Sie Ihre Gehirnzellen und neuronalen Netzwerke mit neuen Ideen und neuen Gedanken auf Trab. Machen Sie sich auf den Weg und werden Sie eine interessante, kluge und einflussreiche Frau – kein »altes Muttchen«. Daran musste ich denken, als ich kürzlich mit Arztkollegin Gladys McGarey über ein von ihr verfasstes Memorandum zur Gesundheitsreform sprach. Sie meinte: »98 sein ist klasse, denn ich kann sagen, was ich will. Ein Genuss.«

Soll ich die Wechseljahre »behandeln« oder nicht?

Durch die Ergebnisse aus der großen Woman's Health Initiative zu synthetischem Östrogen hat sich über Nacht das ganze Feld der hormonellen Behandlung der Wechseljahre neu aufgestellt. Hormonersatztherapien standen plötzlich zur Disposition, doch aus dem Schwarz-Weiß-Denken hat sich mittlerweile ein differenziertes Bild ergeben. Das ist am Ende ein gutes Ergebnis, auch wenn es sich nicht so gut anfühlt wie der alte »allein selig machende« Ansatz von früher.

Viele Frauen suchen Rat und Hilfe bei ihrer Ärztin oder ihrem Arzt. Deren Ratschläge sollten berücksichtigen, dass die Patientin selbst diejenige ist, die ihren Körper und seine Reaktionen am besten kennt. Ein guter Arzt sollte seine Patientin ermutigen, über ihre Erfahrungen zu sprechen. Alle Frauen in dieser Lebensphase müssen ihre innere Weisheit heranziehen, um die Entscheidung über die richtige Behandlung zu treffen.

Wenn Frauen in den Wechseljahren viele Beschwerden haben und keine Gegenanzeigen bestehen, empfehle ich meist, nach einer Speicheluntersuchung eine Hormonbehandlung auszuprobieren. Das gilt insbesondere, nachdem alle anderen Optionen ausgeschöpft wurden: eine Ernährungsumstellung, Nahrungsergänzungsmittel, Heilkräuter und Sport. Nach drei Monaten sollten die Werte erneut gemessen und die Therapie unter Umständen neu überdacht werden. Denn die Entscheidung für eine Hormonbehandlung ist nicht unumkehrbar. Der Körper verändert und entwickelt sich außerdem ständig, weshalb die Dosierungen regelmäßig überprüft und an veränderte Werte und Lebenssituationen angepasst werden sollten. Ich schlage immer vor, jährlich einen Hormoncheck machen zu lassen und die Weiterführung der Hormonsubstitution davon abhängig zu machen, wie sich die Frauen fühlen. Wenn Sie diesen Rat beherzigen, haben Sie nichts zu verlieren, aber viel zu gewinnen.

Wie man eine Hormonersatztherapie wieder absetzt oder verändert

Nicht jede Form der Hormonbehandlung ist für alle Frauen gleich gut geeignet. Im Allgemeinen ist ein Wechsel von einer Art der Behandlung zur anderen aber problemlos und sofort möglich. Sie können zum Beispiel von einem Tag auf den anderen von konjugierten Östrogenen auf natürliches Östradiol umsteigen.

Wenn Sie eine Hormonbehandlung beenden wollen, sollten Sie dabei sehr langsam und bedächtig vorgehen. Normalerweise heißt das, die verordnete Dosis allmählich zu verringern, bis Sie die Hormonpräparate ganz absetzen können. Vorteil dieser Umstellungszeit ist, dass die Gefahr von Hitzewallungen sehr viel geringer ist. Manche Frauen nehmen auch zunächst einen Monat oder länger eine zweiprozentige Progesteroncreme und verringern dann ihre Östrogendosis, bis sie nur noch Progesteron oder ein pflanzliches Präparat benötigen. Dadurch bekommt der Körper Zeit, sich an die Vorteile der neuen Behandlung zu gewöhnen, während er sich langsam von der alten verabschiedet.

Während der Wechseljahre für sich selbst sorgen

Folgende Fragen können Ihnen bei den wichtigen Entscheidungen in der Lebensmitte helfen:

- Ihr Körper kann von seiner Anlage her mindestens 100 werden, und vielleicht noch älter. Und die Menopause ist nur eine Wegmarke auf der Hälfte.
- Demenz, Osteoporose, Herzerkrankung und Krebs sind kein Schicksal, ganz gleich, wie es Ihrer Mutter oder Großmutter erging.

- Die Menopause ist ein biologisch eingefädelter Übergang, bei dem alles auf den Prüfstand kommt.
- Es gibt eine Menge Behandlungsmöglichkeiten für die hormonelle Unterstützung. Hören Sie auf Ihr Bauchgefühl und suchen Sie nach dem, was Ihnen guttut. Das kann auch eine Hormonersatztherapie sein, Kräuter, eine Ernährungsumstellung oder bestimmte Nahrungsergänzungsmittel.
- Frauen können ihr ganzes Leben lang sexuell aktiv sein. Nach der Menopause kann sich das Sexualleben sogar deutlich verbessern.
- Die Menopause ist der Frühling der zweiten Lebenshälfte.
- Die Zeit und Energie, die Sie jetzt klug investieren, wird sich in späteren Jahren mit Zins und Zinseszins auszahlen.

Die Wechseljahre – ein Neuanfang

Viele Frauen träumen in den Wechseljahren davon, ein Kind zu bekommen. Solche Geburtsträume sind wichtig, denn sie zeigen uns, wie viel jetzt aus unserem Inneren an die Oberfläche drängt. Unsere Kultur ist dringender als je zuvor darauf angewiesen, dass Frauen in den Wechseljahren tief in sich hineinhören und das, was sie dort fühlen, ans Licht und zum Ausdruck bringen. Wir können es uns nicht weiter leisten, in unserer Gesellschaft das Wissen der Weisen Frau einfach zu ignorieren – der Frauen, die ihr heiliges Blut in sich bewahren.

Susan Weed merkt dazu an: »Der Prozess der Menopause – nicht der Zeitpunkt der letzten Periode, des letzten Blutstropfens, sondern die gesamten Wechseljahre – legt den Grundstein für Initiationsrituale auf der ganzen Welt, wie auch die natürlichen Bedürfnisse menstruierender Frauen zur Grundlage für alle anderen Initiationen wurden. Während der Wechseljahre taucht jede Frau in die drei klassischen Phasen der Initiation ein und schafft sie aufs Neue: Isolation, Tod und Wiedergeburt ... Der weibliche Körper verlangt Vollständigkeit, Ganzheit, Wahrheit und Veränderung.

So gern wir unser Schatten-Ich auch leugnen würden, der Körper lässt es nicht zu. Die Menopause konfrontiert jede einzelne Frau und damit die ganze Gesellschaft mit dem Dunklen, dem Unbekannten.«[149] Jede Frau, ob sie nun Hormone oder Heilkräuter nimmt oder nicht, profitiert davon, wenn sie die Wechseljahre bewusst und mit der Bereitschaft angeht, anzunehmen, was ihr diese Lebensphase bietet. Was wir zu verlieren haben, ist bei Weitem nicht so wertvoll wie das, was wir gewinnen können, wenn wir unsere innere Stimme und den Mut finden, unsere eigene Wahrheit auszudrücken. Frauen, die das tun, sind in ihrer Stärke und Schönheit wahrhaft unwiderstehlich. Mir ist aufgefallen, dass immer mehr Frauen über fünfzig besser aussehen als je zuvor. Die Bedeutung eines Alterns in Weisheit wird heute gesellschaftlich wirklich neu definiert.

Meine Mutter begann vor einigen Jahren, ihre Kreativität und ihre Liebe zu Tieren zu verbinden: Sie lernte, Tierskulpturen aus Stein herzustellen. Bis dahin hatte sie sich nie selbst für kreativ oder künstlerisch begabt gehalten und sie war auch zu beschäftigt damit, fünf Kinder großzuziehen, um ihre Begabung zu entdecken. Aber heute schafft sie wunderschöne und inspirierende Arbeiten. Wie so viele andere Frauen nach der Menopause, entdeckte sie Aspekte ihrer Persönlichkeit, von deren Existenz sie bisher nichts wusste. Heute redet sie bei Gemeindeversammlungen und auf anderen Foren, die sie interessieren. Sie hat keine Angst mehr, in Gruppen und in ihrer Familie ihren Standpunkt zu vertreten. »Ich habe nichts zu verlieren, und ich habe erkannt, dass andere Menschen oft von dem profitieren können, was ich zu sagen habe«, lautet ihr Kommentar dazu.

Vor einigen Jahren führte ich ein »Segensweg«-Ritual für die Verlobte meines Bruders durch, um ihre bevorstehende Hochzeit zu feiern und sie in unserer Familie zu begrüßen. Im Kreis um die Braut saßen meine älteste Tochter, meine Nichte, meine Schwester, die Brautmutter, meine Schwägerin, die Schwester der Braut und zwei Freundinnen meiner Mutter. Die Jüngste war 16, die Älteste 83 Jahre alt. Ich war glücklich, dass uns in diesem Kreis die Weisheit dreier starker, mächtiger und fähiger alter Frauen gegeben war, froh für mich selbst, aber besonders für meine Tochter. Es ist ein so großes Geschenk, mit ehrlichen, aufrichtigen, körperlich gesunden Frauen über siebzig leben zu dürfen. Sie geben uns Hoffnung, Mut und Rat für den Weg, der vor uns liegt.

Unsere Kultur hat zu lange auf die starken und ehrlichen Weisen Frauen aus früheren Zeiten verzichtet, auf die Ausstrahlung ihrer Schönheit, Kraft und Stärke. Wir sollten sie willkommen heißen. Ob Sie eine solche Frau kennen oder nicht, vergessen Sie nie, dass wir sie alle in uns tragen und dass sie darauf warten, durch die Initiation der Menopause wiedergeboren zu werden.

Dritter Teil

Möglichkeiten der Heilung: Stellen Sie Ihr persönliches Programm auf

XV

Schritte zur Heilung

Es liegt an uns, wie Herrscher im »eigenen Reich« zu denken, der Souverän unseres Lebens zu sein und unser Leben so gut es geht auf Kurs zu halten. Letztlich sind wir die Regierung. Üben Sie Ihre Macht aus. Tun Sie das Mögliche.

Anne Ortelee

Gerade in schwierigen Zeiten sollten wir uns klarmachen, dass das Wunder des Lebens die Eigen-Medizin nicht weit vom Gift aufbewahrt. Talent und Verletzung liegen nah beieinander, Heilmittel werden nicht selten aus Gift gemacht, und die Liebe taucht auf, wenn tiefe Verluste eingestanden werden. Genau im Spannungsverhältnis zwischen der Heilung des Verwundeten und den Lebensgiften entsteht Medizin – und alles wird wieder heil.

Michael Meade, Fate and Destiny

Die Schritte in diesem Kapitel haben sich für Frauen als hilfreich erwiesen, die sich stärker auf ihre innere Stimme einlassen wollen, die durch ihren Körper, ihren Verstand und ihre Seele zu ihnen spricht. Das sorgfältige Durcharbeiten dieses Kapitels ist eine ausgezeichnete Präventivmedizin, unabhängig davon, ob Sie sich zur Zeit wegen eines Leidens in Behandlung befinden oder nicht. Führen Sie Tagebuch, um Ihre Reaktion auf die einzelnen Schritte zu dokumentieren und notieren Sie alles, was Ihnen in den Sinn kommt. Dadurch können Sie sich darüber klar werden, wo Sie gerade stehen. Ich empfehle Ihnen, den ganzen Durchgang ab und an zu wiederholen, damit Sie sehen, wie weit Sie schon gekommen sind. Dadurch fassen Sie mehr Vertrauen zu Ihrer inneren Stimme. Ich persönlich habe Tagebücher aus vielen Jahren. Zu sehen, wie weit ich in einigen Lebensbereichen gekommen bin, motiviert mich, lässt mich hoffen und schenkt mir Vertrauen in den eigenen Körper. Lesen Sie Ihr Tagebuch ein Jahr oder vielleicht schon sechs Monate später, und Sie werden sehen, dass Sie nicht mehr dieselbe sind!

Die Zukunft ins Auge fassen, das Bewusstsein und die Zellen ändern

Heilung hat immer mit einer Ablösung von der Vergangenheit zu tun. Wir bewegen uns in Richtung Zukunft. Wenn wir die Vergangenheit nicht loslassen, schaffen wir sie immer wieder neu, bis sie wieder zu unserer Zukunft wird. Doch um die Vergangenheit loszulassen, brauchen wir auch ein starkes Bild einer verheißungsvollen Zukunft, das uns vorwärtszieht. Über die Jahre habe ich meine Patientinnen auf ihrer Reise Richtung Gesundheit damit anfangen lassen, dass sie ihre Vergangenheit erkunden. Gab es einen Schlüssel, der darauf hinwies, wie sie ihre Gegenwart selbst schafften?

Tag um Tag erneuern sich unsere Zellen, und alle sieben Jahre haben wir einen neuen Körper. Deshalb ist es nicht ganz richtig, wenn man sagt, dass die Vergangenheit darin eingeschlossen ist. Richtig ist allerdings, dass unser Bewusstsein der Vergangenheit anhängt, ja die alten Muster auf subtile Weise wiedererstehen lässt. Doch wenn wir unser Bewusstsein ändern, das auch unsere Zellen schafft, dann verändern sich sowohl unsere Zellen als auch unser Leben ganz automatisch. Freude und Gesundheit liegen in unserer Natur. Am besten und einfachsten stellen Sie sich Ihre Zukunft so detailliert vor, wie es nur geht. Auf diese Weise unterstützen Sie Ihren gegenwärtigen Heilungsprozess. Bevor Sie sich also den folgenden Schritten widmen, machen Sie sich ein Bild Ihrer Zukunft, das sie auf Ihrer Reise begleitet. Wenn Sie kerngesund wären und es Ihnen wirklich gut ginge: Wie würde Ihr Leben dann aussehen?

Vielleicht machen Sie eine Übung mit einer guten Freundin oder einem guten Freund oder allein beim Schreiben ohne Selbstzensur oder Angst vor Schreibfehlern. Oder laut vor dem Spiegel.

Beantworten Sie die folgenden Fragen. Lassen Sie sich befragen oder schreiben Sie die Antwort in jeweils ein paar Minuten ohne Unterbrechung auf oder sprechen Sie laut zu sich selbst: Wenn alles einfach und leicht wäre: Wie sähe Ihr Leben aus? Wer käme darin vor? Was würden Sie tun? Wie würden Sie sich fühlen? Wie würden Sie aussehen? Wie viel Geld würden Sie verdienen? Denken Sie nicht lange nach. Tun Sie so, als wären Sie ein Kind. Erschaffen Sie Ihr Leben so, wie Sie es wollen. Hindernisse gibt es nicht. Wie wäre Ihr Leben dann? Ihre innere Stimme weiß, was Ihr Herz begehrt. Wenn Sie den Mund öffnen und die Handbremsen lösen – und den inneren Richter mal für eine Minute aus dem Kopf verbannen –, dann wird Ihre innere Stimme mit den richtigen Antworten aufwarten.

Wenn Sie sich schwertun, stellen Sie sich vor, wie Sie mit elf waren. Was haben Sie am liebsten gemacht? Wer waren Sie? Was wollten Sie später einmal werden? Wechseln Sie ins Heute, und sagen Sie der Welt, wer Sie sind und wer Sie sie sein möchten. Sprechen Sie zu Ihrem Spiegelbild, einer Freundin oder rufen Sie es in den Wind. Rufen Sie die Elfjährige zu sich. Sie hat Ihnen etwas zu sagen. Nehmen Sie sie mit und lassen Sie sie werden, was sie am liebsten immer werden wollte.

Wenn Sie mit diesem ersten Teil der Übung fertig sind, stellen Sie sich vor, dass genau ein Jahr vergangen ist. Sie waren in der Lage, alles zu erreichen, was Sie wollten, und noch mehr. Alles, was Sie sich erträumt haben, ist jetzt Wirklichkeit geworden. Sie feiern und blicken auf dieses sagenhafte Jahr zurück. Sie haben all das fast wie durch Zauberei geschaffen, mit der Kraft, die dadurch entstand, dass Sie mit Ihrer inneren Stimme und Weisheit in Kontakt waren. Beschreiben Sie Ihrer Partnerin oder Ihrem Partner, was Sie geschaffen haben, sprechen Sie über Ihre Freude und Erregung und laden Sie sie oder ihn ein, mit Ihnen zu feiern. Wenn Sie sich ganz in die Situation hineinversetzt haben, beginnen Sie zu sprechen. Sprechen Sie zwei bis drei Minuten lang, ohne sich selbst zu zensieren. Lassen Sie es einfach fließen – wie ein Kind, das im Spiel seiner Fantasie freien Lauf lässt.[1]

Wenn Sie sich keine Details in der Zukunft vorstellen können, dann stellen Sie sich einfach vor, dass Sie Freude und Leichtigkeit empfinden, glücklich sind. Diese Übung ist einfach, doch wirksam. Das liegt daran, dass Fokussiertheit und Konzentration in Wahrheit die Realität bestimmen. Man sagt, dass ein Gefühl oder ein Gedanke, der ununterbrochen für 17 Sekunden gehalten wird, ohne dass sich ein innerer Widerspruch einstellt, aller Wahrscheinlichkeit nach in der physischen Welt realisiert wird. Denken Sie beispielsweise an etwas Harmloses, wie blaues Glas oder weiße Lilien, und beobachten Sie, was passiert: Ich habe das öfter gemacht. Die Übung macht einfach Spaß, und man kommt leicht an die 17-Sekunden-Marke und darüber hinaus.[2]

Sie können die Zeiträume Ihrer vorgestellten Zukunft variieren: eine Woche von heute an gerechnet, ein Jahr oder sogar das Lebensende. Lassen Sie in jedem Fall Ihr zukünftiges Selbst zurückblicken und alles aufnehmen, was Sie erreicht und erlöst/erledigt haben. Das ist aufregend und wird Sie mit der Person, die sie wirklich sind, in Kontakt bringen. Ich empfehle die ganze Prozedur mindestens vier Mal im Jahr.

Okay, nun gehen Sie noch ein Stück weiter. Tun Sie so, als seien Sie schon Ihr zukünftiges Selbst. Ganz genau. Stellen Sie sich vor, sie sind die selbstbewusste, fitte, wohlhabende, anziehende und attraktive Frau. Machen Sie sich locker. Spielen Sie mit der Energie, und rufen Sie die Zukunft zu sich. Nehmen Sie Ihr zukünftiges Selbst mit auf die Reise und den Rest dieses Kapitels. Laden Sie es ein und lassen Sie sich bei der Erkundung der Vergangenheit von ihm und seiner Weisheit und Freude helfen. Ihre innere Stimme und Ihr zukünftiges Selbst sind immer für Sie da. Sie sind nicht allein.

EINE WICHTIGE SPIRITUELLE ERKENNTNIS, DIE SIE AUF DEM RICHTIGEN WEG HÄLT

Diese Übung scheint einfach zu sein. Und das ist sie auch. Aber die Dinge sind nicht immer so, wie sie scheinen. Ja, unsere Denkgewohnheiten beeinflussen unsere Realität zutiefst. Aber das bedeutet nicht, dass Sie Ihre gegenwärtige Realität vom Verstand her oder aus der Sicht Ihres inneren Kindes absichtlich »erschaffen« haben. Es sind weitaus größere Kräfte in Ihrem Leben am Werk. Die spirituelle Lehrerin Tosha Silver (toshasilver.com), Autorin von »Outrageous Openness: Letting the Divine Take the Lead« (Atria Books, 2014), weist uns auf drei uralte spirituelle Prinzipien (samt ihrer Sanskrit-Namen) hin, die immer dann berücksichtigt werden müssen, wenn wir ganz bewusst mit der Kraft unserer Gedanken und Überzeugungen arbeiten wollen, um Gesundheit oder Leben positiv zu verändern. Sie lauten wie folgt: Aparigraha (Nicht-Greifen), Vairagya (Losgelöstsein) und Ishvara Pranidhana (Hingabe). Tosha weist, wie viele Weisheitslehrer, darauf hin, dass die Seele ein Ziel der Freiheit hat – nicht von Begierden gefangen oder von ihnen abhängig zu sein. Das bedeutet nicht, dass Begierden schlecht sind. Sie sind absolut notwendig. Viele spirituelle Lehren halten Wünsche und Bedürfnisse für falsch oder schlecht. Es heißt, dass diese Begierden transzendiert werden müssen. Dazu sollen wir meditieren, fasten oder Sport treiben, bis diese Bedürfnisse verschwunden sind. Aber das tun sie nicht. Warum nicht? Weil sie der Schrei unseres inneren Kindes sind, das solange nicht aufhört (über Krankheit, Schmerzen, Müdigkeit, Einsamkeit usw.), bis wir seine Bedürfnisse endlich beherzigen. Das aber funktioniert nicht, indem wir anderen Unrecht tun oder die Schuld dafür geben, dass unsere Bedürfnisse unerhört blieben. (Auch wenn wir immer wieder den Beweis erbracht haben, dass unsere Ärzte, Mütter, Regierungen und Partner es hätten besser machen können und sollen).

Die Bedürfnisse des inneren Kindes – Sicherheit, Verbindung, gehalten werden, gesehen werden, wertgeschätzt und geliebt werden – sind nicht verhandelbar. Und sie werden nicht verschwinden, bis sie angesprochen werden. Es ist unsere Aufgabe, uns um diesen verletzlichen Teil unserer selbst zu kümmern, und um wirklich gesund, glücklich und frei zu sein, müssen wir uns mit unserer inneren Weisheit und höheren Macht verbinden. Einsamkeit ist immer unser inneres Kind, das danach schreit, dass man sich um es kümmert. Wenn wir uns also nach jemandem sehnen, der uns »ganz macht«, sollten wir zuerst mit dem verletzlichen kleinen Kind in uns beginnen, das nie die Liebe bekommen hat, die es brauchte. Nehmen Sie Ihre Verletzlichkeit, Ihre Bedürfnisse und Ihre Menschlichkeit an. Lieben Sie sich genau dort – und seien Sie sich gleichzeitig bewusst, dass auch Ihre Seele eine Agenda hat, die Sie, wie ich glaube, schon vor Ihrer Geburt gewählt haben. Unabhängig davon, wie sehr Sie sich etwas wünschen (mehr Geld, einen Lebenspartner, einen besseren Job, eine neue Lebenssituation) oder wie gut Sie es visualisieren, wird es wahrscheinlich einige karmische Aspekte in Ihrem Leben geben, die Sie nicht allein durch Visualisierung, Vision Boards oder Übungen aushebeln können.

Anstatt sich dafür zu bestrafen – zu glauben, etwas falsch gemacht zu haben, dass Sie blockiert sind oder dass Sie irgendwie fehlerhaft sind – dass Sie nicht genug machen oder nicht hart genug arbeiten – machen Sie lieber die Übungen, die ich hier vorgestellt habe. Timing und Resultat überlassen Sie dem göttlichen Teil in Ihnen (Ihrem Höheren Selbst), der genau weiß, was Sie brauchen und wann. Dieses Vorgehen mag Ihr kleines Selbst zunächst in den Wahnsinn treiben. Wo ist mein Seelenverwandter? Warum bin ich immer noch müde? Oder krank? Aber keine Angst. Wir alle tragen eine Kraft der Liebe in uns, die uns bei jedem Schritt des Weges begleitet, wenn wir ihr nur erlauben, uns zu führen.

Sprechen Sie deshalb die folgende Affirmation von Tosha Silver laut vor dem Spiegel aus: »Ich BIN die göttliche nährende Kraft, die mein inneres Kind liebt und nährt.« Dieses innere göttliche Kind in jedem von uns ist der ultimative Weg zur Erfüllung und göttlichen Führung. Es ist der Weg des Herzens, der unsere intellektuellen Fähigkeiten weit übersteigt. Mit der Zeit werden Sie lernen, ihm zu vertrauen und erkennen, dass er Sie zu immer größerer Erfüllung führt.

Erster Schritt: Sich über die eigene Geschichte klar werden

Man braucht sich nur die Ereignisse seines Lebens zu eigen zu machen, um sich selbst zu gehören. Wenn man alles, was man gewesen ist und getan hat, wirklich in Besitz genommen hat, was einige Zeit dauern kann, glüht man vor Realität.

Florida Scott-Maxwell

Für jede Frau ist es hilfreich, sich Klarheit über ihre persönliche Krankengeschichte, ihre soziale Geschichte und ihre Familiengeschichte zu verschaffen. Denn diese beeinflussen unsere Energie, unsere Fähigkeit, uns zu verändern, und das in jeder Generation. Wenn wir uns dessen nicht bewusst sind, entstehen leicht unbewusste Zwänge oder bestimmte Ratschläge. Oft bestimmt unser Erbe eine Obergrenze des Möglichen, unter der wir uns einrichten. Unsere Aufgabe ist es, diese Obergrenzen bewusst zu machen und zu durchbrechen. Eine Möglichkeit, dies zu tun, ist, seine Familiengeschichte aufzuschreiben, samt den emotionalen und gesundheitlichen Aspekten.

Da erkennen manche Frauen, dass praktisch alle Frauen in ihrer weiteren Verwandtschaft eine Hysterektomie (operative Entfernung der Gebärmutter) hatten, bevor sie 50 Jahre alt waren und dass auf diese Weise in ihrer Familie ein Teufelskreis von Prophezeiung und Erfüllung in Bezug auf die Gebärmutter entstand. Da Leiden wie Alkoholismus und Depressionen innerhalb einer Familie oft verschwiegen werden, geht der Fragebogen besonders gründlich darauf ein. Mithilfe des Fragebogens erfahren wir auch etwas über Gewohnheiten und Leiden, die Patientinnen sonst gerne herunterspielen. (»Ich bin eigentlich keine Alkoholikerin, ich trinke einfach nur gerne in Gesellschaft.« oder »Mein Onkel wollte nur toben, er hat mich nicht belästigt.«) Außerdem werden die emotionalen Auswirkungen von schmerzvollen Erlebnissen wie dem frühen Tod eines Elternteils, dem Verlust eines geliebten Haustieres oder dem Zerbrechen einer wichtigen Beziehung häufig geleugnet. Auch diese kommen beim Ausfüllen des Fragebogens oft ans Licht.

Früher hat die Wissenschaft angenommen, dass unsere Gesundheit vor allem genetisch determiniert ist (nach dem Motto: »Meine Krebserkrankung ist erblich«). Doch neuere Daten haben diesen genetischen Determinismus verändert. So erklärt der Zellbiologe Bruce Lipton, Autor von *The Biology of Belief* (Hay House 2008), dass unsere Gene nur eine Blaupause sind. Doch ein Plan im Büro einer Architektin kann nichts bewirken, solange nicht ein Bauunternehmer etwas damit baut.[3] Das Gleiche gilt für die Gene. Das Bewusstsein und die Umwelt sind zusammen der Bauunternehmer. Die Neurotransmitter, die das Gehirn beim Denken ausschüttet und desgleichen der Darm bei der Verdauung, spielen bei der Genexpression eine große Rolle. Dann gibt es Familientraumata. So haben noch die Enkel von Holocaustüberlebenden oft Ängste und Albträume, auch wenn sie von den Erlebnissen ihrer Großeltern gar nichts wissen.[4] Oder die Kinder von Frauen mit einer posttraumatischen Belastungsstörung entwickeln ein Suchtverhalten (Rauchen, Essen), um mit Stress umzugehen.[5] Deshalb ist es wichtig, die Familiengeschichte zu kennen, aber es nicht dabei zu belassen.

Vor Jahren sprach ich mit einer Frau in meiner Radiosendung, deren Sohn zystische Fibrose hat, eine Krankheit, die mit schwerer Atemnot und einem frühen Tod einhergeht. Sehr früh hat sie sich dafür entschieden, die Krankheit ihres Sohnes nur so viel zu »aktivieren«, wie es unbedingt nötig war. Sie hat seine Aktivitäten nicht eingeschränkt und auch nicht versucht, ihn vor Keimen zu schützen, die seine Geschwister aus der Schule mitbrachten.

Bis zwölf war er nicht einmal im Krankenhaus, das ist bei Leuten mit zystischer Fibrose höchst selten der Fall. Die Frau gab nicht vor, dass ihr

Sohn gesund sei. Sie schuf nur eine Umwelt, die den Schwerpunkt nicht auf das Krankheitsgeschehen lenkte. Das ist ein tolles Beispiel, welche Rolle die Umgebung bei der Genexpression spielt, selbst bei zweifelsfrei genetisch bedingten Krankheiten wie der zystischen Fibrose. (Die meisten Krankheiten, die gehäuft in Familien auftauchen, etwa Diabetes, Osteoporose oder Brustkrebs sind tatsächlich multifaktoriell und werden nicht direkt vererbt.) Fazit: Nutzen Sie Ihre Macht, um Ihre Gene zu beeinflussen. Machen Sie sich nicht zu ihrem Opfer.

Lois, eine 43-jährige Frau, die früh Gebärmutterhalskrebs und Endometriose (Versprengung der Gebärmutterschleimhaut) gehabt hatte, sagt zum Beispiel: »Vor fünf Jahren hat mein Mann mich noch verprügelt, und schließlich habe ich mich aus dieser Ehe befreit; dann hatte meine Tochter einen Autounfall, und ich musste sie monatelang pflegen. Diesen Sommer hatte ich dann selbst einen Verkehrsunfall und behielt ein Schleudertrauma zurück. Mir ist dauernd zum Heulen zumute, aber ich drücke es immer wieder weg. Allerdings wird es immer schwerer. Hat das schon etwas mit dem Beginn der Wechseljahre zu tun?«

Als Lois und ich gemeinsam ihren Aufnahmebogen durchgingen, sahen wir, dass sie in den letzten zehn Jahren auffallend viele Veränderungen und Verluste erlebt hatte. Sie hatte versucht, das alles zu bewältigen, indem sie alles in Ordnung hielt, jeden Tag zur Arbeit ging und immer fröhlich wirkte. Sie räumte ein, dass es ihr in letzter Zeit offenbar schwerer fiel, ihr Haus in Ordnung zu halten, und dass sie sich, obwohl sie sich im Moment nicht in einer akuten Krise befand, nutzlos und den Tränen nahe fühlte. Die durch das Schleudertrauma ausgelösten Rückenschmerzen hatten zwar nachgelassen, ihre Tochter studierte inzwischen und beruflich klappte es recht gut, doch Lois erkannte, dass sie nun den Verlusten, um die sie nicht getrauert hatte, ins Auge sehen und sich dafür die nötige Zeit und den Raum nehmen musste.

Was Lois erlebte, bezeichne ich als »Zusammenbruch, der zum Durchbruch führt«. Sie musste ihre Gefühle erst wieder entdecken. Sie nahm sich eine Woche Urlaub von Arbeit und Familie, fuhr in eine kleine Pension auf dem Land und verbrachte die folgende Woche hauptsächlich in Morgenrock und Pantoffeln. Sie las, weinte, trank mit der Besitzerin der Pension Tee und bekam allmählich wieder Kontakt zu Bereichen ihrer selbst und zu Gefühlen, die sie lange geleugnet hatte. Als sie das nächste Mal zu mir kam, wirkte sie 15 Jahre jünger. »Jetzt weiß ich, dass diese Gefühle, von denen Sie gesprochen haben, nicht dann hochkommen, wenn man das will«, sagte sie. »Sie kommen eben, wenn sie kommen. Ich musste drei oder vier Tage still und für mich sein, und erst dann konnte ich richtig weinen. Aber ich habe auch gelernt, dass ich, wenn nötig, allein wegfahren kann, um das für mich zu tun. Meine Beziehungen zu meinem Mann (sie hatte wieder geheiratet) und zu meiner Tochter sind besser als je zuvor. Ich habe gelernt: Wenn ich gut für mich sorge, ist für alles andere auch gesorgt‹.«

Familiengeschichte

Notieren Sie das Alter jedes Familienmitglieds (vorausgesetzt, es lebt noch) sowie alle wichtigen Erkrankungen. Dazu gehören etwa Alkoholismus, psychische Erkrankungen und Persönlichkeitsstörungen, Bluthochdruck, Krebs, Diabetes, Herzleiden, Osteoporose, sonstige Süchte und Krankheiten, ggf. Todesursache und Alter

Mutter ______________________

Vater ______________________

Schwester(n) ______________________

Brüder ______________________

Großmutter mütterlicherseits ______________________

Großmutter väterlicherseits ______________________

Großvater mütterlicherseits ______________________

Großvater väterlicherseits ______________________

Tanten väterlicherseits ______________________

Tanten mütterlicherseits ______________________

Onkel mütterlicherseits ______________________

Onkel väterlicherseits ______________________

SO SCHADEN MENSCHEN MIT CLUSTER B-PERSÖNLICHKEITSSTÖRUNGEN IHRER UMGEBUNG

In den letzten 25 Jahren wurde im Bereich der psychischen Gesundheit eine Gruppe von Personen identifiziert, die als Cluster B bezeichnet wird. Diese Bezeichnung bezieht sich auf die folgenden Persönlichkeitsstörungen: Narzissmus, Borderline-Störung, histrionisch, antisozial, psychopathisch und soziopathisch. Diese Störungen liegen auf einem Spektrum, ähnlich wie Autismus. Das bedeutet, dass manche Menschen einfach nur narzisstische Züge haben, während andere vollwertige Psychopathen ohne jegliches Schuldbewusstsein sind.

Wenn wir das Wort »Psychopath« hören, denken wir zunächst an einen Massenmörder wie Charles Manson oder Jeffrey Dahmer. Die meisten Psychopathen operieren jedoch unter dem Radar und haben sich nicht strafbar gemacht. In ihrem Buch *Der Soziopath von nebenan* (Springer 2022) weist die Harvard-Psychologin Martha Stout darauf hin, dass einer von 25 Menschen ein Psychopath ist – das heißt, kein Gewissen hat, keinen moralischen Kompass (siehe auch die Diskussion darüber in Kapitel 4). Sie machen, was sie wollen, um zu bekommen, was sie wollen. Und sie wissen genau, was sie tun.

Da das Rechtssystem, die psychiatrische Versorgung und die Justiz bis vor Kurzem die wahre Natur dieser Menschen nicht verstanden haben, sind viele buchstäblich mit Mord davongekommen. Psychopathen haben es oft auf offenherzige und einfühlsame Menschen abgesehen, um zu bekommen, was sie wollen – und was sie wollen, ist Geld, Sex, Status und Macht. In ihrem Buch *Women Who Love Psychopaths: Inside the Relationships of Inevitable Harm with Psychopaths, Sociopaths, & Narcissists* (Mask Publishing 2009) sagt die Therapeutin Sandra L. Brown: »Sie sind kränker, als wir klug sind«. Was sie damit meint, ist, dass diese Menschen so charmant, verführerisch und überzeugend sein können, dass fast jeder von ihnen getäuscht werden kann.

Etwa 20 Prozent der Menschen werden als Cluster B eingestuft – das ist einer von fünf Personen. (Ich bezeichne sie als Energievampire, weil sie anderen die Lebensenergie entziehen, um ihre Bedürfnisse zu befriedigen. Sehr oft sind sie charismatisch, lustig und talentiert. Und Sie können die Augen nicht von ihnen lassen. Aber in dem Moment, in dem man aufhört, ihnen das zu geben, was sie wollen, ist die Luft raus. Sie wissen nicht, wie sie ihr Leben von innen heraus gestalten sollen. Sie brauchen die Energie anderer, um zu gedeihen, und führen bei allen um sie herum zur Erschöpfung.

In jeder Familie gibt es mindestens einen solchen Menschen. Diese Leute speisen ihr Leben aus dem, was man »narzisstische Zufuhr« nennt – Aufmerksamkeit, Energie, Geld, Sex und Bewunderung von anderen. Sie verändern sich nur selten, wenn überhaupt. Sobald man merkt, was vor sich geht, und ihnen eine Grenze setzt, gehen sie zum Nächsten über. (Was sich natürlich wie ein schwerer Verrat anfühlt, wenn man mit einem verheiratet war und feststellt, dass er/sie einen nie wirklich geliebt hat).

Man schätzt, dass in jeder hausärztlichen Praxis zwischen 25 und 30 Prozent der Patienten eine Persönlichkeitsstörung haben.[6] Sie nehmen das medizinische System in Anspruch, um sich behandeln zu lassen, werden aber selten gesund.

Sie sind ein Grund (von vielen), warum so viele Angehörige der Gesundheitsberufe unter Burn-out leiden.

Umgekehrt sind diejenigen, mit denen sie zusammenleben, oft selbst ausgebrannt, weil sie ständig versuchen, den endlosen Anforderungen – und der geschickten Manipulation – dieser Menschen gerecht zu werden. Diese einfühlsamen, fürsorglichen Menschen können aufgrund der kognitiven Dissonanz, die durch das Zusammenleben mit einer solchen Person entsteht, sogar Gehirnveränderungen erleiden, die mit einer Störung der Exekutivfunktion (Verwirrung und unklares Denken) einhergehen. Kognitive Dissonanz entsteht, wenn man mit zwei widersprüchlichen Realitäten gleichzeitig lebt (zum Beispiel: »Wenn ich ein guter Mensch bin, sollte meine Liebe ausreichen, um diese Person zu heilen. Alle Menschen sind im Grunde ihres Herzens gut, oder? Er ist so, weil er als Kind gelitten hat. Ich kann ihm helfen«. Aber dann: »Aber warum beschämt er mich ständig und gibt mir das Gefühl, scheiße zu sein, egal was ich tue? Wann werden meine Bedürfnisse erfüllt?«).

Ich habe das Buch *Vom Schatten zum Licht. Wie Sie Energieräuber erkennen und sich von ihnen befreien* (ZS Verlag 2018) geschrieben, um auf dieses Phänomen aufmerksam zu machen, denn ich habe erkannt, dass es eine Untergruppe von Frauen (und übrigens auch Männern) gibt – empathisch, offenherzig, praktisch und erfolgreich –, die von dieser Art Individuen ins Visier genommen werden. Ich zähle mich selbst zu dieser Gruppe. Energievampire locken uns mit einer rührseligen Geschichte, und da wir in vielen Lebensbereichen sehr kompetent sind, meinen wir, dass wir ihnen helfen können. Wir nehmen sie als Projekt an. Infolgedessen können wir Monate und sogar Jahre damit verbringen, unsere Lebensenergie in Menschen zu stecken, die sich nie ändern.

Bei viel zu vielen Frauen führt das am Ende dazu, dass ihr Immunsystem, endokrines System und ihr zentrales Nervensystem Schaden nimmt, weil sie dem Energievampir zu viel geben und ihre eigenen Bedürfnisse nicht erfüllen. Sie entwickeln sogenannte »mysteriöse Krankheiten« wie Nebennierenschwäche, chronische Epstein-Barr-Infektionen, chronische Müdigkeit, Fibromyalgie und Autoimmunkrankheiten wie Lupus. Seit der Veröffentlichung des Vampirbuchs im Jahr 2018 habe ich Hunderte von Zuschriften sowohl von Frauen als auch Männern von überallher auf der Welt erhalten, in denen sie mir dafür danken, dass ich dieses Muster aufgezeigt und ihnen die Mittel und Wege an die Hand gegeben habe, um die Ketten zu sprengen, die sie an Energievampire binden.

Gesundheitszustand: Mein Stand der Dinge

Gesundheitliche Verfassung

Allgemeiner Gesundheitszustand:

Ausgezeichnet Gut Mittelmäßig Schlecht

Medikationen (Vitamine, verordnete Medikamente oder sonstige)

____

____

Krankenhausaufenthalte/Operationen

Datum Krankenhaus Diagnose/Operation Arzt

____

____

Schwangerschaften (einschließlich Fehlgeburten und Abtreibungen)

Datum Wie weit? Geschlecht Gewicht Probleme

____

____

Andere frühere Krankheiten/Krankengeschichte (Zutreffendes ankreuzen)

- ☐ Masern
- ☐ Windpocken
- ☐ Röteln
- ☐ Hepatitis A/B
- ☐ Grippe
- ☐ Lungenentzündung
- ☐ Herzbeschwerden
- ☐ Hoher Blutdruck
- ☐ Hohes Cholesterin
- ☐ Schlaganfall
- ☐ Krampfadern
- ☐ Venenentzündung
- ☐ Blutgerinnungsstörungen
- ☐ Blutungsneigung
- ☐ Bluttransfusion
- ☐ Nierenprobleme
- ☐ Rheuma
- ☐ Gelbsucht/Hepatitis
- ☐ Epilepsie
- ☐ Gürtelrose
- ☐ Asthma und Allergien
- ☐ Arthritis
- ☐ Kolitis
- ☐ Knochenbrüche
- ☐ Krebs
- ☐ Asthma
- ☐ Nierenprobleme
- ☐ Chronisches Müdigkeitssyndrom
- ☐ Essstörungen
- ☐ Anderes:

Lebensgewohnheiten

Ernährungsweise/Diät:

Beispiel für den Speiseplan eines Tages:

Frühstück:

Mittagessen:

Abendbrot:

Regelmäßige körperliche Bewegung:

Bewegungsart:

Wie viele Minuten? Wie oft?

Tabakkonsum (wie viel?): Früher? Wie viel? Wie lange?

Alkoholkonsum (wie viel?): Wie oft?

Koffeinkonsum (wie viel?):

Bewusstseinsverändernde Drogen (z.B. Marihuana, Kokain – früher und heute):

Stress bei der Arbeit:

Privater Stress:

Gynäkologische Anamnese:

Alter bei der ersten Periode:

Irgendwelche abnormen Pap-Abstriche:

Wenn ja, wie wurden sie behandelt?

Sind Sie sexuell aktiv?

Haben Sie Geschlechtsverkehr?

Haben Sie regelmäßige Orgasmen?

Kennen Sie Ihre weibliche erotische Anatomie? Wo befinden sich Ihre Klitoris und Ihr G-Punkt?

Praktizieren Sie Safer Sex?

Möchten Sie schwanger werden?

Derzeitige Verhütungsmethode (und seit wann):

Gibt es damit Probleme?

Frühere Verhütungsmethoden:

Anzahl der Tage zwischen dem Beginn einer Periode und dem Beginn der nächsten (sofern Sie nicht hormonell verhüten):

Dauer der Regelblutung:

Stärke der Blutung:

Ausmaß der Krämpfe:

Prämenstruelle Symptome (und wann sie beginnen):

Gibt es derzeit Veränderungen in Ihrem normalen Zyklus?

Irgendwelche Zwischenblutungen?

Ungewöhnliche Schmerzen, Druck oder Völlegefühl im Unterleib?

Ungewöhnlicher Scheidenausfluss oder Juckreiz?

Irgendwelche sexuellen Bedenken?

Hatten Sie in der Vergangenheit eine Eileiterinfektion?

Gab es in der Vergangenheit eine sexuell übertragbare Krankheit?

Hat Ihre Mutter Diethylstilbestrol (DES) eingenommen, als sie mit Ihnen schwanger war?

Sonstiges:

Aktuelle Symptome
Allgemein körperlicher Art

Fieber oder Schüttelfrost

Hitzewallungen

Ungewöhnlicher Haarwuchs

Hautausschläge

Gewichtsveränderung

Bauch

Aufgedunsenheit

Sodbrennen, Verdauungsstörungen

Krämpfe oder Schmerzen

Übelkeit oder Erbrechen

Veränderung der Darmentleerung

Blutiger oder Teerstuhl

Durchfall

Verstopfung

Hämorrhoiden

Blähungen

Kopf

Kopfschmerzen

Schwindel

Sehstörungen

Hörstörungen

Nebenhöhlenprobleme

Ohnmachtsanfälle

Blase

Häufiger Harndrang

Schmerzhaftes Wasserlassen

Blut im Urin

Unvermögen, den Urin zu halten

Unvermögen, die Blase zu entleeren

Nächtliches Aufstehen zum Urinieren

Brust

Schmerzen in der Brust

Kurzatmigkeit

Herzgeräusche

Mitralklappenprolaps

Herzklopfen

Chronischer Husten

Blutiger Auswurf

Keuchen

Brüste

Knoten

Blutungen

Ausfluss

Druckempfindlichkeit

Andere Probleme

WAS UNS GESUND MACHT

Unser gesamtes Gesundheitssystem ist auf die Suche nach Krankheiten ausgelegt. Uns wird beigebracht, dass die Untersuchung auf Krankheiten und die Verabreichung einer ständig wachsenden Zahl von Impfstoffen Gesundheitsfürsorge ist. Ich habe schon oft gewitzelt, dass die Frauengesundheit weitgehend auf »Wir haben es noch nicht gefunden« verkürzt worden ist. Aber kommen Sie ruhig wieder. Das schaffen wir.« Obwohl Vorsorgeuntersuchungen ihren Platz haben, sind sie kein Ersatz für eine gesunde Lebensweise – einschließlich starkem Immunsystem, einem längeren in Gesundheit verbrachten Leben und allgemeiner Vitalität.

Der Psychologe Mario Martinez, Gründer des Biocognitive Science Institute, hat Hunderte von gesunden Hundertjährigen in aller Welt untersucht und festgestellt, dass sie unabhängig von ihrer Herkunft alle etwas gemeinsam haben. Sie halten sich nicht an die kulturellen Vorgaben das Alter betreffend. Martinez hat ferner drei Quellen der Gesundheit ausgemacht, die im Folgenden aufgeführt sind. Probieren Sie sie selbst aus!

1. *Positive und aufbauende Gedanken* (das Glas ist halb voll und nicht halb leer). In jeder Wolke einen Silberstreif sehen.
2. *Gute Gefühle:* Sich positiv einstimmen. Bei Aktivitäten und Unternehmungen mitmachen, die Freude, Lachen, Mitgefühl oder Entzücken hervorrufen. Zum Beispiel: Gedichte lesen, den Sonnenuntergang oder das Mondlicht betrachten, Musik hören oder selbst machen, sich an Blumenduft erfreuen.
3. *Berechtigter Ärger und Wut:* Erlauben Sie sich, Wut zu empfinden, etwa dann, wenn die persönliche Integrität einer anderen Person verletzt wird. Mario Martinez weist darauf hin, dass tibetisch-buddhistische Mönche ungewöhnlich häufig an Typ-2-Diabetes erkranken. Das liegt, wie er vermutet, vermutlich daran, dass sie jahrelang trainiert haben, ihre Wut zu umgehen und direkt zur »liebenden Güte« überzugehen. Liebevolle Güte zu empfinden, erzeugt einen Neurotransmitter namens Beta-Endorphin. Es blockiert Schmerzen und fühlt sich gut an. Das Problem ist, dass zu viel Beta-Endorphin den Blutzuckerstoffwechsel beeinträchtigen kann. Liebevolle Freundlichkeit »überzieht« buchstäblich den gerechten Zorn mit Zucker.
   Die tibetischen Mönche sollten ihren Zorn erst einmal fühlen – und sei es nur für ein paar Augenblicke –, damit sie ihn loslassen und weitergehen können. Immerhin haben die Chinesen ihre Klöster zerstört und viele von ihnen getötet. Die spirituelle Schulung der Mönche besteht darin, dies zu verzeihen und weiterzugehen – etwas, das wir alle tun müssen, wenn uns Unrecht widerfahren ist. Aber zuerst müssen wir spüren, dass wir uns schlecht fühlen und wie wütend wir sind. Nur dann können wir uns zur Vergebung überwinden. Bitte beachten Sie das. Obwohl es gesundheitsschädlich ist, zu lange in Wut und Groll zu schwelgen, gilt auch, dass wir diese Emotionen vollständig fühlen müssen, bevor wir sie loslassen.

Zweiter Schritt: Die eigenen Überzeugungen erkennen

Nehmen Sie sich genügend Zeit, um die folgenden Fragen zu beantworten. Mit einer Freundin oder in einer Gruppe geht das möglicherweise besser. Ihre Antworten können einen ausgezeichneten Ausgangspunkt für ein persönliches Tagebuch ergeben, dass Sie regelmäßig weiterführen können, wenn Ihnen neue Einsichten kommen. Schon allein mit dem Aufschreiben der Antworten, mit der Zeit und der Energie, die Sie darauf verwenden, tun Sie etwas für Ihre Gesundheit. Sie werden dabei viel über sich selbst und über Ihre Beziehung zu Ihrem Körper lernen. Beachten Sie: Was Sie hier für Ihre Gesundheit tun, kostet Sie keinen Pfennig.

Ist Ihnen klar, wie über Generationen weitergegebene Einstellungen zu Abläufen im weiblichen Körper, wie der Menstruation und der Menopause, zu den Krankheiten beigetragen haben, unter denen Frauen heute leiden? Welche Einstellungen sind Ihnen bewusst?

Wenn Sie in dem Glauben aufgewachsen sind, dass Ihre Menstruation »das Zeug« ist, wäre es kein Wunder, wenn Ihre Einstellung zu Ihrer weiblichen Physiologie nicht die beste ist.

Inwieweit haben Sie diese negativen Vorstellungen über den weiblichen Körper verinnerlicht?

Bei einer meiner Patientinnen trat die Menopause vorzeitig ein, nachdem sie im Alter von 27 Jahren eine Chemotherapie gegen ein Hodgkin-Lymphom gemacht hatte. Sie nahm zwar einige Jahre lang Östrogene, hörte aber schließlich wieder damit auf. Sie sagte: »Die Vorstellung, dass ich wieder meine Regel kriege, war abschreckend und widerlich für mich.« Ich fand ihre Ekelsbekundung und das, was sie damit über ihre Einstellung zu ihrem Körper aussagte, gleichermaßen erschreckend, aber derartige Einstellungen sind leider allzu häufig.

Glauben Sie, dass Sie gesund sein können?

Frauen, die in Familien aufgewachsen sind, in denen es üblich ist, bei Schlafstörungen, nervöser Unruhe, Kopfschmerzen und gewöhnlichem Schnupfen zum Arzt zu gehen, verinnerlichen oft die Überzeugung, dass der menschliche Körper dazu geschaffen ist, unter allen möglichen Krankheiten zu leiden, und dass es für jede Krankheit eine Pille gibt. Für manche Menschen ist es ganz normal, sich körperlich schlecht zu fühlen. Sie können sich nicht vorstellen, dass ihr Körper gesund sein kann und nicht für jede herumschwirrende Bazille anfällig sein muss.

Bekanntlich hat die Studie an der Carnegie Mellon University in Pittsburgh gezeigt, dass Menschen, die sich selbst für gesund halten, weniger Erkältungssymptome bekamen, selbst wenn sie mit Erkältungsviren infiziert waren und ihre Immunreaktion die Infektion bestätigte.[7] Welche seelischen Verletzungen haben Sie in Ihrer Kindheit oder Familie erlitten? Krisen gehören zu jeder Kindheit. Dadurch wird man widerstandsfähig. Auf der körperliche Ebene etwa gehören dazu die Kinderkrankheiten und Keime, die das Immunsystem reifen lassen. Herausforderungen sind also wichtig. Allerdings sollten alte Vorstellungen und Verhaltensmuster, die aus der Kindheit stammen, irgendwann angepasst werden. Denken Sie einmal darüber nach, wie Ihre Erfahrungen aus der Kindheit zu Ihren Ansichten und Einstellungen im Moment beitragen.

Inzest, chronische Krankheit eines Elternteils, unbewältigte Verluste wie eine Scheidung in der Familie oder ein Elternteil, der die Familie verlassen hat, kommen häufig vor und bilden dann die Grundlage für spätere Probleme mit einer ähnlichen Dynamik. Viele Väter haben ihre Töchter verlassen, als sie noch klein waren, und sind nie wiedergekommen. Andere Frauen haben nie offen über den Tod von Vater oder Mutter gesprochen. Wie solche Ereignisse sich auswirken, ist zwar individuell ganz verschieden, aber eine Schockwirkung haben sie immer. Die Art unseres Umgangs mit den Gefühlen, die durch solche Verluste ausgelöst werden, kann für unsere körperliche Gesundheit eine Rolle spielen. Erinnern Sie sich daran, dass diese Erlebnisse in direkter Beziehung zum Gesundheitszustand unserer ersten drei Chakren stehen und den Organen, die ihnen zugeordnet sind.

So zeigt eine in der Zeitschrift *Development and Psychopathology* veröffentlichte 18-jährige Längsschnittstudie mit 413 afroamerikanischen Kindern, wie wichtig dieser Gedanke ist. Die Forscher fanden heraus, dass eine unterstützende Erziehung, die den Kindern nicht nur das Gefühl gibt, geliebt zu werden, sondern auch, dass sie ihrem Körper vertrauen können, vor entzündungsbedingten Depressionen im späteren Leben zu schützen scheint.[8]

Die Physiotherapeutin Tami Lynn Kent, die sich auf den Beckenboden und die körperlichen Auswirkungen von Lebensereignissen spezialisiert hat, weist darauf hin, dass viele farbige Frauen besonders tiefe Spuren in ihren Wurzelchakren (Gefühl der Sicherheit und Zugehörigkeit) aufweisen, die auf Unterwerfung, Sklaverei, Respektlosigkeit und Missbrauch zurückzuführen sind. In der Tat kann man sich die Erfahrungen der meisten farbigen Frauen vorstellen, wenn man alles, was einer weißen Frau je widerfahren ist, mal hundert nimmt. Weiße Frauen auf der ganzen Welt fangen gerade erst an zu verstehen, in welchem Ausmaß auch wir allein aufgrund unserer Hautfarbe privilegiert und geschützt wurden. Aber unabhängig davon bleibt die Arbeit dieselbe. Wir müssen unser Erbe benennen und einfordern und dann unsere innere Kraft und unsere Verbindung zur Quelle nutzen, um zu heilen. Das ist unabhängig von Ihrer Herkunft, Rasse oder Geschichte möglich.

Zum Beispiel bekam eine meiner Patientinnen um ihren 40. Geburtstag herum Panikattacken und schwere prämenstruelle Beschwerden. Einige Monate vorher war bei ihrem Vater Darmkrebs festgestellt worden. Als meine Patientin vier Jahre alt war, war ihre Mutter plötzlich an einer allergischen Reaktion auf Penicillin gestorben. Man hatte das kleine Mädchen ohne jede Erklärung zu einer Tante geschickt, bei der sie von da an lebte, und ihr nie erlaubt, darüber zu sprechen oder ihren Verlust zu betrauern. Sie erinnerte sich, dass ihr nie jemand gesagt hatte, was eigentlich mit ihrer Mutter geschehen war, dass niemand geweint hatte und dass sie den Eindruck gewonnen hatte, sie dürfe es nie erwähnen. Jetzt, da sie mit dem möglichen Verlust ihres Vaters konfrontiert ist, arbeiten sich diese lange vergrabenen Emotionen alle an die Oberfläche hoch – hoffentlich können sie diesmal auf gesunde Weise geäußert und freigesetzt werden.

Welchen Zweck erfüllt Ihre Krankheit? Was bedeutet sie Ihnen?

Eine 40-jährige Frau, die von einem Autounfall genas, erzählte mir, das Tempo ihres Lebens sei vor dem Unfall zweifellos zu schnell gewesen. Um ihren Bedürfnissen Beachtung zu schenken, musste sie buchstäblich dazu gezwungen werden, mehrere Monate lang zu liegen und an die Decke zu starren, wie es jetzt der Fall war. Sie betrachtet ihren Unfall inzwischen als einen sehr positiven Wendepunkt in ihrem Leben. Leslie Kussman, eine Filmemacherin, die Multiple Sklerose hat, hat gesagt, während einer ihrer morgendlichen Meditationen sei ihr aufgegangen, dass wir die Frage »Welchen Zweck erfüllt meine Krankheit?« vielleicht umformulieren müssen zu »Mit welcher Krankheit erreiche ich meinen Zweck?«[9] Krankheit ist bei uns im Westen oft die einzige akzeptable Meditationsform. In unserer Gesellschaft wird man stirnrunzelnd als hedonistisch oder verantwortungslos angesehen, wenn man mitten am Tag ein Schläfchen macht oder meditiert, um sich wieder aufzuladen und zu erfrischen. Ein Schnupfen dagegen ist eine sozial anerkannte Form des Ausruhens.

Denken Sie einmal, ohne in Selbstanklagen zu verfallen, daran zurück, wie es war, als Sie das letzte Mal wegen einer Krankheit nicht zur Arbeit gehen konnten. War die Krankheit eine befriedigende Unterbrechung Ihres Alltags? Was hat Sie Ihnen gebracht? Was haben Sie aus ihr gelernt? Sehen Sie eine Möglichkeit, wie Sie sich genauso gut erholen können, ohne krank zu werden? Eine junge Ärztin bekam Brustkrebs, während sie mit ihrem dritten Kind schwanger war. Sie reagierte darauf, indem sie ihre Ernährung, ihr Arbeitsprogramm und ihre Lebensweise änderte. Zwei Jahre später erzählte sie mir: »Mein Leben ist so schön wie noch nie. Jeder Tag ist eine Freude. Ich bin froh, dass ich Krebs hatte. Er hat mir das Leben gerettet.«

Wenn Sie nur noch sechs Monate zu leben hätten, würden Sie dann Ihre derzeitige Arbeit weitermachen? Würden Sie mit Ihrem jetzigen Partner zusammenbleiben? Bräuchten Sie eine schwere Krankheit, damit Sie jetzt anfingen, Ihr Leben zu ändern?

Sind Sie bereit, für alle Botschaften offen zu sein, die Ihre Beschwerden oder Ihre Krankheit Ihnen vielleicht bringen wollen?

Bevor Sie anfangen, sich mit dieser Frage zu beschäftigen, sollten Sie bitte beachten, dass es ein grundsätzlicher Unterschied ist, ob man bereit ist, sich für eine Botschaft zu öffnen, oder ob man den festen Willen hat, eine Krankheit in den Griff zu kriegen und ihre Bedeutung ganz genau herauszubekommen, vor allem, während sie gerade akut ist. Die erste Haltung ist heilsam. Bei der zweiten Haltung dagegen manipuliert man sich nur und gibt sich der Illusion hin, etwas beherrschen zu können. Für den Sinn einer Krankheit offen zu sein bedeutet, dass Sie die Krankheit zu sich sprechen lassen, oft durch Gefühle, Bilder und Schmerzen. Es ist gut möglich, dass Sie Ihre Situation intellektuell erst dann verstehen, wenn die Krankheit vorbei ist.

In den Achtzigerjahren, als unsere Gesellschaft sich mit dem Zusammenhang von Körper und Geist beschäftigte, wurden tatsächlich Fragen gestellt wie: »Warum brauchst du den Krebs?«, als ob der Verstand das durch kausales Denken herausbekommen könnte. Diese Fragen führen dazu, dass sich das Gehirn im Kreis bewegt, sodass eine Art »Denksucht« entstehen kann. Für die Bedeutung einer Krankheit offen zu sein ist eine Haltung, ein Prozess. Wie Anne Wilson Schaef sagt: »Es ist ein ›Abwarten‹, kein ›Warten auf‹ etwas.« Auch verbindet es uns mit der Stimme unserer Seele. Glenda Green, Autorin von *Unendliche Liebe. Jesus spricht* (Koha 2010), drückt das sehr schön aus: »Der Verstand wird immer für den Kummer des Herzens geradestehen. Aber ihn beseitigen oder heilen, das will er nicht.«

Wie reagieren Sie normalerweise, wenn Sie mit einer Krankheit konfrontiert werden?

Den Sinn hinter einer Krankheit zu ergründen, ist ein Prozess, bei dem Fragen wie »Warum gerade ich? Warum gerade jetzt?« keinen Platz haben. Evy McDonald schreibt: »Verheddern Sie sich nicht im Netz des Warum. Die

Suche nach einer Erklärung und nach dem Sinn Ihrer Krankheit kann zu Frustration und Verzweiflung führen und kann Sie in Ihrer Entscheidungs- und Handlungsfähigkeit lähmen.« Wie es in Zwölf-Schritte-Programmen heißt: »Das eigene ›Warum‹ ist tödlich.«

Bei den alten Griechen wurden Boten mit Neuigkeiten über die gerade tobende Schlacht zum Heerführer geschickt. Wenn die Nachrichten schlecht waren, wurde der Bote umgebracht. Wenn Sie krank sind, besteht Ihre Aufgabe nicht darin, den Boten, die Krankheit nämlich, zu töten, indem Sie ihn ignorieren, darüber klagen oder einfach die Symptome unterdrücken, sondern Sie sollten Ihr Leben sorgsam überprüfen und jene Bereiche aufspüren und beobachten, in denen Harmonie, Erfüllung und Liebe fehlen.

Was hält Sie davon ab, gesund und munter zu sein?

Das »Abwarten« bei dieser Frage ist eine gute Art der Meditation. Erwarten Sie nicht, dass sofort eine Antwort auftaucht – auch wenn das manchmal vorkommt. In den Achtzigerjahren habe ich mich wiederholt gefragt, welche Veränderungen ich in meinem Leben brauchte und was ich als Nächstes tun sollte. Die Antwort, die immer wieder auftauchte, war einfach: Ruh dich aus. Du bist erschöpft. Es dauerte über ein Jahr, bis ich nach dieser Einsicht handelte. Es war eben ein Prozess, und das ist immer so.

Manche Menschen werden nicht gesund, weil sie glauben, sobald sie geheilt wären, wären sie einsam und verlassen. Krankheit kann in unserer Gesellschaft eine sehr erfolgreiche Methode sein, um auf legitime Weise seine Bedürfnisse erfüllt zu bekommen. Wenn man zu jemandem sagt: »Bitte nimm mich in die Arme – ich bin krank«, ist das etwas ganz anderes, als wenn man sagt: »Bitte nimm mich in die Arme – es ist ein schönes Gefühl, und ich hab es gern.« Im ersten Satz wird Krankheit benutzt, um das allgegenwärtige menschliche Bedürfnis nach Nähe zu rechtfertigen. Im zweiten Satz wird das Bedürfnis einfach direkt geäußert. Viele von uns wissen gar nicht, wie eine Vertrautheit aussieht, die nicht mithilfe unserer Verletzungen hergestellt wurde. Sie sind so erzogen worden, dass sie sich ihrer Bedürfnisse schämen, und haben sehr früh gelernt, ihre Verletzungen als Brücke zu anderen Menschen zu nutzen.

Als ich Assistenzärztin war, war ich einmal sehr stolz darauf, wie ich eine bestimmte Patientin behandelt hatte, und ich beschloss, einer Krankenschwester davon zu erzählen, die diese Patientin auch gut kannte und vielleicht mit mir feiern wollte. Sie sagte: »Eigenlob stinkt.« Ich war sprachlos. Ich hatte einfach dem natürlichen menschlichen Bedürfnis nachgegeben, mein Erfolgserlebnis einem Menschen mitzuteilen, der verstehen würde, was das bedeutete. Als ich klein war, waren meine Eltern immer der Meinung gewesen, dass jedes von uns Kindern seinen »Platz an der Sonne« brauchte. Es war üblich, dass unsere Talente und Leistungen anerkannt wurden, und wir hatten ein gutes Gefühl zu uns selbst und zueinander, wenn wir darüber sprachen. Doch meine Mitarbeiterin hatte offensichtlich gelernt, dass es nicht in Ordnung war, »sich selbst anzupreisen«. Häufig ist das Begräbnis der einzige Anlass, zu dem etwas Gutes über das Leben eines Menschen gesagt wird. Das ist tragisch. Wir alle müssen akzeptieren, dass wir, wie stark, unabhängig und gesund wir auch werden mögen, immer andere Menschen brauchen werden, als Gesellschaft, zum Feiern und um ein Leben voll Freude führen zu können.

Kümmern Sie sich immer noch um die Probleme aller Mitmenschen und stellen Ihre eigenen Bedürfnisse zurück?
Das ist das klassische Dilemma der Frauen. Das Bedürfnis, Heilerin und Friedensstifterin für die ganze Familie oder Arbeitsstätte zu sein, ist ein Muster, das viele von uns in der Kindheit lernen. Um Gesundheit und Wohlbefinden zu erlangen, muss eine Frau sich mit dieser Neigung aufrichtig auseinandersetzen und sich dazu entschließen, das Muster zu ändern.

Hier ein Beispiel: Als meine Kinder zehn und zwölf Jahre alt waren, beklagten sie sich wiederholt über eine meiner Kolleginnen, die eine gute Freundin von mir ist. Sie hat mir bei den Recherchen für dieses Buch geholfen und mir während dieser Zeit sehr unterhaltsam Gesellschaft geleistet. Meine Kinder hatten den Eindruck, meine Freundin nähme mich zeitlich zu sehr in Anspruch und ich stünde ihnen nicht so zur Verfügung, wie sie es gern gehabt hätten. Mir fiel jedoch auf, dass Ann und Kate, wenn sie mit ihren Freundinnen spielten, lasen oder ganz in ihre eigenen Dinge vertieft waren, mich stundenlang ignorierten, manchmal sogar tagelang. Und während der vielen Tage und Stunden, in denen meine Freundin nicht bei uns war, kamen und gingen meine Kinder, wie es ihnen passte und konzentrierten sich auf ihre eigenen Bedürfnisse. Wenn sie mit etwas anderem beschäftigt waren, waren sie an meiner Gesellschaft gar nicht unbedingt interessiert. Sobald jedoch meine lustige Freundin zur Tür hereinkam, wurde ich für die beiden außerordentlich interessant.

Um diese Situation zu klären, hörte ich mir zuerst stundenlang die Klagen meiner Töchter an und versuchte, nur auf ihre Bedürfnisse einzugehen. Dann wurde mir klar, dass die Mädchen auf einer unbewussten Ebene gar nicht damit rechneten, dass ich auch unabhängig von ihnen das Bedürfnis nach Freundschaft, Lachen und Gesellschaft haben könnte. Als mir das aufging, gab ich ihnen sehr deutlich zu verstehen, dass ich auch Bedürfnisse habe – persönliche Bedürfnisse, die genauso wichtig (nicht wichtiger) wie ihre eigenen sind. Mir wurde klar, dass ich mich nicht nur für die Bedürfnisse meiner Kinder, sondern auch für meine eigenen einsetzen musste. Zusammen begannen wir, uns ins Bewusstsein zu rufen, in welchen Bereichen sie – unbewusst – etwas dagegen hatten, dass ich ein eigenes Leben führte, getrennt von ihnen, und welche äußeren Einflüsse mich dazu gebracht hatten, dass ich mein Leben ihren Bedürfnissen opferte.

Als mir diese Zusammenhänge und das, was geschehen musste, klar wurden, hatte ich einen Traum. Jemand schenkte mir eine rote Zapfsäule im Stil der Fünfzigerjahre, die Milch pumpte. Auf der Zapfsäule war ein Name aufgemalt: »Die Mutter.« Ich musste die Zapfsäule kühl halten, damit die Milch nicht verdarb. Immer wieder versuchte ich, mich daran zu erinnern, wem ich die Milch geben sollte. Meine Familie brauchte sie nicht – wir trinken keine Milch. Als ich aufwachte, wurde mir klar, dass die Zapfsäule mich selbst darstellte, und dass es jetzt Zeit war, von einer überholten Form des Bemutterns Abschied zu nehmen.

Verstehen Sie genau, wie Ihr Körper arbeitet, und wissen Sie, wie eng Ihre Gedanken und Gefühle mit Ihrer körperlichen Gesundheit verknüpft sind?
Ihr Körper erlebt jeden Gedanken und jedes Gefühl als »physiologische Realität«. Wenn Sie an den Geschmack und den Geruch von Schokolade denken, lösen Sie viele Reaktionen in Ihrem Körper aus, die auch stattfinden, wenn Sie tatsächlich Schokolade essen. Der Körper ist kein statisches Gebilde. Die Menge an Sonnenlicht, die wir während eines Tages aufnehmen, hat Einfluss auf alle möglichen Abläufe in unserem Körper. Die Art der Geräusche, die wir hören, hat Einfluss auf unsere Physiologie, und die Qualität unserer Beziehungen zu anderen Menschen ebenfalls. Eine Frau sagte einmal zu mir: »Ach, um meinen Unterleib kümmert sich die Lahey-Klinik!« Ihr wäre viel besser damit gedient, wenn sie selbst die Verantwortung für ihren Unterleib übernehmen würde, statt sie der Klinik zu überlassen.

Vielen Frauen fehlt nicht nur das Wissen darum, wie stark unser Körper von unserer Umgebung beeinflusst wird, sondern sie besitzen auch keine Grundkenntnisse in der Anatomie des weiblichen Körpers. Nach Operationen wissen Frauen oft nicht genau, was herausgenommen wurde und was sie noch in sich haben. Es ist aber sehr beruhigend, wenn man genau weiß, wo die Organe im Körper liegen. Während meiner Zeit als Assistenzärztin habe ich einmal eine Blinddarm-Notoperation bei einer Frau vorgenommen. Wegen einer lebensgefährlichen Entzündung mussten gleichzeitig ihre Gebärmutter und ihre Eierstöcke entfernt werden. Einige Tage später erfuhr ich, dass die Patientin glaubte, ihr Blinddarm sei so groß wie eine große Melone gewesen und ihr Unterleib sei jetzt völlig leer, weil wir ihn herausoperiert hatten. Ich erklärte ihr, dass Dünndarm und Dickdarm ihren Unterleib ganz ausfüllten, obwohl sie ihre Beckenorgane verloren hatte. Diese Information war während der Genesung sehr hilfreich für sie, weil das Gefühl des Verlustes dadurch nicht so überwältigend wurde. Es half ihr auch, dass wir ihr anatomische Zeichnungen zeigten – sie erfuhr, dass ihr Blinddarm kleiner war als ihr kleiner Finger.

Wie bereits erwähnt, ermutige ich alle Frauen, sich Kopien ihrer früheren Befunde zu besorgen, vor allem ihre Operationsberichte, damit sie genau wissen, was in ihrem Körper vor sich geht, wie es in ihm aussieht und was noch da ist. Stellen Sie Fragen. Wenn eine Frau Kopien ihrer Befunde besitzt, kann das auch ihre gesundheitliche Versorgung erleichtern, wenn sie auf Reisen ist oder einen Notarzt in Anspruch nehmen muss.

Wissen Sie, wo Ihre Organe liegen? Wenn nicht, empfehle ich Ihnen, sich einmal eine Enzyklopädie oder ein normales Anatomiebuch anzusehen. Lernen Sie Ihren Körper kennen – nicht erst dann, wenn er krank ist, sondern in gesundem Zustand! Das gilt auch für die sozial oder kulturell tabuisierten Körperteile.

Wie nennen Sie Ihre Geschlechtsorgane? Wie hat man sie in Ihrer Familie genannt? Zu viele Frauen sind in Familien aufgewachsen, wo alles unterhalb der Gürtellinie als schändlich galt und nicht benannt wurde. Eine Freundin: »In meiner Familie hieß es immer nur ›da unten‹. Es war wie ein Nebel, ich wusste gar nicht, wie ich alles nennen sollte. Auch konnte man als Frau keine Winde machen!« Auf einem Treffen der Gesellschaft für Pränatalpsychologie und Gesundheit meinte die bekannte Hebamme May Gaskin, dass Frauen bei der Geburtsvorbereitung ein wenig Humor und Entspannung in puncto Körperfunktionen wie Blähungen und Darminhalt guttun würde. Dem kann ich nur zustimmen. Regena Thomashauer, Autorin von *Pussy: Hol dir deine weibliche Kraft zurück* (Arkana 2018) hat jahrelang die alten europäischen Göttinnen und ihre Kultur im alten Europa studiert. Geht es nach ihr, sollten wir wieder mehr darüber wissen und davon gleich praktisch profitieren. Sie verwendet das ziemlich krasse Wort Möse (Pussy), wenn sie vom weiblichen Genital spricht. Auch wenn manche Frauen das aufgrund ihrer Erziehung vielleicht unangenehm finden, so ist es doch ein freundliches Wort des Wohlwollens, das ganz richtig die warme, etwas unübersichtliche Körperregion beschreibt. Außerdem ist es weitaus schöner als viele andere volkstümliche Bezeichnungen.

Verfolgen Sie wirklich Ihr Lebensziel?

Unser Körper ist so angelegt, dass er am besten funktioniert, wenn wir den Aktivitäten und Arbeiten nachgehen, die sich für uns genau richtig anfühlen. Es fördert unsere Gesundheit, wenn wir uns mit kreativer Arbeit beschäftigen, die uns befriedigt – nicht weil der Chef, der Ehemann oder die Mutter sich darüber freuen. Das kann alles Mögliche sein, von Gartenpflege über Computerprogrammierung bis hin zum Schweißen. Mein Freund und Kollege Gay Hendricks nennt dies die Zone der schöpferischen Genialität, im Gegensatz zur Zone der Exzellenz (hier sind wir gut, aber es erfüllt uns nicht). Wenn wir uns mehr in unserer schöpferischen Zone aufhalten, werden wir richtig gedeihen.

Obwohl wir alle gelegentlich Arbeit tun müssen, die wir nicht mögen, gedeihen wir doch erst dann, wenn wir das machen, was wir auch gut können. (Ich kann nur jedem empfehlen, sofort loszugehen und das wunderbare Buch von Gay Hendricks *Lebe dein Leben, bevor es andere für dich tun* zu erwerben. Hat Lebensveränderungspotenzial.)

Damit eine Arbeit als sinnvoll angesehen wird, muss sie eine direkte Belohnung oder einen bestimmten Nutzen zur Folge haben. Wir schätzen den Wert einer Tätigkeit danach ein, wie viel Geld mit ihr verbunden ist. Viele Menschen verdienen eher ihren »Sterbensunterhalt« als ihren »Lebensunterhalt«, wenn sie zur Arbeit gehen. Häufig finden Leute sich wegen der Sozialleistungen mit sehr unbefriedigenden Arbeitsbedingungen ab. Ich nenne das »für die Sozialleistungen sterben«. Finanzielle und gynäkologische Gesundheit sind eng miteinander verbunden. Finanzielle Belastungen wirken sich auf den Bereich des zweiten Chakras (Gebärmutter, Eileiter, Eierstöcke, unterer Rücken) aus. Wir schaffen in diesem Bereich Gesundheit, wenn wir unsere Fähigkeit aktivieren, gleichzeitig kreativ und wohlhabend zu sein.

Der erste Schritt zu Kreativität und Wohlstand besteht oft in einer Veränderung unserer Einstellung zu Geld und Arbeit. Dazu müssen wir die Dynamik von Arbeit und Geld verstehen – Bereiche, die lange von Männern beherrscht wurden. Uns muss völlig klar sein, dass unsere Gesellschaft an das »Nullsummenmodell« glaubt, und wir müssen wissen, welchen Einfluss das auf uns hat. Viele Menschen glauben zum Beispiel: »Wenn es mir gut geht, muss ein anderer leiden. Es reicht nicht für alle.« Oder umgekehrt: »Wenn es jemand anderem gut geht, kann es mir nicht gut gehen. Ich habe keine Chance weiterzukommen.« Wir müssen alle erst einmal erkennen, wie tief diese Überzeugungen in uns verwurzelt sind und wie vollkommen sie unseren Umgang mit dem Thema Geld beherrschen, bevor wir uns entschließen, sie zu ändern.

Die Gedanken von Joe Dominguez, einem früheren Wall-Street-Analytiker, und Vicki Robin sind ein guter Ausgangspunkt für die Überprüfung dieser destruktiven Glaubenssätze und für ihre Umkehrung.[10] Von beiden habe ich gelernt, dass Geld eine Substanz ist, für die wir unsere Lebensenergie eintauschen. Um ein gesundes Verhältnis zum Geld zu bekommen, muss man sich zuerst einmal ausrechnen, wie viele Stunden man noch zu leben hat – die gesamte Lebensenergie. Dann rechnet man aus, wie viel Lebensenergie die eigene Arbeit verschlingt. Wenn man so viel arbeitet, dass man als Ausgleich für den arbeitsbedingten Energieverlust teure Urlaube braucht und häufig krank ist, stellt man vielleicht fest, dass eine Arbeitsstunde, wenn man die »versteckten« Kosten für Urlaub und Krankheit mitrechnet, viel weniger wert ist, als man dafür bezahlt bekommt. Als Nächstes hilft das Programm einem, ein ausgeglichenes Verhältnis zum Geld zu bekommen, indem man sich klarmacht, wie viel Befriedigung man aus jedem Kauf zieht, verglichen damit, wie viel Lebensenergie das Erworbene gekostet hat.

Der folgende Schritt ist, dass man sich bewusst entschließt, mehr Geld für Dinge oder Aktivitäten auszugeben, die einem die größte Befriedigung verschaffen, und weniger Geld für Zeug, das letztendlich keine Bedeutung hat. Dadurch nehmen die Ausgaben mit der Zeit ab, und die Erfüllung, die sie einem verschaffen, nimmt zu. Wenn man beginnt, Geld auf diese Weise zu betrachten, ändert sich die gesamte Beziehung dazu. Man merkt allmählich, dass es nicht nötig ist, das, was man schon immer tun wollte, auf »später« zu verschieben. Einige meiner größten Vergnügen, wie am Strand spazieren gehen, lesen, Tango tanzen und ins Kino gehen, kosten fast nichts. Ein erfüllteres Leben zu beginnen muss nicht teuer sein. Als ich das Programm von Dominguez und Robin durcharbeitete, wurde mir klar, dass mir meine freie Zeit unendlich viel wert war, und dass ich nie wieder eine Arbeit tun könnte, ganz gleich, wie gut die Bezahlung und die Sozialleistungen sein würden, wenn diese Arbeit nicht auch meine Seele befriedigen und mir genügend Zeit geben würde, mir mein Leben so zu gestalten, wie ich es will.

In den mittleren Jahren musste ich eine Scheidung durchstehen, mit der ich nicht gerechnet hatte. Wieder einmal musste ich für mich klarstellen, was mir wirklich wichtig war. Vor der Scheidung hatte ich eine große Zyste an der Gebärmutter entfernen lassen müssen, ein sicheres Zeichen für Probleme mit dem zweiten Chakra – und seinen Aspekten Geld, Sex und Macht. Der Körper lügt nie! Nach der Scheidung war mein Einkommen plötzlich halbiert, doch meine Ausgaben stiegen deutlich. Ich musste die Collegegebühren meiner Töchter zum großen Teil aufbringen. Nichts ist in puncto Aufmerksamkeit mit einer finanziellen (oder gesundheitlichen) Krise vergleichbar! Weil ich wusste, dass es eine Verbindung gibt zwischen Wohlstand und Gedanken, las ich den Klassiker *Denke nach und werde reich* von Napoleon Hill (Ariston 2015), alles von Suze Orman und alles über Finanzen von Robert Kiyosaki, dem Autor von *Rich Dad Poor Dad* (Finanzbuchverlag 2015). Auch spielte ich Kiyosakis geniales Brettspiel Cashflow 101 so lange, bis ich aus der Tretmühle raus (die Zeit zwischen den Gehaltsüberweisungen ist lang) und auf die Überholspur (selbst Einkommen aus geschäftlichen Tätigkeiten und Investitionen generieren) wechseln konnte. Durch das Spiel erlangt man auf spielerische Weise ein ganz neues Verhältnis zum Geld. Es hat mir die Augen geöffnet.

Am Ende habe ich begriffen, dass finanzielle Unabhängigkeit für eine Frau entscheidend ist. Ich habe lernen müssen, dass es wichtig ist, einen finanziellen Überschuss zu haben, und zwar unabhängig davon, ob man arbeitet oder nicht. Am Überschuss unterscheiden sich Menschen, denen es finanziell gut geht von denen, die sich finanziell nach der Decke strecken. Auch habe ich viel von der Autorin Catherine Ponder gelernt. Während meiner Scheidung traf ich einmal Suze Orman in der *Today Show*. Sie hat mir gesagt, dass man gesundheitliche Probleme zuerst in der finanziellen Situation einer Person erkennen kann, weil eine Bilanz nichts verbergen kann. Früher oder später verliert man Energie und die schlägt sich gesundheitlich nieder. Das Einzige, was uns vom Geld abhält, so ihre Ansicht, seien Angst und Wut. Damit hatte sie absolut recht. Indem ich die Gesetze des Wohlstands in meinem Leben angewandt habe (wer bekommen will, muss geben lernen), habe ich es zu echtem finanziellen Wohlstand gebracht und auch gesundheitlich sehr profitiert. Das war eine so starke Erfahrung, dass ich sie auch an meine Töchter weitergegeben habe, damit auch sie nicht aus finanziellen Gründen von einem Mann abhängig werden müssen.

EINSTEIN-ZEIT

Das Verhältnis zur Zeit ist ebenfalls wichtig, wenn es darum geht, zu blühen und zu gedeihen. Vor einigen Jahren führte ich ein wunderbares Gespräch mit Gay Hendricks über sein Konzept der Einstein-Zeit (die in seinem bereits erwähnten Buch vorkommt). Dabei wies er darauf hin, dass jeder über das gleiche Zeitpensum pro Tag verfügt. Allerdings haben wir in unserer immer hektischer werdenden Zeit das Gefühl, dass diese nicht reicht. Hier hilft eine Beobachtung aus der Quantenphysik und dem Raum-Zeit-Kontinuum von Einstein. Hendricks meint, dass unsere Wahrnehmung der Zeit davon beeinflusst wird, was wir mit ihr anstellen. Ist etwas schmerzlich oder unbefriedigend, zieht sich unser Energiefeld zusammen und die Zeit dehnt sich endlos, sind wir hingegen engagiert und beflügelt, etwa in der Liebe, dehnt sich unser Energiefeld und die Zeit bleibt stehen. Eine Stunde der Leidenschaft vergeht wie im Fluge, aber ein kurzer Moment der Berührung einer heißen Platte fühlt sich an wie eine Ewigkeit. Alles ist relativ. Hendriks ist aufgefallen, dass wir nie genug Zeit für das haben, was wir eigentlich schon mal gar nicht tun wollen. Auf der anderen Seite: Sind wir in unserer schöpferischen Zone – tun also, was wir gern tun und auch gut können –, dann sind wir effizient und unser Zeitempfinden ändert sich. Wir schaffen viel mehr in weniger Zeit. Deshalb können wir die Zeit meistern, indem wir ganz präsent sind und verstehen, dass unsere Wahrnehmung selbst die Zeit dehnt und sie uns unterschiedlich erfahren lässt. »Ich komme vom Anbeginn der Zeit.« Dieses Konzept finde ich sehr befreiend und gesundheitsförderlich, und deshalb habe ich die folgende Affirmation dazu verfasst:

»Die Zeit ist auf meiner Seite. Sie steht ganz still und voll für mich. Ich schaffe zeitlose Zeit. Ich habe genug davon. Ich habe die Zeit meines Lebens!!! Ich komme vom Anbeginn der Zeit – in langsamen, sinnlichen Rhythmen der Freude und des Wohlgefühls, die sich endlos dehnen. Ahhhhhhhh!«

Die Affirmation klebt an meinem Badezimmerspiegel, und mein Blick erfasst sie, sobald ich versucht bin, zu viel zu machen oder in Hektik gerate. Ich möchte Ihnen raten, es genauso zu machen!

Haben Sie Ihr Leben so eingerichtet, dass es sowohl Ihre innersten Bedürfnisse befriedigt als auch Ihren Wunsch, etwas für andere zu tun?

Es ist durchaus möglich, sich vollständig selbst zu verwirklichen, die innersten emotionalen Bedürfnisse zu befriedigen und gleichzeitig mit anderen zusammen für das Gemeinwohl zu arbeiten. Unsere Kultur hat Frauen genau das Gegenteil gelehrt: dass sie sich und ihre Bedürfnisse dem Wohl anderer zum Opfer bringen müssen. Man kann jedoch den Durst anderer nicht löschen, wenn die eigene Tasse immer leer ist. Viele Untersuchungen haben gezeigt, dass zum Beispiel Frauen mit Brustkrebsrisiko eine Arbeit, die sie gern tun, und ihre Art der Selbstentfaltung oft aufgeben, um andere zu pflegen. Nicht dieses Opfer allein schafft die gesundheitlichen Probleme, sondern auch der nicht zum Ausdruck gebrachte Ärger darüber trägt dazu bei. Wenn eine Frau nicht davon überzeugt ist, dass sie ein Recht auf Entfaltung hat, wird sie sich nicht einmal gestatten, ihren Groll zu spüren. Die Weisheit ihres Körpers muss sie dann darauf aufmerksam machen, damit sie wieder ins Gleichgewicht kommen kann. Die wohlhabendsten Menschen, die ich kenne, sind auch die großzügigsten. Durch sie wird die Welt besser, und sie leben selbst aus der Fülle.

Eine Untersuchung des Boston College zeigte, dass Patienten mit chronischen Schmerzen und Depressionen weniger Schmerzen, weniger Einschränkung und Depressivität verspürten, nachdem sie sich für ein freiwilliges Ehrenamt entschieden hatten.[11] In den Gesprächen mit den Forschern erwähnten die Probanden immer wieder, dass sie sich mit anderen verbunden fühlten und ein Gefühl der Sinnhaftigkeit hatten. »Trotz der Herausforderungen«, so das Fazit der Studie, »überwogen die Vorteile dieses uneigennützigen Einsatzes die Frustrationen, die die Freiwilligen mit chronischen Schmerzen erlebten.«

Eine faszinierende Studie, die an der University of North Carolina in Chapel Hill durchgeführt wurde, verglich die Genexpression von zwei Gruppen unter 80 gesunden, zufriedenen Freiwilligen – die eine Gruppe strebte hauptsächlich nach einem sinnvollen Leben, die andere nach einem guten, angenehmen Leben. Die Gruppe, die ein sinnvolles Leben führte, war finanziell nicht so gut gestellt und hatte mehr Stress als die genussorientierte Gruppe, aber sie hatte niedrige Entzündungswerte (die mit degenerativen Krankheiten in Verbindung gebracht werden). Ihre Gene, die mit physiologischem Stress in Verbindung stehen, waren tendenziell herunterreguliert (im Wesentlichen ausgeschaltet). Die Genussorientierten hingegen wiesen überraschend hohe Entzündungswerte auf und ihre Gene, die mit physiologischem Stress in Verbindung stehen, waren eher hochreguliert (bzw. eingeschaltet).[12]

Können Sie sich Ihrer Stärken, Begabungen und Talente erfreuen? Sind Sie gut im Annehmen?

Wenn man Gesundheit – oder irgendetwas anderes – schaffen will, ist es wichtig, dass man sich selbst Anerkennung dafür zollt, wo man gerade steht. Lob anzunehmen – einen Erfolg und den Abschluss einer Aufgabe wirklich körperlich zu spüren – kann man lernen. Wie die Autorin Amanda Owen sagt: »Wer Schwierigkeiten damit hat, Dinge anzunehmen, zieht oft Menschen an, die Schwierigkeiten haben zu geben.«

Ein wichtiger Grund dafür, dass Menschen steckenbleiben und sich kein besseres Leben schaffen können, darin besteht, dass sie sich selbst nicht für das loben, was sie bereits geschaffen haben. Wenn Sie den Schritt, Ihr eigenes Werk anzuerkennen, immer überspringen und sich weiterhin nur auf das konzentrieren, was Sie noch erreichen müssen, dann hört Ihr Unbewusstes nur: »Du bist nicht gut genug. Du hast nicht genug geleistet. Es gibt noch so viel zu tun. Du wirst nie gut genug sein« – statt: »Gut gemacht. Du hast viel geschafft.«

Eine meiner Kolleginnen lernte diese Lektion, als sie, während sie an einer größeren Klinik arbeitete, eine Eierstockzyste bekam. Ursprünglich hatte Florence die Stelle an dieser Klinik angenommen, weil sie glaubte, sie wäre nicht gut genug, um auf eigene Faust eine Praxis zu eröffnen und ihre Kreativität voll auszuschöpfen. Nach der Entfernung ihres Eierstocks wusste sie jedoch intuitiv, dass sie ihre Arbeitsstelle aufgeben musste, dass es in irgendeiner Weise gefährlich für sie wäre, dort zu bleiben. In dieser Arbeitsumgebung wurde ihre ureigene weibliche Kreativität von anderen nicht gewürdigt, und infolgedessen schätzte Florence sich selbst nicht, wenn sie dort war. Sie wusste, dass sie noch nicht so stark war, dass sie ihren eigenen, weiblichen Standpunkt ganz ohne Unterstützung durch andere vertreten konnte, aber die »Opferung« ihres Eierstocks rüttelte sie wach und bewegte sie dazu, eine Veränderung vorzunehmen. Sie verließ die Klinik und baute selbst eine sehr erfolgreiche Praxis auf. Erst Jahre später, nachdem sie von der Weisheit der Eierstöcke erfahren hatte, konnte sie erfassen, wie sehr in ihrer ursprünglichen Arbeitsstätte ihre Kreativität bedroht gewesen war.

Viele Frauen leben in dem Glauben, dass sie zu viel zu tun haben, dass sie nie fertig werden und dass sie daher nie ausruhen und sich selbst loben dürfen. Diese Überzeugung stammt direkt aus der Produktivitätsbesessenheit unserer Gesellschaft und aus dem Glauben, dass unser Wert davon abhängt, was wir für andere produzieren können, mögen es nun Kinder, Waren oder Dienstleistungen sein. Dieses Glaubenssystem bringt uns dazu, uns immer mehr Arbeit aufzuladen, die wir nicht zu Ende bringen können und die nicht befriedigend ist. Die Wahrheit ist: Wir werden niemals fertig, es gibt immer noch etwas zu tun, etwas, das man schon hätte erledigt haben können. Das trifft auf uns alle zu.

Dem kann man nur entgegentreten, in dem man immer wieder Schönes und Angenehmes in seinen Zeitplan einbaut. Nur so kann man lernen, eins mit sich und der Welt zu sein! Versuchen Sie immer wieder so einen »Einbau«. Ich zum Beispiel schreibe jedes Jahr zu Neujahr und an meinem Geburtstag auf, was meine Ziele sind und was ich erreicht oder abgeschlossen habe. Diese Liste des Erreichten überrascht mich immer wieder. Ich bin erstaunt, was ich alles geschafft habe. Das ist sehr befriedigend. Regena Thomashauer drückt das so aus: »Unverdautes Gutes wird auch schlecht.« Das ist absolut richtig, weshalb man sich und andere regelmäßig würdigen und wertschätzen sollte.

Denken Sie an etwas, was Sie heute, in dieser Woche oder in diesem Jahr erreicht haben und worauf Sie stolz sind. Spüren Sie diese Ihre Leistung ganz. Verinnerlichen Sie das Bewusstsein davon, bis es mehr ist als bloßes intellektuelles Wissen. Schließen Sie sich selbst ins Herz. Wenn wir uns selbst nicht über unsere Fähigkeiten und Leistungen freuen können, kann das auch sonst niemand. Ich habe mehrere Frauenzirkel (einschließlich meiner Töchter), mit denen ich das regelmäßig mache. Und es gehört zu meinem schönsten und ermutigendsten Unternehmungen. Schicken Sie sich E-Mails, in denen steht, wie klasse Sie sind und was Sie Tolles angestellt haben, auf das Sie stolz sein können. Das kann auch sein, dass Sie erschöpft sind und einen Tag Ruhe brauchen.

Aber wirklich gesunde Bauchkreativität erfordert, dass wir sie als Teil unseres tiefsten innersten Bedürfnisses nach Selbstausdruck anerkennen. Diese Kreativität braucht sich nicht in Geld oder Produktivität messen zu lassen, um ein wertvoller Beitrag zu unserer eigenen Gesundheit und der anderer zu sein. Einer meiner größten Errungenschaften dieses Jahr, auf das ich sehr stolz war, war, dass ich ein ganzes Wochenende allein verbrachte und mit mir sehr, sehr glücklich war!

Das im Hinterkopf sollten wir aber auch anerkennen, was Frauen alles zum Familieneinkommen beitragen. Laut einer Umfrage von NBC News/ *Wall Street Journal* aus dem Jahr 2018 geben 49 Prozent der erwerbstätigen Frauen an, dass sie arbeiten, weil sie die Hauptverdienerin im Haushalt sind; im Jahr 2000 waren es noch 37 Prozent.[13] Wir stellen schon fast die Hälfte der Arbeitnehmer (47 Prozent,vor 50 Jahren war das erst ein Drittel[14]).

Das aber bedeutet, dass sich unsere Stimme in allen möglichen gesellschaftlichen Bereichen – der Industrie, dem Bildungswesen, der Medizin und in weiteren Berufsgruppen – zunehmend Gehör verschafft. Das ist ganz schön beeindruckend! Allerdings ist noch Luft nach oben. Die gleiche Umfrage berichtet, dass 61 Prozent der Frauen angeben, am Arbeitsplatz nicht gleichbehandelt zu werden, 41 Prozent erfahren geschlechtliche Diskriminierung und 49 Prozent berichten von sexuellen Avancen und anderen Formen sexueller Belästigung. Eine Form, wie wir uns in diesem unruhigen Fahrwasser selbst schützen, liegt im Hören auf die innere Stimme und der gegenseitigen Unterstützung. Dadurch werden wir mit der Zeit stark und selbstbewusst, entwickeln eine Stärke, die in unseren ureigenen weiblichen Werten wurzeln.

Dritter Schritt: Die Gefühle annehmen und loslassen

Schmerz entspringt dem Widerstand gegen den Naturzustand des Wohlergehens, und je mehr wir ihm stattgeben, desto stärker wird er.

Abraham, via Esther Hicks

Unsere Emotionen sind ein wesentliches Element unserer inneren Stimme. Unsere Gefühle gehören uns, sind Teil unserer Lebendigkeit. Sie lassen uns wissen, ob wir richtig liegen oder gegen unsere Bedürfnisse anleben.

Viele von uns wurden dafür beschämt, dass sie Bedürfnisse haben. Aber alle Menschen haben Bedürfnisse. Das Bedürfnis danach, gehört, berührt, gehalten, gewürdigt, gesehen und beschützt zu werden – all das ist heilig, all das ist natürlich und menschlich. Und wenn wir den Mut haben, uns verletzlich und umsichtig zu zeigen und Freunde oder Familie zu bitten, uns bei der Erfüllung dieser Bedürfnisse zu unterstützen, werden wir gesünder. Ein Beispiel dafür ist eine meiner Kolleginnen, die kürzlich eine einwöchige Klausur leitete. Als introvertierte Persönlichkeit hatte sie Angst, am Ende der Sitzungen von den Teilnehmern überfordert zu werden. Nachdem sie viel um Weisung gebetet hatte, teilte sie den Workshop-Teilnehmern gleich zu Beginn der Woche mit, dass sie zwischen den Sitzungen eine Auszeit brauche. Sie bat darum, dass in dieser Zeit niemand zu ihr kommen und ihr Fragen stellen solle. Zu ihrer großen Freude und Verwunderung verstanden und respektierten alle ihren Wunsch. Und die Konferenz war ein großer Erfolg, bei dem nicht nur ihre, sondern auch die Bedürfnisse der Teilnehmer berücksichtigt wurden.

Wir alle müssen emotionale Kompetenz entwickeln lernen, anstatt zu versuchen, unsere Gefühle intellektuell zu kontrollieren. Wir sollten sie nicht beurteilen und uns dankbar von ihnen leiten lassen. Denn Gefühle lügen nie. Wenn wir ihnen Aufmerksamkeit schenken und wirklich hinhören, werden wir feststellen, dass sie tiefe Weisheit und Heilung bieten. Und ganz gleich, wie schwer sie zu ertragen sind, sollten wir ihnen Raum, Akzeptanz und Ausdruck geben. Wir müssen uns »genau an diesem Punkt« lieben, ohne Scham oder Schuldzuweisung. Ständige Wut oder Traurigkeit zieht, nach dem Gesetz des Magnetismus, meistens Situationen an, die von Wut oder Traurigkeit erfüllt sind. Wenn wir uns dagegen jeden Tag freuen und uns selbst und anderen Anerkennung schenken, ziehen wir Freude und Anerkennung in unser Leben hinein. In seinem Buch *Wenn der Körper Nein sagt* (Unimedica 2020) erklärt der Arzt Dr. Gabor Maté, dass Krankheit vor allem emotionaler Ausdruck von ungünstigen Stressverhaltensweisen ist. Wenn man beispielsweise seine eigenen emotionalen Bedürfnisse zugunsten anderer unterdrückt (mit anderen Worten: klassisches »Es-allen-recht-machen«-Verhalten), besteht die Gefahr, dass man eine Immunerkrankung entwickelt. Das liegt daran, dass man durch die Unterdrückung der eigenen Gefühle im Grunde die Kontrolle an diejenigen abgibt, denen man dient, was entmachtend und im Grunde selbstverletzend ist. Der chronische Stress, der dadurch entsteht, kann dann Krankheiten auslösen. Dr. Maté hat beobachtet, dass alle seine Patienten mit diesem problematischen Bewältigungsmechanismus zu kämpfen hatten.

Das kann schon in der Kindheit anfangen, erklärt er, wenn man meint, man müsse seine Gefühle unterdrücken, um ein akutes oder chronisches Trauma zu überleben, und sich dabei meist den Erwartungen einer Autoritätsperson oder sogar der Gesellschaft anpassen. Das kann dazu führen, dass dissoziative Emotionen unbewusst werden und unsere körperliche Abwehr durcheinanderbringt, was langfristig der Gesundheit schadet. Dr. Maté beschreibt eine jugoslawische Studie, die zu dem Schluss kam, dass der größte Risikofaktor für den Tod (insbesondere durch Krebs) »Rationalität und Anti-Emotionalität« waren. Wird Wut nicht unterdrückt, so die Forscher, haben selbst Raucher im Vergleich zu Nichtrauchern kein höheres Lungenkrebsrisiko.[15] (In ähnlicher Weise zeigt eine Studie aus Neuseeland, dass unterdrückte Trauer zu Verstopfung, Niesen und Allergiesymptomen führen kann, selbst wenn kein Allergen oder Erkältungsvirus im Spiel ist; der Körper weint stellvertretend sozusagen.[16])

Dr. Maté weist jedoch auch darauf hin, dass positives Denken und positive Emotionen nicht dasselbe sind wie echte Freude – vor allem, wenn sie dazu dienen, uns von negativen Gefühlen abzulenken. »Negatives Denken ermöglicht es uns, unbeirrt in unserem Namen auf das zu schauen, was nicht funktioniert«, schreibt er. »Wir haben in einer Studie nach der anderen gesehen, dass zwanghaft positiv denkende Menschen eher krank werden und seltener überleben. Echtes positives Denken – oder noch tiefer, positives Sein – gibt uns die Gewissheit, dass wir von der Wahrheit nichts zu befürchten haben.«[17] Mit anderen Worten: Wir müssen unsere Gefühle wirklich ausdrücken und loslassen, um wirklich gesund zu sein.

Kinder wissen ganz von selbst, wie man seine Gefühle spüren und dann loslassen kann. Wenn Sie sich wehtun, halten sie inne und weinen. Nach kurzer Zeit spielen sie wieder. Elisabeth Kübler-Ross weist darauf hin, dass ein Wutausbruch bei einem Kind etwa fünfzehn Sekunden dauert. Wenn man dem Kind jedoch wegen seiner Wut ein schlechtes Gewissen einredet oder Vorwürfe macht, wird die natürliche Entladung oft verhindert. Die natürlichen Gefühle des Kindes können steckenbleiben und zu einer Art Selbstmitleid werden, das diesem Menschen jahrelang anhaftet! Kübler-Ross schreibt, dass Menschen, denen früher nicht erlaubt wurde, ihre Wut auf natürliche Weise auszudrücken, als Erwachsene oft in Selbstmitleid baden und dass es schwer ist, mit ihnen zusammenzuleben.

Das Unterdrücken von Gefühlen ist ein Verhaltensmuster, das von Generation zu Generation weitergegeben wird. Viele Frauen haben einen natürlichen Zorn, den sie seit Jahrzehnten unter Kontrolle halten. Sie halten Meere von Tränen zurück, die noch geweint werden müssen. Eine stark übergewichtige Patientin erzählte mir, dass ihre Mutter und ihre Großmutter ihr vorgelebt hätten, wie man sich mit Schokolade vollstopft, wenn der Ehemann nicht in der Stadt ist und man sich einsam fühlt. Das Fett auf ihren Hüften repräsentierte, so sagte sie mir, die emotionale Energie von drei Generationen, die mit Schokolade zurückgehalten worden war.

Die Freisetzung von Emotionen, das Abfließenlassen aufgestauter Gefühle, ist ein organischer Heilungsprozess, der vollkommen natürlich und ungefährlich ist.[18] Als ich zum ersten Mal an einem Intensiv-Workshop teilnahm und mit Menschen zusammen war, die Tiefenprozess-Arbeit machten, hatte ich das Gefühl, im Kreißsaal zu sein – ich leistete Menschen Beistand, die sich selbst gebaren. Wir alle besitzen diese Fähigkeit.

Töne von sich zu geben, spielt bei der Freisetzung von Gefühlen eine wichtige Rolle. So machen Frauen unter der Geburt tiefe ursprüngliche Laute. Diese helfen dabei, dass sich der Gebärmutterhals öffnet und das Baby durch den Geburtskanal kommt. Archaische Geräusche sind auch Teil des Zusammenschlafens und erleichtern die Orgasmusfähigkeit.

Myron McClellan, eine Musikerin, die sich auf die Heilkraft der Töne spezialisiert hat, sagt, Singen sei ein Teil der »emotionalen Verarbeitung«. Neben dem Singen gibt es noch andere Arten des tönenden Heilens wie Jammern und tiefes Schluchzen. Sie fungieren wie Steigeisen, Gifte und alter Müll werden so entsorgt. Kürzlich schrieb mir eine Frau: »Ich habe mehrere Monate lang Kampfsport trainiert, einfach als Hilfe, um einen Teil der Verspannungen und der Muskelschwächen, die ich im Körper spürte, loszuwerden. Ein interessanter Nebeneffekt dabei ist, dass ich meine Stimme gefunden habe.

Als ich Taekwondo lernte, sollte ich bei den Stößen und Tritten, die zu den Übungen gehören, laut herausschreien. Noch nie im Leben hatte ich mit solcher Überzeugungskraft ein Geräusch von mir geben können. Als Kind habe ich gelernt, keinen Lärm zu machen, um möglichst die Leute, die mich missbrauchten, nicht aufzuregen oder zu reizen, und so vielleicht dem Missbrauch zu entgehen. Dieses Trauma habe ich viele Jahre lang mit mir herumgetragen; ich habe sogar meinen Kummer erstickt, als mein Mann getötet wurde. In anderen Kulturen wird Frauen seit jeher beigebracht, laut zu klagen, um bei einem Todesfall ihrem Schmerz, ihrer Trauer oder ihrer Wut Ausdruck zu geben. Ich habe solche Geräusche nie von mir gegeben, obwohl ich es sicherlich gewollt und auch gebraucht hätte. Erst sechs Jahre nach dem Tod meines Mannes war ich in der Lage, so zu klagen. Die Klagelaute waren nicht nur durch den Karateschrei ermöglicht, sondern sie waren auch Ergebnis einer tief gehenden Heilung meiner Atmungsorgane, die ich durch makrobiotische Ernährung und östliche Medizin erreichen konnte.«

In vieler Hinsicht sind die ersten ein, zwei Jahre nach einer traumatischen Erfahrung schwieriger als die Erfahrung selbst – vielleicht deshalb, weil wir in unserer Gesellschaft zwar in einer Notsituation Unterstützung bekommen, anschließend aber die Erwartung besteht, sowohl von uns selbst als auch von außen, dass wir damit klarkommen. Eine junge Frau, die vor einem Jahr mithilfe einer Knochenmarktransplantation von einem Hodgkin-Lymphom geheilt worden war, kam kürzlich zu mir in die Praxis. Die Chemotherapie hatte den verfrühten Eintritt der Menopause verursacht, und wir setzten gegen ihre Hitzewallungen Östrogene ein. Sie litt unter Müdigkeit und Schwäche, aber es gab keine Anzeichen dafür, dass der Krebs wiedergekommen wäre.

Als wir ihre Geschichte durchgingen, brach die Patientin in Tränen aus und sagte mir, während des Jahres, in dem ihre Diagnose gestellt worden war und auch während der gesamten chemotherapeutischen Behandlung hätte sie kein einziges Mal geweint. Sie hatte sich nicht gestattet, ihre Angst zu erleben. Sie hatte einfach alles, so gut sie konnte, durchgestanden. Jetzt, ein Jahr später, war die Krise im Leben dieser Frau vorbei. Ihrem Körper ging es gut, aber sie fühlte sich trotzdem nicht besser. Sie hatte nicht genügend Energie, um sich regelmäßig zu bewegen, und sie hatte keine Lust, für sich selbst gute, nahrhafte Mahlzeiten zuzubereiten. Nachdem sie sich das eine Weile vergegenwärtigt hatte, wurde ihr klar, dass sie Zeit brauchte, um die Erlebnisse in ihrer jüngsten Vergangenheit emotional zu verarbeiten.

Als ich mich zum ersten Mal von einer Akupunkteurin behandeln ließ, erklärte sie mir, dass in der chinesischen Medizin Gefühle wie Wut einfach als Energie angesehen werden. Viele Frauen können ihre Wut nicht direkt ausdrücken – sie manipulieren stattdessen andere damit. Doch Wut kann eine machtvolle Verbündete sein. Wenn wir wütend sind, hat das immer mit etwas zu tun, das wir für uns selbst anerkennen müssen. Die Wut hängt nur bedingt mit der Situation oder dem Menschen, der sie ausgelöst hat, zusammen und ist immer ein Zeichen dafür, dass wir uns in irgendeiner Weise haben vergewaltigen lassen. Das ist einer der Gründe dafür, dass Wut so oft eine Begleiterscheinung des prämenstruellen Syndroms ist.

Wir Frauen müssen alle lernen, dass niemand uns wütend machen kann. Unsere Wut gehört uns, und sie sagt uns etwas, das wir wissen müssen.

Wut ist Energie – unser persönlicher Treibstoff. Sie sagt uns, dass etwas in unserem Leben geändert werden muss. Sie weist uns darauf hin, dass wir etwas wollen, ohne zu wissen, was das ist.

Wenn Sie das nächste Mal merken, dass Sie böse sind (vielleicht weil Sie ganz zittrig oder genervt sind), lassen Sie selbst Dampf ab. Bewegen Sie sich.

Atmen Sie. Kreischen Sie. Oder versuchen Sie es damit: Stellen Sie zwei Stühle einander gegenüber. Setzen Sie sich dann in den einen und stellen Sie sich vor, dass die Person, auf die Sie wütend sind, im anderen sitzt. Jetzt sagen Sie Ihrem Gegenüber alles, was Sie schon immer sagen wollten, ganz egal wie laut, abseitig oder geschmacklos das ist. Lassen Sie Ihre Wut raus, steigern Sie sich richtig rein. Wenn Sie fertig sind, beglückwünschen Sie sich für Ihren Mut. Fragen Sie sich dann: »Was aber brauche ich?« Warten Sie die Antwort ab. Kommt die Wut wieder hoch, wiederholen Sie das Ganze, bis der Anfall vorbei ist.

Wenn Sie Ihren Ärger zu lange herunterschlucken, werden Sie diejenige sein, die am Ende den meisten Schaden davonträgt. Am Ende müssen Sie entscheiden, ob Sie brav oder gesund und glücklich sein wollen! Äußern Sie Ihre Bedürfnisse freundlich. Und wenn sie erfüllt werden, sagen Sie: »Danke schön«.

SCHAMANISCHE ENTFERNUNG ALTER PRÄGUNGEN

Diesen besonderen Ansatz, schlimme Emotionen aus dem Körper zu bekommen, habe ich von dem verstorbenen Peter Calhoun gelernt. Der war Episkopalpriester und wurde Schamane, nachdem er feststellen musste, dass die alten Rituale seiner Religion für viele Menschen nicht besonders hilfreich waren. Peters Methode ist für Leute, die für diese Art von göttlicher Hilfe offen sind, sehr hilfreich. Das ist jedenfalls meine Erfahrung. Es bedarf dazu keiner besonderen Fähigkeiten oder Ausbildung. Das Verfahren wird partnerschaftlich ausgeübt, wobei eine Person die Entfernung der Prägung vornimmt und die andere dies geschehen lässt. Hier die Schritte im Einzelnen:

1. Die emotional betroffene Person sitzt wie in der obigen Wutübung auf einem Stuhl. Wir nennen diese Person das »Subjekt«. Sie stellt sich vor, dass die Person, die ihr Unrecht getan hat, vor ihr sitzt – die gleiche Person, gegen die sie in der obigen Übung ihre Wut gerichtet hat.
2. Die Person, die assistiert, fragt nun das betroffene Subjekt, wo im Körper sie die Blockade spürt. Normalerweise ist das im Bauch, in der Brust oder im Hals.
3. Der Helfer oder die Helferin sagt nun Folgendes – oder etwas Sinngemäßes in eigenen Worten: »Mit Erzengel Michaels kobaltblauem Lichtschwert durchtrenne ich alle Energiestränge, die dich binden. Ich befreie alle dunklen oder umherwandernden Geister und schicke sie auf den Weg der Heilung. Auch verhindere ich, dass sie jemals zurückkehren.« (Dabei ist es hilfreich, das Gesagte mit den passenden Gesten zu unterstreichen. Diejenigen, die hellsichtig sind, können die Schnüre tatsächlich sehen und spüren.)
4. Ermutigen Sie nun das betroffene Subjekt mit folgenden Worten, das Objekt ihm gegenüber direkt anzusprechen: »[Name der Person, an die sich das Subjekt wendet], ich vergebe dir für [hier das Entsprechende einsetzen], und ich schicke dich auf den Weg der Heilung.« Ein Beispiel wäre: »Mama, ich

vergebe dir, dass du mir wegen deiner krassen Eifersucht und Kontrolle nie erlaubt hast, mich auszudrücken oder meine Bedürfnisse zu befriedigen. Das hat mich wirklich verletzt. Ich schicke dich auf den Weg der Heilung.«

Oder dies: »Papa, ich vergebe dir, dass du mich belästigt hast, als ich drei Jahre alt war. Und dass du nie ein richtiger Vater warst. Ich schicke dich auf den Weg der Heilung.«

Und jetzt kommt der wichtigste Teil: Sie geben es dem Gegenüber so richtig – auch wenn da niemand physisch sitzt (und auch wenn die Person tot ist – es ist nie zu spät). Lassen Sie die Angst des unerlösten Kindes heraus. Dies ist keine intellektuelle Übung. Sie müssen Ihre Gefühle fühlen, sonst funktioniert das Ganze nicht. Fühlen Sie und lassen Sie es raus. Hier ist ein weiteres Beispiel: »Jan, ich vergebe dir, dass du mich im Stich gelassen hast, als ich dich am meisten brauchte. Was für ein Arschloch tut so was? Du hast mich fertiggemacht! Doch ich schicke dich auf den Weg der Heilung.«

Hinweis: Dies ist keine Therapiesitzung. Die Person, die bei der Entfernung der Prägung behilflich ist, ermutigt die betroffene Person (das Subjekt), einfach alles herauszulassen. Viele Menschen, die missbraucht wurden, haben ihren Schmerz stark rationalisiert, sodass es vielleicht ein wenig Ermutigung braucht. Es sollte nur ein paar Minuten dauern, um den Kern des Schmerzes zu treffen.

5. Jetzt sagt die betroffene Person: »Und ich vergebe mir selbst für [Entsprechendes eintragen]. Das ist ein sehr starker Moment. In diesem Moment wird der Person bewusst, wie sehr sie ihr eigenes Leben durch das Trauma und die daraus resultierenden Selbstbilder belastet hat.
6. Der Helfer oder die Helferin sagt zu der betroffenen Person: Bist du bereit für die Heilung dieser Prägung?

   Wenn die betroffene Person hier »Nein« sagt, kehren Sie zum vorherigen Schritt zurück, bis die Antwort »Ja« lautet, was bedeutet, dass die betroffene Person dem Täter oder der Täterin nichts mehr zu sagen hat.
7. Die betroffene Person sagt: »Ich übergebe diese Prägung jetzt der violetten Flamme.« (Bei der violetten Flamme, die mit dem sagenumwobenen Grafen von St. Germain verbunden wird, ist eine starke Heilenergie, die dabei hilft, alle Zweifel und Einschränkungen zu beseitigen; siehe www.saintgermainfoundation.org.) Stellen Sie sich vor, dass Sie tatsächlich in einer violetten Flamme sitzen. Die Person sollte spüren, wie sich das, was sie in der violetten Flamme in der Brust, im Bauch oder im Hals gespürt hat, löst. Oft geschieht das sofort. Wenn nicht, wiederholen Sie die einzelnen Schritte, bis das Gefühl verschwunden ist.

   Wenn ich eine Prägung rituell entferne, »sehe« ich immer eines von drei Dingen. Meistens rennt die missbrauchende Person weg – sie rennt buchstäblich über alle Berge. Ein anderes Mal kniet der Täter oder die Täterin vor der Person in der Flamme, reumütig und bittet um Vergebung. Ab und zu springt der Täter oder die Täterin mit der betroffenen Person in die Flamme, um die Erfüllung eines karmischen Vertrages zu feiern.

8. Sobald sich die Blockade im Körper gelöst hat, »füllt« der Helfer oder die Helferin die Stelle, an der die Prägung entfernt wurde, mit goldenem und nachtblauem Licht. Sie nehmen buchstäblich Ihre Hände und tun so, als würden Sie einen offenen Raum im und um den Körper mit diesem Licht füllen. Als jemand, der in der Chirurgie gearbeitet hat und Wunden mit Gaze »gepackt« hat, weiß ich, was das Wickeln einer Wunde tatsächlich bedeutet. Das Packen des Raums, in dem eine Prägung war, ist eine psychische Operation. Es ist genauso real wie das Verbinden einer physischen Wunde – nur dass es im Energiefeld stattfindet.

   Hinweis: Sie müssen übrigens nicht selbst körperlich anwesend sein, um bei der Entfernung einer Prägung zu helfen. Ich führe sie manchmal in meiner Radiosendung durch, wenn ich das Gefühl habe, dass es passt und die Anruferin für diesen Ansatz offen ist. Im Unbewussten gibt es weder Zeit noch Raum. Und in dem Quantenenergiefeld, das uns alle umgibt, sind wir alle miteinander verbunden. Das bedeutet, dass ich bei bei diesem Ritual von meinem Schreibtisch in Maine aus helfen kann, während sich die Person in British Columbia befindet.

9. Sorgen Sie dafür, dass die betroffene Person sich ausruhen kann. Ich empfehle, dass sich die Person zumindest hinlegt, wenn nicht schläft. Dies ist buchstäblich eine psychische Operation. Sie ist real, wirksam und sehr effektiv.

   Heilung ist wie das Häuten einer Zwiebel. Wenn eine Prägung entfernt ist, kann eine andere auftauchen. Wenn das passiert, wiederholen Sie einfach das Ritual. Wenn Sie z. B. die Prägung durch Ihre Mutter entfernt haben, stellen Sie vielleicht fest, dass Sie noch etwas mit Ihrem Vater zu erledigen haben. Und so weiter.

Vierter Schritt: Auf den Körper hören lernen

Auf den Körper zu hören und ihn respektieren zu lernen ist ein Prozess, der Geduld und Mitgefühl erfordert. Die folgende Liste soll Ihnen dabei helfen:

- Notieren Sie sich, was in Ihrem Leben schwierig, schmerzhaft, schön und so weiter ist. Achten Sie auf Ihre Atmung, Ihren Puls und Ihre körperlichen Empfindungen, während diese Dinge Ihnen einfallen. Was spüren Sie? Wo spüren Sie es?
- Achten Sie darauf, wie Ihr Körper sich anfühlt. Fühlen sich manche Stellen taub an? Müde? Ist Ihnen zum Weinen zumute? Ist bestimmten Bereichen Ihres Körpers zum Weinen zumute? In solchen Gefühlen äußert sich die Weisheit Ihres Körpers. Sie sind Teil Ihrer inneren Stimme. Sie können jederzeit einen Freund oder eine Freundin einladen, der/die Ihnen bei der Bearbeitung hilft, indem er/sie das oben beschriebene Verfahren zur Entfernung von Prägungen anwendet oder einfach über die Dinge spricht.

- Wie sieht Ihr Selbstbild aus? Jahrelange chronische Unzufriedenheit mit dem Körper und ständiges Diäthalten führen bei vielen Frauen dazu, dass sie ein unrealistisches Selbstbild entwickeln. Manche fühlen sich viel schwerer, als sie tatsächlich sind. Frauen dagegen, die Kontakt zu ihrer inneren Stimme haben, wirken oft größer und imposanter, als sie es von ihrer Statur her sind. So wie Sie sich fühlen, kommen Sie auch rüber. Achten Sie auf die Signale, die Sie aussenden.
- Achten Sie darauf, wie Sie normalerweise mit Ihrem Körper und über ihn sprechen. Wie ist das, wenn Sie morgens in den Spiegel sehen? Kritisieren Sie Ihr Gesicht, Ihre Beine, Ihr Haar? Entschuldigen Sie sich für gewöhnlich bei anderen für Ihr Aussehen? Schreiben Sie folgenden Satz auf ein Stück Papier und kleben Sie es auf den Spiegel: »Ich akzeptiere mich in diesem Moment bedingungslos.« Häufig schreibe ich diesen Satz auf ein Rezeptformular und überreiche ihn einer Patientin. Dazu gebe ich ihr die Anweisung: »Sagen Sie diesen Satz laut zu Ihrem Spiegelbild und sehen Sie sich dabei in die Augen. Machen Sie das 30 Tage lang zweimal täglich.« Man kann lernen, seinen Körper in diesem Moment bedingungslos zu akzeptieren, ganz gleich, in welcher Verfassung er sich gerade befindet. Bei dieser Übung lernen Sie viel über Ihre »inneren Kritiker«. Geben Sie ihnen Namen wie »Esmeralda« oder »George«, damit Sie die Kritik nicht so persönlich nehmen, wenn »sie« nächstes Mal Ihren Körper heruntermachen. Wenn Sie das Geschwätz nicht persönlich nehmen, können Sie Esmeralda und George befehlen, den Mund zu halten, oder die beiden sogar auslachen. Am Ende werden sie nachgeben und sich davonmachen. Dann können Sie jeden Morgen in aller Ruhe vor dem Spiegel verkünden: »Du bist klasse, anbetungswürdig und sexy.«
- Achten Sie im Alltag darauf, was Ihr Körper braucht. Sind Sie hungrig? Sind Sie müde? Ignorieren Sie Ihren Körper normalerweise?
- Machen Sie sich klar, dass Sie Ihre Gesundheit aufs Spiel setzen, wenn Sie ständig bestimmte Bereiche oder Funktionen Ihres Körpers schwächen.
- Achten Sie darauf, welche Ängste Sie in Bezug auf Ihren Körper haben. Vermeiden Sie es, Ihre Brüste zu berühren, weil Sie Angst haben, dass Sie Knoten darin finden könnten? Informieren Sie sich stattdessen über die Anatomie der Brust und lernen Sie, Ihre Brüste mit Respekt und Liebe zu berühren. Sie können Ihre gesamte Einstellung zu ihnen verändern und entkrampfen. Das gilt auch für Ihre Genitalien.
- Achten Sie darauf, ob es Bereiche Ihres Körpers gibt, die Sie verleugnet haben. Welche sind das? Betrachten Sie bestimmte Körperteile als »unakzeptabel«? Eine meiner Patientinnen hatte bis zum Alter von 35 Jahren

häufig Bauchschmerzen. Sie hatte in ihrer Familie gelernt, dass es Frauen absolut untersagt war, zu pupsen, auch wenn ihr Vater und ihre Brüder das durften. Daher hielt sie die Gase, die sich natürlicherweise im Darm bilden, buchstäblich fest, statt sie aus ihrem Körper herauszulassen, wie es nötig war. Davon bekam sie Bauchschmerzen. Als sie einmal erkannt hatte, dass sie eine völlig natürliche Körperfunktion unterdrückt hatte, lernte sie, diese zuzulassen und war von ihren Bauchschmerzen befreit. Pupsen kann auch lustig sein. Kleine Kinder wissen das.
- Schenken Sie körperlichen Empfindungen wie Rückenschmerzen, »Kloß im Magen«, Kopfschmerzen oder Bauchschmerzen Beachtung. Sind mit bestimmten Bereichen Ihres Körpers Emotionen wie Wut oder Angst verbunden? Unterbrechen Sie das, was Sie gerade tun, wenn Sie etwas in Ihrem Körper spüren, legen Sie sich hin, atmen Sie tief und bleiben Sie mit Ihrer Aufmerksamkeit bei Ihrem Symptom, Ihrer Emotion oder Ihrer Empfindung. Vielleicht werden Sie überrascht sein, welche anderen Gefühle oder Einsichten auftauchen.

Dr. John Sarno, ehemaliger Spezialist für Orthopädie und Rehabilitation am New Yorker Rusk Institute und Autor verschiedener Bücher über Rückenschmerzen hatte mit seinem TMS-Ansatz eine 75- bis 85-prozentige Heilungsrate, etwa bei Nackenschmerzen oder Fibromyalgie. Deren zugrunde liegende Problematik sei das durch Verspannungen ausgelöste Myositis-Syndrom. Sarnos Eindruck war, dass der Persönlichkeitstyp, der diese Art Muskelschmerzen hat, hochgradig selbstreflektiert, verantwortungsbewusst und perfektionistisch ist. (Nicht zu vergleichen mit der Typ-A-Persönlichkeit, die eher feindselig reagiert.) Sarno lehrte seine Patienten, wie sie die Schmerzen vergehen lassen, indem sie die Verbindung zwischen ihren Gefühlen und den Symptomen herstellen und ihrem Verstand sagen, dass sie es nun verstanden haben. Der Schmerz kann dann vergehen, es ist in Ordnung. Die Resultate sind ganz oft erstaunlich. Ich hatte eine Freundin, die mit schlimmen, bereits seit Wochen andauernden Ischiasschmerzen in Dr. Sarnos Praxis humpelte und schmerzfrei wieder hinausging. (Bei Rückenschmerzen ist allerdings auch oft die Körperhaltung ein Problem. Schauen Sie sich dazu mal den Teil über den Psoasmuskel in Kapitel 18 an: »Die Heilkraft der Bewegung«.)

Stellen Sie sich regelmäßig vor den Spiegel und danken Sie Ihrem Körper für alles, was er für Sie getan hat. Stärken Sie die Verbindung zwischen Ihrem Mund und Ihren Ohren – und den anderen Körperteilen –, damit Sie sich daran gewöhnen, sich selbst zuzuhören. Ihr Körper glaubt Ihnen jedes

Wort. Denken Sie daran, dass 90 Prozent Ihrer Körperfunktionen ohne Ihr bewusstes Zutun stattfinden.

Wer sorgt dafür, dass Ihr Herz weiterschlägt? Wer wandelt Ihre Nahrung um? Wer sagt Ihnen, wann Sie Ihre Flüssigkeitsspeicher wieder auffüllen müssen, indem Sie Wasser trinken? Wer heilt Ihre Haut, wenn Sie sich schneiden? Wer sagt Ihren Ohren, sie sollten schöner Musik zuhören? Wer sagt Ihren Augen, sie sollten schöne Sonnenuntergänge anschauen? Sehen Sie Ihren Körper als das Wunder, das er ist.

Fünfter Schritt: Den Körper respektieren lernen

Fast alle Frauen in den Vereinigten Staaten haben ein verzerrtes Bild von ihrem Körper, weil die Medien uns ständig mit Bildern von »perfekten«, durchgestylten Frauen überfluten. Wir fangen schon vor der Pubertät an, uns mit diesen Götzenbildern der Perfektion zu vergleichen. Daher sprechen wir oft in negativen Vergleichen von unserem Körper: »Ich bin um die Hüften herum zu fett, meine Brüste sind zu klein, meine Knie sind hässlich, mein Haar ist zu dünn.«

Statt sich diesem kulturellen Diktat zu beugen und sich schlecht zu fühlen, denken Sie um:

- Das Verlangen nach dem, was die Gesellschaft als den »perfekten Körper« ansieht, ist völlig verständlich. Ich kann mich sogar ganz dafür respektieren, denn dieser Wunsch ist durchaus menschlich. Ich bin ihm gegenüber machtlos. (Damit meine ich, dass das Verlangen ungebeten aufsteigt. Ich kann es nicht beherrschen.) Doch was ich mit einem Gedanken oder einem Wunsch anfange, habe ich in der Hand. Darum ist es so wichtig, dass wir beginnen, auf uns selbst und unsere Gedanken zu hören.
- Lieben Sie den Körper, den Sie haben. Wenn Sie es nicht tun, wer dann? Geben Sie ein Versprechen, dass Sie sich und Ihren Körper mit Wohlwollen behandeln, besonders wenn es zu Abwertungen oder Vergleichen aus den inneren Tiefen kommt.
- Machen Sie sich klar, dass Ihre Gedanken und Grundeinstellungen draußen im Universum deutlich wahrgenommen werden. Die Autorin Laura Bushnell schlägt in ihrem Buch *Life Magic* (Miramax Books 2005) vor, dass man sich vorstellen solle, da sei ein riesiger Spiegel. Auf den schreiben Sie mit rotem Lippenstift: »Ich bin schön und einfach unwiderstehlich«. Mit der Zeit reagiert Ihr Körper auf Ihre Gedanken. Sie werden zu dem, was Sie sich vorstellen.

Oft liest man in der Presse oder den sozialen Medien darüber, dass die meisten Medienstars sich irgendwann in ihrer Karriere einer Schönheitsoperation unterzogen haben oder unterziehen werden. Die Vorbilder für Perfektion, die täglich in unsere weltoffenen Wohnzimmer ausgestrahlt werden, setzen einen Maßstab, dem die meisten von uns nicht gerecht werden können, ohne Maßnahmen wie chirurgische Eingriffe anzuwenden.[19] In gewisser Weise ist das beruhigend. Sie sind schließlich ebenso Menschen wie wir und der gleichen Faltenbildung und Erschlaffung der Haut unterworfen. Aber die Maßstäbe ihres Gewerbes verlangen eine bestimmte Erscheinung, und dieser Forderung kommen sie durch Operationen, ständiges Fitnesstraining und Diät nach. Bei Fernseh- – oder Filmaufnahmen folgt ihnen den ganzen Tag jemand mit einem Föhn durch das Studio. Eine meiner Freundinnen bezeichnet diese Leute als »Schönheitspolizei«. So betrachtet würden fast alle Frauen sehr gut aussehen (jedenfalls nach den von der Gesellschaft gesetzten Maßstäben), wenn sie genauso viel Zeit, Energie und Geld in ihre äußere Erscheinung stecken würden wie die Vorzeigemenschen in unseren Medien.

Doch die uralte Kunst, sich zu schmücken, kann auch Teil unserer Fürsorge für uns selbst sein. Nagellack, Eyeliner und Lippenstift gab es schon bei den alten Griechen und Römern. Man hat den Eindruck, dass Menschen sich schon immer für Stilfragen und Schminke interessiert haben. Ich kann den neuen Trend zu mehr Selbstfürsorge durch Massage, Pediküre, Maniküre und das ganze Drum und Dran nur unterstützen. Es ist ein Schritt in die richtige Richtung!

Unseren Zugang zu Kleidung, Schminke, Frisur und Körperpflege kann die Einsicht Dolly Partons erleichtern, die sagte: »Finden Sie heraus, wer Sie sind, und seien Sie es dann bewusst.« Wenn wir herausfinden können, wer wir innerlich sind, können wir das anschließend nach außen hin ausdrücken. Wie Coco Chanel einmal gesagt hat: »Sich zu schmücken ist nichts anderes als eine Spiegelung des Herzens.«

Sechster Schritt: Eine höhere Macht oder die innere Weisheit anerkennen

Es gibt eine unsichtbare Macht, eine spirituelle Dimension, die unser Leben lenkt wie liebende Eltern ihr Kind.

Pythia Peay

Unser Körper wird von spiritueller Energie und spiritueller Führung durchdrungen und genährt. An diese Wirklichkeit zu glauben und ihr zu vertrauen ist wichtig, wenn man Gesundheit schaffen will. Wenn eine Frau auf etwas vertraut, das größer ist als ihr Intellekt und mächtiger als ihre gegenwärtigen Umstände, dann hat sie Kontakt mit ihrer inneren Kraftquelle. Wir alle tragen einen göttlichen Funken in uns. Wir sind von Natur aus ein Teil Gottes (oder der Göttin oder des Ursprungs). Jesus hat gesagt, das Himmelreich sei in uns selbst zu finden, und wir können die Verbindung dazu mit Hilfe unserer inneren Stimme herstellen. Wir brauchen nur bei uns selbst zu suchen, um sie zu finden.

Es ist nicht schwer, Kontakt zu unserer eigenen inneren Weisheit, zu unserer Spiritualität zu finden, doch weder unser Intellekt noch unser Ego kann diese Verbindung oder deren Folgen beherrschen. Der erste Schritt ist die Absicht, mit der göttlichen Führung Verbindung aufzunehmen. Der zweite Schritt besteht darin, alle Erwartungen in Bezug auf die Ergebnisse fallen zu lassen. Der dritte Schritt ist das Warten auf eine Antwort. Dabei öffnet man sich dafür, die eigenen Lebensmuster zu erkennen, die mit der ursprünglichen Frage zusammenhängen.

Wir alle haben einen Schutzengel, der bereit ist, uns zu führen. Aber wir müssen darum bitten. Führung steht uns jederzeit zur Verfügung, aber wir müssen offen dafür sein, sie anzunehmen. Die ineinandergreifenden Lebensmuster zu erkennen ist eine Möglichkeit, das ganze Leben zu betrachten. Das ist die grundlegende Veränderung der Sichtweise, die ich bereits erwähnt habe. Das Gesamtbild verstehen bedeutet: nicht im einzelnen Augenblick stecken zu bleiben. Zugang zur spirituellen Führung zu gewinnen heißt, sich anzusehen, wie das Muster des eigenen Lebens sich im Laufe der Zeit entwickelt. Wie David Spangler gesagt hat: »Träume, Ereignisse, ein Buch, die Worte eines Freundes: all das könnte ein einziges Wort von einem Engel sein.«

Vor etwa zwei Jahren stand ich an einem sonnigen Freitagmorgen neben meinem Bett und bereitete mich auf den Tag vor. Ich las meine Lieblingsmeditationen durch, die ich in ein kleines Büchlein aus handgeschöpftem Papier geschrieben habe. Ich entschied mich dafür, einen Satz aus Florence Scovel Shinns Buch *Das Lebensspiel und seine Regeln* (Freya 2017) laut zu sagen.[20] Ich sprach ihn laut und deutlich und mit ernsthafter Absicht: »Allumfassender Geist, gib mir ein deutliches Zeichen, führe mich zur vollkommenen Selbstverwirklichung, zeig mir, von welchem Talent ich jetzt Gebrauch machen soll.« Am selben Nachmittag bekam ich einen Anruf von einem Bekannten, der Literaturagent ist. »Ich finde, es ist Zeit, dass du ein Buch schreibst«, sagte er. Erst viel später an jenem Tag brachte ich die beiden Ereignisse in Verbindung. Manchmal zeigt sich die Führung ganz schnell. Wenn das der Fall ist, muss man allerdings manchmal jenen Teil des Verstandes überwinden, der einem sagt, man würde sich das alles ausdenken und wäre verrückt, an so ein Zeug zu glauben.

Wir sind zwar alle Teil eines größeren Ganzen, aber wir sind auch Individuen. Dieser einzigartige Teil des Ganzen, den jeder von uns verkörpert, muss sich vollständig ausdrücken, wenn für uns selbst und andere Gesundheit, Glück und spirituelles Wachstum entstehen soll. Die beste Methode, diesen göttlichen Teil unserer selbst auszudrücken, besteht darin, alles das zu werden, was wir sind. Unser Körper leitet uns dabei an, indem er uns wissen lässt, was sich gut und »richtig« anfühlt und was nicht. Krankheit ist oft ein Zeichen dafür, dass wir den Sinn unseres Lebens aus den Augen verloren haben. Daher sagt Dr. Bernie Siegel: »Krankheit heißt, dass Gott den Startknopf noch einmal drückt.«

Viele Ärzte sind diesem Thema gegenüber aufgeschlossen, aber sie trauen sich nicht, darüber zu sprechen. Ein Medium hier im Süden von Maine hat einmal zu mir gesagt: »Eines Tages gebe ich bei mir eine Cocktailparty und lade alle Ärztinnen und Ärzte aus der Gegend ein, die schon einmal eine Sitzung bei mir hatten. Ihr werdet alle dastehen und staunen, wie viele von euch da sind – und wer alles da ist.«

Wenn wir das Heilige in unser Leben einladen, indem wir unsere innere Weisheit oder eine höhere Macht oder Gott ernsthaft um Führung in unserem Leben bitten, beschwören wir eine große Kraft herauf. Das darf man nicht zu leicht nehmen. Manche Menschen sprechen voller Ironie davon und machen sich darüber lustig, weil sie Angst davor haben. Wenn man seine innere Stimme oder den Geist aufrichtig darum bittet, einem im Leben zu helfen, gibt man die Zustimmung, dass das Leben sich ändert. Manche Bestandteile des Lebens, die nicht mehr dem höchsten Ziel dienen, können auseinanderfallen – und das kann einem Angst einjagen. Caroline Myss sagt: »Eine Ehe oder einen Arbeitsplatz verschwinden zu lassen ist für einen Engel reine Erholung – wie ein Tag am Strand.«

Der Glaube an Engel, ein Horoskop oder eine Sitzung mit einem Medium befreien einen nicht von der Arbeit, sich selbst zu heilen und ganz zu werden. Denken Sie daran, dass jedes Tun zur Sucht werden kann – selbst die sogenannten spirituellen Praktiken. Zu viele Menschen benutzen sie dazu, der Beschäftigung mit schwierigen Bereichen ihres Lebens aus dem Weg zu gehen. Edelsteintherapie, New-Age-Musik und Astrologie werden nicht zur Heilung beitragen, wenn man jeden Abend sechs Whisky trinkt.

Und wenn Sie treu und brav zweimal täglich meditieren, abends dann aber von Ihrem Mann verprügelt werden, können Sie kaum gesund bleiben. Alle »Spiritualität« der Welt wird Ihnen Ihre Hausaufgaben, die Sie als Mensch zu erledigen haben, nicht abnehmen. Nur Sie selbst können die Handlungen ausführen, die nötig sind, um Ihr Leben zu gestalten. Wie eine meiner Freundinnen sagte: »Gott versetzt Berge – aber bring lieber eine Schaufel mit.«

Um wieder Kontakt zu ihrer Spiritualität zu finden, müssen viele Frauen Jahre des religiösen Missbrauchs hinter sich lassen, vor allem, wenn sie Opfer von Sekten oder patriarchalischen Religionen waren. Gott ist lange Zeit und immer wieder als rachsüchtiges, rechthaberisches Wesen dargestellt worden, das sich dem menschlichen Verständnis oder Wissen entzieht, und so ist es kein Wunder, dass viele in Wirklichkeit wütend auf Gott sind und sich gegen die Vorstellung von einer »höheren Macht« oder »inneren Weisheit« sträuben. Manche Frauen sind in einem sehr kindlichen Stadium stecken geblieben und stehen auf dem Standpunkt: »Wenn es einen Gott gäbe, hätte er nie zugelassen, dass mir das passiert.« Eine meiner Kolleginnen sagt: »Wenn ich Gott zu etwas mache, das von mir getrennt und außerhalb von mir ist, dann werde ich ihm immer vorwerfen, dass er mich bestraft, wenn mein Leben nicht so gut läuft.«

Wir sind alle spirituelle Wesen. Die Verbindung mit dem Geist ist Teil des Menschseins. Jahrhundertelang hat unsere Kultur versucht, unsere angeborene Spiritualität über die Religion zu kontrollieren. Manche Frauen mögen zwar mithilfe organisierter Religionen Zugang zu ihrer Spiritualität gewinnen, aber zu viele Religionen verlassen sich auf unumstößliche Dogmen und Regeln, die dazu dienen, uns von der Spiritualität unseres Alltags zu trennen. Spiritualität fließt frei und wandelt sich ständig. Es ist klar, dass die meisten Religionen ursprünglich auf den unmittelbaren und tief greifenden spirituellen Erkenntnissen ihrer Gründer aufbauten, aber heute fehlen den meisten organisierten Religionen die Flexibilität und die ständige Weiterentwicklung, die für echte Spiritualität notwendig sind.

Zum Teil ist es eine Reaktion auf die vielen Jahre der Zugehörigkeit zu von Männern begründeten Religionen, dass Frauen sich heute von verschiedenen Aspekten der »großen Göttin« angezogen fühlen. Als Frauen brauchen wir für unsere Meditationen und Gebete »ein Bild von Macht und Schönheit, das uns in unserer Geschlechtszugehörigkeit bestätigt«, sagt Patricia Reis.[21] Da wir Gott als männliches Wesen verinnerlicht haben, sorgen die Vorstellungen von der Göttin, denen wir heute immer öfter begegnen, für den so notwendigen Ausgleich.

Meine Mutter ist eine Wünschelrutengängerin und nutzt auch oft ein Pendel zur intuitiven Führung. Andere verwenden Runen, Tarotkarten oder Bibelsprüche. Spirituelle Führung hat viele Gesichter. Verwenden Sie die, die Ihnen am meisten zusagt.

Ganz gleich, wie Sie selbst zur Spiritualität stehen mögen – es ist wichtig, einen Sinn für das Heilige in den Alltag hineinzubringen. Meine Spiritualität durchdringt alles, was ich tue. Ich hole sie nicht extra für spezielle Tage wie Weihnachten oder in speziellen Gebäuden, die man Kirchen, Synagogen oder Tempel nennt, hervor. Ich bin ein durch und durch spirituelles Wesen. Auf einer bestimmten Ebene empfinde ich mich als Teil von Gott (oder der Göttin) oder von allem, was ist – nicht getrennt davon. Wenn ich schreibe, bin ich in Kontakt mit meiner Spiritualität. Wenn ich im OP bin, habe ich eine starke Verbindung zu meiner Spiritualität. Ganz besonders verbunden bin ich mit meiner Spiritualität, wenn ich Frauen helfe, sich ihrer inneren Führung zu öffnen, denn wenn ich einer anderen Frau helfe, sich zu heilen und Kontakt zu ihrer inneren Stimme zu finden, hilft das auch mir selbst dabei, mich zu heilen und Kontakt zu meiner inneren Stimme zu bekommen.

Wie viele andere Frauen spüre ich eine tiefe Verbundenheit mit der Natur. Viele Menschen finden an einem bestimmten Ort Ruhe und Frieden, an einem Ort, den sie vielleicht als Kinder aufgesucht haben, um sich von der Natur mit ihren nährenden Kräften umarmen zu lassen. Häufig erzählen Frauen mir von bestimmten Bäumen, Felsen, Bergen oder anderen Orten, an denen sie ihre Spiritualität stark empfinden. Ein Aufenthalt in der Natur ist oft ein Katalysator für den Kontakt zur eigenen Spiritualität.

Eine gute Methode, sich auf die Welt der Natur einzustimmen, besteht darin, die Mondphasen zu verfolgen und zu beobachten, ob dieses natürliche Zunehmen und Abnehmen eine Wirkung auf den Körper, die Gefühle oder die Wahrnehmungen hat.[22] Achten Sie darauf, wie die Jahreszeiten auf Sie wirken. Weckt der nahende Herbst Ihre Sinne und findet Sie bereit zu neuen Taten? Oder hat der Frühling diese Wirkung auf Sie? Sehen Sie nach, wann die Tagundnachtgleichen und die Sonnenwenden sind.

Jahrhundertelang glaubten die Menschen, dass ihnen zu diesen Zeiten mehr spirituelle Kraft zur Verfügung stünde. Alle wichtigen religiösen Feste werden um diese Tage herum gefeiert. Sie brauchen nichts zu lernen – achten Sie einfach auf den Mond und die Rhythmen der Natur. Ich wohne an einem Fluss, dessen Wasserstand von Ebbe und Flut beeinflusst wird, und ich genieße die Veränderungen des Wasserstands vor meinem Fenster, denn ich weiß, dass sie, wie mein Körper auch, mit den Mondphasen in Verbindung stehen.

Als ich noch ein Kind war, ging mein Vater immer sonntags in die Kirche, weil er die Kirche mochte und weil seine Familie immer in die Kirche gegangen war. Meine Mutter dagegen machte oft einen Spaziergang im Wald. »Er hat seine Kirche, ich habe meine«, sagte sie. Jede Frau muss ihr spirituelles Zentrum und ihre innere Stimme selbst finden. Und beide sind für jede Frau verschieden.

Ob wir nun an Engel, Gott, Jesus Christus, Buddha, den menschlichen Geist, die heilige Jungfrau Maria, den Großen Geist oder die Göttin Gaia glauben – aus dem Einklang mit unseren spirituellen Kräften erwächst uns eine starke Genesungsheilkraft. Wenn wir Gesundheit schaffen wollen, gehört es dazu, dass wir uns an unser spirituelles Ich erinnern und eine Form von Führung annehmen.

Eine der besten Sachen, die man angesichts eines Dilemmas tun kann, ist, es dem Göttlichen zu überlassen. Das bedeutet, dass Sie sich eingestehen, dass Sie alles getan haben, was Sie verstandesmäßig tun konnten, um herauszufinden, wie Sie Ihr Problem lösen können. Dann überlassen Sie es ehrlich dem Göttlichen, das man sich als einen Teil von sich außerhalb von Zeit und Raum vorstellen kann, der weit mehr weiß als man selbst. Sie können es Gott nennen, Ihre innere Weisheit oder höhere Macht. Sie haben die Wahl.

Ich habe einen Karton, den ich Gottesbox nenne. Wenn ich ein Problem habe, über das ich mir schon den Kopf zerbrochen habe, ohne eine Lösung zu finden, lege ich es in die Gottesbox und warte dann darauf, dass mir gezeigt wird, was ich tun soll. Ich übergebe es buchstäblich an die göttliche Quelle – manchmal mehrmals, wenn es sich um etwas handelt, von dem ich besessen bin (wie Bauchfett oder eine Beziehung). Und wissen Sie was? Mit der Zeit wird mir immer etwas gezeigt. Einer meiner größten unerfüllten Bereiche waren romantische Beziehungen, und so habe ich im Laufe der Jahre viele, viele Sehnsüchte, Gebete, Wünsche und Namen in meine Gottesbox gelegt. Es hat mich viele Jahre hingebungsvoller Arbeit an mir selbst und an meinem unerlösten inneren Kind gekostet, aber jedes Jahr, wenn ich die Gottesbox ausleere und den Inhalt lese, bin ich der wahren Seelenverwandtschaft immer näher gekommen – aber es musste bei mir anfangen. Ich weiß, dass Sie das schon mal gehört haben, aber es ist wirklich so. Ich musste schließlich die gesamte Beziehungsfrage Gott überlassen – und darum beten, mit oder ohne Mann glücklich zu sein. Ich habe das Folgende in mein Gotteskästchen gelegt: »Ich übergebe mein Liebesleben dem Göttlichen. Hilf mir, loszulassen und zuzulassen. Wenn ich für jemanden bestimmt bin, dann schicke ihn mir bitte.« Das war keine leichte Aufgabe. Aber es hat funktioniert – vor allem, nachdem ich mit dem »Bemühen« aufgehört und mich einfach mit meinem Leben zufriedengegeben habe.

Manchmal können die Antworten auch sofort kommen. Eine Leserin und Radiohörerin namens Lori Robin erzählte mir kürzlich die folgende erstaunliche Geschichte:

> Ich saß in der Badewanne und hörte mir ein aufgezeichnetes wöchentliches Gruppengespräch mit Tosha Silver (spirituelle Lehrerin und Autorin) an. Danach machte ich fünf Atemzüge, entspannte mich und versicherte mir, dass ich jeden Neuanfang voll und ganz annehme. Ich überließ mich ganz dem Göttlichen, gab mich hin und ließ alle Erwartungen los. Innerhalb von Sekunden spürte ich eine scharfe, schmerzhafte Bewegung unter meinem rechten Brustkorb, ein Bereich, in dem ich seit mehr als 10 Jahren Schmerzen habe und bei dem mir kein Gastroenterologe helfen konnte (selbst nach der unnötigen Entfernung meiner Gallenblase). Der Schmerz begann sich zu bewegen, und ich konnte dies tatsächlich an der Außenseite meines Körpers sehen, so wie man in der Schwangerschaft sehen kann, wie sich die Ferse des Babys gegen den Bauch bewegt. Der Schmerz war heftig, aber ich sagte laut: »Ich weiß nicht, was das ist, aber ich danke (autsch!) dafür und nehme es an (autsch!).« Es drehte sich und fühlte sich an wie eine Schlange, die sich entrollt, was mir nichts ausmachte, da ich Schlangen mag. Ich entspannte mich einfach und setzte das Danken fort. Und so plötzlich, wie es angefangen hatte, war es auch wieder vorbei. Nachdem ich sechzehn Jahre lang Schmerzen in diesem Bereich hatte und in den letzten sieben Jahren alle möglichen Behandlungen in Anspruch genommen hatte, waren die Schmerzen einfach weg. Wie seltsam, wie wunderbar, dachte ich, und wie passend, denn ich hatte eine Ultraschalluntersuchung in Erwägung gezogen. Nun war das nicht mehr nötig. In dem Jahr, das seither vergangen ist, habe ich nur noch ab und zu ein leichtes Stechen verspürt. Ich bin immer noch erstaunt, dass die fast unerträglichen Schmerzen auf diese Weise verschwunden sind.

GÖTTLICHE LIEBE: DIE STÄRKSTE ENERGIE DER WELT

Vor einigen Jahren erhielt ich ein Flugblatt über die Arbeit des verstorbenen deutschen Heilers Bruno Gröning (www.bruno-groening.org/en). Ich besuchte ein Treffen, das von Ärzten aus Deutschland geleitet wurde, und erfuhr, dass viele Heilungen von sogenannten unheilbaren Krankheiten von der medizinisch-wissenschaftlichen Gruppe des Bruno-Gröning-Freundeskreises gut dokumentiert wurden. Der Freundeskreis lehrt einen Weg, sich auf das Göttliche einzustimmen, und zwar durch einen Prozess, der Einstellen genannt wird, eine Sitzhaltung, bei der die Hände mit den Handflächen nach oben auf den Oberschenkeln liegen und Arme und Beine nicht gekreuzt sind. Während man sich auf diese Weise einstimmt, kann man das spüren, was Gröning »Heilstrom« nennt. Zur Begleitung dieser Methode wurde wunderschöne Musik geschrieben. Ich besuchte viele Treffen des Freundeskreises und wurde persönlich Zeuge einer Reihe bemerkenswerter Heilungen, darunter eine Frau mit Multipler Sklerose und ein Mann mit insulinpflichtigem Diabetes. Mich hat auch die wissenschaftliche Strenge beeindruckt, mit der die Heilungen dokumentiert wurden.

Dann erfuhr ich von der Arbeit des Ingenieurs Robert Fritchie, der viele Bücher geschrieben hat, darunter *Being at One with the Divine: Self-Healing with Divine Love* (World Service Institute, 2016). Fritchie arbeitete mit dem verstorbenen Marcel Vogel zusammen, einem Wissenschaftler, der bei IBM mehr als hundert Patente in der Kristalltechnologie hielt. Fritchie und Vogel haben viele Jahre lang an der Dokumentation der Energieheilung gearbeitet. Diese heilende Kraft, die Fritchie göttliche Liebe nennt, ist meiner Erfahrung nach genau dasselbe wie der Heilstrom, auf den Bruno Gröning sich bezog. Fritchie bezeichnet sie als die mächtigste Heilkraft der Welt. Und auch er hat sie eingesetzt, um alles zu heilen, von Umweltverschmutzung bis hin zu Krebs.

Vogel hat spezielle Kristalle entwickelt, um die Energie zu verstärken, aber Kristalle sind nicht notwendig. Fritchie weist darauf hin, dass wir alle Kristalle sind, die in der Lage sind, Heilenergie zu senden und zu empfangen, die in voller Absicht übertragen wird. (Wie ich bereits erwähnt habe, sind unser Bindegewebe, unsere Zähne und Knochen kristalline Matrizen, in denen Informationen in einem Bereich sofort auf das gesamte System übertragen werden). Dr. Gary Schwartz, der Leiter des Laboratory for Advances in Consciousness and Health an der Universität von Arizona in Tucson, hat dies dokumentiert und gezeigt, dass das menschliche Herz Licht ausstrahlt.

Die göttliche Liebe steht jedem Menschen zur Verfügung, unabhängig von seinem religiösen Hintergrund. Es ist die Liebe Gottes, schlicht und einfach. Das ist nicht dasselbe wie persönliche Liebe. Persönliche Liebe (Ihr eigenes persönliches Mitgefühl und Ihre Fürsorge) zu verwenden, um jemanden zu heilen, kann für diejenigen, die empathisch sind und sich zu Heilberufen hingezogen fühlen, sehr gefährlich sein. Das liegt daran, dass wir oft ein Ergebnis für jemanden wollen, das nicht mit dem übereinstimmt, was seine Seele und sein Geist gewählt haben. Die göttliche Liebe umgeht all dies. Deshalb beenden wir jede Fürbitte mit »Gemäß dem Willen des Schöpfers«. Die göttliche Liebe wirkt durch die höhere Schwingung des Geistes und der Absicht. Sie ist eine höhere Schwingung als Ihre Gedanken, Ihre Seele und Ihr Körper.

Ich persönlich arbeite jeden Tag mit der göttlichen Liebe. Sie ist die Grundlage vieler sogenannter Spontanheilungen, die für viele Krankheiten gut dokumentiert sind. Wie Fritchie anmerkt, muss man an einen liebenden Schöpfer glauben, damit die göttliche Liebe gut funktioniert. Ich bin zu der Einsicht gelangt, dass nichts unheilbar ist und dass die Heilkraft der göttlichen Liebe ein essenzielles Wissen für jeden ist, besonders in dieser Zeit. Die folgenden zwei Heilungsaussagen (mit Erlaubnis von Bob Fritchie verwendet) sind die derzeit aktuellsten Petitionen, die Fritchie erstellt hat, um Menschen bei der Heilung zu helfen. Verwenden Sie zunächst die Heilungsaussage für ein Symptom und zwar nur für ein einziges. Dieses könnten Kopfschmerzen, ein wunder Zeh, Flugangst oder Trauer über den Tod eines geliebten Menschen sein. Wählen Sie ein Symptom aus und seien Sie sich bewusst, dass die göttliche Liebe wirkt, um die Bitte zu erfüllen, solange Sie die Atemübung durchführen, die mit der Klärung Ihres Energiefeldes verbunden ist und die ebenfalls unten erklärt wird.

DIVINE LOVE HEALING STATEMENT FÜR EIN SYMPTOM

Falten Sie Ihre Hände und sagen Sie: »Ich übergebe dem Schöpfer mein ganzes Wesen, all mein [Symptom angeben] und bitte darum, dass der Schöpfer alle Schäden von meinem [Symptom angeben] automatisch heilt, gemäß der Absicht meines Geistes und gemäß dem Willen des Schöpfers.« Atme mit geschlossenem Mund ein und atme einmal durch die Nase, als ob du deine Nasenlöcher frei machen würdest. Löse deine Hände.

DIVINE LOVE HEALING STATEMENT WIEDERKEHRENDER SYMPTOME

Hochkochende Symptome kommen oft vor, während Sie das ursprüngliche Symptom beseitigen. Verwenden Sie diese zweite Heilaussage direkt nach der ersten, um hochkochenden Symptomen zu begegnen, bevor sie entstehen.

Falten Sie die Hände und sagen Sie: »Ich übergebe dem Schöpfer mein ganzes Wesen, alle meine aufflackernden Symptome, die mit [Symptom angeben] verbunden sind, und bitte den Schöpfer, alle damit verbundenen Schäden, automatisch zu heilen, gemäß der Absicht meines Geistes und gemäß dem Willen des Schöpfers.« Atmen Sie bei geschlossenem Mund ein und atme Sie einmal durch die Nase aus, als ob Sie Ihre Nasenlöcher frei machen würden. Lösen Sie Ihre Hände.

VIER-ZYKLEN-ATMUNG

Zusätzlich zu diesen beiden heilenden Aussagen sollten Sie auch die Vier-Zyklen-Atmung in Ihre täglichen Aktivitäten einbeziehen. So geht's:

1. Atmen Sie langsam durch die Nase ein und zählen Sie dabei bis fünf.
2. Halten Sie den Atem für fünf Sekunden an.
3. Atmen Sie langsam durch die Nase aus und zählen Sie dabei bis fünf.
4. Halten Sie den Atem für fünf Sekunden an.

Dies ist ein Zyklus. Wiederholen Sie dies mindestens viermal pro Tiefatmungssitzung. Machen Sie mindestens vier Sitzungen pro Tag. Mit der Zeit werden Sie feststellen, dass dies sehr, sehr beruhigend und effektiv ist und Ihre Heilung dramatisch beschleunigen wird.

Wechseln Sie das Symptom, an dem Sie arbeiten, solange nicht, bis Sie wissen, dass es verschwunden ist. So können Sie es feststellen. Schauen Sie sich in einem Spiegel tief in die Augen und sagen Sie: »Mit der Hilfe meines Geistes und der Engel sende ich göttliche Liebe durch meinen Körper und frage den Schöpfer, ob mein [Symptom angeben] in meiner Seele, meinem Geist und meinem physischen Körper vollständig geheilt ist.« Wenn die Antwort des Schöpfers »Ja« lautet, können Sie zu einem anderen Symptom übergehen. Wenn die Antwort »Nein« lautet, atmen Sie tief durch und überprüfen Sie es einmal am Tag.

Die beiden Heilungsaussagen sind Teil von Fritchies At Oneness Healing System Advanced Protocol. Die Vorteile des fortgeschrittenen Protokolls sind, dass es Sie mit der Energie der göttlichen Liebe in Verbindung hält, dass es alle Emotionen reinigt, die Sie im Laufe der Zeit angesammelt haben, während Sie die tiefe Atmung durchführen, und dass es zuerst alle lebensbedrohlichen Gesundheitsprobleme stabilisiert, bevor es sich um Ihre aktuelle Bitte kümmert. Um zu verstehen, wie man mit diesen beiden kraftvollen Heilungsaussagen die besten Ergebnisse erzielt, empfehle ich, das Trainingsvideo Advanced Protocol and Healing Statement auf der Website des World Service Institute (www.worldserviceinstitute.org) anzusehen.

Übrigens, Sie können auch eine Heilung für einen geliebten Menschen aus der Ferne ermöglichen. Dazu müssen Sie nur das oben beschriebene Protokoll befolgen. Sagen Sie täglich die beiden Heilungsaussagen und nennen Sie dabei den Namen der Person, der Sie helfen möchten, bis die Symptome der Person verschwunden sind. Ersetzen Sie einfach das Wort »mein«, wo immer es in den beiden Heilsätzen auftaucht, durch den Namen der Person. Göttliche Liebe durch Stellvertretung funktioniert unabhängig von der physischen Entfernung zwischen Ihnen und der anderen Person. Dies kann ein kraftvoller und liebevoller Akt des Dienens sein, aber denken Sie daran, dass es nicht möglich ist, jemandem aufgrund Ihrer persönlichen Wünsche eine Heilung aufzuzwingen. Die Heilungsaussagen funktionieren nicht, wenn Ihre Absicht nicht mit dem Willen des Schöpfers übereinstimmt.

Ein weiterer wichtiger Punkt, den Sie beachten sollten, ist, dass Sie die Heilungsaussagen nicht dazu benutzen können, um Entscheidungen zu rechtfertigen, von denen Sie wissen, dass sie ungesund sind (z. B. Junkfood zu essen). Wann immer Sie die Aussagen verwenden, sind Sie in Ihrer Unschuld (oder Unwissenheit) vor dem geschützt, was Ihnen vielleicht nicht bewusst ist, aber Sie sind für Ihr Wohlbefinden verantwortlich, sobald Sie die Wahrheit erfahren haben. Wenn eine Person keinen Zugang zu guten Lebensmitteln hat oder sich diese nicht leisten kann, bleibt der Schutz jedoch bestehen.

Weitere Informationen (einschließlich spezifischer Programme, die die göttliche Liebe stellvertretend zur Heilung von Sucht und Alzheimer einsetzen) finden Sie auf der Website des World Service Institute (www.worldserviceinstitute.org).

Siebter Schritt: Die ganze Fülle des eigenen Verstandes ausloten

Frauen müssen wissen, dass sie zu intelligentem Denken fähig sind, und zwar jetzt.

Adrienne Rich

Das Gute am Schreiben ist, dass man eine ganz tiefe Verbindung zu sich selbst herstellt, und das ist der Himmel auf Erden. Man bekommt die Möglichkeit, zu erfahren, wer man ist, zu erfahren, was man denkt. Man stellt eine Beziehung zu seinem eigenen Geist her.

Natalie Goldberg

Wenn wir uns wieder auf die Weisheit unseres Körpers besinnen wollen, müssen wir uns auch unsere Intelligenz, unsere Geisteskraft und unsere Denkfähigkeit wieder zu eigen machen. Wenn wir einmal erlebt haben, wie eng unsere Gedanken und unsere körperlichen Symptome miteinander verknüpft sind und wie intelligent wir sind, wird unser Denken nicht mehr so stark durch gesellschaftliche Hypnose beeinflusst, und wir fassen Vertrauen zu unserer inneren Stimme. Wir hinterfragen das, was wir bisher als gegeben betrachtet haben, kritischer und befreien uns so von lebenslangen geistigen Gewohnheiten.

Viele Frauen haben mit Methoden wie Tagebuchschreiben, Schreibübungen und Meditation Kontakt zu ihrer inneren Stimme gefunden und ihre geistigen Fähigkeiten kennengelernt. Mich hat das von Dr. Linda Trichter Metcalf, Koautorin von *Writing the Mind Alive* (Ballantine Books 2002), entwickelte »propriozeptorische Schreiben« gelehrt, meinem Verstand und meiner inneren Weisheit zu vertrauen. Dieses Verfahren bezieht den Intellekt, die Intuition und die Vorstellungskraft gleichzeitig mit ein. Geschrieben wird zu Barockmusik.[23] Man hat festgestellt, dass Barockmusik die Hirnströme bei einer Frequenz synchronisiert, die mit erhöhtem Auftreten von Alphawellen und verstärkter Kreativität verbunden ist. (Mehr zu propriozeptivem Schreiben unter www.pwriting.org.)

Durch das propriozeptorische Schreiben ist mir aufgefallen, dass sie, wenn ich meine Gedanken einfach so aufschrieb, wie ich sie hörte, zunächst etwas wahllos und ungeordnet sind. Wenn ich über ein Wort oder einen Begriff schreibe oder nachdenke, geht mein Verstand gleichzeitig sofort in verschiedene Richtungen. Jede ist von starken Gefühlen begleitet, und alle sind in gleicher Weise miteinander verbunden, und zwar weder hierarchisch noch linear. Mein Denkprozess ist also kreisförmig und vielschichtig, so wie bei vielen Frauen. Wenn ich meine Gedanken einfach so aufschrieb, wie sie mir kamen, wirkten sie zuerst beliebig und ungeordnet. Wenn ich aber weiterschrieb, erkannte ich, dass meine Gedanken ein Netz von zusammenhängenden Bedeutungen woben, die in eine bestimmte Richtung zeigten. Ich brauchte nur mitzugehen und festzuhalten, was ich hörte oder spürte. Ich kam immer wieder zu meinem Ausgangspunkt zurück, aber mit einem tieferen Verständnis meiner Überzeugungen und meines Wissens.

Mithilfe meines Schreibens habe ich gelernt, dass jedes Wort, dass mir in den Sinn kommt, eine Bedeutung hat, und dass diese mit meinem ganzen Sein in Verbindung steht. Wenn ich zum Beispiel das Wort Büstenhalter aufschreibe, wandert mein Verstand fast gleichzeitig in folgende Richtungen: Ich denke an die Beziehung einer Frau zu ihrem BH, daran, wie sie ihren ersten BH kaufte, wie sie sich dabei fühlte, welche Bedeutung das für ihre Beziehung zu ihren Brüsten hat, ob sie jemals einen BH mit Bügel benutzt hat, was ihre Brüste in dieser Gesellschaft bedeuten, ob sie gestillt wurde und so weiter.

Durch das Schreiben ist mir klar geworden, dass jedes Wort, das mir in den Sinn kommt, eine Bedeutung hat, und dass diese Bedeutung mit meinem ganzen Wesen zusammenhängt. Mir ist bewusst geworden, dass meine Ideen, meine Gedanken und meine Weisheit aus allen Bereichen meines Ichs stammen – aus meinem Gehirn, meiner Gebärmutter und meinem höheren Ich – und dass sie in jedem der vielen, miteinander verbundenen Bereiche meines Wesens ihren Ursprung haben können. Ich habe gelernt, meinen Gedanken zu vertrauen. Frauen (und manche Männer) gelangen nicht mit den logikorientierten, von der linken Gehirnhälfte gesteuerten Denkmethoden, die an unseren Schulen und Universitäten gelehrt werden, zu ihren Erkenntnissen. Es ist erstaunlich, wie vielen hochintelligenten Frauen dieses Training das Gefühl gegeben hat, sie seien dumm.

Das Schreiben ist ein gutes Mittel, um sich selbst hören zu lernen. Wir alle haben diese Fähigkeit, aber sie wird in unserer Gesellschaft gering geschätzt und daher nicht entwickelt. Das Schreiben zeigt uns, dass die Art, wie wir innerlich mit uns sprechen, genau die Art ist, wie andere uns wahrnehmen. Ich spreche mit anderen Menschen nicht anders als mit mir selbst in meinem eigenen Kopf.

Jahrelang tauchte in meinen Notizen immer wieder das Wort wertvoll auf, weil ich mich auf einer tieferen Ebene nicht wertvoll fühlte. Ich fragte mich stundenlang, was ich eigentlich mit diesem Wort meinte. Um das Wort herum erschienen immer Bilder aus der Schule, aus der Kirche, von Autoritäten und von Prüfungen. Schließlich führte meine Meditation über das Wort wertvoll mich zu der für mich bahnbrechenden Erkenntnis, dass ich mein Frausein als Erbsünde erlebte. Wie hätte ich mich angesichts dieser meiner kulturellen Programmierung wertvoll fühlen können?

Wenn Ihnen ein Wort – es kann auch ein Satz sein – immer wieder in den Sinn kommt, ist es wichtig und hat eine Bedeutung für Sie. Erforschen Sie es. Schreiben sie darüber. Meditieren Sie darüber. Lernen Sie, einen Gedanken ohne Bewertung zu akzeptieren, wenn er Ihnen in den Sinn kommt. Er hat eine Bedeutung für Sie, ganz gleich, wie er lautet. Er ist aus gutem Grund da. Linda Metcalf sagt: »Im Reich der Gedanken gibt es keine Touristen.«

Ich hatte schon immer geglaubt, dass wir uns innerlich verändern müssen, um eine Veränderung der äußeren Lebensumstände herbeizuführen. Das propriozeptorische Schreiben ist ein Werkzeug, um unser Inneres zu erkunden. Denn wie können wir erwarten, irgendwo anders hinzukommen, wenn wir nicht wissen, wo wir uns jetzt gerade befinden? Ich habe in mir viele Schichten von man muss und man soll und anderes Gepäck entdeckt, das die Zwänge von Bildung und Kultur mir aufgeladen hatten. Linda Metcalf beschreibt diese Lasten als »Mangrovensumpf, in dem sich alle Wurzeln umeinander geschlungen haben«.

In Wochen, Monaten und Jahren des Schreibens erfuhr ich meine eigene Programmierung ganz direkt – und schließlich hörte ich mein wahres Ich aufsteigen, meine eigene Stimme. Aber ich stand auch plötzlich meinen Schuldgefühlen in Bezug auf so vieles gegenüber: dass ich als Mutter nicht gut genug war, nicht als Ärztin, dass mein Körper nicht perfekt war und ich es nicht allen recht machen konnte! Ich stand in der Erbsünde, die Anne Wilson Schaef als die »Sünde, als Frau geboren zu sein« beschreibt.

Diese Schuldgefühle schienen ein Teil von mir zu sein, der schon vor vielen Jahren eingebaut worden war. Schuldgefühle, weil man nicht »gut genug« ist, sind ein hervorragendes Mittel, um Frauen an ihrem Platz festzuhalten. Sie sind eine Art verinnerlichte Unterdrückung, die dazu dient, den Status quo zu erhalten.

Mir wurde klar: Wenn ich mich weiterhin in meinen Schuldgefühlen suhlte, statt ihre Stimme in meinem Inneren anzuhören, würde ich in dem Beruf, in dem ich am besten bin – und den ich am meisten liebe –, immer unzulänglich bleiben. Wie konnte das für mich oder jemand anders hilfreich sein? Wenn ich für mich das Recht, meine Arbeit zu tun, zurückerlangte, und meine Schuldgefühle losließ (oder zumindest die meisten), dann könnte ich mich frei machen von den ganzen unguten Einstellungen. Das würde ein längerer Prozess werden.

Das Schreiben war für mich besonders wichtig, weil es mir half, mich von allem in meinem Leben zu befreien, was unnötig geworden war. Ganz gleich, wie Sie dabei vorgehen, auch Sie können lernen, Ihren Verstand und Ihre Intelligenz voll und ganz zu respektieren.

Dialoge mit dem Körper: Dem Bewusstsein der Zellen lauschen

Häufig bitte ich meine Patientinnen, mit ihren körperlichen Symptomen oder mit dem Organ, das ihnen Probleme bereitet, einen Dialog zu führen, und zwar durch Schreiben, Meditieren oder Zeichnen. Setzen Sie sich mit aufgeschlagenem Tagebuch hin und seien Sie empfänglich für Ihre Gedanken. Dann fragen Sie Ihren Körper, was er gerade braucht oder was er Ihnen sagen möchte.

Eine meiner Patientinnen, die starke menstruelle Blutungen und ein Myom hatte, bat ihren Unterleib, mit ihr zu sprechen. Sie schrieb in ihr Tagebuch: »Welche Erkenntnis versuchst du mir durch meine Blutungen und mein Myom zu übermitteln?« In den folgenden Tagen hielt sie täglich etwa zehn Minuten lang bei dieser Frage inne.

Die Antwort, die schließlich kam, lautete: »Deine Regelblutungen sind ein Symbol dafür, dass du dich zu rückhaltlos verschenkst. Die starken Blutungen repräsentieren deine eigene Lebenskraft, die dahinschwindet. Das Gleiche machst du in der Beziehung zu deinem Freund. Das hängt mit der Beziehung zu deinem Vater zusammen.«

Eine andere Patientin erzählte mir: »Sie hatten mich gebeten, einen Dialog mit meinem Gebärmutterhals zu führen. (Ihr Abstrich zur Krebsdiagnose war nicht normal gewesen.) Es hat alles mit Scham zu tun, mit Benachteiligung, es hat alles damit zu tun, das ich nicht gut genug bin. Ich glaube, ich muss noch weiter zuhören.«

Über die Arbeit mit dem Tagebuch und andere Formen des Dialogs nach innen sind viele gute Bücher geschrieben worden, und es werden auch Workshops dazu angeboten. Ich empfehle Ihnen zu diesem Thema die Bücher von Natalie Goldberg, zum Beispiel *Der Weg des Schreibens. Durch Schreiben zu sich selbst finden.*

Arbeit mit Träumen: Einen Traum ausbrüten

Die nächtlichen Träume sprechen die Sprache der wilden Frau. Sie ist da und sendet. Wir brauchen nur auf Empfang zu stellen.

Clarissa Pinkola Estés

Man kann lernen, aktiv mit seinen Träumen zu arbeiten und sie zu spezifischen Problemen um Rat zu fragen. Der Vorgang, einen Traum um Führung zu bitten, wird als Trauminkubation bezeichnet.[24]

Wie man mit Träumen arbeitet, sich an sie erinnert und sie deutet

1. Nehmen Sie sich vor, sich an Ihre Träume zu erinnern. Sprechen Sie laut oder im Stillen: »Ich kann mich erstaunlich gut an Träume erinnern. Ich erinnere mich immer an meine Träume.« Legen Sie sich einen Stift, Papier, eine Taschenlampe oder ein Aufnahmegerät auf den Nachttisch. (Ich verwende die Sprachmemo-Funktion meines iPhones.)
2. Stellen Sie eine Frage, die Sie in Ihrem Traum gerne beantwortet haben möchten. Bitten Sie darum, dass die Bilder leicht zu verstehen und zu interpretieren sind. Dann lassen Sie los und driften in den Schlaf.
3. Wenn Sie ein Traum mitten in der Nacht aufweckt, hat er in der Regel eine wichtige Botschaft, also notieren Sie sich ein paar Details, bevor Sie wieder einschlafen. Glauben Sie mir – Sie müssen sich dazu aus dem Schlaf reißen. Zwar werden Sie sich dagegen sträuben, aber wenn Sie den Traum nicht irgendwie festhalten, werden Sie ihn vergessen, auch wenn Sie im Moment sicher sind, dass Sie ihn nicht vergessen werden.
4. Sobald Sie aufwachen, bleiben Sie einen Moment im Bett liegen und erinnern sich an die Einzelheiten, bevor sie Ihnen entgleiten. Schreiben Sie sie auf oder diktieren Sie sie.
5. Geben Sie dem Traum einen Titel – ähnlich wie die Schlagzeile in einer Zeitung. Das hilft beim späteren Wiederfinden.
6. Achten Sie auf wiederkehrende Themen in Ihren Träumen, ebenso wie auf Tiere.
7. Dr. Cohen weist darauf hin, dass Kleidung und Schuhe im Traum die Rollen darstellen, die wir im Leben spielen. Haare stehen für die Gedanken in Ihrem Kopf. Eine neue Frisur oder Farbe steht also für eine neue Art zu denken. Autos stehen für das Selbst – genauso wie Häuser. Jedes Zimmer im Haus steht dafür, wie Sie in einem bestimmten Bereich Ihres Lebens leben. Der Keller ist das Unbewusste. Neue Räume stehen für neue Bereiche des Unbewussten.
8. Erzählen Sie anderen von Ihren Träumen. So bekommen Sie vielleicht weitere Anregungen zum Traumverstehen.

Hinweis: Sehr oft werden Sie sich später am Tag an einen Traum vom Vorabend erinnern. Verwerfen Sie ihn nicht. Wenn ein Traum Sie stört, gehen Sie einfach zurück in den Traum und ändern Sie das Ergebnis. Träume kommen aus dem Unbewussten, aber wenn das Unbewusste durch den Traum unsere Aufmerksamkeit erregt hat, können wir unser Bewusstsein nutzen, um zurückzugehen und uns mit dem Material zu beschäftigen. Mit anderen Worten: Wir sind keine Opfer unserer Träume. Träume helfen uns, unsere Wirklichkeit mitzugestalten.

Dieses Beispiel für einen Traum, den ich vor einiger Zeit hatte, zeigt, wie ich die Techniken von Doris Cohen (*Dreaming on Both Sides of the Brain: Discover the Secret Language of the Night;* Hampton Roads 2017) nutzen konnte, um herauszufinden, was er mir sagen wollte. Im Traum bin ich in der Wohnung von Regena Thomashauer (bekannt als Mama Gena, Gründerin und CEO von Mama Gena's School of Womanly Arts). An der Wand hängt ein Poster eines einsamen Mannes, der darauf alles über sich selbst geschrieben hat. Ich interessiere mich sehr für ihn und habe das Gefühl, dass ich ihn schon einmal getroffen habe. Es ist spät am Abend, und als ich das Gebäude verlasse, stelle ich fest, dass das Auto des Mannes im Parkverbot steht. Ich gehe auf ihn zu, und die Chemie zwischen uns stimmt sofort. Er erzählt mir, dass er krank ist und im Sterben liegt. Wir küssen uns. Und dann lässt er sein Auto einfach stehen und wir gehen zurück zu Regena, wo er ein Schlafzimmer hat. Er sagt mir, dass er schon immer mit mir ausgehen wollte, sich aber nicht getraut hat, mich zu fragen. Ich bin begeistert. Dann ändert sich der Traum. Als ich ihn das nächste Mal sehe, geht es ihm gut und er fühlt sich großartig. Er steht jetzt in der Küche des Hauses meiner Kindheit. Wir flirten ... Mein Mann verwandelt sich jetzt in Tom Selleck. Ich mache mich fertig, um zur Arbeit zu gehen. Mein Mann ist bei mir. Ich bin so glücklich. Wir sind erst am Anfang.

Ich nannte diesen Traum »Die Liebe holt den Menschen vom Abgrund zurück«. Doris lehrt, dass jeder in einem Traum ein Aspekt von einem selbst ist. Als ich also meinen Traum betrachtete, konnte ich sehen, dass es darum ging, mich mit meinem inneren männlichen Aspekt (meinem Animus) anzufreunden und mich in ihn zu verlieben, eine Aufgabe, mit der ich mich in den letzten zehn Jahren aktiv beschäftigt hatte. Als ich meine Scheidung durchmachte, war mein sehnlichster Wunsch, meinen Mann durch einen anderen Mann zu ersetzen, der kommen und mich retten würde – finanziell, sexuell und sozial. Ich ahnte nicht, dass meine Seele andere Pläne hatte – Pläne, die in erster Linie mit männlichen Fähigkeiten wie Finanzkompetenz und Geschäftssinn zu tun hatten sowie damit, die Frau zu werden, die auch passende Männer überhaupt anzieht. (Daher der Schauplatz des Traums in Mama Gena's School of Womanly Arts). Rückblickend sehe ich, dass ich das tun musste, was Carl Jung den »hieros gamos« oder die heilige Hochzeit zwischen dem inneren männlichen und dem inneren weiblichen Teil des Selbst nannte. Kurz gesagt, ich musste der Mann werden, den ich heiraten wollte. Dieser Traum bedeutete, dass ich in diesem Bereich große Fortschritte gemacht hatte. Beim Aufwachen war ich ganz aus dem Häuschen!

Betty, eine meiner Freundinnen, befand sich in einer unangenehmen Lage. Sie hatte den Eindruck, dass zwei Kolleginnen ihr die Schuld daran gaben, dass sie bei Beförderungen übergangen worden waren. Betty ist sehr klug und kreativ, und sie hat für ihre Arbeit immer wieder neue Ideen, die Spaß machen und innovativ und produktiv sind. Ihre Kolleginnen und Kollegen waren oft neidisch auf diese Fähigkeit. Weil Betty gern mit Menschen arbeitet und große Schwierigkeiten im Umgang mit Konflikten hat, empfand sie diese neue Situation als sehr schmerzhaft. Sie dachte daran, zu kündigen und wegzuziehen, obwohl ihre Arbeit sie sehr befriedigte. Als ihr die Feindseligkeit ihrer Kolleginnen zu Bewusstsein kam, erkannte sie, dass das Gefühl, welches dadurch hervorgerufen wurde, alt und nur allzu vertraut war. Schon früher hatten andere ähnlich »auf ihr herumgehackt« und sie »zum Sündenbock gemacht«.

Das war ihr an anderen Arbeitsplätzen immer und immer wieder passiert, und auch in verschiedenen anderen privaten und beruflichen Zusammenhängen. Betty hatte es absolut satt, auf diese Weise von anderen zum Opfer gemacht zu werden, und suchte nach einer Möglichkeit, ihre Begabungen und Talente besser auszuleben. Sie beschloss, ihre Träume um eine Anleitung zu bitten, wie sie das unbewusste Muster verändern konnte, mit dem sie immer wieder Situationen anzog, in denen sie ein Opfer der Unfähigkeit anderer wurde. Nachdem sie alle Situationen aufgeschrieben hatte, in denen sie zum Opfer gemacht worden war, und sich gestattet hatte, intensiv zu spüren, wie diese ganze Sache sie anwiderte, bat sie um einen Traum, der ihr helfen würde, die Situation zu klären. Sie schrieb den Satz auf: »Warum schaffe ich mir in meinem Leben immer wieder Situationen, in denen Leute auf mir herumhacken?« In der Nacht hatte Betty folgenden Traum: Eine sehr gute Freundin saß links neben ihr. Die Freundin griff an ihr vorbei, um einem Stachelschwein zu helfen, und das Stachelschwein schoss daraufhin seine Stacheln nach ihr ab. Die Freundin nahm die Stacheln und pflanzte sie in Bettys Arm. Dann blickte sie ihr ins Gesicht, um zu sehen, wie sie reagieren würde. Betty saß einfach da und ließ zu, dass die Stacheln in ihren Arm gesteckt wurden. Also nahm die Freundin eine Handvoll Nadeln und begann sie Betty in den Arm zu stechen. Betty sagte weiterhin nichts – sie saß einfach da mit ihren Schmerzen. Schließlich beschloss sie doch, etwas gegen dagegen zu unternehmen. Sie fing an, die Nadeln selbst aus ihrem Arm herauszuziehen. Als sie das tat, floss sehr viel Blut aus den Nadeleinstichen in ihrem Arm. Vom Schmerz und dem Bluten überwältigt, beschloss Betty nun, sich bei ihrer Freundin zu beschweren und ihr zu sagen, dass es nicht in Ordnung sei, Stacheln und Nadeln in ihren Arm zu stecken. Dann blickte Betty nach rechts und sah, dass ihre Mutter, ihr Vater und ihre Schwester dort saßen. Sie erkannte nach dem Aufwachen, dass diese sie während ihrer ganzen Kindheit beschimpft und geschlagen hatten. Betty hatte sich nie beklagt und nie ein Wörtchen gesagt. Stattdessen war sie selbst mit dem Schmerz fertiggeworden und hatte geblutet. (Blut steht symbolisch für die Familie.)

Bei längerem Nachdenken über ihren Traum wurde ihr klar, dass sie nicht mehr zulassen konnte, dass seelische, emotionale oder sonstige Stacheln sich in ihr ansammelten, ohne dass sie ein Wort dazu sagte. Betty wusste, dass sie im Begriff war, zu »verbluten«, weil sie ihr Leben lang Verletzungen und Kränkungen eingesteckt hatte und sich diese nie eingestanden oder sich deswegen beschwert hatte. Ihre Erziehung hatte sie zu der Überzeugung gelangen lassen, dass sie nur noch mehr geschlagen würde, wenn sie sich beschwerte. Jetzt erkannte Betty, dass sie sich beim ersten Anzeichen von Unbehagen in ihren Beziehungen zur Wehr setzen musste. Sie sah, wie tief ihr die Opfermentalität in der Kindheit eingebläut worden war. Sie hatte ihre beträchtlichen Begabungen und Fähigkeiten dazu genutzt, ihrer elterlichen Familie zu entkommen – und das ursprüngliche häusliche Strickmuster war in all ihren späteren Beziehungen wieder aufgetaucht. Da Betty jetzt völlig klar ist, welche Rolle sie selbst bei der Schaffung ihrer »Opfer«-Situationen spielte, weil sie sich nie wehrte, äußert sie sich von nun an beim ersten Anzeichen für Unbehagen. Außerdem hat sie erkannt, dass es nicht ihr Problem ist, wenn eine Kollegin sich an ihren Fähigkeiten stößt. Die Kollegin muss sich mit ihren eigenen Neid- und Minderwertigkeitsgefühlen auseinandersetzen und herausfinden, was sie daraus lernen kann. Das kann Betty ihr nicht abnehmen.

Übrigens: Verliebtsein hat zwar den Ruf, uns zerstreuter und abgelenkter zu machen, aber es gibt überzeugende Beweise dafür, dass es uns tatsächlich zu besserem Denken verhilft. Dr. Stephanie Cacioppo, Neurowissenschaftlerin an der Universität von Chicago, hat mithilfe von bildgebenden Verfahren untersucht, was in unseren Gehirnen passiert, wenn wir verliebt sind. Ihre Daten zeigen, dass sich romantische Liebe auf die Hirnregionen auswirkt, die an höheren Denkleistungen und kognitiven Fähigkeiten beteiligt sind (einschließlich des Gyrus angularis, der sich hinter dem Ohr befindet). Wenn man verliebt ist, kann man also schneller denken, die Gedanken und das Verhalten anderer besser vorhersehen, kreativ sein und sogar schneller genesen, wenn man krank ist. Liebe ist also nicht nur gut für unsere Gefühle, sondern auch für unser Gehirn.

Noch nie war es so wichtig wie heute, sich auf den eigenen Verstand zu besinnen und ihn wieder voll und ganz zu nutzen. Wir müssen einfach erkennen, dass wir selbst viel tun können, um in diesem Bereich optimale Gesundheit zu erreichen. Obwohl ich die Psychiatrie sehr schätze, finde ich es interessant, dass zu einer Zeit, in der die wissenschaftliche Forschung noch immer keine gesicherten genetischen oder biologischen Erklärungen für psychische Erkrankungen gefunden hat, die Pharmaunternehmen immer mehr Psychopharmaka auf den Markt bringen. Während beispielsweise die Zahl der Menschen, die an Depressionen leiden, nicht abnimmt, nehmen immer mehr Menschen Antidepressiva ein. In Island, das die höchste Pro-Kopf-Einnahme von Antidepressiva meldet, hat sich die Selbstmordrate in den letzten zehn Jahren nicht verändert.

Als die American Psychiatric Association 2013 die neueste Ausgabe des *Diagnostischen und Statistischen Handbuchs Psychischer Störungen (DSM-5)* veröffentlichte, das als Bibel der Psychiater gilt, sorgte sie unter Psychiatern auf der ganzen Welt für Aufsehen, weil sie zum ersten Mal bestimmte Verhaltens- und Stimmungsmuster als Krankheiten definierte, was viele Fachleute als Übermedikalisierung der psychischen Gesundheit ansahen. Es überrascht nicht, dass 18 der 27 Mitglieder der Arbeitsgruppe, die das DSM-5 erarbeitet hat (das sind 67 Prozent), direkte Verbindungen zur Pharmaindustrie hatten.[25] Verschreibungspflichtige Medikamente haben sicherlich ihren Platz, aber es ist an der Zeit, dass wir unsere Macht zurückerobern, wenn es darum geht, uns auf die Pharmaindustrie zu verlassen, um die Arbeit zu erledigen, die wir mit etwas Anleitung viel besser selbst erledigen können.

Achter Schritt: Sich Hilfe holen

Wir glauben so lange nicht an uns, bis jemand uns zeigt, dass tief in uns etwas wertvoll ist, etwas, das unser Zuhören wert ist, das unser Vertrauen verdient, das unserer Berührung heilig ist. Wenn wir einmal an uns selbst glauben, können wir Neugier wagen, Staunen, spontanes Entzücken oder jede Erfahrung, die den menschlichen Geist offenbart.

e.e.cummings

Die Zeit und das Geld zu erübrigen, um mit einem wirklich guten Zuhörer zu sprechen, kann von unschätzbarem Wert sein. Dieser Zuhörer kann eine Therapeutin sein, ein Pfarrer oder ein anderer vertrauenswürdiger Mensch.

Diese Sitzungen können eine Möglichkeit sein, um innezuhalten und das Leben neu zu überdenken, und sie können einen wichtigen Dreh- und Angelpunkt darstellen. Viele Therapeutinnen haben anderen geholfen, ihr Leben unter einem anderen Blickwinkel zu betrachten und Veränderungen in die Wege zu leiten. Eine gute Therapeutin (oder ein Therapeut) sollte wie eine Hebamme sein, die Beistand leistet, während ein Mensch dem Besten in sich das Leben schenkt.

Als ich etwa 14 Jahre alt war und mich über etwas aufregte, an das ich mich heute nicht mehr erinnern kann, erklärte mein Vater mir, wie wichtig es sei, meine Gefühle auszudrücken und etwas mir »von der Seele zu reden«. (Wenn man annimmt, dass die Seele ihren Sitz in der Herzgegend hat, ist der Ausdruck »sich etwas von der Seele reden« eine anatomisch genaue Beschreibung dafür, dass man sich mit Problemen beschäftigt, die im Bereich des vierten Chakras angesiedelt sind, zum Beispiel mit Traurigkeit, die sich normalerweise auf die Schultern, die Brust und das Herz auswirkt.) Weiter sagte mein Vater: »Ich habe bemerkt, dass du dazu neigst, Dinge stillschweigend in dich hineinzufressen. Damit verhinderst du, dass andere dir helfen.« Das war ein guter Ratschlag. Uns allen tut es gut, unser Leben immer wieder mal neu zu überdenken und dabei einen guten Zuhörer zu haben. Eine Unterstützung dieser Art sollte ein fester Bestandteil der Kultur werden.

Während der industriellen Revolution und der darauffolgenden Trennung von Arbeit und Zuhause, Öffentlichkeit und Privatsphäre, ist die gewachsene Gemeinschaft im Großen und Ganzen verloren gegangen. In einer idealen Welt müssten wir nicht zu bestimmten Therapeuten gehen oder Extragruppen für Menschen einrichten, die unter Krebs oder Einsamkeit leiden, sich selbst heilen oder einfach nur in Fülle leben wollen.

Es gibt viele verschiedene Arten von Therapeuten. Das gesamte Berufsbild verändert sich ständig, weil das Wissen über Sucht und Entwöhnung zunimmt. Eine Therapie sollte meiner Ansicht nach nicht jahrelang dauern. Ich bevorzuge EMDR, Tapping und Divine Love Petitions, die einer Sache auf den Grund gehen und dabei auf die eigene innere Stimme zurückgreifen. Im alten freudianischen Ansatz kann die Therapie selbst zur Suchtwerden – nicht viel anders als die Beziehung zwischen einem Alkoholabhängigen und seiner co-abhängigen Partnerin. Alle Beziehungen, ob sie therapeutisch sind oder nicht, funktionieren am besten, wenn die Beteiligten sich gegenseitig als im Grunde vollständige, heile Wesen betrachten, mit inneren Fähigkeiten und Stärken, auch wenn sie manchmal vorübergehend Hilfe in Anspruch nehmen müssen.

EMOTIONAL FREEDOM TECHNIQUE (KLOPFEN)

Die Emotional Freedom Technique, auch einfach als Klopfen bezeichnet, verbindet Elemente der chinesischen Akupressur und der modernen Psychologie. Es ist eine wissenschaftlich belegte und sehr praktische Methode zum Abbau von Stresshormonen und zur Förderung der Heilung. Die Methode besteht darin, mit den Fingerspitzen auf acht bestimmte Akupressurpunkte entlang der in der Traditionellen Chinesischen Medizin beschriebenen Energiemeridiane zu klopfen, während man über das spricht, was man verändern möchte – schmerzhafte Erinnerungen, schwierige Gefühle, einschränkende Überzeugungen oder sogar körperliche Beschwerden. Indem Sie das Symptom oder die Emotion anerkennen und sich trotz der Situation akzeptieren, während Sie die Meridiane aktivieren, werden Energieblockaden gelöst und der Körper reagiert wieder auf natürliche Weise. Die Aktivierung der Meridiane sendet ein beruhigendes Signal an Ihr Gehirn und reduziert die Stressreaktion. Da die Energiemeridiane, die Sie beklopfen, jeweils mit einem bestimmten Organ oder System verbunden sind, fördern Sie außerdem den Energiefluss entlang dieses Meridians und den damit verbundenen Körpersystemen und -teilen.

Manchmal lassen sich die Energieblockaden in nur einer Sitzung auflösen, größere Probleme erfordern dagegen mehrere Sitzungen. Im Endeffekt bringen Sie Ihre Energie wieder in ein Gleichgewicht. Sobald die Stressreaktion (und die damit verbundenen Entzündungsbotenstoffe) auf diese Weise unterbunden wurde, sind Sie wieder mehr bei sich und Ihrer inneren Stimme. Das erleichtert das Finden einer Lösung und begünstigt Heilungsvorgänge. Und so machen Sie es:

Nehmen Sie Brille und Schmuck ab, die sich leicht abnehmen lassen. Wählen Sie die negative Emotion oder das ungelöste Problem, an dem Sie arbeiten möchten, und schätzen Sie Ihren derzeitigen Grad an körperlichem oder emotionalem Unbehagen auf einer Skala von eins bis zehn ein. Formulieren Sie Ihre Tapping-Affirmation, indem Sie den folgenden Satz laut aussprechen und das entsprechende Feld mit dem von Ihnen gewählten Thema ausfüllen: »Auch wenn ich [nennen Sie das Problem: mich von meinem Partner nicht gewürdigt fühle/die gewünschte Gehaltserhöhung nicht bekommen habe/von Ängsten bedrückt werde/Migräne habe], liebe und akzeptiere ich mich.« Seien Sie so konkret wie möglich.

Klopfen Sie mit den Spitzen von Zeige- und Mittelfinger (mit beiden Händen oder nur mit einer) fest auf den ersten Klopfpunkt, der sich auf dem Scheitel befindet. Nachdem Sie etwa fünf bis neun Mal geklopft haben, gehen Sie zum zweiten Klopfpunkt (am Anfang der Augenbraue, in der Nähe des Nasenrückens) und klopfen dort genauso. Verfahren Sie so mit allen übrigen Punkten (unterhalb der Augenbraue an der Außenseite des Auges, unterhalb des Auges, unterhalb der Nase, am Kinn unterhalb der Lippen, am Rand des Schlüsselbeins und an der Basis der Achselhöhle). Wiederholen Sie beim Klopfen ein Wort oder einen Satz, um sich an das Problem zu erinnern, z. B. »Angst«, »das Gefühl zu versagen« oder »die Kopfschmerzen«. Das Klopfen sollte fest, aber nicht schmerzhaft sein. Nachdem Sie alle acht Punkte beklopft haben, gehen Sie zurück zum ersten Klopfpunkt und wiederholen die Prozedur ein zweites Mal.

Beurteilen Sie dann Ihr Unbehagen erneut auf einer Skala von eins bis zehn und sehen Sie, ob es sich gebessert hat. Auf diese Weise können Sie, auch wenn Sie sich noch unwohl fühlen, Ihre Fortschritte sehen. Setzen Sie das Klopfen fort, bis das Problem behoben ist. Wenn Sie keine Besserung erreichen, hören Sie auf und klopfen später erneut.

Manchmal hilft auch mit einer Einstimmung zu beginnen. Sagen Sie dazu Ihre Klopf-Affirmation, während Sie mit den vier Fingern der anderen Hand auf den sogenannten Karateschlag-Punkt klopfen (den fleischigen Teil der Handaußenkante auf der gegenüberliegenden Seite des Daumens; das ist der Teil, mit dem Sie einen Karateschlag ausführen würden). Wiederholen Sie die Klopf-Affirmation dreimal, während Sie weiter auf diese Stelle klopfen. Befolgen Sie dann die oben beschriebene Reihenfolge der acht Hauptklopfpunkte.

Eine ganze Reihe von Untersuchungen zeigt, dass Klopfen tatsächlich wirksam ist. Zunächst einmal hat eine Studie der Harvard Medical School bewiesen, dass die Stimulierung der Meridianpunkte die Stressreaktion in der Amygdala reduziert, also weniger Cortisol ausgeschüttet wird.[27]

Dawson Church, ein Experte für Klopfen, hat in einer Studie die Wirkung des Klopfens auf dieses Hormon speziell gemessen. Dabei hat er den Cortisolspiegel dreier Gruppen verglichen – einer Gruppe mit nur einer Tapping-Sitzung, einer Gruppe mit nur einer Sitzung traditioneller Gesprächstherapie und einer Kontrollgruppe ohne jegliche Behandlung. Bei der Gesprächstherapiegruppe und der Kontrollgruppe kam es zu keiner signifikanten Verringerung des Cortisolspiegels, während die Klopfgruppe einen durchschnittlichen Cortisolabfall von 24 Prozent verzeichnete, wobei bei einigen Probanden der Cortisolspiegel um bis zu 50 Prozent sank.[28]

Die australische Psychologin Peta Stapleton hat das Klopfen in Bezug auf Heißhungerattacken und Gewichtsabnahme getestet. Eine ihrer beeindruckendsten Studien, die noch nicht veröffentlicht wurde, untersuchte 89 fettleibige Frauen, die acht Wochen lang jede Woche etwa zwei Stunden lang klopften (durchschnittlich etwas mehr als 15 Minuten pro Tag). Am Ende der Studie hatten sie allein durch das Klopfen durchschnittlich 16 Pfund abgenommen – ohne Diät oder Sport. Als Dr. Stapleton nach einem halben Jahr noch einmal nachprüfte, hatten die meisten den Gewichtsverlust beibehalten, obwohl sie nach Ende der Studie mit dem Klopfen aufgehört hatten.

Weitere Informationen unter www.thetappingsolution.com. Darüber hinaus gibt es eine Reihe Youtube-Videos, die Sie durch die Abfolge führen.

EYE MOVEMENT DESENSITIZATION AND REPROCESSING (EMDR)

Eye Movement Desensitization and Reprocessing (EMDR) ist eine Psychotherapie, die in den 1990er-Jahren entwickelt wurde und darauf abzielt, die durch traumatische Erinnerungen ausgelöste Stressreaktion zu lindern. Sie hat sich als besonders geeignet für das posttraumatische Stresssyndrom erwiesen, wirkt aber auch bei anderen Problemen. EMDR basiert auf der Idee, dass das Gehirn während eines Traumas Erinnerungen falsch verarbeitet und speichert, sodass es sich anfühlt, als ob das Ereignis in der Gegenwart stattfände. EMDR ermöglicht es dem Gehirn, diese Erinnerungen an ihrem richtigen Platz wiederherzustellen, sodass das Ereignis, wenn es wieder ins Gedächtnis gerufen wird, seine Brisanz verliert.

Das achtstufige Verfahren ist zwar recht komplex, aber das Kernelement besteht darin, dass ein geschulter Therapeut den Patienten auffordert, der Hand des Therapeuten zu folgen, die sich schnell durch das Blickfeld des Patienten bewegt, während der Patient sich in kleinen Schritten an das traumatische Ereignis erinnert. Der Gedanke dahinter ist, dass die Erinnerung weniger triggernd ist, wenn die Aufmerksamkeit durch die Augenbewegungen abgelenkt wird, sodass die typische Stressreaktion vermindert und schließlich eliminiert wird. Das Gehirn ist dann in der Lage, das Erlebte ohne die Stressreaktion effektiver zu verarbeiten, sodass es richtig im Gehirn gespeichert wird. Eine Theorie besagt, dass das Ganze mit den Abläufen zusammenhängt, die in der Rapid-Eye-Movement-Phase des Schlafs ablaufen, wenn wir träumen (wobei angenommen wird, dass das Unterbewusstsein verschiedene Emotionen und Erfahrungen verarbeitet). Die Erkenntnisse, die der Patient in der EMDR-Therapie gewinnt, stammen nicht aus der Interpretation und Anleitung des Therapeuten, sondern aus den eigenen mentalen Prozessen. Das ist viel wirksamer als eine herkömmliche Gesprächstherapie und wirkt in der Regel auch schneller. Manche Probleme lassen sich in einer einzigen Sitzung behandeln, während für andere mehrere Sitzungen erforderlich sind.

Das EMDR-Institut weist darauf hin, dass mehr als 30 kontrollierte Studien positive Ergebnisse mit der EMDR-Therapie belegen, von denen manche eine Wirksamkeit von 84 bis 90 Prozent nach drei 90-minütigen EMDR-Sitzungen ausweisen, bei denen die Betroffenen keine PTBS mehr hatten.[29] Eine von Kaiser Permanente (amerik. Unternehmen der Gesundheitsfürsorge; Anm. d. Red.) finanzierte Studie mit 67 PTBS-Patienten ergab, dass 100 Prozent der Betroffenen mit einem Trauma und 77 Prozent der Betroffenen mit mehreren Traumata nach sechs 50-minütigen EMDR-Sitzungen keine PTBS mehr aufwiesen. [30]

Weitere Informationen finden Sie auf der Website des EMDR-Instituts unter www.emdr.com.

Für viele Frauen ist eine Einzeltherapie zwar ein guter Einstieg, doch die Arbeit in einer Gruppe, wie zum Beispiel in einer Zwölf-Schritte- oder Selbsthilfegruppe, kann insofern sehr wirkungsvoll sein, als wir dabei erfahren, dass viele andere die gleichen Probleme haben wie wir. Ein Mitglied von Overeaters Anonymous hat einmal zu mir gesagt: »Die Heilung von der Sucht ist Gottes Antwort auf die Gemeinschaft.« Die Arbeit in der Gruppe ist sicherlich eine Antwort, die Millionen hilft. Die praktische Weisheit, die in den zwölf Schritten der Anonymen Alkoholiker enthalten ist, ist eine Grundlage für ein Leben, das sich auf die innere Stimme stützt. Viele Menschen in Zwölf-Schritte-Gruppen ersetzen einfach das Wort »Alkohol« oder »Alkoholiker« durch ein anderes, das auf sie zutrifft.

Gruppen helfen uns dabei, uns vom »Mythos der finalen Einzigartigkeit« zu befreien, wie eine befreundete Therapeutin es nennt, während Einzeltherapie bei Verletzungen wie Inzest eine Frau noch weiter isolieren kann, denn dadurch wird etwas »privatisiert«, was in Wirklichkeit ein gesellschaftliches und sogar gesellschaftsübergreifendes Problem ist. Ein Teil der Verletzungen, die durch Sucht, Inzest oder anderen sexuellen Missbrauch entstehen, besteht in der Verborgenheit dieser Dinge. Stellen Sie sich vor, wie erleichternd es ist, an einer Frauengruppe teilzunehmen, in der alle sagen: »Du hast das auch erlebt? Ich dachte immer, ich wäre die Einzige!«

Aus Erfahrung kann ich sagen, dass Frauen, die traumatisiert wurden, am besten in einer kognitiv-verhaltenstherapeutischen Gruppentherapie arbeiten. Diese Therapieform konzentriert sich auf Fähigkeiten, die nötig sind, um ein normales produktives Leben trotz der erlittenen Traumata zu führen. Im Allgemeinen bringt es nicht viel, die Vergangenheit immer wieder aufleben zu lassen, weil man allzu leicht im Schmerz und Unbeweglichkeit verharrt. Stattdessen brauchen traumatisierte Frauen eine Bezeugung und Validierung ihres erlittenen Leids und sollten dann Fähigkeiten erwerben, die sie als Kind nicht gelernt haben. Kognitive Verhaltenstherapie lehrt Frauen, die folgenden Fragen zu beantworten und dann zielgerichtet und angemessen zu handeln.

Was fühle ich?
Was ist der Grund dafür? Auf welches unbefriedigte Bedürfnis verweist mein Gefühl?
Was kann ich für mich tun, damit dieses Bedürfnis befriedigt wird?

Durch diesen therapeutischen Ansatz hat sich meiner Beobachtung nach mehr zum Besseren verändert als mit den meisten anderen. Es geht um praktische und hilfreiche Fähigkeiten, die im Grunde für alle nützlich sind, nicht nur für Menschen mit Traumaerfahrung. Sie programmieren alte unbewusste Konditionierungen neu.

Wenn Menschen mit chronischen oder lebensgefährlichen Krankheiten in Selbsthilfegruppen aktiv sind, können sie dort nicht nur zusammen weinen, sondern auch viel Spaß haben. Die Selbsthilfebewegung ist für viele eine Quelle des Wachstums, des Trostes und der Hoffnung. Ich verweise Patientinnen regelmäßig an Selbsthilfegruppen aller Art und nehme auch selbst daran teil. Frauen mit metastasierendem Brustkrebs, die an Selbsthilfegruppen teilnehmen, in denen es emotional und offen zugeht, leben doppelt so lange wie Frauen, die dies nicht taten. So die Erkenntnisse von Dr. David Spiegel.[31] Gäbe es ein Medikament mit der gleichen Wirkung, wäre es ein Bestseller. Allmählich erkennt auch die Mainstreammedizin den Vorteil von Gruppenaktivitäten und rät immer öfter, sich einer Selbsthilfegruppe anzuschließen.

Für viele Frauen ist es wichtig, regelmäßig Zeit nur mit Frauen zu verbringen. Wenn wir uns als Gruppen von Frauen versammeln, stellt jede von uns ein Stück des Ganzen dar. Zusammen werden wir schneller gesund, als wenn wir isoliert und vereinzelt bleiben. Auch halten uns die anderen in der Gruppe einen Spiegel vor, damit wir uns deutlicher sehen können. Wenn Frauen gerade anfangen, sich ihrer selbst bewusst zu werden, sagen sie, wenn auch nur ein einziger Mann dabei ist, oft nicht die ganze Wahrheit. Möglicherweise gilt das auch für Männer. Wir sind dahingehend konditioniert worden, dass wir unsere Unterhaltungen so gestalten, dass sie dem anderen Geschlecht Rechnung tragen. Um ein Bewusstsein unserer selbst zu erlangen, brauchen wir eine Umgebung, in der wir wirklich wir selbst sein können. Für viele Frauen bedeutet das, dass sie eine Zeit lang nur an reinen Frauengruppen teilnehmen.

Annie Rafter, Krankenschwester mit Spezialausbildung und eine der Mitbegründerinnen von Women to Women, erzählte mir folgende Geschichte: In einem Sommer nahm sie als Mitglied einer Frauencrew auf einem Segelboot an Rennen teil. Den Frauen fiel eines Tages auf, dass sie sich, sobald ein Mann an Bord kam, ihm automatisch unterordneten, indem sie ihm die Pinne übergaben oder erwarteten, dass er den Kurs festlegte – ohne dass sie wussten, ob er überhaupt ein guter Segler war.

Als ihnen dieses Verhalten bewusst wurde, beschlossen sie, einen Sommer lang ganz ohne Männer an Bord zu segeln, um zu einer geschlossenen Besatzung zusammenzuwachsen. Sie hielten sich einen Sommer lang an diese Vereinbarung und lernten, sich aufeinander zu verlassen. Im nächsten Sommer dann war es gleichgültig, wer auf das Boot kam – die Frauen hatten Vertrauen zu sich selbst, zueinander und zu ihren Segelkünsten. Sie übergaben nicht mehr automatisch den Männern die Leitung.

In der Anfangsphase von Women to Women kamen wir oft auf Annie Rafters Geschichte über »keine Männer an Bord« zurück. Wir mussten, genau wie die Bootsbesatzung, lernen, einander zu vertrauen und an diesem Vertrauen festzuhalten, ganz gleich, wer in unser Haus kam. Ich merke, dass die Arbeit ausschließlich mit und unter Frauen mir Zeit und Raum gibt, über meine Probleme auf eine Art und Weise zu sprechen, wie das mit meinem Mann einfach nicht möglich ist. Uns Frauen ist beigebracht worden, dass unsere Lebenspartner unsere besten Freunde und die Hauptquelle emotionaler Unterstützung für uns sein sollten. Gelegentlich funktioniert das auch, aber nicht allzu oft. Wenn wir uns darauf verlassen, dass Männer uns emotional unterstützen, werden wir oft enttäuscht. Wenn ich abends nach Hause komme, habe ich meine »Erzählzeit« gehabt, und mein Mann braucht nicht für mich da zu sein, um meinen Tageslauf im Einzelnen mit mir durchzusprechen und mir Ratschläge oder Unterstützung zu geben. Wir begegnen uns als ebenbürtige Partner und erzählen uns die Ereignisse des Tages ganz anders, als ich sie einer meiner Freundinnen erzählen würde. Weil ich viel Zeit mit Frauen verbringe und viel Unterstützung von ihnen bekomme, belaste ich meine wichtigste Mann-Frau-Beziehung nicht mit Bedürfnissen, für deren Erfüllung diese Beziehung ursprünglich wohl gar nicht gedacht war.

Zusammenkünfte und begleitende Unterstützung helfen einem, aus dem gewohnten Verdrängen herauszukommen. Die Zwölf-Schritte-Programme und andere Therapieansätze haben Millionen von Menschen geholfen, ihre innere Stärke und Gelassenheit wiederzufinden – und das ist der wichtige erste Schritt auf dem Weg. Um ganz gesund zu werden, müssen wir jedoch alle an einen Punkt gelangen, an dem wir uns nicht mehr allzu sehr mit unseren Verletzungen identifizieren. Das ist nicht leicht, denn »wir lernen die Sprache der Verletzungen als Muttersprache, und wir benutzen unsere Wunden, um Nähe herzustellen«, wie Caroline Myss sagt. Menschen können so lange nicht ganz gesund werden und im Leben weitergehen, wie sie ihre schmerzlichen Erfahrungen noch zu persönlich nehmen und sich selbst ausschließlich als Opfer betrachten. Wenn eine Frau sich nur als Opfer sieht, wird sie allzu häufig selbst zur Täterin. Sie schlägt möglicherweise nach jedem, der auszusprechen wagt, dass sie die innere Weisheit besitzen könnte, sich zu ändern. Achten Sie auch auf Ihre Sprache.

Es mag zwar angemessen sein, sich zunächst als Inzest oder Brustkrebsopfer zu bezeichnen, aber später kann diese Identifizierung mit Ihrer Verletzung Sie daran hindern, zu dem gesunden, ganzen Menschen zu werden, zu dem Sie bestimmt sind. Sie werden feststellen, dass es Ihnen ab einem bestimmten Punkt besser geht, wenn Sie etwa sagen: »Ich bin eine Frau, die Brustkrebs oder Inzest erlebt hat.« Das erweitert Ihre Wahlmöglichkeiten, während das Etikett des »Opfers« Sie einschränken kann. Seien Sie sensibel für den Zeitpunkt, an dem Sie die Gruppe verlassen und sich neuen Dingen zuwenden sollten. Wir müssen mit der Zeit die Verantwortung für unser Leben selbst übernehmen und aufhören, allem Möglichen die Schuld an unseren Lebensumständen zu geben, von Süchten und Inzest bis zum politischen System, Rasse, Geschlechtsidentität oder der Umwelt. Unsere selbstzerstörerischen Muster zu erkennen, sie zu bearbeiten und sie loszulassen ist ein sehr stärkender Prozess.

WIE MAN DEN KAMPF GEGEN DEN KREBS – ODER ÜBERHAUPT GEGEN ETWAS – BEENDET

Unsere Gesellschaft ermutigt Krebspatienten im Allgemeinen dazu, die Krankheit zu bekämpfen, weil sie glaubt, dass eine solche kämpferische Haltung das Überleben des Patienten fördert. Aber was ist, wenn die für den Kampf notwendige mentale Verfassung und die damit einhergehenden stressigen Emotionen tatsächlich mehr schaden als nützen? Forschungsergebnisse deuten darauf hin, dass emotionale Akzeptanz nach einer Krebsdiagnose durchaus zu weniger Stress und besseren Ergebnissen führen kann. Das bedeutet nicht, sich zurückzulehnen und ein Todesurteil zu akzeptieren. Weit gefehlt. Emotionale Akzeptanz bedeutet, alle Emotionen – sowohl positive als auch negative – zuzulassen, damit sie an die Oberfläche kommen und sich nach ihrer Anerkennung auf natürliche Weise auflösen, ohne sie kontrollieren, verändern oder zurückweisen zu wollen.[32]

Forscher der Universität von Arizona haben 136 Frauen, bei denen Brustkrebs in verschiedenen Stadien diagnostiziert wurde, eine Technik zur Gefühlsregulation beigebracht und dann deren Wirkung auf die Physiologie gemessen.[33] Dabei stellten die Forscher fest, dass die Frauen bei geringer emotionaler Akzeptanz mehr Krankheitssymptome zeigten und ihre Werte an proinflammatorischen Zytokinen höher waren. Mit zunehmender emotionaler Akzeptanz sanken sie tendenziell (was wichtig ist, weil einige Zytokine weitere Entzündungskaskaden auslösen können, die das Risiko einer Metastasierung des Krebses erhöhen)[34]. Noch verblüffender ist, dass ein hohes Maß an emotionaler Akzeptanz mit weniger Krankheitssymptomen verbunden war, selbst bei den Frauen, deren Zytokinwerte hoch waren. Im Übrigen überrascht es nicht, dass frühere Forschungsergebnisse zeigen, dass allein die Diagnose Krebs einen Anstieg der Zytokinwerte bewirkt.[35] Es liegt auf der Hand, dass alles, was die Zytokinwerte senken kann, die Überlebenschancen erhöht, und daher ist dieser Ansatz eine Überlegung wert.

Neunter Schritt: Mit dem Körper arbeiten

Für die meisten von uns reicht es einfach nicht, sich auszusprechen. »Ich weiß genau, was mir als Kind und mit meinem Mann alles zugestoßen ist«, sagte eine Frau, »aber darüber zu sprechen ändert einfach nichts. Ich habe das Gefühl, mich im Kreis zu drehen.« Wenn das der Fall ist, können wir oft nicht loslassen und scheinen wie von einer fixen Idee besessen. Es ist leicht, in eine »Denksucht« zu verfallen – eine Art Hamsterrad im Gehirn, das dafür sorgt, dass wir ständig im Kreis laufen.

Ein großer Teil der Informationen, die wir zur Heilung brauchen, ist in unseren Muskeln und anderen Körperbereichen eingeschlossen. Eine gute Massage löst häufig alte Energieblockaden und hilft uns, zu weinen oder chronische Schmerzen loszuwerden, die dadurch entstanden sind, dass wir »die ganze Last der Welt auf den Schultern« getragen haben. Es gibt viele wohltuende Arten von Körperarbeit, von der Polaritätstherapie bis zur Feldenkrais-Arbeit. Körperarbeit kann in zwei Gruppen eingeteilt werden: physische Körperarbeit (wie Rolfing, klassische Chiropraktik und Massage) und energetische Körperarbeit (wie Reiki, Akupunktur und therapeutische Berührung). Ich werde die beiden Gruppen zwar nicht getrennt behandeln, möchte aber doch diese Unterscheidung treffen.

Die Arbeit am und mit dem Körper kann eine Möglichkeit sein, die Einheit von Körper und Geist zu erkennen und zu erleben. Diese Therapien wirken oft sehr entspannend und ermöglichen es dem Körper, sich auszuruhen und zu schlafen. In diesen Phasen findet ein großer Teil der Heilarbeit des Körpers statt. Akupunktur erzielt bei allen möglichen Problemen, die sich mit herkömmlichen Mitteln nicht ohne Weiteres behandeln lassen, gute Erfolge. Ich würde die Akupunktur und viele andere Arten physischer und energetischer Körperarbeit gern als Therapieformen in unseren üblichen Krankenhäusern eingesetzt sehen.

Ich habe Hunderte von Patientinnen auf verschiedene Arten der Körperarbeit hingewiesen, und ich bin mit den Ergebnissen sehr zufrieden. Ich persönlich gönne mir ein- oder zweimal im Monat eine Ganzkörpermassage, die ich als Bestandteil meines allgemeinen Programms zur Gesunderhaltung betrachte – und das mit gutem Grund: Massage senkt nicht nur die Stresshormone, sondern erhöht auch das Oxytocin (das sogenannte Bindungs- oder Liebeshormon, das bei der Geburt und beim Stillen sowie beim Geben und Empfangen von Zuwendung, einschließlich Berührungen und Umarmungen, ausgeschüttet wird).[36] In einer Studie am University of California San Diego Medical Center maßen Forscher die Blutwerte von Oxytocin sowie von Adrenocorticotropin (ACTH) – einem Hormon, das die Nebennieren zur Ausschüttung des Stresshormons Cortisol anregt, und zwar vor und nach einer 15-minütigen Massage.[37] Der Oxytocinspiegel stieg um 17 Prozent und der ACTH-Spiegel sank um 20 Prozent. Bei einer Kontrollgruppe, die sich lediglich ausruhte, sank der Oxytocinspiegel um 9 Prozent und der ACTH-Spiegel stieg um 30 Prozent.

Ich mache auch zweimal pro Woche Pilates – eine Körperarbeit, die mich sehr verändert hat. Ich weiß, dass ich ohne Pilates schon längst eine neue Hüfte gebraucht hätte. Außerdem habe ich die Akupunktur sehr intensiv genutzt, dazu Fußreflexzonenmassage, Shiatsu-Massage, myofasziale Entspannung, Thaimassage und Dehnen unter Belastung siehe Kapitel 18 zur Bewegung). Alle Arten von Körperarbeit tragen dazu bei, das Bindegewebe, die sogenannten Faszien, gut durchfeuchtet und geschmeidig zu halten.

Denken Sie daran, dass Sie, beim Berühren der Fußsohlen eigentlich Ihren ganzen Körper berühren.

Machen Sie in diesem Monat einen Termin zumindest für eine Schulter- oder eine Fußmassage aus. Versuchen Sie, in Zukunft regelmäßig Ganzkörpermassagen zu bekommen.

Zehnter Schritt: Informationen sammeln

Derzeit gibt es mehr Bücher, die für Frauen interessant sind, als jemals zuvor. Ich empfehle Ihnen, online zu stöbern oder in einen Buchladen oder eine Bibliothek zu gehen und sich von Ihrer inneren Stimme bei der Auswahl helfen zu lassen. Sagen Sie sich, dass Sie die innere Kraft besitzen, das richtige Buch zur richtigen Zeit zu wählen. Halten Sie sich einfach eine Weile bei den Büchern auf und sehen Sie sich ein paar Titel an.

Achten Sie darauf, welche Ihnen etwas sagen. Entscheiden Sie sich für die Bücher, die Ihnen richtig erscheinen und die Sie ansprechen. Sie können dabei nichts falsch machen.

Es ist eine tiefgreifende Erfahrung für uns Frauen, wenn wir beginnen, unsere vergessene Geschichte wieder in Besitz zu nehmen, indem wir über unseren Körper, Menstruation, Kindergebären und Göttinnen lesen, und zwar alles vom weiblichen Standpunkt aus beschrieben. Eine der größten Errungenschaften der feministischen Bewegung der Siebzigerjahre war die Demontage der patriarchalischen Denkweise, die jahrhundertelang als »die Wahrheit« oder als simple Realität angesehen wurde. Ursula Le Guin wies darauf hin, dass 50 Prozent aller Schriftsteller Frauen sind, dass aber 90 Prozent von dem, was wir als »Literatur« bezeichnen, von Männern geschrieben wird.

Bücher wie *Unser Körper, unser Leben*, ein Buch, das eine sehr notwendige Neubewertung der Gesundheitsfürsorge für Frauen einleitete, bis hin zu *Kelch und Schwert* von Riane Eisler haben einer ganzen Generation von Babyboomern geholfen, ihre persönliche Geschichte und deren Auswirkungen auf ihr Leben neu zu überdenken.[38] Das hat dazu geführt, dass die jüngere Frauengeneration, die jetzt heranwächst, von Müttern erzogen wurde, die viel bewusster leben als unsere Mütter vor uns. Und die vor ihnen. Und so geht es weiter, während wir uns alle weiterentwickeln und wachsen. Kürzlich war ich in einer Yogastunde in Miami, die von einer reizenden jungen Frau geleitet wurde, deren Mutter die erste Ausgabe dieses Buches besitzt. Es freut mich zu sehen, wie sich die Arbeit, die ich in den 1980er- und 1990er-Jahren geleistet habe, auf die Generation meiner Töchter auswirkt. Durch die Macht der Feder erhalten wir auf unserer gemeinsamen Reise Unterstützung.

Die vielen neuen Bücher über die Einheit von Körper und Geist sind auch insofern eine große Hilfe für Frauen, als sie ihre eigenen Erfahrungen bestätigen. Dazu gehört etwa *Intelligente Zellen* von Bruce Lipton (Koha 2016). Lipton ist Molekularbiologe und hat an der Stanford University School of Medicine geforscht. Das Buch ist besonders relevant, weil es auf leicht verständliche Weise überzeugend darlegt, wie Denken und Gefühle die Zellen beeinflussen (s. auch www.brucelipton.com). Dann empfehle ich noch alles von meiner Freundin und Kollegin Louise Hay, besonders ihren Klassiker *Heile deinen Körper* (Kamphausen 2017). Bücher sind tolle Begleiter gerade für Frauen, die sonst eher zurückgezogen sind. Viele Frauen lesen jahrelang heimlich alles, was sie in die Finger kriegen können, bevor sie sich etwa einer Gruppe anschließen würden oder sonstwie Unterstützung suchen.

Dann noch ein Wort zum Unterscheidungsvermögen und zur Medienkompetenz: Achten Sie bei der Informationsbeschaffung darauf, wer was behauptet und wie es begründet wird. Selbst ein Arzt kann sich einmal täuschen lassen! Dazu folgender Fall: 2009 kam heraus, dass Wyeth, Herstellerin von Premarin und Prempro, eine auf Medizinthemen spezialisierte PR-Firma damit beauftragt hatte, 26 Fachartikel über synthetische Hormone zu verfassen, wobei der Nutzen hervorgehoben und die Risiken minimiert dargestellt wurden. Die Artikel – aus denen nicht hervorging, dass Wyeth sie in Auftrag gegeben und finanziert hatte – wurden zwischen 1998 und 2005 bei professionellen Fachzeitschriften eingereicht und veröffentlicht. Sie beeinflussten somit unzählige Forscher, Ärzte und die Öffentlichkeit im Sinne von Wyeths Produkten. Das Kalkül ging auf: Allein 2001 wurde in der Hormonsparte ein Umsatz von zwei Milliarden Dollar erzielt. Doch die Party war vorbei, als im Folgejahr die berühmte Women's-Health-Initiative-Studie zur Frage der Hormontherapie von der Politik gestoppt wurde, weil die Studienteilnehmerinnen, die Prempro genommen hatten, ein alarmierend hohes Risiko, an einer Herzerkrankung, einem Schlaganfall oder invasivem Brustkrebs zu erkranken, aufwiesen. 2009 schließlich brachte ein Schadensersatzprozess ans Licht, was sich hinter den Kulissen zugetragen hatte. Die von Wyeth beauftragte PR-Firma hatte die Artikel verfasst und dann bekannte Forscher gewonnen, um sie mit ihrem Namen zu versehen, obwohl sie nichts oder kaum etwas Inhaltliches beigetragen hatten. Wyeth bestand darauf, dass die Artikel »wissenschaftlich seriös« und von unabhängigen Experten überprüft worden waren, was im Übrigen die gängige Praxis sei. Dennoch zitierte die *New York Times* Joseph S. Ross, Geriatrie-Professor an der Mount Sinai School of Medicine in New York und ein Fachmann für medizinisches Ghostwriting, mit den Worten: »Das ist wie mit Doping und Baseball. Man weiß nicht, wer es nimmt und wer nicht, und man weiß nicht, welche Artikel beeinflusst sind und welche nicht.«[39]

Das Ganze ist natürlich nicht auf Wyeth beschränkt, wie Gerichtsdokumente immer wieder zeigen. Die aktuellen Studien des National Cancer Institute zu Tamoxifen zeigen, dass es zwar die Rückfallquote bei Brustkrebs senkt, aber keinen Einfluss auf die Sterblichkeit hat. Mit anderen Worten: Die Einnahme von Tamoxifen rettet kein Leben. 2000 trat die Chefredakteurin des berühmten *New England Journal of Medicine*, Marcia Angell, von ihrer geschätzten Position zurück, weil sie nicht länger bereit war, das Ausmaß der pharmazeutischen Einflussnahme auf Medizin und Forschung mitzutragen. In ihrem Buch *Der Pharmabluff* (Kompart 2005) weist sie darauf hin, dass Big Pharma mehr als 12 Milliarden jährlich für alle Arten von Werbung investiert, damit Ärzte auf medikamentöse Therapien setzen. Gemeinsam mit einem anderen ehemaligen Chefredakteur des *New England Journal of Medicine*, dem inzwischen verstorbenen Dr. Arnold Relman, verfasste sie 2002 einen Artikel für *The New Republic*, in dem Dr. Relman (der auch für die Prägung des Begriffs »medizinisch-industrieller Komplex« bekannt ist) schrieb: »Die Ärzteschaft wird von der Pharmaindustrie gekauft, und zwar nicht nur in Bezug auf die Ausübung der Medizin, sondern auch in Bezug auf Lehre und Forschung. Die akademischen Einrichtungen dieses Landes lassen es zu, dass sie zu bezahlten Agenten der Pharmaindustrie werden. Ich halte das für eine Schande.«[40]

Ein Paradebeispiel ist der Bluthochdruck: Viele Jahre lang galt ein Blutdruck jenseits der 140 zu 90 als hoch. 2003 wurde jedoch eine neue Krankheit, Bluthochdruckvorstufe, eingeführt, um Patienten zu erfassen, deren Blutdruck zwischen 120/80 und 140/90 lag. »Voilà! Eine neue Krankheit war erfunden, die mit den gleichen alten Mitteln behandelt werden konnte. Hier war ein neuer Markt mit zahlreichen neuen Kunden.«[41] Sehr informativ für den deutschen Markt ist im Übrigen Jörg Blechs gut lesbares *Die Krankheitserfinder* (Fischer 2003).

Im Jahr 2017 wurden die Blutdruckrichtlinien erneut geändert, wobei die Prähypertonie nun als erhöhter Blutdruck bezeichnet und der Bluthochdruck ab 130/80 neu definiert wurde (der Bluthochdruck wurde tatsächlich in zwei Kategorien unterteilt – Stufe 1, d.h. 130/80 bis 139/89, und Stufe 2, d.h. 140/90 und höher). Mit dieser Änderung wurden weitere 31,1 Millionen Amerikaner als Bluthochdruckpatienten eingestuft, sodass der Prozentsatz der Bevölkerung von 31,9 auf 45,6 Prozent stieg – mit anderen Worten: von weniger als einem Drittel auf fast die Hälfte aller Amerikaner! Zwar werden

Medikamente für die meisten Menschen erst ab Bluthochdruck der Stufe 2 empfohlen (wobei Lebensstiländerungen für Menschen mit Bluthochdruck der Stufe 1 und für Menschen mit erhöhtem Blutdruck empfohlen werden), aber die Einstufung als Bluthochdruck hat zweifellos ihre Wirkung. Erwähnenswert ist auch, dass die Entscheidung von 2017 selbst innerhalb der medizinischen Fachwelt umstritten war. Während die neue Definition von elf Gruppen festgelegt wurde, zu denen auch die American Heart Association und das American College of Cardiology gehören, waren andere Gruppen nicht einverstanden und haben stattdessen abweichende Richtlinien vorgelegt. Das American College of Physicians und das American College of Family Physicians setzten den Schwellenwert für Bluthochdruck für den systolischen Wert (den obersten Wert) auf 150 für Menschen ab 60 Jahren fest.

Ebenso werden schwerwiegende und potenziell gefährliche Nebenwirkungen oft heruntergespielt, einschließlich derer, die mit einigen sehr beliebten Medikamenten in Verbindung gebracht werden, und das, obwohl die FDA verlangt, dass diese Informationen in die Verschreibungsinformationen aufgenommen werden. So können beispielsweise Antidepressiva und die bei ADHS verschriebenen Stimulanzien bei manchen Menschen aggressives und gewalttätiges Verhalten hervorrufen. Natürlich ist die große Mehrheit der Menschen, die diese Medikamente einnehmen, nicht davon betroffen. Aber bei 35 Millionen Amerikanern, die derzeit Antidepressiva einnehmen, bedeutet dies, dass Tausende von Patienten gefährdet sind.

Big Pharma hat ziemlich viel Einfluss im Mainstream-Fernsehen und in den Mainstream-Printmedien. Deshalb werden auch eingespielte und günstige Heilungsansätze heruntergespielt oder der Lächerlichkeit preisgegeben, während das neueste Medikament gepriesen wird. Als Fazit bleibt: Verbraucher aufgepasst!

Noch ein Wort der Vorsicht beim Sammeln von Informationen. Gentests sind bei Menschen, die wissen wollen, ob sie ein Risiko für verschiedene Krankheiten haben, sehr beliebt geworden. In manchen Fällen können solche Tests tatsächlich sinnvoll sein, doch sollte die Entscheidung sorgfältig getroffen werden. Nur weil man ein genetisches Risiko für eine bestimmte Krankheit hat, heißt das noch lange nicht, dass man sie auch bekommt. Wie eine Studie der Stanford University aus dem Jahr 2019 zeigt, kann sich das tatsächliche Risiko ändern, wenn man nur weiß, dass man ein Risiko hat. In dieser Studie fanden die Forscher heraus, dass Menschen, denen gesagt wurde, dass ihre Gene ein höheres Risiko darstellten, unabhängig von ihrem tatsächlichen Genotyp schlechter abschnitten. Diejenigen, denen gesagt wurde, dass sie aufgrund ihrer Gene weniger anfällig für Fettleibigkeit seien, produzierten plötzlich zweieinhalb Mal so viel Sättigungshormon wie beim Verzehr der exakt gleichen Mahlzeit in der Woche zuvor, während diejenigen, denen gesagt wurde, dass sie genetisch anfällig für Fettleibigkeit seien, keine hormonelle Veränderung aufwiesen. Ähnlich verhielt es sich bei Teilnehmern, denen man gesagt hatte, dass sie genetisch bedingt schlechter auf körperliche Anstrengung reagierten: Sie schnitten bei einem anspruchsvollen Laufbandtest ebenfalls plötzlich schlechter ab. In diesem Fall war Wissen nicht Macht, sondern eine sich selbst erfüllende Prophezeiung.

Wenn wir erst einmal von einer Sache überzeugt sind, kann es sehr schwer sein, unsere Einstellung zu ändern – selbst wenn man uns das Gegenteil beweist. In ihrem Buch *The Enigma of Reason* (Harvard University Press 2017) berichten die Autoren Hugo Mercier und Dan Sperber über ein faszinierendes Experiment, an dessen Durchführung Mercier beteiligt war und das genau dies belegt.

In dem Experiment bearbeiteten die Teilnehmer eine Reihe von Denkaufgaben. Anschließend wurden sie aufgefordert, ihre Antworten zu erläutern, wobei sie die Möglichkeit hatten, ihre Antworten im Falle eines Fehlers abzuändern. Weniger als 15 Prozent nahmen Änderungen vor. Später wurden ihnen ihre ursprüngliche Antwort sowie die Antwort eines anderen Teilnehmers gezeigt, der zu einer anderen Schlussfolgerung gekommen war – allerdings hatten die Forscher die beiden Antworten vertauscht. Wieder erhielten die Teilnehmer die Möglichkeit, ihre Antworten zu korrigieren. Die Hälfte von ihnen bemerkte, dass die Antworten vertauscht worden waren, aber in der Gruppe, die das nicht tat, lehnten fast 60 Prozent ihre eigene Argumentation zugunsten der eines anderen ab, weil sie meinten, bei der eigenen zu bleiben.

Elfter Schritt: Verzeihen

Wir müssen zulassen, dass wir die ganze schmerzhafte Zerstörung, die wir vergeben wollen, spüren, statt sie zu verleugnen und herunterzuschlucken. Wenn wir uns nicht darauf einlassen, können wir sie nicht bewusst verzeihen.

Kenneth McAll

Etwas zu verzeihen befreit uns. Der Psychologe Mario Martinez fasst das so zusammen: »Vergebung ist ein befreiender Akt der Selbstliebe«. Die Lösung liegt darin, dass wir die Macht, die wir dem Täter gegeben haben, wieder zurückgewinnen, und nicht darin, dass wir dem Täter verzeihen müssen. Bitte lesen Sie das noch einmal und verinnerlichen Sie es gut. Die Kraft, die in dieser Aussage steckt, kann gar nicht hoch genug eingeschätzt werden.

Pastorin Nadia Bolz-Weber drückt es in ihrem 2018 viral gegangenen Video Forgive Assholes (Vergebt Arschlöchern) folgendermaßen aus: »Vergebung bedeutet nicht, auf schwammige Art zu sagen ›Schon okay‹. Nein, es bedeutet, mit dem Bolzenschneider die Kette zu durchtrennen, die dich an die Tat bindet. Man könnte sagen: ›Was du getan hast, ist so was von nicht in Ordnung, dass ich mich weigere, weiter damit verbunden zu sein.‹ Vergebung bedeutet, ein Freiheitskämpfer zu sein.«[45] Es heilt unseren Körper und unser Leben. Aber es ist auch der schwerste Schritt, den wir während unseres Heilungsprozesses unternehmen müssen.

Es kostet sehr viel Energie, jemanden aus seinem Herzen auszuschließen. Das Zwölf-Schritte-Programm lehrt uns, an uns selbst etwas wiedergutzumachen, nicht unbedingt an anderen Menschen. Doch wenn wir an denjenigen, die uns verletzt haben, etwas wiedergutmachen, werden beide Seiten frei. Vergebung und Wiedergutmachung sind miteinander verknüpft. Einen Groll zu hegen oder Hass und Ablehnung aufrechtzuerhalten verletzt *uns selbst* mindestens ebenso sehr wie den Menschen, gegen den diese Gefühle gerichtet sind. Oftmals können wir uns selbst am schlechtesten verzeihen. Wenn wir verzeihen, bewegt sich unsere Energie zur Herzgegend hin, zum vierten Chakra. Wenn die Energie des Körpers dorthin fließt, nehmen wir unsere Verletzungen nicht so persönlich – und können davon genesen. Vergebung zu schenken ist die Initiation des Herzens und zieht jede Menge positive Energie an, die gesund macht. Fred Luskin vom Stanford Forgiveness Project hat zeigen können, dass Vergebung selbst bei Menschen, die schwere Verletzungen erfahren haben, die Lebensqualität verbessern kann. So hat er zum Beispiel einen einwöchigen Workshop mit 17 Teilnehmern aus Nordirland abgehalten. Bei allen war im Zuge der politischen Gewalt ein naher Familienangehöriger ermordet worden. Dabei zeigte sich, dass Stresserscheinungen wie Benommenheit, Kopf- und Magenschmerzen um 35 Prozent abnahmen, Werte für Depressivität sanken um 20, die für Wut um 12 Prozent. Darüber hinaus verbesserte sich die körperliche Vitalität (Energielevel, Appetit, Schlaf und Allgemeinbefinden) signifikant.[46] (Interessentinnen zum Thema Vergebung in Theorie und Praxis können die englischsprachige Seite www.learningtoforgive.com besuchen.)

Vergebung ist im Grunde gute Medizin. Es wirkt positiv auf das Herz, weil es öffnet und für Wertschätzung sensibilisiert. Groll indessen verschließt das Herz und hat schlechte gesundheitliche Auswirkungen. Studien haben gezeigt, dass, wenn wir uns vollkommen auf jemand oder etwas konzentrieren, das wir uneingeschränkt lieben, sich der Herzrhythmus harmonisiert und besser wird. Auch Hormonwerte sind davon beeinflusst. Wenn man mit dem Herzen denken lernt, lassen sich dadurch Herzerkrankungen und Stresssymptome lindern. Das elektromagnetische Feld des Herzens ist sechzigmal stärker als das des Gehirns. Für mich heißt das, dass jede Zelle unseres Körpers – und in den Körpern, die uns umgeben – durch unser Herz beeinflusst werden kann, sofern es im Takt mit der Energie der Vergebung und Wertschätzung schlägt.[47]

Wenn ich an meinen Brustabszess zurückdenke, empfinde ich großes Mitgefühl und Vergebung für mich selbst. Woher hätte ich wissen sollen, was ich da tat? Ich hatte keine weiblichen Vorbilder in meinem Berufszweig, die mir gezeigt hätten, wie ich ein Gleichgewicht zwischen Arbeit und Mutterschaft hätte finden können. Ich habe mir selbst verziehen, und daher habe ich auch meinen ehemaligen Kollegen verziehen.

Ich habe etwa sechs Jahre gebraucht, um das Konzept der Vergebung richtig zu erfassen. Als ich mit diesem Kapitel anfing, habe ich nicht einmal daran gedacht, diesen Schritt einzufügen, weil das Konzept der Vergebung oftmals grob missverstanden und missbraucht wird; ein falsches Verständnis von Vergebung kann dazu führen, dass Frauen krank bleiben. Wenn wir jemandem vergeben, weil wir meinen, wir müssten das tun, springen wir nur durch einen gesellschaftlich akzeptierten Reifen, und das ändert gar nichts. Die Psychologin Alice Miller schreibt, wenn man von Kindern verlangt, ihren Eltern zu vergeben, die sie misshandelt haben, ohne dass sie zuerst ihre Verletzungen und ihren eigenen Schmerz gespürt haben, wird diese erzwungene Vergebung nur zu einer weiteren Waffe, um das verletzte Kind zum Schweigen zu bringen *(Das verbannte Wissen)*. Unter solchen Umständen ist der Sprung in die Vergebung kein wahres Verzeihen, sondern nur eine andere Form der Verleugnung. Viele Frauen glauben, wenn sie jemandem verzeihen, der sie verletzt hat, sei das gleichbedeutend mit der Aussage, das Geschehene sei in Ordnung und habe ihnen nicht wehgetan. Nichts könnte weniger der Wahrheit entsprechen. Viele Frauen sind durch dieses falsche Verständnis von Vergebung einer Gehirnwäsche unterzogen worden, die sie dazu gebracht hat, sich zu unterwerfen. Um so weit zu kommen, dass wir verzeihen können, müssen wir erst die schmerzhaften Erfahrungen aufarbeiten, die damit in Zusammenhang stehen. Vergebung ist sicherlich da verfrüht, wo eine Frau nicht einmal erkannt hat, dass sie eine Art emotionalen Abszess hat, geschweige denn, dass er eröffnet werden muss. Vergeben heißt nicht, dass das, was uns widerfahren ist, in Ordnung war. Es bedeutet nur, dass wir nicht länger willens sind, uns von einer bestimmten Erfahrung negativ beeinflussen zu lassen. Am Ende vergeben wir um unserer selbst willen.

Denn wahre Vergebung verändert uns im tiefsten Innern. Sie verändert unseren Körper. Sie ist eine Erfahrung der Gnade. Während ich diese Zeilen schreibe, bin ich so von der Erhabenheit dessen, was Vergebung wirklich ist, bewegt, dass mir die Tränen kommen. Ich hatte vor einer Reihe von Jahren ein tiefgreifendes Erlebnis damit. Ein Chirurg zeigte mich bei der Gesundheitsbehörde in Maine an. Eine seiner Patientinnen hatte sich von mir untersuchen lassen, nachdem sie drei Monate vorher wegen Bauchschmerzen, Gewichtsverlust und dünner werdendem Stuhl bei ihm gewesen war. Er hatte eine Koloskopie versucht (dabei wird ein Fiberendoskop mit Glasfaseroptik in den Dickdarm eingeführt, um ihn von innen zu untersuchen und um Krankheiten wie Krebs zu erkennen), aber er hatte das Endoskop nicht weit genug in ihren Darm hineinschieben können. Daher hatte er der Patientin erklärt, sie müsse operiert werden und Teile ihres Dickdarms müssten entfernt werden, weil er nahezu sicher sei, dass sie Krebs habe und das auch der Grund für ihre Symptome sei.

Die Patientin war nach Hause gegangen, hatte ihre Ernährung völlig auf makrobiotische Kost umgestellt und hatte innerhalb von drei Monaten ihr Gewicht wiedergewonnen, keine Bauchschmerzen mehr und wieder normalen Stuhlgang. Alles das war geschehen, bevor sie zu mir kam. Als ich sie zum ersten Mal sah, war sie gesund und vital und wollte auf jeden Fall eine Operation vermeiden. Da es ihr so viel besser ging, wollte sie wissen, ob ich der Meinung sei, dass die Operation immer noch nötig sei.

Ich sagte ihr, dass man ohne eine weitere Untersuchung nicht sicher sein könnte, ob sie Krebs habe oder nicht. Sie war bereits ein Risiko eingegangen, indem sie die Operation nicht früher hatte durchführen lassen, andererseits hatte ihr das, was sie unternommen hatte, tatsächlich geholfen, und alle Symptome, die sie ursprünglich zu ihrem Arztbesuch veranlasst hatten, waren verschwunden. Es war durchaus möglich, dass sie keinen Krebs hatte und dass ihre Symptome durch eine Divertikulitis ausgelöst worden waren (eine Entzündung, die ähnlich aussehen kann wie Krebs), die inzwischen abgeheilt war. Meine Patientin beschloss, ihre neue Diät beizubehalten und in ein paar Monaten noch einmal eine Koloskopie machen zu lassen. Schließlich war es ihr Körper, und sie fühlte sich so gut wie seit Jahren nicht mehr.

Ihr war klar, dass das im Widerspruch zu dem stand, was der Chirurg ihr empfohlen hatte, aber er wusste zu jenem Zeitpunkt nichts von der auffälligen Besserung. Ich war mir sicher, dass er, wenn er sie sehen würde, einer Verschiebung der Operation zustimmen und sie noch einmal untersuchen würde. Weil ich überzeugt bin, dass es für Patienten am besten ist, wenn sie von einem Team von Ärzten behandelt werden, die über alles informiert sind, schickte ich dem Chirurgen ein Protokoll unserer Unterhaltung.

Wie sich herausstellte, war er wütend auf mich, weil ich die Patientin nicht zur Operation »gezwungen« hatte, und daher zeigte er mich bei der Gesundheitsbehörde unseres Bundesstaates an. Ich musste einen Bericht über meine Sichtweise des Falles einreichen und darauf warten, dass die Behörde mich zu einer Anhörung vorlud. Sie traten nur alle drei Monate zusammen, daher hatte ich genügend Zeit, über die Situation nachzugrübeln. Ich war mir sicher, dass eine Beschwerde von Seiten eines Arztes sehr ernst genommen werden würde, und ich hatte große Angst.

Dieses Ereignis war die schwierigste Lernerfahrung, die ich während meiner Laufbahn machen musste. Ich hatte mein Leben lang gute Noten, Respekt und Ehrenhaftigkeit angestrebt. Ich stammte aus einer Familie von »guten Ärzten«. Doch hier war meine schlimmste Angst Wirklichkeit geworden: Die Vorgesetzten würden sagen, ich sei eine »schlechte Ärztin« und dürfte meinen Beruf nicht gemäß meiner Vorstellungen über Heilen ausüben, und, schlimmer noch, dass meine Patientinnen nicht über ihren Körper entscheiden dürften! Wochenlang beschäftigte ich mich täglich mit meiner Angst und fühlte sie. Wenn ich meinen inneren Gefühlszustand verändern könnte, das wusste ich, dann würde sich draußen in der Welt etwas ändern. Davon war ich immer überzeugt gewesen. Jetzt wurde dieser Glaubenssatz auf eine sehr harte Probe gestellt.

Zu jedem Heilungsprozess gehört das »Loslassen«, bei dem man die Illusion, etwas unter Kontrolle zu haben, aufgibt. Für mich führte das Loslassen zu dem Ergebnis: Wenn ich Medizin nicht so praktizieren durfte, dass sie sich mit der Heilkraft des menschlichen Körpers und der individuellen Willensfreiheit in Einklang befand, dann würde ich mir bereitwillig meine Approbation entziehen lassen. Bei diesem Prozess halfen mir Kolleginnen und Patientinnen, die erklärten, sie würden mich, wenn nötig, gern zu meiner Anhörung begleiten. Dr. Nancy Coyne meinte, wenn ich dahin müsste, würde sie dafür sorgen, dass der Saal »gerammelt voll mit Feministinnen« wäre, die mich unterstützen würden. Dafür werde ich ewig dankbar sein.

Eines Tages, während ich meine Schreibübung machte, fing ich spontan einen Brief an den Chirurgen an, der mich angezeigt hatte. »Lieber Dr. M., ich kenne Ihre Ängste. Ich weiß, warum Sie sich aufgeregt haben ...« Während ich weiterschrieb, empfand ich Mitgefühl für diesen Mann. Ich wusste, wer er war. Ich spürte, dass er Angst hatte und um Kontrolle kämpfte – und ich verzieh ihm. Beim Weiterschreiben spürte ich, wie sich zum ersten Mal seit Wochen die Angst in meinem Solarplexus löste. Es war eine körperliche Empfindung, keine gedankliche Übung. Und gleichzeitig wusste ich, dass alles gut werden würde, unabhängig von der Entscheidung der Behörde.

Am nächsten Tag suchte ein Kollege, der in der Behörde arbeitete, mich im Krankenhaus auf und sagte: »Übrigens, die Behörde hat einstimmig beschlossen, Ihre Angelegenheit fallen zu lassen. Man ist der Meinung, dass dieser Chirurg völlig danebenliegt.« Ich brauchte weder bei der Behörde zu erscheinen noch mich in irgendeiner Weise zu verteidigen. Sie hatten das Recht meiner Patientin auf Information über ihre Behandlungsmöglichkeiten und mein Recht, diese zu liefern, bestätigt.

Mein Martyrium war vorbei. Das Bemerkenswerteste an dieser Erfahrung war die körperliche Empfindung des Loslassens im Solarplexusbereich, als meine Angst schließlich geheilt war und ich Mitgefühl für meinen Gegner empfand. Ich habe daraus gelernt, dass Vergebung ein natürlicher Prozess ist und dass sie sowohl auf körperlicher als auch auf spiritueller und emotionaler Ebene stattfindet. Ich hatte die Absicht gehabt, meine eigene Situation zu bereinigen, nicht unbedingt, dem Chirurgen zu verzeihen. Aber in der Folge lernte ich, dass der einzige Weg, diese Situation zu heilen, darin bestand, meine Energie daraus abzuziehen und meinem Ankläger zu vergeben. Ich lernte, dass die Vergebung unaufgefordert kommt, von selbst, wenn wir uns für die Heilung entschieden haben.

Ich hatte nie beabsichtigt, Mitgefühl und Vergebung für diesen Chirurgen zu empfinden. Allerdings wollte ich den Knoten in meinem Solarplexus loswerden. Das tat ich, indem ich bereit war, mich mit dem Knoten zu beschäftigen, mit ihm im Gespräch zu bleiben und von ihm zu lernen. Tief innerlich glaubte ich, dass ich aus dieser Erfahrung etwas lernen konnte und dass ich sogar daraus lernen musste, damit ich sie nicht noch einmal machen müsste, auf andere Art oder in anderer Form.

Ich will Ihnen zwar nicht empfehlen, sich bei einer Gesundheitsbehörde anzeigen zu lassen, um persönlich zu wachsen, aber für mich war es eine der befreiendsten Erfahrungen meines Lebens. Ich hatte mich einer meiner schlimmste Ängste gestellt, hatte sie erforscht und umgewandelt. Zwei Monate später wurde meine Patientin in einem anderen Krankenhaus erneut untersucht. Ihr Dickdarm war völlig normal, ohne jedes Anzeichen für einen Tumor. Wahrscheinlich hatte sie überhaupt gar keinen Krebs gehabt, bloß eine Dickdarmentzündung. Es geht ihr nach wie vor gut. Später schlug mein Mann vor, ich sollte den Chirurgen bei seiner Gesundheitsbehörde in Massachusetts anzeigen und fragen, ob es in seinem Bundesstaat zur gängigen medizinischen Praxis gehöre, einen gesunden Dickdarm zu entfernen. Ich sagte: »Nein. Irgendwann muss der Krieg aufhören. Und er hört jetzt bei mir auf.« Ich schickte allerdings die Kopien der negativen Untersuchungsbefunde von meiner Patientin an Dr. M. und bemerkte dazu: »Hat der menschliche Körper nicht eine wunderbare Heilkraft?«

Der verstorbene Stephen Levine sagt, dass Vergebung ein wunderbares Mittel ist, um seelisches Gleichgewicht zu finden. Er erinnert uns daran, dass die meisten von uns in ihrer Ausbildung keine Anleitung bekommen, um mit Groll umzugehen. Levine hat den folgenden Meditationstext verfasst:[48]

Schließe die Augen ...
Denke einen Augenblick lang einfach darüber nach, was das Wort Vergebung wirklich bedeuten könnte. Was ist Vergebung?
Und jetzt – ganz sanft – ohne Zwang – einfach als Experiment mit der Wahrheit – nur einen Moment lang – lasse das Bild eines Menschen in dir aufsteigen, dem du sehr böse bist – jemand, auf den du wütend bist und zu dem du ein distanziertes Verhältnis hast – lass diesen Menschen – sachte – ganz sachte – vor deinem inneren Auge auftauchen – als Bild und als Gefühl.
Vielleicht spürst du den Menschen mitten in deiner Brust, als Angst oder als Widerstand. Wie immer er auch in dir erscheint, lade ihn einfach ganz sanft ein – für diesen Moment, für dieses Experiment.
Und sage im Herzen still zu ihm: »Ich vergebe dir.«
»Ich vergebe dir alles, was du mir früher angetan hast, mit oder ohne Absicht, und was mir wehgetan hat. Auf welche Weise du mir auch wehgetan hast, ich vergebe dir.« Sprich sanft im Herzen zu ihm, mit deinen eigenen Worten – auf deine eigene Weise.
Sage in deinem Herzen zu diesem Menschen: »Ich vergebe dir alles, was du in der Vergangenheit getan hast, mit oder ohne Absicht, mit Worten, Handlungen oder Gedanken, was mir wehgetan hat – ich vergebe dir. Ich vergebe dir.« Lass es zu ... Lass zu, dass dieser Mensch berührt wird ... zumindest für einen Moment ... berührt von deiner Vergebung. Lass die Vergebung zu. Es tut so weh, jemanden aus seinem Herzen auszuschließen. Wie kannst du diesen Schmerz, diesen Groll auch nur einen Augenblick länger festhalten?
Angst, Zweifel ... lass sie los ... und berühre den Menschen, für diesen Augenblick, mit deiner Vergebung. »Ich vergebe dir.«
Jetzt lass ihn sanft gehen, lass ihn still fortgehen. Lass ihn mit deinem Segen gehen.
Stell dir jetzt einen Menschen vor, der sehr böse auf dich ist. Spüre ihn, vielleicht in der Brust, oder sieh ihn vor deinem inneren Auge – spüre sein Wesen. Lade ihn sanft ein.

Ein Mensch, der dir grollt, der wütend auf dich ist – jemand, der dir nicht verzeiht.
Lass diesen Menschen in dein Herz ein.
Und sage in deinem Herzen zu ihm: »Ich bitte dich um Vergebung für alles, was ich dir in der Vergangenheit angetan habe, mit oder ohne Absicht, und was dir wehgetan hat – vergib mir meine Worte, meine Handlungen, meine Gedanken. Auf welche Weise ich dir auch wehgetan habe, ich bitte dich um Vergebung. Ich bitte dich um Vergebung.
Durch meine Wut, meine Angst, meine Blindheit, meine Faulheit, wie auch immer ich dir Schmerzen bereitet habe, mit oder ohne Absicht – ich bitte dich um Vergebung.«
Lass diese Vergebung herein. Lass dich von der Vergebung dieses Menschen berühren. Wenn Gedanken auftauchen, etwa, dass du dir selbst gegenüber zu nachsichtig seist, oder Zweifel, dann sieh einfach, wie erbarmungslos wir mit uns selbst umgehen, und öffne dich der Vergebung.
Lass zu, dass dir vergeben wird.
Lass zu, dass dir vergeben wird.
»In welcher Weise ich dir auch wehgetan habe, ich bitte dich um Vergebung.« Gestatte dir, diese Vergebung zu spüren.
Lass die Vergebung zu.
Und dann lass den Menschen sachte ... ganz sachte ... seinen Weg weitergehen. Er hat dir vergeben. Er segnet dich.
Und wende dich nun im Herzen dir selbst zu und sage zu dir selbst: »Ich vergebe dir.«
Was auch immer dem im Wege stehen will – die Unbarmherzigkeit und die Angst – lass es los. Berühre es mit deiner Vergebung und deiner Barmherzigkeit.
Und sprich dich mit deinem Vornamen an und sage im Herzen sanft zu dir: ..., ich vergebe dir.«
Es tut so weh, sich selbst aus seinem eigenen Herzen auszuschließen.
Lass dich ein. Lass dich von dieser Vergebung berühren. Lass die Heilung herein.
Sage zu dir selbst: »Ich vergebe dir.«
Lass diese Vergebung sich über alle Wesen um dich herum ausbreiten.
Mögen alle Wesen sich selbst vergeben.
Mögen sie die Freude entdecken.
Mögen alle Wesen vom Leiden befreit werden.
Mögen alle Wesen in Frieden leben.
Mögen alle Wesen geheilt werden.

Mögen alle im Einklang mit ihrer wahren Natur leben. Mögen sie frei von Leid sein.
Mögen sie in Frieden leben.
Lass diese liebevolle Güte sich über den ganzen Planeten ausbreiten – auf alle Ebenen des Lebens, die sichtbaren und die unsichtbaren.
Mögen alle Wesen vom Leid befreit werden.
Mögen sie die Kraft der Vergebung, der Freiheit und des Friedens erfahren.
Mögen alle Wesen, die sichtbaren und die unsichtbaren, auf allen Existenzebenen ihre wahre Natur erfahren.
Mögen sie ihre Unermesslichkeit erfahren – ihre unendliche Friedfertigkeit.
Mögen alle Wesen frei sein.
Mögen alle Wesen frei sein.

Zwölfter Schritt: Das Leben aktiv gestalten

Indem du das verfolgst, was dich anzieht, hilfst du mit, das Universum zusammenzubringen. Die Einheit der Welt beruht darauf, dass Menschen ihren Leidenschaften nachgehen.

Brian Swimme

Als meine jüngere Tochter neun Jahre alt war, erinnerte sie mich daran, mit welch wunderbarer Fähigkeit wir ausgestattet sind: unser Leben intensiv zu leben und uns gleichzeitig darüber zu freuen. Am Ostersonntag kam sie die Treppe heruntergesprungen und rief: »Ist das nicht toll, wenn es einem gut geht und man gut aussieht und das Zimmer aufgeräumt ist?«

Beobachten Sie Kinder eine Weile, und Sie werden sehen, welche Eigenschaften Sie selbst brauchen, um Ihre Seele und Ihr Immunsystem regelmäßig aufzuwecken. Die meisten kleinen Kinder wissen ganz genau, was sie wollen. Wir alle werden mit der Fähigkeit geboren, zu wissen, was wir wollen. Dann werden wir zu dem Glauben erzogen, dass wir das, was wir wollen, nicht bekommen können, und so geben wir unsere innersten Sehnsüchte allmählich auf und gehen unserer Leidenschaft nicht nach, um nicht enttäuscht zu werden.

David Ehrenfeld hat zu diesem Thema Folgendes geschrieben: »Unsere Zivilisation gelangt dahin, den Sinn des Lebens mit dem bloßen Vermeiden des Todes gleichzusetzen. Ein leeres und unmögliches Ziel, die Suche eines Narren nach dem Nichts, ist an die Stelle der Lebensfreude gesetzt worden, die latent in uns allen vorhanden ist. Wenn der Tod wieder als eines der vielen wichtigen Elemente des Lebens akzeptiert wird, dann kann das Leben seine alte Faszination wiedergewinnen, und die Bemühungen guter Ärzte werden nicht vergeblich sein«.[49]

Nehmen Sie sich ein Blatt Papier und schreiben Sie oben hin: »Ich möchte ... bekommen.« Schreiben Sie dann in die Lücke, was Sie sich wünschen. Zum Beispiel: »Ich möchte einen starken, gesunden Körper bekommen.« Beachten Sie, dass das Wort bekommen ausdrückt, dass Sie dafür nicht zu »arbeiten« brauchen. Sie müssen nur zulassen, dass es geschieht. Das ist die weibliche, empfangende Art, die in unserer Gesellschaft so oft fehlt. Schreiben Sie jetzt genau auf, warum Sie sich wünschen, was Sie sich wünschen, damit Sie die Erregung, die Ihre Wunschvorstellung hervorruft, buchstäblich fühlen können. Dieses Gefühl und die Schwingungen des Gefühls haben die Kraft, die richtigen Umstände magnetisch anzuziehen. Ein Beispiel: »Ich möchte einen starken, gesunden Körper bekommen, weil ich mich stark fühlen möchte. Ich möchte, dass mein Körper ein Werkzeug ist, das ganz auf meine Bedürfnisse eingestellt ist. Ich möchte einen Körper, der meine innere Schönheit widerspiegelt. Ich möchte einen Körper, der mich dahin bringen kann, wo ich hinwill. Ich möchte einen Körper mit ganz viel Energie und Ausdauer, damit ich das Leben intensiver genießen kann.«

Die positive emotionale Energie im Zusammenhang mit dieser Erfahrung lässt Sie buchstäblich erfahren, was Gesundung ist. Konzentrieren Sie sich auf das, was Sie sich wünschen, und denken Sie oft daran. Damit bauen Sie ein unsichtbares Magnetfeld auf, welches das Gewünschte zu Ihnen hinzieht, es sei denn, Sie blockieren diesen Vorgang durch andere Gedanken, wie: »Ach, ich wünsche es mir zwar, aber ich kriege es ja doch nicht«. Gehen Sie noch einmal zu Schritt eins zurück und überlegen Sie, ob Ihr zukünftiges Selbst Ihnen irgendetwas zu sagen hat. Ihre Gedanken und Gefühle sind hier wirklich gefragt. Sie müssen stimmig sein. Unbewusste Programmierung knacken Sie nicht allein durch Affirmationen. Wenn Sie sagen, Sie wünschen sich einen gesunden Körper, aber fühlen nicht, dass Sie es auch verdienen oder meinen, dass eine Erkrankung eine Art Strafe ist, dann schaffen Sie eine gemischte Botschaft, was das Ergebnis beeinträchtigen wird.

Konzentrieren Sie sich jeden Tag ein paar Minuten lang auf das, was Sie wirklich wollen, und auf das Gefühl, wie das sein wird, wenn Sie es haben. Sie können in der Zukunft nicht glücklich oder zufrieden sein, wenn Sie nicht in diesem Moment spüren können, wie sich das anfühlen würde. Ihre Gedanken und Ihre Gefühle müssen sich auf den Wunsch einstellen. Wenn

Sie sagen, Sie wünschen sich einen gesunden Körper, tief innen aber das Gefühl haben, Sie hätten das nicht verdient oder Ihre Krankheit wäre eine Strafe für irgendetwas, ist Ihre Botschaft nicht eindeutig, und die Ergebnisse werden nicht annähernd so gut sein. Mit der Zeit werden dadurch alle Zellen im Körper verwandelt.

Sagen Sie sich an 30 aufeinanderfolgenden Abenden kurz vor dem Einschlafen: »Ich will strahlend gesund sein.« Im Schlaf wird der Intellekt zur Ruhe gebracht, und Ihre innere Stimme übernimmt die Führung. Ihre Absicht, gesund zu werden oder gesund zu bleiben, wird, während Sie schlafen, in Körper und Geist einprogrammiert. Versuchen Sie es einfach einmal und warten Sie ab, was passiert.

Nehmen Sie sich vor, Freude zu empfangen. Nehmen Sie sich vor, Trost zu empfangen. Nehmen Sie sich vor, Unterstützung zu empfangen. Bahnen Sie sich, während Sie durch Ihren Tag gehen, mit der Kraft Ihrer Absichten den Weg. Achten Sie Tag für Tag darauf, wie oft Ihre Gedanken zu dem, was Sie sich wünschen, eine negative Richtung einschlagen. Führen Sie sie sachte zurück. Hören Sie schöne Musik und lassen Sie Schönheit und Wohlbefinden auf sich wirken.

Machen Sie es sich zur Gewohnheit, sich auf das zu konzentrieren, was in Ihrem Leben gut läuft. Pflegen Sie die Gewohnheit, das Gute zu sehen und zu schätzen. Ein Lehrer namens Abraham sagt: »Wertschätzung ist das stärkste Gefühl, das wir haben, um das anzuziehen, was wir uns wünschen.«[50] Wenn Sie nach Menschen, Orten und Dingen suchen, die Sie schätzen können, und wenn Sie lernen, all das in Ihrem Leben zu schätzen, was gut läuft, dann werden Sie mehr von dem anziehen, was Ihnen lieb ist, und weniger von dem, was Sie nicht mögen. Beginnen Sie, auf Kleinigkeiten zu achten, zum Beispiel darauf, wie angenehm sich die Bettwäsche abends an Ihren Zehen anfühlt oder wie schön sich das Kissen unter dem Kopf anfühlt.

Der Nutzen dieses Ratschlags ist sogar wissenschaftlich erwiesen. Das HeartMath Institute, eine gemeinnützige Forschungs- und Bildungseinrichtung mit Sitz in Boulder Creek, Colorado, beschäftigt sich seit mehr als zwei Jahrzehnten mit der sogenannten Herzkohärenz (siehe www.heartmath.com/institute-of-heartmath). Das Herz ist kohärent, wenn sein Rhythmus (von Schlag zu Schlag) ein stabiles, sinuswellenförmiges Muster erzeugt, nämlich dann, wenn wir positive Emotionen wie Dankbarkeit, Liebe, Wertschätzung, Mitgefühl, Inspiration und Freude empfinden. Wenn sich das Herz in diesem kohärenten Zustand befindet, arbeiten Herz, Gehirn und Nervensystem harmonisch zusammen, wodurch unter anderem Stress abgebaut und geistige Klarheit und kognitive Funktion verbessert werden. Auch wenn die meisten von uns gelernt haben, dass das Gehirn die Oberhand hat, weil es mit allen Teilen des Körpers kommuniziert und seine Signale und Anweisungen sendet, haben die HeartMath-Forscher herausgefunden, dass auch das Herz mit dem Gehirn kommuniziert, und zwar über das elektromagnetische Feld, das die Herzrhythmen erzeugen. Tatsächlich bewegen sich Emotionen schneller als Gedanken und beeinflussen die Herzrhythmen, *bevor* sie sich auf die Gehirnwellen auswirken.

Eine der vielen HeartMath-Studien zeigte, dass diejenigen, die Herzkohärenz erreichten, indem sie sich auf Gefühle der Wertschätzung und des Mitgefühls konzentrierten und diese Gefühle ausstrahlten, die Kristallstruktur ihres Speichels erhöhte.[51] Je höher der Grad der Kohärenz, desto geordneter und komplexer wurden die kristallinen Muster. Das ist besonders bemerkenswert, da der menschliche Körper zu etwa 60 Prozent aus Wasser besteht. Diese Studie zeigt nach Meinung der Forscher, dass die Herzkohärenz einen Einfluss auf die Informationen hat, die in all unseren Körperflüssigkeiten eingebettet sind – und somit auf unseren gesamten leiblichen Körper.

Ich empfehle Ihnen dringend, mindestens 30 Tage lang möglichst keine Nachrichten zu sehen, zu hören oder in der Zeitung zu lesen. Wachen Sie mit Musik auf, nicht mit den Nachrichten oder einem Rundfunkmoderator. Damit werden Sie ein großes Hindernis forträumen, das Ihnen im Weg steht, wenn Sie sich auf Ihre innere Stimme einlassen wollen – nämlich die Überflutung mit negativen Informationen. Mit der Zeit werden Sie bemerken, dass Ihnen nicht viel entgeht, wenn Sie keine Nachrichten sehen oder hören. Unsere Gesellschaft ist so beschaffen, dass irgendwer Ihnen immer erzählen wird, was »da draußen« gerade vor sich geht. Das, was Sie angeht und was Sie wissen müssen, werden Sie immer erfahren. Der Vorteil dabei ist, dass Sie eine viel vertrautere Beziehung zu sich selbst haben werden als die meisten anderen. Ich habe vor über einem Jahr die Nachrichten fast ganz gestrichen. Ich kann es kaum fassen, welche Veränderung dadurch in meinem Denken, meinen Träumen und meinem allgemeinen Wohlbefinden vor sich gegangen ist. Wenn ich jetzt fernsehe oder Zeitung lese, bin ich sehr wählerisch. Ich habe mir bewiesen, dass meine bewusste Auswahl dessen, was meine Aufmerksamkeit bekommt, zur größten kreativen Kraft in meinem Leben gehört.

Schreiben Sie Ihre kurzfristigen und Ihre langfristigen Ziele für das kommende Jahr auf. Allein der Vorgang, dass man die Ziele aufschreibt und darüber nachdenkt, setzt etwas Wunderbares in Bewegung. Dieses Wunderbare ist die Kraft der Absicht – die Kraft unserer Gedanken, etwas zu schaffen.

MUSIK ALS MEDIZIN

Musik macht nicht nur glücklich und baut Stress und Ängste ab. Sie kann auch direkt unsere körperliche Gesundheit verbessern. Ich empfehle Ihnen dringend, sie bei dem Versuch, mehr Freude in Ihr Leben zu bringen, miteinzubeziehen. Vor allem kann Musik viele Arten von chronischen Schmerzen lindern, darunter Augenschmerzen, Schmerzen beim Wasserlassen, gynäkologische Schmerzen, Angina und sogar Schmerzen nach einer Operation. Studien zeigen, dass Menschen, die Musik hören, weniger Schmerzmittel einnehmen und ihren Cortisol- und Blutzuckerspiegel senken.[52] Musik kann nachweislich auch verschiedene Hirnstörungen lindern, indem sie das Gehirn bei der Bildung neuer Zellen und zusätzlicher neuronaler Verbindungen unterstützt.[53] Eine besonders faszinierende Studie zeigt, dass Musik eine ähnliche Wirkung wie adaptogene Kräuter haben kann, indem sie Steroidhormone bei Menschen mit niedrigem Hormonspiegel erhöht und dieselben Hormone bei Menschen mit hohem Hormonspiegel senkt.[54] Welche Art von Musik wirkt am besten? Am besten, die, die Sie wirklich mögen.

Benjamin Hardy, Autor von *Willpower Doesn't Work: Discover the Hidden Keys to Success* (Hachette 2018), erklärt, dass sich Ziele zu setzen weniger mit Disziplin zu tun hat und schon gar nicht mit einer bestimmten Fähigkeit (wie viele Menschen annehmen). Stattdessen ist der beste Gradmesser für das Erreichen von Zielen der Glaube. Sie sollten daran glauben, dass Sie das, was Sie wollen, auch erreichen können. Ein Großteil unseres Erfolgs beim Erreichen von Zielen hängt davon ab, ob wir eine Wachstumsorientierung mit positiven Lerngewohnheiten oder eine starre Denkweise mit negativen Lerngewohnheiten an den Tag legen, fügt er hinzu. Einfacher ausgedrückt: Es hat weniger mit unseren spezifischen Stärken oder Schwächen zu tun, sondern viel mehr damit, wie wir uns selbst sehen. Wenn man daran glaubt, sagt er, kann man alles lernen. Aber wenn man glaubt, dass man es nicht kann, dann wird man es auch nicht können. Dies sind wichtige Hinweise, die man im Hinterkopf behalten sollte.

Ein weiterer Schlüssel ist das Retikuläre Aktivierungssystem (RAS), ein Nervengeflecht im Hirnstamm, das unnötige Informationen herausfiltert. Man hat es mit einem Türsteher verglichen, der nur die sensorischen Informationen durchlässt, die Sie verarbeiten können, damit Sie nicht überfordert werden. Das RAS verwendet Ihre Überzeugungen als Filtersystem, das heißt, es lässt im Grunde nur die Informationen durch, die das bestätigen, was Sie bereits glauben. Das können wir zu unserem Vorteil nutzen, indem wir das RAS trainieren, indem wir uns vorstellen, was wir wollen und uns dazu einen kleinen Film in unserem Kopf erstellen, wie die Verwirklichung unserer Ziele aussehen, klingen und sich anfühlen wird (je detaillierter, desto besser). Dadurch glauben wir, dass das Vorhaben tatsächlich möglich ist, weil wir es bereits »gesehen« haben. Wenn wir auf diese Weise Absichten mit Visualisierungen verbinden, nutzen wir die Kraft unseres Unterbewusstseins und unserer bewussten Gedanken, um das Gewünschte zu verwirklichen.

Eine Möglichkeit, mehr Freude in Ihr Leben zu bringen, besteht darin, sich öfter mit positiven, glücklichen Menschen zu umgeben. Glück kann sich in sozialen Netzwerken um bis zu drei Grade ausbreiten, d.h. Sie können sich beim Freund eines Freundes eines Freundes mit Glück anstecken«[55] – und Ihre gute Laune kann ebenfalls andere begeistern. Forscher fanden heraus, dass Menschen, die in einem Umkreis von einer Meile um einen glücklichen Freund leben, im Laufe der Zeit (die Studie dauerte 20 Jahre) eine 25 Prozent höhere Chance haben, selbst glücklich zu werden. Und schließlich zeigte eine Studie unter britischen Studenten, dass, wer glücklichere Freunde hatte, selbst auch glücklicher war – und umgekehrt.[56] Das bedeutet nicht unbedingt, dass Sie alle Ihre Freunde, die nicht gerade fröhlich sind, abservieren sollten. Aber es bedeutet, dass es man sich überlegen sollte, mit wem man sich umgibt.

Wenn Sie auf Ihre Wünsche achten, werden Sie herausfinden, was Sie am meisten begeistert. Vielleicht müssen Sie mehr im Sonnenschein spazieren gehen oder mehr in der Erde wühlen. Ich garantiere Ihnen, dass Sie in Ihrem Inneren bereits wissen, was Sie brauchen und wollen.

Ich hoffe, dass dieses Kapitel

- Ihnen in ein paar Bereichen, in denen Sie stecken geblieben waren, auf die Sprünge geholfen hat
- Ihnen bestätigt hat, dass Sie auf dem richtigen Weg sind
- Ihre Wut berührt hat
- Sie zum Weinen gebracht hat
- Sie zum Lachen gebracht hat
- Sie inspiriert hat

Darin besteht das Leben: Wachstum, Veränderung, Bewegung, Neuschöpfung – jeden Tag. Der japanische Zenmeister Dogen Zenji sagte schon im 13. Jahrhundert, dass das Leben ein einziger kontinuierlicher Fehler sei.[57] Ich liebe das. Es ist sehr befreiend zu wissen, dass man es nicht richtig machen, aber auch, dass man es nicht falsch machen kann. Vielleicht möchten Sie unbedingt singen – vielleicht aber auch rennen. Warten Sie damit nicht. Wie möchten Sie sich fühlen? Stellen Sie sich dieses Gefühl oft vor. Was möchten Sie in diesem Moment gern unternehmen, damit Ihr Leben erfüllter ist? ... Na? Machen Sie nun einen Schritt darauf zu. Alles Gute!

XVI

Medizinische Versorgung optimal nutzen

Ob man Wohlbefinden erhält oder ob es einem verweigert wird, hat nur mit der mentalen Ausrichtung zu tun, der Stimmung, der Haltung, den konkreten Gedanken. Das gilt ausnahmslos für Mensch und Tier gleichermaßen. Man kann sie verarzten, immer und immer wieder, doch am Ende finden sie doch wieder in ihre angestammte Geisteshaltung zurück. In Wahrheit ist eine Behandlung des Körpers eine des Geistes. Alles ist psychosomatisch. Und zwar wirklich alles, ausnahmslos.

Abraham, via Esther Hicks

Der Charakter der meisten, die in die Medizin gehen, ist wunderbar. Es sind Menschen, die anderen Menschen helfen wollen.

Dr. Susan Frampton

Warum Sie für Ihre medizinische Versorgung Verantwortung übernehmen müssen

Eins der stärksten Mittel, wenn es um Wohlergehen und Heilung geht, ist das Wissen, wie man zur rechten Zeit die richtige Unterstützung bekommt. Dafür aber müssen Sie für sich einstehen mit allem Drum und Dran und ganz fest daran glauben, dass Sie in der Lage sind, das Gewünschte nicht nur anzuziehen, sondern auch anzunehmen. Wenn Sie das letzte Kapitel gelesen haben, wissen Sie, dass es sehr mächtige Sonderinteressen gibt, die das öffentliche Gesundheitswesen und die Versicherungen, die es abdecken, kontrollieren. In einem Bericht für Biotech-Kunden vom 10. April 2018 wiesen die Analysten von Goldman Sachs darauf hin, dass Einmalbehandlungen von Krankheiten schlecht fürs Geschäft sind. Es ist besser, Menschen chronisch krank zu halten. Das ist viel profitabler. Hier ist ein Auszug aus dem Bericht:

Die Möglichkeit der einmaligen Heilung ist einer der attraktivsten Aspekte der Gentherapie, der gentechnischen Zelltherapie und des Gene Editing. Solche Behandlungen bieten jedoch ganz andere Aussichten in Bezug auf wiederkehrende Einnahmen als dauerhafte Behandlungen ... Während dieses Angebot einen enormen Wert für Patienten und die Gesellschaft in sich trägt, könnte es eine Herausforderung für Entwickler von Genom-Medizin auf der Suche nach nachhaltigem Cashflow darstellen.

»Der rasante Aufstieg und Fall des Hepatitis-C-Franchise von Gilead verdeutlicht eine der Dynamiken eines wirksamen Medikaments, das eine Krankheit dauerhaft heilt, was zu einer allmählichen Erschöpfung des Patientenpools führt«, schreiben die Analysten. In dem Bericht wird darauf hingewiesen, dass Erkrankungen wie häufige Krebsarten – bei denen »die Zahl der Neuerkrankungen« stabil bleibt – für das Unternehmen weniger riskant sind.[1]

Sie sollten sich auch verantwortlich zeigen für den Teil der gesundheitlichen Partnerschaft, der Sie betrifft. Ärzte und Krankenhaus verfügen über ein breites Arsenal des Wissens, Sie hingegen wissen über Ihren Körper Bescheid. Beides ist wichtig. Im Moment jedoch ist dieses Wissen und Ihre Bereitschaft, alles Nötige zu tun, um wieder gesund zu werden, und zwar unabhängig von Ihrer Erkrankung, wichtiger denn je! Deshalb können wir nicht länger in die Kinderrolle schlüpfen und unsere Gesundheit der neuesten Medizinmode überlassen, ohne dass wir aktiv daran teilnehmen. Dr. David Ridley, Chefredakteur von *Alternative Therapies in Health and Medicine*, fasst dies sehr schön in einem Leitartikel zur Gesundheitsreform zusammen:

Um den Wahnsinn der aktuellen Situation im Gesundheitswesen zu verstehen, machen Sie sich Folgendes klar: Gelänge es uns zu vermitteln, dass sich allein durch Lebensstilveränderungen die meisten Herz-Kreislauf-Erkrankungen hierzulande verhindern ließen, könnten die meisten Krankenhäuser in den USA schließen. Das wäre ein herber Verlust für die Gesundheitsbranche. Doch um wirkliche Gesundheit geht es da auch nicht. Disease-Management ist angesagt. Und dabei werden Krankenhäuser um sehr teure und erstattungsfähige Therapien herum gebaut, etwa Erkrankungen der Herzgefäße, die eine Stent- und Bypass-Operation erfordern, wobei nicht einmal eindeutig belegt ist, ob sie wirklich immer erforderlich sind.[2]

Die verstorbene Ärztin Barbara Starfield, angesehene Gesundheitsexpertin an der Johns Hopkins School of Public Health, stellte in einem Leitartikel, der im Jahr 2000 im *Journal of the American Medical Association* veröffentlicht wurde, fest, dass es in diesem Land jedes Jahr 225 000 Todesfälle durch ärztliche Einwirkung gibt – eine Schätzung, die sie selbst für konservativ hielt. (Laut Johns Hopkins ist diese Zahl inzwischen auf 250 000 gestiegen, auch wenn andere Studien die Zahl auf 440 000 beziffern. »Auf jeden Fall«, schrieb sie, »sind 250 000 Todesfälle pro Jahr die dritthäufigste Todesursache in den Vereinigten Staaten, nach Herzkrankheiten und Krebs«.[3] Dabei schlüsselte sie die Zahl folgendermaßen auf: 12 000 Todesfälle pro Jahr durch unnötige Operationen, 7000 durch Medikationsfehler im Krankenhaus, 20 000 durch andere Fehler im Krankenhaus, 80 000 durch Infektionen, die ihren Ursprung im Krankenhaus haben, und 106 000 durch Nebenwirkungen ordnungsgemäß verschriebener Medikamente.

Fazit: Um Gesundheit geht es im konventionellen Medizinbetrieb nicht. Die meisten Ärzte wissen das, und das ist der Grund, warum so viele sich von der Mainstream-Medizin abwenden. Auch erwarte ich in puncto gesundheitlicher Prävention wenig von meiner Krankenkasse, und ich habe eine gute. Ich glaube, dass meine Krankenversicherung im Hinblick auf einen größeren medizinischen Notfall konzipiert wurde, vielleicht einen Autounfall. Meine gegenwärtige Prävention besteht vor allem in dem Wissen, dass meine Gesundheit von ganz tief innen kommt und dass meine Gedanken und Gefühle am Ende die stärksten Mittel sind, die ich, um gesund zu werden, einsetzen kann. Aus eigener Tasche bezahle ich Massage, Vitamine und Mineralstoffe, Pilates- und Yogaunterricht. »Der Arzt meines Vertrauens« sind meine Masseurin und Akupunkteurin! Außerdem schreibe ich Tagebuch, habe ein tragfähiges soziales Netzwerk, lese viel, ernähre mich vollwertig bio, mache regelmäßig Sport, tanze und mache Musik und lerne immer noch dazu. Ich weiß, dass ich die Dinge bekomme, die nötig sind, wenn die Zeit gekommen ist (und das kann auch ein Aufenthalt im Krankenhaus sein, so geschehen, als mein Myom und ein Abszess in der Brust entfernt werden mussten). Wenn Sie wirklich bereit sind, Verantwortung für Ihre Gesundheit zu übernehmen, dann werden auch Sie die Ressourcen finden, die Sie brauchen.

Die Wahl der richtigen Heilkundigen

Eines der wirksamsten Mittel, die Sie für Ihre Heilung einsetzen können, ist die partnerschaftliche Zusammenarbeit mit Ärzten, Pflegekräften oder Physiotherapeuten, die Ihre Gesundheit befördern. Wenn Sie zu einem Arzt oder einer Ärztin gehen, dem/der Sie vertrauen und an den/die Sie glauben, wirkt sich diese Einstellung ebenfalls auf den Körper aus. Sie trägt genauso zu Ihrer Heilung bei wie die Behandlungsmethode, die Sie gewählt haben. Zahlreiche Patienten haben geschildert, dass die Worte ihrer Ärztin oder ihres Arztes sich in ihre Seele eingebrannt haben. Daher müssen Sie sich sorgfältig aussuchen, mit wem Sie zusammenarbeiten wollen. Ich hoffe sehr, dass die »sprechende Medizin« eines Tages eine Kassenleistung sein wird.

Eine der häufigsten Fragen, die mir gestellt werden, lautet: »Gibt es eine Ärztin wie Sie in New York?« – oder in Kalifornien oder sonst wo. Viele Patientinnen schätzen eine Heilmethode, die ihre innere Stimme achtet, die Botschaft der Krankheit anerkennt und die Schulmedizin durch andere Vorgehensweisen ergänzt.

Zur Zeit bildet sich eine neue Gruppe von Ärzten heraus, die diesem Ansatz gegenüber aufgeschlossen sind. Wohin ich auch komme, überall sind Ärzte und Chiropraktiker, die die schulmedizinische Ausbildung mit komplementären Methoden oder funktioneller Medizin kombinieren wollen. Viele andere, die in unterschiedlichen Disziplinen ausgebildet sind, arbeiten ebenfalls nach diesem Ansatz.

Es gibt eine große Zahl sehr engagierter, um ihre Patienten bemühter Ärzte und Ärztinnen, die sich nicht unbedingt als »ganzheitlich« bezeichnen würden. Die große Mehrheit der Allgemeinmediziner, die ich kenne, ist im Grunde ganzheitlich orientiert und neuen Ideen gegenüber aufgeschlossen. Es kann gut sein, dass auch Ihre derzeitigen Ärzte für Ihre Gedanken zu Ihrer Krankheit offen sind und bereit sind, sie mit Ihnen zusammen zu verfolgen, sofern Sie Ihre Bedürfnisse klar formulieren. Im Gegenteil, es ist sogar eine Erleichterung, mit jemand auf Augenhöhe zusammenzusarbeiten. Die folgenden Schritte können Ihnen helfen, den richtigen Arzt zu finden:

Überweisungen und Empfehlungen: Bei der Suche nach geeigneten Spezialisten oder anderen Helfern müssen zwei Formen von Empfehlungen bzw. Überweisungen berücksichtigt werden: Empfehlung durch zufriedene Patientinnen (oder Klientinnen) und Überweisungen von anderen Ärzten. Ärzte oder Heilpraktiker, die mit alternativen Methoden arbeiten, arbeiten unter Umständen jedoch nicht mit normalen Medizinern zusammen. Dasselbe gilt umgekehrt. Wenn Ihr Hausarzt also keine guten Akupunkteure oder

Masseure kennt, heißt das nicht, dass es keine gibt. Mundpropaganda führt einen oft zu den besten Ärztinnen und Ärzten. Frauen sprechen mit anderen Frauen. Fragen Sie deshalb Ihre Freundinnen, zu welchen Ärzten sie gehen und warum. Fragen Sie auch Krankenschwestern oder Sprechstundenhilfen. Sie können mir glauben, die wissen, welche Ärztinnen und Ärzte gut sind.

Wenn Sie Alternativmedizin bevorzugen, ist es – neben dem Rat von Freundinnen – sinnvoll, sich an einen Naturkostladen zu wenden. Dort weiß man meist, welche Ärzte und Heilpraktiker in der Nähe arbeiten. Oft gibt es dort auch ein schwarzes Brett mit einschlägigen Adressen. Außerdem bieten zunehmend mehr Vertreter der Alternativmedizin Kurse in Schulen, Volkshochschulen und Erwachsenenbildungsstätten an. Yoga-, Massage- oder Tai-Chi-Kurse zum Beispiel bieten eine gute Möglichkeit, sich zu informieren, weil man sich in Kreisen, die an alternativer Medizin interessiert sind, meist untereinander kennt. Das Internet und die Auftritte der verschiedenen (alternativ) medizinischen Berufsverbände bieten eine Fülle seriöser Information. Oftmals sind persönliche Empfehlungen die besten. Viele wirklich gute Behandler haben viel zu viel um die Ohren, um auch noch Social Media zu bespielen.

Referenzen: Zugelassene Ärzte haben eine strenge Ausbildung durchlaufen, wie ich bezeugen kann. Bei Spezialisten möchten Sie selbstverständlich wissen, welche Zusatzausbildungen er oder sie hat; bei guten Ärzten können Sie das der Praxisbroschüre bzw. der Webseite entnehmen. Im alternativen Bereich gibt es sehr unterschiedliche Ausbildungen und Ausbildungsbestätigungen, in manchen Bereichen sind noch keine Vorschriften erarbeitet, auch wenn sich das mittlerweile ändert.

Persönlicher Eindruck: Trotz bester Ausbildung kann ein Heilpraktiker oder Arzt für Sie einfach nicht der Richtige sein. Letztlich bleibt Ihnen also nichts anderes übrig, als nach rationaler Überprüfung der Referenzen Ihrem Gefühl oder Ihrem Bauch zu vertrauen, bevor Sie sich von jemandem behandeln oder operieren lassen, ganz gleich, wie begeistert er oder sie Ihnen empfohlen wurde. Die besten Ärzte und Heilkundigen sind die, die sich darüber im Klaren sind, welche Macht ihre Worte haben. Sie tragen den Mantel des Schamanen um die Schultern, ob ihnen das nun bewusst ist oder nicht. Ihre Worte können heilen oder vernichten – das liegt zum Teil daran, dass Krankheiten und alles, was unseren Körper betrifft, uns so verletzlich machen. Die Worte von Fachleuten müssen der Wahrheit entsprechen und gleichzeitig so gewählt werden, dass sie zur Heilung beitragen.

Als bei meiner Tochter vor Kurzem eine Mundoperation nötig wurde, wusste ich vorher, dass der Chirurg einen tadellosen Ruf hatte. Trotzdem war ich nicht bereit, ihm meine Tochter zur Behandlung anzuvertrauen, bevor ich nicht selbst die Gelegenheit gehabt hatte, seine zwischenmenschlichen Fähigkeiten und das zu beurteilen, was ich als »Heilerquotienten« bezeichne. Hätte mich das nicht befriedigt, wäre ich gegangen – und das sollten Sie auch.

Beurteilung des »Heilerquotienten«: Haben Sie den Eindruck, Ihr Arzt oder Heilpraktiker sei ein Heiler? Fühlen Sie sich beruhigt und gestärkt, wenn Sie aus der Praxis kommen? Haben Sie das Gefühl, in guten Händen zu sein? Ein richtiger Heiler wird Sie immer beim Hören auf die innere Stimme unterstützen und Ihnen nichts ausreden, etwa bezüglich eines Medikaments oder eines Verfahrens, das sich für Sie nicht richtig anfühlt.

In meiner langen medizinischen Praxis habe ich festgestellt, dass es überall echte Heiler gibt, unabhängig davon, welche Methoden sie benutzen (das gilt gelegentlich selbst für das Wachpersonal in Krankenhäusern!). Ich wusste das zwar schon lange, aber wirklich begriffen habe ich es erst, als ich mit meinem Mann eine begabte intuitive Heilerin in Vermont besuchte. Diese Frau sagte meinem Mann, er habe sehr viel heilende Energie in seinen Händen, und fragte ihn, ob er diese Heilkraft nutze. Als er das verneinte, schlug sie ihm vor, sich mit Massage oder Chiropraktik zu beschäftigen. Auf dem Heimweg sagte er nachdenklich: »Meinst du, orthopädische Chirurgie hat was mit der Heilkraft der Hände zu tun?« Wir mussten beide lachen, weil man Mann – wie so viele in unserer Kultur – angenommen hatte, »Heilen« gehöre nicht zur normalen Medizin. Als durchaus nicht alternativ orientierter orthopädischer Chirurg und Skeptiker gegenüber der Alternativmedizin hatte er angenommen, er dürfe kein Heiler sein – schließlich sind Heiler Leute, die mit Kräutern und Massage arbeiten. Das war natürlich falsch. Ich freue mich ständig darüber, wie viel Zuwendung, Mitgefühl und echtes Heilen es täglich gibt, unabhängig vom Umfeld.

Wenn Ihr Arzt oder Heilpraktiker distanziert ist, sich um Objektivität bemüht und nur über Fakten spricht, betreut er nur den Intellekt seiner Patientinnen, und das reicht nicht. Eine Patientin mit Brustkrebs hat ihrem Arzt einmal gesagt: »Der Umgang mit dem Krebs ist kein Problem, aber wenn ich bei Ihnen war, brauche ich fast zwei Wochen, um mich davon zu erholen.« Diese Bemerkung bezog sich auf seine distanzierte Art und ihr Gefühl, sie sei ihm egal. Es war nicht so, dass sie auf ein Wunder gewartet hätte, aber sie sehnte sich nach einer gewissen Beruhigung und einer gelegentlichen Berührung. Nach diesem Gespräch verbesserte sich ihre Beziehung. Das ist oft der Fall, wenn Sie Ihrem Arzt oder Heilpraktiker eine Chance geben und Ihre Bedürfnisse äußern.

Eine Freundin hat mir berichtet, dass ihr Frauenarzt Sie im Zuge einer misslungenen In-vitro-Fertilisation auf den Ultraschall blickend fragte: »Was wächst denn da bei Ihnen? Gras?« Daraufhin hat sie sich bei seinen Vorgesetzten beschwert. Seine Antwort: »Ach Brenda, seien Sie nicht so empfindlich. Ihr Doktor fühlte sich mies und wollte versuchsweise etwas Leichtigkeit hineinbringen.« Doch an einer gescheiterten In-vitro-Befruchtung, die gerade 10 000 Dollar verschlungen hat, ist nichts »leicht«! Solche Geschichten höre ich oft, weil unser Gesundheitswesen selbst krank ist. Leider steht die Manipulation der Blutwerte oder die Fixierung von Brüchen im Zentrum der allopathischen medizinischen Ausbildung. Darüber werden Medizinstudenten examiniert, und nicht wie gut sie mit den Patienten kommunizieren. Obwohl sich an der Universitätsmedizin einiges ändert, haben doch die meisten praktizierenden Ärzte das Handwerkszeug des Reparierens und nicht der Fürsorge gelernt. Doch wir müssen begreifen, dass Empathie der Schlüssel ist. Auch als Gesellschaft müssen wir unsere Herzen füreinander öffnen. Herz und Intellekt müssen eine Partnerschaft eingehen.

Im Durchschnitt ist jeder Gynäkologe in den USA mindestens zweimal wegen Kunstfehlern angezeigt worden. Ich bin dabei keine Ausnahme. Der emotionale Schaden, den diese Vorkommnisse anrichten, ist groß und hat leider zu Unstimmigkeiten zwischen Ärzten und Patienten geführt. Manche Ärzte sind seitdem weniger dazu bereit, eine Behandlung durchzuführen, die nicht den üblichen Maßstäben entspricht, auch wenn sich bessere und sicherere Methoden als praktikabel erwiesen haben. Die Patientin kann aber eine unterzeichnete Erklärung in ihre Krankenakte geben, in der sie auf jedes gerichtliche Vorgehen gegen den behandelnden Arzt verzichtet, falls eine Alternative zur allgemein üblichen Behandlungsweise gewählt wird. Das ist zwar keine hundertprozentige Garantie gegen eine Klage vor Gericht, trägt aber dazu bei, dass viele Ärzte und Ärztinnen sich mit Heilmethoden, die sie nicht im Studium gelernt haben, wohler fühlen. Wenn wir eine Partnerschaft zwischen Ärzten und Patienten aufbauen wollen, müssen wir da anfangen, wo wir gerade stehen, und beide Seiten müssen ihre Bedürfnisse und ihre Ängste aufrichtig äußern.

Da ich nach Möglichkeit Operationen zu vermeiden versuche, konnte ich miterleben, wie Eierstockzysten sich durch Veränderungen im Gefühlsbereich und Ernährungsumstellungen einfach zurückbildeten. Ich habe vieles über den weiblichen Körper gelernt, das in meiner Ausbildung nicht vorkam. Mein genereller Optimismus, gepaart mit dem Mut und der Offenheit meiner Patientinnen, haben uns erlaubt, einen Schatz an klinischen Informationen zu sammeln, die vielen Gynäkologen wohl fremd sein dürften. Das geht allerdings nur mit mutigen Patientinnen, die wirklich bereit sind, die Verantwortung für sich selbst und für ihre Entscheidungen zu übernehmen. Um Gesundheit zu erlangen, sollten wir uns ohnehin vom »Beschuldigungsmodus« verabschieden.

DIE KRAFT DES PLACEBO

»Der Arzt weiß, dass das Rezept, der Zettel selbst, häufig für den Genesungsprozess des Patienten wichtiger ist als das, was darauf steht. Medikamente sind nicht immer nötig, doch ohne den Glauben an die Genesung geht es nicht. Und so kann der Arzt in Fällen, in denen guter Zuspruch dem Patienten viel mehr hilft, als dreimal täglich eine Wunderpille zu schlucken, ein Placebo verschreiben.« Dies schrieb der inzwischen verstorbene Norman Cousins.[5] Ein Placebo wirkt auch auf körperlicher Ebene.[6]

Ein eindrucksvolles Beispiel (und davon gibt es viele) gibt eine Studie von Patienten mit Knieschmerzen, die 2002 im hoch angesehenen *New England Journal of Medicine* vorgestellt wurde. Dr. Bruce Moseley, Orthopäde und Chirurg am Baylor College of Medicine in Houston, wollte wissen, welcher Teil seiner Operation der effektivste war. Dazu teilte er sein Patientenkollektiv in drei Gruppen: Bei der einen wurde eine Arthroskopie vorgenommen, bei der der Gelenkknorpel abgetragen wurde. Bei der anderen wurde das Knie gespült und entzündungsfördernde Partikel wurden entfernt. In der dritten Gruppe wurde nur narkotisiert und die Standardeinschnitte, aber keine OP vorgenommen.

Das Ergebnis war unglaublich: Bei den ersten beiden Gruppen, bei denen tatsächlich operiert worden war, besserte sich der Zustand. Bei der dritten Gruppe aber – und das war das eigentlich Bemerkenswerte – besserte sich der Zustand ebenfalls. (Das Gleiche habe ich auch schon bei Unterleibsoperationen und Laparoskopie erlebt).[7] Der Placeboeffekt ist in beiden Situationen nicht »nichts«, sondern ein starker antientzündlicher und hormonregulierender Effekt, der sehr wahrscheinlich mit dem hohen Stickstoffmonoxidgehalt der Blutgefäße in Zusammenhang steht, der immer dann erhöht ist, wenn es Hoffnung und positive Erwartungen gibt. Ein Arzt oder eine Ärztin, die Hoffnung vermittelt, ist daher ganz entscheidend.

Eigenverantwortung der Patienten in der medizinischen Partnerschaft: Ich weiß, wie verlockend die Vorstellung ist, es gäbe jemanden, der genau feststellt, was mit einem los ist, und dann genau das richtige Rezept für das Problem ausstellt. In uns allen steckt noch die Kinderfantasie, es gäbe einen Arzt, an dessen Rat wir uns bedingungslos halten können, ohne Angst vor Nebenwirkungen oder negativen Ergebnissen. Leider gibt es eine solche äußere Autoritätsfigur nicht. Wohl aber hat jede von uns eine klare, leise Stimme in sich –

die innere Intuition und Autorität –, die uns unfehlbar den richtigen Weg weist. Die Schwierigkeit besteht darin, die Information von außen aufzunehmen und vor einer Entscheidung durch die innere Weisheit zu überprüfen.

Da ist es viel leichter, die Verantwortung abzugeben. Jemand anderem die Schuld in die Schuhe zu schieben, ist ohnehin für viele die Grundeinstellung. Aber letztlich ist die Befriedigung, die Selbstvertrauen und das Wissen mit sich bringen, dass man in der Lage ist, seine Bedürfnisse durchzusetzen, sehr viel größer als die flüchtige Erleichterung durch das Abgeben der Verantwortung an andere. Erst kürzlich wurde ich wieder darauf gestoßen, wie tief die »Trance« ist, die die Menschen in der Erwartung hält, ihr Arzt oder ihre Ärztin würde sie schon gesund machen, ohne dass sie etwas dazu tun müssten. Bei einem Patienten-Workshop breitete ich die ganze neuere Vitamin-D-Forschung zur Verbesserung der Knochengesundheit aus, einschließlich optimaler Vitamin-D-Spiegel, Mineralstoffsupplementierung, Krafttraining und so weiter. Bei der anschließenden Fragerunde stand eine Frau auf, um zu verkünden, dass ihre Osteoporose jedes Jahr schlimmer würde, ganz gleich, welche Behandlung ihr Arzt verschriebe. Sie wollte etwas zu einer intravenösen Injektion wissen, die sie mittlerweile bekam, aber die auch nichts brachte. Das Ganze besorgte sie sehr, weil ihre Mutter an Osteoporosekomplikationen gestorben war. Auf die Frage, ob sie jemals ihren Vitamin-D-Spiegel hat bestimmen lassen, war die Antwort: »Nein«.

Daraufhin fragte ich nach Mineralstoffen. Wieder ein Nein. Ich fragte mich, ob sie überhaupt etwas von dem verstanden hatte, was ich kurz zuvor so leidenschaftlich präsentiert hatte. Ihre ganze Mentalität und Körpersprache war die eines Opfers, das darauf wartet, dass der Experte ihm den nächsten experimentellen Zug vorschlägt, um es zu retten. Ich riet ihr, mit einer Grundbehandlung anzufangen und für sich selbst einstehen zu lernen. Sie würde die Information, die ich ihr gegeben hatte, selbst umsetzen müssen oder sie zumindest sorgfältig abwägen. Ich schlug vor, sie solle ihre Mutter von der anderen Seite um Unterstützung bitten. Bei diesem Vorschlag geriet ihr ganzer Körper in Bewegung!

Es ist wichtig, dass Sie sich über alle Optionen informieren und dann auf Ihre innere Stimme hören, wenn es zu einer Entscheidung bezüglich einer OP, Medikamenten und Verfahren kommt. Ich kann das nicht genug betonen. Niemand von außen kann Sie retten, wenn es um Ihre Gesundheit geht. Das müssen Sie selbst tun.

Bei der Wahl Ihrer Möglichkeiten müssen Sie auch wissen, dass Ärzte oft sehr unterschiedliche Ausbildungen und Interessen haben. Als eine Ärztin, die sich »zwischen den Welten« bewegt, sehe ich das Gute, das unterschiedliche Ansätze erreichen können. Als Patientin müssen Sie selbst zur Autorität werden und sich Informationen aus verschiedensten Quellen besorgen. Wenn Patientinnen wüssten, wie viele unterschiedliche Meinungen es selbst unter den Gynäkologen einer so kleinen Stadt wie Portland in Bezug auf die Behandlung einer bestimmten Erkrankung gibt, würden sie begreifen, wie wichtig ihr eigener Beitrag für ein optimales Resultat ist.

WERDEN SIE ERWACHSEN

Viele Leute werden zu kleinen Kindern, sobald sie im Arztzimmer sitzen, und geben all ihre Macht ab. Ich habe das immer wieder beobachtet. Als eine Freundin von mir kürzlich beim Arzt war, war ihr Blutdruck hoch. Glücklicherweise war ihr Mann dabei. »Ruth«, sagte er zu ihr, »im Moment bist du gerade acht Jahre!« (Im Alter von acht war ihre Mutter sehr oft krank. Damals konnte Ruth nichts sagen, aber heute schon.) Als ihr Mann sie darauf aufmerksam machte, wurde Ruth wieder zu einer Erwachsenen und konnte erkennen, dass der Blutdruck damit zu tun hatte, dass sie Angst hatte. Das musste sie sich nur klarmachen. Daraufhin konnte sie wie eine Erwachsene handeln und durch Nachfragen die richtige Behandlung bekommen, die sie brauchte.

Frauen hat man lange eingeredet, sie sollten keine Wellen machen oder für Unruhe sorgen. Oft haben sie ein Problem damit, um das zu bitten, was sie brauchen. Wenn Sie auch Probleme damit haben, nehmen Sie jemanden mit, der für Sie einspringt, wenn Sie gelähmt wie ein Reh im Scheinwerferlicht dastehen oder sich wie ein Kind verhalten, das nicht für sich einstehen kann. Ganz praktisch ist es sinnvoll, eine (nicht zu lange) Liste mit Fragen anzufertigen, die Sie Ihrer Ärztin oder Ihrem Arzt stellen. Womöglich brauchen Sie auch noch einen Folgetermin, wenn Ihr Fall sehr komplex ist. Je mehr Verantwortung wir übernehmen, desto eher wird sich auch das medizinische System ändern. (Denn schließlich sind die meisten Erkrankungen lebensstilbedingt, und das ist keine Übertreibung. So zeigt eine neue Studie der amerikanischen Krebsgesellschaft, dass die Hälfte aller Krebstoten pro Jahr auf das Konto einer ungesunden Lebensweise geht.)[8] Und wenn wir dann trotz aller Bemühungen doch einmal Hilfe brauchen, dann ist es gut, eine kompetente Ärztin oder einen kompetenten Arzt an unserer Seite zu haben, mit denen wir partnerschaftlich zusammenarbeiten.

Machen Sie sich das Gesetz der Anziehung zunutze! Dabei handelt es sich um ein sehr wirksames Gesetz im Universum, das besagt, wir zögen an, was wir sind. Das bedeutet, dass Ihre wahren inneren Gefühle bestimmen, welche Erfahrungsmodi Sie sehr wahrscheinlich anziehen. Wenn Sie etwa tief innerlich überzeugt sind, dass Sie in jeder Situation Ihr Auskommen haben, dann werden Sie sehr wahrscheinlich die Dinge anziehen, die Sie brauchen. Da es beim Gesetz der Anziehung keine Ausnahmen gibt, achten Sie einmal in Ihrem Alltag darauf.

Das im Hinterkopf möchte ich anmerken, dass die gesundheitlichen Bedürfnisse der meisten Frauen in der Medizin immer noch stiefmütterlich behandelt werden. Dies aber führt – genau wie der Umstand, dass Frauen allmählich Ihre Geduld verlieren – zu einem tiefen Misstrauen der Schulmedizin gegenüber, was sich auch in dem Verhältnis zwischen Arzt und Patientin niederschlägt. Hier kann dann das Gesetz der Anziehung zu einer Negativspirale führen, die niemandem nützt.

Bevor Sie also zum Arzt gehen, stellen Sie sich die folgenden Fragen und beantworten Sie sich ganz ehrlich:

- Traue ich Ärzten überhaupt? Oder denke ich, dass es ihnen nur ums Geldverdienen geht?
- Glaube ich, dass Ärzte mir nicht zuhören, ganz gleich wie ich meine Bedenken vorbringe?
- Glaube ich, dass OPs und Medikamente an sich schlecht sind, und dass es besser ist, Erkrankungen alternativ zu behandeln?
- Habe ich Angst oder ist es mir peinlich, meinen Arzt/meine Ärztin darum zu bitten, dass wir therapeutische Entscheidungen partnerschaftlich treffen?
- Bin ich wirklich bereit, auf meine innere Stimme zu hören, auch wenn zum Beispiel mein Arzt etwas anderes vorschlägt?
- Wäre ich zu einem Kompromiss bereit, indem ich die Vorteile der Schulmedizin in Anspruch nehmen würde und gleichzeitig selbst Verantwortung übernehme?

Um die Sache aus einer anderen Perspektive zu sehen, stelle ich mir vor, dass es weltweit Zehntausende gibt, die medizinisch tätig sind und die Ihnen bei der Selbstverantwortung behilflich sein wollen. Ich würde mich freuen, wenn Sie sich das jeden Tag einmal wieder vor Augen führen. Wie schön wäre es, ein Gesundheitsteam zu haben, dem man trauen kann und bei dem man sich sicher, aufgehoben und bestärkt fühlt. Ist die Vorstellung nicht befreiend, dass Sie selbst in der Lage sind, gesundheitsförderliche Umstände in Ihr Leben zu ziehen, egal wo Sie sich befinden?

Sie haben die Wahl! Mit den Jahren habe ich immer wieder Patienten sagen hören, sie könnten diese Nahrungsergänzung oder jene Massage nicht nehmen, weil ihre Versicherung das nicht bezahlen würde. Doch fast immer konnte ich feststellen, dass diese Patienten weniger gesund waren, als die, die sagten: »Egal, was es kostet, ich werde einen Weg finden, es zu bekommen. Wo ein Wille ist, ist auch ein Weg. Ich weiß zwar noch nicht wie, aber ich weiß, dass ich eine Lösung finde.« Denken Sie bitte einen Moment darüber nach, was es heißt, wenn Sie etwas gesundheitlich Wichtiges ausschlagen, weil die Versicherungsangestellten sich das so ausgedacht haben. Wem geben Sie hier die Macht?

Mittlerweile bin ich der Ansicht, dass der Hauptgrund für die schlechte Gesundheit in diesem Land mit dem Glauben zu tun hat, dass die Versicherung – oder die Politik oder jemand anderes außer einem selbst – für die Wahl der gesundheitsrelevanten Behandlungen verantwortlich ist. Da muss kulturell noch einiges passieren. Meiner Meinung nach sollten wir Krankenversicherungen als das betrachten, was sie sind: eine Absicherung für schwere Zeiten. Gesund werden und bleiben liegt jedoch in unserer Verantwortung (und ja, das sollte auch Thema im Gesundheitswesens sein).

Unsere Wahlmöglichkeiten in puncto Gesundheit und Leben werden immer größer. Aber solange wir als Nation nicht anfangen, Fragen des Lebensstils zu thematisieren, werden wir weiterhin dafür aufkommen müssen, Menschen aus Situationen freizukaufen, die von Anfang an hätten verhindert werden können! Warum also nicht heute schon die eigenverantwortliche Hüterin der eigenen Gesundheit und des Wohlergehens sein? Arbeiten Sie mit einem Paradox: Sie sind für Ihre Gesundheit zuständig, aber Sie sind damit nicht allein.

Machen Sie sich im Alltag immer wieder klar, dass es in Ihrer Macht steht zu blühen und zu gedeihen und dass Heilung oft durch eine Verbindung zu anderen einsetzt.[9]

Die Wahl der Behandlungsmethode: Von Operation bis Akupunktur

Wenn Sie krank sind, sollten Sie zuerst die kritischen Symptome behandeln, und zwar mit der Methode, die Ihnen am besten geeignet erscheint. Nach Einsichten können Sie später suchen. Die Fähigkeit der Schulmedizin, mit Notfällen und schweren akuten Symptomen umzugehen, ist unübertroffen. Ich nutze zwar zusätzlich zu Medikamenten und operativen Eingriffen viele alternative Behandlungsweisen, aber die Schulmedizin ist und bleibt notwendig und hilfreich.

Wenn ich eine Patientin gründlich untersucht und sie über die in ihrer Situation üblicherweise empfohlenen Behandlungsmethoden informiert habe – wie Hysterektomie (operative Entfernung der Gebärmutter) bei großen Myomen in der Gebärmutter –, stelle ich ihr die alternativen Behandlungsweisen vor, mit denen ich seit Jahren arbeite. Die Patientin wählt daraufhin die Heilmethode, die sich für sie richtig »anfühlt«. Die eine entscheidet sich für eine Hysterektomie. Eine andere, mit den gleichen Symptomen, fühlt sich vielleicht mit einer Ernährungsumstellung oder mit Rizinusölpackungen wohler. Viele Frauen, die anderswo nach den gängigen Methoden ausgezeichnet behandelt wurden, kommen zu mir, weil sie speziell etwas über Alternativen zu bestimmten Medikamenten und Operationen erfahren wollen. Sie haben die Routineuntersuchungen bereits hinter sich und die üblichen Empfehlungen bekommen. Sie haben über ihre Möglichkeiten nachgedacht und sind sehr gut informiert.

Wenn Ihnen ein Behandlungsprogramm, gleich welcher Art, empfohlen worden ist, sollten Sie die Informationen erst einmal ein paar Tage oder länger in sich »einsinken« lassen. Finden Sie heraus, ob sich die Methode für Ihren Körper richtig anfühlt. Wenn nicht, denken Sie weiter darüber nach, holen Sie eine weitere Meinung dazu ein, bitten Sie um einen Traum oder geben Sie die Frage an Ihre innere Stimme weiter. Wenn zu einer Operation geraten wird, bin ich immer sehr dafür, eine zweite und sogar eine dritte Meinung dazu einzuholen. Nur wenige Krankheiten müssen so unverzüglich behandelt werden, dass Sie sich auf der Stelle entscheiden müssen – das gilt auch für eine Krebsdiagnose. Wenn Sie die Entscheidung eine Weile reifen lassen, werden Sie bei einem echten Notfall Ihren Instinkten viel mehr vertrauen.

Was ist die beste Behandlungsmethode?

Für welche Behandlungsmethode eine Frau sich entscheidet, hängt von ihren Bedürfnissen zum entsprechenden Zeitpunkt ab. Während ich das sage, ist mir klar, dass die medizinisch-pharmazeutische Industrie einen großen Einfluss auf die öffentliche Meinung hat und dass auch die gesellschaftlichen Vorurteile sich auf eine Entscheidung auswirken können.

Häufig haben Patientinnen vorgefasste Meinungen über bestimmte Behandlungsweisen. Frauen, die auf natürliche Therapien ausgerichtet sind, betrachten operative Eingriffe oder die Einnahme von Medikamenten manchmal als eine Art Versagen und die Gabe von Vitaminen bei der gleichen Krankheit als Triumph. Eine Freundin von mir musste ihre Myome per Ausschabung entfernen lassen, weil sie mittlerweile bedingt durch starke

Menstruationsblutungen eine Anämie bekommen hatte. Sie musste feststellen: »Eigentlich habe ich mittlerweile schon eine richtig abwertende Einstellung gegenüber der konventionellen Medizin. Weil ich mich so gegen die Operation gesträubt habe und nur an natürlichen Optionen interessiert war, habe ich beinahe die Option ausgeschlagen, die die eigentlich richtige war.« Frauen, die eher mit herkömmlichen Medikamenten und Operationen vertraut sind, erscheint allein schon die Vorstellung, dass ein Heilkraut oder eine Ernährungsumstellung helfen könnte, absurd. Ich versuche den Frauen zu vermitteln, dass es viele Wahlmöglichkeiten gibt und dass sie nicht von vornherein ganze Gebiete, auf denen sie Hilfe erlangen könnten, ausschließen sollten – seien das nun schulmedizinische oder alternative Behandlungsweisen.

Zum Beispiel ist es für manche Frauen, die Beschwerden lindern wollen, die mit einem zu hohen Östrogenspiegel zusammenhängen, angebracht, Naturreis und Gemüse zu essen, während für andere Frauen mit den gleichen Beschwerden ein Progesteronpräparat die beste Lösung ist. Manchmal empfehle ich beides. Viele Frauen verwirrt das. Sie müssen dann erst einmal erkennen, dass sie tatsächlich verschiedene Möglichkeiten zur Wahl haben. An eine Krankheit heranzugehen, ohne die diagnostischen Verfahren der modernen Medizin einzusetzen, wenn diese angebracht sind, ist genauso dualistisch gedacht und genauso schädlich für die Patienten, als wenn man zu einem Menschen, der Arthritis hat, sagen würde: »Wir haben Ihre Untersuchung abgeschlossen. Sie haben Arthritis. Das ist eine unheilbare, chronisch-degenerative Erkrankung. Am besten lernen Sie, damit zu leben« – ohne auf die Ernährung, die Arbeitsbelastung und die Lebensweise näher einzugehen. Da das Leben voller Geheimnisse ist, können wir nie mit Sicherheit sagen, wie sich eine Krankheit entwickeln wird. Wir können nie wissen, ob ein Zustand hoffnungslos ist.

Mark Hyman, M.D., medizinischer Direktor am Cleveland Clinic's Center for Functional Medicine (und zehnfacher *New York Times*-Bestsellerautor), schrieb kürzlich einen Blogbeitrag über das, was er »den Mythos der Diagnose« nennt. Darin weist er darauf hin, dass eine Diagnose nicht zwangsläufig zu einem klaren Behandlungspfad führt – dies sei ein überholtes Denken. In Wahrheit, so schreibt er, »sind Diagnosen nur ein Name, den wir mit einer Sammlung von Symptomen verbinden. Dieser Name hat *nichts* damit zu tun, *warum* man diese Symptome hat – mit der eigentlichen Ursache der ›Krankheit‹.«[10] Er gibt als Beispiel an, dass Depressionen bei einer Person durch Gluten und bei einer anderen durch einen B12-Mangel verursacht werden können. Das bedeutet nicht unbedingt, dass man Antidepressiva einnehmen sollte. Deshalb ist die funktionelle Medizin so wichtig – sie berücksichtigt alle individuellen Faktoren und ist das Gegenteil der Einheitsmedizin. Denn es gibt nie nur eine Lösung, die immer und für alle passt.

Eine 38-jährige Künstlerin kam vor etwa einem Jahr zu ihrer jährlichen Routineuntersuchung zu mir. Sie überlegte seit einiger Zeit, ob sie gegen ihre periodisch auftretenden Depressionen ein Antidepressivum nehmen sollte. Im Prinzip gefiel ihr diese Vorstellung gar nicht, aber ihre Beschwerden ließen nicht nach. Sie hatte eine Sitzung bei einem angesehenen Medium in unserer Gegend, und dieses hatte sie ermutigt, das Medikament auszuprobieren. Schließlich beschloss die Patientin, die einzige Möglichkeit, um herauszufinden, ob das Medikament ihr helfen würde, sei die, es damit zu versuchen. Sie befreite sich von ihren Vorurteilen darüber und begann mit der Einnahme. Sie erzählte mir: »An dem Besuch bei Ihnen war für mich sehr hilfreich, dass ich Ihnen von meiner Sitzung bei dem Medium erzählt habe, und dass wir meine medizinische Betreuung auf meine Überlegungen zu dieser Sitzung zugeschnitten haben. Dass Sie bereit waren, sich die verschiedenen Elemente meiner Geschichte anzuhören, ist sehr wertvoll für mich.«

Als sie drei Monate später wieder zu mir kam, sagte sie, sie fühle sich großartig, und das Medikament scheine genau das zu sein, was ihr »gefehlt habe«. »Ich kann gar nicht fassen, wie mein Leben sich verändert hat«, berichtete sie. »Jetzt scheint das ganze Universum für mich zu sorgen. Meine Kunstwerke verkaufen sich gut, und ich bin viel kreativer. Außerdem stehe ich jetzt zu meiner Kraft und meiner Energie und mache mir nicht mehr im Entferntesten so viel Sorgen darüber, was andere Leute denken könnten oder ob ich als Künstlerin besser oder schlechter als die anderen bin. Ich habe so viel Energie wie noch nie.« Die Einnahme des Antidepressivums wurde ein Wendepunkt für sie, aber bevor sie das Medikament akzeptieren konnte, musste sie ihre vorgefasste Meinung darüber loslassen. Obwohl das Medikament ihr eindeutig half, ignorierte sie die Probleme aus ihrer Vergangenheit – sexueller Missbrauch in der Kindheit – nicht, die bei ihrer Depression eine zentrale Rolle spielten.

Sechs Monate später setzte sie das Antidepressivum ab, weil sie das Gefühl hatte, es schaffe eine »künstliche Euphorie«, die sich komisch anfühlte. Was zu einem bestimmten Zeitpunkt gut gewirkt hatte, war jetzt nicht mehr angebracht. Der Patientin geht es ohne das Medikament weiterhin gut, sie fühlt sich stark und kreativ. Interessanterweise zeigen die Daten über Antidepressiva versus Placebos, dass Letztere genauso wirksam sind. Das bedeutet, dass Antidepressiva auch deshalb wirken, weil wir an sie glauben.[11] Im Allgemeinen werden Frauen viel zu viele Psychopharmaka verschrieben, die alle ein hohes Suchtpotenzial haben. Nicht nur ist die Einnahme von Antidepressiva in den USA in den letzten fünfzehn Jahren um fast 65 Prozent gestiegen (von etwa 8 Prozent auf 13 Prozent aller Amerikaner ab 12 Jahren), sondern Frauen nehmen sie auch doppelt so häufig ein wie Männer – 16,5 Prozent der amerikanischen Frauen (gegenüber 8,6 Prozent der Männer) nehmen derzeit Antidepressiva ein.[12] Diese Statistiken sind ernüchternd, wenn man bedenkt, dass Menschen, die Antidepressiva einnehmen, ein um 33 % höheres Risiko haben, zu versterben.[13] (Die International Coalition for Drug Awareness hat online unter http://ssristories.net sehr viele SSRI-Albträume aufgeführt). Doch wenn eine Frau versucht, von Antidepressiva loszukommen, kann es durchaus sein, dass sie Entzugserscheinungen bekommt, die dem ähneln, wofür ihr das Medikament verschrieben wurde.

Meine gute Freundin und Kollegin Kelly Brogan, eine ganzheitliche Psychiaterin, hat es sich zur Lebensaufgabe gemacht, Frauen dabei zu unterstützen, Psychopharmaka von vornherein zu vermeiden oder sie abzusetzen. Ihr Buch *Die Wahrheit über weibliche Depression* (Goldmann 2018) ist eine Pflichtlektüre für alle Frauen, die unter psychischen Problemen leiden. Dr. Brogan hat Tausenden von Frauen auf der ganzen Welt dabei geholfen, von ihren Psychopharmaka loszukommen und sich endlich wieder wie sie selbst zu fühlen.

Es gibt viele Wege zur Heilung. Der richtige Weg ist diejenige Behandlungsmethode, die sich gerade – im aktuellen Stadium – am besten anfühlt. Wir müssen lernen, uns selbst als Prozess zu betrachten – als Wesen, die sich mit der Zeit verändern und wachsen. Das bedeutet, dass alle äußeren Maßnahmen für unsere Heilung mit unserer eigenen inneren Stimme im Einklang stehen sollten. Außerdem müssen wir lernen, uns selbst mit Selbstachtung zu unterstützen – nicht mit steifen Programmen aus Befehlen und Verboten, die sich wie Strafen anfühlen.

Von außen auferlegte Kuren wie die Verbesserung der Ernährung sind oft ein erster Schritt im Heilungsprozess. Sie verhelfen Frauen häufig dazu, sich so wohl zu fühlen, dass sie mit der eigentlichen Arbeit beginnen können. Diese Arbeit besteht darin, einerseits herauszufinden, welches ihre tiefsten Verletzungen sind, und andererseits auch, was sie im Leben am meisten nährt und was ihnen helfen wird, ihre Wunden zu heilen. Bei dem Versuch, »unser Glück zu finden«, können wir jene Bereiche unseres Lebens, die uns Kummer bereiten oder stören, nicht einfach überspringen. Doch wenn wir wirklich bereit sind, »unser Glück« zu finden, steht der Heilung unserer Wunden nichts im Wege.

Denksucht: Ein häufiges Hindernis

Wir rennen durch die Gegend und dürsten nach Wissen, aber wir ertrinken in Informationen.

Karl-Henrik Robèrt

Informationen zu sammeln ist nur der erste Schritt auf dem Weg zur Heilung. Früher oder später müssen Sie die Augen schließen, sich nach innen wenden und auf Ihre, nicht auf irgendeine Antwort hören. Viele Menschen setzen Techniken, Medikamente und selbst Vitamine mit Gesundheit gleich und bleiben auf dieser Stufe stehen. Ich habe erlebt, dass Frauen mit vielseitigen Beschwerden zu Dutzenden von Ärzten und Therapeuten aller Art gingen, aber ihrer Heilung dadurch keinen Schritt näherkamen. Oft sind sie um so verwirrter, je mehr Fakten sie angesammelt haben. Diese Informationsüberflutung geschieht häufig und kann uns lähmen.

Wenn Patienten versuchen, ein Leiden durch eine Ernährungsumstellung zu heilen, kommt oft ein Zeitpunkt, an dem das ständige Bemühen, Menge und Qualität von allem zu kontrollieren, was sie in den Mund stecken, ihr Leben beherrscht. »Wie viel grünes Gemüse sollte ich zu mir nehmen? 200 oder 100 Gramm? Muss ich es kochen? Und mein Stuhl – muss er sinken oder schwimmen? Wenn er sinkt, heißt das, dass ich Kleie essen sollte? Und Wasser – lieber zwei Gläser oder drei? Und darf ich eine Apfelsine? Wie viele?« Es ist einfach nicht möglich, die Auswirkungen von allem zu kennen und zu durchdringen. Das ist insbesondere dann der Fall, wenn wir es mit einem lebendigen menschlichen Körper zu tun haben, der sich in einem fort wandelt. Das Herz, nicht der Verstand muss die Antwort geben.

Bei der Entscheidung über eine Östrogentherapie zum Beispiel können Frauen sich komplett verrückt machen, wenn sie sich nur auf den Verstand verlassen. Auch noch so viele Untersuchungen über Östrogentherapie, Kalziumgaben oder Fitnessübungen können die Vielfalt der Faktoren, die das Leben einer Frau in den Wechseljahren beeinflussen, nicht vollständig be--rücksichtigen. Manchmal sollten wir etwas Abstand von unserem Intellekt nehmen und uns darüber amüsieren, wie er im Kreis herumrennt und seinem Schwanz nachjagt. Die Schriftstellerin Natalie Goldberg nennt das den »Affenverstand«. Ganz gleich, worum es im Einzelfall geht: Wenn Sie alle Bücher gelesen und alle Fachleute befragt haben, kann nur Ihre innere Stimme Ihnen die richtige Antwort geben. Und denken Sie auch daran: Die göttliche Liebe ist die stärkste Heilkraft der Welt. Nichts ist unheilbar.

GANZHEITLICHE ZAHNMEDIZIN

Bei der Zahnmedizin geht es um viel mehr als nur um die Reinigung der Zähne oder die Beseitigung von Karies. Eine schlechte Mundgesundheit kann ein Risikofaktor für Krankheiten wie Diabetes, Herzkrankheiten und Schlaganfall sein. Wenn Sie sich einen Zahnarzt aussuchen, sollten Sie sich für eine ganzheitliche Praxis entscheiden, die nicht nur Ihre körperliche, sondern auch Ihre emotionale und sogar spirituelle Gesundheit berücksichtigt.

Ganzheitliche Zahnärzte (unabhängig davon, ob diese ihre Praxis als solche bezeichnen oder nicht) wenden sowohl natürliche als auch konventionelle Therapien an. Sie machen weniger Röntgenaufnahmen und verwenden digitale Röntgengeräte, die die Patienten einer wesentlich geringeren Strahlenbelastung aussetzen. Sie verwenden Kompositharz anstelle von Metall zum Füllen von Zahnlöchern und setzen bei zahnärztlichen Eingriffen natürliche antibakterielle Mittel ein. Die meisten lehnen Fluoridbehandlungen ab, da sie der Meinung sind, dass Fluorid langfristige Gesundheitsprobleme verursachen kann (und im Gegensatz zu dem, was den meisten von uns weisgemacht wird, Karies nicht wirklich verhindert).

Bei der Behandlung von Zahnfleischerkrankungen können ganzheitliche Zahnärzte hochwirksame Laser und Ozonbehandlungen einsetzen, um das Zahnfleisch von Bakterien zu befreien. Sie können auch ein Jodspülsystem verwenden, um das Eindringen von Bakterien in das Zahnfleisch zu verhindern. Schließlich können ganzheitliche Zahnärzte pflanzliche Heilmittel verschreiben, um eine schnellere, natürliche Heilung zu fördern.

NEUN WEGE ZUR GESUNDERHALTUNG DES MUNDES

1. Versuchen Sie es mit Ölziehen, einer alten ayurvedischen Zahntechnik: Dabei bewegen Sie einen Esslöffel Öl (in der Regel Kokosnuss-, Sesam- oder Olivenöl) 10 bis 20 Minuten lang im Mund hin und her, bevor Sie es ausspucken. Ayurveda-Praktiker glauben, dass das Ölziehen dem Körper Giftstoffe entzieht, aber zumindest ist es ein guter Ersatz für Mundwasser, da es nicht alle guten Bakterien im Mund abtötet. Außerdem kann es helfen, Plaque zu entfernen und die Zähne aufzuhellen.
2. Essen Sie weniger Zucker: Plaque verwendet Zucker als Brennstoff und setzt dann Säure als Abfallprodukt frei (was zu Karies führen kann).
3. Gehen Sie zur Akupunktur: Jeder Zahn befindet sich am Ende eines Akupunkturmeridians, was bedeutet, dass die Stimulation dieses Meridians durch eine Füllung oder ein anderes akutes Zahntrauma zu einer chronischen Stimulation der Organe führen kann, die mit demselben Meridian verbunden sind. Ebenso können chronische Zahnprobleme auf ein Ungleichgewicht in einem Organ oder System entlang desselben Meridians hinweisen. Die Akupunktur stellt solche Ungleichgewichte wieder her.
4. Mit dem Rauchen aufhören: Rauchen lässt nicht nur die Zähne mit der Zeit vergilben, sondern ist auch eine wichtige Ursache für Zahnfleischerkrankungen, da es den Zahnbelag stärker verklebt.

5. Verwenden Sie natürliche Zahnpasta: Wie bereits erwähnt, beugt Fluorid nicht unbedingt Karies vor und kann andere Gesundheitsprobleme verursachen (ebenso wie künstliche Inhaltsstoffe, die häufig in Zahnpasta enthalten sind, z. B. Natriumlaurylsulfat). Aber das Zähneputzen ist trotzdem sinnvoll, weil es hilft, Zahnbelag zu entfernen.
6. Benutzen Sie Zahnseide: Die Verwendung von Zahnseide trägt zur Gesunderhaltung des Zahnfleisches bei und entfernt Bakterien und Speisereste aus den Zahnzwischenräumen (die zur Bildung von Plaque führen können). Wählen Sie zwischen herkömmlicher Zahnseide oder einem elektrischen Air Flosser.
7. Ernähren Sie sich ausgewogen: Genau wie der Rest Ihres Körpers brauchen auch Ihre Zähne Nährstoffe, um gesund zu bleiben. Kalzium, Phosphor, Vitamin D und Magnesium sind besonders wichtig für den Aufbau und die Stärkung des Zahnschmelzes und den Schutz Ihrer Zähne.
8. Trinken Sie Wasser: Das hilft, die nach dem Essen im Mund verbliebenen Speisereste und Bakterien wegzuspülen. Wasser neutralisiert auch die Säure, die den Zahnschmelz angreifen kann. Auch wenn Sie sich nicht nach jeder Mahlzeit die Zähne putzen, sollten Sie Ihren Mund zumindest mit Wasser ausspülen.
9. Ignorieren Sie Zahnsymptome nicht: Empfindliche oder verfärbte Zähne, Zahnfleischbluten oder Schmerzen im Mund sind alles Gründe, einen Termin beim Zahnarzt zu vereinbaren. Diesen Symptomen können Ursachen zugrunde liegen, die sie eher früher als später beheben lassen sollten.

Ein Hinweis zu Amalgamfüllungen: In der Vergangenheit wurden die meisten Zahnfüllungen mit Amalgam hergestellt, das mehr als 50 Prozent Quecksilber enthält und das zentrale Nervensystem und das Immunsystem schädigen kann. Aber keine Panik, wenn Sie diese Art von Füllungen hatten, denn nicht jeder hat ein Problem damit. Ich empfehle regelmäßige Kontrolluntersuchungen, um sicherzustellen, dass die Amalgamfüllungen nicht undicht sind. Wenn Sie unter Muskel- und Gelenkschmerzen, Steifheit und Krämpfen, chronischer Müdigkeit, Überempfindlichkeit gegenüber Chemikalien oder Nahrungsmitteln oder deutlichen neurologischen Symptomen leiden, die an Multiple Sklerose oder andere neurologische Erkrankungen erinnern, sollten Sie mit Ihrem Zahnarzt über die Entfernung Ihrer Amalgamfüllungen sprechen.

Heilung durch eine Operation

Viele Frauen stehen an irgendeinem Punkt ihres Lebens vor einer Operation. Mehr als 51 Millionen Menschen werden jedes Jahr in den USA stationär aufgenommen[15] (dazu 53,3 Millionen ambulante Operationen pro Jahr)[16], und davon sind ungefähr 58 Prozent Frauen, so das Nationale Zentrum für Gesundheitsstatistik. Ich habe beobachtet, wie viele Frauen ihr Leben monate- oder sogar jahrelang gewissermaßen zum Stillstand bringen, weil sie versuchen, eine Krankheit »natürlich« zu kurieren, die sich sehr gut mit einer konservativen, organerhaltenden Operation behandeln lässt. Eine Operation zur Heilung des Unterleibs ist etwas völlig anderes als eine Operation, bei der der Unterleib völlig ausgeräumt wird. Zusätzlich zu anderen Heilverfahren sollte eine Operation immer in Erwägung gezogen werden.

Ich möchte gerne dazu beitragen, die so häufig anzutreffenden negativen Einstellungen zu chirurgischen Eingriffen abzubauen, daher bezeichne ich den Vorgang als Heilung durch Operation. Auf den Merkzetteln, die ich meinen Patientinnen nach einer Operation vor dem Verlassen der Klinik gebe und die Einzelheiten über die häusliche Nachsorge enthalten, schreibe ich das in Großbuchstaben. Man kann mit einer Operation genauso umgehen wie mit einer Heilzeremonie.

Eine zweite Meinung einholen

Bevor eine Frau sich einer Operation unterzieht, plädiere ich dafür, dass sie eine weitere Meinung einholt. Viele Patientinnen kommen zu mir, weil sie meine Meinung zu einer von einer anderen Ärztin vorgeschlagenen Hysterektomie (operative Entfernung der Gebärmutter) hören wollen. Dadurch gewinnen die Frauen Zeit, über ihre Entscheidung nachzudenken, und sie stellen fest, wie sehr die Ansichten über die Behandlung eines bestimmten Leidens innerhalb der Ärzteschaft auseinandergehen. Manche Frauen gehen sogar zu fünf oder sechs verschiedenen Spezialisten, bevor sie sich für einen Behandlungsweg entscheiden. Letztendlich müssen Sie auf Ihre innere Stimme hören, um die beste Lösung für sich selbst herauszufinden, denn das kann kein Arzt für Sie tun.

Wenn ich um eine zweite Meinung gebeten werde, stimme ich den Argumenten, die die überweisenden Chirurgen für eine Hysterektomie nennen, oft zu. Starke, unregelmäßige Blutungen, die zu Blutarmut geführt haben, sind zum Beispiel ein üblicher Grund für eine Hysterektomie, auch wenn es weitere Behandlungsmöglichkeiten neben einer OP gibt. Wenn die Patientin eine Operation als die richtige Lösung ansieht, unterstütze ich sie mit meinen Erfahrungen in ihrer Absicht. Wenn sie andererseits Alternativen, wie einer Ernährungsumstellung, gegenüber aufgeschlossen ist, liefere ich ihr die entsprechenden Informationen. Es kommt darauf an, dass man sich der Wahlmöglichkeiten bewusst ist, die alle ihre Verdienste haben.

Frauen, die sich Zeit genommen haben, Informationen zu sammeln und sich schließlich für einen Weg entscheiden – sei es ein chirurgischer Eingriff oder eine andere Therapie –, tun das aus einer Position der Stärke und des Wissens heraus und nicht, weil eine Autoritätsfigur diesen Weg vorgegeben hat. Keine Frau sollte sich einer Operation unterziehen, die nicht absolut notwendig ist, wenn sie das Gefühl hat, sie dürfe ihre Meinung nicht sagen, keine andere Meinung haben oder keine Zusatzinformationen einholen.

Machen Sie sich klar, dass die Entscheidung für oder gegen eine Operation allein in Ihrer Hand liegt. Wenn Sie in letzter Minute absagen wollen, weil Sie noch einmal über alles nachgedacht haben oder weil Sie plötzlich das Gefühl haben, die Operation sei verkehrt, sollten Sie entsprechend handeln und den Termin absagen. Es gibt zwei Situationen im Leben, bei denen eine Frau die volle Erlaubnis haben muss, es sich kurz vorher noch anders zu überlegen: vor dem Traualtar und vor einer Operation. (Das gilt natürlich nicht für lebensrettende Notoperationen.)

LÄNGERES FASTEN VOR OPERATIONEN IST EINE VERALTETE PRAXIS

Die neuen Richtlinien sehen vor, dass man sechs Stunden vor einem chirurgischen Eingriff eine leichte Mahlzeit zu sich nimmt und dann bis zwei Stunden vor der Operation nur klare Flüssigkeiten wie Wasser, breiige Säfte oder schwarzen Kaffee oder Tee zu sich nimmt. Das Fasten beginnt zu diesem Zeitpunkt, nicht vorher. Diese Unterscheidung ist wichtig, da längeres Fasten zu Dehydrierung, Hypoglykämie und Elektrolytstörungen führen kann, was bei manchen Patienten zu vermehrter Angst (und damit zu höherem Medikamentenbedarf) führen kann. Einige Patienten berichten außerdem über Kopfschmerzen und Übelkeit vor der Operation, wenn sie mehr als zwei Stunden gefastet haben. Außerdem ist das Legen einer Infusion für das Fachpersonal viel einfacher und für den Patienten weniger schmerzhaft, wenn der Patient hydriert ist.

Eine Operation ist kein Fehlschlag, sondern eine Möglichkeit der Heilung

Allzu häufig glauben Frauen, sie hätten versagt, wenn sie operiert werden müssen. Das ist ein weiteres Beispiel für das dualistische Denken, das wir alle vom Suchtsystem übernommen haben. Eine Patientin mit Myomen in der Gebärmutter, die so groß war, als sei sie in der 14. Woche schwanger, sagte unter Tränen zu mir: »Ich schäme mich so. Ich denke die ganze Zeit, ich hätte in der Lage sein müssen, das zu verhindern oder es zumindest allein wieder wegzukriegen.« Als ich weiter nachfragte, stellte sich heraus, dass sie aus einer jener Familien stammte, in denen man häufiger den Satz hört: »Heul nicht, oder ich sorge dafür, dass du einen Grund zum Weinen hast.« Sie schämte sich, weil sie um Hilfe bat und Bedürfnisse hatte. So sind noch viele Ältere erzogen worden.

Im 7. Kapitel habe ich über den Heilungsprozess im Fall von Gails Eierstockzyste berichtet. Sie sagte: »Für mich als gute ›New Age‹-Frau war eine Operation die absolute Notlösung. In klassischer New-Age-Überheblichkeit hatte ich geglaubt, ich hätte in der Lage sein müssen, mich selbst zu heilen, und wenn ich mich für eine Operation entschied, wäre ich eine Versagerin. Ich versuchte es also mit der ganzen Palette ganzheitlicher Methoden – Akupunktur, Kräuter, Rizinusölpackungen, Sitzungen mit einer Freundin, die ein Medium ist, und Visualisierung. Alle diese Methoden waren hilfreich und sicherlich auf vielen Ebenen heilsam. Aber mir wurde klar, dass diese Zyste, sowohl körperlich als auch spirituell, zu dicht war, als dass Akupunkturnadeln sie hätten auflösen können. Sie musste herausgeschnitten werden.«

Eine andere Patientin, June, hatte eine hartnäckige Eierstockzyste und wollte eine Operation unbedingt vermeiden. Drei Monate lang bemühte sie sich, mit Visualisierungen, emotionaler Reinigung und Ernährungsumstellungen ihre Zyste abheilen zu lassen. Ich sagte June, meiner Meinung nach sei eine Operation die beste Lösung für sie. Ihre Zyste war groß – 10 cm – und war nach drei Monaten nicht von selbst weggegangen. June wollte zwar glauben, die Zyste sei verschwunden und ein operativer Eingriff sei nicht nötig, doch dann hatte sie folgenden Traum: »Ich wollte mein Auto aus der Werkstatt holen, aber es war noch nicht fertig. Dieser Traum wiederholte sich mehrmals. Ich begann, mich zu fragen, ob die Zyste tatsächlich weg sei. Ich hatte nie das Gefühl gehabt, dass die Zyste eine wirkliche Gefahr für mich darstellte, aber obwohl ich meiner Ansicht nach meinen Beitrag geleistet hatte« – sie hatte sehr viel Klarheit darüber gewonnen, was ihre Zyste in ihrem Leben repräsentierte, und deswegen viel Kummer und Traurigkeit durchlebt –, »fragte ich mich, ob die Zyste nicht vielleicht doch noch da sei. Diesen Gedanken konnte ich vor mir selbst kaum zugeben. Lieber wollte ich positiv denken, dass sie einfach fort sein musste, weil ich das, was ich für meine Heilarbeit hielt, beendet hatte.«

Einige Wochen vor ihrem Operationstermin war June bei einer neuen Bekannten zum Essen, die sich für Mythen, Traumarbeit und Kunsttherapie begeisterte, und zwar als Mittel, um Menschen bei ihrer Selbstheilung zu helfen. »Als sie von meinen Auto-Träumen hörte«, schrieb June später, »begann sie, in mich zu dringen. Sie fragte, ob ich wüsste, was an meinem Auto nicht in Ordnung sei. Sie sagte, ich hätte herausfinden müssen, was kaputt sei und einen Spezialisten rufen müssen, der mir hätte sagen können, wie man es repariert.« Das alles sollte im Traum geschehen. »Sie war entsetzt, dass ich im Begriff war, mir den Eierstock herausnehmen zu lassen und mich nicht noch mehr bemüht hatte, ihn zu behalten. Unterschwellig hörte ich heraus, dass ich mich nicht genug anstrengte, wenn ich nicht versuchte, auf ihre Weise vorzugehen. Ich beantwortete ihre Fragen ernsthaft. Die Fragen hörten sich so heroisch an, so schuldbeladen.[17] Ich sei für mein Leben verantwortlich, und daher müsse diese Zyste genau das sein, was ich haben wolle.

Als ich wieder gegangen war, fühlte ich mich schmutzig, irgendwie emotional vergewaltigt. Später erkannte ich, dass die endlose Suche nach einer nicht-operativen Heilmethode auch eine Droge sein kann, dass ich entweder die Zyste behalten und süchtig nach der Sucherei werden würde oder aber sie einfach entfernen lassen und die Geschichte abschließen konnte.« June war so klug zu erkennen, dass die Vertreter der Alternativmedizin manchmal genauso arrogant und kompromisslos sein können wie die Adepten der Schulmedizin. Auch wenn sie vorübergehend eingeschüchtert war, weil die Frau so insistierte, hat sie schnell begriffen, dass ihre Gefühle nach dem Dinner zeigten, dass sie auf ungute Weise manipuliert worden war.

Eine Gelegenheit, alte Ängste zu verabschieden

Für viele Frauen, vor allem für solche, die sich für natürliche Heilmethoden interessieren, ist eine Operation etwas Schreckliches. Meine Patientin Gail sagte mir nach ihrer Zystenoperation: »Diese Zyste hat mir geholfen, mehrere starke Prägungen aufzudecken, die mir vorher nicht bewusst waren. Meine große Angst vor allem, was mit meinem Körper, Krankheit, Ärzten und Krankenhäusern zu tun hatte, war eine Folge der langen, ominösen Herzkrankheit meiner Mutter, die zu ihrem Tod führte. Während meiner Kindheit musste sie immer wieder ins Krankenhaus, es schien aber nie besser zu werden und die Ärzte wussten anscheinend auch nicht, was sie hatte. Noch mehr litt ich allerdings damals darunter, dass über die Gefühle, die ihre Krankheit bei allen Familienmitgliedern auslöste, nie gesprochen wurde.«

Viele meiner Patientinnen haben ihre Angst vor Krankenhaus und Operation jedoch umgewandelt, und zwar mithilfe von Erfahrungen wie einer »spirituellen Initiation« – einer Zeit, in der sie sich den eigenen Ängsten stellten und durch sie hindurchgingen – als einer Möglichkeit, alte Verhaltensmuster, die einem nicht mehr dienlich sind, umzukehren.

Gail schrieb: »Als ich über meine bevorstehende Operation nachdachte, wurde mir völlig klar, dass sie eine ausgezeichnete Gelegenheit für mich war, mich den aus meiner Kindheit stammenden Ängsten vor Krankenhäusern und allem, was damit verbunden war, zu stellen. Ich konnte erleben, dass meine Geschichte ganz anders war als die meiner Mutter. Ich machte ein paar wunderbare Erfahrungen. Ich kehrte das damals in meiner Familie herrschende Muster um, indem ich meine Ängste und Befürchtungen meinem Mann und nahen Freunden mitteilte und sie um Hilfe bat. Ihre Liebe und Unterstützung waren ein kostbares Geschenk für mich, das ich noch lange schätzen werde.«

Die Hilfe eines anderen Menschen bereitwillig zuzulassen, kann eine sehr heilsame Erfahrung sein. Wenn eine Operation die beste Lösung ist, kann die vertrauensvolle Hingabe an die Fähigkeiten des Anästhesisten, der Chirurgin, der Krankenschwestern und der inneren Stimme ein Erlebnis sein, das zu echtem Wachstum beiträgt. Wenn Sie in der Kindheit die Botschaft vermittelt bekommen haben, dass Ihre körperlichen und emotionalen Bedürfnisse nach Beistand und Trost es nicht wert sind, erfüllt zu werden, ist die Bitte um Unterstützung während einer Operation oder eines Krankenhausaufenthaltes eine Möglichkeit, diese Botschaft rückgängig zu machen.

In Krankenhäusern steht, das sollten wir uns immer wieder klarmachen, viel Heilenergie zur Verfügung. Wir können Krankenschwestern und das andere Personal auch einmal als Engel der Heilung betrachten. Die Menschen, die in Krankenhäusern arbeiten – ob es nun Krankenschwestern, Schwesternhelferinnen oder Pfleger sind –, arbeiten oft dort, weil sie sich von Natur aus zum Heilen hingezogen fühlen. Wenn man nicht mehr gegen diejenigen ankämpft, die da sind, um zu helfen, ist das eine schöne Erleichterung. Viele meiner Patientinnen werden zu ihrem letzten Arzttermin vor der Operation von einer Freundin oder einem Familienmitglied begleitet, wenn ich die Operation selbst vornehme. Anschließend gehen die Begleiter dann mit ihr ins Krankenhaus, damit sie den Anästhesisten kennenlernen und bei der Vorbereitungsphase im Krankenhaus dabei sein können. Nach der Operation sorgen diese oder andere Freundinnen zu Hause für Unterstützung, indem sie kochen, putzen oder der Genesenden den Rücken massieren. Wir Frauen müssen lernen, wie man um solche Hilfe bittet – das ist eine wichtige Fähigkeit. Manchmal brauchen wir Hilfe, um diese Fähigkeit zu erlernen.

June schrieb zu diesem Thema Folgendes: »Nachdem sich herausgestellt hatte, dass ich operiert werden musste, wurde mir auf dem Nachhauseweg klar, dass ich nicht das ganze Wochenende würde allein sein können, daher fuhr ich bei meiner Freundin Carol vorbei. Ich glaube, Carol bekam einen Schreck, als sie mich so deprimiert sah. Sie hielt mir eine Predigt, wie wichtig ich für meinen Sohn und für sie und für viele andere Menschen sei. Meine Bedeutung für diese Menschen – abgesehen von meinem Sohn – war mir nie bewusst gewesen. Carol redete mir sehr zu, dass ich die Operation durchführen lassen und mir von meinen Freundinnen helfen lassen sollte. Sie bestand darauf, dass ich nach der Operation bei ihr zu Hause wohnen sollte, damit ich nicht zu kochen und einzukaufen und den ganzen anderen Kleinkram für mich selbst zu erledigen brauchte. Sie hat mir dadurch unermesslich geholfen.«

Zur Vorbereitung auf ihre Operation ging June zu einem Hypnotiseur und hatte drei Sitzungen bei ihm. Er besprach zwei Kassetten für sie – eine, die sie auf eine gute Operation und eine schnelle Genesung vorbereiten sollte, und eine zweite, die ihr helfen sollte, anschließend weiterzugehen.

June benutzte diese Kassetten in den beiden Wochen vor der Operation sehr oft.[18] Außerdem begann sie, mit einem Arzt zu arbeiten, der Qigong unterrichtete. (Qigong ist eine alte chinesische Heilkunst, die uns lehrt, unsere Lebensenergie mithilfe von Bewegung, Massage und Atmung zirkulieren zu lassen.)

Praktische Tipps für eine heilsame Operation oder Chemotherapie und eine schnellere Wundheilung

Peggy Huddleston ist eine Kollegin von mir und hat ein Buch zum Thema ganzheitliche Operationsvorbereitung und schnellere Wundheilung herausgegeben (siehe healfaster.com). Ihre Tipps und Einzelschritte für eine OP haben sich als blutdrucksenkend und heilungsfördernd erwiesen und werden mittlerweile in vielen Krankenhäusern verwendet. Ich selbst habe sie bei der Entfernung meiner Zysten vor ein paar Jahren befolgt, sie haben bei mir Wunder gewirkt. Weil ich selbst viel operiert habe, kann ich nur sagen, dass nichts lohnender ist für einen Operateur als eine einvernehmliche Zusammenarbeit mit Patientin oder Patient, um zu einem guten Ergebnis zu kommen.

Die Techniken, die Peggy verwendet, haben schon vielen meiner Patientinnen und Tausenden Menschen weltweit geholfen, um Folgendes zu erreichen:

- Man fühlt sich ruhiger vor einer OP.
- Man hat danach weniger Schmerzen.
- Die Einnahme von Schmerzmitteln wird um ein Viertel bis die Hälfte gesenkt.
- Das Immunsystem wird gestärkt.
- Nach einer OP hat man weniger Schmerzen.
- Die Dauer des stationären Aufenthalts verringert sich (laut einer kalifornischen Studie nach Heilungsaussagen plus geführter Imagination bei einer Unterleibs-OP um anderthalb Tage).[19]

Ob Sie nur eine kleine ambulante Operation vornehmen lassen oder eine große mit längerem Krankenhausaufenthalt: Der Ansatz von Peggy Huddleston wird Ihnen eine Hilfe sein. Das gilt im Übrigen auch für eine Chemotherapie oder eine Bestrahlungsbehandlung.

Schritt eins: Entspannen Sie sich für den inneren Frieden

85 Prozent aller medizinischen Probleme haben mit ungelösten Spannungsmustern und Stress, der im Körper zurückbehalten wird, zu tun.

Daraus aber ergeben sich eine ganze Reihe negativer physiologischer Veränderungen, die die Gesundheit beeinträchtigen. Was ist das Gegenmittel? Lernen Sie die Technik der Tiefenentspannung, damit Sie nach einiger Zeit willentlich ein Gefühl des inneren Friedens herbeiführen können. Tiefenentspannung und Visualisierung sind leicht, und es gibt eine Reihe Techniken.

Zur Operationsvorbereitung empfehle ich Achtsamkeitsmeditation oder Mediationsmusik, die Ihnen zusagt. (Gibt es im Internet und in esoterischen Buchhandlungen.) Seien Sie nicht überrascht, wenn am Anfang Ihrer Entspannungsbemühungen starke Emotionen aufsteigen, wie Traurigkeit, Wut oder dergleichen. Lassen Sie sie ganz zu, weinen Sie, so lange es nottut. Sehr wahrscheinlich mussten sie lange darauf warten, endlich zum Ausdruck zu kommen. Studien haben gezeigt, dass Entspannung gut für das Immunsystem ist, das Zentralnervensystem beruhigt und oftmals Spannungskopfschmerz, Migräne, Bluthochdruck und Ängstlichkeit zu heilen vermag. Auch ist sie bei der Operationsvorbereitung wirksam. Mittlerweile bieten auch Krankenhäuser Materialien zur OP-Vorbereitung an (http://www.zeit.de/zeit-wissen/2012/01/Meditation-auf-Rezept).

Schritt zwei: Visualisieren Sie Ihre Genesung
Visualisieren Sie das ideale postoperative Ergebnis, und zwar so lebhaft und detailliert, wie es nur geht. Stellen Sie sich vor, die OP sei zu Ende und Sie fühlen sich in jeder Hinsicht friedvoll und gesund. Stellen Sie sich heilendes Licht und heilende Klänge vor, die Sie umgeben. Ihre innere Stimme wird Ihnen dabei behilflich sein. Visualisieren Sie häufig: fünfmal am Tag für fünf Minuten ist besser als eine einzige Session von einer halben Stunde.

Schritt drei: Organisieren Sie sich Unterstützung
Eine Operation ist eine wunderbare Gelegenheit, sich Hilfe zu holen. Stellen Sie sicher, dass jemand bei Ihnen ist, wenn Sie ins Krankenhaus oder in die ambulante Versorgung gehen, und dass Sie jeden Tag jemand im Krankenhaus besucht, wenn nötig, und Ihnen anschließend zu Hause so lange hilft, wie Sie es brauchen. (Bei einer Unterleibs-OP sind das gut und gerne zwei Wochen.) Viele Frauen machen sich nicht klar, wie verletzlich sie sich nach einer Operation fühlen, deshalb sollten Sie Ihren Genesungskokon gut vorbereiten, nicht zuletzt, weil Sie dadurch später die Fürsorge von Freunden und der Familie besser annehmen können. Das gilt insbesondere für die »Wenn-es-klappen-soll-muss-ich-es-selbst-machen-Fraktion«. Hier tut sich die einmalige Gelegenheit auf, dass andere etwas für Sie tun können. Das hat

mit Annehmen zu tun, was für viele Frauen eine Herausforderung ist. Wieder zu Hause, empfehle ich mindestens eine Stunde Reiki, Handauflegen oder Massage. Ideal wäre eine tägliche Behandlung während der ersten drei Tage. Sowohl Reiki als auch Therapeutic Touch (therapeutisches Handauflegen) wurden schon wissenschaftlich untersucht und in ihrer genesungsbeschleunigenden Wirksamkeit bestätigt. Fragen Sie Ihre Ärztin oder Leute vom Pflegepersonal, ob sie jemanden kennen. (Im Internet: reikialliance.com, www.therapeutic-touch-deutschland.com)

Schritt vier: Treffen Sie Ihren Anästhesisten oder Ihre Anästhesistin
Eine Studie aus Harvard hat gezeigt, dass ein Gespräch mit dem Anästhesisten im Vorfeld der Operation die Ängste von Patienten vor einer OP signifikant senkt. In den meisten Fällen ist das Vorgespräch mittlerweile gängige Praxis, wenn nicht, bitten Sie Ihren Operateur, ein Treffen zu ermöglichen. Das hat nichts mit »Unruhe verbreiten« zu tun. Im Gegenteil, man wird sich an Sie erinnern und Ihnen eine stärker auf Ihre Bedürfnisse abgestimmte Behandlung zukommen lassen, weil Sie sich als jemand eingeprägt haben, die respektvoll darum bittet, dass man sich während der OP gut um sie kümmert.

OPIOIDE: JA ODER NEIN?

Die Opioidkrise hat sich (vor allem in den USA, A.d.Ü.) in den letzten Jahren explosionsartig ausgeweitet, und zwar nicht nur, weil diese starken Medikamente Schmerzen so wirksam lindern, sondern auch, weil die Arzneimittelhersteller angesichts zunehmender Verschreibungen versicherten, dass ihre Patienten nicht süchtig werden würden. Heute wissen wir, dass diese Medikamente selbst bei vorschriftsmäßiger Einnahme in hohem Maße süchtig machen. Viele Menschen haben sogar eine Überdosis dieser Medikamente eingenommen, die ihnen von ihren Ärzten verschrieben worden waren.

Untersuchungen zeigen, dass 21 bis 29 Prozent der Patienten, denen Opioide gegen chronische Schmerzen verschrieben wurden, diese missbrauchen. Der Missbrauch ist so gravierend, dass zwischen 8 und 12 Prozent von ihnen eine Opioidmissbrauchsstörung entwickeln. Im Jahr 2017 wurde die Zahl der Amerikaner, die an einer solchen Störung leiden, auf 1,7 Millionen geschätzt.

Die Wahrheit ist, dass es keine risikofreie Dosis von Opioiden gibt. Natürlich ist das Risiko umso höher, je mehr man einnimmt, aber selbst bei der verschreibungspflichtigen Standardmenge – zum Beispiel 5 bis 10 mg Oxycodon alle sechs Stunden – können Menschen abhängig werden und manchmal sogar an einer Überdosis sterben. Ein Grund dafür ist, dass sich viele Mediziner zu sehr auf das sogenannte Morphin-Milligramm-Äquivalent (MME) verlassen, also auf die Dosis, die die gleiche Schmerzlinderung bewirken würde, wenn der Patient

Morphin einnehmen würde. Wenn der Arzt eine Reihe anderer Risikofaktoren nicht berücksichtigt, kann sich selbst diese Dosis als viel zu hoch erweisen. Eine Studie hat beispielsweise gezeigt, dass die Wahrscheinlichkeit einer Überdosierung bei Opioiden in der MME-Dosis immer noch bei 2% liegt, was einfach inakzeptabel ist, vor allem wenn man bedenkt, wie viele Menschen diese Medikamente heute einnehmen.[25] Ärzte müssen den Risikoindex für Überdosierung oder schwere opioidinduzierte Atemdepression (RIOSORD) zurate ziehen, einen Rechner für die Überdosierung von Opioiden, der auf einer Datenauswertung von 18,4 Millionen Patienten beruht.[26]

Eine 2019 durchgeführte Tierstudie der University of Colorado in Boulder über die Auswirkungen von Opioiden auf Schmerzen nach Operationen zeigt Folgendes: Ratten, denen wiederholt Morphin verabreicht wurde, litten drei Wochen länger unter Entzündungen und Schmerzen als Ratten, die nur eine Kochsalzlösung erhielten.[27] Die Forscher fanden außerdem heraus, dass Opioide bestimmte Rückenmarkszellen so »vorbereiten«, dass sie empfindlicher für Schmerzen werden. Je länger die Ratten Morphin erhielten, desto länger reagierten sie auf Schmerzen. Die leitende Studienautorin Linda Watkins, Ph.D., bemerkte dazu: »Hier zeigt sich eine weitere dunkle Seite von Opiaten, die viele nicht vermuten, nämlich, dass Traumata, einschließlich Operationen, in Kombination mit Opiaten zu chronischen Schmerzen führen können.[28] Das Immunsystem erleide einen doppelten Schlag, erst durch die Operation und dann durch die Medikamente.

Ähnliche Studien bestätigen dies. Eine andere Tierstudie, die einige Jahre zuvor durchgeführt wurde, zeigt, dass selbst nach einer nur wenige Tage dauernden Einnahme von Opioiden gegen chronische Nervenschmerzen die Schmerzen nicht nur verstärkt wurden, sondern aufgrund einer Zunahme der systemischen Entzündung auch über Monate anhielten.[29]

Glücklicherweise gibt es andere hervorragende Möglichkeiten. Eine Studie aus dem Jahr 2016 mit 300 Patienten in der Notaufnahme, die unter akuten Schmerzen litten, zeigt, dass Akupunktur wirksamer war, schneller wirkte und weniger Nebenwirkungen verursachte als intravenöses Morphium.[30]

Wenn Sie befürchten, nach einer Operation von Opioiden abhängig zu werden, sollten Sie sicherstellen, dass Ihr Arzt sich Ihre Bedenken anhört und angemessen darauf eingeht. Gehen Sie nicht davon aus, dass Opioide sicher sind, nur weil sie von einem Arzt verschrieben wurden. Wenn Sie sich für die Einnahme von Opioiden entscheiden, nehmen Sie so wenig wie möglich davon ein und setzen Sie sie dann so schnell wie möglich ab.

(Anmerkung der Übersetzerin: In Deutschland herrscht eine vollkommen andere Verschreibungspolitik als in den USA. Opioide werden auf andersfarbigen Rezepten und auch dann nur zeitweise verschrieben. Sie sind niemals Erstmedikation gegen Schmerzen. Im stationären Bereich werden sie gesondert aufbewahrt und auch nur im Bedarfsfall in extra markierten Behältern ausgegeben. Die amerikanische Opioidkrise ähnelt insgesamt stärker einer sozialen Krise, bestehend aus Vereinsamung, aggressiver ärztlicher Verschreibungspolitik und einer prekären Situation in der gesetzlichen Krankenversicherung.)

Schritt fünf: Heilungsfördernde Aussagen
Vier heilungsfördernde Aussagen gibt es, die Ihr Operateur oder der Anästhesist Ihnen gegenüber während der Operation machen sollte. Forschungen haben gezeigt, dass diese Aussagen mit weniger Schmerzen, weniger Komplikationen und schnellerer Heilung einhergehen. Fertigen Sie drei Kopien von den Aussagen an und geben Sie sie dem Operateur und dem Anästhesisten. Die dritte heften Sie gut sichtbar an Ihren OP-Kittel. Lassen Sie sich nicht durch Peinlichkeitsgefühle davon abhalten, Ihre Ärzte um diesen Gefallen zu bitten. Glauben Sie mir, die meisten Ärzte sind in die Medizin gegangen, weil sie Heiler sein wollen. Bitten Sie sie darum, ihre Aufgabe zu tun. Ich habe nicht einmal erlebt, dass eine Patientin mit diesen heilungsfördernden Aussagen abgewiesen worden wäre. Wenn doch, gehen Sie zu jemand anderem. Wenn Sie sich damit unbehaglich fühlen, dann wird es auch Ihr Körper tun – und Ihre Genesung wird nicht so zügig verlaufen, wie sie es könnte. Hier sind die Aussagen:

WENN ICH BETÄUBT BIN, SAGEN SIE BITTE:

1. »Nach dieser Operation werden Sie sich gut fühlen und bald gesund werden.« (Fünfmal wiederholen). Danach setzen Sie mir bitte meine Kopfhörer auf und stellen den MP3-Player an.

IST DIE OPERATION ZU ENDE, SAGEN SIE BITTE:

2. »Ihre OP ist sehr gut gelaufen.« (Fünfmal wiederholen.)
3. »Nach dieser OP werden Sie auf .... Hunger haben. Sie können trinken und ganz einfach urinieren.« (Fünfmal wiederholen.)
4. »Nach dieser OP werden Sie, ...« (Bitten Sie Ihren Chirurgen, hier eine positive Aussage einzutragen, wie »Schon nach vier Wochen können Sie wieder Sport machen und voll aktiv sein« usw.

Wenn Sie Ihre CD oder Ihre MP3-Playlist vorbereiten, sollten Sie die Lautstärke (gerade noch hörbar) auf dem Player einstellen und den Regler mit Klebeband fixieren, damit sie nicht verändert werden kann. Wenn Sie anästhesiert sind, entspannt sich auch das hörbezogene Gewebe, wodurch auch leise Geräusche Verstärkung finden. Gehen Sie nicht das Risiko ein, einen Hörschaden zu bekommen, weil sie während dieser empfindsamen Zeit überlaute Musik spielen. Als eine Freundin von mir kürzlich operiert wurde, hat der Chirurg das Tragen von Kopfhörern nicht erlaubt, aber nichts dagegen gehabt, ihre Musikauswahl im OP zu spielen.

Bernie Siegel, der berühmte Kinderarzt aus Yale, hat herausgefunden, dass bei einer Operation die Musik am besten wirkt, die wir am liebsten mögen. Das kann alles sein, von den Beatles bis zu Mozart (eine beliebte Wahl, von der man weiß, dass sie die Immunantwort stärkt, besonders die Adagio-Passagen). Doch alles, was wir mögen, funktioniert, einschließlich Country- und Westernmusik!

Schritt sechs: Beschleunigen Sie die Heilung durch Ergänzungspräparate
Folgende Nährstoffe tragen nachweislich zu einer schnelleren Genesung bei:

- **Vitamin A:** Die empfohlene Dosis liegt bei 25 000 IE täglich (es sei denn, Sie sind schwanger). Zahlreiche Untersuchungen haben die günstigen Wirkungen von Vitamin A auf die Heilung nach Operationen nachgewiesen. Vitamin A stärkt auch das Immunsystem. Beginnen Sie mit der Einnahme eine Woche vor der Operation und setzen Sie das Präparat drei bis vier Wochen nach der Operation wieder ab.
- **Bromelain:** Diese aus der Ananas gewonnenen Enzyme können Quetschungen und operationsbedingte Schwellungen verhindern. Beginnen Sie einige Tage vor der Operation mit der Einnahme von 1000 mg täglich und setzen Sie die Behandlung bis zwei Wochen nach der Operation fort.
- **Vitamin C:** 2000 mg täglich. Vitamin C ist essenziell für die Kollagensynthese, die Teil der normalen Wundheilung ist. Nach der Operation haben Sie einen erhöhten Vitamin-C-Bedarf. Beginnen Sie einen Monat vor der OP mit der Einnahme und setzen Sie sie danach noch einen Monat fort.
- **Zink, Magnesium, Vitamin-B-Komplex:** Diese Ergänzungsstoffe fördern nachweislich die Wundheilung. Empfohlen werden 100 mg Zinkpicolinat, 800 mg Magnesium und je 50 mg aller B-Vitamine.
- **Vitamin E:** Tragen Sie nach der Entfernung des Wundverbands täglich Vitamin-E-Öl (D-Alpha-Tocopherol) auf den Schnitt auf (es sei denn, Ihr Chirurg sieht eine Kontraindikation). Das beschleunigt die Heilung und verringert die Narbenbildung. Manche Frauen ziehen für diesen Zweck Aloe-vera-Gel, Calendulasalbe oder andere Kräuterpräparate vor.
- **Homöopathie:** Lassen Sie am Tag vor der OP und bald danach drei bis vier Kügelchen Arnica montana C 30 zweimal täglich unter der Zunge zergehen. Sie können sie nehmen, unmittelbar bevor Sie in den Operationssaal kommen, und schon im Aufwachraum. Ihr Anästhesist kann Ihnen dabei helfen oder warten Sie, bis Sie wieder in Ihrem Zimmer sind. Nehmen Sie dieselbe Dosis täglich in der Woche nach der OP. Arnika eignet sich hervorragend zur Verhinderung der schädlichen Wirkungen physischer Traumen jeder Art. Außerdem gibt es zahlreiche homöopathische Heilmittel für spezifische Operationen. Fragen Sie dazu einen ausgebildeten Homöopathen.

- **Kräuter:** Das chinesische Kraut Yunnan Baiyao hilft wunderbar bei Wundheilung und befördert die Blutgerinnung. Viele meiner Patientinnen haben sich dadurch deutlich schneller nach einer OP erholt. Nehmen Sie eine Woche vor der OP viermal täglich eine Tablette und fahren Sie so bis einen Monat nach der OP fort.

Schritt sieben: Sprechen Sie ein spezielles Operationsgebet

Als sich ein Freund von mir kürzlich operieren lassen musste, hat die klinische Psychologin und Heilerin Doris Cohen die folgende Liste vorgeschlagen und Familie und Freunde gebeten, jeweils für die Einzelpunkte zu beten.

- Es hat wunderbar geklappt.
- Eine gute Anästhesistin, die mich gut überwacht.
- Einen Körper, der gut auf die Narkose anspricht.
- Einen Chirurgen mit ruhigen Händen, der leicht und schnell .... (hier geben Sie ein, was entfernt, repariert, ersetzt oder eingesetzt werden soll).
- Dass mein Geist – und nur meiner – wieder in meinen Körper zurückkehrt, sobald die Narkose nachlässt.
- Dass ich einfach und schnell wieder aufwache.
- Dass mein Körper wieder ganz normal arbeitet und ich keine Schmerzen habe.
- Dass ich durch diese Operation auf *allen* Ebenen genese, körperlich, emotional und spirituell.

MIT GÖTTLICHER LIEBE GENESEN

Immer wenn einer meiner liebsten Menschen vor einer Operation steht oder gesundheitlich gefordert ist, tue ich mich mit mindestens noch einer weiteren Person zusammen und bitte darum, zu einem Kanal der göttlichen Liebe zu werden. Hier das Gebet bzw. die Bitte, die ich basierend auf der Arbeit von Robert Fritchie verwende. »Mit ganzer Seele überlasse ich mich dem göttlichen Willen. Ich weiß, dass .... (hier tragen Sie ein, um was es geht und was am Ende herauskommen soll, etwa: ›Ich weiß, dass meine Schwester heute an der Schulter operiert wird und ich möchte gern, dass ihre Schulter am Ende ganz geheilt ist und wieder richtig funktioniert und nicht schmerzt.‹) Ich bitte darum, dass sich alle Ängste und Probleme durch göttliche Liebe auflösen, ganz nach dem Willen des Schöpfers.« Dabei sitze ich, ohne die Beine übereinanderzuschlagen, die Handflächen nach oben in die empfangende Position gerichtet. Dann atme ich einmal tief ein, halte den Atem an, konzentriere mich auf den Thymus (genau unter dem Brustbein) und bitte darum, ein Kanal der göttlichen Liebe zu sein. (Für weitere Informationen siehe auch die englischsprachige Webseite des World Service Instituts, www.worldserviceinstitute.org.)

Weil allein der Gedanke an eine OP für viele Menschen so furchtbar ist, kann er auch ebenso gut als Weckruf verstanden werden – als Gelegenheit, die Prioritäten im Leben neu zu setzen. Wenn Sie sich mit ganzem Herzen und vollständiger Offenheit darauf einlassen und die oben genannten Schritte ernsthaft nachvollziehen, dann können Sie sogar von allein wieder gesund werden. Womöglich ist dann eine Operation gar nicht mehr notwendig. Ich habe das in meiner Praxis schon öfter erlebt, und auch Peggy Huddleston berichtet davon in ihrem Buch. Machen Sie die Schritte allerdings nicht in der Absicht, allein die Operation vermeiden zu wollen. Der Schlüssel zur Heilung liegt in der Bereitschaft, das Ganze durchzustehen, notfalls auch eine Operation. In Zwölf-Schritte-Programmen nennt man das »letting go, and letting God« (»loslassen und Gott den Rest tun lassen«). Da können Wunder geschehen.

Achten Sie auf alle Gefühle, die nach der Operation auftauchen, und lassen Sie sie zu. Wenn ein Teil Ihres Körpers entfernt oder wenn Ihre Körperoberfläche durch einen Einschnitt verletzt worden ist, haben Sie vielleicht das Bedürfnis, über den Verlust Ihres früheren Zustandes zu trauern.[31] Operationsnarben am Körper mögen wir alle nicht. Das hat wenig damit zu tun, ob Sie jemals einen Bikini getragen haben oder jemals einen tragen werden. Uns allen ist es in irgendeiner Weise wichtig, wie unser Körper aussieht.

Nach der Operation können alte Erinnerungen hochkommen, die direkt im Gewebe gespeichert waren. Durch eine Operation kann in den Zellen gespeichertes Gedächtnis ins Bewusstsein gerufen werden. Im Aufwachraum oder in den Tagen oder Wochen nach der Operation können Erinnerungen an Inzest oder anderen Missbrauch wach werden. Diese Erinnerungen kommen erst zum Vorschein, wenn Sie in der Lage sind, sie zu bewältigen, daher brauchen Sie sich deswegen keine Sorgen zu machen. Der Körper weiß mit unfehlbarer Sicherheit, wann er Informationen freigeben kann.

Es ist wichtig, dass man sich erlaubt, die Gefühle zu spüren, die mit der chirurgischen Entfernung von Gewebe verbunden sind. Caroline Myss sagt dazu: »Wenn man Zellgewebe herausnimmt, bevor die Informationen verarbeitet worden sind, verliert der Körper seine Synchronizität.« Bei vielen Menschen ist der größte Teil der Energie in der Vergangenheit gebunden, und für die Heilung in der Gegenwart steht ihnen nur sehr wenig zur Verfügung. Wenn ein Organ oder ein Stück Zellgewebe entfernt wird und die Botschaften, die darin gespeichert sind, nicht zugelassen oder verarbeitet werden, dann bleibt ein Teil unserer Energie in der Vergangenheit stecken, so als hätten wir eine Rechnung nicht bezahlt – ein Teil unserer persönlichen Geschichte bleibt unerledigt. Wenn also Gefühle oder andere Eindrücke vor oder nach einer Operation zum Vorschein kommen, sollte man sie ganz spüren und ihnen freien Lauf lassen.

Als bei einer meiner Patientinnen Myome entfernt wurden, wollte sie während der Operation wach sein, daher bekam sie eine Spinalanästhesie. Bei der Operation stellte sich heraus, dass sie eine schwere Adenomyose hatte, eine gutartige Krankheit, bei der die Drüsen der Gebärmutterschleimhaut in die Gebärmutterwand hineinwachsen und schwere Blutungen verursachen. In diesem Fall war eine Entfernung der Gebärmutter die optimale Behandlungsweise. Die Ärztin überließ ihr aber die Entscheidung, die Operation abzubrechen und ihre Gebärmutter zu behalten, weil kein bösartiger Tumor (Krebs) vorhanden war.

Die Patientin war wegen dieser Krankheit chronisch blutarm gewesen und hatte Schmerzen gehabt. Sie hatte es, ohne viel Erfolg, mit einer Ernährungsumstellung und mit Akupunktur versucht. Als Mutter von drei relativ kleinen Kindern hatte sie nur begrenzt Zeit, um selbst gut für sich zu sorgen, daher würde sie sich nicht noch einmal auf eine Operation vorbereiten können. Sie erkannte schließlich, dass die Zeit gekommen war, ihre Gebärmutter »loszulassen«. Bevor die Uterusentfernung begann, bat sie eine Schwester, einen Spiegel für sie hochzuhalten, damit sie ihre Gebärmutter sehen konnte. Sie dankte ihr dafür, dass sie ihr drei gesunde Kinder geschenkt hatte, segnete das Organ – und sich selbst für den Versuch, es zu bewahren – und nahm davon Abschied. Daraufhin erst begann die Chirurgin mit der Hysterektomie. Später erzählte die Patientin mir, dass der Prozess des Loslassens und die Möglichkeit, dass sie ihrer Gebärmutter danken konnte, für ihre Heilung eine Schlüsselfunktion gehabt hatten. Sie fühlte sich nach dieser Operation stärker, nicht niedergeschmettert.

June, die Patientin mit der Eierstockzyste, wurde auch unter Spinalanästhesie operiert und war während des Eingriffs wach. »Die Operation dauerte weniger als eine Stunde«, schrieb sie. »Ich hatte eine Spinalanästhesie, sodass ich während der Operation ganz da sein konnte. Ich hatte mir einen Spiegel so aufhängen lassen, dass ich zusehen konnte. Es war toll. Mein Körper sieht gesund aus und jung für mein Alter (42 Jahre). Es tat mir sehr gut, zu sehen, dass er in sehr guter Verfassung ist. Ich hatte fast das Vertrauen in die Fähigkeit verloren einzuschätzen, was in meinem Körper vor sich geht. (Das lag daran, dass sie nicht gemerkt hatte, dass ihre Zyste weiter gewachsen war. Sie hatte es nicht fühlen können.) Die Operation zeigte mir aber, dass ich mich gar nicht so sehr getäuscht hatte. Meine körperliche Verfassung ist gut, und die Zyste war tatsächlich nicht so gefährlich. Sie war fast so groß wie ein Softball, aber sie saß nicht in meinem Eierstock, sondern auf der Außenwand. Chris (die Autorin) sagte, mein Eierstock sähe prima aus und fragte mich, ob sie versuchen sollte, ihn zu retten. Sie hat es geschafft.« Nach der Operation verbrachte Junes Freundin Carol den Tag und den Abend mit ihr. June schrieb: »Sie war mir eine große Stütze und war so fürsorglich. Ich bin so froh, dass sie da war. Als sie hinausging, sagte sie, ich könnte ruhig weinen. Das habe ich getan. Es war toll.«

Nach zweieinhalb Wochen Genesung bei Carol brachte Junes Körper noch eine weitere heilende Information zum Vorschein. Sie schrieb: »Schließlich bin ich dann nach Hause gefahren. Ich musste noch etwas, das mit der Operation zusammenhing, erkennen und fühlen. Eines Abends, als ich die taube Stelle über dem Schnitt berührte und unsagbar traurig über die Gefühllosigkeit war, begann ich zu weinen. Chris hatte gesagt, wenn das geschehen würde, sollte ich dabei bleiben und die Gefühle erkunden. Ich weinte über das Gefühl, dass kein Mann mich jemals so geliebt hatte, wie ich wirklich bin. Plötzlich wurde mir klar, dass ich um meinen Vater weinte. Die einzigen beiden Männer, die mich wegen meines wahren Ichs geliebt haben, sind mein Vetter und mein Vater. Und mein Vater war immer für mich da. Als er starb, hatte ich nicht darum getrauert, dass ich ihn verloren hatte. Also tat ich das jetzt.«

Eine andere Patientin, eine sehr intuitive Künstlerin, hatte wegen großer Myome mit etwa 44 Jahren eine Hysterektomie. Sie hatte die Energie in ihrem Becken und in den Myomen als sehr schwankend und ungesund wahrgenommen. Nach der Operation erzählte sie mir im Aufwachraum, sie merke, dass die gestaute Energie im Unterleib verschwunden sei. Stattdessen spüre sie im Becken eine gleichmäßige Spirale gesunder Energie, einen Wirbel. Die Operation war heilsam für sie gewesen.

Ich bin vor Jahren operiert worden und habe von alledem nichts gewusst

Wenn Sie in der Vergangenheit operiert worden sind, macht es Sie beim Lesen dieses Kapitels vielleicht traurig, dass Sie nicht die Möglichkeit hatten, stärker an Ihrem Heilprozess mitzuwirken. (Bleiben Sie bei diesem Gefühl – es ist nie zu spät.) Viele Frauen, denen die Gebärmutter herausgenommen wurde, hatten kaum eine Alternative. Die Behandlungsmöglichkeiten, die ich erwähnt habe, waren selbst vor zehn Jahren bei Weitem noch nicht so verbreitet. Die Narkose wird von Jahr zu Jahr ungefährlicher, und die Techniken, um Unterleibsorgane zu erhalten, sind besser geworden – vor allem durch neue Operationstechniken zur Behebung von Unfruchtbarkeit.

Es ist ganz natürlich, dass Frauen, die sich früher einer unumgänglichen Operation unterzogen haben, unter einem Verlustgefühl leiden, vor allem heute, da sich vieles geändert hat. Aber denken Sie dran – das Unterbewusste kennt keine Grnzen. Was früher geschah, kann heute geheilt werden. Ich kann es Ihnen nicht ersparen, dass Sie über vergangene Ereignisse und um herausoperierte Organe trauern. Ich weiß jedoch mit Sicherheit, dass es nie zu spät ist, richtig und vollständig über einen Verlust zu trauern, wenn dieses Gefühl in Ihnen aufsteigt. Bleiben Sie bei Ihren Emotionen oder Ihren körperlichen Empfindungen. Dabei werden Sie gesund, denn auf diese Weise verarbeiten Sie Informationen im Körper und bringen alle Zellen auf den neuesten Stand. Denken Sie daran: Manchmal bleiben wir im Leben stecken, weil wir denken, dass wir viele Dinge schon vor Jahren hätten wissen müssen – und weil wir uns Vorwürfe deswegen machen, dass wir sie damals noch nicht wussten.

Die Entfernung eines Organs heißt nicht notwendigerweise, dass die Energieblockade, die das Problem verursacht hat, ebenfalls beseitigt wird, auch wenn die Operation ein Schritt in die richtige Richtung sein kann. Manche Frauen haben Jahre nach einer Operation immer noch energetische Bindungen an Gewebe, das entfernt wurde, und haben noch nicht voll getrauert. Diese Bindung ist in ihrem Energiefeld immer noch zu sehen. Das elektromagnetische Feld des Körpers zeigt immer ein Abbild des ganzen Körpers, selbst wenn ein Körperteil nicht mehr vorhanden ist.

Unsere Fähigkeit zur Heilung wird nicht von Zeit oder Raum begrenzt. Wir können unsere Vergangenheit jederzeit heilen, selbst noch nach 50 Jahren. Die Vergangenheit wartet im Körper, bis wir zur Heilung bereit sind. Gelegentlich erzählen mir Frauen, die Beschäftigung mit dem weiblichen Energiesystem im Körper hätte verdrängte Gefühle hochgebracht, mit denen sie sich zum Zeitpunkt ihrer Hysterektomie nicht beschäftigt hatten. Besser spät als gar nicht! Das ist das Schöne am Wissen um die Zusammenhänge zwischen Energie und Medizin. Eine Heilung auf energetischer Ebene ist immer möglich, ganz gleich, was auf der körperlichen Ebene geschehen ist und ganz gleich, wie lange es her ist.

Ein gutes Beispiel dafür ist der Brief, den mir Doreen Martin geschickt hat. Sie hatte schon 1994 eine Gebärmutter- samt Eileiterentfernung, wobei allerdings die Eierstöcke erhalten blieben. Acht Jahre später hatte sie ein Erlebnis, das sie im Folgenden beschreibt:

An einem herrlichen Sonntagmorgen bin ich in der Küche dabei, Kaffee zu machen, als ich plötzlich von einem Gefühl überwältigt werde, das sich anfühlt, als bewege ich mich vom Becken aufwärts nach oben. Ich musste mich für eine ganze Weile an der Spüle festhalten und schluchzte wie sonst was, bis ich mich auf den Boden fallen ließ und dort wie ein Fötus zusammengerollt liegenblieb. Das Weinen kam von einer tiefen inneren Verwundung. Unwillkürlich fing ich an zu fragen: »Was ist los? Sag mir, was passiert ist?« Was dann kam, kann ich nur als Symphonie »leiser Stimmen« bezeichnen, aber keine, wie wir sie normalerweise kennen. Diesmal fragte ich: »Was wollt ihr mir sagen?« Die Antwort: »Wir vermissen sie.« Darauf ich: »Wer ist ›sie‹?« Darauf die Stimmen: »Die, die man genommen hat!« Plötzlich ging mir ein Licht auf. Mein Körper betrauerte den Verlust meiner Fortpflanzungsorgane. Ich habe eine Weile mit ihnen geweint, dann wurde es friedlich, wohltuend, fast wie ein Lächeln.

Meine Mentorin, die Pastorin Dr. Eloise Oliver, spricht in ihren Sonntagspredigten immer vom Leben dort drinnen, lehrt uns, dass alle Organe »lebendig« seien, intelligent, kompetent und voller Kraft. Das bestätigen auch meine eigenen wissenschaftlichen Kenntnisse. Doch an jenem Sonntagmorgen habe ich diese Wahrheit sehr tief empfunden. Alle Organe haben eine Funktion, die sie voller Freude und ohne zu wissen, warum, erledigen. Es passiert einfach. Alles arbeitet unabhängig voneinander und doch zusammen. Es gibt eine Art Beziehung zwischen den Organen, Verbundenheit. Tritt ein Verlust ein, meldet sich eine Stimme und ein Bewusstsein, das von allen verbliebenen Organen erfahren wird. Das Ergebnis ist eine gewisse Reduktion, eine Erschöpfung, Überstrapazierung und Depression.

Ich teile Ihnen dieses mit, in der Hoffnung, dass Ärzte andere Frauen, die warum auch immer so eine Operation brauchen, besser vorbereiten und ihnen mit Rat und Tat zur Seite stehen. Manche Ärzte, die spirituell ausgerichtet sind, wissen, dass nicht sie die Arbeit machen, sondern Gottes Gegenwart in ihnen. Ich bete dafür, dass diese, so wie Sie es tun, nach außen gehen und ihre Kollegen und die Patienten über die wunderbare spirituelle Gegenwart in uns unterrichten. Diese bewohnt den Tempel des Körpers und zeigt sich in allen Körperteilen als aktive, lebendige Intelligenz.

Diese starke Geschichte zeigt nicht nur sehr schön die geheimnisvolle Kraft des Heilwerdens und der Zeit, sondern auch wie sich die körperliche Intelligenz in einzigartiger Weise ausdrückt. Doch die Entfernung eines Organs muss nicht zwangsläufig zu Depression und Erschöpfung führen. Es kommt ganz darauf an, mit welchem Bewusstsein Sie der ganzen Sache begegnen.

Sie haben für Ihre Behandlung viele Möglichkeiten. Die eine, einzig »richtige« Methode, für den Körper zu sorgen, gibt es nicht. Das Wichtigste ist, dass ich Sie – so hoffe ich – ermutigen konnte, bei der Auswahl Ihrer Partner in der gesundheitlichen Betreuung auf Ihre innere Stimme zu hören. Albert Schweitzer hat einmal gesagt, es sei zwar ein Berufsgeheimnis, aber er wolle es doch verraten: Jede Heilung ist Selbstheilung.

XVII

Sich gesund essen

Wenn Frauen Essen wirklich genießen wollen, muss es zu einer der unbefangen erlebten, sinnlichen Freuden des Lebens werden. Durch gutes Essen sorgen Frauen auf der elementarsten Ebene für sich selbst.

Dr. Karen Johnson

Egal, wie aufgeschlossen Sie in anderen Lebensbereichen sind, egal, woran Sie nach eigenen Worten glauben, egal, für wie gebildet oder aufgeklärt Sie sich halten, wie Sie essen, verrät Sie.

Geneen Roth (Essen ist nicht das Problem: Wie Frauen Frieden mit sich selbst und ihrem Körper schließen)

Sich gesund und qualitativ hochwertig zu ernähren, gehört zu den einfachsten und wirkungsvollsten Methoden, täglich seinen Teil zur Gesundheit beizutragen. In Jahrtausenden hat der menschliche Körper gelernt, sich an die Nahrungsmittel anzupassen, die die Erde ihm bietet. Verständlich, dass es uns am besten geht, wenn wir diese natürlichen Nahrungsmittel essen und keine Imitate, also möglichst nicht abgepackt, verarbeitet, chemisch verändert und haltbar gemacht. Wenn wir unsere Ernährungsgewohnheiten verbessern, erhöhen wir gleichzeitig auch die Achtung vor unserem Körper und der gesamten uns umgebenden Natur. Mein Vater, ein ganzheitlich orientierter Zahnarzt, hatte das klassische Werk von Weston A. Price, *Nutrition and Physical Degeneration* (ursprünglich 1939 veröffentlicht), auf seinem Lesetisch. Price und seine Frau reisten in den 1930er- und 1940er-

Jahren um die Welt und untersuchten die Ernährungsgewohnheiten verschiedener Bevölkerungsgruppen, von denen keine die heute so häufig auftretenden degenerativen Krankheiten hatte. Sie alle waren frei von Herzkrankheiten, Diabetes, Arthritis und Bluthochdruck. Aber jede Gruppe ernährte sich anders – je nach den Nahrungsmitteln, die in ihrem Gebiet zu finden waren. So ernährten sich die Inuit überwiegend von tierischen Fetten und Proteinen und fast ohne Kohlenhydrate – eine Ernährung, die an ihr Klima und ihre Lebensweise angepasst war. Die Polynesier aßen Früchte und aus Kokosnüssen hergestellte Lebensmittel. Und die Schweizer Hirten aßen Rohmilchkäse und Vollkornbrot. Jede Gruppe gedieh mit ihrer eigenen Ernährung. Es gab keine »Einheitsdiät für alle«. Und es gab auch keinen »Ernährungsfundamentalismus«, wie wir ihn heute erleben, wo vegane vs. Keto- vs. Paleo-Diäten die Menschen mit völlig widersprüchlichen Ansichten und Beweisen konfrontieren. Kurz gefasst: Es gibt nicht die eine »richtige Ernährung«, die für jeden funktioniert.

Wahr ist jedoch Folgendes: Vollwertige, natürliche Lebensmittel stecken voller Energie und Informationen. Sie liefern unserem Körper weit mehr als nur Vitamine, Fette, Kohlenhydrate und Proteine. Der Gesundheitsforscher Sayer Ji, Gründer von GreenMedInfo.com, beleuchtet die Wissenschaft der Exosomen – Pflanzengene, die mit dem menschlichen Mikrobiom interagieren. Dies ist ein völlig neues Gebiet in der Ernährung, das weit über die herkömmliche Lebensmittelkunde hinausgeht. Es gibt der Nahrung wieder den ihr gebührenden Platz als Möglichkeit, mit der Natur in Kontakt zu treten und gesund zu werden. Inzwischen ist gut dokumentiert, dass der Verzehr von Vollwertkost sofort eine Botschaft an das Mikrobiom sendet, die dazu führt, dass die Gene, die mit Gesundheit in Verbindung gebracht werden, aktiviert und die Gene, die mit Krankheit in Verbindung gebracht werden, deaktiviert werden. Lebensmittel sind tatsächlich Medizin. In seinem Buch *Medical Food. Warum Obst und Gemüse als Heilmittel potenter sind als jedes Medikament* (Arkana 2017) beschreibt das Medizinmedium Anthony William die Energie, die uns bestimmte Lebensmittel übermitteln, wenn wir sie essen. Ein Beispiel ist die Wildheidelbeere aus Maine. Maine-Heidelbeeren werden auf sehr rauen, felsigen Böden angebaut, wo sonst nichts wächst. Sie ziehen buchstäblich die Süße aus den Felsen! Sie überleben tödliche Fröste und werden jeden Herbst bei der Rodung durch die Heidelbeerfarmer verbrannt. Der Verzehr von wilden Heidelbeeren aus Maine prägt unseren Körper mit den Spuren des Überlebens, mit dem, was nötig ist, um durchzuhalten. Ebenso wird die einfache Kartoffel, das Grundnahrungsmittel so vieler Menschen, mit Demut assoziiert. Wenn Sie anfangen, Lebensmittel und die darin enthaltenen Informationen auf diese Weise zu schätzen, werden die Zubereitung von Lebensmitteln und das Essen zu einem Abenteuer und nicht zu einer Übung im Abwiegen und Abmessen (obwohl auch das seinen Platz hat).

Wie Sie Ihre Nahrung verdauen und aufnehmen, wird von den folgenden sieben Faktoren maßgeblich beeinflusst:

- emotionaler Zustand
- genetisches Erbe
- Versorgung mit Makronährstoffen (Protein, Fett, Kohlenhydrate)
- Versorgung mit Mikronährstoffen (Vitaminen und Mineralstoffen)
- Bewegung
- Umwelt und Timing
- das Chi der Nahrungsmittel

Für eine optimale Ernährung sollten Sie all diese Bereiche, die ich im Folgenden erklären will, berücksichtigen.

Optimale Figur und strahlende Gesundheit

Ein gesunder Körper und somit Gesundheit und Wohlbefinden erfordern das Zusammenwirken von Geist und Körper. Seit über vierzig Jahren beschäftige ich mich mit Ernährung und ihren Auswirkungen auf Körper, Geist und Seele von Frauen – privat und beruflich. Dieses Interesse begann in der Kindheit. Meine Eltern ernährten mich mit Biokost und beschäftigten sich mit den Büchern von Adelle Davis, Autorin von *Jeder kann gesund sein: fit und vital durch richtige Ernährung* (1991), und Robert Rodale. Aber Vollkornbrot, selbst gemachter Joghurt und Siebenkorn-Müsli hielten mich als Zwölfjährige nicht davon ab, meine erste Diät zu machen, um abzunehmen. Ich hatte in einer Modezeitschrift gelesen, dass ein Mädchen meiner Größe (1,60 m) 52 Kilo wiegen sollte, ein Gewicht, das ich nie halten konnte, so sehr ich auch hungerte. (Mein natürliches Gewicht in der achten Klasse lag bei 54 kg, mehr als bei den meisten Mädchen in meiner Klasse.) Damit begann ein Krieg mit Größe und Gewicht, der anhielt, bis ich Ende vierzig war und endlich das Geheimnis von Gewichthalten und Gesundheit begriff, das ich hier mit Ihnen teile. Da ich mit einem Körper zur Welt kam, den meine Eltern als »stabil« bezeichneten, und den größten Teil meines Lebens bewusst daran arbeiten musste, meine Größe und mein Gewicht zu akzeptieren, weiß ich wirklich, was wirkt und was nicht. Und ja, ich habe meine Gene untersuchen lassen. In dem Bericht stand: »Genetische Neigung zur Gewichtszunahme oder Wiederzunahme nach Gewichtsverlust.« Bingo. Das bedeutet, dass ich seit meinem 12. Lebensjahr ständig darum kämpfte, meinen Appetit und mein Gewicht »unter Kontrolle« zu halten – ein Ansatz, der praktisch garantiert, dass man mit seinem Körper »auf Kriegsfuß« steht.

Auch wenn ich mit dem Wissen über die heilende Kraft der Ernährung aufgewachsen bin, erkannte ich die Wirksamkeit der Nahrung bei der Behandlung chronischer Krankheiten direkt und unmittelbar erst nach der Begegnung mit Michio Kushi, dem Begründer der makrobiotischen Bewegung in Amerika. Ich lernte Michio 1980 nach meiner Facharztausbildung in Boston kennen und erlebte, wie er mit Methoden, die denen der Traditionellen Chinesischen Medizin ähnelten, Krankheiten von Herzerkrankungen bis zu Krebs bei Menschen aus aller Welt diagnostizierte und behandelte. Weil die Patienten ihre Unterlagen mitbrachten, war offensichtlich, dass sie das ganze Spektrum der westlichen Medizin durchlaufen und dessen Möglichkeiten ausgeschöpft hatten. Die Makrobiotik war ihre letzte Hoffnung. Bei denen, die Michios Ernährungsempfehlungen befolgten, erlebte ich in den folgenden Monaten Veränderungen, die an ein Wunder grenzten. Bei allen, die bereit waren, Veränderungen vorzunehmen, trug eine einfache Diät aus Vollkornprodukten, Bohnen und Gemüse dazu bei, Herzkrankheiten, Krebs und andere Erkrankungen zu heilen. Diese Diät führte auch zu so deutlichen Veränderungen in ihren Gesichtern, dass sie zwei Monate später, wenn sie zur Nachuntersuchung kamen, nicht wiederzuerkennen waren.

Ich war von diesen Ergebnissen so beeindruckt, dass ich beschloss, den Ansatz nach Möglichkeit in meine medizinische Praxis aufzunehmen. Und ich erkannte, dass ich ihn selbst übernehmen musste. Ich las alles über die gesundheitlichen Vorteile vegetarischer Ernährung, was ich in die Finger bekommen konnte. Ich besuchte auch Kochkurse und wurde eine sehr gute makrobiotische Köchin. Meine Töchter wurden auf diese Ernährung »geprägt«, weil ich mich daran hielt, als ich mit ihnen schwanger war, und sie ihnen vorsetzte, bis sie etwa zehn Jahre alt waren. Heute sind sie erwachsen und nach eigener Aussage waren ihre Lieblingsgerichte in der Kindheit brauner Reis und Misosuppe.

Auch wenn die Makrobiotik nicht das Allheilmittel war, das ich mir ursprünglich erhofft hatte, war sie ein guter Ausgangspunkt für die Erkenntnis, wie wichtig die Ernährung für die Heilung ist. Eine überwiegend vegetarische Diät, reich an Vollkornprodukten, Bohnen und Gemüse, war jahrelang der Eckpfeiler meiner Behandlung von PMS, Endometriose, Menstruationsbeschwerden und anderen Gesundheitsproblemen von Frauen. Und bei denjenigen, die sie einhielten, führte sie zu deutlichen Verbesserungen. Meine Kollegen Dr. med. Dean Ornish, der verstorbene Dr. Robert

Atkins, Dr. David Ludwig und viele andere – die alle ihre eigenen Diätpläne und Philosophien entwickelten – haben seitdem gezeigt, dass eine ausgewogene Ernährung chronische Erkrankungen weit schneller und effektiver verbessern kann, als die konventionelle Medizin uns glauben machen will. Ich habe meinen eigenen Ansatz mittlerweile deutlich verbessert und den Schlüssel zu lebenslangem Gewichtsverlust, Vitalität und Gesundheit in der richtigen Ernährung gefunden.

Wie man den Krieg mit dem Essen beendet und die Gesundheit stärkt

Nachdem ich mein ganzes Berufsleben damit verbracht habe, die »richtige« Ernährung und die »richtigen« Lebensmittel herauszufinden – und nachdem ich fast jedes Ernährungsbuch gelesen und jede Diät ausprobiert habe, die je auf den Markt kam (Keto, Paleo, Saftkuren, ayurvedische Kuren, alles in dem Versuch, mein Gewicht zu verlieren oder zu halten – ich gebe es ganz offen zu) – habe ich endlich den Schlüssel zu einer lebendigen Gesundheit und einem stabilen, gesunden Gewicht entdeckt – plus/minus 10 Pfund. Wenn Sie sich an die unten aufgeführten Schritte halten, garantiere ich Ihnen, dass Sie dauerhaft abnehmen, ihr Gewicht halten und nie mehr einen Ernährungsratgeber oder eine andere »Diät« brauchen. Es ist einfach, aber nicht leicht.

Sie müssen wissen: Ein gesunder, vitaler Körper mit dem richtigen Anteil an Körperfett, der auch noch wunderbar aussieht, ist möglich. Sie können diesen Weg sofort in Angriff nehmen – unabhängig von Ihrem gegenwärtigen Gesundheitszustand und der Zahl auf der Waage. Wenn Sie nur wollen, haben Sie die Kraft dazu. Lesen Sie dieses Kapitel durch und setzen Sie so viel davon um, wie es ihnen jetzt guttut, auch wenn das nur heißt, einmal in der Woche einen Spaziergang zu machen, sich mehr Zeit fürs Frühstück zu nehmen und Vitaminpräparate zu besorgen. Jeder Schritt macht den nächsten sehr viel leichter. Denken Sie daran: Sie müssen nicht in einer Woche von A nach Z gehen. Gehen Sie einfach von A nach B!

Setzen Sie sich vor allem nicht unter Druck, sofort alles auf einmal erreichen zu wollen, sondern integrieren Sie Ihre Ziele Schritt für Schritt so in Ihren Alltag, wie Sie es für richtig halten. Beachten Sie, dass schon ein neues Bewusstsein Ihren Körper und Ihr Körperbild verändert. Das fängt mit der Einsicht an, dass Ihr Körper von Ihren Überzeugungen geprägt ist. Um den Körper dauerhaft zu verändern, müssen Sie Ihre Überzeugungen ändern – und zwar mit Mitgefühl und Liebe. Meine verstorbene Freundin Louise Hay drückte das so aus: »Veränderungen, die durch Liebe entstehen, sind dauerhaft.« Aber Veränderungen, die durch Scham oder Schuldgefühle – oder durch Entbehrung – entstehen, sind bestenfalls flüchtig (und deshalb funktionieren Diäten auf lange Sicht nicht). Wie so viele andere Frauen, die immer wieder die gleichen zehn oder zwanzig Pfund ab- und zugenommen haben, kann ich Ihnen versichern, dass der einzige Weg zu einem nachhaltigen, optimalen Gewicht darin besteht, nach und nach neue Verhaltensweisen und ein neues Selbstkonzept zu integrieren.

Die Forschung hat gezeigt, dass Menschen, die beispielsweise ihr Leben lang fettsüchtig waren und dann schnell abnahmen, ein verzerrtes Körperbild beibehalten und buchstäblich nicht erkennen, wie sie wirklich aussehen, selbst wenn ihre Figur mittlerweile normal ist.[1]

Erster Schritt: Selbstachtung und Selbstakzeptanz sind die Eckpfeiler für optimales Gewicht und Körperbild

Der erste Schritt zu optimaler Gesundheit besteht in der Entscheidung, den Körper zu akzeptieren, den Sie haben, egal, wie Sie sich gerade fühlen. Vielen Frauen fällt es sehr schwer, ihren Körper zu lieben. Die Zeitschrift *Psychology Today* berichtet, dass Körperhass bei Frauen epidemisch ist. Die National Organization of Women and Body Image zeigt, dass der extreme Druck auf Frauen, schlank zu sein, oft schwere Folgen für ihr Selbstbewusstsein und ihr Leben hat. Auffallend ist, dass Nachrichtenberichte über Frauen stets mit dem Aussehen beginnen. In Berichten über Männer zum selben Thema gibt es nie Bemerkungen über Kleidung oder Frisur. Es geht immer um Fähigkeiten und Leistungen.

Die Organisation zitiert Statistiken, nach denen amerikanische Frauen und Mädchen im Durchschnitt 40 Negativbotschaften täglich zu ihrem Körper erhalten.[2] Kein Wunder, dass wir mit unserem Aussehen unzufrieden sind! Common Sense Media veröffentlichte 2015 eine Studie, aus der hervorging, dass 80 Prozent der 10-jährigen Mädchen bereits eine Diät gemacht haben, während mehr als die Hälfte der Mädchen (und ein Drittel der Jungen) zwischen sechs und acht Jahren schlanker sein wollen.[3] Laut der Eating Disorder Foundation (eatingdisorderfoundation.org) beginnen Mädchen heute im Durchschnitt mit acht Jahren mit einer Diät (im Vergleich zu vierzehn Jahren im Jahr 1970). Und das zu einem Zeitpunkt, an dem die Nahrungsgrundlage für die Knochenmasse und eine gesunde Brust gelegt wird. Eine Freundin (jetzt über 50), deren Mutter sich geradezu besessen mit ihrem Gewicht beschäftigte, warf mit nur neun Jahren jeden Tag auf dem Schulweg ihr Mittagessen in den Rinnstein, weil sie, wie ich auch, als »propper« galt. Aber auch für Erwachsene sind Diäten keine gute Idee, wenn man bedenkt, dass 87 Prozent der Menschen, die Diäten machen, langfristig wieder zunehmen.

Hier also der erste Schritt: Sprechen Sie mitfühlend und respektvoll mit Ihrem Körper, nicht mit Ekel oder Zorn. Würden Sie mit einem kleinen Kind oder einem geliebten Menschen so reden, wie Sie es routinemäßig mit Ihrem Körper tun? Wohl kaum. Das ist ein prima Ansatzpunkt für eine Veränderung. Schauen Sie sich im Spiegel tief in die Augen und sagen Sie laut zu sich: »Ich achte dich und werde heute für dich sorgen.« Das Bekenntnis zur Achtung des Körpers ist ein wesentlicher Schritt, um sich wohlzufühlen und gut auszusehen. Und die Selbstachtung hilft Ihnen tatsächlich, Ihr optimales Gewicht zu erreichen. Das liegt daran, dass Gefühle, die mit Selbstachtung verbunden sind, in Ihrem Stoffwechsel ein Milieu schaffen, das der optimalen Fettverbrennung förderlich ist. Unbewältigter emotionaler Stress dagegen sorgt dafür, dass das Körperfett erhalten bleibt, weil die Stresshormone Cortisol und Adrenalin den Stoffwechsel stark beeinflussen.

Obwohl ich noch nie stark übergewichtig war, kann ich die Erfahrungen von Leuten gut nachvollziehen, die sich über Jahrzehnte mit Diäten quälen und irgendwann verzweifelt sind. Ich persönlich habe schon zwei Wochen lang Diäten mit 500 Kalorien pro Tag gemacht und kein einziges Pfund abgenommen (und sogar zugenommen). Das widerspricht allem, was wir über die veraltete Doktrin der Standard-Ernährungsberatung »weniger essen und mehr Sport treiben« glauben sollen, die schlichtweg falsch ist.[4] Ein paar meiner engsten Freundinnen haben die gleiche Erfahrung gemacht. Wir alle haben es geschafft, den »Code« zu knacken, indem wir aufhörten, uns einzuschränken und uns tatsächlich so ernähren, als wären wir wertvolle menschliche Wesen (was wir schließlich sind).

Zweiter Schritt: Essen Sie sich gesund – Schluss mit Diäten

Da ich selbst von Atkins über Makrobiotik bis zur Sears-Diät alles ausprobiert habe, kann ich Ihnen versichern, dass alle einen wahren Kern besitzen. Aber jede »Diät« ist letztlich zum Scheitern verurteilt, solange Sie nicht wissen, welche Art der Ernährung Ihr Körper braucht, um bestmöglich zu funktionieren, und Sie sie nicht voll und ganz genießen. Tatsächlich ist es für ihren Körper besser, einen Schokoladenkeks langsam und mit Genuss zu verzehren, als mit dem Gefühl des Mangels verärgert an einer Selleriestange zu knabbern. Aber das wissen Sie ja selbst.

Viele Studien, die verschiedene Diäten miteinander vergleichen, belegen dies, aber eine Studie aus dem Jahr 2018 war besonders aufschlussreich. Forscher der Universität Stanford teilten einer Gruppe von mehr als 600 Freiwilligen nach dem Zufallsprinzip entweder eine gesunde kohlenhydratarme oder eine gesunde fettarme Ernährung zu. Nach einem Jahr war der durchschnittliche Gewichtsverlust in beiden Gruppen gleich (13 Pfund), obwohl es große individuelle Unterschiede gab.[5] Das wichtigste Ergebnis war, dass diejenigen, die am meisten abgenommen hatten, ihr Verhältnis zum Essen verändert hatten und nun bewusster aßen und zwar in beiden Gruppen. Dies war der Schlüssel zur Gewichtsabnahme und nicht die Wahl der Lebensmittel selbst.

Studien haben gezeigt, dass Ab- und Zunehmen und die »Diätmentalität« unabhängig vom tatsächlichen Gewicht negative Folgen für die Gesundheit haben.[6] Und nur ein sehr kleiner Prozentsatz aller Frauen nehmen durch Diäten dauerhaft ab, trotz der milliardenschweren Diätindustrie. Wir sollten unser Verhalten in dieser Beziehung ehrlich betrachten und es verändern. Statt eine »Diät« anzufangen, sollten Sie Ihr Essverhalten langsam und dauerhaft verändern, bis es zum Teil des Lebens geworden ist.

Haben Sie die »Diätmentalität«?

- Essen Sie den ganzen Tag nichts, damit Sie sich beim Abendessen vollstopfen können?
- Sagen Sie sich am Büfett stets, dass Sie nicht essen dürfen, was Sie eigentlich essen wollen?
- Gehen Sie mehrmals täglich auf die Waage?
- Beschimpfen Sie sich, wenn Sie ein Pfund mehr als üblich auf die Waage bringen? Verdirbt Ihnen das den Tag und beeinflusst, was Sie essen?
- Warten Sie, bis Sie so hungrig sind, dass Sie alles in sich hineinschlingen, was da ist, und es kaum schmecken?
- Sagen Sie sich: »Das esse ich jetzt, aber Montag (oder im neuen Jahr) fange ich eine Diät an«?
- Trinken Sie tagsüber regelmäßig Kaffee oder koffeinhaltige Getränke als Ersatz fürs Essen?
- Kennen Sie die Kalorienzahl der meisten Lebensmittel?

Wenn Sie eine dieser Fragen mit Ja beantwortet haben, haben Sie wahrscheinlich die »Diätmentalität« geerbt. Dr. Bob Schwartz, der Autor des Buches *Diets Don't Work* (Breakthru Publications 1996), hat eine Untersuchung mit Menschen durchgeführt, die keine Probleme mit ihrem Gewicht oder ihrer Ernährung hatten. Er wollte feststellen, ob die »Diätmentalität« durch Einschränkungen beim Essen entstehen könnte. Die Teilnehmer wurden auf Diät gesetzt und sollten jeweils zehn Pfund abnehmen. Im

Verlauf dieser Diät entwickelten viele dieser bislang »diätfreien« Menschen tatsächlich eine »Diätmentalität«. Sie beschäftigten sich zwanghaft mit Ernährung, oft zum ersten Mal in ihrem Leben. Nachdem sie die geforderten zehn Pfund abgenommen hatten, nahmen viele wieder zu, und zwar nicht nur die abgenommenen Pfunde, sondern weitere fünf Pfund. Und diese zusätzlichen Pfunde wurden sie noch schwerer wieder los als die ursprünglichen zehn. Aus den früher dünnen Teilnehmern waren durch den Prozess von Nahrungsentzug und Diät Menschen mit einem Gewichtsproblem geworden.

Meine erste Diät hat mir diese »Diätmentalität« fest eingebrannt – und mein Körper rebellierte mit einem physiologischen »Hungerreaktionsmechanismus«, der den Grundumsatz herabsetzte und dadurch jeden weiteren Versuch der Kalorienreduzierung sehr viel schwieriger machte.[7] Als ich die Studie von Dr. Schwartz las, begriff ich endlich, warum ich seit meinem 13. Lebensjahr dieselben zehn bis 15 Pfund bekämpft hatte. Ich schwor mir damals, sofort damit aufzuhören, und ging in den folgenden sechs Jahren nicht mehr auf die Waage (ausgenommen bei einer Untersuchung für eine Versicherung). In dieser Zeit befreite ich mich allmählich aus einem destruktiven Kreislauf der körperlichen Schädigung, der viele Jahre vorher begonnen hatte. Wie so viele andere hatte ich mir von der Zahl auf der Badezimmerwaage sagen lassen, ob ich brav oder böse gewesen war; sie bestimmte die Qualität des ganzen Tages. Wog ich weniger als 120 Pfund (oder was ich gerade für mein Idealgewicht hielt), war es ein guter, wog ich mehr, ein schlechter Tag. Mittlerweile wiege ich mich überhaupt nicht mehr. Ich gehe danach, wie meine Kleidung sitzt.

Die meisten Frauen erreichen das Stadium, bei dem sie essen, um sich zu ernähren, erst wenn sie sich allmählich von der Diätmentalität entfernen. Aber sobald Sie darauf hören, was Ihnen Ihre innere Stimme zur Ernährung sagt, werden Sie feststellen, dass die Nahrungsmittel, die für Sie gut sind, dieselben sind wie die, die Sie essen wollen. Vor einigen Jahren habe ich den Psychologen Dr. Gay Hendricks in meiner Hay-House-Radiosendung *Flourish!* interviewt. Ich wusste, dass Gay ein dickes Kind gewesen war, und fragte ihn, wie er das verändert hatte. Er sagte, Ende der Fünfzigerjahre seien dicke Kinder selten gewesen. Also suchten seine Eltern Spezialisten mit ihm auf – ohne Erfolg. Mit zwanzig wog er über 130 Kilo und rauchte zwei Schachteln Zigaretten am Tag. Aber eines Tages rutschte er in Neuengland auf dem Eis aus und verletzte sich am Kopf. Als er benommen am Boden lag, nahm er zum ersten Mal Verbindung zu dem Teil seines Selbst auf, der Bestand hatte und gesund war: mit seiner Seele. Von diesem Augenblick an habe er beschlossen, Kontakt zu diesem Teil zu halten statt zu dem 130 Kilo schweren, kettenrauchenden. Bevor er also irgendetwas aß, befragte er seine Seele. Wenn sie dieses bestimmte Nahrungsmittel wollte, aß er es, wenn nicht, dann nicht. Am Ende des Jahres hatte er 45 Kilo abgenommen und das Rauchen aufgegeben. Ich weiß, dass wir alle Zugang zu dieser Macht haben, wenn wir bereit sind, sie zu nutzen.

Manchmal kann eine Krankheit dazu motivieren. Eine Patientin, eine 39-jährige Künstlerin, stellte ihre Ernährung um, um eine chronische Scheidenentzündung zu lindern. Sie sagte: »Ich fühle mich leichter, wenn ich so esse – und sauberer. Meine Nase läuft nicht mehr ständig, und ich habe seit meinem letzten Termin bei Ihnen sieben Pfund abgenommen. Dabei habe ich überhaupt nichts vermisst. Ich weiß, dass ich essen kann, was ich will. Sie haben mir gesagt, ich solle nur Vollwertkost essen, einen Monat lang auf Milchprodukte verzichten und dann experimentieren. Nach einem Monat habe ich dann wieder Käse gegessen, aber festgestellt, dass mir das Gefühl im Körper danach nicht gefiel. Ich habe dann wieder damit aufgehört, und ich fühlte mich besser. Das, worauf ich Lust habe, ist zunehmend auch das, womit ich mich am besten fühle. Das ist keine Strafe – einfach eine andere Art, die Dinge zu betrachten. Meine Philosophie hat sich völlig verändert.«

Diese Patientin erlebte einen Paradigmenwechsel in ihrer Einstellung zur Ernährung. Abnehmen war Nebensache. Sie veränderte die Ernährung, um gesund zu werden – nicht um abzunehmen. Dadurch verlor sie nicht nur Gewicht, sondern erreichte allmählich auch den Punkt, an dem das, was sie essen wollte, auch das war, mit dem sie sich am wohlsten fühlte. Sie ist jetzt in Einklang mit der Weisheit ihres Körpers, und der alte Krieg gegen sich selbst ist vorbei.

Verbesserung der Ernährung und regelmäßige Bewegung sind wichtige Mittel für die Gesundheit. Die meisten Frauen sind verblüfft, wie viel besser sie sich fühlen, wenn sie auf industriell verarbeitete Nahrungsmittel, übermäßig viel Zucker und übermäßig viel Stärke verzichten und sich stattdessen nach einem relativ niedrigen glykämischen Index (GI) ernähren. Dabei handelt es sich um ein Maß, mit dem bestimmt wird, wie sehr ein Lebensmittel den Blutzuckerspiegel erhöht. Kohlenhydrate mit einem hohen GI – in der Regel in zucker- und stärkehaltigen Produkten wie Keksen, Bonbons, Softdrinks, Alkohol und Weißbrot sowie in fast alle hochraffinierten Lebensmitteln – werden vom Körper schnell zu Zucker verstoffwechselt, der den Insulinspiegel erhöht. Kohlenhydrate mit niedrigem GI dagegen verarbeitet der Körper langsam, und das bedeutet, Blutzucker- und Insulinspiegel bleiben länger relativ gleich.

Die Verbindung zwischen Ernährung und der Gesundheit der weiblichen Organe ist beeindruckend. Eine italienische Studie hat z.B. eine direkte Verbindung zwischen dem Brustkrebsrisiko und dem Konsum süßer Lebensmittel mit hohem GI festgestellt.[8] Unsere Ernährung – reich an Transfettsäuren und hochraffinierten Kohlenhydraten, aber arm an Ballaststoffen und Nährwerten – und ihre Auswirkung auf den Blutzucker sind auch ein Grund für die Zunahme von Brustkrebs, Endometriose und Gebärmuttermyomen bei Millionen von Frauen. (Ein Zusammenhang zwischen eben dieser Ernährung und Herzinfarkten wurde bereits in den Fünfzigerjahren vermutet. 1958 erschien das Buch *How to Prevent Heart Attacks* von Dr. Benjamin Sandler bei der Lee Foundation for Nutritional Research, in dem er beschrieb, wie er Herzinfarkte bei Patienten mit Angina Pectoris durch einen Ernährungsplan ohne Zucker und Stärke, der den Blutzuckerspiegel stabil hielt, verhinderte.)[9]

Sechzig Prozent aller Fälle von Brust-, Eierstock- und Gebärmutterkrebs hängen mit der Ernährung zusammen[10], wobei sowohl gutartige als auch bösartige Erkrankungen der Brust, Eierstöcke und Gebärmutter mit einer Ernährung verbunden sind, die den Östrogenspiegel allzu stark erhöht.[11] Schuld daran ist unter anderem eine an hochraffinierten Kohlenhydraten reiche Ernährung, weil sie den Blutzuckerspiegel erhöht und das wiederum zu einem erhöhten Spiegel an stoffwechselaktiven Östrogenen führt (denn die hohen Triglyceridspiegel durch eine Ernährung mit hochraffinierten Kohlenhydraten trennen das Östrogen von den Globulinen, die es metabolisch inaktiv machen, indem sie das Steroid binden). Andererseits kann eine Ernährung, die reich an pflanzlichen Fasern ist, den Östrogenspiegel von Frauen senken und so das Brustkrebsrisiko verringern, denn die pflanzlichen Fasern verändern die Verarbeitung des Östrogens im Darm, sodass weniger in den Blutkreislauf gerät und mehr ausgeschieden wird.

Frauen, bei denen der Menstruationszyklus früh und die Menopause spät einsetzt, haben ein größeres Brustkrebsrisiko, weil sie länger hohen Östrogenspiegeln ausgesetzt sind. Auch hier spielt die Ernährung eine Rolle. Aufgrund der Ernährung beginnt die Menstruation bei Amerikanerinnen in der Regel früh (mit 12 oder 13 Jahren und gelegentlich schon mit 8) und die Menopause spät.[12] Aber bei Frauen, die sich mit unverarbeiteten natürlichen Lebensmitteln ernähren, zum Beispiel auf dem Land lebende Chinesinnen oder die !Kung, setzt die Menstruation erst mit 16 oder 17 Jahren ein, und die Menopause beginnt früher. Ihre Brustkrebsraten sind sehr niedrig.[13] Dasselbe galt für Jäger- und Sammler-Gesellschaften, die sich sehr fleisch- und fettreich und nicht von raffinierten Kohlehydraten ernährten, wohl aufgrund ihrer großen körperlichen Aktivität, was auch für die Chinesen und die !Kung typisch ist. Bewegung bringt die Hormone ins Gleichgewicht und senkt den Anteil des Körperfetts und das Brustkrebsrisiko.

Dritter Schritt: Blutzucker und Entzündung

Um zu verstehen, wie sich unsere heutige Ernährungskultur und die Probleme entwickelt haben, die so viele damit haben, hilft ein zeitlicher Rückblick. Die Menschheit hat sich vor der Ausbreitung der Landwirtschaft in mehr als hunderttausend Jahren an eine paläolithische Jäger- und Sammler-Ernährung angepasst. Diese bestand aus vielen bitteren Kräutern, reich an pharmakologisch aktiven Pflanzenchemikalien mit gut belegten entzündungshemmenden und anderen Eigenschaften. Je nach der Jahreszeit aßen unsere Vorfahren auch wilde Früchte und Beeren sowie Fleisch von Wild, das dieselben wild wachsenden Nahrungsmittel gegessen hatte. Archäologische Funde zeigen, dass Jäger und Sammler auch viele nährstoffreiche Organe wie Hirn, Nieren, Leber und Herz aßen. Konzentrierte Süßigkeiten gab es nicht, von wildem Honig einmal abgesehen. Und die paar wilden Getreidesorten, die es gab, hatten kaum Ähnlichkeit mit den modernen Mais-, Weizen- und Reissorten, die heute unsere Hauptnahrungsmittel bilden. Bei der Entscheidung, was gesundes Essen ist, sollte man berücksichtigen, dass Stoffwechsel und Physiologie bei uns immer noch dieselben sind wie bei den paläolithischen Jägern und Sammlern.[14]

Die Landwirtschaft wurde vor etwa zehntausend Jahren eingeführt, kaum mehr als ein Klick auf dem Bildschirm der Evolution. Um es ins Verhältnis zu setzen: 99,8 Prozent unserer Zeit als Homo sapiens haben wir uns ausschließlich von wilden Nahrungsmitteln ernährt.[15] Selektive Züchtungsmethoden haben seitdem den Stärke- und Zuckergehalt von Obst, Gemüse und Getreide erhöht und dazu die biochemische Zusammensetzung des Fleisches markant verändert. Und in den letzten 70 Jahren sind unzählige chemische Zusätze und ernährungsfremde Ergänzungen wie Transfette, Konservierungsstoffe und Geschmacksverstärker dazu gekommen, und für deren Verarbeitung ist unser steinzeitlicher Stoffwechsel einfach nicht eingerichtet. Die Übernutzung des Bodens und das Einbringen von nitrathaltigem Dünger nach dem Zweiten Weltkrieg (weil man die für den Bombenbau angelegten Nitratlager loswerden musste) haben die Lebensmittel weiter verändert und viele der guten Bodenbakterien abgetötet, die die Anbauqualität verbessern. Zusätzlich haben genetisch veränderte Nahrungsmittel und Pestizide im Bereich der konventionellen Landwirtschaft das Ihrige getan, um die Qualität der Lebensmittel weiter zu verschlechtern.

Übergewicht und erhöhte Blutzucker- – und Blutfettwerte sind heute, wo die Menge der Nahrungsmittel deren Qualität weit übersteigt, die Regel in der Industriegesellschaft. Laut dem amerikanischen Landwirtschaftsministerium (U.S. Department of Agriculture) essen die Amerikaner heute im Durchschnitt ca. 89 kg mehr Weizen und anderes Getreide und ca. 64 kg Süßstoffe pro Jahr (davon ca. 19 kg Maissirup) mehr als in den vorhergehenden Jahren. Verarbeitetes Getreide, Stärke, Zucker und Lebensmittelzusatzstoffe wie Mononatriumglutamat (MSG) und die entsprechenden Lebensmittel – die alle den Blutzucker in die Höhe treiben und zu einem süchtigen Essverhalten führen – sind die wahren Übeltäter, wenn es um chronisch degenerative Krankheiten wie Diabetes, Herzerkrankungen und Fettleibigkeit geht. In seinem Buch ***Brainwashed: Wie die Lebensmittelindustrie unser Glücksempfinden verändert, mit Werbung unsere Bedürfnisse manipuliert – und wie wir uns dagegen wehren können*** (Riva 2018) weist Dr. Robert Lustig darauf hin, dass Lebensmittelhersteller und Werbetreibende, die durch ihren Konsum »Genuss« verkaufen, weitgehend für die epidemieartigen Ausmaße von Depressionen, Angstzuständen, Fettleibigkeit und chronischen Krankheiten in den heutigen Vereinigten Staaten verantwortlich sind.

Dr. Lustig zeigt auf, dass Big Food absichtlich hochgradig süchtig machende »Fertiggerichte« mit langer Haltbarkeit geschaffen hat, die die Dopaminspiegel in unserem Gehirn erhöhen. Dopamin macht uns glücklich – zumindest vorübergehend. Nachhaltige Zufriedenheit ist jedoch nur möglich, wenn wir genügend Serotonin in unserem Gehirn und Körper haben. Und das entsteht, wenn wir menschliche Kontakte knüpfen (einschließlich der Pflege gesunder Beziehungen), einen Beitrag zu einer größeren Sache leisten (z.B. durch ehrenamtliche Arbeit), uns vollwertig ernähren und Stress meistern. Soziale Medien können übrigens die gleiche süchtig machende Wirkung haben – es ist erwiesen, dass wir einen Dopaminschub bekommen, wenn uns ein »Gefällt mir« auf Facebook oder Instagram gesendet wird. Auch die Nutzung von FaceTime, obwohl eine unmittelbare soziale Verbindung, hat nicht die gleiche positive Wirkung wie ein persönlicher Kontakt. Mit anderen Worten: Man kann den Körper nicht täuschen. Er weiß und reagiert auf das, was real und nachhaltig ist.

Kein Wunder, dass die Ressourcen unseres Gesundheitssystems vom Gewicht der chronischen Krankheiten erdrückt werden, die aus dieser grundlegenden Veränderung der menschlichen Ernährung entstehen. Das heißt aber nicht, dass eine gesunde Ernährung heute unmöglich ist. Tatsächlich wird sie immer einfacher, wie ich im Folgenden zeigen werde.

Die Lösung ist ein stabiler Blutzucker

Wenn man lebenslang das Gewicht halten und gesund sein will, muss man vor allem wissen, wie man den Blutzuckerspiegel stabil und das Insulin niedrig hält hält. Nichts weiter. Ein niedriger Insulin- und ein stabiler Blutzuckerspiegel während des Tages sind auch der Schlüssel zur Verhinderung oder Heilung von Krankheiten, die mit zellulären Entzündungen zusammenhängen. (Beachten Sie: Der gemeinsame Nenner der meisten großen Veränderungen in der Ernährung seit der Zeit der Jäger und Sammler sind chronische Störungen im Blutzuckerspiegel.) Ein hoher Blutzuckerspiegel durch Nahrungsmittel, die den Blutzucker rasch erhöhen (das heißt, einen hohen glykämischen Index aufweisen, wie etwa Süßigkeiten, Softdrinks, Weißbrot usw.) ist ein Signal für die Bauchspeicheldrüse, das Hormon Insulin zu produzieren. Insulin ist ein Speicherhormon, das Zucker aus dem Blut holt und in Zellen speichert, bis er als Energie verbrannt werden kann. Wenn diese Energie nicht sofort gebraucht wird, wird der Überschuss als Fett gespeichert: Starker Stress erhöht immer den Cortisolspiegel. Und das wiederum führt dazu, dass Fett in den Zellen eingeschlossen wird. Bedenken Sie jedoch, dass der Blutzuckerspiegel von Mensch zu Mensch sehr unterschiedlich auf Lebensmittel reagiert. Bei manchen Menschen steigt der Blutzuckerspiegel nach dem Verzehr von Reis an, nicht aber nach dem Verzehr von Eiscreme – und umgekehrt. (Die einzige Möglichkeit, dies mit Sicherheit festzustellen, besteht darin, Ihren Blutzucker mit einem Blutzuckermessgerät zu messen; so können Sie feststellen, wie Ihr persönlicher Blutzucker auf ein bestimmtes Lebensmittel reagiert).

Ein stabiler Blutzuckerspiegel und optimale Insulinausschüttung entstehen durch eine Ernährung mit der richtigen Menge Protein, den richtigen Kohlenhydraten und der richtigen Art und Menge an Fett zur rechten Zeit. Ich habe tatsächlich 45 Jahre Recherche und klinische Erfahrung gebraucht, um das zu verstehen. Ende der Achtziger- und Anfang der Neunzigerjahre habe ich mich wie die meisten gesundheitsbewussten Menschen mit viel Getreide und wenig Fett ernährt. Und ich habe – wie so viele – zugenommen. Jeden Nachmittag gegen vier oder fünf Uhr kam ich ausgehungert nach Hause, stand vor dem Kühlschrank und begann mit meinem abendlichen »Grasen«, das nicht aufhörte, bis ich Stunden später ins Bett ging. Ich hatte Heißhunger auf Süßigkeiten und konnte meinen Appetit kaum zügeln. Meinen Patientinnen ging es genauso. Wir bemerkten auch, dass die Taille verschwand, als wir vierzig wurden. Was ist mit der fettarmen, an hochkomplexen Kohlenhydraten reichen, vegetarischen Diät schiefgelaufen, die uns, wie die Forschung behauptete, gesund und schlank erhalten sollte?

Um diese Zeit wurde die sehr populäre Sears-Diät von Dr. Barry Sears entwickelt, gefolgt von der Arbeit der praktischen Ärzte und Kollegen von Sears, Dr. Mary und Dr. Michael Eades, Autoren von *Protein Power* (Bantam Books 1996). Ich las die Forschungen, auf die sich ihre Bücher stützten. Sie leuchteten mir ein. Zu viele raffinierte Kohlenhydrate erhöhen den Insulinspiegel, und der Körper speichert die überschüssigen Kalorien als Fett. Umgekehrt steigert ausreichend Protein das Glucagon, das dem Körper den Anstoß zur Fettverbrennung gibt. Zudem sind die richtigen Fette in kleinen Mengen notwendige Bausteine für die zellulären Hormone, die Entzündungen bekämpfen und einen optimalen Stoffwechsel schaffen (diese Hormone heißen Eicosanoide; zu dieser Gruppe gehören auch die entzündlichen Zytokine und Prostaglandine).

Aufgrund dieser Forschungen nahm ich pflichtbewusst mehr Proteine zu mir und reduzierte Getreide und Nahrungsmittel mit hohem GI deutlich. (Allerdings wollte ich das nicht, und es war nicht leicht.) Beeindruckt von meiner neuen Energie und dem geringeren Heißhunger auf Zucker schlug ich diese Diät meinen Patientinnen vor. Es ging uns besser, aber meine Gelüste waren nicht verschwunden. Ich schien meine hochraffinierten Kohlenhydrate einfach nicht aufgeben zu können, und ich nahm immer noch nicht ab. Also beschloss ich wie so viele andere, einen Schritt weiterzugehen. Wenn Kohlenhydrate schlecht waren, warum sie also nicht für eine Woche oder so ganz weglassen und sehen, ob ich dadurch abnahm? Ich machte die Atkins-Diät. Aber das funktionierte auch nicht. Obwohl ich weniger als 20 Gramm Kohlenhydrate am Tag zu mir nahm, verweigerte mein Körper absolut die Ketose, also den Zustand, in dem er anfängt, für den Energiebedarf Fett zu verbrennen und Ketonkörper mit dem Urin ausscheidet.

Mein Körper schien sich an sein Fett geradezu zu klammern. Und mein Gewicht kletterte auf das Allzeithoch von 67 kg. (Am Ende einer meiner Schwangerschaften hatte ich 68 kg gewogen!) Auch Dr. Atkins, den ich anrief, konnte das nicht erklären, er sagte nur: »Na, dann sind Sie eben in den Wechseljahren.« Womit er andeutete, dass ich seine Diät nicht wirklich einhielt, der klassische »Es liegt am Patienten«-Ansatz. Diese Erklärung reichte mir nicht. Außerdem mochte ich das viele Fleisch und den Speck nicht. Ich hatte mich mit mehr Obst, Gemüse und Getreide viel besser gefühlt.

Das fehlende Glied: Glykämischer Stress und Insulinresistenz

Schließlich lernte ich die Arbeiten von Dr. Ray Strand kennen, Autor von *Healthy for Life: Developing Healthy Lifestyles That Have a Side Effect of Permanent Fat Loss* (Real Life Press 2005) und praktischer Arzt, der wie ich mehr als

25 Jahre seines Lebens dieselben Patienten behandelte und zusah, wie sie langsam, aber sicher, dicker wurden, hohe Cholesterinwerte, hohen Blutdruck, Krebs und andere Krankheiten bekamen. Dr. Strands Forschungen zeigten, dass Störungen wie glykämischer Stress und zu hohe Insulinsekretion in der Kindheit beginnen und Ergebnis einer Ernährung sind, die viel zu viel industriell verarbeitete, nährstoffarme Nahrungsmittel enthält und so den Blutzucker- (und den Insulin-)Spiegel erhöhen. Das gilt selbst für diejenigen, die nie Diabetes bekommen werden. Leider sind es gerade die Nahrungsmittel mit hohem GI, die die meisten Menschen als »Seelennahrung« lieben, einschließlich Weißbrot, Kekse, Kuchen und Brötchen. (Das sind natürlich auch die Nahrungsmittel, die das Dopamin im Gehirn schnell anfluten lassen.)

Zu viele Nahrungsmittel mit hohem GI täglich führen zu glykämischem Stress/Entzündung der Blutgefäße aufgrund der Schädigung durch freie Radikale bei zu hohem Blutzuckerspiegel. Mit der Zeit werden die Wände der Blutgefäße dicker, sodass das Insulin immer schwerer in die Zellen gelangen kann. Dr. Strand sagt, dass die Insulinresistenz tatsächlich in den Blutgefäßen der Skelettmuskeln beginnt, also dort, wo der Blutzucker am effizientesten verbrannt wird. Glykämischer Stress und Entzündung bereiten den Boden für die Verhärtung der Arterien und auch für das Vollbild einer Insulinresistenz oder eines metabolischen Syndroms (auch als Syndrom X bezeichnet; vgl. die Liste auf Seite 851 f.). Je nach Ihrer genetischen Veranlagung führt das metabolische Syndrom entweder zu Diabetes oder zu Herzkrankheiten oder beidem. Viele Forscher, darunter der *New York Times*-Reporter Gary Taubes, Autor des Buches *Der süße Tod: Warum Zucker süchtig macht, wie er die Diabetes- und Adipositas-Epidemie verursachte und was wir dagegen tun können* (Riva 2018), haben seitdem dokumentiert, dass nicht Fett, sondern Zucker der Übeltäter in unserer Ernährung ist.

Praktisch jede Körperzelle wird von Insulinüberschuss beeinträchtigt; er führt auch zur Produktion eines Überschusses an Entzündungsbotenstoffen – Grundlage für alle chronischen Krankheiten, einschließlich Kopfschmerzen und Schlaflosigkeit. Kein Wunder, dass wir laut Dr. Kenneth Cooper »nicht so sehr an einer bestimmten Krankheit, sondern an unserem ganzen Leben sterben«. Genau. Endlich wusste ich, warum ich mein Leben lang nach Süßigkeiten gierte, warum mein HDL-Cholesterinspiegel mit dreißig gefährlich niedrig war und warum ich in den mittleren Jahren so große Probleme mit dem Abnehmen hatte. Es lag an all den Nahrungsmitteln mit hohem glykämischem Index. (Viele Vegetarier essen viel zu viele Süßigkeiten, Nudeln und Brot, was den Blutzuckerspiegel erhöht. Ich war keine Ausnahme.) Eben wegen der Verbindung zwischen glykämischem Stress, Insulinüberschuss und zellulären Entzündungen verbessern sich oft viele Probleme, von Kopfschmerzen bis zu PMS und hohem Blutdruck, wenn die Ernährung den Blutzuckerspiegel stabilisiert und die Insulinausschüttung niedrig hält.

Wenn der Blutzuckerspiegel zu hoch bleibt, verlieren die Insulinrezeptoren der Zellen mit der Zeit die Fähigkeit, auf zu hohen Blutzucker zu reagieren. Und die falschen Fette in der Nahrung verändern die Insulinrezeptoren in der Zellwand selbst und tragen damit zu dem Problem bei. Im Lauf der Zeit verliert die Bauchspeicheldrüse ihre Fähigkeit, Insulin zu produzieren, und die Zellen verlieren ihre Aufnahmefähigkeit. Zum Teil ist dies einfach mechanisch bedingt – überschüssiges Fett, das in der Bauchspeicheldrüse gespeichert ist, führt zu einer Fehlfunktion der Inselzellen (die Insulin ausschütten). Sie werden buchstäblich von Fettzellen verdrängt. Das Ergebnis ist Typ-2-Diabetes. Mehr noch: Die Fettzellen selbst produzieren Entzündungsbotenstoffe , und das ist ein weiterer Grund dafür, dass Fettleibigkeit ein Risikofaktor für Krebs ist. Das Körperfett steckt voller Insulinrezeptoren. Je dicker man wird, desto mehr Insulin wird gebraucht, um Blutzucker in die Zellen zu transportieren. Und weil Insulin ein Speicherhormon ist, wird es für den Körper umso schwerer, Fett als Brennstoff freizusetzen, je höher der Insulinspiegel steigt. Insulin schließt das Fett praktisch ein!

LEBENSMITTEL MIT HOHEM UND NIEDRIGEM GLYKÄMISCHEN INDEX

Die folgenden Lebensmittel haben nach allgemeiner Ansicht einen hohen bzw. niedrigen GI, aber dabei handelt es sich nur um allgemeine Richtlinien. Wie ein Lebensmittel zubereitet wird, spielt eine große Rolle. So haben zum Beispiel Süßkartoffeln einen niedrigen GI, kandierte Süßkartoffeln dagegen gewiss nicht! Und obwohl Nudeln einen niedrigen GI haben, weil sie schwerer verdaulich sind als die meisten Mehlspeisen, ist der GI von allzu lange gekochten Nudeln höher, als wenn sie al dente gekocht werden. Salzkartoffeln können gesund sein – vor allem, wenn sie nach dem Kochen abgekühlt und vor dem Verzehr wieder aufgewärmt werden. Dasselbe gilt für Reis. Beide enthalten sogenannte »resistente Stärke«, die den Verdauungstrakt unaufgespalten durchläuft, also wie Ballaststoffe resistent gegen Verdauung ist. Resistente Stärke fungiert als »Präbiotikum« – ein Nahrungsmittel, das das Mikrobiom, die guten Bakterien in unserem Darm, ernährt. Die meisten Frauen brauchen resistente Stärke, um sich wohlzufühlen, weshalb eine strenge Low-Carb-Diät bei den meisten auf Dauer nicht gut funktioniert. Auch Zutaten wie Zitronen- oder Limonensaft und Essig senken den GI, sodass Kartoffelsalat einen niedrigeren GI hat als eine gebackene Kartoffel.

Es gibt auch Unterschiede bei den Lebensmittelkategorien: Brot (auch das aus stärker verarbeitetem Vollkornweizen) hat zum Beispiel meistens einen hohen GI, Sauerteigbrot und Schwarzbrot aber einen niedrigeren. Die Bakterien im Sauerteigstarter verdauen einen Zucker im Getreide, die sogenannten Fruktane, und machen das Brot dadurch leichter verdaulich. Vollkornsauerteig ist sogar noch besser. Selbst innerhalb einer spezifischen Kategorie kann es Unterschiede geben, etwa bei verschiedenen Cornflakes-Produkten eines einzigen Herstellers.

Dr. Jennie Brand-Miller von der University of Sydney, eine der weltweit führenden Experten für den glykämischen Index, sagt, man müsse Lebensmittel mit hohem GI keineswegs ganz vermeiden, sondern könne auch entsprechend planen. Es sei kein Problem, ein Lebensmittel mit hohem GI beim Essen zu verwenden, wenn die anderen einen niedrigen GI besitzen. Unterm Strich hat man dann eine Mahlzeit mit niedrigem GI gegessen.

Weitere Informationen zum glykämischen Index (einschließlich einer Datenbank mit dem GI einzelner Lebensmittel) finden sich auf www.glycemicindex.com, der Webseite der GI-Gruppe an der University of Sydney in Australien. Für den deutschsprachigen Raum informieren Sie sich auf www.dge.de.

Lebensmittel mit hohem GI

Salzkartoffeln	Puffreis, Weizencrisps
Mais	Reiskuchen
Wassermelone	Tapiokapudding
weißer Reis (auch Instant-Reis)	Bonbons
Weißbrot, Weizenbrötchen, Bagels,	zuckerhaltige Softdrinks
Blätterteig und Donuts	Sportgetränke
Waffeln	Wein, Bier, Schnaps

Lebensmittel mit niedrigem GI

Brokkoli	Fleisch und Fisch
Blumenkohl	Eier
Spinat	Milch und Joghurt
Zucchini	Eis (vollfett)
Bohnen und Erbsen	Frischkäse
Hummus	Cheddar, Mozzarella, Parmesan,
Süßkartoffeln	Ricotta und Feta
Zuckermais	Hüttenkäse
Äpfel	Sauerteig- und Schwarzbrot
Apfelsinen	Erdnüsse, andere Nüsse und Samen
Beeren	dunkle Schokolade
getrocknete Aprikosen	grüner Salat

Stadien der Insulinresistenz

1. Glykämischer Stress: Zu viele Lebensmittel mit hohem GI führen zu einer Entzündung der Blutgefäße. In diesem Stadium leiden viele Menschen tatsächlich unter Unterzuckerung; nach einer Mahlzeit mit hohem GI sinkt ihr Blutzucker zu stark ab. Das ist vor allem dann der Fall, wenn zu einer Mahlzeit mit hohem GI Koffein getrunken wird (wie beim amerikanischen Standardfrühstück aus Donut oder Bagel und einer Tasse Kaffee).

Anzeichen für Insulinmissbrauch und frühen glykämischen Stress

Bedürfnis nach Kohlenhydraten und unkontrollierbarer Hunger (Heißhunger)

- emotionales Essen
- nächtliches Essen
- langsam dicker werdende Taille
- erschwertes Abnehmen
- Müdigkeit, Zittern und Schwächegefühl nach dem Essen

2. Anfänge der Insulinresistenz: Die Betazellen der Bauchspeicheldrüse produzieren mehr Insulin, um die verdickten Wände der Blutgefäße durchdringen und in den Zellen den überschüssigen Zucker speichern zu können. Hohe Insulinspiegel führen zu erhöhten Triglyceriden, anomalem Östrogenstoffwechsel, niedrigem HDL-Cholesterin (das sogenannte gute Cholesterin) und hohem Blutzuckerspiegel, Herz-Kreislauf-Erkrankungen und einem erhöhten Diabetesrisiko sowie auf verschiedene Krebsarten.

Erhöhte Insulinspiegel setzen eine Kettenreaktion in Gang und verändern den Stoffwechsel so nachhaltig, dass nur wesentliche Veränderungen in der Lebensführung sie anhalten kann. (Als ich mich makrobiotisch und vegetarisch ernährte – und auch viel zu viel Brot aß – lag mein HDL-Cholesterinwert bei gefährlichen 35, obwohl ich erst 32 Jahre alt war. Heute liegt er bei gesunden 70!) Als Erstes werden die Muskeln insulinresistent. Das heißt, der Blutzucker wird in Fettzellen umgeleitet, vor allem in die am Bauch. Das bedeutet, Mahlzeiten mit hohem GI setzen sich direkt am Bauch ab und umgehen die Muskeln. (Mit der Zeit sind dann auch die Skelettmuskeln in Fett marmoriert.)

In diesem Stadium sollten Sie und Ihre Ärztin oder Ihr Arzt nach Anzeichen für Insulinresistenz suchen (hohe Triglycerid- und niedrige HDL-Werte sind oft die ersten Anzeichen für glykämischen Stress und die Anfänge der Insulinresistenz). Warten Sie nicht ab. Je eher Sie Ihre Ernährung umstellen, desto besser. Sie können dann viele Probleme rückgängig machen oder verhindern und auch Ihr gesundes Gewicht wieder erreichen.

Anzeichen für die Anfänge der Insulinresistenz

- nächtliches Essen
- Gewichtszunahme in der Körpermitte
- langsames Zunehmen ohne Ernährungsveränderung
- niedrige HDL-Cholesterinwerte
- erhöhte Triglyceridwerte
- Sodbrennen
- wachsende Müdigkeit nach einer Mahlzeit oder Zwischenmahlzeit mit hohem GI (nach dem Mittagessen können Sie kaum die Augen offen halten
- unregelmäßige Menstruation
- Unterzuckerung
- Verlangen nach Zucker und Kohlenhydraten mit hohem GI
- Schlaflosigkeit

3. Ausgeprägtes metabolisches Syndrom: Ohne Veränderung der Ernährung und des Lebensstils führt Insulinresistenz zwangsläufig zu einem ausgeprägten metabolischen Syndrom mit hohem Blutdruck, hohen Cholesterinwerten, Adipositas (Fettleibigkeit), steigendem Anteil von Fibrinogenen (einem Gerinnungsfaktor) im Blut und einer Vielzahl anderer Probleme einschließlich eines erhöhten Krebsrisikos.

Mit Insulinresistenz (Syndrom X oder metabolischem Syndrom) verbundene Erkrankungen

- Typ-2-Diabetes
- erhöhte Anteile von Fibrinogenen (gesteigerte Blutgerinnung)
- Stammfettsucht (apfelförmige Figur)
- hoher Blutdruck
- anomale Cholesterinspiegel
- Schlafapnoe
- Herz-Kreislauf-Erkrankungen, einschließlich Schlaganfälle
- schwere Monatsblutungen
- die meisten Formen der polyzystischen Eierstockerkrankung
- Ausbleiben des Eisprungs und Fruchtbarkeitsstörungen
- Hirsutismus (abnormaler Haarwuchs bei Frauen)
- Haarausfall oder Kahlheit bei Frauen
- Brust-, Darm- und andere Krebsarten
- Depression/Ängste
- Demenz

Angesichts der großen Verbreitung von Insulinmissbrauch und glykämischem Stress kann ich Ihnen garantieren, dass Sie dem Ernährungsinstinkt Ihres Körpers nur dann wieder vertrauen lernen können, wenn Sie Ihren Blutzucker stabilisiert und den Stoffwechsel umgestellt haben. Sie müssen all die hochraffinierten Kohlenhydrate weglassen und Kohlenhydrate mit niedrigem GI sowie die richtige Menge an Proteinen, gesundem Fett und Spurenelementen zu sich nehmen. Für die meisten Menschen bedeutet das eine richtiggehende Umerziehung. Hilfreich bei einer blutzuckerstabilisierenden Diät ist auf Deutsch etwa das Buch *Die Ernährungs-Docs. Unser Anti-Bauchfett-Programm* (ZS Verlag 2022). Umfassender auch im Hinblick auf zelluläre Entzündungsprozesse bzw. eine antientzündliche Ernährungsweise sind die *Die Ernährungs-Docs. Wie Sie mit der richtigen Ernährung Krankheiten vorbeugen und heilen können*« (ZS Verlag 2016).

Nach einer Ernährungsumstellung wissen Sie, wie es sich anfühlt, frei von körperlichen Gelüsten zu sein und einen stabilen Blutzuckerspiegel zu haben (Sie haben vielleicht immer noch Lust auf Schokolade, aber Sie können nach ein paar Bissen aufhören). Außerdem werden Sie feststellen, dass Sie besser schlafen und viel mehr Energie haben. Viele Gesundheitsprobleme verbessern sich deutlich, wenn Sie Blutzucker und Insulin in den Griff bekommen. Durch die Umstellung des Stoffwechsels sind Sie viel besser aufgestellt, um weiterhin gesund zu essen.

Was essen?

Ihre Ernährung sollte aus 80 Prozent Obst, Gemüse und anderen Lebensmitteln mit niedrigem GI sowie aus hochqualitativen Fetten bestehen (siehe Seite 856 f.). Wann immer möglich, sollten die Nahrungsmittel aus ökologischem Anbau stammen. Manche Menschen vertragen Getreide, andere nicht. Der Verzicht auf ALLE Getreideprodukte für vier Wochen kann Wunder wirken. Nehmen Sie dann ein paar wieder in Ihre Ernährung auf und beobachten Sie, wie es Ihnen geht. Versuchen Sie, dasselbe mit anderen Lebensmitteln mit hohem GI zu tun. Verzichten Sie zunächst ganz darauf, probieren Sie dann kleine Mengen und beurteilen Sie, wie Sie sich fühlen. Je nach Ihrer Erholung von der Zuckersucht können Sie vielleicht hin und wieder einen Nachtisch vertragen.

GLUTENUNVERTRÄGLICHKEIT

Etwa eine von drei Personen leidet an Glutenunverträglichkeit. Gluten ist ein Protein, das in Getreidesorten vorkommt, zum Beispiel Hafer, Weizen, Kamut, Roggen und Gerste. Gluten ist auch in den weitverbreiteten Nahrungsmitteln in Amerika vorhanden, also in Wraps, Brot, Pasta, Pizza und Brötchen. Etwa eine von hundert Personen hat eine voll ausgebildete Zöliakie (eine Autoimmunerkrankung des Dünndarms aufgrund einer Überempfindlichkeit gegen Bestandteile des Glutens), die konventionell normalerweise durch eine Darmbiopsie diagnostiziert wird (seit Jahren die einzige Möglichkeit, Zöliakie und Glutenunverträglichkeit zu erkennen). Die meisten Menschen mit Glutenunverträglichkeit sind sich dieser Störung gar nicht bewusst.

In seinem Buch *Esst Weizen* (Kopp Verlag 2017) weist der Nichtmediziner und Ernährungsberater John Douillard darauf hin, dass Weizen seit Jahrhunderten ein Hauptbestandteil der menschlichen Ernährung ist. Und nur wenige hatten Schwierigkeiten, ihn zu verdauen. In den letzten fünfzig Jahren wurden jedoch zunehmend Pestizide wie Glyphosat (das aktive Herbizid im Unkrautvernichtungsmittel Roundup) eingesetzt, um Weizenstoppeln von den Verarbeitungsmaschinen zu entfernen und den Acker von industriellen Weizengroßbetrieben zu bereinigen. Infolgedessen unterscheidet sich der heutige Weizen deutlich von den alten Getreidesorten (wie z. B. Einkorn), für deren Verdauung wir geschaffen sind. Die Forschung zeigt, dass unsere Darmbakterien dadurch geschädigt und Krankheiten begünstigt werden.[16] Außerdem können viele Menschen aufgrund der hochglykämischen verarbeiteten Lebensmittel, die sie zu sich nehmen, den heutigen Weizen nur noch bedingt verdauen. Die Folge davon sind Blähungen, Völlegefühl und Gewichtszunahme. Wie bereits erwähnt, sind bestimmte Getreidesorten und Brote (wie Vollkornsauerteig und Pumpernickel) für viele Menschen bekömmlicher.

Eine neuere große Studie aus Schweden hat aber ergeben, dass Menschen mit diagnostizierter, nicht diagnostizierter und »latenter« Zöliakie oder Glutenunverträglichkeit ein höheres Risiko besitzen, an Herzerkrankungen und Krebs zu sterben.[17] Die Studie, bei der zwischen 1969 und 2008 30 000 Patienten beobachtet wurden, ergab für Zöliakiepatienten ein um 39 % höheres Sterberisiko; bei Patienten mit Darmentzündung lag das Risiko um 72 % und bei Menschen, die empfindlich auf Gluten reagierten, aber bei denen nach einer Darmbiopsie keine positive Zöliakie diagnostiziert wurde, ein um 35 % höheres Sterberisiko. Noch einmal, niemand weiß, ob es am Gluten liegt oder an anderen Faktoren wie Glyphosat.

Glutenunverträglichkeit kann hinter vielen Krankheiten stecken, darunter Osteoporose, Verstopfung, entzündliche Darmerkrankungen, Anämie, Krebs, Müdigkeit, Mundgeschwüre, rheumatoide Arthritis und die meisten anderen Autoimmunerkrankungen, Migräne, ja selbst Angststörungen und Depression.[18] Laut Dr. Mark Hyman, einem Experten der funktionalen Medizin, liegt die heutige größere Verbreitung der Glutenunverträglichkeit daran, dass amerikanische Weizensorten einen sehr viel höheren Glutenanteil haben als der traditionelle europäische Weizen, weil Weizensorten mit hohem Glutengehalt für das in den USA so beliebte weiche Weißbrot und die übergroßen Bagels benötigt werden.[19]

Ob man eine Glutenunverträglichkeit hat, lässt sich am besten feststellen, wenn man zwei bis vier Wochen auf alle glutenhaltigen Nahrungsmittel verzichtet und sie dann wieder zu sich nimmt. Da es sich aber auch in Suppen, Salat- und anderen Saucen und vielen anderen Nahrungsmitteln versteckt, muss man sich darüber informieren, wo es überall enthalten ist. (Eine Liste glutenhaltiger bzw. glutenfreier Nahrungsmittel findet sich auf der Webseite der Deutschen Zöliakie Gesellschaft e. V.: https://www.dzg-online.de/system/files/2022-02/2021_11_Leben%20mit%20gf%20Ernaehrung_web.pdf.)

Eine 2017 in Europa durchgeführte Studie hat gezeigt, dass einige Menschen mit Glutenunverträglichkeit nicht auf Gluten selbst, sondern auf Fruktane – die Zuckerketten in Weizen, Gerste und Roggen – reagieren.[20] Diese Menschen können Sojasauce und Sauerteigbrot, die beide wenig Fruktane enthalten, problemlos essen. Glutenunverträglichkeit lässt sich auch durch einen Bluttest auf spezifische Anti-Gluten-Antikörper nachweisen. Auf der Webseite der Deutschen Zöliakie Gesellschaft findet sich auch eine Literaturliste für Rezeptbücher.

Lassen Sie sich jedoch nicht von den heutigen glutenfreien Lebensmitteln wie Keksen und Broten täuschen. Beim Lesen der Etiketten werden Sie oft feststellen, dass das Gluten durch hochglykämische Stärken wie Kartoffelstärke, Tapioka und Rohrzucker ersetzt wurde, was Ihren Blutzucker in die Höhe treibt.

Hier sind einige Tipps für die glutenfreie Ernährung:

Kaufen Sie an den äußeren Regalen des Supermarktes ein: Denn hier finden Sie die gesündesten Lebensmittel, unter anderem Obst, Gemüse, mageres Fleisch und Eier. Abgepackte Lebensmittel (einschließlich abgepackte Saucen und Salatdressings) enthalten oft Gluten, daher sollten Sie sie selbst herstellen. Seien Sie auch vorsichtig mit Backwaren, die als »glutenfrei« gekennzeichnet sind, denn sie enthalten oft Kartoffelstärke und Tapioka, hochglykämische Stärken, die den Blutzuckerspiegel in die Höhe treiben.

Lesen Sie die Etiketten: Vermeiden Sie Lebensmittel, in denen Weizen, Roggen, Dinkel, Gerste oder Kamut aufgeführt sind – alles Getreidearten. Seien Sie auch vorsichtig bei Lebensmitteln, die Gewürze, Aromen, modifizierte Stärke, Maltodextrin, Glukosesirup und Zitronensäure enthalten, die alle Gluten enthalten können.

Benutzen Sie alternative Getreidesorten: etwa Quinoa, Teff, Buchweizen, Hirse und Tapioka, die kein Gluten enthalten. Manche Menschen haben jedoch eine Kreuzallergie mit bestimmten Getreidesorten. Da hilft es nur, vorübergehend auf alle Getreidesorten zu verzichten, um die Symptome zu lindern. Danach können Sie versuchen, die alternativen Getreidesorten nach und nach wieder in Ihren Speiseplan aufzunehmen, um zu sehen, ob Sie auf eine von ihnen empfindlich reagieren. Beachten Sie auch, dass Hafer zwar kein Gluten enthält, aber bei der Verarbeitung oft mit Gluten verunreinigt wird; achten Sie daher auf Hafer, der als »glutenfrei« gekennzeichnet ist.

Ziehen Sie gute Quellen zu Rate: Schauen Sie sich einige der zahlreichen Websites an, die glutenfreie Rezepte anbieten, und halten Sie Ausschau nach glutenfreien Kochbüchern und Zeitschriften. In vielen wird sogar beschrieben, wie Sie Ihr eigenes glutenfreies Brot backen können.

INTERVALLFASTEN

Früher habe ich geglaubt, dass das Frühstück die wichtigste Mahlzeit des Tages sei. Und als die Kinder noch klein waren und ich ständig Arbeit und Haushalt unter einen Hut bringen musste, war es das wahrscheinlich auch. In jüngerer Zeit habe ich die Vorteile des Intervallfastens entdeckt. Erst zwölf Stunden nach dem Essen sinkt der Insulinspiegel auf null. Und wenn das der Fall ist, beginnt der Körper, Fett als Brennstoff zu verbrennen. Deshalb faste ich an vielen Tagen nach dem Abendessen bis zum Mittag des nächsten Tages – und unterbreche mein Fasten mit dem Mittagessen. So komme ich leicht auf zwölf bis sechzehn Stunden Fastenzeit. Mit der Zeit hat sich mein Körper daran gewöhnt, und ich finde es nicht nur einfach, sondern auch sehr bequem. Ich muss mich nicht mit der Frage »Was gibt es zum Frühstück?« beschäftigen. Außerdem kann ich auf nüchternen Magen viel besser Sport treiben.

Der derzeitige Experte für Intervallfasten ist Dr. Jason Fung, ein Nephrologe aus Toronto, der seine Zeit mit der Dialyse von Menschen verbringt, die an Nierenversagen leiden, meist aufgrund von Diabetes. Seine Fastenprogramme schaffen auf sehr bequeme Weise Abhilfe für dieses Problem. Wie Dr. Fung erklärt, funktioniert Fasten unabhängig davon, ob man sich Paleo, vegan, Keto oder was auch immer ernährt, weil man nichts isst. Er weist auch darauf hin, dass Fasten Bestandteil aller großen Weltreligionen ist (einschließlich der indigenen Kulturen).

Im Gegensatz zur gängigen Meinung erklärt Dr. Fung, dass eine bloße Kalorienreduzierung nicht funktioniert. Eine Studie nach der anderen, die sich mit diesen Diäten befasst hat, hat gezeigt, dass es zu keinem dauerhaften Gewichtsverlust kommt, weil der Stoffwechsel des Körpers in den sogenannten Hungermodus übergeht und herunterfährt. Das verlorene Gewicht wird in der Regel sofort wieder zugenommen, sobald der Kalorienverbrauch wieder ein normales Niveau erreicht. Eine von ihm zitierte Studie aus dem Vereinigten Königreich zeigte beispielsweise, dass herkömmliche kalorienreduzierte Diäten in 99,5 Prozent der Fälle scheiterten und nur bei einem von 210 übergewichtigen Männern und einer von 124 übergewichtigen Frauen erfolgreich waren.[21] In der berühmten Minnesota-Starvation-Studie aus den 1950er-Jahren stellte Dr. Ancel Keys fest, dass die Kalorienzufuhr von Freiwilligen um 30 Prozent gesenkt wurde, was zu einer Verringerung der Stoffwechselrate um denselben Prozentsatz führte.[22] Als sie zu ihrer normalen Ernährung zurückkehrten, nahmen sie wieder an Gewicht zu.

Fung sagt, dass Fettleibigkeit nicht durch ein Ungleichgewicht in der Kalorienzufuhr, sondern durch ein Ungleichgewicht der Hormone verursacht wird – das Schlüsselhormon in diesem Fall sei Insulin. Insulin weist den Körper an, entweder Energie zu verbrennen oder als Fett zu speichern. Wenn der Insulinspiegel ansteigt (was beim Essen geschieht, insbesondere wenn wir Kohlenhydrate essen), speichert der Körper Fett. Sinkt das Insulin jedoch, fängt er an, Fett zu verbrennen. Bei Menschen, die insulinresistent sind, bleibt der Insulinspiegel jedoch auch dann hoch, wenn sie nichts essen – es sei denn, sie haben über längere Zeiträume einen niedrigen Insulinspiegel, was beim Intervallfasten der Fall ist. Nach Ansicht von Dr. Fung führt das Fasten zu einer stärkeren Senkung des Insulinspiegels als alles andere und gibt dem Körper sozusagen einen massiven Anstoß zur Normalisierung des Insulinspiegels. Sobald das der Fall ist, kann der

Körper Fett effektiv verstoffwechseln. Tatsächlich erhöht sich die Stoffwechselrate des Körpers beim Intervallfasten um etwa 10 Prozent. Auch der Wachstumshormonspiegel steigt an, was zum Erhalt der fettfreien Körpermasse beiträgt.

Eine von ihm zitierte Studie aus dem Jahr 2016 ist besonders aufschlussreich. Darin wurde bei einer Gruppe fettleibiger Erwachsener über einen Zeitraum von 24 Wochen das tageweise Intervallfasten mit einer klassischen kalorienreduzierten Diät verglichen.[23] Die Fastengruppe nahm an den Fastentagen keine Kalorien zu sich, aß aber an jedem anderen Tag normal, während die andere Gruppe 400 Kalorien pro Tag weniger zu sich nahm als normal. Die Fastengruppe verlor fast doppelt so viel viszerales Fett (die gefährliche Art von Fett um die inneren Organe, die das Risiko für Herzkrankheiten erhöht) und konnte viermal so gut die fettfreie Körpermasse erhalten wie die andere Gruppe. Bei der Gruppe, die die Kalorienzufuhr einschränkte, verlangsamte sich der Stoffwechsel fast zweieinhalb Mal so stark wie bei der Fastengruppe, und ihr Ghrelinspiegel (das Hormon, das den Hunger anzeigt) stieg im Gegensatz zu den Fastenden an. Die Wissenschaftler kamen außerdem zu dem Schluss, dass das Intervallfasten nicht mit einem erhöhten Risiko für eine erneute Gewichtszunahme verbunden war.

Intervallfasten verleiht Ihnen auch mehr Energie. Zum einen hat man während des Fastens keinen wirklichen Hunger, da der Körper keine Entbehrungen erleidet, sondern Fett verbrennt und somit zufrieden ist. Außerdem erhöht das Fasten den Noradrenalinspiegel, der eine stimulierende Wirkung hat. Es bringt Sie auf Touren und hält den Stoffwechsel hoch. Es steht außer Frage, dass Fasten zu mehr geistiger Wachheit und Klarheit führt. Es begünstigt zudem die Autophagie, einen Prozess, bei dem der Körper alte Proteine und Zellen abbaut und sich selbst erneuert. Regelmäßiges Fasten führt also tatsächlich zu einem jugendlicheren Körper. Jüngste Forschungsergebnisse aus Harvard zeigen, dass Fasten nicht nur den Fettstoffwechsel verbessert, sondern auch die Langlebigkeit erhöht und ein gesundes Altern fördert.[24] Längere Fastenzeiten sind aus meiner Sicht zwar nicht empfehlenswert, aber sie können ohne Bedenken durchgeführt werden, sofern keine Medikamente eingenommen werden, die sie kontraindiziert machen. Schwangere und stillende Frauen (und natürlich auch Kinder) sollten niemals fasten.

Auch wenn Sie fasten, können Sie Ihren Morgen mit schwarzem Kaffee oder Tee (ohne Zucker) beginnen, wenn Sie möchten. Viele Menschen fügen hochwertiges Fett hinzu (z. B. einen Esslöffel Kokosnussöl oder Butter aus Weidehaltung). Sie bereiten Ihren Morgenkaffee einfach in einem Mixer mit dem Fett auf – fast wie einen Cappuccino. In ihrem Buch *Glow 15* (Houghton Mifflin 2018) weist die Hautpflegeexpertin Naomi Whittel auf die autophagiefördernden Vorteile von grünem Tee, Earl Grey Tee mit Bergamotte und Ceylon-Zimt hin. All diese Inhaltsstoffe fördern die Autophagie und eine schöne Haut.

Frühstück: Manche Menschen sind morgens sehr hungrig und brauchen ein Frühstück. Wenn das bei Ihnen der Fall ist, dann essen Sie ein Frühstück, das etwas Fett und etwas Eiweiß und nicht viel Zucker enthält. Das könnte ein Ei mit Avocado und einem Stück Obst sein. Oder langsam gekochte Haferflocken mit etwas Eiweißpulver und etwas gesundem Fett, wie Ghee oder

Kokossöl. Oder machen Sie einen Smoothie. Meine Kollegin Kelly Brogan erhält mehr Fanpost zu ihrem Frühstückssmoothie als zu allem anderen, was sie zubereitet hat. Dieser Smoothie sorgt nicht nur für einen stabilen Blutzuckerspiegel, sondern ist auch gut für das Gehirn. Sie beschreibt es so, dass man jedes Mal nicht mehr hungrig, sondern einfach nur zufrieden ist. Hier das Rezept:

KB's Frühstücks-Smoothie
Mixen Sie die folgenden Zutaten zusammen und genießen Sie sie:
80 g gefrorene Bio-Kirschen (oder andere Beeren)
250 ml fermentiertes Kokoswasser, Kokoswasser oder gefiltertes Wasser
3 Teelöffel Kollagenhydrolysat (als Proteinbasis)
1 Teelöffel Nussbutter (gekeimt)
3 Eigelb aus Freilandhaltung
1 Teelöffel Kokosnussöl
1–2 Teelöffel Ghee
1–2 Teelöffel rohes Kakaopulver

Den Tag mit so einer Malzeit anzufangen, so viel steht fest, bedeutet einen stabilen Blutzucker, gehobene Stimmung und viel Energie. Bedenken Sie auch: Es ist weitaus besser, nicht zu frühstücken, als eine hochglykämische Mahlzeit aus Müsli, Bagel oder Donut und Kaffee zu sich zu nehmen. Denn die wird Ihnen den ganzen Tag über Appetit und einen hohen Blutzuckerspiegel bescheren, wobei Sie die Auswirkungen wahrscheinlich am stärksten in der sogenannten »Arsenstunde« spüren (etwa zwischen 16 und 17 Uhr, wenn der Stresshormonspiegel seinen Höhepunkt erreicht und sich alle Belastungen des Tages auf einmal zu häufen scheinen). Dann wollen Sie am liebsten die Wände hochgehen und die Tapete von der Wand essen.

Mittagessen: Protein in Form von Fisch, Hühnchen, Fleisch oder vegetarische Alternativen wie Tofu. Dazu viel Gemüse mit niedrigem GI wie Pak Choi, Grünkohl, grüne Salate usw. Denken Sie daran: Karotten und anderes Gemüse haben einen relativ hohen GI, aber ihre glykämische Belastung (die Gesamtzuckermenge darin) ist niedrig. Das ist daher kein Problem. Alternativen sind zum Beispiel Bohnen- oder Linsensuppe und ein Salat. Kitchari (ein klassisches indisches Gericht aus halbierten Mungbohnen und Basmatireis) oder Bohnen und Vollkornreis funktioniert ebenfalls.

Abendessen: wie Mittagessen.

Zwischenmahlzeiten: Wählen Sie Obst und Käse, verschiedene Riegel mit geringem GI oder eine kleine Handvoll Nüsse.

Eine Bemerkung zum Timing

Viel zu viele Frauen »sparen« sich ihre Kalorien fürs Abendessen auf und hungern den ganzen Tag. Dieses Muster führt unweigerlich zu einem erratischen Blutzuckerspiegel und zu Gewichtsproblemen. Die Wissenschaft hat gezeigt, dass Menschen, die morgens 2000 Kalorien zu sich nahmen, etwa ein Kilo pro Woche abnahmen, während dieselbe Kalorienmenge nach 18 Uhr zu Gewichtszunahme führte.[25] Idealerweise sollte man erst drei Stunden nach dem Essen ins Bett gehen, aber auch das funktioniert nicht bei jedem.

Die Kontrolle des Blutzucker- und des Insulinspiegels ist keine »Diät«, sondern eine nachhaltige Lebensweise

Die Kontrolle von Blutzucker und Heißhunger ist eine lebenslange Aufgabe für die 75 % der Bevölkerung, die (wie ich) zum exzessiven Konsum industriell verarbeiteter Kohlenhydrate neigen. Erwarten Sie nicht, dass die Kohlenhydrate aufhören, sie zu »verführen«. Das tun sie nicht. Ich habe mich zum Beispiel auf einem Wochenendausflug mit meinen Töchtern nach New York beim Frühstück in einem französischen Restaurant von Croissants und Brötchen verführen lassen, weil sie einfach so gut aussahen. Aber nach dem lustvollen Verzehr dieser hochraffinierten Kohlenhydrate bezahlte ich den Preis: Der spätere Abfall des Blutzuckers aufgrund des vielen Brots machte mich so müde, dass ich mich am liebsten aufs Pflaster gelegt und ein Nickerchen gemacht hätte (und dabei war es November und kalt). Es dauerte insgesamt 24 Stunden, bis ich mich von der Wirkung der zwei Brötchen und zwei Croissants auf meinen Stoffwechsel erholt hatte – obwohl ich auch ein proteinreiches Omelett gegessen hatte, das theoretisch die Blutzuckerschwankungen hätte verhindern sollen. (Proteine und Fette helfen bei einer Mahlzeit mit hochraffinierten Kohlenhydraten, den Blutzuckerspiegel stabil zu halten.) Sobald man die Auswirkungen von Lebensmitteln mit sehr hohem GI auf den Blutzuckerspiegel einmal wirklich gespürt hat, kann man nie wieder gedankenlos essen.

Der Heißhunger auf Kohlenhydrate mit hohem GI ist kein Charakterfehler und auch kein Zeichen für mangelnde Willensstärke. Wir haben von Natur aus Hunger auf Lebensmittel, mit denen wir schnell zunehmen – und das sind unweigerlich Lebensmittel mit hohem GI. Die Wahrheit ist schlicht und einfach, dass es im größten Teil der Menschheitsgeschichte ein Überlebensmerkmal war, in Zeiten der Fülle schnell zuzunehmen, um die mageren Zeiten zu überstehen. Interessanterweise haben Gruppen, deren Vorfahren noch vor nicht allzu langer Zeit als Jäger und Sammler lebten (wie Indianer oder Inuits), die größten Probleme mit Lebensmitteln mit hohem GI und auch mit Getreide. (Übrigens: etwa 25 % der Menschheit, meist, aber nicht immer Weiße, sind genetische Stars, wie ich sie nenne, und können anscheinend essen, was sie wollen, ohne je zuzunehmen. Interessanterweise kennen diese Menschen, anders als alle anderen, den Heißhunger auf industriell verarbeitete Lebensmittel nicht. Viele mögen nicht einmal Schokolade!)

LICHTENERGIE BEKOMMEN – DURCH DEN VERZEHR VON BLATTGEMÜSE!

Wir alle haben in der Schule etwas über die Photosynthese gelernt, bei der Pflanzen dank des in ihren Blättern enthaltenen Chlorophylls Energie direkt aus dem Sonnenlicht gewinnen. Nun stellt sich heraus, dass auch wir die Energie des Sonnenlichts direkt aufnehmen können. Forscher des Columbia University Medical Center fanden kürzlich heraus, dass bestimmte Säugetiere, die chlorophyllhaltiges Gemüse essen, Licht direkt in Energie umwandeln können.[26] Die Studie ergab, dass die Chlorophyll-Metaboliten aus den von den Tieren gefressenen Pflanzen in den Blutkreislauf der Tiere gelangten und sich dann im Körpergewebe der Tiere befanden. Wurden diese Gewebe dem Licht ausgesetzt, so stellten die Forscher fest, dass sie höhere Konzentrationen von Adenosintriphosphat (ATP) aufwiesen, dem wichtigsten Molekül für die Speicherung und Übertragung von Energie in den Körperzellen. Wenn manche Säugetiere das können, dann können wir das wahrscheinlich auch. Weitere Forschungsergebnisse deuten darauf hin, dass gewisse besondere Eigenschaften des Melanins, das unserer Haut die Farbe verleiht und unsere Haut bei Sonneneinstrahlung dunkler macht, eine zentrale Rolle bei diesem Prozess der Umwandlung von Sonnenlicht in Energie für unseren Körper spielen könnten.[27]

Vierter Schritt: Seien Sie ehrlich, wenn es um die Verbindung von Essen und Gefühlen geht

Schuldgefühle sind die schlechteste Nahrung für die Verdauungsorgane.

Bill Tims, Berater für Makrobiotik

Es ist eine unvermeidliche Tatsache, dass Nahrung zu chemischen Veränderungen führt, die Auswirkungen auf die Gefühle haben, und dass unsere Gefühle chemische Veränderungen bewirken, die sich auf unseren Heißhunger auswirken. So entsteht ein Kreislauf, der für Körper, Geist und Seele entweder erstaunlich belebend oder entsetzlich erschöpfend sein kann.

Dr. Deborah Kern, Expertin für die Verbindung von Ernährung und Wohlbefinden

Viele Frauen nehmen zu, wenn es ihnen emotional schlecht geht, und ab, wenn sie glücklich oder verliebt sind. Die Tendenz, bei emotionalen Problemen mehr zu essen, kann dazu führen, dass Sie zunächst Flüssigkeit und dann Körperfett einlagern. Dieser unerwünschte Effekt geht zum Teil auf die Wirkung des Hormons Cortisol zurück, das der Körper vermehrt ausschüttet, wenn man das Gefühl hat, irgendwelchen Belastungen nicht entrinnen zu können. Cortisol gehört zu den Steroiden. (Falls Sie je Steroide eingenommen haben oder jemanden kennen, der nach einer Kortisonbehandlung stark zugenommen hat, kennen Sie dieses Phänomen.) Wissenschaftliche Untersuchungen haben ergeben, dass nicht ausgedrückter oder ungelöster emotionaler Stress zu Stoffwechselveränderungen führt, die die Fettspaltung hemmen – ganz ähnlich wie Kortison. Eine an Fett und hochraffinierten Kohlenhydraten reiche Kost führt in Stresszeiten nicht nur zu exzessiver Fettspeicherung, sondern bildet langfristig auch die Grundlage für viele andere Krankheiten.[28]

Als ich vor Jahren für meine Tochter eine Party gab und nach einem Tag hektischer Vorbereitungen erst um 3 Uhr nachts ins Bett kam, nahm ich zwei Pfund zu, obwohl ich nicht mehr gegessen hatte als sonst auch. Es dauerte vier Tage, bis ich sie wieder los war. Bei den Freundinnen, die mir geholfen hatten, war es ähnlich. Ich habe dieses Muster immer wieder erlebt. Andererseits habe ich im Urlaub oft mehr gegessen als üblich und trotzdem abgenommen, weil es keinen Stress gab. Viele Frauen machen diese Erfahrung auch in Frankreich und Italien, wo gutes Essen ein stressfreies, genussvolles Ritual ist.

Überschüssiges Fett und Flüssigkeit können auch ein Schutzmechanismus des Körpers gegen Gefühle sein, die wir nicht spüren wollen. Ich konnte miterleben, wie Frauen, die lange Zeit verdrängte Gefühle freisetzten, nach einer Sitzung mit vielen Tränen (oder Gelächter) buchstäblich über Nacht vier Pfund oder mehr abgenommen haben. Die meisten von uns kennen das Phänomen, dass Verliebte nicht viel essen müssen, da sie ohnehin vor Lebensenergie sprühen. Diese Lebensenergie steht uns immer zur Verfügung, wenn wir eine Aufgabe erfüllen, die wir gerne tun, auch wenn wir nicht verliebt sind. Es ist also ein weiterer Grund, der Stimme des Herzens zu folgen.

Betrachten Sie einmal ehrlich, wie viel Sie wirklich essen – und wann, warum und wie. Wenn Sie wirklich Ihren Frieden mit dem Essen machen wollen, schreiben Sie zwei Wochen lang auf, was sie wo gegessen und wie Sie sich dabei gefühlt haben. Diese Übung deckt falsche Vorstellungen auf und hilft Ihnen, Ihre wahre Beziehung zum Essen zu erkennen. Aus meiner klinischen Erfahrung weiß ich, dass Frauen, die aufschreiben, was sie essen, eine sehr viel bessere Chance haben, erfolgreich ihre Gesundheit zu verbessern. Wenn Sie vor allem essen, um Ihrer Psyche etwas Gutes zu tun, und nicht die nötigen Fertigkeiten entwickelt haben, um bei Ihrem körperlichen Schmerz zu bleiben und »ihn zu spüren, um ihn zu heilen«, dann werden Sie das, was die meisten von uns als »Seelennahrung« bezeichnen (in der Regel Nahrungsmittel, die den Blutzuckerspiegel rasch erhöhen und süchtig machen) kaum aufgeben.

Das macht gar nichts. Eine meiner früheren Patientinnen, die bis zum Alter von 21 Jahren fettleibig war, erzählte mir, ihr sei immer klar gewesen, dass sie abnehmen würde, sobald sie von zu Hause ausziehen könne und nicht länger für ihre psychisch kranke Mutter und die jüngeren Geschwister sorgen müsse. Ihre Eltern schleppten sie von Arzt zu Arzt und setzten sie immer wieder auf Diät, aber ihr war völlig klar, dass sie essen musste, um den Schmerz über ihre Lebensumstände nicht zu spüren. Sobald die sich geändert hatten, nahm sie ab.

Wir können keinen einzigen Ernährungsratschlag wirklich umsetzen, solange wir unsere Probleme mit dem Essen nicht aufrichtig betrachten und ehrlich beschließen, sie zu akzeptieren. Meine Empfehlung ist daher, dass Sie sich vor oder während einer Ernährungsumstellung mit den »Schritten zur Heilung« (siehe 15. Kapitel) beschäftigen.

Wenn Sie Ihre zwanghafte Esslust nicht mehr beherrschen können, kann ein Essensplan zunächst hilfreich sein. Solche Pläne übernehmen die Funktion einer äußeren Kontrollinstanz, während Sie lernen, welche inneren Auslöser für das übermäßige Essen verantwortlich sind. Viele Frauen haben die Verbindung zwischen psychischem Schmerz und seiner Kontrolle durch Nahrung noch nicht hergestellt. Bei anderen hat permanenter Stress einen negativen Einfluss auf das Immunsystem und den Stoffwechsel, und selbst kleine Mengen zucker- oder hefehaltiger, salziger oder fettreicher Nahrungsmittel lösen schiere Fressanfälle aus. Der Großteil der Heißhungerattacken wird von zwei Lebensmittelgruppen verursacht: sehr fettreichen Süßspeisen wie Eiscreme und fettreichen salzigen Knabbereien wie Kartoffelchips. Auf viele Frauen wirken derartige Naschereien wie Alkohol auf Alkoholiker. Haben sie einmal damit angefangen, so erzählten mir zuckerabhängige Frauen, fühlen sie sich benommen, betrunken und desorientiert und entwickeln ein unstillbares Bedürfnis nach immer mehr Süßigkeiten. (Das Gleiche kann auch für fettreiche und salzhaltige Speisen gelten.) Wenn Frauen diese »Auslöser« vermeiden, normalisiert sich ihr Essverhalten wieder. Heißhungergefühle werden zudem durch eine Kost ohne Lebensmittelzusätze (vor allem ohne industriell hergestelltes Glutamat), aber mit ausreichend Proteinen und Fett und einem geringen Anteil an hochraffinierten Kohlenhydraten gemildert. Mononatriumglutamat (MNG) ist ein sehr verbreiteter Zusatz (E621), der mit Gewichtszunahme verbunden ist (siehe Kasten unten und den Abschnitt: Den Stoffwechsel sanieren).[29]

Sobald eine Frau die emotionalen Ursachen übermäßigen Essens bearbeitet und ihre Ernährung so verbessert hat, dass Heißhungeranfälle weniger werden, braucht sie die »externe Autorität« eines Ernährungsplans nicht mehr. Sie weiß, was und wann sie isst.

VORSICHT BEI FREIEN GLUTAMATEN

Industriell hergestellte Glutamate wie MNG finden sich in vielen hochraffinierten Nahrungsmitteln. Sie können zu Fettleibigkeit führen und besitzen vielfältige andere Nebenwirkungen. Hier finden Sie eine Liste anderer Bezeichnungen für Glutamat.[30] Lesen Sie Etiketten und vermeiden Sie solche Produkte nach Möglichkeit:

Monokaliumglutamat	Glutaminsäure
Glutamat	Hefeextrakt
autolysiertes Pflanzenprotein	autolysierte Hefe
Milcheiweiß	Kalziumkaseinat
pflanzliches Eiweiß	Proteinisolate

Essen in guter Gesellschaft

Wer begonnen hat, seinen Lebensstil zu verbessern, weiß eins: Sobald man sich gesündere Lebensweisen angewöhnt, versuchen Freunde und Familienangehörige, diese Bemühungen zu sabotieren. Denn Ihr Wunsch nach mehr Gesundheit (oder anderen Dingen) hält ihnen den Spiegel vor und zwingt sie dazu, eigene Verhaltensweisen infrage zu stellen, die sie gar nicht ändern wollen. Sie werden dann als Bedrohung wahrgenommen. Davon sollten Sie ausgehen, denn Widerstand gegen Veränderung ist normal. Andererseits gibt es sehr ermutigende Untersuchungen, die zeigen, was wir alle bereits erlebt haben: Gesunde Angewohnheiten sind ansteckend und beeinflussen alle anderen. In einer bahnbrechenden Studie über Raucherentwöhnung stellten die Wissenschaftler fest, dass eine Person, die aufhört zu rauchen, das Rauchverhalten ganzer Gruppen in ihrem Umfeld direkt und indirekt beeinflusst.[31] Sie können also andere stark beeinflussen – vor allem Ihre Kinder. Bemühen Sie sich, Zeit mit Menschen zu verbringen, die auf demselben Weg sind wie Sie und bei denen Sie Unterstützung in den unvermeidlichen Zeiten finden, in denen ein großes Eis mit Karamellsauce die Lösung für Ihre Probleme zu sein scheint!

Ernährung besteht nicht nur aus der Nahrung, die wir in den Mund stecken, sondern auch aus unserer Umgebung: die Menschen, mit denen wir zusammen sind, das Sonnen- und Sternenlicht und die Farbe der Wände. Das alles beeinflusst die Verarbeitung der Nahrung. Nehmen Sie eine Neubewertung aller Freundschaften vor, die ungesundes Essen fördern. Wenn Sie nur mit Menschen zusammen sind, die das Essen dazu benutzen, um ihre Gefühle zu verdrängen, oder für die Essen die einzige Form der Unterhaltung ist, fühlen Sie sich buchstäblich schwerer – und sammeln vermutlich überschüssiges Fett an. Vielleicht müssen Sie neue Freundschaften schließen. Wenn Sie dagegen mit Menschen zusammen essen, die ihre Nahrung ohne Schuldgefühle genießen, werden Sie wohl feststellen, dass Sie zufriedener sind als vorher.

Viele Frauen essen zum Beispiel im Restaurant sehr viel weniger als zu Hause. Wenn man bedient wird und zwischen zwei Gängen warten muss, verändert sich der Verdauungsprozess und man fühlt sich wohler.

STRESS UND SEINE ÜBERRASCHENDEN NEBENWIRKUNGEN

Unser Körper ist darauf ausgelegt, akuten Stress mit der sogenannten »Kampf- oder Flucht«-Reaktion zu bewältigen. Dabei wird das Stresshormon Cortisol (neben anderen Stresshormonen) ausgeschüttet, um dem Körper die Energie und Aufmerksamkeit zu geben, die er zur Bewältigung eines Notfalls braucht. Normalerweise kehrt der Cortisolspiegel auf ein normales Niveau zurück, sobald das Ereignis vorüber und die Gefahr vorbei ist. Wenn die Bedrohung jedoch nicht verschwindet (wie bei chronischem Stress oder PTBS), wird das Cortisol zum Nachteil.

Ein erhöhter Cortisolspiegel steht beispielsweise im Zusammenhang mit Gewichtszunahme und Fettspeicherung sowie mit dem Verlangen nach zucker- und fettreichen Lebensmitteln. Die Fettzellen im Magen haben viermal mehr Cortisolrezeptoren als Fettzellen an anderen Stellen des Körpers, sodass eine stressbedingte Gewichtszunahme mit größerer Wahrscheinlichkeit zu Bauchfett führt. Außerdem kann Stress zu einer Gewichtszunahme führen, da Cortisol eine antidiuretische Wirkung hat, d.h. es bewirkt, dass der Körper Natrium zurückhält, was die Wassereinlagerung erhöht.

Verdauungsprobleme wie Verdauungsschwäche, Aufgedunsenheit und Blähungen sowie Sodbrennen und saures Aufstoßen treten bei chronisch gestressten Menschen ebenfalls häufiger auf. Auch das Reizdarmsyndrom kann sich bei Stress verschlimmern, genau wie Nahrungsmittelallergien.

Zu den anderen unerwarteten Nebenwirkungen, die Stress verursachen kann, gehören trockene Haut, verstärkte Narbenbildung und Ekzeme, Ohrensausen (Tinnitus), erhöhte Schmerzempfindlichkeit, kalte Hände und Füße, häufigeres Gähnen und übermäßiges Schwitzen.

Fünfter Schritt: Verändern Sie Ihre kulturelle Konditionierung

Wie der *Shriver-Report: A Woman's Nation Changes Everything* (Center for American Progress, 2009) zeigt, geben 85 Prozent aller Frauen an, die Hauptverantwortung für die Versorgung Ihrer Familie zu tragen. Dazu gehören Planung und Zubereitung der Mahlzeiten sowie der entsprechende Einkauf. Wir bestimmen also darüber, was wir und unsere Familien essen, und haben damit einen wichtigen Einfluss auf die eigene Gesundheit und die der ganzen Familie.

Die traditionelle Rolle der Frau als Mutter, die die »Stammesnahrung« liefert, ist überholt, weil heute sehr viel mehr Frauen außer Haus arbeiten als je zuvor. Als meine Töchter im College waren, konnten es die meisten ihrer Freunde kaum erwarten, nach Hause zu kommen und Mutters Essen zu genießen. Aber meine Töchter waren nicht mit meinem Essen groß geworden. Ich hatte Haushaltshilfen. Die Kette der Mütter als einziger Nahrungsmittellieferant war also bei ihnen durchbrochen. Keine von ihnen erwartet von mir mehr als meine Gesellschaft, wenn es ums Essen geht. Selbst an Thanksgiving gehen wir zum Essen in ein fantastisches Lokal und genießen ein spektakuläres Bio-Menü – ein jährliches Ritual. Mittlerweile kommen die Enkel dazu, weshalb wir wieder zu Hause kochen. Alle bringen etwas mit. Was für eine Erleichterung!

Die physischen und psychischen Nahrungsbedürfnisse vieler Männer werden von Geburt an ausschließlich von Frauen erfüllt. So prägen Mütter ihren Söhnen die Erwartung ein, von Frauen bedient zu werden. Nach der Hochzeit übernehmen dann oft die Ehefrauen die Funktion der Mutter. Dass ein Mann kocht oder sich um die Kinder kümmert, wird von der Gesellschaft nicht erwartet und deshalb fast immer als etwas Besonderes angesehen, als zusätzliche Leistung für die Familie. Wenn eine Frau mir erzählt, wie sehr es sie erschöpft, jeden Abend drei verschiedene Gerichte zu kochen, weil alle Familienmitglieder ihren eigenen Geschmack haben, verschreibe ich ihr auf der Stelle ein Buch oder eine Selbsthilfegruppe zum Thema Co-Abhängigkeit. Drei verschiedene Gerichte für Menschen zu kochen, die diese Mühe als Selbstverständlichkeit betrachten, ist ein klassisches Symptom der Beziehungssucht. (Anders sieht das natürlich bei Frauen aus, deren Mühe wirklich anerkannt wird und die gerne kochen und sich mit ihrer Familie auf diese Regelung geeinigt haben.)

Bei mir hat es Jahre gedauert, bis mir die kulturelle Konditionierung beim Kochen und Putzen klar wurde. In der ersten Zeit meiner Ehe kam ich früher als mein Mann nach Hause. Mir war klar, dass er von mir erwartete, die Wohnung zu putzen und das Essen aufzusetzen, bevor er von der

Arbeit kam, obwohl wir beide im selben Beruf arbeiteten und einen langen Arbeitstag hatten. Ich war auch oft verärgert, wenn mich mein Mann ganz unschuldig fragte: »Was sollen wir essen?« Ich glaubte, er erwartete von mir, das Essen zu planen, dafür einzukaufen und zu kochen. Er hat meinen Ärger genauso wenig verstanden wie ich. Aber dann wurde mir klar, dass ich automatisch annahm, seine Ernährung sei meine Verantwortung.

Sobald ich mir (wie so viele andere Frauen aus der Babyboomer-Generation) über diese Konditionierung klar wurde (die ich genauso in die Ehe eingebracht hatte wie meine Hoffnungen und Träume), warf ich ihm nicht mehr vor, dass ich mich gegen meinen Willen zum Kochen und Putzen *gezwungen fühlte*. Und ich änderte mein Verhalten und räumte zum Beispiel nicht mehr auf, wenn ich keine Lust dazu hatte. Gleichzeitig warf auch er einen Blick auf seine Konditionierung – mit meiner Hilfe. Er sah ein, dass er von mir die Arbeiten erwartete, die seine Mutter getan hatte. Als wir uns beide unsere unbewussten Erwartungen bewusst gemacht hatten, verbesserte sich unsere Beziehung in diesem Bereich. (In den meisten Beziehungen muss das unausgesprochene »du solltest« und »du müsstest« auf beiden Seiten ausgesprochen werden, was nicht so einfach ist.)

Mittlerweile sind immer mehr junge Männer dazu erzogen worden, Haushaltspflichten wie Kochen, Putzen und Wäsche waschen selbst zu übernehmen. Das ist das unmittelbare Verdienst von Müttern, die ihre kulturelle Konditionierung verändert haben. Übrigens sind die Freunde bzw. Ehepartner meiner Töchter alle sehr geschickt in der Küche, und das macht mich wirklich glücklich. Und dann gibt es ja auch immer noch den Lieferdienst.

Betrachten Sie doch einmal die subtilen und weniger subtilen Formen, in denen Sie selbst konditioniert wurden. Sie können Ihre Ernährung nicht verbessern, bevor Sie Ihr persönliches Minenfeld beim Essen (von der Kindheit bis heute) sondiert und sich ehrlich mit der Meinung auseinandergesetzt haben, Chefköchin und Tellerwäscherin sein zu müssen oder sich nicht die Zeit nehmen zu dürfen, eine gute Mahlzeit für sich allein zuzubereiten. Gerade heute, wo die meisten Frauen außer Haus arbeiten, müssen wir die eigenen Erwartungen an die Ernährung der Familie, die noch aus der Zeit unserer Mütter stammen, beträchtlich verändern.

Hier sind einige Fragen:

- Fühlen Sie sich persönlich dafür verantwortlich, die Mahlzeiten für die Familie zuzubereiten und dafür einzukaufen?
- Fühlen Sie sich schuldig oder unzulänglich, wenn die Familie Hunger hat und der Kühlschrank leer ist?

- Haben Sie darüber je mit Ihrem Mann, Ihren Kindern oder anderen Familienangehörigen gesprochen?
- Kochen Sie gerne?
- Kochen Sie auch für sich allein gut?
- Wenn nicht, entscheiden Sie sich für gesundes Essen, wenn Sie ins Restaurant gehen oder bei anderen eingeladen sind?

Die Frauenbewegung in den späten Sechzigerjahren hat mehr Frauen als je zuvor den Anstoß und die Mittel gegeben, sich zum ersten Mal selbst zu finanzieren. Frauen müssen nicht länger heiraten, um wirtschaftlich zu überleben. Dadurch wird echte Partnerschaft zwischen Männern und Frauen erstmals wirklich möglich. Der *Shriver-Report* hat gezeigt, dass der Krieg zwischen den Geschlechtern vorbei ist. Männer und Frauen handeln alles neu aus. Es ist Zeit, dass Frauen ihre überholten Ansichten darüber, wer was zu tun hat, verändern – und ihre Standards senken, wenn Männer nicht so putzen und kochen, wie wir das täten. Wenn Sie sich selbst wertschätzen, wissen, was Sie wollen, und es ohne Zorn, Schuldgefühle oder Selbstzweifel äußern, werden Sie feststellen, dass Männer alles tun, um Ihnen zu gefallen.

Sechster Schritt: Versöhnen Sie sich mit Ihrem Gewicht

Übergewicht ist ein Speicher für Träume. Es gibt einen Mythos über das Speichern von Zeit. Primitive Kulturen speichern Vorräte für den Winter. Wir legen auf den Hüften Zeitspeicher an.

Dr. Paulanne Balch

Unzählige Frauen haben mich im Laufe der Jahre gefragt: »Was ist das ideale Gewicht für mich?« Wir werden von Geburt an gewogen und gemessen und mit dem gesellschaftlichen »Ideal« verglichen, aber jede Frau hat ihr individuelles natürliches Gewicht, das ihr Körper im Allgemeinen hält, wenn sie sich ihren physischen Bedürfnissen entsprechend ernährt und sich regelmäßig bewegt. Meist schwankt das Gewicht um ein bis zwei Kilo pro Woche, dazu kommen die Schwankungen im Monatszyklus und im Jahresrhythmus. Das liegt in der Regel an Veränderungen der Gewebeflüssigkeit, nicht des Körperfetts oder der Muskelmasse, und ist ganz normal. Unser natürliches, gesundes Gewicht entspricht nicht immer den Gewichtstabellen der Versicherungsgesellschaften oder Arztpraxen und steht nicht unbedingt im Verhältnis zur Kleidergröße.

ERKENNEN UND BESTIMMEN SIE IHREN KÖRPERBAU

Um der Gesundheit und eines ausgewogenen Körpers willen müssen wir auch die kulturelle Konditionierung verändern, die das Bild vom eigenen Körper bestimmt. Wenn Sie feststellen wollen, ob Sie einen zarten, mittleren oder kräftigen Körperbau haben, umfassen Sie mit Daumen und Ringfinger Ihr Handgelenk etwa dort, wo Sie normalerweise Ihre Uhr oder Armbänder tragen. Überlappen sich Daumen und Fingerspitze, haben Sie einen zarten Körperbau, berühren sie sich so eben, einen mittleren, und berühren sie sich gar nicht, einen kräftigen. Diese Messmethode hat nichts mit der Länge der Finger zu tun – die Fingerlänge steht im Verhältnis zum Umfang Ihres Handgelenks. In Studien konnte bestätigt werden, dass ein kräftiger Körperbau oft zu überflüssigen und vergeblichen Diäten veranlasst. Wenn Sie also einen starken Körperbau haben, dann seien Sie froh. Sie werden wohl nie 50 Kilogramm erreichen und das müssen Sie auch gar nicht, denn es ist nicht gesund, wenn man zu dünn ist.

Sieht man im Körpergewicht die Größe zur Bestimmung der Gesundheit, vernachlässigt man die Struktur des Körpers. Deshalb ist das Gewicht oft irreführend und ambivalent. Die strikte Orientierung an einem Idealgewicht kann daher nicht nur extrem schädlich sein, sondern vermittelt uns außerdem auch eine überholte Auffassung von Gesundheit. Sehr viel sinnvoller ist die Bestimmung des Körperfettanteils, mit dem ich mich weiter unten beschäftigen werde, sowie des Body-Mass-Index (BMI). Um Ihren BMI zu errechnen, teilen Sie einfach Ihr Körpergewicht in Kilogramm durch die Körpergröße in Metern zum Quadrat oder nutzen einen Rechner im Internet. Ein BMI von 25 oder weniger gilt als ideal, während ein BMI von 30 oder mehr als Fettleibigkeit definiert wird und ein erhöhtes Sterbe- oder Krankheitsrisiko mit sich bringt. BMIs zwischen 25 und 29,9 sind zwar nicht ideal, sind aber nicht mit einem erhöhten gesundheitlichen Risiko verbunden. Ich habe zwar gesagt, dass das Gewicht als Maßstab für Gesundheit obsolet ist, will Ihnen aber auch einige falsche Vorstellungen über das Thema nehmen. Dennoch hat man fast allen Frauen, mich selbst nicht ausgenommen, irgendwann in ihrem Leben eingeredet, was sie zu wiegen haben. Das heißt, wir haben seit dem Jugendalter ein Idealgewicht im Kopf. Und dieses Idealgewicht liegt fast immer fünf bis zehn Pfund unter dem, was wir tatsächlich wiegen.

Wenn wir uns ständig an den Idealen der Medien messen, werden wir immer Krieg gegen unseren Körper führen. Das Durchschnittsgewicht der Miss America ist von 61 kg im Jahr 1954 auf 53 kg im Jahr 1980 gesunken. PsychGuides.com (eine Bildungswebsite mit Informationen über psychische Gesundheit) hat die Daten zu Größe und Gewicht von Miss-America-Gewinnerinnen im Laufe der Jahre analysiert und sie mit den Daten der amerikanischen

Durchschnittsfrau verglichen. Dabei stellte sich heraus, dass die einzigen Jahrzehnte, in denen Miss America in den gleichen Gewichtsbereich fiel wie die durchschnittliche US-Frau, die 1940er- und 1950er-Jahre waren. Seitdem ist Miss America immer dünner geworden, die durchschnittliche US-Frau dagegen immer dicker. Ihre Untersuchungen ergaben ferner, dass fast ein Drittel der Miss-America-Gewinnerinnen als untergewichtig gilt (BMI unter 18,5), was »ein unrealistisches Bild vom Körper der Durchschnittsfrau vermitteln kann.«[32] Da wundert es auch nicht, dass vor 25 Jahren das ideale Mannequin acht Prozent weniger als die Durchschnittsamerikanerin wog, wohingegen sich diese Differenz mittlerweile auf 25 Prozent erhöht hat.[33] Die in unseren Tagen von den Medien vermittelte »Idealfigur« ist für die meisten Frauen unerreichbar – so lange sie nicht täglich Abführmittel nehmen, magersüchtig werden oder ihr Gewicht durch zwanghaften Sport kontrollieren. In Jugendzeitschriften wimmelt es nur so von Diätvorschlägen und Gewichtsinformationen, die keinen anderen Zweck haben, als junge Frauen zu einer lebenslangen, zwanghaften Beschäftigung mit ihrem Gewicht zu verführen. Das bindet ihre Energien und Kräfte, bis sie irgendwann den Mut finden, aus diesem Teufelskreis auszubrechen und damit eine enorme kreative Energie freisetzen. Die Statistik der Essstörungen spricht für sich: Mindestens 30 Millionen aus allen Altersgruppen, Geschlechtern, sozioökonomischen Schichten und Ethnien leiden unter Essstörungen, wie die National Association of Anorexia Nervosa and Associated Eating Disorders festgestellt hat.[34] Knapp ein Prozent der weiblichen Bevölkerung in den USA leidet irgendwann in ihrem Leben am Vollbild der Anorexia nervosa (Magersucht).[35] Diese Krankheit zählt nach den Angaben der National Eating Disorders Association zu den häufigsten psychiatrischen Diagnosen bei jungen Frauen und hat die höchste Sterberate aller psychischen Erkrankungen.[36] Fast 20 Prozent der Studentinnen leiden an Bulimie, das heißt an Fressanfällen mit anschließendem selbst herbeigeführtem Erbrechen, Abführen oder Entwässern mithilfe von Medikamenten sowie Sport zur Gewichtsverringerung. Bulimie tritt fast nur bei jungen Frauen bis dreißig auf; nur fünf Prozent der Betroffenen sind männlich.[37] Bulimiebetroffene nehmen übrigens kaum ab, sondern wiegen meist etwas mehr, als sie wollen.

Die Ärzteschaft unterstützt dieses Suchtverhalten, indem sie als eine Art »Gewichtspolizei« fungiert, die Jahr für Jahr die Frauen auf die Waage stellt und sie ermahnt abzunehmen, ohne ihnen zu sagen wie und ohne die komplexe Frage der weiblichen Selbstsorge anzusprechen. Anmerkung: Einmal hörte ich Dr. Robert Lustig in einem YouTube-Vortrag, wie er über den Trugschluss des Ansatzes »weniger essen und mehr Sport treiben« sprach, auf den sich Ernährungsberater und Ärzte seit Jahrzehnten berufen. Er sagte in etwa: »Wenn ich noch einmal von einem Ernährungsberater so einen Stuss höre, gehe ich dazwischen.« Ich musste laut lachen, denn das ist die traurige Wahrheit. Die meisten Frauen müssten eigentlich einen fülligeren Körper haben, als das gesellschaftliche Ideal vorschreibt. Der weibliche Körper hat einen höheren Fettanteil als der männliche. Dadurch stellt die Natur sicher, dass die für Schwangerschaften und Stillen benötigte Energie auch in Hungerzeiten zur Verfügung steht. Durch das Testosteron, das Männer in weit höherem Maße produzieren als Frauen, hat der männliche Körper weniger Fett und eine höhere Stoffwechselrate als der weibliche. Zu dieser höheren Stoffwechselrate trägt auch der relativ größere Anteil der Muskelmasse bei Männern bei. Berücksichtigt man die kulturellen Erwartungen, nach denen eine Frau nie zu dünn sein kann, sowie die Koppelung von Schlankheit und Selbstbeherrschung, ist das lebenslange Ringen um das Gewicht und gegen das Essen in unserer Gesellschaft die Regel. Anhand von Figur und Gewicht bestimmt die Gesellschaft Qualität, Attraktivität und Wert einer Frau.

Die Frage ist, wie viel Selbstbeherrschung und körperliches Leiden es eigentlich noch braucht, bis uns aufgeht, dass wir mit dem »Gewichtsproblem« grundsätzlich falsch umgehen. Wir brauchen weder Willenskraft noch Selbstbeherrschung, im Gegenteil. Wir brauchen Medienbilder von normalen, gesunden Frauen, die stark und schlank, aber nicht magersüchtig sind. Natürlich sehen wir immer mehr Bilder von gesunden fülligen Frauen – nehmen wir die Plus-Size-Modelle. Und Körperakzeptanz ist heute viel verbreiteter als früher. Aber täuschen Sie sich nicht: Deutliches Übergewicht ist schlicht und einfach ein Gesundheitsrisiko. Und Fettleibigkeit bei Kindern ist ein wachsendes globales Problem – eine Epidemie, die von den Herstellern von Junkfood angeheizt wird. Heute sind selbst Frauen mit sich unzufrieden, deren Körper den gegenwärtigen Normmaßen perfekt entspricht. Der erste Schritt zur Annahme des eigenen Körpers besteht in Selbstachtung und Selbstakzeptanz, unabhängig vom Körperumfang. Wir müssen uns klarmachen, dass wir stark genug sind, um den Teufelskreis von Ab- und Zunehmen jederzeit zu durchbrechen und unser Leben zu genießen, wo immer wir auch sind. Was wichtig ist, ist, dass Sie sich einfach schon jetzt so annehmen, wie Sie wirklich sind, und zwar unabhängig von Gewicht und Kleidergröße. Und gleichzeitig sollten Sie sich bewusst machen, dass sich durch eine nährstoffreiche Ernährung und regelmäßige Bewegung Ihre Gesundheit und Lebensqualität erheblich verbessern lassen. Es fasziniert mich und es ist bezeichnend, dass ich und viele andere Frauen im Alter von fünfzig und darüber unseren Körper jetzt mehr mögen als in der Zeit, als wir zwanzig waren. Es ist ein Grund zum Feiern, dass die Heilung des Körperbildes definitiv möglich ist, unabhängig von allen kulturellen Erwartungen.

Siebter Schritt: Sind Sie fit oder fett?

Überschüssiges Körperfett ist nicht nur unschön, sondern auch ein ernstes Gesundheitsrisiko. Aber das Gewicht selbst ist als Maß für Gesundheit völlig ungeeignet. Warum? Weil fettfreie Körpermasse viel mehr wiegt als Fett. Muskelmasse besteht zu achtzig Prozent aus Wasser, Fett nur zu 5 bis 10 Prozent. Muskeln sind daher mehr als achtmal schwerer als die entsprechende Menge Fett.[38] Ein Mensch kann zu viel Fett haben und trotzdem beim Normalgewicht oder sogar darunter liegen. Andere wiegen viel mehr, als sie nach den Gewichtstabellen »sollten«, haben aber einen idealen Körperfettanteil. Manche Frauen bringen sogar mehr Kilos auf die Waage, wenn sie ihre Muskeln (d.h. fettfreie Körpermasse) aufbauen, obwohl sie dabei aber dünner werden. Das liegt daran, dass 3 Kilogramm Fett etwa 4 Liter Masse ergeben und deshalb im Verhältnis sehr viel mehr Raum einnehmen als Muskeln. Eine meiner Patientinnen, eine ehemalige Marathonläuferin, die ich hier Jennie nennen will, hat jahrelang geglaubt, sie habe eine Figur »wie eine Knackwurst«. Obwohl sie Kleidergröße 40 trug, regelmäßig Sport trieb und wunderbar aussah, konnte ich sie nicht davon abbringen, sich auf 53 Kilo herunterzuhungern. Ihre Freundinnen glaubten immer, sie wiege sehr viel weniger, als sie wirklich auf die Waage brachte, weil sie einen sehr hohen Anteil an Muskelmasse hatte. Erst als wir ihren Körperfettanteil gemessen hatten – er betrug nur 25 Prozent –, dämmerte ihr, dass ihr Gewicht von 62 bis 64 Kilogramm für sie gleichermaßen gesund und ideal war.

Auch Sie sollten Ihren Körperfettanteil bestimmen lassen. Das ist der beste Weg, der Tyrannei des »Ich wiege zu viel« zu entkommen. Viele Ärzte und Fitnessstudios bieten die Messung an. Es gibt auch Messgeräte, die Sie kaufen können. Ein gesunder Körperfettanteil beträgt bei Frauen zwischen 20 bis 32 Prozent. Gegenwärtig liegt der Durchschnitt bei amerikanischen Frauen bei 40 Prozent.[39] Einige Zahlen zum Vergleich: Der Körperfettanteil von Wettkampfläuferinnen liegt bei etwa 18 Prozent, bei magersüchtigen Frauen kann er auf bis zu zehn Prozent sinken, das heißt, ihr Körper muss zur Energiegewinnung auf die inneren Organe zurückgreifen. Bei Männern dagegen liegt der gesunde Körperfettanteil bei durchschnittlich 15 Prozent, bei Leistungssportlern kann er sogar nur drei oder vier Prozent betragen. Beim Körperfett kann die Konkurrenz mit Männern tödlich sein, da der normale weibliche Hormonkreislauf unterbrochen wird, wenn der Anteil unter 17 bis 18 Prozent sinkt (das heißt auf das Niveau, das für den »Waschbrettbauch« oder den »Sixpack« benötigt wird – viel zu niedrig für viele Frauen und Mädchen). Wenn Ihr Körperfettanteil im gesunden Bereich liegt, sollten Sie sich gratulieren und so weitermachen. Ist er zu hoch, dann sollten Sie wissen, dass Sie durch eine Reduzierung nicht nur besser aussehen, sondern auch Ihr Risiko für Bluthochdruck, erhöhte Cholesterinwerte, Krebs, Typ-2-Diabetes, Herzkrankheiten und Flüssigkeitseinlagerungen im Gewebe verringern. Und falls Sie eine dieser Beschwerden bereits haben, ist der Aufbau von Muskeln und der Abbau von Fett das Beste, was Sie dagegen tun können.

Achter Schritt: Verändern Sie Ihren Blick

Wir wissen alle, dass die gesellschaftlichen Ikonen der Schönheit – die Top-Models – schlanker sind als Menschen, die wir kennen oder regelmäßig sehen. Wir wissen auch, dass die Bilder in den Zeitschriften retuschiert und manipuliert werden, bis sogar die Supermodels nicht mehr so aussehen, wie sie tatsächlich sind. Wie können wir uns aber mit einem gesunden Anteil an Körperfett attraktiv fühlen, wenn es die Spitzenmannequins nur zu einem Anteil von höchstens 18 Prozent bringen?

Die Antwort ist: Wir müssen wieder lernen, die Schönheit einer gesunden Frau mit einem gesunden Körperbau zu erkennen, der nicht dem retuschierten, computermanipulierten und gewissermaßen magersüchtigen Körper entspricht, der aussieht wie der eines Jungen mit großen Brüsten. Wenn Sie einmal darauf geachtet haben, finden Sie diese Art Schönheit überall. Ich für meinen Teil bin dabei!

Neunter Schritt: Bringen Sie Ihren Stoffwechsel wieder in Schwung

Bewegung

Wenn Frauen älter werden und sich zu wenig bewegen, geht die Muskelmasse oftmals zurück und wird durch Fettgewebe ersetzt. Bewegung kehrt diesen Prozess um, unabhängig vom Alter. Frauen, die regelmäßig Sport treiben, können im Durchschnitt mit 20 produktiven Lebensjahren mehr rechnen. Körperliche Aktivität verringert außerdem die Insulinresistenz und hilft dem Körper, Kohlenhydrate besser zu verarbeiten, was die Gefahr von Fetteinlagerungen reduziert. Da glykämischer Stress in den Skelettmuskeln beginnt, ist auch hier regelmäßige Bewegung eine gute Vorbeugung. Krafttraining ist die effektivste Art, Muskelmasse aufzubauen. Dr. Miriam Nelson hat nachgewiesen, dass bereits vierzig Minuten Krafttraining zweimal wöchentlich Fett ab- und Muskelmasse aufbaut. Es beansprucht alle wichtigen Muskelgruppen und führt dazu, dass sich die Stoffwechselrate und damit auch die Fähigkeit beschleunigt, Kalorien effektiv zu verbrennen.[40] Auch das Training mit Gewichten lindert eine Depression oder Ängste – ganz gleich ob einmal oder fünfmal die Woche.[41]

Auch mit Aerobic-Übungen kann man die Stoffwechselrate erhöhen (siehe 18. Kapitel). Je mehr Sie trainieren, desto stärker beschleunigt sich Ihr Stoffwechsel. Schnelles Gehen ist eine gute Übung, genauso wie Treppensteigen, Fahrradfahren, Laufbänder und Ähnliches. Die erhöhte Stoffwechselrate bleibt bis zu 24 Stunden nach dem Training erhalten. Mein Lieblingsausdauersport – und zugleich die Methode, die in kürzester Zeit (zwanzig Minuten, zwei- bis dreimal pro Woche) den größten Nutzen bringt – ist das sogenannte HIT. (High Intensity Training). (Mehr dazu im nächsten Kapitel.)

Richtig trinken

Eine optimale Flüssigkeitsaufnahme ist für die Gesundheit und Leistungsfähigkeit unabdingbar. Sie lindert oder verhindert Kopfschmerzen, Müdigkeit, Gewichtszunahme und sogar Verdauungsprobleme. Die Arbeiten des bereits verstorbenen Dr. Fereydoon Batmanghelidj, Autor von *Wassertrinken wirkt Wunder* (VAK 2014), zeigen, dass ein Großteil unserer Schmerzen und Krankheiten tatsächlich Ergebnis chronischer Dehydrierung ist. Er ist der Meinung, dass das Koffein und der Zucker in vielen Getränken (zum Beispiel Kaffee, Tee, Softdrinks und Saft) den Wasservorrat des Körpers in Wirklichkeit reduzieren, weil sie den Reserven des Körpers Wasser entziehen und dazu führen, dass wir den natürlichen Durst auf Wasser verlieren. (Weitere Informationen auf Dr. Batmanghelidjs Webseite www.watercure.com.) Die so entstandene chronische Dehydrierung führt in der Regel zu Müdigkeit (vor allem am Nachmittag), zu Sodbrennen, arthritischen Schmerzen, Rückenschmerzen, Kopfschmerzen (auch Migräne), Kolitisschmerzen und der damit verbundenen Verstopfung, Herzschmerzen und Schmerzen in den Beinen (beim Gehen). Eine langjährige Kollegin und international bekannte Expertin für Heilung durch Ernährung hat mir erzählt, dass ihre chronisch brüchigen Fingernägel vier Wochen, nachdem sie angefangen hatte, mehr Wasser zu trinken, wieder fest geworden waren. Sie haben sicher schon einmal gehört, dass man täglich acht Gläser Wasser trinken sollte, also so an die zwei Liter. Für die meisten von uns bedeutet dies nur, dass wir mehr Zeit im Badezimmer verbringen. Neue Forschungsergebnisse haben gezeigt, dass es einen viel besseren Weg zur Flüssigkeitszufuhr gibt. Die Wasserexpertin und Internistin Dr. Dana Cohen sowie die Gründerin der Hydration Foundation, Gina Bria, haben sich intensiv mit der Forschungslage zum Trinken beschäftigt und kommen zu dem Schluss, dass es besser ist, Wasser zu »essen«, anstatt es zu trinken. Was bedeutet das? Es bedeutet, dass Sie mehr wasserhaltiges Obst und Gemüse zu sich nehmen sollten. Folgende Obst- und Gemüsesorten enthalten Wasser in einem gelartigen Zustand.

DIE 12 BESTEN FEUCHTIGKEITSSPENDENDEN GEMÜSESORTEN (UND IHR PROZENTUALER WASSERANTEIL NACH VOLUMEN):

Salatgurke:	96,7 %
Römischer Salat:	95,6 %
Staudensellerie:	95.4 %
Radieschen:	95,3 %
Zucchini:	95 %
Tomaten:	94,5 %
Paprika:	93.9 %
Blumenkohl:	92,1 %
Spinat:	91,4 %.
Brokkoli:	90,7 %
Möhren:	90 %.
Sprossen:	86,5 %

DIE 12 WICHTIGSTEN FEUCHTIGKEITSSPENDENDEN FRÜCHTE (UND IHR PROZENTUALER WASSERANTEIL NACH VOLUMEN):

Sternfrucht:	91,4 %
Wassermelone:	91,4 %
Erdbeeren:	91 %
Grapefruit:	90,5 %
Cantaloupe:	90,2 %
Ananas:	87 %.
Himbeeren:	87 %
Blaubeeren:	85 %
Kiwi:	84,2 %
Apfel:	84 %.
Birne:	84 %
Weintrauben:	81,5 %

Wasserhaltige Lebensmittel sind ebenfalls reich an Nährstoffen. Neueste wissenschaftliche Erkenntnisse haben jedoch gezeigt, dass Wasser voller Elektrolyte (wie Magnesium, Chlorid, Natrium und Kalium) auch voller Elektronen ist, die für eine optimale elektrische Funktion in unserem Körper sorgen. Ganz einfach: Wasser leitet Elektrizität, was die Stimmung, die Wahrnehmung, das Urteilsvermögen und die Energie verbessert. Mit den Worten von Dr. Cohen: »Denken Sie daran, dass die Qualität unserer

Flüssigkeitszufuhr unsere elektrische Leitfähigkeit entscheidend beeinflusst. Wir können es nicht oft genug sagen: Wasser leitet Elektrizität, und die Flüssigkeitszufuhr steuert die elektrische Funktion unseres Körpers. Damit wirkt Wasser nicht mehr einfach nur nass, feuchtigkeitsspendend oder reinigend, sondern als Treibstoff. Und noch etwas: Durch die Ballaststoffe in Pflanzen bleibt das Wasser länger in unserem Körper, weil wir es langsamer aufnehmen. Es wirkt also gleich dreifach: als reines Wasser, als absorbierende Ballaststoffe und als Elektrolyte.« [42]

Unterm Strich: Pflanzen hydratisieren besser als reines Wasser – möglicherweise sogar doppelt so gut, so Dr. Cohen.

Das richtige Salz: noch ein Superstar der Flüssigkeitsversorgung

Normales Kochsalz (Natriumchlorid) und die Art von Natrium, die in verarbeiteten Lebensmitteln enthalten ist, wirken entwässernd. Salz verlagert Flüssigkeit aus den Zellen (dem intrazellulären Raum) in den Bereich um die Zellen (extrazellulärer Raum). Aus diesem Grund können Sie nach dem Verzehr einer Pizza oder einer stark verarbeiteten Mahlzeit, die viel Natrium enthält, ein paar Pfund Wassergewicht zunehmen – oder sich aufgebläht fühlen). Nicht, dass Kochsalz besonders gefährlich wäre. Es gibt nur bessere Alternativen. Natürlich vorkommendes Salz enthält eine Mischung von Elektrolyten mit einer viel gesünderen Wirkung auf den Körper. Diese Art Salz führt durch seine Zusammensetzung zu einer besseren und nicht schlechteren Wasseraufnahme. Es hilft den Zellen, die Flüssigkeit an der richtigen Stelle zu halten – im Inneren der Zelle. So trägt es dazu bei, die elektrische Funktion des Wassers und alle damit verbundenen Vorteile in Ihrem Körper zu verbessern.

Geben Sie eine Prise Meersalz (auch keltisches), Himalaya-Salz oder Steinsalz in Ihr Trinkwasser oder in einen Smoothie. Alle diese Salze enthalten Kalium, Magnesium, Kalzium und Spurenelemente – und alle tragen zur hydratisierenden und elektrischen Wirkung des Wassers bei. (Falls Sie befürchten, dass Salz Bluthochdruck verursacht oder verschlimmert, müssen Sie das nicht – die neuesten Studien zeigen, dass eine Einschränkung des Salzkonsums den Blutdruck tatsächlich erhöht, es ist also nicht der Bösewicht, als der es dargestellt wird.[43] Weitere Informationen zu diesem Thema finden Sie in *Der Salz-Irrtum: Warum Salz so wichtig ist und eine salzarme Ernährung krank macht* (VAK 2018) von dem Pharmakologen Dr. James DiNicolantonio.

Die folgenden Lebensmittel wirken dehydrierend. Trinken Sie entsprechend mehr Wasser:

Alkohol
Zucker
Getreide und Stärkeprodukte
Fleisch
Käse
Alle verarbeiteten Lebensmittel (lesen Sie die Etiketten – Sie werden eine Menge Natrium finden)
Kaffee und Tee

Wenn Sie Sportlerin sind, schützt eine ausreichende Flüssigkeitszufuhr auch Ihre Gelenke und Ihr Gewebe. Denn eine ausreichende Flüssigkeitszufuhr hält auch das Bindegewebe, die Faszien, in bester Verfassung. Wie Sie wissen, sind Faszien eine halbfeste, verformbare, kristalline Struktur, die jedes Organ und jeden Muskel in unserem Körper umhüllt und elektrische Signale durch unsere Gewebe sendet, um die Funktion zu gewährleisten. .

Eine gute Faustregel besagt: Die Hälfte Ihres Gewichts (in Kilo) geteilt durch dreißig ergibt die Wassermenge (in Litern), die Sie täglich trinken (oder essen) sollten. Als Faustregel gilt: Der Körper benötigt pro Kilo Körpergewicht 30 ml Wasser. Das heißt, ein 70 kg schwerer Mensch sollte ca. 2 l Wasser am Tag trinken. Eine gute Methode der Flüssigkeitszufuhr ist es, einen Esslöffel Chiasamen und eine Prise gutes, mineralreiches Salz in Wasser zu geben. Lassen Sie das Ganze etwa zehn Minuten stehen, bis die Chiasamen aufgequollen sind, und trinken Sie es dann. Sie werden erstaunt sein, was dies bewirkt, nicht nur für eine optimale Flüssigkeitszufuhr, sondern auch für die Darmfunktion. Das liegt daran, dass Chiasamen viel Flüssigkeit als »Gelwasser« speichern.

Regelmäßige Bewegung, wie z.B. Yoga oder Stretching, verbessert ebenfalls die Flüssigkeitsversorgung und hält die Faszien geschmeidig und in Form (siehe Kapitel 18 über Bewegung).

Essen Sie die richtigen Kohlenhydrate

Wie bereits erwähnt, lösen Nahrungsmittel mit hohem GI einen Impuls für den Blutzucker aus und führen zu einem kurzfristigen, nicht nachhaltigen Anstieg von Serotonin und Endorphin. Das Problem ist nur, dass der Blutzuckerspiegel schnell wieder absinkt und so den Konsum weiterer Nahrungsmittel fördert, die ihn wieder in die Höhe treiben. Die Jagd nach dem hohen Blutzucker durch den Konsum industriell verarbeiteter oder sehr zuckerhaltiger Kohlenhydrate kann sehr schnell süchtig machen. Wenn Sie an jahreszeitlich bedingten Stimmungsschwankungen oder anderen

Formen von Depression leiden, brauchen Sie möglicherweise mehr Kohlenhydrate als andere, um genügend Serotonin zu produzieren. Allerdings gibt es viele Gründe für die Gier nach Kohlenhydraten. Alkoholiker haben oft auch Blutzuckerprobleme.

Nach meiner klinischen Erfahrung sind in Familien, in denen ein Alkoholproblem besteht, unweigerlich einige Familienmitglieder süchtig nach Zucker, ohne deswegen notwendigerweise zu viel Alkohol zu trinken. Alkohol- und Zuckerabhängigkeit wechseln sich häufig ab. Erfahrene Mitglieder der Anonymen Alkoholiker wissen, dass süße Naschereien bei den Treffen ein fester Bestandteil sind, weil viele Teilnehmer Alkohol durch Zucker ersetzen.

Die Arbeiten von Kathleen DesMaisons, Expertin für Ernährung und Sucht und Autorin des Buches *Potatoes Not Prozac* (Simon & Schuster 1999), bestätigen meine Beobachtungen. Sie erzielte bei der Rehabilitation von Menschen, die wiederholt beim Autofahren unter Alkoholeinfluss ertappt wurden, eine fast 90-prozentige Erfolgsquote, indem sie ihnen beibrachte, ihren Blutzuckerspiegel und die Botenstoffe im Gehirn durch die Nahrung zu stabilisieren. Ihren Forschungen zufolge, die meiner klinischen Erfahrung entsprechen, haben Menschen mit einer Gier nach Alkohol oder Zucker (oder beidem) ein gesteigertes – und vermutlich angeborenes – Bedürfnis nach den vom Gehirn ausgeschütteten Stoffen Serotonin, Dopamin und Beta-Endorphin. Der Schlüssel zur Kontrolle ihres süchtigen und oft destruktiven Ess- oder Trinkverhaltens besteht darin, die Botenstoffe im Gehirn auszugleichen, indem man den Zusammenhang zwischen Ernährung und Stimmung erkennt. DesMaisons entwickelte einen einfachen Test, mit dem Sie selbst feststellen können, ob Sie empfindlich auf Zucker reagieren: Woran erinnern Sie sich zuerst, wenn Sie daran zurückdenken, wie Sie als Kind mit Ihren Eltern zum Eisessen gefahren sind? An das Auto, an die Atmosphäre, an die anderen Familienmitglieder oder an das Eis? Wenn Ihnen zuerst das Eis einfällt, reagieren Sie wahrscheinlich empfindlich auf Zucker. Wir wissen, dass eine ausreichende Menge Serotonin Voraussetzung für Ruhe und Konzentration ist. Deshalb sind Antidepressiva, die die Serotoninproduktion anregen, so beliebt. Die Appetitzügler, die gegenwärtig wegen ihrer schädlichen Nebenwirkungen zum großen Teil vom Markt genommen wurden, hatten eine ähnliche Wirkung. Sie können aber zum Glück lernen, Ihre Serotoninproduktion auch ohne Medikamente zu steigern und zu steuern.

Serotonin wird vom Gehirn aus der Aminosäure Tryptophan gewonnen, einem Bestandteil des Proteins. Damit Tryptophan aus dem Blut ins Gehirn gelangen kann, braucht der Körper Insulin – das heißt, Sie müssen auch

Kohlenhydrate essen. Sie benötigen gerade so viel Insulin, dass der Blutzuckerspiegel wieder etwas, aber nicht allzu sehr absinkt.

Beta-Endorphine heben die Stimmung, und deshalb gieren wir nach den hochraffinierten Kohlenhydraten, die wir als »Seelennahrung« bezeichnen. Makkaroni mit Käse, Kartoffelpüree mit Knoblauch und viel Butter, Pommes frites, Pfannkuchen, Waffeln, Kuchen und Kekse erhöhen den Blutzuckerspiegel und damit die Beta-Endorphine sehr rasch. Essen Sie besser ein Stück Schokolade! Leider schädigt das ständige Essen von »Seelennahrung« fast jedes körperliche System und führt zur Entzündung der Zellen und chronischen Degenerationserkrankungen. Aber glücklicherweise gibt es andere Möglichkeiten, den Serotoninspiegel zu erhöhen und die Botenstoffe im Gehirn ins Gleichgewicht zu bringen: Sport, richtige Ernährung, natürliches Licht und Meditation.

Entscheidend ist, dass das Aufwachsen in einer Alkoholiker- – oder sonst wie dysfunktionalen Familie – und meiner Erfahrung nach ist das bei fast allen Menschen der Fall – Stress mit sich bringt. Dieser Stress hinterlässt Spuren, die unser Selbstgefühl beeinflussen. Wir beruhigen uns dann durch unsere Ernährung. Zuckersucht ist eine Sucht wie jede andere und muss als solche behandelt werden. Das beste Buch über Zuckersucht, das ich kennen, heißt *Holy Hunger: A Memoir of Desire* und stammt von der genialen Pfarrerin Margaret Bullitt-Jonas (Knopf 1999). Sie isst überhaupt keinen Zucker mehr, hat ihren Frieden mit dem Essen gemacht und die folgenden klugen Worte geschrieben: »Der erste Schritt in dem langen Genesungsprozess und die Grundlage des anschließenden Wohlbefindens des Esssüchtigen besteht darin, die Gabel aus der Hand zu legen und das Essen sein zu lassen, jeden Tag aufs Neue. Keine Selbsterkenntnis, wie subtil auch immer, keine Analyse der Suchtdynamik, und sei sie noch so genau, keine Einsicht in das Wesen des Begehrens, so intellektuell oder aufgeklärt sie auch sein mag – das Handeln können sie alle nicht ersetzen. Die Heilung einer Sucht hängt nicht zu allererst davon ab, was wir wissen oder empfinden, sondern von dem, was wir tun – eine Tatsache, die für alte Hasen genauso gilt wie für Anfänger.«[45]

Essen Sie ausreichend Proteine

Bei der Frage, wie viel Protein man braucht, gehen die Meinungen der Experten auseinander. Manche vertreten den Standpunkt, 30 Gramm täglich reichten aus. Andere befürworten höhere Mengen. Zwar verzehren viele Amerikaner mehr Protein, als sie benötigen. Auf der anderen Seite nehmen vor allem viele Frauen zu wenig Protein zu sich, um sich wirklich in Bestform zu fühlen. In den letzten Jahren gab es einige neue Studien, die die Bedeutung des Proteins neu bewerteten, und deshalb und auch aufgrund klinischer und persönlicher Erfahrungen habe ich meine Einstellung dazu geändert.

Früher glaubte ich wie so viele andere, Getreide, Bohnen und Gemüse deckten auf jeden Fall den Proteinbedarf des Körpers. Heute weiß ich, dass eine Vollwerternährung, die reich an komplexen Kohlenhydraten ist, sich nur für diejenigen eignet, die aufgrund ihrer genetischen Ausstattung keine Insulinprobleme haben. Sie ist keine Lösung für alle. Auch die früher vertretene Auffassung, eine protein- und fetthaltige Kost müsse unweigerlich zu einer erhöhten Kalziumausscheidung über den Urin führen und damit das Osteoporoserisiko erhöhen, lässt sich nicht mehr in jedem Fall aufrechterhalten.[46] Es hängt alles von der Qualität des Fetts und der Proteine und von der Menge an vorhandenem Insulin ab.

Egal, ob Sie Ihre Ernährung selbst verbessern oder den Empfehlungen der diversen Diätratgeber folgen, Sie sollten auf jeden Fall dafür sorgen, dass Sie täglich so viel Protein zu sich nehmen, wie Sie brauchen, um Ihre fettfreie Körpermasse – den Anteil Ihres Körpers, der am wirksamsten das Fett verbrennt – zu erhalten (oder aufzubauen). Nicht jede angeblich »proteinreiche« Diät enthält auch tatsächlich ausreichend Protein (siehe unten).

Tabelle 9: So berechnen Sie Ihren täglichen Proteinbedarf

Für die Bestimmung des täglichen Proteinbedarfs, den Sie zur Bewahrung Ihres Muskelgewebes (fettfreie Körpermasse, FKM) brauchen, müssen Sie zunächst Ihren Körperfettanteil kennen. Jennie, die ehemalige Marathonläuferin, die ich hier wieder als Beispiel nehme, wiegt 62 kg bei einem Körperfettanteil von 25 Prozent.

1. Rechnen Sie Ihr Körpergewicht in Pfund um (Kilogramm × 2 = Angabe in Pfund). Multiplizieren Sie diese Zahl nun mit Ihrem Körperfettanteil, und dividieren Sie das Ergebnis durch 100. Das ergibt den Anteil des Körperfetts in Pfund. (Bei Jennie sind das: (62 × 2 × 25) / 100 = 31.)

2. Errechnen Sie den Anteil der fettfreien Körpermasse, indem Sie das Körperfett vom Gesamtgewicht abziehen. (Bei Jennie ist das: 124 – 31 = 93 FKM.)

3. Multiplizieren Sie dann Ihre FKM mit dem Co-Faktor, der am besten auf Sie zutrifft:

Sitzende Lebensweise (kein Sport): Sie brauchen 0,5 g Protein pro Pfund fettfreier Körpermasse. Multiplizieren Sie Ihren FKM-Wert mit 0,5.

Mäßig aktiv (20 bis 30 Minuten Sport zwei- bis dreimal pro Woche): Sie brauchen 0,6 Gramm Protein pro Pfund fettfreier Körpermasse. Multiplizieren Sie Ihren FKM-Wert mit 0,6.

Aktiv (drei- bis fünfmal pro Woche mindestens eine halbe Stunde hohe körperliche Aktivität): Sie brauchen 0,7 g Protein pro Pfund fettfreier Körpermasse. Multiplizieren Sie Ihren FKM-Wert mit 0,7.

Sehr aktiv (drei- bis fünfmal pro Woche mindestens eine Stunde hohe körperliche Aktivität): Sie brauchen 0,8 g Protein pro Pfund fettfreier Körpermasse. Multiplizieren Sie Ihren FKM-Wert mit 0,8.

Sportlerin (Sie trainieren zweimal täglich mindestens eine Stunde): Sie brauchen 0,9 g Protein pro Pfund fettfreier Körpermasse. Multiplizieren Sie Ihren FKM-Wert mit 0,9.

Quelle: Diese Methode zur Errechnung des Proteinbedarfs basiert auf »Protein *Power« (Bantam 1996) von Dr. Michael und Dr. Mary Dan Eades.*

Wie Sie sehen, sind Begriffe wie »proteinreich« oder »proteinarm« bei einem individuellen Ernährungsansatz bedeutungslos. Ich glaube heute, dass es den meisten Frauen besser ginge, wenn sie einen gewissen Anteil tierischer Proteine in ihre Ernährung aufnehmen würden. Obwohl ich die Beweggründe der Tierschützer nachvollziehen kann und mir klar ist, welche Auswirkungen die moderne Fleischproduktion auf die Umwelt hat, kann ich mich nicht der Forderung anschließen, dass alle Menschen Vegetarier werden sollten. (Trotzdem steht außer Frage, dass die große Mehrheit der Bevölkerung mehr Gemüse, Obst, Nüsse, Samen und Vollkornprodukte braucht. Aber Menschen mit Glutenunverträglichkeit müssen Vollkornprodukte einschränken oder ganz vermeiden; vgl. Seite 853).

REAGIEREN SIE EMPFINDLICH AUF ARACHIDONSÄURE?

Manche Menschen reagieren sehr sensibel auf diese Säure, die in allen tierischen Lebensmitteln, aber vor allem in Innereien, rotem Fleisch und Eigelb enthalten ist. Es ist in der Medizin heute unbestritten, dass die Arachidonsäure für die meisten gesundheitlichen Beschwerden verantwortlich ist, die gesättigtem Fett und Cholesterin zugeschrieben wurden. Daneben ist der Anteil der Arachidonsäure im Fleisch heute höher als früher, weil das Futtergetreide beim Tier zum selben Ungleichgewicht der Eicosanoide führt wie beim Menschen, das heißt, es führt zu mehr Entzündungsbotenstoffen, als gesund ist.

Die Symptome einer Arachidonsäure-Empfindlichkeit sind chronische Müdigkeit, schlechter, unruhiger Schlaf, Abgeschlagenheit nach dem Aufwachen, sprödes Haar, brüchige Nägel, trockene, schuppende Haut, kleine Ekzeme und Arthritis. Damit wird deutlich, dass manche gesundheitlichen Vorteile, die einer vegetarischen Ernährung zugeschrieben werden, schlicht auf den verringerten Anteil von Arachidonsäure zurückgehen. Wenn Sie feststellen wollen, ob Sie sensibel dafür sind, streichen Sie einfach rotes Fleisch und Eigelb für einen Monat von Ihrem Speiseplan. Danach essen Sie ein Steak und Eier und beobachten Sie, ob die Symptome wiederkommen. Ein Zuviel an Arachidonsäure lässt sich vermeiden, wenn Sie nur magere Fleischsorten essen (Arachidonsäure wird überwiegend im Fett der Tiere eingelagert) oder sich auf das Fleisch von Wild und frei lebenden Tieren beschränken, das einen sehr viel geringeren Säuregehalt hat. Auch der übermäßige Verzehr von Kohlenhydraten (vor allem, wenn sie stark bearbeitet sind) erhöht den Arachidonsäurespiegel im Körper.

Alternative Tiermastbetriebe, die Boden- und Wasserressourcen schützen und die Bedürfnisse der Tiere respektieren, können die durch die Fleischindustrie mitverantworteten Umweltprobleme überwinden helfen. Heute wird Fleisch von Tieren angeboten, die ohne Chemikalien und Antibiotika aufgezogen wurden. Ihr Fleisch ist im Allgemeinen magerer und enthält geringere Schadstoffrückstände. Außerdem hat es ein gutes Fettsäureprofil – also mehr Omega-3-Fettsäuren als Omega-6. Tatsächlich beeinflusst mageres Rindfleisch den Gehalt an Cholesterin und anderen Fettsäuren im Blut übrigens ähnlich wie Fisch und Huhn.[47] Das Problem mit konventionell erzeugtem Rindfleisch besteht darin, dass es zu stark vom falschen Fett durchzogen ist, weil die Tiere zu viel Getreide bekommen haben. Damit weist es dasselbe entzündliche chemische Ungleichgewicht auf wie viele Menschen.

Aber Sie müssen nicht unbedingt Fleisch essen, um die Proteinaufnahme zu erhöhen. Gemüsefrikadellen, Tofu, Seitan und Tempeh enthalten genügend Protein. Eier, Molkepulver und Milchprodukte sind ebenfalls gute Proteinlieferanten, falls Sie dagegen nicht allergisch sind. Mittlerweile gibt es viele vegetarische Proteinpulver, auch solche aus Soja oder Hanf. Der Nährstoffgehalt von Soja ist gründlich untersucht worden (siehe Kasten unten). Untersuchungen haben gezeigt, dass sich Rindfleisch, Milch und Soja bei Stickstoffbilanz, Verdaulichkeit und Aufschluss der Proteine nicht unterscheiden.[48] Andere Untersuchungen haben ergeben, dass Sojaproteine die Stickstoffbilanz fördern[49] und ausreichende Mengen der Aminosäure Methionin liefern, die für Wachstum und Entwicklung wichtig ist.[50] Soja ist also eine gute Möglichkeit, den Proteinbedarf zu decken.

IST SOJA EINE GESUNDE WAHL?

In den letzten Jahren hat es viele negative Berichte über Soja gegeben, und es ist kein Wunder, wenn man verwirrt ist. Lange wegen seiner gesunden Eigenschaften gepriesen (von der Hilfe bei Hitzewallungen bis zur Reduzierung des Brustkrebsrisikos), soll es jetzt plötzlich das Wachstum von Brusttumoren fördern. Tatsächlich verhält es sich genau umgekehrt. Es ist an der Zeit, dem Hype etwas entgegenzusetzen. Deshalb hier die Fakten:

Sojaprotein ist ein diätetisch vollständiges, hochqualitatives Protein, das alle essenziellen Aminosäuren enthält. Aminosäuren sind die Bausteine der Proteine. Soja enthält alle essenziellen Aminosäuren, und das heißt, dass Soja ein vollständiges Protein ist – wenn auch nicht besonders reich an einer Aminosäure, dem Methionin.[51] Es enthält aber ausreichend Methionin für den Bedarf der meisten Menschen und unter den meisten Umständen.[52] Sojaprotein wird von Ernährungswissenschaftlern und in der wissenschaftlichen Gemeinde als ausgezeichnetes Nahrungsmittel betrachtet, vor allem, wenn man es anhand der Parameter zur ernährungsphysiologischen Beurteilung der Proteinqualität (Protein Digestibility Corrected Amino Acid Score – PDCAAS) mit anderen Proteinen vergleicht.

Allergien gegen Milchprodukte, Nüsse und Weizen sind viel verbreiteter als Sojaallergien. Es steht fest, dass manche Menschen sehr empfindlich auf Soja reagieren. (Soja steht denn auch auf der Liste der acht häufigsten Lebensmittelallergene, die von der Food and Agriculture Organization erstellt wurde. Die anderen Allergene sind Milch, Eier, Fisch, Schalentiere, Weizen, Erd- und andere Nüsse. Zusammengenommen sind diese Lebensmittel für ca. 90 Prozent aller Lebensmittelallergien verantwortlich.) Im Verhältnis zu Milch- und Nussproteinen ist Soja allerdings ein relativ seltenes Allergen – Milch- und Erdnussallergien sind jeweils fünf bis sechs Mal häufiger als Sojaallergien.[53] Die wahre Inzidenz von Sojaallergie ist sehr gering. Placebokontrollierte Doppelblindstudien haben sie bei 1 Prozent der Kinder und 0,1 Prozent der Erwachsenen festgestellt. Verglichen mit anderen Lebensmittelallergien sind die Reaktionen auf Soja weit schwächer. Eine Zusammenfassung von klinischen Studien zur Ernährung ist zu dem Ergebnis gekommen, dass sie zu 80 Prozent minimal bis mild und zu 20 Prozent mäßig schwer verlaufen. Schwere allergische Reaktionen auf Soja wurden nicht festgestellt. Zum Vergleich: Milch- und Erdnussallergene führten bei 50–70 Prozent der Fälle zu minimal bis milden, bei 20–30 Prozent zu mäßigen und bei 10–15 Prozent zu schweren Symptomen. Nach meiner Erfahrung reagiert die große Mehrzahl der Menschen mit Lebensmittelallergien sensibel auf Weizen und

Milchprodukte, aber nicht auf Soja. Und Reaktionen auf Weizen und Milch lösen oft Kreuzreaktionen mit anderen Lebensmitteln aus.

Völlegefühl und Blähungen sind keine Anzeichen für Allergien. Manche Menschen reagieren empfindlich auf den unverdaulichen Zucker und die Fasern von Soja. Sie können zu denselben Symptomen führen wie der Zucker und die Fasern in Bohnen, ja sogar die Laktose in der Milch.[54] Sobald Sie irgendein neues Gemüse in Ihren Speiseplan aufnehmen, braucht die Darmflora eine gewisse Zeit, bis sie sich angepasst hat. Aber Sie müssen nicht leiden. Nehmen Sie Verdauungsenzyme und Probiotika, um den Darm gesund zu halten und das Unbehagen zu verringern.

Phytat (Phytinsäure) gehört zu einer gesunden Ernährung. Sollten Sie Bücher der Sojagegner gelesen haben, haben Sie wahrscheinlich gehört, dass Soja viel Phytat enthält, das die Aufnahme wichtiger Nährstoffe im Darm verhindert. Das ist eine Halbwahrheit. Phosphor (ein essenzieller Nährstoff für Pflanzen und Tiere) wird im Samen von Pflanzen gespeichert, um das Wachstum der jungen Pflanzen zu fördern. Dieser Phosphor wird in Form von Phytat (Hexaphosphorsäureester des Myo-Inosits) gespeichert. Manche halten Pflanzenphytat für einen Antinährstoff, weil es mit wichtigen Mineralien (z. B. Eisen und Zink) konkurriert und die Aufnahme durch den Darm unterbrechen kann.
Aber Phytat ist auch ein wichtiger Bestandteil der Nahrung und wirkt nicht nur als natürliches Antioxidans, sondern trägt auch dazu bei, das Risiko für Herzerkrankungen und Krebs bei den Menschen zu senken, die Vollkorngetreide, Bohnen, Samen und Nüsse essen.
Einen signifikanten Anteil von Phytat gibt es nicht nur bei Soja, sondern auch bei Vollkorngetreide, Bohnen und Samen. In der wissenschaftlichen Literatur gelten diese Lebensmittel als wichtige Bestandteile einer gesunden Ernährung. Es ist also nicht sinnvoll, auf Sojabohnen zu verzichten, um Phytat zu vermeiden. Isoliertes Sojaprotein enthält übrigens weit weniger Phytat als ganze Sojabohnen.

Fermentierte oder nicht fermentierte Sojaprodukte? Es gibt, grob gesagt, zwei Kategorien von Sojaprodukten: fermentiert und nicht fermentiert. Nicht fermentiert sind Sojakerne, Edamame (ganze Sojabohnen), Sojamilch und Tofu (Bohnenquark). Fermentiert sind z. B. Tamari, Sojasauce, Miso, Tempeh und Natto. Was besser ist, darüber gehen die Meinungen auseinander, wobei meist fermentierte Produkte vorgezogen werden, aber darüber gibt es keinen wissenschaftlichen Konsens. Hier sind die Gründe:

- Die Fermentierung von Soja-Nahrungsmitteln verbessert die Bioverfügbarkeit der Isoflavone. Allerdings verringert die Fermentierung einer Sojabohne auch den tatsächlichen Gehalt an Isoflavonen. Deshalb führt der Verzehr von nicht fermentierten Sojaprodukten zu einer höheren Aufnahme von Isoflavonen.
- Fermentierte Sojaprodukte sind für manche Menschen leichter verdaulich, aber wie schon gesagt, machen Verdauungsenzyme und Probiotika auch nicht fermentiertes Soja bekömmlicher.
- Der Phytatgehalt von fermentierten Sojaprodukten ist niedriger als der von nicht fermentierten. Aber wie bereits erwähnt, ist Phytat nicht unbedingt schlecht. Der Mineralienspiegel von Menschen, die eine gesunde, gemischte

Kost aus Soja und anderen phytathaltigen Nahrungsmitteln zu sich nehmen, wurde davon nicht beeinträchtigt.

- Fermentierte Sojaprodukte können viel Natrium enthalten. Natrium ist ein bekannter Risikofaktor für Magenkrebs. Eine Übersicht über Sojakonsum und Magenkrebs ergab, dass das Risiko beim Verzehr von fermentierten Sojaprodukten (überwiegend Miso) stieg, aber beim Verzehr von nicht fermentierten Sojaprodukten (hauptsächlich Tofu) sank.

Soja hat gut belegte gesundheitliche Vorteile. Viele Studien haben den Schluss nahegelegt, dass sich Sojaprotein positiv auf das Herz-Kreislauf-System, die Knochen und die allgemeine Gesundheit auswirkt und auch das Risiko für manche Krebsarten senkt, darunter auch Brustkrebs. Bei einer Zusammenfassung von 26 experimentellen Kanzerogenese-Studien an Tieren, bei denen die Tiere Futter erhielten, das mit Soja oder Sojabohnen-Isoflavonen angereichert war, ergab sich bei 65 % eine Schutzwirkung; ein erhöhtes Krebsrisiko wurde nirgendwo festgestellt. Sojaprotein konnte auch bei vielen Frauen die Wechseljahressymptome lindern.
Dennoch sind die vielen hundert Studien zu Soja schwer zu interpretieren und eignen sich kaum als positive Basis für spezifische Empfehlungen, weil manche ganze Sojabohnen, andere isolierte Isoflavone und wieder andere fermentierte Sojaprodukte wie Miso und Tempeh benutzen. Es ist auch schwer zu sagen, ob die mit Soja in Verbindung gebrachten gesundheitlichen Vorteile Ergebnis einer allgemeinen Verbesserung der Ernährung durch Verringerung tierischen Proteins und Verzehr von mehr Gemüse oder nur des reinen Sojas sind.

Einige Beispiele:

- *Krebs/Brustkrebs:* Der Verzehr von nicht fermentierten Sojaprodukten wie Sojamilch oder Tofu schützte tendenziell entweder vor Krebs, und zwar sowohl hormonbedingten als auch anderen Krebsarten, oder konnte gar nicht mit dem Krebsrisiko in Verbindung gebracht werden. In großen Bevölkerungsstudien wurde eine Verbindung zwischen dem Verzehr von Sojaprodukten und einem geringeren Risiko für Prostata-, Brust- und Darmkrebs festgestellt.[55] Sojaprodukte enthalten fünf bekannte Gruppen von Antikrebswirkstoffen, darunter Isoflavone (Phytoöstrogene, die es in vielen Lebensmitteln gibt, die aber in Soja außergewöhnlich reichhaltig sind), Proteasehemmer, Phytat, Phytosterole und Saponine, aber auch andere potenzielle Antikarzinogene wie Phenolsäure, Lezithin und Omega-3-Fettsäuren. Isoflavon ist gegenwärtig der Soja-Pflanzenstoff, an dem die Brustkrebsforschung besonders interessiert ist, auch wenn in der Literatur zunehmend Proteasehemmer als Antikarzinogene unterstützt wird. Außerdem wurde nachgewiesen, dass der Bowman-Birk-Proteasehemmer (BBI), der in Soja nachgewiesen wurde, nicht toxisch ist und im Tiermodell Karzinogenese verhindert oder unterdrückt. Eine konzentrierte Form des BBI (der BBIC) wird nun auch in Studien am Menschen eingesetzt.[56]

  Soja enthält hauptsächlich zwei Isoflavone, Genistein und Daidzein. Beide scheinen Krebs vorzubeugen. Es handelt sich um Antioxidantien. Sie tragen zur Neutralisierung von Zellentzündungen im Körper bei, die als Vorläufer von Krebs gelten. Isoflavone sind auch Östrogenrezeptormodulatoren; sie dämpfen die potenziell schädliche Wirkung der potenteren Östrogene, die im Körper produziert werden, aber auch Substanzen aus der Umwelt mit östrogenähnlicher Wirkung (Xenoöstrogene). Mehrere epidemiologische Studien haben insbesondere die Verbindung zwischen dem Verzehr von Soja und der Häufigkeit von Brustkrebs untersucht. Viele, allerdings nicht alle, haben gezeigt, dass Soja schützende Wirkungen haben kann. In einer Studie, an der 200 chinesische Brustkrebspatientinnen aus Singapur und 420 Kontrollpersonen teilnahmen, konnte bei prämenopausalen Frauen eine Verbindung zwischen einem verringerten Brustkrebsrisiko und hohem Konsum von Sojaprodukten nachgewiesen werden.[57] Bei einer kontrollierten Fallstudie der University of Southern California wurden 597 Amerikanerinnen asiatischer Abstammung mit vorheriger Brustkrebsinzidenz sowie 966 Kontrollpersonen interviewt.[58] Das Brustkrebsrisiko bei prä- und postmenopausalen Frauen sank umso stärker, je häufiger sie Tofu aßen. 2003 zeigte eine Studie mit 21 852 Japanerinnen zwischen 40 und 59 Jahren, dass Frauen mit der höchsten Aufnahme von Soja-Isoflavonen ihr Brustkrebsrisiko um bis zu 54 Prozent senkten, verglichen mit den Frauen mit der geringsten Aufnahme von Soja-Isoflavonen.[59] In einer noch größeren Gruppe analysierten Forscher der Vanderbilt University die Daten von 73 223 chinesischen Frauen, die an der Shanghai Women's Health Study teilgenommen hatten, und stellten fest, dass Frauen, die während ihrer Jugend und im Erwachsenenalter durchgängig große Mengen an Sojalebensmitteln konsumierten, ein wesentlich geringeres Risiko für Brustkrebs in der Prämenopause hatten.[60] Die Brustkrebsdebatte lässt sich vielleicht am besten mit der Schlussfolgerung einer internationalen Gruppe aus fast 20 Forschern aus aller Welt zusammenfassen, die, finanziert vom Council for Responsible Nutrition, 2009 in Mailand die Forschung über Isoflavone und ihre Bedeutung für Krebs überprüften. Ihre Untersuchung ergab eine starke Bestätigung der These, wonach Isoflavone keine Auswirkungen auf etablierte Marker für das Brustkrebsrisiko haben. Stattdessen zeigten die Daten, dass Soja die Prognose von Brustkrebspatienten verbessern könnte.[61]

- *Herz-Kreislauf-Erkrankungen:* Beim Verzehr von Sojaprotein ergab sich eine Verbindung zu einer leichten (35 Prozent) Verringerung des LDL-Cholesterin (das ist das schlechte Cholesterin).[62] Soja-Isoflavone können aufgrund ihrer antioxidativen und Östrogenaktivität die Herz-Kreislauf-Funktion verbessern. Das bedarf allerdings noch gründlicher Untersuchung.
- *Osteoporose:* Die Rate der Knochenbrüche in Asien, wo die Bevölkerung sehr viel mehr Soja verzehrt als in Amerika, ist signifikant niedriger. In Tierstudien konnte gezeigt werden, dass Genistein aus Soja, was die Knochendichte angeht, besser abschneidet als Alendronsäure, Raloxifen, und Östradiol. [63] Soja sollte allerdings nicht die Gabe von Vitamin D, Kalzium, Magnesium und Krafttraining ersetzen, aber es lohnt sich für Ihre Knochengesundheit, Sojaprodukte auf den Speiseplan zu setzen.

Soja beeinträchtigt bei Menschen mit gesunder Schilddrüse und adäquater Jodversorgung keineswegs die Schilddrüsenfunktion. Die Beziehung zwischen Sojaverzehr und Schilddrüsenfunktion wird seit über 70 Jahren untersucht. Seitdem gab es 14 klinische Versuche über die Auswirkungen von Sojaproduk-

ten und Soja-Isoflavonen auf die Schilddrüsenfunktion. An allen haben gesunde Probanden teilgenommen, und mit wenigen Ausnahmen handelte es sich bei den Sojaprodukten um isoliertes Sojaprotein. Und jetzt kommt das Wichtigste: Mit einer einzigen Ausnahme ergaben alle Studien keine oder nur geringe klinisch irrelevante Auswirkungen von Soja auf die Schilddrüse.[64]
Der eine klinische Versuch, der deutliche negative Auswirkungen auf die Schilddrüse ergab (und in der Anti-Soja-Literatur oft erwähnt wird), wurde mit erwachsenen Japanern durchführt, die geröstete, in Reisessig eingelegte Sojabohnen bekommen hatten. Der Protein- und Isoflavongehalt dieser Bohnen ist nicht bekannt. Außerdem handelte es sich nicht um eine kontrollierte Studie. Man kann also keine klaren Schlüsse daraus ziehen.
Angesichts der großen Zahl von Frauen, bei denen in den mittleren Lebensjahren erstmals Schilddrüsenerkrankungen festgestellt werden, hat mich vor allem eine Untersuchung mit 30 postmenopausalen Frauen zwischen 64 und 83 Jahren beruhigt, die entweder tägliche Dosen von 90 mg Soja-Isoflavone oder ein Placebo bekamen.[65] Die Schilddrüsenhormone wurden zu Beginn der Studie und dann wieder nach 90 und 180 Tagen gemessen. Nach sechs Monaten waren statistisch keine Hormonunterschiede zwischen den Gruppen nachweisbar. Entsprechend sind sich die meisten Experten darin einig, dass Sojaprodukte und isolierte Sojaproteine bei normalen, gesunden Erwachsenen, die mäßige Mengen an Sojaprodukten als Teil einer gut ausgewogenen Ernährung verzehren, nur einen geringen oder gar keinen Einfluss auf die Schilddrüsenfunktion haben.
Trotzdem können Soja-Isoflavone, vor allem in hohen Dosen, die Schilddrüsenfunktion bei Menschen mit Jodmangel (Schätzungen zufolge etwa 13 Prozent der Bevölkerung) und mit Funktionseinschränkungen negativ beeinflussen.

Maßhalten ist Trumpf. Oscar Wilde hat einmal gesagt: »Nichts hat so viel Erfolg wie Übertreibung.« Und wenn in unserer Kultur festgestellt wird, dass etwas gesund ist, dann neigen wir zur Übertreibung. Das gilt auch für Soja. Manche Menschen glauben, wenn etwas gut ist, dann ist mehr davon besser, und ernähren sich folglich überwiegend von Sojaprotein.
Sojaprodukte (und andere Isoflavone) haben anscheinend dann schützende und gesunde Wirkungen, wenn sie Teil einer gesunden, gut ausgewogenen Ernährung sind, die schon in der Kindheit begonnen hat. Die gesunde Menge an Soja-Isoflavonen liegt, wie die asiatische Ernährung zeigt, etwa zwischen 20 und 90 mg täglich.

Zusammenfassend lässt sich sagen, dass sowohl die wissenschaftlichen Ergebnisse als auch ich aufgrund meiner jahrelangen Erfahrung eine moderate Menge an Sojaproteinen (als Proteinisolat, fermentiertes oder unfermentiertes Soja) in der Ernährung der meisten Menschen nachdrücklich empfehlen.[66] Soja ist nicht nur sehr viel ökologischer in der Produktion – man braucht 20 Pfund Sojabohnen, um ein Pfund Rindfleisch zu erzeugen –, Sojaprotein bringt auch nachweislich in vieler Hinsicht gesundheitlichen Nutzen.

Wie immer zählt auch hier die Qualität der Produkte. Kaufen Sie also kein gentechnisch verändertes, sondern ökologisch angebautes Soja. Kümmern Sie sich nicht um extreme Ansichten. Das allein könnte schon ein Gesundheitsrisiko sein. Vergebung, Lachen und Freude – all das ist wichtiger, als Angst vor Soja zu haben.

Essen Sie das richtige Fett
Unser Körper kann die meisten Fettsäuren aus den Kohlenhydraten produzieren, die wir essen. Aber zwei Fettsäuren, die sogenannten essenziellen Fettsäuren, müssen wir aus der Nahrung holen, weil wir sie nicht selbst produzieren können. Es handelt sich dabei um Linolensäure (LA), eine Omega-6-Fettsäure, und Alpha-Linolsäure (LNA), eine Omega-3-Fettsäure. LNA ist das Ausgangsmaterial für die Biosynthese von Eicosapentaensäure (EPA) und Docosahexaensäure (DHA), zwei wichtige mehrfach ungesättigte Fettsäuren. LNA, EPA und DHA sind die wichtigsten Mitglieder in der Familie der Omega-3-Fettsäuren.

In der menschlichen Evolution wurden Omega-6-Fette (vor allem Mais-, Erdnuss-, Soja- und Distelöl) und Omega-3-Fette überwiegend im Verhältnis 2:1 verzehrt. Aber durch das ganze Omega-6-Öl, das in den letzten 50 oder 60 Jahren beim Kochen und bei der Nahrungsmittelzubereitung verwendet wurde, hat sich dieses Verhältnis verändert und liegt jetzt irgendwo zwischen 10:1 und 20:1. Zudem haben wir die Omega-3-Fette beträchtlich reduziert. Wir brauchen aber beides, nur in der richtigen Menge. Die meisten von uns bekommen mehr als genug Omega-6-Fett, deswegen müssen wir uns auf Omega-3-Fett konzentrieren. Die essenziellen Fettsäuren werden im Körper in zwei wichtige Eicosanoid-Gruppen verwandelt: Leukotriene und Prostaglandine. Dabei handelt es sich um hormonähnliche Substanzen, die eine große Zahl von Stoffwechselprozessen beeinflussen. Ein Übermaß an den falschen Eicosanoiden führt – erraten! – zu Zellentzündung. Der Verzehr von genügend Omega-3-Fetten (1000–5000 mg täglich) verhindert die Entzündung der Zellen, die Menstruationskrämpfe, Gelenkschmerzen, Brustschmerzen, PMS und eine Reihe anderer Probleme verursacht.[67] (Beachten Sie, dass die Wirkung vieler Medikamente, etwa Celebrex und Advil, darauf beruht, dass die Schädigung durch freie Radikale und das Eicosanoid-Ungleichgewicht, die für die Entzündung der Zellen verantwortlich sind, unterdrückt wird.)

Omega-3-Fette (in Fisch und Tran, Eigelb, dunkelgrünem Blattgemüse, Leinsamen und Leinöl, Macadamianüssen und dem Öl daraus, Hanfsamenöl und Algen) sind essenziell für das optimale Funktionieren jeder Zellmembran im Körper. Entsprechend ist eine ausreichende Menge dieses Nährstoffs ausgesprochen gut für das Immun- und das Herz-Kreislauf-System, das Gehirn und die Augen. Ein Mangel an Omega-3-Fetten kann zu trockener Haut, brüchigen Nägeln, störrischem Haar, Müdigkeit, Depression, Gedächtnisstörungen, Hormonschwankungen, schmerzenden Gelenken, Arthritis und Immunschwäche führen. Hunderte von Studien haben die gesundheitlichen Vorteile einer Steigerung der Omega-3-Fettaufnahme bei gleichzeitiger Verringerung von hochraffinierten Kohlenhydraten, gesättigten Fetten, Transfetten und Omega-6-Fetten nachgewiesen.

Mittlerweile gibt es zahlreiche Beweise dafür, dass der epidemische Anstieg an Herzkrankheiten in den letzten siebzig Jahren einsetzte, als teilweise gehärtete Fette, Nahrungsmittel, die diese Fette enthielten, und industriell verarbeitete Lebensmittel ohne Antioxidantien zum festen Bestandteil der täglichen Kost wurden. Transfette gibt es in der Natur nicht, deswegen hat unser Körper auch nicht gelernt, damit umzugehen. Sie werden durch einen chemischen Prozess gewonnen, bei dem natürlich vorkommende, mehrfach ungesättigte Fette bei sehr hohen Temperaturen mit Wasserstoff angereichert werden. Das so entstandene Fett bleibt bei Zimmertemperatur fest und ist extrem lange lagerfähig (dadurch ist es gut für Margarine, aber es wird auch für praktisch alle anderen industriell hergestellten Produkte verwendet: Kekse, Chips und Backwaren, ja sogar Babynahrung). Industriell verarbeitete Lebensmittel mit Transfetten ersetzen oft solche mit natürlich vorkommenden essenziellen Fettsäuren, also z.B. alle unverarbeiteten Nüsse, Vollkorngetreide und viele Gemüse.

Die Vorteile der »guten« Fette

- Menschen mit höheren Omega-3-Fettanteilen im Blut haben einen niedrigeren BMI, eine schmalere Taille und einen geringeren Hüftumfang. Die Zellmembranen von übergewichtigen oder fettleibigen Menschen haben denn auch fast 14 Prozent weniger Omega-3-Fette als die von Menschen mit gesundem Gewicht.[68]
- Omega-3-Fettsäuren (in Form von Lebertranpräparaten) senken den Cholesterinspiegel besser als CSE-Hemmer[69] und senken auch die Triglyceride.[70] Prospektive Kohortenstudien haben eine umgekehrte Assoziation von Fischkonsum und dem Risiko von Herz-Kreislauf-Erkrankungen ergeben.[71] Essenzielle Fettsäuren vermindern auch die Verhärtung der Arterien, indem sie den »Klebstoff« der Blutzellen verringern, sodass sie nicht mehr so stark an den Wänden der Arterien haften.[72]
- Andere Studien haben gezeigt, dass essenzielle Fettsäuren die krebserregende Wirkung von Röntgenstrahlen und bestimmter Chemikalien dämpfen können, weil sie Entzündungsbotenstoffe ausgleichen.[73] Die richtigen Speiseöle können auch die Entwicklung von Brustkrebs und anderen Krebsarten hemmen, weil sie die Funktion des Immunsystems regulieren.[74]
- Omega-3-Fette (vor allem DHA) unterstützen die Arbeit des Gehirns. Untersuchungen haben gezeigt, dass ausreichende DHA-Mengen bei

Föten und Säuglingen mit höherem IQ verbunden sind, während es bei Defiziten eine Verbindung zu Lernstörungen wie Aufmerksamkeitsdefiziten und Hyperaktivität (ADS, ADHS) sowie Legasthenie gibt.

- DHA kann die Stimmung stabilisieren. DHA-Defizite tragen zu Depression, postnataler Depression, Schwangerschaftsvergiftung und verschiedenen Problemen nach der Menopause bei.
- Lebertranpräparate sorgen nachweislich für gesunde Gelenke.[75]
- Omega-3-Fette steigern das Sättigungsgefühl nach der Mahlzeit.[76]
- Essenzielle Fettsäuren können die Symptome von Autoimmunerkrankungen verringern. Eine Untersuchung mit Patienten, die an Multipler Sklerose erkrankt waren, hat gezeigt, dass die Teilnehmer, deren Ernährung reich an natürlichen essenziellen Fettsäuren und arm an gesättigten Fetten war, über einen Zeitraum von dreißig Jahren nur minimale Behinderungen entwickelten. Bei Patienten dagegen, die diese Ernährung nicht weiterführten, wurde die Krankheit wieder aktiviert und die Symptome verschlimmerten sich dramatisch.[77]
- Lebertran mildert nachweislich Menstruationskrämpfe, auch bei Frauen, die ihre Ernährung ansonsten nicht veränderten.[78]
- Italienische Forschungen haben gezeigt, dass Lebertran Häufigkeit und Schwere von Hitzewellen innerhalb von 24 Wochen um 25 Prozent verringern kann.[79]
- Studien haben gezeigt, dass die antientzündlichen Eigenschaften von Lebertran die negative Reaktion des Körpers auf psychischen Stress reduzieren hilft.[80]

Die Risiken der »schlechten« Fette

- Gehärtete Fette sind mit höheren Krebsraten verbunden als ungehärtete.[81]
- Diese künstlichen Fette hemmen den normalen Fettsäurestoffwechsel, verringern HDL (das gute Cholesterin) und steigern LDL (das schlechte), was das Risiko für Herzkrankheiten erhöht. Überschüssige Transfettsäuren (genauso wie Zucker, Cortisol, Alkohol und unzureichende Spiegel von Magnesium, Zink, Vitamin B3, B6 und C) hemmen die Verwandlung von essenziellen Fettsäuren in Zellhormone, die für die optimale Gesundheit des weiblichen Körpers benötigt werden. Das kann zu Wassereinlagerungen (Ödemen), zunehmender Bildung von Blutgerinnseln, Arthritis und stärkeren Gebärmutterkrämpfen und Beckenschmerzen führen.[82]
- Eine Ernährung, die reich an gesättigten Fetten, Transfetten und Omega-6-Fetten ist, verändert signifikant die Insulineffizienz und die Glukosereaktion und trägt zur Insulinresistenz bei. Die Fettarten steigern nachweislich

auch die Ansammlung gespeicherter Triglyceride in den Skelettmuskeln (was zu Marmorierung führt). Die Marmorierung von Skelettmuskeln führt dort direkt zur Insulinresistenz und lenkt die Triglyceride unmittelbar zu den Fettablagerungen im Bauch um. Um Glukose effektiv zu verbrennen, müssen die Zellmembranen flexibel sein. Die Zellmembranen bestehen aus dem Fett, das wir essen. Je »ungesättigter« eine Membran ist, desto effektiver wird die Glukose verarbeitet und desto besser ist auch unsere gesamte Gesundheit. (Die Zellmembran ist das »Gehirn« der Zelle und muss flexibel und aus den richtigen Fetten zusammengesetzt sein, um optimal zu funktionieren. Je gesättigter und »steifer« die Membran ist und je mehr Transfette sie aufgenommen hat, desto schlimmer die Auswirkung auf die Insulineffizienz und andere Zellfunktionen.)
- Fett ist nicht der Feind, den man uns in den letzten 40 Jahren ausgemalt hat. Solange der Zucker- und Insulinspiegel normal bleibt und die Ernährung die richtigen Mengen und das richtige Verhältnis von Omega-3- und Omega-6-Fetten und Mikronährstoffen enthält, gibt es keinen Grund, sich über die Auswirkungen von Fett auf die Gesundheit Gedanken zu machen. (Olivenöl ist übrigens ein Omega-9-Fett, das eine neutrale Wirkung hat. Und reines Kokosöl, eine langkettige Fettsäure, hat nachweislich viele gesundheitliche Vorteile, unter anderem bei der Bekämpfung von Entzündungen.)[83] Kochen mit Kokosöl kann sehr gesund sein. Auch Avocados und Avocadoöl sind gesunde Fette. Wir können auch bedenkenlos etwas Butter und gesättigtes Fett zu uns nehmen. Aber wir müssen die Speisen stark einschränken, die gleichzeitig große Mengen an hochraffinierten Kohlenhydraten und große Mengen an Fett enthalten, also Makkaroni mit Käse, Donuts und Blätterteig.

Hören Sie auf, Kalorien zu zählen

In gewissem Sinne ist Kalorienzählen sinnvoll. Aber wenn Sie ausschließlich anhand der Kalorienzahl eines Lebensmittels entscheiden, ob Sie es essen oder nicht, ignorieren Sie, wie das Essen verarbeitet wird. Sie mögen ja abnehmen, wenn Sie nur 1200 Kalorien täglich in Form von Brot oder Nudeln essen, aber Ihr Körper kann daraus nicht die Muskelmasse aufbauen, die Sie zur effektiven Verbrennung von Fett brauchen, und wird als Reaktion auf die Insulinmengen, die zur Verarbeitung der Stärke produziert werden, den Stoffwechsel auf »Konservierung« umstellen.

Ausreichend Schlaf

Es gibt eine Verbindung zwischen ausreichendem Schlaf und einem gesunden Gewicht. Eine Studie, die Dr. James Gangwisch, Psychotherapeut an der

Columbia University, 2005 veröffentlichte, hat festgestellt, dass das Risiko der Fettleibigkeit bei vier Stunden oder weniger Schlaf um 73 Prozent, bei fünf Stunden um 50 Prozent und bei 6 Stunden um 23 Prozent höher lag als bei sieben bis neun Stunden Schlaf.[84] Eine Erklärung ist, dass der Körper weniger Leptin (ein Hormon, das Sättigung signalisiert) und mehr Ghrelin (das Signal für Hunger) produziert, wenn man nicht genug Schlaf bekommt. Auf der einen Seite machen Sie die höheren Ghrelinspiegel also hungriger, auf der anderen Seite verhindern die niedrigeren Leptinspiegel, dass Sie sich satt fühlen.

Schlaf ist auch zweifellos das wirksamste Mittel, um Schäden durch freie Radikale im Körper zu beseitigen und den parasympathischen Ruhezustand wiederherzustellen und den Tonus zu normalisieren. Viele Jahre lang war dies meine »beste« Medizin – genau das, was mein Körper brauchte, um sich von den vielen Jahren des Nachtdienstes zu erholen. Ich konnte leicht 12 Stunden am Stück schlafen, manchmal auch mehr, vor allem nach Reisen durch verschiedene Zeitzonen oder nach Lesereisen mit Signierstunden, die über 22 Uhr hinausgingen. Und jetzt, Jahre später, fühle ich mich mit den normalen acht Stunden Schlaf recht erholt. Aber wenn ich mehr brauche, nehme ich sie mir. Ohne schlechtes Gewissen.

Zehnter Schritt: Optimale Ernährung

Seit mehr als 25 Jahren empfehle ich meinen Patientinnen, meinen Freundinnen und meiner Familie Nahrungsergänzungspräparate und nehme sie auch regelmäßig selbst. In der wissenschaftlichen Gemeinschaft gibt es einen Wandel bei der Ernährung. Wir wissen jetzt, dass es einen großen Unterschied zwischen angemessenen (ausreichend, um Mangelerkrankungen vorzubeugen) und optimalen Nährstoffen gibt (die zu Spitzenfunktionen führen).

Nahrungsergänzungsmittel überbrücken die Kluft zwischen ausreichender und optimaler Nährstoffversorgung. Und das macht wirklich einen Unterschied. Wir leben heute länger und wollen auch mit siebzig, achtzig und selbst neunzig Jahren noch aktiv und gesund sein. Um dieses Ziel zu erreichen, ist es hilfreich, aus der Nahrung und aus Ergänzungspräparaten die richtige Nährstoffmenge zu bekommen. Die RDA (Recommended Dietary Allowance) wurde 1941 vom Food and Nutrition Board (FNB) festgelegt und seitdem nur wenig verändert. Damals sollte das FNB ermitteln, wie man in großen Bevölkerungsgruppen dem Vitaminmangel und den dadurch bedingten Erkrankungen vorbeugen konnte. Auf der Grundlage von Untersuchungen empfahl man 60 mg Vitamin C täglich zur Vorbeugung gegen

Skorbut und 400 IE (Internationale Einheiten) Vitamin D zur Vorbeugung gegen Rachitis. Zwar sind diese Mengen nach heutigem Maßstab offensichtlich obsolet, aber viele glauben immer noch, man könne alle nötigen Nährstoffe mit der täglichen Nahrung aufnehmen.

So sollte es natürlich sein, aber heute ist das selbst dann fast unmöglich, wenn man sich ausschließlich von Vollwertkost mit viel biologisch angebautem Obst und Gemüse ernährt, denn in den letzten fünfzig Jahren hat man dem Boden durch Übernutzung, chemische Düngung und andere Methoden Nährstoffe, vor allem Mineralstoffe, entzogen. In der Folge hat der Nährwert vieler Lebensmittel abgenommen. Dazu kommt, dass Obst und Gemüse vor dem Verzehr heute selten direkt aus dem Garten kommen, sondern geerntet, transportiert und gelagert werden und dabei Nährstoffe verlieren. (Dass das Essen in Italien und Frankreich so gut schmeckt, liegt daran, dass die Zutaten geerntet werden, wenn sie wirklich reif sind, und dann sofort auf den Teller kommen.)

Zudem sind wir heute vielen Umweltgefahren ausgesetzt, darunter auch Schadstoffen, Pestiziden und Chemikalien in Körperpflegeprodukten. Der Körper muss sich entgiften, und dazu braucht er die richtigen Nährstoffe. Toxine, die im Körper bleiben, können zahlreiche Gesundheitsprobleme verursachen und die DNA schädigen. Wenn die DNA in den Zellen verändert wird, erhöht sich das Risiko für chronisch degenerative Erkrankungen deutlich (z.B. für Herzkrankheiten, bestimmte Krebsarten, Arthritis, Makuladegeneration, Osteoporose und Alzheimer). Studien haben gezeigt, dass die richtigen Nährstoffe vor diesen Zellschäden schützen können.[85] Obwohl die RDA-Klassifizierung immer noch als Grundlage für die Nahrungsergänzung benutzt (und von vielen großen, traditionellen medizinischen Organisationen immer noch befürwortet) wird, hat sich der Schwerpunkt des FNB in den letzten Jahren verändert. Heute gelten dort Nährstoffe als Mittel zur Reduzierung chronischer Erkrankungen und nicht nur als Vorbeugung gegen Vitamin- und Mineralstoffmangel. Der Fokus auf optimale statt auf ausreichende Nährstoffe ist ein großer Schritt in die richtige Richtung, denn sie unterscheiden sich sehr.

Vitamine und Mineralstoffe, auch als Spurenelemente bezeichnet, können:

- das Immunsystem stärken[86]
- oxidativen Stress und Schäden durch freie Radikale verhindern
- eine gesunde Hirnfunktion fördern
- das Herz-Kreislauf-System schützen und das Risiko herabsetzen, an einer Herzerkrankung zu sterben[87]
- Gelenkschmerzen lindern und die Gesundheit von Knochen und Gelenken stärken

- strahlende Haut fördern und Faltenbildung verhindern
- den Stoffwechsel anregen und den Blutzuckerspiegel stabilisieren
- die Sehfähigkeit fördern

Ein gutes Ergänzungspräparat enthält vier Grundstoffe: Antioxidantien, Omega-3-Fettsäuren, Vitamin B und Mineralstoffe (siehe die Tabelle auf Seite 909 f.). Wer genaue Informationen über alle Vitamine und Mineralstoffe auf der Liste geben wollte, bräuchte eine ganze Bibliothek, aber ich will zumindest die Grundlagen abdecken.

Antioxidantien

Antioxidantien schützen die Körperzellen, indem sie sie von freien Radikalen befreien. Freie Radikale sind kurzlebige Molekülketten, die freigesetzt werden, wenn man sich schlecht ernährt, unter Stress steht und psychischen Umweltbelastungen ausgesetzt ist. Um die Schäden durch freie Radikale zu verstehen, stellen Sie sich einfach ein paar Apfelscheiben vor, die ein paar Stunden lang auf dem Tisch liegen gelassen werden. Sie werden braun – das sind Schäden durch freie Radikale. Wenn Sie aber gleich nach dem Schneiden Zitronensaft hinzufügen, verhindert die antioxidative Wirkung des Zitronensafts das Braunwerden. Das Gleiche gilt für Guacamole!

Rauchen (auch von Marihuana), Alkohol, Medikamente, Kaffee und Nahrungsmittel mit hohem GI belasten und schädigen den Körper. Wenn nichts dagegen unternommen wird, können freie Radikale die Zellwände schädigen und die DNA verändern. Das beschleunigt den Alterungsprozess und gefährdet die Gesundheit. Die bekanntesten Antioxidantien sind Vitamin A, C und E, aber es gibt noch viele weitere, zum Beispiel Glutathion, das Coenzym Q10 und Alpha-Liponsäure. Mein Favorit sind die oligomeren Proanthocyanidine (OPC). Sie werden aus Traubenkernen oder Pinienrinde hergestellt und auch als Pycnogenol bezeichnet. Aufgrund ihrer entzündungshemmenden Eigenschaften wurden sie oft erfolgreich zur Bekämpfung von Arthritissymptomen eingesetzt.

Und weil OPC das Kollagen im ganzen Körper geschmeidiger macht, ist es auch gut für Haar, Haut und Nägel. Weil Antioxidantien synergistisch zusammenarbeiten, steigert OPC auch das Vitamin E im Körper, das die Schäden durch freie Radikale bekämpft, zum Beispiel die Oxidation des (schlechten) LDL-Cholesterins. (Siehe Kasten zu Vitamin E, Seite 893.) Das wiederum schützt das Herz-Kreislauf- und stärkt das Immunsystem. Krebspatienten, die sich einer Chemotherapie unterziehen, wird in der Regel geraten, keine Antioxidantien einzunehmen, weil man annimmt, dass sie die Wirksamkeit der Chemotherapie beeinträchtigen, obwohl mehrere Studien zeigen, dass Antioxidantien die Chemotherapie im Gegenteil sogar verstärken und gleichzeitig helfen können, die Nebenwirkungen zu verringern.[88]

Wer mit Entzündungen zu kämpfen hat, sollte mit etwa 0,2 mg OPC pro Kilogramm Körpergewicht, über den Tag verteilt, beginnen. Eine Frau, die 70 Kilo wiegt, fängt also mit 140 mg OPC an (40–50 mg dreimal täglich zu den Mahlzeiten). Es empfiehlt sich, diese Dosis zwei Wochen zu nehmen, um eine Sättigung zu erreichen.

Die Größe der Tabletten ist uneinheitlich; hier haben Sie einen Spielraum von 20–30 mg. Danach können Sie die Dosis auf 30–90 mg täglich reduzieren. Nehmen Sie weniger oder mehr, je nachdem, was Ihr Körper braucht. Reformhäuser und Bioläden führen OPC-Präparate.

VITAMIN E IST SICHER UND WICHTIG

Eine Studie von 2005, die Dr. Edgar Miller III. und seine Mitarbeiter bei der American Heart Association vorstellte, hat zu einer absolut übertriebenen Reaktion in der Öffentlichkeit geführt und Leuten eingeredet, Vitamin E sei gefährlich. Das Gegenteil ist richtig. Bei Dr. Millers Studie handelte es sich um eine Metaanalyse früherer Studien, die zum Teil mit wenigen Teilnehmern und nach sehr unterschiedlichen Methoden durchgeführt wurden. Sie legte nahe, dass hohe Dosen Vitamin E die Sterblichkeit bei Erwachsenen erhöht.[89] Viele der von ihm analysierten Studien wurden mit älteren Menschen durchgeführt, die bereits unter fortgeschrittenen chronisch degenerativen Erkrankungen litten. Anders ausgedrückt: Die Teilnehmer der meisten Studien waren eben keine normalen, gesunden Erwachsenen. Viele Untersuchungen, die die größten Vorteile von Vitamin E belegen, berücksichtigte er gar nicht, und bei den anderen handelte es sich oft um kleine Studien mit weniger als tausend Teilnehmern. Und nur diese zeigten signifikant negative Wirkungen. Größere (und entsprechend aussagekräftigere) Studien mit mehreren Tausend Teilnehmern stellten für die Vitamin-E-Ergänzung sämtlich eine statistisch signifikante Auswirkung auf die Mortalität fest.

Und die Sekundäranalyse ergab, dass die Unterschiede bei der Sterberate statistisch unbedeutend und das Sterberisiko bei der Gruppe mit der höchsten Dosierung sogar niedriger war.

Das ist ein gutes Beispiel dafür, wie die Medien wissenschaftliche Daten manipulieren. Jahrelang haben klinische Forschungen gezeigt, dass die Nahrungsergänzung mit Vitamin E wirksam und sicher ist.[90] So zeigte die bekannte Nurses' Health Study, bei der Tausende Frauen über viele Jahre beobachtet wurden, dass Vitamin E aus Ergänzungspräparaten (nicht aus der Nahrung) das Risiko eines Herzinfarkts um 30 Prozent reduzierte.[91] Bei der Iowa-Studie mit Frauen ergab sich eine Korrelation zu einer signifikanten Reduzierung von Darmkrebs.[92] Nachgewiesen wurde auch, dass Vitamin E das Demenzrisiko senkt.[93] Und schließlich verlangsamt dieses starke Antioxidans laut einer neueren Studie von Tufts die Entwicklung des grauen Stars.[94] Vitamin E sollte Bestandteil eines umfassenden Ergänzungsprogramms sein.

Die großen Unterschiede zwischen den verschiedenen Richtlinien für diese hochwirksamen Substanzen sind auffallend groß. Die Richtlinien der Regierung für die Antioxidantien Vitamin C (75–90 mg), Vitamin E (15 mg) und Selen (0,055 mg) ergeben zusammen nur etwa 100 mg täglich. Hält man sich aber an die aktuellen USDA-Ernährungsrichtlinien, die eine mediterrane Ernährung mit fünf bis neun Portionen Obst und Gemüse sowie Vollkorngetreide, Hülsenfrüchten und Nüssen empfehlen, nimmt man von diesen Antioxidantien ca. 1500 mg täglich zu sich. Berücksichtigt man den gegenwärtigen Forschungsstand, benötigen wir für eine optimale Gesundheit täglich insgesamt mindestens 2000 mg der verschiedenen Antioxidantien.[95]

Omega-3-Fette
Siehe Seite 886 f.

Vitamin-B-Komplex
Die richtigen Vitamin-B-Spiegel können Energie und Ausdauer stärken. Frauen, die die Pille oder Hormone nehmen, viel Stress haben oder Hormonveränderungen erleben, brauchen zusätzlich B-Vitamine. Die Leber benötigt diesen Nährstoff, um Hormone zu verarbeiten. Wird Östrogen nicht richtig verstoffwechselt, bleibt zu viel im Blut, vor allem im Verhältnis zum Progesteronspiegel, sodass das Östrogen dominant wird. Östrogendominanz stört das Gleichgewicht der Neurotransmitter Noradrenalin, Serotonin und Dopamin, und das macht anfällig für Angst, nervöse Spannung und PMS-Symptome. Die B-Vitamine fördern auch die Funktion der Nebennieren, die bei Stress oft angespannt sind.[96]

In den letzten zehn Jahren haben wir viel über die Vorteile der Folsäure gehört, die auch zu den B-Vitaminen gehört. Auch sie unterstützt die Leber bei der Verarbeitung von Hormonen. Außerdem fördert sie die Gesundheit des Herz-Kreislaufs-Systems, weil sie die Homocysteinspiegel senkt.[97] Viele Menschen haben eine genetische Veranlagung für hohe Homocystein-Spiegel und damit einen unabhängigen Risikofaktor für Herzerkrankungen. Eine ausreichende Gabe von Folsäure (800–1000 µg täglich) führt zu einer effektiven Verarbeitung des Homocysteins und eliminiert dieses Risiko.[98] Wichtiger noch ist aber, dass 800 Mikrogramm Folsäure am Tag Geburtsschäden wie Hasenscharte, Spina bifida und Neuralrohrdefekte verhindern helfen, wenn sie vor der Empfängnis genommen werden. Es ist wichtig, Folsäure zusammen mit den anderen B-Vitaminen zu nehmen, weil sie synergistisch wirken. Die Forschung hat entsprechend gezeigt, dass die Einnahme von

Multivitaminpräparaten vor der Empfängnis das Risiko einer Frühgeburt signifikant verringert und außerdem die Fruchtbarkeit erhöht.[99]

Aus der Literatur geht hervor, dass etwa 15 Prozent der Bevölkerung Folsäure nicht richtig methylieren können. Dies lässt sich durch einen Gentest feststellen. Bei mir wurde ein solcher Test durchgeführt, und ich gehöre zu denjenigen, die offenbar ein Problem damit haben. Mit normaler Folsäure hatte ich jedoch nie ein Problem. Andere brauchen methyliertes Folat. In Kreisen der funktionellen Medizin wird darauf großen Wert gelegt. Meiner Erfahrung nach ist es nicht annähernd so wichtig, wie es dargestellt wird. Aber für einige kann die Einnahme von methylierter Folsäure einen entscheidenden Unterschied ausmachen. Das bedeutet aber nicht, dass normale Folsäure ein Gesundheitsrisiko darstellt, wie manche glauben.

JOD UND DIE GESUNDHEIT DER SCHILDDRÜSE

Ein gesunder Stoffwechsel und eine optimal funktionierende Schilddrüse gehen Hand in Hand. Viele Frauen haben aufgrund von Jodmangel Schilddrüsenprobleme, ohne es zu wissen. Bei idealen Jodwerten (durch 3–12,5 mg Jod täglich, entweder als Pastillen, Tabletten oder durch den Verzehr von jodreichem Tang) normalisieren sich Stoffwechsel und Schilddrüsenfunktion von selbst. Nehmen Sie Jod, sollten Sie darauf achten, ebenfalls Selen zu nehmen (200 mcg pro Tag ist ein guter Anhaltspunkt). Aber einige Frauen brauchen auch zusätzliche Schilddrüsenhormone. In vielen Fällen reicht die Gabe von T4 (Thyroxin) nicht aus; auch T3 wird benötigt. Rezeptpflichtige Medikamente enthalten T4 und T3. Der TSH sollte bei der Untersuchung Ihrer Schilddrüsenfunktion 3,0 oder weniger betragen, auch wenn manche Fachleute (und auch ich) einen Grenzwert von 2,5 empfehlen. Höhere Werte sind Anzeichen für eine Vorstufe klinischer Überfunktion. Sollten Ihre freien T3- und T4-Werte im unteren Normalbereich liegen, brauchen Sie vielleicht auch ein Schilddrüsenpräparat. (Siehe 14. Kapitel und den Abschnitt über Jod im 10. Kapitel.)

Mineralstoffe

Eine Vielzahl von Mineralstoffen, vor allem aber Kalzium und Magnesium, werden in der Regel mit der Knochengesundheit verbunden, haben aber noch viele weitere Aufgaben. Magnesium kann zum Beispiel neuromuskuläre Schmerzen milden, Schwere und Häufigkeit von Migräne verringern und das Herz gesund halten. Kupfer und Selen unterstützen das Immunsystem; Chrom und Vanadium tragen zur Stabilisierung des Blutzuckers bei und Mangan fördert den Antioxidationsprozess. Natürlich braucht man Kalzium für starke Knochen, aber allein wirkt es nicht effektiv. Es muss zusammen mit all den anderen Mineralstoffen genommen werden, die die Knochen aufbauen. Dazu gehören Magnesium, Bor, Zink, Mangan und Kupfer. Auch wird ausreichend Vitamin D benötigt.

Die meisten Frauen brauchen während der Menstruation Eisen. Der Heißhunger auf Eis ist ein Signal für Eisenmangel. Ich kenne dieses Symptom aus eigener Erfahrung. In der Regel nimmt man 30 mg Eisen pro Tag, vor allem während der Schwangerschaft. Chrom beschleunigt nachweislich die Stoffwechselrate. In der amerikanischen Ernährung selten, ist es aber sehr wichtig für die normale Insulinfunktion.[100] Die tägliche Einnahme von 200 Mikrogramm Chrom fördert einen optimalen Blutzuckerspiegel.[101] In Problemfällen kann man die Dosis bis auf 1000 Mikrogramm täglich erhöhen. Achten Sie auf seine Darreichungsform als Chrompolynikotinat.

Milchprodukte und die Kalziumfrage

Meine Geschwister und ich haben als Kinder keine Milch getrunken, genauso wenig wie meine Kinder. Die meisten Fachleute reden uns gerne ein, wir hätten nicht genug Kalzium bekommen. Als meine Schwester einer befreundeten Kinderärztin erzählte, meine Kinder tränken keine Milch, sagte die sofort: »Aber dann sterben sie!« Diese spontane Reaktion war keine wissenschaftliche Einschätzung, sondern so typisch wie emotional. Ich habe meine Kinder gestillt, bis sie fast zwei Jahre alt waren. Muttermilch ist ein lebendiges, dynamisches Nahrungsmittel und enthält die für das Wachstum und die Entwicklung von Säuglingen optimale Zusammensetzung von Nährstoffen. Auch Kuhmilch, deren Zusammensetzung sich von der der Muttermilch deutlich unterscheidet, ist optimal für Wachstum und Entwicklung – von Kälbern. Kinder sind heutzutage im Allgemeinen größer als früher, denn Kuhmilch beschleunigt das Längenwachstum bei Kindern genauso wie bei Kälbern. Kuhmilch ist wohl auch einer der Gründe dafür, warum amerikanische Kinder aus relativ klein gewachsenen Einwandererfamilien so viel größer werden als ihre Eltern. In den USA ist Größe eben immer noch gleichbedeutend mit Qualität.[102]

Zu viele Milchprodukte führen bei vielen Kindern und Erwachsenen aber zu Problemen. Der verstorbene Frank Oski, Facharzt für Kinderkrankheiten und ehemaliger Leiter der John Hopkins Medical School, hat ein großartiges Büchlein veröffentlicht (*Don't drink your milk*), das den Zusammenhang zwischen Milchprodukten und Allergien, Ekzemen, Bettnässen und Ohrentzündungen bei Kindern belegt.[103] Zahllose Kinder werden wegen wiederholter Ohrentzündungen, die von selbst abheilen würden, wenn man ihnen keine Milch mehr gäbe, unnötigerweise mit Antibiotika behandelt. Frank Oskis ehrliche Auseinandersetzung mit dem Thema Milch und deren schädlichen

Wirkungen ist besonders in einer Gesellschaft zu begrüßen, die Müttern, die ihren Kindern keine Milchprodukte geben, kaum Verständnis entgegenbringt. Vernünftige Informationen sind deshalb sehr hilfreich.

Als Gynäkologin kenne ich die Probleme, die mit dem Konsum von Milchprodukten zusammenhängen: gutartige Brusttumore, chronischer Scheidenausfluss, Akne, Menstruationskrämpfe, Myome, chronische Darmverstimmungen und schmerzhafte Endometriose (versprengtes Gebärmutterschleimhautgewebe). Milchprodukte spielen vermutlich auch eine Rolle bei Brust- und Eierleiterkrebs.[104] Und ich werde den Verdacht nicht los, dass es zwischen der hormonellen Überstimulation der Milchdrüsen bei Kühen und der Überstimulation der menschlichen Milchdrüsen einen Zusammenhang gibt. Wenn Mütter stillen, nehmen ihre Kinder alles auf, was ihre Mütter zu sich nehmen. Trinken die Mütter viel Milch, entwickeln die Kinder dann oft Kuhmilchallergien.

Natürlich hat man auch mir beigebracht, dass Milch für die Kalziumversorgung notwendig ist. Merkwürdig ist nur, dass drei Viertel der Weltbevölkerung es schafft, ohne Milch gesund zu bleiben (auch wenn andere, meist fermentierte Milchprodukte wie Käse und Joghurt aus Schaf- und Ziegenmilch gegessen werden). Wenn man Milchprodukte vom Speiseplan streicht oder nur biodynamisch produzierte verzehrt, verbessern sich häufig Menstruationskrämpfe, Endometrioseschmerzen, Allergien, Nasennebenhöhlenentzündungen und selbst wiederholte Vaginitis.

Da ganze Generationen von geburtenstarken Jahrgängen nicht gestillt, sondern mit Kuhmilch genährt wurden, wird Kuhmilch heute auf einer tieferen Bewusstseinsebene mit »Mutter« und »Nähren« assoziiert. Manche Patienten bekamen schon bei dem bloßen Gedanken, auf Milchprodukte zu verzichten, Herzklopfen. Für sie ist es unvorstellbar, ohne Milch zu leben.

Anmerken will ich an dieser Stelle allerdings, dass biodynamisch produzierte Milch von Kühen, die nicht mit Wachstumshormonen oder Antibiotika behandelt werden, ganz andere Auswirkungen hat. Bei einigen meiner Patientinnen verschwanden gynäkologische Probleme, die auf den Milchkonsum zurückgingen, sobald sie auf natürlich erzeugte (Roh-)Milchprodukte umstiegen, die immer häufiger im Handel erhältlich sind. Eine Abonnentin unseres Newsletters und langjährige Mitleserin schaffte sich in Indiana sogar selbst eine Kuh an, um ihre Familie mit guter Milch versorgen zu können. Aber manche Menschen reagieren auch auf solche Milchprodukte allergisch.

Viele Menschen fragen sich, wie sie ihren Kalziumbedarf decken sollen, wenn sie auf Milchprodukte verzichten. Sie sollten wissen: Milch ist zwar ein guter Kalziumlieferant, aber es gibt auch gute Alternativen. Dunkelgrünes Blattgemüse wie Grünkohl, Brokkoli und Spinat zum Beispiel, aber auch Nüsse und Mandeln können genauso effektive Kalziumlieferanten sein.[105] Der Großteil der Weltbevölkerung bezieht sein Kalzium aus Gemüse. Das gilt auch für die Chinesen. In China sind Brustkrebs und Osteoporose in ländlichen Gebieten so gut wie unbekannt, obwohl die Chinesinnen nur halb so viel Kalzium zu sich nehmen wie die Amerikanerinnen. Die durchschnittliche Lebenserwartung liegt in China mit siebzig Jahren nur fünf Jahre unter der in westlichen Ländern.[106]

Afrikanische Bantu-Frauen trinken überhaupt keine Milch, sondern nehmen mit der Nahrung 150 bis 400 mg Kalzium täglich auf, etwa die Hälfte der durchschnittlichen Tagesration in Amerika. Auch bei den Bantu ist Osteoporose so gut wie unbekannt, jedenfalls bei den zehn Prozent der Bantu-Frauen, die älter als 60 Jahre werden. Zunächst vermutete man dafür genetische Gründe, aber diese Annahme hat sich als falsch erwiesen. Denn wenn Bantus in reichere Länder auswandern und die dortigen Ernährungsgewohnheiten übernehmen, erkranken auch sie an Osteoporose und haben Probleme mit den Zähnen.[107]

Die in den Vereinigten Staaten offiziell empfohlene tägliche Kalziummenge liegt für Frauen über 25 Jahre bei 1200 mg. Fünfzig Prozent der Amerikanerinnen nehmen weniger Kalzium zu sich und gelten daher als stark osteoporosegefährdet. Die Empfehlungen der Weltgesundheitsorganisation WHO liegen momentan bei 400 mg täglich – ein Drittel dessen, was die amerikanische Gesundheitsbehörde rät. Doch diese Menge ist für den größten Teil der Weltbevölkerung ausreichend. Chinesinnen, die ein sehr geringes Osteoporoserisiko haben, nehmen im Durchschnitt 544 mg Kalzium täglich mit der Nahrung auf.[108]

Die Hersteller von Kalziumpräparaten und Milchprodukten haben uns Kalzium so erfolgreich als »Patentrezept« gegen Osteoporose angepriesen, dass wir tatsächlich glauben, die hochkomplexe Physiologie der Knochen ließe sich auf eine einzige Formel reduzieren. Doch die Knochenbildung wird von einer Vielzahl von Faktoren beeinflusst (siehe 14. Kapitel, »Die Wechseljahre«), und unsere tägliche Ernährung und Bewegung bestimmen über die Gesundheit der Knochen in großem Maße mit.

Koffein, Alkohol und Tabak schaden nachweislich der Knochengesundheit und tragen zur Entstehung von Osteoporose bei. Bei einem rundum verbesserten Lebensstil können die Knochen auch mit relativ wenig Kalzium gesund bleiben, vorausgesetzt, wir bewegen uns ausreichend, schränken den Verzehr von hochraffinierten Lebensmitteln ein und gehen viel in die Sonne, um genügend Vitamin D aufzutanken.

UPDATE VITAMIN D

Neue Forschungen haben ergeben, dass Kalzium buchstäblich nutzlos ist ohne ausreichend Vitamin D, das eine entscheidende Rolle bei der Gesunderhaltung der Knochen spielt. Jetzt haben Studien gezeigt, dass die Vitamin-D-Werte bei Frauen mit Osteoporose in der Regel niedriger sind als bei Frauen mit gesunden Knochen. Die frühere Richtlinienempfehlung für dieses Vitamin (600 IE täglich) deckt nicht einmal die Hälfte dessen, was wir für unsere Knochen brauchen.

Der Nutzen von Vitamin D geht übrigens weit über gesunde Knochen hinaus. Das Vitamin D Council (eine Non-Profit-Organisation) berichtet auf seiner Webseite (www.vitamindcouncil.org), neue wissenschaftliche Forschungen hätten Vitamin-D-Mangel als wesentlichen Faktor ausgemacht, der in der Pathologie von mindestens 17 Krebsarten sowie bei Herzkrankheiten, Schlaganfällen, Bluthochdruck, Autoimmunkrankheiten, Diabetes, Depression, chronischen Schmerzen, Gelenkentzündungen, Osteoporose, Muskelschwäche, Muskelschwund, Geburtsfehlern, Parodontose und anderen eine Rolle spiele.

(Berichtet wurde auch von einem 33-prozentigen Rückgang des Typ-2-Diabetes nach Einnahme von 800 IE täglich plus Kalzium sowie einem 78-prozentigen Rückgang von Typ-1-Diabetes bei Kindern, die im ersten Lebensjahr täglich 2000 IE bekommen haben.)[109] Ein Zusammenhang mit dem Vitamin-D-Mangel wurde bei bakterieller Vaginose hergestellt, einer Infektion, die mit Frühgeburten in Verbindung steht.[110]

Außerdem haben Forscher einen Zusammenhang zwischen einem höheren Vitamin-D-Spiegel und einem geringeren Risiko für Übergewicht festgestellt, obwohl Vitamin-D-Ergänzungen nur bei sehr kalorienarmen Diäten zu einer Gewichtsabnahme führen.[111] Bei Frauen, die täglich mehr als 400 IE Vitamin D zu sich nehmen, wurde ein Rückgang der Multiplen Sklerose um 42 % festgestellt.[112] Es gibt sogar Untersuchungen, die zeigen, dass Vitamin D die Grippe abwehren kann.[113] Die Gesundheitsorganisation Grass Roots Health (grassrootshealth.net) hat kürzlich eine Studie veröffentlicht, aus der hervorgeht, dass Frauen, deren Vitamin-D-Spiegel im optimalen Bereich liegt (60 ng/ml oder höher), ein um 78 bis 82 Prozent geringeres Brustkrebsrisiko haben als Frauen, deren Werte in einem niedrigeren Bereich liegen.[114] Außerdem verringert ein optimaler Vitamin-D-Spiegel das Auftreten von Präeklampsie, postpartalen Depressionen und Frühgeburten erheblich.[115]

Um ausreichende Mengen an Vitamin D zu bekommen, empfehle ich mäßige, sichere Sonnenbäder. Dreißig Minuten Sonnenlicht auf einer größeren Körperfläche ergibt 10 000 IE Vitamin D, aber die meisten Menschen halten sich nicht lange genug im Freien auf oder bedecken zu viel Haut, wenn sie draußen sind. Für normale weiße Amerikaner reicht es, Hände, Gesicht und Arme dreimal in der Woche 15 bis 20 Minuten der Sonne auszusetzen, um von März bis Oktober genügend UVB-Strahlung für die Produktion von Vitamin D zu bekommen. Wer nördlich des 40. Breitengrads wohnt, bekommt im Winter genügend UVB-Strahlung für die Vitamin-D-Produktion, wenn er einmal wöchentlich 10 bis 15 Minuten auf der Sonnenbank liegt. Frauen, die näher am Äquator leben, haben es da leichter. Ich empfehle auch Vitamin-D-Präparate (sie werden besser aufgenommen, wenn man sie zu einer Mahlzeit einnimmt, die etwas Fett enthält) und eine Messung der Vitamin-D-Werte. Die optimalen Blutwerte liegen zwischen 40 und 100 ng/ml. Wenn Sie niedrige Werte haben, sollten Sie mit 5000 bis 10 000 IE täglich beginnen. Sobald Sie gesunde Werte erreicht haben, nehmen Sie zwischen 2000 und 5000 IE täglich, je nachdem, wie lange Sie in der Sonne sind.[116]

Die berühmte Women's Health Initiative Study über Kalzium- und Vitamin-D-Präparate zeigte, dass Frauen, die Kalzium und Vitamin D nahmen, in einem Zeitraum von sieben Jahren eine um 29 Prozent geringere Wahrscheinlichkeit für Hüftbrüche hatten als die Placebogruppe, während die Wahrscheinlichkeit für Wirbelbrüche nicht sank, möglicherweise, weil die Teilnehmerinnen 1000 mg Kalzium, aber nur 400 IE Vitamin D nahmen, eine Dosis, die nach Meinung der meisten Experten zu niedrig ist. Die andere Einschränkung bei dieser Studie war die Tatsache, dass die meisten Frauen die Präparate erst nahmen, als sie über sechzig waren und viele von ihnen wahrscheinlich schon beträchtlich an Knochenmasse verloren hatten.[117] Die erhöhte Wahrscheinlichkeit für Nierensteine bei denjenigen, die Kalzium nahmen, hätte sich wahrscheinlich deutlich verringern lassen, wenn sie das Kalzium mit genügend Magnesium ausgeglichen hätten. (Mehr über die Bedeutung von Vitamin D findet sich im 10. Kapitel.)

Die Gesundheit der Knochen wird nicht nur von Kalzium, sondern auch von vielen anderen Faktoren beeinflusst.[118] Im Fernsehen werden Antazida wegen ihres Kalziumgehalts empfohlen, aber solche Präparate neutralisieren die Magensäure – und gerade die ist für die Kalziumresorption erforderlich. Antazida können die Versorgung mit Kalzium also sogar noch verschlechtern.[119] Berücksichtigt man außerdem, dass 40 Prozent der Amerikanerinnen nach den Wechseljahren sowieso schon zu wenig Magensäure haben, kann die Einnahme von Antazida schlichtweg nur als unvernünftig bezeichnet werden. Es ist nachgewiesen, dass Menschen mit zu wenig Magensäure nur vier Prozent des oral eingenommenen Kalziums als Kalziumkarbonat aufnehmen können. Bei Menschen mit ausreichender Magensäureausschüttung steigen die Werte auf 22 Prozent. Bei zu wenig Magensäure ist daher eine lösliche, ionisierte Form von Kalzium viel eher anzuraten, etwa als Zitrat, Succinat, Malat, Aspartat oder Fumat.[120] Daneben kann der stark alkalische Charakter des Karbonats in Verbindung mit dem aufgenommenen Kalzium die Entstehung von Nierensteinen begünstigen, vor allem bei Frauen, die regelmäßig Milchprodukte zu sich nehmen. (Kalziumzitrat lässt sich bei Bedarf übrigens sehr gut als Antazidum verwenden, auch wenn es nicht als solches vermarktet wird.)

Colahaltige Getränke und Kräuterlimonaden tragen ebenfalls zu Osteoporose bei, weil sie Phosphor und Farbstoffe enthalten, die den Kalziumstoffwechsel stören.[121] Auch Depressionen erhöhen signifikant das Risiko von Osteoporose. Denn die hohen Mengen an Epinephrin und Cortisol, die bei depressiven Menschen von den Nebennieren ausgeschüttet werden, verstärken die Ausscheidung von Kalzium durch den Urin und erhöhen somit den Verlust von Knochengewebe.[122]

Am geeignetsten für die Erhöhung der Knochenstabilität ist daher ein ganzheitlicher Ansatz. Diese Maßnahmen berücksichtigen sämtliche Faktoren, die bei der Entstehung von Osteoporose eine Rolle spielen, namentlich Ernährung, Umwelt und Veranlagung, und können gezielt Problembereiche angehen (siehe 14. Kapitel, »Die Wechseljahre«).

Beachten Sie auch folgende Hinweise:

- Der Nährwertgehalt eines Lebensmittels hängt vom Anbaugebiet, vom Zeitpunkt der Ernte, von der Qualität des Bodens usw. ab.
- Der Mineralstoffgehalt von Nahrungsmitteln schwankt je nach Mineralstoffgehalt des Bodens beträchtlich.
- Biologisch angebautes Gemüse hat einen höheren Nährstoffgehalt.
- Kalzium ist nur einer von vielen Mineralstoffen, die für eine optimale Ernährung nötig sind.
- Kalziumlieferanten (neben Milchprodukten) enthalten besonders viele wichtige Mineralstoffe. Gelegentlich hört man, dass Pflanzenoxalate, die in Spinat und anderem grünen Gemüse vorkommen, die Kalziumaufnahme stören. Neuere Forschungsergebnisse haben nun gezeigt, dass diese Frage in der Vergangenheit überbewertet wurde und keine große Rolle spielt. Essen Sie also ruhig weiter Spinat.

Erstaunliches Magnesium

Magnesium verdient einen eigenen Abschnitt, weil es so oft übersehen wird und doch so wichtig für die weibliche Gesundheit ist. Dieser Mineralstoff ist in unserer Ernährung viel seltener als Kalzium. Das liegt am industriell verarbeiteten Getreide und einem Mangel an dunkelgrünem Blattgemüse, an der Bodenerosion und dem übertriebenen Einsatz von chemischem Dünger anstelle von biodynamischem Anbau. Die erstaunlichen Eigenschaften des Magnesiums lernte ich erstmals während meiner Geburtshilfeausbildung kennen. Damals erlebte ich aus erster Hand, wie wirksam Magnesiumsulfat bei schwangeren Frauen mit Toxinämie Krämpfe verhindert und den Blutdruck normalisiert. Jahre später habe ich meinen Patientinnen häufig Magnesium (zusammen mit einer Reihe anderer Vitamine) als Infusion im sogenannten Myers' Cocktail gegeben. Diese Mischung konnte oft Muskelschmerzen lindern und beschleunigte die Heilung nach chirurgischen Eingriffen, bei Verstauchungen usw. Sie schien auch die Abwehrkräfte zu stärken, und ich habe oft eine Kollegin gebeten, mir eine Infusion damit zu legen, wenn ich das Gefühl hatte, krank zu werden. Es hat jedes Mal wunderbar geholfen.

Erstaunlich viele Studien haben die Wirksamkeit von Magnesiuminfusionen für die Vermeidung von Herzschäden bis hin zum Tod nach Herzinfarkten belegt. Das liegt daran, dass 40 bis 60 Prozent der plötzlichen Todesfälle nach Herzinfarkten auf Arterienkrämpfe und nicht auf Herzrhythmusstörungen oder Blutgerinnsel zurückzuführen sind.[123] Magnesium trägt auch zur Entspannung der Herzkranzgefäße (und anderer Muskeln) bei. Neuere Forschung verweist auch auf einen Zusammenhang zwischen Magnesiumeinnahme und einem günstigeren Insulinspiegel (was sich wiederum positiv auf die Herzgesundheit auswirkt).[124] Dr. Carolyn Dean, Autorin von *Magnesium. Das Wundermineral als Schlüssel für Ihre Gesundheit* (Kopp Verlag 2016), hat darauf hingewiesen, dass Magnesium ihrer Erfahrung nach PMS, chronische Müdigkeit, Fibromyalgie, Depression und Angstgefühle lindern kann – von der Steigerung sexueller Lust ganz abgesehen. Darüber hinaus ist Magnesium laut Dean an mehreren Hundert Enzymsystemen beteiligt. Kein Wunder, dass es so wichtig ist!

Die meisten von uns brauchen natürlich keine Magnesiuminfusionen. Wir können all seine Vorteile genießen, solange wir dafür sorgen, dass wir es in ausreichender Menge mit der Nahrung oder durch Ergänzungspräparate aufnehmen. Im Folgenden liste ich auf, was wir wissen müssen, um diesen wichtigen (aber oft genug übersehenen) Mineralstoff optimal zu nutzen:

Warum wir ausreichend Magnesium brauchen

Magnesium ist für das Funktionieren von Hunderten verschiedenen Enzymen im Körper unerlässlich, vor allem für die, die Energie produzieren, transportieren, speichern und nutzbar machen. Magnesium wird gebraucht für:

- die Proteinsynthese. DNA und RNA der Zellen brauchen Magnesium für Wachstum und Entwicklung der Zellen.
- das Auslösen der elektrischen Signale, die die kilometerlangen Nervenbahnen im Körper (auch zum Gehirn, zum Herz) überwinden.
- einen normalen Blutdruck und Gefäßtonus, die Übermittlung der Signale der Nervenzellen und für den Blutfluss.
- das Funktionieren aller Nerven und Muskeln.
- die Freisetzung und Bindung angemessener Serotoninmengen im Gehirn.

Um es kurz zu sagen: ein Leben mit einem nicht optimalen Magnesiumspiegel ist wie der Versuch, eine Maschine anzuwerfen, wenn der Strom abgestellt ist.

Die Verbindung von Magnesium und Kalzium

Kalzium hat unglaublich viel Aufmerksamkeit erregt, aber nur wenige wissen, dass es ohne seinen Partner Magnesium dem Körper nicht das geben kann, was es sollte. Zu viel Kalzium kann die Aufnahme und Funktion des Magnesiums sogar behindern, sodass ein weiteres Ungleichgewicht entsteht. Magnesium ist für den Aufbau gesunder Knochen genauso wichtig wie Kalzium und Vitamin D.

Magnesium und Kalzium sind dazu prädestiniert, zusammenzuarbeiten. So kontrolliert Magnesium zum Beispiel den Zugang des Kalziums zu allen Zellen, ein physiologisches Ereignis, das sich jedes Mal abspielt, wenn eine Nervenzelle ein Signal gibt. Ohne ausreichend Magnesium (das auch ein natürlicher Kalziumkanalblocker ist) gerät zu viel Kalzium in die Zelle. Das kann zu Muskelkrämpfen, Verengung der Blutgefäße, Migräne, ja selbst zu Angstgefühlen führen.[125] Magnesium sorgt außerdem dafür, dass Kalzium im Blut gelöst wird und keine Nierensteine produziert. Die Einnahme von Kalzium ohne Magnesium bei Osteoporose kann deshalb die Bildung von Nierensteinen fördern.

Magnesiummangel auf dem Vormarsch

Eine Studie von 2018 hat festgestellt, dass bis zu 50 % der Amerikaner einen Magnesiummangel haben.[126] Dafür gibt es viele Gründe:

- **Verarbeitung. Sie entzieht den Lebensmitteln Magnesium.** Und die meisten Amerikaner essen nur verarbeitete Lebensmittel. Wenn Weizen zu Weißmehl verarbeitet wird, gehen 80 Prozent des Magnesiums verloren; bei der Verarbeitung von Melasse zu Zucker sind es 98 Prozent. Magnesium wird auch ausgewaschen, wenn Gemüse in Wasser gekocht oder vor dem Einfrieren blanchiert wird. Additive wie Aspartam und MSG leeren die Magnesiumspeicher genauso wie Alkohol.
- **Magenverstimmung und Antazida.** Zu wenig Magensäure verhindert die Aufnahme von Magnesium. Leider ist eine Kost, die viele verarbeitete Nahrungsmittel enthält, ein gutes Rezept für Magenverstimmung. Magensäurehemmer, die Nummer eins unter den rezeptfreien Medikamenten, verringern die Magensäure weiter.
- **Anbaupraktiken.** Magnesium und andere Mineralstoffe wurden größtenteils aus dem Boden gewaschen, auf dem wir heute unsere Produkte anbauen.
- **Medikamente.** Viele Medikamente – darunter normale Diuretika, die Pille, Insulin, Tetracyclin und andere Antibiotika sowie Kortison – führen dazu, dass der Körper Magnesium ausscheidet.

AUSGEWÄHLTE MAGNESIUMHALTIGE LEBENSMITTEL	
Lebensmittel	*mg pro 100 g*
Seetang	760
Weizenkleie	490
Weizenkeime	336
Melasse	258
Rotalgen	220
Mandeln	270
Erdnüsse	175
Kohlblätter	57
gekochte Bohnen	37
Tofu	111
Hirse	162

Ökologisch angebaute Vollkorngetreide und Gemüse haben einen hohen Magnesiumgehalt, genauso wie Meersalz und Algen von guter Qualität.

Magnesium als Nahrungsergänzung

Das Verhältnis von Kalzium zu Magnesium in der Nahrung lag in der Menschheitsgeschichte überwiegend bei 1:1 und gilt als optimal. Ausreichend ist ein Spektrum von 1:1 bis 2:1 (beispielsweise 800 mg Kalzium und 400 mg Magnesium). Leider enthält die heutige Ernährung durchschnittlich zehn Mal mehr Kalzium als Magnesium.

Neben einer nährstoffreichen Ernährung empfehle ich Magnesiumpräparate. Die ideale Magnesiummenge ist individuell sehr verschieden. Die empfohlene Tagesdosis liegt bei 350–400 mg. Bei einer Kalziumaufnahme von 800–1400 mg täglich, so meine Empfehlung, sollte man genügend Magnesium aufnehmen, um sie auszugleichen. Bei einer Tagesmenge von zum Beispiel 1000 mg Kalzium brauchen Sie mindestens 500–800 mg Magnesium. Fangen Sie aber langsam damit an; mit 200 mg Magnesium zweimal täglich, wenn Sie gesund sind.

AUSWIRKUNGEN DES MAGNESIUMMANGELS

Die folgende Liste von Gesundheitsproblemen bei Magnesiummangel ist nicht vollständig. Die Probleme können durch eine erhöhte Magnesiumaufnahme behoben werden.

- **Angst und Panikattacken:** Magnesium ist an der Kontrolle des Stresshormons Adrenalin und der Aufrechterhaltung normaler Hirnfunktionen beteiligt. In ihrem Buch *Magnesium. Das Wundermineral als Schlüssel für Ihre Gesundheit* (mit einem Vorwort der Magnesiumforscher Dr. Burton und Dr. Bella Altura, die über tausend Aufsätze über diesen Mineralstoff veröffentlicht haben), verweist Dr. Dean darauf, dass seit dem Zweiten Weltkrieg die Zahl der Depressionen alle zehn Jahre gestiegen ist. Möglicherweise lässt sich das auf Magnesiummangel zurückführen.

- **Asthma:** Magnesium entspannt die Bronchiolen der Lunge.
- **Verstopfung:** Magnesium sorgt dafür, dass die Muskeln im Darm normal funktionieren und reguliert so die Verdauung.
- **Diabetes:** Magnesium unterstützt das Insulin beim Transport der Glukose in die Zellen. Geschieht das nicht, staut sich die Glukose im Gewebe, was zu glykämischem Stress und Schädigungen führt.
- **Herzerkrankungen:** Magnesiummangel spielt eine große Rolle bei Herzerkrankungen. Magnesium kann effektiv zur Behandlung von Herzerkrankungen und Herzrhythmusstörungen eingesetzt werden.
- **Hoher Blutdruck:** Ohne ausreichende Magnesiumwerte ziehen sich die Blutgefäße zusammen und der Blutdruck steigt.
- **Unfruchtbarkeit:** Eileiterverkrampfungen, die die Einnistung des befruchteten Eis in der Gebärmutter verhindern, lassen sich durch Magnesium lindern.
- **Schlaflosigkeit:** Magnesium trägt zur Regulierung von Melatonin bei, dem Hormon, das für einen normalen Schlaf-Wach-Rhythmus zuständig ist.
- **Nervenprobleme:** Magnesium beseitigt Störungen in den peripheren Nerven, die zu Migräne, Krämpfen in Beinen und Füßen und im Magen-Darm-Trakt usw. führen.
- **Probleme bei der Geburt:** Magnesium kann Wehen zum Stillstand bringen und dadurch Frühgeburten, aber auch Eklampsie verhindern. Außerdem verringert es die Wahrscheinlichkeit von Gehirnlähmung und plötzlichem Kindstod beim Neugeborenen.
- **Osteoporose:** Ohne Magnesium kann Kalzium die Osteoporose verstärken.

Andere Störungen durch Magnesiummangel sind z. B. Blutgerinnsel, Darmerkrankungen, Blasenentzündungen, Depression, Entschlackung, Müdigkeit, Unterzuckerung, Nierenerkrankungen, Migräne, Muskel-Skelett-Erkrankungen, Raynaud-Syndrom, ja sogar schlechte Zähne.

Leiden Sie unter einem der oben genannten Probleme, beginnen Sie mit zweimal täglich 500 mg. Sie erkennen, wenn Sie Ihre Grenze erreichen, denn dann bekommen Sie Durchfall. Sie sollten Ihre Magnesiumdosen am besten über den Tag verteilen. Sie können es auf leeren Magen oder zu den Mahlzeiten nehmen. Sie können auch Epsomsalz als Badezusatz verwenden; Epsomsalz ist Magnesiumsulfat. (Eine gute Ausrede, um sich mit einem Buch in die Badewanne zu legen.) Es wird über die Haut aufgenommen und füllt die Magnesiumspeicher auf. Magnesium gibt es in vielen Formen. Magnesiumoxid oder -chlorid ist gut, aber Magnesiumchelat ist besser. Die Kapseln enthalten meist zwischen 250 und 500 mg Magnesium. Sie können auch ein Kalzium-/Magnesium-Präparat verwenden. Dr. Dean empfiehlt Angstrom-Magnesium (Magnesiumchlorid), das sofort vollständig durch die Zellwände aufgenommen wird, weil es unglaublich fein ist. Wegen dieser guten Aufnahmefähigkeit ist die Dosis etwa zehn Mal niedriger. (Noch ein Vorteil: Wenn Sie unter Reizdarm, Morbus Crohn oder Colitis leiden, können Sie Angstrom-Magnesium bedenkenlos nehmen, weil es Ihren Darm nicht beeinträchtigt.)

Tests auf die richtigen Mineralstoffwerte sind schwierig (wie Dr. Dean sagt, ist Magnesium sein eigener schlimmster Feind), weil die Serumkonzentration so niedrig ist, dass man kaum adäquat feststellen kann, was im Körper ist, wenn man nur das Blut untersucht. Nur ein Prozent des Magnesiums findet sich im Blut, und der Körper holt es sich aus Knochen und Gewebe, wenn es weniger wird. Das heißt, dass ein Bluttest auch dann ein normales Ergebnis haben kann, wenn der Rest des Körpers unter Mangel leidet.

SIE VERBRAUCHEN MÖGLICHERWEISE MEHR NÄHRSTOFFE, ALS SIE AUFNEHMEN

Wenn ich erfahre, dass jemand eine Zeit lang gute Ergebnisse mit einem Nahrungsergänzungsmittel erzielt hat, es dann aber plötzlich nicht mehr zu wirken scheint, liegt das in der Regel daran, dass der Stresslevel – und damit der Bedarf an B-Vitaminen und auch Magnesium – gestiegen ist. Das liegt daran, dass die erhöhte Produktion und der anschließende Abbau von Stresshormonen (Cortisol und Adrenalin) über die Leber tatsächlich eine Zunahme bestimmter Nährstoffe als Kofaktoren in den beteiligten Stoffwechselprozessen erfordert. Dies wird als »Nährstoffverbrennungsrate« bezeichnet. Die folgenden Stressarten erhöhen die »Verbrennungsrate« und damit auch den Bedarf an B-Vitaminen und Magnesium (sowie an einigen anderen Nährstoffen, die gut mit Magnesium zusammenwirken, etwa Vitamin D):

- **Körperlicher Stress:** intensive Anstrengung oder ein neuer Sport, körperliche Arbeit, Schlafmangel, Reisen (insbesondere über mehrere Zeitzonen hinweg, im Flugzeug oder im dichten Verkehr), schlechtes Wetter, Mangel an Sonnenlicht
- **Chemischer Stress:** Drogen, Alkohol, Marihuana, Koffein, Nikotin, Umweltschadstoffe wie Reinigungsmittel oder Pestizide
- **Psychischer Stress:** Perfektionismus, Sorgen, Ängste, lange Arbeitszeiten, Besuch bei schwierigen Familienmitgliedern, Zusammenarbeit mit schwierigen Kollegen
- **Emotionaler Stress:** Wut, Schuldgefühle, Einsamkeit, Traurigkeit, Angst, Hilflosigkeit

- **Ernährungsbedingter Stress:** Lebensmittelallergien, Vitamin- und Mineralstoffmangel, suboptimaler Vitamin-D-Spiegel (optimal ist ein Spiegel von 40-80ng/ml – siehe unten)
- **Traumatischer Stress:** Verletzungen oder Verbrennungen, Operationen, Krankheiten, Infektionen, extreme Temperaturen
- **Psychisch-geistiger Stress:** gestörte Beziehungen, finanzieller oder beruflicher Druck, Herausforderungen in Bezug auf Lebensziele, spirituelle Ausrichtung oder Glück

Wenn einer dieser Faktoren auf Sie zutrifft, tun Sie Ihr Möglichstes, um die jeweiligen Belastungen, die auf Sie einwirken, anzugehen und abzubauen. Dies allein wird Ihre Nährstoffverbrennungsrate« schon verringern. Achten Sie in der Zwischenzeit besonders auf Ihre Magnesiumzufuhr. Sie können sich weiterhin mit Magnesium versorgen, indem Sie Bittersalz (Magnesiumsulfat) in Ihr Badewasser geben, damit es über die Haut aufgenommen wird. Geben Sie dazu ca. 250 g in ein warmes Bad. Dreimal die Woche für 20 Minuten ein Bad nehmen. Auch magnesiumhaltige Lotionen für die Haut können wirksam sein. Es sind viele verschiedene Arten von Magnesiumpräparaten erhältlich. Die meisten Menschen brauchen 800-1000 mg/Tag. Eine Überdosierung ist nicht möglich, da der Überschuss mit dem Stuhl ausgeschieden wird.

Nahrungsergänzung systematisch

Ein Ergänzungsprogramm sollte gut ausgewogen sein. Manche Menschen glauben, Vitamine sollten bei bestimmten Krankheiten genommen werden. Sie lesen zum Beispiel, dass Vitamin E die Entwicklung von Zysten in der Brust mit ihren schmerzhaften Symptomen verhindert, und nehmen gleich eine Handvoll Vitamin E. Das ist falsch. Es entspricht der gängigen Praxis in der konventionellen Medizin, das die Symptome unterdrücken soll. Legen Sie also zuerst eine gute Grundlage und nehmen Sie je nach Ihrem persönlichen Bedarf andere Präparate dazu. Gehen Sie sorgfältig und systematisch vor. Es ist wie beim Backen: Ein bisschen Zucker mehr im Kuchen wird ihn nicht wesentlich verändern, aber wenn Sie eine ganze Menge dazugeben, kommt alles andere durcheinander. Eine optimale Nahrungsergänzung erfordert mindestens vier oder fünf Tabletten oder Kapseln am Tag. Mit der »1 x täglich«-Mentalität kommen Sie also nicht weiter. Eine optimale Ergänzung durch eine einzige Pille ist unmöglich.

Haben Sie einen realistischen Ansatz gefunden, bleiben Sie mindestens drei Monate dabei, bevor Sie zu einem anderen Präparat wechseln oder weitere hinzunehmen. Manchmal ist das Ergebnis dramatisch, aber meist ist es in den ersten paar Wochen nicht besonders auffällig. Nach sechs Wochen oder drei (manchmal auch erst nach sechs) Monaten werden Sie dann merken, dass Sie seltener erkältet sind, sich nach anstrengenden Tätigkeiten schneller erholen und sich insgesamt einfach besser fühlen, wenn kleinere Beschwerden nachlassen oder verschwinden. Möglicherweise sind Sie auch vitaler und können besser »im Flow« sein. Wenn es einem gut geht, ist es oft schwer, sich daran zu erinnern, wie weit man gekommen ist. Ein Tipp, wie Sie den Fortschritt messen können: Schreiben Sie Ihre Beschwerden auf, wenn Sie mit dem Programm beginnen, und sehen Sie sich die Liste alle drei Wochen wieder an. So können Sie Ihre Fortschritte verfolgen.

Tipps für die Auswahl der Nahrungsergänzung

- Suchen Sie sich qualitativ hochwertige Ergänzungspräparate von einem zertifizierten Hersteller, dessen Produkte pharmazeutische Qualität haben.
- Gute Präparate kosten Geld. Wie bei Bioprodukten entspricht auch hier der Preis den echten Kosten hochqualitativer Nährstoffe.
- Folsäure ist teuer. Wenn Ihr Multivitaminpräparat 800 (statt 400) Mikrogramm Folsäure enthält, ist das oft ein Anzeichen dafür, dass der Hersteller auch an anderen Bestandteilen seines Produkts nicht spart.
- Ein Präparat mit einer Kombination von Antioxidantien wie Rutin, Bioflavonoid, Traubenkern- und Olivenextrakt ist oft effektiver als ein Produkt, das nur ein oder zwei Antioxidantien enthält.
- Achten Sie darauf, dass Ihr Programm sowohl natürliches Vitamin E (D-Alpha-Tocopherol statt Di-Alpha-Tocopherol) und Tocotrienole enthält. Sie gehören alle zur Vitamin-E-Familie – und Sie haben am meisten davon, wenn diese komplett ist.
- Nehmen Sie immer einen Vitamin-B-Komplex statt nur ein oder zwei B-Vitamine.
- Entscheiden Sie sich, wenn möglich, für Mineralstoffchelate. Sie werden bei der Herstellung mit Aminosäure umhüllt, sodass sie besser aufgenommen werden können.
- Wenn Sie ein gut ausgewogenes Präparat nehmen, brauchen Sie keine Angst vor Überdosierung zu haben.

Denken Sie daran, dass Nahrungsergänzungsmittel kein Ersatz für eine vollwertige Bio-Ernährung sind. Die Qualität dessen, was Sie essen, ist immer noch der Grundstein guter Gesundheit. Aber die Forschung zeigt immer deutlicher, dass lebenslange tägliche Nahrungsergänzung einen erstaunlichen Einfluss auf Ihre Gesundheit haben kann. Und denken Sie auch an das alte Sprichwort: Vorbeugen ist besser als heilen.

Dosierungsempfehlung

Die folgende Liste führt die empfohlenen täglichen Nahrungsergänzungsmittel für Erwachsene auf. Der Nährstoffbedarf von Männern und Frauen (mit Ausnahme des Eisens) unterscheidet sich nicht grundlegend, solange die Frau nicht schwanger ist oder stillt. Die Empfehlungen gelten also auch für die Männer in Ihren Leben. (Das Programm erfordert etwa sechs Tabletten täglich.)

Tabelle 10: Empfehlungen für den täglichen Vitamin- und Mineralstoffbedarf

Vitamine	
Vitamin C	1000–5000 mg
Vitamin D3	2000–5000 IE
Betacarotin	25 000 IE
Vitamin E (als D-Alpha-Tocopherol)	200–800 IE
Alpha-Liponsäure	10–100 mg
Coenzym Q10	10–100 mg

Omega-3-Fettsäuren	
DHA	200–2500 mg
EPA	500–2500 mg

Vitamin-B-Komplex	
Thiamin (B1)	8–100 mg
Riboflavin (B2)	9–50 mg
Niacin (B3)	20–100 mg
Pantothensäure (B5)	15–400 mg
Pyridoxin (B6)	10–100 mg
Cobalamin (B12)	20–250 µg
Folsäure	1000 µg
Biotin	40–500 µg
Inositol	10–500 mg
Cholin	425 mg

Mineralstoffe*

Kalzium	500–1200 mg
Magnesium	400–1000 mg
Kalium	200–500 mg
Zink	6–50 mg
Mangan	1–15 mg
Bor	2–9 mg
Kupfer	1–2 mg
Eisen	15–30 mg
Chrom	100–400 µg
Jod	3–12,5 mg**
Selen	50–200 µg
Molybdän	45 µg
Vanadium	50–100 µg
Spurenelemente aus dem Meer	

* zur optimalen Aufnahme als Aminosäure-Chelat gebunden

** Siehe den Abschnitt über Jod im 10. Kapitel

Häufig gestellte Fragen

Hilft eine geeignete Diät bei Reizdarm und anderen Verdauungsproblemen?

Viele Frauen werden wegen Akne, Entzündungen der Harnwege oder der oberen Atemwege mit Antibiotika behandelt. Dabei sollten Sie wissen, dass eine andauernde Einnahme von Antibiotika die natürliche Darmflora abtötet, die für einen gut funktionierenden Darm notwendig ist. Diese natürlichen Darmbakterien spielen daneben bei der Aufnahme und Umwandlung von Nährstoffen eine wichtige Rolle. Auch Aspirin und andere nichtsteroidale entzündungshemmende Wirkstoffe (Ibuprofen) und Acetaminophen (Paracetamol) beeinträchtigen bei häufigem Gebrauch nachweislich die physiologische Funktion von Magen und Darm. (Bei 50 bis 75 Prozent der Patienten, die ständig nichtsteroidale entzündungshemmende Medikamente einnehmen, gibt es Anzeichen für Dünndarmentzündungen.)[127] Mehr als 56 000 Notfälle jährlich gehen auf Paracetamol-Überdosen zurück; hundert Menschen im Jahr sterben daran. Der Wirkstoff ist auch die Hauptursache für Leberversagen.[128]

Die Vorliebe der Amerikaner für Antibiotika und Aspirin, der hohe Konsum von hochraffinierten Lebensmitteln und ständiger Stress führen bei vielen Frauen zu Verdauungsproblemen wie chronischer Verstopfung, Blähungen, häufiger Durchfall und Beschwerden im Unterbauch. Diese Symptome können durch ein Ungleichgewicht der natürlichen Darmflora, durch Darmparasiten verschiedener Art, übermäßige Ausbreitung von Hefepilzen im Darm oder eine erhöhte Durchlässigkeit der Darmschleimhaut verursacht werden. All diese Beschwerden werden unter der Bezeichnung Darmfunktionsstörungen zusammengefasst und gehen oft mit chronischer Vaginitis, Migräne, Arthritis, Autoimmunkrankheiten und Lebensmittelallergien einher.

Diagnostiziert werden solche Störungen entweder klinisch, das heißt anhand von Symptomen wie chronischen Blähungen und Durchfall, oder durch die Laboruntersuchung von Stuhlproben. Dabei werden oft auch Darmparasiten entdeckt. Wie bei fast allen anderen Krankheiten auch wird eine chronische zelluläre Entzündung teilweise durch eine Ernährung mit zu vielen hochraffinierten Nahrungsmitteln und zu wenig Nährstoffen, Ballaststoffen und Omega-3-Fetten verursacht.

Der erste – und oft der einzig notwendige – Schritt besteht also in der Befolgung der in diesem Kapitel beschriebenen Ernährungsrichtlinien. Nahrungsergänzungsmittel wie Präbiotika (im Gegensatz zu Antibiotika), zum Beispiel Lactobacillus-acidophilus- und Bifidusbakterien, Verdauungsenzyme und Borsäure helfen bei der Wiederbesiedlung des Darms und reduzieren schädliche Hefepilze.

Manchen Frauen wird daneben auch eine Antipilzdiät verordnet. Meiner Erfahrung nach ist eine solche einschränkende Kost allerdings nicht notwendig, wenn Stoffwechsel, Gefühle und Ernährung wieder in Ordnung sind. Die Hefepilze und andere Parasiten verschwinden von selbst wieder. Das Reizdarmsyndrom (IBS), ein weiteres verbreitetes Problem, reagiert oft gut auf Präbiotika, Ernährungsumstellung und (magensaftresistente) Pfefferminze. Letztere gibt es in Bioläden.[129]

Die neuesten Forschungsergebnisse zum Reizdarmsyndrom werfen ein neues Licht auf diese Erkrankung. Forscher der University of California, Los Angeles, entdeckten nämlich den Zusammenhang zwischen unserem Darmmikrobiom und den Gehirnregionen, die am Reizdarmsyndrom beteiligt sind.[130] Sie glauben, dass die Analyse der Darmbakterien zu einer Routineuntersuchung für Menschen mit Reizdarmsyndrom werden könnte. Dadurch könnte sich die Behandlung schon bald aus genau angepassten Ernährungsempfehlungen, Probiotika sowie Achtsamkeitsmeditation o.Ä. zusammensetzen. Sie alle wirken nachweislich auf die beteiligten Hirnregionen. Die Forscher fanden auch heraus, dass Menschen, die in ihrer Kindheit ein Trauma erlitten haben, strukturelle und funktionelle Veränderungen im Gehirn aufweisen, die das Darmmikrobiom verändern.

Was ist mit Lebensmittelallergien?

Darmdysbiose wird sehr häufig von Lebensmittelallergien begleitet.[131] Viele Frauen reagieren empfindlich auf bestimmte Nahrungsmittel, was wiederum eine Vielfalt von Symptomen nach sich ziehen kann, angefangen von Darmbeschwerden bis zu Gewichtszunahme. Mehr als 90 Prozent aller Lebensmittelallergien werden durch Milchprodukte, Gluten (in Weizen und anderem Getreide), Mais und Eier ausgelöst. Verzichtet man auf eins oder alle, verschwinden negative Reaktionen auf andere Lebensmittel oft von selbst. Ich habe ebenfalls festgestellt, dass eine Katzenhaarallergie verschwindet, wenn die Betroffenen keine Lebensmittel mehr essen, gegen die sie allergisch sind, vor allem Milchprodukte. Anscheinend wird die Katzenallergie zum Teil durch die vom ursprünglichen Allergen ausgehende Entzündung ausgelöst.

Lebensmittelallergien lassen sich auf verschiedene Weise diagnostizieren. Das beste Verfahren ist ein bestimmter Bluttest, der allerdings nur von erfahrenen Ärzten und speziellen Labors durchgeführt werden sollte.[132] Je nach Befund wird dann eine entsprechende Diät ausgearbeitet. Man kann aber auch einfach eine Woche lang auf alle glutenhaltigen Lebensmittel, Eier und Milchprodukte verzichten und dafür mageres Protein, Obst und Gemüse essen. Sie werden erstaunt sein, wie viel besser Sie sich fühlen. Probieren Sie dann nach einer Woche eine der Lebensmittelgruppen und schauen Sie, was passiert. Viele Menschen sind verblüfft, wie schnell die Kopfschmerzen, die laufende Nase und andere »Allergien« sofort wieder da sind, wenn Sie zum Beispiel wieder Milchprodukte oder Gluten zu sich nehmen.

Frauen mit multipler Lebensmittelallergie, die gegen Ernährungsveränderungen resistent ist, haben in der Vergangenheit meist irgendeine Form von schwerem Missbrauch erfahren, leben in gestörten Beziehungen oder arbeiten in sehr belastenden Berufen. In diesen Fällen reicht eine einfache Ernährungsumstellung nicht aus. Denn Lebensstil, Stress und die für die Gesundheit von Darm und Vagina zuständigen Bereiche des Immunsystems wirken sehr eng zusammen.[133] Es kann eine große Hilfe sein, den Körper durch Ernährung zu unterstützen, wenn Sie Ihr seelisches und emotionales Gleichgewicht wieder ins Lot bringen. Wie wissenschaftliche Tests bestätigen, normalisiert sich dadurch auch die Reaktion des Immunsystems. Ich bezeichne das als »Den Boden wieder fruchtbar machen«.

Die Nambudripad Allergy Elimination Technique oder NAET ist eine sehr effektive Methode, um Allergien, auch Lebensmittelallergien, zu heilen. Die Methode wurde von Dr. Devi Nambudripad entwickelt. Die ausgebildete Akupunkteurin und Chiropraktikerin hat durch persönliche und klinische Erfahrung festgestellt, dass Allergien oft mit bestimmten körperlichen, emotionalen und Ernährungsmustern verbunden sind, die erst durch Umprogrammierung eliminiert werden können. Sie identifiziert mithilfe von Kinesiologie (Muskeltests) die Allergene und das damit verbundene emotionale Muster und stimuliert dann spezifische Akupunktur- oder Akupressur-Punkte, um das Muster aus dem Körper zu entfernen. Bis das geschafft ist, empfiehlt sie auch einen zeitweisen Verzicht auf das Allergen. Ich habe viele Patienten an NAET-Therapeuten überwiesen, und kann diesen revolutionären Ansatz wärmstens empfehlen (weitere Informationen auf www.naet.com).

Muss ich mir den Kaffee abgewöhnen?

Koffein ist auf der ganzen Welt beliebt, ja möglicherweise die beliebteste Droge überhaupt. In den USA werden im Durchschnitt pro Kopf und Jahr 121 Liter koffeinhaltige Limonaden und 106 Liter Kaffee getrunken. Dazu gibt es mehr als tausend nicht rezeptpflichtige Medikamente, die Koffein enthalten. Selbst in der Schwangerschaft konsumieren 95 Prozent aller Frauen Koffein.[134] Ich selbst trinke vor allem entkoffeinierten Kaffee, weil ich mit den Jahren immer empfindlicher auf Koffein reagiert habe.

Koffein regt das Zentralnervensystem an und wirkt auf das Herz, die Skelettmuskulatur, die Nieren und die Nebennieren. Der durch das Koffein ausgelöste Adrenalinschub stimuliert zunächst das Denkvermögen, kann bei nachlassender Wirkung aber auch Verwirrungszustände hervorrufen. Koffein lässt auch den Blutzuckerspiegel ansteigen und dann ziemlich plötzlich wieder absinken. Isst man zum Kaffee ein süßes Gebäck oder andere »weiße« Lebensmittel wie Bagels, fällt der Blutzucker noch stärker ab – und führt später am Tag zu unkontrollierbarem Heißhunger. Es gibt Frauen, die so sensibel auf Koffein reagieren, dass bereits ein Stück Schokolade (Schokolade enthält geringe Mengen Koffein und das verwandte Theobromin) bei der nächsten Periode zu prämenstrueller Brustempfindlichkeit führen kann. Koffein spielt auch bei der Zellentzündung eine Rolle.

Allerdings haben Studien seit 2000 gezeigt, dass Kaffee wie Wein in Maßen nicht schädlich ist. Eine der jüngsten Studien dieser Art, die in Deutschland durchgeführt und 2018 veröffentlicht wurde, hat gezeigt, dass vier Tassen Kaffee pro Tag ausreichen, um die Produktion eines Proteins anzuregen, das zum Schutz und zur Reparatur des Herzens beiträgt.[135] Auch hier wieder müssen Sie die Weisheit Ihres Körpers zurate ziehen. Schlafstörungen und häufiger Harndrang verschwinden oft, wenn man auf Koffein verzichtet. Einige Untersuchungen konnten aufzeigen, dass sich die Wirkung von Koffein bei Frauen je nach Östrogenspiegel unterscheidet.[136] Bei manchen Frauen reizt selbst entkoffeinierter Kaffee Brust und Blase. Wer empfindlich ist kann selbst durch den Morgenkaffee abends schlaflos sein und Blasensymptome bekommen.

Mit dem folgenden Test können Sie feststellen, ob Sie koffeinabhängig sind: Verzichten Sie drei Tage lang auf jede Art von Koffein. Wenn Sie Kopfschmerzen bekommen, sind Sie abhängig. Wenn nicht, hat Koffein wahrscheinlich keine große Wirkung auf Sie. Ein Koffeinentzug dauert nur zwei bis drei Tage. Die Kopfschmerzen und Müdigkeitserscheinungen, die den Entzug begleiten, können jedoch ziemlich lästig sein.

Daher empfehle ich, die Koffeinentwöhnung auf das Wochenende zu verlegen oder wann immer Sie Zeit haben, sich auszuruhen und sich etwas Gutes zu tun. Trinken Sie während eines Koffeinentzugs viel Wasser sowie täglich drei bis vier Tassen Kamillentee. Denn Kamillentee stärkt die Nerven und hilft Ihnen, wach zu bleiben. Viele meiner haben Patientinnen bemerkt, dass sie mit den Jahren immer weniger Koffein vertragen. Wenn sie nach längerer Pause dann wieder Koffein zu sich nehmen, hat es oft eine sehr starke Wirkung.

Der Verzicht auf Koffein kann durchaus ein Schritt in die richtige Richtung sein. Wenn Sie eine Schwangerschaft planen, sollten Sie diesen Schritt auf jeden Fall tun.

Kann ich Diät-Limonade mit Aspartam trinken?

Aspartam ist eine Verbindung von zwei natürlich vorkommenden Aminosäuren (Asparaginsäure und Glutaminsäure), die zusammen giftig sein können. Diese Aminosäuren stimulieren die Nervenzellen, und auch wenn eine gewisse Stimulation nötig ist, setzen sie bei Überstimulation freie Radikale frei, die die Hirnzellen abtöten. Der Konsum von Aspartam wurde mit Kopfschmerzen, verschwommenem Blick, undeutlicher Sprache und Gedächtnisverlust in Verbindung gebracht. Manche Menschen sind besonders sensibel für die giftigen Wirkungen von Aspartam.

Dazu gehören Menschen mit folgenden Beschwerden (oder einer entsprechenden Familiengeschichte): neuropsychiatrische Erkrankungen wie Depression, Angstanfälle, Zwangsstörungen, bipolare Störungen oder Schizophrenie; frühere Kopfverletzungen, verschwommene Sicht, Gedächtnisverlust, chronisches Müdigkeitssyndrom oder Fibromyalgie, Tinnitus, Krämpfe, stechende Schmerzen oder Taubheitsgefühle, Aufmerksamkeitsdefizit- oder Hyperaktivitätsstörungen, Rückenmarksverletzungen, Multiple Sklerose, amyotrophe Lateralsklerose, Migräne, Bandscheibenprobleme, Parkinson oder Alzheimer. Es gibt viele negative Berichte über Sucralose, Aspartam und Saccharin. Heute brauchen wir das alles nicht mehr. Der beste kalorienfreie Süßstoff, den es derzeit gibt, ist Stevia, ein natürliches Süßungsmittel aus der Steviapflanze. Die Forschung zeigt, dass Stevia »pharmakologische und therapeutische Eigenschaften hat, darunter antioxidative, antimikrobielle, blutdrucksenkende, antidiabetische und krebshemmende«.[137] Ich gehe davon aus, dass Stevia bald alle anderen kalorienfreien Süßstoffe ersetzt. Ich hoffe es jedenfalls.

Darf ich Alkohol trinken?

Übermäßiger Alkoholkonsum erhöht das Risiko für Brustkrebs, unregelmäßige Menstruation, Osteoporose und Missbildungen bei Neugeborenen. Ich fordere Frauen, die regelmäßig Alkohol trinken, dazu auf, sich ehrlich zu fragen, warum und wie sie Alkohol einsetzen. Wenn sie jeden Abend das Bedürfnis verspüren, zwei Gläser zur »Entspannung« zu trinken (ob zu Hause oder im Lokal), stelle ich dieses Verhalten ernsthaft in Frage. Meditation, Musikhören oder ein heißes Bad sind gute Alternativen.

Sie sollten wissen, dass zwei Gläser Alkohol am Abend den REM-Schlaf verhindern, also die Schlafphase, in der man träumt. Träume sind ein Bestandteil unserer Intuition, und man sollte sie nicht durch Alkohol unterdrücken. Zwei Gläser am Abend könnten auch das Brustkrebsrisiko erhöhen. In einer Studie stellten die Forscher zum Beispiel fest, dass das Brustkrebsrisiko bei Frauen, die täglich ein oder mehr Gläser tranken, 60 Prozent höher war als bei abstinenten.[138]

Wie viel Alkohol eine Frau konsumiert, sagt noch wenig darüber aus, ob sie ein Alkoholproblem hat. Es ist die Beziehung zum Alkohol, die jemanden zum Alkoholiker macht. Eine meiner Patientinnen erkannte, dass sie sich viel wohler fühlte, wenn sie eine Flasche Sherry neben dem Bett stehen hatte. Sie trank zwar selten davon, war aber innerlich unruhig, wenn die Flasche fehlte. Daher ging sie zu einigen Treffen der Anonymen Alkoholiker und stellte fest, dass sie tatsächlich alkoholismusgefährdet war. (Alkoholmissbrauch ist sehr verbreitet und beginnt früh. Die neuesten Daten von der Studie Monitoring the Future, die an der University of Michigan durchgeführt wurde, zeigte, dass 32 Prozent der Zwölftklässler sich einmal im Monat betrinken, 14 Prozent hatten mehr als 5 Drinks auf einmal in den letzten zwei Wochen gehabt.[139] Im College wird es dann noch schlimmer.)

Für viele Frauen ist das »Cocktailstündchen« ein heiliges Ritual. Wichtige Hinweise auf das Verhältnis zum Alkohol erhalte ich, wenn ich die Reaktionen meiner Patientinnen auf meinen Vorschlag beobachte, stattdessen Mineralwasser oder Apfelsaftschorle zu trinken. Eine Frau erwiderte mir: »Aber mein Mann und ich freuen uns immer so darauf. Es macht uns so viel Spaß, dass wir darüber oft das Abendessen vergessen.« (Ein Kommentar hierzu ist wohl überflüssig!) Eine andere Patientin meinte: »Wenn ich Mineralwasser trinke, stehen die anderen dumm da.« (Soso!) Andererseits kann ein Drink oder ein Glas Wein zum Feierabend – sofern es bei ein zwei Gläsern bleibt – ein schönes Genussritual sein, wie es der Psychologe Mario Martinez in seinen Studien über gesunde Hundertjährige – sie alle kennen regelmäßige Genussrituale – so schön dargelegt hat. Bitte, seien Sie ehrlich zu sich! Hinterfragen Sie Ihre Beziehung zum Alkohol, und verändern Sie sie, wenn es nötig ist. Falls Sie glauben, Sie könnten ohne das Glas Wein oder den Cocktail am Abend nicht auskommen, sind Sie abhängig.

Beachten Sie auch, dass ausreichend B-Vitamine, wenig Zucker und mehr proteinreiche Kost die Lust auf Alkohol verringern können.

Denken Sie bitte auch daran, dass Alkoholkonsum zur Entwässerung des Gewebes beiträgt. Achten Sie also darauf, dass Sie nach Ihren alkoholischen Getränken ein paar Gläser Wasser mit einer Prise Salz trinken. Dies gleicht die dehydrierende Wirkung aus.

CAGE-TEST: FRAGEN ZUR DIAGNOSE DER ALKOHOLABHÄNGIGKEIT

Ärzte benutzen für die Diagnose von Alkoholismus meist den folgenden Test. Zwei oder drei positive Antworten deuten auf ein Vorhandensein von Problemen mit übermäßigem Alkoholgenuss hin, vier gelten als Indikator einer Alkoholsucht.[140]

Haben Sie je daran gedacht, Ihren Alkoholkonsum zu reduzieren?

Haben Sie sich schon über andere geärgert, die Sie wegen ihres Alkoholkonsums kritisiert haben?

Hatten Sie je Schuldgefühle wegen des Alkoholkonsums?

Haben Sie schon morgens getrunken, um ihre Nerven zu beruhigen oder einen Kater loszuwerden?

Ein paar Worte zum Rauchen

»Ich weiß, dass ich aufhören sollte zu rauchen.« – Ich halte Raucherinnen keine großen Vorträge, denn im Allgemeinen wollen sie das Rauchen sowieso lassen. Gelegentlich können ein paar Fakten die Entscheidung erleichtern. Und das nächste Mal, wenn Sie sich zum Beispiel Sorgen über die Schweinegrippe machen, können Sie ja mal über diese Statistik nachdenken:

- Durch Tabakgenuss sterben laut Angaben der amerikanischen CDC jedes Jahre mehr Menschen als durch HIV, illegale Drogen, Alkohol, Autounfälle, Selbstmord und Mord zusammen.[141]
- Die Zigarettenwerbung sieht junge Mädchen als Hauptzielgruppe, da man festgestellt hat, dass weibliche Jugendliche das niedrigste Selbstwertgefühl besitzen und bei Gruppendruck sehr leicht mit dem Rauchen beginnen. Der monatliche Zigarettenverbrauch von Mädchen der achten Klasse stieg zwischen 1991 und 1996 um mehr als 40 Prozent, was zum Teil an der gezielten Tabakwerbung und zum Teil an der größeren Anfälligkeit der Mädchen liegt – und natürlich an ihrem Wunsch, schlank zu sein! Zum Glück ist die Zahl seitdem ständig gesunken; 2018 lag die Zahl um 90 Prozent niedriger als auf dem Höhepunkt Mitte der 90er-Jahre.[142]
- Auch wenn die Zahl der Jugendlichen, die rauchen, in letzter Zeit abgenommen hat, ist sie immer noch unannehmbar hoch, zumal E-Zigaretten auf dem Vormarsch sind. Nach den letzten Daten der Studie Monitoring the Future gaben zwar lediglich 2 Prozent der Achtklässler an, im Vormonat mindestens einmal geraucht zu haben, aber knapp 10 Prozent der Zwölftklässler.[143] Im Jahr 2018 gaben fast 21 Prozent der Highschool-Schülerinnen und -Schüler (und fast 5 Prozent der Mittelschülerinnen und -schüler) an, im vergangenen Monat mindestens einmal E-Zigaretten geraucht zu haben.[144]
- Die Herzkrankheit ist immer noch die Haupttodesursache in Amerika, aber Krebs ist die führende Todesursache von Frauen im Alter zwischen 45 und 64 sowie 65 und 84 Jahren. An der Spitze der Krebsarten bei Frauen steht nach Angaben des Center for Disease Control der Lungenkrebs.
- Raucher haben ein viermal höheres Risiko, im Alter durch altersbedingte Makuladegeneration zu erblinden als Nichtraucher, wie eine im *British Medical Journal* veröffentlichte Studie 2004 festgestellt hat.
- Rauchen kostet die amerikanische Öffentlichkeit jedes Jahr über 300 Milliarden Dollar, und zwar 156 Milliarden durch den Produktivitätsverlust und 170 Milliarden durch unmittelbare Gesundheitskosten. Das sind im Durchschnitt mehr als 4000 Dollar pro erwachsenem Raucher.[145]

- Einer von fünf Todesfällen in den Vereinigten Staaten hängt mit Tabakkonsum zusammen. Das ist die führende vermeidbare Todesart im Land.[146]
- Rauchen erhöht das Risiko eines Schlaganfalls um 300 Prozent.
- Rund 16 Millionen Amerikaner haben mindestens eine schwere Krankheit, die durch Rauchen verursacht wurde. Auf jeden Menschen, der an einer Krankheit stirbt, die mit dem Rauchen verbunden ist, kommen also mindestens dreißig weitere, die an einer auf das Rauchen zurückzuführenden schweren Krankheit leiden.[147]
- Zigarettenfirmen wissen, dass Frauen, wenn sie einmal abhängig sind, von ihrer Sucht nicht so schnell wieder loskommen wie Männer.
- Zigaretten haben ein höheres Suchtpotenzial als Heroin, weil ein Lungenzug sofort zu einer starken Wirkung im Gehirn führt. Die Wirkung lässt sich mit stärksten suchterzeugenden Substanzen vergleichen. Manche Jugendliche sind schon nach einer einzigen Zigarette abhängig.
- Tabakrauch enthält mehr als viertausend Chemikalien, darunter 200 bekannte Gifte wie DDT, Arsen, Formaldehyd und Kohlenmonoxid.

Rauchen und Gesundheitsprobleme von Frauen

Der Zusammenhang zwischen Sucht und Verdrängung tritt nirgendwo deutlicher zutage als im Fall einer schwangeren Patientin, die trotz langjähriger Unfruchtbarkeit während ihrer ganzen Schwangerschaft weiter rauchte. Denken Sie über die folgenden Zahlen nach:

- Die Fehlgeburtenrate ist bei Raucherinnen doppelt so hoch wie bei Nichtraucherinnen. Die Föten sind meist genetisch gesund.
- Säuglinge von Müttern, die rauchen, sterben doppelt so häufig am »plötzlichen Kindstod«.[148] Passivrauchen verursacht nach Schätzungen mehr als 202 000 Asthmaanfälle und 790 000 Besuche beim Kinderarzt wegen Mittelohrentzündung.[149]
- Rauchen während der Schwangerschaft spielt bei schätzungsweise 20 bis 30 Prozent der Säuglinge mit einem zu niedrigen Geburtsgewicht, in bis zu 14 Prozent aller Frühgeburten und ca. 10 Prozent aller Todesfälle bei Säuglingen eine Rolle, so die amerikanische Lung Association. Selbst bei voll ausgetragenen, gesund aussehenden Babys von Raucherinnen wurden bei der Geburt verengte Atemwege und Einschränkungen der Lungenfunktion festgestellt.[150]
- Erwachsene Nichtraucher leiden ebenfalls unter dem Passivrauchen; in den USA sterben jedes Jahr 7330 an Lungenkrebs und 33 950 an Herzkrankheiten.[151]

- Kinder von Eltern, die rauchen, leiden häufiger unter Atemwegserkrankungen (beispielsweise Asthma).
- Das Risiko von Gebärmutterhalskrebs, Vulvakrebs und anomalen Abstrichergebnissen ist bei Raucherinnen größer als bei Nichtraucherinnen. Das liegt wahrscheinlich daran, dass Rauchen die Körperressourcen an Vitamin C und A und Provitamin Betacarotin erschöpft, die eine gewisse Schutzfunktion gegen Krebs darstellen.[152] Für die Eierstöcke ist Rauchen im wahrsten Sinne des Wortes Gift.
- Rauchen beschleunigt die Alterung der Haut.
- Lungenkrebs hat mit Stand 2012 den Brustkrebs als häufigste krebsbedingte Todesursache bei Frauen abgelöst. Wahrhaftig ein Fortschritt!
- Raucherinnen haben ein höheres Risiko für Osteoporose und Herzkrankheiten sowie für vorzeitiges Altern.

Dr. Andrew Weil weist darauf hin, dass in die Säulen des Kapitols in Washington Tabakblätter eingemeißelt sind – ein Zeugnis für die miteinander verflochtenen Interessen von Regierung und Zigarettenindustrie. Da aber das Rauchen in den Vereinigten Staaten zunehmend ins Kreuzfeuer der öffentlichen Kritik gerät, richten sich die Bemühungen der Tabakproduzenten jetzt auf die fast unbegrenzten Märkte im Ausland, zum Beispiel in China.

Wie man mit dem Rauchen aufhört

- Jeder Versuch, mit dem Rauchen aufzuhören, erhöht die Chance, es beim nächsten Mal tatsächlich zu schaffen. Erkennen Sie Ihre Bemühungen an.
- Solange Sie noch rauchen, sollten Sie jede Zigarette sehr bewusst rauchen. Gehen Sie ins Freie, atmen Sie tief ein und achten Sie auf Ihre Lungen.
- Bitten Sie Ihre Lungen gewissermaßen um Erlaubnis, wenn Sie rauchen. Spüren Sie, wie sich das Rauchen in diesem Teil Ihres Körpers anfühlt.
- Tun Sie nichts anderes, wenn Sie rauchen, und versuchen Sie, die Zigarette so intensiv wie möglich zu genießen. Wie beim Essen geht es auch hier darum, das Bewusstsein zu verändern. Intensives Rauchen verhindert den automatischen Griff zur Zigarette, der den Gewohnheitsraucher ausmacht.
- Führen Sie eine Woche lang ein Rauchertagebuch. Notieren Sie, wo, wann und in welcher Gesellschaft Sie rauchen und wie es Ihnen dabei geht. Dadurch lernen Sie Ihre »Auslösemechanismen« kennen.
- Stellen Sie eine Liste alternativer Verhaltensweisen auf, um sie auch in »Auslösemomenten« parat zu haben. Möglichkeiten sind: einige Male tief durchatmen, ein kurzer Spaziergang im Freien, sehr aromatische harte Bonbons, zum Beispiel mit Zimtgeschmack, oder ein Glas Wasser.

- Machen Sie sich klar, dass Sie nicht nur das Rauchen, sondern auch Ihre Identität als Raucherin aufgeben. Mit anderen Worten: Ihr soziales Umfeld, das sich so oft um die Zigarette organisiert, wird sich verändern. Weil viele Frauen von Natur aus gesellig sind, ist das womöglich der schwerste Teil der Raucherentwöhnung. Wenn ich die rauchenden Gruppen vor Nichtrauchergebäuden sehe, fällt mir immer auf, wie eng die Beziehungen der Raucher, die vielleicht sonst gar keine Gemeinsamkeiten haben, während dieser Rauchpausen sind. Eine Leserin meines Newsletters schrieb: »Der einzige Grund, warum ich mit dem Rauchen aufhören wollte, war der, dass ich nicht mehr wusste, wo ich noch rauchen durfte, und gleichzeitig Rücksicht auf andere nehmen wollte, die keinen Rauch vertragen.«
- Stellen Sie sich auf intensive Gefühle während des Nikotinentzugs ein. Denn jedes Suchtverhalten betäubt Gefühle, und Rauchen dämpft die Energie des Herzens und erschwert es, die ganze Tiefe Ihrer Leidenschaft und Freude zu empfinden – obwohl es zeitweise hilft, Kummer, Angst oder Ärger zu verdrängen. Eine Newsletter-Abonnentin, die das Rauchen aufgegeben hat, schrieb: »Ich hatte das Gefühl, dass mich das Rauchen in ganz bestimmter Hinsicht betäubt und dass Gefühle oder Teile meines Selbst mir nicht zur Verfügung standen, solange sie betäubt waren. Ich war endlich bereit, mit dem Rauchen aufzuhören, als ich nicht mehr mit unzugänglichen Gefühlen leben wollte, die betäubt oder hinter einem Rauchschleier verborgen waren. Es dauerte eine Zeit, aber schließlich war es mir wichtiger, alle Teile meiner Persönlichkeit zur Verfügung zu haben, als zu rauchen.«
- Man nimmt nicht zwangsläufig zu, wenn man mit dem Rauchen aufhört, sondern nur dann, wenn man ein Suchtmittel durch ein anderes ersetzt. (Das Schlankheitsgebot wirkt so stark, dass viele Raucherinnen lieber Lungenkrebs – und damit den Tod – riskieren als Übergewicht. Das haben mir einige sehr ehrliche Raucherinnen selbst gestanden.)
- Holen Sie sich Hilfe. Fast alle Krankenkassen bieten Nichtraucherkurse und -gruppen an. Informationen über das Zwölf-Schritte-Programm der Anonymen Raucher bekommen Sie bei den Anonymen Alkoholikern. Ferner bieten in Deutschland die Krankenkassen Raucherentwöhnungsprogramme an.
- Auch Hypnosebehandlungen können helfen. Ich schicke seit Jahren Raucherinnen zur Hypnose, oft mit sehr guten Erfolgen.
- Akupunktur und Traditionelle Chinesische Medizin unterstützen den Entzug von Nikotin und anderen suchterzeugenden Substanzen sehr gut. In New York bieten zwei Kliniken eine Behandlung auf Akupunkturbasis

für Suchtpatienten an. Eine dreijährige Untersuchung mit 2282 Patienten ergab, dass Akupunktur im Rahmen eines Nikotin-Entgiftungsprogramms bei 90 Prozent der Behandelten zum Erfolg führte.[153] In der Regel reicht schon eine Sitzung aus. Außerdem senkt Akupunktur die Neigung, nach dem Entzug zuzunehmen. Und wenn gar nichts hilft, holen Sie sich pharmakologische Hilfen. Manchen Frauen haben Nikotinkaugummi oder -pflaster geholfen. Sie sind in Apotheken erhältlich und werden gegenwärtig zur langsamen Nikotinentwöhnung stark angepriesen. Die Kurzzeiterfolge sind bei Kaugummi und Pflaster gleich gut; beide Methoden funktionieren aber noch besser mit psychologischer Unterstützung. Die Langzeitergebnisse sind sehr unterschiedlich. Ich selbst ziehe die oben beschriebenen Empfehlungen vor. Denn wenn Sie das Rauchen aufgeben wollen, sollten Sie das Nikotin so schnell wie möglich aus dem Körper bekommen, und diese Mittel verzögern den Entgiftungsprozess.

Würdigen Sie die Energie der Nahrung

Die Energie der Nahrung hat nicht nur körperliche, sondern auch emotionale und psychische Folgen. Nahrungsmittel werden bei der Verdauung nicht vollständig in anonyme Fette, Kohlenhydrate und Proteine umgewandelt – sie behalten einen Teil ihrer ursprünglichen Energie.[154] Denn Nahrung ist wie der Mensch mehr als nur die Summe der Einzelteile. Sie wird davon beeinflusst, wie sie erzeugt, verarbeitet, behandelt und gekocht wird. Kurz: Jedes Nahrungsmittel hat sein eigenes Energiefeld, Prana oder Chi. Früher durften in den Klöstern nur die besonders erleuchteten Mönche Nahrungsmittel behandeln und kochen, da man glaubte, dass ihr Energiefeld die Nahrung beeinflusse.

Bei meinen Reisen nach Italien war ich verblüfft, wie gut das lokal angebaute Essen dort schmeckte. Natürlich gibt es auch eine reiche Esskultur in diesem Teil der Welt. Die Nahrung wird am Ort in mineralstoffreichen Böden angebaut, geerntet, wenn sie reif ist, und in der entsprechenden Jahreszeit mit Familie und Freunden genossen. Diese Art des Essens ist eine ganz andere Erfahrung als das Herunterschlingen von Fast Food in den USA. Ich glaube, dass diese Einstellung zu Lebensmitteln und Essen genauso für die heilenden Wirkungen der Mittelmeerküche verantwortlich ist wie irgendetwas anderes. Die Wechselwirkung zwischen Essen, Verhalten und Stimmung wurde von vielen wissenschaftlichen Studien belegt. Untersuchungen mit Schulkindern und die Beobachtungen vieler Eltern gehen in dieselbe Richtung: Nährstoffarme Nahrungsmittel mit einem hohen Gehalt an Zucker, Koffein und Zusatzstoffen können manchmal unberechenbares Verhalten auslösen. Eine Verbindung zwischen Ernährung und Straffälligkeit hat Alexander Schauss dokumentiert. Seine Arbeit zeigt auf, dass eine Ernährung mit viel Zucker und Konservierungsstoffen die Neigung zu Aggressionen erhöht.[155] Wenn Sie am Strand von Hawaii liegen und Romane lesen, können Sie sicherlich fast alles ohne schädliche Folgen essen – auch das, was Ihnen normalerweise Beschwerden bereitet (vorausgesetzt, dass Sie Hawaii und den Strand mögen). Aber Stress, Hektik oder Kummer wirken sich nachteilig auf die Verdauung und Verwertung der Nahrung aus. Es ist wichtig, diesen Zusammenhang zu kennen. Daneben hängen Verdauung, Nahrungsaufnahme und -verwertung auch vom Bewusstsein ab. Das heißt, wenn Sie Naturreis oder Gemüse essen, weil Sie Schuldgefühle haben oder sich bestrafen wollen, werden Sie kaum von den Vorteilen dieser Nahrungsmittel profitieren.

Einige Berühmtheit hat eine Untersuchung über Herz- und Gefäßerkrankungen erlangt, die an der Ohio State University mit Kaninchen durchgeführt worden ist. Diese Kaninchen wurden speziell für die Tests gezüchtet. Sie wurden sehr fettreich ernährt, um die Entwicklung von Arteriosklerose und Herzgefäßkrankheiten zu beschleunigen. Als die Kaninchen schließlich geschlachtet wurden, stellten die Wissenschaftler erstaunt fest, dass mehr als 15 Prozent der Tiere völlig gesunde Herzkranzgefäße besaßen. Nachdem unterschiedliche Überlegungen in Betracht gezogen wurden, kam man schließlich darauf, dass die Käfige der gesunden Kaninchen in Hüfthöhe gestanden hatten. Die Assistentin, die die Tiere fütterte, hatte diese Tiere oft aus dem Käfig genommen, sie gestreichelt und mit ihnen gespielt.[156] Die Untersuchung wurde mehrfach wiederholt, vor allem, weil ursprünglich niemand die Ergebnisse glauben wollte, doch der Effekt trat immer wieder auf. Untersuchungen wie diese widersprechen allen Gesetzen, an die wir normalerweise glauben. Daher rate ich meinen Patientinnen: Wenn Sie Kuchen essen, lassen Sie sich vorher streicheln – oder sprechen Sie ein Tischgebet.

Die bahnbrechende Arbeit von Masaru Emoto aus Japan, Autor des Buches *The Hidden Messages in Water* (Beyond Words 2004) hat die bemerkenswerten Auswirkungen der Gefühle auf die kristalline Struktur des Wassers dokumentiert. Da unser Körper zu 60 Prozent aus Wasser besteht und auch die Nahrung überwiegend Wasser enthält, sollten wir unsere Nahrung unabhängig von ihrer Qualität liebevoll zubereiten und verzehren – und uns dafür bedanken. Das allein kann ihre Wirkungen erklären. In seinem Buch *Surviving Chaos: Healing with Divine Love* (World Service Institute 2009) weist der Ingenieur Robert Fritchie darauf hin, dass die heilende Energie der göttlichen Liebe die negativen Wirkungen des Gifts in Lebensmitteln und Wasser aufheben kann, wenn wir uns dieser Energie vor dem Essen nur öffnen. (Weitere Informationen auf www.worldserviceinstitute.org.)

Ein anderes Beispiel für die Auswirkungen des Bewusstseins auf die Art der Aufnahme von Nahrungsmitteln im Körper ist die Tatsache, dass bei Menschen mit multipler Persönlichkeitsstörung die eine Persönlichkeit sehr allergisch auf ein Nahrungsmittel reagieren kann, die andere dagegen nicht – und das im selben Körper. Eindeutig gibt es bei Nahrungsmitteln und Ernährung mehr als nur Fett, Kohlenhydrate, Proteine, Vitamine und Kalorien. Letzten Endes ist die Ernährung nur ein Faktor der Gesundheit, wenn auch ein sehr wirkungsvoller.

Zahlreiche Forscher haben festgestellt, dass sich Ernährungsmuster, die mit geringen Risiken für Krebs und Herzkrankheiten verbunden sind, meist bei den Menschen finden, bei denen andere Faktoren im Lebensstil das Krebsrisiko begrenzen. Dazu gehören wenig Alkohol und Fast Food, mehr Bewegung und eine optimistische Weltsicht.

Genießen Sie die Lust und die Freude, die eine Ernährung mit vollwertigen, nicht hochraffinierten Lebensmitteln mit sich bringt. Machen Sie sich aber auch klar, dass Ihre bewusste innere Einstellung zu einem Nahrungsmittel die Wirkung dieses Nahrungsmittels im Körper verändern kann. Für mich wiegt das Vergnügen, mit meiner Familie in einem Restaurant zu essen, wo ich bedient werde und entspannen kann, den Schaden mehr als auf, den ich meinem Körper durch gehärtete Fette in der Salat- oder Fischsauce zufüge.

Melvin Morses Untersuchung von Menschen, die knapp dem Tod entronnen sind, hat gezeigt, dass sie sich gesünder ernährten als die Kontrollgruppe und insgesamt besser für sich sorgten – und dies nicht etwa aus Angst vor dem Tod, sondern weil sie dank ihrer Erfahrung dem Leben einen größeren Wert beimessen als vorher. Gesundes Essen ist eine Form, sich selbst wertzuschätzen.[157]

Der vor Kurzem im Alter von 100 Jahren verstorbene Komiker und Schauspieler George Burns hat gesagt: »Hätte ich gewusst, dass ich so lange lebe, hätte ich besser für mich gesorgt.« Das Geheimnis seines langen Lebens liegt sicher auch in seinem Humor. Bewahren auch Sie sich Ihren Humor – und ein vernünftiges Verhältnis zum Essen und zur Ernährung.

XVIII

Die Heilkraft der Bewegung

Der Körper erschafft unsere Seele ebenso, wie die Seele unseren Körper erschafft.

David Spangler

Wir wissen heute wenig über die Magie, die der Bewegung innewohnt, und über die Kraft bestimmter Gesten. Die Zahl physischer Bewegungen, die Menschen im Leben machen, ist extrem begrenzt. Da ihre Bewegungen in den ersten Phasen der Kindheit unterdrückt und diszipliniert wurden, beschränken sie sich auf eine Reihe von Gewohnheiten, die selten variiert werden. Genauso reagieren auch ihre geistigen Aktivitäten auf festgelegte, oft wiederholte Formeln. Durch diese Wiederholung körperlicher und mentaler Bewegungen beschränken sie ihren Ausdruck, bis sie wie Schauspieler sind, die jeden Abend dieselbe Rolle spielen. Mit diesen wenigen, stereotypen Gesten verbringen sie ihr ganzes Leben, ohne jegliche Ahnung von der Welt des Tanzes, die ihnen entgeht.

Isadora Duncan

Der Körper ist darauf eingerichtet, sich zu bewegen, sich zu dehnen und zu laufen. Es ist ein wunderbares Gefühl, einen starken Körper und ein starkes Herz zu haben. Körperliches Training oder irgendeine Form regelmäßiger Bewegung sind ein wichtiger Teil des guten Lebens, weshalb das USDA, das amerikanische Landwirtschaftsministerium, sie auch als Teil eines gesunden Lebensstils in seine Ernährungspyramide aufgenommen hat. Selbst Frauen, die körperbehindert sind oder im Rollstuhl sitzen, tut es gut, wenn sie ihren Oberkörper kräftigen und die Fitness ihres Herz-Kreislauf-Systems steigern. Bewegung muss Teil Ihrer Selbstsorge werden. Es ist leicht, sie aufzuschieben, bis das Haus geputzt, die Arbeit getan und die Post erledigt ist. Aber die endlosen Haushalts- und Arbeitspflichten sind immer da, auch wenn Sie tot sind. Sehen Sie es doch einmal so: Da Sie durch Bewegung im Durchschnitt sieben Jahre länger leben, sparen Sie durch Bewegung Zeit. Wenn wir erst dann für uns selbst sorgen, wenn alles andere erledigt ist, kommen wir nie dazu, uns zu bewegen. Wenn wir uns die Zeit dafür nicht nehmen, haben wir sie nicht. Bewegung ist ein wesentlicher Teil einer gesunden Gewichtskontrolle. Obwohl es in meiner Familie Fälle von Herzerkrankungen gab, treibe ich Sport nicht aus Angst vor einer Herzkrankheit, sondern weil ich mich damit gut fühle und mein Körper es liebt! Der alte Spruch der Feministinnen: »Es kommt ganz auf das Wie an« gilt für körperliche Bewegung genauso wie für jeden anderen Lebensbereich. Ich habe mehr als 40 Jahre gebraucht, um diesen Punkt zu erreichen, und musste erst das Motto des »Wenn's nicht wehtut, bringt's auch nichts« überwinden, mit dem ich aufgewachsen bin. Und das war gar nicht so leicht.

Unser kulturelles Erbe

Viele Frauen müssen sich erst von ihren kindlichen Wahrnehmungen von sich selbst und ihren körperlichen Fähigkeiten befreien, bevor sie sich mit körperlichen Aktivitäten anfreunden können. Seit der Schulzeit halten viele nicht viel von ihren körperlichen Fähigkeiten, weil sie im Sport nicht »gut« waren. Dr. John Douillard, Autor des Buches *Body, Mind and Sport* (Three Rivers Press 2001) und Pionier auf dem Gebiet Fitness und Bewusstheit, zitiert eine Louis-Harris-Umfrage, die ergeben hat, dass bis zu 50 Prozent der Amerikaner ihr erstes starkes Gefühl des Scheiterns beim Sport erlebten! Der einzige Grund, warum viele Mädchen keine sportlichen Fertigkeiten besitzen, ist der, dass sie ihnen nie beigebracht wurden. Eine Freundin, die professionell Baseball gespielt hat, erzählte mir, dass Jungen, wenn sie das Werfen lernen, ebenfalls »wie ein Mädchen« werfen. »Wie ein Junge« zu werfen lernen die Jungen durch ständiges Trainieren mit anderen, die schon weiter fortgeschritten sind. Das ist ein Teil ihres kulturellen Erbes. Gehören Sie zu denen, die nie für die Volleyballmannschaft der Schule ausgewählt wurden? Haben Sie geglaubt, Sie müssten Ballspiele mit Jungen sein lassen, als Ihre Brüste zu wachsen begannen? Denken Sie einmal darüber nach, ob Ihre Vergangenheit und die Botschaften, die Sie als Mädchen erhielten, Sie heute davon abhalten, sich mit Freude zu bewegen. Wenn das der Fall ist, sollten Sie sich diese Konditionierungen bewusst machen, damit Sie sie ganz nacherleben können, und sie dann loslassen. Und wenn Sie dann immer noch keine Lust auf Sport haben, gibt es viele andere Möglichkeiten, sich fit zu halten. Die Fähigkeit, einen Ball gut zu werfen, und körperliche Fitness durch Yoga, Pilates oder Tanzen sind nicht dasselbe.

Brian Swimme, Physiker und Autor des Buches *Das Universum ist ein grüner Drache* (Aurum 2007), hat es sehr treffend ausgedrückt: »Bewegen bedeutet eigentlich auf den Weg bringen, in Aktion versetzen. Wenn wir Sport treiben, versetzen wir unsere ererbten Erinnerungen in Aktion. Unser Körper erinnert sich daran, dass wir einst in Wäldern und auf Bäumen gelebt haben. Wir müssen robben, klettern und rennen, wenn wir unsere intellektuellen, emotionellen und spirituellen Kapazitäten entwickeln wollen ... Wir neigen dazu, Bewegung nur noch als Mittel zum Abnehmen anzusehen, als Methode, unser Fett wegzutrimmen. Doch Bewegung ermöglicht es dem Körper, sich an seine Vergangenheit zu erinnern, sodass er mit all seinen verwobenen Kräften des Lebens, Denkens und Reflektierens aktiv werden kann.«[1] (Ich liebe dieses Zitat; es macht mir immer gute Laune!)

Viele der körperlichen Veränderungen, die wir als Folge des Älterwerdens ansehen, haben mit dem Alterungsprozess an sich nichts zu tun. Weniger Muskelmasse und mehr Fettgewebe mögen zwar in unserer Gesellschaft im Alter normal sein, das heißt aber nicht, dass eine derartige Entwicklung auch natürlich ist – und wir brauchen uns nicht darauf einzurichten. Eine solche Veränderung wird durch mangelnde Aktivität ausgelöst, die durch die Erwartung bestärkt wird, wir müssten mit dem Älterwerden gleichzeitig schwächer werden. Diese Einstellung ist ein Glaube, keine wissenschaftliche Tatsache. Ich bin heute beweglicher und fitter, als ich es mit zwanzig war.

Leider besteht unser kollektiver Glaube darin, dass wir verfallen, wenn wir fünfzig werden. Es gibt in unserer Kultur keine Tradition, die uns vermittelt, dass unsere Kräfte im Alter wachsen können. Wir leben mit der Vorstellung, dass Alter Schwäche bedeutet, obwohl es zahllose Gegenbeweise gibt.

Positive Auswirkungen der Bewegung

Die Gesundheitsberaterin Joanne Cannon definiert körperliche Leistungsfähigkeit als »die Fähigkeit, die alltäglichen physischen Anforderungen plus ein unvorhergesehenes Ereignis zu bewältigen.« Diese Definition gefällt mir, weil sie die individuelle Situation berücksichtigt. Sich stark und leistungsfähig zu fühlen ist für den Aufbau einer guten Gesundheit unerlässlich. Untersuchungen zeigen, dass Frauen, die körperlich einigermaßen aktiv sind, gegenüber Frauen, die ständig nur sitzen, Folgendes voraus haben[2]:

- eine Verringerung des C-reaktiven Proteins, das Entzündungen anzeigt und mit einer Reihe von Krankheiten assoziiert ist, darunter Herzkrankheiten und manche Krebsarten[3]

- niedrigere Krebsraten und eine bessere Funktion des Immunsystems (mehr weiße Blutkörperchen und ein höherer Immunglobulinspiegel)[4]
- ein verringertes Brustkrebsrisiko[5] (Frauen, die mindestens vier Stunden pro Woche Sport treiben, haben nachweislich ein 37 Prozent geringeres Brustkrebsrisiko; bei Frauen mit einem niedrigen Body-Mass-Index – unter 22.8 – ist das Brustkrebsrisiko sogar um 72 Prozent geringer)[6]
- eine durchschnittlich sieben Jahre höhere Lebenserwartung.[7] Eine Untersuchung im *New England Journal of Medicine* von 2005 hat gezeigt, dass das Risiko, vorzeitig zu sterben, bei asymptomatischen Frauen, die nicht fit waren, doppelt so hoch war wie bei körperlich fitten.[8]
- eine signifikante Verringerung des Herzinfarkt- und Schlaganfallrisikos als Sekundäreffekt der vorteilhaften Auswirkungen von Training auf die Funktion der Blutgefäße[9]
- weniger Depressionen und Ängste und größere geistige Leistungsfähigkeit und Schnelligkeit (manchmal auch höhere IQ-Werte)[10]
- Verbesserung der kognitiven Funktionen in den mittleren Lebensjahren und im Alter[11]
- größere Entspanntheit, größere Selbstsicherheit, mehr Spontaneität und Begeisterungsfähigkeit sowie eine positivere Einstellung zum Körper[12]
- stärkere Knochen, größere Knochendicke, höhere Knochenmasse und größere Widerstandsfähigkeit der Knochen gegen mechanische Belastung und Bruch[13]
- erholsamerer Schlaf[14]
- höheres Selbstwertgefühl[15]
- sehr viel besserer Sex[16]

Drei britische Studien unter älteren Radfahrern (Breitensportlevel), die im Schnitt 400 Meilen pro Monat zurücklegten und seit Jahrzehnten Rad fahren, zeigten, dass Bewegung sowohl die Muskeln als auch das Immunsystem gesund halten kann.[17] Reaktionsfähigkeit, Gedächtnis, Gleichgewicht und Stoffwechselprofile der Probanden entsprachen eher denen gesunder 30-Jähriger als die der Kontrollgruppe, bestehend aus vorwiegend sitzenden Gleichaltrigen. Auch hatten sie fast so viele naive T-Zellen (wichtig für die Immunität) im Blut wie die jüngere Teilnehmergruppe. Auch bei den Immunzellen, die Autoimmunreaktionen verhindern helfen, lagen ihre Werte höher. Auch hatten die mit den meisten zurückgelegten Kilometern die biologisch jüngeren Muskeln (und zwar ungeachtet des Alters).

Eine weitere positive Auswirkung körperlicher Bewegung ist, dass sie die Insulinempfindlichkeit erhöht und daher insulinunabhängigen Diabetes

(NIDDM) verhüten kann.[18] Erinnern Sie sich an Kapitel 17? Insulinresistenz fängt in den Muskeln an. Durch regelmäßige Bewegung wird der Blutzucker reguliert und auch das Gewicht.

Außerdem gewinnen Sie Energie. Wenn Sie ständig müde sind, bewegen Sie sich vielleicht nicht genug. (Aber manchmal liegt es auch daran, dass Sie Ruhe nötig haben – das müssen Sie selbst herausbekommen.) Häufig hilft Sport gegen prämenstruelle Beschwerden.[19] Und schwangere Frauen, die mäßig Sport treiben, leiden seltener unter Verstopfung, Hämorrhoiden, Krampfadern und morgendlicher Übelkeit.[20] Wie im 12. Kapitel erwähnt, verringert regelmäßige Bewegung in der Schwangerschaft auch das Risiko, dass das Neugeborene übergewichtig ist.[21]

Bewegung während der Wehen hat ebenfalls viele Vorteile. Man schätzt, dass eine aufrechte und bewegliche Haltung während der Wehen eine »kostenlose« Intervention ist, die in den Vereinigten Staaten 785 Millionen Dollar einsparen könnte, da sie das Risiko von Kaiserschnitten und nachfolgenden Komplikationen, die zu Gebärmutterrissen und dem Tod der Mutter führen können, verringert.[22]

Bewegung trägt auch dazu bei, das Gehirn jung, lebendig und widerstandsfähig zu halten, zum Teil, weil es die Bildung neuer Hirnzellen fördern kann[23], sagt Dr. John Ratey, Professor für Psychiatrie an der medizinischen Fakultät von Harvard und Autor des Buches ***Superfaktor Bewegung: Das Beste für Ihr Gehirn!*** (VAK 2013).

Er weist darauf hin, dass Bewegung diesen Prozess stärker fördert als jede andere Aktivität und jedes bekannte Medikament. In seinem Buch untersucht er die Verbindung zwischen Bewegung und Gehirnleistung und zeigt, dass selbst mäßige Bewegung die Schaltkreise im Gehirn aufladen, indem sie Angst, Stress und Depression verringern. Außerdem verbessern sie die motorische Funktion und die auditive Aufmerksamkeit bei gesunden älteren Erwachsenen. Er behauptet sogar, dass selbst Übergewichtige nach der Teilnahme an einem Trainingsprogramm nach nur 12 Wochen Stimmungsaufhellung und kognitive Verbesserungen spüren. Eine Studie, die er anführt, hat ergeben, dass Bewegung Depressionssymptome genauso gut beheben kann wie Medikamente. (Weitere Informationen unter www.johnratey.com.)

Dies wird auch durch andere Forschungsergebnisse bestätigt. So zeigte eine 2016 veröffentlichte groß angelegte Untersuchung mit mehr als einer Million Probanden, dass körperliche Fitness das Risiko, an einer klinischen Depression zu erkranken, deutlich verringert.[24] Andere Studien zeigen, dass auch Krafttraining vor Depressionen schützt.[25]

Bewegung und Intuition

Der Körper wird vom Geist durchdrungen. Mich rhythmisch zu bewegen hilft mir, eine Verbindung zu meiner Intuition herzustellen, und dadurch wird ein größerer Bereich meiner geistigen Fähigkeiten für mich zugänglich – der »Geist« in meinen Beinen, in meinem Herzen und in meinem Bizeps. Bewegung erscheint mir wie ein notwendiger Prozess, damit ich meine Gedanken vollständig verdauen kann. Wenn ich meinen Pulsschlag steigere, bringe ich mehr von mir selbst ins Spiel. Mein Körper wacht auf – und damit auch mein Geist. Während meines Trainings kommen mir ganz spontane Einsichten. Sie werden feststellen, dass Ihr Körper das Training schließlich verlangt, wenn Sie es versäumen!

Untersuchungen haben gezeigt, dass sich rhythmisch wiederholende Bewegungen die Zahl der Alphawellen im Gehirn erhöhen – und der Alpha-Zustand fördert die Intuition. Ein hartes Training ist ein ideales Gegengewicht zu der geistigen Aktivität, die im modernen Leben so oft von uns gefordert wird. Damit meine ich aber nicht unbedingt, einen Marathon zu laufen oder 100 Liegestütze zu machen. Es gibt weitaus effektivere, nachhaltigere und weniger faszienschädigende Wege, sein Gleichgewicht zu finden. Die individuellen Einstellungen zu Fitnesstraining und körperlicher Aktivität überhaupt sind sehr verschieden, und das ist auch gut so. Wir alle haben ein angeborenes Empfinden dafür, was für unseren Körper richtig ist. Manche sind geborene Fußballspieler, andere Tänzer, Yoginis oder Reiterinnen. Als Leseratte in einer Familie von Sportbegeisterten musste ich selbst herausbekommen, was für mich am besten ist. Das hat Jahrzehnte gedauert und war zwischenzeitlich so, dass ich körperliche Betätigung als quälend empfand. Das Hochgefühl, mich in meinem Körper stark und leistungsfähig zu fühlen, während ich Aktivitäten ausübe, die ich liebe, ist eines der großen Vergnügen in meinem Leben, nachdem ich körperliche Betätigung und Folter schließlich entkoppelt habe. Diese Entkopplung war zu einem großen Teil der von mir entdeckten Nasenatmung geschuldet, die dazu führte, dass ich mich nicht mehr überforderte (siehe Seite 933).

Wie auch immer Ihre Bewegungs- und Sportgeschichte aussieht, auch Sie müssen einen Weg finden, regelmäßige, angenehme Bewegung in Ihr Leben einzubauen. Sie sollten Ihren Körper unbedingt durch das Gravitationsfeld der Erde bewegen. Das ist Lebensqualität. Wenn Sie mir nicht glauben, schauen Sie sich das nächste Mal auf einem Flughafen um – zumindest in den Vereinigten Staaten. Die Anzahl der Rollstühle, die für einen Flug bereitstehen, ist eher entmutigend. Und obwohl Leute gelegentlich auf diese Hilfe angewiesen sind, ist das meiste, was jemanden in den Rollstuhl bringt, vermeidbar. Sie werden das also ebenfalls für sich herausfinden müssen. Es wird nicht unbedingt mit dem übereinstimmen, was irgendeine Autorität Ihnen als Richtschnur empfiehlt. Und in verschiedenen Lebensphasen können jeweils andere Arten von Bewegung sinnvoll sein. Manche Frauen brauchen nur dreimal in der Woche einen 20-minütigen Spaziergang. Andere fühlen sich mit Aerobic, Hanteltraining oder Tanzen am besten. (Tatsächlich hat sich gezeigt, dass schnelleres Tanzen genauso gut ist wie Walking oder Joggen.[26]) Vor allem aber sollten Sport und körperliche Bewegung Spaß machen.

Verschiedene Möglichkeiten der Bewegung

Warum wir fit sein sollten

Der Mediziner Kenneth Cooper prägte in den 1960er-Jahren den Begriff »Aerobic« und entwickelte den Cooper-12-Minuten-Lauftest zur Bestimmung der maximalen Sauerstoffaufnahme (VO2 max) einer Person. VO2 max bezieht sich auf die Sauerstoffmenge, die eine Person in einer Minute verbrauchen kann, und ist ein Maß für die kardiorespiratorische Fitness und die Fähigkeit zu längerer Belastung. Der Test von Dr. Cooper, bei dem im Wesentlichen ermittelt wird, wie weit man in 12 Minuten laufen oder gehen kann, ist ziemlich genau und erfordert nur wenig Ausrüstung. Eine Reihe anderer Fitnesstests, etwa auf einem Laufband, können ebenfalls die kardiorespiratorische Fitness messen. Das Wichtigste ist, dass fast jeder seine kardiopulmonale Fitness durch regelmäßige körperliche Betätigung in irgendeiner Form verbessern kann.

Die Bewegungsrichtlinien des US-Gesundheitsministeriums umfassen sowohl Ausdauertraining als auch Krafttraining. Hier sind die wichtigsten Punkte:

Ausdauertraining (Hier befinden Sie sich von der Herzfrequenz her in Ihrem Trainingsbereich, siehe unten für die Berechung): mindestens 150 Minuten moderate aerobe Aktivität oder 75 Minuten intensive Aktivität (oder eine Kombination aus beidem) pro Woche sollten das Ziel sein. (Die Forschungsergebnisse zum hochintensiven Intervalltraining – zum Beispiel Peak 8, d.h. dreißig Sekunden maximale Anstrengung, gefolgt von einer neunzigsekündigen Erholungsphase, die achtmal wiederholt wird (siehe Kasten Seite 934 f.) – deuten darauf hin, dass zwei zwanzigminütige Trainingseinheiten pro Woche das Gleiche bewirken). Zu den moderaten Aktivitäten im Ausdauerbereich gehören zügiges Gehen, langsames Schwimmen, Rasenmähen, Tanzen, Paddeln usw.

Krafttraining: Führen Sie mindestens zweimal pro Woche ein Krafttraining für alle wichtigen Muskelgruppen durch. Dabei umfasst ein Satz 12 bis

15 Wiederholungen und zwar bis zur vollständigen Erschöpfung (also keine weitere Ausführung mehr möglich). Alternativ machen Sie 3 Sätze mit 15 Wiederholungen mit leichteren Gewichten. Für das Krafttraining können Sie Ihr eigenes Körpergewicht, Therabänder, Paddles oder Hanteln im Wasser verwenden. Beim Klettern kommt ebenfalls das eigene Körpergewicht zum Einsatz.

Als allgemeines Ziel gilt, dass Sie sich jeden Tag mindestens 30 Minuten körperlich betätigen sollten. Es muss nicht alles auf einmal sein. Schon drei Einheiten von je 10 Minuten sind sehr förderlich. Das bedeutet, dass Sie bei der Arbeit die Treppe statt des Fahrstuhls nehmen sollten. Oder Sie parken weiter weg von ihrem Ziel und gehen den Rest zu Fuß. Machen Sie Fitness zu einem Teil Ihres Alltags. Und machen Sie es nicht zu kompliziert. Sie können Ihre Lieblingsmusik auflegen und tanzen, während Sie den Haushalt machen, z.B. Wäsche zusammenlegen, bügeln, Geschirr spülen, fegen oder staubsaugen.

Ausdauer- und Krafttraining: Warum wir beides brauchen

Das Training der eigenen Ausdauer wird durch zusätzliches Training mit Gewichten noch wirksamer, weil das Gewichttraining die Muskelmasse im Verhältnis zum Fettgewebe vergrößert, und zwar viel effektiver, als Ausdauertraining allein das vermag.[27]

Untersuchungen zeigen, dass wir beim Älterwerden jährlich im Schnitt anderthalb Pfund Fettgewebe zulegen. Außerdem verlieren wir jedes Jahr ein halbes Pfund Muskelmasse, wenn wir nicht regelmäßig trainieren. Verlust an Muskelmasse führt zu einer Zunahme des Fettgewebes. Das zusätzliche Training mit Gewichten verhindert nicht nur diesen Verlust, sondern formt die Muskeln auch, was zu einem gesünderen Aussehen führt. Die durch das Training bedingte größere Muskelkraft ist ebenfalls sehr nützlich für Frauen, weil sie oft schwache Oberkörper haben. (Ältere Frauen brechen sich das Hüftgelenk nicht nur, weil sie Osteoporose haben, sondern auch, weil ihre Muskulatur schwach ist, sie weniger Kraft haben und daher leichter stürzen. 2008 ergab eine Studie in Vancouver mit einer Gruppe von Menschen über siebzig, dass ein häusliches Programm, das zwei Mal Gehen pro Woche mit Krafttraining und Gleichgewichtsübungen kombinierte, wiederholte Stürze nach nur einem Jahr um 36 Prozent seltener machte.[28]

Dass das Training mit Gewichten zusammen mit Ausdauertraining zu einer höheren Zunahme an Muskelmasse führt, ist noch aus einem anderen Grund wichtig: Man braucht für die Erhaltung von einem Pfund Muskeln pro Tag 30 bis 50 Kalorien – für ein Pfund Fettgewebe benötigt man wesentlich weniger. Denken Sie daran: Fettgewebe ist mit Insulinrezeptoren übersät, die es tendenziell einschließen, während Muskeln zur Fettverbrennung beitragen. Menschen mit mehr Muskelmasse haben einen aktiveren Stoffwechsel. Das ist ein Grund dafür, dass übergewichtige Frauen mit sehr viel Fettgewebe ihr Körpergewicht oft beibehalten, auch wenn sie verhältnismäßig wenig essen. Um ihren Stoffwechsel anzukurbeln, müssen sie ihre körperliche Aktivität steigern sowie Kohlenhydrate mit hohem GI reduzieren oder ganz weglassen. Dadurch stellt der Körper den Stoffwechsel um und verbrennt Fett sehr viel leichter. Kraftraining ist ebenfalls wichtig, weil es kognitiv wirkt, sogar noch mehr als Ausdauertraining. [29]

Es ist bekannt, dass der Mineralstoffgehalt der Knochen mit physischer Aktivität steigen kann.[30] Wenn man die Knochen durch gewichtstragende Bewegungsarten wie Gehen, Joggen, Fahrradfahren, Gewichtheben oder Treppensteigen, »vertikalen Kraftvektoren«, aussetzt, erzeugt man einen minimalen elektrischen Strom im Knochen, der als piezoelektrischer Effekt bezeichnet wird. Das gilt auch für Yoga und Pilates. Dieser Strom zieht Kalzium und andere Mineralstoffe an, die wir für eine optimale Knochendichte und -stärke brauchen.

Dr. Miriam Nelson, ehemalige Leiterin des Center for Physical Activity and Nutrition an der Tufts University, hat bei Frauen nach den Wechseljahren einen signifikanten Zugewinn in der Knochendichte nach zwei vierzigminütigen Übungen mit Gewichten pro Woche nachgewiesen. Keine der von ihr untersuchten Frauen nahm Östrogene. Eine sehr schöne Nebenwirkung dieses Trainings bestand in dem Zuwachs an Selbstvertrauen und Stärke; die Frauen fühlten sich auch besser dafür gerüstet, mehr nach außen zu gehen und sich wieder mit dem Leben zu beschäftigen.[31]

Herzfrequenz: So berechnen Sie Ihren persönlichen Zielwert

Beim Training im Ausdauerbereich sollte der Pulsschlag für 15 bis 20 Minuten in den Bereich des sogenannten »Zielwertes« hinein gesteigert werden.

Ihren persönlichen Zielwert berechnen Sie folgendermaßen:

1. Ziehen Sie Ihr Alter von 220 ab.

2. Ziehen Sie von dem Ergebnis Ihren Ruhepuls (Herzschläge/Minute) ab.

3. Multiplizieren Sie diese Zahl mit Ihrem »Übungsquotienten«. Dieser beträgt für eine Anfängerin 0,6 und für eine trainierte Frau 0,8.

4. Addieren Sie nun zu dem Ergebnis von Schritt 3 wieder Ihren Ruhepuls. Als Summe erhalten Sie Ihren persönlichen Zielwert (Pulsschläge pro Minute). Wenn Sie ihn durch 6 teilen, dann erhalten Sie Ihren Zielwert für einen Zeitraum von 10 Sekunden.

Beispiel: Sie sind 32 Jahre alt. Ihr Ruhepuls liegt bei 60, und Sie sind Anfängerin. Also rechnen Sie: 220 – 32 = 188.
188 – 60 = 128. 128 × 0,6 = 76,8. 76,8 + 60 = 136,8. Ihr Zielwert beträgt also 137 Herzschläge pro Minute oder 23 Schläge für einen Zeitraum von 10 Sekunden.

Wenn Sie in ein Fitnessstudio gehen, werden Sie wahrscheinlich feststellen, dass es an allen Geräten Möglichkeiten gibt, Ihr Alter einzugeben, um Ihr Training anzupassen. Das bedeutet, dass es in der Fitnessbranche eine Art »geplante Verschlechterung« gibt. Ich gebe mein Alter immer mit 40 ein und mache das schon seit vielen Jahren. Ich habe im Laufe der Jahre keine Verschlechterung meiner aeroben Kapazität festgestellt. Bitte beachten Sie auch, dass die Zielherzfrequenz und die aerobe Kapazität nicht unbedingt mit dem Alter abnehmen. Ein guter Freund, ein Leistungsschwimmer in den Sechzigern, hatte im vergangenen Jahr Probleme mit Herzrhythmusstörungen (die er durch eine erhöhte Magnesiumzufuhr beheben konnte). Bei dem Laufbandtest, den er zur Bestimmung seiner kardiovaskulären Gesundheit durchführte, entsprach sein Fitnessniveau dem eines Mittdreißiger. So viel zur unvermeidlichen Degeneration! Das sollte man im Hinterkopf behalten. (Mehr über diese Art des Denkens finden Sie in meinem Buch *Göttinnen altern nicht* (als TB bei Goldmann 2021).

Nasenatmung: Überdenken der Zielherzfrequenz und alles Weitere

Dr. John Douillard, der Leiter des Invincible Athlete Program in Boulder, Colorado, hat festgestellt, dass der Zielwert der Herzfrequenz und auch die meisten anderen »Fitnesserkenntnisse« nicht unbedingt für Menschen gelten, die beim Training durch die Nase atmen und sich bewusst auf das einstellen, was dem Körper angenehm ist. Wenn Sie diese Technik lernen, haben Sie beim Training eine sehr viel langsamere und angenehmere Herz- und Atemfrequenz. Dank Douillards Einsichten habe ich zu einer ganz neuen Einstellung zu Sport und Training gefunden und meine Freude an körperlicher Aktivität immens gesteigert. (Weitere Informationen auf Dr. Douillards Webseite www.lifespa.com.)

Nehmen Sie sich gleich jetzt einen Augenblick Zeit und atmen Sie dreimal tief und langsam durch den Mund ein. Halten Sie dann einen Augenblick inne und atmen Sie jetzt dreimal sehr tief durch die Nase ein, sodass der Luftstrom bis in die unteren Lungenlappen dringt. Achten Sie darauf, welche Art der Atmung es Ihnen ermöglicht, die meiste Luft in die Lungen zu bekommen. Die Nasenatmung schlägt die Mundatmung dabei um Längen, auch wenn sie zunächst schwieriger wirkt. Säuglinge atmen normalerweise durch die Nase, genau wie alle Tiere (oder haben Sie schon einmal ein Rennpferd gesehen, das durch den Mund atmet?). Tatsächlich ist die Mundatmung ein Zeichen von Belastung. Nasenatmung ist sowohl mit parasympathischem als auch mit sympathischem Gleichgewicht im Körper verbunden und lässt ein meditatives Gefühl entstehen; das, was auch Herzkohärenz genannt wird, wenn die Variabilität des Herzschlags optimal ist. Bewegung in einem Tempo, wo Sie noch gut durch die Nase atmen können, schafft ein meditatives Glücksgefühl. Es verstärkt das Gleichgewicht zwischen der rechten und linken Hirnhälfte. Wenn Sie gelernt haben, beim Training durch die Nase zu atmen, werden Sie feststellen, dass Ihre Lungen sehr viel besser funktionieren und Sie mehr Leistung mit weniger Anstrengung erbringen.

PEAK 8 WORK-OUT MIT NASENATMUNG

Intervalltraining, auch bekannt als Peak 8 oder HIT (High-Intensity Training), ist eine unglaublich effiziente und angenehme Methode, um in kurzer Zeit die Vorteile eines aeroben Trainings zu nutzen. Peak 8, auch Sprint 8 genannt, wurde von Trainer Phil Campbell entwickelt, der herausfand, dass diese Art von Training die gleichen kardiovaskulären Vorteile bringt wie ein längeres Training im Fitnessstudio. Ich persönlich habe das auch festgestellt.

Hier ist ein Beispiel für ein Peak 8 (HIT)-Training mit Nasenatmung:

1. Bereiten Sie sich auf einen Spaziergang oder einen Lauf vor, oder benutzen Sie einen Heimtrainer, ein Laufband oder einen Ellipsentrainer.
2. Fangen Sie mit zügigem Gehen an und atmen Sie zwei Minuten lang nur durch die Nase – Sie können sich aber auch länger aufwärmen, zum Beispiel zehn bis fünfzehn Minuten. (Wenn Sie ein Laufband benutzen, stellen Sie die Intensität auf 6 oder so ein, ohne Steigung).
3. Erhöhen Sie dann das Tempo und treiben Sie sich an, 30 Sekunden lang bei vollem Tempo zu laufen oder zu gehen. Machen Sie so schnell Sie können, aber nicht so schnell, dass Sie mit offenem Mund nach Luft schnappen müssen. Atmen Sie weiter durch die Nase.
4. Werden Sie dann wieder langsamer, sodass Sie sich nach eineinhalb Minuten vollständig erholt haben.
5. Machen Sie anschließend noch einmal einen dreißigsekündigen Dauerlauf oder ein zügiges Gehen (oder erhöhen Sie auf dem Laufband die Geschwindigkeit/Steigung). Strengen Sie sich auch diesmal nur so weit an, dass Sie noch durch die Nase atmen können. Vielleicht müssen Sie dabei auf die von Dr. Douilliard sogenannte »Darth Vader«-Atmung zurückgreifen, d. h. Sie atmen bei Belastung

kräftig durch die Nase aus. Atmen Sie auf keinen Fall durch den Mund, denn das führt zu Schäden durch freie Radikale und fühlt sich furchtbar an.

6. Machen Sie insgesamt acht Sätze zu je dreißig Sekunden Belastung, gefolgt von einer langsamen Erholungsphase von anderthalb Minuten. Dies ist der übliche Peak-8- oder HIT-Ansatz. Es gibt aber noch andere Kombinationen aus Belastung und Erholung. Schauen Sie im Netz unter HIT.

GEZIELTES RUHEPHASEN-TRAINING

Wenn Sie hochintensives Training mit Gewichten zu schwierig finden, dann ist vielleicht das Ruhephasen-Training (Rest based Training, RBT) was für Sie. Entwickelt wurde es von den Brüdern Keoni Teta, N.D., und Jade Teta, N.D., beide Heilpraktiker und Mitbegründer des Gesundheits- und Fitnessprogramms Metabolic Effect (www.metaboliceffect.com). RBT ist intuitiver und individueller als das starre »Fünf Sätze mit zehn Wiederholungen«-Training. Anstatt eine magische Zahl zu erreichen, stellt man sich auf den eigenen Körper ein und ruht sich nach einer Anstrengung so lange aus, wie es nötig ist. Die Gebrüder Teta fanden heraus, dass die Konzentration auf die Ruhephasen zu einer höheren Trainingsintensität und damit zu besseren Stoffwechselergebnissen führt (was bedeutet, dass Sie mehr Fett verbrennen). Und da Sie die Kontrolle über Ihr Training haben, ist es motivierender und effektiver. Es ist für jeden Fitnesslevel geeignet.

Das RBT-Motto lautet: Streng dich an, bis du nicht mehr kannst und ruh dich aus, bis du wieder kannst. Und so funktioniert es: Wählen Sie eine Übung aus und legen Sie einen Gesamtzeitraum fest, beispielsweise fünf Minuten. Machen Sie so viele Wiederholungen wie möglich, bis Sie bei technisch korrekter Ausführung einfach nicht mehr können. Machen Sie dann so lange Pause, wie Sie brauchen, auch wenn Sie mitten in einem Satz sind – drängen Sie sich nicht, um eine bestimmte Anzahl von Wiederholungen zu schaffen. Sobald Sie das Gefühl haben, dass Sie wieder bei Kräften sind, fangen Sie wieder an. Nach dem Ende des Zeitintervalls machen Sie die nächste Übung mit einer anderen Muskelgruppe.

Beim RBT gestalten Sie Länge und Häufigkeit der Pausen. Das ist ganz Ihnen überlassen. Wahrscheinlich werden Sie feststellen, dass Sie in jedem aufeinanderfolgenden Übungsintervall weniger Wiederholungen schaffen, aber die Gesamtzahl aller Wiederholungen gleich bleibt oder sich sogar steigert im Vergleich zu einem herkömmlichen Training mit »fünf Sätzen zu zehn Wiederholungen«. Doch auch wenn die Anzahl der Wiederholungen gleich bleiben sollte, werden Sie insgesamt einen besseren Stoffwechseleffekt erzielt haben.

RBT ist deshalb effektiv, weil Sie Ihrem Körper genau so viel Ruhe gönnen, wie er braucht, um sich von der Höchstleistung zu erholen. Wenn Sie in das nächste Intervall gehen, ohne sich vollständig erholt zu haben, können Sie die tatsächliche maximale Intensität nicht erreichen und erzielen daher nicht so gute Ergebnisse. Je mehr Sie sich also ausruhen, desto mehr können Sie sich anstrengen. Und je mehr Sie sich anstrengen, desto mehr müssen Sie sich ausruhen und erholen. RBT setzt Ruhepausen strategisch ein. Auf diese Weise erreichen Sie mehr.

Atmen ist leben

Bedenken Sie auch die weiteren Implikationen der vollständigen Nasenatmung für unser Leben. Wir atmen 28 000 Mal am Tag. Wenn wir flach atmen, durch den Mund und überwiegend in den oberen Lungenlappen, geben wir dem Körper die Botschaft, dass wir in Gefahr sind. Der Herzschlag erhöht sich, die Körperchemikalien, die mit Stress verbunden sind, steigen an. Die Mehrzahl aller Erkrankungen steht mit Stress in Verbindung, und wir können uns mit jedem Atemzug entscheiden, ob wir Stress steigern oder reduzieren wollen. Wenn wir lernen, ganz durch die Nase zu atmen, die untere Lunge zu belüften und den Brustkorb vollständig zu dehnen, entspannt sich der Körper und wir empfinden ein Gefühl des Friedens. Paradoxerweise arbeitet er auch viel effizienter. Richtiges Atmen besitzt das Potenzial, Sinusitis, chronische Erkältungen, Schnarchen, Allergien, Husten, ja selbst Asthma zu heilen. Auch die sportliche Leistungsfähigkeit lässt sich dadurch verbessern. Nach meiner Überzeugung sollte jeder diese Atemmethode anwenden, nicht nur beim Training, sondern im Alltag.

Die Untersuchungen von Dr. Douillard an Sportlern, die beim Radfahren durch die Nase atmen, zeigen keinen signifikanten Unterschied in der Herzfrequenz, wohl aber in der Anzahl der Atemzüge pro Minute und der empfundenen Anstrengung. Diese waren beide deutlich niedriger, die Ausdauerleistung dagegen höher.[32] Darüber hinaus war das parasympathische Nervensystem stärker aktiviert, während das sympathische Nervensystem (das bei der »Kampf-oder-Flucht«-Reaktion zum Tragen kommt) bei der Nasenatmung weniger aktiviert, was darauf hindeutet, dass sich die Versuchsperson in der »Zone« befand, einem äußerst angenehmen, konzentrierten, fast meditativen Zustand. Die Alphawellen (die mit tiefer Entspannung verbunden sind) waren bei der Nasenatmung signifikant höher und die Gehirnwellen kohärenter. Beim traditionellen Sport und beim Fitnesstraining jedoch bringt man uns aber bei, dass ein solches stressfreies Training, wie es durch die Nasenatmung gefördert wird, dem Ethos des »Wenn's nicht wehtut, bringt's auch nichts« widerspricht. Als meine Tochter in der Schule für Kurz- und Mittelstreckenläufe trainierte, sagte ihr der Trainer, sie arbeite nicht hart genug, wenn sie sich nach einem Lauf gut und gestärkt fühle! Beweise für diese Philosophie finden sich in allen Fitnessstudios, die ich je betreten habe. Weil ein solches Training so unangenehm ist, lenken sich die Leute mit lauter Musik oder Fernsehsendungen davon ab, wie es ihrem Körper geht.

Sobald Sie beginnen, durch die Nase zu atmen – dabei werden sie sich eher nicht überanstrengen – und den meditativen Zustand, der dabei entsteht, zu genießen, werden Sie feststellen, dass Sie sich mehr denn je auf die Fähigkeiten Ihres Körpers einstimmen und sie respektieren, statt zu versuchen, seine Regungen nicht wahrzunehmen. Sie werden erleben, dass der alte Spruch: »Wenn's nicht wehtut, bringt's auch nichts« physiologisch falsch ist. Sie werden auch feststellen, dass Bewegung, Sport oder Training zu einer sehr persönlichen Zeit der Einstimmung und zunehmenden Stärke wird. Was vorher Pflicht war, wird jetzt zur Freude. Training ist für mich kein erzwungener Tanz zu anderer Leute Pfeife mehr, sondern eine Zeit, in der ich mich nur auf mich selbst konzentriere. Das heißt nicht, dass ich mich nicht verbessern will – im Gegenteil.

DIE BUTEYKO-ATMUNG

Ich kann allen nur raten, an der Atmung zu arbeiten. Zu diesem Zweck kann ich die Arbeit des Buteyko Institute of Breathing & Health nur empfehlen. Der verstorbene Konstantin Pavlovich Buteyko, M.D., Ph.D., war ein ukrainischer Physiologe und Arzt, der herausfand, dass er durch die Veränderung der Atemmuster seiner Patienten diesen oft bei der Linderung chronischer Krankheiten helfen konnte. Seitdem hat das von ihm gegründete Institut eine Reihe wissenschaftlicher Studien über die Vorteile der Nasenatmung und der richtigen Atmung insgesamt veröffentlicht. Auf Deutsch gibt es von dem Autor Patrick McKeown verschiedene Bücher darüber, wie sich die Buteyko-Methode sinnvoll und praktisch anwenden lässt. Eine meiner Lieblingstechniken ist, meinen Mund nachts zuzukleben. Dazu verwende ich 3M-Micropore-Papierklebeband, das sehr schonend für Haut und Lippen ist. Beim ersten Mal hatte ich einen kleinen Moment der Panik. Daher klebte ich das Klebeband einfach eine Viertelstunde vor dem Ausschalten des Lichts auf. Ich hatte nichts zu befürchten, stellte ich fest. Dann gewöhnte ich mich allmählich daran und ich machte es öfter. Und das ist passiert: Durch die Blockierung der Mundatmung geht der Körper ganz natürlich in einen »Ruhe- und Erholungsschlaf« über, der tiefer und erholsamer ist. Sie werden feststellen, dass Sie nicht mehr durch Schnarchen aufwachen. Im Laufe der Zeit erholen sich auch Ihre Nasengänge und Nebenhöhlen tatsächlich. Die Buteyko-Methode ist sehr gut erforscht und hat Tausenden auf der ganzen Welt bei Asthma, Heuschnupfen, Allergien, Panikattacken, Herzklopfen, Schnarchen, restless Legs, Mundtrockenheit, Atemgeräuschen, Aufwachen mit Schnaufen oder Schnaufen im Schlaf, Zähneknirschen usw. geholfen. (Siehe sowohl buteyko.com als auch buteyko.info.)

Sanfte Bewegungsarbeit

Bei Fitness geht es nicht nur um Stärke, Ausdauer und richtiges Atmen. Es geht auch um Beweglichkeit und die richtige Haltung. Die Folgen der Schwerkraft über die Zeit und das Einknicken unter den Belastungen des Lebens zermürben uns im Wortsinne. und verändern die als Faszien bekannte Bindegewebsschicht, die jeden Muskel, jeden Nerv und jedes Organ fast so umhüllt, als würden sie einen engen Pullover tragen.[33] Wie meine Pilates-

Lehrerin Hope Matthews es ausdrückt: »Es liegt nicht am Alter, es liegt an den Faszien«. Da ist viel Wahres dran. Wenn wir unsere Faszien nicht regelmäßig mit Feuchtigkeit versorgen und dehnen, wird unser Körper durch die verdichteten Faszien und das Bindegewebe verformt und verkrümmt. (Siehe den Kasten auf Seite 941 f.) Darin beschreiben Hope und ihr Partner Chris Renfrow, wie Sie Ihre Faszien verjüngen können. Ich arbeite seit Jahren persönlich mit den beiden und glaube, dass sie in den USA am meisten über Faszienarbeit wissen.

Ihre Erkenntnisse kann ich im Übrigen nur bestätigen. Durch regelmäßiges Pilates und das Anspannen meiner Muskeln bei gleichzeitiger Dehnung in klassischen Yoga-Asanas habe ich immer wieder festgestellt, dass mein Körper immer funktionstüchtiger wird. Wenn wir nicht lernen, uns so zu bewegen, wie es für unseren Körper vorgesehen ist – Esther Gokhale von der Gokhale-Methode nennt das »Ur-Haltung« -, dann sind Rückenschmerzen, Gelenkverschleiß und chronische Schmerzen und Einschränkungen vorprogrammiert. Ohne richtige Körperhaltung werden sich unsere Muskeln, Faszien, unsere Beweglichkeit und Ausrichtung mit der Zeit verschlechtern. Das fängt schon bei Kindern im Alter von vier Jahren an, wenn sie zu viel sitzen oder zu viel Zeit über Bildschirme gebeugt verbringen. Ob Yoga, Feldenkrais, Pilates, die Alexander-Technik oder die Gokhale-Methode (siehe Seite 939), sie alle bieten wunderbare Möglichkeiten zur Entspannung, Dehnung und sanften Stimulation von Muskeln und inneren Organen. Eine gute Haltung hält auch die Wirbelsäule und die Gelenke geschmeidig. Die Arbeit von Esther Gokhale vereint das Beste dieser Methoden, einschließlich Iyengar Yoga.

Nie gab es mehr wissenschaftliche Forschung darüber, warum diese Ansätze für unsere gesamte körperliche Gesundheit so bedeutend sind. Dr. Helene Langevin, mittlerweile Leiterin des National Center for Complementary & Integrative Health, hat zu ihrer Zeit an der Neurologie der Universität von Vermont einige spannende Untersuchungen einer Zellgruppe namens Integrine durchgeführt. Diese bilden ein physisches Bindeglied zwischen der Zelle und dem sie umgebenden Gewebe.[34] Dabei hat sie eine Wechselwirkung zwischen Zellen und physischen Belastungen festgestellt, die entweder zu Gesundheit oder zu Krankheit führt. Anders ausgedrückt: Wenn Sie den ganzen Tag über eine Tastatur gebeugt dasitzen, wirken abnorme Kräfte auf ihre Faszien. Mit der Zeit führt das zu Schäden im ganzen Körper, weil die Faszie voller Rezeptormembranen ist, die mit den anderen Rezeptormembranen im Körper kommunizieren.

Sorgen Sie aber dafür, dass sich Ihre Faszien normal und frei bewegen können, etwa durch eine gute Haltung, regelmäßige Massagen, Akkupunktur oder auch nur die regelmäßige Massage der Fußsohlen mit einem Tennisball, verschalten Sie die Signale neu, die durch die Faszie an den Rest ihres Körpers gehen. Dadurch werden Schäden vermindert und die körperliche Gesundheit erhalten.

Esther Gokhale litt mit 21 Jahren unter unerträglichen Rückenschmerzen und erfuhr, dass sie keine weiteren Kinder mehr bekommen könne. Außerdem musste sie sich einer Bandscheibenoperation unterziehen. Daraufhin beschäftigte sie sich mit indigenen Völkern weltweit und untersuchte vor allem Menschen, die ihren Lebensunterhalt durch körperliche Arbeit bestreiten, die sich bücken, sammeln und schwere Gewichte auf dem Kopf tragen und nie Rückenschmerzen haben. Indem sie ihre Haltungs- und Bewegungsmuster erforschte und von ihnen lernte, kurierte sie nicht nur ihr eigenes Rückenproblem, sondern entwickelte auch ein System für ein grundlegendes Haltungstraining, das heute auf der ganzen Welt gelehrt wird. Im November 2016 bewertete die crowd-finanzierte Website Health Outcomes die besten Behandlungen bei Rückenschmerzen und kam zu dem Schluss, dass die Gokhale-Methode effektiver ist als die meisten Rückenoperationen.[35] Esther fand heraus, dass Menschen, die so leben und arbeiten, dass sie eine gute Haltung und Ausrichtung beibehalten, keine Rückenschmerzen haben. Dazu gehört eine leicht j-förmige Krümmung der Wirbelsäule, die zunächst gerade verläuft, aber ab dem 5. Lendenwirbel (L5) bis zum 1. Steißbeinwirbel (S1) leicht nach außen gekrümmt ist. Das sieht eher aus wie bei einer Ente und nicht wie bei einem Hund, der den Schwanz eingeklemmt hat. Ich empfehle Ihnen dringend, Esthers Website (gokhalemethod.com) der beeindruckenden Bilder wegen zu besuchen. Diese zeigen, wie eine natürliche und eine unnatürliche Ausrichtung aussehen. Dies ist sehr hilfreich, um die eigene Haltung zu korrigieren. Ich weiß, dass ich auf diese Weise – durch das Training mit Esther und auch durch Pilates, das ich seit zwanzig Jahren zweimal pro Woche mache – eine Hüftoperation vermeiden konnte.

Vielen Menschen in der westlichen Welt wird beigebracht, »das Becken einzuziehen« oder »das Steißbein einzuziehen«. Das jedoch belastet unseren unteren Rücken viel zu sehr. Wir alle können mit mehr Leichtigkeit sitzen, stehen und uns bewegen lernen, wenn wir die Grundsätze der ursprünglichen Körperhaltung kennen. (Eines von Esthers Lehrmottos lautet: »Ducky butt, not tucky butt«.) Ich habe dies bereits bei der Beschreibung der optimalen Beckenbodenfunktion behandelt (siehe Kapitel 6). Wenn uns gesagt wird, wir sollen uns aufrecht hinsetzen oder aufrecht stehen«, strecken wir oft einfach die Brust heraus und ziehen die Schulterblätter nach hinten. Das ist kontraproduktiv. Stattdessen sollten wir unser Kinn leicht senken, unsere Bauchmuskeln nach innen und oben ziehen, um so ein inneres Stützkorsett zu schaffen (ohne die Schultern bis zu den Ohren hochzuziehen), und dann einfach die Schultern leicht nach hinten rollen – eins nach dem anderen. Wenn wir sitzen, sollten wir ein gefaltetes Handtuch unter unsere Sitzknochen legen, sodass unser Becken nach vorne gekippt wird – stellen Sie sich das wie eine Schüssel vor, die so gekippt wird, dass das Wasser vorne an den Beinen herunterfließt. Ich empfehle jedem, die Grundlagen der ursprünglichen Haltung zu erlernen, entweder durch die Lektüre des Buches, das Esther gemeinsam mit Susan Adams verfasst hat, *Nie wieder Rückenschmerzen* (riva 2018) oder, noch besser, durch die Teilnahme an einem Primal Posture Workshop bei einem ihrer vielen zertifizierten Lehrer und Lehrerinnen weltweit (siehe gokhalemethod.com).

Im Übrigen habe ich erlebt, wie Frauen durch Pilates, die Gokhale-Methode und/oder Yoga ihren Körper total verändert haben, auch an mir selbst. Meine Erfahrung mit Pilates hat mich mehr als jedes andere Training davon überzeugt, dass es möglich ist, mit dem Alter stärker, fitter und beweglicher zu werden – nicht andersherum.

DER GROSSE LENDENMUSKEL (ILIOPSOAS)

Mit Anfang 30 hatte ich nach längerem Sitzen oft Schmerzen in meiner rechten Hüfte und konnte einige Minuten lang nicht richtig laufen. Ich musste mein rechtes Bein ein paarmal vor- und zurückschwingen, damit es wieder richtig funktionierte. Mein damaliger Mann, ein orthopädischer Chirurg, verordnete Röntgenaufnahmen, die natürlich normal waren. Heute, nach zehn Jahren Pilates, habe ich diese Schmerzen und Einschränkungen nicht mehr, weil ich gelernt habe, die beiden großen Lendenmuskeln zu dehnen, zu stärken und zu entspannen. Hüftschmerzen und -einschränkungen liegen bei mir in der Familie, und ich hätte höchstwahrscheinlich heute schon ein neues Hüftgelenk, wenn ich nicht gelernt hätte, mit den großen Lendenmuskeln zu arbeiten. Schmerzen in der Hüfte und im unteren Rücken sind bei Frauen auffallend häufig, und oft liegt das Problem in einer Verkrampfung der großen Lendenmuskeln – dem Ort im Körper, in dem wir tendenziell Spannungen speichern. Meine Physiotherapeutin sagt, sie habe gelernt, dass wir im Psoas die Gefühlsarbeit für andere leisten. Dem kann ich nur beipflichten!

Die großen Lendenmuskeln sind etwa 40 cm lang und erstrecken sich vom Brustkorb über den Rumpf bis in die Beine. Sie verlaufen durch das Becken, über Kugel und Pfanne des Hüftgelenks, und sind an den Innenseiten der Oberschenkelknochen befestigt. Hüftschmerzen bei Frauen gehen meistens auf angespannte Lendenmuskeln zurück, die mitten im Körper liegen und sehr sensibel auf unsere Gefühle reagieren. Sie ziehen sich zusammen, wenn wir Angst haben, und verhelfen uns zu Bewegungsfreiheit, wenn wir entspannt und in Form sind. Weil ich gelernt habe, meine Lendenmuskeln zu entspannen und zu entlasten, habe ich eine stärkere Mitte und besser ausgerichtete Hüften als je zuvor. Sie sollten unbedingt in Kontakt mit ihren Lendenmuskeln kommen, um sich ein Leben lang freudig bewegen zu können. Dazu können Sie mit Physio- oder neuromuskulären Therapeuten, ausgebildeten Pilatestrainern oder Yogalehrern arbeiten. Sie können aber auch einfach das Buch The Psoas Book von Liz Koch lesen und die Übungen daraus machen (Guinea Pig Publications 2012; vgl. auch www.coreawareness.com). Auf Deutsch ist erhältlich: *Psoas-Training: Der große Lendenmuskel als Schlüssel zu körperlichem, seelischem und emotionalem Wohlbefinden* von Jo Ann Staugaard-Jones, Copress Sport 2014.

WARUM FASZIEN WICHTIG SIND

Von Hope Matthews und Christopher Renfrow

Bewegung und Sport ist nichts, was wir »machen« sollten. Bewegung sollte eine natürliche Aktivität in unserem Leben sein. Mensch zu sein bedeutet, sich zu bewegen. Wir werden mit dem Wissen geboren, wie wir unseren Körper zu bewegen haben. Doch der moderne Mensch hat sich so weit von dem natürlichen Bewegungsdrang entfernt, dass wir nun »Sport« bewusst in unser Leben einplanen müssen.

Das American College of Sports Medicine (ACSM) sagt, dass wir uns täglich zwanzig Minuten bewegen sollten. Was ist damit gemeint? Welche Art von Bewegung? Viele Menschen haben sich dem Fitnessstudio verschrieben und unzählige Stunden in Kursen, auf Laufbändern, Crosstrainern, Liegerädern und anderen Sportgeräten verbracht, was zu Schmerzen und Verletzungen, wenig Erfolg und dem nagenden Verdacht der Vergeblichkeit geführt hat. Aber was, wenn Fitness mehr ist als nur Training und Gewichtsabnahme, Kalorienzählen, Muskelauf- und Fettabbau? Was hier fehlt, ist ein Gewebetyp, den wir bislang übersehen haben – ein Gewebe, das bei allem, was wir tun, empfinden und denken, eine entscheidende Rolle spielt: die Faszien.

Faszien sind ein umfassendes Gewebe, das vom Kopf bis zu den Zehen reicht. Es durchzieht unseren ganzen Körper. Es verbindet, innerviert und schützt jeden Muskel, jeden Knochen, jede Sehne, Bänder, Nerven, Gefäße, Organe und Drüsen. Tatsächlich verbindet es jeden Teil unseres Körpers bis hin zu einzelnen Zellen. Ihr faseriges Material ist unterschiedlich dick; die Achillessehne zum Beispiel ähnelt einer dichten Faszie, während die Kollagenmatrix der Gesichtshaut viel dünner ist. Faszien sind dem Bindegewebe insofern ähnlich, als sie zum Teil aus kollagenen Proteinen bestehen. Aber sie sind mehr als das. Es handelt sich um ein weicheres, flexibles Gewebe, das die Zugfestigkeit besitzt, die uns körperlich zusammenhält und uns ganz macht.

Die komplexe, dynamische Natur dieses Gewebes wird gerade erst erkannt. Bis vor Kurzem wurden die Faszien lediglich als Schutz, Isolierung und Verpackungsmaterial für unsere Muskeln und Organe betrachtet. Doch revolutionäre neue Forschungsarbeiten haben gezeigt, dass die Faszien eigentlich ein Kommunikationsnetzwerk sind, das Energie, Frequenzen und Schwingungen an alle Organe, Gewebe, Zellen und Materie im Körper überträgt, ähnlich wie die Glasfaserkabel, die in Computernetzwerken und in der Kommunikation verwendet werden.[36] Dieser Aspekt der Faszien besteht aus einer Art gelartigem Kollagenprotein, das als flüssigkristalline Matrix bekannt ist. Diese dynamische Matrix ist das Medium, über das alles biologische Material im Körper kommuniziert.

Die flüssig-kristalline Matrix der Faszien speichert und bewahrt Frequenzen, einschließlich Erinnerungen. Tatsächlich sind im Körper Erinnerungen und Informationen gespeichert, und das nicht nur im Gehirn. Die Faszien speichern unsere Lebensgeschichte, einschließlich emotionaler Traumata, die sich als körperliche Erinnerungen in unserem Gewebe einprägen – Prägungen, die uns buchstäblich daran hindern, optimal zu leben und uns zu bewegen. Auch Gedanken, die zu starr, kritisch oder extrem geworden sind, prägen sich in den Faszien ein. Diese Prägung führt dazu, dass sich die flüssige kristalline Matrix der Faszien in eine unbewegliche und energetisch stagnierende Substanz verwandelt. Mit der Zeit führt dies zu einer Vernarbung des Gewebes, die sowohl die Bewegung als auch die Energie blockiert. Diese Beeinträchtigung wirkt sich auf den gesamten Körper aus und betrifft nicht nur Bewegung und Mechanik, sondern auch den Energiefluss, die elektrische Leitung von Impulsen und die optimale Flüssigkeitsversorgung. Die Folge sind Bewegungseinschränkungen, Schmerzen und eine erhöhte Anfälligkeit für Krankheiten.

Es gibt auch eine Quantenintelligenz, die außerhalb unseres dichten, physischen Körpers in unserem Ätherleib gespeichert ist. Das gesamte Universum besteht aus einem verschlungenen Netz von Faszien und kommuniziert darüber. In alten Philosophien werden Begriffe wie feinstoffliche Materie und Aura verwendet, um das zu beschreiben, was sich außerhalb des Körpers befindet, aber es steckt viel mehr dahinter. Nach unserer Erfahrung sind diese Stoffe faszienähnlich und besitzen die gleichen Kommunikations- und Erinnerungsfähigkeiten wie unsere inneren Faszien. Das erklärt, warum und wie Informationen zwischen Lebewesen ausgetauscht werden.[37] Diese Informationen befinden sich nicht nur in unserer gegenwärtigen Zeitlinie, sondern gehen über die Gegenwart hinaus und tauchen in die Vergangenheit und die Zukunft ein – möglicherweise sogar in alternative Zeitlinien oder Universen.

Zusammenfassend lässt sich sagen, dass die Faszien eine wichtige Rolle für unsere Gesundheit und unser Wohlbefinden spielen, indem sie unsere Haltung physisch stabilisieren und ausrichten, unser Gewebe optimal mit Feuchtigkeit versorgen und Nährstoffe und Hormone im gesamten Körper verteilen. Die Entdeckung der flüssig-kristallinen Matrix ist das fehlende Bindeglied für die Fähigkeit des Körpers, als Ganzes und als Teil eines größeren Ganzen, des Universums, zu kommunizieren und optimal zu funktionieren. Die Gesundheit Ihrer Faszien entscheidet darüber, ob Sie dünn oder dick, steif oder flexibel, schmerzempfindlich oder schmerzfrei, festgefahren oder losgelöst, gesund oder ungesund, glücklich oder traurig, präsent oder gleichgültig und verbunden oder unverbunden sind. Jeder Gedanke, den Sie denken, jede Emotion, die Sie fühlen, und jede Bewegung, die Sie machen, wirkt sich auf Ihre Faszien aus, die glücklicherweise immer positiv verändert werden können.

Wenn Sie mehr erfahren möchten, besuchen Sie die Website des Zentrums unter www.thecenterforimh.com.

Kampfsportarten
Kampfsportarten im weitesten Sinne, wie Aikido oder Tai-Chi-Chuan, beziehen ganz bewusst Körper, Geist und Seele ein. Bei Untersuchungen an Menschen, die regelmäßig Tai-Chi-Chuan ausüben, ist zum Beispiel festgestellt worden, dass diese Bewegungskunst die biologischen Funktionen über das Nerven- und das Hormonsystem eher reguliert als beherrscht. Man hat gezeigt, dass Tai-Chi-Chuan mit Erfolg bei der Behandlung von Herzkrankheiten, hohem Blutdruck, Schlaflosigkeit, Asthma und Osteoporose eingesetzt werden kann. Außerdem hilft es beim Abbau von Depressionen, Spannungen, Wut, Müdigkeit, Verwirrung und Angst.[38] Eine neuere Studie mit zweihundert Probanden über 70 hat gezeigt, das Tai-Chi das Risiko von Stürzen – ein wichtiger Faktor bei Brüchen der Hüften – verringerte.[39]

Als Studentin habe ich den grünen Gürtel in Jiu-Jitsu gemacht. Das ist zwar keine besonders große Leistung, aber ich musste dazu gegen ein paar große Kerle aus Cleveland Heights antreten. Daraus habe ich gelernt, dass ich die Kraft und den Willen habe, mich in Notwehr gegen jemanden körperlich zu verteidigen. Untersuchungen über Vergewaltiger zeigen, dass diese Männer sich meistens die Frauen aussuchen, die am zerbrechlichsten wirken. Das Selbstvertrauen und die aus dem Wissen sich verteidigen zu können resultierende selbstbewusste Körperhaltung übertragen sich auf das Energiefeld, das einen umgibt, und verringern so die Wahrscheinlichkeit einer Vergewaltigung. (Ich will allerdings hinzufügen, dass dies in einer Kultur der Vergewaltigung als Teil des Patriarchats nicht allein ausreichend ist, um sexuelle Übergriffe zu verhindern.) Außerdem können Kampfsportarten Ihnen helfen, Ihre Stimme zu entdecken.[40]

Körperliches Training und Sucht

Fast alles Tun kann zur Sucht werden, und körperliche Bewegung bildet da keine Ausnahme. Die Aufforderung, körperliche Aktivität als Möglichkeit zu nutzen, sich von unseren Gefühlen abzukoppeln, zieht sich durch unsere ganze Kultur. Manche Menschen haben sich tatsächlich schon wegen Laufsucht in Therapie begeben. Man könnte glauben, Laufen sei unmöglich ein Gesundheitsproblem (abgesehen von der Belastung und Abnutzung der Muskeln und Gelenke). Es ist aber eine gut belegte Tatsache, dass Ausdauersportarten wie Marathonläufe das Immunsystem unterdrücken und das Risiko eines vorzeitigen Todes erhöhen. Das liegt zum Teil an dem Schaden, den freie Radikale bei Überanstrengung anrichten, wenn nicht genügend Antioxidantien genommen oder nicht genügend Pausen gemacht werden.[41]

Hinzu kommt die extreme Abnutzung der Gelenke, die dazu führt, dass bei Läufern, die trotz zunehmender Schmerzen und Funktionsstörungen weiterlaufen, oft Knie- und Hüftprothesen fällig werden. (Wenn Sie ein Läufer sind, achten Sie bitte darauf, Ihre Gelenke zu schonen, indem Sie Ihre Faszien regelmäßig regenerieren und hydratisieren. Und laufen Sie so oft wie möglich auf Waldwegen, nicht auf Asphalt.)

Vor einigen Jahren hielt ich Vorträge in einem beliebten Fitnessstudio. Eine der Frauen in der Gruppe verbrachte jeden Morgen drei Stunden auf dem Laufband, trainierte fast jeden Nachmittag mit ihrem persönlichen Trainer und kaufte sich dann jeden Abend genügend Alkohol, um sich zu betrinken! Sie sah zwar gut aus, aber mir war klar, dass ihre Schönheit und ihre Gesundheit in Gefahr waren, wenn sie so weitermachte. Trainieren, um vor dem Stress im eigenen Leben wegzulaufen oder sich vom tiefsten Selbst abzukoppeln, ist nichts anderes als eine Valiumsucht. Es mag zunächst wie eine gesündere Wahl erscheinen, aber es bleibt eine Sucht.

Man kann durch Training Dampf ablassen, aber wenn Sie es überwiegend dazu benutzen, kann es jedes Mal, wenn man sich gestresst fühlt, zu einer »Lösung« werden: Man benutzt das Training als Medizin gegen den emotionalen Schmerz. Viel besser ist es, die Ursache des Stresses zu bearbeiten. Andererseits kann ein zehn- bis fünfzehnminütiger strammer Spaziergang oft die Stimmung heben und dazu beitragen, die Dinge im rechten Licht zu sehen. Das hilft dem Körper auch, die Folgen der Stresshormone loszuwerden, die oft einen Fressschub auslösen. Bei Stress produziert der Körper das Hormon Cortisol, um Sie zu einer Reaktion auf eine wahrgenommene Bedrohung zu mobilisieren. Wenn Sie einen zehn- bis fünfzehnminütigen Spaziergang machen (oder Treppen steigen, wenn sie bei der Arbeit sind), verstoffwechseln Sie das Cortisol – und verbrauchen die Zusatzkalorien, die Ihr Körper als Reaktion auf das Weglaufen vor dem Stress (was unsere Steinzeitkörper nur noch selten tun) konsumieren wollte. Stress heute ist anders als in der fernen Vergangenheit, aber die Reaktion des Körpers darauf ist dieselbe: Alle Ressourcen mobilisieren und losrennen. Wenn Sie sich also tatsächlich bewegen, werden Sie feststellen, dass die kurze Phase der Bewegung ihren Appetit verringert und die Essgelüste vertreibt.

Leider benutzen viele Frauen körperliches Training als Mittel, um vor Belastungen davonzulaufen oder um ihr Gewicht niedrig zu halten. Beides lässt sich zwar damit erreichen, aber man kann niemals eine gesunde Beziehung zu körperlicher Aktivität und zum Körper entwickeln, wenn man sich nur bewegt, um Stress abzubauen oder um abzunehmen.

Körperliche Bewegung, Amenorrhö und Knochenschwund

Wiederholt haben Untersuchungen ergeben, dass Sportlerinnen, die nicht mehr menstruieren, unter vorzeitigem Knochenschwund leiden.[42] Früher habe ich befürchtet, dass diese Ergebnisse verwendet werden könnten, um Frauen davon abzuhalten, ihre Körper ebenso vollständig und kraftvoll einzusetzen wie Männer.

Folgeuntersuchungen haben gezeigt, dass viele Sportlerinnen aus eben dem gleichen Grund keine Periode mehr haben wie viele Frauen, die streng Diät halten oder magersüchtig werden: Sie essen nicht genug und haben nur noch sehr wenig Fettgewebe. Das führt zu einem Ausbleiben der monatlichen Regelblutung (Amenorrhö) und zu früher Osteoporose.[43] In einer Untersuchung wurde festgestellt, dass die Regelblutung bei Sportlerinnen wieder einsetzte, wenn sie 500 bis 700 Kalorien pro Tag mehr zu sich nahmen. (Die meisten Leistungssportlerinnen wollen das allerdings nicht.)

Eine Freundin, die früher an Bodybuildingwettbewerben teilgenommen hatte, hat mir erzählt, die Bewerberinnen bei solchen Wettbewerben wollten sogar, dass ihre Periode ausbleibt, weil sie das für ein Anzeichen für ausreichendes Training hielten. Dasselbe habe ich von Läuferinnen im Leistungssport gehört. Ein solches Ausschalten der Hormone ist also ein Ziel des Trainings! Das ist wohl ein eindeutiges Zeichen für ungesundes Verhalten. Kein Wunder, dass Doping mit Anabolika im Leistungssport eher die Regel als die Ausnahme ist.

Studien belegen, dass Marathonläuferinnen, die so viel trainieren, dass ihre Regel ausbleibt, eine Knochendichte haben, wie sie bei viel älteren Frauen üblich ist. Ab wann Laufen für den weiblichen Körper schädlich wird, lässt sich nicht genau festlegen. Bei Leistungssportlerinnen scheinen schädliche Wirkungen allerdings ab etwa 80 Trainingskilometern pro Woche aufzutreten.

Ein weiterer Grund dafür, dass Sportlerinnen unter Amenorrhö leiden, ist, nach anderen Untersuchungen, dass Magerkeit in Verbindung mit der chronischen Sorge, übergewichtig zu werden, zu Zyklusstörungen führen kann.[44] Sportlerinnen sind von dem Schlankheitsideal genauso beeinflusst wie andere Frauen. Aus diesem Grund nehmen sie oft weniger Kalorien zu sich, als sie eigentlich bräuchten. Essstörungen treten bei Sportlerinnen genauso häufig auf wie bei anderen Frauen, aber Sportlerinnen benutzen manchmal ihr Training zur Gewichtskontrolle. Sie trainieren hart und essen anschließend nicht – hier besteht kein Unterschied zu anderen Formen der Magersucht. Da es eine Weile dauern kann, bis die Menstruationsblutung wieder einsetzt, ist eine Progesterontherapie zum Wiederaufbau der Knochenmasse oft sinnvoll. Sobald die Ovulationszyklen wieder eingesetzt haben, erhöht sich auch die Konzentration der Mineralstoffe in den Knochen wieder.[45]

Nicht alle Frauen laufen Gefahr, dass bei extremem Training ihre Periode ausbleibt. Dr. Lane stellte in ihrer Untersuchung fest, dass vor allem junge, kinderlose Frauen von diesem Problem betroffen sind, weil Schwangerschaft und Geburt es anscheinend schwerer machen, hormongesteuerte Abläufe durch extremes Training zu unterdrücken. Es wird schwieriger, den Menstruationszyklus zu unterbrechen. Deswegen leiden Läuferinnen über 30, die Kinder geboren haben, nur selten unter Amenorrhö.[46] Ich glaube, es gibt noch einen weiteren Grund dafür, dass Mütter nicht so anfällig für dieses Problem sind: Sie neigen viel weniger zu knallhartem Konkurrenzdenken – das wird einer Veränderung der chemischen Prozesse im Körper zugeschrieben. Die Geburt eines Kindes verändert eine Frau oft ganz grundlegend und zwar emotional, seelisch, körperlich und geistig. Ihre Prioritäten über das, was wirklich wichtig ist, haben sich verändert. Übrigens: Eine Geburt nimmt Ihren Körper so umfassend und stark in Anspruch wie jedes denkbare sportliche Ereignis, aber sie lässt sich natürlich nicht einmal in der Woche wiederholen!

Auf Los geht's los!

Erster Schritt: Entscheiden Sie sich für eine Bewegungsart

Die Vorstellung vom »idealen« Trainingsprogramm aufzugeben ist ebenso gesund, wie die Vorstellung vom »Ideal«gewicht fallenzulassen. Wenn Patientinnen mich fragen, welches Fitnessprogramm am besten ist, antworte ich: »Das, was Sie gerade machen.« Die sportlichen Aktivitäten meiner Patientinnen sind weit gefasst. Sie reichen von Yoga, Tai-Chi-Chuan über Tanzen bis hin zur Leitung von Überlebenstraining.

Machen Sie ein Experiment: Erinnern Sie sich daran, wie Sie als Kind draußen gespielt haben – wie Sie herumgehüpft oder Seil gesprungen sind oder einfach zum Spaß mit einem Ball geworfen haben. Oder erinnern Sie sich daran, wie Sie getanzt haben – wie Sie sich so lange gedreht haben, bis Sie schwindlig umfielen. Spielen Sie im Geiste eine Weile mit dieser Erinnerung und spüren Sie, wie sich das damals anfühlte. Riechen Sie die Gerüche von damals. Spüren Sie die Sonne oder den Wind auf Ihrem Gesicht. Spüren Sie, was für ein schönes Gefühl es war, sich voller Freude und Energie zu bewegen und den Körper zu fordern. Wenn Sie damit fertig sind, kommen Sie sachte wieder in die Gegenwart zurück. Beginnen Sie nun, sich so zu bewegen, wie Sie es damals getan haben. Spüren Sie, wie es sich jetzt anfühlt. Seien Sie in Ihrem Körper. Genießen Sie ihn, bewundern Sie ihn – spielen Sie mit Ihren Bewegungen. Haben Sie sich an eine Bewegungsart erinnert, die sich wirklich toll anfühlte? Welche war das? Wie können Sie sie in Ihr jetziges Leben einfügen?

WIE VIEL UND WAS IST GENUG?

Im Oktober 2008 hat das amerikanische Gesundheitsministerium die neuen Leitlinien für körperliche Aktivität veröffentlicht, die sich auf die erste gründliche Zusammenfassung der Forschung zu körperlicher Aktivität und Gesundheit in mehr als zehn Jahren stützte.[47] Die Leitlinien sind sehr flexibel; sie geben eine Trainingsgesamtzeit pro Woche an statt eine bestimmte Anzahl täglicher Übungen. Sie können Ihr Training in mindestens zehnminütige Abschnitte einteilen, sodass sie viele kurze Aktivitäten unterbringen können, die sich addieren (z. B. im Büro die Treppe nehmen), anstatt sich auf ein längeres Training festzulegen. Sie machen auch verschiedene Vorschläge, je nach Ihrer gewünschten Trainingsintensität. Es gibt zwei grundlegende Optionen:

- Zweieinhalb Stunden mäßige körperliche Bewegung pro Woche, definiert als Aktivität, bei der Sie sich unterhalten, aber nicht singen könnten (z. B. rasches Gehen, Wasseraerobic, Standardtänze oder Gartenarbeit).
- Eineinviertel Stunde starke körperliche Bewegung pro Woche, definiert als so anstrengend, dass sie nur ein paar Worte sagen könnten, ohne nach Luft zu schnappen. Dazu gehören Aktivitäten wie Gehen, Joggen, Bahnenschwimmen, Seilspringen oder Bergwandern mit schwerem Rucksack.

Laut der Leitlinien sind außerdem zusätzlich zwei Stunden muskelstärkende Bewegung pro Woche wünschenswert, also Hanteltraining, Liegestütze, Sit-ups oder schwere Gartenarbeit.

Die Experten, die die Leitlinien entwickelt haben, wiesen darauf hin, dass solche regelmäßige körperliche Bewegung das Risiko für frühen Tod, koronare Herzerkrankungen, Schlaganfall, hohen Blutdruck, Typ-2-Diabetes, Darm- und Brustkrebs sowie Depression verringert. Weiter verwiesen sie darauf, dass das vorgeschlagene Programm die kognitiven Fähigkeiten älterer Erwachsener sowie die Fähigkeit verbessert, alltägliche Aktivitäten auszuführen.

Zweiter Schritt: Fassen Sie einen Entschluss

Entscheiden Sie sich dafür, sich in irgendeiner Weise dreimal bis fünfmal in der Woche 20 bis 30 Minuten lang körperlich zu bewegen. Machen Sie sich das Fitnesstraining so einfach wie möglich. Für mich heißt das, dass ich, wenn ich nach der Arbeit nach Hause komme, T-Shirt und Shorts anziehe. Mein Trainingsgerät steht vor dem Fernseher – ich brauche nichts weiter vorzubereiten. Unser Haus ist dafür da, dass ich darin gut leben kann, und nicht dafür, dass es perfekt aussieht. Wenn ich auf Reisen war, bin ich gelegentlich ins Fitnessstudio gegangen. Aber meistens trainierte ich zu Hause. Jetzt, wo die Kinder aus dem Haus sind, habe ich ein Zimmer in einen Fitnessraum umgewandelt. Außerdem mache ich zweimal pro Woche klassisches Pilates mit einem ausgebildeten Pilates-Lehrer im Einzelunterricht. Das hat meinen Körper in den letzten Jahrzehnten wahrlich verändert.

Beschließen Sie, einen Monat lang regelmäßig Ihr Programm durchzuführen. Während dieser Zeit wird Ihr Körper wahrscheinlich beginnen, sich darauf zu freuen. Wenn Sie eine Weile aussetzen, sagen Sie sich, dass Sie weitermachen werden, sobald Sie können. Verschwenden Sie keine einzige Sekunde auf Selbstvorwürfe. Noch besser ist es, wenn Sie mit einer Freundin einen Fitnesspakt schließen. Dann können Sie sich gegenseitig motivieren, wenn die eine oder andere von Ihnen keine Lust mehr hat. Gruppendruck kann sehr gesund sein.

Dritter Schritt: Lernen Sie, durch die Nase zu atmen

Fangen Sie langsam an. Lernen Sie den »Sonnengruß« und wiederholen Sie ihn, um zu lernen, in welchem Tempo Sie atmen müssen (die Anleitung steht in dem Buch von Dr. John Douillard *Body, Mind, and Sport* (Three Rivers Press 2001); die einzelnen Positionen finden sich auch in vielen Yogalehrbüchern und -videos). Vermeiden Sie Überanstrengung: Sie müssen imstande bleiben, problemlos durch die Nase zu atmen. Wenn Sie bereits regelmäßig trainieren, werden Sie feststellen, dass Sie drei Wochen oder mehr brauchen, um Ihr früheres Leistungsniveau bei richtigem Atmen wieder zu erreichen. Lassen Sie sich Zeit. Wenn Sie Ihren Körper so trainiert haben, dass er Sauerstoff effizient nutzen kann, werden Sie bald feststellen, dass Sie bei geringerer Anstrengung weiter – oder schneller – laufen können, als Sie je für möglich gehalten hätten. Auch Ihr Brustkorb wird sehr viel dehnbarer und Ihre Atmung effizienter. Sie sollten Taschentücher mitnehmen, wenn Sie durch die Nase atmen, weil diese Form der Atmung die Nasenwege und Nasennebenhöhlen frei und leer macht. Vor allem, wenn Sie sich anstrengen, nutzen Sie den »Darth Vader«-Atem, wie Dr. Douillard es nennt: kurzes, kräftiges Ausatmen durch die Nase – das säubert sie sehr effektiv.

Vierter Schritt: Passen Sie auf, dass Sie Ihre Bemühungen nicht selbst zunichtemachen

Einer der häufigsten Gründe, warum Frauen mit dem Fitnesstraining wieder aufhören, ist der, dass sie zu schnell zu viel machen (ein Zeichen von Suchtverhalten). Nachdem sie drei Jahre lang gar nichts getan haben, schwören sie sich, dass sie jetzt eine Woche lang jeden Tag fünf Kilometer laufen und sich ganz schnell in Form bringen werden. Viel besser ist es, wenn man weniger tut, als man eigentlich könnte – für eine Weile zumindest. Das vermittelt Ihrem Körper den Eindruck, dass er Ihnen vertrauen kann, dass Sie auf ihn achten und ihn nicht bis zur Erschöpfung fordern. Ihr Körper wird merken, dass Bewegung Spaß macht! Hunde gehen wahnsinnig gern spazieren – und wir würden uns mit der gleichen Begeisterung bewegen, wenn wir uns ebenso von unseren Instinkten leiten ließen wie die Tiere.

Wenn Sie sich allerdings nie fordern und immer weniger tun, als erwartet wird oder als nötig ist, sollten Sie sich vielleicht manchmal einen kleinen Schubs geben. Es tut gut, wenn man weiß, dass der Körper bei Bedarf zu größeren Leistungen fähig ist. Missbrauchen Sie das Training aber niemals dazu, Ihren Körper gefügig zu machen oder ihn für seine Unzulänglichkeit zu bestrafen. (Anne Wilson Schaef sagt, ihrer Meinung nach sei die Abhängigkeit vom Selbstmissbrauch wahrscheinlich die häufigste Sucht in unserer Gesellschaft, und ich stimme ihr zu.)

Wenn Sie Ihr Trainingsprogramm grässlich finden und sich dazu überreden oder zwingen müssen, bauen Sie nur Widerstände dagegen auf. Irgendwann werden Sie dann sowieso aufhören oder sich eine Verletzung zuziehen, oder Sie werden das Programm als äußere Autorität einsetzen, die Sie kontrolliert: Dann werden Sie Ihre eigenen Bemühungen so sabotieren, dass Sie sie schließlich ganz einstellen werden.

Fünfter Schritt: Genießen Sie die Bewegung

Eine meiner Patientinnen, eine Lehrerin für Kunsterziehung in den Vierzigern, hatte angefangen, Gewichte zu heben. Es machte ihr großen Spaß. Sie war frisch geschieden, und die Kräftigung ihrer Muskulatur spiegelte ihre Stärkung in anderen Lebensbereichen wider. Sie sah großartig aus und fühlte sich auch so – voller Kraft. Sie war der lebende Beweis dafür, dass Bewegung im Körper sogenannte Endorphine freisetzt, endogene Morphine, die mit Morphium und anderen Opiaten verwandt sind. Daher führt körperliches Training ganz von selbst dazu, dass man sich wohlfühlt.

Denken Sie daran, dass jeder Muskel, jedes Organ und jeder Nerv in unserem Körper von der Faszie, dem Bindegewebe, wie ein geschmeidiger, anliegender Pullover umhüllt ist. Diese fungiert auch wie eine hydraulische Pumpe, über die Wasser und Flüssigkeit im Körper bewegt werden. Bei jeder bewussten Bewegung kommt es über das Strömen lebensnotwendigen Wassers zu einer positiven Stimulation aller Zellen. Durch die Faszien (und den Flüssigkeitsaustausch) kommunzieren unsere Zellen – und zwar von Kopf bis Fuß. Bei regelmäßiger Bewegung und angemessener Flüssigkeitsaufnahme (siehe Kapitel 17) beugen Sie Verspannungen, Krankheit und Schmerzen vor. Ohne regelmäßige Bewegung dagegen öffnen Sie körperlichen Einschränkungen, Krankheit und Schmerz Tür und Tor. Für wirkliche Gesundheit müssen Sie sich regelmäßig bewegen – und zwar möglichst ein Leben lang.

XIX

Uns selbst heilen – unsere Welt heilen

Wenn du das hervorbringst, was in dir ist, wird dich das, was du hervorbringst, erretten. Wenn du aber nicht hervorbringst, was in dir ist, wird dich das, was du nicht hervorbringst, zerstören.

Jesusworte aus dem Thomas-Evangelium

Die Welt ist für eine große Erkenntnis bereit: Frauen und Mädchen sind nicht das Problem; sie sind die Lösung.

Nicholas D. Kristof und Sheryl WuDunn

Heute sind wir an dem Punkt, den der schamanische Astrologe Daniel Giamario als »Zeitenwende« bezeichnet. Wohin wir auf unserem Planeten auch blicken, überall kommen alte, überlebte, nicht nachhaltige Denkweisen – und Lebensweisen – an ihr Ende. Dutzende Untersuchungen haben die Tatsache dokumentiert, dass unsere Gedanken andere tiefgreifend und messbar beeinflussen können, und es auch tatsächlich tun. Seit 1975 zum Beispiel sind 33 Studien in Peer-Review-Zeitschriften erschienen, die über eine messbare Verringerung von Gewaltverbrechen, Selbstmorden, terroristischen Angriffen, Bränden und Konflikten in den untersuchten Regionen berichteten, wenn das Programm der Transzendentalen Meditation (TM) und seine erweiterte Variante, das TM-Sidhi-Programm von verschiedenen Gruppen, die zweimal täglich meditierten, angewandt wurde.[1] Der mittlerweile verstorbene Maharishi Mahesh Yogi, Gründer der TM-Bewegung, hat einen messbaren positiven Effekt auf die Gesellschaft prophezeit, wenn ein Prozent der Bevölkerung ihr Bewusstseinsfeld durch Meditation so weit veränderten, dass es an Kohärenz gewinne (etwa wie der enge Fokus eines Laserstrahls). Das ist in der Tat geschehen, vor allem seit 2012 – dem Datum, das mit dem Ende des Maya-Kalenders in Verbindung gebracht und weithin als »das Ende der Zeit« angepriesen wurde. Offensichtlich war diese Weltuntergangsprophezeiung eine Fehlinterpretation dessen, was indigene Kulturen seit Jahrhunderten gelehrt haben. Und das ist es: Wenn wir es über das Jahr 2012 hinaus schafften, würden wir uns in einer neuen Ära befinden – einer Ära, die als das Zeitalter des Wassermanns bezeichnet wird –, in der eine zunehmende Zusammenarbeit, Nachhaltigkeit und das Ende von Kriegen die Regel sein würden. Und genau das geschieht jetzt. Das Massenbewusstsein – das durch das individuelle Bewusstsein eines jeden von uns geschaffen wird, ein Konzept, das Carl Jung als kollektives Unbewusstes bezeichnete – kann man sich als ein riesiges Energiefeld um die Erde vorstellen. Der britische Biologe Rupert Sheldrake nannte es das »morphogenetische Feld«. Die britische Autorin, Journalistin und Dozentin Lynne McTaggart bezeichnet es einfach als »das Feld«. Wie auch immer man es nennen mag, klar ist, dass sich dieses Feld verschiebt und verändert … und zwar in eine positive Richtung.

McTaggart ist inzwischen für ihre groß angelegten Absichtsexperimente bekannt. Dabei handelt es sich um wissenschaftlich kontrollierte, internetbasierte Veranstaltungen, bei denen die Macht der vielen mit derselben Absicht gleichzeitig getestet wird. Bei diesen Experimenten weist McTaggart entweder Großgruppen an einem Ort wie auch über das Internet zugeschaltete Einzelpersonen an, gleichzeitig Heilenergie an ein bestimmtes Gebiet auf der Welt zu senden. Wie sie in ihrem Buch *Intention. Mit Gedankenkraft die Welt verändern* (VAK 2013) beschreibt, kann die Wirkung enorm sein.

Eines der faszinierendsten Ergebnisse, die McTaggart bei ihren Experimenten mit Absichtserklärungen erlebt hat, ist, dass nicht nur der Adressat – derjenige, der die Energie empfängt – davon profitiert, sondern auch die Absender selbst. Sie alle verzeichnen starke Verbesserungen in Bezug auf Gesundheit, Beziehungen, berufliche Laufbahn und mehr. Seit Kurzem lehrt sie, wie Leute kleinere Absichtsgruppen gründen können (idealerweise mit acht Personen, was aber nicht fix ist). Diese können sich an einem Ort treffen, aber auch virtuell über das Internet verbunden sein, um Heilenergie auf eine bestimmte Person oder Situation zu lenken. Eine Anleitung dazu gibt sie in ihrem Buch *Die Kraft der Acht* (Goldmann 2022).

Im Jahr 2015 untersuchte McTaggart eine Gruppe von 250 Freiwilligen, die sich bereit erklärten, an einer solchen Kraft-der-Acht-Gruppe teilzunehmen.

Fast alle, die sich regelmäßig trafen, berichteten anschließend von großen Veränderungen in ihrem Leben, etwa der Genesung von Depressionen und anderen psychischen Problemen, der Linderung lange bestehender körperlicher Beschwerden, der Erlangung ihres Traumjobs oder dem Erhalt von Geld im richtigen Moment. McTaggart macht die Energie des Altruismus für diese Rückkopplungseffekte verantwortlich und weist auf Untersuchungen hin, die zeigen, dass Altruismus den Vagusnerv aktiviert, den längsten Hirnnerv im Körper. Die Aktivierung dieses Nervs hat viele Auswirkungen, darunter die Freisetzung des Bindungshormons Oxytocin (das Mitgefühl und Fürsorge steigert) sowie die Stärkung der Immunreaktion. Interessanterweise ist die Reaktion des Vagusnervs am stärksten, wenn sich Menschen mit der gesamten Menschheit verbunden fühlen, nicht aber dann, wenn sie bloß eine starke Verbindung zu einer bestimmten Gruppe haben, mit der sie sich identifizieren. Es zeigt sich, dass wir Menschen eigentlich dafür geschaffen sind, mitfühlend und altruistisch zu sein. Die Auswirkungen sind physisch, emotional, mental und spirituell. Die wissenschaftlichen Hintergründe dazu finden sich in dem Buch von Dacher Keltner, Direktor des Greater Good Science Center an der University of California in Berkeley, *Born to Be Good: The Science of a Meaningful Life* (W.W. Norton 2009).

Arbeiten wie die von McTaggart zeigen, wie weit wir in den 25 Jahren seit der Erstveröffentlichung dieses Buches in Bezug auf den Zusammenhang von Bewusstsein, Materie und Gesundheit gekommen sind. Das Gebiet der Epigenetik – die Erforschung der Beeinflussung unserer Gene durch Signale, die von außerhalb unserer Zellen kommen – hat der Geist-Körper-Medizin eine ganz neue Legitimität verliehen.

Die alte Energie ist nicht totzukriegen

Seit Jahrtausenden werden die vielen von den Interessen der wenigen kontrolliert. Es würde den Rahmen dieses Buches sprengen, in diese verzweigte Thematik einzusteigen. Hier sei nur so viel gesagt, dass es wahnsinnig viele Beweise gibt, dass Big Pharma, Big Food, Big Banks, der militärisch-industrielle Komplex und manche Religionen eine Agenda haben, die die Massen seit Jahrhunderten kontrolliert. Ich nenne diese kollektive Energie Dunkelheit – Institutionen und Systeme, die die Menschen durch Manipulation und Angst versklavt halten. Die Mainstream-Medien – wie auch die Mainstream-Medizin – haben sich übermäßig auf alles konzentriert, was schiefgehen kann, und dadurch Angst verbreitet. Alle sind mittlerweile überzeugt, dass sie lebenslang Medikamente brauchen. Sowohl die Medizin als auch die

Medien werden von Kräften finanziert, die nicht an der globalen oder persönlichen Gesundheit interessiert sind. So wird zum Beispiel das Fernsehen in den Vereinigten Staaten weitgehend von Big Pharma finanziert. Da es von Werbeeinnahmen abhängig ist (69,8 Milliarden Dollar im Jahr 2018)[2], war es ein starkes Instrument, dessen Inhalte die Menschen verängstigt haben und daher leicht manipulierbar machten. Glücklicherweise ändert sich das jetzt mit dem Aufkommen von Bezahlfernsehen wie Netflix.

Aber das Bewusstsein auf dem Planeten verändert sich – langsam, aber unaufhaltsam. Und die alte Energie, die seit Jahrtausenden die Oberhand hatte (Vorbereitung auf den Krieg oder Erholung vom Krieg), kämpft nun um ihr Leben. Sie zieht alle Register mit schlechten Nachrichten, die rund um die Uhr direkt in unsere Smartphones eingespeist werden, komplett mit fesselnder Musik und Bildern, die darauf ausgelegt sind, uns süchtig zu machen und in Angst zu versklaven. Ich vergleiche diese Zeit in unserer planetarischen Geschichte mit der Inzision und Drainage eines Abszesses. Mit einem Abszess tief im Inneren kann der Körper viele Jahre lang leben, weil wir über Abwehrmechanismen verfügen, die ihn abschirmen und den Rest des Körpers bis zu einem gewissen Grad schützen. Dennoch zahlen wir einen Preis für diese chronische, niedriggradige Entzündung, die der Körper nicht ganz loswerden kann. Früher oder später kommt der Abszess (oder das Geschwür) an die Oberfläche, wo er eingeschnitten und abgesaugt werden kann. In der Chirurgie wird dies am besten mit einem Messer gemacht. Man schneidet in den Abszess und der Eiter tritt aus. Dann muss man in die Tiefe vordringen und die sogenannten Lokulationen aufbrechen – dünne Gewebewände im Abszess, die verhindern, dass Blut und Nährstoffe eindringen. Danach wird die Abszesshöhle zum Abfließen offen gelassen. Der Abszess heilt von innen nach außen. Was wir derzeit auf der Erde erleben, ist die Phase der Inzision und Drainage – der Eiter ist überall zu sehen. Aber dieser ganze Eiter ist nicht neu. Er war nur tief im Inneren vergraben und hat jahrzehntelang eine Art chronische niedriggradige Entzündung verursacht. Jetzt ist er draußen, und man kann ihn sehen. Aber täuschen Sie sich nicht – eine Tiefenheilung findet gerade statt. Sie bringt gesundes Gewebe von innen nach oben.

Denken Sie einmal darüber nach. Vor der #MeToo-Bewegung war die Unterwerfung von Frauen (und dem Weiblichen in Männern) einfach der Lauf der Dinge – überall. Das Gleiche gilt für das Schlagen von Kindern, um sie in Schach zu halten. Hätten sich das Massenbewusstsein und das Quantenfeld aus Energie und Information, das uns alle umgibt, nicht verändert, wäre die #MeToo-Bewegung nie in Gang gekommen. Genauso wenig wie die Bürgerrechtsbewegung. Erinnern wir uns daran, dass viele der Gründerväter der Vereinigten Staaten Sklavenhalter waren. Die von ihnen ausgearbeitete Bill of Rights mit ihrer Aussage, dass alle Menschen gleich geschaffen sind und ein Recht auf Leben, Freiheit und Glück haben, galt nur für weiße Männer. Frauen, Kinder und farbige Menschen blieben außen vor. Das alles ändert sich jetzt. Am Ende war es ein Wandel des Massenbewusstseins, der schließlich dazu führte, dass so viele Täter vor Gericht gestellt wurden.

Die wenigsten Menschen, die entweder von einem Elternteil missbraucht wurden oder eine spirituelle Erfahrung gemacht haben, die nicht dem entspricht, was wir als »normal« betrachten, melden sich zu Wort, es sei denn, sie sind sich ihrer ganz sicher. Sobald es aber jemand macht, verändert sich das Quantenfeld, was es für andere Betroffene viel leichter macht. Und genau das erleben wir momentan. Wir leben in einer Zeit, in der es immer leichter wird, offen über eigene Erfahrungen zu sprechen.

Denken Sie daran, dass der erste Schritt einer Heilung immer in der Bestätigung und Anerkennung anderer liegt. Ja – das ist Ihnen passiert. Und es ist nicht in Ordnung. Natürlich sind wir noch längst nicht am Ziel. Aber es bringt nichts, sich immer nur auf das Negative zu konzentrieren. Das gibt der Dunkelheit nur noch mehr Macht. Lassen Sie uns stattdessen die großen Veränderungen würdigen, die in den letzten Jahrzehnten stattgefunden haben. Immerhin haben Frauen erst 1920 in den USA das Wahlrecht erhalten. Im Vergleich zu den Jahrtausenden patriarchalischer Herrschaft weltweit sind hundert Jahre ein Wimpernschlag. Nun aber beschleunigt sich die Zeit.

Über unsere Smartphones erhalten wir in zehn Minuten mehr Informationen als unsere Großeltern in einem Jahr. Durch unsere globale Vernetzung ist es für die Mächtigen viel schwieriger geworden, uns zu kontrollieren. In dieser Phase unserer Geschichte wacht die menschliche Rasse auf. Wir nähern uns sehr schnell der entscheidenden Schwelle des einen Prozents der Menschen, die ihr Bewusstsein erweitert haben. Das verändert alles. Eine junge Kollegin – sie ist in den Dreißigern – schrieb vor Kurzem: »Ich habe in letzter Zeit das Gefühl, als sei ich in einem psychischen Krieg mit einer anderen Energie oder Präsenz. Es fühlt sich nicht exakt so an, als seien es meine Eltern, aber es ist mit ihnen verbunden. Vielleicht ist es eine ererbte Energie von Furcht und Dunkelheit. Es ist das Gefühl einer Schlacht, die ich einfach gewinnen muss. Ich weiß nicht, wie ich es erklären soll.« Was sie da beschreibt, kenne ich genau.

Ab und zu habe ich eine sehr lebhafte Empfindung: Ich betrete einen Raum in mir, den ich als »den Schmerz der Frauen« bezeichne. Als das zum ersten Mal geschah, bei einem Intensivkurs mit Anne Wilson Schaef, spürte ich, wie mein Bewusstsein in der Zeit zurückging und Schicht um Schicht und Jahrhundert um Jahrhundert der Verdrängung abblätterten. Dieser Prozess begann damit, dass Anne zu mir sagte: »Du bist so müde« und mir vorschlug, ich sollte mich auf eine Matte legen und sehen, »was hochkommt«. Dass eine Frau, eine Mentorin, meine Müdigkeit sah und akzeptierte, statt weitere Aufopferung zu verlangen, war eine der tiefsten Erfahrungen meines Lebens. Zuerst, als Anne bei mir saß und sagte, ich solle bei mir bleiben, spürte ich, wie sehr mein Körper sich dagegen wehrte, das zu fühlen, was ich fühlte. Ich merkte, wie gut ich trainiert war, meine Tränen herunterzuschlucken und meine Arbeit weiterzumachen.

Aber nach einer Weile, als Anne wieder sagte, ich solle einfach bei mir bleiben, erlebte ich, wie mein Bewusstsein durch all die Zeiten zurückging, in denen ich mich nicht ausgeruht hatte: als ich meine Kinder bekam, während meiner Zeit als Assistenzärztin, während des Studiums, in der Schulzeit. Immer weiter zurück – bis in meine Kindheit. »Bitte nicht um eine leichtere Last, sondern um einen stärkeren Rücken«, hörte ich meine Mutter sagen. Und ich weinte um mich und um den Teil von mir, der das Ausruhen so nötig brauchte. Als ich schließlich all die Tränen geweint hatte, die ich früher nicht um mich geweint hatte, begann ich, um meine Mutter zu weinen – um die vielen Gelegenheiten, bei denen sie ihren Gefühlen nicht nachgeben oder sich nicht ausruhen durfte, um all die Nächte, die sie bei einem kranken Kind gewacht hatte, um ihren unendlichen Kummer über den Verlust zweier Kinder.

Und als das vorbei war, fühlte ich den Schmerz meiner Großmutter, die von ihrer zwölfjährigen Schwester aufgezogen worden war, nachdem ihre Mutter im Kindbett gestorben war. Und dann ging ich noch weiter zurück, bis ich um alle Frauen klagte, um all die Schmerzen, die Geburten, bei denen niemand Beistand leistete, über all die Ungerechtigkeit, so viele tausend Jahre lang. Was sehr persönlich begonnen hatte, wurde allgemein: Es war nicht mehr mein Schmerz, sondern der Schmerz schlechthin.

Als das alles vorüber war, mehrere Stunden später, wusste ich genau, warum ich auf der Erde war und was meine Aufgabe war: an der Heilung dieses kollektiven Schmerzes mitzuarbeiten. Blitzartig wurde mir klar, dass es keine Zufälle gibt, dass ich dazu bestimmt gewesen war, Geburtshelferin und Gynäkologin zu werden, und dass kein anderer Weg für meine Aufgabe genauso gut geeignet gewesen wäre wie dieser. Ich wusste, warum ich geweint hatte, als ich vor vielen, vielen Jahren als Studentin zum ersten Mal Zeugin einer Geburt gewesen war: Ich hatte Zugang zu ebendiesem

»Gebiet« gefunden. Die Geburt mitzuerleben rief Gefühle in mir wach, für die ich damals, 1973, keine Worte hatte. Ich wusste nur, dass diese Geburt mich über alles verständliche Maß hinaus bewegt hatte und dass für mich kein anderer Bereich der Medizin infrage kam als die Frauenheilkunde.

Zwei Tage nach diesem Erlebnis bekam ich meine Regel, für mich eine Bestätigung, dass das Material aus unseren tiefsten Schichten oft kurz vor der Menstruation ins Bewusstsein kommt – in der Zeit, wenn der Schleier zwischen den Welten dünner ist.

Etwa eine Woche später erzählte ich meiner Mutter am Telefon von dieser Reise in die Tiefe. Als ich zu Ende war, schwieg sie lange. Dann sagte sie: »Ich bin sexuell missbraucht worden. Ich erinnere mich an das Zimmer, ich erinnere mich an den Geruch seiner Pfeife. Ich sehe es vor mir, als würde es jetzt gerade passieren. Es war der alte Bill, der Mann, der bei meiner Mutter zur Untermiete wohnte. Er hat gesagt, ich dürfte niemals jemandem etwas davon erzählen. Ich habe mich schmutzig gefühlt. Ich war acht Jahre alt.«

Meine Mutter war zu jener Zeit 63 Jahre alt und hatte sich vorher nie an dieses Ereignis erinnert. Irgendwie war ich mit meinem Erlebnis in die Erinnerungs-Datenbank der Familie eingebrochen – und so kam auch meine Mutter leichter an die gespeicherten Informationen heran. Einige Monate zuvor hatte sie wiederholt geträumt, an ihrem Körper würden sich schreckliche Auswüchse bilden. Sie war in panischem Schrecken erwacht. Jetzt wusste sie, dass ihre Träume mit dem so lange verdrängten Missbrauch zusammenhingen; die Auswüchse auf ihrer Haut waren Anzeichen dafür, dass das Material, das ins Bewusstsein aufstieg, »knapp unter der Oberfläche lag« – schlimmes, schreckliches Material.

Mom war gerade allein in ihrem Häuschen, als ich anrief und sie sich an den Missbrauch erinnerte. Ich fragte sie, ob sie allein zurechtkäme, wenn wir aufgelegt hätten. Sie bejahte das, meinte aber, sie würde mich wieder anrufen, falls sie Hilfe brauchte. Ich schlug ihr vor, bereitwillig bei dem zu bleiben, was »unerträglich« war. Sie betete um Führung und es gelang ihr, die ekelerregenden Gefühle zu erleben, die mit der Erinnerung an den sexuellen Missbrauch auftauchten. Dann ging sie schlafen. Ihr Dachzimmerfenster war offen – es war eine milde Herbstnacht –, und später erzählte sie mir, dass drei blaue Lichter zum Fenster hereingekommen seien, gefolgt von einer großen, schimmernden Kugel aus weißem Licht. Das Nächste, was ihr bewusst wurde, war, dass der Morgen da war. Sie erwachte mit einem Gefühl tiefen Friedens und wusste, dass sie eine Gnade erfahren hatte.

Unsere Mütter, unsere Zellen

Unsere Erinnerungen sind im Körper gespeichert. Nach einer Uterusbiopsie (Entnahme einer Gewebeprobe aus der Gebärmutter) werden Erinnerungen an Inzest wach, und nach einer Unterleibsoperation steigt Traurigkeit auf, alles mit gutem Grund. Wir tragen unsere persönliche Geschichte in unserem Zellgewebe in uns wie in einer Datenbank. Aber wir tragen noch viel mehr mit uns herum als nur die persönliche Vergangenheit. Auf einer bestimmten Ebene haben wir alles und jeden – das Kollektive – in unseren Zellen gespeichert.

Es ist bekannt, dass die DNS in den Mitochondrien, jene DNS, die die täglichen Aktivitäten des Zytoplasmas der Zellen ausführt, ausschließlich über die mütterliche Linie vererbt wird. Die gesamte Menschheit lässt sich so bis auf eine Gruppe von Frauen in Afrika zurückverfolgen.[3] Diese Tatsache verleiht meinen Erlebnissen und den Erlebnissen meiner Patientinnen, die in Erfahrungsbereiche weit jenseits logischer Zusammenhänge eingetreten sind, auf biologischer Ebene Glaubwürdigkeit. Manchmal sind körperliche Symptome nicht nur die Tür zu unserem eigenen Schmerz, sondern auch zum Schmerz anderer, zum kollektiven Schmerz. Erkenntnisse aus der Quantenphysik haben mittlerweile bewiesen, dass das Bewusstsein eines Menschen alle Menschen beeinflusst.

Ein alter Spruch der Sufis erfasst das Wesen dieser Erfahrung und gibt eine Anleitung für den Umgang damit. Er lautet sinngemäß:

Überwinde alle Bitterkeit, die dich vielleicht befallen hat, weil du der Größe des Schmerzes, mit dem du betraut wurdest, nicht gewachsen warst.

Wie die Mutter der Welt den Schmerz der Welt in ihrem Herzen trägt, so ist jeder von uns ein Teil ihres Herzens und daher mit einem gewissen Maß an kosmischem Schmerz beladen. Du hast an der Gesamtheit dieses Schmerzes teil.

Du bist aufgerufen, ihm mit Freude und nicht mit Selbstmitleid zu begegnen. Das Geheimnis liegt darin, dein Herz als Gefäß anzubieten, um darin kosmisches Leid in Freude zu verwandeln.

Der inzwischen verstorbene Stephen Levine hat mich gelehrt, dass die Arbeit, die wir tun, um unser Leid aufzulösen, das Leiden der ganzen Welt verringert. Wenn wir Raum für unseren Schmerz haben, haben wir auch Raum für den Schmerz anderer und helfen mit, das Leid anderer zu »tragen«. Und dann passiert etwas Magisches: Wir stellen fest, dass unter unserem Schmerz und Leid endlose Freude, Verbindung und Glück liegen.

Ein Erinnerungsritual

Vor etlichen Jahren beschloss meine engste Freundin aus der Kinderzeit, sich ihre Spirale herausnehmen zu lassen, weil sie schwanger werden wollte. Sie hatte fast 18 Jahre lang ohne Probleme die Spirale zur Empfängnisverhütung benutzt, aber jetzt, mit 40, war sie einem Mann begegnet, mit dem sie ihr Leben teilen und Kinder haben wollte. Da diese Entscheidung ein bedeutender Wendepunkt in ihrem Leben war, wollte sie, dass ein ihr nahestehender Mensch bei dem Ereignis dabei war. Daher bat sie mich, die Spirale zu entfernen, während sie bei mir in Maine zu Besuch war.

Wir beschlossen, vorher eine einfache Zeremonie durchzuführen, um den Vorgang, die Spirale zu entfernen und ein Kind einzuladen, aufmerksam und bewusst anzugehen. Daher begaben wir uns an einem herrlichen Sonntagnachmittag im Herbst, als die Bäume in ihrer ganzen Farbenpracht leuchteten, zu Women to Women hinüber, legten auf dem Teppich in meinem Büro einen Kreis aus Stoff aus, pflückten von einer Topfgeranie eine Blüte ab und suchten ein paar Muscheln zusammen, um sie in unseren Kreis zu legen. Wir füllten eine Muschel mit Wasser, zündeten ein paar Kerzen an, und dann setzen wir uns um unseren kleinen Kreis herum, dankten den Kräften der Natur, Gott und den Geheimnissen des Lebens und luden sie ein, bei uns zu sein.

Wir riefen Brendas Verlobten an (er arbeitete zu der Zeit in einem anderen Bundesstaat). Ich bat die beiden, sich über ihre Ängste und Hoffnungen in Bezug auf ein Kind zu unterhalten, und das taten sie. Der Verlobte war bereits vor vielen Jahren einmal Vater geworden, aber er sehnte sich danach, diesmal stärker beteiligt zu sein. Während er sprach, war es deutlich und offensichtlich, dass er Brenda liebte und unterstützte. Er war zweifellos bereit, aktiv die Vaterrolle zu übernehmen. Sein Entschluss, Brenda zur Seite zu stehen, war klar und ermutigend. In ihrer Beziehung erschien mir das Männliche in seiner besten Form verkörpert, wenn es das Weibliche ganz unterstützt.

Brenda wollte zwar gern ein Baby haben, sagte aber, sie hätte Angst, weil sie nicht wisse, wie man ein Kind zur Welt bringt. Trotz dieser Angst war sie jetzt aber bereit, sich die Spirale entfernen zu lassen. Wir verabschiedeten uns von ihrem Verlobten und versprachen ihm, gleich nach dem Eingriff wieder anzurufen.

Dann gingen wir in eines meiner Untersuchungszimmer hinüber, und ich betäubte Brendas Muttermund lokal mit einer geringen Menge Anästhetikum. Als Brenda bereit war, bat ich sie, zu husten, während ich die Spirale herauszog. (Wenn man hustet, während etwas in den Gebärmutterhals eindringt oder herauskommt, werden häufig die Schmerzbahnen unterbrochen, sodass der Vorgang weniger unangenehm wird.)

Ich sagte Brenda, sie würde ihre Gebärmutter spüren, während die Spirale herausgezogen würde, und das wäre ein Moment, um sich auf Eindrücke, die dort gespeichert seien, einzulassen. Ich erklärte ihr, dass der Körper Erinnerungen aufbewahrt und dass diese manchmal während eines leichten Eingriffs wie einer Endometriumbiopsie (Strichkürettage) oder der Entfernung einer Spirale wieder lebendig werden würden. Ich sagte, ich würde nach dem Vorgang eine Weile meine Hände über ihre Gebärmutter legen, um »ihr Energiefeld wieder zusammenzusetzen«. Sie brauche dabei nur aufmerksam auf Gedanken oder Gefühle, die vielleicht auftauchen würden, zu achten.

Die Spirale ließ sich ohne Schwierigkeiten entfernen. Dann nahm ich Brendas Fersen aus den Haltern, bat sie, sich auszustrecken, und ließ meine Hände ein paar Mal von Kopf bis Fuß über ihren Körper gleiten. Als ich damit fertig war, legte ich ihr die Hände auf den Unterbauch. Brenda weinte und lachte gleichzeitig, während ihr Körper die Spannung und den emotionalen Druck, die mit einem derartigen Vorgang verbunden sind, freiließ. Ich ermutigte sie, alles zu tun, wonach ihr zumute war. Und ich erinnerte sie daran, einfach bei dem zu bleiben, was hochkommen würde.

Nachdem Brenda eine Weile geweint hatte, schloss sie die Augen und fing dann an zu lachen. Sie sprach davon, dass sie in einem Wald sei und dass Licht durch die hohen Bäume hinunterscheine. Sie beschrieb sich als jung, zu jung. Dann bekam sie wieder Angst. Diesmal wusste ich nicht genau, was vor sich ging, aber ich ließ die Hände einfach weiter auf ihrem Unterbauch ruhen. Sie sagte, es fühle sich gut an, dass ich meine Hände dort hätte, und ich solle sie dort liegen lassen.

Sie erinnerte sich weiter daran, wie sie ein junges Mädchen war, allein im Wald. Sie war schwanger, und niemand war bei ihr. Ihr Körper begann, Bewegungen zu machen, die wie Wehen wirkten. Brenda sagte immer wieder: »Es ist zu früh. Ich weiß nicht, wie das geht.« Sie hatte erst normale Wehen und dann Presswehen. (Ich habe so vielen Frauen assistiert, die in den Wehen lagen, dass ich weiß, was der Körper einer Frau in den Wehen durchmacht.) Nach etwa zehn Minuten sah Brenda auf etwas hinunter, und als sie es beschrieb, erschien es mir wie ein 30 Wochen altes, tot geborenes Kind. Brenda fragte mich: »Was ist das Weiße, das wie ein Strick aussieht und aus meiner Vagina herauskommt?« Sie beschrieb die Nabelschnur. Ich sagte ihr, es sei die Nabelschnur und die Plazenta fehle noch. Ihr Körper machte eine weitere Wehe durch und bewegte sich dann, als würde er eine Plazenta herauspressen. Brenda hatte noch nie ein 30 Wochen altes Frühgeborenes gesehen, und auch weder eine Plazenta noch eine weiße, durchscheinende Nabelschnur, aber sie konnte alles perfekt beschreiben – allerdings mit der Neugier eines jungen Mädchens, das nicht genau weiß, wie ihm geschieht, nicht wie eine erfahrene 40-Jährige.

An diesem Punkt, als die »energetischen« Wehen und die »Geburt« beendet waren, fing Brenda an zu lachen. Und sie sang: »O-ne-an-ta, O-ne-an-ta.« Es hörte sich an wie eine Indianersprache. Zwischendurch sagte sie einmal: »Ich kann die ganze Sprache.« Ich wünsche, ich hätte einen Kassettenrecorder gehabt – wir hätten vielleicht herausbekommen, welche Sprache es war.

Wir blieben noch eine Weile im Untersuchungszimmer, während Brenda ins 20. Jahrhundert zurückkehrte und die Beine ausstreckte. Wir waren beide völlig erstaunt über das, was gerade geschehen war. Ich wies Brenda darauf hin, dass ihr Körper tatsächlich wusste, wie man ein Kind gebärt – sie hatte es gerade getan, wenn auch nicht auf der Ebene, die wir üblicherweise als körperlich bezeichnen würden. Trotzdem »wusste« oder »erinnerte« sich ihr Körper jetzt, wie Wehen und Geburt sich anfühlten, und Brendas Angst davor war verschwunden. Wir gingen wieder in mein Büro zurück, sangen zusammen ein Wiegenlied und bliesen die Kerzen aus. Als Brenda so weit war, rief sie ihren Verlobten an und schilderte ihm das Erlebnis.

Brenda hatte das kollektive Unbewusste angezapft, hatte Zugang zu uralten Erinnerungen gewonnen, die immer noch in ihren Zellen weiterlebten. Ich glaube, indem wir die Spirale herausnahmen und das Kommende sich entwickeln ließen, konnten wir eine tiefe Wunde heilen – auf einer Ebene, die uns allen zugänglich ist, die wir uns aber nur selten zu berühren erlauben.

Das hat auch Martha getan, als sie unter den im 2. Kapitel beschriebenen Magenschmerzen litt. ***Unsere Körper bergen Informationen, die über das, was wir mit dem Verstand fassen können, hinausgehen. Wir sind viel mehr, als wir zu sein meinen.*** Unsere Erkrankungen haben ihren Ursprung oftmals in seelischem Schmerz und negativer Selbstbewertung – all das bleibt im Körper gebunden. Und wenn wir unseren Schmerz anerkennen und dann freisetzen, ist unser Körper und unser Leben voller Freude und Gesundheit. Martha hatte nie wieder Magenschmerzen. Und Brenda wurde drei Monate, nachdem ich die Spirale entfernt hatte, schwanger und brachte einen gesunden Sohn zur Welt. Die Arbeit, mit der wir unseren Schmerz in Freude verwandeln, heilt die ganze Welt.

Die Angst vor unserer schamanischen Vergangenheit überwinden

Im Mittelalter wurden ungefähr neun Millionen Frauen, darunter viele Hebammen und Heilerinnen, als Hexen verbrannt. Dieser Hexenwahn, der von der katholischen Kirche geschürt wurde, hielt über viele Jahrhunderte hinweg an und ist sehr gut dokumentiert worden.[4] In ihrem Buch *Wicca Made Easy: Awaken the Divine Magic Within You* (Hay House 2019) beschreibt Phyllis Curott, Rechtsanwältin und Gründerin des Temple of Ara, der ältesten schamanischen Wicca-Gemeinde der Welt, wie gut dieses Verhalten sanktioniert war. In diesem Zusammenhang stellt sie fest, dass Papst Innozenz VII. 1484 ein päpstliches Edikt veröffentlichte, das die Anwendung von Folter erlaubte, um Frauen dazu zu bringen, sich der Hexerei schuldig zu bekennen – ein Edikt, das nie widerrufen wurde. Bald darauf veröffentlichten zwei deutsche Mönche eine frauenfeindliche Schrift mit dem Titel *Malleus Maleficarum*, in der beschrieben wurde, wie das päpstliche Edikt auszuführen war. 1542 gründete Papst Paul III. das Heilige Offizium der Inquisition, das ebenfalls noch existiert. Während dieser dunklen Zeit, die laut Curott oft als Holocaust an den Frauen bezeichnet wird, verloren die Frauen ihre Autonomie. Sie durften weder lesen lernen noch zur Schule gehen. Auch durften sie kein Eigentum besitzen oder erben. Vielmehr wurden sie selbst als Eigentum ihrer Ehemänner, Väter oder Brüder betrachtet. Curott schreibt: »Ihre traditionellen Rollen als Schamanen und Heilerinnen, Hebammen und weise Frauen, die für das spirituelle und physische Wohlergehen ihrer Dörfer von zentraler Bedeutung waren, verschwanden entweder, gingen in den Untergrund oder nahmen eine gesellschaftlich akzeptablere Form an, wie es auch bei ihren männlichen Kollegen und deren Traditionen der Fall war.«

Es geschieht gar nicht so selten, dass Frauen, die sich ihre Kraft wieder zu eigen machen und den Mut finden, ihre persönliche Wahrheit auszusprechen, schreckliche Träume haben, in denen sie verbrannt werden. Ich habe das zahllose Male bei meiner Arbeit gehört. Viele Frauen haben während der Sacred-SpotMassage oder der inneren Beckanarbeit die Erfahrung der Hexenverbrennung neu erlebt. Das überrascht mich nicht. Die Energie der Liebe und des Lichts schafft immer den Raum, in dem unsere tiefsten Leiden und Ängste an die Oberfläche kommen und freigesetzt werden können. Die Zeit der Hexenverbrennungen wurde jahrhundertelang verdrängt, taucht aber jetzt, in der Zeit des zunehmenden Lichts, in unserem Bewusstsein auf, wo sie freigesetzt und so transformiert wird, dass die weiblichen und männlichen Energien in jedem von uns eine echte Partnerschaft eingehen und Männer und Frauen gemeinsam und als Gleiche etwas schaffen können. Als ich das erste Mal über diese Ängste aus der Vergangenheit schrieb, war mir nicht klar, wie sehr auch ich sie in mir hatte. Erst nachdem die erste Auflage dieses Buches erschienen war und ich eine Woche lang jede Nacht Albträume hatte, in denen ich ermordet wurde, habe ich begriffen, wie prophetisch meine eigenen Worte waren.

Wenn eine Frau beginnt, ihren Körper zu heilen und ihr inneres Wissen zu äußern, muss sie das kollektive Feld aus Angst und Schmerz durchbrechen, das uns überall umgibt und uns während der letzten fünf Jahrtausende einer machthungrigen Gesellschaft umgeben hat. Dieses Feld ist mit der Angst vor Vergewaltigung, Schlägen und Verlassenwerden angefüllt. Der britische Biologe Rupert Sheldrake postuliert, dass alles Wissen über die Vergangenheit der Erde um uns herum vorhanden ist, und zwar in Form von elektromagnetischen Feldern aus Informationen, sogenannten »morphogenetischen Feldern«[5]. C. G. Jung nennt sie das »kollektive Unbewusste«, die Quantenphysik ein »einheitliches Feld«.

Wenn ein Sportler zum ersten Mal einen Weltrekord bricht, bemerkt Rupert Sheldrake, muss er dafür oft jahrelang trainieren, und man sagt ihm, sein Vorhaben sei nicht durchführbar – es sei einfach nicht menschenmöglich. Zum Beispiel hat man früher einmal geglaubt, niemand würde jemals eine Meile in weniger als vier Minuten laufen können. Aber sobald Roger Bannister diesen Rekord 1954 erstmals gebrochen hatte, taten es ihm plötzlich Sportler auf der ganzen Welt nach. Dasselbe gilt für viele andere sportliche Höchstleistungen. Sheldrake erklärt, dass das morphogenetische Feld um diesen Weltrekord herum von dem ersten Menschen, der ihn bricht, verändert wird und dass es damit für andere leichter wird, die gleiche Leistung zu erbringen, indem sie das neue morphogenetische Feld anzapfen. (Weitere Informationen finden sich auf Dr. Sheldrakes Webseite www.sheldrake.org.)

Viele Frauen (und Männer) auf der ganzen Welt finden inzwischen den Mut, das kollektive morphogenetische Feld aus Scham, Angst und Schmerz zu durchbrechen. Das geschieht meist dadurch, dass sie den Status quo in ihrer Familie infrage stellen. Vor Jahren ging eine meiner Patientinnen zum Beispiel zu ihrem Vater und erzählte ihm, wie schlimm es für sie war, in einer Familie aufzuwachsen, in der er sie selbst und ihre Schwestern jahrelang sexuell missbrauchte. Sie stand da und sagte alles, nicht um ihn zu ändern, sondern um das jahrelange Schweigen zu durchbrechen.

Später erzählte sie mir: »Ich bin bereit, den Namen meines Vaters im Fernsehen zu verkünden. Er hat nicht nur meine eigene Kindheit ruiniert, sondern er hat auch fast jedes Mädchen in der Nachbarschaft missbraucht!« Sie hatte endlich den Mut gefunden, ihren Zorn und ihren Schmerz zu spüren. Das ist der erste Schritt zur Transformation. Wahre Vergebung kann es erst geben, wenn eine Frau diesen Schritt getan hat, indem sie die Geheimnisse freigibt, die sie gefangen halten, und sagt: »Schluss damit!« Auf der ganzen Welt verändern solche Frauen das morphogenetische Feld der Angst und des Schweigens. Ob in Afrika, wo Frauen öffentlich über weibliche Beschneidung und Vergewaltigung sprechen, in Indien, wo die gezielte Abtreibung weiblicher Föten thematisiert wird, oder in den Vereinigten Staaten, wo wir häusliche Gewalt nicht mehr tolerieren – überall wird das Schweigen gebrochen und die Heilung eingeleitet!

Das Schweigen zu brechen erfordert Mut. Ich kenne keine Frau, die ihre innere Kraftquelle angezapft hat, ohne vorher durch einen beinahe stofflichen Schleier der Angst gegangen zu sein, oft mit einem Gefühl, als wäre ihr Leben bedroht, wenn sie die Wahrheit sagen würde. Die Journalistin Vivian Gornick sagt: »Die Angst loszuwerden ist für eine Frau so, als ob ein Süchtiger Drogen absetzt. Ich kenne keine andere Methode, mit dieser Angst umzugehen, als mithilfe anderer Frauen hindurchzugehen, die sie ebenfalls erlebt haben und auf der anderen Seite herausgekommen sind. Millionen von Heilerinnen und weisen Frauen und von Männern, die sie unterstützt haben und auf ihrer Seite waren, wurden getötet, weil sie die Wahrheit sagten. Angesichts der kollektiven Geschichte der Frauen ist es kein Wunder, dass wir Angst haben. Wenn wir diese Angst leugnen oder ihr Vorhandensein bei anderen ignorieren, geben wir ihr nur noch mehr Macht. Es ist ein sehr wichtiger Schritt in Richtung Heilung, wenn wir unsere kollektive Angst erfahren – wir brauchen sie dann weder bei uns selbst noch bei anderen zu verurteilen.

Doch indem eine von uns ihrer Angst begegnet und durch sie hindurchgeht, wird die Heilung für die nächsten Frauen viel leichter, genauso, als wenn ein Weltrekord gebrochen wird. Gemeinsam verändern wir das morphogenetische Feld, indem Tausende von Frauen gleichzeitig ihre Angstbarrieren durchbrechen. Die ersten Frauen, die die Wahrheit über ihren Inzest sagten, wurden noch beschuldigt, alles erfunden zu haben. Wenn eine Frau sich jetzt erinnert und darüber spricht, stehen ihr Unterstützung, Bücher und Selbsthilfegruppen zur Verfügung. Sie ist nicht mehr allein und muss sich nicht mehr für verrückt halten oder glauben, sie sei die Einzige, der so etwas passiert ist.

Und dann beginnt das Wunder. Wenn Sie zulassen, dass die Lebenskraft Ihr Leben leitet, setzt das Glücksgefühl ein. Sobald Sie diese Ängste durchbrechen und anfangen, Ihr Leben gemäß Ihrer inneren Weisheit zu leben, stellen Sie fest, dass Sie alles besitzen, was Sie für ein Leben auf der Grundlage von Freiheit, Freude und Chancen brauchen. Ich habe das immer wieder beobachtet und auch selbst erlebt. Fassen Sie also Mut. Überall und jederzeit sind wir von großer Hoffnung, Freude und Liebe umgeben, sobald wir uns von den Gewohnheiten der Vergangenheit lösen, unser Denken verändern und unsere Kraft nutzen.

1993 habe ich geschrieben: Ich stelle mir oft vor, dass ich auf den Schultern all der starken Frauen stehe, die vor mir da waren, und dass sie mich unterstützen – Frauen, die den Mut hatten, ihre Wahrheit zu äußern, selbst angesichts großer Widerstände. Ich mache mir mit dem Gedanken Mut: »Diesmal können sie mich nicht verbrennen. Wir sind diesmal zu viele. Diesmal bin ich sicher.«

Damals habe ich nie damit gerechnet, dass meine Arbeit zu Lebzeiten anerkannt würde. Als die erste Auflage dieses Buches erschienen war, traute ich mich kaum, ins Krankenhaus zu gehen und meinen Kollegen gegenüberzutreten. Trotzdem habe ich weitergemacht. Heute, Jahre später, fühle ich mich nicht nur sicherer, sondern auch freier und glücklicher als je zuvor. Ich habe mehr zu geben, mehr Liebe und mehr Freude, als ich je für möglich gehalten hätte. Wenn ich auf mich damals, 1993, zurückblicke, betrachte ich mein damaliges Ich mit lächelndem Mitleid. Und Ihnen möchte ich sagen, dass ich meinen eigenen Weg täglich im Leben von Frauen auf der ganzen Welt gespiegelt sehe.

Unsere Träume: irdische Träume

Frauen erheben sich auf der ganzen Welt, so wie ein Hefeteig aufgeht.

Sonia Johnson

Während wir gesund werden, indem wir unseren Kummer und unsere Freude spüren, wird die Erde geheilt. Zum Teil beruht der Aufstieg des Weiblichen, den ich überall in unserem Land (und auf der ganzen Welt) bemerke, darauf, dass die Bindungen zwischen Frauen stärker werden. Gwendolyn, eine der Frauen, der wir bereits begegnet sind, sagte, sie habe jetzt als Folge ihrer Heilung »schöne Beziehungen zu Frauen. Das war vorher nie der Fall, weil ich so viel Energie auf Männer richtete. Jetzt entwickelt sich bei mir eine Schwesterlichkeit. Wenn man sich Zeit nimmt, auf sich selbst und seine Bedürfnisse zu hören, entsteht Schwesterlichkeit.«

Ich sehe, wie die Verbundenheit von Frauen – allen Frauen – täglich stärker und mächtiger wird. Wie nie zuvor in meinem Leben fühle ich mich von Frauen sowohl im meinem Umfeld als auch global unterstützt. Meinen Töchtern geht es genauso. Je mehr wir andere Frauen unterstützen, desto besser geht es uns allen. Es gibt keine Konkurrenz zwischen uns. Wenn ich eine schöne Frau sehe, gibt mir ihre Schönheit Auftrieb. Sie ist Teil von mir und ich bin Teil von ihr.

Ohne die Hilfe meiner Schwestern auf der ganzen Welt könnte ich die Arbeit, die ich mache, so nicht leisten. Meine Freundinnen und Kolleginnen stehen mir bei. Ich fühle mich unterstützt und gesegnet. Dr. Brian Swimme hat einmal geschrieben, dass wir Menschen der Raum sind, wo die Erde träumt. Unsere Träume sind nicht nur unsere eigenen Träume – es sind die Träume der Erde, die durch uns träumt. Die Sehnsucht unserer Herzen ist die Sehnsucht der Erde – das, worum sie uns bittet. Unsere suchterzeugende Gesellschaft hat uns immer eingeprägt: »Wenn es nicht wehtut, hat es keinen Wert – ohne Mühe kein Lohn.« Aber häufig ist genau das Gegenteil richtig. Wenn das, was man tut, einem keine Freude macht, kein Vergnügen, wenn es einem kein Gefühl von Sinnhaftigkeit oder Erfüllung gibt – eben dann hat es keinen Wert! Ihre gesundheitliche Verfassung ist das Barometer dafür. Ihre Zellen wissen, was Sie tun müssen – hören Sie zu!

Jede Zelle Ihres Körpers reagiert auf Ihre Träume und Ihre Freude. Das wissen alle Kinder. Sie sind notwendig für Ihre Gesundheit und für die Gesundheit unseres Planeten. Durch Sie träumt die Erde andere Träume als durch mich. Aber ich muss Ihre Träume erfahren, und Sie müssen meine Träume erfahren – sonst erfahren wir nicht alles. Das Suchtsystem hat jahrhundertelang ein starkes Interesse daran gehabt, zu verhindern, dass wir uns gegenseitig zuhören. Aber jetzt ist unsere Zeit gekommen. Hören wir einander zu!

Persönliche Heilung ist Heilung der Erde

Seit es die schriftliche Überlieferung gibt, werden die Erde und die Welt der Natur als weiblich angesehen, mit »jungfräulichen Bodenschätzen«, die es »auszubeuten« gilt. Zwischen dem, was einer einzelnen Frau widerfährt und dem, was unserem Planeten widerfährt, besteht eine Verbindung. Dass wir die Natur, die Frauen und das Weibliche herabsetzen, muss jetzt aufhören – sonst kann auch alles andere nicht helfen.

Die Wissenschaft, wie sie derzeit praktiziert wird, wird uns nicht retten, weil sie sich überlebt hat. Ihr fehlt die Stimme der Intuition, die weibliche Stimme, die Stimme, die aus dem Körper spricht. Wir brauchen jetzt ein Gleichgewicht. Wir brauchen verkörperte Weisheit, die durch uns alle spricht – und die das enthält, was das Bewusstsein unseres Körpers und unserer inneren Stimme uns sagt.

Ich kann mich noch erinnern, wie auf dem Titelbild der Zeitschrift *Ms.* unter der Überschrift WUT + FRAUEN = MACHT ganz viele Frauen abgebildet wurden.[6] Bei dieser Botschaft war mir zuerst unwohl, bis ich sah, welches Potenzial darin liegt. Der Ärger und Zorn zum Schweigen gebrachter Frauen sind, wenn sie als Treibstoff für Veränderungen genutzt werden, tatsächlich eine große Macht. Aber es muss eine Macht sein, die von innen kommt, eine Kraft, die ganz geerdet und zentriert ist – nicht Wut, die gegen jemanden oder etwas gerichtet ist. Umgewandelter Zorn ist Macht. Zorn lässt sich in Stärke verwandeln. Man kann ihn mit dem Feuer vergleichen – Feuer kann Ihr Haus zerstören oder Ihr Abendessen kochen. Es hängt immer davon ab, wie man es benutzt.

Anne Wilson Schaef schreibt: »Wir Frauen wurden in unseren Tätigkeiten, unseren Aussagen, unseren Gedanken und unseren Gefühlen beschnitten. Wir geben das nicht gerne zu. Und dennoch wissen wir tief innen: Viele Kräfte sind am Werk, die unser Leben einschränken und gegen die wir nur sehr wenig ausrichten können. Jemand muss schon völlig gefühllos und unbewusst sein, um nicht die schwelende Wut wahrzunehmen, die manchmal in unserem Innern aufflackert.«

Die eigene Arbeit »politisch« zu nennen, vor allem, wenn es sich um Ihren Körper und um alles, was weiblich ist, handelt, ist ein Akt der Macht. Wenn Sie Mutter sind, ist Ihre Arbeit politisch, glauben Sie mir. Sind Sie Krankenschwester, Erzieherin oder Ähnliches, ist Ihre Arbeit politisch. Ein Myom zu heilen oder sich an Inzest zu erinnern, ist politische Arbeit. Stillen ist politisch.

Es ist so erfrischend, die Heilung unseres Körpers als politische Tätigkeit anzusehen. Wir wollen ihr die Bedeutung zukommen lassen, die sie verdient! Gloria Steinem hat einmal gesagt: »Jede Frau, die den Hintern hochgekriegt hat, ist Teil der Frauenbewegung.« Das gefällt mir sehr – es bietet Raum für eine große Palette von Auffassungen. Uns stehen viele Möglichkeiten offen. Niemand anders als Sie selbst können bestimmen, wie Sie sich heilen, wie Sie Ihre Politik betreiben. Brauchen Sie sechs Wochen Urlaub, um nach einer Unterleibsoperation wieder gesund zu werden? Betrachten Sie das als politische Frage. Und wenn Sie daraus etwas gelernt haben, versuchen Sie, ob Sie in Zukunft die neu gewonnene Energie Ihres Körpers in Arbeit hineinlenken können, die positiv und lebensbejahend ist. Politisch ist es auch, wenn Sie sechs Wochen Urlaub nehmen, einfach, um ihn zu genießen und in Kontakt mit sich selbst zu kommen!

Im Epilog ihres Buches *A Burst of Light* (Firebrand Books 1998), in dem sie ihre Heilung vom Brustkrebs schildert, schreibt die verstorbene Schriftstellerin Audre Lorde: »Ich konnte sowohl in meinen Träumen als auch bei der medizinischen Überprüfung meines Immunsystems die verheerenden Auswirkungen der Überanstrengung beobachten. Sich zu überanstrengen und sich zu fordern sind zwei verschiedene Dinge. Ich musste feststellen, wie schwer es ist, den Unterschied zu erkennen. Für mich selbst zu sorgen heißt nicht, dass ich mich gehen lasse, sondern es ist Selbsterhaltung, und das ist eine politische Handlung.«[7]

In einem politischen System, in dem weibliche Wertvorstellungen bisher nicht vertreten werden, muss jede Frau sich selbst vertreten und für ihre eigenen Bedürfnisse kämpfen.

Sich selbst zu pflegen, so gut man nur irgend kann, ob man nun eine gesellschaftlich akzeptierte Krankheit hat oder nicht, ist tatsächlich eine politische Handlung.

Ärztin, heile dich selbst – der Blick zurück

Während ich die Erstausgabe dieses Buch schrieb, meldete sich meine innere Stimme durch meine Gebärmutter bei mir. Ein Myom wurde diagnostiziert, das meinen Uterus auf eine Größe wie bei einer Schwangerschaft von dreizehn Wochen vergrößerte. Ich hatte keine Beschwerden. Ich hatte mich seit Jahren fettarm und fast ohne Milchprodukte ernährt. Ich wusste damals nicht, dass das Brot und die Lebensmittel mit hohem glykämischem Index das Problem wohl verschlimmerten. Zuerst war ich traurig und wollte nicht, dass jemand davon erfuhr. Ich trauerte um den Verlust meiner »normalen« Gebärmutter. Als mich eine Kollegin untersuchte und mir von dem Myom erzählte, durchzuckte mich als Erstes der Gedanke: »Ich muss sehen, dass ich dieses Jahr mit dem Buch fertig werde, denn dieses Gewächs hängt bestimmt damit zusammen.« Ich spürte intuitiv, dass es in der Frühphase meines Schreibprozesses, vor zwei Jahren, begonnen hatte. Und ich dachte auch: »Verdammt, ich bin mit zu vielen Frauen mit Myomen zusammen gewesen. Vielleicht habe ich mir eins eingefangen.«[8]

Ich hatte ein Gefühl, als hätte ich etwas falsch gemacht, als hätte ich irgendwie versagt. Ich wurde daran erinnert, dass unsere Gefühle nicht immer dem Stand unserer intellektuellen Entwicklung entsprechen. Ich fühlte mich gedemütigt. Als ich abends im Bett lag, legte ich die Hände auf den Unterleib und sagte zu meiner Gebärmutter: »Okay, jetzt muss ich meine eigene Medizin nehmen und zuhören, was du mir sagst.« Meine Gebärmutter gab mir folgende Botschaft: »Dieses Myom ist ein Warnsignal dafür, dass du lernen musst, die Energie effizienter durch deinen Körper fließen zu lassen. Wenn du jetzt gut für dich sorgst und aufmerksam bist, kannst du ernstere Probleme in Zukunft vermeiden. Das hier ist auch eine ausgezeichnete Gelegenheit, anderen Frauen mit gutem Beispiel voranzugehen. Denk daran, die Arbeit, die du mit anderen machst, betrifft dich selbst genauso. Du hast immer geglaubt, dass es möglich ist, Myome zu entmaterialisieren. Hier ist deine Chance.« Ich meditierte über Kreativität und darüber, was durch mich geboren werden musste. Wie so oft, hatte ich keinen Schimmer, was da mit dem Myom ans Licht wollte. Das konnte ich eher bei anderen sagen.

Am nächsten Tag begann ich mit Rizinusölpackungen und Akupunktur, einer Behandlung, die ich als allgemeine vorbeugende Maßnahme schon lange vorgehabt hatte. Meine Akupunkteurin erklärte mir, in meinem Nierenmeridian und im Dreifachen-Erwärmer-Meridian würde nur sehr wenig Energie fließen, und das sei schon seit einiger Zeit so. Das hinge mit Überarbeitung und Stress zusammen. Ich musste an den Energieblock denken, den ich chronisch in meiner rechten Körperseite hatte und der in der östlichen Medizin als »blockiertes Blut« oder »blockiertes Qi« bezeichnet wird.

Meine früheren Migränekopfschmerzen waren auf der rechten Seite gewesen, Caroline Myss hatte einmal ein »Energieleck« an meiner rechten Hüfte festgestellt, das sich in Form von rechtsseitigen Hüftbeschwerden manifestierte, mein Brustabszess war rechts gewesen – und jetzt hatte ich in der rechten Seite meiner Gebärmutter ein Myom. Alle diese Dinge passierten rechts – auf der »männlichen« oder Yang-Seite –, und energetisch gesehen hatten alle miteinander zu tun. Für mich bedeutete das, dass es wichtig gewesen war, ein starkes Fundament für meine Arbeit zu schaffen und sie in die Welt hinauszutragen – das war meine »männliche« Aufgabe. Bis Ende der Achtzigerjahre hatte ich davor noch Angst gehabt, weil ich früher den Eindruck hatte, dass die Welt noch nicht bereit war, das zu hören, was ich zu sagen hatte, und dass es gefährlich für mich sein würde. So erklärten sich die wiederholten »Verletzungen« auf meiner rechten Seite. Das Myom war einfach der jüngste Ausdruck dafür – und es kam genau zum richtigen Zeitpunkt, wenn man bedachte, dass meine Lebensaufgabe in der Arbeit mit Frauen bestand. Und obwohl ich schon lange dabei war, zu lernen, die Bedürfnisse anderer nicht mehr über meine zu stellen –, wurde mir auch klar, wie sehr ich immer noch auf Anerkennung aus war. Mir war immer noch sehr wichtig, was andere von mir denken – eine Lektion, die ich erst in diesem Jahr gelernt habe. Im letzten Sommer habe ich mich hingesetzt und alle Rezensionen zu *Von der Dunkelheit zum Licht. Wie Sie Energieräuber erkennen und sich von ihnen befreien können* auf Amazon gelesen – etwas, das ich noch nie zuvor für eines meiner Bücher getan hatte, auch nicht für dieses. Die meisten waren positiv, aber ein paar waren geradezu böse – regelrechte Rufmorde. Früher hätte ich mich von diesen schlechten Kritiken wochenlang ausbremsen lassen und mich dafür gescholten, dass ich das Buch nicht richtig geschrieben habe oder ganz anders hätte schreiben sollen. Doch damit ist jetzt Schluss. Mir ist klargeworden, dass diese Kritik an mir und meiner Arbeit viel mehr mit der Person zu tun hat, die sie formuliert als mit mir. Eine Offenbarung.

Damals aber, als ich das Myom entdeckt hatte, begriff ich, dass es bei dem Myom um mehr ging als um das Buch und die ausgelaugten Meridiane. Nach mehreren Monaten Behandlung mit Akupunktur und Rizinusölpackungen schien es eher größer als kleiner zu werden. Ich musste noch viel tiefer gehen. Was hatte ich zu lernen?

Ich wusste, dass Myome dann entstehen, wenn man seine Kreativität in eine Beziehung oder einen Beruf investiert, die in die Sackgasse führen. Ich ging davon aus, dass es bei meinem Myom eine Verbindung zum Beruf gab, und erkannte, dass sich meine ganze Beziehung zu meiner Praxis und zu meinem Beruf verändern musste – dass ich in einer obsoleten Form gefangen war. Im Grunde meines Herzens wollte ich schreiben, Vorträge halten und Frauen eine ganz neue Art der Beziehung zu ihrem Körper beibringen, aber mein intellektuelles Verständnis von »Verantwortlichkeit« befahl mir, weiter so Medizin zu praktizieren, wie ich es gelernt hatte: Patientinnen zu betreuen, zu operieren und meinen Anteil an den Notdiensten zu übernehmen wie alle anderen auch (meine Beziehungssucht in anderer Verkleidung!). In dem Myom manifestierte sich meine Verantwortungssucht, meine Abhängigkeit vom alten Schema, die zu einer Blockierung der neuen, kreativen Formen führte, die jetzt einen Ausdruck finden wollten. Mir wurde klar, dass ich mehr Freiheit brauchte. Ich musste meine Arbeit verlagern und mehr von dem Stoff dieses Buches anwenden. Ich musste meinen tiefsten Träumen und meiner innersten Weisheit besser gerecht werden. Der generelle Gesundheitszustand der Frauen wird sich erst dann grundlegend ändern, wenn große Gruppen von Frauen anfangen, sich die Weisheit ihres Körpers gemeinschaftlich wieder zu eigen zu machen. Für mich folgte daraus, dass ich die Rolle der »Frau Doktor« loslassen musste, die ich Hunderten von Frauen gegenüber eingenommen hatte, mit denen ich über die Jahre hinweg so gern gearbeitet hatte. Ich wollte das Praktizieren nicht aufgeben – ich wollte es grundlegend verändern. Ich wusste, dass ich die gewöhnlichen ärztlichen Untersuchungen mit all ihren gesellschaftlichen Bedingungen nicht mehr durchführen konnte, denn diese Bedingungen hielten mich in Grenzen gefangen, die ich nicht mehr ertragen konnte.

Ich wollte die medizinische Praxis neu erfinden. Auf tieferer Ebene als je zuvor erkannte ich, dass die Eins-zu-eins-Behandlung, so wertvoll sie auch ist, die Erkrankung jeder Frau isoliert und Ärzten nicht die Zeit gibt, die sie brauchen, um eine Frau vollständig über all die Dinge zu informieren, die ihren Körper beeinträchtigen, oder über die Macht, die sie besitzt, um all das zu transformieren. Also fing ich an, Gruppen von Frauen zu erklären, wie sie jeden Tag Gesundheit schaffen können.

Ich schrieb einen Brief an meine Patientinnen. Darin stand: »Ich höre nicht auf zu praktizieren, aber ich definiere es neu und gehe in neue Bereiche hinein, die mir wesentlich dafür erscheinen, dass die gesundheitliche Verfassung der Frauen langfristig besser wird.« Ich erklärte, dass das wissenschaftlich-technische Aufspüren und Diagnostizieren von Krankheiten, das ich in meiner Ausbildung gelernt hatte, und das Schaffen von Gesundheit, was mir am Herzen lag, zwei verschiedene Dinge waren. Ich musste mich jetzt auf eine neue Form besinnen. In meinem Brief bat ich meine Patientinnen, über folgende Fragen nachzudenken, und ich möchte Sie jetzt bitten, das Gleiche zu tun:

- Wie wäre es für Sie, wenn Sie wieder Zugang zur Weisheit Ihres Körpers finden würden und lernen würden, seinen Botschaften zu vertrauen?
- Wie würde Ihr Leben aussehen, wenn Sie vor Bakterien, Viren und Krebs keine Angst mehr hätten?
- Wie würde sich Ihr Leben verändern, wenn Ihr Körper Ihre Freundin und Vertraute wäre?
- Wie würde sich Ihr Leben verändern, wenn Sie lernen würden, Ihren Körper zu lieben und zu respektieren, so als wäre er Ihre eigene, kostbare Schöpfung, so wertvoll wie ein geliebter Mensch oder ein Kind? Inwiefern würden Sie anders mit sich selbst umgehen?
- Wie wäre es, wenn Sie tief innen wüssten, dass jedem Teil und jedem Prozess Ihres weiblichen Körpers Weisheit und Kraft innewohnen?

Ohne es zu wissen, befand ich mich im Anfangsstadium der Entwicklung einer neuen Vision weiblicher Gesundheit, für die ich zunächst in meinem eigenen Leben wirklich aufblühen musste, bevor ich sie anderen beibringen konnte. Aber damals erkannte ich nicht, in welchem Ausmaß ich dafür durchs Feuer gehen musste.

Ich ging zwar fest davon aus, dass das Myom schrumpfen würde, sobald ich dieses Buch abgeschlossen hätte, aber das war nicht der Fall. Es blieb hartnäckig und wurde mal größer, mal kleiner. Ich forderte es auf, mich zu lehren. Ich führte Gespräche mit ihm. Ich versuchte, es zu lieben. Dann begriff ich, dass meine Beziehung zur Arbeit nur ein Teil meines Lebens war. Ich musste jede meiner Beziehungen neu beurteilen, auch die zu meinem Mann und meiner unmittelbaren Familie. Dabei tauchte ein weiteres Muster auf: Ich neigte dazu, meine emotionalen und kreativen Bedürfnisse auf Eis zu legen, bis die Bedürfnisse meines Mannes und meiner Kinder befriedigt waren. Sie durften mich zu Hause in meinem Büro bei der Arbeit stören; ich hatte keine klaren Grenzen gesetzt. Vor allem mein Mann und ich mussten jeden Teil unserer Beziehung neu aushandeln. Und ich deckte die tiefe Überzeugung auf, die mir am nächsten Stehenden würden sich bedroht fühlen und mich verlassen, wenn ich mein ganzes Potenzial voll ausschöpfte. Dann wäre ich allein. So machte ich mich oft kleiner, damit sich andere wegen meines Erfolgs nicht kleiner fühlen mussten.

Kurz vor Weihnachten 1996 wurde das Myom größer. Ein Ultraschall ergab, dass es zu einem Urinstau in der linken Niere führte. Ich stellte fest, dass ich allmählich mein Leben (und meine Garderobe) um das Myom arrangiert hatte. Obwohl ich nie Probleme mit der Periode und auch keine Symptome hatte, war ich meinen vorgewölbten Bauch satt. Es war Zeit, den Traum von der Entmaterialisierung meines Myoms aufzugeben. Ich erkannte, dass auch ich glaubte, es sei »gut«, das Myom durch »natürliche« Methoden zu verkleinern, aber »schlecht«, die Hilfe anzunehmen, die ich so oft anderen angeboten hatte. Ich war blindlings in meine Denksucht verfallen. Also entschloss ich mich zur Operation – zu dem Weg, den ich vier Jahre lang vermieden (und deshalb mit Energie aufgeladen) hatte. Ich rief einen Beckenchirurgen an, dem ich vertraute und an den ich viele Patientinnen überwiesen hatte, und machte mit ihm einen Termin für die Operation aus. Ich erzählte so gut wie niemandem davon, weil ich es für besser hielt, meine Energien, Gedanken und Gefühle für mich zu behalten. Ich nahm auch GnRH-Agonisten (Synarel), um das Myom und entsprechend den nötigen Schnitt zu verkleinern (das Myom hatte die Größe einer Melone erreicht). Das Synarel führte zu Hitzewellen, und ich stellte fest, dass sie zumindest für mich keine »Kraftwellen«, sondern unangenehme, verschwitzte Störungen im Tagesablauf waren. Aber davon abgesehen hatte ich keine Probleme, und das Myom wurde kleiner.

Dann kam der Operationstermin. Ich bat den Chirurgen und den Anästhesisten, mir die vier heilenden Sätze vorzusprechen (vgl. den Abschnitt über die Vorbereitung für eine Operation im 16. Kapitel). Und den Anästhesisten bat ich außerdem, folgenden Satz mehrere Male zu wiederholen:

»Wenn du aufwachst, hast du das mit diesem Myom verbundene emotionale Muster aufgelöst.« Die Operation verlief gut; es handelte sich um ein großes rechtsseitig in die Gebärmutterwand eingebettetes Myom; ich erholte mich problemlos und hatte kaum Schmerzen. Einen Tag später wurde ich aus dem Krankenhaus entlassen. In den nächsten drei Wochen schlief ich viel, hatte Akupunktur, sah mir Filme an und ruhte mich aus. Ich hatte eine wahre Wiedergeburt vor – eine Zeit des Versorgtwerdens, nicht der Sorge um andere.

Die Operation und die Erholung waren für mich in vieler Hinsicht eine Gipfelerfahrung. Ich hatte mich mit etwas konfrontiert, das ich vermeiden wollte – den heilenden Weg der Chirurgie – und dabei Fürsorge, Mitgefühl, Geschick und großartige Heilung gefunden. Ich hatte mir zwar gewünscht, eines Tages schreiben zu können, dass ich mein Myom in einer blitzartigen Erkenntnis entmaterialisiert hätte, aber dann gemerkt, dass das bei mir nicht der Fall und mein Festhalten an diesem »idealen« und »überlegenen« Weg nichts weiter als ein Fall von spirituellem Materialismus war (ich weiß aber, dass Frauen Myome entmaterialisieren können; ich habe es gesehen).

Wenn ich auf das zurückblicke, was ich über dieses Myom 1993 und dann wieder bei der Neuauflage von 1998 geschrieben habe, muss ich über mich lachen: »Die Schöpfungen anderer tragen«, die Notwendigkeit, meine Arbeit zu verändern und so weiter und so fort. Alles schön und gut. Heute weiß ich, dass ich damals das wahre Thema ständig umkreist habe, ohne es zu erkennen, weil ich es mir nicht eingestehen wollte. Ich wollte gerade das nicht verändern, was an erster Stelle verändert werden musste: meine Ehe, also das, was direkt vor meiner Nase lag. Das ist oft genug der Fall. Wie sagt der alte Spruch? Überlege gut, was du erbittest, denn wahrscheinlich bekommst du es! Und so war es dann auch. Sobald die Operation vorbei war, entfalteten die magischen Worte, die mir unter der Narkose eingeflüstert worden waren – »Wenn du aufwachst, hast du das mit diesem Myom verbundene emotionale Muster aufgelöst« –, ihren Zauber. Anderthalb Jahre später endete meine Ehe nach 24 Jahren. Wie alles andere, was im Leben bedeutsam ist, war auch das ein Prozess, kein Ereignis. Und wie so oft habe ich diese Dosis der heilenden Medizin nicht gern genommen. Ich wollte verheiratet bleiben, bis das der Tod uns scheidet. Aber der Preis wurde zu hoch. Und mein Körper ließ mich das nicht vergessen. Ich wusste zu viel. Wenn man beim ersten Mal nicht aufpasst, schlägt ein größerer Hammer zu: heute ein Myom, morgen Brustkrebs. Das Leid dieser Zeit war der Auslöser für die erste Auflage meines zweiten Buchs, *Weisheit der Wechseljahre*. Und die Arbeit daran hat mich verwandelt.

Mein Myom war wie alle körperlichen Zustände ein guter Lehrer. Durch die Scheidung im mittleren Lebensalter lernte ich aus nächster Nähe und ganz persönlich, dass man nichts für andere schaffen kann, nur für sich selbst. Ich lernte auch, dass uns der Prozess der Konfrontation mit unseren größten Ängsten auf wunderbare und unvorhersehbare Weise verändert. Sie können einen anderen Menschen nicht dahin bringen, wo er nicht hinwill, und seien Sie noch so geschickt, liebevoll und mitleidig. Aber Sie können sich selbst an den Ort mitnehmen, vor dem Sie Angst haben. Persönliches Wachstum und persönliche Entwicklung spielen sich im Innern ab. Letzten Endes müssen wir alle die Quelle von Kreativität, Wohlbefinden und Freude anzapfen, die unser Geburtsrecht ist. Wir alle besitzen diese Fähigkeit. Sie wird durch Willen, Glauben und den Mut gestärkt, statt Schmerz die Lust zu suchen. Und sie versagt nie. Meine Scheidung hat mich zu einem Wachstum gezwungen, das ich nie für möglich gehalten hätte. Sie zwang mich, die Herrschaft über mein Leben und meine Finanzen zu übernehmen, in einer Weise, die ich mir nicht hätte träumen lassen. Sie zwang mich dazu, mich zum ersten Mal in meinem Leben auf mich selbst zu verlassen. Damals war das ungeheuer schmerzlich, aber heute empfinde ich nichts als Dankbarkeit. Sie hat aus mir eine weise, erfüllte und glückliche Frau gemacht. In dieser Geschichte ist mein Ex-Ehemann ein Held. Auf seelischer Ebene wollte er mir, wie ich glaube, dazu verhelfen, die Person zu werden, die ich heute bin.

Wir können keine neue Welt erschaffen, wenn wir glauben, auf irgendeiner Ebene klein und ineffizient bleiben zu müssen, damit andere uns lieben und bei uns bleiben wollen. Wenn wir unser Licht unter den Scheffel stellen, damit andere umso heller strahlen, wird die ganze Welt dunkler. Ich musste diese Lektion auf meine Ehe, meine Freundschaften und selbst auf meine Beziehungen zu ganzen Institutionen wie Kliniken und Banken anwenden. Die Themen in jeder Situation, sei sie leicht oder schwer, sind immer dieselben. Und sie lassen sich auf dieselbe Angst zurückführen: Werde ich noch geliebt, wenn ich all das werde, was ich werden sollte? Lassen Sie mich die Erste sein, die Ihnen vom Gipfel dieses Prozesses laut und nachdrücklich die Antwort gibt: Ja! Aber diese Liebe muss damit beginnen, dass Sie sich selbst lieben. Wenn Sie sich, Ihren Körper und seine Prozesse lieben und stärker würdigen, verändert sich Ihre Ausstrahlung. Ihr Anziehungspunkt wird ein anderer. Wenn Sie darauf warten, dass jemand anders hier den ersten Schritt tut, bleiben sie endlos im schmerzhaften, machtlosen Opfer-Modus – inklusive aller damit verbundenen Sehnsüchte, Wünsche und Krankheiten. Ich habe es erlebt, es ist die Hölle. Aber wenn Sie den Mut haben, Ja zu sich zu sagen, Ja zu Ihrer Seele und Ja zum Leben, und zu realisieren beginnen, dass Sie hier und jetzt ein himmlisches, wunderbares Leben verdienen, dann steht Ihnen eine nie für möglich gehaltene Erfüllung bevor, und die Welt öffnet sich Ihnen in einer Weise, die Sie sich nie zu erträumen gewagt hätten. Alte, überlebte Seins- und Lebensweisen und alte, überlebte Beziehungen lösen sich auf. Das kann sehr schmerzlich sein. Sehen Sie es einfach als den natürlichen Prozess der Wehen, durch die Sie ihr neues Selbst gebären – ein Selbst, das spiegelt, wer Sie wirklich sind und wer Sie wirklich hätten sein sollen. Es ist es wert.

Die Welt zu einem sicheren Ort für Frauen machen: Fangen Sie bei sich an

Für die mit dem Pulitzer-Preis ausgezeichneten Journalisten Sheryl WuDunn und Nicholas D. Kristof, Autoren von *Die Hälfte des Himmels. Wie Frauen weltweit für eine bessere Zukunft kämpfen* (C. H. Beck 2010), ist der Fokus auf die Bedürfnisse von Frauen und Mädchen das Thema dieses Jahrhunderts. 2009 enthüllten sie in einem Artikel für die *New York Times* über die Frage, warum Bildung und Ermächtigung von Frauen eine gute Idee für die Gesellschaft als Ganzes ist, das »schmutzige kleine Geheimnis der globalen Armut«, wie sie es nennen: »Ein Teil des schlimmsten Leids verdankt sich nicht nur einem geringen Einkommen, sondern auch unklugen Ausgaben der Armen – vor allem der Männer. Überraschend oft sind wir Müttern begegnet, die ein Kind betrauerten, das gerade an Malaria gestorben war, weil die 5 Dollar für ein Moskitonetz über dem Bett fehlten; die Mutter sagte dann, die Familie hätte sich ein solches Netz nicht leisten können. Aber dann trafen wir den Vater in der Bar nebenan, die er an drei Abenden in der Woche besucht und wo er pro Woche 5 Dollar ausgibt.«[8]

Ihre Forschung hat ergeben, dass überall, wo Frauen und Mädchen Zugang zu Bildung haben, der Terrorismus weniger wird und die wirtschaftliche Lage sich verbessert, wovon Männer, Frauen und Kinder gleichermaßen profitieren. Das erinnert mich an ein altes afrikanisches Sprichwort: Wenn man einen Jungen erzieht, erzieht man einen einzelnen Menschen, wenn man ein Mädchen erzieht, erzieht man ein ganzes Volk. Die Forschung von Kristof und WuDunn beweist, dass das nicht nur ein Sprichwort ist.

Auf ihrer Webseite (www.halftheskymovement.org) schreiben WuDunn und Kristof: »Wir hoffen, Sie als Mitglied einer neuen Bewegung zu rekrutieren, die für die Emanzipation von Frauen und gegen die globale Armut kämpft, indem sie die Stärke der Frauen als Katalysator der Wirtschaft freisetzt. Es ist ein Prozess, der lebendige weibliche Teenager aus Bordellen in erfolgreiche Geschäftsfrauen verwandelt. Wenn Sie Ihr Herz öffnen und mitmachen, können Sie dazu beitragen, diese Veränderung zu beschleunigen.«

Der ganze Planet wacht endlich auf und sieht diese Wahrheit: Selbstentwicklung für Frauen ist die Antwort auf viele, wenn nicht alle Probleme der Welt. Aber Sie müssen nicht nach Afrika oder Afghanistan gehen, um die Entwicklung von Frauen zu unterstützen. Emanzipation und Bildung für alle Frauen beginnt mit Ihrer eigenen Emanzipation und Bildung. Der Astrologe und Autor Rob Brezsny hat es so ausgedrückt: »Die Qualität Ihres Bewusstseins entscheidet darüber, ob Sie die Ressourcen anziehen, die wesentlich dafür sind, dass Ihre Träume Wirklichkeit werden. Um zu bekommen, was Sie wollen, müssen Sie mindestens so hart an sich arbeiten wie an der Welt um Sie herum.« Dem kann ich nur zustimmen.

Wenn wir jemals in der Welt draußen Sicherheit für uns schaffen wollen, müssen wir zuerst in unserem eigenen Körper Sicherheit gewinnen. Wenn wir beim abendlichen Ausziehen in den Spiegel gucken und uns wegen der Größe unserer Brüste und wegen unserer Cellulite schämen, befolgen wir unsere eigenen Vorsätze nicht. Wir sind dann bei uns selbst nicht sicher. Wenn wir in uns keine Selbstsicherheit für unseren Körper erlangen können – für seine Gestalt, seinen Umfang, seine natürlichen Funktionen und sein Gewicht, und wenn wir unseren Körper immer abwerten, ihn hungern lassen und ihm feindliche Botschaften zukommen lassen, wie können wir dann jemals erwarten, dass jemand anders uns von außen gesund macht? Selbst wenn jemand das täte, würden wir immer noch unsere eigene innere Terroristin mit uns herumschleppen!

In Wahrheit können wir niemand anderen und nichts anderes verändern, nur uns selbst. Was für ein Gedanke! Und was für eine Erleichterung! Nachdem uns jahrhundertelang gesagt wurde, dass jemand anders sich um uns kümmern könnte, müsste und würde, haben wir jetzt die Möglichkeit, zu lernen, uns selbst um uns zu kümmern – gemeinsam. Auf einer Broschüre des Boston Women's Fund stand einmal: »Die Leute, auf die wir gewartet haben, sind wir selbst.« Bekommen Sie nicht schon Energie, wenn Sie das bloß lesen? Wir können sofort anfangen, uns zu retten. Wir können sofort anfangen, unser Leben zu leben. Das ist der Ausgangspunkt für echte Partnerschaft und Gemeinschaft mit anderen – auch mit Männern. Der mittlerweile verstorbene Dr. Marshall Rosenberg, der Begründer des Center for Nonviolent Communication, hat drei Beziehungsphasen identifiziert, die die meisten von uns durchlaufen, wenn wir Fortschritte in unserer persönlichen Entwicklung machen. Die erste ist emotionale Sklaverei: Wir glauben, verantwortlich für die Gefühle anderer Menschen zu sein. Wir stellen die Bedürfnisse der anderen über die eigenen, weil wir niemanden enttäuschen oder verletzen wollen. In der nächsten Phase, so sagt er, sind wir unausstehlich. Wir erlauben uns, all unseren Zorn zu empfinden und auszudrücken, weil wir die Last der ungeheuren Verantwortung leid sind, die wir vorher so bereitwillig geschultert haben. In dieser Phase denken wir (und sagen es oft genug auch), dass es das Pech der anderen sei, wenn ihnen unser Handeln und unsere Ideen nicht gefallen. Wir stellen unsere eigenen Bedürfnisse über die der anderen, damit wir nicht mehr unterdrückt und verletzt werden. Die dritte Phase, so Dr. Rosenberg, ist die emotionale Befreiung. Jetzt übernehmen wir Verantwortung für unsere Absichten und Handlungen und für die Befriedigung der eigenen Bedürfnisse. In dieser Phase haben wir endlich die Freiheit, anderen freundlich und mitfühlend zu begegnen, ohne die eigene Identität und das eigene Wohlgefühl zu kompromittieren. In diesem letzten Entwicklungsstadium bewegen wir uns gemeinsam in dem kooperativen Bemühen, in echter Partnerschaft die Verantwortung zu teilen. Und diese Partnerschaft, könnte ich hinzufügen, erinnert an einen großartigen Tanz, voll schöner, leidenschaftlicher und freudiger rhythmischer Bewegung, der letztlich die Welt vorwärtsbringt.

Wenn wir uns *innerlich* verändern, indem wir uns erlauben, unsere lange unterdrückten Gefühle ebenso wie Hoffnungen und Träume für uns selbst, unsere Familien und unseren Planeten zu erleben und anzuerkennen, dann verändern sich auch die äußeren Bedingungen unseres Lebens. Der Einsatz für gesellschaftliche Veränderungen muss mit der Bereitschaft zusammengehen, all die verinnerlichten Botschaften aus Vorwürfen, Selbstzweifeln und Selbsthass, die in unseren Zellen gespeichert sind, zu heilen. Andernfalls entspringen unsere Handlungen ungesunden Motiven in uns und schaffen oft Polarisierung und Schmerz. Sich vom Geist leiten zu lassen bedeutet, in Übereinstimmung mit der inneren Stimme zu leben. Hören Sie still zu. Was müssen Sie als Nächstes tun? Der beste Weg, etwas für die eigene Heilung oder für andere zu tun, besteht jetzt gerade vielleicht darin, einfach einen Augenblick lang still zu sein. Vielleicht brauchen Sie im Moment gar nichts zu tun. Die einzig »richtige« Methode, um den Körper zu heilen, gibt es nicht. Und das gilt auch für alle anderen Lebensbereiche. Sie müssen Ihren Weg selbst finden. Emerson hat einmal geschrieben: »Das Wesen des Heldentums ist Selbstvertrauen.« Selbstvertrauen ist jedoch mehr als nur das Wesen des Heldentums. Es ist auch die Basis dafür, dass wir unserer Intuition und der heilenden Stimme unserer Zellen vertrauen. Die echten Botschaften unseres innersten Wesens (und der Zellen) zu erkennen, ist keine leichte Arbeit. Es ist wahrhaftig eine Aufgabe für Heldinnen.

Es gehört Mut dazu, sich selbst und den eigenen Körper respektieren zu lernen, ganz gleich, wie sehr man verletzt worden ist, ganz gleich, wie viel man jetzt gerade wiegt, ganz gleich, wen man geheiratet hat oder ob man lesbisch oder heterosexuell ist. Vor einigen Jahren begegnete ich einer echten Heldin, geradezu der Verkörperung meiner Botschaft: Wenn du die Bedingungen in dir veränderst, verändern sich als Reaktion darauf die Bedingungen außerhalb deiner selbst. Diese Heldin heißt Immaculée Ilibagiza, Autorin des Buches *Aschenblüte: Ich wurde gerettet, damit ich erzählen kann* (Ullstein 2006) über den Völkermord in Ruanda. Immaculée, eine schöne Frau, deren Körper aus jeder Pore Frieden und Göttlichkeit verströmt, musste sich zusammen mit sieben anderen Frauen während des Völkermords drei Monate lang in einem kleinen Badezimmer verstecken. Ihre ganze Familie wurde ermordet. Am Ende wog sie nur noch 30 kg, war voller Läuse und konnte aus Angst, von ihren früheren Freunden und Nachbarn, die wiederholt an ihre Tür kamen und ihren Tod forderten, entdeckt und ermordet zu werden, weder laufen noch sprechen. In diesem Zustand unvorstellbaren Leidens zog sie sich voller Glauben und Überzeugung tief in sich selbst zurück und fand in ihrem Herzen die lebendige Gegenwart Gottes. Durch das Anzapfen dieser Quelle setzte sie wunderbare Ereignisse in Gang, die ihr das Leben retteten und ihr schließlich ein freudiges Leben in den USA ermöglichten, trotz des Verlusts ihrer Familie und ihrer Heimat. Durch die Begegnung mit dieser Frau und die Lektüre ihres Buches hat mein Glaube eine neue Ebene erreicht. Wenn sie in der Lage war, sich dem zu stellen, womit sie konfrontiert war, und nicht nur überlebt hat, sondern aufgeblüht ist, dann können wir es alle.

Ich hatte die zweite Auflage dieses Buches während meiner zweiten Saturn-Rückkehr um die Zeit meines Geburtstags fast abgeschlossen. Die zweite Rückkehr des Saturns signalisiert die Zeit im Leben, in der man den Schritt vom bloßen Überleben zum wahren Aufblühen und Leben aus der eigenen Seele macht. Mitten in den Planungen für meine Geburtstagsfeier fragte mich eine gute Freundin, ob ich sie nicht zu dem Vortrag eines bekannten Mönches begleiten wolle. Ich wollte aber nicht. Es war mir egal, wie heilig und inspirierend er war. Was ich wirklich wollte, war eine private Tangostunde und mein erstes Paar Tangoschuhe. (Ich habe sie. Sie sind schwarz mit siebeneinhalb Zentimeter hohen, rot lackierten und sehr sexy Absätzen. Und ich bin nicht mit zu dem Mönch gegangen.)

Ich habe die Freuden des selbstlosen Dienens bereits perfektioniert. Sie genauso weiterzuverfolgen wäre so, als schreibe man vier Doktorarbeiten im selben Fach. Ich will auch weiterhin die berauschenden Freuden des Dienstes an anderen genießen, aber diesmal aus meiner inneren Fülle heraus und nicht auf Auf-Teufel-komm-raus bis zum Burn-out. Und ich weiß auch, dass meine Fähigkeit, Freude zu empfinden, für mich und für andere genauso heilend ist wie direkte Hilfe. Auf einer bestimmten Ebene sind alle Menschen gleich, und das heißt, je glücklicher und freudiger ich werde, umso leichter mache ich es der Frau neben mir, dasselbe zu erreichen.

Ein paar Tage vor dem Wochenende, an dem ich Geburtstag hatte, schrieb ich meiner Kollegin Sandra Chiu, einer Ärztin für chinesische Medizin mit einer Ausbildung in Akupunktur, die in New York lebt (und auch Tango tanzt), eine Mail, in der ich erzählte, dass ich mich gegen den Mönch entschieden hatte. In ihrer Antwort hat sie meine Gefühle präzise zusammengefasst:

Ich bin völlig deiner Meinung, was Vorträge von Mönchen angeht. Ich bin früher hingegangen, und es gab eine gute Herzenergie, aber das habe ich hinter mir – es macht mich kein bisschen an. Und du hast recht – als ob wir als Frauen eine Lektion in Selbstlosigkeit bräuchten! So was kann damit enden, dass Frauen sogar noch krankhafter selbstlos werden. Aber eine vietnamesische Nonne, die ihren Habit auszieht und in einem Korsett an der Stange tanzt – zu solchen Mönchen/Nonnen würde ich gehen.

Wir müssen raus und die Lebenskraft kultivieren. Ich bin fertig mit dem Weltfrieden und dem Zen-Mitgefühl. Lass uns wirbeln, Mädels! Genau das machst du, du verbreitest die Botschaft, dass Spaß und Freude Lebenskraft und Gesundheit verbessern. Wir können es gut gebrauchen, dass eine angesehene Frau und Ärztin wie du sagt: »Hey, es ist nicht nur völlig okay, dafür zu sorgen, dass man ganz viel Spaß und Freude im Leben hat – es ist entscheidend!« Ich stehe bei dieser Mission zu hundert Prozent auf deiner Seite.

Sandras Reaktion erinnerte mich an die Wahrhaftigkeit, die in dem berühmten Zitat des Civil-Rights-Führers und Autors Howard Thurman verkörpert ist, auf das ich schon an früherer Stelle einmal hingewiesen habe: »Frag dich nicht, was die Welt braucht; frag dich, was dich lebendig macht. Und dann geh hin und tu's. Denn was die Welt braucht, sind Menschen, die lebendig geworden sind.« Frauen sind die Quelle der Lebenskraft, des Shakti. Und wenn wir unsere Freude nutzbar machen, setzen wir die Welt in Bewegung. Wir sind die Kraft des Guten, auf die die Welt gewartet hat. Wie immer man die innere Kraft auch bezeichnet, zu der Immaculée Zugang gefunden hat, Gott, Göttin, Quelle, Universum oder höhere Macht: Sie lebt in jeder einzelnen Zelle Ihres Körpers. Für mich ist es die Kraft, von der der amerikanische Schriftsteller Frederick Buechner sprach, als er schrieb: »Der Ort, an den dich Gott ruft, ist der Ort, an dem sich deine tiefe Freude und der tiefe Hunger der Welt begegnen.«

Diese Kraft ist das, auf das wir immer zählen können. Ich nenne sie Gott. Die Frauen, deren Geschichten ich Ihnen erzählt habe, sind ganz normale Frauen; es sind heilende Frauen. Sie alle haben diese Quelle der Güte und der Wunder angezapft. Ihre Geschichten erzählen davon, wie man Schmerz in Freude verwandelt. Diese Frauen sind meine Heldinnen.

Sich selbst zu heilen ist ein sehr persönlicher und individueller Prozess. Selbstheilung erfordert persönliches Abrüsten, die Weigerung, weiter Krieg gegen einen Teil des eigenen Körpers zu führen, der versucht, einem etwas mitzuteilen. Lassen Sie das Wettrüsten bei sich enden. Eine meiner Patientinnen, die seit 15 Jahren Mitglied der Anonymen Alkoholiker ist, hat das sehr schön zusammengefasst: »Jeden Morgen bete ich um die Bereitschaft, das zu tun, was ich tun muss. ***Und ich bete auch darum, dass ich weiterhin belehrbar bleibe.*** Es hat Zeiten in meinem Leben gegeben, in denen niemand mir etwas beibringen konnte. Ich dachte, ich wüsste alles. Da will ich nie wieder hinkommen.« Verpflichten Sie sich, für sich selbst den Himmel auf Erden zu schaffen. Machen Sie sich klar, dass es großen Mut braucht, so glücklich und erfüllt zu sein, wie sie es sein können. Es braucht großen Mut, den zweifelnden, ängstlichen Stimmen zu widerstehen, die unvermeidlich in Kopf und Herz laut werden, wenn wir beschließen, so großartig zu werden, wie wir es in Wirklichkeit sind. Seien Sie auf alle Fälle mutig.

Leben Sie Ihre Träume – von Tag zu Tag. Das ist der Prozess, der erforderlich ist, um unsere Familien, unsere Gesellschaft und unseren Planeten zu heilen. Sie können jetzt gleich damit anfangen: Legen Sie sich ein bisschen hin, nehmen Sie ein Kind in die Arme, spüren Sie die Sonne auf Ihrem Gesicht, oder essen Sie langsam eine gute Mahlzeit – während Sie im tiefsten Innern wissen, dass der nächste Schritt zur Heilung und zu einem glücklichen Leben schon da ist und darauf wartet, dass Sie ihn hören, dass er darauf wartet, zur Welt gebracht zu werden – von Ihnen, liebe Frau.

Anmerkungen

I. Kapitel: Der patriarchale Mythos

1. R. Eisler, *Kelch und Schwert. Unsere Geschichte, unsere Zukunft. Weibliches und männliches Prinzip in der Geschichte.* (Arbor, Freiamt im Schwarzwald 2005); M. Gimbutas, *Göttinnen und Götter im alten Europa. Mythen und Kulturbilder 6500 bis 3500 v. Chr.* (Arun, Uhlstädt-Kirchhasel 2010).
2. J. Highwater, *Sexualität und Mythos* (dtv München 1995).
3. Common Sense Media, *Children, Teens, Media, and Body Image: A Common Sense Research Brief,* Januar 2015, https://www.commonsensemedia.org/research/children-teens-media-and-body-image#.
4. A. Wilson Schaef und D. Fassel, *Suchtsystem Arbeitsplatz* (dtv München 1994).
5. »What Is ›Victim Shaming‹?« DomesticShelters.org, 27. Mai 2015, https://www.domesticshelters.org/domestic-violence-articles-information/what-is-victim-shaming.
6. M. C. Black et al., »The National Intimate Partner and Sexual Violence Survey: 2010 Summary Report,« 2011, http://www.cdc.gov/violenceprevention/pdf/nisvs_report2010-a.pdf.
7. M. J. Breiding et al., »Prevalence and Characteristics of Sexual Violence, Stalking, and Intimate Partner Violence Victimization – National Intimate Partner and Sexual Violence Survey, United States, 2011,« *MMWR* 2014; 63(SS-8): 1–18.
8. M. C. Black et al.,»The National Intimate Partner and Sexual Violence Survey: 2010 Summary Report,« 2011, http://www.cdc.gov/violenceprevention/pdf/nisvs_report2010-a.pdf.
9. P. Tjaden und N. Thoennes, »Extent, Nature, and Consequences of Intimate Partner Violence: Findings from the National Violence Against Women Survey,« 2000, https://www.ncjrs.gov/pdffiles1/nij/181867.pdf.
10. B. A. Bailey, »Partner Violence During Pregnancy: Prevalence, Effects, Screening, and Management,« *International Journal of Women's Health* 2 (2010): 183–197.
11. M. J. Breiding et al., »Prevalence and Characteristics of Sexual Violence, Stalking, and Intimate Partner Violence Victimization – National Intimate Partner and Sexual Violence Survey, United States, 2011,« *MMWR* 2014; 63(SS-8): 1–18.
12. J. L. Truman and R. E. Morgan, »Nonfatal Domestic Violence, 2003–2012,« 2014, http://www.bjs.gov/content/pub/pdf/ndv0312.pdf.
13. M. A. Rodriguez et al., »Screening and Intervention for Intimate Partner Abuse: Practices and Attitudes of Primary Care Physicians,« *Journal of the American Medical Association,* vol. 282 (1999), S. 468–474.

14. World Health Organization, »Global and Regional Estimates of Violence Against Women: Prevalence and Health Effects of Intimate Partner Violence and Non-Partner Sexual Violence,« 2013, http://apps.who.int/iris/bitstream/10665/85239/1/9789241564625_eng.pdf; L. Heise, M. Ellsberg, and M. Gotemoeller, »Ending Violence Against Women,« Population Reports, Series L, no. 11, Johns Hopkins University School of Public Health, Population Information Program, Baltimore, Dezember 1999; H. M. Bauer et al., »Intimate Partner Violence and High-Risk Sexual Behaviors Among Female Patients with Sexually Transmitted Diseases,« *Sexually Transmitted Diseases,* vol. 29 (2002), S. 411–416; N. Romero-Daza, M. Weeks, and M. Singer, »Nobody Gives a Damn If I Live or Die: Violence, Drugs, and Street-Level Prostitution in Inner-City Hartford, Connecticut,« *Medical Anthropology,* vol. 22 (2003), S. 233–259; R. M. Harris et al., »The Interrelationship Between Violence, HIV/AIDS, and Drug Use in Incarcerated Women,« *Journal of Associated Nurses AIDS Care,* vol. 14 (2003), S. 27–40; P. Braitstein et al., »Sexual Violence Among a Cohort of Injection Drug Users,« *Social Science and Medicine,* vol. 57 (2003), S. 561–569. R. J. Peters Jr. et al., »The Relationship Between Sexual Abuse and Drug Use: Findings from Houston's Safer Choices 2 Program,« *Journal of Drug Education,* vol. 33 (2003), S. 49–59.
15. V. Felitti et al., »Relationship of Childhood Abuse and Household Dysfunction to Many of the Leading Causes of Death in Adults,« *American Journal of Preventive Medicine,* vol. 14 (1998), S. 245–258.
16. United Nations, Department of Economic and Social Affairs, Statistics Division, *The World's Women 2015: Trends and Statistics,* no. E.15.XVII.8 (New York: United Nations, 2015).
17. International Labour Organization, *ILO Global Estimate of Forced Labour: Results and Methodology,* 2012, S. 13.
18. UNICEF, *The State of the World's Children 2006: Excluded and Invisible,* Dezember 2005.
19. United Nations Children's Fund, *Female Genital Mutilation/Cutting: A Global Concern* (New York: UNICEF, 2016); United Nations Children's Fund, *Female Genital Mutilation/Cutting: A Statistical Overview and Exploration of the Dynamics of Change* (New York: UNICEF, 2013).
20. H. Goldberg et al., »Female Genital Mutilation/Cutting in the United States: Updated Estimates of Women and Girls at Risk, 2012,« Centers for Disease Control Public Reports, 14. Januar 2016, www.publichealthreports.org.
21. J. Fortin, »Michigan Doctor Is Accused of Genital Cutting of 2 Girls,« *New York Times,* 13. April 2017, www.nytimes.com/2017/04/13/us/michigan-doctor-fgm-cutting.html.
22. K. S. Arora und A. J. Jacobs, »Female Genital Alteration: A Compromise Solution,« *Journal of Medical Ethics,* vol. 42, no. 3 (2016), S. 148–154.
23. A. Gentleman, »India Still Fighting to 'Save the Girl Child,' « *International Herald Tribune,* 15. April 2005.
24. T. Rosenberg, »The Daughter Deficit,« *New York Times Magazine,* 23. August 2009, S. MM23, www.nytimes.com/2009/08/23/magazine/23FOB-idealab-t.html.
25. F. Faqir, »Intrafamily Femicide in Defence of Honour: The Case of Jordan,« *Third World Quarterly,* vol. 22, no. 1 (2001), S. 65–82; Nicholas D. Kristof und Sheryl WuDunn, *Half the Sky: Turning Oppression into Opportunity for Women Worldwide* (New York: Alfred A. Knopf, 2009); Nicholas D. Kristof aund Sheryl WuDunn, »The Women's Crusade,«

New York Times Magazine, 23. August 2009, S. MM28, www.nytimes.com/2009/08/23/magazine/23Women-t.html.

26. Kristof und WuDunn, *Die Hälfte des Himmels. Wie Frauen weltweit für eine bessere Zukunft kämpfen* (C.H.Beck, München 2011; Kristof und WuDunn, »The Women's Crusade.«
27. Q. Wodon et al., »Ending Child Marriage: Legal Age for Marriage, Illegal Child Marriages, and the Need for Interventions,« Save the Children and The World Bank, Oktober 2017.
28. World Bank Group, »Women, Business and the Law 2016: Getting to Equal,« Washington, D.C., 2015, http://wbl.worldbank.org/~/media/WBG/WBL/Documents/Reports/2016/Women-Business-and-the-Law-2016.pdf.
29. UN Women, »World AIDS Day Statement: For Young Women, Inequality Is Deadly,« 30. November 2016, www.unwomen.org/en/news/stories/2016/11/un-women-statement-aids-day.
30. R. C. Dellar, S. Dlamini und Q. A. Karim, »Adolescent Girls and Young Women: Key Populations for HIV Epidemic Control,« *Journal of the International AIDS Society*, vol. 18, no. 2, suppl. 1 (2015), S. 19408.
31. Kristof und WuDunn, »The Women's Crusade.«
32. A. Wilson Schaef und D. Fassel, *Suchtsystemarbeitsplatz (s. Anm. 4)*
33. C. Morgan et al., »Incidence, Clinical Management, and Mortality Risk Following Self Harm Among Children and Adolescents: Cohort Study in Primary Care,« *British Medical Journal (Clinical Research Edition)*, vol. 359 (18. Oktober 2017), S. j4351.
34. Amerikanische Gesellschaft zur Suizidprävention, https://afsp.org/about-suicide/suicide-statistics.
35. Daten von Oxfam Amerika, 115 Broadway, Boston, Massachusetts, 02116.
36. B. Grad et al., »An Unorthodox Method of Treatment on Wound Healing in Mice,« *International Journal of Parapsychology*, vol. 3 (Spring 1961), S. 5–24. Diese gut gemachte Studie zeigte, dass sich die Wundheilung bei Mäusen deutlich beschleunigte (p. <0,01), wenn ein selbsternannter Heiler die Hände über den Käfig hielt.
37. M. T. Stein, J. H. Kennell, and A. Fulcher, »Benefits of a Doula Present at the Birth of a Child,« *Journal of Developmental and Behavioral Pediatrics*, vol. 25 (5 Suppl.) (Oktober 2004), S. 89–92; M. T. Stein, J. H. Kennell, and A. Fulcher, »Benefits of a Doula Present at the Birth of a Child,« *Journal of Developmental and Behavioral Pediatrics*, vol. 24, no. 3 (Juni 2003), S. 195–198; J. H. Kennell and M. H. Klaus, »Continuous Nursing Support During Labor,« *Journal of the American Medical Association*, vol. 289, no. 2 (8. Januar 2003), S. 175–176; M. H. Klaus et al., »Effects of Social Support During Parturition in Maternal and Infant Mortality,« *British Medical Journal*, vol. 293 (1986), S. 585–587; M. H. Klaus et al., »Maternal Assistance and Support in Labor: Father, Nurse, Midwife, or Doula?« *Clinical Consultation in Obstetrics and Gynecology*, vol. 4 (Dezember 1992); M. Klaus, J. Kennell, and P. Klaus, *Mothering the Mother: How a Doula Can Help You Have a Shorter, Easier, and Healthier Birth* (New York: Addison-Wesley, 1993), S. 25.
38. The Herbal Academy, https://theherbalacademy.com/herbal-history.
39. S. Hall, »Cheating Fate,« *Health*, vol. 6, no. 2 (April 1992), S. 38. Jeder Arzt hat schon mindestens ein paar Fälle von »Spontanremission» gesehen, und jedes Jahr wird in der medizinischen Fachliteratur über diese Fälle berichtet. Allzu oft werden sie jedoch nicht untersucht, sondern ignoriert, weil sie dem medizinischen Glaubenssystem widersprechen.

40. A. Gawande, »Overkill,« *The New Yorker,* 11. Mai 2015, https://www.newyorker.com/magazine/2015/05/11/overkill-atul-gawande.
41. T. Parker-Pope, »Overtreatment Is Taking a Harmful Toll,« *New York Times,* 28. August 2012, p. D1, https://well.blogs.nytimes.com/2012/08/27/overtreatment-is-taking-a-harmful-toll.
42. V. S. Periyakoil et al., »Do unto Others: Doctors' Personal End-of-Life Resuscitation Preferences and their Attitudes Toward Advance Directives,« *PLoS One,* vol. 9, no. 5 (28. Mai 2014), S. e98246.
43. J. Kung, R. R. Miller, and P. A. Mackowiak, »Failure of Clinical Practice Guidelines to Meet Institute of Medicine Standards: Two More Decades of Little, If Any, Progress,« *Archives of Internal Medicine,* vol. 172, no. 21 (26. November 2012), S. 1628–1633.
44. National Eating Disorder Association, https://www.nationaleatingdisorders.org/what-are-eating-disorders.
45. C. D. Bethell et al., »A National and State Profile of Leading Health Problems and Health Care Quality for US Children: Key Insurance Disparities and Across-State Variations,« *Academic Pediatrics,* vol. 11, no. 3S (Mai–Juni 2011), S. S22.
46. K. Hartmann et al., »Outcomes of Routine Episiotomy: A Systematic Review,« *Journal of the American Medical Association,* vol. 293, no. 17 (4. Mai 2005), S. 2141–2148.
47. K. Gooch, »Though Discouraged by Experts, Episiotomy Rates Still High: How Hospitals Are Responding,« *Becker's Clinical Leadership and Infection Control,* 19. Juli 2016, https://www.beckershospitalreview.com/quality/though-discouraged-by-experts-episiotomy-rates-still-high-how-hospitals-are-responding.html.
48. Association of American Medical Colleges, 2018 Physician Specialty Data Report, Executive Summary, https://www.aamc.org/download/492910/data/2018executive summary.pdf.
49. A. Wilson Schaef, *Im Zeitalter der Sucht (dtv, München 1972), S. 72*
50. C. P. Estes, *Die Wolfsfrau* (Heyne, München 1997).
51. A. Cuddy, Ph.D., »Your Body Language May Shape Who You Are,« TED Global 2012, Edinburgh, Scotland, Juni 2012, https://www.ted.com/talks/amy_cuddy_your_body_language_shapes_who_you_are. A. Cuddy, *Presence; Bringing Your Boldest Self to Your Biggest Challenges* (New York: Little, Brown, 2015).
52. P. Reis, »The Women's Spirituality Movement: Ideas Generated and Questions Asked,« Präsentation bei einem feministischen Seminar, Proprioceptive Writing Center, Maine, 3. Dezember 1990.

II. Kapitel: Weibliche Intelligenz und neue Methoden der Heilung

1. M. Ho and D. P. Knight, »The Acupuncture System and the Liquid Crystalline Collagen Fibers of the Connective Tissues,« *American Journal of Chinese Medicine,* vol. 26, nos. 3–4 (1998), S. 251–263.
2. F. Murad, »Discovery of Some of the Biological Effects of Nitric Oxide and Its Role in Cell Signaling,« *Bioscience Reports,* vol. 19, no. 3 (Juni 1999), S. 133–154.
3. S. Field et al., *Science News,* vol. 127, no. 301, vermeldet in *Brain/Mind Bulletin,* 9. Dezember 1985.
4. M. H. Klaus and J. H. Kennell, *Parent/Infant Bonding,* 2d ed. (St. Louis: C. V. Mosby, 1982).

5. L. F. Berman and S. L. Syme, »Social Networks, Host Resistance, and Mortality: A Nine-Year Follow-up of Almeda County Residents,« *American Journal of Epidemiology,* vol. 109 (1978), S. 186–204.
6. J. Achterberg, *Gedanken heilen. Die Kraft der Imagination* (Rowohlt, Reinbek 2000)
7. F. Fang et al., »Suicide and Cardiovascular Death After a Cancer Diagnosis,« *New England Journal of Medicine,* vol. 366, no. 14 (5. April 2012), S. 1310–1318.
8. V. J. Felitti et al., »Relationship of Childhood Abuse and Household Dysfunction to Many of the Leading Causes of Death in Adults. The Adverse Childhood Experiences (ACE) Study,« *American Journal of Preventive Medicine,* vol. 14, no. 4 (Mai 1998), S. 245–258.
9. A. Tyborowska et al., »Early-Life and Pubertal Stress Differentially Modulate Grey Matter Development in Human Adolescents,« *Scientific Reports,* vol. 8, no. 1 (15. Juni 2018), S. 9201.
10. M. Gershon, *Der kluge Bauch. Die Entdeckung des zweiten Gehirns* (Goldmann, München 2001).
11. C. Pert, *Moleküle der Gefühle. Körper, Geist und Emotionen.* Rowohlt, Reinbek 2001)
12. L. Dossey, *Heilende Worte,* (Crotona, Amerang 2013).
13. Zitiert aus der Mitschrift einer 1991 gehaltenen Vortragsreihe Mystery School Program, bei der Jean Houston Moderatorin war.
14. A. Moir and D. Jessel, *Brain Sex* (Econ, Düsseldorf 1996)
15. R. Bly and D. Tannen, »Where Are Women and Men Today,« *New Age Journal,* Januar-Februar 1992, S. 32.
16. S. J. Schleifer et al., »Depression and Immunity: Lymphocyte Function in Ambulatory Depressed Patients, Hospitalized Schizophrenic Patients, and Patients Hospitalized for Herniorrhaphy,« *Archives of General Psychiatry,* vol. 42 (1985), S. 129–133.
17. J. K. Kiecolt-Glaser et al., »Stress, Loneliness, and Changes in Herpes Virus Latency,« *Journal of Behavioral Medicine,* vol. 8, no. 3 (1985), S. 249–260.
18. Von den folgenden Autoimmunkrankheiten sind Frauen wesentlich häufiger betroffen als Männer: Systemischer Lupus erythematodes - 90 Prozent der Erkrankten sind Frauen, Myasthenia gravis – 85 Prozent sind Frauen, Hashimoto Thyreoditis: 80 Prozent, Rheumatoide Arthritis: 75 Prozent, Multiple Sklerose: 70 Prozent.
19. A. L. Roberts et al., »Association of Trauma and Posttraumatic Stress Disorder with Incident Systemic Lupus Erythematosus (SLE) in a Longitudinal Cohort of Women,« *Arthritis and Rheumatology,* vol., 69, Ausgabe 11 (November 2017), S. 2162–2169.
20. S. F. Maier et al., »Opiate Antagonists and Long-Term Analgesic Reaction Induced by Inescapable Shock in Rats,« *Journal of Comparative Physiology and Psychology,* vol. 4 (Dezember 1980), S. 1177–1183; M. L. Laudenslager, »Coping and Immunosuppression: Inescapable but Not Escapable Shock Suppresses Lymphocyte Proliferation,« *Science,* August 1983, S. 568–570; S. E. Locke et al., »Life Change Stress, Psychiatric Symptoms and Natural Killer Cell Activity,« *Psychosomatic Medicine,* vol. 46, no. 5 (1984), S. 441–453; B. S. Linn et al., »Degree of Depression and Immune Responsiveness,« *Psychosomatic Medicine,* vol. 44 (1982), S. 128.
21. R. J. Weber and C. B. Pert, »Opiatergic Modulation of the Immune System,« in E. E. Muller and Andrea R. Genazzani, eds., *Central and Peripheral Endorphins* (New York: Raven Press, 1984), S. 35.
22. R. L. Roessler et al., »Ego Strength, Life Changes, and Antibody Titers,« paper pre-

sented at the annual meeting of the American Psychosomatic Society, Dallas, Texas, 25. März 1979.
23. E. Langer, *Counterclockwise: Mindful Health and the Power of Possibility* (New York: Ballantine Books, 2009), S. 116.
24. B. R. Levy et al., »Longevity Increased by Positive Self-Perceptions of Aging,« *Journal of Personality and Social Psychology,* vol. 83, no. 2 (August 2002), S. 261–270.
25. E. Langer, *Mindfulness* (Reading, MA: Addison-Wesley, 1989), S. 100–113.
26. M. Guerin, »Psychosocial Lecture Notes,« Department of Obstetrics and Gynecology, Michigan State University School of Medicine, Lansing, Ml, 1991.
27. E. Kübler-Ross, *Interviews mit Sterbenden* (Kreuz, Stuttgart 2014).

III. Kapitel: Die innere Stimme

1. S. Sullivan, »Inhibition of Salivary and Lacrimal Secretion by an Enkephalin Analogue,« *American Journal of Psychiatry,* vol. 139, no. 3 (März 1982), S. 385–386.
2. W. G. Frey et al., »Effect of Stimulus on the Composition of Tears,« *American Journal of Ophthalmology,* vol. 92, no. 4 (1982), S. 559–567.
3. O. and A. Worrall, *The Gift of Healing* (Columbus, OH: Ariel Press, 1985). The work of Olga Worrall, a world-renowned intuitive healer, was studied and documented by physicians at Johns Hopkins School of Medicine. The book is available from Ariel Press, P.O. Box 30975, Columbus, OH 43230. Her work is currently being carried on by Robert Leichtman, M.D. Edgar Cayce is another well-known medical intuitive.
4. M. Ferguson, »Commentary: Waking Up in the Dark,« *Brain/Mind and Common Sense,* April 1993, S. 3.
5. M. Stout, *Der Soziopath von nebenan. Die Skrupellosen: ihre Lügen, Taktiken und Tricks* (Springer, Wien 2006).
6. E. R. McDonald et al., »Survival in Amyotrophic Lateral Sclerosis: The Role of Psychological Factors,« *Archives of Neurology,* vol. 51, no. 1 (Januar 1994), S. 17–23.
7. Matthew Fox, zitiert in M. Toms, »Renegade Priest: An Interview with Matthew Fox,« *The Sun,* Ausgabe 89 (August 1991), S. 10.
8. R. Grossinger, *On the Integration of Nature: Post 9-11 Biopolitical Notes* (Berkeley, CA: North Atlantic Books, 2005).

IV. Kapitel: Das weibliche Energiesystem

1. G. Bennette, »Psychic and Cellular Aspects of Isolation and Identity Impairment in Cancer,« *Annals of the New York Academy of Sciences,* vol. 131 (1972), S. 352–363.
2. C. E. Wenner and S. Weinhouse, »Diphosphopyridine Nucleotide Requirements of Oxidations by Mitochondria of Normal and Neoplastic Tissues,« *Cancer Research,* vol. 12 (1952), S. 306–307.
3. M. Kirshenbaum, *The Emotional Energy Factor: The Secrets High-Energy People Use to Beat Emotional Fatigue* (New York: Delacorte Press, 2003), S. 4.
4. Ich spreche hier über bekannte Muster. Manche Erkrankungen sind mysteriös – fast schon archetypisch – und passen nicht in die persönlichen Muster, die ich in diesem Abschnitt beschreibe.
5. D. B. Clayson, *Chemical Carcinogenesis* (London: Churchill Publishers, 1962).

6. C. B. Thomas and K. R. Duszynski, »Closeness to Parents and the Family Constellation in Prospective Study of Five Disease States: Suicide, Mental Illness, Malignant Tumor, Hypertension, Coronary Heart Disease,« *Johns Hopkins Medical Journal,* vol. 134 (1974), S. 251–270.
7. C. Dale, *Advanced Chakra Healing: Heart Disease* (Berkeley, CA: Crossing Press, 2007), S. 6–7.
8. Persönliche Kommunikation mit einer Kollegin.
9. Siehe Vergleiche N. Shealy und C. Myss, *The Creation of Health* (Walpole, NH: Stillpoint Publications, 1988) und ebenfalls C. Myss, *Anatomy of the Spirit* (New York: Harmony Books, 1996), die beide noch viel mehr ins Detail gehen, was das Energiesystem angeht. Shealy, ein Neurochirurg und Gründer der American Holistic Medical Association, hat zusammen mit Caroline Myss ausführlich dazu geforscht. Myss, ein weltbekanntes Medizinmedium, braucht nur Namen und Alter eines Menschen zu wissen, um eine komplette Diagnose vorzulegen, egal, wo die Person sich aufhält. Über viele Jahre hat sie mich bei der Energiearbeit mit meinen Patienten unterstützt. Ihre Vorstellungen liegen diesem Kapitel zugrunde. In der zweiten Auflage wurde ich von Mona Lisa Schulz unterstützt, selbst eine Psychiaterin und Verhaltensneurowissenschaftlerin mit eigenem Forschungshintergrund. Auch sie arbeitet als Medizinmedium.
10. C. Wallis, »The Real Story on the Chakras: The Six Most Important Things You Never Knew About the Chakras,« Februar 2016, https://tantrikstudies.squarespace.com/blog/2016/2/5/the-real-story-on-the-chakras.
11. G. A. Bachmann et al., »Childhood Sexual Abuse and Consequences in Adult Women,« *Obstetrics and Gynecology,* vol. 71, no. 4 (1988), S. 631–641.
12. R. C. Reiter et al., »Correlation Between Sexual Abuse and Somatization in Women with Somatic and Nonsomatic Pain,« *American Journal of Obstetrics and Gynecology,* vol. 165, no. 1 (1991), S. 104; A. Lampe et al., »Chronic Pain Syndromes and Their Relation to Childhood Abuse and Stressful Life Events,« *Journal of Psychosomatic Research,* vol. 54, no. 4 (April 2003), S. 361–367; A. Lampe et al., »Chronic Pelvic Pain and Previous Sexual Abuse,« *Obstetrics and Gynecology,* vol. 96, no. 6 (Dezember 2000), S. 929–933; P. Latthe et al., »Factors Predisposing Women to Chronic Pelvic Pain: Systematic Review,« *British Medical Journal,* vol. 332, no. 7544 (1. April 2006), S. 749–755.
13. Zu den wissenschaftlichen Studien, die diese Annahme unterstützen gehören M. Tarlau and M. A. Smalheiser, »Personality Patterns in Patients with Malignant Tumors of the Breast and Cervix,« *Psychosomatic Medicine,* vol. 13 (1951), S. 117. In dieser Studie an Frauen mit Gebärmutterhalskrebs hatten die meisten Probandinnen durchweg negative Gefühle gegenüber heterosexuellen Beziehungen. Die meisten hatten häufiger voreheliche sexuelle Erfahrungen, und fast 75 Prozent hatten mehrere Ehen hinter sich, die mit Scheidung oder Trennung endeten.
14. S. Prasad, B. Sung und B. B. Aggarwal, »Age-Associated Chronic Diseases Require Age-Old Medicine: Role of Chronic Inflammation,« *Preventive Medicine Reports,* vol. 54 (Supplement) (Mai 2012), S. 29–37.
15. C. A. Ross, »Childhood Sexual Abuse and Psychosomatic Symptoms in Irritable Bowel Syndrome,« *Journal of Child Sexual Abuse,* vol. 14, no. 1 (2005), S. 27–38; P. Salmon, K. Skaife und J. Rhodes, »Abuse, Dissociation, and Somatization in Irritable Bowel Syndrome: Towards an Explanatory Model,« *Journal of Behavioral Medicine,* vol. 26,

no. 1 (Februar 2003), S. 1–18; Sarah Payne, »Sex, Gender, and Irritable Bowel Syndrome: Making the Connections,« *Gender Medicine,* vol. 1, no. 1 (August 2004), S. 18–28; J. M. Lackner, G. D. Gudleski, and E. B. Blanchard, »Beyond Abuse: The Association Among Parenting Style, Abdominal Pain, and Somatization in IBS Patients,« *Behaviour Research and Therapy,* vol. 42, no. 1 (Januar 2004), S. 41–56; D. A. Drossman et al., »Alterations of Brain Activity Associated with Resolution of Emotional Distress and Pain in a Case of Severe Irritable Bowel Syndrome,« *Gastroenterology,* vol. 124, no. 3 (März 2003), S. 754–761; A. Ali et al., »Emotional Abuse, Self-Blame, and Self-Silencing in Women with Irritable Bowel Syndrome,« *Psychosomatic Medicine,* vol. 62, no. 1 (Januar–Februar 2000), S. 76–82.

16. »The differences in body image scores between the body-exterior cancer group and the body-interior cancer group seem to reflect basic differences in personality orientation.« S. Fisher and S. E. Cleveland, »Relationship of Body Image to Site of Cancer,« *Psychosomatic Medicine,* vol. 18, no. 4 (1956), S. 309.
17. M. Stout, *Der Soziopath von nebenan (s. Anm. 5, Kap. 3).*
18. Tarlau and Smalheiser, »Personality Patterns.«
19. J. I. Wheeler and B. M. Caldwell, »Psychological Factors in Breast Cancer: A Preliminary Study of Some Personality Trends in Patients with Cancer of the Breast,« *Psychosomatic Medicine,* vol. 17 (1955), S. 96; A. H. Labrum, »Psychological Factors in Gynecologic Cancer,« *Primary Care,* vol. 3, no. 4 (1976), S. 811–824.

V. Kapitel: Der Menstruationszyklus

1. M. Xiaolong et al., »Endometrial Regenerative Cells: A Novel Stem Cell Population,« *Journal of Translational Medicine,* vol. 5 (2007), S. 57.
2. E. Hartman, »Dreaming Sleep (the D State) and the Menstrual Cycle,« *Journal of Nervous and Mental Disease,* vol. 143 (1966), S. 406–416; E. M. Swanson and D. Foulkes, »Dream Content and the Menstrual Cycle,« *Journal of Nervous and Mental Disease,* vol. 145, no. 5 (1968), S. 358–363.
3. F. A. Brown, »The Clocks: Timing Biological Rhythms,« *American Scientist,* vol. 60 (1972), S. 756–766; M. Gauguelin, »Wrangle Continues of Pseudoscientific Nature of Astrology,« *New Scientist, 25.* Februar 1978; W. Menaker, »Lunar Periodicity in Human Reproduction: A Likely Unit of Biological Time,« *American Journal of Obstetrics and Gynecology,* vol. 77, no. 4 (1959), S. 904–914; E. M. Dewan, »On the Possibility of the Perfect Rhythm Method of Birth Control by Periodic Light Stimulation,« *American Journal of Obstetrics and Gynecology,* vol. 99, no. 7 (1967), S. 1016–1019.
4. R. P. Michael, R. W. Bonsall und P. Warner, »Human Vaginal Secretion and Volatile Fatty Acid Content,« *Science,* vol. 186 (1974), S. 1217–1219; W. B. Cutler, »Human Sex-Attractant Pheromones: Discovery Research, Development, and Application in Sex Therapy,« *Psychiatric Annals,* vol. 29 (1999), S. 54–59.
5. C. Wira, »Mucosal Immunity: The Primary Interface Between the Patient and the Outside World,« in »The ABC's of Immunology,« course syllabus, Dartmouth Hitchcock Medical Center, 20.–21. September 1996.
6. E. Hampson und D. Kimura, »Reciprocal Effects of Hormonal Fluctuations on Human Motor and Perceptual Skills,« *Behavioral Neuroscience,* vol. 102 (1988), S. 456–459.
7. Wira, »Mucosal Immunity.«

8. D. George, *Mysteries of the Dark Moon: The Healing Power of the Dark Goddess* (HarperSanFrancisco, 1992), S. 70–71.
9. W. Menaker, »Lunar Periodicity in Human Reproduction: A Likely Unit of Biological Time,« *American Journal of Obstetrics and Gynecology,* vol. 77, no. 4 (1959), S. 904–914.
10. Monddaten nach Caroline Myss.
11. Hartman, »Dreaming Sleep,« and Swanson and Foulkes, »Dream Content.«
12. M. Altemus, B. E. Wexler und N. Boulis, »Neuropsychological Correlates of Menstrual Mood Changes,« *Psychosomatic Medicine,* vol. 51 (1989), S. 329–336.
13. T. Benedek und B. Rubenstein, »Correlations Between Ovarian Activity and Psychodynamic Processes: The Ovulatory Phase,« *Psychosomatic Medicine,* vol. 1, no. 2 (1939), S. 245–270.
14. B. C. Gines, »Cultural Hypnosis of the Menstrual Cycle,« *New Concepts of Hypnosis* (London: George Allen Press, 1953).
15. D. Ruble, »Premenstrual Symptoms: A Reinterpretation,« *Science,* vol. 197 (15. Juli 1977), S. 291–292.
16. Mehr dazu siehe R. Eisler, Kelch und *Unsere Geschichte, unsere Zukunft. Weibliches und männliches Prinzip in der Geschichte.* (Arbor, Freiamt im Schwarzwald 2005); M. Gimbutas, *Göttinnen und Götter im alten Europa. Mythen und Kulturbilder 6500 bis 3500 v. Chr.* (Arun, Uhlstädt-Kirchhasel 2010). Die Ablehnung weiblichen Wissens vollzog sich allmählich. Zu der Zeit, als die ersten europäischen Siedler in den späteren Vereinigten Staaten ankamen, war die Einstellung der eingeborenen Stämme, was Frauen anbelangte, gemischt. In manchen Ethnien wurden Frauen und ihre körperlichen Vorgänge degradiert und beschämt, in anderen das weibliche Wissen verehrt.
17. T. Buckley, »Menstruation and the Power of Yurok Women,« in T. Buckley and A. Gottlieb, eds., *Blood Magic: The Anthropology of Menstruation* (Berkeley, CA: University of California Press, 1998), S. 190.
18. Der Begriff *offices of womanhood* (»die weiblichen Aufgaben«) geht auf Tamara Slayton zurück. Siehe auch B. Medicine Eagle, »Women's Moontime: A Call to Power,« *Shaman's Drum,* vol. 4 (Spring 1986), S. 21.
19. L. Owen, *Her Blood Is Gold: Celebrating the Power of Menstruation* (Wimborne, UK: Archive Publishing, 2009).
20. P. L. Brown and W. M. O'Neil, cited in P. Shuttle and P. Redgrove, *The Wise Wound* (New York: Grove, 1986).
21. Zitiert von Dr. R. Norris bei einem Vortrag über PMS (Rockland, ME, November 1982).
22. R. Loudall, P. Snow und J. Johnson, »Myths About Menstruation: Victims of Our Folklore,« *International Journal of Women's Studies,* vol. 1 (1984), S. 70; W. M. O'Neil, *Time and the Calendars* (Manchester, UK: Manchester University Press, 1976); P. L. Brown, *Megaliths, Myths and Men: An Introduction to Astro-Archeology* (London: Blandford Press, 1976).
23. Dr. J. Goodrich, lecture on adolescent gynecology, Maine Medical Center, Portland, ME, 29. Juli 1992.
24. Zitiert nach dem Beipackzettel einer Tampax-Packung, die ich von Gina Orlando bekam.
25. A. Yang, »Reflection on SMCR Conference,« *The Red Web Foundation Newsletter,* vol. 6, no. 19 (Sommer 2009).
26. L. S. Morch et al., »Contemporary Hormonal Contraception and the Risk of Breast Cancer,« *New England Journal of Medicine,* vol. 377, no. 23 (7. Dezember 2017), S. 2228–2239.

27. L. Iversen et al., »Lifetime Cancer Risk and Combined Contraceptives: The Royal College of General Practitioners' Oral Contraception Study,« *American Journal of Obstetrics and Gynecology,* vol. 216, no. 6, S. 580.e1–9.
28. A. H. DeCherney, »Hormone Receptors and Sexuality in the Human Female,« *Journal of Women's Health and Gender-Based Medicine,* vol. 9, supplement 1 (2000), S. 9–13.
29. For an in-depth discussion of postpartum sexuality, please siehe my book *Mother-Daughter Wisdom* (New York: Bantam Books, 2005), S. 99–100.
30. W. B. Cutler, »Human Sex-Attractant Pheromones: Discovery, Research, Development, and Application in Sex Therapy,« *Psychiatric Annals,* vol. 29 (1999), S. 54–59.
31. M. K. McClintock, »Menstrual Synchrony and Suppression,« *Nature,* vol. 299 (1971), S. 244–245.
32. M. C. P. Rees et al., »Prostaglandins in Menstrual Fluid in Menorrhagia and Dysmenorrhea,« *British Journal of Obstetrics and Gynecology,* vol. 91 (1984), S. 673.
33. Kim Dirke et al., »The Influence of Dieting on the Menstrual Cycle of Healthy Young Women,« *Journal of Clinical Endocrinology and Metabolism,* vol. 60, no. 6 (1985), S. 1174–1179.
34. R. A. DeFronzo, »The Triumvirate: B-Cell, Muscle, Liver: A Collusion Responsible for NIDDM,« *Diabetes,* vol. 37 (1983), S. 667–687; G. W. Mitchell and J. Rogers, »The Influence of Weight Reduction on Amenorrhea in Obese Women,« *New England Journal of Medicine,* vol. 249 (1953), S. 835–837.
35. K. M. Fairfield et al., »A Prospective Study of Dietary Lactose and Ovarian Cancer,« *International Journal of Cancer,* vol. 110, no. 2 (10. Juni 2004), S. 271–277.
36. M. A. Merritt et al., »Dairy Foods and Nutrients in Relation to Risk of Ovarian Cancer and Major Histological Subtypes,« *International Journal of Cancer,* vol. 132, no. 5 (1. März 2013), S. 1114–1124.
37. M. T. Faber et al., »Use of Dairy Products, Lactose, and Calcium and Risk of Ovarian Cancer: Results from a Danish Case-Control Study,« *Acta Oncologica,* vol. 51, no. 4 (April 2012), S. 454–464.
38. »Government Data Proves Raw Milk Safe: Raw Milk Risk Extremely Small Compared to Risk of Other Foods,« Weston A. Price Foundation, 22. Juni 2011, https://www.westonaprice.org/government-data-proves-raw-milk-safe.
39. B. Lund, T. Baird-Parker, and G. Gould, editors, *The Microbiological Safety and Quality of Food,* vol. 1 (Gaithersburg, MD: Aspen Publishers, 2000), S. 518–519.
40. T. R. Dhiman et al., »Conjugated Linoleic Acid Content of Milk from Cows Fed Different Diets,« *Journal of Dairy Science,* vol. 82 (Oktober 1999), S. 2146–2156; S. Couvreur et al., »The Linear Relationship Between the Proportion of Fresh Grass in the Cow Diet, Milk Fatty Acid Composition, and Butter Properties,« *Journal of Dairy Science,* vol. 89, no. 6 (Juni 2006), S. 1956–1969.
41. R. R. Grummer, »Effect of Feed on the Composition of Milk Fat,« *Journal of Dairy Science,* vol. 74, no. 9 (September 1991), S. 3244–3257.
42. G. Loss et al., »The Protective Effect of Farm Milk Consumption on Childhood Asthma and Atopy: The GABRIELA Study,« *Journal of Allergy and Clinical Immunology,* vol. 128, no. 4 (2011), S. 766–773.e4.
43. G. E. Abraham, »Nutritional Factors in the Etiology of the Premenstrual Tension Syndromes,« *Journal of Reproductive Medicine,* vol. 28, no. 7 (1983), S. 446–464.

44. D. Mills, »The Nutritional Status of the Endometriosis Patient,« Institute for Optimum Nutrition project, September 1991, reported in Nance Edwards Merrill, *Endometriosis Association Newsletter,* vol. 17, nos. 5–6 (1996).
45. D. M. Lithgow und W. M. Polizer, »Vitamin A in the Treatment of Menorrhagia,« *South African Medical Journal,* vol. 51 (1977), S. 191.
46. J. D. Cohen und H. W. Rubin, »Functional Menorrhagia: Treatment with Bioflavonoids and Vitamin C,« *Current Therapeutic Research,* vol. 2 (1960), S. 539.
47. T. Fumii, »The Clinical Effects of Vitamin E on Purpura Due to Vascular Defects,« *Journal of Vitaminology,* vol. 18 (1972), S. 125–1230.
48. F. Facchinetti et al., »Magnesium Prophylaxis of Menstrual Migraine,« *Headaches,* vol. 31 (1991), S. 298–304; F. Facchinetti et al., »Oral Magnesium Successfully Relieves Premenstrual Mood Changes,« *Obstetrics and Gynecology,* vol. 78, no. 2 (August 1991), S. 177–181; P. Muller, presentation at the First International Symposium of Magnesium Deficit in Human Pathology, 1971; G. E. Abraham, »Nutritional Factors in the Etiology of the Premenstrual Tension Syndromes,« *Journal of Reproductive Medicine,* vol. 28, no. 7 (1983), S. 446–464.
49. Z. Harel et al., »Supplementation with Omega-3 Fatty Acids in the Management of Dysmenorrhea in Adolescents,« *American Journal of Obstetrics and Gynecology,* vol. 174 (1996), S. 1335–1338.
50. W. Menaker, »Lunar Periodicity in Human Reproduction: A Likely Unit of Biological Time,« *American Journal of Obstetrics and Gynecology,* vol. 77, no. 4 (1959), S. 905–914; E. M. Dewan, »On the Possibility of a Perfect Rhythm Method of Birth Control by Periodic Light Stimulation,« *American Journal of Obstetrics and Gynecology,* vol. 99, no. 7 (1967), S. 1016–1019.
51. Dewan, »On the Possibility of a Perfect Rhythm Method of Birth Control by Periodic Light Stimulation.«
52. B. L. Parry et al., »Morning vs. Evening Bright Light Treatment of Late Luteal Phase Dysphoric Disorder,« *American Journal of Psychiatry,* vol. 146 (1991). For a full discussion of light therapy, siehe Jacob Liberman, *Light: Medicine of the Future* (Santa Fe: Bear and Co., 1991).
53. J. M. Helms, »Acupuncture for the Management of Primary Dysmenorrhea,« *Obstetrics and Gynecology,* vol. 69, no. 1 (Januar 1987), S. 51–56.
54. Die Diagnose »Leber-Stagnation« oder »blockiertes Leber Qi« wird durch die Tatsache untermauert, dass die erwähnten Kräuter zur einer Normalisierung der Leberwerte führen. Margaret Naeser, »Outline Guide to Chinese Herbal Patent Medicines in Pill Form—with Sample Pictures of the Boxes: An Introduction to Chinese Medicine,« available from Boston Chinese Medicine Society, P.O. Box 5747, Boston, MA 02114.
55. I. Goodale, A. Domar, and H. Benson, »Alleviation of Premenstrual Syndrome Symptoms with the Relaxation Response,« *Obstetrics and Gynecology,* vol. 75, no. 4 (April 1990), S. 649–689.
56. Kontrollierte Studien mit natürlichem Progesteron, über die in der gynäkologischen Fachliteratur berichtet wurde, bestätigen meine Erfahrungen nicht. Ich denke, das liegt daran, dass Ernährung, Bewegung und Nahrungsergänzungsmittel nicht Teil dieser Studien waren, und auch daran, dass den Frauen in diesen Studien nicht beigebracht wurde, ihr PMS als ein Signal zu betrachten, dass ihr Leben aus dem Gleichgewicht geraten ist.

57. L. Goldman, D. Brann, D. Simone und V. B. Mahesh, »Progesterone Metabolite Allopregnanolone in Women with Premenstrual Syndrome,« *Obstetrics and Gynecology,* vol. 90, no. 5 (November 1997), S. 709–714; E. S. Arafat et al., »Sedative and Hypnotic Effects of Oral Administration of Micronized Oral Progesterone May Be Medicated Through Its Metabolites,« *American Journal of Obstetrics and Gynecology,* vol. 159 (1988), S. 1203; Andrew Herzog, »Intermittent Progesterone Therapy and Frequency of Complex Partial Seizures in Women with Menstrual Disorders,« *Neurology,* vol. 36 (1986), S. 1607–1610.
58. T. A. Lovick et al., »A Specific Profile of Luteal Phase Progesterone Is Associated with the Development of Premenstrual Symptoms,« *Psychoneuroendocrinology,* vol. 75 (Januar 2017), S. 83–90.
59. Die Daten basieren auf unabhängigen Testungen sowie freiverkäuflichem Progesteron- und Yamscreme durch das kommerzielle Labor Aeron LifeCycles Laboratory, 1933 Davis Street, Suite 310, San Leandro, CA 94577, 800-631-7900.
60. Jahrelang haben sich PMS-Forscher mit der Idee eines „Menotoxins» beschäftigt, und zwar wegen der starken Stimmungsschwankungen und der vor der Menstruation oft schlimmeren Hautausschläge.
61. A. Barbarino et al., »Corticotrophin-Releasing Hormone Inhibition of Gonadotropin Secretion During the Menstrual Cycle,« *Metabolism,* vol. 38 (1989), S. 504–506; I. Nagata et al., »Ovulatory Disturbances: Causative Factors Among Japanese Women Student Nurses in a Dormitory,« *Journal of Adolescent Health Care,* vol. 7 (1986), S. 1–5; M. R. Soules et al., »Luteal Phase Deficiency: Characterization of Reproductive Hormones over the Menstrual Cycle,« *Journal of Clinical Endocrine Metabolism,* vol. 69 (1989), S. 804–812.
62. T. Oleson and W. Flocco, »Randomized Controlled Study of Premenstrual Symptoms Treated with Ear, Hand, and Foot Reflexology,« *Obstetrics and Gynecology,* vol. 82 (1993), S. 901–911; J. Blum, *Woman Heal Thyself* (Boston: Charles Tuttle, 1995).
63. J. Prior et al., »Conditioning Exercise Decreases Premenstrual Symptoms: A Prospective Controlled Six-Month Trial,« *Fertility and Sterility,* vol. 47 (1987), S. 402–409.
64. M. Imamura et al., »Repeated Thermal Therapy Improves Impaired Vascular Endothelial Function in Patients with Coronary Risk Factors,« *Journal of the American College of Cardiology,* vol. 38, no. 4 (2001), S. 1983–1988.
65. T. Laukkanen, H. Khan, F. Zaccardi, and J. A. Laukkanen, »Association Between Sauna Bathing and Fatal Cardiovascular and All-Cause Mortality Events,« *Journal of the American Medical Association—Intern Medicine,* vol. 175, no. 4 (2015), S. 542–548.
66. M. E. Sears, K. J. Kerr, and R. I. Bray, »Arsenic, Cadmium, Lead, and Mercury in Sweat: A Systematic Review,« *Journal of Environmental and Public Health, 2012,* S. 184745 (published online 22. Februar 2012).
67. Während des Menstruationszyklus kann ein Überschuss an durch Stress freigesetztem Adrenalin (die sogenannte autonome Übersteuerung) das natürliche Gleichgewicht des autonomen Nervensystems stören. E. W. Winenman, »Autonomic Balance Changes During the Human Menstrual Cycle,« *Psychophysiology,* vol. 8, no. 1 (1971), S. 1–6.
68. American College of Obstetricians and Gynecologists (ACOG) 57th Annual Clinical Meeting, eingereichte Papers zur aktuellen klinischen und Grundlagenforschung, präsentiert am 4. Mai 2009.

69. In der medizinischen Fachliteratur gibt es keine einheitliche Definition von PMS, sodass die Angaben zur Häufigkeit dieser Störung widersprüchlich sind. Ungeachtet der medizinischen Definition erleben Tausende von Frauen rund um ihren Menstruationszyklus emotionales und körperliches Leid. F. L. Reid and S. S. Yen, »Premenstrual Syndrome,« *American Journal of Obstetrics and Gynecology,* vol. 139 (1981), S. 86.
70. R. Norris, »Progesterone for Premenstrual Tension,« *Journal of Reproductive Medicine,* vol. 28, no. 8 (August 1983), S. 509–515.
71. D. L. Jakubowicz, E. Godard und J. Dewhurst, »The Treatment of Premenstrual Tension and Mefanamic Acid: Analysis of Prostaglandin Concentration,« *British Journal of Obstetrics and Gynaecology,* vol. 91 (1984), S. 78.
72. In einer Studie konsumierten PMS-Patientinnen fünfmal mehr Milchprodukte als Kontrollpersonen ohne PMS. Die übermäßige Kalziumzufuhr aus den Milchprodukten kann die Magnesiumaufnahme behindern. G. S. Goci and G. E. Abraham, »Effect of Nutritional Supplement ... on Symptoms of Premenstrual Tension,« *Journal of Reproductive Medicine,* vol. 83 (1982), S. 527–531.
73. A. M. Rossignol, »Caffeine-Containing Beverages and Premenstrual Syndrome in Young Women,« *American Journal of Public Health,* vol. 75, no. 11 (1985), S. 1335–1337.
74. B. L. Snider and D. F. Dietman, »Pyridoxine Therapy for Premenstrual Acne Flare,« *Archives of Dermatology,* vol. 110 (Juli 1974); G. E. Abraham and J. T. Hargrove, »Effect of Vitamin B on Premenstrual Tension Syndrome: A Double Blind Crossover Study,« *Infertility,* vol. 3 (1980), S. 155; M. S. Biskind, »Nutritional Deficiency in the Etiology of Menorrhagia Cystic Mastitis, Premenstrual Syndrome, and Treatment with Vitamin B Complex,« *Journal of Clinical Endocrinology and Metabolism,* vol. 3 (1943), S. 227–334; R. W. Engel, »The Relation of B Complex Vitamins and Dietary Fat to the Lipotropic Action of Choline,« *Journal of Biological Chemistry,* vol. 37 (1941), S. 140.
75. D. G. Williams, »The Forgotten Hormone,« *Alternatives,* vol. 4, no. 6 (1991), S. 11.
76. B. L. Denrefer et al., »Progesterone and Adenosine 3›, 5›-Monophosphate Formation by Isolated Human Corpora Lutea of Different Ages: Influence of Human Chorionic Gonadotropin and Prostaglandins,« *Journal of Clinical Endocrinology and Metabolism,* vol. 55 (1982), S. 102–107.
77. B. R. Goldin et al., »Estrogen Excretion Patterns and Plasma Levels in Vegetarian and Omnivorous Women,« *New England Journal of Medicine,* vol. 307 (1982), S. 1542–1547; B. R. Goldin et al., »Effect of Diet on Excretion of Estrogens in Pre-and Post-Menopausal Women,« *Cancer Research,* vol. 41 (1981), S. 3771–3773.
78. G. E. Abraham, »Nutritional Factors in the Etiology of the Premenstrual Tension Syndromes,« *Journal of Reproductive Medicine,* vol. 28 (1983), S. 446; M. Lubran and G. Abraham, »Serum and Red Cell Magnesium Levels in Patients with Premenstrual Tension,« *American Journal of Clinical Nutrition,* vol. 34 (1982), S. 2364; G. E. Abraham and J. T. Hargrove, »Effect of Vitamin B on Premenstrual Tension Syndrome: A Double Blind Crossover Study,« *Infertility,* vol. 3 (1980), S. 155; Facchinetti et al., »Oral Magnesium.«
79. R. S. Landau et al., »The Effect of Alpha Tocopherol in Premenstrual Symptomatology: A Double-Blind Trial,« *Journal of the American College of Nutrition,* vol. 2 (1983), S. 115–123; M. R. Werback, *Nutritional Influences on Illness* (Tarzana, CA: Third Line Press, 1988).
80. Lubran and Abraham, »Serum and Red Cell Magnesium Levels«; Facchinetti et al., »Oral Magnesium.«

81. B. L. Parry et al., »Morning vs. Evening Bright Light Treatment of Late Luteal Phase Dysphoric Disorder,« *American Journal of Psychiatry,* vol. 146 (1991), S. 9.
82. J. Ott, *Health and Light* (New York: Pocket Books, 1978); Z. Kime, *Sunlight Could Save Your Life* (Penryn, CA: World Health Publications, 1980, available by writing to World Health Publications, P.O. Box 400, Penryn, CA 95663); Jacob Liberman, *Light: Medicine of the Future* (Santa Fe: Bear and Co., 1991); M. D. Rao, B. Muller-Oerlinghausen, and H. P. Volz, »The Influence of Phototherapy on Serotonin and Metatonin in Non-seasonal Depression,« *Pharmacopsychiatry,* vol. 23 (1990), S. 155–158; J. E. Blundell, »Serotonin and Appetite,« *Neuropharmacology,* vol. 23, no. 128 (1984), S. 1537–1551.
83. M. Steiner et al., »Fluoxetine in the Treatment of Premenstrual Dysphoria,« *New England Journal of Medicine,* vol. 332, no. 23 (1995), S. 1529–1534.
84. S. Zuckerman, »The Menstrual Cycle,« *The Lancet,* 18. Juni 1949, S. 1031–1035.
85. Eine zystische und adenomatöse Hyperplasie des Endometriums ist nach einer Phase der Amenorrhö oder Anovulation sehr häufig. Es handelt sich um einen gutartigen Zustand, sofern keine atypischen Zellen vorhanden sind. Ein guter gynäkologisch versierter Pathologe kann je nach Art der in der Probe vorhandenen Zellen eine Vorhersage darüber treffen, wie gefährlich dieser Zustand ist.
86. F. Z. Stanczyk, R. J. Paulson, and S. Roy, »Percutaneous Administration of Progesterone: Blood Levels and Endometrial Protection,« *Menopause,* vol. 12, no. 2 (März 2005), S. 232–237.
87. Clomid hat eine östrogenähnliche Struktur. Seine Anwesenheit in der ersten Hälfte des Menstruationszyklus bewirkt, dass der Hypothalamus vermehrt die Hormone LH und FSH ausschüttet und damit den Eierstock zur Eizellbildung anregt.
88. A. J. Hartz et al., »The Association of Obesity with Infertility and Related Menstrual Abnormalities in Women,« *International Journal of Obesity,* vol. 3 (1979), S. 57–73.
89. A. E. Jacobson et al., »Patterns of von Willebrand Disease Screening in Girls and Adolescents with Heavy Menstrual Bleeding,« *Obstetrics and Gynecology, 7.* Mai 2018 (published electronically ahead of print).
90. C. Benedetto, »Eicosanoids in Primary Dysmenorrhea, Endometriosis and Menstrual Migraines,« *Gynecological Endocrinology,* vol. 3, no. 1 (1989), S. 71–94; A. Anderson et al., »Reduction of Menstrual Blood Loss by Prostaglandin-Synthetase Inhibitors,« *The Lancet,* 1967, S. 774.
91. H. O'Connor and A. Magos, »Endometrial Resection for the Treatment of Menorrhagia,« *New England Journal of Medicine,* vol. 335 (1996), S. 151–156.
92. American Psychological Association Task Force on the Sexualization of Girls, *Report of the APA Task Force on the Sexualization of Girls* (Washington, DC: American Psychological Association, 2007), www.apa.org/pi/wpo/sexualization.html.
93. B. Klettke, D. J. Hallford und D. J. Mellor, »Sexting Prevalence and Correlates: A Systematic Literature Review,« *Clinical Psychology Review,* vol. 34, no. 1 (Februar 2014), S. 44–53.
94. S. V. Ng, »Social Media and the Sexualization of Adolescent Girls,« *American Journal of Psychiatry Residents' Journal,* vol. 11, no. 12 (Dezember 2016), S. 14.
95. D. M. Szymanski, L. B. Moffitt und E. R. Carr, »Sexual Objectification of Women: Advances to Theory and Research,« *The Counseling Psychologist,* vol. 39, no. 1 (2011), S. 6–38.
96. J. M. Stankiewicz und F. Rosselli, »Women as Sex Objects and Victims in Print Advertisements,« *Sex Roles,* vol. 58, no. 7 (April 2008), S. 579–589.

97. J. Kilbourne, *Can't Buy My Love: How Advertising Changes the Way We Think and Feel* (New York: Simon & Schuster, 1999).
98. N. Wolf, *The Beauty Myth: How Images of Beauty Are Used Against Women* (New York: William Morrow, 1991), S. 4.
99. Tamara Slayton hat mich erstmals auf dieses Konzept aufmerksam gemacht.

VI. Kapitel: Die Gebärmutter

1. Bei den Recherchen für dieses Buch war ich erstaunt über den Mangel an Daten, was die Gebärmutter angeht, unabhängig vom Kinderkriegen. Das Schweigen über dieses Organ spricht Bände.
2. M. K. Whiteman et al., »Inpatient Hysterectomy Surveillance in the United States 2000–2004,« *American Journal of Obstetrics and Gynecology,* vol. 198, no. 1 (Januar 2008), S. 34.e1–7.
3. Whiteman et al., »Inpatient Hysterectomy Surveillance in the United States.«
4. L. Lepine et al., »Hysterectomy Surveillance—United States, 1980–1993,« *Morbidity and Mortality Weekly Report,* vol. 46, no. SS-04 (8. August 1997), S. 1–16.
5. Centers for Disease Control and Prevention, *Key Statistics from the National Survey of Family Growth,* 2015, www.cdc.gov/nchs/nsfg/key_statistics/h.htm #hysterectomy.
6. Lepine et al., »Hysterectomy Surveillance—United States, 1980–1993.«
7. S. Domingo und A. Pellicer, »Overview of Current Trends in Hysterectomy,« *Expert Review of Obstetrics and Gynecology,* vol. 4, no. 6 (2009), S. 673–685.
8. W. Cutler und E. Genovese-Stone, »Wellness in Women After 40 Years of Age: The Role of Sex Hormones and Pheromones,« *Disease-A-Month,* vol. 44, no. 9 (September 1998), S. 526.
9. S. J. Glynn, »Breadwinning Mothers Are Increasingly the U.S. Norm,« Center for American Progress, 19. Dezember 2016, www.americanprogress.org/issues/women/reports/2016/12/19/295203/breadwinning-mothers-are-increasingly-the-u-s-norm.
10. J. C. Gambone und R. C. Reiter, »Nonsurgical Management of Chronic Pelvic Pain: A Multidisciplinary Approach,« *Clinical Obstetrics and Gynecology,* vol. 33 (1990), S. 205–211; R. C. Reiter and J. C. Gambone, »Demographic and Historic Variables in Women with Idiopathic Chronic Pelvic Pain,« *Obstetrics and Gynecology,* vol. 75 (1990), S. 428–432.
11. Reiter und Gambone, »Demographic and Historic Variables.«
12. Information von Caroline Myss.
13. Dr. I. Schiff, Chairman of the Department of Gynecology at Massachusetts General Hospital, at Grand Rounds, Maine Medical Center, Portland, ME, 1993.
14. N. Petersen and B. Hasselbring, »Endometriosis Reconsidered,« *Medical Self Care,* Mai–Juni 1987.
15. D. B. Redwine, »The Distribution of Endometriosis in the Pelvis by Age Groups and Fertility,« *Fertility and Sterility,* vol. 47 (Januar 1987), S. 173.
16. Weitere Belege in: V. Bancroft, C. A. Williams, and M. Elstein, »Minimal/Mild Endometriosis and Infertility: A Review,« *British Journal of Obstetrics and Gynaecology,* vol. 96, no. 4, S. 454–450. Die Rolle einer minimalen oder leichten Endometriose in der Entstehung von Unfruchtbarkeit ist nach wie vor unklar, aber ein erhöhter Gehalt an Prostanoiden und eine erhöhte Makrophagenaktivität in der Peritonealflüssigkeit

können sich über verschiedene Mechanismen auswirken, darunter eine veränderte Eileiterbeweglichkeit, eine veränderte Spermienfunktion und ein frühzeitiger Verlust von Embryonen. Die Funktion der Eierstöcke kann auf vielfältige Weise verändert sein, einschließlich vieler subtiler Anomalien, die nur durch eingehende Untersuchungen festgestellt werden können. Auch Autoimmunphänomene können eine Rolle spielen.

17. J. Sampson, »Peritoneal Endometriosis Due to the Menstrual Dissemination of Endometrial Tissue into the Peritoneal Cavity,« *American Journal of Obstetrics and Gynecology,* vol. 14 (1927), S. 422–469.
18. Diese Theorie basiert auf der Arbeit von Dr. David Redwine, der zusammen mit Nancy Petersen, R.N., das Endometriose-Behandlungsprogramm am St. Charles Medical Center in Bend, Oregon, gegründet hat.
19. Petersen and Hasselbring, »Endometriosis Reconsidered.« Siehe auch D. Redwine, »Age-Related Evolution in Color Appearance of Endometriosis,« *Fertility and Sterility,* vol. 48, no. 6 (Dezember 1987), S. 1062–1063; D. Redwine, »Is Microscopic Peritoneal Endometriosis Invisible?« *Fertility and Sterility,* vol. 50, no. 4 (Oktober 1988), S. 665–666.
20. N. Gleicher, »Is Endometriosis an Autoimmune Disease?« *Obstetrics and Gynecology,* vol. 70, no. 1 (Juli 1987); E. Surry and J. Halme, »Effect of Peritoneal Fluid from Endometriosis Patients on Endometrial Stromal Cell Proliferation in Vitro,« *Obstetrics and Gynecology,* vol. 76, no. 5, part 1 (November 1990), S. 792–798; S. Kalma et al., »Production of Fibronection by Peritoneal Macrophages and Concentration of Fibronection in Peritoneal Fluid from Patients With or Without Endometriosis,« *Obstetrics and Gynecology,* vol. 72 (Juli 1988), S. 13–19; J. Halme, S. Becker, and S. Haskil, »Altered Maturation and Function of Peritoneal Macrophages: Possible Role in Pathogenesis of Endometriosis,« *American Journal of Obstetrics and Gynecology,* vol. 156 (1987), S. 783; J. Halme et al., »Retrograde Menstruation in Healthy Women and in Patients with Endometriosis,« *Obstetrics and Gynecology,* vol. 64 (1984), S. 13–18.
21. C. Northrup, *Mother-Daughter Wisdom* (New York: Bantam Books, 2005), S. 234.
22. Herkömmliche Versicherungen sind [in den USA] so konzipiert, dass sie nur bestimmte Behandlungsmodalitäten abdecken und relativ kostengünstige Maßnahmen zur Erhaltung der Gesundheit oft nicht übernehmen. Über die Politik der medizinischen Behandlung ist schon viel geschrieben worden, ein Thema, das den Rahmen dieses Buches sprengen würde. Obwohl wir alle am Ende für sehr teure konventionelle medizinische Behandlungen wie GnRH-Agonisten zahlen müssen, tragen Versicherte diese Kosten nicht direkt und wollen daher nicht für Maßnahmen zahlen, die nicht von der Versicherung übernommen werden.
23. Food and Drug Administration, »Urogynecologic Surgical Mesh: Update on the Safety and Effectiveness of Transvaginal Placement for Pelvic Organ Prolapse,« 2011, http://www.fda.gov/MedicalDevices/Safety/AlertandNotices/ucm262760.pdf.
24. H. Abed et al., »Incidence and Management of Graft Erosion, Wound Granulation, and Dyspareunia Following Vaginal Prolapse Repair with Graft Materials: A Systematic Review,« *International Urogynecology Journal,* vol. 22, no. 7 (Juli 2011), S. 789–798.
25. C. M. A. Glazener et al., »Mesh, Graft, or Standard Repair for Women Having Primary Transvaginal Anterior or Posterior Compartment Prolapse Surgery: Two Parallel-Group, Multicentre, Randomised, Controlled Trials (PROSPECT),« *The Lancet,* vol. 389, no. 10067 (28. Januar 2017), S. 381–392.

26. E. A. Stewart et al., »Epidemiology of Uterine Fibroids: A Systematic Review,« *BJOG: An International Journal of Obstetrics and Gynaecology,* vol. 124, no. 10 (September 2017), S. 1501–1512.
27. A. D. Feinstein, »Conflict over Childbearing and Tumors of the Female Reproduction System: Symbolism in Disease,« *Somatics* (Fall/Winter 1983).
28. R. C. Reiter, P. C. Wagner und J. C. Gambone, »Routine Hysterectomy for Large Asymptomatic Leiomyomata: A Reappraisal,« *Obstetrics and Gynecology,* vol. 79, no. 4 (April 1992), S. 481–484.
29. Es gibt eine ganze Reihe von Büchern über die Heilkraft von Klängen. Jedes Chakra zum Beispiel ist mit einer bestimmten Schwingung in Verbindung gebracht. Heiler, die mit Klängen arbeiten, können ihren Klienten bestimmte Töne zum Singen vorschlagen oder speziell entwickelte Musik zum Hören. Weitere Informationen über diese Behandlung finden Sie unter: W. David, *The Harmonics of Sound, Color, and Vibration: A System for Self-Awareness and Evolution* (Marina del Rey, CA: DeVorss and Co., 1985); Kay Gardner, *Sounding the Inner Landscape* (Stonington, ME: Caduceus Publications, 1990).
30. A. J. Friedman et al. »A Randomized, Double-Blind Trial of Gonadotropin ... in the Treatment of Leiomyomata Uteri,« *Fertility and Sterility,* vol. 49 (1988), S. 404.
31. Das Hormon Progestin in Form von Provera oder Aygestin kann zwischen dem 14. und 28. Tag des Menstruationszyklus eingenommen werden, um die übermäßige Ansammlung von Gebärmutterschleimhautgewebe in der Gebärmutter zu verringern. Diese Behandlung wirkt manchmal wie eine Ausschabung und wird daher auch als »medizinische Ausschabung« bezeichnet. Ich empfehle diese Methode jenen Frauen, deren starke Blutungen sich durch eine Ernährungsumstellung nicht beeinflussen lassen oder bei denen eine Ernährungsumstellung nicht praktikabel ist. Sie wird manchmal zusätzlich zu anderen Therapien, wie z.B. Akupunktur, eingesetzt. Jeder Fall wird individuell behandelt.
32. Dr. Alan de Cherney, Vorsitzender der Abteilung für Geburtshilfe und Gynäkologie am Tufts University Medical Center in Boston, ist ein Pionier dieser Operation und hat Ärzte im ganzen Land in dieser Technik geschult.
33. Society of Interventional Radiology, »Minimally Invasive, Less Expensive Treatment for Uterine Fibroids Underutilized: National Study Suggests Many Women Are Not Aware of Benefits of Uterine Fibroid Embolization,« *Science Daily,* 6. März 2017, www.sciencedaily.com/releases/2017/03/170306092746.htm.
34. L. Bradley und J. Newman, »Uterine Artery Embolization for Treatment of Fibroids: From Scalpel to Catheter,« *The Female Patient,* vol. 25 (2000), S. 71–78.
35. K. J. Carlson, B. Z. Miller und F. J. Fowler, »The Maine Women's Health Study: I. Outcomes of Hysterectomy,« *Obstetrics and Gynecology,* vol. 83 (1994), S. 556–565.
36. S. Rako, *The Hormone of Desire* (New York: Harmony Books, 1996).
37. L. Zussman et al., »Sexual Response After Hysterectomy-Oophorectomy: Recent Studies and Reconsideration of Psychogenesis,« *American Journal of Obstetrics and Gynecology,* vol. 140, no. 7 (1. August 1981), S. 725–729.
38. Carlson, Miller und Fowler, »Maine Women's Health Study.«
39. J. P. Roovers et al., »Hysterectomy and Sexual Wellbeing: Prospective Observational Study of Vaginal Hysterectomy, Subtotal Abdominal Hysterectomy, and Total Abdominal Hysterectomy,« *British Medical Journal,* vol. 327, no. 7418 (4. Oktober 2003), S. 774–778.

40. B. Ranney und S. Abu-Ghazaleh, »The Future Function and Control of Ovarian Tissue Which Is Retained in Vivo During Hysterectomy,« *American Journal of Obstetrics and Gynecology,* vol. 128 (1977), S. 626; N. Siddle, P. Sarrel, and M. Whitehead, »The Effect of Hysterectomy on the Age of Ovarian Failure: Identification of a Subgroup of Women and Premature Loss of Ovarian Function and Literature Reviews,« *Fertility and Sterility,* vol. 47 (1987), S. 94.
41. B. J. Parys et al., »The Effects of Simple Hysterectomy on Vesicourethral Function,« *British Journal of Urology,* vol. 64 (1989), S. 594–599; S. J. Snooks et al., »Perineal Nerve Damage in Genuine Stress Urinary Incontinence,« *British Journal of Urology,* vol. 42 (1985), S. 3–9; C. R. Wake, »The Immediate Effect of Abdominal Hysterectomy and Intervesical Pressure and Detrusor Activity,« *British Journal of Obstetrics and Gynaecology,* vol. 87 (1980), S. 901–902: A. G. Hanley, »The Late Urological Complications of Total Hysterectomy,« *British Journal of Urology,* vol. 41 (1969), S. 682–684.
42. J. Mytton et al., »Removal of All Ovarian Tissue Versus Conserving Ovarian Tissue at Time of Hysterectomy in Premenopausal Patients with Benign Disease: Study Using Routine Data and Data Linkage,« *British Medical Journal,* vol. 356 (6. Februar 2017), S. j372.
43. J. H. Manchester et al., »Premenopausal Castration and Documented Coronary Atherosclerosis,« *American Journal of Cardiology,* vol. 28 (1971), S. 33–37; A. B. Ritterband et al., »Gonadal Function and the Development of Coronary Heart Disease,« *Circulation,* vol. 27 (1963), S. 237–287.
44. S. West, *The Hysterectomy Hoax* (New York: Doubleday, 1994); H. Goldfarb, *The No-Hysterectomy Option* (New York: John Wiley and Sons, 1990).

VII. Kapitel: Die Eierstöcke

1. M. McLaughlin et al., »Non-Growing Follicle Density Is Increased Following Adriamycin, Bleomycin, Vinblastine and Dacarbazine (ABVD) Chemotherapy in the Adult Human Ovary,« *Human Reproduction,* vol. 32, no. 1 (Januar 2017), S. 165–74.
2. M. McLaughlin et al., »Metaphase II Oocytes from Human Unilaminar Follicles Grown in a Multi-Step Culture System,« *Molecular Human Reproduction,* vol. 24, no. 3 (1. März 2018), S. 135–142.
3. O. Hikabe et al., »Reconstruction *in Vitro* of the Entire Cycle of the Mouse Female Germ Line,« *Nature,* vol. 539 (10. November 2016), S. 299–303.
4. J. H. Nadeau, »Do Gametes Woo? Evidence for Their Nonrandom Union at Fertilization,« *Genetics,* vol. 207, no. 2 (1. Oktober 2017), S. 369–387.
5. R. H. Asch und R. Greenblatt, »Steroidogenesis in the Postmenopausal Ovary,« *Clinical Obstetrics and Gynecology,* vol. 4, no. 1 (1977), S. 85.
6. E. R. Novak, B. Goldberg und G. S. Jones, »Enzyme Histochemistry of the Menopausal Ovary Associated with Normal and Abnormal Endometrium,« *American Journal of Obstetrics and Gynecology,* vol. 93 (1965), S. 669; C. R. Garcia and W. Cutler, »Preservation of the Ovary: A Reevaluation,« *Fertility and Sterility,* vol. 42, no. 4 (Oktober 1985), S. 510–514.
7. K. P. McNatty et al., »The Production of Progesterone, Androgens, and Estrogens by Granulosa Cells, Thecal Tissue, and Stromal Tissue by Human Ovaries in Vitro,« *Journal of Clinical Endocrinology and Metabolism,* vol. 49 (1979), S. 687.

8. B. Dennefors et al., »Steroid Production and Responsiveness to Gonadotropin in Isolated Stromal Tissue of Human Postmenopausal Ovaries,« *American Journal of Obstetrics and Gynecology,* vol. 136 (1980), S. 997; G. Mikhail, »Hormone Secretion of Human Ovaries,« *Gynecological Investigation,* vol. 1 (1970), S. 5; B. B. Sherwin and M. M. Gelfand, »The Role of Androgen in the Maintenance of Sexual Functioning in Oophorectomized Women,« *Psychosomatic Medicine,* vol. 49 (1987), S. 397.
9. M. Chia und M. Chia, *Tao Yoga der heilenden Liebe. Der geheime Weg zur weiblichen Liebesenergie.* (Heyne, München 2010)
10. F. P. Paloucek und J. B. Graham, »The Influence of Psychosocial Factors on the Prognosis in Cancer of the Cervix,« *Annals of the New York Academy of Sciences,* vol. 125 (1966), S. 815–816.
11. I. Gerendai et al., »Unilateral Ovariotomy-Induced Luteinizing Hormone-Releasing Hormone Content Changes in the Two Halves of the Mediobasal Hypothalamus,« *Neuroscience Letters,* vol. 9 (1978), S. 333–336.
12. J. R. Givens, »Reproduction and Hormonal Alterations in Obesity,« in P. Bjorntorp and B. Brodoff, eds., *Obesity* (New York: Lippincott, 1992).
13. R. L. Barbieri et al., »Insulin Stimulates Androgen Accumulation in Incubations of Ovarian Stroma Obtained from Women with Hyperandrogenism,« *Journal of Clinical Endocrinology and Metabolism,* vol. 62 (1986), S. 904.
14. R. J. Chang et al., »Insulin Resistance in Non-Obese Patients with Polycystic Ovarian Syndrome,« *Journal of Clinical Endocrinology and Metabolism,* vol. 61 (1985), S. 946; C. A. Stuart et al., »Insulin Resistance with Acanthosis Nigricans: The Role of Obesity and Androgen Excess,« *Metabolism,* vol. 35 (1986), S. 197.
15. P. J. Torres et al.,»Gut Microbial Diversity in Women with Polycystic Ovary Syndrome Correlates with Hyperandrogenism,« *Journal of Clinical Endocrinology and Metabolism,* vol. 103, no. 4 (1. April 2018), S. 1502–1511.
16. K. Kelly et al., »Psychodynamic Psychological Correlates with Secondary Amenorrhea,« *Psychosomatic Medicine,* vol. 16 (1954), S. 129; M. M. Gill, »Functional Disturbances in Menstruation,« *Bulletin of the Menninger Clinic,* vol. 7 (1943), S. 12.
17. T. B. Clarkson et al., »From Menarche to Menopause: Coronary Artery Atherosclerosis and Protection in Cynomolgus Monkeys,« *American Journal of Obstetrics and Gynecology,* vol. 160, no. 5, part 2 (Mai 1989), S. 1280–1285.
18. T. Piotrowski, »Psychogenic Factors in Anovulatory Women,« *Fertility and Sterility,* vol. 13 (1962), S. 11; T. Loftus, »Psychogenic Factors in Anovulatory Women: Behavioral and Psychoanalytic Aspects of Anovulatory Amenorrhea,« *Fertility and Sterility,* vol. 13 (1962), S. 20.
19. Obwohl einige argumentieren mögen, dass daher alle Zysten entfernt werden sollten, wenn sie zum ersten Mal diagnostiziert werden und relativ klein sind, bin ich anderer Meinung. Nicht alle Zysten wachsen schnell, und nicht alle Zysten ersetzen das gesamte normale Eierstockgewebe. Und natürlich gehen manche Zysten von selbst wieder weg.
20. A. Koushik, M. E. Parent und J. Siemiatycki, »Characteristics of Menstruation and Pregnancy and the Risk of Lung Cancer in Women,« *International Journal of Cancer,* vol. 125, no. 10 (15. November 2009), S. 2428–2433.
21. W. H. Parker et al., »Ovarian Conservation at the Time of Hysterectomy and Long-Term Health Outcomes in the Nurses' Health Study,« *Obstetrics and Gynecology,* vol. 113, no. 5 (Mai 2009), S. 1027–1037.

22. Ebd.
23. C. M. Rivera et al., »Increased Mortality for Neurological and Mental Diseases Following Early Bilateral Oophorectomy,« *Neuroepidemiology,* vol. 33, no. 1 (2009), S. 32–40.
24. W. H. Parker, »Bilateral Oophorectomy Versus Ovarian Conservation: Effects on Long-Term Women's Health,« *Journal of Minimally Invasive Gynecology,* vol. 17, no. 2 (März–April 2010), S. 161–166.
25. Ebd.
26. Ebd.
27. Ebd.
28. B. S. Centerwall, »Premenopausal Hysterectomy,« *American Journal of Obstetrics and Gynecology,* vol. 139 (1981), S. 38; R. Punnonen und L. Raurama, »The Effect of Long-Term Oral Oestriol Succinate Therapy on the Skin of Castrated Women,« *Annals of Gynaecology,* vol. 66 (1977), S. 214.
29. T. Speroff et al., »A Risk-Benefit Analysis of Elective Bilateral Oophorectomy: Effect of Changes in Compliance with Estrogen Therapy on Outcome,« *American Journal of Obstetrics and Gynecology,* vol. 164, no. 1, part 1 (Januar 1991), S. 165–74.
30. W. B. Cutler, »Human Sex-Attractant Pheromones: Discovery, Research, Development, and Application in Sex Therapy,« *Psychiatric Annals,* vol. 29 (1999), S. 54–59.
31. J. G. Annegers et al., »Ovarian Cancer: Reappraisal of Residual Ovaries,« *American Journal of Obstetrics and Gynecology,* vol. 97 (1967), S. 124; G. V. Smith, »Ovarian Tumors,« *American Journal of Surgery,* vol. 95 (1958), S. 336; V. S. Counselor et al., »Carcinoma of the Ovary Following Hysterectomy,« *American Journal of Obstetrics and Gynecology,* vol. 69 (1955), S. 538; R. H. Grogan, »Reappraisal of Residual Ovaries,« *American Journal of Obstetrics and Gynecology,* vol. 97 (1967), S. 124.
32. T. Sperof, »A Risk-Benefit Analysis of Elective Bilateral Oophorectomy: Effect of Changes in Compliance with Estrogen Therapy on Outcome,« *American Journal of Obstetrics and Gynecology* 164, no. 1, pt. 1 (Januar 1991), S. 165–74.
33. D. W. Cramer und B. L. Harlow, »Author's Response to Progress in Nutritional Epidemiology of Ovarian Cancer,« *American Journal of Epidemiology,* vol. 134, no. 5 (1991), S. 460–461; D. W. Cramer et al., »Galactose Consumption and Metabolism in Relationship to Risks for Ovarian Cancer,« *The Lancet,* vol. 2 (1989), S. 66–71; D. W. Cramer, »Lactose Persistence and Milk Consumption as Determinants of Ovarian Cancer Risk,« *American Journal of Epidemiology,* vol. 130 (1989), S. 904–910; D. W. Cramer et al., »Dietary Animal Fat and Relationship to Ovarian Cancer Risk,« *Obstetrics and Gynecology,* vol. 63, no. 6 (1984), S. 833–838.
34. K. L. Terry et al., »Genital Powder Use and Risk of Ovarian Cancer: A Pooled Analysis of 8,525 Cases and 9,859 Controls,« *Cancer Prevention Research,* vol. 6, no. 8 (August 2013), S. 811–821.
35. D. W. Cramer et al., »Ovarian Cancer and Talc: A Case-Control Study,« *Cancer,* vol. 50 (1982), S. 372–376; W. J. Henderson, T. C. Hamilton und K. Griffiths, »Talc in Normal and Malignant Ovarian Tissue,« *The Lancet,* vol. 1 (1979), S. 499.
36. G. E. Egli und M. Newton, »The Transport of Carbon Particles in the Human Female Reproductive Tract,« *Fertility and Sterility,* vol. 12 (1961), S. 151–155.
37. B. L. Harlow et al., »The Influence of Lactose Consumption on the Association of Oral Contraceptive Pills and Ovarian Cancer Risk,« *American Journal of Epidemiology,* vol. 134, no. 5 (1991), S. 445–461.

38. B. V. Stadel, »The Etiology and Prevention of Ovarian Cancer,« *American Journal of Obstetrics and Gynecology,* vol. 123 (1975), S. 772–774.
39. K. Helzisouer et al., »Serum Gonadotrophins and Steroid Hormones and the Development of Ovarian Cancer,« *Journal of the American Medical Association,* vol. 274, no. 24 (27. Dezember 1995), S. 1926–1930.
40. S. E. Hankinson et al., »Tubal Ligation, Hysterectomy, and Risk of Ovarian Cancer: A Prospective Study,« *Journal of the American Medical Association, 15.* Dezember 1993; A. S. Whittemore, R. Harris, J. Intyre, and the Collaborative Ovarian Cancer Group, »Characteristics Relating to Ovarian Cancer Risk: Collaborative Analysis of 12 U.S. Case-Control Studies. Part II: Invasive Epithelial Ovarian Cancers in White Women,« *American Journal of Epidemiology,* vol. 136 (1992), S. 1184–1203.
41. U.S. Preventive Services Task Force et al., »Screening for Ovarian Cancer: U.S. Preventive Services Task Force Recommendation Statement,« *Journal of the American Medical Association,* vol. 319, no. 6 (13. Februar 2018), S. 588–594.
42. Ebd.
43. C. Granai, »Sounding Board: Ovarian Cancer: Unrealistic Expectations,« *New England Journal of Medicine,* vol. 327, no. 3 (1993), S. 197–200.
44. S. S. Buys et al., »Effect of Screening on Ovarian Cancer Mortality: the Prostate, Lung, Colorectal and Ovarian (PLCO) Cancer Screening Randomized Controlled Trial,« *Journal of the American Medical Association,* vol. 305, no. 22 (8. Juni 2011), S. 2295–2303.
45. S. Campbell et al., »Screening for Early Ovarian Cancer,« *The Lancet,* vol. 1 (1988), S. 710–711.
46. E. Andolf, E. Svalenius und B. Astedt, »Ultrasonography for the Early Detection of Ovarian Cancer,« *British Journal of Obstetrics and Gynaecology,* vol. 93 (1986), S. 1286–1289.
47. »FDA Clears a Test for Ovarian Cancer,« FDA News Release, 11. September 2009, www.fda.gov/NewsEvents/Newsroom/PressAnnouncements/ucm182057.htm.
48. W. Hamilton et al., »Risk of Ovarian Cancer in Women with Symptoms in Primary Care: Population Based Case-Control Study,« *British Medical Journal,* vol. 339 (25. August 2009), www.bmj.com/cgi/content/abstract/339/aug25_2/b2998.
49. Gilda Radner, eine bekannte Comedienne und Ehefrau des Schauspielers Gene Wilder, starb an erblichem Eierstockkrebs. Um zu verhindern, dass dies auch anderen passiert, hat Wilder das genetische Risiko für Menschen, die diese Krankheit in ihrer Familie haben, bekannt gemacht, in der Regel bei Verwandten ersten Grades mütterlicherseits.
50. J. K. Tobachman et al., »Intra-Abdominal Carcinomatosis After Prophylactic Oophorectomy in Ovarian Cancer Prone Families,« *The Lancet,* vol. 2 (1982), S. 795; Elvio Silva und Rosemary Jenkins, »Serious Carcinoma in Endometrial Polyps,« *Modern Pathology,* vol. 3, no. 2 (1990), S. 120–122.
51. Denise Grady, »Gain Reported in Combating Ovary Cancer,« *New York Times, 5.* Januar 2006, S. 1–3.
52. A. A. Wright et al., »Use and Effeciveness of Intraperitoneal Chemotherapy for Treatment of Ovarian Cancer,« *Journal of Clinical Oncology,* vol. 33, no. 26 (10. September 2015), S. 2841–2847.
53. B. O'Regan und C. Hirshberg, *Spontaneous Remission: An Annotated Bibliography* (Petaluma, CA: Institute of Noetic Sciences, 1993).

VIII. Kapitel: Die Wiedererlangung der Erotik

1. G. Ogden, *The Return of Desire: A Guide to Rediscovering Your Sexual Passion* (Boston: Trumpeter Books, 2008).
2. D. Amen, *Sex on the Brain* (New York: Harmony Books, 2007), S. 21.
3. D. Weeks und J. James, *Secrets of the Superyoung* (New York: Villard, 1998).
4. H. E. O'Connell, K. V. Sanjeevan und J. M. Hutson, »Anatomy of the Clitoris.« *Journal of Urology,* vol. 174, no. 4 (Oktober 2005), S. 1189–1195; H. E. O'Connell und J. O. L. DeLancey, »Clitoral Anatomy in Nulliparous, Healthy, Premenopausal Volunteers Using Unenhanced Magnetic Resonance Imaging,« *Journal of Urology,* vol. 173, no. 6 (Juni 2005), S. 2060–2063.
5. O'Connell, Sanjeevan und Hutson, »Anatomy of the Clitoris.«
6. P. Foldes und O. Buisson, »The Clitoral Complex: A Dynamic Sonographic Study,« *Journal of Sexual Medicine,* vol. 6, no. 5 (Mai 2009), S. 1223–1231.
7. J. L. Sevely, *Evas Geheimnisse* (Droemer Knaur, München 1990),S. 89–90.
8. C. Muir und C. Muir, *Tantra: Tanz der Liebe* (Ariston 1999). Die Muirs lehren, dass es für eine Frau oft schwierig ist, den *sacred spot* allein zu finden. Selbst wenn sie es schafft, ihn zu finden, kann die Stimulation schwierig sein, was aber der einzige Weg ist, um Zugang zu seiner Heilkraft und seinem sexuellen und spirituellen Potenzial zu bekommen. Versuchen Sie es dennoch auf die folgende Weise selbst einmal: Hocken Sie sich mit zwei Fingern in der Vagina hin, drücken Sie Ihre Finger nach oben in Richtung Nabel, während Sie mit der anderen Hand auf das Schambein drücken. Wenn es Ihnen gelingt, den Bereich zu stimulieren oder zu massieren, wird die Stelle anschwellen. Vielleicht können Sie sie dann zwischen Ihren Fingern spüren. Die meisten Frauen brauchen für diesen Teil ihres Erweckungsprozesses die liebevolle Berührung eines Partners, der die Verletzlichkeit dieser Stelle respektiert. Nach der ersten Ausgabe dieses Buches erhielt ich einen Brief von Robert Svoboda, dem ersten Westler, der ein Studium der ayurvedischen Medizin in Indien absolvierte. Als Student der tantrischen Tradition mit einem tiefen Verständnis ihrer Komplexität und Feinheiten wies er darauf hin, dass die Gleichsetzung von tantrischem Yoga mit »genussvollem Sex«, wie es die Muirs in ihrem Buch tun, ein Missverständnis und an der Sache vorbeiziele. Obwohl ich die Arbeit der Muirs hilfreich finde, möchte ich meine Leser nicht zu der Annahme verleiten, dass sie wahres tantrisches Yoga repräsentiert. Für weitere Lektüre über tantrisches Yoga, siehe D. R. Brooks, *The Secret of the Three Cities: An Introduction to Hindu Sakta Tantrism* (Chicago: University of Chicago Press, 1990).
9. Muir und Muir, *Tantra,* S. 74.
10. G. Ogden, *Ich liebe Sex. Die Kraft der weiblichen Sexualität* (Rowohlt, Reinbeck 1993).
11. P. B. Doress-Worters und D. L. Siegal, *Unser Körper, unser Leben. Über das Älterwerden. Ein Handbuch für Frauen.* (Rowohlt, Reinbek 1993).
12. H. B. Van de Weil et al., »Sexual Functioning Following Treatment of Cervical Cancer,« *European Journal of Gynecologic Oncology* (1988), S. 275–281.
14. A. Glatt, S. Zinner und W. McCormack, »The Prevalence of Dyspareunia,« *Obstetrics and Gynecology,* vol. 75, no. 3 (März 1990), S. 433–436.
15. »A View from Above: The Dangerous World of Wannabes,« *Time,* 25. November 1991, S. 77.
16. Ebd.

17. J. Shifren et al., »Sexual Problems and Distress in United States Women: Prevalence and Correlates,« *Obstetrics and Gynecology*, vol. 112, no. 5 (November 2008), S. 970–978.
18. L. Jaspers et al., »Efficacy and Safety of Flibanserin for the Treatment of Hypoactive Sexual Desire Disorder in Women: A Systematic Review and Meta-analysis,« *Journal of the American Medical Association Internal Medicine*, vol. 176, no. 4 (2016), S. 453–462.
19. P. Orenstein, »What Young Women Believe About Their Own Sexual Pleasure,« TED-Women 2016, https://www.ted.com/talks/peggy_orenstein_what_young_women_believe_about_their_own_sexual_pleasure.
20. D. Herbenick et al., »Pain Experienced During Vaginal and Anal Intercourse with Other-Sex Partners: Findings from a Nationally Representative Probability Study in the United States,« *Journal of Sexual Medicine*, vol. 12, no. 4 (April 2015), S. 1040–1051.
21. Centers for Disease Control and Prevention, »U.S. Teenage Birth Rate Resumes Decline,« *NCHS Data Brief*, vol. 58 (Februar 2011), S. 1–8.
22. D. K. Eaton et al., Centers for Disease Control and Prevention (CDC), »Youth Risk Behavior Surveillance—United States, 2011,« *MMWR Surveillance Summary*, vol. 61, no. 4 SS-4 (2012), S. 1–162.
23. S. Harlap, K. Kost und J. D. Forrest, *Preventing Pregnancy, Protecting Health: A New Look at Birth Control Choices in the United States* (New York: AGI, 1991).
24. A. Nicholas et al., »A Woman's History of Vaginal Orgasm Is Discernible from Her Walk,« *Journal of Sexual Medicine*, vol. 5, no. 9 (September 2008), S. 2119–2124.
25. S. Pilz et al., »Effect of Vitamin D Supplementation on Testosterone Levels in Men,« *Hormone and Metabolic Research*, vol. 43, no. 3 (März 2011), S. 223–225.
26. K. Nimptsch et al., »Association Between Plasma 25-OH Vitamin D and Testosterone Levels in Men,« *Clinical Endocrinology*, vol. 77, no. 1 (2012), S. 106–112.
27. E. M. Chang et al., »Association Between Sex Steroids, Ovarian Reserve, and Vitamin D Levels in Healthy Nonobese Women,« *Journal of Clinical Endocrinology and Metabolism*, vol. 99, no. 7 (Juli 2014), S. 2526–2532.
28. *Tao Yoga der heilenden Liebe. Der geheime Weg zur weiblichen Liebesenergie.* (Heyne, München 2010).
29. Der Geruchssinn von Frauen ist stärker ausgeprägt als der von Männern. Ein Geruch kann eine ganze Reihe von positiven oder negativen Erinnerungen hervorrufen. Im Übrigen ist der Geruchssinn der Sinn, an den man sich am längsten erinnert, auch rufen bestimmte Gerüche mehr Assoziationen hervor als die sinnlichen Eindrücke des Seh-, Hör- und Tastsinns. Das Geruchszentrum befindet sich im Gehirn in einem Bereich, der eng mit der Gedächtnisfunktion verbunden ist.
30. Zum normalen Leben von Delfinen gehört sexuelles Spiel. Ein männlicher Delfin wickelt seinen Penis oft spielerisch um den Unterkörper eines Weibchens – nicht um sich fortzupflanzen, sondern einfach um zu kommunizieren. Männliche Delfine tun dies manchmal auch, wenn sie mit Menschen kommunizieren. Das ist meiner Schwester einmal passiert - sie beschrieb ihre Delfinbegegnung als ekstatisches Erlebnis.
31. R. Eisler, *Sacred Pleasure: Sex, Myth, and the Politics of the Body* (HarperSanFrancisco, 1995), S. 15.
32. National Geographic Channel, »Totally Wild,« 25. Mai 2005.
33. W. Cutler und E. Genovese-Stone, »Wellness in Women After 40 Years of Age: The Role of Sex Hormones and Pheromones,« *Disease-A-Month*, vol. 44, no. 9 (September 1998), S. 526.

34. A. Damasio, »Brain Trust,« *Nature,* vol. 435 (2. Juni 2005), S. 571–572.
35. M. E. Melisko et al., »Vaginal Testosterone Cream vs. Estradiol Vaginal Ring for Vaginal Dryness or Decreased Libido in Women Receiving Aromatase Inhibitors for Early-Stage Breast Cancer: A Randomized Clinical Trial,« *JAMA Oncology,* vol. 3, no. 3 10. November 2016), S. 313–319.
36. B. Berkeley, *Foreskin: A Closer Look* (Boston: Alyson Publications, 1993), S. 188.
37. J. L. Sevely, *Eve's Secrets: A New Theory of Female Sexuality* (New York: Random House, 1987), S. 17; W. H. Masters und V. E. Johnson, *Human Sexual Response* (Boston: Little, Brown, 1966), S. 46.
38. K. O'Hara und J. O'Hara, »The Effect of Male Circumcision on the Sexual Enjoyment of the Female Partner,« *British Journal of Urology,* vol. 83, supplement 1 (Januar 1999), S. 79–84.
39. M. L. Sorrells et al., »Fine-Touch Pressure Thresholds in the Adult Penis,« *BJU International,* vol. 99, no. 4 (April, 2007), S. 864–869; K. McGrath, »The Frenular Delta: A New Preputial Structure,« in *Understanding Circumcision: A Multi-Disciplinary Approach to a Multi-Dimensional Problem,* Proceedings of the Sixth International Symposium on Genital Integrity: Safeguarding Fundamental Human Rights in the 21st Century, 7.–9. Dezember, 2000, Sydney, Australia.
40. Barbara Walker weist darauf hin, dass die hebräische Bibel Maria *mah* bezeichnete, was fälschlicherweise mit »Jungfrau« übersetzt wurde, aber eigentlich »junge Frau« bedeutet. Siehe auch E. Harding, *Women's Mysteries, Ancient and Modern* (New York: Rider and Co., 1955).

IX. Kapitel: Vulva, Vagina, Gebärmutterhals und Harnwege

1. Siehe the book by the Body Shop Team, *Mamamoto: A Celebration* (New York: Viking, 1992), S. 78.
2. T. R. Nansel et al., »The Association of Psychosocial Stress and Bacterial Vaginosis in a Longitudinal Cohort,« *American Journal of Obstetrics and Gynecology,* vol. 194, no. 2 (Februar 2006), S. 381–386.
3. R. J. Hafner, S. L. Stanton und J. Guy, »A Psychiatric Study of Women with Urgency and Urge Incontinence,« *British Journal of Urology,* vol. 49 (1977), S. 211–214; L. R. Staub, H. S. Ripley und S. Wolf, »Disturbance of Bladder Function Associated with Emotional States,« *Journal of the American Medical Association,* vol. 141 (1949), S. 1139.
4. A. J. Macaulay et al., »Psychological Aspects of 211 Female Patients Attending a Urodynamic Unit,« *Journal of Psychosomatic Research,* vol. 31, no. 1 (1991), S. 1–10; D. L. P. Rees und N. Farhoumand, »Psychiatric Aspects of Recurrent Cystitis in Women,« *British Journal of Urology,* vol. 49 (1977), S. 651–658.
5. M. Tarlau und M. A. Smalheiser, »Personality Patterns in Patients with Malignant Tumors of the Breast and Cervix,« *Psychosomatic Medicine,* vol. 13 (1951), S. 117. Women with cervical cancer characteristically experienced an early rejection; the patients grew up in homes lacking a male figure due to the death or desertion of the father.
6. J. H. Stephenson und W. Grace, »Life Stress and Cancer of the Cervix,« *Psychosomatic Medicine,* vol. 14, no. 4 (1954), S. 287–294.
7. A. Schmale und H. Iker, »Psychological Setting of Uterine Cervical Cancer,« *Annals of the New York Academy of Sciences,* vol. 125 (1966), S. 807–813.

8. M. H. Antoni und K. Goodkin, »Host Moderator Variables in the Promotion of Cervical Neoplasia: I. Personality Facets,« *Journal of Psychosomatic Research,* vol. 32, no. 3 (1988), S. 327–328.
9. K. Goodkin et al., »Stress and Hopelessness in the Promotion of Cervical Intraneoplasia to Invasive Squamous Cell Carcinoma of the Cervix,« *Journal of Psychosomatic Research,* vol. 30, no. 1 (1986), S. 67–76.
10. A. L. Coker et al., »Psychosocial Stress and Cervical Neoplasia Risk,« *Psychosomatic Medicine,* vol. 65, no. 4 (Juli–August 2003), S. 644–651.
11. U. S. Preventive Services Task Force, »Screening for Cervical Cancer: U.S. Preventive Services Task Force Recommendation Statement,« *Journal of the American Medical Association,* vol. 320, no. 7 (21. August 2018), S. 674–686.
12. A. J. Blatt et al., »Comparison of Cervical Cancer Screening Results Among 256,648 Women in Multiple Clinical Practices,« *Cancer Cytopathology,* vol. 123, no. 5 (Mai 2015), S. 282–288.
13. G. S. Ogilvie et al., »Effect of Screening with Primary Cervical HPV Testing vs Cytology Testing on High-Grade Cervical Intraepithelial Neoplasia at 48 Months: The HPV FOCAL Randomized Trial,« *Journal of the American Medical Association,* vol. 320, no. 1 (3. Juli 2018), S. 43–52.
14. J. Buscema, »The Predominance of Human Papilloma Virus—Type 16 in Vulvar Neoplasia,« *Obstetrics and Gynecology,* vol. 71, no. 4 (1988), S. 601–605.
15. R. Kiecolt-Glaser et al., »Stress, Loneliness, and Changes in Herpes Virus Latency,« *Journal of Behavioral Medicine,* vol. 8, no. 3 (1985), S. 249–260.
16. In zwei Studien wird berichtet, wie Patienten ganz klar durch Hypnose ihre Warzen verloren. Siehe R. H. Rulison, »Warts: A Statistical Study of 921 Cases,« *Archives of Dermatology and Syphilology,* vol. 46 (1942), S. 66–81; und M. Ullman, »On the Psyche and Warts. II: Hypnotic Suggestion and Warts,« *Psychosomatic Medicine,* vol. 22 (1960), S. 68–76.
17. Um unsichtbare bzw. Flachwarzen zu diagnostizieren, muss der Penis in Essig gebadet und durch eine Art Vergrößerungsglas betrachtet werden. Nur so lassen sich die flachen hautfarbenen Warzen von Kennern erkennen. Die Behandlung für Männer ist die Gleiche wie für Frauen.
18. Mehr über Podofilox auf www.watson.com.
19. L. Sadler et al., »Treatment for Cervical Intraepithelial Neoplasia and Risk of Preterm Delivery,« *Journal of the American Medical Association,* vol. 291, no. 17 (5. Mai 2004), S. 2100–2106.
21. N. Whitehead et al., »Megaloblastic Changes in Cervical Epithelium: Association of Oral Contraceptive Therapy and Reversal with Folic Acid,« *Journal of the American Medical Association,* vol. 226 (1993), S. 1421–1424; J. N. Orr, »Localized Deficiency of Folic Acid in Cervical Epithelial Cells May Promote Cervical Dysplasia and Eventually Carcinoma of the Cervix,« *American Journal of Obstetrics and Gynecology,* vol. 151 (1985), S. 632–635; J. Lindenbaum et al., »Oral Contraceptive Hormones, Eolate Metabolism, and Cervical Epithelium,« *American Journal of Clinical Nutrition,* April 1975, S. 346–353; S. L. Romney et al., »Plasma Vitamin C and Uterine Cervical Dysplasia,« *American Journal of Obstetrics and Gynecology,* vol. 151, no. 7 (1985), S. 976–980; S. L. Romney et al., »Retinoids in the Prevention of Cervical Dysplasia,« *American Journal of Obstetrics and Gynecology,* vol. 141, no. 8 (1981), S. 890–894; S. Wassertheil-Smaller et al., »Dietary Vitamin C and

Uterine Cervical Dysplasia,« *American Journal of Epidemiology,* vol. 114, no. 5 (1981), S. 714–724; C. LaVecchia et al., »Dietary Vitamin A and the Risk of Invasive Cervical Cancer,« *International Journal of Cancer,* vol. 34 (1985), S. 319–322; P. Ramsnamy and R. Natarajan, »Vitamin B6 Status in Patients with Cancer of the Uterine Cervix,« *Nutrition and Cancer,* vol. 6 (1984), S. 176–180; E. Dawson et al., »Serum Vitamin and Selenium Changes in Cervical Dysplasia,« *Federal Proceedings,* vol. 43 (1984), S. 612.
22. D. Wang et al., »Phenethyl Isothiocyanate Upregulates Death Receptors 4 and 5 and Inhibits Proliferation in Human Cancer Stem-Like Cells,« *BMC Cancer,* vol. 14, no. 1 (15. August 2014), S. 591.
23. L. Hay, *I Love My Body* (Farmingdale, NY: Coleman Publishing, 1985), S. 49.
24. National Vaccine Information Center, »New Gardasil vs. Menactra Risk Report (Februar 2009): An Analysis by the National Vaccine Information Center of Gardasil & Menactra Adverse Event Reports to the Vaccine Adverse Events Reporting System (VAERS),« Februar 2009, https://www.nvic.org/vaccines-and-diseases/HPV/gardasilvsmenactra.aspx.
25. R. Rabin, »A New Vaccine for Girls, but Should It Be Compulsory?« *New York Times, 18.* Juli 2006, S. F5, https://www.nytimes.com/2006/07/18/health/18essa.html.
26. A. Gandey, »Report of Motor Neuron Disease After HPV Vaccine,« *Medscape,* 28. Oktober 2009, www.medscape.com/viewarticle/711461.
27. Ebd.
28. I. Sutton et al., »CNS Demyelination and Quadrivalent HPV Vaccination,« *Multiple Sclerosis,* vol. 15, no. 1 (Januar 2009), S. 116–19.
29. B. A. Slade et al., »Postlicensure Safety Surveillance for Quadrivalent Human Papillomavirus Recombinant Vaccine,« *Journal of the American Medical Association,* vol. 302, no. 7 (19. August 2009), S. 750–757.
30. A. M. Noone et al. (eds.), *SEER Cancer Statistics Review, 1975–2015,* National Cancer Institute. Bethesda, MD, https://seer.cancer.gov/csr/1975_2015, based on November 2017 SEER data submission, posted to the SEER website, April 2018, https://seer.cancer.gov/statfacts/html/cervix.html.
31. »Death After Cervarix Propels HPV Vaccination into Headlines Again,« *Medscape,* last updated 1. Oktober 2009, www.medscape.com/viewarticle/709718.
32. Noone et al. (eds.), *SEER Cancer Statistics Review, 1975–2015.*
33. L. Gavin et al., »Sexual and Reproductive Health of Persons Aged 10–24 Years—United States, 2002–2007,« *Morbidity and Mortality Weekly Report,* vol. 58, no. SS-6 (17. Juli 2009), S. 1–58.
34. U.S. Food and Drug Administration, Vaccines and Related Biological Products Advisory Committee (VRBPAC) Background Document: Gardasil HPV Quadrivalent Vaccine. 18. Mai 2006, VRBPAC Meeting, accessed at re-check.ch/wordpress/wp-content/uploads/2017/03/2006-VRBPAC_Background_Document- 422283.pdf.
35. T. C. Wright et al., »The ATHENA Human Papillomavirus Study: Design, Methods, and Baseline Results,« *American Journal of Obstetrics and Gynecology,* vol. 206, no. 1 (Januar 2012), S. 46e1–46e11.
36. F. Guo, J. M. Hirth und A. B. Berenson, »Comparison of HPV Prevalence Between HPV-Vaccinated and Non-Vaccinated Young Adult Women (20–26 Years),« *Human Vaccinations and Immunotherapeutics,* vol. 11, no. 10 (2015), S. 2337–2344.
37. W. K. Huh et al., »Final Efficacy, Immunogenicity, and Safety analysis of a Nine-Valent Human Papillomavirus Vaccine in Women Aged 16–26 years: A Randomized, Double-

Blind Trial,« *The Lancet,* vol. 390, no. 10108 (11. November 2017), S. 2143–2159; »Six-Year Efficacy Data for Gardasil 9 Presented at EUROGIN 2017 Congress,« press release from Merck, 10. Oktober 2017, https://investors.merck.com/news/press-release-details/2017/Six-year-Efficacy-Data-for-GARDASIL-9-Presented-at-EUROGIN-2017-Congress/default.aspx.

38. C. Young in einem Leserbrief an *Obstetrics and Gynecology,* online 5. April 2008, by VaccineInfo.net, http://www.vaccineinfo.net/immunization/vaccine/hpv/doc_against_HPV.shtml.
39. D. Harper, S. L. Vierthaler und J. A. Santee, »Review of Gardasil,« *Journal of Vaccines and Vaccination,* vol. 1, no. 107 (23. November 2010), S. 1000–1107.
40. Siehe https://youtube/sSdCxgFoblc.
41. E. Rosenthal, »Drug Makers' Push Leads to Vaccines' Fast Rise,« *New York Times,* 19. August 2008, S. A1, https://www.nytimes.com/2008/08/20/health/policy/20vaccine.html.
42. M. Holland, K. Mack Rosenberg und E. Iorio, *The HPV Vaccine on Trial: Seeking Justice for a Generation Betrayed* (New York: Skyhorse Publishing, 2018), S. xvii.
43. M. A. Steller und T. E. Nolan, »Universal Human Papillomavirus Vaccination: Pro and Con,« *The Female Patient,* vol. 32, no. 5 (Mai 2007), S. 47–48.
44. American Cancer Society, »Help Prevent Six Cancers with the HPV Vaccine,« www.cancer.org/cancer/cancer-causes/infectious-agents/hpv/hpv-vaccines.html.
45. M. Martinez-Lavin und L. Amezcua-Guerra, »Serious Adverse Events After HPV Vaccination: A Critical Review of Randomized Trials and Post-Marketing Case Series,« *Clinical Rheumatology,* vol. 36, no. 10 (Oktober 2017), S. 2169–2178.
46. R. Inbar et al., »Behavioral Abnormalities in Female Mice Following Administration of Aluminum Adjuvants and the Human Papillomavirus (HPV) Vaccine Gardasil,« *Immunologic Research,* vol. 65, no. 1 (Februar 2017), S. 136–149.
47. L. Tomljenovic, J. P. Spinosa und C. A. Shaw, »Human Papillomavirus (HPV) Vaccines as an Option for Preventing Cervical Malignancies: (How) Effective and Safe?« *Current Pharmaceutical Design,* vol. 19, no. 8 (2013), S. 1466–1487.
48. F. Joelving, »What the Gardasil Testing May Have Missed,« *Slate, 17.* Dezember 2017, https://slate.com/health-and-science/2017/12/flaws-in-the-clinical-trials-for-gardasil-made-it-harder-to-properly-assess-safety.html.
49. U.S. House of Representatives Committee on Government Reform, »Conflicts of Interest in Vaccine Policy Making, Majority Staff Report,«15. Juni 2000; vaccinesafetycommission.org/pdfs/Conflicts-Govt-Reform.pdf.
50. S. H. Lee, »Allegations of Scientific Misconduct by GACVS/WHO/CDC Representatives et al.,« 14. Januar 2016, https://sanevax.org/wp-content/uploads/2016/01/Allegations-of-Scientific-Misconduct-by-GACVS.pdf.
51. E-Mail von R. Pless an H. Petousis-Harris, 18. Februar 2014, https://sanevax.org/wp-content/uploads/2016/01/WHO-GACVS-emails.pdf.
52. Y. Hu, L. Tornes und R. Lopez-Alberola, »Two Cases of Pediatric Multiple Sclerosis After Human Papillomavirus Vaccination (P4.353),« *Neurology,* vol. 90 (15 Supplement) (25. April 2018).
53. N. M. Scheller et al., »Quadrivalent HPV Vaccination and Risk of Multiple Sclerosis and Other Demyelinating Diseases of the Central Nervous System,« *Journal of the American Medical Association,* vol. 311, no. 1 (2015), S. 54–61.

54. und 55. entfallen
56. R. L. Winer et al., »Condom Use and the Risk of Genital Human Papillomavirus Infection in Young Women,« *New England Journal of Medicine,* vol. 354, no. 25 (22. Juni 2006), S. 2645–2654.
57. M. Teymouri et al., »Curcumin as a Multifaceted Compound Against Human Papilloma Virus Infection and Cervical Cancers: A Review of Chemistry, Cellular, Molecular, and Preclinical Features,« *Biofactors,* vol. 43, no. 3 (6. Mai 2017), S. 331–346; P. Basu et al., »Clearance of Cervical Human Papillomavirus Infection by Topical Application of Curcumin and Curcumin Containing Polyherbal Cream, A Phase II Randomized Controlled Study,« *Asian Pacific Journal of Cancer Prevention,* vol. 14, no. 10 (2013), S. 753–759.
58. P. Chayavichitsilp et al., »Herpes Simplex,« *Pediatrics in Review,* vol. 30, no. 4 (April 2009), S. 119–130.
59. G. McQuillan et al., »Prevalence of Herpes Simplex Virus Type 1 and Type 2 in Persons Aged 14–49: United States, 2015–2016,« NCHS Data Brief no. 304 (Hyattsville, MD: National Center for Health Statistics. 2018).
60. G. J. Mertz, S. L. Rosenthal und L. R. Stanberry, »Is Herpes Simplex Virus Type 1 (HSV-1) Now More Common than HSV-2 in First Episodes of Genital Herpes?« *Sexually Transmitted Diseases,* vol. 30, no. 10 (Oktober 2003), S. 801–802; A. Wald et al., »Oral Shedding of Herpes Simplex Virus Type 2,« *Sexually Transmitted Infections,* vol. 80, no. 4 (August 2004), S. 272–276 [published erratum appears in *Sexually Transmitted Infections,* vol. 80, no. 6 (Dezember 2004), S. 546]; R. Engelberg et al., »Natural History of Genital Herpes Simplex Virus Type 1 Infection,« *Sexually Transmitted Diseases,* vol. 30, no. 2 (Februar 2003), S. 174–177.
61. A. Wald et al., »Frequent Genital Herpes Simplex Virus 2 Shedding in Immunocompetent Women: Effect of Acyclovir Treatment,« *Journal of Clinical Investigation,* vol. 99, no. 5 (März 1997), S. 1092–1097.
62. Ebd.
63. L. Koutsky et al., »Underdiagnosis of Genital Herpes by Current Clinical and Viral-Isolation Procedures,« *New England Journal of Medicine,* vol. 326, no. 23 (1992), S. 1533–1539.
64. H. C. Taylor, »Vascular Congestion and Hyperemia,« *American Journal of Obstetrics and Gynecology,* vol. 57, no. 22 (1949), S. 22; M. E. Kemeny et al., »Psychological and Immunological Predictors of Genital Herpes Recurrence,« *Psychosomatic Medicine,* vol. 52 (1989), S. 195–208.
65. U.S. Preventive Services Task Force, »Serologic Screening for Genital Herpes Infection: U.S. Preventive Services Task Force Recommendation Statement,« *Journal of the American Medical Association,* vol. 316, no. 23 (20. Dezember 2016), S. 2525–2530.
66. A. Wald et al., »Reactivation of Genital Herpes Simplex Virus Type 2 Infection in Asymptomatic Seropositive Persons,« *New England Journal of Medicine,* vol. 342, no. 12 (23. März 2000), S. 844–850.
67. Z. A. Brown et al., »Genital Herpes Complicating Pregnancy,« *Obstetrics and Gynecology,* vol. 106, no. 4 (Oktober 2005), S. 845–856.
68. »Current Management of Herpes Simplex Infection in Pregnant Women and Their Newborn Infants: What's Hot and What's Not,« *Canadian Journal of Infectious Diseases = Journal Canadien des Maladies Infectieuses,* vol. 14, no. 4 (2003), S. 197–200.

69. K. M. Stone et al., »Pregnancy Outcomes Following Systemic Prenatal Acyclovir Exposure: Conclusions from the International Acyclovir Pregnancy Registry, 1984–1999,« *Birth Defects Research Part A, Clinical and Molecular Teratology,* vol. 70, no. 4 (April 2004), S. 201–207.
70. Z. A. Brown et al., »Effect of Serologic Status and Cesarean Delivery on Transmission Rates of Herpes Simplex Virus from Mother to Infant,« *Journal of the American Medical Association,* vol. 289, no. 2 (8. Januar 2003), S. 203–209.
71. J. J. van Everdingen, M. F. Peeters und P. ten Have, »Neonatal Herpes Policy in the Netherlands: Five Years After a Consensus Conference,« *Journal of Clinical Investigation,* vol. 21, no. 5 (1993), S. 371–375.
72. M. A. Adefumbo und B. H. Lau, »Allium Sativum (Garlic): A Natural Antibiotic,« *Medical Hypothesis,* vol. 12, no. 3 (1983), S. 327–337.
73. Es gibt verschiedene Knoblauchzubereitungen auf dem Markt: Kyolic (Wakunga Company) und Garlicin (Murdock) haben wir bei Women to Women oft empfohlen.
74. R. H. Wolbling und K. Leonhardt, »Local Therapy of Herpes Simplex with Dried Extract from *Melissa Officinalis,*« *Phytomedicine,* vol. 1 (1994), S. 25–31; R. A. Cohen et al., »Antiviral Activity of *Melissa Officinalis* (Lemon Balm Extract),« *Proceedings of the Society for Experimental Biology and Medicine,* vol. 117 (1964), S. 431–434; F. C. Herrmann Jr. und L. S. Kucera, »Antiviral Substances in Plants of the Mint Family *(Labiatae).* II. Nontannin Polyphenol of *Melissa Officinalis,*« *Proceedings of the Society for Experimental Biology and Medicine,* vol. 124, no. 3 (1967), S. 869–874; Z. Dimitrova et al., »Antiherpes Effect of *Melissa Officinalis* L. Extracts,« *Acta Microbiologica Bulgarica* (Sofia), vol. 29 (1993), S. 65–75.
75. Nicht alle Produkte, auf denen »Teebaumöl« steht sind gleich wirksam. Ich verwende das Öl von Maleleuca, siehe www.melaleuca.com.
76. »Pap Smear Screening for Cervical Cancer,« *Maine Cancer Perspectives,* vol. 2, no. 2 (April 1996).
77. A. H. Mokdad et al., »Actual Causes of Death in the United States, 2000,« *Journal of the American Medical Association,* vol. 291, no. 10 (10. März 2004), S. 1238, 1241.
78. C. L. Murall, C. T. Bauch und T. Day, »Could the Human Papillomavirus Vaccines Drive Virulence Evolution?« *Proceedings of the Royal Society B in Biological Sciences,* vol. 282, no. 1798 (7. Januar 2015); P. A. Orlando et al., »Evolutionary Ecology of Human Papillomavirus: Trade-offs, Coexistence, and Origins of High-Risk and Low-Risk Types,« *Journal of Infectious Diseases,* vol. 205, no. 2 (15. Januar 2012), S. 272–279.
79. L. E. Markowitz et al., »Prevalence of HPV After Introduction of the Vaccination Program in the United States,« *Pediatrics,* vol. 137, no. 3 (März 2016), http://pediatrics.aappublications.org/content/pediatrics/137/3/e20151968.full.pdf.
80. J. D. Oriel, »Sex and Cervical Cancer,« *Genitourinary Medicine,* vol. 64 (1988), S. 81–89; C. LaVecchia et al., »Oral Contraceptives and Control Study,« *British Journal of Cancer,* vol. 54 (1986), S. 311; J. J. Schlesselman, »Cancer of the Breast and Reproductive Tract in Relation to Use of CC's,« *Contraception,* vol. 40 (1989), S. 1.
81. N. Potischman und L. Brinton, »Nutrition and Cervical Neoplasia,« *Cancer Causes and Control,* vol. 7 (1996), S. 113–126.
82. Abstriche werden sogar gemacht, wenn der Gebärmutterhals mit der Gebärmutter entfernt wurde. Dies gilt insbesondere für Frauen mit vorangegangenen Unregelmäßigkeiten im Befund.

83. Therapeutic Touch, also therapeutisches Handauflegen, wurde bereits mehrfach untersucht. Seine Wirksamkeit dokumentiert hat u. a. Dr. Delores Kreiger, examinierte Krankenschwester an der Columbia University.
84. Ich habe den Verdacht, dass Chlamydien in der Vagina sogar normal sind und nur dann ein Problem darstellen, wenn sie überhand nehmen. Chlamydien sind meiner Meinung nach der Bussard, der über dem toten Kalb kreist, doch viele Kollegen würden dem widersprechen.
85. A. Ramirez-Garcia et al., »Candida albicans and Cancer: Can This Yeast Induce Cancer Development or Progression?« *Critical Reviews in Microbiology,* vol. 42, no. 2 (2016), S. 181–193.
86. C. Wira und C. Kaushic, »Mucosal Immunity in the Female Reproductive Tract: Effect of Sex Hormones on Immune Recognition and Responses,« in H. Kiyono, P. L. Ogra, und J. R. McGhee, eds., *Mucosal Vaccines* (New York: Academic Press, 1996), S. 375–388.
87. Gardiner-Caldwell SynerMed, »The Role of Reduced Regimens in the Management of Vulvovaginitis,« *Medical Monitor,* vol. 1, no. 1 (April 1991).
88. M. R. Miles, L. Olsen und A. Rogers, »Recurrent Vaginal Candidiasis: Importance of an Intestinal Reservoir,« *Journal of the American Medical Association,* vol. 238, no. 17 (24. Oktober 1977), S. 1836–1837.
89. Genova Diagnostics in Asheville, NC, 800-522-4762 or 828-253-0621, www.gdx.net.
90. Miles, Olsen und Rogers, »Recurrent Vaginal Candidiasis.«
91. K. T. Gunsalus et al., »Manipulation of Host Diet to Reduce Gastrointestical Colonization by the Opportunistic Pathogen Candida albicans,« *mSphere,* vol. 1, no. 1 (18. November 2015), S. e00020-15.
92. D. Steward et al., »Psychosocial Aspects of Chronic, Clinically Unconfirmed Vulvovaginitis,« *Obstetrics and Gynecology,* vol. 76, no. 5, part 1 (November 1990), S. 852–856.
93. S. Mathur et al., »Anti-Ovarian and Anti-Lymphocyte Antibodies in Patients with Chronic Vaginal Candidiasis,« *Journal of Reproductive Immunology,* vol. 2 (1980), S. 247–262.
94. Centers for Disease Control and Prevention, »Diagnoses of HIV Infection Among Adults Aged 50 Years and Older in the United States and Dependent Areas 2011–2016,« *HIV Surveillance Supplemental Report 2018,* vol. 23, no. 5 (August 2018), www.cdc.gov/hiv/library/reports/hiv-surveillance.html.
95. Centers for Disease Control and Prevention, *Sexually Transmitted Disease Surveillance 2017* (Atlanta: U.S. Department of Health and Human Services, 2018).
96. C. Fordham von Reyn, M.D., »HIV and Acquired Immunodeficiency Syndrome,« lecture, 21. September 1996, Dartmouth Medical School, Lebanon, NH.
97. Es gibt Fälle, bei den Menschen, die sich mit HIV infiziert haben, für mehr als 10 Jahre nichts von ihren sinkenden CD4+ T Lymphocyten wissen und auch noch keine aidsdefinierenden Erkrankungen haben. A. R. Lifson u. a., »Long-Term Human Immunodeficiency Virus Infection in Asymptomatic Homosexual and Bisexual Men with Normal CD4+ Lymphocyte Counts: Immunologic and Virologic Characteristics,« *Journal of Infectious Disease,* Vol. 163 (1991), S. 959–965. [Das sind sogenannte Elite Controller, auch sie bekommen zumeist die Standardtherapie, A.d.Ü.].
98. entfällt
99. Centers for Disease Control and Prevention, »HIV Prevalence Estimates—United States, 2006,« *Morbidity and Mortality Weekly Report,* vol. 57, no. 39 (2008), S. 1073–1076.
100. Centers for Disease Control, »Diagnoses of HIV Infection in the United States and

Dependent Areas, 2016,« *HIV Surveillance Report 2017,* vol. 28 (November 2017); Centers for Disease Control, »Estimated HIV Incidence and Prevalence in the United States, 2010–2015,« *HIV Surveillance Supplemental Report 2018,* vol. 23, no. 1 (März 2018).

101. F. J. Palella Jr. et al., »Declining Morbidity and Mortality Among Patients with Advanced Human Immunodeficiency Virus Infection. HIV Outpatient Study Investigators,« *New England Journal of Medicine,* vol. 338, no. 13 (26. März 1998), S. 853–860.
102. C. Myss, *AIDS, Passageway to Transformation* (Walpole, MA: Stillpoint Publications, 1985).
103. S. M. Hammer, »Clinical Practice, Management of Newly Diagnosed HIV Infection,« *New England Journal of Medicine,* vol. 353, no. 16 (20. Oktober 2005), S. 1702–1710.
104. C. B. Furlonge et al., »Vulvar Vestibulitis Syndrome: A Clinicopathological Study,« *British Journal of Obstetrics and Gynaecology,* vol. 98 (1991), S. 703–706.
105. E. Friedrick, »Vulvar Vestibulitis Syndrome,« *Journal of Reproductive Medicine,* vol. 32, no. 2 (Februar 1987), S. 110–114.
106. T. Warner et al., »Neuroendocrine Cell-Axonal Complexes in the Minor Vestibular Gland,« *Journal of Reproductive Medicine,* vol. 41 (1996), S. 397–402.
107. C. C. Solomons, M. H. Melmed und S. M. Heitler, »Calcium Citrate for Vestibulitis,« *Journal of Reproductive Medicine,* vol. 36, no. 12 (1991), S. 879–882.
108. In Dr. McNamaras Studie werden die Marken Essential und Proflavanol verwendet.
109. D. E. Stewart et al., »Psychological Aspects of Chronic Clinically Unconfirmed Vulvovaginitis,« *Obstetrics and Gynecology,* vol. 76 (1990), S. 852–856; D. E. Stewart et al., »Vulvodynia and Psychological Distress,« *Obstetrics and Gynecology,* vol. 84, no. 4 (Oktober 1994), S. 587–590.
110. E. A. Walker et al., »Medical and Psychiatric Symptoms in Women with Childhood Sexual Abuse,« *Psychosomatic Medicine,* vol. 54 (1992), S. 658–664.
111. H. Glazer, »Treatment of Vulvar Vestibulitis Syndrome with Electromyographic Biofeedback of Pelvic Floor Musculature,« *Journal of Reproductive Medicine,* vol. 4, no. 4 (1995), S. 283–290.
112. Ebd.
113. International Society of Aesthetic Plastic Surgery, »The International Study on Aesthetic/Cosmetic Procedures Performed in 2016,« www.isaps.org/wp-content/uploads/2017/10/GlobalStatistics2016-1.pdf.
114. American Society of Aesthetic Plastic Surgery, »Quick Facts: Highlights of the 2017 Stats,« www.surgery.org/sites/default/files/ASAPS-Stats2017-Quick-Facts.pdf.
115. American Society for Aesthetic Plastic Surgery, »2015 Cosmetic Surgery National Data Bank Statistics,« www.surgery.org/sites/default/files/ASAPS-Stats2015.pdf.
116. J. Mackenzie, »Vagina Surgery 'Sought by Girls as Young as Nine,' « BBC News, 3. Juli 2017, www.bbc.com/news/health-40410459.
117. J. L. Bercaw-Pratt et al., »The Incidence, Attitudes and Practices of the Removal of Public Hair as a Body Modification,« *Journal of Pediatric and Adolescent Gynecology,* vol. 25, no. 1 (Februar 2012), S. 12–14.
118. American College of Obstetricians and Gynecologists, Committee on Adolescent Health Care, Committee Opinion No. 686, Januar 2017, www.acog.org/Clinical-Guidance-and-Publications/Committee-Opinions/Committee-on-Adolescent-Health-Care/Breast-and-Labial-Surgery-in-Adolescents.
119. American Society for Aesthetic Plastic Surgery, »ISAP International Survey on

Aesthetic/Cosmetic Procedures Performed in 2017,« www.isaps.org/wp-content/uploads/2018/10/ISAPS_2017_International_Study_Cosmetic_Procedures.pdf, www.isaps.org/wp-content/uploads/2018/10/ISAP2016_17_comparison.pdf.

120. M. M. Karram, »Frequency, Urgency, and Painful Bladder Syndromes,« in M. D. Walters und M. M. Karram, eds., *Clinical Urogynecology* (St. Louis, MO: Mosby, 1993), S. 285–298.
121. E. M. Messing und T. A. Stamey, »Interstitial Cystitis: Early Diagnosis, Pathology, and Treatment,« *Urology,* vol. 12 (1978), S. 381.
122. J. M. H. Teichman, »The Role of Pentosan Polysulfate in Treatment Approaches for Interstitial Cystitis,« *Reviews in Urology,* vol. 4 (supplement 1) (2002), S. S21–27.
123. E. Sobota, »Inhibition of Bacterial Adherence by Cranberry Juice: Potential Use for the Treatment of Urinary Tract Infections,« *Journal of Urology,* vol. 131 (1984), S. 1013–1016; P. N. Papas et al., »Cranberry Juice in the Treatment of Urinary Tract Infections,« *Southwestern Medicine,* vol. 47A (1966), S. 17–30; D. R. Schmidt und A. E. Sobota, »An Examination of the Antiadherence Activity of Cranberry Juice on Urinary and Non-Urinary Bacterial Isolates,« *Microbios,* vol. 55, nos. 224–225 (1988), S. 173–181.
124. J. Avorn et al., »Reduction of Bacteria and Pyuria After Ingestion of Cranberry Juice,« *Journal of the American Medical Association,* vol. 271 (1994), S. 751–754.
125. V. Frohne, »Untersuchungen zur Frage der harndesinfizierenden Wirkungen von Bärentraubenblatt-Extracten,« *Planta Medica,* vol. 18 (1970), S. 1–25.
126. R. Raz et al., »A Controlled Trial of Intravaginal Estriol in Post-Menopausal Women with Recurrent Urinary Tract Infections,« *New England Journal of Medicine,* vol. 329 (1993), S. 753–756.
127. N. Bhatia et al., »Urodynamic Effects of a Vaginal Pessary in Women with Stress Urinary Incontinence,« *American Journal of Obstetrics and Gynecology,* vol. 147 (1983), S. 876; und A. Diokno, »The Benefits of Conservative Management for SUI,« *Contemporary ObGyn,* März 1997, S. 128–142.

X. Kapitel: Die Brust

1. C. Chen, »Adverse Life Events and Breast Cancer: A Case-Controlled Study,« *British Medical Journal,* vol. 311 (9. Dezember 1995), S. 1527–1530.
2. S. Geyer, »Life Events Prior to Manifestation of Breast Cancer: A Limited Prospective Study Covering Eight Years Before Diagnosis,« *Journal of Psychosomatic Research,* vol. 35 (1991), S. 355–363.
3. A. Ramirez et al., »Stress and Relapse of Breast Cancer,« *British Medical Journal,* vol. 298 (1989), S. 291–293.
4. Im 19. Jahrhundert brachte Herbert Snow in seinen ungewöhnlichen Fallstudien Brust- und Gebärmutterkrebs mit »einem sorgenvollen Gemüt und chronischer Angst« in Verbindung. Besonders hervorstechend bei den von ihm untersuchten Frauen war der Verlust einer bedeutsamen Beziehung im Vorfeld der Tumorbildung. Vgl. Herbert Snow, *The Proclivity of Women to Cancerous Disease* (London, 1883). Im 20. Jahrhundert fanden M. Tarlau und M. A. Smalheiser bei Frauen mit Brustkrebs als typisches Muster, dass der Vater psychologisch abwesend war; bei Frauen mit Gebärmutterhalskrebs war der Vater indessen durch Tod oder Trennung physisch abwe-

send. Vgl. M. Tarlau und M. A. Smalheiser, »Personality Patterns in Patients with Malignant Tumors of the Breast and Cervix,« Psychosomatic Medicine, Vol. 13 (1951), S. 117. Auch fanden sie heraus, dass Frauen mit Brustkrebs regelhaft negative Gefühle im Hinblick auf die eigene Sexualität hegten und diese als Anpassung verdrängen. Auch bestand oftmals eine negative Einstellung gegenüber heterosexuellen Beziehungen insgesamt. Das traf für Frauen mit Gebärmutterhalskrebs weniger zu. Während die Brustkrebspatientinnen oftmals in unbefriedigenden Beziehungen verharrten, waren die Frauen mit Gebärmutterhalskrebs geschieden oder mehrfach verheiratet gewesen. Eine Studie von Bacon und Kollegen ergab, dass viele Frauen mit Brustkrebs oftmals ihre Gefühle nicht gut zum Ausdruck bringen konnten und schlecht mit ihrem Ärger, ihrer Aggressivität und Feindseligkeit umgehen konnten. Oftmals überdeckten diese Frauen derlei Gefühle mit einer oberflächlichen Freundlichkeit. Auf einen Konflikt mit der Mutter reagierten Frauen mit Brustkrebs oftmals mit »Abwehr und unrealistischer Opferbereitschaft«. Vgl. C. L. Bacon u. a., »A Psychosomatic Survey of Cancer of the Breast,« *Psychosomatic Medicine,* Vol. 14, No. 6 (1952), S. 453–59. Vgl. dazu C. B. Bahnson, »Stress and Cancer: The State of the Art,« *Psychosomatics,* Vol. 22, No. 3 (1981), S. 207–220.

5. S. Levy et al., »Perceived Social Support and Tumor Estrogen Progesterone Receptor Status as Predictors of Natural Killer Cell Activity in Breast Cancer Patients,« *Psychosomatic Medicine,* vol. 51 (1990), S. 73–85.
6. A. Bremond, G. Kune und C. Bahnson, »Psychosomatic Factors in Breast Cancer Patients: Results of a Case Control Study,« *Journal of Psychosomatic Obstetrics and Gynecology,* vol. 5 (1986), S. 127–136.
7. K. W. Pettingale et al., »Serum IgA Levels and Emotional Expression in Breast Cancer Patients,« *Journal of Psychosomatic Research,* vol. 21 (1977), S. 395.
8. U.S. Preventive Services Task Force, »Screening for Breast Cancer: U.S. Preventive Services Task Force Recommendation Statement,« *Annals of Internal Medicine,* vol. 151, no. 10 (17. November 2009), S. 716–726, www.annals.org/content/151/10/716.full.
9. D. B. Thomas et al., »Randomized Trial of Breast Self-Examination in Shanghai: Final Results,« *Journal of the National Cancer Institute,* vol. 94, no. 19 (2. Oktober 2002), S. 1445–1457.
10. V. F. Semiglazov et al., [Interim Results of a Prospective Randomized Study of Self-Examination for Early Detection of Breast Cancer (Russia/St. Petersburg/WHO)], *Voprosy Onkologii,* vol. 45, no. 3 (1999), S. 265–271.
11. S. M. Love, R. S. Gelman und W. J. Sile, »Fibrocystic 'Disease' of the Breast: A Non-Disease,« *New England Journal of Medicine,* vol. 307 (1982), S. 1010.
12. P. E. Preece et al., »Importance of Mastalgia in Operable Breast Cancer,« *British Medical Journal,* vol. 284 (1982), S. 1299–1300; und L. E. Hughes und D. J. Webster, »Breast Pain and Modularity,« in *Benign Disorders and Disease of the Breast* (London: Bailliere Tindale, 1989).
13. G. Plu-Bureau et al., »Cyclic Mastalgia as a Marker of Breast Cancer Susceptibility: Results of a Case Control Study Among French Women,« *British Journal of Cancer,* vol. 65 (1992), S. 945–949; und J. R. Harris et al., »Breast Cancer,« part 1, *New England Journal of Medicine,* vol. 327 (1992), S. 319–328.
14. P. L. Jenkins et al., »Psychiatric Illness in Patients with Severe Treatment-Resistant Mastalgia,« *General Hospital Psychiatry,* vol. 15 (1993), S. 55–57.

15. American Cancer Society, »How Common Is Breast Cancer?,« zuletzt überarbeitet 8. Januar 2019, www.cancer.org/cancer/breast-cancer/about/how-common-is-breast-cancer.html.
16. U.S. Preventive Services Task Force, »Screening for Breast Cancer: U.S. Preventive Services Task Force Recommendation Statement,« *Annals of Internal Medicine,* vol. 151, no. 10 (17. November 2009), S. 716–726, www.annals.org/content/151/10/716.full.
17. J. S. Mandelblatt et al., »Effects of Mammography Screening Under Different Screening Schedules: Model Estimates of Potential Benefits and Harms,« *Annals of Internal Medicine,* vol. 151, no. 10 (17. November 2009), S. 738–747, www.annals.org/content/151/10/738.full.
18. P. C. Gotzsche und O. Olsen, »Is Screening for Breast Cancer with Mammography Justifiable?« *The Lancet,* vol. 355, no. 9198 (8. Januar 2000), S. 129–34; P. C. Gotzsche und O. Olsen, »Cochrane Review on Screening for Breast Cancer with Mammography,« *The Lancet,* vol. 358, no. 9290 (20. Oktober 2001), S. 1340–1342.
19. A. Bleyer und H. G. Welch, »Effect of Three Decades of Screening Mammography on Breast-Cancer Incidence,« *New England Journal of Medicine,* vol. 367, no. 21 (22. November 2012), S. 1998–2005.
20. P. C. Gotzsche und K. Jorgensen, »Screening for Breast Cancer with Mammography,« Cochrane Database of Systematic Reviews 2013, Ausgabe 6 4. Juni 2013), article number CD001877.
21. P. Zahl, J. Maehlen und H. G. Welch, »The Natural History of Invasive Breast Cancers Detected by Screening Mammography,« *Archives of Internal Medicine,* vol. 168, no. 21 (November 2008), S. 2311–2316.
22. T. Parker-Pope, »Benefits and Risks of Cancer Screening Are Not Always Clear, Experts Say,« *New York Times,* 21. Oktober 2009, S. A26, http://www.nytimes.com/2009/10/22/health/22screen.html#; L. Esserman, Y. Shieh und I. Thompson, »Rethinking Screening for Breast Cancer and Prostate Cancer,« *Journal of the American Medical Association,* vol. 302, no. 15 (21. Oktober 2009), S. 1685–1692. G. Kolata, »Cancer Society, in Shift, Has Concerns on Screenings,« *New York Times,* 21. Oktober 2009, S. A1, www.nytimes.com/2009/10/21/health/21cancer.html#.
23. Parker-Pope, »Benefits and Risks of Cancer Screening Are Not Always Clear, Experts Say.«
24. R M. Martin et al., »Effect of a Low-Intensity PSA-Based Screening Intervention on Prostate Cancer Mortality: The CAP Randomized Clinical Trial,« *Journal of the American Medical Association,* vol. 319, no. 9 (6. März 2018), S. 883–895.
25. bis 29. entfallen
30. A. B. Miller et al., »Canadian National Breast Screening Study 2: 13-Year Results of a Randomized Trial in Women Aged 50–59 Years,« *Journal of the National Cancer Institute,* vol. 92, no. 18 (20. September 2000), S. 1490–1499.
31. W. Cutler et al., »Invasive Breast Cancer Incidence in 2,305,427 Screened Asymptomatic Women: Estimated Long Term Outcomes During Menopause Using a Systematic Review,« *PLoS One,* vol. 10, no. 6 24. Juni 2015), S. e0128895.
32. P. Autier et al., »Effectiveness of and Overdiagnosis from Mammography Screening in The Netherlands: Population Based Study,« *British Medical Journal,* vol. 359 (5. Dezember 2017), S. j5224.
33. K. Kerlikowske et al., »Continuing Screening Mammography in Women Aged 70 to

79 Years: Impact on Life Expectancy and Cost-Effectiveness,« *Journal of the American Medical Association,* vol. 282, no. 22 (8. Dezember 1999), S. 2156–2163.
34. J. P. van Netten et al., »Physical Trauma and Breast Cancer,« *The Lancet,* vol. 343, no. 8903 (16. April 1994), S. 978–979.
35. C. Lagadec et al., »Radiation-Induced Reprogramming of Breast Cancer Cells,« *Stem Cells,* vol. 30, no. 5 (Mai 2012), S. 833–844; C. Printz, »Radiation Treatment Generates Therapy-Resistant Cancer Stem Cells from Less Aggressive Breast Cancer Cells,« *Cancer,* vol. 118, no. 13 (1. Juli 2012), S. 3225.
36. C. Baines, »Rethinking Breast Screening—Again,« *British Medical Journal,* vol. 331 (2005), S. 1031.
37. Y. Shieh et al., »Breast Cancer Screening in the Precision Medicine Era: Risk-Based Screening in a Population-Based Trial,« *Journal of the National Cancer Institute,* vol. 109, no. 5 (27. Januar 2017).
38. A. T. Stavros et al., »Solid Breast Nodules: Use of Sonography to Distinguish Between Benign and Malignant Lesions,« *Radiology,* vol. 195 (1995), S. 123–134; E. Staren, »Breast Ultrasound for Surgeons,« *American Surgeon,* vol. 62 (1996), S. 109–112.
39. R. J. Bleicher et al., »Association of Routine Pretreatment Magnetic Resonance Imaging with Time to Surgery, Mastectomy Rate, and Margin Status,« *Journal of the American College of Surgeons,* vol. 209
40. bis 53. entfallen
54. G. Kolata, »Breast Cancer Screening Under 50: Experts Disagree If Benefit Exists,« *New York Times,* 14. Dezember 1993, S. C-1; W. G. Welch und W. Black, »Advances in Diagnostic Imaging,« *New England Journal of Medicine,* vol. 328 (April 1993), S. 1237–1242; M. Nielson et al., »Breast Cancer and Atypia Among Young Middle-Aged Women: A Study of 110 Medical-Legal Autopsies,« *British Journal of Cancer,* vol. 56 (1987), S. 814–819. Eine unveröffentlichte Autopsiestudie wurde im Cook County Hospital in Chicago vorgenommen (Information von Dr. Kate Havens).
55. S. A. Narod et al., »Breast Cancer Mortality After a Diagnosis of Ductal Carcinoma In Situ,« *JAMA Oncology,* vol. 1, no. 7 (Oktober 2015), S. 888–896.
56. L. J. Esserman, I. M. Thompson und B. Reid, »Overdiagnosis and Overtreatment in Cancer: An Opportunity for Improvement,« *Journal of the American Medical Association,* vol. 310, no. 8 (28. August 2013), S. 797–798.
57. L. Esserman und C. Yau, »Rethinking the Standard for Ductal Carcinoma In Situ Treatment,« *JAMA Oncology,* vol. 1, no. 7 (Oktober 2015), S. 881–883.
58. G. Kolata, »Doubt Is Raised on Quick Surgery on Breast Lesion,« *New York Times, 21.* August 2015, S. A1.
59. V. Ernster et al., »Incidence of and Treatment for Ductal Carcinoma In Situ of the Breast,« *Journal of the American Medical Association,* vol. 275, no. 12 (27. März 1996), S. 913–918.
60. G. Arpino, R. Laucirica und R. M. Elledge, »Premalignant and In Situ Breast Disease: Biology and Clinical Implications,« *Annals of Internal Medicine,* vol. 143, no. 6 (20. September 2005), S. 446–457.
61. C. I. Li et al., »Age-Specific Incidence Rates of In Situ Breast Carcinomas in Histologic Type, 1980 to 2001,« *Cancer Epidemiology, Biomarkers and Prevention,* vol. 14, no. 4 (April 2005), S. 1012–1015.
62. C. I. Li et al., »Adjuvant Hormonal Therapy for Breast Cancer and Risk of Hormone

Receptor-Specific Subtypes of Contralateral Breast Cancer,« *Cancer Research,* vol. 69, no. 17 (25. August 2009), S. 6865–6870.
63. S. Hwang und K. D. Miller, » 'Cultural Change': Dialing Back the Discussion and Treatment of DCIS,« *Medscape,* 17. Januar 2018, www.medscape.com/viewarticle/891198.
64. A. M. Noone et al. (eds.), *SEER Cancer Statistics Review, 1975–2015,* National Cancer Institute. Bethesda, MD, https://seer.cancer.gov/statfacts/html/breast.html, based on November 2017 SEER data submission, posted to the SEER website, April 2018.
65. National Cancer Institute, »Breast Cancer Risk in American Women,« 24. September 2012, www.cancer.gov/types/breast/risk-fact-sheet.
66. Noone et al. (eds.), *SEER Cancer Statistics Review, 1975–2015;* National Cancer Institute, »Breast Cancer Risk in American Women.«
67. National Center for Health Statistics, *Vital Statistics of the United States,* 1987, vol. 2, *Mortality, Part A,* DHHS Publication no. PHS 90-1101 (Washington, DC: U.S. Government Printing Office, 1990).
68. Dazu gehören die folgenden Chemikalien: die Pestizide DDT, Heptachlor und Atrazin, mehrere polyzyklische aromatische Kohlenwasserstoffe (PAKs), Nebenprodukte der Erdölgewinnung, Dioxin und polychlorierte Biphenyle (PCBs). Siehe auch Janet Ralof, »Ecocancer: Do Environmental Factors Underlie a Breast Cancer Epidemic?« *Science News,* vol. 144 (3. Juli 1993), S. 1013.
69. S. Epstein, M.D., letter to Dr. D. Kessler, commissioner of the FDA, 14. Februar 1994, cited in B. Joseph, *My Healing from Breast Cancer* (New Canaan, CT: Keats, 1996), S. 7.
70. S. Mason, V. Welch und J. Neratko, »Synthetic Polymer Contamination in Bottled Water,« *Frontiers in Chemistry,* vol. 6 (11. September 2018), S. 407, https://orbmedia.org/sites/default/files/FinalBottledWaterReport.pdf.
71. M. Kosuth et al., »Synthetic Polymer Contamination in Global Drinking Water,« *Orb,* 16. Mai 2017, https://orbmedia.org/stories/invisibles_final_report/multimedia.
72. S. Steingraber, *The Falling Age of Puberty in U.S. Girls: What We Know, What We Need to Know* (San Francisco: Breast Cancer Fund, 2007), http://www.breastcancerfund.org/site/pp.asp ?c = kwKXLdPaE & b = 3291891.
73. entfällt
74. P. Buell, »Changing Incidence of Breast Cancer in Japanese-American Women,« *Journal of the National Cancer Institute,* vol. 51 (1973), S. 1479–1483; L. Kinlen, »Meat and Fat Consumption and Cancer Mortality: A Study of Strict Religious Orders in Britain,« *The Lancet,* 1982, S. 946–949; W. Willett et al., »Dietary Fat and Risk of Breast Cancer,« *New England Journal of Medicine,* vol. 316, no. 22 (1987).
75. D. J. Hunter et al., »Cohort Studies of Fat Intake and the Risk of Breast Cancer: A Pooled Analysis,« *New England Journal of Medicine,* vol. 334 (1996), S. 356–361.
76. S. Franceschi et al., »Intake of Macronutrients and Risk of Breast Cancer,« *The Lancet,* vol. 347 (1996), S. 1351–1356.
77. I. Romieu et al., »Dietary Glycemic Index and Glycemic Load and Breast Cancer Risk in the European Prospective Investigation into Cancer and Nutrition (EPIC),« *American Journal of Clinical Nutrition,* vol. 96, no. 2 (August 2012), S. 345–355.
78. P. A. van den Brandt und M. Schulpen, »Mediterranean Diet Adherence and Risk of Postmenopausal Breast Cancer: Results of a Cohort Study and Meta-Analysis,« *International Journal of Cancer,* vol. 140, no. 10 (15. Mai 2017), S. 2220–2231.

79. S. Seely und D. F. Horrobin, »Diet and Breast Cancer: The Possible Connection with Sugar Consumption,« *Medical Hypotheses,* vol. 3 (1983), S. 319–327; K. K. Caroll, »Dietary Factors in Immune-Dependent Cancer,« in M. Winick, ed., *Current Concepts in Nutrition,* vol. 6, *Nutrition and Cancer* (New York: John Wiley and Sons, 1977), S. 25–40; S. K. Hoeh und K. K. Carroll, »Effects of Dietary Carbohydrate in the Incidence of Mammary Tumors Induced in Rates by 7, 12-Dimethylbenzanthracene,« *Nutrition and Cancer,* vol. 1, no. 3 (1979), S. 27–30; R. Kazer, »Insulin Resistance, Insulin-Like Growth Factor I and Breast Cancer: A Hypothesis,« *International Journal of Cancer,* vol. 62 (1995), S. 403–406.
80. G. C. Kabat et al., »Repeated Measures of Serum Glucose and Insulin in Relation to Postmenopausal Breast Cancer,« *International Journal of Cancer,* vol. 125, no. 11 (2009), S. 2704–2710.
81. N. Provinciali et al., »BP129 Insulin Resistance (IR) and Prognosis of Metastatic Breast Cancer (MBC) Patients,« *The Breast,* vol. 24, no. 3 (November 2015), S. S66.
82. C. Catsburg et al., »Insulin, Estrogen, Inflammatory Markers, and Risk of Benign Proliferative Breast Disease,« *Cancer Research,* vol. 74, no. 12 (15. Juni 2014), S. 3248–3258.
83. T. A. Sellers et al., »Effect of Family History, Body-Fat Distribution, and Reproductive Factors on the Risk of Postmenopausal Breast Cancer,« *New England Journal of Medicine,* vol. 326, no. 20 (14. Mai 1992), S. 1323–1329.
84. B. L. Pierce et al., »Elevated Biomarkers of Inflammation Are Associated with Reduced Survival Among Breast Cancer Patients,« *Journal of Clinical Oncology,* vol. 27, no. 21 (20. Juli 2009), S. 3437–3444.
85. R. T. Chlebowski et al., »Association of Low-Fat Dietary Pattern with Breast Cancer Overall Survival: A Secondary Analysis of the Women's Health Initiative Randomized Clinical Trial,« *Journal of the American Medical Association,* vol. 4, no. 10 (1. Oktober 2018), S. e181212.
86. C. X. Zhang et al., »Greater Vegetable and Fruit Intake Is Associated with a Lower Risk of Breast Cancer Among Chinese Women,« *International Journal of Cancer,* vol. 125, no. 1 (1. Juli 2009), S. 181–188; J. L. Freudenheim et al., »Premenopausal Breast Cancer Risk and Intake of Vegetables, Fruits, and Related Nutrients,« *Journal of National Cancer Institute,* vol. 88, no. 6 (20. März 1996), S. 340–348.
87. L. E. Carlson et al., »Mindfulness-Based Cancer Recovery and Supportive-Expressive Therapy Maintain Telomere Length Relative to Controls in Distressed Breast Cancer Survivors,« *Cancer,* vol. 121, no. 3 (1. Februar 2015), S. 476–484.
88. K. A. Biegler et al., »Longitudinal Change in Telomere Length and the Chronic Stress Response in a Randomized Pilot Biobehavioral Clinical Study: Implications for Cancer Prevention,« *Cancer Prevention Research,* vol. 5, no. 10 (Oktober 2012), S. 1173–1182.
89. N. Boyd, »Effect of a Low-Fat, High-Carbohydrate Diet on Symptoms of Cyclical Mastopathy,« *The Lancet,* vol. 2 (1988), S. 128; D. Rose et al., »Effect of a Low-Fat Diet on Hormone Levels in Women with Cystic Breast Disease. I: Serum Steroids and Gonadotropins,« *Journal of the National Cancer Institute,* vol. 78 (1987), S. 623; D. Rose et al., »Effect of a Low-Fat Diet on Hormone Levels in Women with Cystic Breast Disease. II: Serum Radioimmunoassayable Prolactin and Growth Hormone and Bioactive Lactogenic Hormones,« *Journal of the National Cancer Institute,* vol. 78 (1987), S. 627.
90. M. Woods, »Low-Fat, High-Fiber Diet and Serum Estrone Sulfate in Premenopausal Women,« *American Journal of Clinical Nutrition,* vol. 49 (1989), S. 1179; D. Ingram,

»Effect of Low-Fat Diet on Female Sex Hormone Levels,« *Journal of the National Cancer Institute,* vol. 79 (1987), S. 1225; und H. Aldercreutz, »Diet and Plasma Androgens in Postmenopausal Vegetarian and Omnivorous Women and Postmenopausal Women with Breast Cancer,« *American Journal of Clinical Nutrition,* vol. 49 (1989), S. 433; A. Tavani et al., »Consumption of Sweet Foods and Breast Cancer Risk in Italy,« *Annals of Oncology* 17, no. 2 (Februar 2006), S. 341–345.

91. M. H. Holl et al., »Gut Bacteria and Aetiology of Cancer of the Breast,« *The Lancet,* vol. 2 (1971), S. 172–173; R. E. Hughes, »Hypothesis: A New Look at Dietary Fiber in Human Nutrition,« *Clinical Nutrition,* vol. 406 (1986), S. 81–86.
92. J. Michnovicz und H. Bradlow, »Altered Estrogen Metabolism and Excretion in Humans Following Consumption of Indole-3-Carbinol,« *Nutrition and Cancer,* vol. 16 (1991), S. 59–66.
93. Rose et al., »Serum Steroids and Gonadotropins.«
94. H. Aldercreutz et al., »Dietary Phyto-oestrogens and the Menopause in Japan,« *The Lancet,* vol. 339 (1992), S. 1233; H. P. Lee et al., »Dietary Effects of Breast Cancer Risk in Singapore,« *The Lancet,* vol. 337 (18. Mai 1991), S. 1197–1200.
95. N. N. Ismael, »A Study of Menopause in Malaysia,« *Maturitas,* vol. 19 (1994), S. 205–209.
96. X. O. Shu et al., »Soy Food Intake and Breast Cancer Survival,« *Journal of the American Medical Association,* vol. 302, no. 22 (9. Dezember 2009), S. 2437–2443.
97. L. J. Lu et al., »Decreased Ovarian Hormones During a Soya Diet: Implications for Breast Cancer Prevention,« *Cancer Research,* vol. 60, no. 15 (August 1, 2000), S. 4112–4121; N. B. Kumar et al., »The Specific Role of Isoflavones on Estrogen Metabolism in Premenopausal Women,« *Cancer,* vol. 94, no. 4 (15. Februar 2002), S. 1166–1174; C. Nagata et al., »Decreased Serum Estradiol Concentration Associated with High Dietary Intake of Soy Products in Premenopausal Japanese Women,« *Nutrition and Cancer,* vol. 29, no. 3 (1997), S. 228–233.
98. T. Hirano et al., »Antiproliferative Activity of Mammalian Lignan Derivatives Against the Human Breast Carcinoma Cell Line ZR-75-1,« *Cancer Investigations,* vol. 8 (1990), S. 595–602.
99. H. Aldercreutz et al., »Excretion of the Lignans Enterolactone and Enterodiol and of Equol in Omnivorous and Vegetarian Women and in Women with Breast Cancer,« *The Lancet,* vol. 2 (1992), S. 1295–1299.
100. S. J. Wayne et al., »Breast Cancer Survivors Who Use Estrogenic Botanical Supplements Have Lower Serum Estrogen Levels Than Non Users,« *Breast Cancer Research and Treatment,* vol. 117, no. 1 (September 2009), S. 111–119.
101. Council for Responsible Nutrition, »International Researchers Convene Meeting on Isoflavones,« press release,17. Juni 2009, www.npicenter.com/anm/anmviewer.asp ?a = 24304 & print = yes.
102. S. Yamamoto et al., »Soy, Isoflavones, and Breast Cancer Risk in Japan,« *Journal of the National Cancer Institute,* vol. 95, no. 12 (18. Juni 2003), S. 906–913.
103. H. Chen et al., »Isoflavones Extracted from Chickpea Cicer arietinum L. Sprouts Induce Mitochondria-Dependent Apoptosis in Human Breast Cancer Cells,« *Phototherapy Research,* vol. 29, no. 2 (Februar 2015), S. 210–219.
104. A. Eakin et al., »Does High Dietary Soy Intake Affect a Woman's Risk of Primary or Recurrent Breast Cancer?« *Journal of Family Practice,* vol. 64, no. 10 (Oktober 2015), S. 660–662.

105. S. Qiu und C. Jiang, »Soy and Isoflavones Consumption and Breast Cancer Survival and Recurrence: A Systematic Review and Meta-Analysis,« *European Journal of Nutrition, 31.* Oktober 2018 (Epub ahead of print).
106. Personönliche Kommunikationmit Margaret Ritchie, Ph.D., Juni 2009.
107. L. Rosenberg et al., »Breast Cancer and Alcoholic Beverage Consumption,« *The Lancet,* vol. 1 (1982), S. 267.
108. W. C. Willett et al., »Moderate Alcohol Consumption and the Risk of Breast Cancer,« *New England Journal of Medicine,* vol. 316, no. 19 (7. Mai 1987), S. 1174–1180.
109. C. I. Li et al., »Relationship Between Potentially Modifiable Lifestyle Factors and Risk of Second Primary Contralateral Breast Cancer Among Women Diagnosed with Estrogen Receptor-Positive Invasive Breast Cancer,« *Journal of Clinical Oncology,* vol. 27, no. 32 (10. November 2009), S. 5312–5318.
110. I. Kato et al., »Alcohol Consumption in Cancers of Hormone Related Organs in Females,« *Japan Journal of Clinical Oncology,* vol. 19, no. 3 (1989), S. 202–207.
111. D. Bagga et al., »Dietary Modulation of Omega-3/Omega-6 Polyunsaturate Fatty Acid Ratios in Patients with Breast Cancer,« *Journal of the National Cancer Institute,* vol. 89, no. 15 (1997), S. 1123–1131.
112. R. S. London et al., »The Effect of Alpha-Tocopherol on Premenstrual Symptomatology,« *Cancer Research,* vol. 41 (1981), S. 3811–3816; R. S. London et al., »The Effect of Alpha-Tocopherol on Premenstrual Symptomatology: A Double-Blind Study,« *Journal of American College Nutrition,* vol. 3 (1984), S. 351–356; R. S. London et al., »The Role of Vitamin E in Fibrocystic Breast Disease,« *Obstetrics and Gynecology,* vol. 65 (1982), S. 104–106; A. A. Abrams, »Use of Vitamin E for Chronic Cystic Mastitis,« *New England Journal of Medicine,* vol. 272 (1965), S. 1080–1081.
113. R. R. Brown et al., »Correlation of Serum Retinol Levels with Response to Chemotherapy in Breast Cancer,« *American Journal of Obstetrics and Gynecology,* vol. 148, no. 3, S. 309–312.
114. K. P. McConnell et al., »The Relationship Between Dietary Selenium and Breast Cancer,« *Journal of Surgical Oncology,* vol. 5, no. 1 (1980), S. 67–70.
115. L. C. Clark et al., »Effects of Selenium Supplementation for Cancer Prevention in Patients with Carcinoma of the Skin,« *Journal of the American Medical Association,* vol. 276 (1996), S. 1957–1963.
116. T. T. Kellis und L. E. Vickery, »Inhibition of Human Estrogen Synthetase (Aromatase) by Flavonoids,« *Science,* vol. 255 (1984), S. 1032–1034. The bioflavonoids compete for estrogen as a substrate in fat metabolism.
117. B. Goldin und J. Gorsbach, »The Effect of Milk and Lactobacillus Feeding on Human Intestinal Bacterial Enzyme Activity,« *American Journal of Clinical Nutrition,* vol. 39 (1984), S. 756–761. *Lactobacillus acidophilus* inhibits beta glucuronidase, the fecal bacterial enzyme responsible for deconjugating liver-conjugated estrogen.
118. K. Lockwood et al., »Partial and Complete Regression of Breast Cancer in Patients in Relation to Dosage of Coenzyme Q10,« *Biochemical and Biophysical Research Communications,* vol. 199, no. 3 (1994), S. 1504–1508.
119. R. Staud, »Vitamin D: More Than Just Affecting Calcium and Bone,« *Current Rheumatology Reports,* vol. 7, no. 5 (Oktober 2005), S. 356–364.
120. Ebd.; J. J. Cannell und B. W. Hollis, »Use of Vitamin D in Clinical Practice,« *Alternative Medicine Review,* vol. 13, no. 1 (März 2008), S. 6–20; J. J. Cannell et al., »On the Epidemiology of Influenza,« *Virology Journal,* vol. 25, no. 5 (25. Februar 2008), S. 29; M. F.

Holick, »Vitamin D: Importance in the Prevention of Cancers, Type 1 Diabetes, Heart Disease, and Osteoporosis,« *American Journal of Clinical Nutrition,* vol. 79, no. 3 (März 2004), S. 362–371.
121. C. F. Garland et al., »Vitamin D for Cancer Prevention: Global Perspective,« *Annals of Epidemiology,* vol. 19, no. 7 (Juli 2009), S. 468–483.
122. C. F. Garland et al., »Vitamin D and Prevention of Breast Cancer: Pooled Analysis,« *Journal of Steroid Biochemistry and Molecular Biology,* vol. 103, nos. 3–5 (März 2007), S. 708–711.
123. S. L. McDonnell et al., »Breast Cancer Risk Markedly Lower with Serum 25-Hydroxyvitamin D Concentrations ≥60 vs <20 ng/ml (150 vs 50 nmol/L): Pooled Analysis of Two Randomized Trials and a Prospective Cohort,« *PLoS One,* vol. 13, no. 6 (15. Juni 2018), S. e0199265.
124. American Society of Clinical Oncology 2008 Annual Meeting, Abstract 511, preview presscast, 15. Mai 2008.
125. P. J. Goodwin et al., »Prognostic Effects of 25-Hydroxyvitamin D Levels in Early Breast Cancer,« *Journal of Clinical Oncology* 27, no. 23 (10. August 2009), S. 3757–3763.
126. entfällt
127. O. Turken et al., »Breast Cancer in Association with Thyroid Disorders,« *Breast Cancer Research,* vol. 5, no. 5 (2003), S. R110–113; B. Rasmusson et al., »Thyroid Function in Patients with Breast Cancer,« *European Journal of Cancer and Clinical Oncology,* vol. 23, no. 5 (Mai 1987), S. 553–556.
128. B. V. Stadel, »Dietary Iodine and Risk of Breast, Endometrial, and Ovarian Cancer,« *The Lancet,* vol. 1, no. 7965 (24. April 1976), S. 890–891.
129. J. H. Kessler, »The Effect of Supraphysiologic Levels of Iodine on Patients with Cyclic Mastalgia,« *The Breast Journal,* vol. 10, no. 4 (2004), S. 328–336; W. R. Ghent et al., »Iodine Replacement in Fibrocystic Disease of the Breast,« *Canadian Journal of Surgery,* vol. 35, no. 5 (Oktober 1993), S. 453–460.
130. Kessler, »The Effect of Supraphysiologic Levels of Iodine on Patients with Cyclic Mastalgia,« S. 328–336.
131. W. R. Ghent et al., »Iodine Replacement in Fibrocystic Disease of the Breast,« *Canadian Journal of Surgery,* vol. 36, no. 5 (Oktober 1992), S. 453–460.
132. B. A. Eskin et al., »Mammary Gland Dysplasia in Iodine Deficiency,« *Journal of the American Medical Association,* vol. 200 (1967), S. 115–119.
133. K. J. Chang et al., »Influences of Percutaneous Administration of Estradiol and Progesterone on Human Breast Epithelial Cell Cycle in Vivo,« *Fertility and Sterility,* vol. 63 (1995), S. 785–791.
134. P. E. Mohr et al., »Serum Progesterone and Prognosis in Operable Breast Cancer,« *British Journal of Cancer,* vol. 73 (1996), S. 1552–1555.
135. A. McTiernan, »Exercise and Breast Cancer—Time to Get Moving?« *New England Journal of Medicine,* vol. 336, no. 18 (1. Mai 1997), S. 1311–1312.
136. I. Thune et al., »Physical Activity and the Risk of Breast Cancer,« *New England Journal of Medicine,* vol. 336, no. 18 (1. Mai 1997), S. 1269–1275.
137. B. Rockhill et al., »A Prospective Study of Recreational Physical Activity and Breast Cancer Risk,« *Archives of Internal Medicine,* vol. 159, no. 19 (25. Oktober 1999), S. 2290–2296.
138. T. M. Peters et al., »Intensity and Timing of Physical Activity in Relation to Postmenopausal Breast Cancer Risk: The Prospective NIH-AARP Diet and Health Study,« *BMC*

Cancer, vol. 9, no. 1 (1. Oktober 2009), S. 349.

139. P. K. Verkasalo et al., »Sleep Duration and Breast Cancer: A Prospective Cohort Study,« *Cancer Research,* vol. 65, no. 20 (15. Oktober 2005), S. 9595–9600.
140. E. S. Schernhammer et al., »Rotating Night Shifts and Risk of Breast Cancer in Women Participating in the Nurses Health Study,« *Journal of the National Cancer Institute,* vol. 93, no. 20 (17. Oktober 2001), S. 1563–1568.
141. D. E. Blask et al., »Melatonin-Depleted Blood from Premenopausal Women Exposed to Light at Night Stimulates Growth of Human Breast Cancer Xenografts in Nude Rats,« *Cancer Research,* vol. 65, no. 23 (1. Dezember 2005), S. 11174–84.
142. E. S. Schernhammer et al., »Urinary Melatonin Levels and Breast Cancer Risk,« *Journal of the National Cancer Institute,* vol. 97, no. 14 (20. Juli 2005), S. 1084–1087.
143. entfällt
144. S. Narod et al., »Familial Breast-Ovarian Cancer Locus on Chromosome 17q12a23,« *The Lancet,* vol. 338 (13. Juli 1991), S. 82–83.
145. D. Thompson et al., »Cancer Incidence in BRCA1 Mutation Carriers,« *Journal of the National Cancer Institute,* vol. 94, no. 18 (18. September 2002), S. 1358–1365. The Breast Cancer Linkage Consortium, »Cancer Risks in BRCA2 Mutation Carriers,« *Journal of the National Cancer Institute,* vol. 91, no. 15 (4. August 1999), S. 131–136. National Cancer Institute, »National Cancer Institute Fact Sheet: BRCA1 and BRCA2: Cancer Risk and Genetic Testing,« www.cancer.gov/cancertopics/factsheet/Risk/BRCA.
146. National Cancer Institute, »National Cancer Institute Fact Sheet: BRCA1 and BRCA2: Cancer Risk and Genetic Testing.«
147. E. R. Copson et al., »Germline BRCA Mutation and Outcome in Young-Onset Breast Cancer (POSH): A Prospective Cohort Study,« *Lancet Oncology,* vol. 19, no. 2 (Februar 2018), S. 169–180.
148. M. B. Fitzgerald et al., »Germ Line BrCa 1 Mutations in Jewish and Non-Jewish Women with Early Onset Breast Cancer,« *New England Journal of Medicine,* vol. 334, no. 3 (1996), S. 143–149; F. S. Collins, »BrCa 1: Lots of Mutations, Lots of Dilemmas,« *New England Journal of Medicine,* vol. 334, no. 3 (1996), S. 186–188; A. A. Langston, »BrCa 1 Mutations in Population-Based Sample of Young Women with Breast Cancer,« *New England Journal of Medicine,* vol. 334, no. 3 (1996), S. 137–42.
149. C. B. Begg et al., »Variation of Breast Cancer Risk Among BRCA 1/2 Carriers,« *Journal of the American Medical Association,* vol. 299, no. 2 (9. Januar 2008), S. 194–201.
150. U.S. Preventive Services Task Force, »Genetic Risk Assessment and BRCA Mutation Testing for Breast and Ovarian Cancer Susceptibility: Recommendation Statement,« *Annals of Internal Medicine,* vol. 143, no. 5 (6. September 2005), S. 355–361.
151. R. Semelka, »Imaging X-Rays Cause Cancer: A Call to Action for Caregivers and Patients,« *Medscape,* last reviewed 16. Februar 2007.
152. S. B. Haga et al., »Genomic Profiling to Promote a Healthy Lifestyle: Not Ready for Prime Time,« *Nature Genetics,* vol. 34, no. 4 (August 2003), S. 347–350.
153. National Cancer Institute, »Cancer Stat Facts: Female Breast Cancer,« https://seer.cancer.gov/statfacts/html/breast.html.
154. J. A. Sparano et al., »Adjuvant Chemotherapy Guided by a 21-Gene Expression Assay in Breast Cancer,« *New England Journal of Medicine,* vol. 379, no. 2 (12. Juli 2018), S. 111–121.
155. S. Johnson, *Wildfire: Igniting the She-volution* (Albuquerque, NM: Wildfire Books, 1990), S. 38.

156. Brustkrebs kann allgemein gesprochen jederzeit aufflammen, weshalb kein Schulmediziner Monica als »geheilt« betrachten würde. Man würde sagen, sie sei »in Remission«. Wie immer man die Sache nennt: Ich finde toll, wie sie aussieht und wie sie ihr Leben lebt.
157. Für eine spannende Zusammenschau der Kontroverse um Implantate vgl. die »Chronology of Silicone Breast Implants« auf der Webseite der PBS Sendung *Frontline* unter www.pbs.org/wgbh/pages/frontline/implants/cron.html.
158. L. A. Brinton et al., »Cancer Risk at Sites Other Than the Breast Following Augmentation Mammoplasty,« *Annals of Epidemiology,* vol. 11, no. 4 (Mai 2001), S. 248–256.
159. Statistiken zu Implantaten werden zitiert in in Marsha Angell, »Shattuck Lecture—Evaluating the Health Risks of Breast Implants: The Interplay of Medical Science, the Law, and Public Opinion,« *New England Journal of Medicine,* vol. 334, no. 23 (1996), S. 1513–1518.
160. L. A. Brinton et al., »Mortality Among Augmentation Mammoplasty Patients,« *Epidemiology,* vol. 12, no. 3 (Mai 2001), S. 321–326.
161. D. B. Sarwer, G. K. Brown und D. L. Evans, »Cosmetic Breast Augmentation and Suicide,« *American Journal of Psychiatry,* vol. 164, no. 7 (Juli 2007), S. 1006–1013.
162. V. C. Koot et al., »Total and Cause Specific Mortality Among Swedish Women with Cosmetic Breast Implants: Prospective Study,« *British Medical Journal,* vol. 326, no. 7388 (8. März 2003), S. 527–528.
163. J. S. Hasan, »Psychological Issues in Cosmetic Surgery: A Functional Overview,« *Annals of Plastic Surgery,* vol. 44, no. 1 (Januar 2000), S. 89–96.
164. M. J. L. Colaris et al., »Two Hundred Cases of ASIA Syndrome Following Silicone Implants: A Comparative Study of 30 Years and a Review of Current Literature,« *Immunology Research,* vol. 65, no. 1 (Februar 2017), S. 120–128.
165. J. W. Cohen Tervaert und R. M. Kappel, »Silicone Implant Incompatibility Syndrome (SIIS): A Frequent Cause of ASIA (Shoenfeld's Syndrome),« *Immunology Research,* vol. 56, nos. 2–3 (Juli 2013), S. 293–298.
166. Gespräch mit Mona Lisa Schulz, M.D., Ph.D. Sie selbst hat sich mit der Thematik intensiv befasst, bevor sie im Zuge einer Brustkrebserkrankung eine beidseitige Brustrekonstruktion hat vornehmen lassen.
167. »Saline-Filled Breast Implant Surgery: Making an Informed Decision,« patient labeling for saline-filled breast implants, Mentor Corporation (aktualisiert Januar 2004); »Making an Informed Decision: Saline-Filled Breast Implant Surgery; 2004 Update,« patient labeling for saline-filled breast implants, INAMED Corporation (updated November 2004).
168. N. Hurst, »Lactation After Augmentation Mammoplasty,« *Obstetrics and Gynecology,* vol. 87, no. 1 (1996), S. 30–34.
169. A. R. Staib und D. R. Logan, »Hypnotic Stimulation of Breast Growth,« *American Journal of Clinical Hypnosis,* vol. 19, no. 4 (April 1977), S. 201–208; R. D. Willard, »Breast Enlargement Through Visual Imagery and Hypnosis,« *American Journal of Clinical Hypnosis,* vol. 19, no. 4 (April 1977), S. 195–200; J. E. Williams, »Stimulation of Breast Growth by Hypnosis,« *Journal of Sex Research,* vol. 10, no. 4 (1. November 1974), S. 316–326; L. M. LeCron, »Breast Development Through Hypnotic Suggestion,« *Journal of the American Society of Psychosomatic Dentistry and Medicine,* vol. 16, no. 2 (1969), S. 58–61.
170. Willard, »Breast Enlargement Through Visual Imagery and Hypnosis.«

XI. Kapitel: Fruchtbarkeit

1. C. Goldin und L. Katz, »The Power of the Pill: Oral Contraceptives and Women's Career and Marriage Decisions,« *Journal of Political Economy,* vol. 110, no. 4 (August 2002), S. 730–770, www.jstor.org/pss/3078534.
2. D. Chamberlain, *The Mind of Your Newborn Baby* (Berkeley, CA: North Atlantic Books, 1998); Siehe also www.birthpsychology.com.
3. Einmal traf ich eine chinesische Gynäkologin, die mir sagte, sie habe über 20 000 Abtreibungen in ihrem Berufsleben vorgenommen. Damals war in China nur ein Kind pro Paar erlaubt, manchmal nicht einmal das. Abtreibungen haben daher die Funktion der Geburtenkontrolle. Paare mit einem Kind, die noch ein weiteres bekamen, konnten den Job verlieren und weiteren Strafmaßnahmen unterworfen sein. In der Konsequenz treiben chinesische Paare vor allem weibliche Föten ab, und für ganze Generationen von jungen Männern gibt es deshalb nicht genug heiratsfähige Frauen in ihrem Alter – ein Umstand, der zwar tragisch ist, aber auch eine grausame Ironie der Geschichte.
4. C. Smith-Rosenberg, *Disorderly Conduct: Visions of Gender in Victorian America* (New York: Oxford University Press, 1986).
5. In a society in which there is so much incest and rape, sexual behavior is often distorted, starting in childhood. Any woman who has recovered from sexual abuse will tell you that having multiple sexual partners and sexual »acting out« are among the consequences of sexual abuse. I'm not blaming these women. I'm merely suggesting that we need to start the healing process somewhere.
6. Smith-Rosenberg, *Disorderly Conduct.*
7. Smith-Rosenberg, *Disorderly Conduct,* S. 218.
10. N. J. Kassebaum et al., »Global, Regional, and National Levels and Causes of Maternal Mortality During 1990–2013: A Systematic Analysis for the Global Burden of Disease Study 2013,« *The Lancet,* vol. 384, no. 9947 (13. September 2014), S. 980–1004.
11. D. A. Grimes et al., »Unsafe Abortion: The Preventable Pandemic,« *The Lancet,* vol. 368, no. 9550 (25. November 2006), S. 1908–1919.
12. M. Melbye et al., »Induced Abortion and the Risk of Breast Cancer,« *New England Journal of Medicine,* vol. 336 (1996), S. 81–85.
13. G. T. McGarey, *Born to Live* (Phoenix, AZ: Inkwell Production, 2001), S. 54. For more information, contact Gladys T. McGarey Medical Foundation, 4848 E. Cactus Rd., Suite 505–506, Scottsdale, AZ 85254, 480-946-4544, www.mcgareyfoundation.org.
14. J. Trussell, F. Stewart, F. Guest und R. A. Hatcher, »Emergency Contraceptive Pills: A Simple Proposal to Reduce Unintended Pregnancies,« *Family Planning Perspectives,* vol. 24, no. 6 (November–Dezember 1992), S. 269–273.
15. R. Hatcher et al., *Contraceptive Technology* (New York: Irvington Publishers, 1991).
16. M. K. Horwitt et al., »Relationship Between Levels of Blood Lipids, Vitamins C, A, E, Serum Copper, and Urinary Excretion of Tryptophan Metabolites in Women Taking Oral Contraceptive Therapy,« *American Journal of Clinical Nutrition,* vol. 28 (1975), S. 403–412; K. Amatayakul, »Vitamin Metabolism and the Effects of Multivitamin Supplementation in Oral Contraceptive Users,« *Contraception,* vol. 30, no. 2 (1984), S. 179–196; und J. L. Webb, »Nutritional Effects of Oral Contraceptive Use,« *Journal of Reproductive Health,* vol. 25, no. 4 (1980), S. 151.
17. A. M. Kaunitz, »Oral Contraceptives,« in Thomas G. Stovall und Frank W. Ling, eds., *Gynecology for the Primary Care Physician* (Philadelphia: Current Medicine, 1999).

18. I. F. Godsland et al., »The Effects of Different Formulations of Oral Contraceptive Agents on Lipid and Carbohydrate Metabolism,« *New England Journal of Medicine,* vol. 323, no. 20 (15. November 1990), S. 1375–1381.
19. M. Bernier et al., »Combined Oral Contraceptive Use and the Risk of Systemic Lupus Erythematosus,« *Arthritis Care and Research,* vol. 61, no. 4 (15. April 2009), S. 476–481.
20. C. W. Skovlund et al., »Association of Hormonal Contraception with Depression,« *Journal of the American Medical Association Psychiatry,* vol. 73, no. 11 (1. November 2016), S. 1154–1162; J. Kulkarni, »Depression as a Side Effect of the Contraceptive Pill,« *Expert Opinion on Drug Safety,* vol. 6, no. 4 (Juli 2007), S. 371–374; M. Gingnell et al., »Oral Contraceptive Use Changes Brain Activity and Mood in Women with Previous Negative Affect on the Pill—A Double-Blinded, Placebo-Controlled Randomized Trial of a Levonorgestrel-Containing Combined Oral Contraceptive,« *Psychoneuroendocrinology,* vol. 38, no. 7 (Juli 2013), S. 1133–1144.
21. T. M. Meiner et al., »Kynurenic Acid Is Reduced in Females and Oral Contraceptive Uers: Implications for Depression,« *Brain, Behavior, and Immunity,* vol. 67 (Januar 2018), S. 59–64.
22. W. V. Williams, »Hormonal Contraception and the Development of Autoimmunity: A Review of the Literature,« *The Linacre Quarterly*, vol. 84, no. 3 (August 2017), S. 275–295.
23. V. Cogliano et al., »Carcinogenicity of Combined Oestrogen-Progestagen Contraceptives and Menopausal Treatment,« *Lancet Oncology,* vol. 6, no. 8 (August 2005), S. 552–553.
24. Collaborative Group on Hormonal Factors in Breast Cancer, »Breast Cancer and Hormonal Contraceptives: Further Results,« *Contraception,* vol. 54, no. 3 suppl. (September 1996), S. 1S–106S.
25. L. S. Morch et al., »Contemporary Hormonal Contraception and the Risk of Breast Cancer,« *New England Journal of Medicine,* vol. 377, no. 23 (7. Dezember 2017), S. 2228–2239.
26. S. S. Bassuk und J. E. Manson, »Oral Contraceptives and Menopausal Hormone Therapy: Relative and Attributable Risks of Cardiovascular Disease, Cancer, and Other Health Outcomes,« *Annals of Epidemiology,* vol. 25, no. 3 (März 2015), S. 193–200; K. A. Michels et al., »Modification of the Associations Between Duration of Oral Contraceptive Use and Ovarian, Endometrial, Breast, and Colorectal Cancers,« *JAMA Oncology,* vol. 4, no. 4 (1. April 2018), S. 516–521.
27. C. Panzer et al., »Impact of Oral Contraceptives on Sex Hormone Binding Globulin and Androgen Levels: A Retrospective Study in Women with Sexual Dysfunction,« *Journal of Sexual Medicine,* vol. 3, no. 1 (Januar 2006), S. 104–13.
28. U.S. Food and Drug Administration, »FDA Updates Labeling for Ortho Evra Contraceptive Patch,« 10. November 2005, www.fda.gov/NewsEvents/Newsroom/PressAnnouncements/2005/ucm108517.htm.
29. Y. C. Le, M. Rahman und A. B. Berenson, »Early Weight Gain Predicting Later Weight Gain Among Depot Medroxyprogesterone Acetate Users,« *Obstetrics and Gynecology,* vol. 114 (2 Pt 1) (August 2009), S. 279–284.
30. Zitiert nach einem Flyer von Joan Morais, mit Genehmigung der Autorin.
31. Zum ersten Mal verstand ich, was wissenschaftlich basierte natürliche Familienplanung bedeutet, als ich Dr. Joseph Stanford 1993 beim Jahrestreffen der American Holi-

stic Medical Association in Kansas City hörte. Das hier Zitierte wurde mir großzügig von Dr. Stanford überlassen, der momentan Family and Preventive Medicine lehrt und zwar an der University of Utah School of Medicine, 375 Chipeta Way, Suite A, Salt Lake City, Utah 84108. Die Beobachtung der Schleimabsonderung, um die fruchtbaren Tage zu bestimmen, stammt ursprünglich von den beiden Ärzten John und Evelyn Billings. Deshalb auch die Bezeichnung Billings-Methode.

33. T. W. Hilgers, A. I. Bailey und A. M. Prebil, »Natural Family Planning IV: The Identification of Postovulatory Infertility,« *Obstetrics and Gynecology,* vol. 58, no. 3 (1981), S. 345–350.
34. entfällt
35. E. Berglund Scherwitzl, A. Lindén Hirschberg und R. Scherwitzl, »Identification and Prediction of the Fertile Window Using NaturalCycles,« *European Journal of Contraception and Reproductive Healthcare,* vol. 20, no. 5 (2015), S. 403–408; E. Berglund Scherwitzl et al., »Fertility Awareness-Based Mobile Application for Contraception,« *European Journal of Contraception and Reproductive Healthcare,* vol. 21, no. 3 (Juni 2016), S. 234–241; E. Berglund Scherwitzl et al., »Perfect-Use and Typical-Use Pearl Index of a Contraceptive Mobile App,« *Contraception,* vol. 96, no. 6 (Dezember 2017), S. 420–425; J. Trussell, »Contraceptive Failure in the United States,« *Contraception,* vol. 83, no. 5 (Mai 2011), S. 397–404.
36. entfällt
37. M. Duane et al., »The Performance of Fertility Awareness-Based Method Apps Marketed to Avoid Pregnancy,« *Journal of the American Board of Family Medicine,* vol. 29, no. 4 (Juli–August 2016), S. 508–511.
38. T. Hilgers et al., »Cumulative Pregnancy Rates in Patients with Apparently Normal Fertility and Fertility-Focused Intercourse,« *Journal of Reproductive Medicine,* vol. 37, no. 10 (Oktober 1992), S. 864–866.
39. Zitat basiert auf einem Vortragshandout von J. Stanford, annual meeting of the American Holistic Medical Association, 13. März 1993. Die Studie wird zitiert in Hilgers, »The Medical Applications of Natural Family Planning.«
40. A. Wilcox und C. Weinberg, »Timing of Sexual Intercourse in Relation to Ovulation: Effects on the Probability of Conception, Survival of Pregnancy, and Sex of Baby,« *New England Journal of Medicine,* vol. 333 (7. Dezember 1995), S. 1517–1521.
41. H. Klaus, »Natural Family Planning: A Review,« *Obstetrics and Gynecology* Survey, vol. 37, no. 2 (Februar 1982), S. 128–150; T. W. Hilgers und A. M. Prebil, »The Ovulation Method: Vulvar Observations as an Index of Fertility and Infertility,« *Obstetrics and Gynecology,* vol. 53, no. 1 (Januar 1979), S. 12–22; World Health Organization, »A Prospective Multicentre Trial of the Ovulation Method of Natural Family Planning: I. The Teaching Phase,« *Fertility and Sterility,* vol. 362 (August 1981), S. 152–158.
42. T. W. Hilgers, G. F. Abraham und D. Cavanagh, »Natural Family Planning. I. The Peak Symptom and Estimated Time of Ovulation,« *American Journal of Obstetrics and Gynecology,* vol. 52, no. 5 (November 1978), S. 575–582.
43. Das Material für diesen Abschnitt stammt von Dr. Joseph Stanford.
44. J. F. Cattanach und B. J. Milne, »Post-Tubal Sterilization Problems Correlated with Ovarian Steroidogenesis,« *Contraception,* vol. 38, no. 5 (1988); J. Donnez, M. Wauters, und K. Thomas, »Luteal Function After Tubal Sterilization,« *Obstetrics and Gynecology,* vol. 57, no. 1 (1981); M. M. Cohen, »Long-Term Risk of Hysterectomy After Tubal

Sterilization,« *American Journal of Epidemiology,* vol. 125 (1987).
45. S. Sumiala et al., »Salivary Progesterone Concentration After Tubal Sterilization,« *Obstetrics and Gynecology,* vol. 88 (1996), S. 792–796.
46. entfällt
47. A. Domar et al., »The Prevalence and Predictability of Depression in Infertile Women,« *Fertility and Sterility,* vol. 58 (1992), S. 1158–1163; A. Domar et al., »The Psychological Impact of Infertility: A Comparison with Patients with Other Medical Conditions,« *Journal of Psychosomatic Obstetrics and Gynecology,* vol. 14 (1993), S. 45–52.
48. I. Gerhard et al., »Prolonged Exposure to Wood Preservatives Induces Endocrine and Immunologic Disorders in Women,« *American Journal of Obstetrics and Gynecology,* vol. 165, no. 2 (August 1991), S. 487–488; P. Thompkins, »Hazards of Electromagnetic Fields to Human Reproduction,« *Fertility and Sterility,* vol. 53, no. 1 (Januar 1990), S. 185; *The World Factbook 2009,* Central Intelligence Agency, Washington, D.C., https://www.cia.gov/library/publications/the-world-factbook/rankorder/2127rank.html.
49. A. Stagnaw-Green et al., »Detection of At Risk Pregnancy by Means of Highly Sensitive Assays for Thyroid Autoantibodies,« *Journal of the American Medical Association,* vol. 269, no. 11 (19. September 1990), S. 1422–1425; und O. B. Christiansen et al., »Autoimmunity and Spontaneous Abortion,« *Human Reproduction* [Denmark], vol. 4, no. 8 (1989), S. 913–917.
50. M. Stauber, »Psychosomatic Problems of Childless Couples,« *Archives of Gynecology and Obstetrics,* vol. 245, nos. 1–4 (1989), S. 1047–1050.
51. L. Jeker et al., »Wish for a Child and Infertility: A Study of 116 Couples. I. Interview and Psychodynamic Hypotheses,« *International Journal of Fertility,* vol. 33, no. 6 (1988), S. 411–420.
52. D. Sable, »How Entrepreneurs Will Move IVF into the Future,« *Forbes, 3.* Februar 2018.
53. S. Dyer et al., »International Committee for Monitoring Assisted Reproductive Technologies World Report: Assisted Reproductive Technology 2008, 2009 und 2010,« *Human Reproduction,* vol. 31, no. 7 (Juli 2016), S. 1588–1609; V. A. Kushnir et al., »Systematic Review of Worldwide Trends in Assisted Reproductive Technology 2004–2013,« *Reproductive Biology and Endocrinology,* vol. 15, no. 1 (10. Januar 2017), S. 6.
54. T. Shevell et al., »Assisted Reproductive Technology and Pregnancy Outcome,« *Obstetrics and Gynecology,* vol. 106, no. 5 (November 2005), S. 1039–1045.
55. P. Kemeter, »Studies on Psychosomatic Implications of Infertility: Effects of Emotional Stress on Fertilization and Implantation in In Vitro Fertilization,« *Human Reproduction,* vol. 3, no. 3 (April 1988), S. 341–352.
56. F. Facchinetti et al., »An Increased Vulnerability to Stress Is Associated with a Poor Outcome of In Vitro Fertilization—Embryo Transfer Treatment,« *Fertility and Sterility,* vol. 67 (1997), S. 309–314.
57. K. Menninger, »Somatic Correlations with the Unconscious Repudiation of Femininity in Women,« *Journal of Nervous and Mental Disease,* vol. 89 (1939), S. 514; Therese Benedek und Boris Rubenstein, »Correlations Between Ovarian Activity and Psychodynamic Processes: The Ovulatory Phase,« *Psychosomatic Medicine,* vol. 1, no. 2 (1939), S. 245–270; A. Mayer, »Sterility in Women as a Result of Functional Disturbance,« *Journal of the American Medical Association,* vol. 105 (1935), S. 1474; Kemeter, »Studies on Psychosomatic Implications of Infertility.«
58. H. Ellis, *Studies in the Psychology of Sex* (Philadelphia: Davis and Co., 1928); T. H. Van

de Veld, *Fertility and Sterility in Marriage* (New York: Covici-Friede, 1931).
59. H. F. Dunbar, *Emotions and Bodily Changes* (New York: Columbia University Press, 1935), S. 595; R. L. Dickerson, »Medical Analysis of 1000 Marriages,« *Journal of the American Medical Association,* vol. 97 (1931), S. 529; C. C. Norris, »Sterility in the Female Without Gross Pathology,« *Surgery, Gynecology, and Obstetrics,* vol. 15 (1912), S. 706.
60. D. H. Hellhammer et al., »Male Infertility, Relationships Among Gonadotropins, Sex Steroids, Seminal Parameters, and Personality Attitudes,« *Psychosomatic Medicine,* vol. 47, no. 1 (1985), S. 58–66.
61. A. M. Brkovich und W. A. Fisher, »Psychological Distress and Infertility: Forty Years of Research,« *Journal of Psychosomatic Obstetrics and Gynaecology,* vol. 19, no. 4 (Dezember 1998), S. 218–228.
62. A. D. Domar et al., »The Mind/Body Program for Infertility: A New Behavioral Treatment Approach for Women with Infertility,« *Fertility and Sterility,* vol. 53., no. 2 (Februar 1990), S. 246–249.
63. Reproductive Health Technologies Project, *Ovarian Stimulation and Egg Retrieval: Overview and Issues to Consider,* Washington, DC, 2009, www.rhtp.org/documents/RHTP-OvarianStimulationandEggRetrievalPaperUpdated.pdf.
64. Einiges von diesem Material wurde ursprünglich in meinem Newsletter *Health Wisdom for Women* in der Ausgabe vom Juni 1997 veröffentlicht.
65. D. R. Meldrum, »Female Reproductive Aging—Ovarian and Uterine Factors,« *Fertility and Sterility,* vol. 59, vol. 1 (Januar 1993), S. 1–5; C. Wood, I. Calderon, und A. Crombie, »Age and Fertility: Results of Assisted Reproductive Technology in Women over 40 Years,« *Journal of Assisted Reproduction and Genetics,* vol. 9, no. 5 (Oktober 1992), S. 482–484; S. L. Tan et al., »Cumulative Conception and Livebirth Rates After In-Vitro Fertilisation,« *The Lancet,* vol. 339, no. 8806 (Juni 1992), S. 1390–1394.
66. W. J. Kennedy, *Edinburgh Medical Journal,* vol. 27 (1882), S. 1086.
67. Persönliche Kommunikation mit Brant Secunda.
68. J. Johnson et al., »Germline Stem Cells and Follicular Renewal in the Postnatal Mammalian Ovary,« *Nature,* vol. 428, no. 6979 (11. März 2004), S. 145–150.
69. J. A. Martin et al., »Births: Final Data for 2017,« *National Vital Statistics Report,* vol. 67, no. 8 (7. November 2018), S. 4.
70. S. K. Henshaw, »Unintended Pregnancy in the United States,« *Family Planning Perspectives,* vol. 30, no. 1 (Januar–Februar 1998), S. 24–29, 46.
71. H. Benson, »Stress, Anxiety and the Relaxation Response,« *Behavioral Biology in Medicine: A Monograph Series,* No. 3 (So. Norwalk, CT: Meducation, 1985), S. 1–28.
72. Während die Schwangerschaftsrate bei anderen unfruchtbaren Paaren, die sich in medizinische Behandlung begeben, zwischen 17 und 25 Prozent liegt, beträgt die Schwangerschaftsrate in Dr. Domars Programm 44 Prozent, wobei 37 Prozent ein Baby mit nach Hause nehmen (manche Schwangerschaften enden mit einer Fehlgeburt). »The Goddess of Fertility,« *Boston Magazine,* März 1997, S. 57–117.
73. Facchinetti et al., »An Increased Vulnerability to Stress.«
74. H. Fisch with S. Braun, *The Male Biological Clock: The Startling News About Aging, Sexuality, and Fertility in Men* (New York: Free Press, 2005), S. xiii.
75. D. M. Kristensen et al., »Ibuprofen Alters Human Testicular Physiology to Produce a State of Compensated Hypogonadism,« *Proceedngs of the National Academy of Sciences of the United States of America,* vol. 115, no. 4 (23. Januar 2018), S. E715–24.

76. J. Pei et al., »Quantitative Evaluation of Spermatozoa Ultrastructure After Acupuncture Treatment for Idiopathic Male Infertility,« *Fertility and Sterility,* vol. 84, no. 1 (Juli 2005), S. 141–47.
77. Fisch, S. xiv.
78. E. Dewan, »On the Possibility of a Perfect Rhythm Method of Birth Control by Periodic Light Stimulation,« *American Journal of Obstetrics and Gynecology,* vol. 99, no. 7 (1. Dezember 1967), S. 1016–1019. Siehe also notes for chapter 5, »The Menstrual Cycle.«
79. J. A. Grieger et al., »Pre-Pregnancy Fast Food and Fruit Intake Is Associated with Time to Pregnancy,« *Human Reproduction,* vol. 33, no. 6 (1. Juni 2018), S. 1063–1070.
80. E. R. Gonzalez, »Sperm Swim Singly After Vitamin C Therapy,« *Journal of the American Medical Association,* vol. 20 (1983), S. 2747; T. R. Haroma et al., »Zinc, Plasma Androgens, and Male Sterility,« letter to the editor, *The Lancet,* vol. 3 (1977), S. 1125–1126; M. Igarashi, »Augmentative Effects of Ascorbic Acid upon Induction of Human Ovulation in Clomiphene Ineffective Anovulatory Women,« *International Journal of Fertility,* vol. 22, no. 3 (1977), S. 68–73; D. W. Dawson, »Infertility and Folate Deficiency,« case reports, *British Journal of Obstetrics and Gynaecology,* vol. 89 (1982), S. 678.
81. J. Hargrove und E. Guy, »Effect of Vitamin B6 on Infertility in Women with Premenstrual Tension Syndrome,« *Infertility,* vol. 2, no. 4 (1979), S. 315–322.
82. J. Chu et al., »Vitamin D and Assisted Reproductive Treatment Outcome: A Systematic Review and Meta-Analysis,« *Human Reproduction,* vol. 33, no. 1 (1. Januar 2018), S. 65–80.
83. L. M. Westphal et al., »A Nutritional Supplement for Improving Fertility in Women: A Pilot Study,« *Journal of Reproductive Medicine,* vol. 49, no. 4 (April 2004), S. 289–293.
84. D. E. Stewart et al., »Infertility and Eating Disorders,« *American Journal of Obstetrics and Gynecology,* vol. 163 (1990), S. 1196–1199.
85. A. Blau et al., »The Psychogenic Etiology of Premature Births,« *Psychosomatic Medicine,* vol. 25 (1963), S. 201; Robert J. Weil, »The Problem of Spontaneous Abortion,« *American Journal of Obstetrics and Gynecology,* vol. 73 (1957), S. 322.
86. L. Fenster et al., »Caffeinated Beverages, Decaffeinated Coffee, and Spontaneous Abortion,« *Epidemiology,* vol. 8., no. 5 (September 1997), S. 515–523.
87. R. L. Bick und D. Hoppensteadt, »Recurrent Miscarriage Syndrome and Infertility Due to Blood Coagulation Protein/Platelet Defects: A Review and Update,« *Clinical and Applied Thrombosis/Hemostasis,* vol. 11, no. 1 (Januar 2005), S. 1–13; F. E. Preston et al., »Increased Fetal Loss in Women with Heritable Thrombopilia,« *The Lancet,* vol. 348, no. 9032 (5. Oktober 1996), S. 913–16.
88. R. Stanford, »Recurrent Miscarriage Syndrome Treated with Acupuncture and an Allergy Elimination/Desensitization Technique,« *Alternative Therapies in Health and Medicine,* vol. 15, no. 5 (September–Oktober 2009), S. 62–63.
89. R. J. Weil und C. Tupper, »Personality, Life Situation, Communication: A Study of Habitual Abortion,« *Psychosomatic Medicine,* vol. 22, no. 6 (1960), S. 448–455.
90. Ebd.
91. E. R. Grimm, »Psychological Investigation of Habitual Abortion,« *Psychosomatic Medicine,* vol. 24, no. 4 (1962), S. 370–378.
92. R. L. VandenBergh, »Emotional Illness in Habitual Aborters Following Suturing of Incompetent Cervical Os,« *Psychosomatic Medicine,* vol. 28, no. 3 (1966), S. 257–263.
93. »Chapter 10: Ectopic Pregnancy,« in F. G. Cunningham et al., eds., *Williams Obstetrics,*

22d ed. (New York: McGraw-Hill Professional, 2005), S. 254–255.

94. U. Chinagozi und C. Nugent, »Adoption-Related Behaviors Among Women Aged 18–44 in the United States: 2011–2015,« National Center for Health Statistics Data Brief No. 315, Juli 2018, www.cdc.gov/nchs/products/databriefs/db315.htm.
95. Evan B. Donaldson Adoption Institute, »Landmark Study Shows Vast Majority of Americans Support Adoption: Positive Attitudes Toward Adoption Give New Reason for Hope,« press release on 2002 National Survey, 19. Juni 2002, www.adoptioninstitute.org/old/survey/press _release.html.
96. Union of Concerned Scientists, 2 Brattle Square, Cambridge, MA 02238, 617-547-5552, www.ucsusa.org.
97. D. Boyer and D. Fine, »Sexual Abuse as a Factor in Adolescent Pregnancy and Child Maltreatment,« *Family Planning Perspectives,* vol. 24, no. 1 (Januar–Februar 1992), S. 4–11, 19.
98. National Center for Health Statistics, *Vital Statistics of the United States, 2003,* vol. 1, *Natality,* www.cdc.gov/nchs/products/vsus/vsus _1980 _2003.htm. National Center for Health Statistics, *Natality Public Use Files, 2000–2016.* J. A. Martin et al., »Births: Final Data for 2016,« *National Center for Health Statistics National Vital Statistics Reports,* vol. 67, no. 1 (2018).
99. K. Ethier, L. Kann und T. McManus, »Sexual Intercourse Among High School Students—29 States and United States Overall, 2005–2015,« *Morbidity and Mortality Weekly Report,* vol. 66, nos. 51–52 (5. Januar 2018), S 1393–97.

XII. Kapitel: Schwangerschaft und Geburt

1. Betsey Stevenson zitiert nach M. Dowd, »Blue Is the New Black,« *New York Times, 20.* September 2009, S. WK9. Betsey Stevenson is coauthor with Justin Wolfers of »The Paradox of Declining Female Happiness,« to be published in an upcoming edition of the *American Economic Journal: Economic Policy.*
2. Center for Women's Business Research, »Key Facts About Women-Owned Businesses,« 2009; Brad Harrington und Jamie Ladge, »Got Talent? It Isn't Hard to Find,« in Heather Boushey und Ann O'Leary, eds., *The Shriver Report: A Woman's Nation Changes Everything* (Washington, DC: Center for American Progress, 2009), S. 206.
3. M. Shriver, »The Unfinished Revolution,« *Time, 26.* Oktober 2009; *The Shriver Report: A Woman's Nation Changes Everything* (Washington, DC: Center for American Progress, 2009).
4. T. R. Verny und P. Weintraub, *Tomorrow's Baby: The Art and Science of Parenting from Conception Through Infancy* (New York: Simon & Schuster, 2002), S. 29.
5. P. W. Nathanielsz, *Life in the Womb: The Origin of Health and Disease* (Ithaca, NY: Promethean Press, 1999). L. Szabo, »Aging Well Starts in Womb, As Mom's Choices Affect Whole Life,« *USA Today,* 30. Juni 2009, www.usatoday.com/news/health/2009-06-30-prenatalcover _N.htm.
6. U.S. Department of Health, Education, and Welfare, the National Center for Health Statistics, *Wanted and Unwanted Births by Mothers 15–44 Years of Age: United States, 1973* (Washington, DC: U.S. Government Printing Office, 1973); advance data from *Vital and Health Statistics,* no. 9 (10. August 1977); National Institutes of Health, Institute of Child Health and Human Development, research reports, November 1992,

available from NICHD Office of Research Reporting, building 31, room 2A312, National Institutes of Health, Bethesda, MD 01892, 310-496-5133; M. D. Muylder et al., »A Women's Attitude Toward Pregnancy: Can It Predispose Her to Preterm Labor?« *Journal of Reproductive Medicine,* vol. 37, no. 4 (April 1992); R. Newton und L. Hunt, »Psychosocial Stress in Pregnancy and Its Relationship to Low Birth Weight,« *British Medical Journal,* vol. 288 (1984), S. 1191.

7. M. Lobel et al., »The Impact of Prenatal Maternal Stress and Optimistic Disposition on Birth Outcomes in Medically High-Risk Women,« *Health Psychology,* vol. 19, no. 6 (November 2000), S. 544–553.
8. V. L. Katz et al., »Catecholamine Levels in Pregnant Physicians and Nurses: A Pilot Study of Stress and Pregnancy,« *Obstetrics and Gynecology,* vol. 77, no. 3 (März 1991), S. 338–341.
9. S. Guendelman et al. »Maternity Leave in the Ninth Month of Pregnancy and Birth Outcomes Among Working Women,« *Women's Health Issues,* vol. 19, no. 1 (Januar–Februar 2009), S. 30–37.
10. C. D. Fryar, M. D. Carroll und C. L. Ogden, »Prevalence of Overweight, Obesity, and Severe Obesity Among Adults Aged 20 and Over: United States, 1960–1962 Through 2015–2016,« National Center for Health Statistics, September 2018, www.cdc.gov/nchs/data/hestat/obesity_adult_15_16/obesity_adult_15_16.pdf.
11. K. M. Rasmussen und A. L. Yaktine, eds., *Weight Gain During Pregnancy: Reexamining the Guidelines* (Washington, DC: National Academies Press, 2009).
12. A. M. Molloy et al., »Maternal Vitamin B12 Status and Risk of Neural Tube Defects in a Population with High Neural Tube Defect Prevalence and No Folic Acid Fortification,« *Pediatrics,* vol. 123, no. 3 (März 2009), S. 917–923.
13. A. Merewood et al., »Association Between Vitamin D Deficiency and Primary Cesarean Section,« *Journal of Clinical Endocrinology and Metabolism,* vol. 94, no. 3 (2009), S. 940–945.
14. E. S. N. Husebye et al., »Verbal Abilities in Children of Mothers with Epilepsy: Association to Maternal Folate Status,« *Neurology,* vol. 91, no. 9 (28. August 2018), S. e811–21.
15. M. L. Mulligan et al., »Implications of Vitamin D Deficiency in Pregnancy and Lactation,« *American Journal of Obstetrics and Gynecology,* vol. 202, no. 5 (Mai 2010), S. 429.e1–9.
16. C. L. Wagner und R. Lawrence, Pediatric Academic Societies annual meeting, Vancouver, British Columbia, 1.–4. Mai 2010; S. Boyles, »High Doses of Vitamin D May Cut Pregnancy Risks,« WebMD, 4. Mai 2010, www.webmd.com/baby/news/20100504/high-doses-of-vitamin-d-may-cut-pregnancy-risk #2.
17. S. L. McDonnell et al., »Maternal 25(OH)D Concentrations ≥40 ng/mL Associated with 60% Lower Preterm Birth Risk Among General Obstetrical Patients at an Urban Medical Center,« *PLoS One,* vol. 12, no. 7 (24. Juli 2017), S. e0180483.
18. L. M. Bodnar, M. A. Krohn und H. N. Simhan, »Maternal Vitamin D Deficiency Is Associated with Bacterial Vaginosis in the First Trimester of Pregnancy,« *Journal of Nutrition,* vol. 139 (2009), S. 1157–1161.
19. J. A. McGregor et al., »The Omega-3 Story: Nutritional Prevention of Preterm Birth and Other Adverse Pregnancy Outcomes,« *Obstetrical and Gynecological Survey,* vol. 56, no. 5 suppl. 1 (Mai 2001), S. S1–13.
20. K. Owe et al., »Association Between Regular Exercise and Excessive Newborn Birth

Weight,« *Obstetrics and Gynecology,* vol. 114, no. 4 (Oktober 2009), S. 770–776.
21. M. Perales, R. Artal und A. Lucia, »Exercise During Pregnancy,« *Journal of the American Medical Association,* vol. 317, no. 11 (21. März 2017), S. 1113–1114.
22. American College of Obstetricians and Gynecologists, »ACOG Committee Opinion No. 650: Physical Activity and Exercise During Pregnancy and the Postpartum Period,« *Obstetrics and Gynecology,* vol. 126, no. 6 (Dezember 2015), S. e135–42.
23. T. Field et al., »Pregnant Women Benefit from Massage Therapy,« *Journal of Psychosomatic Obstetrics and Gynaecology,* vol. 20, no. 1 (März 1999), S. 31–38; T. Field, »Labor Pain Is Reduced by Massage Therapy,« *Journal of Psychosomatic Obstetrics and Gynaecology,* vol. 18, no. 4 (Dezember 1997), S. 286–291.
24. D. A. Oren et al., »An Open Trial of Morning Light Therapy for Treatment of Antepartum Depression,« *American Journal of Psychiatry,* vol. 159, no. 4 (April 2002), S. 666–669.
25. E. B. Da Fonseca et al., »Prophylactic Administration of Progesterone by Vaginal Suppository to Reduce the Incidence of Spontaneous Preterm Birth in Women at Increased Risk: A Randomized Placebo-Controlled Double-Blind Study,« *American Journal of Obstetrics and Gynecology,* vol. 188, no. 2 (Februar 2003), S. 419–424; P. J. Meis et al., »Prevention of Recurrent Preterm Delivery by 17 Alpha-Hydroxyprogesterone Caproate,« *New England Journal of Medicine,* vol. 348, no. 24 (12. Juni 2003), S. 2379–2385.
26. E. R. Norwitz, L. E. Phaneuf und A. B. Caughey, »Progesterone Supplementation and the Prevention of Preterm Birth,« *Reviews in Obstetrics and Gynecology,* vol. 4, no. 2 (Summer 2011), S. 60–72.
27. V. M. Schmouder et al., »The Rebirth of Progesterone in the Prevention of Preterm Labor,« *Annals of Pharmacotherapy,* vol. 47, no. 4 (April 2013), S. 527–536; E. B. da Fonseca et al., »Prophylactic Administration of Progesterone by Vaginal Suppository to Reduce the Incidence of Spontaneous Preterm Birth in Women at Increased Risk: A Randomized Placebo-Controlled Double-Blind Study,« *American Journal of Obstetrics and Gynecology,* vol. 188, no. 2 (Februar 2003), S. 419–424; P. J. Meis et al., »Prevention of Recurrent Preterm Delivery by 17 alpha-hydroxyprogesterone caproate,« *New England Journal of Medicine,* vol. 348, no. 24 12. (Juni 2003), S. 2379–2385.
28. R. Romero et al., »Vaginal Progesterone for Preventing Preterm Birth and Adverse Perinatal Outcomes in Singleton Gestations with a Short Cervix: A Meta-Analysis of Individual Patient Data,« *American Journal of Obstetrics and Gynecology,* vol. 218, no. 2 (Februar 2018), S. 161–180.
29. J. E. Norman et al., »Progesterone for the Prevention of Preterm Birth in Twin Pregnancy (STOPPIT): A Randomised, Double-Blind, Placebo-Controlled Study and Meta-Analysis,« *The Lancet,* vol. 373, no. 9680 (13. Juni 2009), S. 2034–2040.
30. N. Mamelle et al., »Prevention of Preterm Birth in Patients with Symptoms of Preterm Labor—The Benefits of Psychologic Support,« *American Journal of Obstetrics and Gynecology,* vol. 177, no. 4 (1977), S. 947–952.
31. S. E. Andrade et al., »Prescription Drug Use in Pregnancy,« *American Journal of Obstetrics and Gynecology,* vol. 191, no. 2 (August 2004), S. 398–407.
32. J. G. Donahue et al., »Association of Spontaneous Abortion with Receipt of Inactivated Influenza Vaccine Containing H1N1pdm09 in 2010–11 and 2011–12,« *Vaccine,* vol. 35, no. 40 (25. September 2017), S. 5314–5322.

33. »Pregnancy and Medicine,« *WebMD,* article reviewed by Nivin Todd, M.D., on 5. August 2018, www.webmd.com/women/pregnancy-medicine.
34. und 35. entfallen
36. E. Cardis and the INTERPHONE Study Group, "Brain Tumour Risk in Relation to Mobile Telephone Use: Results of the INTERPHONE International Case-Control Study," International Journal of Epidemiology, vol. 39, no. 3 (June 2010), S. 675–694.
37. IuG. Grigor'ev, »The Probability of Developing Brain Tumors Among Users of Cellular Telephones (Scientific Information to the Decision of the International Agency for Research on Cancer (IARC) Announced on 31. Mai 2011),« *Radiatsionnaia Biologila, Radioecologiia,* vol. 51, no. 5 (September–Oktober 2011), S. 633–638.
38. M. Wyde et al., »Report of Partial Findings from the National Toxicology Program Carcinogenesis Studies of Cell Phone Radiofrequency Radiation in Hsd: Sprague Dawley SD Rats (Whole Body Exposure),« *bioRxiv,* 26. Mai 2016, modified 1. Februar 2018, https://doi.org/10.1101/055699.
39. National Institute of Environmental Health Sciences National Toxicology Program, *Peer Review of the Draft NTP Technical Reports on Cell Phone Radiofrequency Radiation,* 26.–28 März 2018, https://ntp.niehs.nih.gov/ntp/about _ntp/trpanel/2018/march/peerreview20180328 _508.pdf.
40. E. Cardis et al., »The INTERPHONE Study: Design, Epidemiological Methods, and Description of the Study Population,« *European Journal of Epidemiology,* vol. 22, no. 9 (2007), S. 647–664; L. Hardell, M. Carlberg und D. Gee, »Mobile Phone Use and Brain Tumour Risk: Early Warnings, Early Actions? Late Lessons from Early Warnings: Science, Precaution, Innovation,« *European Environmental Agency Report,* no. 1, 22. Januar 2013, S. 509–29; G. Coureau et al., »Mobile Phone Use and Brain Tumours in the CERENAT Case-Control Study,« *Occupational and Environmental Medicine,* vol. 71, no. 7 (Juli 2014), S. 514–522.
41. J. A. Martin et al., »Births: Final Data for 2016,« *National Vital Statistics Report,* vol. 67, no. 1, 31. Januar 2018, S. 8.
42. K. Fuchs und R. Wapner, »Elective Cesarean Section and Induction and Their Impact on Late Preterm Births,« *Clinics in Perinatology,* vol. 33, no. 4 (Dezember 2006), S. 793–801; »Preterm Birth Rate Continues to Rise,« *The Medical News,* 5. Oktober 2009, www.news-medical.net/news/20091005/Preterm-birth-rate-continues-to-rise.aspx.
43. R. Meyers, »Maternal Anxiety and Fetal Death,« *Psychoneuroimmunology in Reproduction* (New York: Elsevier/North-Holland Biomedical Press, 1979), S. 555–573.
44. L. E. Mehl et al., »The Role of Hypnotherapy in Facilitating Normal Birth,« in P. G. Fedor-Freburgh und M. L. V. Vogel, eds., *Encounter with the Unborn: Perinatal Psychology and Medicine* (Park Ridge, NJ: Parthenon, 1988), S. 189–207; I. E. Mehl, »Hypnosis in Preventing Premature Labor,« *Journal of Prenatal and Perinatal Psychology,* vol. 8 (1988), S. 234–240; A. Omer, »Hypnosis and Premature Labor,« *Journal of Psychosomatic Medicine,* vol. 57 (1986), S. 454–460.
45. R. L. VandenBerge et al., »Emotional Illness in Habitual Aborters Following Suturing of the Incompetent Cervical Os,« *Psychosomatic Medicine,* vol. 28, no. 3 (1966), S. 257–263.
46. L. B. Finer und M. R. Zolna, »Declines in Unintended Pregnancy in the United States, 2008–2011,« *New England Journal of Medicine,* vol. 374, no. 9 (3. März 2016), S. 843–852.

47. V. Laukaran und C. van Den Berg, »The Relationship of Maternal Attitude to Pregnancy Outcomes and Obstetric Complications: A Cohort Study of Unwanted Pregnancies,« *American Journal of Obstetrics and Gynecology,* vol. 139 (1981), S. 596; R. McDonald, »The Role of Emotional Factors in Obstetric Complications,« *Psychosomatic Medicine,* vol. 30 (1968), S. 222; M. D. De Muylder, »Psychological Factors and Preterm Labour,« *Journal of Reproductive Psychology,* vol. 7 (1989), S. 55.
48. R. Myers, »Maternal Anxiety and Fetal Death,« in L. Zichella und P. Pancheri, eds., *Psychoneuroendocrinocology and Reproduction* (New York: Elsevier, 1979).
49. L. E. Mehl-Madrona, »Psychosocial Prenatal Intervention to Reduce Alcohol, Smoking, and Stress and Improve Birth Outcome Among Minority Women,« *Journal of Prenatal and Perinatal Psychology and Health,* vol. 14, no. 3 (2000), S. 257–279.
50. H. P. Schobel et al., »Preeclampsia: A State of Sympathetic Overactivity,« *New England Journal of Medicine,* vol. 335, no. 20 (1996), S. 480–485; H. J. Passloer, »Angstlich—Feindseliges Verhalten als Prakursor einer Schaumangerschafstinduzierten Hypertonic (SIJ),« *A. Guburtsh Perinat.,* vol. 195 (1991), S. 137–142.
51. E. Muller-Tyl und B. Wimmer-Puchinger, »Psychosomatic Aspects of Toxemia,« *Journal of Psychosomatic Obstetrics and Gynecology,* vol. 1, nos. 3–4 (1982), S. 111–117; C. Ringrose, »Psychosomatic Influence in the Genesis of Toxemia of Pregnancy,« *Canadian Medical Association Journal,* vol. 84 (1961), S. 647; und A. J. Cooper, »Psychosomatic Aspects of Pre-eclamptic Toxemia,« *Journal of Psychosomatic Research,* vol. 2 (1958), S. 241.
52. R. L. McDonald, »Personality Characteristics in Patients with Three Obstetric Complications,« *Psychosomatic Medicine,* vol. 27, no. 4 (1965), S. 383–390.
53. C. Cheek und E. Rossi, *Mind-Body Hypothesis* (New York: W. W. Norton, 1989).
54. L. Mehl, »Hypnosis and Conversion of the Breech to the Vertex Position,« *Archives of Family Medicine,* vol. 3 (1994), S. 881–887.
55. Martin et al., »Births: Final Data for 2016,« S. 4.
56. Ebd., S. 7.
57. F. Althabe und J. F. Belizan, »Caesarean Section: The Paradox,« *The Lancet,* vol. 368 (2006), S. 1472–1473.
58. O. E. Keag, J. E. Norman und S. J. Stock, »Long-Term Risks and Benefits Associated with Cesarean Delivery for Mother, Baby, and Subsequent Pregnancies: Systematic Review and Meta-Analysis,« *PLoS Medicine,* vol. 15, no. 1 (23. Januar 2018), S. e1002494.
59. S. M. Taffel, P. J. Placek und T. Liss, »Trends in the United States Cesarean Section Rate and Reasons for the 1980–85 Rise,« *American Journal of Public Health,* vol. 77, no. 8 (1987), S. 955–59.
60. bis 61. entfallen
62. M. J. K. Osterman und J. A. Martin, »Recent Declines in Induction of Labor by Gestational Age,« National Center for Health Statistics Data Brief No. 155, Juni 2014, S. 1, https://www.cdc.gov/nchs/products/databriefs/db155.htm.
63. T. Postel, »Childbirth Climax: The Revealing of Obstetrical Orgasm,« *Sexologies,* vol. 22, no. 4 (Oktober–Dezember 2013), S. e89–92.
64. L. Crocker, »Can Women Orgasm During Childbirth,« *The Daily Beast, 9.* Juni 2013, www.thedailybeast.com/can-women-orgasm-during-childbirth.
65. A. de Jonge et al., »Perinatal Mortality and Morbidity in a Nationwide Cohort of 529,688 Low-Risk Planned Home and Hospital Births,« *BJOG: An International Journal of Obstetrics and Gynaecology,* vol. 116 (August 2009), S. 1177–1184.

66. K. C. Johnson und B. A. Daviss, »Outcomes of Planned Home Births with Certified Professional Midwives: Large Prospective Study in North America,« *British Medical Journal,* vol. 330, no. 7505 (18. Juni 2005), S. 1416.
67. M. Cheyney, M. Bovbjerg, C. Everson, W. Gordon, D. Hannibal, und S. Vedam, »Outcomes of Care for 16,924 Planned Home Births in the United States: The Midwives Alliance of North America Statistics Project, 2004 to 2009,« *Journal of Midwifery and Women's Health,* vol. 59, no. 1 (Januar–Februar 2014), S. 17–27.
68. bis 79. entfallen
80. B. Sawyer und S. Gonzales, »How Does Infant Mortality in the U.S. Compare to Other Countries?« Peterson-Kaiser Health System Tracker, 7. Juli 2017, https://www.healthsystemtracker.org/chart-collection/infant-mortality-u-s-compare-countries.
81. J. Levit, *Brought to Bed: Childbearing in America, 1750–1950* (New York: Oxford University Press, 1988).
82. R. Sosa et al., »The Effect of Supportive Companions on Perinatal Problems, Length of Labor, and Mother-Infant Interaction,« *New England Journal of Medicine,* vol. 303 (1980), S. 597–600; M. H. Klaus et al., »Effects of Social Support During Parturition in Maternal and Infant Mortality,« *British Medical Journal,* vol. 293 (1986), S. 585–587; M. H. Klaus et al., »Maternal Assistance and Support in Labor: Father, Nurse, Midwife, or Doula?« *Clinical Consultation in Obstetrics and Gynecology,* vol. 4 (Dezember 1992).
83. R. M. Sapolsky, *Warum Zebras keine Migräne kriegen* (München: Piper 1998), S. 116–122.
84. F. T. Kapp et al., »Some Psychological Factors in Prolonged Labor Due to Inefficient Uterine Action,« *Comparative Psychiatry,* vol. 4 (1963), S. 9; L. Gunter, »Psychopathology and Stress in the Life Experience of Mothers of Premature Infants,« *American Journal of Obstetrics and Gynecology,* vol. 86 (1963), S. 333; A. Davids und S. Devault, »Maternal Anxiety During Pregnancy and Childbirth Abnormalities,« *Journal of Psychosomatic Medicine,* vol. 24 (1972), S. 464.
85. entfällt
86. J. J. Oat et al., »Characteristics and Motives of Women Choosing Elective Induction of Labor,« *Journal of Psychosomatic Research,* vol. 30, no. 3 (1986), S. 375–380.
87. Cited in G. H. Peterson, *Birthing Normally: A Personal Approach to Childbirth* (Berkeley, CA: Mindbody Press), appendix 2, S. 181. Siehe also L. Mehl et al., »Complications of Home Delivery: Analysis of a Series of 287 Deliveries from Santa Cruz, California,« *Birth and Family Journal,* vol. 2, no. 4 (1975), S. 123–131; und G. Peterson et al., »Outcome of 1146 Elective Home Births,« *Journal of Reproductive Medicine,* vol. 19, no. 3 (1977), S. 281–290.
88. Data are from the Houston Healthcare Coalition, Houston, TX (1986); personal communications with Dr. Bethany Hays.
89. D. A. Luthy et al., »Effects of Electronic Fetal Heart Rate Monitoring as Compared with Periodic Auscultation on the Neurologic Development of Premature Infants,« *New England Journal of Medicine* 322, no. 9 (1. März 1990), S. 588–593.
90. E. R. Declercq et al., »Major Survey Findings of Listening to Mothers (SM) III: New Mothers Speak Out: Report of National Surveys of Women's Childbearing Experiences Conducted Oktober–Dezember 2012 and Januar–April 2013),« *Journal of Perinatal Education,* vol. 23, no. 1 (Winter 2014), S. 17–24.
91. American College of Gynecologists and Obstetricians, »Practice Bulletin No. 106: Intrapartum Fetal Heart Rate Monitoring: Nomenclature, Interpretation, and Gene-

ral Management Principles,« *Obstetrics and Gynecology,* vol. 114, no. 1 (Juli 2009), S. 192–202; American College of Gynecologists and Obstetricians, »ACOG Refines Fetal Heart Rate Monitoring Guidelines,« press release, 22. Juni 2009, www.acog.org/from _home/publications/press _releases/nr06-22-09-2.cfm.

92. S. Gardner, »When Your Patient Demands a C-Section,« *OBG Management,* November 1991.
93. M. H. Hall, »Commentary: Confidential Enquiry into Maternal Death,« *British Journal of Obstetrics and Gynaecology,* vol. 97, no. 8 (August 1990), S. 752–753; N. Schuitemaker et al., »Maternal Mortality After Cesarean Section in the Netherlands,« *Acta Obstetricia et Gynecologica Scandinavica,* vol. 76, no. 4 (1997), S. 332–334; C. Deneuz-Tharaux et al., *Obstetrics and Gynecology,* vol. 108, no. 3 (part 1) (September 2006), S. 541–548.
94. E. L. Shearer, »Cesarean Section: Medical Benefits and Costs,« *Social Science and Medicine,* vol. 37, no. 10 (1993), S. 1223–1231; American College of Obstetricians and Gynecologists, Task Force on Cesarean Delivery Rates, *Evaluation of Cesarean Delivery* (Washington, DC: ACOG, 2000).
95. S. M. Miovich et al., »Major Concerns of Women After Cesarean Delivery,« *Journal of Obstetric, Gynecologic, and Neonatal Nursing,* vol. 23, no. 1 (1994), S. 53–59.
96. E. R. Declercq et al., *Listening to Mothers: Report of the First National U.S. Survey of Women's Childbearing Experiences* (New York: Maternity Center Association/Harris Interactive Inc., Oktober 2002); E. Declercq et al., »Mothers' Reports of Postpartum Pain Associated with Vaginal and Cesarean Deliveries: Results of a National Survey,« *Birth,* vol. 35, no. 1 (März 2008), S. 16–24.
97. M. Lydon-Rochelle et al., »Association Between Method of Delivery and Maternal Rehospitalization,« *Journal of the American Medical Association,* vol. 283, no. 18 (2000), S. 2411–2416; E. Declercq et al., »Maternal Outcomes Associated with Planned Primary Cesarean Births Compared with Planned Vaginal Births,« *Obstetrics and Gynecology,* vol. 109, no. 3 (März 2007), S. 669–677; H. Goer, M. Sagady Leslie, und A. Romano, »Step 6: Does Not Routinely Employ Practices, Procedures Unsupported by Scientific Evidence,« *Journal of Perinatal Education,* vol. 16, no. 1 (Winter 2007), S. 32S-64S.
98. E. Declercq et al., »Mothers' Reports of Postpartum Pain Associated with Vaginal and Cesarean Deliveries: Results of a National Survey,« *Birth,* vol. 35, no. 1 (März 2008), S. 16–24.
99. J. Jolly, J. Walker und K. Bhabra, »Subsequent Obstetric Performance Related to Primary Mode of Delivery,« *British Journal of Obstetrics and Gynaecology,* vol. 106, no. 3 (1999), S. 227–232.
100. J. M. Crane et al., »Neonatal Outcomes with Placenta Previa,« *Obstetrics and Gynecology,* vol. 93, no. 4 (1999), S. 541–544.
101. G. C. Smith, J. P. Pell und R. Dobbie, »Caesarean Section and Risk of Unexplained Stillbirth in Subsequent Pregnancy,« *The Lancet,* vol. 362, no. 9398 (29. November 2003), S. 1779–1784; R. Gray et al., »Caesarean Delivery and Risk of Stillbirth in Subsequent Pregnancy: A Retrospective Cohort Study in an English Population,« *British Journal of Obstetrics and Gynaecology,* vol. 114, no. 3 (März 2007), S. 264–270; R. Kennare et al., »Risks of Adverse Outcomes in the Next Birth After a First Cesarean Delivery,« *Obstetrics and Gynecology,* vol. 109, no. 2 (part 1) (Mai 2007), S. 270–276; R. Richter,

R. L. Bergmann und J. W. Dudenhausen, »Previous Caesarean or Vaginal Delivery: Which Mode Is a Greater Risk of Perinatal Death at the Second Delivery?« *European Journal of Obstetrics and Gynecology and Reproductive Biology,* vol. 132, no. 1 (Mai 2007), S. 51–57; L. K. Taylor et al., »Risk of Complications in a Second Pregnancy Following Caesarean Section in the First Pregnancy: A Population-Based Study,« *Medical Journal of Australia,* vol. 183, no. 10 (21. November 2005), S. 515–519.

102. T. Rosen, »Placenta Accreta and Cesarean Scar Pregnancy: Overlooked Costs of the Rising Cesarean Section Rate,« *Clinics in Perinatology,* vol. 35, no. 3 (September 2008), S. 519–529.
103. March of Dimes, medical references: preterm birth, http://www.marchofdimes.com/professionals/14332 _1157.asp.
104. M. A. Van Ham, P. W. van Dongen und J. Mulder, »Maternal Consequences of Caesarean Section. A Retrospective Study of Intra-Operative and Postoperative Maternal Complications of Caesarean Section During a 10-Year Period,« *European Journal of Obstetrics, Gynecology, and Reproductive Biology,* vol. 74, no. 1 (1997), S. 1–6.
105. D. J. Annibale et al., »Comparative Neonatal Morbidity of Abdominal and Vaginal Deliveries After Uncomplicated Pregnancies,« *Archives of Pediatrics and Adolescent Medicine,* vol. 149, no. 8 (1995), S. 862–867.
106. E. M. Levine et al., »Mode of Delivery and Risk of Respiratory Diseases in Newborns,« *Obstetrics and Gynecology,* vol. 97, no. 3 (2001), S. 439–442.
107. T. Schlinzig et al., »Epigenetic Modulation at Birth—Altered DNA-Methylation in White Blood Cells After Caesarean Section,« *Acta Paediatrica.* vol. 98, no. 7 (Juli 2009), S. 1096–1099.
108. American College of Obstetricians-Gynecologists, »ACOG Practice Bulletin: Episiotomy: Clinical Management Guidelines for Obstetrician-Gynecologists: Number 71, April 2006,« *Obstetrics and Gynecol*ogy, vol. 107, no. 4 (April 2006), S. 957–962.
109. A. M. Friedman et al., »Variation in and Factors Associated with Use of Episiotomy,« *Journal of the American Medical Association,* vol. 313, no. 2 (13. Januar 2015), S. 197–199.
110. P. Shiono et al., »Midline Episiotomies: More Harm Than Good,« *American Journal of Obstetrics and Gynecology,* vol. 75, no. 5 (Mai 1990), S. 765–770.
111. M. P. R. Walker et al., »Epidural Anesthesia, Episiotomy, and Obstetric Laceration,« *American Journal of Obstetrics and Gynecology,* vol. 77, no. 5 (Mai 1991), S. 668–671.
112. F. Vieira et al., »Scientific Evidence on Perineal Trauma During Labor: Integrative Review,« *European Journal of Obstetrics, Gynecology and Reproductive Biology,* vol. 223 (April 2018), S. 18–25.
113. J. Ecker et al., »Is There a Benefit to Episiotomy at Operative Vaginal Delivery: Observations over 10 Years in a Stable Population,« *American Journal of Obstetrics and Gynecology,* vol. 176 (1997), S. 411–414.
114. K. Hartmann et al., »Outcomes of Routine Episiotomy: A Systematic Review,« *Journal of the American Medical Association,* vol. 293, no. 17 (4. Mai 2005), S. 2141–2148.
115. J. Press et al., »Mode of Delivery and Pelvic Floor Dysfunction: A Systematic Review of the Literature on Urinary and Fecal Incontinence and Sexual Dysfunction by Mode of Delivery,« Medscape Ob/Gyn and Women's Health, Clinical Update, 17. Januar 2006, http://www.medscape.com/viewprogram/4989.
116. J. Thorpe et al., »The Effect of Continuous Epidural Anesthesia on Cesarean Sections for Dystocia in Primiparous Patients,« *American Journal of Obstetrics and Gynecology,*

vol. 161, no. 3 (September 1989); H. Kaminski, A. Stafl und J. Aiman, »The Effect of Epidural Analgesia on the Frequency of Instrumental Obstetric Delivery,« *American Journal of Obstetrics and Gynecology,* vol. 69, no. 5 (Mai 1987); L. Fusi et al., »Maternal Pyrexia Associated with the Use of Epidural Analgesia in Labour,« *The Lancet,* vol. 1, no. 8649 (1989), S. 1250–1251.

117. E. Lieberman et al., »Association of Epidural Analgesia with Cesarean Delivery in Nulliparas,« *Obstetrics and Gynecology,* vol. 88 (1996), S. 993–1000; Shiv Sharma et al., »Cesarean Delivery: A Randomized Trial of Epidural Versus Patient-Controlled Meperidine Analgesia During Labor,« *Anesthesiology,* vol. 87, no. 3 (1997), S. 487–494; David Chestnut, »Epidural Analgesia and the Incidence of Cesarean Section,« *Anesthesiology,* vol. 87, no. 3 (1997), S. 472–476.
118. E. Lieberman et al., »Changes in Fetal Position During Labor and Their Association with Epidural Analgesia,« *Obstetrics and Gynecology,* vol. 105, no. 5, Pt. 1 (Mai 2005), S. 974–982.
119. E. Lieberman, »Epidural Analgesia, Intrapartum Fever, and Neonatal Sepsis Evaluation,« *Pediatrics,* vol. 99, no. 1 (1997), S. 415–419.
120. »Peter Chamberlen, the Elder.« 2010. Encyclopedia Brittanica Online. 11. März 2010.
121. Bekannt als McRoberts-Stellung lässt sich dies dadurch erzielen, dass man im Liegen die Knie an die Brust zieht.
122. M. Klaus, J. Kennell und P. Klaus, *Mothering the Mother: How a Doula Can Help You Have Shorter, Easier, and Healthier Birth* (New York: Addison-Wesley, 1993), S. 25.
123. J. Stenson, »Number of C-Sections Must Be Reduced,« *Medical Tribune, 2.* Mai 1996.
124. S. Bewley, »Obstetricians' Views on Caesarean Section Versus Vaginal Birth,« *The Lancet,* vol. 347, no. 9009 (27. April 1996), S. 1189.
125. S. Tahseen und M. Griffiths, »Vaginal Birth After Two Caesarean Sections (VBAC-2): A Systematic Review with Meta-Analysis of Success Rate and Adverse Outcomes of VBAC-2 Versus VBAC-1 and Repeat (Third) Caesarean Sections,« *British Journal of Gynecology,* vol. 117, no. 1 (Januar 2010), S. 5–19; American College of Obstetricians and Gynecologists, »Practice Bulletin No. 194: Vaginal Birth After Cesarean Delivery,« *Obstetrics and Gynecology,* vol. 130, no. 5 (November 2017), S. e217-e233.
126. M. B. Landon et al., »Maternal and Perinatal Outcomes Associated with a Trial of Labor After Prior Cesarean Delivery,« *New England Journal of Medicine,* vol. 351, no. 25 (16. Dezember 2004), S. 2581–2589.
127. National Institutes of Health Consensus Development Conference, *Vaginal Birth After Cesarean: New Insights,* 8.–10. März 2010, https://consensus.nih.gov/2010/images/vbac/vbac _abstracts.pdf.
128. M. G. Dominguez-Bello et al., »Partial Restoration of the Microbiota of Cesarean-Born Infants via Vaginal Microbial Transfer,« *Nature Medicine,* vol. 22, no. 3 (März 2016), S. 250–253.
129. ACOG Committee on Obstetric Practice, »Committee Opinion No. 725: Vaginal Seeding,« *Obstetrics and Gynecology,* vol. 130, no. 5 (November 2017), S. e274–78, http://journals.lww.com/greenjournal/Fulltext/2017/11000/Committee _Opinion _No _725 _Vaginal _Seeding.52.aspx.
130. Die Membranen in der Plazenta reißen eigentlich nicht bei einer Unterleibsuntersuchung. Vielleicht war es bei mir aufgrund einer Ansatzanomalie der Nabelschnur der Fall, einer sogenannten Insertio velamentosa. Oder sie waren überfällig!

131. Wie man sieht, ist »Ablenkung« bei etwas so Wichtigem wie der Geburt kein wirklich guter Ansatz.
132. Vicki Noble, *Shakti* (Solothurn: Walter 1994).
133. A. A. Tobian et al., »Male Circumcision for the Prevention of HSV-2 and HPV Infections and Syphilis,« *New England Journal of Medicine*, vol. 360, no. 13 (26. März 2009), S. 1298–1309.
134. G. A. Millett et al., »Circumcision Status and Risk of HIV and Sexually Transmitted Infections Among Men Who Have Sex with Men: A Meta-Analysis,« *Journal of the American Medical Association*, vol. 300, no. 14 (8. Oktober 2008), S. 1674–1684; D. J. Templeton, G. A. Millett und A. E. Grulich, »Make Circumcision to Reduce the Risk of HIV and Sexually Transmitted Infections Among Men Who Have Sex with Men,« *Current Opinion in Infectious Diseases*, vol. 23, no. 1 (Februar 2010), S. 45–52; »Call for Higher Circumcision Rate,« BBC News,26. März 2009, http://news.bbc.co.uk/go/pr/fr/-/2/hi/health/7960798.stm.
135. J. S. Svobada, »Circumcision of Male Infants as a Human Rights Violation,« *Journal of Medical Ethics*, vol. 39, no. 7 (Juli 2013), S. 469–474.
136. entfällt
137. Daten über die Folgen der Beschneidung gibt es beim Circumcision Resource Center, 617-523-0088, www.circumcision.org.
138. M. Owings, S. Uddin und S. Williams, »Trends in Circumcision for Male Newborns in U.S. Hospitals: 1979–2010,« Centers for Disease Control and Prevention's Division of Health Care Statistics, August 2013.
139. World Health Organization and Joint United Nations Programme on HIV/AIDS, *Neonatal and Child Male Circumcision: A Global Review*, April 2010, S. 5, www.who.int/hiv/pub/malecircumcision/neonatal _child _MC _UNAIDS.pdf.

XIII. Kapitel: Mutterschaft – Die Bindung an das Neugeborene

1. M. H. Klaus und J. H. Kennell, *Maternal-Infant Bonding* (St. Louis, MO: C. V. Mosby Company, 1976).
2. Ebd.
3. C. M. Huhn et al., »Tactile-Kinesthetic Stimulation Effects on Sympathetic and Adrenocortical Function in Preterm Infants,« *Journal of Pediatrics*, vol. 119, no. 3 (1991), S. 434–440.
4. Die ersten Untersuchungen von Kindern in Brutkästen wurden an Frühgeborenen gemacht, die eine schlechte Lebenserwartung hatten und deshalb von ihren Muttern »abgegeben« wurden. Martin Cooney, ein Pionier der Neugeborenenversorgung, ist mit solchen Frühgeburten im Brutkasten sogar zur Weltausstellung nach Chicago getourt, wo sie als Attraktion galten. »Lebende Babys im Brutkasten«; in der Aufmerksamkeit kam er gleich nach Sally Rand, der Tempeltänzerin. Als die Babys ein bestimmtes Gewicht erreicht hatten, wollte er sie ihren Müttern zurückgeben, doch diese lehnten ab, weil sie keine emotionale Bindung zu ihnen entwickelt hatten. Diese Information ist aus Kennell und Klaus, *Maternal-Infant Bonding*.
5. G. M. Morley, G. M. Morley, »Cord Closure: Can Hasty Clamping Injure the Newborn?« *OBG Management*, Vol. 10, No. 7 (1998), S. 29–36; S. Kinmond u. a., »Umbilical Cord Clamping and Preterm Infants: A Randomised Trial,« *British Medical Journal*,

Vol. 306, No. 6871 (1993), S. 172–175. Wenn ein Blutdruckmessgerät auf einer nicht abgeklemmten Nabelschnur angebracht wird, misst dieses Anstiege in Höhe von bis zu 60 mm Hg bei jeder Gebärmutterkontraktion. Das bedeutet, dass die Kontraktionen Plazentablut durch die Nabelschnur befördern. Einen starken Blutdruckanstieg gibt es auch in der Vena cava und dem rechten Herzvorhof des Babys. Alle Studien zeigen einen höheren Blutdruck bei Kindern, deren Nabelschnur spät gekappt wurde (90 Prozent in den ersten neun Stunden) und umgekehrt einen signifikanten Abfall bei den frühzeitig abgenabelten (70 Prozent in Stunde zwei und fast 50 Prozent in der vierten Stunde). (A. J. Moss und M. Monset-Couchard, »Placental Transfusion; Early Versus Late Clamping of the Umbilical Cord,« *Pediatrics*, Vol. 40, No. 1 [Juli 1967], S. 109–26). Normalerweise gehört das Plazentablut dem Kind und wenn es dies nicht bekommt, entspricht das einer schweren Hämorrhagie bei der Geburt. Der Zeitpunkt des Kappens kann auch mit der Pathogenese eines idiopathischen respiratorischen Stresssyndroms einhergehen (je eher die Kappung, desto größer der Stress). (S. Saigal u. a., »Placental Transfusion and Hyperbilirubinemia in the Premature,« *Pediatrics*, Vol. 49, No. 3 [März 1972], S. 406–19). Plazentablut ist eine Nahrungsquelle, die das Kind vor dem Verlust an Protein bewahrt. (Q. B. De Marsh u. a., »The Effect of Depriving the Infant of Its Placental Blood,« *Journal of the American Medical Association*, Vol. 116, No. 23 [7. Juni 1941], S. 2568–2573). Studien zeigen, dass das sofortige Abklemmen der Nabelschnur das dritte Geburtsstadium verlängert und den mütterlichen Blutverlust deutlich verstärkt. (S. Z. Walsh, »Maternal Effects of Early and Late Clamping of the Umbilical Cord,« *The Lancet*, Vol. 1, No. 7550 [11. Mai 1968], S. 996–997).

6. E. K. Hutton und E. S. Hassan, »Late vs. Early Clamping of the Umbilical Cord in Full-Term Neonates,« *Journal of the American Medical Association,* vol. 297, no. 11 (21. März 2007), S. 1241–1252.
7. G. Eichenbaum-Pikser und J. S. Zasloff, »Delayed Clamping of the Umbilical Cord: A Review with Implications for Practice,« *Journal of Midwifery and Women's Health,* vol. 54, no. 4 (Juli–August 2009), S. 321–326.
8. American College of Obstetricians and Gynecologists, »ACOG Committee Opinion No. 684: Delayed Umbilical Cord Clamping After Birth,« *Obstetrics and* Gynecology, vol. 129, no. 1 (Januar 2017), S. 232–33.
9. H. Rabe et al., »Effect of Timing of Umbilical Cord Clamping and Other Strategies to Influence Placental Transfusion at Preterm Birth on Maternal and Infant Outcomes,« *Cochrane Database of Systematic Reviews,* vol. 8 (15. August 2012), S. CD003248; S. J. McDonald, P. Middleton, T. Dowsell und P. S. Morris, »Effect of Timing of Umbilical Cord Clamping of Term Infants on Maternal and Neonatal Outcomes,« *Cochrane Database of Systematic Reviews,* vol. 7 (11. Juli 2013), S. CD004074.
10. S. K. Misri, *Pregnancy Blues: What Every Woman Needs to Know About Depression During Pregnancy* (New York: Delacorte Press, 2005).
11. H. Vinamaki et al., »Evolution of Postpartum Mental Health,« *Journal of Psychosomatic Obstetrics and Gynecology,* vol. 18 (1997), S. 213–219; D. D. Affonso und G. Domino, »Postpartum Depression: A Review,« *Birth,* vol. 11, no. 4 (Winter 1984), S. 231–235.
12. S. K. Dorheim et al., »Sleep and Depression in Postpartum Women: A Population-Based Study,« *Sleep,* vol. 32, no. 7 (1. Juli 2009), S. 847–855.
13. K. Dalton, »Successful Prophylactic Progesterone for Idiopathic Post-Natal Depression,« *International Journal of Prenatal Studies* (1989), S. 322–327.

14. D. Sichel et al., »Prophlactic Estrogen in Recurrent Postpartum Affective Disorder,« *Society of Biological Psychiatry,* vol. 38 (1995), S. 814–818.
15. A. Bruno et al., »Inside-Out: The Role of Anger Experience and Expression in the Development of Postpartum Mood Disorders,« *Journal of Maternal-Fetal and Neonatal Medicine,* vol. 31, no. 22 (November 2018), S. 3033–3038.
16. J. B. Sperstad et al., »Diastasis Recti Abdominis During Pregnancy and 12 Months After Childbirth: Prevalence, Risk Factors and Report of Lumbopelvic Pain,« *British Journal of Sports Medicine,* vol. 50, no. 17 (September 2016), S. 1092–1096.
17. entfällt
18. S. Ip et al., »Breastfeeding and Maternal and Infant Health Outcomes in Developed Countries,« Agency for Healthcare Research and Quality (AHRQ), Evidence Report/Technology Assessment No. 153 (April 2007), S. 1–186.
19. M. M. Vennemann et al., »Does Breastfeeding Reduce the Risk of Sudden Infant Death Syndrome?« *Pediatrics,* vol. 123, no. 3 (März 2009), S. e406–410.
20. E. P. Gunderson et al., »Duration of Lactation and Incidence of the Metabolic Syndrome in Women of Reproductive Age According to Gestational Diabetes Mellitus Status: A 20-Year Prospective Study in CARDIA—The Coronary Artery Risk Development in Young Adults Study,« *Diabetes,* published online 3. Dezember 2009, http://diabetes.diabetesjournals.org/content/early/2009/11/12/db09-1197.abstract.
21. L. Strathearn et al., »Does Breastfeeding Protect Against Substantiated Child Abuse and Neglect?« *Pediatrics,* vol. 123, no. 2 (2009), S. 483–493.
22. A. Lucas et al., »Breast Milk and Subsequent Intelligence Quotient in Children Born Preterm,« *The Lancet* 339, no. 8788 (1. Februar 1992), S. 261–264.
23. F. Hassiotou et al., »Breastmilk Stem Cells Transfer from Mother to Neonatal Organs,« *FASEB Journal,* vol. 28, no. 1 (April 2014).
24. T. Baker et al., »Transfer of Inhaled Cannabis into Human Breast Milk,« *Obstetrics and Gynecology,* vol. 131, no. 5 (Mai 2018), S. 783–788.
25. entfällt
26. K. Kendall-Tackett, Z. Cong und T. W. Hale, »The Effect of Feeding Method on Sleep Duration, Maternal Well-Being, and Postpartum Depression,« *Clinical Lactation,* vol. 2, no. 2 (2011), S. 22–26.
27. L. Feldman-Winter, K. Szucs, A. Milano, E. Gottschilch, B. Sisk und R. J. Schanler, »National Trends in Pediatricians' Practices and Attitudes About Breastfeeding: 1995–2014,« *Pediatrics,* vol. 140, no. 4 (Oktober 2017), S. e20171299.
28. entfällt
29. P. O'Mara, »Case Closed: Breast Is Best,« *Mothering, Ausgabe* 154 (Mai/Juni 2009), S. 8–12.
30. Changing Markets Foundation, »Busting the Myth of Science-Based Formula: An Investigation into Nestle Infant Milk Products and Claims,« Februar 2018, http://changingmarkets.org/wp-content/uploads/2018/02/busting-the-myth-of-science-based-formula.pdf.
31. Changing Markets Foundation, »Milking It: How Milk Formula Companies Are Putting Profits Before Science,« Oktober 2017, http://changingmarkets.org/wp-content/uploads/2017/10/Milking-it-Executive-summary-CM.pdf.
32. J. L. Pomeranz, M. J. Romo Palafox und J. L. Harris, »Toddler Drinks, Formulas, and Milks: Labeling Practices and Policy Implications,« *Preventive Medicine,* vol. 109 (April 2018), S. 11–16.

33. Centers for Disease Control and Prevention, »Breastfeeding—Report Card: United States/2018,« www.cdc.gov/breastfeeding/data/reportcard.htm.
34. A solution to this might be the visualization procedure mentioned at the end of the section on breast augmentation in chapter 10.
35. B. Zablotsky, L. I. Black und S. J. Blumberg, »Estimated Prevalence of Children with Diagnosed Developmental Disabilities in the United States, 2014–2016,« *NCHS Data Brief*, no. 291 (Hyattsville, MD: National Center for Health Statistics. 2017).
36. J. Van Cleave, S. L. Gortmaker und J. M. Perrin, »Dynamics of Obesity and Chronic Health Conditions Among Children and Youth,« *Journal of the American Medical Association,* vol. 303, no. 7 (17. Februar 2010), S. 623–630.
37. C. D. Bethell et al., »A National and State Profile of Leading Health Problems and Health Care Quality for U.S. Children: Key Insurance Disparities and Across-State Variations,« *Academic Pediatrics,* vol. 11, no. 3 (Mai–Juni 2011), S. S22–33.
38. entfällt
39. S. O. Shaheen et al., »Measles and Atopy in Guinea-Bissau,« *The Lancet,* vol. 347, no. 9018 (29. Juni 1994), S. 1792–1796; M. R. Odent, »Pertussis Vaccination and Asthma: Is There a Link?« *Journal of the American Medical Association,* vol. 272, no. 8 (1994), S. 592–593; J. S. Alm et al., »Atopy in Children of Families with an Anthroposophic Lifestyle,« *The Lancet,* vol. 353, no. 9163 (1. Mai 1999), S. 1457–1458; T. Kemp et al., »Is Infant Immunization a Risk Factor for Childhood Asthma or Allergy?« *Epidemiology,* vol. 8, no. 6 (November 1997), S. 678–680.
40. bis 43. entfallen
44. D. A. Geier et al., »Biomarkers of Environmental Toxicity and Susceptibility in Autism,« *Journal of Neurological Sciences,* vol. 280, nos. 1–2 (15. Mai 2009), S. 101–108.
45. R. L. Blaylock, »A Possible Central Mechanism in Autism Spectrum Disorders, Part 1,« *Alternative Therapies in Health and Medicine,* vol. 14, no. 6 (November–Dezember 2008), S. 46–53; R. L. Blaylock, »A Possible Central Mechanism in Autism Spectrum Disorders, Part 2,« *Alternative Therapies in Health and Medicine,* vol. 15, no. 1 (Januar–Februar 2009), S. 60–67.
46. C. Exley, »Aluminum Should Now Be Considered a Primary Etiological Factor in Alzheimer's Disease,« *Journal of Alzheimer's Disease Reports,* vol. 1, no. 1 (8. Juni 2017), S. 23–35; R. K. Gherardi et al., »Biopersistence and Brain Translocation of Alunimum Adjuvants of Vaccines,« *Frontiers in Neurology,* vol. 6 (Februar 2015), S. 4; C. A. Shaw and L. Tomljenovic, »Aluminum in the Central Nervous System (CNS): Toxicity in Humans and animals, Vaccine Adjuvants, and Autoimmunity,« *Immunologic Research,* vol. 56, nos. 2–3 (Juli 2013), S. 304–316; L. E. Guimaraes et al., »Vaccines, Adjuvants and Autoimmunity,« *Pharmacological Research,* vol. 100 (Oktober 2015), S. 190–209; G. Morris, B. K. Puri und R. E. Frye, »The Putative Role of Environmental Aluminum in the Development of Chronic Neuropathology in Adults and Children. How Strong is the Evidence and What Could Be the Mechanisms Involved?« *Metabolic Brain Disease,* vol. 32, no. 5 (Oktober 2017), S. 1335–1355.
47. K. Brogan, »Psychobiology of Vaccination Effects: Bidirectional Relevance of Depression,« *Alternative Therapies in Health and Medicine,* vol. 21, supplement 3 (August 2015), S. 18–26; D. A. Geier et al., »Thimerosal Exposure and Disturbance of Emotions Specific to Childhood and Adolescence: A Case-Control Study in the Vaccine Safety Datalink (VSD) Database,« *Brain Injury,* vol. 31, no. 2 (2017), S. 272–278.

48. Y. Shoenfeld und N. Agmon-Levin, » 'ASIA'—Autoimmune/Inflammatory Syndrome Induced by Adjuvants,« *Journal of Autoimmunity,* vol. 36, no. 1 (Februar 2011), S. 4–8.
49. A. R. Mawson et al., »Pilot Comparative Study on the Health of Vaccinated and Unvaccinated 6-to 12-Year-Old U.S. Children,« *Journal of Translational Science* 3 (2017), https://www.oatext.com/Pilot-comparative-study-on-the-health-of-vaccinated-and-unvaccinated-6-to-12-year-old-U-S-children.php #Article.
50. A. R. Mawson et al., »Preterm Birth, Vaccination and Neurodevelopmental Disorders: A Cross-Sectional Study of 6-to 12-Year-Old Vaccinated and Unvaccinated Children,« *Journal of Translational Science* 3 (2017), https://oatext.com/Preterm-birth-vaccination-and-neurodevelopmental-disorders-a-cross-sectional-study-of-6-to-12-year-old-vaccinated-and-unvaccinated-children.php #Article _Info.
51. S. R. Mostaghim, J. J. Gagne und A. S. Kesselheim, »Safety Related Label Changes for New Drugs After Approval in the U.S. through Expedited Regulatory Pathways: Retrospective Cohort Study,« *BMJ,* vol. 358 (7. September 2017), S. j3837.
52. M. Mold et al., »Aluminum in Brain Tissue in Autism,« *Journal of Trace Elements in Medicine and Biology,* vol. 46 (März 2018), S. 76–82.
53. L. Tomljenovic und C. A. Shaw, »Do Aluminum Vaccine Adjuvants Contribute to the Rising Prevalence of Autism?« *Journal of Inorganic Biochemistry,* vol. 105, no. 11 (November 2011), S. 1489–1499.
54. G. S. Goldman und N. Z. Miller, »Relative Trends in Hospitalizations and Mortality Among Infants by the Number of Vaccine Doses and Age, Based on the Vaccine Adverse Event Reporting System (VAERS), 1990–2010,« *Human and Experimental Toxicology,* vol. 31, no. 10 (Oktober 2012), S. 1012–1021.
55. G. Crepeaux et al., »Non-linear Dose-Response of Aluminum Hydroxide Adjuvant Particles: Selective Low Dose Neurotoxicity,« *Toxicology,* vol. 375 (15. Januar 2017), S. 48–57.
56. Committee on the Assessment of Studies of Health Outcomes Related to the Recommended Childhood Immunization Schedule, Board on Population Health and Public Health Practice, Institute of Medicine, *The Childhood Immunization Schedule and Safety: Stakeholder Concerns, Scientific Evidence, and Future Studies* (Washington, DC: National Academies Press, März 2013).
57. entfällt
58. E. Goodman, »Search for Father Dominating Lives,« *Portland Press Herald,* 10. April 1992, syndicated from *Boston Globe.*

XIV. Kapitel: Die Wechseljahre

1. American Congress of Obstetricians and Gynecologists, *2011 Women's Health Statistics,* S. 33, www.acog.org/-/media/NewsRoom/MediaKit.pdf.
2. T. Slayton, *Reclaiming the Menstrual Matrix: Evolving Feminine Wisdom—A Workbook* (Petaluma, CA: Menstrual Health Foundation, 1990), S. 41.
3. J. C. Prior et al., »Spinal Bone Loss and Ovulatory Disturbances,« *New England Journal of Medicine,* vol. 323 (1990), S. 1221–1227.
4. C. Longscope, R. Hunter und C. Franz, »Steroid Secretion by the Postmenopausal Ovary,« *American Journal of Obstetrics and Gynecology,* vol. 138 (1980), S. 6540–6568;

C. Longscope, C. Bourget und C. Flood, »The Production and Aromatization of Dehydroepiandrosterone in Postmenopausal Women,« *Maturitas,* vol. 4 (1982), S. 325–332; C. Longscope, W. Jaffe und G. Griffing, »Production Rates of Androgens and Oestrogens in Post-Menopausal Women,« *Maturitas,* vol. 3 (1981), S. 215–223.

5. E. Langer, *Die Uhr zurückdrehen? Gesund alt werden durch die heilsame Wirkung der Aufmerksamkeit* (Paderborn: Junfermann 2011), S. 123.
6. Y. Dunneram et al., »Dietary Intake and Age at Natural Menopause: Results from the UK Women's Cohort Study,« *Journal of Epidemiology and Community Health,* vol. 72, no. 8 (August 2018), S. 733–740.
7. W. M. Jeffries, »Cortisol and Immunity,« *Medical Hypotheses,* vol. 34 (1991), S. 198–208; J. P. Kahn et al., »Salivary Cortisol: A Practical Method for Evaluation of Adrenal Function,« *Biological Psychiatry,* vol. 23 (1988), S. 335–349; M. H. Laudet et al., »Salivary Cortisol: A Practical Approach to Assess Pituitary-Adrenal Function,« *Journal of Clinical Endocrinology and Metabolism,* vol. 66 (1988), S. 343–348; R. F. Vining und R. A. McGinley, »The Measurement of Hormones in Saliva: Possibilities and Pitfalls,« *Journal of Steroid Biochemistry,* vol. 27, nos. 1–3 (1987), S. 81–94.
8. E. Barrett-Connor u. a., »A Prospective Study of Dehydroepiandrosterone Sulfate, Mortality, and Cardiovascular Disease,« *New England Journal of Medicine,* Vol. 315, No. 24 (1986), S. 1519–24; R. E. Bulbrook u. a., »Relation Between Urinary Androgen and Corticoid Excretion and Subsequent Breast Cancer,« *The Lancet,* Vol. 2, No. 7721 (1971), S. 395–98; S. E. Monroe und K. M. J. Menon, »Changes in Reproductive Hormone Secretion During the Climacteric and Post-Menopausal Periods,« *Clinical Obstetrics and Gynecology,* Vol. 20 (1977), S. 113–22; W. Regelson u. a., »Hormonal Intervention: ›Buffer Hormones‹ or ›State Dependency‹: The Role of DHEA, Thyroid Hormone, Estrogen, and Hypophysectomy in Aging,« *Annals of the New York Academy of Sciences,* Vol. 521 (1988), S. 260–73. Eine jüngere Studie an postmenopausalen Frauen zwischen sechzig und siebzig hat gezeigt, dass eine DHEA-Hautcreme nach einem Jahr der Anwendung einen 10-prozentigen Rückgang des Körperfetts bewirkte, einen 10-prozentigen Anstieg der Muskelmasse, verminderte Blutzucker- und Insulin- und Cholesterinwerte. Die Scheidenschleimhaut zeigte eine Verdickung ähnlich wie bei der Einnahme von Östrogen, aber es gab keinen Aufbau von Gebärmutterschleimhaut. Auch ein Anstieg der Knochenmasse war zu verzeichnen. Leider beobachteten die Frauen aber auch eine 70-prozentige Zunahme des Hautfettgehalts, was mit Akne einherging. Hier wäre sicherlich eine geringere Dosis hilfreich. Vgl. See R. Sahelian, »Landmark One-Year DHEA Study,« *Health Counselor,* Vol. 9, No. 2 (1997), S. 46–47.
9. R. McCraty et al., »The Impact of a New Emotional Self-Management Program on Stress, Emotions, Heart Rate Variability, DHEA and Cortisol,« *Integrative Physiological and Behavioral Sciences,* vol. 33, no. 3 (April–Juni 1998). An updated »Research Overview« provides more information on the many studies the Institute of HeartMath has done and is presently involved with. Available from the Institute of HeartMath, P.O. Box 1463, Boulder Creek, CA 95006, 931-338-8500.
10. C. Dean, *Magnesium. Das Wundermittel für Ihre Gesundheit.* (Rottenburg, Kopp Verlag 2020).
11. H. van der Rhee et al., »Sunlight: For Better or for Worse? A Review of Positive and Negative Effects of Sun Exposure,« *Cancer Research Frontiers,* vol. 2, no. 2 (Mai 2016), S. 156–183, http://cancer-research-frontiers.org/wp-content/uploads/2016/04/CRF-2016-2-156.pdf.

12. M. S. Massoudi et al., »Prevalence of Thyroid Antibodies Among Healthy Middle-Aged Women. Findings from the Thyroid Study in Healthy Women,« *Annals of Epidemiology,* vol. 5, no. 3 (Mai 1995), S. 229–233.
13. P. Paramsothy et al., »Duration of Menopausal Transition Is Longer in Women with Young Age at Onset,« *Menopause,* vol. 24, no. 2 (2017), S. 142–149.
14. J. Hargrove und E. Eisenberg, »Menopause,« *Medical Clinics of North America,* vol. 79, no. 6 (1995), S. 1337–1356.
15. C. B. Coulam, »Premature Gonadal Failure,« *Fertility and Sterility,* vol. 38, no. 645 (1982); C. B. Coulam, S. C. Adamson und J. F. Annegers, »Incidence of Premature Ovarian Failure,« *American Journal of Obstetrics and Gynecology,* vol. 67, no. 4 (1986); R. des Moraes et al., »Autoimmunity and Ovarian Failure,« *American Journal of Obstetrics and Gynecology,* vol. 112, no. 5 (1972); H. J. Gloor, »Autoimmune Oophoritis,« *American Journal of Clinical Pathology,* vol. 81 (1984), S. 105–109; M. Leer et al., »Secondary Amenorrhea Due to Autoimmune Ovarian Failure,« *Australia and New Zealand Journal of Obstetrics and Gynecology,* vol. 20 (1980), S. 177–179; T. Miyake et al., »Acute Oocyte Loss in Experimental Autoimmune Oophoritis as a Possible Model of Premature Ovarian Failure,« *American Journal of Obstetrics and Gynecology,* vol. 158, no. 1 (1988); T. Miyake et al., »Evidence of Autoimmune Etiology in Some Premature Menopause,« *ObGyn News,* November 1981.
16. J. Pfenninger, »Sex and the Maturing Female,« *Mature Health,* Januar–Februar 1987, S. 12–15.
17. L. Zussman et al., »Sexual Response After Hysterectomy-Oophorectomy: Recent Studies and Reconsideration of Psychogenesis,« *American Journal of Obstetrics and Gynecology,* vol. 140, no. 7 (1981), S. 725–729.
18. A. Koushik, M. E. Parent und J. Siemiatycki, »Characteristics of Menstruation and Pregnancy and the Risk of Lung Cancer in Women,« *International Journal of Cancer,* vol. 125, no. 10 (11. Mai 2009), S. 2428–2433.
19. W. H. Parker et al., »Ovarian Conservation at the Time of Hysterectomy and Long-Term Health Outcomes in the Nurses' Health Study,« *Obstetrics and Gynecology,* vol. 113, no. 5 (Mai 2009), S. 1027–1037.
20. C. M. Rivera et al., »Increased Mortality for Neurological and Mental Diseases Following Early Bilateral Oophorectomy,« *Neuroepidemiology,* vol. 33, no. 1 (2009), S. 32–40.
21. T. Speroff et al., »A Risk-Benefit Analysis of Elective Bilateral Oophorectomy: Effect of Changes in Compliance with Estrogen Therapy on Outcome,« *American Journal of Obstetrics and Gynecology,* vol. 164, 1 Pt 1 (Januar 1991), S. 165–74.
22. L. C. Swartzman, »Impact of Stress on Objectively Recorded Menopausal Hot Flashes and on Flush Report Bias,« *Health Psychology,* vol. 9 (1990), S. 529–545.
23. F. Grodstein, J. E. Manson und M. J. Stampfer, »Hormone Therapy and Coronary Heart Disease: The Role of Time Since Menopause and Age at Hormone Initiation,« *Journal of Women's Health (Larchmont),* vol. 15, no. 1 (Januar–Februar 2006), S. 35–44.
24. R. J. Baber, N. Panay und A. Fenton (the IMS Writing Group), »2016 IMS Recommendations on Women's Midlife Health and Menopause Hormone Therapy,« *Climacteric,* vol. 19, no. 2 (April 2016), S. 109–150.
25. J. Eden, »The Endometrial and Breast Safety of Menopausal Hormone Therapy Containing Micronized Progesterone: A Short Review,« *Australian and New Zealand Journal of Obstetrics and Gynaecology,* vol. 57, no. 1 (Februar 2017), S. 12–15.

26. A. Fournier, F. Berrino und F. Clavel-Chapelon, »Unequal Risks for Breast Cancer Associated with Different Hormone Replacement Therapies: Results from the E3N Cohort Study,« *Breast Cancer Research and Treatment,* vol. 107, no. 1 (Januar 2008), S. 103–111.
27. K. Holtorf, »The Bioidentical Hormone Debate: Are Bioidentical Hormones (Estradiol, Estriol, and Progesterone) Safer or More Efficacious Than Commonly Used Synthetic Versions in Hormone Replacement Therapy?,« *Postgraduate Medicine,* vol. 121, no. 1 (Januar 2009), S. 73–85.
28. R. Chlebowski et al., »Breast Cancer After Use of Estrogen Plus Progestin in Postmenopausal Women,« *New England Journal of Medicine,* vol. 360, no. 6 (5. Februar 2009), S. 573–587.
29. B. R. Bhavnani und A. Cecutti, »Pharmacokinetics of 17b-Dihydroequilin Sulfate and 17b-Dihydroequilin in Normal Postmenopausal Women,« *Journal of Clinical Endocrinology and Metabolism,* vol. 78 (1994), S. 197–204.
30. Kronos Longevity Research Institute, »Plenary Symposium #1—Presidential Symposium: New Findings from the Kronos Early Prevention Study (KEEPS) Randomized Trial,« North American Menopause Society 23rd Annual Conference, 6.–12. Oktober 2012.
31. S. M. Harmon et al., »Arterial Imaging Outcomes and Cardiovascular Risk Factors in Recently Menopausal Women: A Randomized Trial,« *Annals of Internal Medicine,* vol. 161, no. 4 (August 2014), S. 249–260.
32. H. N. Hodis et al., »Vascular Effects of Early versus Late Postmenopausal Treatment with Estradiol,« *New England Journal of Medicine,* vol. 374, no. 13 (31. März 2016), S. 1221–1223.
33. V. W. Henderson et al., »Cognitive Effects of Estradiol After Menopause,« *Neurology,* vol. 87, no. 7 (Aug 2016), S. 699–708.
34. H. Lyytinen, E. Pukkala und O. Ylikorkala, »Breast Cancer Risk in Postmenopausal Women Using Estrogen-Only Therapy,« *Obstetrics and Gynecology,* vol. 108, no. 6 (Dezember 2006), S. 1354–1360; A. Fournier et al., »Breast Cancer Risk in Relation to Different types of Hormone Replacement Therapy in the E3N-EPIC cohort,« *International Journal of Cancer,* vol. 114, no. 3 (April 2005), S. 448–454; L. Bergkvist et al., »The Risk of Breast Cancer After Estrogen and Estrogen-Progestin Replacement,« *New England Journal of Medicine,* vol. 321, no. 5 (3. August 1989), S. 293–297.
35. A. Follingstad, »Estriol, the Forgotten Hormone,« *Journal of the American Medical Association,* vol. 239, no. 1 (1978), S. 29–39; H. Lemon, »Clinical and Experimental Aspects of the Anti-Mammary Carcinogenic Activity of Estriol,« *Frontiers of Hormonal Research,* vol. 5, no. 1 (1977), S. 155–173; H.Lemon, »Estriol Prevention of Mammary Carcinoma Induced by 7, 12-Dimethyibenzathracene and Procarbazine,« *Cancer Research,* vol. 35 (1975), S. 1341–1353; H. Lemon, »Oestriol and Prevention of Breast Cancer,« *The Lancet,* vol. 1, no. 802 (1973), S. 546–547; H. Lemon, »Pathophysiologic Considerations in the Treatment of Menopausal Patients with Oestrogens: The Role of Oestriol in the Prevention of Mammary Cancer,« *Acta Endocrinologica,* vol. 233, Suppl. (1980), S. 17–27; H. Lemon et al., »Reduced Estriol Excretion in Patients with Breast Cancer Prior to Endocrine Therapy,« *Journal of the American Medical Association,* vol. 196 (1966), S. 1128–1136; B. G. Wren und J. A. Eden, »Do Progesterones Reduce the Risk of Breast Cancer? A Review of the Evidence,« *Menopause,* vol. 3, no. 1 (1996), S. 4–12; M. van Haaften et al., »Oestrogen Concentrations in Plasma, Endometrium, Myometrium, and Vagina of Postmenopausal Women, and Effects of Vaginal Oestriol

(E3) and Oestradiol (E2) Applications,« *Journal of Steroid Biochemistry,* vol. 4A (1989), S. 647–653.

36. M. Melamed et al., »Molecular and Kinetic Basis for the Mixed Agonist/Antagonist Activity of Estriol,« *Molecular Endocrinology,* vol. 11, no. 12 (November 1997), S. 1868–1878.
37. L. Rajkumar et al., »Prevention of Mammary Carcinogenesis by Short-Term Estrogen and Progestin Treatments,« *Breast Cancer Research,* vol. 6, no. 1 (2004), S. R31–37.
38. S. Granberg et al., »The Effects of Oral Estriol on the Endometrium in Postmenopausal Women,« *Maturitas,* vol. 42, no. 2 (25. Juni 2002), S. 149–156.
39. K. Takahashi et al., »Efficacy and Safety of Oral Estriol for Managing Postmenopausal Symptoms,« *Maturitas,* vol. 34, no. 2 (15. Februar 2000), S. 169–177; K. Takahashi et al., »Safety and Efficacy of Oestriol for Symptoms of Natural or Surgically Induced Menopause,« *Human Reproduction,* vol. 15, no. 5 (Mai 2000), S. 1028–1036.
40. R. Punnonen und L. Raurama, »The Effect of Longterm Oral Oestriol Succinate Therapy on the Skin of Castrate Women,« *Annals of Gynecology,* vol. 66 (1977), S. 214.
41. Hargrove und Eisenberg, »Menopause.«
42. Ebd.
43. F. Z. Stanczyk, R. J. Paulson und S. Roy, »Percutaneous Administration of Progesterone: Blood Levels and Endometrial Protection,« *Menopause,* vol. 12, no. 2 (März 2005), S. 232–237.
44. F. Labrie et al., »Effect of Intravaginal Dehydroepiandrosterone (Prasterone) on Libido and Sexual Dysfunction in Postmenopausal Women,« *Menopause,* vol. 16, no. 5 (September–Oktober 2009), S. 923–931.
45. A. Wright, »An Ethnography of the Navajo Reproductive Cycle,« *American Indian Quarterly,* vol. 6, nos. 1–2 (Spring/Summer 1982), S. 52–70; also quote in A. Voda, M. Dinnerstein und C. R. O'Donnell, eds., *Changing Perspectives on Menopause* (Austin: University of Texas Press, 1982).
46. J. K. Brown und V. Kerns, eds., *In Her Prime: A New View of Middle-Aged Women* (Amherst, MA: Bergin and Garvey, 1985).
47. F. Kronenberg und J. A. Downey, »Thermoregulatory Physiology of Menopausal Hot Flashes: A Review,« *Canadian Journal of Physiological Pharmacology,* vol. 65 (1987), S. 1312–1324.
48. R. S. Finkler, »The Effect of Vitamin E in the Menopause,« *Journal of Clinical Endocrinology and Metabolism,* vol. 9 (1949), S. 89–94.
49. C. J. Smith, »Non-Hormonal Control of Vasomotor Flushing in Menopausal Patients,« *Chicago Medicine,* vol. 67, no. 5 (1964), S. 193–195.
50. C. A. B. Clemetson et al., »Estrogens in Food: The Almond Mystery,« *International Journal of Gynecology and Obstetrics,* vol. 15 (1978), S. 515–521; S. O. Elakovich und J. Hampton, »Analysis of Couvaestrol, a Phytoestrogen, in Alpha Tablets Sold for Human Consumption,« *Journal of Agricultural and Food Chemistry,* vol. 32 (1984), S. 173–175.
51. H. Aldercreutz et al., »Dietary Phyto-Oestrogens and the Menopause in Japan,« *The Lancet,* vol. 339 (1992), S. 1233; M. J. Messina et al., »Soy Intake and Cancer Risk: A Review of the In Vitro and In Vivo Data,« *Nutrition and Cancer,* vol. 21 (1994), S. 113–131; und G. Wilcox et al., »Oestrogenic Effects of Plant Foods in Postmenopausal Women,« *British Medical Journal,* vol. 301 (1990), S. 905–906.
52. entfällt

53. M. Murray, »HRT vs. Remifemin in Menopause,« *American Journal of Natural Medicine,* vol. 3, no. 4 (1996), S. 7–10; G. Warnecke, »Beeinflussung Klimakterischer Beschwerden durch ein Phytotherapeutikum [Influencing Menopausal Symptoms with a Phytotherapeutic Agent],« *Medwelt,* vol. 36 (1985), S. 871–874.
54. W. Wuttke, D. Seidlová-Wuttke, und C. Gorkow, »The Cimicifuga Preparation BNO 1055 vs. Conjugated Estrogens in a Double-Blind Placebo-Controlled Study: Effects on Menopause Symptoms and Bone Markers,« *Maturitas,* vol. 44, suppl. 1 (14. März 2003), S. S67–77; G. Hernandez Munoz und S. Pluchino, »*Cimicifuga racemosa* for the Treatment of Hot Flushes in Women Surviving Breast Cancer,« *Maturitas,* vol. 44, suppl. 1 (14. März 2003), S. S59–65.
55. I. I. Bukham und O. I. Kirillov, »Effect of Eleutherococus on Alarm-Phase of Stress,« *Annual Review of Pharmacology,* vol. 8 (1969), S. 113–121; A. Milewiez et al., »Vitex Agnus Castus Extract in the Treatment of Luteal Phase Defects Due to Hyperprolactinemia: Results of a Randomized Placebo-Controlled Double-Blind Study,« *Arzneimittel-Forschung/Drug Research,* vol. 43 (1993), S. 752–756; D. B. Mowrey, *The Scientific Validation of Herbal Medicine* (New Canaan, CT: Keats, 1986); G. Sliutz et al., »Agnus Castus Extracts Inhibit Prolactin Secretion of Rat Pituitary Cells,« *Hormone and Metabolic Research,* vol. 2 (1993), S. 253–255.
56. S. E. Geller et al., »Safety and Efficacy of Black Cohosh and Red Clover for the Management of Vasomotor Symptoms: A Randomized Controlled Trial,« *Menopause* 16, no. 6 (November–Dezember 2009), S. 1156–1166.
57. P. M. Maki et al., »Effects of Botanicals and Combined Hormone Therapy on Cognition in Postmenopausal Women,« *Menopause* 16, no. 6 (November–Dezember 2009), S. 1167–1177.
58. entfällt
59. J. Manonai et al., »Effects and Safety of *Pueraria mirifica* on Lipid Profiles and Biochemical Markers of Bone Turnover Rates in Healthy Postmenopausal Women,« *Menopause,* vol. 15, no. 3 (Mai–Juni 2008), S. 530–355; N. Urasopon et al., »*Pueraria mirifica,* a Phytoestrogen-Rich Herb, Prevents Bone Loss in Orchidectomized Rats,« *Maturitas,* vol. 56, no. 3 (20. März 2007), S. 322–331.
60. V. Chandeying und M. Sangthawan, »Efficacy Comparison of *Pueraria mirifica* (PM) Against Conjugated Equine Estrogen (CEE) With/Without Medroxyprogesterone Acetate (MPA) in the Treatment of Climacteric Symptoms in Perimenopausal Women: Phase III Study,« *Journal of the Medical Association of Thailand,* vol. 90, no. 9 (September 2007), S. 1720–1726.
61. S. Lamlertkittikul und V. Chandeying, »Efficacy and Safety of Pueraria mirifica (Kwao Kruea Khao) for the Treatment of Vasomotor Symptoms in Perimenopausal Women: Phase II Study,« *Journal of the Medical Association of Thailand,* vol. 87, no. 1 (Januar 2004), S. 33–40.
62. P. Virojchaiwong, V. Suvithayasiri und A. Itharat, »Comparison of Pueraria mirifica 25 and 50 mg for Menopausal Symptoms,« *Archives of Gynecology and Obstetrics,* vol. 284, no. 2 (August 2011), S. 411–419.
63. J. Manonai et al., »Effects and Safety of *Pueraria mirifica* on Lipid Profiles and Biochemical Markers of Bone Turnover Rates in Healthy Postmenopausal Women,« *Menopause,* vol. 15, no. 3 (Mai–Juni 2008), S. 530–535; N. Urasopon et al., »Preventive Effects of Pueraria mirifica on Bone Loss in Ovariectomized Rats,« *Maturitas,* vol. 59, no. 2

(20. Februar 2008), S. 137–148; N. Urasopon et al., »*Pueraria mirifica,* a Phytoestrogen-Rich Herb, Prevents Bone Loss in Orchidectomized Rats,« *Maturitas,* vol. 56, no. 3 (20. März 2007), S. 322–331.

64. S. Suthon et al., »Anti-Osteoporotic Effects of *Pueraria candollei* var. *mirifica* on Bone Mineral Density and Histomorphometry in Estrogen-Deficient Rats,« *Journal of Natural Medicines,* vol. 70, no. 2 (April 2016), S. 225–233.
65. S. Ramnarine, J. MacCallum und M. Ritchie, »Phyto-oestrogens: Do They Have a Role in Breast Cancer Therapy?« *Proceedings of the Nutrition Society,* vol. 68 (OCE) (2009), S. E93.
66. T. C. Lin et al., »*Pueraria mirifica* Inhibits 17β-Estradiol-induced Cell Proliferation of Human Endometrial Mesenchymal Stem Cells,« *Taiwan Journal of Obstetrics and Gynecology,* vol. 56, no. 6 (Dezember 2017), S. 765–769.
67. T. Hudson, »Maca: New Insights on an Ancient Plant,« *Integrative Medicine,* vol. 7, no. 6 (Dezember 2008/Januar 2009), S. 54–57.
68. J. R. Lee, *What Your Doctor May Not Tell You About Menopause* (New York: Warner Books, 1996).
69. L. M. Germaine und R. R. Freedman, »Behavioral Treatment of Menopausal Hot Flashes: Evaluation by Objective Methods,« *Journal of Consulting and Clinical Psychology,* vol. 52 (1984), S. 1072–1079; R. R. Freedman und S. Woodward, »Behavioral Treatment of Menopausal Hot Flushes: Evaluation by Ambulatory Monitoring,« *American Journal of Obstetrics and Gynecology,* vol. 167 (1992), S. 436–439; R. R. Freedman et al., »Biochemical and Thermoregulatory Effects of Behavioral Treatment for Menopausal Hot Flashes,« *Menopause,* vol. 2 (1995), S. 211–218; J. H. Irvin et al., »The Effects of Relaxation Response Training on Menopausal Symptoms,« *Journal of Psychosomatic Obstetrics and Gynaecology,* vol. 17 (1996), S. 202–207; K. Wijima et al., »Treatment of Menopausal Symptoms with Applied Relaxation: A Pilot Study,« *Journal of Behavior Therapy and Experimental Psychiatry,* vol. 28 (1997), S. 251–261.
70. A. D. Domar and H. Dreher, *Healing Mind, Healthy Woman* (New York: Henry Holt and Co., 1996), S. 291–292; Swartzman, »Impact of Stress«; Freedman und Woodward, »Behavioral Treatment of Menopausal Hot Flushes: Evaluation by Ambulatory Monitoring«; L. C. Swartzman, R. Edelberg und E. Kemmann, »The Menopausal Hot Flush: Symptom Reports and Concomitant Physical Changes,« *Journal of Behavioral Medicine,* vol. 13 (1990), S. 15–30; D. W. Stevenson und D. J. Delprato, »Multiple Component Self-Control Program for Menopausal Hot Flashes,« *Journal of Behavior Therapy and Experimental Psychology,* vol. 14, no. 2 (1983), S. 137–140.
71. entfällt
72. N. Carroll et al., »Postmenopausal Restoration of the Estradiol/Estrone Ratio Reduces Severity of Vasomotor Symptoms,« presented at the 57th Annual Meeting of the American College of Obstetricians and Gynecologists, Mai 2009, Chicago, IL.
73. M. Freedman et al., »Twice-Weekly Synthetic Conjugated Estrogens Vaginal Cream for the Treatment of Vaginal Atrophy,« *Menopause,* vol. 16, no. 4 (Juli/August 2009), S. 735–741.
74. S. Weed, *Menopausal Years: The Wise Women's Way: Alternative Approaches for Women 30–90* (Woodstock, NY: Ash Tree Publishing, 1992).
75. M. Bygdeman und M. L. Swahn, »Replens Versus Dienoestrol Cream in Symptomatic Treatment of Vaginal Atrophy in Postmenopausal Women,« *Maturitas,* vol. 23 (1996), S. 256–263.

76. S. Rako, *The Hormone of Desire: The Truth About Sexuality, Menopause, and Testosterone* (New York: Harmony, 1996).
77. V. L. Handa, »Vaginal Administration of Low-Dose Conjugated Estrogens: Systemic Absorption and Effects of the Endometrium,« *Obstetrics and Gynecology,* vol. 84 (1994), S. 215–218; G. M. Heimer und E. L. E. Englund, »Effects of Vaginally Administered Oestriol on Postmenopausal Urogenital Disorders: A Cytohormonal Study,« *Maturitas,* vol. 3 (1992), S. 171–179; C. S. Iosif, »Effects of Protracted Administration of Estriol on the Lower Urinary Tract in Postmenopausal Women,« *Archives of Gynecology and Obstetrics,* vol. 3, no. 251 (1992), S. 115–120; A. L. Kirkengen et al., »Oestriol in the Prophylactic Treatment of Recurrent Urinary Tract Infections in Postmenopausal Women,« *Scandinavian Journal of Primary Health Care,* Juni 1992, S. 139–142; R. Ruz und W. Stamm, »A Controlled Trial of Intravaginal Estriol in Post-Menopausal Women with Recurrent Urinary Tract Infections,« *New England Journal of Medicine,* vol. 329, no. 11 (1993), S. 753–756. M. van Haaften et al., »Oestrogen Concentrations in Plasma, Endometrium, Myometrium, and Vagina of Postmenopausal Women, and Effects of Vaginal Oestriol (E3) and Oestradiol (E2) Applications,« *Journal of Steroid Biochemistry,* vol. 4A (1989), S. 647–653.
78. D. Michaelson et al., »Bone Mineral Density in Women with Depression,« *New England Journal of Medicine,* vol. 335, no. 16 (17. Oktober 1996), S. 1176–1181.
79. C. E. Cann, M. C. Martin und R. B. Jaffe, »Decreased Spinal Mineral Content in Amenorrheic Women,« *Journal of the American Medical Association,* vol. 25, no. 5 (1984), S. 626–629; J. S. Lindberg et al., »Increased Vertebral Bone Mineral in Response to Reduced Exercise in Amenorrheic Runners,« *Western Journal of Medicine,* vol. 146 (1987), S. 39–42; R. Marcus et al., »Menstrual Function and Bone Mass in Elite Women Distance Runners,« *Annals of Internal Medicine,* vol. 102 (1985), S. 158–163; J. C. Prior, »Spinal Bone Loss and Ovulatory Disturbances,« *New England Journal of Medicine,* vol. 323, no. 18 (1. November 1990), S. 1221–1227.
80. W. S. Browner et al., »Mortality Following Fractures in Older Women: The Study of Osteoporotic Fracture,« *Archives of Internal Medicine,* vol. 156 (1996), S. 1521–1525; P. Dargen-Molina et al., »Fall-Related Factors and Risk of Hip Fracture: The EPI-DOX Prospective Study,« *The Lancet,* vol. 348 (1996), S. 148–149.
81. L. Avioli, »Osteoporosis: A Growing National Health Problem,« *Female Patient,* vol. 17 (1992), S. 25–28; W. A. Wallace, »The Increasing Incidence of Fractures of the Proximal Femur: An Orthopaedic Epidemic,« *The Lancet,* vol. 1, no. 833 (25. Juni 1993), S. 1413.
82. H. Bischoff-Ferrari, »Effect of Extended Physiotherapy and High-Dose Vitamin D on Rate of Falls and Hospital Re-admission After Acute Hip Fracture: A Randomized Controlled Trial,« presented at the 31st Annual Meeting of the American Society for Bone and Mineral Research (ASBMR), September 2009, Denver, CO.
83. L. S. Harkness et al., »Decreased Bone Resorption with Soy Isoflavone Supplementation in Postmenopausal Women,« *Journal of Women's Health* (Larchmont), vol. 13, no. 9 (November 2004), S. 1000–1007; M. Mori et al., »Soy Isoflavone Tablets Reduce Osteoporosis Risk Factors and Obesity in Middle-Aged Japanese Women,« *Clinical and Experimental Pharmacology and Physiology,* vol. 31, suppl. 2 (Dezember 2004), S. S39–41; M. Mori et al., »Soy Isoflavones Improve Bone Metabolism in Postmenopausal Japanese Women,« *Clinical and Experimental Pharmacology and Physiology,* vol. 31, suppl. 2 (Dezember 2004), S. S44–46; E. Nikander et al., »Effects of Phytoestrogens

on Bone Turnover in Postmenopausal Women with a History of Breast Cancer,« *Journal of Clinical Endocrinology and Metabolism,* vol. 89, no. 3 (März 2004), S. 1207–1212.
84. N. Urasopon et al., »*Pueraria mirifica,* a Phytoestrogen-Rich Herb, Prevents Bone Loss in Orchidectomized Rats,« *Maturitas,* vol. 56, no. 3 (20. März 2007), S. 322–331.
85. D. Feskanich, W. C. Willett und G. A. Colditz, »Calcium, Vitamin D, Milk Consumption, and Hip Fractures: A Prospective Study Among Postmenopausal Women,« *American Journal of Clinical Nutrition,* vol. 77, no. 2 (Februar 2003), S. 504–511.
86. H. A. Bischoff-Ferrari et al., »Calcium Intake and Hip Fracture Risk in Men and Women: A Meta-Analysis of Prospective Cohort Studies and Randomized Controlled Trials,« *American Journal of Clinical Nutrition,* vol. 86, no. 6 (Dezember 2007), S. 1780–1790.
87. M. Castleman, »The Calcium Myth,« *Natural Solutions,* Juli–August 2009, S. 57–62, www.naturalsolutionsmag.com/articles-display/15403/The-Calcium-Myth.
88. E. Angin, Z. Erden, F. Can, »The Effects of Clinical Pilates Exercises on Bone Mineral Density, Physical Performance and Quality of Life of Women with Postmenopausal Osteoporosis,« *Journal of Back and Musculoskeletal Rehabilitation,* vol. 28, no. 4 (2015), S. 849–858; L. C. de Oliveira, R. G. de Oliveira, D. A. de Almeida Pires-Oliveira, »Effects of Whole-Body Vibration Versus Pilates Exercise on Bone Mineral Density in Postmenopausal Women: A Randomized and Controlled Clinical Trial,« *Journal of Geriatric Physical Therapy* 42, no. 2 (April–Juni 2019), S. E23–E31; C. S. Kim, J. Y. Kim, H. J. Kim, »The Effects of a Single Bout Pilates Exercise on mRNA Expression of Bone Metabolic Cytokines in Osteopenia Women,« *Journal of Exercise, Nutrition, and Biochemistry,* vol. 18, no. 1 (März 2014), S. 69–78.
89. M. Sinaki und B. A. Mikkelsen, »Postmenopausal Spinal Osteoporosis: Flexion Versus Extension Exercises,« *Archives of Physical Medicine and Rehabilitation,* vol. 65, no. 10 (Oktober 1984), S. 593–596.
90. Y. H. Lu et al., »Twelve-Minute Daily Yoga Regimen Reverses Osteoporotic Bone Loss,« *Topics in Geriatric Rehabilitation,* vol. 32, no. 2 (April 2016), S. 81–87.
91. M. Hernandez-Avila et al., »Caffeine, Moderate Alcohol Intake, and Risk of Fracture of the Hip and Forearm in Middle-Aged Women,« *American Journal of Clinical Nutrition,* vol. 54 (1991), S. 157–163; D. E. Nelson et al., »Alcohol as a Risk Factor for Fall Injury Events Among Elderly Persons Living in the Community,« *Journal of the Geriatric Society,* vol. 40 (1992), S. 658–661; H. D. Nelson et al., »Smoking, Alcohol, and Neuromuscular and Physical Function of Older Women,« *Journal of the American Medical Association,* vol. 272, no. 24 (1994), S. 1909–1913.
92. D. C. Bauer et al., »Factors Associated with Appendicular Bone Mass in Older Women,« *Archives of Internal Medicine,* vol. 118, no. 9 (1993), S. 657–665; D. P. Kiel et al., »Caffeine and the Risk of Hip Fracture: The Framingham Study,« *Biological Psychiatry,* vol. 23 (1988), S. 335–349.
93. M. F. Holick, »Optimal Vitamin D Status for the Prevention and Treatment of Osteoporosis,« *Drugs and Aging,* vol. 24, no. 12 (2007), S. 1017–1029.
94. R. Vieth, »The Role of Vitamin D in the Prevention of Osteoporosis,« *Annals of Medicine,* vol. 37, no. 4 (2005), S. 276–277.
95. Feskanich, Willett und Colditz, »Calcium, Vitamin D, Milk Consumption, and Hip Fractures: A Prospective Study Among Postmenopausal Women.«
96. B. Dawson-Hughes et al., »Effect of Vitamin D Supplementation on Wintertime and Overall Bone Loss in Healthy Postmenopausal Women,« *Annals of Internal Medicine,* vol. 115, no. 17 (1991), S. 505–512.

97. H. I. Abdalla et al., »Prevention of Bone Mineral Loss in Postmenopausal Women by Norethisterone,« *Obstetrics and Gynecology,* vol. 66 (1985), S. 789–792; J. Dequeker und E. De Muylder, »Long-Term Progestogen Treatment and Bone Remodeling in Premenopausal Women: A Longitudinal Study,« *Maturitas,* vol. 4 (1982), S. 309–313; R. Lindsay et al., »Comparative Effectiveness of Estrogen and a Progestogen on Bone Loss in Postmenopausal Women,« *Clinical Science and Molecular Medicine,* vol. 54 (1978), S. 93–95; J. McCann und N. Horwitz, »Provera Alone Builds Bone,« *Medical Tribune,* Juli 1987, S. 4–5; J. C. Prior et al., »Progesterone as a Bone-Tropic Hormone,« *Endocrine Reviews,* vol. 11 (1990), S. 386–398; B. L. Riggs et al., »Effect of Sex Hormones in Bone in Primary Osteoporosis,« *Journal of Clinical Investigations,* vol. 48 (1969), S. 1065–1072; F. G. R. Snow und C. Anderson, »The Effect of 17-Beta Estradiol and Progestogen on Trabecular Bone Remodeling in Oophorectomized Dogs,« *Calcification Tissue,* vol. 39 (1986), S. 198–205.
98. A. K. Banerjee, P. J. Lane und F. W. Meichen, »Vitamin C and Osteoporosis in Old Age,« *Age and Aging,* vol. 7, no. 1 (1978), S. 16–18.
99. F. H. Nielsen, »Studies on the Relationship Between Boron and Magnesium Which Possibly Affects the Formation and Maintenance of Bones,« *Magnesium Trace Elements,* vol. 9, no. 2 (1990), S. 61–91; J. U. Reginster et al., »Preliminary Report of Decreased Serum Magnesium in Post-Menopausal Osteoporosis,« *Magnesium,* vol. 8, no. 2 (1989), S. 106–109.
100. entfällt
101. F. H. Nielsen et al., »Effects of Dietary Boron on Mineral, Estrogen, and Testosterone Metabolism in Post-Menopausal Women,« *Federation of American Societies for Experimental Biology Journal,* vol. 1 (1987), S. 394–397.
102. C. V. Odvina et al., »Severely Suppressed Bone Turnover: A Potential Complication of Alendronate Therapy,« *Journal of Clinical Endocrinology and Metabolism,* vol. 90, no. 3 (März 2005), S. 1294–1301.
103. D. C. Bauer et al., »Change in Bone Turnover and Hip, Non-Spine, and Vertebral Fracture in Alendronate-Treated Women: The Fracture Intervention Trial,« *Journal of Bone and Mineral Research,* vol. 19, no. 8 (August 2004), S. 1250–1258; E. B. Kwek et al., »An Emerging Pattern of Subtrochanteric Stress Fractures: A Long-Term Complication of Alendronate Therapy?« *Injury,* vol. 39, no. 2 (Februar 2008), S. 224–231; A. S. Neviaser et al., »Low-Energy Femoral Shaft Fractures Associated with Alendronate Use,« *Journal of Orthopaedic Trauma,* vol. 22, no. 5 (Mai–Juni 2008), S. 346–350; T. Parker-Pope, »Drugs to Build Bones May Weaken Them,« *New York Times,* 15. Juli 2008, www.nytimes.com/2008/07/15/health/15well.html ?partner = rssnyt & emc = rss; R. K. Cheung et al., »Sequential Non-Traumatic Femoral Shaft Fractures in a Patient on Long-Term Alendronate,« *Hong Kong Medical Journal,* vol. 13, no. 6 (Dezember 2007), S. 485–489.
104. P. Alonso-Coello et al., »Drugs for Pre-Osteoporosis: Prevention or Disease Mongering?« *British Medical Journal,* vol. 336, no. 7636 (19. Januar 19, 2008), S. 126–29.
105. 32nd Annual San Antonio Breast Cancer Symposium (SABCS): Abstracts 21 and 27. Presented 10. Dezember 2009.
106. S. L. Ruggiero et al., »Osteonecrosis of the Jaws Associated with the Use of Bisphosphonates: A Review of 63 Cases,« *Journal of Oral and Maxillofacial Surgery,* vol. 62, no. 5 (Mai 2004), S. 527–34.
107. L. Liu et al., »Association Between Alendronate and Atypical Femur Fractures: A Meta-Analysis,« *Endocrine Connections,* vol. 4, no. 1 (März 2015), S. 58–64.

108. L. Speroff, »Is Long-Term Alendronate Treatment a Problem?« *Ob/Gyn Clinical Alert,* vol. 22, no. 2 (1. Juni 2005), S. 9–10.
109. U. Hartmann et al., »Low Sexual Desire in Midlife and Older Women: Personality Factors, Psychosocial Development, Present Sexuality,« *Menopause,* vol. 11, no. 6, pt. 2 (November/Dezember 2004), S. 726–740; R. Basson, »Recent Advances in Women's Sexual Function and Dysfunction,« *Menopause,* vol. 11, no. 6, pt. 2 (November/Dezember 2004), S. 714–725; *NAMS Supplement—Update on Sexuality at Menopause and Beyond: Normative, Adaptive, Problematic, Dysfunctional,* North American Menopause Society, vol. 11, no. 6 (November 2004), S. 708–786; P. Sarrel und M. I. Whitehead, »Sex and Menopause: Defining the Issues,« *Maturitas,* vol. 7 (1985), S. 217–224; R. H. van Lunsen und E. Laan, »Genital Vascular Responsiveness and Sexual Feelings in Midlife Women: Psychophysiologic, Brain, and Genital Imaging Studies,« *Menopause,* vol. 11, no. 6, pt. 2 (November/Dezember 2004), S. 741–748.
110. G. Ogden, *The Return of Desire* (Boston: Trumpeter, 2008).
111. L. M. Diamond, *Sexual Fluidity: Understanding Women's Love and Desire* (Cambridge, MA: Harvard University Press, 2008).
112. B. Zumoff et al., »24-Hour Mean Plasma Testosterone Concentration Declines with Age in Normal Premenopausal Women,« *Journal of Clinical Endocrinology and Metabolism,* vol. 80, no. 4 (1995), S. 1429–1430.
113. G. A. Bachmann, »Correlates of Sexual Desire in Postmenopausal Women,« *Maturitas,* vol. 7, no. 3 (1985), S. 211, cited in D. Youngs, »Common Misconceptions About Sex and Depression During Menopause: A Historical Perspective,« *Female Patient,* vol. 17 (1992), S. 25–28; Pfenninger, »Sex and the Maturing Female«; J. R. Wilson, »Sexuality in Aging,« in J. J. Sciarra, ed., *Gynecology and Obstetrics* (Philadelphia: Lippincott, 1987), S. 1–12.
114. Bachmann, »Correlates of Sexual Desire.«
115. H. Fisch with S. Braun, *The Male Biological Clock: The Startling News About Aging, Sexuality, and Fertility in Men* (New York: Free Press, 2005).
116. Personönliche Kommunikation mit Dr. Alan Gaby (Spezialistin für Ernährungsmedizin); persönliche Kommunikation mit David Zava, Ph.D., Aeron Lifecycles Lab.
117. M. Chia und M. Chia, *Tao Yoga der heilenden Liebe. Der geheime Weg zur weiblichen Liebesenergie.* (Heyne, München 2010).
118. J. K. Meyers, M. M. Weissman und G. L. Tischler, »Six-Month Prevalence of Psychiatric Disorder in Three Communities,« *Archives of General Psychiatry,* vol. 41 (1984), S. 959.
119. S. M. McKinlay, J. B. McKinlay und D. J. Bramblilla, »Health Status and Utilization Behavior Associated with Menopause,« *American Journal of Epidemiology,* vol. 125 (1987), S. 110.
120. S. Hozl, L. Demisch und B. Gollnik, »Investigations About Antidepressive and Mood Change Effects of *Hypericum Perforatum,*« *Planta Medica,* vol. 55 (1989), S. 643.
121. M. Van Eck McCain, *Transformation Through Menopause* (Amherst, MA: Bergin and Garvey, 1991).
122. M. Holloway, »The Estrogen Factor,« *Scientific American,* Juni 1992.
123. G. A. Greendale et al., »Effects of the Menopause Transition and Hormone Use on Cognitive Performance in Midlife Women,« *Neurology,* vol. 72, no. 21 (26. Mai 2009), S. 1850–1857.

124. und 125. entfallen
126. S. Franceschi et al., »Intake of Macronutrients and Risk of Breast Cancer,« *The Lancet,* vol. 347 (1996), S. 1351–1356; A. Tavani et al., »Consumption of Sweet Foods and Breast Cancer Risk in Italy,« *Annals of Oncology* 17, no. 2 (Februar 2006), S. 341–345.
127. E. Ginsburg et al., »Effects of Alcohol Ingestion on Estrogens in Postmenopausal Women,« *Journal of the American Medical Association,* vol. 276, no. 21 (1996), S. 1747–1751.
128. M. Eades und M. D. Eades, *Protein Power* (New York: Bantam Books, 1996). Both the Eadeses and the Hellers have done groundbreaking research on the effects of diet, excessive fat, and insulin on health. Both teams are available for consultation with physicians, and their books are excellent practical guides for patients and physicians alike.
129. J. Jeppesen et al., »Effects of Low-Fat, High-Carbohydrate Diets on Risk Factors for Ischemic Heart Disease in Postmenopausal Women,« *American Journal of Clinical Nutrition,* vol. 65 (1997), S. 1027–1033.
130. M. Kearney et al., »William Heberden Revisited: Postprandial Angina Interval—Interval Between Food and Exercise and Meal Consumption Are Important Determinants of Time of Onset of Ischemia and Maximal Exercise Tolerance,« *Journal of the American College of Cardiology,* vol. 29 (1997), S. 302–307.
131. B. M. Altura et al., »Cardiovascular Risk Factors and Magnesium: Relationships to Atherosclerosis, Ischemic Heart Disease, and Hypertension,« *Magnesium and Trace Elements,* vol. 10 (1991–92), S. 182–192; R. DeGronzo and E. Ferrannini, »Insulin Resistance: A Multifaceted Syndrome Responsible for NIDDM, Obesity, Hypertension, Dyslipidemia, and Atherosclerotic Cardiovascular Disease,« *Diabetes Care,* vol. 14, no. 3 (1991), S. 173–194; A. Ferrara et al., »Sex Differences in Insulin Levels in Older Adults and the Effect of Body Size, Estrogen Replacement Therapy, and Glucose Tolerance Status: The Rancho Bernardo Study, 1984–87,« *Diabetes Care,* vol. 18, no. 2 (1995), S. 220–225; J. M. Gaziano, »Antioxidant Vitamins and Coronary Artery Disease Risk,« *American Journal of Medicine,* vol. 97 (1994), S. 3A–18S, 21S; J. Hallfrisch et al., »High Plasma Vitamin C Associated with High Plasma HDL and HDL(2) Cholesterol,« *American Journal of Clinical Nutrition,* vol. 60 (1994), S. 100–105; M. Modan et al., »Hyperinsulinemia: A Link Between Hypertension, Obesity, and Glucose Intolerance,« *Journal of Clinical Investigation,* vol. 75 (1985), S. 809–817; H. Morrison et al., »Serum Folate and Risk of Fatal Coronary Heart Disease,« *Journal of the American Medical Association,* vol. 275, no. 24 (26. Juni 1996), S. 1893–1896; R. A. Riemersma et al., »Risk of Angina Pectoris and Plasma Concentrations of Vitamins A, E, C, and Carotene,« *The Lancet,* vol. 337 (1991), S. 1–5; M. Stampfer et al., »Vitamin E Consumption and the Risk of Coronary Heart Disease in Women,« *New England Journal of Medicine,* vol. 328, no. 20 (20. Mai 1993), S. 1444–1449; D. Steinberg et al., »Antioxidants in the Prevention of Human Atherosclerosis,« *Circulation,* vol. 85, no. 6 (1972), S. 2338–2343; D. A. Street et al., »A Population Based Case Control Study of the Association of Serum Antioxidants and Myocardial Infarction,« *American Journal of Epidemiology,* vol. 124 (1991), S. 719–720.
132. M. Studer et al., »Effect of Different Antilipidemic Agents and Diets on Mortality: A Systematic Review,« *Archives of Internal Medicine,* vol. 165, no. 7 (11. April 2005), S. 725–730.
133. M. Daviglus et al., »Fish Consumption and the 30-Year Risk of Fatal Myocardial Infarction,« *New England Journal of Medicine,* vol. 336, no. 15 (10. April 1997), S. 1046–1053.

134. R. K. Hermsmeyer et al., »Cardiovascular Effects of Medroxyprogsterone Acetate and Progesterone: A Case of Mistaken Identity?« *Nature Clinical Practice Cardiovascular Medicine,* vol. 5, no. 7 (Juli 2008), S. 387–395.
135. Alzheimer's Association, »2018 Alzheimer's Disease Facts and Figures,« *Alzheimer's and Dementia,* vol. 14, no. 3 (2018), S. 367–429, alz.org/media/HomeOffice/Facts%20and %20Figures/facts-and-figures.pdf.
136. D. Snowden et al., »Linguistic Ability in Early Life and Cognitive Function and Alzheimer's Disease in Late Life,« *Journal of the American Medical Association,* vol. 275, no. 7 (21. Februar 1996), S. 528–532.
137. Q. Chengxuan und L. Fratiglioni, »Aging without Dementia is Achievable: Current Evidence from Epidemiological Research,« *Journal of Alzheimer's Disease,* vol. 62, no. 3 (2018), S. 933–942; T. Perls, *Experimental Gerontology,* vol. 39, nos. 11–12 (November–Dezember 2004), S. 1587–1593.
138. R. Peters, »Ageing and the Brain,« *Postgraduate Medical Journal,* vol. 82, no. 964 (Februar 2006), S. 84–88.
139. M. A. Espeland et al., »Conjugated Equine Estrogens and Global Cognitive Function in Postmenopausal Women: Women's Health Initiative Memory Study,« *Journal of the American Medical Association,* vol. 291, no. 24 (23. Juni 2004), S. 2959–2968.
140. T. L. Loucks und S. L. Berga, »Does Postmenopausal Estrogen Use Confer Neuroprotection?« *Seminars in Reproductive Medicine,* vol. 27, no. 3 (Mai 2009), S. 260–274.
141. V. Henderson et al., »Estrogen Replacement Therapy in Older Women: Comparisons Between Alzheimer's Disease Cases and Nondemented Control Subjects,« *Archives of Neurology,* vol. 51 (1994), S. 896–900; H. Honjo et al., »An Effect of Conjugated Estrogen to Cognitive Impairment in Women with Senile Dementia, Alzheimer's Type: A Placebo-Controlled Double Blind Study,« *Journal of the Japanese Menopause Society,* vol. 1 (1993), S. 167–171; T. Ohkura et al., »Evaluation of Estrogen Treatment in Female Patients with Dementia of the Alzheimer's Type,« *Endocrine Journal,* vol. 41 (1994), S. 361–371; A. Paganini-Hill und V. W. Henderson, »Estrogen Deficiency and Risk of Alzheimer's Disease in Women,« *American Journal of Epidemiology,* vol. 140 (1994), S. 256–261.
142. J. F. Flood, J. E. Morley und E. Roberts, »Memory-Enhancing Effects in Male Mice of Pregnenolone and Steroids Metabolically Derived from It,« *Proceedings from the National Academy of Sciences,* vol. 89 (März 1992), S. 1567–1571: C. R. Mevril et al., »Reduced Plasma DHEA Concentrations in HIV Infection and Alzheimer's Disease,« in M. Kalimi und W. Regelson, eds., *The Biological Role of Dehydroepiandrosterone* (New York: de Gruyter, 1990), S. 101–105; W. Regelson et al., »Dehydroepiandrosterone (DHEA)—The 'Mother Steroid.' I. Immunologic Action,« *Annals of the New York Academy of Sciences,* vol. 719 (1994), S. 553–563; S. S. C. Yen et al., »Replacement of DHEA in Aging Men and Women: Potential Remedial Effects,« *Annals of the New York Academy of Sciences,* vol. 774 (1995), S. 128–142.
143. L. L. Ekblad, J. Johansson, S. Heilin, M. Viitanen, H. Laine, P. Puukka, A. Jula und J. O. Rinne, »Midlife Insulin Resistance, APOE Genotype, and Late-Life Brain Amyloid Accumulation,« *Neurology,* vol. 90, no. 13 (27. März 2018), S. e1150–1157.
144. S. M. de la Monte und J. R. Wands, »Alzheimer's Disease Is Type 3 Diabetes—Evidence Reviewed,« *Journal of Diabetes Science and Technology,* vol. 2, no. 6 (November 2008), S. 1101–1113.

145. M. Boldrini et al., »Human Hippocampal Neurogenesis Persists Throughout Aging,« *Cell Stem Cell,* vol. 22, no. 4 (5. April 2018), S. 589–599; Z. Chaker et al., »Hypothalamic Neurogenesis Persists in the Aging Brain and Is Controlled by Energy-Sensing IGF-I Pathway,« *Neurobiology of Aging,* vol. 41 (Mai 2016), S. 64–72.
146. M. Freedman et al., »Computerized Axial Tomography in Aging,« in M. L. Albert, ed., *Clinical Neurology of Aging* (New York: Oxford University Press, 1984); U. Lehr und R. Schmitz-Scherzer, »Survivors and Non-Survivors: Two Fundamental Patterns of Aging,« in H. Thomas, ed., *Patterns of Aging* (Basel: S. Karger, 1976); A. L. Benton, P. J. Eslinger und A. R. Damasio, »Normative Observations on Neuropsychological Test Performance in Old Age,« *Journal of Clinical Neuropsychiatry,* vol. 3 (1981), S. 33–42.
147. P. H. Evans, J. Klinowski und E. Yano, »Cephaloconiosis: A Free Radical Perspective on the Proposed Particulate-Induced Etiopathogenesis of Alzheimer's Dementia and Related Disorders,« *Medical Hypotheses,* vol. 34 (1991), S. 209–219; I. Rosenberg und J. Miller, »Nutritional Factors in Physical and Cognitive Functions of Elderly People,« *American Journal of Clinical Nutrition,* vol. 55 (1992), S. 1237S–1243S; R. N. Strachan and J. G. Henderson, »Dementia and Folate Deficiency,« *Quarterly Journal of Medicine,* vol. 36 (1967), S. 189–204.
148. J. K. Morris et al., »Aerobic Exercise for Alzheimer's Disease: A Randomized Controlled Pilot Trial,« *PLoS One,* vol. 12, no. 2 (10. Februar 2017), S. e0170547.
149. Weed, aus einer einführenden Broschüre *Menopausal Years.*

XV. Kapitel: Schritte zur Heilung

1. Exercise adapted from a workshop author participated in with Annie Gill-O'Toole.
2. This teaching is from Abraham, who teaches through Esther Hicks. I've consistently found the Abraham teachings to be very practical material for living joyfully. For more information, visit www.abraham-hicks.com.
3. Bruce Lipton, Ph.D., made this comment on the program *Flourish! with Dr. Christiane Northrup,* Hay House Radio, 21. Oktober 2009.
4. N. P. Kellermann, »Epigenetic Transmission of Holocaust Trauma: Can Nightmares Be Inherited?« *The Israel Journal of Psychology and Related Sciences,* vol. 50, no. 1 (2013), S. 33–39; N. P. Kellermann, »Transmission of Holocaust Trauma—An Integrative View,« *Psychiatry,* vol. 64, no. 3 (Fall 2001), S. 256–267.
5. A. L. Roberts et al., »Women's Experience of Abuse in Childhood and Their Children's Smoking and Overweight,« *American Journal of Preventive Medicine,* vol. 46, no. 3 (März 2014), S. 249–258.
6. R. A. Sansone und L. A. Sansone, »Borderline Personality Disorder in the Medical Setting: Suggestive Behaviors, Syndromes, and Diagnoses,« *Innovations in Clinical Neuroscience,* vol. 12, nos. 7–8 (Juli–August 2015), S. 39–44.
7. S. Cohen, D. Janicki-Deverts und W. J. Doyle, »Self-Rated Health in Healthy Adults and Susceptibility to the Common Cold,« *Psychosomatic Medicine,* vol. 77, no. 9 (November–Dezember 2015), S. 959–968.
8. S. R. H. Beach et al., »When Inflammation and Depression Go Together: The Longitudinal Effects of Parent-Child Relationships,« *Development and Psychopathology,* vol. 29, no. 5 (Dezember 2017), S. 1969–1986.

9. Leslie Kussman, personal communication, 6. Mai 1992, before filming *Harbour of Hope,* a documentary about those who have healed from chronic or terminal illness, http://harbourofhope.com.
10. V. Robin und J. Dominguez, *Your Money or Your Life: 9 Steps to Transforming Your Relationship with Money and Creating Financial Independence* (New York: Penguin, 2008).
11. P. Arnstein et al., »From Chronic Pain Patient to Peer: Benefits and Risks of Volunteering,« *Pain Management Nursing,* vol. 3, no. 3 (September 2002), S. 94–103.
12. B. L. Fredrickson et al., »A Functional Genomeic Perspective on Human Well-Being,« *Proceedings of the National Academy of Sciences,* vol. 110, no. 33 (13. August 2013), S. 13684–13689.
13. C. Dann, »Poll: Workplace Equality Stalls for Women Even as Perceptions Improve,« NBC News, 22. März 2018, https://www.nbcnews.com/politics/first-read/poll-workplace-equality-stalls-women-even-perceptions-improve-n859206.
14. M. DeWolf, »12 Stats About Working Women,« U.S. Department of Labor Blog, 1. März 2017, https://blog.dol.gov/2017/03/01/12-stats-about-working-women.
15. R. Grossarth-Maticek, J. Bastiaans und D. T. Kanazir, »Psychosocial Factors as Strong Predictors of Mortality from Cancer, Ischaemic Heart Disease and Stroke: The Yugoslav Prospective Study,« *Journal of Psychosomatic Research,* vol. 29, no. 2 (1985), S. 167–176.
16. B. C. Broom, R. J. Booth und C. Schubert, »Symbolic Diseases and 'MindBody' Co-Emergence. A Challenge for Psychoneuroimmunology,« *Explore,* vol. 8, no. 1 (Januar–Februar 2012), S. 16–25, www.letmagichappen.com/images/uploads/documents/Symbolic _Diseases.Explore _2012.pdf.
17. G. Maté, *When the Body Says No* (Hoboken, NJ: John Wiley & Sons, 2003), S. 257.
18. At one of my workshops a woman from Atlanta told me that her woman's group simply calls this deep work »the process.« She had never heard of Anne Wilson Schaef or her work.
19. Naomi Wolf has documented the tragic aspects of this in *The Beauty Myth* (New York: Morrow, 1990).
20. F. S. Shinn, *The Game of Life and How to Play It* (Marina del Rey, CA: DeVorss and Co., 1925).
21. Patricia Reis, author of *Through the Goddess* (Freedom, CA: Crossing Press, 1991), worked with us at Women to Women for four years, teaching us the deep patterns held in women's psyches and bodies.
22. An in-depth approach to this is available in V. Noble, *Shakti Woman* (HarperSanFrancisco, 1992).
23. For more information, write to the Proprioceptive Writing Center, P.O. Box 165, Lake Clear, NY 12945, 423-454-9760, http://pwriting.org.
24. Dream incubation is adapted from the work of Patricia Reis.
25. L. Cosgrove und S. Krimsky, »A Comparison of *DSM*-IV and *DSM*-5 Panel Members' Financial Associations with Industry: A Pernicious Problem Persists,« *PLoS Medicine,* vol. 9, no. 3 (März 2012), S. e1001190, https://journals.plos.org/plosmedicine/article/file ?id = 10.1371/journal.pmed.1001190 & type = printable.
27. J. Fang et al., »The Salient Characteristics of the Central Effects of Acupuncture Needling: Limbic-Paralimbic-Neocortical Network Modulation,« *Human Brain Mapping,* vol. 30, no. 4 (April 2009), S. 1196–1206.
28. D. Church, G. Yount und A. J. Brooks, »The Effect of Emotional Freedom Techniques

on Stress Biochemistry: A Randomized Controlled Trial,« *Journal of Nervous and Mental Disease,* vol. 200, no. 10 (Oktober 2012), S. 891–896.

29. B. O. Rothbaum, »A Controlled Study of Eye Movement Desensitization and Reprocessing in the Treatment of Posttraumatic Stress Disordered Sexual Assault Victims,« *Bulletin of the Menninger Clinic,* vol. 61, no. 3 (Summer 1997), S. 317–334; S. A. Wilson, L. A. Becker, und R. H. Tinker, »Eye Movement Desensitization and Reprocessing (EMDR) Treatment for Psychologically Traumatized Individuals,« *Journal of Consulting and Clinical Psychology,* vol. 63, no. 6 (Dezember 1995), S. 928–937; S. A. Wilson, L. A. Becker und R. H. Tinker, »Fifteen-Month Follow-Up of Eye Movement Desensitization and Reprocessing (EMDR) Treatment for Posttraumatic Stress Disorder and Psychological Trauma,« *Journal of Consulting and Clinical Psychology,* vol. 65, no. 6 (Dezember 1997), S. 1047–1056.
30. S. V. Marcus, P. Marquis und C. Sakai, »Controlled Study of Treatment of PTSD Using EMDR in an HMO Setting,« *Psychotherapy Theory Research and Practice,* vol. 34, no. 3 (September 1997), S. 307–315; S. V. Marcus, P. Marquis und C. Sakai, »Three-and 6-Month Follow-Up of EMDR Treatment of PTSD in an HMO Setting,« *International Journal of Stress Management,* vol. 11, no. 3 (August 2004), S. 195–208.
31. D. Spiegel et al., »Effects of Psychosocial Treatment on Survival of Patients with Metastatic Breast Cancer,« *The Lancet,* vol. 2 (1989), S. 888–891; D. Spiegel, »A Psychosocial Intervention and Survival Time of Patients with Metastatic Breast Cancer,« *Advances,* vol. 7, no. 3 (1991), S. 10–19.
32. J. J. Gross, »The Emerging Field of Emotion Regulation: An Integrative Review,« *Review of General Psychology,* vol. 2, no. 3 (September 1998), S. 271–299, http://www.elaborer.org/psy1045d/cours/Gross (1998).pdf.
33. R. G. Reed et al., »Emotional Acceptance, Inflammation, and Sickness Symptoms Across the First Two years Following Breast Cancer Diagnosis,« *Brain, Behavior, and Immunity,* vol. 56 (August 2016), S. 165–174.
34. B. E. Lippitz, »Cytokine Patterns in Patients with Cancer; A Systematic Review,« *The Lancet—Oncology,* vol. 14, no. 6 (Mai 2013), S. e218–28.
35. M. C. Janelsins et al., »Differential Expression of Cytokines in Breast Cancer Patients Receiving Different Chemotherapies: Implications for Cognitive Impairment Research,« *Supportive Care in Cancer,* vol. 20, no. 4 (April 2012), S. 831–839.
36. K. Uvnas-Moberg, L. Handlin und M. Petersson, »Self-Soothing Behaviors with Particular Reference to Oxytocin Release Induced by Non-Noxious Sensory Stimulation,« *Frontiers in Psychology,* vol. 5 (12. Januar 2015), S. 1529; K. Unvas-Moberg und M. Petersson, »Oxytocin, a Mediator of Anti-Stress, Well-Being, Social Interaction, Growth and Healing,« *Zeitschrift für Psychosomatische Medizin und Psychotherapie,* vol. 51, no. 1 (2005), S. 57–80.
37. V. Morhenn, L. E. Beavin und P. J. Zak, »Massage Increases Oxytocin and Reduces Adrenocorticotropin Hormone in Humans,« *Alternative Therapies in Health and Medicine,* vol. 18, no. 6 (November–Dezember 2012), S. 11–18.
38. Boston Women's Health Book Collective, *Unser Körper, unser Leben. Ein Handbuch von Frauen für Frauen Teil 2*, Reinbek: Rowohlt 1995); Riane Eisler, , *Kelch und Schwert. Unsere Geschiche, unsere Zukunft. Weibliches und männliches Prinzip in der Geschichte.* (Arbor, Freiamt im Schwarzwald 2005).
39. N. Singer, »Medical Papers by Ghostwriters Pushed Therapy,« *New York Times,* 5. August 2009, S. A1.

40. A. S. Relman und M. Angell, »America's Other Drug Problem: How the Drug Industry Distorts Medicine and Politics,« *New Republic,* vol. 227, no. 25 (16. Dezember 2002), S. 27–41.
41. J. Law, *Big Pharma: Exposing the Global Healthcare Agenda* (New York: Carroll & Graf, 2006), S. 48; B. Lipton und S. Bhaerman, *Spontaneous Evolution: Our Positive Future (And a Way to Get There from Here)* (Carlsbad, CA: Hay House, 2009), S. 208.
42. entfällt
43. C. Elliott, »The Drug Pushers,« *The Atlantic,* April 2006, www.theatlantic.com/doc/200604/drug-reps.
44. B. P. Turnwald et al., »Learning One's Genetic Risk Changes Physiology Independent of Actual Genetic Risk,« *Nature Human Behaviour,* vol. 3 (2019), S. 48–56.
45. N. Bolz-Weber, »Forgive Assholes: Have a Little Faith,« YouTube, posted by Makers, 30. Mai 2018, https://www.youtube.com/watch ?v = VhmRkUtPra8.
46. F. Luskin und B. Bland, »Stanford–Northern Ireland Hope 2 Project,« unveröffentlichtes Manuskript, Stanford University, Palo Alto, CA, Februar 2001.
47. R. McCraty et al., »The Effects of Emotions on Short-Term Power Spectrum Analysis of Heart Rate Variability,« *American Journal of Cardiology,* vol. 76, no. 14 15. (November 1995), S. 1089–1093; Doc Lew Childre, *Women Lead with Their Hearts: A White Paper,* obtainable from the Institute of HeartMath, P.O. Box 1463, Boulder Creek, CA 95006, 831-338-8500, www.heartmath.org.
48. S. Levine, *Guided Meditations, Explorations and Healings* (New York: Doubleday, 1991), S. 324.
49. D. Ehrenfeld, *The Arrogance of Humanism,* zitiert nach R. Sandor, »The Attending Physician,« *Sun,* vol. 4 (1. September 1991), S. 4.
50. Zitiert nach Hicks und Hicks, *A New Beginning,* Teil I und II.
51. A. Deyhle und J. Waterman, »Heart Coherence Increases Order of Crystallization Patterns in Dried Saliva Study,« HeartMath Research Center, Institute of HeartMath, Boulder, Colorado, Oktober 2013, https://pdfs.semanticscholar.org/a83f/4b54e3aa99dcba23676260862e242a52c298.pdf.
52. S. L. Liedliecki und M. Good, »Effect of Music on Power, Pain, Depression and Disability,« *Journal of Advanced Nursing,* vol. 54, no. 5 (Juni 2006), S. 553–562.
53. H. Fukui und K. Toyoshima, »Music Facilitate the Neurogenesis, Regeneration and Repair of Neurons,« *Medical Hypotheses,* vol. 71, no. 5 (November 2008), S. 765–769.
54. H. Fukui, »The Effect of Music to Sex Hormones of Elderly Person,« *Neuroscience Research Supplements,* vol. 55, no. 1 (Januar 2006), S. S58.
55. J. H. Fowler und N. A. Christakis, »Dynamic Spread of Happiness in a Large Social Network: Longitudinal Analysis over 20 Years in the Framingham Study,« *British Medical Journal,* vol. 3374. (Dezember 2008), S. a2338.
56. R. W. Eyre et al., »Spreading of Components of Mood in Adolescent Social Networks,« Royal Society Open Science, vol. 4, no. 9 (20. September 2017), S. 170336.
57. Dogen Zenji, in: S. Suzuki, *Zen Mind, Beginner's Mind,* ed. T. Dixon (Boston, MA: Shambhala, 2006), S. 30.

XVI. Kapitel: Medizinische Versorgung optimal nutzen

1. S. Richter, *The Genome Revolution,* Goldman Sachs, 10. April 2018, https://www.goldmansachs.com/insights/pages/genome-revolution.html.

2. D. Riley, »Healthcare Reform,« *Alternative Therapies in Health and Medicine,* vol. 15, no. 5 (September/Oktober 2009), S. 8.
3. B. Starfield, »Is US Health Really the Best in the World?« *Journal of the American Medical Association,* vol. 284, no. 4 (26. Juli 2000), S. 483–485, www.jhsph.edu/research/centers-and-institutes/johns-hopkins-primary-care-policy-center/Publications _PDFs/A154.pdf.
4. entfällt
5. N. Cousins, *Anatomy of an Illness as Perceived by the Patient* (New York: Bantam, 1979), S. 49–50.
6. H. Benson et al., »The Placebo Effect: A Neglected Asset in the Care of Patients,« *Journal of the American Medical Association,* vol. 232, no. 12 (23. Juni 1975); A. B. Carter, »The Placebo: Its Use and Abuse,« *The Lancet,* 17. Oktober 1973, S. 823; B. Blackwell et al., »Demonstration to Medical Students of Placebo Responses and Non-Drug Factors,« *The Lancet,* vol. 2 (Juni 1972), S. 1279; S. Wolf und H. K. Beecher, »The Powerful Placebo,« *Journal of the American Medical Association,* vol. 159 (1955), S. 1602–1606.
7. J. B. Moseley et al., »A Controlled Trial of Arthroscopic Surgery for Osteoarthritis of the Knee,« *New England Journal of Medicine,* vol. 347, no. 2, 11. Juli 2002), S. 81–88.
8. F. Islami et al., »Proportion and Number of Cancer Cases and Deaths Attributable to Potentially Modifiable Risk Factors in the United States,« *CA: A Cancer Journal for Clinicians,* vol. 68, no. 1 (Januar 2018), S. 31–54.
9. Dieser Stufenplan entstammt leicht verändert dem Newsletter von C. Northrup's *Health Wisdom for Women.*
10. M. Hyman, »The Myth of Diagnosis,« blog post, 4. Mai 2018, http://drhyman.com/blog/2018/05/04/the-myth-of-diagnosis.
11. I. Kirsch et al., »The Emperor's New Drugs: An Analysis of Antidepressant Medication Data Submitted to the U.S. Food and Drug Administration,« *Prevention and Treatment,* vol. 5, no. 1 (15. Juli 2002), S. 23, https://pdfs.semanticscholar.org/15f4/3875a20b1e6e03ca7729070680477ad46e31.pdf.
12. L. Pratt, D. J. Brody und Q. Gu, »Antidepressant Use Among Persons Aged 12 and Over: United States, 2011–2014,« National Center for Health Statistics Data Brief No. 283, August 2017, https://www.cdc.gov/nchs/products/databriefs/db283.htm.
13. M. M. Maslej et al., »The Mortality and Myocardial Effects of Antidepressants Are Moderated by Preexisting Cardiovascular Disease: A Meta-Analysis,« *Psychotherapy and Psychosomatics,* vol. 86, no. 5 (2017), S. 268–282.
14. entfällt
15. Centers for Disease Control and Prevention (CDC), National Center for Health Statistics. *National Hospital Discharge Survey: 2010 Table, Procedures by Selected Patient Characteristics—Number by Procedure Category and Age* (Atlanta, GA: CDC, 2010), www.cdc.gov/nchs/data/nhds/4procedures/2010pro4 _numberprocedureage.pdf.
16. K. A. Cullen, M. J. Hall und A. Golosinskiy, »Ambulatory Surgery in the United States, 2006,« *National Health Statistics Report,* no. 11 (Hyattsville, MD: National Center for Health Statistics, 2009), S. 1, www.cdc.gov/nchs/data/nhsr/nhsr011.pdf.
17. Der Wortgebrauch von *heroisch* in diesem Kontext entstammt der Philosophie von Susun Weed, einer weisen Kräuterfrau, die die heroische Tradition mit der Allopathie verbindet.

18. *Gentle Visions: A Pre-Operative Relaxation Program,* 1991, 1992. For more information or to order, write to Healing Images, P.O. Box 2972, Framingham Center Station, Framingham, MA 01701.
19. Der gesamte Abschnitt ist eine Adaption eines Artikels, der in der Aprilausgabe 1996 von C. Northrups *Health Wisdom for Women*-Newsletter erschien. Ausführliche Literaturangaben zu Studien, die die Schritte belegen, finden Sie bei Huddleston, *Prepare for Surgery.*
20. N. E. Morone und D. K. Weiner, »Pain as the Fifth Vital Sign: Exposing the Vital Need for Pain Education,« *Clinical Therapeutics,* vol. 35, no. 11 (November 2013), S. 1728–1732; A. Van Zee, »The Promotion and Marketing of OxyContin: Commercial Triumph, Public Health Tragedy,« *American Journal of Public Health,* vol. 99, no. 2 (Februar 2009), S. 221–227.
21. K. E. Vowles et al., »Rates of Opioid Misuse, Abuse, and Addiction in Chronic Pain: A Systematic Review and Data Synthesis,« *Pain,* vol. 156, no. 4 (April 2015), S. 569–576.
22. P. K. Muhuri, J. C. Gfroerer und M. C. Davies, »Associations of Nonmedical Pain Reliever Use and Initiation of Heroin Use in the United States,« *CBHSQ Data Review,* August 2013, https://www.samhsa.gov/data/sites/default/files/DR006/DR006/nonmedical-pain-reliever-use-2013.htm; T. J. Cicero et al., »The Changing Face of Heroin Use in the United States: A Retrospective Analysis of the Past 50 Years,« *Journal of the American Medical Association—Psychiatry,* vol. 71, no. 7 1. Juli 2014), S. 821–826; R. G. Carlson et al., »Predictors of Transition to Heroin Use Among Initially Non-Opioid Dependent Illicit Pharmaceutical Opioid Users: A Natural History Study,« *Drug and Alcohol Dependence,* vol. 160 1. März 2016), S. 127–134.
23. Center for Behavioral Health Statistics and Quality (CBHSQ). *2017 National Survey on Drug Use and Health: Detailed Tables* (Rockville, MD: Substance Abuse and Mental Health Services Administration, 2018).
24. entfällt
25. Y. Liang und B. J. Turner, »Assessing Risk for Drug Overdose in a National Cohort: Role for Both Daily and Total Opioid Dose,« *Journal of Pain,* vol. 16, no. 4 (April 2015), S. 318–325.
26. P. A. Nadpara et al., »Risk Factors for Serious Prescription Opioid-Induced Respiratory Depression or Overdose: Comparison of Commercially Insured and Veterans Health Affairs Populations,« *Pain Medicine,* vol. 19, no. 1 (1. Januar 2018), S. 79–96
27. P. M. Grace et al., »Repeated Morphine Prolongs Postoperative Pain in Male Rats,« *Anesthesia and Analgesia,* vol. 128, no. 1 (Januar 2019), S. 161–167.
28. University of Colorado at Boulder, »Post-Surgical Opioids Can, Paradoxically, Lead to Chronic Pain: Rats Given Morphine Experienced Pain-Reactivity for Three Weeks Longer, Inflammatory Changes in Spinal Cord,« *ScienceDaily, 16.* April 2018, www.sciencedaily.com/releases/2018/04/180416145456.htm.
29. P. M. Grace et al., »Morphine Paradoxically Prolongs Neuropathic Pain in Rats by Amplifying Spinal NLRP3 Inflammasome Activation,« *Proceedings of the National Academy of Sciences,* vol. 113, no. 24 (14. Juni 2016), S. E3441–50.
30. M. H. Grissa et al., »Acupuncutre vs. Intravenous Morphine in the Management of Acute Pain in the ED,« *American Journal of Emergency Medicine,* vol. 34, no. 11 (November 2016), S. 2112–2116.

31. Als wir eines Sommers den Katahdin-Berg bestiegen, trat ich unglücklich auf einen Zweig. Das tat nicht nur weh, sondern hinterließ auch eine Schnittwunde, von der ich wusste, dass sie eine Narbe geben würde. Ich trauerte um mein Bein, doch mein Bruder scherzte bloß »Mach dir nichts draus. Du bist doch kein Model und deine Beine brauchen nicht schön zu sein.«
32. G. R. Harris, »Effective Treatment of Chronic Pain by the Integration of Neural Therapy and Prolotherapy,« *Journal of Prolotherapy,* vol. 2, no. 2 (Mai 2010), S. 377–386, www.journalofprolotherapy.com/pdfs/issue _06/issue _06 _07 _neural _therapy.pdf; R. G. Gibson und S. L. M. Gibson, »Neural Therapy in the Treatment of Multiple Sclerosis,« *Journal of Alternative and Complementary Medicine,* vol. 5, no. 6 (1999), S. 543–552, http://encognitive.com/files/Neural %20Therapy %20in %20the %20Treatment %20of %20Multiple %20Sclerosis.pdf.
33. D. K. Klinghardt, »Neural Therapy,« *Explore!,* vol. 11, no. 2 (2002), S. 25–29, http://www.klinghardtacademy.com/images/stories/neural _therapy/Neural-Therapy-2002.pdf.

XVII. Kapitel: Sich gesund essen

1. Während meines Medizinstudiums nahm einer der Chirurgen, bei dem ich studierte Magenverkleinerungen bei Frauen (und Männern) vor, die so dick waren, dass sie daran sterben konnten. Obwohl sie danach viel an Gewicht verloren, konnten sich nach der OP viele nicht an ihre neue Größe gewöhnen und fühlten und dachten sich dick.
2. Alle Statistiken dieses Abschnitts kommen von der National Organization on Women and Body Image, online abrufbar unter https://now.org/now-foundation/love-your-body/.
3. S. Pai und K. Schryver, *Children, Teens, Media, and Body Image: A Common Sense Media Research Brief, 21.* Januar 2015, www.commonsensemedia.org/research/children-teens-media-and-body-image.
4. A. Malhotra, T. Noakes und S. Phinney, »It Is Time to Bust the Myth of Physical Inactivity and Obesity: You Cannot Outrun a Bad Diet,« *British Journal of Sports Medicine,* vol. 49, no. 15 (August 2015), S. 967–968.
5. C. D. Gardner et al., »Effect of Low-Fat vs Low-Carbohydrate Diet on 12-Month Weight Loss in Overweight Adults and the Association with Genotype Pattern or Insulin Secretion: The DIETFITS Randomized Clinical Trial,« *Journal of the American Medical Association,* vol. 319, no. 7 (20. Februar 2018), S. 667–679.
6. L. Lissner et al., »Variability of Body Weight and Health Outcomes in the Framingham Population,« *New England Journal of Medicine,* vol. 324 (1991), S. 1839–1844.
7. Das überehrgeizige, getriebene junge Mädchen ist das Szenario für eine Anorexie. Man schätzt, dass 50 Prozent aller Mädchen an Schulen, die auf die Universität vorbereiten (prep school) in einem gewissen Umfang bulimisch oder anorektisch sind. Marion Woodman's *Addiction to Perfection: The Still Unravished Bride* (Toronto: Inner City Press 1982) bietet eine wunderbare Darstellung der Essstörungen zugrunde liegenden emotionalen Zustände..
8. A. Tavani et al., »Consumption of Sweet Foods and Breast Cancer Risk in Italy,« *Annals of Oncology* 17, no. 2 (Februar 2006), S. 341–345.
9. Das Buch gibt es online, siehe www.seleneriverpress.com/media/pdf _docs/o _How _to _Prevent _Heart _Attacks _BEN _SANDLER _MD _1958.pdf.

10. Siehe ausführliche Bibliographie medizinischer Literatur National Academy of Sciences, *Diet, Nutrition, and Cancer* (Washington, DC: National Academy Press, 1982), S. 73–105.
11. B. MacMahan et al., »Urine Estrogen Profiles in Asian and North American Women,« *International Journal of Cancer,* vol. 14 (1974), S. 161–167; L. E. Dickinson et al., »Estrogen Profiles of Oriental and Caucasian Women in Hawaii,« *New England Journal of Medicine,* vol. 291 (1974), S. 1211–1213; D. A. Snowden, letter to the editor, *Journal of the American Medical Association,* vol. 3, no. 254 (1985), S. 356–357; D. W. Cramer et al., »Dietary Animal Fat and Relationship to Ovarian Cancer Risk,« *Obstetrics and Gynecology,* vol. 63, no. 6 (1984), S. 833–838; T. McKenna, »Pathogenesis and Treatment of Polycystic Ovary Syndrome,« *New England Journal of Medicine,* vol. 318 (1988), S. 558; D. Polson, »Polycystic Ovaries—A Common Finding in Normal Women,« *The Lancet,* vol. 1 (1988), S. 870.
12. P. Hill, »Diet, Lifestyle, and Menstrual Activity,« *American Journal of Clinical Nutrition,* vol. 33 (1980), S. 1192.
13. A. Sanchez, »A Hypothesis on the Etiologic Role of Diet on the Age of Menarche,« *Medical Hypotheses,* vol. 7 (1981), S. 1339; S. Schwartz, »Dietary Influences on Growth and Sexual Maturation in Premenarchal Rhesus Monkeys,« *Hormones and Behavior,* vol. 22 (1988), S. 231.
14. C. Leigh Broadhurst, »Nutrition and Non-Insulin Dependent Diabetes Mellitus from an Anthropological Perspective,« *Alternative Medicine Review,* vol. 2, no. 5 (1997), S. 378–399.
15. S. B. Eaton et al., »An Evolutionary Perspective Enhances Understanding of Human Nutritional Requirements,« *Journal of Nutrition,* vol. 126, no. 6 (Juni 1996), S. 1732–1740; S. B. Eaton, S. B. Eaton III und M. J. Konner, »Paleolithic Nutrition Revisited: A Twelve-Year Retrospective on Its Nature and Implications,« *European Journal of Clinical Nutrition,* vol. 51, no. 4 (April 1997), S. 207–216; Michael Crawford und David Marsh, *Nutrition and Evolution* (New Caanan, CT: Keats Publishing, 1995).
16. A. Samsel und S. Seneff, »Glyphosate's Suppression of Cytochrome P450 Enzymes and Amino Acid Biosynthesis by the Gut Microbiome: Pathways to Modern Diseases,« *Entropy,* vol. 15, no. 4 (2013), S. 1416–1463.
17. J. F. Ludvigsson et al., »Small Intestinal Histopathology and Mortality Risk in Celiac Disease,« *Journal of the American Medical Association,* vol. 302, no. 11 (16. September 2009), S. 1171–1178.
18. R. J. Farrell und C. P. Kelly, »Celiac Sprue,« *New England Journal of Medicine,* vol. 346, no. 3 (17. Januar 2002), S. 180–88.
19. M. Hyman, »Gluten: What You Don't Know Might Kill You,« *Huffington Post,* 2. Januar 2010, www.huffingtonpost.com/dr-mark-hyman/gluten-what-you-dont-know_b_379089.html.
20. J. Tap et al., »Identification of an Intestinal Microbiota Signature Associated with Severity of Irritable Bowel Syndrome,« *Gastroenterology,* vol. 152, no. 1 (Januar 2017), S. 111–23.e8.
21. A. Fildes et al., »Probability of an Obese Person Attaining Normal Body Weight: Cohort Study Using Electronic Health Records,« *American Journal of Public Health,* vol. 105, vol. 9 (September 2015), S. e54–59.
22. A. Keys et al., *The Biology of Human Starvation,* vols. 1–2 (Minneapolis: University of Minnesota Press, 1950).

23. V. A. Catenacci et al., »A Randomized Pilot Study Comparing Zero-Calorie Alternate-Day Fasting to Daily Caloric Restriction in Adults with Obesity,« *Obesity,* vol. 24, no. 9 (September 2016), S. 1874–1883.
24. H. J. Weir et al., »Dietary Restriction and AMPK Increase Lifespan via Mitochondrial Network and Peroxisome Remodeling,« *Cell Metabolism,* vol., 26, no. 6 (5. Dezember 2017), S. 884–896.e5.
25. Studies cited in P. Lipetz's *The Good Calorie Diet* (New York: HarperCollins, 1994), S. 72. This book has more helpful, scientifically documented information on the differences between carbohydrates than anything else I've found.
26. C. Xu et al., »Light-Harvesting Chlorophyll Pigments Enable Mammalian Mitochondria to Capture Photonic Energy and Product ATP,« *Journal of Cell Science,* vol. 127, part 2 (15. Januar 2014), S. 388–399; Siehe also A. S. Herrera et al., »Beyond Mitochondria, What Would Be the Energy Source of the Cell?« *Central Nervous System Agents in Medical Chemistry,* vol. 15, no. 1 (2015), S. 32–41.
27. Herrera et al., »Beyond Mitochondria, What Would Be the Energy Source of the Cell?«
28. R. Melmed et al., »The Influence of Emotional State on the Mobilization of Marginal Pool Leukocytes and Insulin-Induced Hypoglycemia: A Possible Role for Eicosanoids as Major Mediators of Psychosomatic Processes,« *Annals of the New York Academy of Sciences,* vol. 296 (1987), S. 467–476.
29. J. W. Olney, »Brain Lesions, Obesity, and Other Disturbances in Mice Treated with Monosodium Glutamate,« *Science,* vol. 164, no. 880 (9. Mai 1969), S. 719–721; K. He et al., »Association of Monosodium Glutamate Intake with Overweight in Chinese Adults: The INTERMAP Study,« *Obesity,* vol. 16, no. 8 (August 2008), S. 1875–1880.
30. Diese Liste und weitere Informationen über Glutamate sind verfügbar auf Truth in Labeling Campaign unter www.truthinlabeling.org.
31. N. A. Christakis und J. H. Fowler, »The Collective Dynamics of Smoking in a Large Social Network,« *New England Journal of Medicine,* vol. 358, no. 21 (22. Mai 2008), S. 2249–2258.
32. »The Evolution of Miss America,« PsychGudies.com, September 2015, www.psychguides.com/interact/the-evolution-of-miss-america.
33. Statistics from K. O'Nell, »*The Famine Within* Probes Women's Pursuit of Thinness,« review of K. Gilday's film *The Famine Within, Christian Science Monitor,* 31. August 1992.
34. Siehe ANAD, »Eating Disorder Statistics,« https://anad.org/education-and-awareness/about-eating-disorders/eating-disorders-statistics.
35. J. I. Hudson et al., »The Prevalence and Correlates of Eating Disorders in The National Comorbidity Survey Replication,« *Biological Psychiatry,* vol. 61, no. 3 (2007), S. 348–358.
36. Siehe www.nationaleatingdisorders.org.
37. J. E. Mitchell et al., »Medical Complications and Medical Management of Bulimia,« *Annals of Internal Medicine,* vol. 71 (1987).
38. R. E. Frisch, »The Right Weight: Body Fat, Menarche, and Ovulation,« *Baillieres Clinical Obstetrics and Gynecology,* vol. 4, no. 3 (September 1990), S. 419–439.
39. C. Li et al., »Estimates of Body Composition with Dual-Energy X-Ray Absorptiometry in Adults,« *American Journal of Clinical Nutrition,* vol. 90, no. 6 (Dezember 2009), S. 1457–1465.

40. M. Nelson et al., »Effects of High-Intensity Strength Training on Multiple Risk Factors for Osteoporitic Fractures: A Randomized Controlled Trial,« *Journal of the American Medical Association,* vol. 272, no. 24 (28. Dezember 1994), S. 1909–1914.
41. B. R. Gordon et al., »Association of Efficacy of Resistance Exercise Training with Depressive Symptoms: Meta-Analysis and Meta-Regression Analysis of Randomized Controlled Trials,« *Journal of the American Medical Association—Psychiatry,* vol. 75, no. 6 1. Juni 2018), S. 566–576; B. R. Gordon et al., »The Effects of Resistance Exercise Training on Anxiety: A Meta-Analysis and Meta-Regression Analysis of Randomized Controlled Trials,« *Sports Medicine,* vol. 47, no. 12 (Dezember 2017), S. 2521–2532.
42. D. Cohen und G. Bria, *Quench: Beat Fatigue, Drop Weight, and Heal Your Body Through the New Science of Optimum Hydration* (New York: Hachette, 2018), S. 64.
43. L. Moore und M. L. Bradlee, »Low Sodium Intakes Are Not Associated with Lower Blood Pressure Levels Among Framingham Offspring Study Adults,« Abstract No. 446.6, Proceedings of the 2017 Experimental Biology Conference (Chicago, 25. April 2017).
44. J. Sanmukhani et al., »Efficacy and Safety of Curcumin in Major Depressive Disorder: A Randomized Controlled Trial,« *Psychotherapy Research,* vol. 28, no. 4 (April 2014), S. 579–585.
45. M. Bullitt-Jonas, *Holy Hunger: A Memoir of Desire* (New York: Knopf, 1999), S. 119.
46. Persönliche Kommunikation mit Dr. Michael Eades, der den Literaturbestand zum Thema durchgesehen hat und seine Erkenntnisse mit mir geteilt hat.
47. »Lean Beef Shown to Be as Healthy as Chicken and Fish,« *Food Chemistry News,* vol. 32, no. 39 (1990), S. 6, cited in J. Bland, letter to the editor, *New England Journal of Medicine,* vol. 326, no. 3 (1992), S. 200.
48. A. Wayler et al., »Nitrogen Balance Studies in Young Men to Assess the Protein Quality of an Isolated Soy Protein in Relation to Meat Proteins,« *Journal of Nutrition,* vol. 113, no. 12 (Dezember 1983), S. 2485–2491; A. Baglieri et al., »Gastro-Jejunal Digestion of Soya-Bean-Milk Protein in Humans,« *British Journal of Nutrition,* vol. 72, no. 4 (Oktober 1994), S. 519–532; F. Mariotti et al., »Nutritional Value of [15N]-Soy Protein Isolate Assessed from Ileal Digestibility and Postprandial Protein Utilization in Humans,« *Journal of Nutrition,* vol. 129, no. 11 (November 1999), S. 1992–1997; C. Gaudichon et al., »Net Postprandial Utilization of [15N]-Labeled Milk Protein Nitrogen Is Influenced by Diet Composition in Humans,« *Journal of Nutrition,* vol. 129, no. 4 (April 1999), S. 890–895.
49. N. Istfan et al., »An Evaluation of the Nutritional Value of a Soy Protein Concentrate in Young Adult Men Using the Short-Term N-Balance Method,« *Journal of Nutrition,* vol. 113, no. 12 (Dezember 1983), S. 2516–2523; V. R. Young et al., »A Long-Term Metabolic Balance Study in Young Men to Assess the Nutritional Quality of an Isolated Soy Protein and Beef Proteins,« *American Journal of Clinical Nutrition,* vol. 39, no. 1 (Januar 1984), S. 8–15.
50. V. R. Young et al., »Evaluation of the Protein Quality of an Isolated Soy Protein in Young Men: Relative Nitrogen Requirements and Effects of Methionine Supplementation,« *American Journal of Clinical Nutrition,* vol. 39, no. 1 (Januar 1984), S. 16–24; A. Y. Zezulka und D. H. Calloway, »Nitrogen Retention in Men Fed Varying Levels of Amino Acids from Soy Protein With or Without Added L-Methionine,« *Journal of Nutrition,* vol. 106, no. 2 (Februar 1976), S. 212–221.

51. V. R. Young und P. L. Pellett, »Plant Proteins in Relation to Human Protein and Amino Acid Nutrition,« *American Journal of Clinical Nutrition,* vol. 59 (Mai 1994), S. 1203S-1212S.
52. Istfan et al., »An Evaluation of the Nutritional Value of a Soy Protein Concentrate in Young Adult Men Using the Short-Term N-Balance Method«; Wayler et al., »Nitrogen Balance Studies in Young Men to Assess the Protein Quality of an Isolated Soy Protein in Relation to Meat Proteins«; Young et al., »Evaluation of the Protein Quality of an Isolated Soy Protein in Young Men: Relative Nitrogen Requirements and Effects of Methionine Supplementation.«
53. C. T. Cordle, »Soy Protein Allergy: Incidence and Relative Severity,« *Journal of Nutrition,* vol. 134, no. 5 (Mai 2004), S. 1213S–1219S.
54. Baglieri et al., »Gastro-Jejunal Digestion of Soya-Bean-Milk Protein in Humans.«
55. M. Cotterchio et al., »Dietary Phytoestrogens Intake Is Associated with Reduced Colorectal Cancer Risk,« *Journal of Nutrition,* vol. 136, no. 12 (Dezember 2006), S. 3046–3053.
56. L. L. Lin et al., »Phase I Randomized Double-Blind Placebo-Controlled Single-Dose Safety Studies of Bowman-Birk inhibitor Concentrate,« *Oncology Letters,* vol. 7, no. 4 (April 2014), S. 1151–1158.
57. H. P. Lee et al., »Dietary Effects on Breast-Cancer Risk in Singapore,« *The Lancet,* vol. 337, no. 8751 (18. Mai 1991), S. 1197–1200.
58. A. H. Wu et al., »Tofu and Risk of Breast Cancer in Asian-Americans,« *Cancer Epidemiology, Biomarkers and Prevention,* vol. 5, no. 11 (November 1996), S. 901–906.
59. S. Yamamoto et al., »Soy, Isoflavones, and Breast Cancer Risk in Japan,« *Journal of the National Cancer Institute,* vol. 9, no. 12 (18. Juni 2003), S. 906–913.
60. S. A. Lee et al., »Adolescent and Adult Soy Food Intake and Breast Cancer Risk: Results from the Shanghai Women's Health Study,« *American Journal of Clinical Nutrition,* vol. 89, no. 6 (Juni 2009), S. 1920–1926.
61. Council for Responsible Nutrition, »International Researchers Convene Meeting on Isoflavones,« press release, 17. Juni 2009, www.npicenter.com/anm/anmviewer.asp ?a = 24304 & print = yes.
62. K. Taku et al., »Soy Isoflavones Lower Serum Total and LDL Cholesterol in Humans: A Meta-Analysis of 11 Randomized Controlled Trials,« *American Journal of Clinical Nutrition,* vol. 85, no. 4 (April 2007), S. 1148–1156.
63. A. Bitto et al., »Effects of Genistein Aglycone in Osteoporatic, Ovariectomized Rats: A Comparison with Alendronate, Raloxifene and Oestradiol,« *British Journal of Pharmacology,* vol. 155, no. 6 (November 2008), S. 896–905.
64. M. Messina und G. Redmond, »Effects of Soy Protein and Soybean Isoflavones on Thyroid Function in Healthy Adults and Hypothyroid Patients: A Review of the Relevant Literature,« *Thyroid,* vol. 16, no. 3 (März 2006), S. 249–258.
65. B. Bruce, M. Messina, und G. A. Spiller, »Isoflavone Supplements Do Not Affect Thyroid Function in Iodine-Replete Postmenopausal Women,« *Journal of Medicinal Food,* vol. 6, no. 4 (Winter 2003), S. 309–316.
66. I. C. Munro et al., »Soy Isoflavones: A Safety Review,« *Nutrition Reviews,* vol. 61, no. 1 (Januar 2003), S. 1–33; J. Slavin, »Nutritional Benefits of Soy Protein and Soy Fiber,« *Journal of the American Dietetic Association,* vol. 91, no. 7 (Juli 1991), S. 816–819.
67. J. F. Balch, *Prescription for Nutritional Healing* (New York: Avery Publications, 1990).
68. M. Micallef et al., »Plasma n-3 Polyunsaturated Fatty Acids Are Negatively Associated with Obesity,« *British Journal of Nutrition, 19.* Mai 2009, S. 1–5 [Epub ahead of print].

69. M. Studer et al., »Effect of Different Antilipidemic Agents and Diets on Mortality: A Systematic Review,« *Archives of Internal Medicine,* vol. 165, no. 7 (11. April 2005), S. 725–730.
70. T. A. Sanders et al., »Influence of n-6 Versus n-3 Polyunsaturated Fatty Acids in Diets Low in Saturated Fatty Acids on Plasma Lipoproteins and Hemostatic Factors,« *Arteriosclerosis, Thrombosis, and Vascular Biology,* vol. 17, no. 12 (1997), S. 3449–3460; M. H. Davidson, »Mechanisms for the Hypotriglyceridemic Effect of Marine Omega-3 Fatty Acids,« *American Journal of Cardiology,* vol. 98 (21. August 2006), S. 27–33.
71. A. Leaf und P. C. Weber, »Cardiovascular Effects of N-3 Fatty Acids,« *New England Journal of Medicine,* vol. 318, no. 9 (3. März 1988), S. 549–557; E. B. Schmidt et al., »N-3 Polyunsaturated Fatty Acid Supplementation (Pikasol) in Men with Moderate and Severe Hypertriglyceridaemia: A Dose-Response Study,« *Annals of Nutrition and Metabolism,* vol. 36, nos. 5–6 (1992), S. 283–287; F. B. Hu et al., »Fish and Long-Chain Omega-3 Fatty Acid Intake and Risk of Coronary Heart Disease and Total Mortality in Diabetic Women,« *Circulation,* vol. 107, no. 14 (15. April 2003), S. 1852–1857; P. J. Skerrett und C. H. Hennekens, »Consumption of Fish and Fish Oils and Decreased Risk of Stroke,« *Preventive Cardiology,* vol. 6, no. 1 (Winter 2003), S. 38–41; A. Zampelas et al., »Fish Consumption Among Healthy Adults Is Associated with Decreased Levels of Inflammatory Markers Related to Cardiovascular Disease: The ATTICA Study,« *Journal of the American College of Cardiology,* vol. 46, no. 1 (5. Juli 2005), S. 120–124.
72. R. L. McLennon, »Reversal of Arrhythmogenic Effects of Long-Term Saturated Fatty Acid Intake by Dietary N3 and N6 Polyunsaturated Fatty Acids,« *American Journal of Clinical Nutrition,* vol. 51 (1980), S. 53–58; D. Kim et al., »Dietary Fish Oil Added to Hyperlipidemic Diet for Swine Results in Reduction in Excessive Numbers of Monocytes Attached to Arterial Epithelium,« *Arteriosclerosis,* vol. 81 (1991), S. 209–216; C. J. Diskin et al., »Fish Oil to Prevent Intimal Hyperplasia and Thrombosis,« *Nephron,* vol. 55 (1990), S. 445–447.
73. U. N. Das et al., »Benzo(a)pyrene and Gamma Radiation Induced Genetic Damage in Mice May Be Prevented by GLA but Not Arachidonic Acid,« *Nutrition Research,* vol. 5 (1985), S. 101–105.
74. D. Horrobin et al., »Omega-6 Fatty Acids May Reverse Carcinogenesis by Restoring Natural PGE-1 Metabolism,« *Medical Hypotheses,* vol. 6 (1980), S. 469–486; J. J. Jarkowski und W. T. Cave, »Dietary Fish Oil May Inhibit Development of Breast Cancer,« *Journal of the National Cancer Institute,* vol. 74 (1985), S. 1145–1150.
75. J. M. Kremer, »N-3 Fatty Acid Supplements in Rheumatoid Arthritis,« *American Journal of Clinical Nutrition,* vol. 71, no. 1 suppl. (Januar 2000), S. 349S–51S; D. Volker et al., »Efficacy of Fish Oil Concentrate in the Treatment of Rheumatoid Arthritis,« *Journal of Rheumatology,* vol. 27, no. 10 (Oktober 2000), S. 2343–2346; C. L. Curtis et al., »Effects of n-3 Fatty Acids on Cartilage Metabolism,« *Proceedings of the Nutrition Society,* vol. 61, no. 3 (August 2002), S. 381–389.
76. D. Parra et al., »A Diet Rich in Long Chain Omega-3 Fatty Acids Modulates Satiety in Overweight and Obese Volunteers During Weight Loss,« *Appetite,* vol. 51, no. 3 (November 2008), S. 676–680.
77. R. L. Weank et al., »Effect of Low Saturated Fat Diet in Early and Late Cases of Multiple Sclerosis,« *The Lancet,* vol. 336 (1990), S. 1145–1150.
78. Z. Harel et al, »Supplementation with Omega-3 Fatty Acids in the Management of

Dysmenorrhea in Adolescents,« *American Journal of Obstetrics and Gynecology,* vol. 174, no. 4 (1996), S. 1335–1338.
79. C. Campagnoli et al., »Polyunsaturated Fatty Acids (PUFAs) Might Reduce Hot Flushes: An Indication from Two Controlled Trials on Soy Isoflavones Alone and with a PUFA Supplement,« *Maturitas,* vol. 51, no. 2 (16. Juni 2005), S. 127–134.
80. M. Maes et al., »In Humans, Serum Polyunsaturated Fatty Acid Levels Predict the Response of Proinflammatory Cytokines to Psychologic Stress,« *Biological Psychiatry,* vol. 47, no. 10 (15. Mai 2000), S. 910–920.
81. M. G. Enig et al., »Dietary Fat and Cancer Trends: A Critique,« *Federal Proceedings,* vol. 37 (1978), S. 25–30.
82. G. Abraham, »Primary Dysmenorrhea,« *Clinical Obstetrics and Gynecology,* vol. 21, no. 1 (1978), S. 139–145.
83. H. G. Preuss et al., »Minimum Inhibitory Concentrations of Herbal Essential Oils and Monolaurin for Gram-Positive and Gram-Negative Bacteria,« *Molecular and Cellular Biochemistry,* vol. 272, nos. 1–2 (April 2005), S. 29–34; H. G. Preuss et al., »Effects of Essential Oils and Monolaurin on *Staphylococcus aureus:* In Vitro and In Vivo Studies,« *Toxicology Mechanisms and Methods,* vol. 15, no. 4 (Juli 2005), S. 279–285.
84. J. E. Gangwisch et al., »Inadequate Sleep as a Risk Factor for Obesity: Analyses of the NHANES I,« *Sleep,* vol. 28, no. 10 (1. Oktober 2005), S. 1289–1296.
85. B. Villeponteau, R. Cockrell und J. Feng, »Nutraceutical Interventions May Delay Aging and the Age-Related Diseases,« *Experimental Gerontology,* vol. 35, nos. 9–10 (Dezember 2000), S. 1405–1417.
86. T. A. Barringer et al., »Effect of a Multivitamin and Mineral Supplement on Infection and Quality of Life. A Randomized, Double-Blind, Placebo-Controlled Trial,« *Annals of Internal Medicine,* vol. 138, no. 5 (4. März 2003), S. 365–371.
87. G. Pocobelli et al., »Use of Supplements of Multivitamins, Vitamin C, and Vitamin E in Relation to Mortality,« *American Journal of Epidemiology,* vol. 170, no. 4 (15. August 2009), S. 472–483.
88. K. N. Prasad, »Multiple Dietary Antioxidants Enhance the Efficacy of Standard and Experimental Cancer Therapies and Decrease Their Toxicity,« *Integrative Cancer Therapies,* vol. 3, no. 4 (Dezember 2004), S. 310–322.
89. E. R. Miller III, »Meta-Analysis: High-Dosage Vitamin E Supplementation May Increase All-Cause Mortality,« *Annals of Internal Medicine,* vol. 142, no. 1 (4. Januar 2005), S. 37–46.
90. C. D. Morris und S. Carson, »Routine Vitamin Supplementation to Prevent Cardiovascular Disease: A Summary of the Evidence for the U.S. Preventive Services Task Force,« *Annals of Internal Medicine,* vol. 139, no. 1 (1. Juli 2003), S. 56–70.
91. M. J. Stampfer et al., »Vitamin E Consumption and the Risk of Coronary Disease in Women,« *New England Journal of Medicine,* vol. 328, no. 20 (20. Mai 1993), S. 1444–1449.
92. R. M. Bostick et al., »Reduced Risk of Colon Cancer with High Intakes of Vitamin E: The Iowa Women's Health Study,« *Cancer Research,* vol. 53, no. 18 (15. September 1993), S. 4230–4237.
93. P. P. Zandi, »Reduced Risk of Alzheimer Disease in Users of Antioxidant Vitamin Supplements: The Cache County Study,« *Archives of Neurology,* vol. 61, no. 1 (Januar 2004), S. 82–88.

94. M. Lu, »Prospective Study of Dietary Fat and Risk of Cataract Extraction Among U.S. Women,« *American Journal of Epidemiology,* vol. 161, no. 10 (15. Mai 2005), S. 948–959.
95. J. Higdon, *An Evidence-Based Approach to Vitamins and Minerals* (New York: Thieme, 2003), S. 253; X. Gao et al., »The Maximal Amount of Dietary Alpha-Tocopherol Intake in U.S. Adults (NHANES 2001–2002),« *Journal of Nutrition,* vol. 136 (2006), S. 1021–1026; Q. Jian et al., »Gamma-Tocopherol, the Major Form of Vitamin E in the U.S. Diet, Deserves More Attention,« *American Journal of Clinical Nutrition,* vol. 74 (2001), S. 714–722; P. J. McLaughlin und J. L. Weihrauch, »Vitamin E Content of Foods,« *Journal of the American Dietetic Association,* vol. 75 (1979), S. 647–665; L. C. Nebeling et al., »The Impact of Lifestyle Characteristics on Carotenoid Intake in the United States: The 1987 National Health Interview Survey,« *American Journal of Public Health,* vol. 87 (1997), S. 268–2671; L. C. Nebeling et al., »Changes in Carotenoid Intake in the United States: The 1987 and 1992 National Health Interview Surveys,« *Journal of the American Dietetic Association,* vol. 97 (1997), S. 991–996; A. Scalbert und G. Williamson, »Dietary Intake and Bioavailability of Polyphenols,« *Journal of Nutrition,* vol. 130 (2000), S. 2073S–2085S; C. Weber, A. Bysted und G. Holmer, »Coenzyme Q10 in the Diet—Daily Intake and Relative Bioavailability,« *Molecular Aspects of Medicine,* vol. 18 (1997), S. S251–S254.
96. C. Northrup, *Weisheit der Wechseljahre* (München, ZS Verlag: 2022).
97. M. R. Malinow et al., »The Effects of Folic Acid Supplementation on Plasma Total Homocysteine Are Modulated by Multivitamin Use and Methylenetetrahydrofolate Reductase Genotypes,« *Arteriosclerosis, Thrombosis, and Vascular Biology,* vol. 17, no. 6 (Juni 1997), S. 1157–1162.
98. M. F. Bellamy et al., »Oral Folate Enhances Endothelial Function in Hyperhomocysteinaemic Subjects,« *European Journal of Clinical Investigation,* vol. 29, no. 8 (August 1999), S. 659–662; A. Bronstrup et al., »Effects of Folic Acid and Combinations of Folic Acid and Vitamin B-12 on Plasma Homocysteine Concentrations in Healthy, Young Women,« *American Journal of Clinical Nutrition,* vol. 68, no. 5 (1998), S. 1104–1110.
99. A. Vahratian et al., »Multivitamin Use and Risk of Preterm Birth,« *American Journal of Epidemiology,* vol. 160, no. 9 (1. November 2004), S. 886–892.
100. R. A. Anderson und S. Koslovsky, »Chromium Intake, Absorption, and Excretion of Subjects Consuming Self-Selected Diets,« *American Journal of Clinical Nutrition,* vol. 41 (1985), S. 1177–1180.
101. W. Mestz et al., »Present Knowledge of the Role of Chromium,« *Federal Proceedings,* vol. 33 (1974), S. 2275–2283.
102. Interesanterweise hat Muttermilch pro (knappem) Liter 300 mg Kalzium, während Kuhmilch 1200 mg in der gleichen Menge aufweist. Allerdings nehmen die gestillten Kinder mehr Kalzium auf als ihre Altersgenossen, die Kuhmilch bekommen. Mehr ist hier offensichtlich nicht besser. Quelle: William Manahan, *Eat for Health* (Tiburon, CA: H. J. Kramer, 1988), S. 164.
103. F. A. Oski, *Don't Drink Your Milk* (Brushton, NY: Teach Services, 1996); available from Teach Services, 800-367-1844 or 518-358-3494, or visit www.teachservices.com.
104. D. Cramer et al., »Galatose Consumption and Metabolism in Relation to the Risk of Ovarian Cancer,« *The Lancet,* vol. 2, no. 8654 (8. Juli 1989), S. 66–71.
105. A. J. Lanou, S. E. Berkow und N. D. Barnard, »Calcium, Dairy Products, and Bone

Health in Children and Young Adults: A Reevaluation of the Evidence,« *Pediatrics,* vol. 115, no. 3 (März 2005), S. 736–743.
106. T. C. Campbell, Ph.D., zitiert nach »More on the Dietary Fat and Breast Cancer Link,« *NABCO News,* vol. 4, no. 3 (Juli 1990), S. 1–2.
107. Manahan, *Eat for Health.* Zahnärzte weisen darauf hin, dass sich Osteoporose an erster Stelle im Unterkiefer zeigt und dass Osteoporose mit Parodontose verbunden ist, dem Hauptgrund für den Zahnverlust bei Erwachsenen..
108. F. Huang et al., »Dietary Calcium Intake and Food Sources Among Chinese Adults in CNTCS,« *PLoS One,* vol. 13, no. 10 (Oktober 2018), S. e0205045.
109. M. F. Holick, »Vitamin D Deficiency,« *New England Journal of Medicine,* vol. 357, no. 3 19. Juli 2007), S. 266–281.
110. L. M. Bodnar, M. A. Krohn und H. N. Simhan, »Maternal Vitamin D Deficiency Is Associated with Bacterial Vaginosis in the First Trimester of Pregnancy,« *Journal of Nutrition,* vol. 139, no. 6 (Juni 2009), S. 1157–1161.
111. M. Sneve, Y. Figenschau und R. Jorde, »Supplementation with Cholecalciferol Does Not Result in Weight Reduction in Overweight and Obese Subjects,« *European Journal of Endocrinology,* vol. 159, no. 6 (Dezember 2008), S. 675–684; S. D. Sibley et al., »Plasma Vitamin D: A Predictor of Subsequent Weight Loss Success,« presented at the 91st Annual Meeting of the Endocrine Society, Washington, DC, 11. Juni 2009, www.abstracts2view.com/endo/view.php ?nu = ENDO09L _OR14-5.
112. Holick, »Vitamin D Deficiency.«
113. J. J. Cannell et al., »On the Epidemiology of Influenza,« *Virology Journal,* vol. 5, no. 29 (25. Februar 2008), http://www.virologyj.com/content/5/1/29.
114. S. L. McDonnell et al., »Breast Cancer Risk Markedly Lower with Serum 25-Hydroxyvitamin D Concentrations ≥ 60 vs < 20 ng/ml (150 vs 50 nmol/L): Pooled Analysis of Two Randomized Trials and a Prospective Cohort,« *PLoS One,* vol. 13, no. 6 (15. Juni 2018), S. e0199265.
115. S. L. McDonnell et al., »Maternal 25(OH)D Concentrations ≥40 ng/mL Associated with 60% Lower Preterm Birth Risk Among General Obstetrical Patients at an Urban Medical Center,« *PLoS One,* vol. 12, no. 7 (24. Juli 2017), S. e0180483.
116. B. Dawson-Hughes et al., »Effect of Vitamin D Supplementation on Wintertime and Overall Bone Loss in Healthy Postmenopausal Women,« *Annals of Internal Medicine,* vol. 115, no. 17 (1991), S. 505–512.
117. R. D. Jackson et al., »Calcium Plus Vitamin D Supplementation and the Risk of Fractures,« *New England Journal of Medicine,* vol. 354, no. 7 (16. Februar 2006), S. 669–683.
118. Der Knochenstoffwechsel benötigt Vitamin C, Vitamin D und eine Reihe von Spurenelementen, darunter Zink, Silizium, Kupfer, Bor und Mangan. Diese arbeiten bei der Knochenbildung eng zusammen
119. M. Grossman, J. Kirsner und I. Gillespie, »Basal and Histalog-Stimulated Gastric Secretion in Control Subjects and Patients with Peptic Ulcer or Gastric Cancer,« *Gastroenterology,* vol. 45 (1963), S. 15–26.
120. R. Recker, »Calcium Absorption and Achlorhydria,« *New England Journal of Medicine,* vol. 313 (1985), S. 70–73; M. J. Nicar und C. Y. C. Pak, »Calcium Bioavailability from Calcium Carbonate and Calcium Citrate,« *Journal of Clinical Endocrinology and Metabolism,* vol. 61 (1985), S. 391–393.
121. Persönliche Kommunikation mit Jeffrey Bland.

122. D. Michaelson et al., »Bone Mineral Density in Women with Depression,« *New England Journal of Medicine,* vol. 335 (1996), S. 1176–1181.
123. M. J. Eisenberg, »Magnesium Deficiency and Sudden Death,« *American Heart Journal,* vol. 124, no. 2 (1992), S. 544–549; P. D. Turlapaty und B. M. Altura, »Magnesium Deficiency Produces Spasms in Coronary Arteries: Relationship to Etiology of Sudden Death Ischemic Heart Disease,« *Science,* vol. 208, no. 4440 (11. April 1980), S. 198–200; B. M. Altura, »Sudden Death Ischemic Heart Disease and Dietary Magnesium Intake: Is the Target Site Coronary Vascular Smooth Muscle?« *Medical Hypotheses,* vol. 5, no. 8 (August 1979), S. 843–848.
124. A. Hruby et al., »Higher Magnesium Intake Is Asociated with Lower Fasting Glucose and Insulin, with No Evidence of Interaction with Select Genetic Loci, in a Meta-analysis of 15 CHARGE Consortium Studies,« *Journal of Nutrition,* vol. 143, no. 3 (März 2013), S. 345–353.
125. B. S. Levine und J. W. Coburn, »Magnesium, the Mimic/Antagonist of Calcium,« *New England Journal of Medicine,* vol. 310, no. 19 (10. Mai 1984), S. 1253–1255.
126. A. M. Uwitonze und M. S. Razzaque, »Role of Magnesium in Vitamin D Activation and Function,« *Journal of the American Osteopathic Association,* vol. 118, no. 3 (März 2018), S. 181–189.
127. M. DeVos, »Articular Disease and the Gut: Evidence of a Strong Relationship Between Spondylarthropathy and Inflammation of the Gut in Man,« *Acta Clinica Belgica,* vol. 45, no. 10 (1990), S. 20–24; P. Jackson et al., »Intestinal Permeability in Patients with Eczema and Food Allergy,« *The Lancet,* vol. 1 (1981), S. 1285.
128. A. M. Larson et al., »Acetaminophen-Induced Acute Liver Failure: Results of a United States Multicenter, Prospective Study,« *Hepatology,* vol. 42, no. 6 (Dezember 2005), S. 1364–1372.
129. Eine dreiteilige Serie über häufige Verdauungsprobleme und deren ganzheitliche Behandlung findet sich in der April-, Mai- und Juniausgabe 1997 des von C. Northrup's *Health Wisdom for Women* herausgegebenen Newsletters.
130. J. S. Labus et al., »Differences in Gut Microbial Composition Correlate with Regional Brain Volumes in Irritable Bowel Syndrome,« *Microbiome,* vol. 5, no. 1 (1. Mai 2017), S. 49.
131. Die IgG-Werte ändern sich bekanntermaßen bei Darmdysbiosen und Nahrungsmittelallergien. IgG ist ein Immunoglobulin, das an der Immunantwort auf äußere Einflüsse wie Pollen, Tierhaare, Gras, Weizen etc. beteiligt ist. Diese sind normalerweise nicht schädlich. Wenn man allerdings chronisch gestresst ist, körperlich oder emotional, sind die IgG-Werte erhöht, was zu allergischen Reaktionen auf Stoffe der Umwelt führt. Bei anderen Menschen sind die IgG-Werte erniedrigt, was zu einer Immunsuppression und einer verstärkten Neigung zu Erkältungen etc. führt.
132. Beispielhaft Immuno Laboratories in Fort Lauderdale, FL, 800-231-9197 or 954-691-2500, www.immunolabs.com.
133. T. Shirakawa et al., »Lifestyle Effect on Total IgG: Lifestyles Have a Cumulative Impact of Controlling Total IgG Levels,« *Allergy,* vol. 46 (1991), S. 561–569; I. Waxman, »Case Records of the MGH: A 59-Year-Old Woman with Abdominal Pain and an Abnormal CT Scan,« *New England Journal of Medicine,* vol. 329, no. 5 (29. Juli 1993), S. 343–349.
134. Daten aus *Brain/Mind Bulletin,* Dezember 1988.
135. N. Ale-Agha et al., »CDKN1B/p27 Is Localized In Mitochondria and Improves Respi-

ration-Dependent Processes in the Cardiovascular System—New Mode of Action for Caffeine,« *PLOS Biology,* vol. 16, no. 6 (21. Juni 2018), S. e2004408.
136. M. E. Arnold et al., »The Effects of Caffeine, Impulsivity, and Sex on Memory for Word Lists,« *Physiology and Behavior,* vol. 41, no. 1 (1987), S. 25–30.
137. A. Carrera-Lanestosa, Y. Moguel-Ordonez und M. Segura-Campos, »Stevia Rebaudiana Bertoni: A Natural Alternative for Treating Diseases Associated with Metabolic Syndrome,« *Journal of Medicinal Food,* vol. 20, no. 10 (Oktober 2017), S. 933–943.
138. W. C. Willett et al., »Moderate Alcohol Consumption and the Risk of Breast Cancer,« *New England Journal of Medicine,* vol. 316, no. 19 7. Mai 1987), S. 1174–1180.
139. L. D. Johnston et al., *Monitoring the Future, National Survey Results on Drug Use 1975–2018:* Overview, *Key Findings on Adolescent Drug Use* (Ann Arbor: Institute for Social Research, University of Michigan, 2019), S. 37, www.monitoringthefuture.org/pubs/monographs/mtf-overview2018.pdf.
140. J. A. Ewing, »Detecting Alcoholism. The CAGE Questionnaire,« *Journal of the American Medical Association,* vol. 252, no. 14 (12. Oktober 1984), S. 1905–1907.
141. CDC, »Tobacco-Related Mortality,« zuletzt geprüft 17. Januar 2018, www.cdc.gov/tobacco/data _statistics/fact _sheets/health _effects/tobacco _related _mortality/index.htm.
142. L. D. Johnston et al., *Monitoring the Future, National Survey Results on Drug Use 1975–2018:* Overview, *Key Findings on Adolescent Drug Use* (Ann Arbor: Institute for Social Research, University of Michigan, 2019), S. 39, www.monitoringthefuture.org/pubs/monographs/mtf-overview2018.pdf.
143. L. D. Johnston et al., *Monitoring the Future, National Survey Results on Drug Use 1975–2017:* Overview, *Key Findings on Adolescent Drug Use* (Ann Arbor: Institute for Social Research, University of Michigan, 2018), S. 39.
144. A. S. Gentzke et al., »Vital Signs: Tobacco Product Use Among Middle and High School Students—United States, 2011–2018,« *Centers for Disease Control and Prevention Morbidity and Mortality Weekly Report, 2019,* vol. 68, no. 06 (2019); K. A. Cullen et al., »Notes from the Field: Use of Electronic Cigarettes and Any Tobacco Product Among Middle and High School Students—United States, 2011–2018,« *Centers for Disease Control and Prevention Morbidity and Mortality Weekly Report, 2018,* vol. 67, no. 45 (2018), S. 1276–1277.
145. Centers for Disease Control and Prevention, *The Health Consequences of Smoking—50 Years of Progress: A Report of the Surgeon General,* 2014 (Atlanta, GA: U.S. Department of Health and Human Services, Centers for Disease Control and Prevention, National Center for Chronic Disease Prevention and Health Promotion, Office of Smoking and Health, 2014); X. Xu et al., »Annual Healthcare Spending Attributable to Cigarette Smoking: An Update,« *American Journal of Preventive Medicine,* vol. 48, no. 3 (März 2015), S. 326–333.
146. Centers for Disease Control and Prevention, *The Health Consequences of Smoking—50 Years of Progress: A Report of the Surgeon General,* 2014 (Atlanta, GA: U.S. Department of Health and Human Services, Centers for Disease Control and Prevention, National Center for Chronic Disease Prevention and Health Promotion, Office of Smoking and Health, 2014).
147. Centers for Disease Control and Prevention, *The Health Consequences of Smoking—50 Years of Progress: A Report of the Surgeon General,* 2014 (Atlanta, GA: U.S. Department

of Health and Human Services, Centers for Disease Control and Prevention, National Center for Chronic Disease Prevention and Health Promotion, Office of Smoking and Health, 2014).

148. B. Haglund et al., »Cigarette Smoking as a Risk Factor for Sudden Infant Death Syndrome,« *American Journal of Public Health,* vol. 80, no. 1 (Januar 1990), S. 29–32.
149. California Environmental Protection Agency, Proposed Identification of Environmental Tobacco Smoke as a Toxic Air Contaminant, Juni 2005.
150. U.S. Department of Health and Human Services, *Women and Smoking: A Report of the Surgeon General* (Washington, DC: Public Health Service, 2001).
151. Centers for Disease Control and Prevention, *The Health Consequences of Smoking—50 Years of Progress: A Report of the Surgeon General,* 2014 (Atlanta, GA: U.S. Department of Health and Human Services, Centers for Disease Control and Prevention, National Center for Chronic Disease Prevention and Health Promotion, Office of Smoking and Health, 2014).
152. R. A. Riemersma et al., »Risk of Angina Pectoris and Plasma Concentration of Vitamins A, C, E and Carotene,« *The Lancet,* vol. 337 (1991), S. 1–5.
153. S. E. Moner, »Acupuncture and Addiction Treatment,« *Journal of Addictive Disease,* vol. 15, no. 3 (1996), S. 79–100.
154. S. Miller, *Food for Thought: A New Look at Food and Behavior* (New York: Prentice-Hall, 1979).
155. A. Schauss, *Diet, Crime, and Delinquency* (Berkeley, CA: Parker House, 1980).
156. R. M. Nerem, M. J. Levesque und J. T. Cornill, »Social Environment as a Factor in Diet-Induced Atherosclerosis,« *Science,* vol. 208, no. 4451 (1980), S. 1474–1476.
157. M. Morse, *Transformed by the Light* (New York: Villard, 1992).

XVIII. Kapitel: Die Heilkraft der Bewegung

1. B. Swimme, *The Universe Is a Green Dragon* (Santa Fe, NM: Bear and Company, 1983), S. 106.
2. Viele der folgenden Studien stammen aus: R. A. Anderson, *Wellness Medicine* (Lynnwood, WA: American Health Press, 1987).
3. P. T. Campbell et al., »A Yearlong Exercise Intervention Decreases CRP Among Obese Postmenopausal Women,« *Medicine and Science in Sports and Exercise,* vol. 41, no. 8 (August 2009), S. 1533–1539.
4. *Body Bulletin* (Emmaus, PA: Rodale Press, Januar 1984).
5. I. Thune et al., »Physical Activity and the Risk of Breast Cancer,« *New England Journal of Medicine,* vol. 336, no. 18 (1. Mai 1997), S. 1269–1275.
6. A. McTiernan, »Exercise and Breast Cancer—Time to Get Moving?« *New England Journal of Medicine,* vol. 336, no. 18 (1. Mai 1997), S. 1311–1312.
7. N. B. Belloc und L. Breslow, »Relationship of Physical Health Status and Health Practices,« *Preventive Medicine,* vol. 1, no. 3 (1972), S. 409–421.
8. M. Gulati et al., »The Prognostic Value of a Nomogram of Exercise Capacity in Women,« *New England Journal of Medicine,* vol. 353, no. 5 (Aug 4, 2005), S. 468–475.
9. P. J. Harvey et al., »Exercise as an Alternative to Oral Estrogen for Amelioration of Endothelial Dysfunction in Postmenopausal Women,« *American Heart Journal,* vol. 149, no. 2 (Februar 2005), S. 291–297.

10. R. J. Young, »Effects of Regular Exercise on Cognitive Functioning and Personality,« *British Journal of Sports Medicine,* vol. 13, no. 3 (1979), S. 110–117; B. Gutin, »Effect of Increase in Physical Fitness on Mental Ability Following Physical and Mental Stress,« *Research Quarterly,* vol. 37, no. 2 (1966), S. 211–220.
11. K. I. Erickson und A. F. Kramer, »Aerobic Exercise Effects on Cognitive and Neural Plasticity in Older Adults,« *British Journal of Sports Medicine,* vol. 43, no. 1 (Januar 2009), S. 22–24; M. Angevaren et al., »Physical Activity and Enhanced Fitness to Improve Cognitive Function in Older People Without Known Cognitive Impairment,« *Cochrane Database of Systematic Reviews,* vol. 2 (16. Juli 2008), CD005381; M. Hamer, E. Stamatakis, und A. Steptoe, »Dose Response Relationship Between Physical Activity and Mental Health: The Scottish Health Survey,« *British Journal of Sports Medicine, 10.* April 2008 [Epub ahead of print]; T. Liu-Ambrose et al., »Otago Home-Based Strength and Balance Retraining Improves Executive Functioning in Older Fallers: A Randomized Controlled Trial,« *Journal of the American Geriatrics Society,* vol. 56, no. 10 (Oktober 2008), S. 1821–1830; A. Singh-Manoux et al., »Effects of Physical Activity on Cognitive Functioning in Middle Age: Evidence from the Whitehall II Prospective Cohort Study,« *American Journal of Public Health,* vol. 95, no. 12 (Dezember 2005), S. 2252–2258.
12. M. S. Bahrke, »Exercise, Meditation and Anxiety Reduction,« *American Corrective Therapy Journal,* vol. 33, no. 2 (1979), S. 41–44; J. W. Collingswood und L. Willet, »The Effects of Physical Training Upon Self-Concept and Body Attitude,« *Journal of Clinical Psychology,* vol. 27, no. 3 (1971), S. 411–412.
13. R. Prince et al., »Prevention of Postmenopausal Osteoporosis: A Comparative Study of Exercise, Calcium Supplementation and Hormone Replacement Therapy,« *New England Journal of Medicine,* vol. 325, no. 17 (1991), S. 1189–1204; J. F. Aloia et al., »Prevention of Involution Bone Mass by Exercise,« *Annals of Internal Medicine,* vol. 89, no. 3 (1978), S. 351–358; Consensus Development Conference on Osteoporosis, National Institutes of Health (Washington, DC, 1989).
14. S. J. Griffin und J. Trinder, »Physical Fitness, Exercise, and Human Sleep,« *Psychophysiology,* vol. 15, no. 5 (1978), S. 447–450.
15. J. Morgan et al., »Psychological Effects of Chronic Physical Activity,« *Medical Science Sports,* vol. 2, no. 4 (1970), S. 213–217.
16. D. Hoppe, *Healthy Sex Drive, Healthy You: What Your Libido Reveals About Your Life* (Encinitas, CA: Health Reflections Press, 2010).
17. R. D. Pollock et al., »An Investigation into the Relationship Between Age and Physiological Function in Highly Active Older Adults,« *Journal of Physiology,* vol. 593, no. 3 (1. Februar 2015), S. 657–680; N. A. Duggal et al., »Major Features of Immunesenescence, Including Reduced Thymic Output, Are Ameliorated by High Levels of Physical Activity in Adulthood,« *Aging Cell,* vol. 17, no. 2 (April 2018), S. e12750; R. D. Pollock et al., »Properties of the Vastus Lateralis Muscle in Relation to Age and Physiological Function in Master Cyclists Aged 55–70 Years,« *Aging Cell,* vol. 17, no. 2 (April 2018), S. e12735.
18. S. P. Helmrich et al., »Physical Activity and Reduced Occurrence of Non-Insulin-Dependent Diabetes Mellitus,« *New England Journal of Medicine,* vol. 325, no. 3 (18. Juli 1991), S. 147–152.
19. J. Prior, »Conditioning Exercise Decreases Premenstrual Symptoms: A Prospective, Controlled 6-Month Trial,« *Fertility and Sterility,* vol. 47, no. 3 (1987), S. 402–408.
20. B. P. Worth et al., »Running Through Pregnancy,« *Runner's World,* November 1978, S. 54–59.

21. K. Owe et al., »Association Between Regular Exercise and Excessive Newborn Birth Weight,« *Obstetrics and Gynecology,* vol. 114, no. 4 (Oktober 2009), S. 770–776.
22. A. R. Hersh et al., »A Two-Delivery Model Examining Upright Positioning During Labor: A Cost-Effectiveness Analysis [34C],« *Obstetrics and Gynecology,* vol. 131 (Mai 2018), S. 39S.
23. A. C. Pereira et al., »An In Vivo Correlate of Exercise-Induced Neurogenesis in the Adult Dentate Gyrus,« *Proceedings of the National Academy of Sciences,* vol. 104, no. 13 27. März 2007), S. 5638–5643.
24. F. B. Schuch et al., »Are Lower Levels of Cardiorespiratory Fitness Associated with Incident Depression? A Systematic Review of Prospective Cohort Studies,« *Preventive Medicine,* vol. 93 (Dezember 2016), S. 159–165.
25. B. R. Gordon et al., »Association of Efficacy of Resistance Exercise Training with Depressive Symptoms: Meta-Analysis and Meta-Regression Analysis of Randomized Controlled Trials,« *Journal of the American Medical Association—Psychiatry,* vol. 75, no. 6 (1. Juni 2018), S. 566–576.
26. C. E. Garber, J. S. McKinney und R. A. Carleton, »Is Aerobic Dance an Effective Alternative to Walk-Jog Exercise Training?« *Journal of Sports Medicine and Physical Fitness,* vol. 32, no. 2 (Juni 1992), S. 136–141.
27. Ich habe festgestellt, dass ein knackiges Work-out mit Gewichten zwischen 45 und 60 Minuten dreimal die Woche sehr effektiv ist, vorausgesetzt, man hat die Zeit dazu. Schon nach ungefähr fünf Einheiten merkt man einen körperlichen Unterschied.
28. Liu-Ambrose et al., »Otago Home-Based Strength and Balance Retraining Improves Executive Functioning in Older Fallers: A Randomized Controlled Trial.«
29. Y. Mavros et al., »Mediation of Cognitive Function Improvements by Strength Gains After Resistance Training in Older Adults with Mild Cognitive Impairment: Outcomes of the Study of Mental and Resistance Training,« *Journal of the American Geriatric Society,* vol. 65, no. 3 (März 2017), S. 550–559.
30. H. H. Jones et al., »Humeral Hypertrophy in Response to Exercise,« *Journal of Bone and Joint Surgery,* vol. 59, no. 2 (1977), S. 204–208; N. K. Dalen und E. Olsson, »Bone Mineral Content and Physical Activity,« *Acta Orthopaedica Scandinavia,* vol. 45, no. 2 (1974), S. 170–174.
31. M. Nelson et al., »Effects of High-Intensity Strength Training on Multiple Risk Factors for Osteoporitic Fractures: A Randomized Controlled Trial,« *Journal of the American Medical Association,* vol. 272, no. 24 (1994), S. 1909–1914. The program Nelson used has been adapted for home use and is available in her book, *Strong Women Stay Young* (New York: Bantam, 1997).
32. F. Travis et al., »Invincible Athletics Program: Aerobic Exercise and Performance Without Strain,« *International Journal of Neuroscience,* vol. 85, nos. 3–4 (April 1996), S. 301–308.
33. P. C. Benias et al., »Structure and Distribution of an Unrecognized Interstitium in Human Tissues,« *Scientific Reports,* vol. 8, no. 1 (27. März 2018), S. 4947.
34. H. M. Langevin et al., »Dynamic Fibroblast Cytoskeletal Response to Subcutaneous Tissue Stretch Ex Vivo and In Vivo,« *American Journal of Physiology—Cell Physiology,* vol. 288, no. 3 (März 2005), S. C747–756.
35. »Crowdsourcing Nominates Posture Modification as Best Lower Back Pain Solution,« Gokhale Method, November 2016, https://gokhalemethod.com/blog/62650; »Top-Rated Treatments for Lower Back Pain,« Health Outcome, https://www.healthoutcome.org/condition/43/lower-back-pain-treatment.

36. M. W. Ho und D. P. Knight, »The Acupuncture System and the Liquid Crystalline Collagen Fibers of the Connective Tissues,« *American Journal of Chinese Medicine,* vol. 26, nos. 3–4 (1998), S. 251–263.
37. Mae-Wan Ho, »Organism and Psyche in a Participatory Universe,« *Meaning of Life and the Universe: Transforming* (Hackensack, NJ: World Scientific, 2017), S. 80–103, www.i-sis.org.uk/organis.php.
38. Jin Putai, »Changes in Heart Rate, Noradrenaline, Cortisol, and Mood During Tai Chi,« *Journal of Psychosomatic Research,* vol. 33, no. 2 (1989), S. 197–206.
39. S. L. Wolf, H. X. Barnhart und N. G. Kutner, »Reducing Frailty and Falls in Older Persons: An Investigation of Tai Chi and Computerized Balance Training,« *Journal of the American Geriatric Society,* vol. 44 (1996), S. 489–497.
40. Ich bin ein großer Fan des Selbstverteidigungstrainings a la »Model mugging«, was mittlerweile auch in Deutschland angeboten wird.
41. W. L. Knez, J. S. Coombes und D. G. Jenkins, »Ultra-Endurance Exercise and Oxidative Damage: Implications for Cardiovascular Health,« *Sports Medicine,* vol. 35, no. 5 (2006), S. 429–441; J. Finaud, G. Lac und E. Filaire, »Oxidative Stress: Relationship with Exercise and Training,« *Sports Medicine,* vol. 36, no. 4 (2006), S. 327–358; M. L. Urso und P. M. Clarkson, »Oxidative Stress, Exercise, and Antioxidant Supplementation,« *Toxicology,* vol. 189, nos. 1–2 (15. Juli 2003), S. 41–54.
42. R. Markus et al., »Menstrual Function and Bone Mass in Elite Women Distance Runners: Endocrine and Metabolic Features,« *Annals of Internal Medicine,* vol. 102 (1985), S. 158–163.
43. N. A. Rigotti et al., »Osteoporosis in Women with Anorexia Nervosa,« *New England Journal of Medicine,* vol. 311 (1989), S. 1601–1605.
44. L. L. Schweiger et al., »Caloric Intake, Stress, and Menstrual Function in Athletes,« *Fertility and Sterility,* vol. 49 (1988), S. 447–450.
45. B. L. Drinkwater et al., »Bone Mineral Density After Resumption of Menses in Amenorrheic Athletes,« *Journal of the American Medical Association,* vol. 256, no. 3 (1986), S. 380–382; J. S. Lindberg et al., »Increased Vertebral Bone Mineral in Response to Reduced Exercise in Amenorrheic Runners,« *Western Journal of Medicine,* vol. 146 (1987), S. 39–47.
46. N. Lane,»Exercise and Bone Status,« *Complementary Medicine,* Mai–Juni 1986.
47. Physical Activity Guidelines Advisory Committee, *Physical Activity Guidelines Advisory Committee Report, 2008* (Washington, DC: U.S. Department of Health and Human Services, 2008), www.health.gov/paguidelines/Report/pdf/Committee Report.pdf.

XIX. Kapitel: Uns selbst heilen, die Welt heilen

1. D. W. Orme-Johnson und R. M. Oates, »A Field-Theoretic View of Consciousness: Reply to Critics,« *Journal of Scientific Exploration,* vol. 23, no. 2 (2009), S. 139–166; D. W. Orme-Johnson, »The Science of World Peace,« *International Journal of Healing and Caring,* vol. 3, no. 3 (2003), S. 1–9; D. W. Orme-Johnson et al., »Effects of Large Assemblies of Participants in the Transcendental Meditation and TM-Sidhi Program on Reducing International Conflict and Terrorism,« *Journal of Offender Rehabilitation,* vol. 36, nos. 1–4 (2003), S. 283–302; J. S. Hagelin et al., »Effects of Group Practice of the Transcendental Meditation Program on Preventing Violent Crime in Washington, DC: Results of the National Demonstration Project, Juni–Juli 1993,« *Social Indicators Research,* vol. 47, no. 2 (1999), S. 153–201; D. W. Orme-Johnson, C. N. Alexander und J. L. Davies, »The Effects of the

Maharishi Technology of the Unified Field: Reply to a Methodological Critique,« *Journal of Conflict Resolution,* vol. 34 (1990), S. 756–768; D. W. Orme-Johnson et al., »International Peace Project in the Middle East: The Effect of the Maharishi Technology of the Unified Field,« *Journal of Conflict Resolution,* vol. 32, no. 4 (1988), S. 776–812.

2. D. Feldman, »U.S. TV Ad Spend Drops as Digital Ad Spend Climbs to $107B in 2018,« *Forbes, 28.* März 2018, www.forbes.com/sites/danafeldman/2018/03/28/u-s-tv-ad-spend-drops-as-digital-ad-spend-climbs-to-107b-in-2018/#13f266a57aa6.
3. C. W. Birky, »Relaxed Cellular Controls and Organelle Heredity,« *Science,* vol. 222 (1983), S. 466–475; M. C. Corballis und M. J. Morgan, »On the Biological Basis of Human Laterality,« *Journal of Behavioral Science,* vol. 2 (1978), S. 261–336; Norman Geschwind und Albert Galaburda, »Cerebral Lateralization, Biological Mechanisms, and Pathology,« *Archives of Neurology,* vol. 42, no. 6 (1985), S. 521–552.
4. *The Burning Times* ist ein Dokumentarfilm von Donna Reed, die die Verbrennung von 9 Millionen Frauen und ihrer Sympathisanten als Hexen während des Mittelalters dokumentiert. Die DVD gibt es über Direct Cinema Limited unter 310-636-8200, 800-525-0000 oder www.directcinema.com. Weitere Informationen zu diesem Thema: vgl. Starhawk, *The Spiral Dance: A Rebirth of the Ancient Goddess* (Harper, San Francisco, 1979).
5. Rupert Sheldrake, *Das Gedächtnis der Natur. Das Geheimnis der Entstehung der Formen in der Natur* (Piper 1993) und *Das schöpferische Universum. Die Theorie des morphogenetischen Feldes* (Ullstein 1996). Sheldrakes Theorie betrifft »morphische Einheiten,« die sich als Energie verstehen lassen. »Obwohl sich Formen und Energie konzeptionell trennen lassen, sind sie doch immer miteinander verbunden. Kein morphisches Feld hat Energie außerhalb der Form und keine materielle Form besteht ohne Energie.« Eine charakteristische Form einer bestimmten morphischen Einheit bestimmt sich aus der Form vorangegangener ähnlicher Systeme, die auf es in Zeit und Raum wirken. Dieser Prozess nennt sich morphische Resonanz durch »morphogenetische Felder.« Dieser Einfluss hängt von dreidimensionalen Strukturen und Schwingungsmustern ab. Zum Beispiel bringt man tausenden Ratten in einem Labor in London bei, eine neue Aufgabe auszuführen. Wenn Sheldrakes Theorie stimmt, müssten zu einem späteren Zeitpunkt in Laboren anderenorts die gleiche Aufgabe schneller lernen und ausführen, weil die ersten Raten das »morphogentische Feld« im Zusammenhang der Lernfähigkeit von Ratten verändert haben, und zwar ohne dass es zu einem Kontakt der verschiedenen Labore gekommen ist. Dass dieser Effekt tatsächlich auftritt, das berichten Ager u. a., »Fourth (Final) Report on a Test of McDougall's Lamarckian Experiment in the Training of Rats,« *Journal of Experimental Biology,* Vol. 3 (1954), S. 304–21.
6. *Ms.* (Jan.–Feb. 1992), Titelcover.
7. Audre Lorde, *Auf Leben und Tod. Krebstagebuch* (Frankfurt: Fischer 2000, Orig. 1988), S. 131. Lorde hatte, so steht es in ihrem Buch, Brustkrebsmetastasen in der Leber, die 1984 diagnostiziert wurden. Normalerweise gebem Metastasen der Leber einem Menschen noch sechs Monate Lebenszeit. Lorde lebte noch weitere neun Jahre nach der Diagnose.
8. An diesem Gedanken war etwas Wahres dran. Medizinstudenten sind dafür bekannt, dass sie die Symptome ihrer Patienten bekommen, weil sie etwas über die verschiedenen Krankheiten lernen. Meine persönlichen Grenzen waren in der Vergangenheit nicht so besonders gut. Weil ich den ganzen Tag mit Myomen zu tun hatte und sehr mitfühlend war, ist mein Energiefeld unweigerlich von ihrem beeinflusst worden.
9. N. Kristof und S. WuDunn, »The Women's Crusade,« *New York Times Magazine,* 17. August 2009, www.nytimes.com/2009/08/23/magazine/23Women-t.html.

Register

B

C

D

H

I

J

K

L

M

N

O

P

Q

R

S

T

U

V